Springer-Lehrbuch

M. Freissmuth
S. Offermanns
S. Böhm

Pharmakologie & Toxikologie

Von den molekularen Grundlagen zur Pharmakotherapie

Mit 471 Abbildungen und 129 Tabellen

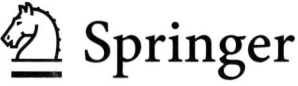 Springer

Univ.-Prof. Dr. med. Stefan Böhm
Medizinische Universität Wien
Zentrum für Physiologie und Pharmakologie
Schwarzspanierstr. 17
A-1090 Wien

Prof. Dr. med. Michael Freissmuth
Medizinische Universität Wien
Institut für Pharmakologie
Währinger Str. 13a
A-1090 Wien

Prof. Dr. med. Stefan Offermanns
Max-Planck-Institut
für Herz- und Lungenforschung
Abteilung Pharmakologie
Ludwigstr. 43
61231 Bad Nauheim
und
Medizinische Fakultät
J.W. Goethe Universität
60590 Frankfurt am Main

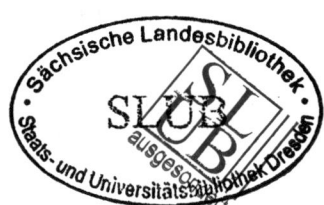

ISBN   978-3-642-12353-5 Springer Medizin Verlag Heidelberg

Bibliografische Information der Deutschen Nationalbibliothek

Die Deutsche Nationalbibliothek verzeichnet diese Publikation in der Deutschen Nationalbibliografie;
detaillierte bibliografische Daten sind im Internet über http://dnb.d-nb.de abrufbar.

Springer Medizin Verlag
springer.com

© Springer Medizin Verlag Heidelberg 2012

Planung: Christine Ströhla, Heidelberg
Projektmanagement: Axel Treiber, Heidelberg
Lektorat: Ingrid Fritz, Bad Füssing
Titelbild: © MAK, fotolia.com
Layout und Umschlaggestaltung: deblik Berlin
Satz und Reproduktion der Abbildungen: Fotosatz-Service Köhler GmbH – Reinhold Schöberl, Würzburg

SPIN: 12193073

Gedruckt auf säurefreiem Papier   15/2117 – 5 4 3 2 1 0

Vorwort

Die Pharmakologie hat ihre Ursprünge in der therapeutischen Anwendung von Wirkstoffen. Seit seiner Entstehung hat sich das Fach jedoch über die Pharmakotherapie hinaus zu einer eigenständigen Wissenschaft entwickelt, die den Mechanismen der Pharmakawirkungen auf allen Ebenen nachgeht und darüber hinaus Zielstrukturen und Funktionen für zukünftige Pharmaka zu identifizieren sucht. Das vorliegende Lehrbuch ist darauf angelegt, die volle Breite des Faches von den molekularen Wirkmechanismen bis zur klinischen Anwendung abzubilden. Es richtet sich primär an Studenten der Medizin und Pharmazie, für die die Pharmakologie ein zentrales Unterrichtsfach ist. Es soll jedoch auch als Nachschlagewerk und Lehrbuch für praktizierende Ärzte und Apotheker sowie für Wissenschaftler anderer Disziplinen dienen.

Für den Studenten, der sich erstmalig mit dem Fach Pharmakologie beschäftigt, ist die Stofffülle anfangs häufig überwältigend. Die Autoren haben sich deshalb bemüht, einen Mittelweg zwischen Kurzlehrbuch und umfassendem Nachschlagewerk zu gehen, um den Leser an das Fach heranzuführen und hoffentlich auch zu begeistern. Das vorliegende Lehrbuch gliedert sich in drei Abschnitte. Zunächst werden die grundlegenden Prinzipien dargestellt, gefolgt von einem Abschnitt, der die wichtigsten Mediator- und Transmittersysteme beschreibt, und dem umfangreichen dritten Teil, in dem die Pharmaka nach Organ- bzw. Indikationsgebieten systematisch besprochen werden. Die jeweils einführenden Unterkapitel beschränken sich auf die wichtigsten für das Verständnis der Pharmakawirkung erforderlichen zellulären, physiologischen und pathophysiologischen Grundlagen.

Über die reine Wissensvermittlung der therapierelevanten Fakten hinaus möchten wir durch die Darstellung molekularer Wirkmechanismen beim Leser ein tiefergehendes Interesse dafür wecken, wie Grundlagenwissenschaften ständig für die Weiterentwicklung und Optimierung der pharmakotherapeutischen Möglichkeiten und ganz neue Therapieansätze sorgen. Statt eines ermüdenden vollständigen Kompendiums sämtlicher verfügbarer Therapieansätze bietet dieses Lehrbuch durch die Konzentration auf die wichtigen und häufigen Erkrankungsbilder sowie durch die aufgelockerte Darstellung mittels Steckbriefen oder Exkursen die Möglichkeit für eine lebendige Beschäftigung mit der Materie – mit Anregungen zur tiefergehenden Betrachtung einzelner Grundlagen sowie einer klaren Einordnung, welche Relevanz die einzelnen Themen für den Alltag des behandelnden Arztes haben. So hoffen wir, dazu beizutragen, dass das Lernen nachhaltig ist, und die Inhalte auch noch nach der Prüfung im Bewusstsein verankert bleiben. Für die gezielte Prüfungsvorbereitung steht den Leserinnen und Lesern eine Fragensammlung unter *lehrbuch-medizin.de* zur Verfügung.

Pharmakotherapie wird zunehmend nicht mehr nur unter rein therapeutischen Gesichtspunkten betrieben, sondern ist auch den ökonomischen Zwängen des Gesundheitssystems unterworfen. Idealerweise heißt dies, dass immer höhere Ansprüche an die Qualität der Arzneimittelbehandlung gestellt werden und der Nachweis ihrer Wirksamkeit erbracht sein muss. Bei der Darstellung der Pharmaka im vorliegenden Lehrbuch haben wir – wo immer möglich – diese Aspekte berücksichtigt und insbesondere evidenzbasierte Bewertungen herangezogen.

Alle Pharmaka, die im klinischen Einsatz sind, besitzen einen internationalen Freinamen (generischer Name), der von der WHO verbindlich festgelegt wird und weltweit Gültigkeit besitzt. Zur Verwirrung führt immer wieder die Tatsache, dass Hersteller von Pharmaka diese unter einem Handelsnamen vertreiben, der häufig nicht dem Internationalen Freinamen entspricht, sondern das Ergebnis von Vermarktungsstrategien ist. Zudem wird häufig das gleiche Pharmakon in verschiedenen Ländern unter verschiedenen Handelsnamen vertrieben. Wird ein Pharmakon spätestens nach Auslaufen des Patentschutzes von mehreren Firmen produziert, so erfolgt der Verkauf ebenfalls unter verschiedenen Handelsnamen. Das vorliegende Lehrbuch benutzt ausschließlich die Internationalen Freinamen. Für den Lernenden hat dies zusätzlich den Vorteil, dass in vielen Fällen insbesondere die Suffixe der Freinamen die Wirkstoffklasse anzeigen (z.B. -pril als Endung für ACE-Hemmer, -vastatin als Endung für Cholesterin-Synthese-Hemmer oder -mab für monoklonale Antikörper). Eine Liste der häufigsten Handelsnamen im deutschsprachigen Raum findet sich unter *lehrbuch-medizin.de*.

Die Konzeption und das Verfassen eines neuen Lehrbuches ist sowohl für die Autoren als auch für den Verlag aufwändig. Wir danken allen beteiligten Kolleginnen und Kollegen sowie Mitarbeitern des Springer-Verlages für konstruktive Diskussionen und sehr gute Unterstützung. Wir hoffen, dass Inhalt und Konzept des Buches bei den Lesern auf positive Resonanz stoßen. Da auch bei größter Sorgfalt Fehler, Irrtümer oder versehentliche Auslassungen unvermeidbar bleiben, ersuchen wir alle Leserinnen und Leser um entsprechende Rückmeldungen unter *lehrbuch-medizin.de*. Wir freuen uns über jegliche Kritik und Anregungen für Verbesserungen.

Wien und Bad Nauheim/Frankfurt, im Februar 2012

Michael Freissmuth
Stefan Offermanns
Stefan Böhm

Die Autoren

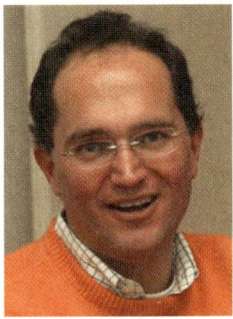

Univ.-Prof. Dr. med. Stefan Böhm
Zentrum für Physiologie und Pharmakologie
Medizinische Universität Wien

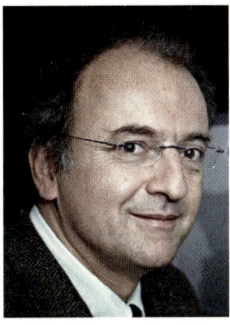

Prof. Dr. med. Michael Freissmuth
Institut für Pharmakologie
Medizinische Universität Wien

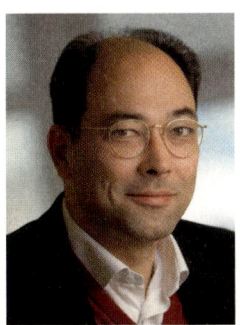

Prof. Dr. med. Stefan Offermanns
Abteilung Pharmakologie
Max-Planck-Institut
für Herz- und Lungenforschung
und
J. W. Goethe Universität Frankfurt

Pharmakologie & Toxikologie

Merke:
das Wichtigste auf den
Punkt gebracht

Einleitung:
thematischer Einstieg
ins Kapitel

Inhaltliche Struktur:
klare Gliederung
durch alle Kapitel

Cave:
Vorsicht!
Bei falscher Anwen-
dung Gefahr für den
Patienten

Leitsystem:
schnelle Orientierung
über alle Kapitel und
den Anhang

Tabelle: klare Über-
sicht der wichtigsten
Fakten

❱❱ Einleitung

Die glatte Muskulatur spielt eine wichtige Rolle in verschiedenen Organsystemen, insbesondere den Wänden der Blutgefäße. Zum Verständnis der pharmakologischen Beeinflussungsmöglichkeiten wird kurz auf die Physiologie der glatten Gefäßmuskulatur und auf die Mechanismen der Tonusregulation eingegangen. Im Kapitel werden die wichtigsten Pharmakagruppen dargestellt, die auf die Gefäßmuskulatur wirken und die bei verschiedenen kardiovaskulären Erkrankungen wie der arteriellen Hypertonie (▶ Kap. 38) sowie zur Prophylaxe der Angina pectoris zum Einsatz kommen.

40.1 Basale Prinzipien der Tonusregulation glatter Muskeln

Lernziele

- **Kontraktionsfördernde Signalwege:**
  - Ca^{2+}-abhängige Aktivierung der Myosin-Leichtketten-Kinase (MLCK)
  - Ca^{2+}-unabhängige Rho/Rho-Kinase-abhängige Hemmung der Myosin-Phosphatase
- **Relaxierende Signalwege:**
  - Vermehrte Bildung der zyklischen Nukleotide cAMP und cGMP
- **Rezeptor-vermittelte Tonusreaktion**

Die glatte Muskulatur ist wesentlicher Bestandteil der Wand der meisten Hohlorgane. Die Peristaltik des Magen-Darm-Traktes, die Aufrechterhaltung des adäquaten Gefäßtonus sowie die Wehentätigkeit des Uterus beruhen auf der Aktivität glatter Muskelzellen. Je nach Organsystem unterscheidet sich die Morphologie und Regulation der glatten Muskulatur, aber auch innerhalb eines Organs kommen verschiedene Typen glatter Muskulatur vor. Von anderen Muskeltypen unterscheidet sich die glatte Muskelzelle durch eine deutlich langsamere Kontraktion und Relaxation sowie durch die Fähigkeit, unter relativ geringem Energieaufwand langanhaltende Kontraktionen (Tonuserhöhungen) durchzuführen.

Ca^{2+}-Kanalblocker. Ca^{2+}-Kanalblocker können zur Verbesserung der Belastungstoleranz sowie zur Reduzierung von Angina-pectoris Anfällen führen. Die Wirkung beruht dabei auf einer Verringerung der Herzkontraktilität (Phenylalkylamine, Benzothiazepine) sowie auf einer Verringerung der Nachlast (alle Klassen von Ca^{2+}-Kanalblockern). Kurzwirksame Ca^{2+}-Kanalblocker haben in einigen Studien ungünstige Wirkungen gezeigt. Deshalb sollten entweder langwirkende Ca^{2+}-Kanalblocker oder »retardierte« Formen kurzwirkender Ca^{2+}-Kanalblocker eingesetzt werden.

❱ Da kein günstiger Effekt auf Morbidität und Mortalität für Ca^{2+}-Kanalblocker durch Studien belegt ist, sind sie Mittel der zweiten Wahl zur Prophylaxe von Angina pectoris Beschwerden.

In der Angina-pectoris-Anfallsprophylaxe können folgende Ca^{2+}-Kanalblocker eingesetzt werden:
- Dihydropyridine
  - Nifedipin retardiert: 2×20–40 mg/Tag
  - Felodipin retardiert: 1×5–10 mg/Tag
  - Amlodipin: 1×5–10 mg/Tag
- Nicht-Dihydropyridine
  - Verapamil retardiert: 2×120–240 mg/Tag
  - Diltiazem retardiert: 2×120–180 mg/Tag

Dihydropyridine können ggf. in Kombination mit β-Rezeptorenblockern gegeben werden, wenn mit diesen allein keine ausreichende Verbesserung der Symptomatik erzielt werden kann.

⛔ Cave
Die Gabe von Ca^{2+}-Kanalblockern vom Verapamil- oder Diltiazem-Typ zusammen mit β-Rezeptorenblockern ist wegen der Gefahr lebensbedrohlicher bradykarder Rhythmusstörungen kontraindiziert.

▪▪▪ Amylnitrit
Amylnitrit ist eine flüchtige Substanz aus der Gruppe der NO-Donatoren und wurde Mitte des 19. Jahrhunderts vorübergehend zur Behandlung von Angina pectoris eingesetzt. Aufgrund der kurzen Wirkdauer sowie des schlecht zu steuernden Effektes hielt es sich jedoch nicht sehr lange in der Klinik und wurde bald durch Glyceroltrinitrat abgelöst.

☐ Tab. 40.4 Kardiovaskuläre Effekte von Ca^{2+}-Kanalblockern

	Dihydropyridine	Phenylalkylamine	Benzothiazepine
Peripherer arterieller Widerstand	↓	↓	↓
AV-Überleitungsgeschwindigkeit	–/(↑)	↓	(↓)
Inotropie	–/(↑)	(↓)	(↓)
Herzfrequenz	↑	–	–
Blutdruck	↓	↓	↓

Exkurs: interessantes Hintergrundwissen zum besseren Verständnis

Aufzählungen:
Lerninhalte übersichtlich präsentiert

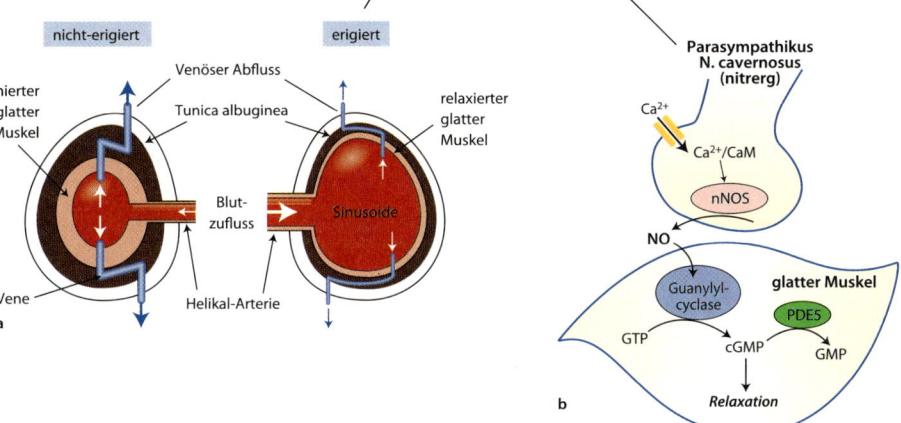

◨ **Abb. 40.7a, b Mechanismus der Peniserektion. a** Veränderung
des Blutflusses im Penis bei Erektion (s. Text). **b** Mechanismus der
NO-vermittelten Relaxation der glatten Muskulatur des Schwellkör-
pers. CaM = Calmodulin; nNOS = neuronale NO-Synthase; PDE5 =
Phosphodiesterase Typ 5

Steckbrief NO-Donatoren

Wirkmechanismus: Auslösung einer Gefäßrelaxation
durch Freisetzung von Stickstoffmonoxid (NO) und Akti-
vierung der cGMP-Bildung durch die Guanylylcyclase in
der glatten Gefäßmuskulatur.
Pharmakokinetik:
— **Glyceroltrinitrat:** Hoher First-Pass-Effekt, keine orale
   Gabe möglich, schnelle Wirkung nach sublingualer
   Gabe, Wirkdauer ca. 30 min
— **ISDN, ISMN:** Gute Resorption nach oraler Gabe, ISDN
   wird rasch zu ISMN metabolisiert, Plasma-HWZ: 5 Std.
— **Molsidomin:** Hepatische Metabolisation zu Linsido-
   min, das spontan unter Bildung von NO zerfällt.

Unerwünschte Wirkungen: Vasomotorische Kopfschmerzen, orthostatische Hypotension, Reflextachykardie,
Hautrötung, Schwindel; außerdem rasche Toleranzentwicklung bei organischen Nitraten
Interaktionen: PDE-5-Hemmer
Klinische Anwendung: Zur Akutbehandlung der Angina
pectoris (Glyceroltrinitrat, ISDN) sowie zur Anfallsprophylaxe (ISDN, ISMN). Wegen der Toleranzentwicklung ist
ein nitratfreies Intervall (z.B. zur Nacht) anzustreben. Molsidomin ist Mittel der Reserve zur Anfallsprophylaxe der
Angina pectoris; Einsatz zur Überbrückung des nitratfreien Intervalls möglich.
Kontraindikationen: Hypotonie, hypertrophe obstruktive
Kardiomyopathie
Molsidomin ist Mittel der Reserve zur Anfallsprophylaxe
der Angina pectoris; Einsatz zur Überbrückung des nitratfreien Intervalls möglich.

┌─ **Fallbeispiel** ──────────────────────────────

Ein 54-jähriger Büroangestellter stellt sich bei seinem
Hausarzt vor, da er seit einigen Wochen bei leichten körperlichen Anstrengungen Schmerzen hinter dem Brustbein verspürt. Die Beschwerden seien mit dem Gefühl
von Brustenge verbunden. Wenige Minuten nach einer
körperlichen Anstrengung (z.B. Treppenlaufen) klängen
die Schmerzen wieder ab. In Ruhe sind niemals Beschwerden aufgetreten. Der übergewichtige Patient (Größe
174 cm, Gewicht 102 kg) gibt an, täglich 10–15 Zigaretten
zu rauchen und in Maßen Alkohol zu sich zu nehmen. Bei
der körperlichen Untersuchung wird liegend ein Blutdruck von 167/98 mmHg und eine Herzfrequenz von 74
Schlägen/min gemessen, ansonsten ist der körperliche
Untersuchungsbefund unauffällig.

40.3.2 Calciumkanalblocker

Zellen besitzen in ihrer Plasmamembran verschiedene Kanäle, die den Einstrom von Ca^{2+}-Ionen aus dem Extrazellularraum zulassen. Eine wichtige Gruppe stellen die **spannungsabhängigen Ca^{2+}-Kanäle** dar, die auf eine Depolarisation der
Plasmamembran mit einer Kanalöffnung reagieren. Diese
weit verbreitet exprimierte Kanal-Familie besteht aus verschiedenen Subtypen, die sich in ihren physiologischen und pharmakologischen Eigenschaften unterscheiden (◨ Tab. 40.2):
— **T-Typ-Ca^{2+}-Kanäle** werden schon durch eine geringgradige Depolarisation bei relativ negativem Membranpotenzial aktiviert. Allerdings besitzen sie eine sehr geringe
   Einzelkanalleitfähigkeit, und es kommt sehr rasch zur
   Inaktivierung.

Sagen Sie uns
die Meinung!

Liebe Leserin und lieber Leser,

Sie wollen gute Lehrbücher lesen,
wir wollen gute Lehrbücher machen:
dabei können Sie uns helfen!

Lob und Kritik, Verbesserungsvorschläge und neue Ideen
können Sie auf unserem Feedback-Fragebogen unter
www.lehrbuch-medizin.de gleich online loswerden.

Als Dankeschön verlosen wir jedes Jahr Buchgutscheine
für unsere Lehrbücher im Gesamtwert von 500 Euro.

Wir sind gespannt auf Ihre Antworten!

Ihr Lektorat Lehrbuch Medizin

Inhaltsverzeichnis

II   Mediatoren und Transmitter

V Pharmaka mit Wirkung auf das Herz-Kreislauf-System

VI Respiratorisches System

VII Pharmaka mit Wirkung auf den Magen-Darm-Trakt

VIII   Pharmaka mit Wirkung auf hormonelle und metabolische Systeme

IX Antiinfektiva

X   Antineoplastika

XI   Toxikologie

Allgemeine Grundlagen

Einführung

M. Freissmuth

1

In diesem Kapitel werden folgende Grundbegriffe der Pharmakologie erläutert: Pharmakodynamik, -kinetik, Wirkstoff/Pharmakon, Arzneistoff, Arzneimittel, Spezialität, Galenik, Generikum, ATC-Code.

1.1 Pharmakologische Betrachtung von Wirkstoffen

> **Lernziele**
> ▬ Pharmakodynamik
> ▬ Pharmakokinetik

Pharmakologie ist die wissenschaftliche Disziplin, die sich mit der Beschreibung der Wirkung von Substanzen und auf einen Organismus und des Effekts des Organismus auf die applizierte Substanz beschäftigt. Das Wort Pharmakologie leitet sich vom griechischen τό φάρμακον ab, womit ein Heils- oder Schadenszauber bzw. sowohl ein Heilmittel als auch ein Gift bezeichnet ist. Res omnes venenae sunt, dosis sola facit venenum (Alle Dinge sind Gift, allein die Dosis macht das Gift). Diese Erkenntnis von Paracelsus (Theophrastus von Hohenheim) beschreibt das Verhältnis von Pharmakologie und Toxikologie, nämlich dass diese Disziplinen zwei verschiedene Seiten eines Problems betrachten.

Eine wichtige Voraussetzung für therapeutische Anwendung von Wirkstoffen (= Pharmaka) ist die Kenntnis, welche Wirkungen diese im Organismus (Pharmakodynamik) auslösen und wie lange diese im Organismus verweilen (Pharmakokinetik). Die Pharmakologie als wissenschaftliche Disziplin betrachtet den Effekt von Wirkstoffen wertfrei ist. Ein **Wirkstoff/Pharmakon** wird zum **Arzneistoff**, wenn er therapeutisch und/oder diagnostisch nützlich ist, d.h. wenn er in der Lage ist, eine Erkrankung zu lindern, zu bessern, zu heilen oder deren Fortschreiten zu verhindern oder zu ihrer Diagnose beizutragen. In seiner **zubereiteten Form** wird aus einem Arzneistoff ein **Arzneimittel**. Wenn Anwendungen eines Wirkstoffs beim Menschen nur schädlich sind, wird er als Gift klassifiziert. Daher ist die Toxikologie die Schwesterdisziplin der Pharmakologie.

Das Erlernen der Pharmakologie ist ein mühsamer Prozess, weil für das Verständnis die Kenntnisse vieler Disziplinen notwendig sind, von der Chemie/Biochemie, Molekular- und Zellbiologie bis zur Physiologie, Pathophysiologie, Mikrobiologie und klinischen Medizin. Als wissenschaftliche Disziplin berührt die Pharmakologie in ihrem Forschungsprogramm alle diese Gebiete: Pharmakologie ist regulatorische Biologie vom Molekül bis zum intakten Organismus. In der medizinisch angewandten Pharmakologie liegt das Schwergewicht der Betrachtung auf der Wirkung von Pharmaka am kranken und am gesunden Organismus. In jedem Fall gibt es zwei grundsätzliche Fragen zu klären, wenn ein Pharmakon verstanden werden soll (◘ Abb. 1.1):

▬ **Was macht der Organismus mit dem Pharmakon** (Aufnahme, Verteilung, Metabolismus, Ausscheidung)? Die Beantwortung dieser Frage ist die Domäne der **Pharmakokinetik** (▶ Kap. 2).
▬ **Was macht das Pharmakon mit dem Organismus** (auf molekularer und zellulärer Ebene bzw. auf dem Niveau des Organs oder des intakten Organismus)? Die Beantwortung dieser Frage ist die Domäne der **Pharmakodynamik** (▶ Kap. 3).

1.2 Wirkstoffe

> **Lernziele**
> ▬ Pharmakon
> ▬ Arzneistoff
> ▬ Arzneimittel
> ▬ Originator
> ▬ Generikum

Die moderne Arzneimittelentwicklung ist ein streng (gesetzlich) regulierter und daher relativ standardisierter Prozess (▶ Kap. 6). Ein potenziell nützliches Pharmakon kann
▬ als **Naturstoff identifiziert** (z.B. Salicylsäure aus der Weidenrinde) oder
▬ **chemisch synthetisiert** (z.B. Paracetamol) werden.

In diesem Stadium tragen Substanzen meist nur **Codenamen** (z.B. STI 571). Wenn die initiale pharmakologische Charakterisierung den Übergang von der exploratorischen Phase in ein Entwicklungsprogramm rechtfertigen, erhält die Substanz einen **internationalen Freinamen (International Nonproprietary Names: INN)**, der auch als **generischer Name** der Substanz bezeichnet wird. Diese werden auf Vorschlag des Entdeckers/Erfinders von der WHO vergeben. Im vorliegenden Beispiel wird STI 571 zu Imatinib.

Ein Wirkstoff wird in der Regel weiterverarbeitet, z.B. in eine Tablette gepresst, mikronisiert in eine Kapsel gesteckt, mit einem Überzug dragiert etc. Diese galenische Zubereitung des Wirkstoffs mit Hilfsstoffen (▶ Abschn. 1.3) führt zum Fertigarzneimittel, der (Arzneimittel-)Spezialität, die unter einem Handelsnamen vermarktet wird. In den bereits angeführten Beispielen wären das die Handelsnamen Asprin® (enthält Acetylsalicylsäure), Mexalen® (Paracetamol) und Glivec® (Imatinib).

Zunächst unterliegen neue Arzneimittel einem Patentschutz (▶ Kap. 6), das erste geschützte Arzneimittel wird als Originator bzw. seine Herstellerfirma als Originalhersteller bezeichnet. Wenn der Patentschutz abgelaufen ist, kann jede andere Herstellerfirma auch das Arzneimittel vermarkten, wenn ihr Produkt die gesetzlichen Auflagen an die Arzneimittelsicherheit erfüllt. Ein solches Arzneimittel wird als Generikum bezeichnet.

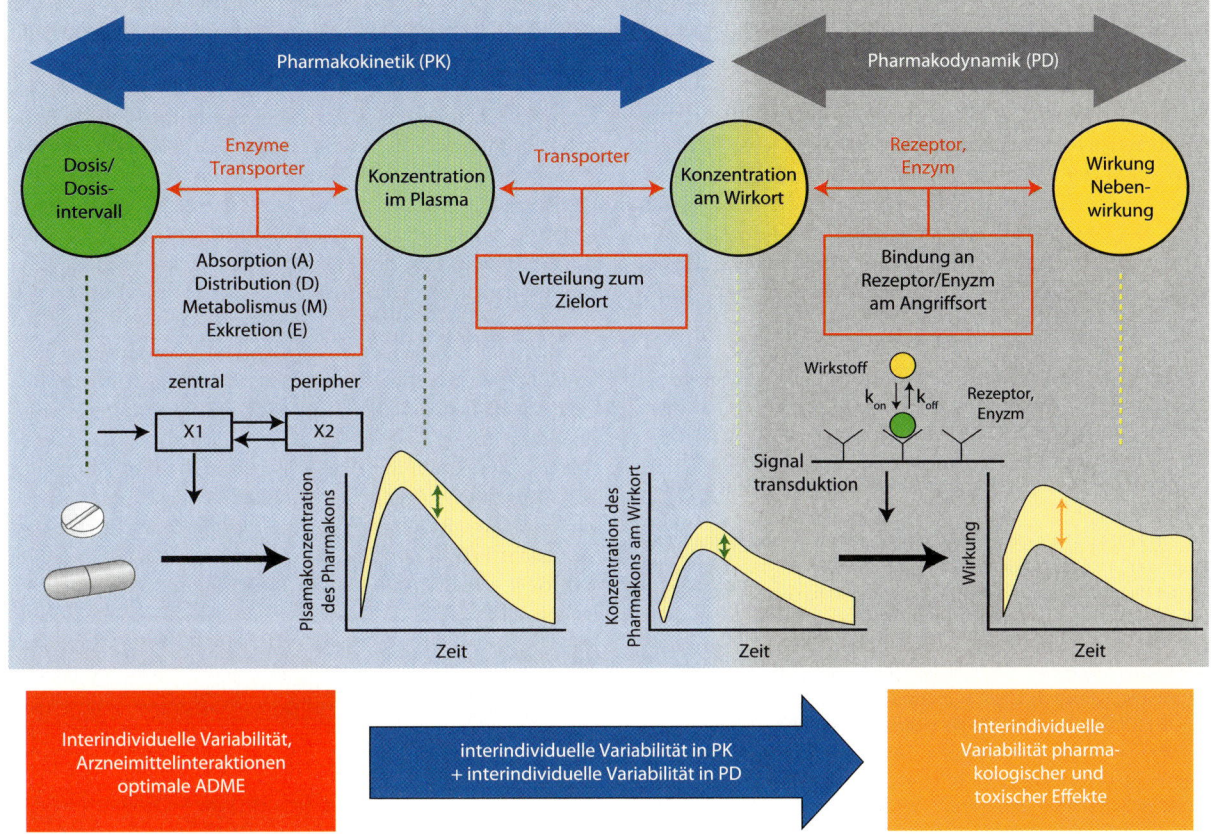

■ Abb. 1.1 Das Zusammenwirken von Pharmakokinetik und Pharmakodynamik

> Bei der Verordnung von Arzneimitteln ist es wichtig, nicht nur den Handelsnamen bzw. das Generikum zu kennen, sondern die Wirkstoffe, die enthalten sind, um unerwünschte Reaktionen (z.B. lebensbedrohliche Allergien) bei den Patienten zu vermeiden.

1.3 Galenik

Lernziele
- Zubereitungsformen eines Wirkstoffs
- Bedeutung der Galenik

Die Galenik befasst sich mit der optimalen Zubereitungsform eines Wirkstoffes, z.B. als Tablette, Kapsel, Dragee, Injektion, Tropfen, Saft, Suppositorien, Salbe, Creme, Paste, Lotion oder TTS (transdermales therapeutisches System). Sie ist die Domäne der **pharmazeutischen Technologie**.

Die Galenik ist für die pharmakologische Betrachtung vor allem deshalb relevant, weil sie die Geschwindigkeit der Aufnahme von Substanzen beeinflusst.

■■■ Drug/Droge
Im angelsächsischen Sprachgebrauch deckt das Wort »drug« auch den Sinnumfang von Pharmakon und von Arzneimittel/Medikament ab. Die deutsche Bezeichnung Droge hat hingegen einen anderen Bedeutungsumfang: Droge bezeichnet umgangssprachlich Wirkstoffe, die zu Sucht und Abhängigkeit führen und wird in diesem Sinn auch im medizinischen Alltag verwendet (z.B. Drogenambulanz). In seiner ursprünglichen Bedeutung ist eine Droge die Zubereitung aus wirkstoffhaltigen getrockneten Pflanzenteilen (z.B. getrocknete Teeblätter).

1.4 Mythen und Glaubenssätze

Lernziele
- Natürliche Wirkstoffe
- Synthetische Substanzen
- Ethische Medizin
- Evidenzbasierte Medizin
- Dogmatische Medizin
- Mythos nebenwirkungsfreie Arzneimittel

Der Erwerb von Wissen (= das Lernen) wird unter anderem durch kognitive Dissonanz behindert, weil die neuen Inhalte oft mit dem vorbestehendem Wissen im Widerspruch stehen. Die alten Wissensinhalte müssen aktiv eliminiert (vergessen) werden. Erfahrungsgemäß stehen einige Glaubenssätze dem Erlernen von Pharmakologie im Weg.

In der öffentlichen Meinung sind derzeit Mythen und Glaubenssätze en vogue, die davon ausgehen, dass natürliche Wirkstoffe grundsätzlich gut, synthetische Substanzen hingegen bedenklich sind. Tatsächlich hält diese Vorstellung einer empirischen Prüfung nicht stand: Die giftigsten Substanzen sind Naturstoffe, chemisch synthetisierte Stoffe hingegen erreichen in den seltensten Fällen die Potenz von Naturstoffen (siehe ▶ Exkurs).

■ ■ ■ **Vergiftung von Georgi Markow und Viktor Juschtschenko**
Der bulgarische Geheimdienst verwendete 1978 einen Regenschirm, um Georgi Markow Ricin das Gift aus dem Samen der Ricinusstaude (*Ricinus communis*) subkutan zu injizieren. Die letale Dosis von Ricin liegt bei etwa 0,02 µg/kg Körpergewicht. Georgi Markow starb 4 Tage nach dem Anschlag.

Im Jahr 2004 wurde bei Viktor Juschtschenko, dem damaligen Bewerber um das Präsidentenamt der Ukraine, eine Intoxikation mit Dioxin diagnostiziert. Die Symptome traten nach einem geschäftlichen Abendessen auf, sodass das Gift in einer der servierten Speisen enthalten gewesen sein musste. Das als »Dioxin« bezeichnete Gift ist in der Regel ein Gemisch verschiedener Isomere (bei Viktor Juschtschenko wurde allerdings reines 1,3,7,8-Tetrachlordibenzodioxin (TCDD) gefunden. Die Mengen war mit 0,11 µg/g Gewebe 50.000-mal höher als die Mengen, die in der Bevölkerung gefunden werden (geringe Mengen Dioxin sind als Umweltkontamination ubiquitär vorhanden und werden auch über den Tabakrauch aufgenommen). Aus den bei Viktor Juschtschenko im Blut und Fett gemessenen Konzentrationen und der im Stuhl ausgeschiedenen Menge ließ sich errechnen, dass die gesamte aufgenommene Menge deutlich über 1 mg TCDD (d.h. >10 µg/kg) lag.

Bei Georgi Markow genügten nur wenige Mikrogramm des Giftes, die 1978 zu seinem Tode in London führten. Viktor Juschtschenko überlebte den Giftanschlag 2004.

Mythen werden auch gern kultiviert, um die Existenz einer sogenannten Alternativ- und/oder Komplementärmedizin zu rechtfertigen. Die Bezeichnung Schulmedizin wurde bereits im 19. Jahrhundert von den Gegnern der wissenschaftlich orientierten Medizin gewählt, um diese zu diskreditieren. Bei genauer Betrachtung ist offensichtlich, dass es nur zwei Typen von Medizin gibt:

- Die **ethische Medizin**, die darum bemüht ist, für die Sinnhaftigkeit jeder Behauptung und jeder (diagnostischen und therapeutischen) Maßnahme einen Beweis zu erbringen und diese ständig am aktuellen Stand überprüft. Das ist die Grundhaltung der **evidenzbasierten Medizin (evidence-based medicine: EBM)**
- Die **dogmatische Medizin**, die viele Gründe, findet, weshalb die jeweiligen Behauptungen sich einer Überprüfung entziehen, z.B. »jeder Mensch ist anders«, »jede Krankheit ist anders«, »Energieflüsse im Körper sind keine physikalischen Energieflüsse, sondern bildlich gemeinte Beschreibungen schwer fassbarer Zusammenhänge« oder »das lässt sich nur mit Quantenmechanik erklären«.

Bei näherer Betrachtung stellt sich allerdings heraus, dass es sich bei allen alternativmedizinischen und komplementärmedizinischen Ansätzen um medizinisches Marketing nach einem relativ leicht durchschaubaren Muster handelt: Als theoretische Grundlage wird zunächst ein **pseudowissenschaftlicher Aufhänger** mit vielen Fremdwörtern der physikalisch-chemischen Fachsprache vorgestellt. Danach wird mit Standardformulierungen gearbeitet wie z.B. eine **sanfte Methode** angepriesen, die **physiologisch/natürliche Kräfte** weckt und die der **Mitwirkung des Patienten** bedarf oder dass die Methode einen Mangel deckt.

Ein weiterer Mythos, ist der vom nebenwirkungsfreien Arzneimittel. Das kann es nicht geben. »Ein Arzneimittel, von dem behauptet wird, dass es keine Nebenwirkungen hat, steht im dringenden Verdacht auch keine Wirkung zu entfalten« (Gustav Kuschinsky). Viele Nebenwirkungen sind mit der therapeutisch erwünschten Hauptwirkung untrennbar verbunden. Wenn es z.B. therapeutisch sinnvoll ist, α_{1A}-adrenerge Rezeptoren in der Prostata zu blockieren, lässt sich nicht verhindern, dass diese auch in anderen Organen blockiert werden und somit z.B. der Blutdruck beim Aufstehen sinkt.

❗ **Cave**
Bei unsachgemäßer Anwendung können Arzneimittel gefährlich werden.

Wichtige Regeln für den Einsatz von Arzneimitteln
1. **Nie ein Arzneimittel verabreichen, das man nicht kennt.** Vor der Anwendung eines neuen Arzneimittels ausreichende Informationen einholen und die Patienten nach der Verordnung sorgfältig überwachen.
2. **Nie ein Arzneimittel verabreichen, über dessen Qualität man sich nicht sicher sein kann.** (Ethische) Arzneimittel unterliegen einer strengen Qualitätskontrolle, sodass Zwischenfälle mit katastrophalen Konsequenzen in der Regel verhindert werden können. Im alternativmedizinischen Sektor existiert diese Form der Qualitätskontrolle nicht.
3. **Nutzen-Risiko-Abwägung:** Gibt es einen Beweis (mit EBM), dass meine Therapie nützt und hilft es dem Patienten, wenn ich ihm dieses Arzneimittel verabreiche?
4. **Weiterbildung:** Ist die von mir eingesetzte Therapie auf dem aktuellen Stand?

1.5 ATC-Code

Nach der klinischen Prüfung erhalten Arzneimittel eine Zulassung; den Substanzen wird seit 1976 ein **ATC-Code** (Anatomisch-therapeutisch-chemisches Klassifikationssystem vom WHO Collaborating Centre for Drug Statistics Methodology) zugeordnet. Der ATC-Code ist auf **5 Ebenen** organisiert:

- Die **erste Ebene** ist primär anatomisch orientiert und wird mit einem Buchstaben bezeichnet (es gibt 14 Gruppen): z.B. »A« für alimentären (= Gastrointestinal-)Trakt, »B« für Blut und Blutbildung, »C« für kardiovaskulär etc.
- Die **zweite Ebene** bezeichnet die pharmakologischen Hauptgruppen und wird mit zwei Ziffern codiert, alle Mittel gegen Hyperazidität im oberen Gastrointestinaltrakt sind z.B. unter 02 in der Gruppe A subsummiert (A02).
- Die **dritte Ebene** definiert die pharmakologische Untergruppe; unter dem Buchstaben »B« z.B. Substanzen die bei Magen-Duodenal-Ulkus und gastroösophagealem Reflux wirksam sind (A02B).
- Die **vierte Ebene** wird durch die pharmakologisch/chemisch/therapeutische Klasse definiert; im vorliegenden Beispiel sind das Protonenpumpenhemmer, die mit »C« gekennzeichnet werden (A02BC).
- Die **fünfte Ebene** definiert die einzelne Substanz (mit zwei Ziffern, da durchaus mehr als 10 Substanzen pro Klasse existieren können). Im konkreten Beispiel wird Omeprazol, dem ersten Vertreter der Protonenpumpenhemmer, die Nummer 01 zugewiesen. Dementsprechend ist der vollständige ATC-Code von Omeprazol A02BC01.

Der Nutzen des ATC-Codes mag nicht unmittelbar verständlich sein. Im Bereich der Pharmakotherapie werden riesige Summen an Geld im öffentlichen Gesundheitssystem und von der privaten Versicherungswirtschaft umgesetzt. Die Erstattungsfähigkeit (ob die Kosten für ein Arzneimittel von der jeweiligen Versicherung getragen werden) orientiert sich an einem Regelwerk, in dem der ATC-Code eine wichtige Rolle spielt. Auch bei internationalen Vergleichen von Verschreibungsgewohnheiten und anderen pharmakoökonomischen Studien ist der ATC-Code ein wichtiges Instrument.

Pharmakokinetik

M. Freissmuth

Einleitung

Die Pharmakokinetik beschreibt die Aufnahme (absorption), Verteilung (distribution), den Metabolismus (metabolism) und die Ausscheidung (excretion), abgekürzt ADME, von Pharmaka. Pharmaka können auch in tiefen Kompartimenten gespeichert werden.

Erklärt werden in diesem Kapitel außerdem quantitative Parameter wie Halbwertszeit, Eliminationskonstante, Verteilungsvolumen, Clearance, Sättigungsdosis und Erhaltungsdosis, Kumulationsfaktor, absolute und relative Bioverfügbarkeit.

2.1 Aufnahme, Verteilung und Speicherung, Metabolismus und Ausscheidung von Pharmaka

Lernziele

- Wie werden Pharmaka aufgenommen?
- Welchen Effekt hat die Applikationsart?
- Welche Faktoren beeinflussen die Organverteilung?
- Wie können Pharmaka durch die Enzyme der Biotransformation metabolisiert werden und welche Besonderheiten gibt es (Polymorphismen, Enzyminduktion/-hemmung, Lebensalter und Erkrankung)?
- Über welche Organe erfolgt die Ausscheidung und welche Faktoren sind hier limitierend (Transportvorgänge in Niere und Leber; Abatmung durch die Lunge)?

Es ist offensichtlich, dass man für die sachgemäße Anwendung eines Arzneistoffs wissen sollte, ob ein Arzneistoff in den Körper aufgenommen wird, und wie lange er im Organismus verweilt. In der Folge werden die einzelnen Schritte betrachtet und die wesentlichen Faktoren, die die Geschwindigkeit der Aufnahme, der Verteilung und der Verweildauer beeinflussen. Für jedes neu zugelassene Arzneimittel ist EU-weit gesetzlich vorgeschrieben, dass die entsprechende Information vorliegen muss. Daraus lässt sich der Stellenwert der Pharmakokinetik für die Arzneimittelsicherheit ableiten. Aus der Fülle der vorliegenden Daten lassen sich empirische Gesetzmäßigkeiten ableiten, die in der Folge vorgestellt werden.

Bei **intravenöser Injektion** eines Pharmakon gelangt es gleich in das zentrale Kompartiment, das zirkulierende Blut. Bei jeder anderen Applikationsform muss das Pharmakon eine Barriere überwinden, um in den systemischen Kreislauf zu gelangen, z.B.:

- **peroral/enteral, sublingual, bukkal, rektal:** über den Magen-Darm-Trakt
- **inhalatorisch:** über die Lunge/Bronchialschleimhaut
- **transdermal:** über die Haut
- **subkutane und intramuskuläre Injektion:** über Unterhaut-/Muskelgewebe
- **Instillation in Körperhöhlen**
- **intrathekal:** Injektion in die Zerebrospinalflüssigkeit

Der entscheidende Schritt ist immer der Übertritt über eine oder mehrere Lipidmembranen.

2.1.1 Membranpermeation von Pharmaka, Diffusion und aktiver Transport

Die Zellmembran besteht aus einer Doppelschicht von Phospholipiden. Alle Pharmaka, die in den Organismus aufgenommen werden, müssen (mehrmals) durch diese Membran gelangen (◘ Abb. 2.1). Hydrophile Moleküle können nur dann in die Zelle eindringen, wenn sie sehr klein sind und keine Ladung tragen, aber selbst unter diesen Bedingungen ist die Permeation sehr langsam (dünner roter Pfeil »A« in ◘ Abb. 2.1). Moleküle, die größer sind als Harnstoff (relative Molekülmasse etwa 60) und hydrophile Moleküle, die z.B. eine Ladung tragen, können nicht über die Membran gelangen (dicker roter Pfeil »B« in ◘ Abb. 2.1). Wenn eine Substanz hingegen ausreichend lipophil ist, kann sie in den hydrophoben Bereich der Membran eindringen und durch diese hindurch diffundieren (blauer Pfeil »C« in ◘ Abb. 2.1). Lipophile Substanz reichern sich in der Membran entsprechend ihrem **Verteilungskoeffizienten** an und diffundiert in der Folge auch in die wässrige Phase auf der anderen Seite der Membran. Im Gleichgewicht werden aber auf beiden Seiten der Membran dieselben Konzentrationen erreicht (unterer Teil der ◘ Abb. 2.1). Bei der **Diffusion** stammt die Energie, die den Vorgang treibt, aus der Entropiezunahme. Für die **Diffusionsgeschwindigkeit** sind – abgesehen von den Eigenschaften des Moleküls – entscheidend: Fläche, Strecke und Konzentrationsgradient (Fick-Gesetz). Die Diffusion ist umso rascher, je höher der Konzentrationsgradient und je größer die Fläche ist; sie ist umso langsamer je größer die zu überwindende Strecke ist.

Einige hydrophile Pharmaka sind Substrate für Transporter, die als Symporter funktionieren können, d.h. sie transportieren das Pharmakon zusammen mit einem Trägermolekül (Carrier, meist ein Natriumion) über die Membran. Die treibende Kraft stammt aus dem elektrochemischen Gradienten des carriertransportierten Ions (und daher in der Regel aus dem aktiven Na^+-Transport durch die Natrium/Kalium-ATPase).

Die **nichtionische Diffusion** ist der wichtigste Mechanismus, über den Pharmaka in den Organismus gelangen. Hydrophile geladene Pharmaka können nicht über die Zellmembran gelangen, daher werden sie nur in sehr geringem Ausmaß resorbiert. Pharmaka können nur in sehr wenigen Einzelfällen die Transportmechanismen für physiologische Substrate nutzen, um damit als geladene Moleküle die Zellmembran zu überwinden.

Bei ruhenden, d.h. nicht proliferierenden Zellen, ist die intrazelluläre $[H^+]$-Ionenkonzentration (pH 7,1 = 80 nM $[H^+]$) ca. doppelt so hoch wie im Extrazellularraum (pH 7,4 = 40 nM $[H^+]$). Für Pharmaka, deren pKa-Wert im Bereich zwischen 6,1 und 8,4 liegt, kommt es zu Unterschieden in den intra- und extrazellulären Konzentrationen. Nur der nichtionisierte Anteil kann sich frei über die Membran verteilen und steht über

2

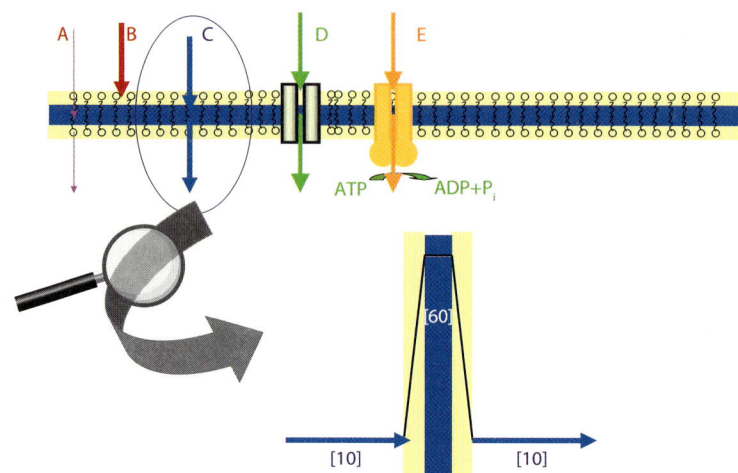

◘ **Abb. 2.1 Permeation von Pharmaka über biologische Membranen.** Der zentrale hydrophobe Bereich der Doppellipidschicht ist blau markiert, die Phosphatgruppen der Membranphospholipide sind der wässrigen Phase zugewandt (rot). A: kleine hydrophile (aber ungeladene) Moleküle können durch die Membran diffundieren; B: hydrophile Moleküle, die größer als Harnstoff sind, dringen in keinem nennenswertem Ausmaß in den hydrophoben Bereich ein; C: lipophile Moleküle diffundieren durch die Membran. Bei näherer Betrachtung ist es offensichtlich, dass sie sich entsprechend ihrem Verteilungskoeffizienten in der Membran anreichern. Im vorliegenden Beispiel wurde ein Öl/Wasser-Verteilungskoeffizient von 6 angenommen, d.h. die Konzentration des Pharmakons ist in der Lipidphase 6-mal höher als in der wässrigen Phase. Im Gleichgewicht werden aber auf beiden Seiten der Membran in der wässrigen Phase idente Konzentrationen erreicht. Manche Pharmaka können über die Membran transportiert werden, entweder durch einen Symport (C) oder durch eine ATP-verbrauchende Pumpe (E)

die Membran hinweg im Gleichgewicht. Besonders drastisch ist der Effekt dort, wo die pH-Unterschiede groß sind, z.B. im Magen, wo der Gradient zwischen Magenlumen (bis zu pH 1 möglich) und dem pH in den Epithelzellen (pH 7,1) 1:1 Million beträgt, oder im Tubuluslumen und Blut. Dementsprechend wird die geladene Form des Pharmakons auf einer Seite angereichert, was als Ionenfallen-Prinzip (ion-trapping) bezeichnet wird (◘ Abb. 2.2). Die Größe der Ionenfalle bzw. das Ausmaß der Anreicherung von Säuren oder Basen ergibt sich aus dem Massenwirkungsgesetz bzw. dessen logarithmischer Darstellung der Henderson-Hasselbalch-Gleichung.

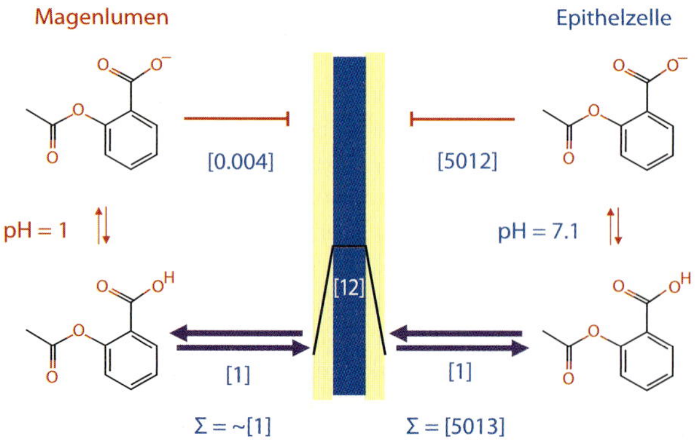

2.1.2 Applikationsformen

Ein Pharmakon kann über den Magen-Darm-Trakt (enteral) oder durch Injektion (parenteral) appliziert werden. Außerdem gibt es verschiedene topische Applikationen und die Zufuhr über die Atemwege.

Enterale Applikation

Die enterale Resorption kann

- sublingual/bukkal,
- peroral oder
- rektale erfolgen.

◘ **Abb. 2.2 Schematische Darstellung der Ionenfalle.** Verteilung eines protonierbaren Pharmakons über die Zellmembran bei einer pH-Differenz zwischen den beiden Räumen. Acetylsalicylsäure hat einen pKa von 3,4. Bei einem pH von 1 liegt sie primär in der protonierten, d.h. ungeladenen Form in einem Verhältnis von 1:250 vor. Sie kann sich über die Membran verteilen und steht mit der protonierten Form in der Epithelzelle im Gleichgewicht. Intrazellulär liegt der pH-Wert bei 7,1, sodass die Acetylsalicylsäure dissoziiert (das H^+ wird abgegeben). Da die deprotonierte, d.h. geladene Form der Acetylsalicylsäure nicht durch die Membran diffundieren kann, reichert sie sich intrazellulär an (ca. 5.000-fach)

Bei der **sublingualen Applikation** verweilt das Pharmakon im Mund (unter der Zunge). Die Mundhöhle ist klein (◘ Tab. 2.1) und mit einem schlecht permeablen Plattenepithel ausgekleidet. Daher ist eine sublinguale Applikation nur bei Substanzen sinnvoll, die sehr lipophil sind und in kleinen Mengen zugeführt werden. Typische Beispiele sind Nitroglycerin (0,8 mg in Kaukapseln) und Buprenorphin (0,2–8 mg in Sublingualtabletten). Der Vorteil der sublingualen Gabe liegt in der Umgehung des enterohepatischen Kreislaufs. Nach oraler

◘ **Tab. 2.1** Ausmaß von resorbierenden Oberflächen (Flächenangaben sind ungefähre Schätzwerte)	
Organoberfläche	**Flächenangabe in m²**
Mund	0,02
Nasenschleimhaut	0,015
Lunge (Alveolaroberfläche, inspiratorisch)	100
Magen	0,30
Dünndarm	150
Dickdarm	1,00
Rektum	0,06

Gabe wird bis zu 90% des Nitroglycerins durch die Leber prä-systemisch entfernt. Daher ist bei akuten Angina-pectoris-Beschwerden eine sublinguale Einnahme von Nitroglycerin besser. Wichtig ist dabei allerdings, die Patienten darauf hinzuweisen, dass das Arzneimittel nicht geschluckt werden darf.

Die **orale Applikation** ist die gebräuchlichste Form der Verabreichung. Nach dem Schlucken gelangen die Arzneimittel in den Magen. Dort kann eine Resorption erfolgen. Einige Pharmaka werden aus dem Magen ausreichend resorbiert. Aufgrund der Fläche ist aber der **Dünndarm** der **wesentliche Resorptionsort** (◘ Tab. 2.1). Das Dünndarmepithel bildet gemeinsam mit der Leber eine Barriere gegen das Eindringen von Fremdstoffen (Xenobiotika) in den Organismus. Pharmaka sind ebenfalls Xenobiotika. Das Dünndarmepithel ist reich an Transportern, die diese Fremdstoffe aus der Epithelzelle wieder ins Darmlumen zurückpumpen (**Effluxpumpen**). Die meisten dieser Transporter gehören zur Familie der **ABC-Transporter** (ABC: ATP-binding cassette), von denen einige auch lipophile Substanzen transportieren. Das erklärt den Umstand, dass manche lipophile Pharmaka nur eine erstaunlich niedrige Resorptionsrate habe (▶ Abschn. 2.1.4). Das Dünndarmepithel verfügt außerdem zum Teil über dieselben Enzyme wie die Leber, sodass Fremdstoffe bereits im Dünndarm inaktiviert werden können.

Im Magen sind für die Aufnahme von Pharmaka folgende Faktoren zu berücksichtigen:
- Der Säuregehalt des Magens kann säurelabile Pharmaka zerstören (z.B. Benzylpenicillin = Pencillin G). Die Lösung besteht darin, entweder ein säureresistentes Analogon zu finden (Phyenoxymethylpenicillin = Penicillin V) oder die Galenik zu ändern (z.B. Tabletten mit säureresistentem Überzug zu versehen).
- Wenn der Magensaft sauer ist (pH-Werte 1–2), wird die Resorption von Pharmaka, deren pKa im Bereich von 2–6 liegt, beschleunigt, weil sie in der protonierten (= nichtgeladenen) Form vorliegen. Diese ist lipophil und kann durch die Zellmembran diffundieren. Umgekehrt werden basische Pharmaka bei saurem Mageninhalt nicht resor-

biert, weil sie in der protonierten (= geladenen) Form vorliegen.
- Der Füllungszustand des Magens kann die Resorption beeinflussen. Durch die Einnahme einer Mahlzeit und der damit verbundenen langsameren Magenentleerung wird die Resorption von Pharmaka verzögert. Dieser Umstand kann gezielt genutzt werden für Pharmaka, die bei rascher Resorption eine Resorptionsspitze und dadurch Übelkeit und Brechreiz auslösen. Ein ärztlicher Rat wäre in diesem Fall, das Arzneimittel zu den Mahlzeiten einzunehmen. Damit kann die Resorptionsspitze unterdrückt und die Übelkeit verhindert werden.
- Pharmaka, die die Magenentleerung verzögern, führen zur Verlangsamung der Resorption. Dazu gehören unter anderem alle Pharmaka, die an muskarinischen Acetylcholin-Rezeptoren antagonistisch wirken (Atropin und atropinähnliche Verbindungen; trizyklische Antidepressiva, klassische Neuroleptika/Antipyschotika) und Opioid-Rezeptoragonisten (Morphin, Fentanyl etc.).

Die im Magen, Dünndarm und Kolon resorbierten Pharmaka gelangen über die Pfortader in die Leber, wo sie bereits in einem metabolischen Prozess abgebaut werden, bevor sie in den systemischen Kreislauf gelangen. Dieser Vorgang wird als »First-Pass-Effekt« bezeichnet. Durch diese **präsystemische Elimination** wird die orale Bioverfügbarkeit eines Pharmakons herabgesetzt. Ein Beispiel ist Nitroglycerin, das hervorragend resorbiert wird: Seine Bioverfügbarkeit liegt, wenn es geschluckt wird, nur bei etwa 1% der zugeführten Menge.

Eine präsystemische Elimination ist auch bei anderen Applikationsformen möglich, z.B. wird nach subkutaner Applikation von Heparin ein Großteil der zugeführten Menge lokal im Gewebe abgebaut, nur 30% sind biologisch verfügbar.

Der **Dickdarm** ist als Resorptionsort unbedeutend. Allerdings werden Pharmaka, die einem **enterohepatischen Kreislauf** unterliegen, hier wieder rückresorbiert. Die Substanzen gelangen als Konjugate (in der Regel an Glucuronsäure, seltener an Schwefelsäure gekoppelt) über die Galle in den Darm. Da sie eine Ladung tragen, werden sie im Dünndarm nicht resorbiert. Diese Konjugate können im Dickdarm durch bakterielle Glucuronidasen und Sulfatasen gespalten und die freigesetzten Pharmaka wieder resorbiert werden.

Das **Rektum** ist der Applikationsort für **Suppositorien** (Zäpfchen). Diese Applikationsart ist in der Kinderheilkunde beliebt, weil sie die Schwierigkeiten einer oralen Einnahme von oft bitter schmeckenden Arzneimitteln umgeht. Da der venöse Abfluss aus dem Rektum nur zum Teil über den Portalkreislauf erfolgt, entgehen daher die rektal applizierten Pharmaka in variablem Ausmaß der präsystemischen Elimination.

Applikation über die Lunge
Aufgrund ihrer großen Oberfläche, der kurzen Diffusionsstrecke zwischen Alveolarepithel und endothelialem Lumen sowie des raschen Blutflusses erfolgt die **Aufnahme lipophiler Pharmaka** über die Lunge **sehr rasch**. Der Konzentrationsanstieg im Blut und der daraus resultierende Wirkungsein-

tritt sind kaum langsamer als nach intravenösen Injektion. **Gasförmige Substanzen** gelangen **ungehindert durch die Alveolarmembran** hindurch. Daher wird die Lunge für die Zufuhr von Narkosegasen genutzt (▶ Kap. 28). Für **feste und flüssige Substanzen** gilt, dass sie in **aerosolisierter Form** zugeführt werden müssen. Das Ziel einer Therapie mit Aerosolen sind die kleinen Bronchien und Bronchioli (z.B. Asthma bronchiale, Therapie einer zystischen Fibrose mit Antibiotika). Sind die aerosilisierten Teilchen zu groß (>10 μm), schlagen sie sich primär in den großen Bronchien nieder. Sind die aerosilisierten Teilchen sehr klein s (<2 μm), dringen sie bis in die Alveolen vor. Dosieraerosole erzeugen daher Teilchen mit einer Größenverteilung die zwischen 5 und 10 μm zentriert ist.

> ❯ Bei der Anwendung der Zerstäuber/Vernebler wird ein Großteil der applizierten Dosis von vielen Patienten nicht eingeatmet sondern verschluckt.

Applikation über Haut und Schleimhäute

Die Applikation von Salben, Gelee und Lotionen (weniger Pasten), d.h. die **topische Applikation** auf die Haut sind in der Kosmetik beliebt. Auch in der Dermatologie ist das Ziel ein örtlicher Effekt (topische Therapie). Die Haut ist erstaunlich tolerant: Die Resorption durch die Haut erfolgt relativ langsam. Die Geschwindigkeit hängt auch vom Applikationsort ab, da die Dicke der Epidermis zwischen 0,1 und 0,7 mm schwanken kann. Das Stratum corneum, die oberste verhornte Hautschicht, hat einen sehr niedrigen Wassergehalt und ist reich an Ceramid und anderen Lipiden. Lipophile niedermolekulare Substanzen permeieren dabei deutlich besser durch die Haut als hydrophile Substanzen. Im Corium werden die Pharmaka über die dort vorhandenen Blutgefäße abtranspor-

tiert und systemisch wirksam. Bei der Auswahl der Galenik ist zu beachten, dass auch die Salbengrundlage einen Effekt auf die Resorption hat (□ Abb. 2.3). Wenn die oberste Hautschicht entfernt wird, bzw. wenn die oberste Hautschicht durch einen Okklusionsverband (z.B. dichtende Folien, fette Salben oder Pasten) aufgeweicht ist, kann die Resorption dramatisch steigen. Gefährlich kann auch die großflächige Anwendung lipophiler Substanzen sein, weil systemische Effekte auftreten können (z.B. Applikation von Glucocorticoiden auf die Haut).

Die Aufnahme von Pharmaka durch die Haut wird bei **transdermalen therapeutischen Systemen (TTS)** genutzt (z.B. Nitroglycerin, Nikotin, Fentanyl). Ein Vorteil ist die Vermeidung der präsystemischen Elimination. Der zweite Vorteil, der sich durch Einführung eines Reservoirs im TTS ergibt, ist die kontinuierliche Freisetzung des Pharmakons. Damit ist es möglich, über 3 Tage und mehr einen nahezu konstanten Spiegel eines Pharmakons zu erzielen. Hochmolekulare Substanzen wie Heparin, Hirudin, Kollagen, Elastin etc. können – trotz Versprechungen in der Werbung – nicht durch die intakte Haut eindringen. Die Resorption über die Haut kann von toxikologischer Bedeutung sein, spielen aber eine untergeordnete Rolle.

Die **Nasenschleimhaut** bedeckt eine Fläche von ca. 15 cm² und ist sehr gut durchblutet, sodass sie sich trotz geringer Oberfläche als Applikationsort für die systemische Applikation legaler und illegaler Pharmaka (z.B. Cocain, Nikotin als Schnupftabak) eignet. Von therapeutischem Interesse ist auch, dass über die Nasenschleimhaut Peptide resorbiert werden können, z.B. das V_2-Vasopressin-Analogon Desmopressin (DDAVP) oder GnRH-Rezeptor-Agonisten. Allerdings ist die Bioverfügbarkeit sehr variabel. Daher ist z.B. die Zulassung von Desmopressin für die intranasale Behandlung der Enuresis nocturna (Bettnässen) bei Kindern widerrufen

| Pharmakon: | hydrophil | hydrophil | lipophil | lipophil |
| Galenik: | hydrophil | lipophil | hydrophil | lipophil |

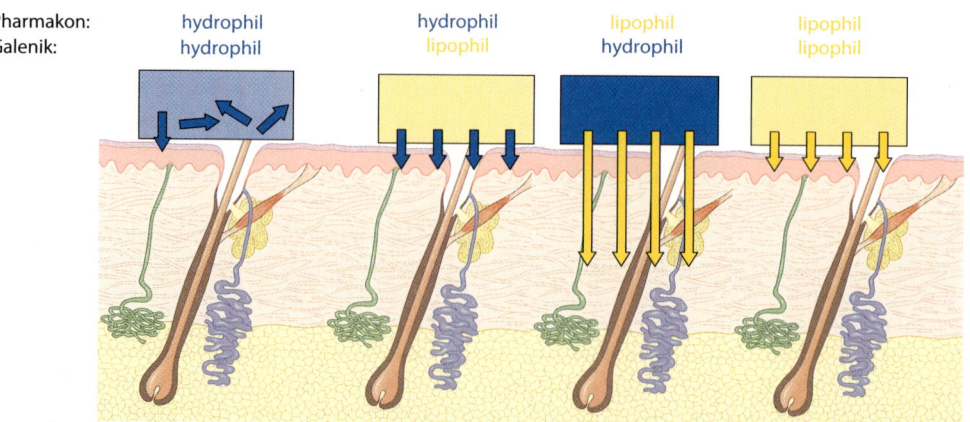

□ **Abb. 2.3 Die Galenik beeinflusst die Eindringtiefe bzw. Verweildauer eines Pharmakons auf der Haut.** Wenn ein hydrophiles Pharmakon in einer hydrophilen galenischen Zubereitung (Creme, Gel) auf die Haut appliziert wird, dringt das Pharmakon nicht in die Haut ein, weil es bevorzugt im hydrophilen Milieu der Creme/des Gels diffundiert. Dasselbe hydrophile Pharmakon wird sich aber aus einer lipophilen Salbe in die obersten Hautschichten verteilen. Ein lipophiles Pharmakon wird sich aus einer hydrophilen Creme (oder einem hydrophilen Gel) in die lipophileren oberen Hautschichten verteilen und durch die Epidermis eindringen. Im Corium kann es von den Blutgefäßen abtransportiert werden und wird somit systemisch wirksam. Die Dicke der Epidermis schwankt von 0,1–0,7 mm, daher ist das Ausmaß der Resorption auch abhängig vom Applikationsort. In jedem Fall ist die Diffusionsstrecke lang, sodass die Applikation über die Haut relativ langsam erfolgt

worden. Als topischer Applikationsort ist die Nasenschleimhaut auch für schleimhautabschwellende Nasentropfen im Bereich der Selbstmedikation (OTC-Produkte) beliebt. Systemische Effekte (mit Blutdruckanstieg) sind bei Säuglingen und Kleinkindern möglich.

Die Applikation von Pharmaka auf Schleimhäute (z.B. Instillation/Spülung der Harnblase, vaginale Applikation) ist immer mit dem Risiko systemischer Effekte behaftet. Sinnvoll ist eine lokale Therapie vor allem dann, wenn das Pharmakon lokal eine hohe Potenz hat und nach Resorption rasch eliminiert wird (z.B. Glucocorticoide wie Budesonid, Flunisolid, Beclomethason). Umgekehrt ist z.B. eine lokale Therapie mit Antibiotika oft von zweifelhaftem Wert, wenn diese von den Schleimhäuten resorbiert werden und damit die lokale Konzentration unter die MHK (minimale Hemmkonzentration) fällt.

Intravenöse, subkutane und intramuskuläre Injektion

Im weiteren Sinn ist jede Applikation, die nicht durch den Gastrointestinaltrakt erfolgt eine parenterale Applikation. Im (klinischen) Sprachgebrauch wird aber mit **parenteral** meist die Zufuhr durch **intravenöse, intramuskuläre oder subkutane Injektion** gemeint.

Eine **intravenös applizierte Lösung** wird durch die laufende Verdünnung mit zuströmendem Blut **rasch verdünnt**. Daher können auch sehr unphysiologisch zusammengesetzte Lösung toleriert werden. Dies trifft z. B. für die intravenöse Zubereitung mancher Injektionsnarkotika zu, die einen pH-Wert von 10–11 besitzen (z.B. Thiopental). Bei **intraarterieller Injektion** tritt **keine Verdünnung** auf, sodass das Gewebe mit einer Welle von (OH^-)-Ionen konfrontiert ist und die Zellen untergehen.

Bei **intravenöser Gabe** sind noch folgende Punkte zu beachten:

- Rasche Injektion (= Bolusinjektionen) können gefährlich sein, weil das schnelle Anfluten in gut durchbluteten Organen zu Komplikationen führen kann, z.B. Herzstillstand durch Auslösen eines Bezold-Jarisch-Reflexes.

❗ **Cave**
Wenn eine langsame i.v. Injektion des Pharmakons empfohlen wird, ist das unbedingt zu beachten.

- Nur Lösungen, die für eine intravenöse Injektion bestimmt sind, dürfen appliziert sind. Die Lösung darf **keine Präzipitate** enthalten, weil sonst die kleinen Gefäße der Lunge embolisiert werden. Präzipitate können entstehen, wenn miteinander inkompatible Lösungen gemischt werden.

Auch bei der **intramuskulären (i.m.)** und **subkutanen (s.c.) Injektion** dürfen nur dafür vorgesehene Lösungen verwendet werden:

- Wässrige Lösungen werden in der Regel nach subkutaner Injektion langsamer resorbiert als nach intramuskulärer Injektion, weil das Unterhautfettgewebe weniger durchblutet wird als der Muskel. Die Änderung der Durch-

blutung kann die Resorption deutlich beschleunigen oder verzögern: Wird z.B. nach einer subkutane Injektion von Insulin ein heißes Bad genommen, kann das einen hypoglykämischen Zwischenfall auslösen. Umgekehrt soll Morphin bei einem Herzinfarkt (oder einem Lungenödem) nicht subkutan injiziert werden, weil die Resorption durch die bestehende massive Vasokonstriktion verzögert abläuft. Die Resorption setzt erst ein, wenn sich die Kreislaufsituation gebessert hat, der Patient braucht dann aber das verzögert resorbierte Morphin nicht mehr und wird möglicherweise durch die atemdepressive Wirkung gefährdet.

- Die intramuskuläre Injektion von Pharmaka in einer öligen Lösung erzeugt einen Depoteffekt (z.B. ölige Depotlösungen, Präzipitate von schlecht löslichen Salzen). Allerdings sind solche Injektionen in der Regel schmerzhaft, daher finden sich in solchen Zubereitungen für intramuskuläre Injektion oft lokalanästhetische Zusätze. Gefährlich ist die versehentliche intravenöse Injektion einer solchen Lösung. Daher ist es notwendig, durch Aspiration zu kontrollieren, dass die Injektionsnadel nicht in einem Gefäß steckt.

❯ Intramuskuläre Injektionen sind bei Patienten, die Heparin, Vitamin-K-Antagonisten oder andere Hemmer der plasmatischen Gerinnung (Faktor-II-Hemmer: Dabigatran/Faktor-X-Hemmer: Rivaroxaban) einnehmen, sehr gefährlich und daher kontraindiziert. Durch den Stichkanal können sich große Mengen an Blut (≥1 Liter) in die Muskelloge ergießen.

2.1.3 Verteilung und Speicherung

Plasmaproteinbindung

Gelangen Pharmaka in den Blutstrom, werden sie an Plasmaproteine gebunden, z.B. Albumin oder α1-Glykoproteine. Da Albumin 6 verschiedene Bindungsstellen hat, kann es eine große Zahl von Pharmaka binden. Die Bindung gehorcht dem Massenwirkungsgesetz, d.h. Pharmaka können um die Bindung konkurrieren. Beim Absinken der freien Konzentration dissoziiert der gebundene Teil von Albumin.

Die Plasmaproteinbindung hat 2 Konsequenzen:

- **Depoteffekt = Verlängerung der Halbwertszeit (t/2):** Je höher der plasmaproteingebundene Teil ist, desto länger ist die Halbwertszeit eines Pharmakons, weil sowohl die Elimination durch die Niere als auch die Leber herabgesetzt ist: Der gebundene Teil wird nicht glomerulär filtriert und steht weder für tubuläre oder hepatische Transporter bzw. Enzyme der Biotransformation zur Verfügung.

- **Freisetzung aus der Proteinbindung:** Wenn ein Pharmakon zu mehr als 95% an Plasmaproteine gebunden ist, kann die Freisetzung aus der Plasmaproteinbindung den freien Teil eventuell so erhöhen, dass es zu einer gefährlichen Wirkungsverstärkung kommt. Die klinisch wichtigste Manifestation dieses Phänomens ist die Verdrängung aus der Plasmaproteinbindung von Vitamin-K-Antagonisten. Eine spezielle Situation liegt in der Neugeborenenperiode vor: Durch die Umstellung von fetalem Hämoglobin auf das α/β-Hämoglobin des extrauterinen Lebens fallen große Mengen an Bilirubin an. Bei Neugeborenen sind daher alle Pharmaka kontraindiziert, die das unkonjugierte Bilirubin aus der Plasmaproteinbindung verdrängen, weil sie das Risiko eines Kernikterus erhöhen, das sind vor allem Sulfonamide, Salicylsäure und einige Antibiotika wie Dicloxacillin, Cefoperazon und Ceftriaxon.

Verteilung der Pharmaka in den Organen

Wie und wohin sich ein Pharmakon im Organismus verteilt, hängt von mehreren Faktoren ab:

- Beim **Pharmakon** ist vor allem die **Lipophilie** entscheidend, um durch biologische Membranen zu permeieren. Wenn ein Pharmakon sehr lipophil ist und primär an Plasmaproteine gebunden wird, verteilt es sich nur in niedrigen Konzentrationen im Rest des Organismus. Ebenso verbleibt ein Pharmakon primär intravasal, wenn es zu groß ist, um die Kapillarbarriere zu überwinden und in den interstitiellen Raum zu gelangen. Um aus dem Interstitium bis in den intrazellulären Raum vorzudringen, muss ein Pharmakon ausreichend lipophil sein. Nominell kann daher ein Pharmakon sich entweder im Intravasalraum (Plasmawasser = ca. 5% des Körpergewichts), im Extrazellulärraum (~20% des Körpergewichts = 0,2 l/kg) oder im Gesamtkörperwasser (60–65% des Körpergewichts, 0,6–0,65 l/kg) aufhalten (◘ Abb. 2.4). Tatsächlich beträgt das errechnete Verteilungsvolumen für die meisten Pharmaka >1 l/kg, da sich Pharmaka intrazellulär anreichern, weil sie dort an Proteine gebunden werden (weitere Details zur Bestimmung des Verteilungsvolumens, ► Abschn. 2.2).
- Beim **Organismus** sind es mehrere Faktoren, von denen die Verteilung abhängt:
  - Unterschiede in der Organdurchblutung führen dazu, dass gut durchblutete Organe zuerst erreicht werden (◘ Abb. 2.5).
  - Organe unterscheiden sich in ihrer Kapillarausstattung, insbesondere vom Grad ihrer Fenestrierung, die die interzelluläre Verbindungen der Endothelzellen erlauben in unterschiedlichem Ausmaß die Permeation hydrophiler Pharmaka. Besonders dicht ist das kontinuierliche Endothel im ZNS (Blut-Hirn-Schranke). Daher gelangen viele Metaboliten wie Glucose oder Aminosäuren nur über spezifische Transportsysteme in das Gehirn. Darüber hinaus gibt es 3 Voraussetzungen, damit eine Substanz das Gehirn erreicht: Das **Pharmakon**
    - muss eine Molekülmasse von ≤400–500 haben,
    - darf nicht hydrophil sein, d.h. es darf nur ≤8–10 Wasserstoffbrücken mit Wasser eingehen (Der Effekt der Wasserstoffbrückendonatoren lässt sich eindrucksvoll am Unterschied zwischen Morphin, Codein und Heroin zeigen: Heroin [Diamorphin] ist diacetyliertes Morphin, es hat durch Modifikation

der beiden Hydroxylgruppen 2 Wasserstoffbrückendonatoren weniger, Codein ist 3-Methoxymorphin, d.h. ein Wasserstoffbrückendonator weniger. Die Konzentrationsverhältnisse Blutplasma: Gehirn sind für Morphin 10: 1, Codein 3: 1 und Heroin 1,2: 1),
    - darf kein Substrat für Effluxpumpen sein: Das Endothel der Blut-Hirn-Schranke sowie das Darmepithel exprimieren ABC-Transporter (► Abschn. 2.1.1). Diese haben eine überlappende Substratspezifität und isolieren das Gehirn von der Umgebung. Die **ABC-Transporter** können auch permeierende hydrophobe Pharmaka und Xenobiotika sehr effizient aus der Endothelzelle entfernen.

Die **Expression der ABC-Transporter** nimmt im Laufe der Entwicklung zu, **bei Säuglingen** ist sie **deutlich niedriger** als im Erwachsenenalter (◘ Abb. 2.6).

> **❗ Cave**
> Das Obstipans Loperamid (ein μ-Opioid-Rezeptor-Agonist, der als P-Glykoproteinsubstrat nicht ins Gehirn dringt) ist deshalb bei Säuglingen und Kleinkindern für die Behandlung der Diarrhö nicht zugelassen.

2.1.4 Metabolismus: Enzyme der Biotransformation

Das Ziel der Biotransformation ist es, diejenigen Xenobiotika (Fremdstoffe), die mit der Nahrung aufgenommen werden und keinen nutritiven Wert haben, z.B. Kalorien- oder Stickstoffquelle sind bzw. als Vitamin oder Spurenelement dem

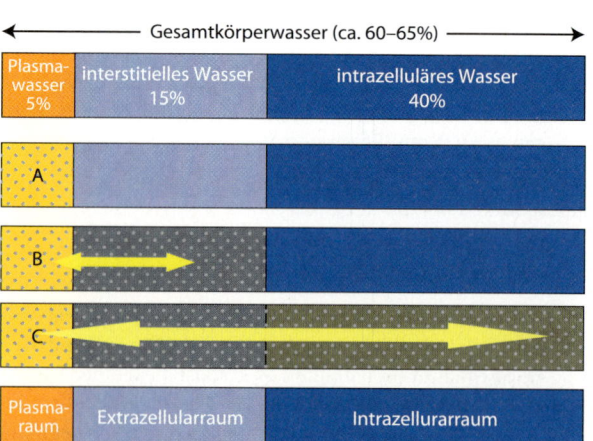

◘ **Abb. 2.4 Wasserräume im Organismus.** Hydrophile hochmolekulare Pharmaka verbleiben primär im Plasmaraum und haben ein Verteilungsvolumen von ca. 0,05 l/kg KG (A). Hydrophile niedermolekulare Substanzen wie die meisten Penicilline verteilen sich im Extrazellularraum und haben ein Verteilungsvolumen von ca. 0,2 l/kg KG (B). Pharmaka, die auch in die Zelle eindringen, z.B. Isoniazid oder Lithium, haben ein Verteilungsvolumen von ca. 0,6 l/kg KG. Ein Pharmakon, das in die Zellen eindringt, muss sowohl im Plasma als auch im Interstitium sein, es kann nicht nur intrazellulär vorhanden sein (C)

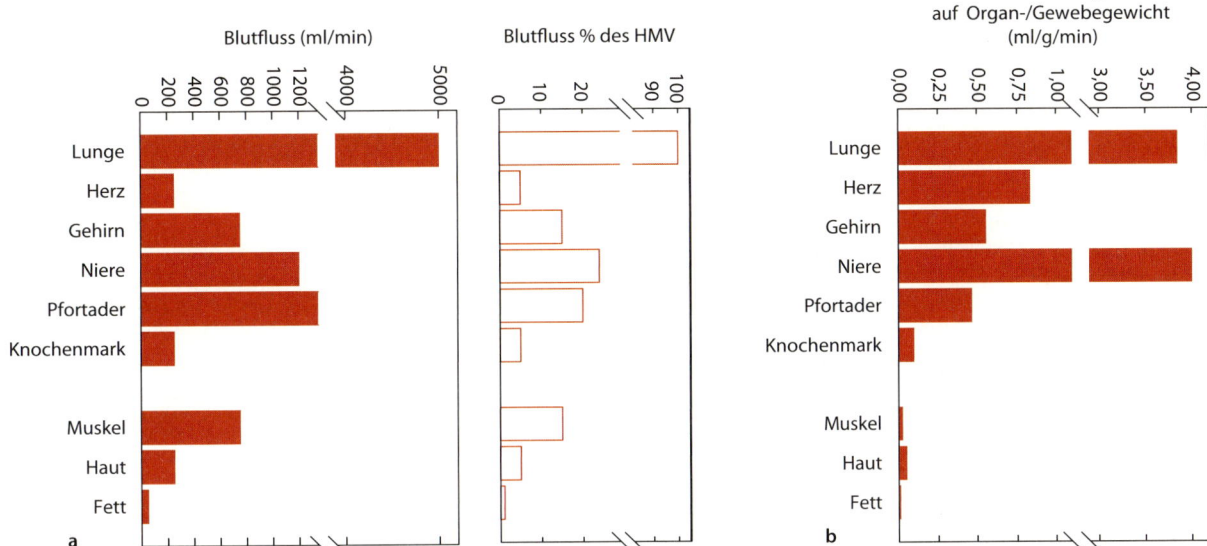

Abb. 2.5a, b Organdurchblutung. a in absoluten Zahlen. **b** Blutfluss bezogen auf das Gesamtgewicht. Die Angaben beziehen sich auf einen 70 kg schweren Mann. Die inneren Organe (ohne Lunge) und das Knochenmark haben nur ca. 11% Anteil am Körpergewicht, erhalten aber in Ruhe fast 70% des Herzminutenvolumens. Muskeln, Haut und Fettgewebe haben zusammen am Körpergewicht einen Anteil von fast 60%, erhalten aber in Ruhe nur 20% des Herzminuten-volumens. Die Lunge findet bei dieser Berechnung keine Berücksichtigung, weil sie unter physiologischen Bedingungen von fast 100% des Herzminutenvolumens durchströmt wird. Die Durchblutung der Muskulatur kann unter Belastung um das ≥10-fache zunehmen. Der Blutfluss durch Leber, Magen und Darm sind unter Pfortader(kreislauf) zusammengefasst

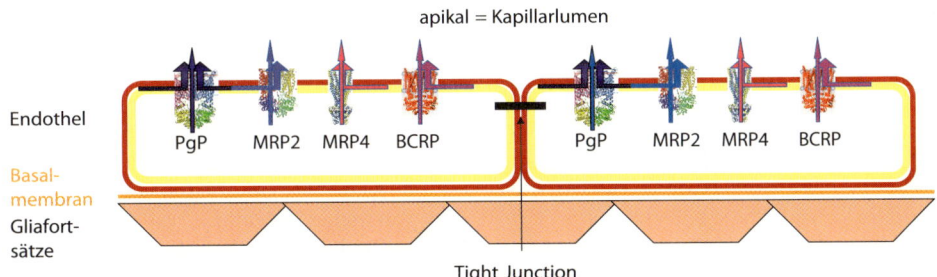

Abb. 2.6 ABC-Transporter am Kapillarendothel des Gehirns verhindern das Eindringen lipophiler Fremdstoffe. P-Glykoprotein/PgP, MRP2, MRP4 und BCRP sind auf der luminalen Membran lokalisiert. Sie entfernen Xenobiotika (auch Pharmaka) durch einen ATP-gesteuerten Transportmechanismus (die ABC/ATP-bindende Kassette liegt intrazellulär). Die Aufnahme des Substrates erfolgt entweder von der zytosolischen Seite oder durch laterale Diffusion aus der Lipidphase der Membran (blau symbolisiert)

Stoffwechsel dienen, wieder loszuwerden. Die Enzyme der Biotransformation bilden eine metabolische Barriere, die die Homöostase garantiert. Die enzymatische Überführung der Xenobiotika in eine ausscheidungsfähige Form läuft typischer Weise in 2 Phasen ab (◼ Abb. 2.7):

- **Phase I** (Funktionalisierungsphase): Es werden funktionelle Gruppen eingeführt oder freigelegt. (funktionelle Gruppen sind alle diejenigen Gruppen, die nicht C-C-oder C-H-Bindungen sind, also C-OH, COOH, C-SH, C-NH$_2$, C=O etc.). Bei einem Pharmakon kann der resultierende Metabolit inaktiv, aber auch aktiv (»aktiver Metabolit«) sein oder erst das wirksame Prinzip darstellen (dann ist die Muttersubstanz ein »Prodrug«).

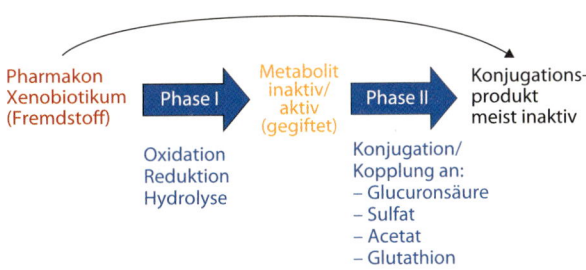

Abb. 2.7 Phasen des Fremdstoff- und Arzneimittelmetabolismus. Einige Pharmaka, die eine funktionelle Gruppe tragen, können direkt in die Phase II eintreten

2

— **Phase II** (Konjugationsphase): Hier werden Produkte der Phase-I-Reaktionen bzw. Pharmaka, die selbst funktionelle Gruppen tragen, an ein endogenes Substrat (z.B. aktivierte Glucuronsäure) gekoppelt. Die resultierenden Konjugate sind meistens pharmakologisch inaktiv.

Überblick über die Enzyme der Biotransformation

Phase-I-Reaktion:
— **Oxidation/Reduktion:**
  – Cytochrom-P-450-abhängige Monooxygenasen (CYP-Enzyme)
  – Monoamino- und Diaminoxidasen
  – Flavin-abhängige Monoxygenasen (FMO-Enzyme)
  – Alkohol-Dehydrogenasen und Aldehyd-Dehydrogenasen
  – Xanthinoxidase (Allopurinol, Methylxanthine)
— **Hydrolyse:**
  – Esterasen
  – Amidhydrolasen
  – Epoxid-Hydrolasen (eigentlich Hydratasen)

Phase-II-Reaktion:
— **Kopplung an:**
  – Glucuronsäure: UDP-Glucuronosyl-Transferasen (UGT-Enzyme)
  – Schwefelsäure: Sulfonotransferasen (SULT-Enzyme)
  – Essigsäure: N-Acetyl-Transferasen (NAT-Enzyme)
  – Glutathion: Glutathion-S-Transferase (GST-Enzyme)
  – Methylgruppen: Methyl-Transferasen

Enzyme der Phase-I-Reaktionen

Cytochrom-P-450-abhängige Monooxygenasen. Die wichtigsten Enzyme der oxidativen Phase-I-Reaktion sind Cytochrom-P-450-abhängige Monooxygenasen (CYP-Enzyme). In ihrem Reaktionszyklus führen die Enzyme in der Regel ein Sauerstoffatom in das Substrat ein. Da das Ausgangssubstrat molekularer Sauerstoff O_2 ist, müssen die Enzyme das zweite Sauerstoffatom verwerten: Es wird zu Wasser reduziert. Weil sie sowohl eine Oxidation als auch eine Reduktion katalysieren, werden sie auch als mischfunktionelle Oxidase bezeichnet:

$$X(\text{enobiotikum}) + O_2 + NADPH + H^+ \rightarrow$$
$$X\text{-}OH + NADP^+ + H_2O$$

Die Enzyme enthalten Häm als sauerstoffbindende prosthetische Gruppen. Daher absorbieren sie im sichtbaren Bereich. Im Rahmen ihres Reaktionszyklus nimmt das Hämeisen, das im Ausgangszustand dreiwertig ist, ein Elektron auf und geht in den zweiwertigen Zustand über. In diesem Zustand binden die CYP-Enzyme auch Kohlenmonoxid (das den Reaktionszyklus unterbricht). Der CYP-CO-Komplex absorbiert bei 450 nm maximal; die sichtbare Farbe der Enzyme und die Absorption bei 450 nm erklärt den Namen.

Es gibt im menschlichen Genom 57 (funktionelle) Gene für CYP-Enzyme (die in 18 Familien eingeteilt werden). Der überwiegende Teil dieser Enzyme nimmt eine spezialisierte Funktion wahr, meistens in der Synthese von Cholesterin, Steroidhormonen oder Vitamin D. Eine breite und überlappende Substratspezifität haben 15 Enzyme, die in 3 Familien eingeteilt werden (CYP1, CYP2 und CYP3), haben. Sie dienen dem Fremdstoffmetabolismus.

■■■ **Nomenklatur der Cytochrom-P450-Enzyme (CYP-Enzyme)**
Die erste Zahl bezeichnet die Genfamilie (CYP1, CYP2, CYP3), der darauffolgende Buchstabe die Subfamilie (CYP1A; CYP1B; CYP2A, CYP2B, CYP2C, CYP2D, CYP2E; CYP2F; CYP3A) und die letzte Zahl das Isoenzym:
— CYP1A1, CYP1A2; CYP1B1
— CYP2A6, CYP2B6, CYP2C8, CYP2C9; CYP2C18, CYP2C19, CYP2D6; CYP2E1; CYP2F1
— CYP3A4, CYP3A5; CYP3A7

CYP-Enzyme (und die dazugehörige Reduktase: CPR) sind membranständige Enzyme. Sie kommen im endoplasmatischen Retikulum vor. Die relevanten **CYP1-3-Isoformen** werden in vielen Organen exprimiert. Für die pharmakologische Betrachtung sind vor allem die Enzyme der Leber wichtig, da die meisten CYP1-3-Isoformen in der Leber am höchsten exprimiert sind und die Leber ein vergleichsweise großes Organ ist. Es wird geschätzt, dass 75% aller derzeit für den Menschen zugelassenen Arzneistoffe durch CYP-Enzyme metabolisiert werden. Davon werden 90% von einer der folgenden 7 Isoformen abgebaut: CYP1A2, CYP2C9, CYP2C18, CYP2C19, CYP2D6, CYP2E1 und CYP3A4 (◘ Abb. 2.8). CYP3A4 hat mit ca. 40% den größten Anteil. Es darf aber nicht übersehen werden, dass zahlreiche Pharmaka durch mehr als eine CYP-Isoform metabolisiert werden.

Folgende **Besonderheiten der CYP1-3-Isoformen** sind von praktischer Bedeutung:
— **Interindividuelle Variation und Polymorphismen:** Die Loci für CYP2-Gene sind hoch polymorph. Es gibt in der Population Individuen, die manche Enzyme praktisch nicht exprimieren. Unabhängig von den (bekannten) Genpolymorphismen kann die Menge auch in Abhängigkeit vom Lebensalter variieren, besonders kritisch ist das erste Lebensjahr.

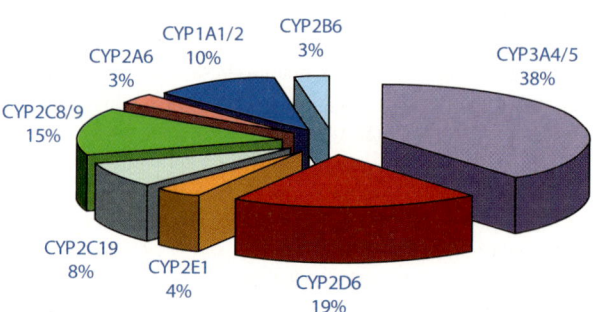

◘ **Abb. 2.8 Verschiedene CYP-Isoformen im Metabolismus der Leber für zugelassene Arzneistoffe**

- **Enzyminduktion:** Die Expressionsmenge kann dem Bedarf angepasst werden. Dafür existieren 3 Transkriptionsfaktoren für Fremdstoffe: aromatischer Kohlenwasserstoff-Rezeptor (AH-Rezeptor), Pregnan-X-Rezeptor (PXR), konstitutiver Androstan-Rezeptor (CAR). Manche Arzneistoffe sind Induktoren, die zu Interaktionen führen.
- **Enzymhemmung:** CYP1-3-Isoformen können durch Fremdstoffe und andere Arzneistoffe gehemmt werden. Enzymhemmung führt ebenfalls zu Interaktionen.
- **Giftung:** Im Rahmen des Metabolismus kann aus einem harmlosen Fremdstoff erst ein aktiver Metabolit (der eigentliche) Giftstoff werden. Dies spielt eine wichtige Rolle bei der Kanzerogenese aber auch bei Intoxikationen bzw. Arzneimittelnebenwirkungen.

Oxidoreduktasen und Dehydrogenasen. Die **Monoaminoxidasen-A und -B** (MAO-A und MAO-B) befinden sich in der äußeren Mitochondrienmembran und **inaktivieren Catecholamine** sowie andere **biogene Amine** (Serotonin, Histamin, Phenyläthylamin). MAO-A und -B katalysieren die oxidative Desaminierung der endständigen Aminogruppe, sodass zunächst ein Aldehyd entsteht: $R-CH_2-NH_3 \rightarrow R-CH_2-HC=O$. Der Aldehyd kann zum Alkohol reduziert bzw. durch Aldehyddehydrogenasen zur Säure oxidiert werden. Biogene Amine kommen nicht nur endogen vor, sondern sind auch in der Nahrung in relativ großer Menge vorhanden. In Nahrungsmitteln, die einer »Reifung«, Gärung oder Fäulnis unterliegen entstehen aus den Aminosäuren Amine. Tyramin kommt z.B. in hohen Konzentrationen in Käsen, Rotwein (Chianti), eingelegten Heringen und Sauerkraut. vor. Da der Kühlschrank eine relativ neue Erfindung ist und unsere Vorfahren in der Evolution mit verfaulter Nahrung konfrontiert waren, hat es sich bewährt, dass unsere Leber große Mengen an Monoaminoxidasen exprimiert. Ähnliches gilt für die Dioxygenase, die primär Histamin abbaut (Histaminase; MAO-B kann auch Methlyl-Histamin verwerten).

Sekundäre und tertiäre Amine (trizyklische Antidepressiva wie Imipramin, Phenothiazine wie Chlorpromazin) können auch über **Flavin-(FAD-)haltige Monoxygenase** metabolisiert werden, von denen 5 Isoformen existieren (FMO1–5). Als Cofaktor verwenden FMO-Enzyme NADPH+H⁺. Im Gegensatz zu Monoxygenasen brauchen FMO-Isoformen kein zweites Enzym, um den Elektronentransfer von NADPH auf das Substrat zu erzielen: FAD wird durch NADPH+H⁺ zu $FADH_2$ reduziert, dieses reagiert mit O_2 zu Flavin-Hydroperoxide (FAD-OOH). Ein Sauerstoff kann mit einem Nucleophil (abgesehen von Stickstoff auch Schwefel, Selen, Phosphor) zum entsprechenden Oxide reagieren; das zweite wird als Wasser freigesetzt.

Alkohole werden durch **Alkohol-Dehydrogenasen** zu Aldehyden und diese durch Aldehyd-Dehydrogenasen zu Carbonsäuren weiter oxidiert: Das humane Genom enthält 7 **Alkohol-Dehydrogenase-Isoformen**, die in die Klassen I–V/VI fallen. Sie sind Zn^{2+}-enthaltende dimerische NAD-abhängige Enzyme. Die Klasse I mit den Isoformen (Gen/Protein) ADH1A/ADH1α, ADH1B/ADH1β und ADH1C/ADH1γ)

kommt reichlich in der Leber vor und ist für den Metabolismus von Ethanol quantitativ entscheidend ist.

Die **Aldehyd-Dehydrogenasen** katalysieren den nächsten Schritt, die Umwandlung des Aldehyds in eine Carbonsäure. Weil Aldehyde (z.B. Acetaldehyd: $CH_3-H_2C=O$) in wässriger Lösung als Acetale (für Acetaldehyd: $CH_3-H_2C-(OH)_2$) vorliegen, ist auch diese Oxidationsreaktion eine NAD-abhängige Dehydrogenierung: $CH_3-H_2C-(OH)_2 + NAD \rightarrow CH_3-(HO)C=O + NAD + H^+$.

Das humane Genom enthält 19 Gene, die Aldehyd-Dehydrogenasen (ALDH) codieren, die in drei Klassen unterteilt werden, die sich durch ihre gewebespezifische Expression, subzelluläre Lokalisation und Substratspezifität unterscheiden. Für den Metabolismus von Acetaldehyd ist die mitochondriale ALDH2 entscheidend. In Ostasien haben ca. 50% der Bevölkerung einen Polymorphismus in diesem Genlocus, der dazu führt, dass nach dem Genuss von Ethanol Acetaldehyd nur sehr langsam metabolisiert wird. Nach Genuss von Alkohol kommt es daher zur Vasodilatation in der Flushregion (mit Gesichtsrötung und Kopfschmerz), auch Tachykardie, Übelkeit und Erbrechen können auftreten. Der Polymorphismus schützt vor Alkoholismus, prädisponiert aber zu kardiovaskulären Erkrankungen.

Esterasen, Amidhydrolasen, Epoxidhydrolasen. Amide und Ester werden hydrolytisch gespalten. Hohe Mengen an **Esterasen** und **Amidhydrolasen** sind in der Leber vorhanden. Zum Teil sind es idente hepatische Enzyme, die beide Reaktionen katalysieren können. Esterasen kommen auch ubiquitär in allen Geweben vor. Daher gilt die vereinfachte Regel: Ester haben meistens eine relativ kurze Halbwertszeit. Esterasen finden sich auch im Plasma, z.B. die **Pseudocholinesterase**, die in der Leber synthetisiert und ins Blut sezerniert wird. Die Pseudocholinesterase, die auch als Butyrylcholinesterase bezeichnet wird, kann zahlreiche Ester spalten, u.a. Cocain, das depolarisierende Muskelrelaxans Suxamethonium oder das nichtdepolarisierende Muskelrelaxans Mivacurium. Es existieren zahlreiche (>9) genetische Varianten der Pseudocholinesterase, die diese Muskelrelaxanzien nicht spalten können. Bei Homozygoten bzw. kombinierten Heterozygoten (Frequenz etwa 1:2000) ist die Dauer der Muskellähmung und damit der Atemlähmung verlängert (»verlängerte Apnoedauer«). Weil Suxamethonium und Mivacurium positiv geladen sind, können sie nicht von intrazellulären Esterasen gespalten werden.

Bei der Biotransformation von ungesättigten aliphatischen und aromatischen Kohlenwasserstoffen können durch CYP-Isoformen Epoxide erzeugt werden. Diese werden durch Epoxidhydrolasen (die eigentlich Hydratasen sind, weil sie die Anlagerung von Wasser – Hydratisierung – katalysieren) in vicinale Diole umgewandelt.

Enzyme der Phase-II-Reaktionen

UDP-Glucuronosyl-Transferasen (UGT-Enzyme). Die Konjugation an aktivierte Glucuronsäure führt zu Bildung von Glucuroniden. In der Phase II des Fremdstoffmetabolismus ist die **Kopplung an Glucuronsäure durch UDP-Glucuronosyl-**

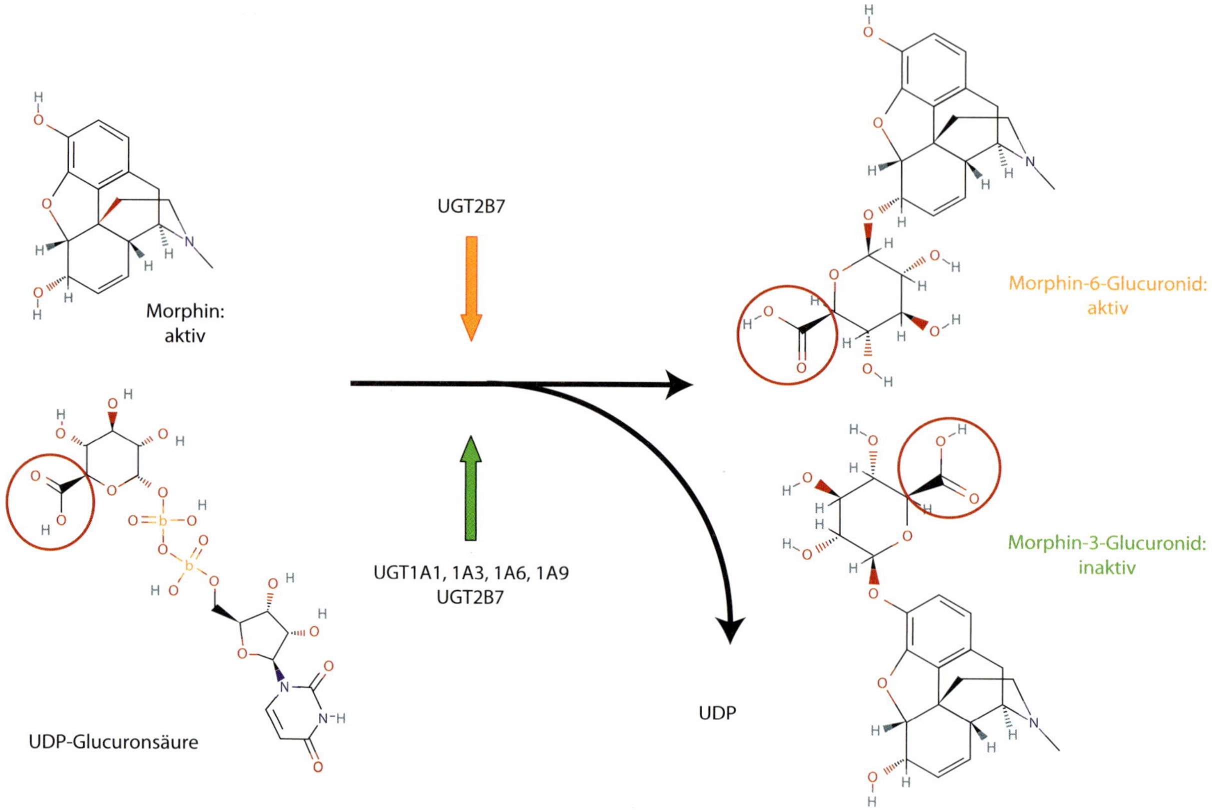

2

UGT2B7

UGT1A1, 1A3, 1A6, 1A9
UGT2B7

Morphin:
aktiv

UDP-Glucuronsäure

Morphin-6-Glucuronid:
aktiv

Morphin-3-Glucuronid:
inaktiv

UDP

◘ Abb. 2.9 Glukuronidierung von Morphin. Morphin hat 2 Hydroxylgruppen (an der Stelle 3 und 6), gelangt es in die Leber, kann es daher gleich in die Phase II des Arzneimittelmetabolismus eintreten. Daraus resultiert die niedrige orale Bioverfügbarkeit (20–30%). Die Glucuronidierung an der Stelle 3 wird von mehreren Isoformen der

UDP-Glucuronosyltransferasen (UGT) katalysiert. Nur UGT2B7 kann auch Morphin-6-Glucuronid bilden. Dieser Metabolit ist aktiv und kann bei eingeschränkter Nierenfunktion kumulieren. Die Säuregruppe der Glucuronsäure ist mit einem roten Kreis markiert

Transferasen die wichtigste Reaktion. Beim Menschen existieren 2 Genfamilien, UGT1 und UGT2. Die Glucuronsäure liegt in aktivierter Form als UDP-Glucuronsäure vor. Die Kopplung erfolgt am glykosidischen C1 der Glucuronsäure, die (chemisch aktiviert ist und daher) auf OH-Gruppen, COOH-Gruppen, NH2-Gruppen und SH-Gruppen übertragen werden kann. In jeden Fall bleibt die Säuregruppe der Glucuronsäure erhalten. Dies ermöglicht es dem resultierenden Konjugat von einem organischen Säuretransporter erkannt zu werden und damit entweder biliär oder renal ausgeschieden zu werden.

Ebenso wie die CYP-Isoformen haben die UGT-Isoformen überlappende Substratspezifitäten. Allerdings gibt es auch sehr spezifische Reaktionen. Ein Beispiel ist die Konjugation von Morphin, wo die Hydroxylgruppen an den Positionen 3 und 6 nicht gleich verwertet werden können (◘ Abb. 2.9). Morphin-6-Glucuronid ist auch eine Ausnahme von der Regel, dass Konjugate inaktiv sind.

Ebenso wie bei den CYP-Isoformen gibt es auch bei den UGT-Isoformen zahlreiche Polymorphismen. Bei ca. 5% der europäischen Bevölkerung liegt eine heterozygote Einschränkung der UGT1A1 (UGT1A1*28) vor; die betroffenen Personen bekommen leicht eine Hyperbilirubinämie (Meulengracht-Gilbert-Syndrom). Beim klassischen Gilbert-Syndrom liegt eine Mutation im Promoter von UGT1A1 vor. Meist sind zusätzlich andere UGT-Isoformen ebenfalls in ihrer Aktivität eingeschränkt. Das Vorliegen des UGT1A1*28-Polymorphismus erhöht die Toxizität des Zytostatikums Irinotecan (◘ Abb. 2.10).

Sulfotransferasen (SULT-Enzyme). Die Kopplung mit aktivierter Schwefelsäure führt zu Bildung von Sulfonaten. Sulfotransferasen katalysieren den Transfer einer Sulfonatgruppe (SO_3^-) – oft vereinfacht auch als Sulfat bezeichnet – von der aktivierten Schwefelsäure 3′-Phosphoadenosin-5′-Phosphosulfonat (PAPS) auf eine Hydroxylgruppe oder eine Aminogruppe. Die Übertragung auf eine Hydroxygruppe führt in der Regel auch zu deren Inaktivierung: Sulfotransferasen bevorzugen phenolische Hydroxylgruppen, zahlreiche endogene aromatische Verbindungen werden sulfatiert, u.a. Östradiol, Cholesterin (in der Haut), Thyroxine (T4), Trijodthyronine (T3), Dopamin, aber auch Dehydroepiandrosteron. Exogene Substrate sind z.B. Paracetamol (◘ Abb. 2.11), Ethinylestradiol, Benzol, Kresol etc. Die Koppelung mit der Sul-

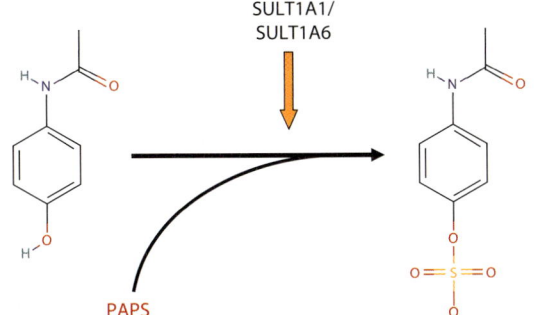

Irinotecan: aktiv

Carboxylesterase-2

SN-38 (7-Ethyl-10-Hydroxycamptothecin): aktiv

UGT1A1/UGT1A7

bakterielle β-Glukuronidasen

SN-38-Glucuronid (7-Ethyl-10-Hydroxycamptothecin--Glucuronid): inaktiv

◻ **Abb. 2.10 Glukuronidierung von Irinotecan.** Beim Gilbert-Syndrom ist sie eingeschränkt. Der zytotoxische Topoisomerasehemmer Irinotecan wird durch die Carboxyesterase-2 rasch zum aktiven Metaboliten SN-38 umgewandelt. Beim Meulengracht-Gilbert-Syndrom (Mutation UGT1A1*28) ist die Inaktivierung herabgesetzt und daher

die Toxizität erhöht. SN-38-Glucoronid kann im Dickdarm durch bakterielle Glucuronidasen gespalten werden, es entsteht wieder der aktive Metabolit SN-38. Dieser ist für die Dickdarmepithelien toxisch, sodass Durchfall resultiert

SULT1A1/ SULT1A6

PAPS

◻ **Abb. 2.11 Die Übertragung einer Sulfonatgruppe auf Paracetamol durch die Sulfotransferase SULT1A1 führt zur Bildung eines Anions.** Dieses Sulfonat kann die Membran nicht permeieren, wodurch die Ausscheidung erleichtert ist

fonsäure führt nicht immer zur Inaktivierung. Bei Minoxidil, einem Vasodilatator, der auch als Haarwuchsmittel wirkt, ist das Minoxidil-Sulfonat/Sulfat das aktive Prinzip sowohl als Vasodilatator als auch bei der Wirkung als Haarwuchsmittel.

Zu beachten ist auch, dass eine Reihe von Xenobiotika durch Übertragung einer Sulfonsäuregruppe zu hoch reaktiven elektrophilen Mutagenen gegiftet werden, z.B. Sulfatierung von N-Hydroxy-Arylaminen (◻ Abb. 2.12). Dieses Beispiel unterstreicht wieder die Zweischneidigkeit der Biotransformation (Entgiftung/Giftung).

Das humane Genom enthält Gene für mindestens 13 zytosolische Sulfotransferasen (SULT) die beim Menschen an der Phase II der Biotransformation beteiligt sind. Es sind mehrere Polymorphismen bekannt, deren Bedeutung nicht gesichert ist (▶ Kap. 6).

N-Acetyltransferasen (NAT-Enzyme). Die Kopplung mit aktivierter Essigsäure führt zu Bildung von Säureamiden. Es gibt 2 zytosolische Enzyme: N-Acetyl-Transferase-1 und N-Acetyl-Transferase-2. Sie übertragen Essigsäure von ihrer aktivierten Form Acetyl-CoA auf Aminogruppen (meist an

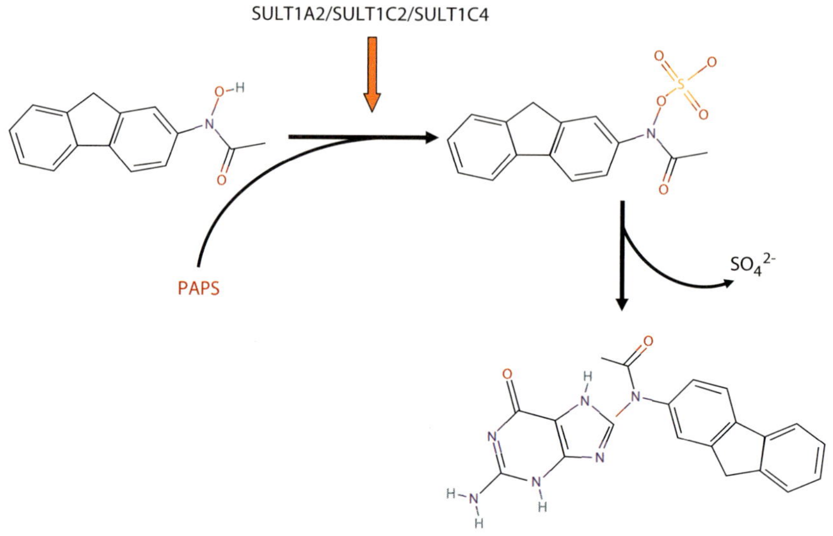

SULT1A2/SULT1C2/SULT1C4

PAPS

SO_4^{2-}

Abb. 2.12 Die Übertragung einer Sulfonatgruppe auf N-Hydroxy-2-Acetylaminofluoren führt zur Giftung zu einem reaktiven Metaboliten. Von der aktivierten Schwefelsäure PAPS wird durch die Sulfotransferasen SULT1A2, SULT1C2 oder SULT1C4 die Sulfonat- gruppe übertragen. Wenn aus der reaktiven Verbindung das Sulfat abgespalten wird, verbleibt ein elektrophiles Kation, das mit den Basen in der DNA reagieren kann. Gezeigt ist die Inkorporation am C8 von Guanin

aromatischen Ringen substituiert). Bei der Acetylierung sind 3 Faktoren wichtig:

— Bei der Acetylierung entsteht ein Säureamid. Säureamide sind schlechter wasserlöslich als primäre Amine. Das ist bei der Therapie mit antibakteriell wirksamen Sulfonamiden von Bedeutung, da diese selbst zum Teil nicht sehr gut löslich sind und im Tubuluslumen konzentriert werden. Die Löslichkeit ihrer acetylierten Metaboliten ist noch niedriger (Abb. 2.13), und sie haben die Neigung in der Niere auszufallen. Daher müssen Patienten angewiesen werden, während der Therapie mit Sulfonamiden mindestens 2 Liter Wasser pro Tag zu trinken.

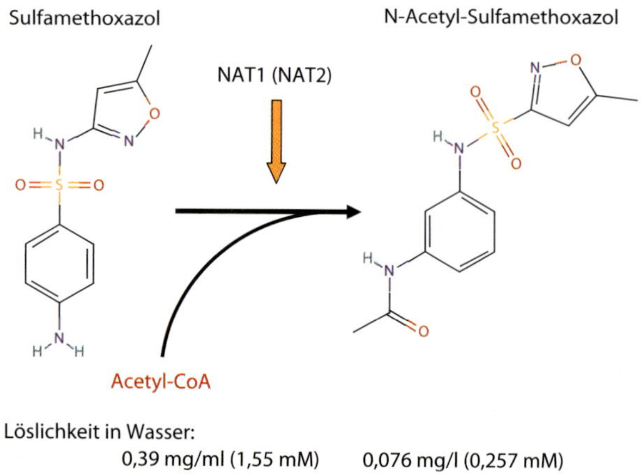

— Es gibt mehr als 25 verschiedene Polymorphismen in den beiden Genen. Am häufigsten sind die Polymorphismen im Gen für NAT2 (Abb. 2.14a). In der europäischen Bevölkerung sind ca. die Hälfte schnelle und die andere Hälfte langsame Acetylierer (Abb. 2.14b). Die Variabilität kann dazu führen, dass bei einem Teil der Behandelten die Dosis zu niedrig ist, während die anderen bereits ausgeprägte unerwünschte Wirkungen haben.

— Aromatische Amino-(und Hydrazid-)Verbindungen führen leicht zu Allergien. Sie können durch CYP-Isoformen in Hydroxylamine umgewandelt werden, die leicht in Proteine inkorporiert werden und als Haptene fungieren. Antibakterielle Sulfonamide lösen bei den langsamen Acetylierern leichter Allergien aus. Das gilt auch für andere NAT1/2-Substrate wie Procainamid (ein Antiarrhythmikum, das unter anderem deshalb in den meisten Ländern nicht mehr verwendet wird), Hydralazin (ein Antihypertensivum, das nur noch als Reservemittel gilt). Procainamid und Hydralazin können zu einem arzneimittelinduzierten Lupus erythematodes führen.

Glutathion-S-Transferase (GST-Enzyme). Die Kopplung durch die Glutathion-S-Transferase an das Glutathion eliminiert reaktive Metaboliten. Das Tripeptid Glutathion besteht aus Glutamat-Cystein-Glycin (GSG) und dient als intrazellulärer Redoxpuffer (es steht im Gleichgewicht mit der seiner oxidierten Cystin-Form GSSG) und liegt in hoher Konzentration vor (10 mM). Glutathiontransferasen (GST) kommen in den meisten Zellen ebenfalls in großen Mengen vor (bis zu 10% des löslichen Proteins). Die hohe Konzentration an GSH und die große Menge an GST ist ein effizienter Schutz für Proteine und DNA vor dem elektrophilen Angriff reaktiver Metabolite.

Sulfamethoxazol

N-Acetyl-Sulfamethoxazol

NAT1 (NAT2)

Acetyl-CoA

Löslichkeit in Wasser:
0,39 mg/ml (1,55 mM)   0,076 mg/l (0,257 mM)

Abb. 2.13 Die Acetylierung von Sulfamethoxazol erzeugt ein Säureamid, dessen Löslichkeit niedriger ist. Sulfamethoxazol wird bevorzugt durch N-Acetyltransferase-1 (NAT1) zu N-Acetyl-Sulfamethoxazol umgesetzt

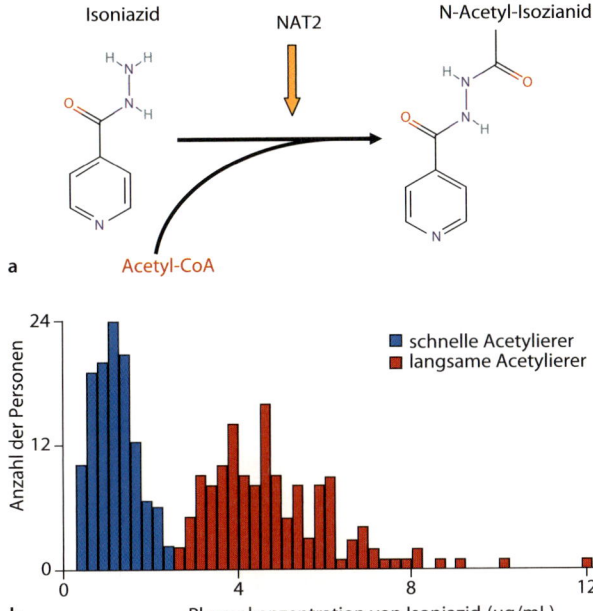

Isoniazid   NAT2   N-Acetyl-Isozianid

a

Acetyl-CoA

b

Abb. 2.14a, b Die Acetylierung von Isoniazid (INH) durch N-Acetyltransferase 2 (NAT2) unterliegt einem Polymorphismus. a Isoniazid wird durch die N-Acetyltransferase 2 (NAT2) zu N-Acetyl-Isoniazid umgesetzt. **b** In der Bevölkerung sind jeweils ca. die Hälfte rasche und langsame Acetylierer. Die Plasmakonzentrationen von Isoniazid wurden bei 267 Personen 6 h nach oraler Einnahme gemessen. Die zweigipflige Verteilung resultiert aus dem Polymorphismus im NAT2. Tatsächlich existieren genotypisch mindestens 4 »langsame« NAT2-Varianten und die meisten phänotypisch »schnellen« Acetylierer sind genotypisch heterozygot (langsam/schnell). Nur 10% sind genotypisch homozygot (schnell/schnell) (nach Weinshilboum R, Wang L (2004) Pharmacogenomics: Bench to bedside. Nat Rev Drug Disc 3:739-748; doi:10.1038/nrd1497)

■■■ Paracetamolintoxikation
Die Vergiftung mit Paracetamol ist ein klinisch relevantes Beispiel für die Bedeutung von Glutathion (und der Gultathion-S-Transferasen). Paracetamol wirkt analgetisch und antipyretisch. Es ist rezeptfrei und deshalb leicht erhältlich. Akzidentelle und suizidale Vergiftungen sind daher häufig (eine der häufigsten Ursache für akutes Leberversagen). Für Erwachsene beträgt die therapeutische Dosis 0,5–1 g (3×/d) Paracetamol. Mit massiver Lebertoxizität und einem potenziell letalen Verlauf muss man bei einmaliger Einnahme von ≥10 g rechnen. Paracetamol trägt eine freie OH-Gruppe und wird daher durch Sulfatierung und Glucuronidierung eliminiert. Wenn hohen Dosen eingenommen werden, wird Paracetamol auch in steigender Menge von CYP2E1 zu einem toxischen Metaboliten (N-Acetyl-p-Benzochinonimin) umgesetzt. Dieser wird durch Glutathion abgefangen. Wenn die Leber an Glutathion verarmt, wird N-Acetyl-p-Benzochinonimin kovalent in Proteine inkorporiert (**Abb. 2.15**). Es kommt zum akuten Leberversagen. Aufgrund dieses Mechanismus ist auch nachvollziehbar, weshalb zunächst ein symptomarmes Intervall zwischen Einnahme und den klinischen Symptomen des Leberversagens besteht (die Latenz hängt von der Dosis ab und beträgt zwischen 12 und 36 h). Der toxische Metabolit muss erst gebildet werden. Glutathion muss in der Folge depletiert werden. Erst dann kommt es zur Leberzellnekrose mit akuten Ober-
▼

bauchschmerzen (Kapselschmerz durch Leberschwellung), Ikterus und Bewusstseinseintrübung bis zum hepatischen Koma. Mit einer weiteren Latenz von ca. 1 Tag setzen diffuse Hautblutungen ein, weil die Synthese der Gerinnungsfaktoren sistiert (▶ Kap. 27).

Deshalb sollten Patienten bereits bei Verdacht auf eine Paracetamolvergiftung stationär aufgenommen werden und die Laborparameter für Leber- und Nierenfunktion im Blut (Bilirubin, Transaminasen, Prothombinzeit; Kreatinin) bestimmt werden, um einen Ausgangswert für die Verlaufsbeobachtung zu haben. Durch Bestimmung der Paracetamolkonzentration im Blutplasma kann das Ausmaß der Vergiftung abgeschätzt und die Diagnose gesichert werden. Lebensrettend ist die frühzeitige Gabe von N-Acetylcystein, das die Glutathionspeicher wieder auffüllt: Die Anfangsdosis ist 10 g p.o., gefolgt von 5 g alle 4 Stunden über 48–72 Stunden (je nach Befundkonstellation und eingenommener Dosis). Bei Administration von Aktivkohle ist auf deren zeitlich versetzte Einnahme zu achten.

Methyl-Transferasen. Die Methylierung durch Methyl-Transferasen spielt quantitativ eine untergeordnete Rolle, schützen aber vor biogenen Aminen und 6-Mercaptopurin. Alle Methyl-Transferasen verwenden S-Adenosylhomocystein als Methyldonor. Aus pharmakologischer Sicht sind zwei Enzyme relevant: die Catechol-O-Methyltransferase und die Thiopurin-Methyltransferase. Die Catechol-O-Methyltransferase inaktiviert (auch mit der Nahrung zugeführtes) (Nor)Adrenalin, Dopamin und die Catechol-Metaboliten von Ecstasy (Methylenedioxymethamphetamine: MDMA), Eve (Methylenedioxyethylamphetamine: MDEA) und Eden (N-methyl-Benzodioxolyl-Butanamine: MBDB).

Das Thiopurin-6-Mercaptopurin und dessen Prodrug Azathioprin werden durch die Thiopurin-Methyltransferase inaktiviert (▶ Abschn. 5.6.1).

Besonderheiten der Biotransformation

In der klinischen Situation muss bei der Auswahl eines Arzneimittels nicht nur seine Metabolisierung betrachtet werden, sondern auch folgende Faktoren, die zur Änderung des Metabolismus führen:
- genetische Polymorphismen
- Neugeborenenperiode
- kompetitive und irreversible Hemmung der CYP-Enzyme
- Enzyminduktion

Genetische Polymorphismen. Auf das Bestehen genetischer Polymorphismen wurde bei den einzelnen Enzymgruppen bereits hingewiesen. In einigen Fällen gibt es sowohl eine geringere oder fehlende Enzymaktivität (langsame Metabolisierer) als auch eine genetische Variation, die durch Genduplikation zu einer erhöhten Enzymaktivität (schnelle und ultraschnelle Metabolisierer) führt, z.B. CYP2C19 und CYP2D6 (▶ Abschn. 5.6.1).

Neugeborenenperiode. Während der **Fetalperiode** ist das Kind durch die mütterlichen Barrieren (Darm, Leber, erhöhte olfaktorische und gustatorische Empfindlichkeit, die zu Schwangerschaftserbrechen führen) und die Plazentaschranke vor Xenobiotika geschützt. Daher werden viele Enzyme der

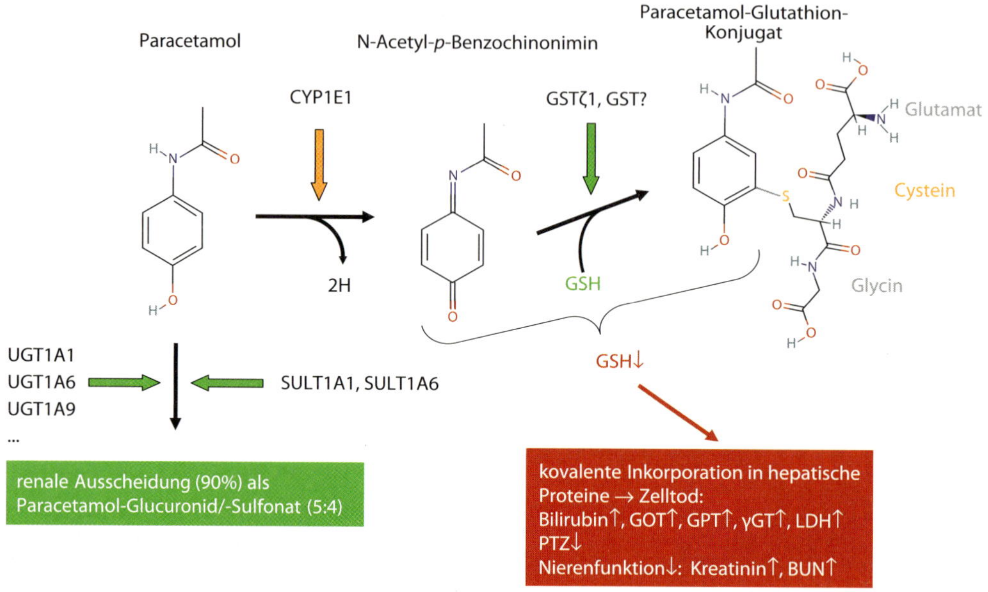

□ **Abb. 2.15 Paracetamol wird durch CYP1E1 zum N-Acetyl-para-Benzochinonimin gegiftet und dieses löst nach Gluthationverarmung ein Leberversagen aus.** Paracetamol wird durch eine Reihe von UDP-Glucuronosyltransferasen (UGT) oder durch Sulfonyltransferasen (SULT1A1 und SULT1A6) konjugiert, sodass 90% als Glucuronid oder Sulfonat im Harn erscheint. Ein kleiner Teil (ca. 5%) wird überwiegend durch CYP1E1 zum reaktiven Semichinon, dem N-Ace-

tyl-p-Benzochinonimin umgesetzt, das durch Glutathion inaktiviert werden kann. Wenn GSH in der Leberzelle abfällt, wird der reaktive Metabolit kovalent in Proteine inkorporiert, sodass nach einer Latenz von 13–26 Stunden ein Leberversagen einsetzen kann. Der Mechanismus, der später noch zum Nierenversagen führen kann (2–7% der Betroffenen), ist nicht geklärt

Biotransformation während der Fetalperiode nicht exprimiert. Allerdings müssen zum Beispiel die hohen mütterlichen Steroidhormonspiegel metabolisiert werden, sodass manche Enzyme benötigt werden.

Nach der **Geburt** erscheinen zunächst sehr rasch CYP2E1 und CYP2D6, danach folgen innerhalb der ersten Lebenswoche CYP3A4 und die CYP2C9- und CYP2C19-Isoformen. CYP1A2, das Theophyllin und Coffein oxidativ demethyliert, erscheint erst nach ca. 1–3 Monaten. Coffein und Theophyllin werden für die Therapie der Schlafapnoe/Prophylaxe des plötzlichen Kindestodes verwendet. Bei Neu- und Frühgeborenen ist die Halbwertszeit von Coffein und Theophyllin sehr lang (Coffein bis zu 50 h; Theophyllin 20–36 h – allerdings wird Theophyllin auch zu Coffein metabolisiert). Nach ca. 4 Monaten nähert sich die Halbwertszeit dem Wert von Erwachsenen, weil CYP1A2 exprimiert wird (3–7 h) und kann diese nach 6 Monaten sogar übertreffen (~3 h).

UGT1A1 und UGT1A6 sind in den **ersten Lebensmonaten** nur in **geringen Mengen** vorhanden. Daher wird Paracetamol (ein UGT1A6-Substrat) langsamer glukuronidiert aber bevorzugt sulfatiert, weil z.B. die Expression von SULT1A1 bereits in der Fetalperiode derjenigen von Erwachsenen entspricht und die Expression von SULT1E1 deutlich höher liegt. Tatsächlich sind kleine Kinder nicht empfindlicher für eine Paracetamolintoxikation sondern eher resistenter als Erwachsene.

Innerhalb der ersten **6–12 Lebensmonate** erreichen die meisten Enzyme der Biotransformation eine **metabolische**

Kapazität, die derjenigen **von Erwachsenen entspricht** oder diese übertrifft. Besonders eindrucksvoll ist das für UGT2B7 belegt, dessen Aktivität nach dem ersten Lebensjahr doppelt so hoch ist wie bei Erwachsenen. Daher hat Morphin bei Kleinkindern eine kürzere Halbwertszeit. d.h. die Morphintagesdosis, die für eine effektive Analgesie gebraucht wird, ist bei Kindern deutlich höher.

Enzymhemmung. Auch wenn die Leber große **Kapazitäten für den Fremdstoffmetabolismus** hat, ist diese begrenzt:
- **Substanzen können um den Abbau konkurrieren:** Das ist vor allem dann relevant, wenn Substanzen in relativ hohen Dosen administriert werden, z.B. Makrolidantibiotika wie Erythromycin und Clarithromycin, die CYP3A4 hemmen oder der ältere H$_2$-Antagonist Cimetidin.
- **Manche Inhibitoren binden an die Enzyme und inaktivieren diese irreversibel:** Das bekannte Beispiel sind die Furanocoumarine, die im Grapefruitsaft enthalten sind (Paradisin A, Bergamottin u.a.). Diese hemmen vor allem CYP3A4 und können daher die Halbwertszeit von Pharmaka verlängern, die über CYP3A4 eliminiert werden. Dies kann sogar therapeutisch genutzt werden. Im Rahmen der Therapie von AIDS (acquired immunodeficiency syndrome) werden Inhibitoren der HIV-Protease eingesetzt (HIV = humanes Immunodefizienzvirus). Diese Inhibitoren (Darunavir, Lopinavir, Indinavir, Saquinavir, Nelfinavir) unterliegen einem ausgeprägten First-Pass-Metabolismus. Die präsystemische Elimination kann re-

duziert und damit die Bioverfügbarkeit gesteigert werden, indem den Patienten empfohlen wird, **Grapefruitsaft** zu trinken. Diese Vorgangsweise wird in den USA gewählt. In Europa werden die Substanzen mit Ritonavir kombiniert, das selbst ein HIV-Proteaseinhibitor ist, aber in der Kombination primär als CYP3A4-Inhibitor eingesetzt wird (»booster«).

— **Nichtkompetitive und gemischt-kompetitive Hemmung:** Das Azol-Antimykotikum Voriconazol inhibiert zum Beispiel CYP3A4 auf gemischt-kompetitive, aber CYP2B6, CYP2C9 und CYP2C19 auf kompetitive Weise. Diese mechanistische Unterscheidung ist allerdings von geringer klinischer Bedeutung. Wichtiger ist der Umstand, dass ein Anstieg der Konzentrationen bzw. eine Verlängerung der Halbwertszeiten von zahlreichen anderen Pharmaka zu erwarten ist.

Beispiele für typische Inhibitoren einzelner CYP-Isoformen sind in ◘ Abb. 2.8 zu entnehmen. Zu beachten ist, dass:

— manche chemisch nahe verwandte Substanzen unterschiedliche CYP-Isoformen hemmen:
  – Itraconazol (und Ketoconazol) hemmt präferentiell CYP3A4
  – Fluconazol ist ein CYP2C9-Inhibitor
  – Erythromycin und Clarithromycin hemmen CYP3A4, andere Makrolide (Azithromcyin, Roxythromycin) hingegen nicht
— viele Pharmaka können sowohl als CYP-Inhibitoren (durch Konkurrenz um den Abbau) als auch als CYP-Induktoren klinisch relevant werden (Antiepileptika wie Carbamazepin, Phenobarbital und Phenytoin; der Inhaltsstoff des Johanniskrauts Hypericin)
— je geringer die orale Bioverfügbarkeit oder je höher die präsystemische Elimination eines Pharmakons ist, desto gefährlicher ist auch eine Enzymhemmung. Bei Statinen lässt sich das eindrucksvoll vorrechnen: Wenn die präsystemische Elimination von Simvastatin bei ca. 95% liegt, wird eine vollständige Hemmung von CYP3A4 die orale Bioverfügbarkeit um den Faktor 20 steigern. Eine vollständige Hemmung ist nicht zu erwarten. Es genügt aber schon eine relative geringe Hemmung, um den systemisch verfügbaren Anteil auf das ≥4-fache zu steigern. Wenn daher Simvastatin gemeinsam mit einem CYP3A4-Hemmer kombiniert werden muss (z.B. Clarithromyin oder Itraconazol), dann sollte die Dosis als Richtwert auf ein Viertel gesenkt werden.

❯ Die Hemmung von CYP3A4 ist vor allem bei einer Therapie mit Immunsuppressiva (Cyclosporin und Tacrolimus) und mit Hydroxymethylglutaryl-(HMG-)CoA-Reduktase-Hemmern (Cholesterinsenkern) Simvastatin, Lovastatin, Atorvastatin und Rosuvastatin relevant. Wenn diese Pharmaka mit einem CYP3A4-Inhibitor kombiniert werden, können sich gefährliche Nebenwirkungen entwickeln: bei Immunsuppressiva z.B. eine Nephrotoxizität und bei Statinen z.B. eine Rhabdomyolyse.

Enzyminduktion. Im Organismus wird die Produktion von Enzymen dem Bedarf angepasst. Im Laufe der Evolution entwickelte sich ein Mechanismus, bei dem Rezeptoren Fremdstoffe erkennen und die notwendige Menge an Enzymen regulieren: Beim Menschen spielen 3 Rezeptoren eine wesentliche Rolle:

— AH-Rezeptor (Rezeptor für aromatische Kohlenwasserstoffe = »aromatic hydrocarbon receptor«)
— CAR, der konstitutive Androstan-Rezeptor
— PXR (Pregnan X-Rezeptor)

Ursprünglich wurden phänomenologisch 2 Typen der Enzyminduktion unterschieden: der **Methylcholanthren-Typ** (Typ der anabolen Steroide) und der **Phenobarbital-Typ**. Der Unterschied liegt im Enzymmuster und in der zeitlichen Kinetik. Beim Methylcholanthren-Typ werden Enzyme induziert, die (heute) der CYP1-Gruppe zugeordnet werden können. Das Maximum der Induktion wird rascher erreicht, nämlich nach 24–48 Stunden. Beim Phenobarital-Typ werden Enzyme der CYP2- und CYP3-Familie induziert und das Maximum wird etwas langsamer erreicht, d.h. nach 3 Tagen bei sättigenden Konzentrationen an Induktoren.

Mechanistisch liegt dem Methylcholanthren-Typ eine Aktivierung des AH-Rezeptors zugrunde (◘ Abb. 2.16). Der prototypische Agonist des AH-Rezeptors ist 1,3,7,8-Tetrachlordibenzodioxin (»Dioxin«). Viele aromatische Kohlenwasserstoffe, polychlorierte Biphenyle, Dibenzofurame etc. binden ebenfalls an diesen Rezeptor und induzieren in unterschiedlichem Ausmaß die Bildung von CYP1A1, CYP1A2, und CYP1B1.

Dem phänomenologisch definierten Phenobarbital-Typ liegt die Enzyminduktion über 2 Rezeptoren zugrunde: **CAR** und **PXR** (◘ Abb. 2.17). Der dimerische Partner für CAR und PXR ist der Rezeptor für 9-cis-Retinsäure (RXR-α), der gemeinsam mit PXR und CAR die Synthese von CYP2- und CYP3-Familienmitgliedern steuert. Überraschenderweise bindet Phenobarbital, die eponymische Modellsubstanz, nicht direkt an CAR, sondern stimuliert dessen Translokation in den Zellkern über einen unbekannten Mechanismus. Für die Praxis ist die Unterscheidung, welches Pharmakon über welchen der beiden Rezeptoren die Enzyme induziert, von geringer Relevanz, denn:

— zahlreiche Pharmaka binden sowohl an PXR als auch an CAR
— das Spektrum an Enzymen, die durch PXR und CAR induziert werden, ist überlappend
— die Spezifität von CAR und PXR zeigt starke Speziesabhängigkeit, sodass sich Daten aus präklinischen Experimenten (an Säugetierzellen) nur bedingt auf den Menschen extrapolieren lassen. Rifampicin ist zum Beispiel ein sehr starker Aktivator des humanen PXR, aber nur ein sehr schwacher Agonist am PXR der Maus. Als Regel kann gelten, dass beim Menschen PXR eine besonders ausgeprägte Induktion von CYP3A4 und CYP3A5 (und CYP3A7) auslöst, daneben werden auch aber auch noch CYP2C8 und CYP2C9 induziert. Bei Aktivierung von CAR überwiegt der Anstieg von CYP2B6, gefolgt von

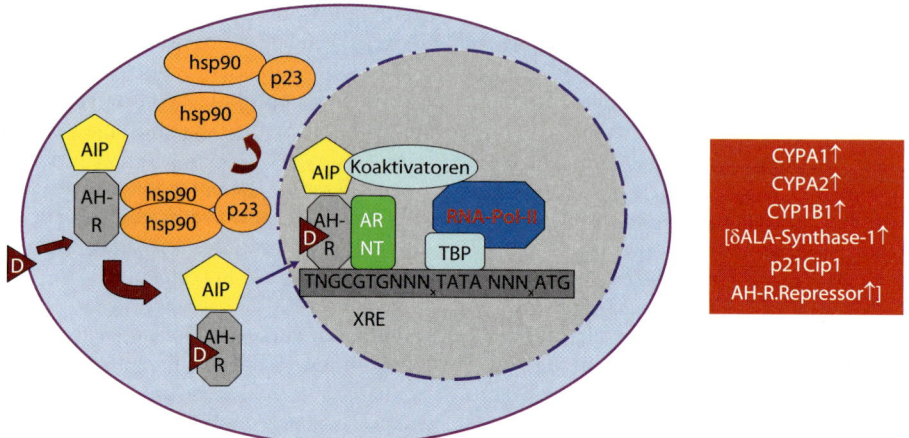

■ **Abb. 2.16 Enzyminduktion durch den AH-Rezeptor (aromatic hydrocarbon receptor).** Aromatische Kohlenwasserstoffe wie der prototypische Ligand 1,3,7,7-Tetrachlordibenzodioxin (D = Dioxin) sind lipophil und gelangen in die Zelle. Im Cytosol binden sie an den AH-Rezeptor (AH-R), der in einem inaktivem Komplex mit einigen Proteinen (HSP90; p23; AIP = AH-Rezeptor-interagierendes Protein) vorliegt. Nach der Bindung von Dioxin zerfällt der Komplex, der AH-Rezeptor wird durch die nukleäre Importmaschinerie erkannt und gemeinsam mit AIP (oder einem verwandten Protein) über die Kernpore transloziert. Im Kern bindet der AH-Rezeptor gemeinsam mit ARNT (Ah-Rezeptor-nukleärer Translokator) an das charakteris- tische Sequenzelement XRE (Xenobiotika-responsives Element) im Promoter zahlreicher Gene, u.a. von CYP1A1 und CYP1A2. Co-Aktiva- toren werden rekrutiert: Diese stabilisieren die Assemblierung der RNA-Polymerase II an der TATA-Box (über TBP = TATA-box-binding protein) und ermöglichen die prozessive Synthese der entsprechen- den mRNAs. Gleichzeitig muss auch die Hämsynthese gesteigert werden, weil sonst die prosthetische Gruppe von CYP1A1 und CYP1A2 fehlen würde und die Proteine inaktiv wären. Daher wird auch das Schlüsselenzym der Hämsynthese, die 5-Aminolävulin- säure-Synthase (δ-ALA-Synthase-1) vermehrt gebildet

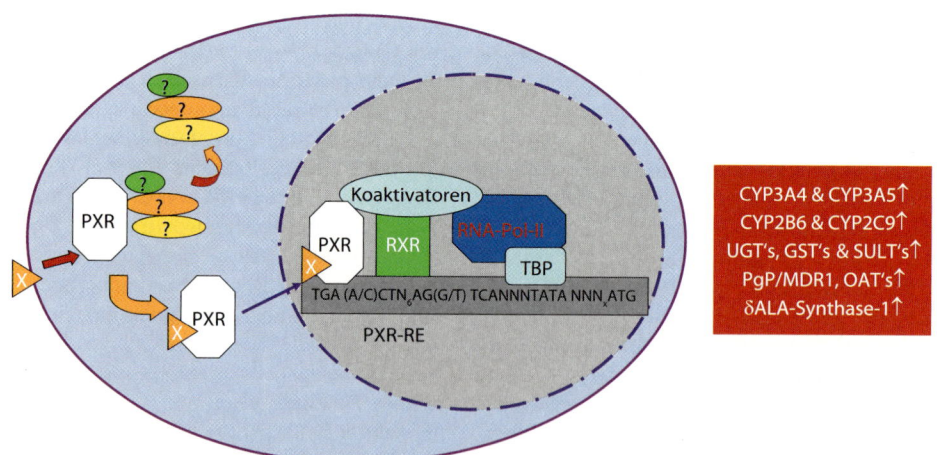

■ **Abb. 2.17 Enzyminduktion durch den Pregnan-X-Rezeptor (Rezeptor für Xenobiotika).** Lipophile Fremdstoffe gelangen in Darmepithelzellen und Hepatozyten binden dort an den Pregnan-X- Rezeptor (PXR) und induzieren dessen Translokation in den Kern. Im Zellkern assoziiert PXR mit seinem dimerischen Partner, dem 9-cis- Retinsäure-Rezeptor-α (RXR-α), der bereits an der DNA gebunden vorliegt. Über das PXR-responsive Element wird die Synthese von vielen mRNAs induziert, insbesondere für Phase-I-Enzyme (Cyto- chrom-P450-abhängige Monooxygenasen: CYP's), Phase-II-Enzyme (UDP-Glucuronyltransferasen [UGT's] und Sulfonyltransferasen [SULT's]) und Trasnporter/Pumpen, die die Ausscheidung von Xeno- biotika erleichtern oder deren Aufnahme verhindern (PgP/MDR1 = P-Glykoprotein/Multidrug resistance gene 1; OAT'a = organische Anionenentransporter). Die Induktion der 5-Aminolävulinsäure-Syn- thase-1 ist notwendig, um ausreichend Häm als prosthetische Grup- pe zur Verfügung zu stellen

CYP2C8 und CYP2C9 sowie CYP3A4. Neben diesen Enzymen der Phase I induzieren beide Fremdstoffrezeptoren auch zahlreiche Enzyme der Phase II und Transporter.

Typische Aktivatoren von PXR sind Rifampicin, Hypericin (der Inhaltsstoff des Johanniskrauts Hypericum perforatum), Carbamazepin, Phenytoin und Phenobarbital. Die letzten drei aktivieren auch Enzyminduktion über CAR.

Bei der Verabreichung eines Pharmakons, das als Enzyminduktor wirkt, muss man mit Arzneimittelinteraktionen rechnen. Klinisch relevant sind vor allem Pharmaka, die über PXR und CAR wirken. Folgende Faustregeln können zur Orientierung herangezogen werden:

- Die Halbwertszeit des zweiten Pharmakons wird durch den Induktor um etwa die Hälfte verkürzt.
- Das Maximum der Enzyminduktion stellt sich nach 3–7 Tagen ein (in Abhängigkeit davon, ob eine sättigende oder eine intermediäre Dosis des Induktors gewählt wurde). Der Abfall des zweiten Pharmakons kann durch Dosiserhöhung ausgeglichen werden.
- Der Patient muss auf die Zusammenhänge hingewiesen werden. Bei Absetzen des Induktors und weiterer Einnahme des zweiten Pharmakons besteht die Gefahr der Überdosierung, weil die Enzyminduktion reversibel ist: Innerhalb von 3–5 Tagen kehrt die Enzymmenge auf das Ausgangsniveau zurück.
- Enzyminduktoren sind bei bestehender hepatischer Porphyrie gefährlich, weil sie die Bildung der 5-Aminolävulinsäuresynthase-1 induzieren. Dieses Enzym katalysiert den ersten (geschwindigkeitsbestimmenden) Schritt der Häm-Synthese. Wenn in der weiteren Folge ein Enzymdefekt vorliegt, kommt es zum Anstieg von Porphyrinen mit entsprechender klinischer Symptomatik (akute Bauchschmerzen, zerebrale Krampfanfälle, Verwirrtheit, Halluzinationen, Angstzuständen).

2.1.5 Ausscheidung

Die **Ausscheidungsorgane** für die überwiegende Anzahl der Pharmaka sind die **Niere** und die **Leber**. Außerdem können Pharmaka:

- im **Schweiß**, im **Speichel** und in der **Tränenflüssigkeit** erscheinen. Diese Ausscheidungen spielen aber nur für den **forensischen Nachweis** eine Rolle und für das Verständnis von **unerwünschten Wirkungen**, z.B. erscheint Rifampicin im Schweiß und färbt diesen rötlich oder Iod erscheint im Speichel und erzeugt einen metallischen Geschmack;
- in die **Muttermilch** übergehen. Da der pH-Wert der Muttermilch etwas saurer als der des Blutes ist, können sich basische Pharmaka in der Muttermilch anreichern (Nikotin);
- über den **Darm** ausgeschieden werden. Diese Form der Ausscheidung ist nur für **Vergiftungen** relevant (im Magenlumen reichern sich basische Pharmaka, z.B. Morphin

an; über die Dickdarmmukosa wird Quecksilber ausgeschieden und erzeugt eine Entzündung, die Colitis mucomembranacea). Weil sich Pharmaka über die Darmschleimhaut auch wieder ins Darmlumen verteilen, kann ihre Ausscheidung beschleunigt werden, wenn Aktivkohle im Rahmen der (primären und sekundären Detoxifikation) zugeführt wird;
- über die **Lunge** abgeatmet werden (Inhalationsnarkotika, ▶ Kap. 28, Intoxikationen mit Stickgasen, ▶ Kap. 63).

Renale Ausscheidung

Die meisten Pharmaka sind niedermolekular und sollten bei der Menge an Blut, die durch die Niere fließt (1,2 l/min), rasch eliminiert werden. Die glomeruläre Schlitzmembran lässt aufgrund ihrer Porengröße (50 Å) und ihrer negativen Ladung Proteine, die so groß wie Albumin oder größer sind, nicht in den Primärharn. Daher kann nur der nichtgebundene freie Teil eines Pharmakons glomerulär filtriert werden. Das Tubulusepithel ist mit zahlreichen Transportern ausgestattet, die physiologisch wichtige niedermolekulare Substanzen rückresorbieren (z.B. Salze, Zucker, Aminosäuren) und mit solchen, die Abbauprodukte des Stoffwechsels und Fremdstoffe ausscheiden. Wenn man das Schicksal eines Pharmakons in der Niere betrachtet, sind daher prinzipiell 3 Möglichkeiten vorstellbar (◘ Abb. 2.18):

- **Die renale Clearance entspricht der glomerulären Filtrationsrate:** Der einfachste Fall ist, ein Pharmakon anzunehmen, das nicht an Plasmaproteine gebunden ist und nur durch glomeruläre Filtration eliminiert wird. Ein solches Pharmakon sollte eine renale Clearance haben, die der glomerulären Filtrationsrate entspricht. Ein Beispiel ist das Aminoglykosid Gentamicin. Dieses ist so hydrophil, das es nicht über die Membran des Tubulusepithel rückdiffundieren kann. Daher hat Gentamicin eine Clearance von 100 ml/min (◘ Abb. 2.18a).
- **Die renale Clearance ist kleiner als die glomeruläre Filtrationsrate:** Viele Pharmaka können tubulär rückresorbiert werden, weil sie im Verlauf des Nephrons über die Membran des Tubulusepithels durch nichtionische Diffusion wieder in das Blut gelangen (◘ Abb. 2.18b).
- **Die renale Clearance ist größer als die glomeruläre Filtrationsrate:** Das Tubulusepithel ist reich an Transportern. Diese können mit einer erstaunlichen Kapazität auf der basolateralen Seite Pharmaka aus der extrazellulären Flüssigkeit, die im Gleichgewicht mit dem Blutplasma steht, extrahieren und auf der luminalen Seite in den Primärharn abgeben. Die Leistung des Tubulusepithels kann so effizient sein, dass das venöse Blut, das die Niere verlässt, praktisch vollkommen vom Pharmakon befreit ist. Ein solches Beispiel ist Benzylpenicillin (Penicillin G), dessen Clearance dem renalen Plasmafluss entspricht (650 ml/min bei normaler Nierenfunktion), weil es sowohl glomerulär frei filtriert wird als auch tubulär sezerniert wird. Weil Penicillin hydrophil ist, gibt es keine nennenswerte tubuläre Rückdiffusion. Dies gilt auch für die meisten anderen Penicilline und β-Lak-

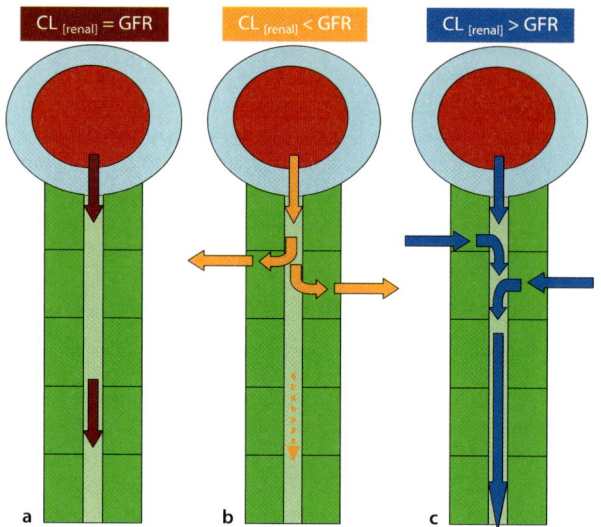

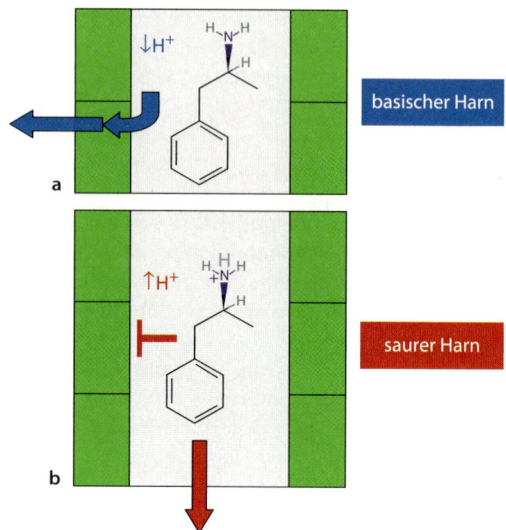

□ **Abb. 2.18a–c Renale Ausscheidung von Pharmaka.** Schematische Darstellung der 3 Möglichkeiten für die renale Ausscheidung von Pharmaka. **a** Ein Pharmakon kann ausschließlich glomerulär filtriert werden, dann entspricht seine Clearance (seines freien, nicht an Plasmaproteine gebundenen Anteils) der glomerulären Filtrationsrate. **b** Wenn ein Pharmakon glomerulär filtriert und anschließend tubulär reabsorbiert wird, dann ist seine Clearance kleiner als die GFR. **c** Wenn ein Pharmakon zusätzlich zu seiner gloerulären Filtration tubulär sezerniert wird, ist die renale Clearance dieses Pharmakons größer als die GFR (sie kann Werte bis zum renalen Plasmafluss annehmen, d.h. 650 ml/min, wenn das Pharmakon effizient sezerniert und nicht reabsorbiert wird. CL = Clearance; GFR = glomeruläre Filtrationsrate

□ **Abb. 2.19a, b pH-Abhängigkeit der Rückdiffusion.** Der pH-Wert des Harns bestimmt bei Basen und Säuren den Anteil, der ionisiert vorliegt, gezeigt am Beispiel von Amphetamin. **a** Basischer Harn: eine schwache Base mit einem pKa von ca. 7,4. Wenn wenige H^+-Ionen vorliegen (pH = 8: basischer Harn), wird Amphetamin kein Proton aufnehmen, d.h. in der nichtionisierten Form vorliegen. In dieser Form kann Amphetamin über die apikale Membran des Tubulusepithels und in der Folge basolateral ins Blut zurückdiffundieren. Seine renale Clearance nimmt ab und die Halbwertszeit verlängert sich. **b** Saurer Harn: Wenn die H^+-Konzentration hoch und dadurch der Harn sauer, d.h. der pH-Wert niedrig ist, nimmt Amphetamin ein Proton auf und liegt als quaternäres Ammoniumion vor. In dieser Form kann Amphetamin nicht über die Membran diffundieren, seine renale Clearance wird zunehmen und die Halbwertszeit verkürzt sich

tamantibiotika. Eine instruktive Ausnahme sind die sogenannten Satphylokokkenpenicilline (Isoxazoylpenicilline) Flucloxacillin und Dicloxacillin: Diese sind in hohem Ausmaß an Plasmaproteine gebunden (90%), daher wird nur ein kleiner Teil filtriert und tubulär sezerniert, sodass die deren Clearance bei 100–150 ml/min liegt (□ Abb. 2.18c).

Aus dieser Betrachtung ist offensichtlich, dass 2 Faktoren die renale Ausscheidung eines Pharmakons beschränken: eine hohe Proteinbindung und eine große tubuläre Rückdiffusion. Die tubuläre Rückdiffusion hängt vom pH im Tubuluslumen ab: Der pH-Wert im Harn kann zwischen 5 und 8 schwanken. Bei saurem pH wird die Ausscheidung basischer Pharmaka begünstigt, weil diese im Tubuluslumen ein H^+ aufnehmen und in diesem geladenen Zustand nicht rückdiffundieren können (□ Abb. 2.19). Eine Ansäuerung des Harns lässt sich durch Administration von Ammoniumchlorid erreichen. Umgekehrt wird die Ionisierung einer Säure begünstigt, wenn der pH im Harn alkalischer wird (siehe □ Abb. 2.19). Daher führt eine Alkalisierung des Harns (durch Zufuhr von $NaHCO_3$) zur beschleunigten Ausscheidung von Säuren.

■■■ **Transporter**
Es gibt 2 große Familien von Transportern:
— Die **SLC-Transporter** (solute carrier) sind sekundär aktiv, weil sie die Energie aus einem bestehenden Gradienten eines Substrates oder eines cotransportierten Ions beziehen. Sie fungieren daher als Antiporter, Co-Transporter/Symporter oder äquilibrierende Transporter, die die Diffusion hydrophiler Substrate ermöglichen (»facilitated diffusion« = erleichterte Diffusion). Auch wenn das co- oder antitransportierte Ion ein H^+ ist, lässt sich die den Transport treibende Energie praktisch immer auf den Na^+-Gradienten zurückführen, der von der Na^+/K^+-ATPase errichtet wird. Für die Exkretion von Pharmaka sind in der SLC-Familie vor allem 2 Gruppen relevant:
  — SLC21 = SLC0
  — SLC22
— **ABC-Transporter** (Transporter mit ATP-binding cassette). Diese werden in Familien A–G eingeteilt (insgesamt 49 Mitglieder). Sie beziehen die Energie für den Transportvorgang aus der ATP-Hydrolyse. Für den Transport von Pharmaka und Xenobiotika sind vor allem relevant:
  — MDR1(mulitdrug resistance gene-1)/P-Glykoprotein (ABCB1), das kationische und lipophile Substrate transportiert
  — MRP1 (multidrug resistance-associated protein 1; ABCC1), MRP2 (ABCC2), MRP3 (ABCC3), die präferenziell amphiphile Substrate mit einer negativen Nettoladung verwerten (MRP1
  ▼

und MRP2 auch als Glutathionkonjugate, MRP3 präferenziell als Glucuronide)
- MRP4 (ABCC4) und MRP5 (ABCC5), die Nucleotid-Analoga (inklusive entsprechender zytotoxischer Substanzen wie 6-Mercaptopurin, Methotrexat und antivirale Nucleotide) transportieren
- MRP6 (ABCC6), das Glutathionkonjugate, aber auch planare Moleküle wie z.B. Etoposid und Doxorubicin erkennt
- BCRP (breast cancer resistance portein; ABCG2) mit breiter Substratspezifität für zytotoxische Substanzen, Sulfate und Glucuronide

ABC- und SLC-Transporter kooperieren in vielen Fällen, um einerseits eine Barrierefunktion zu ermöglichen, wie z.B. im Dünndarm und im Endothel der Blut-Hirn-Schranke, wo ABC-Transporter das Eindringen von Xenobiotika verhindern und SLC-Transporter (mit enger Spezifität wie Transporter für Zucker, Aminosäuren und Spurenelemente/Vitaminen) die Aufnahme von Nährstoffen ermöglichen. In den Ausscheidungsorganen sind die SLC-Transporter (mit breiter Spezifität wie OAT, OATP, OCT und OATP) und ABC-Transporter hintereinandergeschaltet, um einen vektoriellen Transport von Xenobiotika bzw. deren Metaboliten zu garantieren.

Tubuläre Transportvorgänge

Das Tubulusepithel ist reich an Transportern, die Fremdstoffe und endogene Metaboliten eliminieren können. Andernfalls wäre es nicht möglich, Clearance-Raten zu erreichen, die dem renalen Plasmafluss entsprechen (650 ml/min). Der vektori-elle Transport ist in der Regel so organisiert, dass auf der basolateralen und luminalen Membran unterschiedliche Transporter exprimiert werden ($\blacksquare$ Abb. 2.20): Ein organisches Kation tritt auf der basolateralen Seite über OCT1 (SLC22A1), OCT2 (SLC22A2) oder OCT3 (SLC22A3) auf. Die treibende Kraft ist einerseits der elektrochemische Gradient (Konzentrationsgradient und das nach innen gerichtete negative Transmembranpotenzial). Apikal stehen organischen Kationen mindestens drei Transporterfamilien zur Verfügung:
- ABC-Transporter MDR1 (P-Glykoprotein): Dieser Transporter pumpt amphiphile Substrate (organische Kationen, die auch einen lipohilen Molekülteil haben) unter ATP-Verbrauch ins Tubuluslumen.
- MATE1 (multidrug and toxin extrusion 1: SLC47A1)und vor allem der nierenspezifische MATE2-K (SLC47A2) – »K« für »kidney«: Diese Transporter können eine große Zahl von Substraten verwerten. Die Energie für den Transport stammt aus dem Antiport eines Protons (dieses verlässt die Zelle basolateral über einen Na^+/H^+-Austauscher; der diesen treibende Natriumgradient wird durch die basolateral residierende Na^+/K^+-ATPase aufrechterhalten; beide sind in $\blacksquare$ Abb. 2.20 nicht eingezeichnet).
- Eine weitere Alternative sind OCTN1 (SLC22A4), der möglicherweise auch als Proton-Antiport fungiert, und der Na^+-Carnitin-Symporter OCTN2 (SLC22A5), der als Antiport organische Kationen ins Tubuluslumen pumpt.

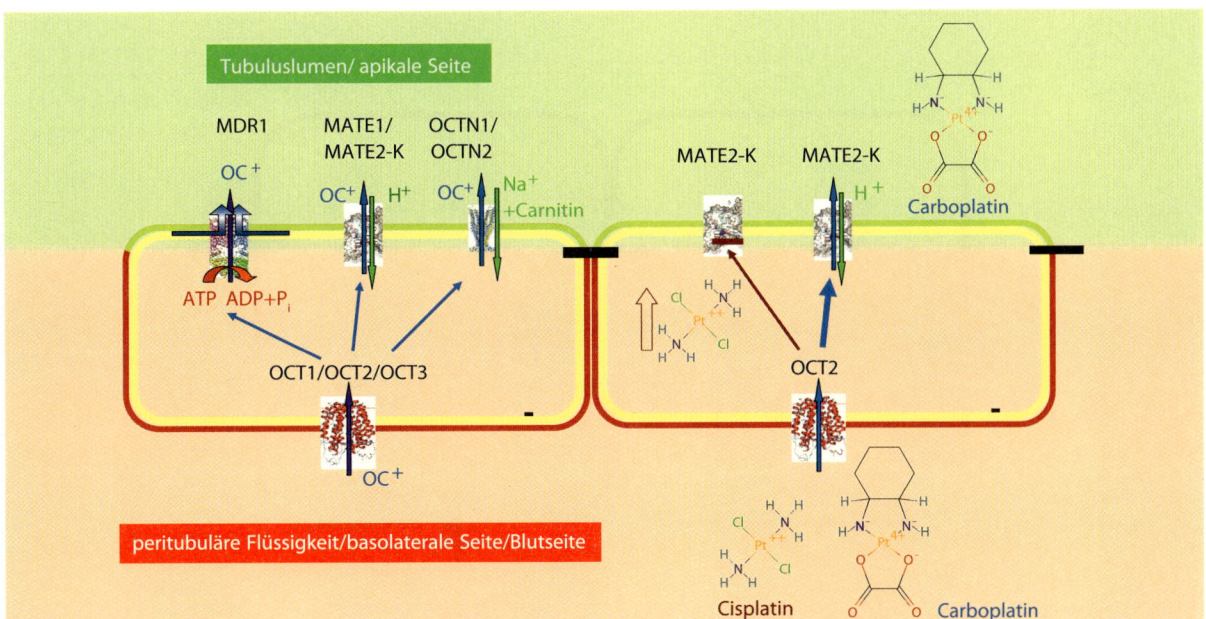

$\blacksquare$ **Abb. 2.20 Vektorieller Transport und tubulären Sekretion organischer Kationen.** Dargestellt sind 2 Tubuluszellen. Organische Kationen (OC^+, linke Zelle) treten auf der basolateralen Seite über organische Kationentransporter (OCT1/2/3) ein. Die treibende Kraft ist der Konzentrationsgradient und das Transmembranpotenzial (innen negativ). Auf der luminalen Seite können diese kationischen Fremdstoffe die Zelle über MDR1 (P-Glykoprotein) verlassen, wenn sie auch einen lipophilen Molekülanteil haben. Die Energie stammt aus der ATP-Hydrolyse. Quantitativ bedeutsam ist die Ausscheidung über MATE1 und MATE2-K. Die Energie stammt aus dem Antiport eines Protons. Einige Fremdstoffe werden auch im Antiport zu Na^+ und Carnitin über OCTN1 ins Tubuluslumen transportiert. Rechts ist die unterschiedliche Behandlung zweier zytotoxischer Platinkomplexe durch das vektorielle Transportsystem gezeigt. Carboplatin ist sowohl ein Substrat für OCT2 als auch für MATE2-K. Cisplatin ist ein gutes Substrat für OCT2, aber es wird nur schlecht durch MATE2-K oder andere Transporter aus der Zelle gepumpt. Daher ist Cisplatin wesentlich nephrotoxischer als Caboplatin

2

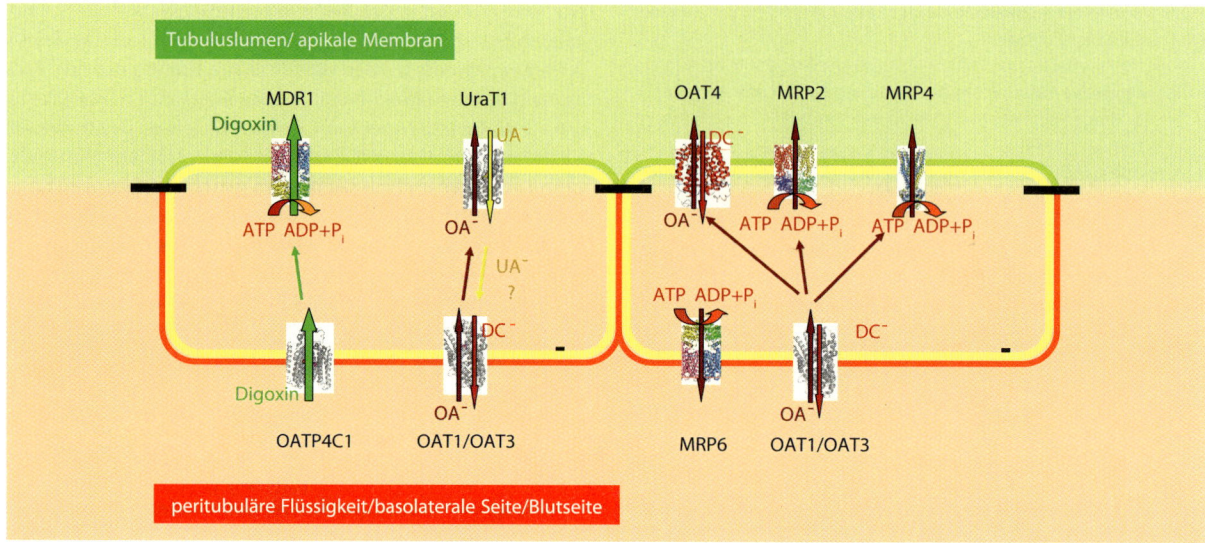

Abb. 2.21 Vektorieller Transport von organischen Anionen durch das renale Tubulusepithel. Dargestellt sind 2 Tubuluszellen. Organische Anionen (OA, linke Zelle) treten auf der basolateralen Seite über organische Anionentransporter (OAT1/OAT3) ein. Die treibende Kraft ist der Antiport von Dicarbonsäure (DC-). Auf der luminalen Seite können die anionischen Fremdstoffe die Zelle über MRP2 und MRP4 verlassen, wenn sie einen lipophilen Molekülanteil haben. Die Energie stammt aus der ATP-Hydrolyse. Alternativ können anionische Fremdstoffe luminal im Antiport mit Dicarbonsäuren über OAT4 (rechte Zelle) oder im Antiport mit Harnsäure (Urat = UA, linke Zelle) in das Tubuluslumen transportiert werden. Wie Urat die Zelle basolateral verlässt, ist derzeit nicht bekannt. Manche organische Säuren werden durch MRP6 konserviert, weil sie auf die basolaterale Seite gepumpt werden. Links ist noch gezeigt, dass das vektorielle Transportsystem auch ungeladene Verbindungen wie Digoxin eliminieren kann: basolateral durch OATP4C1, luminal wird es durch MDR1 (P-Glykoprotein) ins Lumen gepumpt

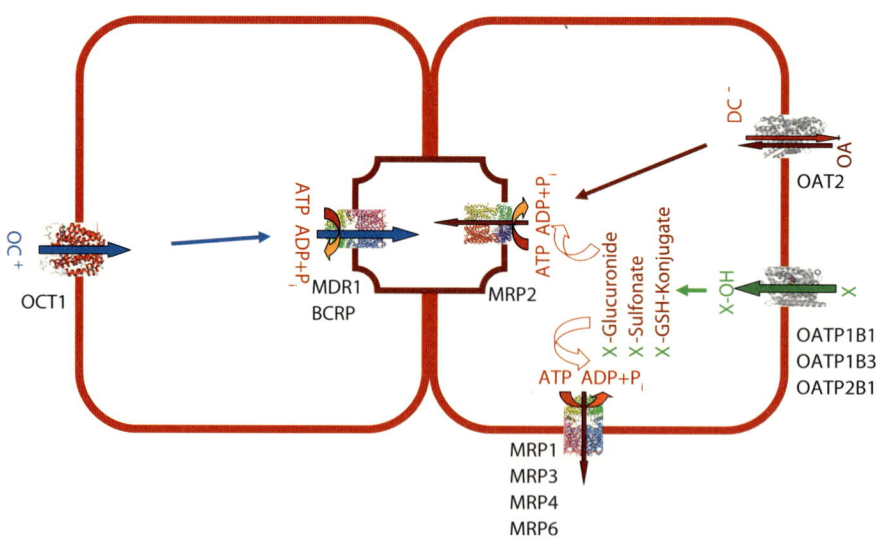

Abb. 2.22 Transport von Fremdstoffen in der Leber. Dargestellt sind 2 Hepatozyten und das dazwischen liegende Canaliculum. Organische Anionen (OA, linke Zelle) treten auf der sinusoidalen Seite über organische Anionentransporter (preferenziell OAT2, der in der Leber am höchsten exprimiert ist) ein. Auf der kanalikulären Seite können die anionischen Fremdstoffe über MRP2 die Galle verlassen. Alternativ können Fremdstoffe (X) sinusoidal in den Hepatozyten eintreten und über Phase-I- und -II-Reaktionen metabolisiert werden. Die entstehenden Konjugate können über MRP2 in die Galle gelangen oder über MRP1/2/3 den Hepatozyten auf der sinusoidalen Seite verlassen und in der Folge renal eliminiert werden. Organische Kationen (OC$^+$) werden über OCT1 aufgenommen und über MDR1 oder BCRP (breast cancer resistance protein) in die Galle gepumpt (Die sinusoidalen und kanalikulären Transporter für Gallensäuren sind nicht dargestellt.)

Für organische Anionen ist der vektorielle Transport von Pharmaka ähnlich organisiert (■ Abb. 2.21).

Biliäre Ausscheidung

Der vektorielle Transport ist auch in der Leber nach demselben Prinzip organisiert wie in den Tubulusepithelzellen (■ Abb. 2.22). Es gibt 2 Unterschiede:

- In den Hepatozyten werden andere Transporter als in der Niere in hoher Menge exprimiert. Es gelangen zum Beispiel viele Substrate über OATP-Isoformen über die sinusoidale Membran in den Hepatozyten, die bevorzugten Isoformen sind OAT2 (SLC22A7) und OCT1 (SLC22A1).
- In der Leberzelle werden große Mengen an Glucuroniden, Sulfonaten und Glutahion-Konjugaten produziert. Diese verlassen die Zelle nicht nur über die kanalikuläre Membran (MRP2), sondern auch über die sinusoidale Membran (über MRP1/3/4/6). Sie werden in der Folge renal eliminiert. Glucuronide, Sulfonate und Glutathion-Konjugate bzw. deren Abbauprodukte (die Mercatursäuren) sind organische Anionen, sie werden glomerulär filtriert und tubulär sezerniert (siehe ■ Abb. 2.20 und ■ Abb. 2.21).

Beachtet werden muss, dass:

- zahlreiche Transporter sowohl in der Leber als auch in der Niere exprimiert werden und
- die Substratspezifität der einzelnen Transporter in vielen Fällen überlappt.

Viele Pharmaka oder ihre Metaboliten werden deshalb sowohl renal als auch biliär ausgeschieden.

> Die Blockade oder die Konkurrenz um Transporter kann die Halbwertszeit verlängern oder die Bioverfügbarkeit erhöhen. Die hohe Konzentration an Transportern in der Leber und Niere (proximalem Tubulus) macht diese Organe auch vulnerabel für die toxischen Effekte von Pharmaka und Giftstoffen.

2.2   Pharmakokinetische Parameter

Lernziele

- Kinetik 1. Ordnung: Halbwertszeit und Eliminationskonstante
- Nichtlineare Kinetik und Kinetik 0. Ordnung
- Verteilungsvolumen und Clearance
- Kompartimente
- Erhaltungsdosis, Sättigungsdosis
- Zeitintervall bis zur Einstellung des Gleichgewichts; Kumulation
- Absolute und relative Bioverfügbarkeit

Pharmakokinetische Parameter erlauben eine quantitative Betrachtung des Konzentrationsverlaufs eines Pharmakons im Organismus. Um Aussagen darüber zu machen, wie lange ein Pharmakon wirken kann, muss man wissen, wie lange es sich im Organismus am Wirkort aufhält. Der Wirkort ist meist nicht direkt zugänglich oder die Bestimmung erfordert eine aufwändige Methode wie eine PET (Positronenemmissionstomographie) oder die Einführung von Mikrodialysesonden. Der Wirkort steht aber mit dem Plasma im Gleichgewicht. Daher ist die Bestimmung der Plasmakonzentration (Blutspiegel, Plasma- oder Serumspiegel) ein Parameter, der eine Aussage über die Konzentration am Wirkort erlaubt.

2.2.1   Kinetik 1. Ordnung: Eliminationskonstante und Halbwertszeit

Der einfachste Fall ist die intravenöse Injektion eines Pharmakons. Da die gesamte Dosis in den Organismus gelangt ist, muss der mathematische Zusammenhang gelten:

Konzentration = applizierte Dosis/Volumen: $c = D/V$

Wird jedoch ein Pharmakon intravenös spritzt und danach die Konzentration in Abhängigkeit von der Zeit gemessen, stellt man fest, dass die Konzentration laufend fällt (■ Abb. 2.23). Das ist darauf zurückzuführen, dass Eliminationsvorgänge (hepatischer Metabolismus, biliäre und renale Exkretion) einsetzen und das Pharmakon aus dem Organismus entfernen. Für die überwiegende Zahl der Pharmaka gilt: Die Konzentrationsänderung zum Zeitpunkt »t« hängt von der aktuellen Konzentration »c_t« ab. Daher erfolgt der Konzentrationsabfall exponentiell. In gleichen Zeitintervallen werden gleiche Anteile eliminiert. Wenn eine Halbwertszeit vergangen ist, ist die Konzentration auf die Hälfte gefallen (■ Abb. 2.23, linkes Diagramm: rote, blaue und grüne Pfeile). Weshalb erfolgt der Konzentrationsabfall in der Regel exponentiell? Das ist darauf zurückzuführen, dass Pharmaka so dosiert werden, dass ihre Konzentration im Organismus (meist im Bereich zwischen 10 nM bis 10 µM) weit unterhalb der K_M (Michaelis-Menten-Konstante) für die metabolisierenden Enzyme liegt (meist im Bereich von 10 µM bis 1 mM). Wenn die Konzentration eines Substrates (hier des Pharmakons) weit unter der K_M liegt, hängt die Umsatzgeschwindigkeit linear von der Konzentration ab (■ Abb. 2.23, linkes Diagramm). Wenn die Konzentration auf die Hälfte fällt, nimmt auch die Geschwindigkeit der enzymatischen Veränderung oder des Transports auf die Hälfte ab.

Zusammenhang zwischen Eliminationskonstante und Halbwertszeit: In der Gleichung für die Exponentialfunktion

$$c_t = c_0 \times e^{-k_e \times t}$$

ist c_0 die Ausgangskonzentration zum Zeitpunkt $t = 0$ und k_e (Dimension h^{-1}) der Parameter der Eliminationskonstanten, der den Abfall der Konzentration beschreibt. Der Zusammenhang zwischen Halbwertszeit und der Eliminationskonstanten lässt sich wie folgt ableiten: Angenommen

$$t = t_{1/2}$$

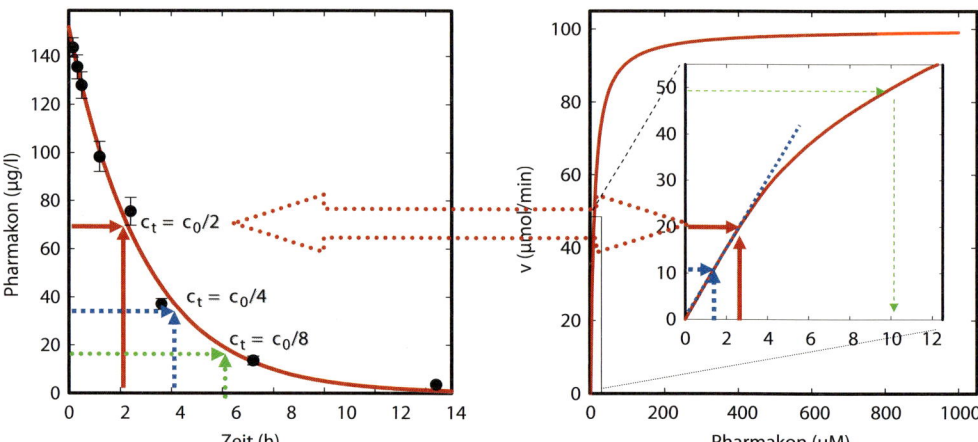

Abb. 2.23 Elimination 1. Ordnung. Nach intravenöser Applikation eines Pharmakons ist eine Eliminationskinetik erster Ordnung zu erwarten, weil die Konzentration des Pharmakons in der Regel weit unterhalb der K_M des Eliminationsprozesses liegt. Das rechte Diagramm zeigt den Abfall der Plasmakonzentration eines Pharmakons. Die Messpunkte im linken Diagramm fallen auf eine Linie, die einem exponentiellen Abfall entspricht. Nach der ersten Halbwertszeit (weinrote Pfeile) ist die Ausgangskonzentration auf die Hälfte gesunken, nach 2 Halbwertszeiten (blaue Pfeile) auf ein Viertel, nach 3 Halbwertszeiten wieder um die Hälfte, d.h. auf ein Achtel der Ausgangskonzentration. Im rechten Diagramm ist die Abhängigkeit des

Pharmakonsumsatzes (z.B. durch ein metabolisierendes Enzym oder einen Transporter) gezeigt. Die Sättigungshyperbel gehorcht einer Michaelis-Menten-Kinetik. Die Pharmaka werden in der Regel so dosiert, dass die Konzentration weit unterhalb der K_M des Eliminationsprozesses liegt, im Beispiel beträgt K_M 10 μM (im Insert mit grünem Pfeil markiert). Unterhalb von K_M wächst die Enzymgeschwindigkeit linear mit der Substratkonzentration, dann gilt: Wenn die Konzentration des Pharmakons auf die Hälfte fällt, sinkt die Umsatzgeschwindigkeit auf die Hälfte (rote und blaue Pfeile); = Serumkonzentration zum Zeitpunkt t; c_0 = Serumkonzentration bei t = 0

dann ist c_t, die Konzentration zum Zeitpunkt t:

$$c_t = c_0/2 \text{ und } c_0/2 = c_0 \times e^{-k_e \times t_{1/2}} \rightarrow \frac{1}{2} = e^{-k_e \times t_{1/2}}$$

logarithmiert: $-\ln 2 = -k_e \times t_{1/2}$

$$t_{1/2} = 0{,}7/k_e \rightarrow k_e = 0{,}7/t_{1/2}$$

Weil in der Gleichung der Exponentialfunktion ein Parameter als Exponent vorkommt, wird diese Kinetik auch als **Kinetik 1. Ordnung** bezeichnet.

2.2.2 Kinetik 0. Ordnung und nichtlineare Kinetik

In manchen Fällen weicht die Elimination von der Kinetik erster Ordnung ab, d.h. es gibt Sonderfälle, in denen der Abfall der Konzentration eines Pharmakons oder Fremdstoffs nicht streng exponentiell verläuft:

Kinetik 0. Ordnung

Wenn Pharmaka und Fremdstoffe in großer Menge zugeführt werden, sind die Enzyme der Biotransformation (oder die Transporter) gesättigt. Das typische Beispiel ist Ethanol, dessen konsumierte Dosis häufig (deutlich) mehr als 15 g (in 1/8 l Wein enthalten) beträgt. Eine Plasma-Ethanol-Konzentration von 0,5‰ entspricht 10 mM. Bei dieser Menge sind die Alkoholdehydrogenasen gesättigt. Der enzymatische Umsatz

ist von der aktuellen Konzentration unabhängig, sodass der Konzentrationsabfall linear verläuft (Kinetik 0. Ordnung, da kein Parameter als Hochzahl vorhanden ist, ■ Abb. 2.24).

Bereich der nichtlinearen Kinetik

Wenn die Konzentration des Pharmakons weit unterhalb der K_M (Michaelis-Menten-Konstanten) des metabolisierenden Enzyms/ausscheidenden Transporters liegt, dann führt eine Verdoppelung der Dosis zu einer doppelt so hohen maximalen Plasmakonzentration (c_{max}) bzw. zu einer Verdoppelung der AUC (area under the curve: Fläche unter der Kurve, die ein Maß für die Verweildauer der Gesamtmenge des Pharmakons im Organismus ist). Das ist auf den linearen Anstieg der Umsatzgeschwindigkeit zurückzuführen (■ Abb. 2.23, rechtes Diagramm). Wenn die Enzyme gesättigt sind, besteht ebenfalls ein linearer Zusammenhang zwischen zugeführter Menge und c_{max} (■ Abb. 2.24, Inset). Zwischen Kinetik 0. Ordnung und Kinetik 1. Ordnung liegt ein Bereich, in dem die Plasmakonzentration bzw. die AUC nicht linear mit der zugeführten Dosis wächst. Es wird auch eine dosisabhängige Verlängerung der Halbwertszeit beobachtet. Das ist anhand der Situation bei der Einnahme therapeutischer bzw. toxischer Dosen von Acetylsalicylsäure gezeigt (■ Abb. 2.25). Die Ursache ist die zunehmende Sättigung der metabolisierenden Enzyme. Die Halbwertszeit von Salicylsäure (die aus der Acetylsalicylsäure durch Esterasespaltung entsteht) nimmt von ca. 3,5 h bei toxischen Dosen auf Werte bis über 30 Stunden zu. Die Elimination kann bei sehr hohen toxischen Dosen in eine Kinetik 0. Ordnung übergehen. Aus dem rechten Diagramm in

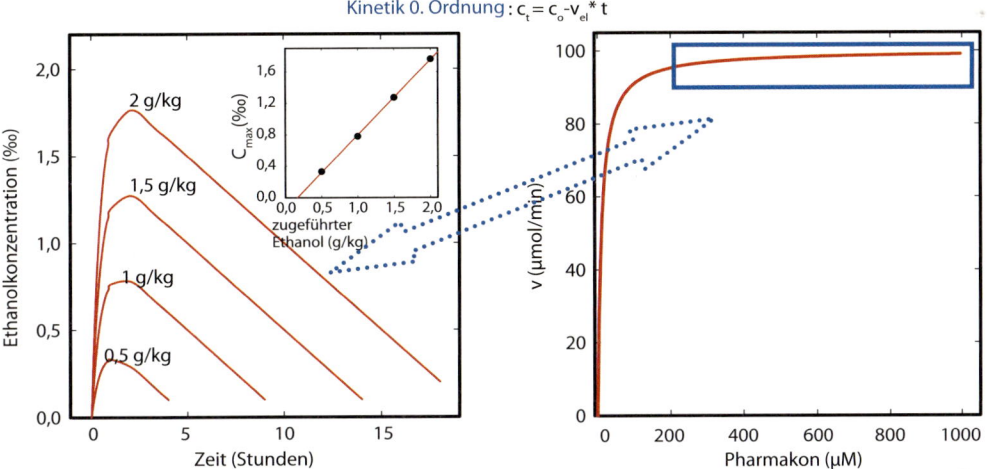

◻ Abb. 2.24 Kinetik 0. Ordnung bei Enzymsättigung. Sind die Enzyme mit dem Pharmakon/Fremdstoff gesättigt (blau markierter Bereich der Sättigungshyperbel im rechten Diagramm), resultiert daraus ein linearer Abfall der Plasmakonzentration. Im linken Diagramm ist das am Beispiel für Ethanol für einen Dosisbereich zwischen 0,5 und 2 g/kg KG gezeigt. Nach Abschluss der Resorption (die einer Kinetik 1. Ordnung folgt), fällt die Konzentration linear ab, im Beispiel wurde eine Eliminationsgeschwindigkeit von 0,1 Promille/Stunde angenommen. Aufgrund der präsystemischen Elimination verläuft die Regressionsrate nicht durch den Ursprung, sondern schneidet die X-Achse im positiven Bereich

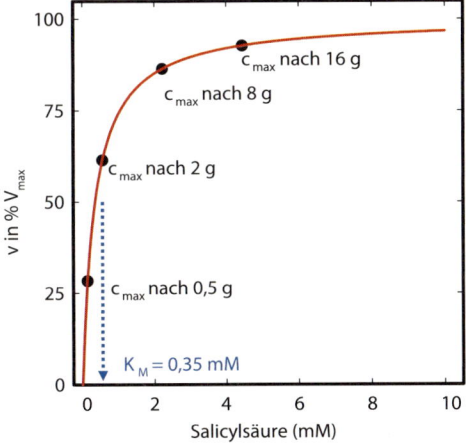

◻ Abb. 2.25 Dosisabhängige Änderung der Halbwertszeit bei zunehmender Enzymsättigung durch Acetylsalicylsäure. Die K_M der hepatischen Glucuronosyltransferasen für Salicylsäure liegt beim Menschen bei 0,35 mM (blauer Pfeil im linken Diagramm). Bei therapeutischen Dosen, d.h. Einnahme von 0,5 g Acetylsalicylsäure (ASS) liegt der maximale Plasmaspiegel c_{max} der im systemischen Kreislauf zirkulierenden Salicylsäure (Blutspiegelkurve im rechten Diagramm) deutlich unter K_M. Bei 2 g liegt c_{max} bereits über K_M und nähert sich bei 16 g der Sättigung. Durch die die zunehmende Sättigung der Enzyme wird die Halbwertszeit mit steigenden Dosis länger (rechtes Diagramm). Sie steigt annähernd mit der zugeführten Menge (rechtes Diagramm, Inset). Im rechten Diagramm ist erkennbar, dass die AUC mit steigender Dosis nicht linear wächst, sondern überproportional zunimmt (nichtlineare Kinetik)

◻ Abb. 2.25 ist auch ersichtlich, dass die AUC (area under the curve) nicht linear mit der eingenommenen Dosis wächst. Dieser Umstand wird durch den Begriff »nichtlineare Kinetik« beschrieben. Eine nichtlineare Kinetik bzw. eine Dosisabhängigkeit der Halbwertszeit wird bei einigen Pharmaka im therapeutischen Bereich beobachtet, insbesondere beim Antiepileptikum Phenytoin (durch zunehmende Sättigung der Enzyme) und bei Heparin (weil initial die Bindungsstellen am Endothel gesättigt werden müssen). Der zytotoxischen Anti-

metabolit 5-Fluoruracil unterliegt bei oraler Gabe einer sättigbaren präsystemischen Elimination: In niedrigen Dosen wird der überwiegende Teil von 5-Fluoruracil (durch die Dihydropyrimidindehydrogenase) in der Leber inaktiviert, sodass nur ein geringer Teil systemisch bioverfügbar ist. Bei höherer Dosis kommt es zur Enzymsättigung und der systemisch bioverfügbare Anteil wächst überproportional stark. Es ist offensichtlich, dass 5-Fluoruracil sich daher nicht für eine orale Therapie eignet Aufgrund der großen interindividuellen Variabilität ist der Punkt, wo die Sättigung der präsystemischen Elimination einsetzt, schwer abzuschätzen.

> ❯ Pharmaka, die einer nichtlinearen Kinetik unterliegen oder bei denen eine Dosisabhängigkeit der Halbwertszeit beobachtet wird, bedürfen einer sorgfältigen Überwachung (Kontrolle des Plasmaspiegels, Überwachung des Effektes). Die große interindividuelle Variabilität, bei der die lineare in die nichtlineare Kinetik übergeht, führt dazu, dass die Dosis im Einzelfall nicht vorausgesagt werden kann.

2.2.3 Verteilungsvolumen und Clearance:

Wenn die Gleichung, die eine Eliminationskinetik 1. Ordnung ($c_t = c_0 \times e^{-k_e \times t}$) beschreibt, logarithmiert wird, ergibt sich die Gleichung einer Geraden (◻ Abb. 2.26)

$$\ln c_t = \ln c_0 - k_e \times t \rightarrow \text{nach der Form } y = -k \times x + d$$

y-Achse (Konzentration: c) ist logarithmisch

x-Achse (Zeit: t) ist linear

Es wird auch von einer »halblogarithmischen« Darstellung gesprochen. In dieser Darstellung wird daher der exponentielle Abfall der Konzentration des Pharmakons (linkes Diagramm in ◻ Abb. 2.26) zu einem linearen Abfall (rechtes Diagramm in ◻ Abb. 2.26). Der Achsenschnitt mit der y-Achse entspricht der Konzentration c0 zum Zeitpunkt t = 0. Es ist daher möglich, aus dem Kurvenverlauf auf diejenige Kon-

zentration zurückzurechnen, die anfangs geherrscht hätte, d.h. die Elimination rechnerisch auszuschalten. Wenn man c_0 auf diese Weise errechnet hat, kann bei Kenntnis der applizierten Dosis D das Verteilungsvolumen berechnet werden: Wenn die Konzentration (c) = Dosis/Volumen (D/V) ist, dann errechnet sich das Verteilungsvolumen als Dosis/Konzentration zum Zeitpunkt 0: $V_D = D/c_0$

Aus dieser Beziehung ergibt sich die **erste Definition des Verteilungsvolumens:** Das Verteilungsvolumen ist das (fiktive) Volumen, das ein Pharmakon einnehmen müsste, wenn es in diesem überall die gleiche Konzentration wie im Plasma hätte.

Die **zweite Definition des Verteilungsvolumens** ergibt sich aus dem Clearance-Konzept: Das Verteilungsvolumen (V_D) ist der Proportionalitätsfaktor zwischen der Eliminationskonstante (k_e) eines Pharmakons und seiner Clearance (CL):

$$CL = k_e \times V_D$$

Die Clearance beschreibt das pro Zeiteinheit gereinigte Volumen. Um diese Gleichung zu erfassen, muss man sich die Fragen stellen:

- Welches Volumen muss von einem Pharmakon gereinigt werden? ($\rightarrow$ das Verteilungsvolumen V_D)
- Mit welcher Geschwindigkeit wird dieses Volumen gereinigt? ($\rightarrow$ mit k_e)

Die Gesamt-Clearance oder totale Clerance setzt sich aus der renalen und extrarenalen Clearance zusamen:

$$CL_{tot} = (\text{renale } CL + \text{extrarenale } CL)$$

Kinetik 1. Ordnung: $c_t = c_0 * e^{-k_e * t}$

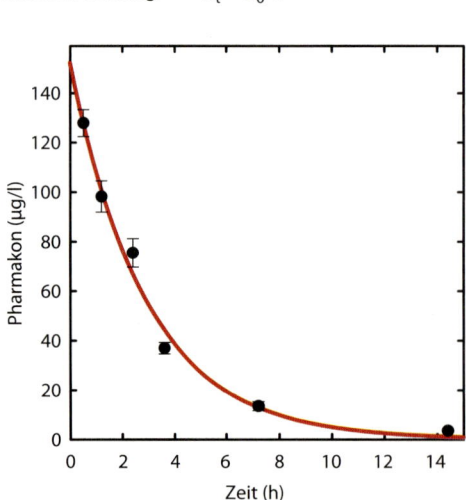

$\Rightarrow$ logarithmiert: $\ln c_t = \ln c_0 - k_e * t$
$c = D/V \Rightarrow V_D = D/c_0$

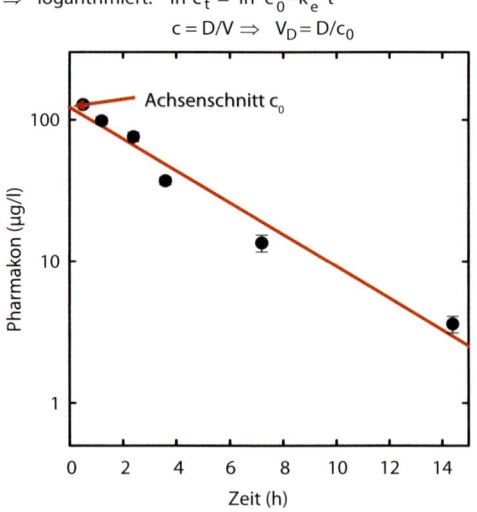

◻ **Abb. 2.26 Übertragung einer Eliminationskinetik 1. Ordnung in einen »halblogarithmischen« Maßstab.** Das Logarithmieren der Gleichung für einen exponentiellen Abfall der Plasmakonzentration ergibt eine Geradengleichung mit dem (negativen) Anstieg k_e und dem Achsenschnitt c_0. Mit einer Regressionsgeraden lässt sich daher

aus den Messpunkten auf jene Konzentration c_0 extrapolieren, die zum Zeitpunkt t = 0 geherrscht hätte. Aus der errechneten Konzentration (c_0) und der applizierten Dosis lässt sich das Verteilungsvolumen V_D bestimmen

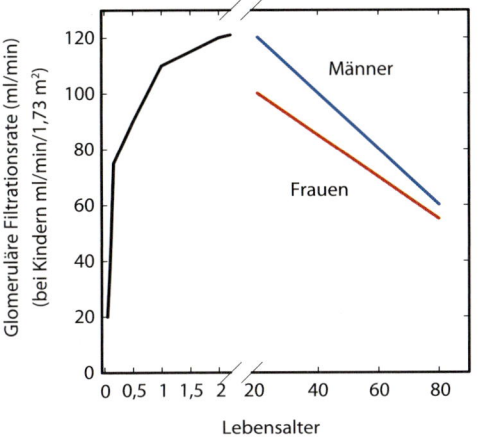
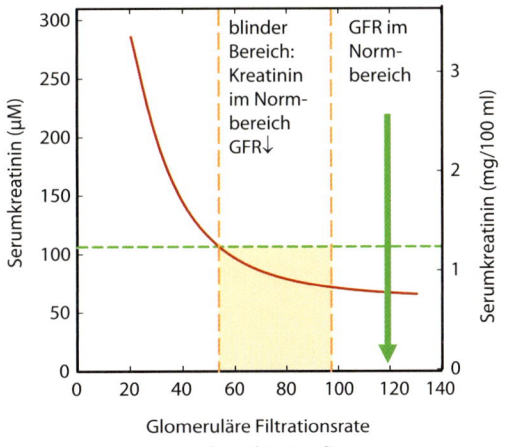

■ Abb. 2.27 Einfluss des Lebensalters auf die Nierenfunktion (links) und »Kreatinin-blinder« Bereich (rechts). Bei Neugeborenen liegt die glomeruläre Filtrationsrate (GFR) nur bei ca. 20% des Wertes von Erwachsenen. Die GFR ist proportional der Nierengröße, die proportional der Körpergröße ist. Um die Werte von Säuglingen und Kleinkindern mit denen von Erwachsenen vergleichen zu können, wurde die GFR auf die Körperoberfläche eines Erwachsenen hochgerechnet (1,73 m²). Die GFR erreicht innerhalb des ersten Lebensjahres Werte, wie sie bei jugendlichen Erwachsenen beobachtet wird (120 ml/1,73 m²). Bei Männern und Frauen sinkt die GFR im Laufe des Lebens kontinuierlich ab, manifestiert sich aber nicht sofort in einem diagnostisch verwertbaren Anstieg der Serumkreatininkonzentration (linkes Diagramm). Erst wenn die GFR auf etwa die Hälfte der Norm gefallen ist, steigt die Serumkreatininkonzentration über den oberen Rand des Normbereichs (mit grüner unterbrochener Linie markiert).Der Bereich, in dem die Serumkreatininkonzentration nicht ausreichen sensitiv ist (markiert durch schraffierte Fläche), wird als der Kreatinin-blinde Bereich bezeichnet

Natürlich lässt sich auch eine hepatische bzw. biliäre Clearance und eine pulmonale Clearance (bei Inhalationsnarkotika) darstellen. Weshalb wird daher der renalen Clearance eine derartige Bedeutung beigemessen? Dies geschieht aus folgenden Gründen:

- Eine eingeschränkte Nierenfunktion kommt häufig vor und ist darüber hinaus symptomlos.
- Die glomeruläre Filtrationsrate ist zunächst in den ersten Lebenstagen sehr gering, erreicht nach 6–12 Monaten die Werte des jugendlichen Erwachsenen und sinkt in der Folge laufend mit dem Alter (■ Abb. 2.27, rechtes Diagramm). Praktisch bedeutet das, bei einer Patientin oder einem Patienten über 65 Jahre wird eine eingeschränkte Nierenfunktion angenommen, bis das Gegenteil bewiesen ist.
- Die Serumkreatininkonzentration kann irreführend sein: Die glomeruläre Filtrationsrate muss in der Regel um ca. 50% unter den Normwert sinken, bevor ein Anstieg des Serumkreatinins nachweisbar ist. Wenn eine Substanz primär renal ausgeschieden wird, ist eine (unbemerkte) Einschränkung der Nierenfunktion (um 50%) gefährlich.
- Es gibt zahlreiche Patienten mit chronischer Niereninsuffizienz, deren eigene Nierenfunktion so gering ist, dass sie auf eine Hämodialyse angewiesen sind. Bei diesen funktionell anephrischen Patienten ist die Pharmakokinetik vieler Substanzen gut untersucht und der Anteil der extrarenalen Elimination bestimmt. Dieser Wert wird als **Q_0** bezeichnet und kann Werte zwischen 0 (keine extrarenale Elimination) und 1 (vollständige extrarenale Elimination) annehmen: Das Aminoglykosid Gentamicin und das herzwirksame Glykosid Digitoxin sind Beispiele für die Extrempositionen: Gentamicin wird mit einem Q_0 von 0,02 praktisch nur in nennenswertem Ausmaß renal eliminiert. Seine Halbwertszeit wächst daher von 2 Stunden (bei intakter Nierenfunktion) auf ≥48 Stunden (Intervall bei Dialysepatienten). Digitoxin hat ein Q_0 von 1. Seine Halbwertszeit ist bei Dialysepatienten unverändert.

2.2.4 Verteilungskinetik, Kompartimentmodelle und kontextsensitive Halbwertszeit

In der bisherigen Betrachtung wurde davon ausgegangen, dass nach intravenöser Gabe die Konzentration des Pharmakons monoexponentiell abfällt. Tatsächlich beobachtet man in der weit überwiegenden Zahl der Fälle einen biexponentiellen Abfall: Die Plasmakonzentration fällt initial sehr rasch ab (■ Abb. 2.28). Das ist darauf zurückzuführen, dass das Pharmakon aus dem Blut ins Gewebe strömt. Bei einer logarithmischen Darstellung (rechtes Diagramm in ■ Abb. 2.28) fallen die Messpunkte auf zwei Geraden: Die erste Gerade entspricht der Verteilung (α-Phase), die zweite Gerade dem Abfall der Pharmakonkonzentration durch Elimination (β-Phase). Wenn man zu sehr späten Zeitpunkten misst, lassen sich möglicherweise noch weitere exponentielle Prozesse nachweisen (wenn das Pharmakon aus langsam austauschenden Geweben zurückströmt). Diese späten Phasen sind für die Bestimmung des Dosierungsintervalls irrelevant und betreffen in der Regel nur einen kleinen Anteil der insgesamt elimi-

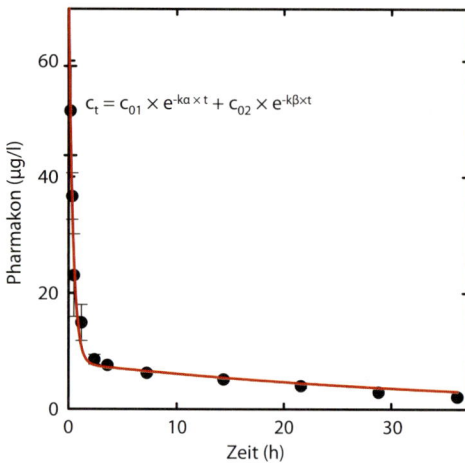

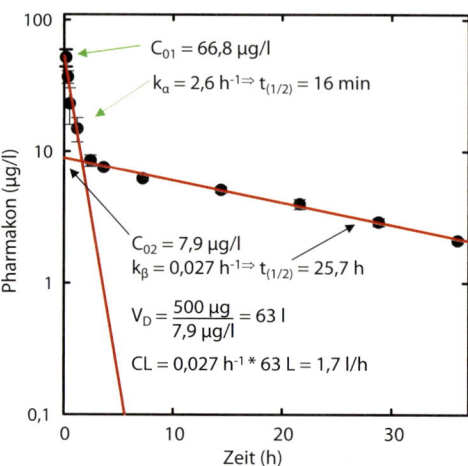

■ **Abb. 2.28 Biexponentieller Abfall der Konzentration nach intravenöser Injektion eines Pharmakons.** Ein Pharmakon (0,5 mg) wurde intravenös injiziert und die Konzentration im Plasma zu den angegebenen Zeiten gemessen. Im linearen Maßstab (linkes Diagramm) ist ein initialer sehr rascher Abfall ersichtlich, dem ein langsamerer Abfall folgt. Nach logarithmischer Transformation (rechtes

Diagramm) ist offensichtlich, dass die Punkte auf zwei Geraden zu liegen kommen. Die erste Gerade entspricht der Verteilungskinetik (α-Phase) und die zweite der dominanten Phase der Elimination (β-Phase). Aus c_{02} und k_β lassen sich Halbwertszeit der Elimination, Verteilungsvolumen (V_D) und die Clearance (CL) errechnen

nierten Pharmakonmenge. Daher wird die β-Phase auch als die dominante Phase der Elimination bezeichnet.

Mehrkompartimentenmodelle und kontextsensitive Halbwertszeit

In diesem Modell geht man von mindestens 2 Kompartimenten aus:

— **Plasma:** zentrales Kompartiment
— **Gewebe:** peripheres Kompartiment

Tatsächlich ist diese Darstellung eine Vereinfachung, weil das periphere Kompartiment nicht homogen ist. Die Gewebe mit hohem Blutfluss nehmen als erste das Pharmakon auf, das sind Gehirn, Herz, Lunge, Niere, Leber und Gastrointestinaltrakt (■ Abb. 2.5). Muskel und Fettgewebe werden erst später erreicht, sie haben aber eine größere Kapazität. Das ist vor allem wichtig, um zu verstehen, weshalb sehr viele im Zentralnervensystem (ZNS) wirkende Pharmaka kürzer wirken als es sich von ihrer Halbwertszeit erwarten ließe. Das Pharmakon strömt mit dem Blut in Gehirn erreicht dort zunächst hohe Spiegel und löst seinen Effekt aus. In der Folge steigt die Konzentration des Pharmakons im Muskel und die Konzentration im Plasma sinkt weiter ab, sodass der Muskel das Pharmakon aus dem Gehirn »saugt«. Die Konzentration im Gehirn fällt unter den wirksamen Spiegel, und die Wirkung lässt nach. Diese Umverteilung ist besonders ausgeprägt bei intravenös angewandten Narkotika (► Kap. 28), sie trifft aber auch für viele andere Pharmaka zu (Benzodiazepine, Opioide, Neuroleptika). Der Effekt lässt bei wiederholter Verabreichung nach, weil Muskeln und Fettgewebe noch Pharmakon von den vorangegangenen Injektionen enthalten und daher der »Sog« geringer ist. Wenn man die beiden Phasen in ■ Abb. 2.28 ignoriert, beträgt die Zeit, bis zu der die Plasmakonzentration auf die der Ausgangskonzentration fällt, 19 Minuten. Wenn im Abstand von einer halben Stunde jeweils eine weitere Injektion erfolgt, nimmt diese apparente (globale) Halbwertszeit mit jeder Injektion zu, weil das Gewebe jetzt Pharmakon enthält und der Konzentrationsgradient ins Gewebe flacher wird (das Gewebe saugt das Pharmakon nicht mehr wie ein trockener Schwamm auf). Diese Abhängigkeit der apparenten Halbwertszeit von der vorangegangenen Administration wird als kontextsensitive Halbwertszeit bezeichnet.

Tiefe Kompartimente

Das Mehrkompartimentenmodell und die Betrachtung tiefer Kompartimente sind für die überwiegende Anzahl der therapeutischen Anwendungen von Arzneistoffen von sehr untergeordneter Bedeutung. Allerdings ist die Betrachtung tiefer Kompartimente, in denen sich Pharmaka und Giftstoffe anreichern und ausdehnen sowie nur langsam austauschen, für das Verständnis von Vergiftungen wichtig:

— Blei reichert sich im Knochen an; in dieser Form ist es unschädlich und hat eine Halbwertszeit von >15 Jahren. Toxische Effekte können aber dann auftreten, wenn der Knochenumsatz erhöht wird: Blei wird in dieser Situation aus dem Knochen freigesetzt.
— Lipophile Umweltgifte können sich im Fettgewebe anreichern und dort lange persistieren: Dioxin hat z.B. eine Halbwertszeit von 7–10 Jahren.
— Die Endolymphe (des Innenohrs) ist für Aminoglykosid-Antibiotika ein tiefes Kompartiment, in das sie mit Verzögerung eindringen: Wenn sie aber darin akkumulieren, können sie zum irreversible Hörverlust führen.

2.2.5 Kombination von Invasion und Evasion bei intravenöser Infusion – Gleichgewichtseinstellung, Erhaltungsdosis und Sättigungsdosis

Gleichgewichtseinstellung

In der bisherigen Betrachtung wurde von einer intravenösen Injektion ausgegangen, sodass der Beitrag der Invasion zur Pharmakokinetik vernachlässigt werden konnte. Wenn eine Substanz intravenös infundiert wird, läuft die Invasion als eine Kinetik 0. Ordnung: Pro Zeiteinheit wird dieselbe Menge zugeführt. Die Plasmakonzentration steigt aber nicht linear, weil mit steigender Konzentration auch die Geschwindigkeit des enzymatischen Metabolismus oder des transportervermittelten Umsatzes zunimmt (◘ Abb. 2.23, rechtes Diagramm). Nach einem Zeitintervall wird daher ein Gleichgewicht zwischen der Geschwindigkeit der Zufuhr (Invasion) und der Ausscheidung (Evasion) erreicht (◘ Abb. 2.29). Nach einer Halbwertszeit (der Elimination) sind 50% der Gleichgewichtskonzentration (css) erreicht, nach 2 Halbwertszeiten 75%, nach 3 Halbwertszeiten 87,5% und nach 4 Halbwertszeiten 93,75% von c_{ss}. In der klinischen Praxis ist kaum ein Unterschied zwischen einer Gleichgewichtskonzentration (c_{ss}) von

ca. 94 und 100% feststellbar. Daher gilt die Regel: Es dauert ca. 4 Halbwertszeiten bis das Gleichgewicht erreicht ist.

Erhaltungsdosis

Wenn die Gleichgewichtskonzentration (c_{ss}) erreicht ist, sind die pro Zeiteinheit zugeführte Dosis (D/t) und die eliminierte Menge (lässt sich aus Gleichgewichtsspiegel × Clearance errechnen) gleich groß. Daher kann aus dieser Betrachtung die Erhaltungsdosis (Dosis/min bei Infusion, Dosis/Tag bei oraler Dauertherapie) wie folgt abgeleitet werden:

$$D_E = c_{ss} \times CL$$

Sättigungsdosis

Wenn mit der Erhaltungsdosis begonnen wird, dauert die Gleichgewichtseinstellung lange, nämlich 4 Halbwertszeiten. Daher kann es bei einer intravenösen Therapie oft notwendig sein, zunächst einen Bolus zu spritzen, um rasch den Zielspiegel (c_{ss}) zu erreichen bzw. bei einer oralen Dauertherapie mehrere Tabletten am ersten oder an den ersten 2–3 Tagen zu verabreichen. Diese Sättigungsdosis (D_s; engl. »loading dose« oder »priming dose«) errechnet sich aus dem Produkt von Zielkonzentration und zu füllendem Verteilungsvolumen:

$$D_{s} = C_{ss} \times V_D$$

2.2.6 Kombination von Invasion und Evasion 1. Ordnung (Bateman-Funktion, Kumulation, Überwachung der Plasmaspiegel)

Bateman-Funktion

Wenn gleichzeitig eine Invasion 1. Ordnung und eine Evasion 1. Ordnung ablaufen, ergibt sich eine Summenkurve aus 2 Exponentialfunktionen. Die Gleichung für diese Funktion wurde ursprünglich entwickelt, um das Erscheinen einer radioaktiven Tochtersubstanz zu beschreiben, die selbst wieder verschwindet, weil sie einem radioaktiven Zerfall unterliegt. Diese Kinetik wird – außer bei der intravenösen Injektion und der intravenösen Infusion – bei jeder Applikation (i.m., s.c., sublingual, peroral, rektal, transdermal, pulmonal) beobachtet (◘ Abb. 2.30). Der Kurvenverlauf hängt von Verhältnis der Absorptionskonstante (k_a) zur Eliminationskonstante (k_e) ab: Je größer k_a ist, desto rascher wird die maximale Konzentration c_{max} erreicht bzw. desto kleiner ist das Intervall bis zu diesem Zeitpunkt t_{max}. Die Eliminationskonstante ist durch die Eigenschaften des Pharmakons und die metabolische Leistung des Organismus definiert. Sie entzieht sich daher im Regelfall einer Beeinflussung durch den behandelnden Arzt. Die Absorptionskonstante kann hingegen durch Änderung der Galenik beeinflusst werden. Wenn ein Pharmakon oral als Lösung (Saft) zugeführt wird, dann wird es in den meisten Fällen sehr rasch resorbiert (rote Kurve in ◘ Abb. 2.30). Die Resorption ist auch aus unretardierten Tabletten sehr rasch, sodass die Resorption in den meisten Fällen innerhalb der ersten Stunde abgeschlossen ist. Durch verschiedene Manipu-

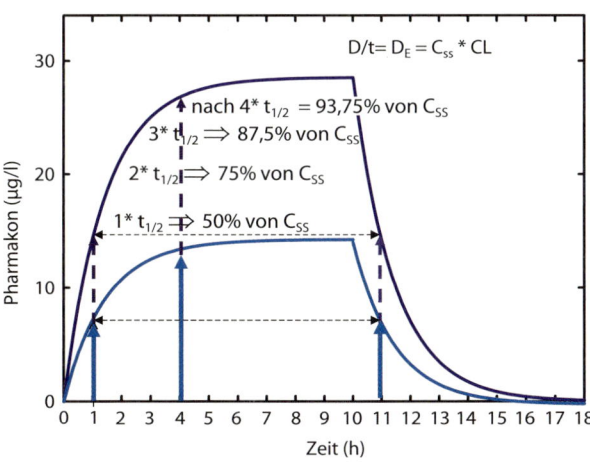

◘ Abb. 2.29 Anstieg der Plasmakonzentration nach intravenöser Infusion. Zusammenspiel einer Invasion 0. Ordnung und einer Evasion 1. Ordnung. Gezeigt sind zwei Konzentrationsverläufe nach Infusion mit 2 unterschiedlichen Infusionsgeschwindigkeiten (hellblau: 10 mg/h; dunkelblau: 20 mg/h). Das Gleichgewicht wird in beiden Fällen nach 4–5 Halbwertszeiten erreicht. Im vorliegenden Beispiel ist die Halbwertszeit 1 Stunde. Die erste und die vierte Halbwertszeit sind mit Pfeilen markiert. Die Infusionsgeschwindigkeit bestimmt daher nicht das Zeitintervall bis zum Eintreten des Gleichgewichts, sondern die Höhe der Gleichgewichtskonzentration (c_{ss}). Im Gleichgewicht hält sich die zugeführte und die entfernte Menge die Waage. Die zugeführte Menge entspricht der Erhaltungsdosis (jener Dosis/Zeit, die notwendig ist, um das Gleichgewicht zu erhalten). Wenn die Infusion gestoppt wird, fällt die Plasmakonzentration wieder exponentiell ab, nach einer Halbwertszeit (1 h) ist die Konzentration nur noch halb so hoch wie im Gleichgewicht (Steady State) und daher genau so hoch wie nach einer Halbwertszeit nach Infusionsbeginn (durch Pfeile markiert)

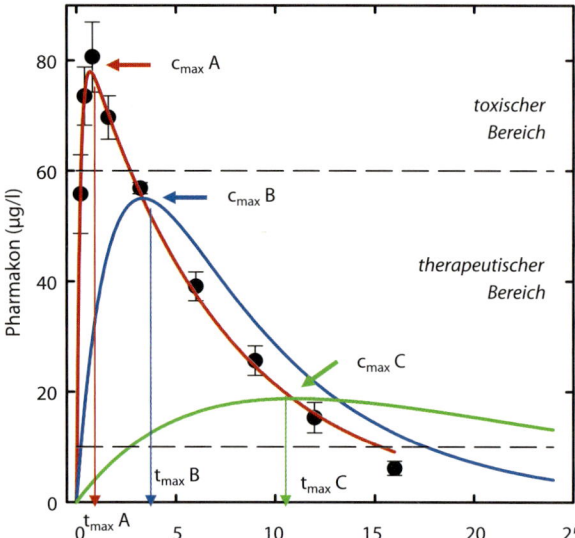

◘ Abb. 2.30 Bateman-Funktion. Variationen in der Invasion wirken sich auf c_{max} und t_{max} aus. Für die rote Kurve A wurde ein Pharmakon als Saft verabreicht. Die Absorptionskonstante k_a ist 5,5 h^{-1}, d.h. die Halbwertszeit der Resorption beträgt 7 min, die Eliminationskonstante k_e ist 0,14 h^{-1}, das entspricht einer Halbwertszeit der Elimination von 5 h. Für die Kurve B wurde bei einer unveränderten Eliminationskonstanten k_{ede} eine Absorptionskonstante k_a von 0,55 h^{-1} (Halbwertszeit der Resorption = 77 min) angenommen. Der Effekt ist ein deutlich späteres Erreichen der Maximalkonzentration c_{max}:t_{max}. Der Zeitpunkt, wo c_{max} erreicht wird, ist um mehr als 3 Stunden verschoben. Wenn die Resorption um einen weiteren Faktor von 10 verzögert wird (grüne Kurve C), wird c_{max} bei konstanter k_e von 0,14 h^{-1} erst nach einem t_{max} von 11 Stunden erreicht. Der therapeutische Bereich ist durch die unterbrochenen Linien definiert. Die Retardierung in C vermeidet die potenziell toxische Resorptionsspitze und sichert den therapeutischen Spiegel über 24 Stunden. Allerdings ist in den ersten 3 Stunden nach Einnahme keine ausreichende Wirkung zu erwarten

lationen der Galenik lässt sich die Resorption deutlich verzögern. Resorptionsspitzen, die oft mit unerwünschten Wirkungen einhergehen, können dadurch vermieden werden. Zusätzlich kann durch eine Retardierung das Zeitintervall, in dem der wirksame therapeutische Spiegel aufrecht erhalten bleibt, verlängert werden (◘ Abb. 2.30). Eine Retardierung lässt sich nicht nur bei peroraler Gabe erzielen sondern auch bei intramuskulärer, subkutaner und transdermaler Applikation (► Abschn. 2.1.2).

Bei vielen Arzneistoffen kann auch eine Mahlzeit die Resorption beeinflussen. Wenn dies der Fall ist, wird in der überwiegenden Zahl der Fälle eine Verzögerung der Resorption beobachtet (t_{max} wird später beobachtet, c_{max} ist dann geringer; ◘ Abb. 2.30, rote und blaue Kurve). In manchen Fällen (bei sehr lipophilen Pharmaka) kann Nahrung die Resorption begünstigen.

Zur klinisch relevanten Charakterisierung des Kurvenverlaufs nach der Gabe eines Pharmakons (p.o., i.m., s.c., transdermal, sublingual, rektaler, intranasal, pulmonal) müssen folgende Fragen beantwortet werden:

- Wie viel Zeit vergeht bis t_{max} (Zeitintervall bis zur maximalen Konzentration c_{max}) erreicht wird?
- Wie hoch ist diese maximale Konzentration c_{max}?
- Wie lange bleibt die Konzentration über der minimal therapeutisch wirksamen Konzentration erhalten?
- Bei peroraler Therapie: Hat die Einnahme einer Mahlzeit einen Effekt auf t_{max} und daher auf c_{max}?

Kumulation

Bei wiederholter Verabreichung, besteht die Möglichkeit, dass das Pharmakon nach seiner Resorption im Organismus noch auf große Mengen aus der vorangegangenen Dosierung trifft. Wenn dieser Vorgang wiederholt stattfindet, kumuliert das Pharmakon im Organismus. In ◘ Abb. 2.31 ist die Kumulation am Beispiel des herzwirksamen Glykosids Digoxin gezeigt, das mit einer Halbwertszeit von 2 Tagen eliminiert wird. Wenn jeden Tag dieselbe Menge (hier die Erhaltungsdosis von 0,3 mg/d) zugeführt wird, kommt es zu einer Summation der Bateman-Kurven, bis der Kumulationsgrenzwert erreicht wird. Die maximalen Spiegel (c_{max}) und die Talspiegel (Trogspiegel, oder »trough levels«) fluktuieren dann um die Gleichgewichtskonzentration (c_{ss}), die bei intravenöser Dauerinfusion der äquivalenten Menge zu beobachten wäre (grüne Kurve in ◘ Abb. 2.31). In der ◘ Abb. 2.31 ist auch zu sehen, dass eine Aufteilung der Dosis von Digoxin (0,15 mg alle 12 Stunden: blauer Kurvenverlauf) zum selben mittleren Gleichgewichtsspiegel führt wie die einmal tägliche Gabe (roter Kurvenverlauf). Nur die Fluktuationen der Spitzen- und Talspiegel sind kleiner. Das ist nur dann von Bedeutung, wenn die Resorptionsspitze zu unerwünschten Wirkungen führt (z.B. zu Übelkeit und Brechreiz). In der Regel ist bei Substanzen mit Halbwertszeiten über 24 Stunden die einmal tägliche Gabe vorzuziehen. Sie vereinfacht die Einnahme und verhindert Einnahmefehler und Verwechslungen.

Das Ausmaß der Kumulation kann aus dem Verhältnis von Halbwertszeit ($t_{1/2}$) und Dosierungsintervall (τ) geschätzt werden; der Kumulationsfaktor (K) errechnet sich als:

$$K = 1,5 \times t_{1/2}/\tau$$

Kumulation ist per se kein Anlass zur Sorge. Gefährlich ist die Kumulation, wenn sie unbemerkt bleibt, z.B. weil die Halbwertszeit eines Arzneistoffs bei einem Patienten durch eine eingeschränkte Nierenfunktion oder durch Hemmung des Abbaus (Arzneimittelinteraktion) verlängert worden ist. Dann steigt der Plasmaspiegel mit einer zeitlichen Verzögerung (nämlich 4-mal der jetzt verlängerten Halbwertszeit) auf exzessive Werte.

Überwachung der Plasmaspiegel

Viele Pharmaka haben eine geringe therapeutische Breite und eine große individuelle Variabilität in der Halbwertszeit der Elimination. Bei solchen Pharmaka kann die Bestimmung der Plasmaspiegel sinnvoll sein (z.B. Antiepileptika, herzwirksame Glykoside, Antiarrhythmika, Aminoglykosid-Antibiotika, Coffein und Theophyllin beim Neugeborenen). Zur Überprüfung der Plasmaspiegel von Pharmaka werden die

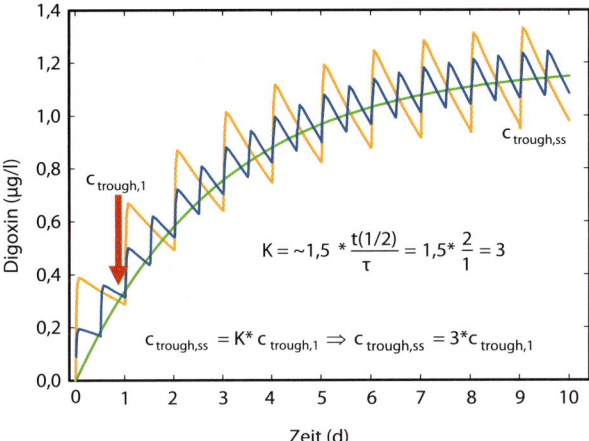

☑ **Abb. 2.31 Kumulation am Beispiel des herzwirksamen Glykosids Digoxin.** Die orangefarbene Kurve entspricht einer Dosis von 0,3 mg/d (übliche Erhaltungsdosis) und einer Eliminationshalbwertszeit von 2 Tagen. Am 1. Tag wird nach Resorption eine Maximalkonzentration ($c_{max,1}$) erreicht, diese fällt innerhalb des 1. Tages auf den Talspiegel ($c_{trough,1}$). Am 2. Tag wird wieder 0,3 mg Digoxin zugeführt, das auf Digoxin trifft, das noch vom Vortag vorhanden ist. Weil die Konzentration steigt, wird innerhalb des 2. Tages mehr Digoxin eliminiert. Am 3. Tag ist noch eine höhere Restmenge an Digoxin vorhanden usw. Nach 8 Tagen (4 Halbwertszeiten) wir annähernd ein Gleichgewicht erreicht. Das Ausmaß der Kumulation, d.h. wie viel höher die Konzentration im Steady State als nach der ersten Dosis liegt, lässt sich anhand des Kumulationsfaktors (K) schätzen. Die blaue Kurve zeigt den Konzentrationsverlauf nach Gabe von 0,15 mg 2-mal pro Tag. Zu sehen ist, dass die blaue Kurve dem gleichen Kumulationsgrenzwert zustrebt, wie die rote Kurve. Wenn Digoxin in der äquivalenten Dosis intravenös infundiert wird (mit einer Rate von 0,2 mg/24 h; die orale Bioverfügbarkeit von Digoxin nur 67% beträgt, muss intravenös nur 2/3 der peroralen Dosis verabreicht werden, wird auch derselbe Steady-State-Spiegel erreicht

Trog- oder Talspiegel (»trough levels«) gemessen. Das sind diejenigen Werte, die im Plasma vorliegen, bevor die neuerliche Einnahme des Arzneimittels stattfinden soll. Es ist leichter, anhand der Trogspiegel Aussagen zu machen, als die Spitzenspiegel zu verfolgt, weil hier auch die individuelle Variation in k_a (der Absorptionskonstante) auftritt.

2.2.7 Absolute und relative Bioverfügbarkeit

Absolute Bioverfügbarkeit

Wenn ein Pharmakon intravenös injiziert wird, gelangt die gesamte Menge in den systemischen Kreislauf. Bei jeder anderen Form der Verabreichung ist es nicht sicher, dass die gesamte Menge den systemischen Kreislauf erreicht. Die Menge an Pharmakon, die systemisch verfügbar ist, lässt sich aus der Fläche unter der Zeitkonzentrationskurve (AUC) bestimmen. Die Fläche ist umso größer, je höher die systemisch verfügbare Menge (M) ist; die Fläche ist umso kleiner, je größer die Clearance (CL) ist:

$$AUC = M/CL \text{ (bzw. } CL = M/AUC\text{)}$$

Im Falle einer intravenös verabreichten Dosis (D) gilt: M = D. In allen anderen Fällen ist das nicht so eindeutig, weil nicht die gesamte Menge resorbiert werden muss oder ein Pharmakon abgebaut werden kann, bevor es den systemischen Kreislauf erreicht (präsystemische Elimination, First-Pass-Effekt). Eine präsystemische Elimination wird auch bei intramuskulärer oder subkutaner Applikation beobachtet, weil Pharmaka (z.B. Heparin, Antikörper) lokal unter anderem durch Makrophagen abgebaut werden, bevor sie in den systemischen Kreislauf gelangen.

Aus dieser Überlegung folgt:

$$AUC_{i.v.} = D/CL$$

während sonst gilt: $AUC_{(p.o., s.c., i.m.)} = M/CL$

M:D verhält sich wie $AUC_{(p.o., s.c., i.m.)}:AUC_{i.v.}$

Durch den Vergleich der jeweiligen Flächen kann die tatsächlich bioverfügbare Menge (für die Verabreichung p.o., s.c. oder i.m.) und das Verhältnis M:D bestimmt werden (☑ Abb. 2.32). Dieses Verhältnis wird als absolute Bioverfügbarkeit F bezeichnet:

$$F = AUC_{(oral)}/AUC_{(i.v.)} \text{ (nimmt Werte von 0–1 an)}$$

oder bei prozentueller Darstellung:

$$F \text{ in \%} = AUC_{(oral)}/AUC_{(i.v.)} \times 100$$
$$\text{(nimmt Werte von 0–100\% an)}$$

Ebenso:

$$F = AUC_{(s.c.)}/AUC_{(i.v.)}$$
$$F = AUC_{(i.m.)}/AUC_{(i.v.)}$$

Die Fläche unter der Kurve ist ein Schätzmaß für die Exposition des Organismus gegenüber dem Pharmakon. Sie entspricht dem Integral der Bateman-Funktion. Experimentell berechnet wird sie, indem die Trapeze zwischen den Messpunkten addiert werden. Die Fläche zwischen dem 0-Punkt und dem ersten Messwert ist naturgemäß ein Dreieck. Die AUC kann für den Messbereich berechnet werden (d.h. zwischen t = 0 und dem letzten Zeitpunkt der Messung). Gefordert wird aber auch, dass die Datenqualität so gut ist, dass auch die Extrapolation bis zum Achsenschnittpunkt mit der x-Achse (t = ∞) möglich ist.

Relative Bioverfügbarkeit

Wenn der Patentschutz für ein Originalprodukt (Originator) abgelaufen ist, kann das Arzneimittel auch als Generikum auf den Markt gebracht werden. Dazu muss zunächst einmal der Nachweis erbracht werden, dass die pharmazeutisch-chemische Qualität stimmt. Es ist nachvollziehbar, dass bei einer intravenösen Injektion eines Generikums (das in derselben Dosierung und in derselben Lösung verabreicht wird wie der Originator) keine weitere pharmakologische Prüfung not-

2

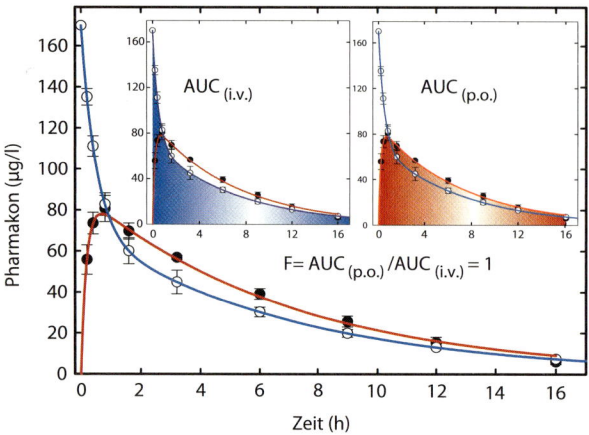

◻ Abb. 2.32 Bestimmung der absoluten Bioverfügbarkeit durch Vergleich der AUC nach intravenöser und nach oraler Gabe. Die vollen Symbole und durch diese gelegte Kurve entsprechen dem Konzentrationsverlauf eines Pharmakons nach oraler Gabe (rote Kurve). Dasselbe Pharmakon wurde auch intravenös injiziert und der Konzentrationsverlauf bestimmt (offene Symbole und blaue Kurve). Der Vergleich der AUC zeigt, dass die absolute Bioverfügbarkeit (F) für dieses Pharmakon annähernd bei 1,0 liegt

wendig ist. Die Situation ist anders, wenn das Pharmakon in eine Tablette gepresst wurde (bzw. in eine Kapsel gesteckt wurde), die möglicherweise durch weitere pharmazeutisch-technologische Maßnahmen modifiziert wurde. In diesem Fall muss gezeigt werden, dass das Generikum mit dem Originator vergleichbar ist.

Eine **Bioäquivalenz** kann auf 2 Arten nachgewiesen werden:

- Nachweis der therapeutischen Äquivalenz in pharmako-dynamischen Studien.
- Nachweis der Bioäquivalenz durch Bestimmung der relativen Bioverfügbarkeit in pharmakokinetischen Studien.

In der Regel sind die pharmakokinetischen Studien ausreichend. Es muss der Nachweis geführt werden, dass nach Verabreichung des Generikums ein Konzentrationsverlauf des Pharmakons im Plasma beobachtet wird, der sich nicht statistisch signifikant von demjenigen nach Einnahme des Originators unterscheidet. Das ist dann der Fall, wenn c_{max} und AUC sowie der dazugehörige Vertrauensbereich (Konfidenzintervall: CI) innerhalb von 80–125% des c_{max} und AUC-Wertes des Originators liegen. Bei der AUC ist zu beachten, dass die AUC-Werte zwischen dem Zeitpunkt 0 und unendlich bestimmt werden, d.h. es wird:

- $0,8 \leq c_{max,Generikum}/c_{max,Originator} \pm CI \leq 1,25$
- $0,8 \leq AUC_{t0-\infty, Generikum}/AUC_{t0-\infty, Originator} \pm CI \leq 1,25$

Wenn die absolute Bioverfügbarkeit über den therapeutischen Dosisbereich nicht linear ist, muss für jede Dosis außerhalb des linearen Bereichs die Bioäquivalenz nachgewiesen werden.

Bei Substanzen, die zur Kumulation neigen und/oder sehr langsam freigesetzt werden (= retardierte Galenik, »extended

release«), muss auch eine Bioäquivalenz im Gleichgewicht nachgewiesen werden, indem die Vergleichbarkeit der Trogspiegel ($c_{ss,min} = c_{ss,trough}$) und der Spitzenspiegel ($c_{ss,max}$) nachgewiesen wird (◻ Abb. 2.31).

Wenn der Konzentrationsverlauf des Pharmakons im Plasma bei Originator und Generikum vergleichbar ist, erscheint es plausibel zu behaupten, dass alle positiven und negativen Erfahrungen, die mit dem Originator gemacht worden sind, auch auf das Generikum zutreffen. Der Wirkstoff kann sich auf dem Weg vom zentralen Kompartiment, dem Plasma, an seinen Wirkort in einem peripheren Kompartiment nicht an den Hersteller erinnern.

Generika werden oft als unsicher dargestellt. Das typische Argument legt nahe, dass sich die c_{max} und AUC-Mittelwerte des Generikums zwischen 80 und 125% der entsprechenden Mittelwerte des Originators bewegen dürfen (d.h. die Unterschiede im Konzentrationsverlauf bis zu einem Fünftel betragen dürfen). Das ist natürlich Unsinn, weil der 90%-Vertrauensbereich gar nicht innerhalb der 80–125%-Grenzen untergebracht werden kann, wenn der Mittelwert schon am Rand, d.h. bei 80 oder 125% liegt.

Von ärztlicher Seite wird auch immer wieder behauptet, dass Generika nicht so gut wirken. Das überrascht und legt einen Bias nahe. Tatsächlich sind für viele Generika auch randomisierte kontrollierte Doppelblindstudien durchgeführt worden, in denen der Frage nach der klinischen Wirkung nachgegangen wurde. In der weit überwiegenden Zahl der Fälle (z.B. 34 von 37 Studien bei kardiovaskulären Therapien) wurde kein Unterschied zwischen Generikum und Originator gefunden. Es gibt einige wenige Substanzklassen, die eine geringe therapeutische Breite haben und wo eine große interindividuelle Variabilität in der Pharmakokinetik vorliegt (NTI-Drugs = »narrow therapeutic index drugs«). Dazu gehören Antiepileptika und Immunsuppressiva. Hier wird von »bioequivalent but not switchable« gesprochen: Kleine Unterschiede in der Bioverfügbarkeit können bei einzelnen Individuen deletäre Konsequenzen haben (Wiederkehr der epileptischen Anfälle, Transplantatabstoßung). Eine Umstellung der Patienten erscheint daher nicht empfehlenswert. Allerdings muss auch hier betont werden, dass im Fall der antiepileptischen Therapie dieses Konzept einer genaueren Überprüfung nicht standhielt: In offenen (»Beobachtungs«) Studien schnitten generische Antiepileptika schlechter ab als die Originatoren. In randomisierten kontrollierten (d.h. verblindeten) Studien war dies nicht zu beobachten. Auch dies legt einen Bias nahe.

Weiterführende Literatur

Daood M, Tsai C, Ahdab-Barmada M, Watchko JF (2008) ABC transporter (P-gp/ABCB1, MRP1/ABCC1, BCRP/ABCG2) expression in the developing human CNS. Neuropediatrics 39:211-218

Hines RN (2008) The ontogeny of drug metabolism and implications for adverse drug events. Pharmacol. & Ther 118: 250-267

Kesselheim AS, Stedman MR, Bubrick EJ, Gagne JJ, Misono AS, Lee JL, Brookhart MA, Avorn J, Shrank WH (2010) Seizure outcomes following the use of generic versus brand-name antiepileptic drugs: a systematic review and meta-analysis. Drugs 70:605-621

Kesselheim AS, Misono AS, Lee JL, Stedman MR, Brookhart MA, Choudhry NK, Shrank WH (2008) Clinical equivalence of generic and brand-name drugs used in cardiovascular disease: a systematic review and meta-analysis. JAMA 300:2514-2526

Kitamura S, Maeda K, Sugiyama Y (2008) Recent progresses in the experimental methods and evaluation strategies of transporter functions for the prediction of the pharmacokinetics in humans. Naunyn Schmiedebergs Arch Pharmacol 377:617-628

Klaassen CD, Aleksunes, LM (2010) Xenobiotic, bile acid, and cholesterol transporters: function and regulation. Pharmacol. Rev 62:1-96

Kusuhara H, Sugiyama Y. (2009) In vitro-in vivo extrapolation of transporter-mediated clearance in the liver and kidney. Drug Metab Pharmacokinet 24:37-52

Strassburg CP, Lankisch TO, Manns MP, Ehmer U (2008) Family 1 uridine-5′-diphosphate glucuronosyltransferases (UGT1A): from Gilbert's syndrome to genetic organization and variability. Arch Toxicol 82:415-433

Wang M, Roberts DL, Paschke R, Shea TM, Masters BS, Kim JJ (1997) Three-dimensional structure of NADPH-cytochrome P450 reductase: prototype for FMN- and FAD-containing enzymes. Proc. Natl.Acad.Sci.USA 94: 8411-8416

Zhou SF, Liu JP, Chowbay B (2009) Polymorphism of human cytochrome P450 enzymes and its clinical impact. Drug Metab Rev. 41:89-295

Pharmakodynamik

M. Freissmuth

Einleitung

Die Pharmakodynamik untersucht, wie erwünschte und unerwünschte Wirkungen zustande kommen. Darüber hinaus quantifiziert sie die Dosisabhängigkeit der Wirkungen und den Abstand zwischen erwünschten und unerwünschten Wirkungen. In diesem Kapitel werden die Prinzipien erläutert, die den Dosis-Wirkungs-Kurven zugrunde liegen sowie ein Überblick über Angriffspunkte von Arzneistoffen gegeben.

3.1 Dosis-Wirkungs-Beziehung

Lernziele
- Dosis-Wirkungsk-Kurven
- Therapeutische Breite und therapeutischer Index
- Arten von Antagonismus
  - kompetitiver, nichtkompetitiver und gemischt-kompetitiver Antagonismus
  - chemischer und funktioneller Antagonismus
- Rezeptorreserve

In der chemischen Synthese gilt die Regel: »corpora non agunt nisi soluta« (Substanzen werden nicht umgesetzt, wenn sie nicht gelöst sind). Für die Pharmakologie gilt die Umformulierung dieses Satzes durch Paul Ehrlich: »corpora non agunt nisi fixita« (Substanzen werden nicht umgesetzt, wenn sie nicht gebunden werden). In der ersten Hälfte des 20. Jahrhunderts wurde der Begriff des Rezeptors als Angriffspunkt für ein Pharmakon (oder für einen endogenen Liganden wie ein Hormon, einen Neurotransmitter, ein Autkoid/Gewebehormon) eingeführt. Der Rezeptor war nur ein hypothetisches

Konstrukt: Dieses wurde gebraucht, um zu verstehen, warum manche Pharmaka einen großen Effekt erzielen (volle Agonisten), andere nur einen kleinen Effekt (partielle Agonisten) oder keinen Effekt haben, aber die Wirkung des Agonisten aufheben (Antagonisten) und warum manche Substanzen einen Teil der Effekte der endogenen Agonisten nachahmen (selektive Antagonisten) bzw. hemmen konnten (selektive Antagonisten). Fast alle Voraussagen, die sich aus diesem Konzept ergeben haben, sind mittlerweile experimentell überprüft und verifiziert worden. Die molekulare Klonierung einzelner Gene und die Sequenzierung vieler Genome hat die Existenz zahlreicher Rezeptorsubtypen bestätigt. Für einige Rezeptoren liegen Kristallstrukturen vor, die erlauben, die Konformation von aktiviertem und inaktivem Rezeptor auf atomarem Niveau zu betrachten. Auch in diesem Fall wurde der experimentelle Beweis für viele theoretische Postulate erbracht.

3.1.1 Dosis-Wirkungs-Kurve

Der hyperbolische Kurvenverlauf der Dosis-Wirkungs-Kurve resultiert aus dem Massenwirkungsgesetz, der sigmoidale Kurvenverlauf ergibt sich aus der halblogarithmischen Darstellung. Für die rationale Anwendung eines Arzneimittels ist es notwendig den Dosisbereich zu kennen, in dem es seine Wirkungen auslöst. Zum Verständnis der Vorgänge ist es am einfachsten, sich zunächst einen hypothetischen Rezeptor vorzustellen und zu überlegen was passiert, wenn ein Pharmakon an diesen Rezeptor bindet: Mit steigender Konzentration wird ein immer größerer Teil der Rezeptoren besetzt werden, bis alle besetzt sind (Abb. 3.1). Eine weitere Steigerung der Konzentration des Pharmakons führt zu keiner weiteren Zunahme der Rezeptorbesetzung. Daraus resultiert der hyperbolische Kurvenverlauf.

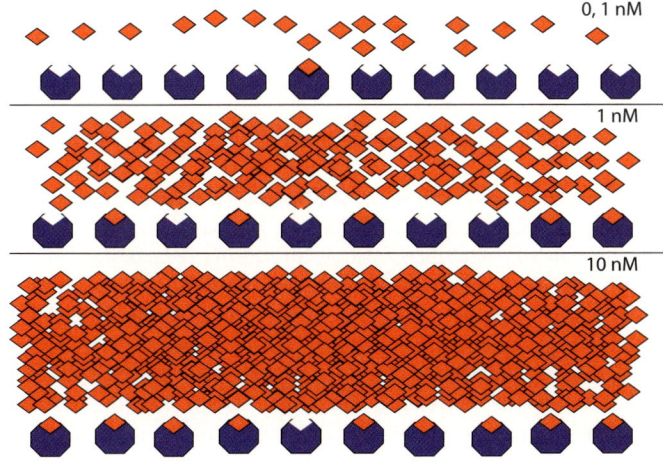

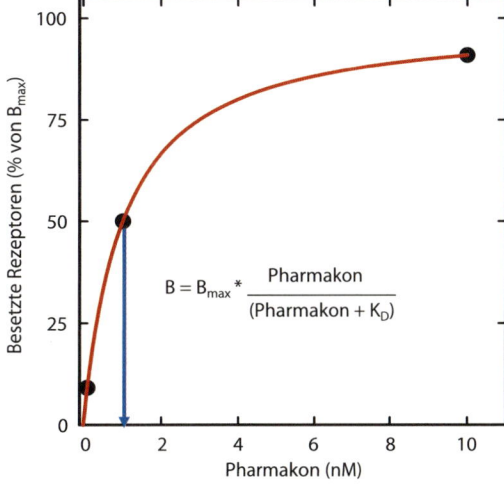

$$B = B_{max} * \frac{Pharmakon}{(Pharmakon + K_D)}$$

Abb. 3.1 Besetzung eines Rezeptors mit steigenden Konzentrationen eines Pharmakons. Der Rezeptor mit seiner leeren Bindungsstelle ist blau dargestellt. Die Konzentration des Pharmakons (rote Raute) steigt von 1 nM auf 10nM und 100 nM an. Die Konzentration

der Besetzung nimmt von 1/10 (10%) auf 5/10 (50%) und 9/10 (90%) zu. Diese Werte ergeben in einem Diagramm einen hyperbolischen Kurvenverlauf. B_{max} = Maximum der besetzten Rezeptoren; X = Pharmakakonzentration; K_D = Dissoziationskonstante

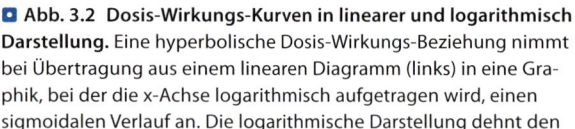

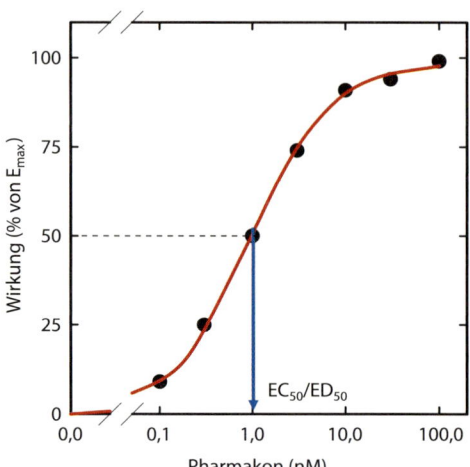

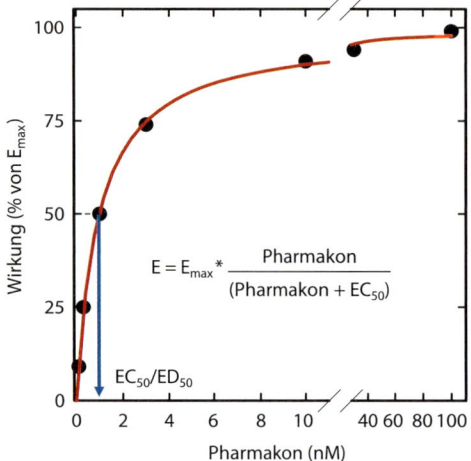

□ **Abb. 3.2 Dosis-Wirkungs-Kurven in linearer und logarithmisch Darstellung.** Eine hyperbolische Dosis-Wirkungs-Beziehung nimmt bei Übertragung aus einem linearen Diagramm (links) in eine Graphik, bei der die x-Achse logarithmisch aufgetragen wird, einen sigmoidalen Verlauf an. Die logarithmische Darstellung dehnt den niedrigen Konzentrationsbereich, der im linken Diagramm komprimiert ist. Das erleichtert das Ablesen der EC_{50} oder ED_{50} (der Konzentration oder Dosis, bei der die Hälfte der Wirkung erzielt wird). Der hohe Konzentrationsbereich wird dagegen komprimiert

Dieselben Überlegungen gelten für Agonisten. Die Dosis oder Konzentration des Agonisten muss einen gewissen Schwellenwert erreichen, damit Rezeptoren besetzt und die Zellen stimuliert werden (z.B. glatte Muskelzellen zur Kontraktion). Mit steigender Dosis/Konzentration nimmt der Effekt zu; er kann aber nicht unendlich groß werden, sodass auch hier ein Wirkungsmaximum E_{max} erreicht wird.

Wird die Dosis-Wirkungs-Kurve aus einem linearen Diagramm in ein »halblogarithmisches« Diagramm (Abszisse = logarithmisch) übertragen, verändert sich der hyperbolische Kurvenverlauf in einen sigmoidalen Kurvenverlauf. Der Vorteil dieser Darstellung liegt primär darin, dass der niedrigere Konzentrationsbereich etwas mehr gedehnt ist und besser überblickt werden kann. In der pharmakologischen Analyse werden viele Agonisten und Antagonisten verglichen. Der untersuchte Konzentrationsbereich erstreckt sich über viele Zehnerpotenzen und bei einer linearen Darstellung ist es unmöglich mehr als zwei Zehnerpotenzen zu überblicken. Ein weiterer Vorteil der sigmoidalen Darstellung besteht darin, dass die Dosis oder Konzentration bei der 50% der Wirkung erreicht wird (ED_{50} oder EC_{50}) dem Wendepunkt der Kurve entspricht. Daher ist ED_{50} oder EC_{50} graphisch (etwas) leichter abzulesen als bei der linearen Darstellung.

3.1.2 Analog- und Alternativverfahren (Potenz/Affinität, Wirkungsmaximum/intrinsische Aktivität, Responderrate, Steilheit)

Analog- und Alternativverfahren

Dosis-Wirkungs-/Konzentration-Wirkungs-Kurven lassen sich auf 2 Arten gewinnen: Eine Zelle, ein isoliertes Organ oder ein Individuum wird mit steigenden Konzentrationen/

Dosen des Pharmakons stimuliert und die Wirkung gemessen. Dieser Ansatz kann anhand des β-adrenergen Agonisten Isoprenalin illustriert werden. Messbar ist der Anstieg des intrazellulären cAMP-Spiegels nach Stimulation einer Zellsuspension mit einem Agonisten, die gesteigerte Kontraktion eines isolierten Papillarmuskels aus dem Herzen oder der Anstieg der Herzfrequenz bei einem Probanden. In jeder dieser Versuchsanordnung kann mit steigender Dosis eine kontinuierlich wachsende Größe gemessen werden. Daher wird dieser Ansatz als **Analogverfahren** bezeichnet. Es ergeben sich Dosis-Wirkungs-Kurven wie in □ Abb. 3.2.

Ein Kollektiv von Probanden/Versuchstieren wird auf seine Empfindlichkeit gegenübereinem Pharmakon untersucht. Es wird eine Antwort definiert, die als Wirkung gewertet wird. Wenn man den β-adrenergen Agonisten Isoprenalin wieder für ein Gedankenexperiment heranzieht, kann als vordefinierte Antwort ein Anstieg der Herzfrequenz um 50 Schläge pro Minute festgelegt werden und die Anzahl der Individuen/Gruppe bestimmt werden. Weil daher nur die Alternative geprüft wird, »Reaktion«/»keine Reaktion« (bzw. bei klinischen Studien »definierter Endpunkt erreicht«/»nicht erreicht«), wird dieser Ansatz als **Alternativverfahren, Alles-oder-Nichts-Verfahren** oder **Dosis-Wirkungs-Kurve im Kollektiv** bezeichnet. Ein solches Beispiel ist in □ Abb. 3.3 gezeigt: Der gewünschte Effekt tritt bei den einzelnen Individuen bei unterschiedlichen Dosen auf. Daher misst man mit diesem Ansatz die **Verteilung der individuellen Empfindlichkeit.** Wenn man die Häufigkeitsverteilung kumulativ aufträgt, erhält man wieder eine Dosis-Wirkungs-Kurve, wobei die **ED_{50} dem Medianwert** entspricht (also derjenigen Dosis, bei der 50% der getesteten Individuen den erwünschten Effekt gezeigt haben).

Es gibt zahlreiche Wirkungen, die sich nur auf diese Weise quantifizieren lassen. Beispiele sind:

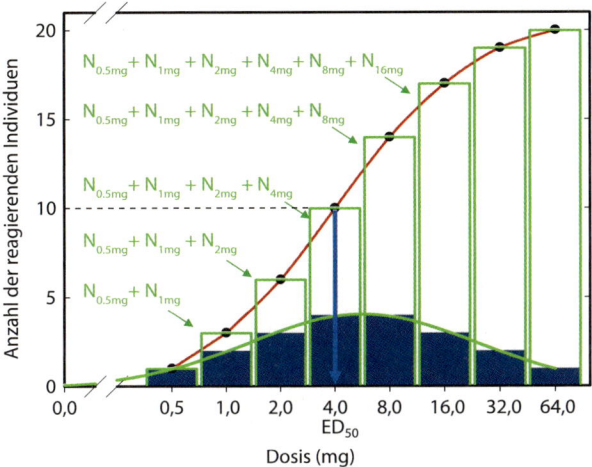

Abb. 3.3 Bestimmung einer Dosis-Wirkungs-Beziehung in einem Kollektiv nach dem Alternativ- oder Alles-oder-Nichts-Verfahren. Ein Kollektiv von 20 Individuen wurde mit steigender Dosen eines Pharmakons behandelt und diejenige Dosis ermittelt, bei der der vordefinierte Effekt auftrat. Die Häufigkeitsverteilung der individuellen Empfindlichkeit (blaue Säulen und hellgrüne Kurve) und die kumulative Häufigkeitsverteilung (grüne Säulen und rote Kurve) sind in dem Diagramm aufgetragen: Bei 10 Individuen trat bei einer Dosis von ≤4 mg der vordefinierte Effekt auf. Der Medianwert (ED_{50}) ist hellblau markiert und liegt bei 4 mg; 10 Individuen benötigten höhere Dosen. Bei einer Dosis von 64 mg waren bei allen 20 Individuen die gewünschten Wirkungen aufgetreten, d.h. die Responder-Rate betrug 100%

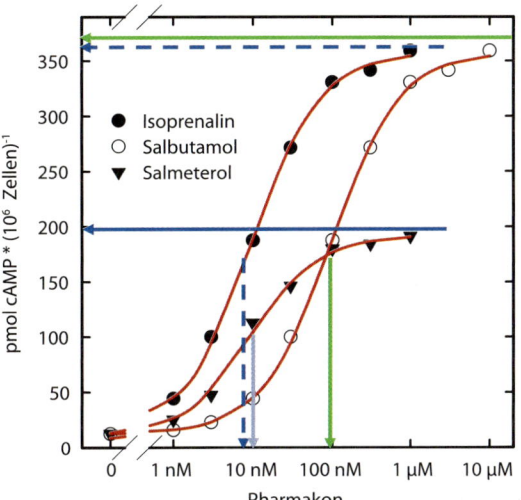

Abb. 3.4 Vergleich dreier Agonisten, die sich in ihrer Potenz und in ihrer intrinsischen Aktivität unterscheiden. Zellen, die β_2-adrenerge Rezeptoren exprimieren, wurden mit Isoprenalin, Salbutamol und Salmeterol stimuliert und die gebildete Menge von zyklischen 3',5'-Adenosinmonophosphat (cAMP) gemessen. Die EC_{50} von Isoprenalin (unterbrochener dunkelblauer Pfeil auf der x-Achse). Isoprenalin ist potenter als Salbutamol. Beide erreichen aber dasselbe Wirkungsmaximum (Pfeile auf der y-Achse), daher sind sie volle Agonisten. Die EC_{50} von Salmeterol (hellblauer Pfeil auf der x-Achse) entspricht annähernd der E_{C0} von Isoprenalin. Salmeterol ist potenter als Salbutamol (beachte, dass bei der Schätzung der EC_{50} das jeweilige Wirkungsmaximum herangezogen werden muss), aber Salmeterol erreicht nicht dasselbe Wirkungsmaximum. Salmeterol hat daher eine geringere intrinsische Aktivität und ist ein partieller Agonist

— Prüfung eines Schlafmittels (entweder die Maus schläft oder sie schläft nicht)

— Prüfung eines Antiepileptikums (epileptischer Anfall vorhanden oder unterdrückt)

— Erreichen eines Narkosestadiums

— Bestimmung toxischer Effekte oder der LD_{50} (letale Dosis, die 50% der Versuchstiere tötet; diese wird heute im Rahmen der Arzneimittelprüfung nicht mehr bestimmt)

In klinische Studien der Phase II und III wird die Dosis-Wirkungs-Beziehung in der Regel mit einem solchen Ansatz bestimmt, weil festgestellt werden soll, bei welcher Dosis welcher Anteil die Patienten den klinisch relevanten Endpunkt erreicht haben.

Potenz und Affinität

Die EC_{50} oder ED_{50} enthält auch die Information, wo die Dosis-Wirkungs-Kurve liegt. Je kleiner die ED_{50} oder EC_{50} ist, desto geringere Konzentrationen oder Dosen reichen aus, um einen Effekt auszulösen (Abb. 3.4). Die Potenz (ED_{50} oder EC_{50}) ist daher ein Maß für die Dosis-bezogene Wirkstärke des Pharmakons. Ein potentes Pharmakon muss eine hohe Affinität zu seinem Rezeptor oder seinem Angriffspunkt haben. Dieser Schluss gilt unabhängig davon, ob die Dosis-Wirkungs-Kurve im Analogverfahren oder im Alternativverfahren bestimmt worden ist.

Allerdings kann ein Pharmakon **in vitro** eine hohe Affinität zu seinem Angriffspunkt haben, aber bei Applikation **in vivo** eine niedrige Potenz zeigen. Diese Diskrepanz lässt sich darauf zurückführen, dass das Pharmakon in großem Ausmaß präsystemisch eliminiert wird oder seinen Wirkort schlecht erreicht.

Wirkungsmaximum und intrinsische Aktivität

Wenn Dosis-Wirkungs-Kurven für mehrere Substanzen im Analogverfahren gewonnen werden, kann auch verglichen werden, ob sie dasselbe Wirkungsmaximum erreichen. Im oben erwähnten Gedankenexperiment könnte die Kontraktionskraft eines isolierten Papillarmuskels nach Stimulation mit verschiedenen Agonisten gemessen werden. Alternativ können Zellen, die β_2-adrenerge Rezeptoren exprimieren, mit verschiedenen Agonisten stimuliert werden; die resultierende cAMP-Akkumulation kann gemessen werden: Ein solches Experiment ist für 3 Pharmaka in Abb. 3.4 gezeigt. In solchen Versuchsanordnungen kann beobachtet werden, dass einige Substanzen annähernd dasselbe Wirkungsmaximum erreichen. Diese Pharmaka werden als volle Agonisten klassifiziert. Der endogene Agonist (hier Adrenalin oder Noradrenalin ist praktisch immer ein voller Agonist). Mit anderen Pharmaka kann aber nur eine deutlich niedrigere maximale Wirkung erreicht werden. Diese Pharmaka werden als partielle Agonisten klassifiziert, wenn sie über denselben Rezeptor/Angriffspunkt den Effekt auslösen, wie die vollen Agonisten. Der Nachweis, dass partielle Agonisten über denselben Rezeptor wirken ist relativ leicht zu erbringen: In Gegenwart des vollen Agonisten sind partielle Agonisten Antagonisten.

Das Ausmaß des Agonismus wird mit der intrinsischen Aktivität angegeben: Diese nimmt Werte zwischen 0 und 1 an. Volle Agonisten haben eine intrinsische Aktivität von 1. Reine Antagonisten haben eine intrinsische Aktivität von 0. Bei partiellen Agonisten ist die intrinsische Aktivität >0 und kleiner als 1. Mechanistisch lässt sich das Phänomen der unterschiedlichen intrinsischen Aktivität folgendermaßen deuten: Ein Rezeptor ist ein molekularer Schalter, der dazu dient Signale weiterzuleiten. Er kann in einer inaktiven Konformation vorliegen, in der kein Signal weitergeleitet wird, oder in der aktiven Konformation, d.h. der Schalter ist in der Stellung »ein«. Rezeptoren können spontan zwischen den beiden Zuständen wechseln (◘ Abb. 3.5). Unter basalen Bedingungen ist aber der Anteil der Rezeptoren, die sich in der aktiven Konformation befinden, sehr gering (◘ Abb. 3.5). Agonisten mit hoher intrinsischer Aktivität verschieben das Gleichgewicht so, dass (praktisch) alle Rezeptoren die aktive Konformation annehmen (unterste Zeile in ◘ Abb. 3.5). In Gegenwart von partiellen Agonisten akkumuliert nur ein Teil der Rezeptoren im aktiven Zustand. Ein echter (= neutraler) Antagonist mit einer intrinsischen Aktivität von 0 (rechte Darstellung in ◘ Abb. 3.5) verändert das Gleichgewicht im Vergleich zum Ausgangszustand nicht. Es gibt aber Antagonisten, die das Gleichgewicht so verschieben, dass praktisch alle Rezeptoren im inaktiven Zustand vorliegen. Diese werden als inverse Agonisten (Antagonisten mit inverser oder reverser intrinsischer Aktivität bezeichnet (rechte Darstellung in ◘ Abb. 3.5). In diesem Zusammenhang sind 2 Aspekte wichtig:

▬ Die meisten Antagonisten sind inverse Agonisten/Antagonisten mit inverser intrinsischer Aktivität. Ob der Unterschied zwischen neutralem Antagonismus (intrinsische Aktivität = 0) oder inversem Agonismus (intrinsische Aktivität zwischen -1 und 0) klinisch bedeutsam ist, ist bei den meisten Rezeptoren derzeit unklar. Es ist allerdings offensichtlich, dass Flumazenil, ein neutraler Antagonist an GABA$_A$-Rezeptoren (► Kap. 29), besser ist als ein inverser Agonist. Flumazenil hemmt die Wirkung von Benzodiazepin-Agonisten auf: Das ist bei (den häufig vorkommenden) Intoxikationen sehr hilfreich (► Kapitel 29). Es gibt auch inverse Agonisten an GABA$_A$-Rezeptoren; diese wären nicht sehr sinnvoll; sie würden nicht nur die Sedation durch Benzodiazepin-Agonisten aufheben sondern per se Angstzustände auslösen. Daher werden auch inverse Agonisten an GABA$_A$-Rezeptoren nicht klinisch eingesetzt.

▬ Das Schema in ◘ Abb. 3.5 ist eine Vereinfachung, weil es nicht berücksichtigt, dass R* oft mit nachgeschalteten Proteinen interagiert. Das Gleichgewicht zwischen R* und R wird daher auch von der Konzentration diesen Proteinen beeinflusst. Dieser Umstand kann auch das Ausmaß des partiellen Agonismus oder Antagonismus eines Pharmakons beeinflussen. Ein eindrucksvolles Beispiel sind die partiellen Agonisten an Östrogenrezeptoren Tamoxifen,

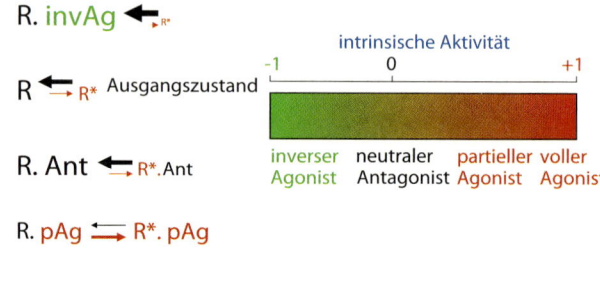

◘ **Abb. 3.5 Intrinsische Aktivität von Pharmaka.** Diese lässt sich auf eine Verschiebung im Gleichgewicht zwischen aktiven und inaktiven Rezeptoren zurückführen. Im Ausgangszustand liegen die meisten Rezeptoren in der inaktiven Konformation R vor, ein kleiner Anteil kann aber auch spontan die aktive Konformation R* annehmen. Neutrale Antagonisten (Ant) binden an beide Konformationen und beeinflussen das Gleichgewicht nicht, sie blockieren aber den Zugang von (endo- und exogenen) Agonisten. Partielle Agonisten (PAg) verschieben das Gleichgewicht in Richtung der aktiven Konformation R*. Volle Agonisten (vAg) verschieben das Gleichgewicht soweit in Richtung R*, dass der Anteil der inaktiven Konformation R vernachlässigbar klein ist. »Inverse« Agonisten/Antagonisten (invAg) sind solche Antagonisten, die das Gleichgewicht in Richtung der inaktiven Konformation R verschieben. R* wird verschwindend gering. Aus dieser Betrachtung ist offensichtlich, dass intrinsische Aktivität ein Kontinuum ist: Echte »neutrale« Antagonisten sind extrem selten, meistens lässt sich ein geringer partieller Agonismus oder ein inverser Agonismus nachweisen

Raloxifen, Toremifen etc. (SERMs: selective estrogen receptor modulators). Diese Substanzen können je nach Gewebe als Agonisten oder Antagonisten wirken. Mechanistisch ist dieser Umstand darauf zurückzuführen, dass diese nukleären Rezeptoren an ERE (Estradiol-responsive Elemente) im Promoter regulierter Gene binden. Ob die Genexpression eher aktiviert oder reprimiert wird, hängt davon ab, ob das jeweilige Gewebe mehr repressive ader aktivierende Co-Faktoren enthält. Daher können Raloxifen und Tamoxifen zum Beispiel im Knochen als Agonisten wirken (d.h. wie endogenes Estradiol vor Osteoporose schützen), weil dort mehr Co-Aktivatoren der Transkription exprimiert werden. In der Brustdrüse wirken alle SERMs aber als Antagonisten, weil dort die Co-Repressoren überwiegen. Im Uterus wirkt z.B. Tamoxifen (bzw. sein aktiver Metabolit Endoxfen; ◘ Abb. 2.16) auch als Agonist, Raloxifen hingegen als Antagonist.

Responder-Rate

Wenn eine Dosis-Wirkungs-Kurve in einem Kollektiv im Alternativverfahren bestimmt wird, erhält man nicht das Wirkungsmaximum, sondern die maximale Anzahl der reagierenden Individuen (◘ Abb. 3.3). Diese Responder-Rate ist bei der klinischen Anwendung von Arzneimitteln eine wichtige Information: In vielen Fällen zeigen – auch bei korrekter Diagnose – nicht 100% der behandelten Personen einen therapeutischen Effekt. Es gibt viele Gründe, weshalb ein Patient nicht die erwünschte Wirkung zeigt. Manche Ursachen der individuellen Variabilität sind bekannt (▶ Kap. 5), in vielen Fällen jedoch nicht.

Steilheit der Dosis-Wirkungs-Kurve

Wenn das Massen-Wirkungs-Gesetz gilt, sollten alle Dosis-Wirkungs-Kurven dieselbe Steilheit haben: Die Gleichung einer Hyperbole (Y = Maximum × [X/(X + Konstante)]) sagt voraus, dass eine Zehnerpotenz unterhalb der EC_{50} oder der K_D (= Konstante in der Gleichung) ungefähr 10% (eigentlich 9,09) der Wirkung erzielt oder 10% der Rezeptoren besetzt werden. Eine Zehnerpotenz über der der EC_{50} oder der K_D werden ungefähr 90% (eigentlich 90,9) der Wirkung erzielt oder 10% der Rezeptoren besetzt. Das Massen-Wirkungs-Gesetz ist ein universell geltendes Naturgesetz. Weshalb werden aber Dosis-Wirkungs-Kurven mit unterschiedlicher Steilheit beobachtet? Um diese Frage zu beantworten, müssen zunächst Dosis-Wirkungs-Kurven im Analogverfahren getrennt von denen im Alternativverfahren betrachtet werden:

Es gibt 3 Gründe, weshalb Dosis-Wirkungs-Kurven im Alternativverfahren in ihrer Steilheit variieren können:

- Die gemessene Wirkung ergibt sich aus der Besetzung mehrerer Rezeptoren, die mit unterschiedlicher Affinität das Pharmakon binden: Morphin stimuliert zunächst μ-Opoid-Rezeptoren, in hohen auch κ- und δ-Rezeptoren, sodass eine flache Dosis-Wirkungs-Kurve resultieren kann, wenn alle 3 Rezeptoren im untersuchten Gewebe exprimiert werden und zur untersuchten Wirkung beitragen.
- Das Pharmakon bindet an einen Rezeptor, der aus mehreren Untereinheiten besteht – typische Beispiele sind Ligranden-gesteuerte Ionenkanäle (z.B. nikotinische Acetylcholin-Rezeptoren, 5HT3-Rezeptoren, $GABA_A$-Rezeptoren). Wenn jede Untereinheit eine Bindungsstelle trägt, können diese kooperativ binden. Nach Besetzung der ersten Untereinheit nimmt die Affinität der anderen Untereinheiten sprunghaft zu. Daraus resultieren sehr steile Dosis-Wirkungs-Kurven.
- Die untersuchte Wirkung ist auf eine Zustandsänderung von Zellen zurückzuführen (z.B. Zelltod, Differenzierung, Wachstum): Wenn z.B. Zellen durch eine zytotoxische Substanz in den programmierten Zelltod (Apoptose) getrieben werden, können sie durch die zelleigenen homöostatischen Mechanismen über einen gewissen Konzentrationsbereich die Apoptosemechanismen in Schach halten. Wenn aber ein kritischer Punkt (»point of no return«, »restriction point« im Zellzyklus) überwunden ist, kommt es zum Übergang in den neuen Zustand (hier Zelltod). Aus solchem Verhalten ergeben sich auch sehr steile Dosis-Wirkungs-Kurven.

Im Alternativverfahren wird die Verteilung der individuellen Empfindlichkeit gemessen. Hier ist die Steilheit der Kurve ein Maß für die Variabilität der Stichprobe. Biologische Empfindlichkeiten sind meistens nicht normalverteilt (häufig ist eine lognormale Verteilung; nach Logarithmieren erhält man annähernd eine Normalverteilung, ▶ Abb. 3.3): Typischerweise reagieren die meisten Individuen innerhalb eines geringen Dosisbereiches, einige Vertreter der Population (Ausreißer) sind aber erstaunlich resistent. Aus dieser Verteilung resultieren sehr steile Dosis-Wirkungs-Kurven.

3.1.3 Therapeutische Breite

Pharmaka haben erwünschte und unerwünschte (toxische) Wirkungen.

❯ Der Dosisabstand zwischen der therapeutischen und der toxischen Dosis wird als therapeutische Breite bezeichnet.

Die Bestimmung der therapeutischen Breite setzt immer Dosis-Wirkungs-Kurven in einem Kollektiv voraus. Wenn die Dosis-Wirkungs-Kurven annähernd parallel verlaufen, gibt der Quotient aus TD_{50}/ED_{50} die therapeutische Breite an (ED_{50} = Dosis, bei der 50% der Individuen reagieren; TD_{50} = Dosis, bei der 50% der Individuen mit einer toxischen Wirkung reagieren). Ist die Steilheit der Dosis-Wirkungs-Kurven für erwünschte und toxische Wirkung unterschiedlich, dann ist es sinnvoller, das Verhältnis von TD_{50}/ED_{95} als »therapeutischen Index« anzugeben (▶ Abb. 3.6).

Die therapeutische Breite hängt auch davon ab, welche Wirkung eines Pharmakons betrachtet wird. Das lässt sich am Beispiel der Acetylsalicylsäure illustrieren. Acetylsalicylsäure hemmt in niedrigen Dosen die Aggregation der Blutplättchen. Die ED_{50} für diese Wirkung liegt bei ca. 30 mg/d. Wenn Acetylsalicylsäure in hohen Dosen eingenommen wird, tritt zunächst als toxische Wirkung Ohrensausen und Hyperventilation auf. Die TD_{50} für diesen Effekt liegt bei ca. 8 g/d (bei Einnahme in 3–4 Einzeldosen). Wenn Acetylsalicylsäure daher zur Hemmung der Thrombozytenaggregation eingenommen wird, errechnet sich die therapeutische Breite TD_{50}/ED_{50} = 27. Wenn Acetylsalicylsäure zur Fiebersenkung bei einem grippalen Effekt eingenommen wird, liegt die ED_{50} bei 1 g/d. Die therapeutische Breite ist ~8. Zur Hemmung von Entzündungen (antiphlogistische Wirkung) wurde früher hochdosierte Acetylsalicylsäure verabreicht. Die ED_{50} liegt bei 6 g/d. Die therapeutische Breite ist sehr gering (~1,3). Aufgrund der auftretenden Nebenwirkungen (Ohrensausen und Magenblutungen) wird Acetylsalicylsäure deshalb nicht mehr als Antiphlogistikum verwendet.

Dosis eines Pharmakon

- Ein Pharmakon hat so viele Dosis-Wirkungs-Kurven, wie es Wirkungen hat. Daher gibt es auch je nach Indikation (zu erzielender Wirkung) eine unterschiedliche therapeutische Breite.
- **Unterdosierung** ist wirkungslos, weil ohne Besetzung des Angriffspunktes keine Wirkung zu erwarten ist.
- **Überdosierung** ist nicht sinnvoll, weil der Wirkungseffekt nach Erreichen der Sättigung nicht weiter zunehmen kann. Eine weitere Steigerung der Dosis führt nur zu unerwünschten Wirkungen.

3

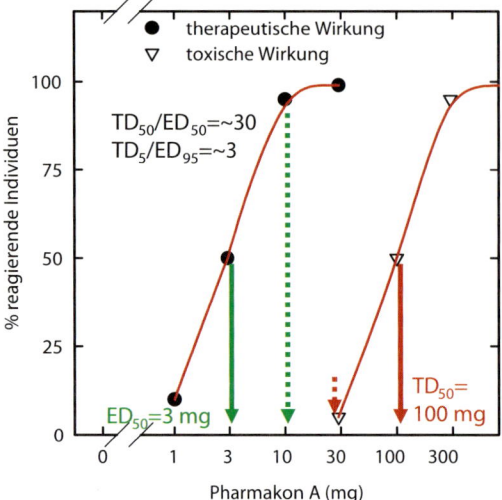
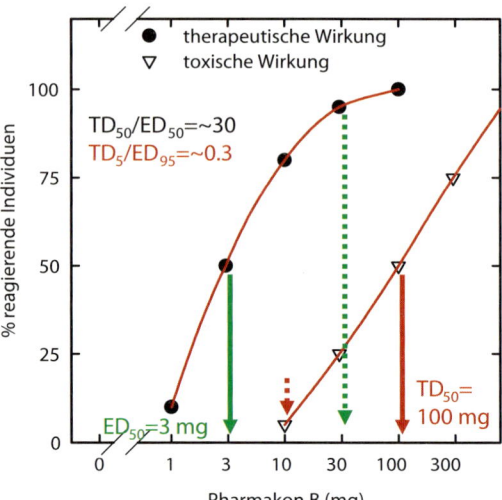

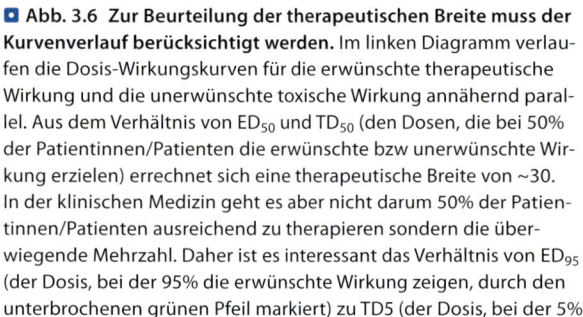

◘ Abb. 3.6 Zur Beurteilung der therapeutischen Breite muss der Kurvenverlauf berücksichtigt werden. Im linken Diagramm verlaufen die Dosis-Wirkungskurven für die erwünschte therapeutische Wirkung und die unerwünschte toxische Wirkung annähernd parallel. Aus dem Verhältnis von ED_{50} und TD_{50} (den Dosen, die bei 50% der Patientinnen/Patienten die erwünschte bzw unerwünschte Wirkung erzielen) errechnet sich eine therapeutische Breite von ~30. In der klinischen Medizin geht es aber nicht darum 50% der Patientinnen/Patienten ausreichend zu therapieren sondern die überwiegende Mehrzahl. Daher ist es interessant das Verhältnis von ED_{95} (der Dosis, bei der 95% die erwünschte Wirkung zeigen, durch den unterbrochenen grünen Pfeil markiert) zu TD5 (der Dosis, bei der 5%

eine unerwünschte Wirkung zeigen; durch den unterbrochenen roten Pfeil markiert) zu betrachten: Auch nach diesen Kriterien ist Pharmakon A in der rechten Abbildung ein sehr sicheres Arzneimittel. Im Gegensatz dazu sind die Dosis-Wirkungskurven von Pharmakon B im rechten Dagramm nicht parallel. Das Verhältnis von TD_{50} zu ED_{50} ist ebenfalls ~30. Das vermittelt ein falsches Gefühl der Sicherheit: Denn bei einer Dosis, die der ED_{95} entspricht (durch den unterbrochenen grünen Pfeil markiert) haben bereits 25% der Patientinnen/Patienten unerwünschte Wirkungen. Das Verhältnis TD_5/ED_{95} zeigt, dass Pharmakon B ein wesentlich gefährlicheres Arzneimittel ist als Pharmakon A

3.1.4 Typen von Antagonismus

Agonisten lösen Wirkungen aus. Antagonisten heben diese durch Agonisten vermittelten Effekte wieder auf (◘ Abb. 3.7). Die Analyse von Dosis-Wirkungs-Kurven eines Agonisten in Gegenwart von Antagonisten erlaubt eine Klassifikation des Antagonismus. Darüber hinaus lassen sich Hypothesen über den zugrunde liegenden Mechanismus formulieren. Diese Hypothesen können durch zusätzliche Untersuchungen überprüft werden. Mit diesem Ansatz sind erstaunliche Einblicke in die physiologischen Regulationsmechanismen gewonnen worden.

Kompetitiver Antagonismus

Konzeptionell der einfachste Fall ist, dass ein Agonist und der Antagonist um dieselbe Bindungsstelle an einem Rezeptor konkurrieren. Das Ausmaß der Hemmung hängt vom Verhältnis der Agonisten- und Antagonistenkonzentration ab. Wenn die Konzentration des Agonisten ausreichend erhöht wird, kann er den Antagonisten immer aus der Bindungstasche verdrängen und das Wirkungsmaximum erreichen. Daher werden in Gegenwart des kompetitiven Antagonisten die Konzentrations- oder Dosis-Wirkungs-Kurven parallel nach rechts verschoben. Die maximale Wirkung (E_{max}) bleibt gleich; die EC_{50} oder ED_{50} wandert nach rechts (◘ Abb. 3.8). Das Ausmaß der Rechtsverschiebung ist durch das Verhältnis der An-

tagonistenkonzentration zu seiner Dissoziationskonstante gegeben:

$$[Ag^c]/[Ag] = 1 + [Ant]/K_{D,Ant}$$

wobei $K_{D,Ant}$ die Dissoziationskonstante des Antagonisten (Ant) und Ag^c/Ag der Faktor ist, um den die Konzentration des Agonisten erhöht werden muss, damit in Gegenwart der Antagonistenkonzentration Ant dieselbe Wirkung wie in Abwesenheit des Antagonisten hervorgerufen werden kann. Wenn der Antagonist in einer Konzentration vorhanden ist, die seiner Dissoziationskonstante $K_{D,Ant}$ entspricht verschiebt sich die Dosis-Wirkungs-Kurve um den Faktor 2 nach rechts. Das bedeutet für die Pharmakotherapie, dass das Ausmaß der Hemmung mit dem Verhältnis der Konzentrationen von Antagonisten zu (endogenen) Agonisten schwankt. Die meisten Rezeptorenblocker sind kompetitive Antagonisten.

Ein Sonderfall sind **partielle Agonisten:** Diese wirken in Gegenwart einer hohen Konzentration des vollen (endogenen) Agonisten als Antagonisten (◘ Abb. 3.9). Dieser Umstand kann nützlich sein, wenn eine gewisse Wirkung erwünscht ist, aber der Effekt eines vollen Agonisten verhindert werden soll. Typische Beispiele sind die **Substitutionstherapie im Rahmen der Suchterkrankung:** Opiat-Abhängige können mit dem partiellen Agonisten Buprenorphin behandelt werden. Buprenorphin verhindert aufgrund seiner Eigen-

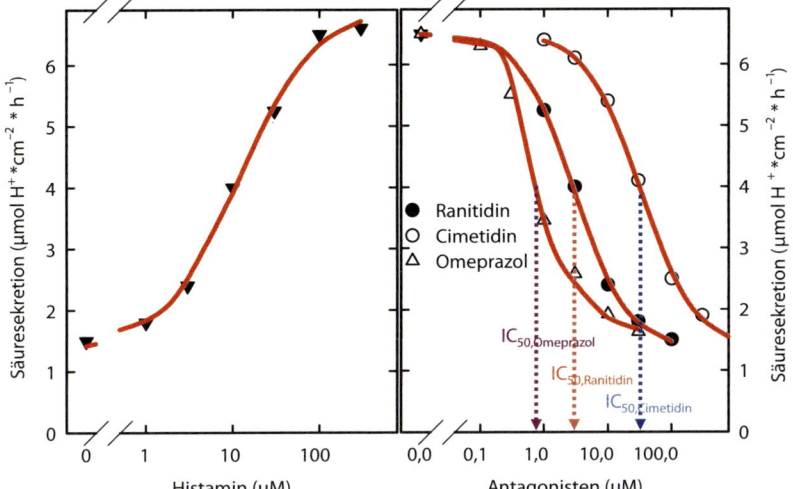

■ Abb. 3.7 Antagonismus der Histamin-induzierten Säureakkumulation. Im linken Diagramm ist der Histamin-induzierte Anstieg der Säuresekretion durch einem isolierten perfundierten Meerschweinchenmagen gezeigt. Im rechten Diagramm wurde der Perfusionslösung 300 µM Histamin und steigende Konzentrationen von Ranitidin und Cimetidin zugesetzt und die Säuresekretion gemessen. Aus diesem Versuchsansatz lässt sich nur schließen, dass (i) Omeprazol,

Cimetidin und Ranitidin den Effekt von Histamin antagonisieren.und dass (ii) Oeprazol potenter als Rantidin ist, das wiederum potenter potenter als Cimetidin ist. Über den Mechanismus der Hemmung (kompetitiv, nicht-kompetitiv) und über die Affinität des Antagonisten zu einem Rezeptor lässt sich keine Aussage treffen. Die Abbildung wurde unter Verwendung von Daten, aus [P. Holton & J. Spencer (1976) J. Physiol. 255:465-479] gezeichnet

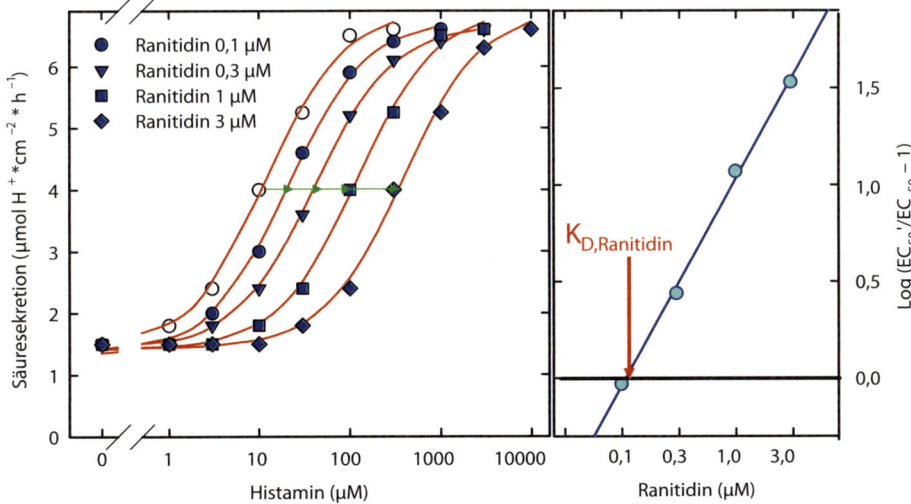

■ Abb. 3.8 Kompetitiver Antagonismus der Histamin-induzierten Säureakkumulation durch Ranitidin. Im linken Diagramm ist der Histamin-induzierte Anstieg der Säuresekretion durch einem isolierten perfundierten Meerschweinchenmagen in Abwesenheit (offene Symbole) und in Gegenwart steigender Konzentrationen von Ranitidin gezeigt. Mit steigender Konzentration des Antagonisten Ranitidin wird die Dosis-Wirkungskurve parallel nach rechts verschoben (durch grüne Pfeile markiert). Das Ausmaß der Rechtsverschiebung lässt sich bestimmen, in dem man z.B. das Verhältnis von EC_{50}' (= EC_{50}

in Gegenwart des Antagonisten Ranitidin) zu EC_{50} bestimmt. Im linken Diagramm ist dieses Verhältnis auf der Y-Achse gegen den Logarithmus der Antagonistenkonzentration eingezeichnet. In dieser Darstellung (nach Heinz O. Schild »Schild-Plot« bezeichnet) kommen die Punkte auf einer Gerade zu liegen, die die X-Achse bei der Konzentration des Antagonisten schneidet, die die Dosis-Wirkungskurve um den Faktor 2 nach rechts verschiebt: Das ist die K_D des Antagonisten

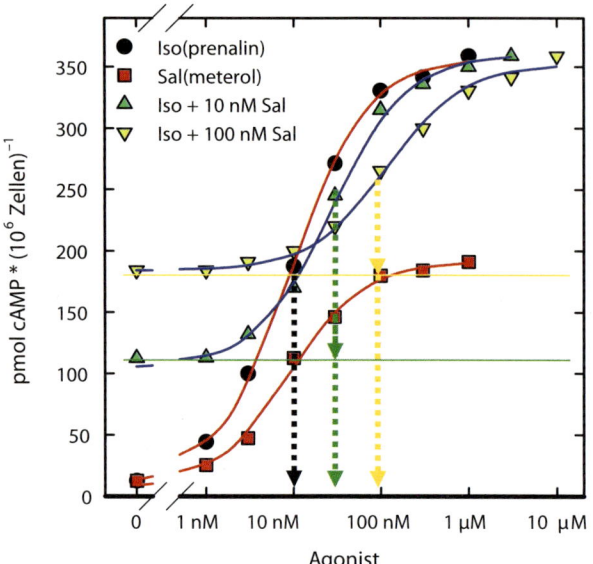

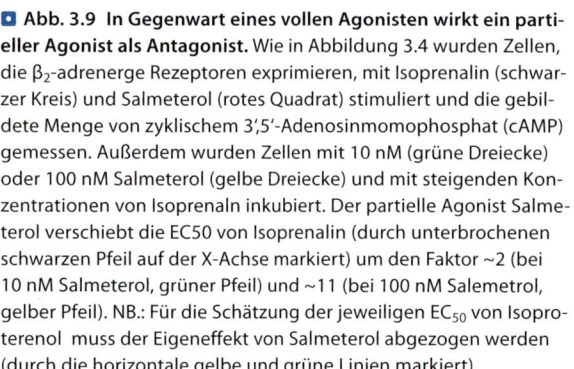

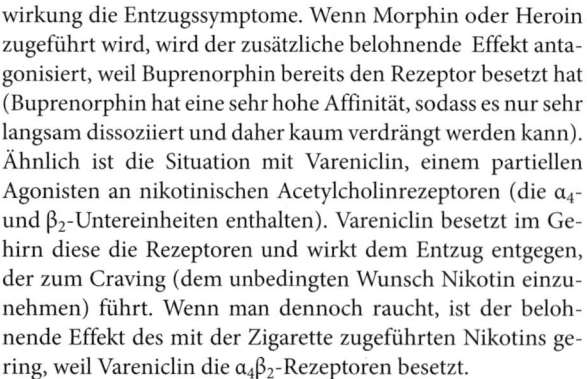

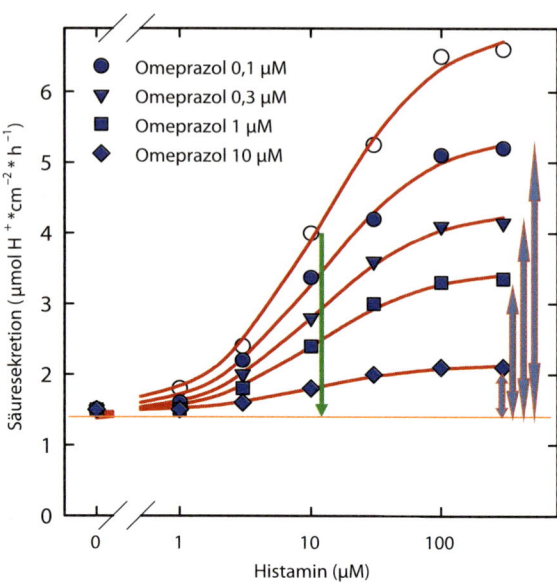

Abb. 3.9 In Gegenwart eines vollen Agonisten wirkt ein partieller Agonist als Antagonist. Wie in Abbildung 3.4 wurden Zellen, die β₂-adrenerge Rezeptoren exprimieren, mit Isoprenalin (schwarzer Kreis) und Salmeterol (rotes Quadrat) stimuliert und die gebildete Menge von zyklischem 3′,5′-Adenosinmomophosphat (cAMP) gemessen. Außerdem wurden Zellen mit 10 nM (grüne Dreiecke) oder 100 nM Salmeterol (gelbe Dreiecke) und mit steigenden Konzentrationen von Isoprenalin inkubiert. Der partielle Agonist Salmeterol verschiebt die EC50 von Isoprenalin (durch unterbrochenen schwarzen Pfeil auf der X-Achse markiert) um den Faktor ~2 (bei 10 nM Salmeterol, grüner Pfeil) und ~11 (bei 100 nM Salemetrol, gelber Pfeil). NB.: Für die Schätzung der jeweiligen EC₅₀ von Isoproterenol muss der Eigeneffekt von Salmeterol abgezogen werden (durch die horizontale gelbe und grüne Linien markiert)

Abb. 3.10 Nicht-Kompetitiver Antagonismus der Histamininduzierten Säureakkumulation durch den Protomnenpumpenhemmer Omeprazol. Wie in Abb. 3.7 & Abb. 3.8., ist der Histamin-induzierte Anstieg der Säuresekretion durch einem isolierten perfundierten Meerschweinchenmagen gezeigt, wobei die Sekretion in Abwesenheit (offene Symbole) und in Gegenwart steigender Konzentrationen von Omeprazol gemessen wurde. Mit steigender Konzentration des Antagonisten Omeprazol wird die maximale Wirkung von Histamin (Emax der Konzentrations-Wirkungskurven) geringer (durch blaue Doppelpfeile markiert). Die EC₅₀-Werte (~12 μM) bleiben konstant (grüner Pfeil; die basale Sekretion ist durch eine horizontale Linie markiert)

wirkung die Entzugssymptome. Wenn Morphin oder Heroin zugeführt wird, wird der zusätzliche belohnende Effekt antagonisiert, weil Buprenorphin bereits den Rezeptor besetzt hat (Buprenorphin hat eine sehr hohe Affinität, sodass es nur sehr langsam dissoziiert und daher kaum verdrängt werden kann). Ähnlich ist die Situation mit Vareniclin, einem partiellen Agonisten an nikotinischen Acetylcholinrezeptoren (die α₄- und β₂-Untereinheiten enthalten). Vareniclin besetzt im Gehirn diese die Rezeptoren und wirkt dem Entzug entgegen, der zum Craving (dem unbedingten Wunsch Nikotin einzunehmen) führt. Wenn man dennoch raucht, ist der belohnende Effekt des mit der Zigarette zugeführten Nikotins gering, weil Vareniclin die α₄β₂-Rezeptoren besetzt.

Nichtkompetitiver Antagonismus

Beim nichtkompetitiven Antagonismus kann der Agonist in Gegenwart des Antagonisten nicht mehr das Wirkungsmaximum (E_{max}) auslösen, d.h. E_{max} nimmt ab, aber die EC_{50} bleibt gleich (Abb. 3.10).

Ein nichtkompetitiver Antagonismus kann mechanistisch auf 2 Wegen erreicht werden:
- Ein Rezeptor-Antagonist bindet irreversibel an den Rezeptor. Damit nimmt das Wirkungsmaximum ab. Die Re-

zeptoren, die noch intakt sind, können nach wie vor den Agonisten binden, daher bleibt die EC_{50} gleich.
- Der Antagonist hemmt ein Protein, das in der Signalkaskade dem Rezeptor nachgeschaltet ist (entweder das Signal überträgt oder der Effektor ist). Als Beispiel kann die Signalübertragung des H₂-Histamin-Rezeptors in der Belegzelle der Magenschleimhaut betrachtet werden: H₂-Rezeptoren stimulieren über das G-Protein Gs die Adenylylzyklase, sodass cAMP intrazellulär ansteigt, die Proteinkinase A in der Zelle aktiviert wird, die Protonenpumpe in die kanalikuläre Membran inseriert wird und H⁺ in das Lumen des Magens pumpt (▶ Kap. 45). Wenn ein Hemmer der Protonenpumpe wie Omeprazol zugesetzt wird, kommt es zu einer nichtkompetitiven Hemmung. Wird die Protonenpumpe gehemmt, kann eine Erhöhung der Histaminkonzentration den Block nicht beseitigen.

Gemischt-kompetitiver Antagonismus

Ein reiner nichtkompetitiver Antagonismus ist selten. Oft wird ein gemischt-kompetitiver Antagonismus beobachtet. Das Wirkungsmaximum (E_{max}) nimmt in Gegenwart des Antagonisten ab und die EC_{50} wird größer.

Mechanistisch lässt sich ein gemischt-kompetitiver Antagonismus folgendermaßen deuten:

- Wenn ein reversibler Antagonist sehr hochaffin bindet (eine sehr kleine K_D hat), wird seine Dissoziationsrate k_{off} sehr langsam ($K_D = k_{off}/k_{on}$). In dieser Situation wird auch bei Erhöhung der Agonistenkonzentration, der fest bindende Antagonist nicht verdrängt. Sehr hochaffin bindende Antagonisten zeigen daher oft einen gemischt-kompetitiven Antagonismus, obwohl sie an dieselbe Stelle binden wie der Agonist. In niedrigen Konzentrationen ist ihre Hemmung noch kompetitiv, weil sie bei niedrigen Konzentrationen nicht so schnell binden, wie der im Überschuss vorhandene Agonist. In hohen Konzentrationen ist die Hinreaktion (Assoziationsrate) des Antagonisten nicht mehr limitierend, sondern die Rückreaktion (k_{off}).

- Für die Auslösung einer biologischen Antwort ist es oft ausreichend, wenn nur ein kleiner Teil der verfügbaren Moleküle aktiviert wird (z.B. Rezeptorreserve). Wenn eine solche Reserve besteht, kann ein gemischt-kompetitiver Antagonismus beobachtet werden. Das lässt sich anhand eines Beispiels erläutern, das davon ausgeht, dass in der Belegzelle des Magens für die Säuresekretion sowohl eine Rezeptorreserve als auch eine Protonenpumpenreserve besteht. Nicht alle H_2-Rezeptoren müssen aktiviert und nicht alle Protonenpumpen inseriert werden, um die maximale Säuresekretion zu induzieren. Wenn dies der Fall wäre, sollten niedrige Konzentrationen von Omeprazol zunächst die Konzentrationswirkungskurve von Histamin nach rechts verschieben. Denn Histamin kann durch Mobilisierung der Reserve diejenigen Pumpen, die durch Omeprazol ausgeschaltet worden sind, wett machen. Es muss dafür aber mehr Rezeptoren besetzen, d.h. es muss in höherer Konzentration eingesetzt werden – die EC_{50}. Wenn die Omeprazolkonzentration weiter gesteigert wird, dann werden so viele Pumpen gehemmt, dass die Reserve aufgebraucht ist; E_{max} nimmt ab, sodass eine gemischt-kompetitive Hemmung resultiert.

Chemischer und funktioneller Antagonismus

Wenn ein Pharmakon mit einem anderen Wirkstoff einen Komplex bildet, wird es inaktiviert, d.h. es steht nicht mehr für die Bindung an seinem Angriffspunkt zur Verfügung. Schwermetalle können zum Beispiel durch Chelatbildner inaktiviert werden (z.B. Blei durch DMPS, ▶ Kap. 69) oder Digitalisglykoside durch Antikörper (bei Intoxikationen) gebunden werden (▶ Kap. 36). Die Wirkung von Heparin kann durch Protamin, das mit Heparin einen Komplex bildet, aufgehoben werden (▶ Kap. 41). **Chemischer Antagonismus** reduziert die freie Konzentration und führt deshalb zu Dosis-Wirkungs-Kurven, die denen des kompetitiven Antagonismus entsprechen.

Die Stimulation von β_1-adrenergen Rezeptoren im Herzen führt zu einer Steigerung der Herzfrequenz (positiv chronotrope Wirkung). die Stimulation von M_2-muskarinischen Acetylcholinrezeptoren im Herzen führt zum Abfall der Herzfrequenz. Agonisten an den jeweiligen Rezeptoren sind wechselseitig antagonistisch. Diese Form des Antagonismus wird

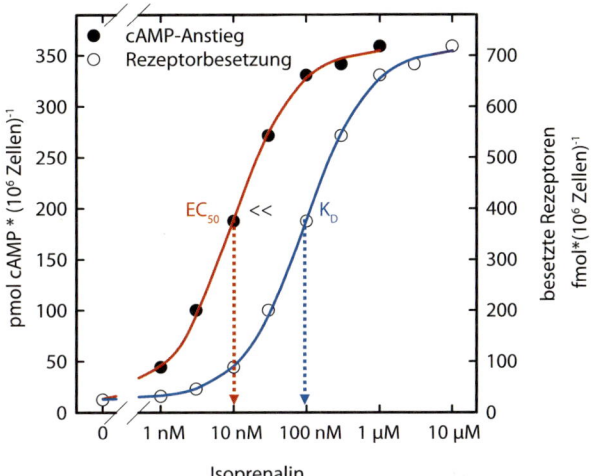

Abb. 3.11 Rezeptorreserve. Die Zellen, die β-adrenerge Rezeptoren exprimieren, wurden mit Isoprenalin stimuliert und die gebildete Menge von zyklischem cAMP gemessen. In einem parallelen Ansatz wurde die Rezeptorbesetzung gemessen. Die EC_{50} von Isoprenalin (unterbrochener roter Pfeil) ist viel kleiner als seine K_D (unterbrochener blauer Pfeil). Es müssen nur 10% der Rezeptoren besetzt werden um 50% der cAMP-Antwort auszulösen

auch als **funktioneller Antagonismus** bezeichnet. Wenn funktioneller Antagonismus in Dosis-Wirkungs-Kurven analysiert wird, manifestiert er sich meist als nichtkompetitiver oder gemischt-kompetitiver Antagonismus. Funktioneller Antagonismus erfasst meist nicht nur einen, sondern viele Stimuli – alle positiv-chronotropen Stimuli werden durch Stimulierung von M_2-muskarinischen Rezeptoren unterdrückt.

3.1.5 Rezeptorreserve

Zur Erzielung einer Maximalwirkung ist es in vielen Fällen nicht notwendig, alle Rezeptoren zu besetzen. Es ist mittlerweile möglich, die Rezeptorbesetzung nicht nur in vitro zu messen, sondern auch in vivo (durch PET) sichtbar zu machen. In diesen Untersuchungen lässt sich zeigen, dass für viele Agonisten gilt: Die EC_{50} ist viel niedriger als die K_D (▪ Abb. 3.11). Die Ursache liegt darin, dass intrazellulär eine Signalkaskade von hintereinandergeschalteten Proteinen und zweiten Botenstoffen (Second Messengers) aktiviert wird, die zu einer gewaltigen Signalverstärkung führt.

Die Rezeptorreserve ist wegen ihrer physiologischen Bedeutung als homöostatischer Mechanismus von Interesse. Die Empfindlichkeit für endogene Agonisten kann durch eine Änderung der Rezeptorenzahl variiert werden. Aus der Sicht der Pharmakologie/Pharmakotherapie hat das folgende Konsequenzen:

- Die intrinsische Aktivität von partiellen Agonisten kann bei unterschiedlicher Rezeptorendichte variieren: Bei hoher Rezeptorendichte ist eine partieller Agonist stärker wirksam.

- Die Rezeptorenzahl kann nach chronischer Behandlung mit Rezeptorantagonisten (»Rezeptorblocker«) zunehmen (»upregulation«): Wenn das Pharmakon plötzlich abgesetzt wird, kommt es zu einer deutlichen Zunahme der Empfindlichkeit für endogene Agonisten (z.B. Rebound-Hyperazidität nach Absetzen von H_2-Histaminrezeptor-Antagonisten oder β-Blocker-Entzugssyndrom nach plötzlichem Absetzen einer langdauernden Therapie mit β-adrenergen Antagonisten).

3.2 Angriffspunkte von Arzneimitteln

Lernziele

- **Angriffspunkte**
  - Bindung an Proteine: Rezeptoren, Ionenkanäle, Transporter, Pumpen und Enzyme
  - Bindung Nukleinsäuren: Modifikation von DNA/RNA
  - Physikalisch-chemische Effekte: strukturunspezifische Wirkungen (osmotische Effekte, pH-Neutralisation)
  - Abwehr von Erregern
- **Wichtige Rezeptoren für die Pharmakotherapie**
  - Intrazelluläre (nukleäre) Rezeptoren
  - Membranständige Rezeptoren

Pharmaka können verschieden klassifiziert werden, oft erfolgt diese nach der chemischen Eigenschaft oder chemischen Grundstruktur, z.B. Phenothiazine, Benzodiazepine oder β-Laktame. Im Allgemeinen werden sie deskriptiv nach ihrer Wirkung klassifiziert (ATC-Code, ▶ Abschn. 1.5):

- Analgetika: unterdrücken die Schmerzwahrnehmung
- Antipyretika: senken die (erhöhte) Körpertemperatur
- Antiphlogistika: unterdrücken die Entzündung
- Antiemetika: unterdrücken das Erbrechen
- Ulkusmittel: zur Abheilung eines Magengeschwürs
- Antibiotika: hemmen das Bakterienwachstum
- Zytostatika: hemmen das Zellwachstum
- Antihypertensiva: senken den Blutdruck

Der Nachteil an dieser Betrachtung ist der Umstand, dass eine solche Klassifikation nicht erklärt, wie die Wirkung zustande kommt. Die meisten Wirkungen (und viele unerwünschten Wirkungen) lassen sich aus der Kenntnis des Wirkungsmechanismus (auf molekularem und zellulärem Niveau bzw. auf dem Niveau des Gesamtorganismus) logisch ableiten.

3.2.1 Bindung an Proteine

Die **molekularen Angriffspunkte** von Pharmaka sind in der überwiegenden Zahl **Proteine**. Das humane Genom codiert (unter Berücksichtigung von Spleißvarianten) wahrscheinlich 50.000 Proteine. Von diesen werden derzeit weniger als 1% als Angriffspunkte für Arzneimittel genutzt:

- **Rezeptoren** (ca. 100), z.B.:
  - ca. 60 G-Protein-gekoppelte Rezeptoren
  - ca. 15 Rezeptoren mit einer Transmembrandomäne (Rezeptor-Tyrosinkinasen, Rezeptoren mit assoziierter Tyrosinkinase, Rezeptor-Serin/Threoninkinasen)
  - ca. 15 nukleäre Rezeptoren
- **spannungsabhängige Ionenkanäle** (etwa 15 werden genutzt), z.B. Natrium-, Calcium und Kaliumkanäle
- **Transporter und Pumpen**, z.B.:
  - Neurotransmittertransporter für Serotonin, Noradrenalin, Dopamin, GABA
  - renaler Na^+/K^+-Co-Transporter und $Na^+/K^+/2\ Cl^-$-Co-Transporter
  - Cholesterintransporter
  - Harnsäuretransporter
  - Na^+/K^+- und H^+/K^+-Pumpe
- **Enzyme** (ca. 40), z.B.:
  - Angiotensin-Converting-Enzyme, Cyclooxygenasen, Dihydrofolatreduktase, IMP-Deyhydrogenase, Phosphodiesterasen, Renin, Thymidylatsynthase, Topoisomerasen, Tubulin, Xanthinoxidase
  - sezernierte Botenstoffe wie Zytokine und Gewebehormone (4):
    - IL-1
    - IL-6 (Intereukin-1 und -6)
    - TNF (Tumor-Nekrose-Faktor)
    - VEGF (vascular endothelial growth factor)

Rezeptoren können aktiviert (Agonisten) oder gehemmt (Antagonisten) werden. Bei allen anderen pharmakologischen Angriffspunkten (Ionenkanäle, Transporter, Pumpen, Enzyme) ist Hemmung der Regelfall. Ausnahmen sind Amphetamin und seine Derivate, die die Transporter für Dopamin, Noradrenalin und Serotonin stimulieren (▶ Kap. 32) und Nitroglycerin und andere NO-Donoren, die die lösliche Guanylylzyklase aktivieren können.

Für die Bindung an Proteine bedarf es einer **hohen Strukturspezifität**. Das Pharmakon muss in eine Bindungstasche passen. Geringe Modifikationen können die Affinität dramatisch beeinflussen. Zum Beispiel bindet Imipramin mit einer Affinität von ca. 3 nM an den Serotonintransporter; die Einführung einer einzigen Methylgruppe bei Trimipramin reduziert die Affinität zum Serotonintransporter ~1000-fach.

Pharmaka haben oft ein (oder mehrere) asymmetrisches C-Atom. Daher existieren chirale Isomere (Enantiomere). Diese verhalten sich zueinander wie die rechte und die linke Hand (daher die Bezeichnung chiral von χειρ = Hand). Oft wird beobachtet, dass nur eines der beiden Enatiomere (entweder die rechts- oder die linksdrehende Form) hochaffin bindet. Enatioselektivität ist leicht nachvollziehbar, wenn man sich vorstellt, dass ein Pharmakon in die Bindungstasche passen kann, wie eine Hand in einen Handschuh: Die linke Hand passt schlecht in den rechten Handschuh. Die Analyse der Struktur-Wirkungs-Beziehung (d.h. der Beziehung zwischen chemischer Struktur und Bindung an den pharmakologischen Angriffspunkt) ermöglicht es, Modellvorstellungen über die Natur der Bindungstasche zu generieren.

3.2.2 Bindung an Nukleinsäuren

Einige Pharmaka interagieren direkt mit der DNA, das sind zytotoxische Substanzen (Zytostatika).

Antisense-Nukleotide binden und inaktivieren RNA.

3.2.3 Physikalisch-chemische Effekte

Manche Pharmaka binden weder an Proteine noch an Nukleinsäuren. Sie wirken durch ihre physikalisch-chemischen Eigenschaften, z.B.:

- Aktivkohle adsorbiert aufgrund seiner großen Oberfläche (fast alle) organischen Moleküle
- Antazida neutralisieren H^+
- Chelatbildner bilden mit Metallen Komplexe
- Cholestyramin und andere Anionenaustauscher binden Gallensäuren (und andere Pharmaka)
- osmotische Laxanzien (Natriumsulfat und Lactulose) und Diuretika (Mannit) binden Wasser.

Eine osmotisch induzierte Verflüssigung des Stuhls oder die Pufferung der Säure im Magen bedarf keiner besonderen Strukturspezifität, d.h. chirale Effekte sind nicht zu erwarten.

3.2.4 Abwehr von Erregern

Pharmaka, die gegen Viren, Bakterien, Pilze, Protozoen und Würmer gerichtet sind, binden an Angriffspunkten des Erregers. Im Idealfall sollen diese Pharmaka keinen Angriffspunkt im humanen Organismus haben. Die meisten diese Pharmaka sind Hemmer von bakteriellen, viralen oder parasitären Enzymen. In einigen Fällen binden diese an bakterielle, virale oder parasitäre Ionenkanäle oder Transporter.

3.2.5 Pharmakotherapeutisch relevante Rezeptoren

Intrazelluläre Rezeptoren

Intrazelluläre (nukleäre) Rezeptoren sind in der Regel Transkriptionsfaktoren, d.h. der Endpunkt ihres Signals ist die Änderung der Gentranskription. Es wird mehr oder weniger mRNA eines oder mehrerer Zielgene gebildet. Sie haben folgende Wirkung:

- Sie wirken als Transkriptionsverstärker, indem sie an eine Promotersequenz binden (ein »responsives Element« in der DNA) und die Assemblierung der mRNA-Polymerase (Polymerase II) ermöglichen.
- Nukleäre Rezeptoren können aber auch die Transkription nach Bindung eines Agonisten hemmen (»promoter squelching«, Einstampfen des Promoters).
- Einige nukleäre Rezeptoren können auch Effekte auslösen, ohne mit der DNA direkt in Kontakt zu kommen, d.h. sie binden an andere Transkriptionsfaktoren und un-

terdrücken oder steigern deren Wirkung (z.B. Glucocorticoide, ▶ Kap. 49).

Intrazelluläre Rezeptoren können als Homodimere oder als Heterodimere an die DNA binden. Typische homodimere Rezeptoren sind die Rezeptoren für Steroidhormone (Glucocorticoide, Mineralocorticoide, Androgene, Östrogene, Gestagene). Typische heterodimere Rezeptoren sind die Rezeptoren für Vitamin D_3, Schilddrüsenhormone (T3 und T4), Rezeptoren für Xenobiotika (PXR, CAR, AH-Rezeptor), PPAR-α und PPAR-γ (Peroxisomen-Proliferator-Aktivator-Rezeptor-α und -γ, ▶ Kap. 51 und 54).

Intrazelluläre Rezeptoren binden (fast immer) an lipophile Liganden: Es gibt 3 Arten der Signalübertragung:

- Der Rezeptor liegt als Homodimer im Zytosol vor. Nach Bindung des Liganden gelangt er in den Kern, weil die Bindung des Liganden die nukleäre Lokalisationssequenz freilegt und damit den Import des Rezeptors über die Kernpore ermöglicht. Dieser Mechanismus ist typisch für den Glucocorticoidrezeptor (▶ Kap. 49).
- Der Rezeptor liegt permanent im Zellkern vor. Die Regulation (Aktivierung oder Hemmung) der Transkription erfolgt nach Ligandenbindung. Ein typisches Beispiel sind Schilddrüsenhormonrezeptoren (▶ Kap. 51).
- Bei manchen heterodimeren Rezeptoren kann ein Partner im Zellkern sitzen und der andere nach Bindung eines Agonisten in den Zellkern gelangen. Dies trifft unter anderem für PPARα und PPARγ zu, aber auch für Rezeptoren für Xenobiotika.

Membranständige Rezeptoren mit einem Transmembransegment

Dazu gehören **Rezeptor-Tyrosinkinasen, Rezeptoren mit assoziierten Tyrosinkinasen, Rezeptor-Serin/Threoninkinasen** und **Rezeptor-Guanylylzyklasen**. Diese Rezeptoren sitzen an der Zelloberfläche. Der extrazelluläre Teil bildet eine Ligandenbindungsdomäne, an der die physiologischen Agonisten binden. In der Regel bilden diese Rezeptoren Dimere. Intrazellulär kann der Rezeptor selbst eine Domäne tragen, die eine Tyrosinkinase- (z.B. EGF-Rezeptor) oder eine Serin/Threonin-Kinase-Aktivität besitzt (z.B. Rezeptoren für TGFβ), oder mit einer löslichen (Non-Rezeptor-)Tyrosinkinase assoziiert sein, z.B. mit einer Januskinase.

Membranständige Rezeptoren mit 2 bis 4 Transmembransegmenten

Die synaptische Transmission im Gehirn erfordert eine gewisse Geschwindigkeit. Für die rasche Transmission eignen sich Ionenkanäle, die von Neurotransmitter geöffnet werden, d.h. **ligandengesteuerte Ionenkanäle (ionotrope Rezeptoren)**. Diese existieren in 3 verschiedenen Bauplänen (◘ Abb. 9.3):

- **$P2_X$-Rezeptoren:** Diese 7 Rezeptoren ($P2X_{1-7}$) werden durch den Co-Transmitter ATP aktiviert. Sie bilden Homo- und Heterodimere. Jedes Monomer hat 2 Transmembrandomänen mit intrazellulärem N- und C-Terminus. ATP bindet an die extrazelluläre Domäne zwischen den beiden Transmembrandomänen.

3

– **Glutamat-Rezeptoren:** Diese werden nach prototypischen Agonisten eingeteilt in **AMPA-Rezeptoren** (AMPA bezieht sich auf den selektiven Agonisten α-amino-3-hydroxy-5-methyl-4-isoxazolepropionic acid), **Kainat-** und **NMDA-Rezeptoren** (N-Methyl-D-Aspartat). AMPA-Rezeptoren existieren in den Varianten GluR1-GluR4 (die unterschiedlich gespleißt werden und deren RNA noch verändert werden kann). Sie sind (Hetero)Tetramere (Dimere von Dimeren); daher existieren viele verschiedene individuelle Rezeptoren. Jede monomere Einheit hat 3 transmembran verlaufende Helices. Das Segment zwischen der ersten und der zweiten transmembran verlaufenden Helix ist in der Membran zurückgefaltet (p-Schleife, »p loop«). Im Tetramer liegen 4 solche Segmente vor, woraus in der Membran die Ionenpore entsteht. Die Glutamat-Bindungstasche wird durch den extrazellulär liegenden N-Terminus und das extrazelluläre Segment zwischen der zweiten und dritten Transmembran-Helix gebildet.

– Analog gebaut sind die Kainat-Rezeptoren (GluR5 bis GluR7, KA1 und KA2) und NMDA-Rezeptoren (8 Spleißvarianten von NR1 und 4 NR2 NR2A-D). NMDA-Rezeptoren sind auch spannungsabhängig, weil eine Membrandepolarisation notwendig ist, um den Mg^{2+}-Block zu beseitigen (Depolarisation entfernt Mg^{2+} aus der Pore). NMDA-Rezeptoren haben eine Glycin-Bindungsstelle: Glycin (oder D-Serin wirken als Co-Liganden).

– **Pentamere Rezeptoren** mit 4 Transmembran-Segmenten pro Monomer: **nikotinische Acetylcholin-Rezeptoren** ($α_{1-7}$; $α_{9,10}$; $β_{1-4}$; γ, δ, ε), **$GABA_A$-Rezeptoren** (19 Untereinheiten: $α_{1-6}$; $β_{1-3}$, $γ_{1-3}$; δ, ε, π, θ; $ρ_{1-3}$), **Serotonin-$5HT_3$-Rezeptoren** (5 Untereinheiten: A–E), **Rezeptoren für Glycin** ($α_{1-4}$; β). In der Regel bestehen sie aus 2 α-Untereinheiten und 3 anderen Untereinheiten. Es gibt auch homomere Rezeptoren, die nur aus α-Untereinheiten bestehen. Jede Untereinheit besteht aus 4 transmembran verlaufenden Segmenten, wobei das zweite Segment jeder Untereinheit im Pentamer zur Ionenpore beiträt. Der extrazellulär liegende Aminoterminus trägt zur Bindungsstelle für den Agonisten bei, wobei jeweils eine Bindungstelle in der Kontaktfläche benachbarter Untereinheiten sitzt. Im Aminoterminus ist auch eine charakteristische Disulfidbrücke zwischen zwei Cystein-Resten vorhanden. Daher werden diese Rezeptoren auch als »cys-loop receptors« bezeichnet.

Weil ionotrope Rezeptoren aus verschiedenen Untereinheiten aufgebaut sind, ist die Anzahl der theoretisch möglichen Rezeptoren, die durch kombinatorische Assoziation entstehen können, sehr groß. Nicht jede Kombination existiert aber tatsächlich. Dennoch ist nachvollziehbar, dass die exakte Zahl der tatsächlich existierenden Rezeptoren nicht bekannt ist. Es ist daher nur in einigen Fällen klar, welche Kombination von Untereinheiten der Angriffspunkt eines Pharmakons oder einer Pharmakonklasse ist. Ionotrope Rezeptoren zeichnen sich auch dadurch aus, dass sie viele verschiedene Angriffspunkte für Pharmaka bieten, nämlich direkte Kompetition an der Agonistenbindungsstelle, Blockade der Ionenpore und Bindung an modulierende Kontaktstellen zwischen den Untereinheiten.

Ionotrope Rezeptoren sind auch Angriffspunkte für evolutionär perfektionierte Gifte, *Nicotiana tabacum* (Tabakpflanze) erzeugt Nikotin um Fraßfeinde (Insekten) durch dauernde Öffnung der nikotinischen Acetylcholinrezeptoren zu vergiften. *Strychnos nux vomica* uns (Brechnussbaum) und *Strychos ignatii* (Ignatiusbohnenbaum) synthetisieren aus demselben Grund Strychnin: Strychnin blockiert Glycinrezeptoren im Rückenmark und löst Streckkrämpfe aus (► Kap. 12 und 71).

Membranständige Rezeptoren mit 7 Transmembransegmenten

Dazu zählen die **G-Protein-gekoppelte Rezeptoren**. Das humane Genom codiert mehr als 800 G-Protein-gekoppelte Rezeptoren. Diese haben alle denselben Bauplan: Im zentralen Bereich enthalten sie einen hydrophoben Kern, der aus 7 transmembran verlaufenden α-Helices besteht. G-Protein-gekoppelte Rezeptoren sind sehr versatil, sie können sehr **verschiedene Liganden binden** – das reicht von **Ionen** (CaSR = Ca^{2+}-Sensor-Rezeptor) über kleine **Amine** und deren Derivate (Adrenalin/Noradrenalin, Dopamin, Histamin, Serotonin, Acetylcholin) sowie **Aminosäuren** (Glutamat, GABA), **Säuren des Intermediärmetabolismus** (Hydroxybutyrat, Succinat, Gallensäuren), **Nukleoside** und **Nukleotide** (Adenosin, ADP, ATP, UDP, UTP), **Lipidmetaboliten** (Prostaglandine, Leukotriene, Sphingosin, Lysophosphatidsäure), **Peptide** (Cholecystokinin/Gastrin, Glukagon, GLIP [Glukagon-like insulinotropic peptide], Secretin; Corticoliberin, Gonadoliberin, Thyreoliberin, Enkephaline/Endorphine/Dynorphine, Melanocortin, Corticotropin, Angiotensin, Endothelin) bis hin zu **Proteinen** (FSH, LH, TSH). Die Rezeptoren unterscheiden sich vor allem in ihrem Aminoterminus und in der Lage der Bindungsstelle für den physiologischen Agonisten:

– Bei der größten Gruppe von Rezeptoren (die dem retinalen Lichtrezeptor Rhodopsin ähnelt) ist der Aminoterminus klein, die Bindungsstelle für den Agonisten liegt im hydrophoben Kern.

– Bei Peptidrezeptoren, die der Familie der Sekretin-Rezeptor-ähnlichen zugerechnet werden, befindet sich die Bindungsstelle im Bereich der extrazellulären Schleifen.

– Bei den Rezeptoren für Thrombin und andere Proteasen, wird der Aminoterminus durch Thrombin gespalten; der neu entstandene Aminoterminus ist der Agonist, er taucht in die Bindungstasche ein und aktiviert den Rezeptor.

– Die Proteohormone FSH, LH und TSH haben einen sehr großen Aminoterminus, der als zusätzliche Bindungsstelle fungiert.

– Bei den Rezeptoren für Ca^{2+}, Glutamat und GABA enthält der N-Terminus die primäre Bindungsstelle. Nach Besetzung durch Liganden aktiviert diese Domäne den hydrophoben Kern. Die G-Protein-gekoppelten Rezeptoren für Glutamat und GABA müssen von den ionotropen Rezeptoren unterschieden werden.

Weil G-Protein-gekoppelte Rezeptoren (meist) langsamer schalten als Liganden-gesteuerte Ionenkanäle, werden sie auch als **metabotrope Rezeptoren** bezeichnet.

Typische G-Protein-kontrollierte Signalwege sind:

- **$G\alpha_s$ (4 Formen) + $G\alpha_{olf}$:** Stimulation der (9 Isformen der membranständigen) Adenylyzyklase (cAMP$\uparrow$); $G\alpha_{olf}$, die olfaktorische Isoform von $G\alpha_s$ kommt nicht nur im Riechepithel sondern auch im Striatum vor.
- **$G\alpha_i$ (3 Formen) + $G\alpha_o$ (2 Formen):** Hemmung der Adenylyzyklase (cAMP). G_o ist in großer Menge in Nervenzellen vorhanden und dient als Quelle für $G\beta\gamma$, das K^+- und Ca^{2+}-Kanäle reguliert.
- **$G\alpha_{q,11,14,15}$:** Stimulieren Phospholipase-β_{1-5}-Isoformen (Inositoltrisphosphat $IP_3\uparrow \rightarrow Ca^{2+}$-Freisetzung aus dem endoplasmatischen Retikulum).
- **$G\alpha_{12/13}$:** Aktivieren das kleine G-Protein RHO (ras homologue), regulieren das Aktinzytoskelett.
- **$G\beta\gamma$-Komplexe (5β, 13γ):** Stimulieren die PI3-(Phosphoinositid-3-)Kinase-γ (Anstieg in der Membran von PIP_2 [Phosphatidylinositol-3,4,-bisphosphat] und PIP_3 [Phosphatidylinositol-3,4,5-trisphosphat]), manche Isoformen der Phosplolipase Cβ, aktivieren oder hemmen Isoformen der Adenylylzyklase, aktivieren Kaliumkanäle und hemmen neuronale Calciumkanäle.

Toleranz, Gewöhnung, Abhängigkeit

M. Freissmuth

> > **Einleitung**

Nach wiederholter Gabe eines Arzneimittels kann die erzielte Wirkung abnehmen. Dies ist Ausdruck der biologischen Adaptation und findet auf verschiedenen Ebenen statt: auf molekularer Ebene in Form einer Abnahme der Rezeptorempfindlichkeit und der Rezeptorenzahl, auf zellulärer Ebene, in der langfristigen Änderung von nachgeschalteten Signalkaskaden, auf systemsicher Ebene in der Aktivierung gegenregulatorischer Mechanismen. Abgesehen von dieser pharmakodynamischen Gewöhnung gibt es auch eine pharmakokinetische Toleranz, d.h. ein Arzneimittel wird rascher eliminiert, weil Enzyme induziert werden. Toleranz kann zur Abhängigkeit führen und die Dosis muss gesteigert werden, um denselben Effekt zu erzielen, bei Absetzen kann ein Entzugssyndrom auftreten.

4.1 Begriffsklärungen

Lernziele

- Toleranz (Kreuztoleranz, Tachyphylaxie)
- Abhängigkeit
- Mechanismen der Adaptation
- Sensitisierung

Organismen sind umso erfolgreicher je besser sie sich an wechselnde Umweltbedingungen anpassen können. Adaptation ist daher ein ubiquitäres biologisches Phänomen, das sich in sehr verschiedenen Formen manifestiert. Die homöostatischen Regelkreise des Organismus sind darauf programmiert, den Status quo zu erhalten. Pharmaka (und Erkrankungen) interferieren mit diesem Status quo. Die Adaptationsvorgänge streben danach, den ursprünglichen Zustand herbeizuführen. Wenn Adaptation einsetzt, kann daher erwartet werden, dass die Wirkung eines Pharmakons im Lauf der Zeit nachlassen kann. Es ist daher eine regulatorisches Erfordernis – und im Rahmen der Arzneimittelzulassung gesetzlich vorgeschrieben, dass Informationen zur Gewöhnung nach wiederholter Applikation eines Arzneimittels im Rahmen des Prüfprogramms generiert werden müssen (▶ Kap. 6).

Toleranz bedeutet, dass ein Individuum gegen ein Pharmakon unempfindlich ist. Die Dosis-Wirkungs-Kurve für das Pharmakon liegt bei diesem Individuum rechts vom Erwartungswert und/oder die maximal erzielbare Wirkung ist niedriger. Es gibt **angeborene** und **erworbene Toleranz**. Mechanismen, die der angeborenen Toleranz zugrunde liegen können, werden in (▶ Kap. 5) beschrieben. **Gewöhnung** ist Ausdruck einer **erworbenen Toleranz**. Nach lang anhaltender oder wiederholter Exposition nimmt die Empfindlichkeit eines Organismus für ein Pharmakon ab. Sie kann auf **pharmakodynamische** oder **pharmakokinetische Mechanismen** zurückzuführen sein. Gewöhnung kann aber auch Ausdruck einer **Verhaltensadaptation** sein: Es handelt sich um ein erlerntes Verhalten, in dem Patienten mit manchen Wirkungen von Pharmaka umgehen lernen. Ein typisches Beispiel ist der Umgang des »geeichten Trinkers« mit den Wirkungen des Alkohols. Bei wiederholtem Alkoholkonsum lernt man mit der eingeschränkten motorischen Koordination besser umzugehen und hat sich auch im Hinblick auf die Enthemmung besser im Griff.

Kreuztoleranz beschreibt das Phänomen, dass mit der wiederholten Administration eines Pharmakons nicht nur die Empfindlichkeit für dieses Pharmakon abnimmt, sondern auch für andere pharmakologisch verwandte Substanzen. Sie kann partiell oder komplett, symmetrisch oder asymmetrisch sein (▶ Kap. 32).

Eine sehr rasch einsetzende Toleranz wird als **Tachyphylaxie** ($\tau\alpha\chi\upsilon\varsigma$ = schnell; $\varphi\upsilon\lambda\alpha\xi$ = Wächter) bezeichnet und meist verwendet, um den raschen Wirkungsverlust bei der wiederholten Administration von Amphetamin und verwandten Substanzen zu beschreiben.

Toleranz spielt bei der Entwicklung von **Abhängigkeit** (Arzneimittel, Drogen) eine Rolle und ist bei der Entwicklung einer **Suchterkrankung** eine – allerdings nicht für jede Form – obligate Voraussetzung (▶ Kap. 32). Es gibt aber auch den umgekehrten Vorgang, dass bestimmte Effekte eines Pharmakons nach wiederholter Applikation zunehmen, dieser Vorgang wird als **Sensitisierung** bezeichnet, Diese Sensitisierung ist entscheidend für das Verständnis der Genese von Suchterkrankungen. Sensitisierung und Toleranz schließen einander nicht aus: Sensitisierung für eine Wirkung (insbesondere der subjektiven Belohnung) kann gleichzeitig mit einer Toleranz für andere Effekte bestehen.

Sensitisierung spielt nicht nur bei der Auslösung von Suchtverhalten eine Rolle, sie kann auch Ausdruck einer **konditionierten Verhaltensadaptation** sein. Pharmaka, die Erbrechen auslösen, sind besonders gute konditionierende Stimuli. Viele zytotoxische Subtanzen, die im Rahmen der Chemotherapie von Tumoren verwendet werden, sind sehr stark emetogen. Dieses Erbrechen ist eine so unangenehme Erfahrung, dass bei wiederholter Applikation Sensitisierung und Konditionierung auftreten kann. Patienten erbrechen schon bei Applikation geringer Dosen oder es reicht der Geruch der Station, der Anblick eines weißen Mantels etc. aus, um Übelkeit und Brechreiz auszulösen.

Die molekularen Mechanismen, die einer Sensitisierung zugrunde liegen, sind in vielen Fällen unbekannt. Bei der chronischen Blockade von Rezeptoren kommt es zu einer Zunahme der Rezeptorenzahl. Diese wird einerseits darauf zurückführt, dass die Agonisten-induzierte Rezeptorinternalisierung das Gleichgewicht zwischen Insertion neuer Rezeptoren und Internalisierung verschiebt. Andererseits lässt sich zeigen, dass Rezeptorantagonisten die Faltung der Rezeptoren im endoplasmatischen Retikulum fördern (sie wirken als pharmakologische Faltungshelfer = Pharmako-Chaperone). Dadurch gelangen mehr Rezeptoren an die Zelloberfläche.

Toleranz begünstigt das Auftreten einer **Abhängigkeit**. Beim Absetzen des Pharmakons kann ein **Entzugssyndrom** auftreten. Dessen Symptome sind in der Regel Ausdruck einer überschießenden Gegenreaktion, d.h. es kommt zu Symptomen, die wie ein »negatives Abbild« der Pharmakonwirkungen imponieren. Opiate erzeugen z.B. eine Obstipation, im Opiatentzug treten daher Durchfälle auf. Abhängigkeit begünstigt den Missbrauch von Pharmaka. **Missbrauch** ist nicht auf psychotrope Substanzen beschränkt. Der missbräuchliche Konsum von **psychotropen Substanzen** wird gesondert betrachtet, weil nach deren wiederholter Einnahme sich ein intensiver Wunsch entwickeln kann, das Pharmakon weiterhin einzunehmen (psychische Abhängigkeit). Dies begünstigt die Entwicklung einer Suchterkrankung (▶ Kap. 32).

Abhängigkeit und Substanzmissbrauch entwickeln sich auch bei Pharmaka, deren Angriffspunkt nur peripher (d.h. nicht im Zentralnervensystem) liegen. Typische Beispiele sind der chronische Konsum von Analgetika, Laxanzien sowie von Vasokonstriktoren zur Abschwellung der Nasenschleimhaut.

4.2   Pharmakokinetische Toleranz

Pharmakokinetische Toleranz ist auf eine Enzyminduktion oder die Induktion von ABC-Transporteren zurückzuführen (▶ Kap. 2). Pharmakokinetische Toleranz erreicht in der Regel innerhalb der ersten Woche nach Beginn der regelmäßigen Einnahme ihre maximale Ausprägung. Ein später einsetzender Wirkungsverlust ist Ausdruck einer pharmakodynamischen Toleranz.

4.3   Pharmakodynamische Toleranz

Lernziele
- Mechanismen der Rezeptordesensibilisierung
- homöostatische Regelkreise als Grundlage der Gewöhnung
- Gegenregulationsmechanismen

4.3.1   Desensibilisierung von Rezeptoren und deren Signalwegen

Wenn ein Rezeptor stimuliert wird, kann die Antwort einer Zelle auf Agonisten abnehmen, die über diesen Rezeptor wirken (**homologe Desensibilisierung**) oder über alle Rezeptoren, die dieselbe Signalkaskade verwenden (**heterologe Desensibilisierung**).

G-Protein-gekoppelte Rezeptoren

Besonders gut untersucht sind die Veränderungen, die mit der Desensibilisierung von G-Protein-gekoppelten Rezeptoren einhergehen. Das Modellsystem ist der β_2-adrenerge Rezeptor. Nach Besetzung mit dem Agonisten rekrutiert der Rezeptor das stimulatorische G-Protein (Gs), über das die Adenylylzyklase stimuliert werden kann (▶ Kap. 3). Parallel dazu setzen aber bereits die Vorgänge der Desensibilisierung ein, die sich in folgende Schritte zerlegen lassen:

- **Rezeptorphosphorylierung:** Der Rezeptor wird durch 2 Familien von Kinasen an seinen intrazellulär gelegenen Segmenten phosphoryliert: die katalytische Untereinheit der cAMP-abhängigen Proteinkinase A (PKA) und die G Protein-gekoppelten Rezeptor-Kinasen (GRK2–6; GRK1 = Rhodopsinkinase kommt nur in der Retina vor). Die G-Protein-gekoppelten Rezeptor-Kinasen erkennen nur die Agonisten-besetzte Form des Rezeptors; sie können daher nur homologe Desensibilisierung vermitteln. Die Proteinkinase A kann auch andere (inaktive) G-Protein-gekoppelte Rezeptoren phosphorylieren. Sie kann daher auch heterologe Desensibilisierung vermitteln.
- **Arrestinbindung:** Phosphorylierte Rezeptoren binden Arrestin-2 oder Arrestin-3 (= β-Arrestin-1 und -2). Wenn Arrestin an den Rezeptor gebunden ist, kann kein G-Protein mehr aktiviert werden.
- **Rezeptorinternalisierung, Reinsertion in die Plasmamembran oder Degradation:** Arrestin bindet Adapterproteine, die Clathrin rekrutieren. Durch Clathrin wird die eine Membraninvagination (coated pit) ermöglicht, die als »frühes« Endosom (early endosome) abgeschnürt werden kann. Endosomen enthalten eine H^+-Pumpe, die das intravesikuläre pH drastisch senkt. Dadurch diffundiert der Agonist vom Rezeptor. Wenn der Agonist nicht mehr am Rezeptor gebunden ist, nimmt auch die Affinität von Arrestin für den Rezeptor ab. Damit wird der phosphorylierte Rezeptor freigegeben. Die Phospatreste können vom Rezeptor durch Phosphatasen entfernt werden. Der Rezeptor kann über ein rezirkulierendes Endosmom (recycling endosome) wieder an die Zellmembran zurückkehren. Die Alternative besteht darin, dass der Rezeptor über ein spätes Endosom (late endosome, multivesicular body) dem lysosomalen Abbau zugeführt wird. Dies führt zur Abnahme der Rezeptorenzahl. Die Entscheidung, ob ein Rezeptor wieder an die Membran zurückkehrt oder in ein spätes Endosom gelenkt wird, hängt unter anderem auch davon ab, ob der Rezeptor ubiquitiniert worden ist. Ubiquitinierung (Abhängen des aus 76 Aminosäuren bestehenden Peptids Ubiquitin) begünstigt den Abbau. Damit nimmt im Gleichgewicht die Rezeptorenzahl an der Zelloberfläche ab (Down-Regulation).
- **Regulation der Translation und Down-Regulation der Rezeptoren:** Bei langdauernder Rezeptorstimulation kann auch die Stabilität der mRNA reguliert werden. Im 3'-untranslatierten Bereich der mRNA sind Sequenzen, an die Proteine binden, die die Stabilität der RNA regulieren. Bei langdauernder Agonistenstimulation kann der Abbau der mRNA beschleunigt werden, sodass auch die im steady state die Rezeptorendichte an der Zelloberfläche abnimmt.

Rezeptor-Tyrosinkinasen und Rezeptoren mit assoziierter Tyrosinkinaseaktivität

Rezeptor-Tyrosinkinasen werden ebenfalls über eine Clathrin-abhängige Internalisierung internalisiert. Das Ausmaß der Rezirkulation/Degradation variiert je nach Rezeptortyp sehr stark. Ein instruktives Beispiel liefern die Mitglieder der ErbB-Rezeptorfamilie. Der EGF-Rezeptor ErbB1 unterliegt einer ausgeprägten Internalisierung mit nachfolgender lysosomaler Degradation. In einem ErbB1/ErbB2-Oligomer fördert die Anwesenheit von ErbB2 das Rezirkulieren (recycling) des Komplexes. Dementsprechend verstärkt die Anwesenheit von ErbB2 Wachstumssignale, die über ErbB1 ausgelöst werden.

Im Signalweg von Zytokinrezeptoren (▶ Kap. 22) führt die Simulation des Signalwegs zur Induktion eines negativen Regulators SOCS1–7 (Suppressors of Cytokine Signaling). Diese Regulatoren binden an den Tyrosin-phosphorylierten Rezeptor und verhindern die weitere Aktivierung von STAT-Molekülen. Damit ergibt sich eine negative Rückkopplung, die das Signal begrenzt.

Nukleäre Rezeptoren

Auch bei nukleären Rezeptoren lassen sich negative Rückkopplungen nachweisen, die die biologische Antwort begrenzen. Ein Beispiel ist die Induktion einer trunkierten Variante des AH-Rezeptors, der an den Cofaktor ARNT bindet und damit die Wirkung des AH-Rezeptors begrenzt. Darüber hinaus werden Agonisten-besetzte nukleäre Rezeptoren (in unterschiedlichem Ausmaß) ubiquitiniert und durch proteasomalen Abbau eliminiert.

Ionotrope Rezeptoren und Liganden-gesteuerte Ionenkanäle

Liganden-gesteuerte Rezeptoren zeigen ebenfalls eine unterschiedlich ausgeprägte kurzfristige Desensibilisierung. Nach der Agonistenbesetzung öffnet sich zunächst die Ionenpore. Bei weiterer Anwesenheit von Agonisten kann die Pore kollabieren. Der Agonist bleibt hochaffin gebunden, aber der Rezeptor löst keinen biologischen Effekt aus. Dieses Phänomen liegt dem Phase-II-Block bei depolarisierenden Muskelrelaxanzien zugrunde. Es erklärt, weshalb eine Überdosierung von Acetylcholinesterasehemmern im Rahmen der Therapie der Myasthenia gravis zur Verschlechterung der Symptomatik führen kann (»cholinerge Krise«). Die Desensibilisierung von nikotinischen Acetylcholinrezeptoren spielt auch bei der Entstehung der Nikotinsucht eine Rolle, weil die chronische Besetzung der nikotinischen Acetylcholinrezeptoren im Gehirn von den Neuronen wie eine Rezeptorblockade interpretiert wird und Adaptationsvorgänge wie bei der Rezeptorblockade auslöst (z.B. Zunahme der Rezeptorexpression). Desensibilisierung lässt sich auch bei anderen ionotropen Rezeptoren, insbesondere den GABA$_A$-Rezeptoren nachweisen. Es muss aber betont werden, dass die Desensibilisierung der Rezeptoren nicht ausreicht, um das Suchtpotenzial zu erklären. Entscheidend ist hier, dass langfristige neuronale Adaptationsvorgänge einsetzen, wie z.B. die Zunahme der Expression exzitatorischer (z.B. glutamaterger GluR1) Rezeptoren (▶ Kap. 32).

4.3.2 Aktivierung von Gegenregulations-mechanismen auf zellulärem Niveau

Signalwege in der Zelle sind so verschaltet, dass sie eine zelluläre Homöostase garantieren. Wenn z.B. chronisch Proteinkinasen aktiviert werden, findet auch eine Induktion von Proteinphosphatasen statt. Besonders gut dokumentiert ist die zelluläre Adaptation auf chronische Stimulation von neuronalen Zellen mit Morphin: Durch die chronische Aktivierung von G$_i$, dem G-Protein, das die Inhibition der Adenylylzyklase vermittelt, kommt es zu einer gegenregulatorischen Sensitisierung der cAMP-Akkumulation. Wenn der μ-Rezeptor-Agonist entfernt wird, kommt es zu einem überschießenden cAMP-Anstieg, d.h. die Zelle erfährt das Äquivalent eines Entzugssyndroms.

4.3.3 Aktivierung von Gegenregulations-mechanismen auf dem Niveau des Gesamtorganismus

Gewöhnung und damit Wirkungsverlust von Pharmaka setzt nicht immer eine Änderung der Rezeptoren bzw. der nachgeschalteten Signalwege voraus. Toleranz kann auch durch Aktivierung homöostatischer systemischer Regelkreise induziert werden. Zum Beispiel führen Vasodilatatoren wie Hydralazin und Minoxidil akut zu einem ausgeprägten Blutdruckabfall. Durch die einsetzenden Kreislaufreflexe (Barorezeptorreflex; Aktivierung des Renin-Angiotensin-Aldosteron-Systems; verstärkte tubuläre Wasser und Elektrolyt-Retention durch Abnahme des renalen Perfusionsdrucks) geht die Blutdrucksenkung verloren.

4.3.4 Toleranz durch Substratdepletion

Bei manchen Substanzen ist eine Komponente der Toleranz durch ihren Wirkungsmechanismus bzw. durch den Mechanismus ihrer Bioaktivierung vorgegeben, wie folgende Beispiele zeigen:

- Hemmer der Carboanhydrase wirken diuretisch, weil sie die Rückresorption von Bicarbonat (HCO_3^-) im proximalen Tubulus hemmen. Im Harn erscheinen zunächst große Mengen an Na^+ und HCO_3^-; innerhalb weniger Tage sinkt aber die Plasmakonzentration an HCO_3^-. Damit nimmt die diuretische Wirkung ab.
- Amphetamin, Tyramin und andere »Weckamine« erzeugen ihre pharmakologischen Wirkungen, indem sie in die synaptischen Vesikel von monoaminergen Neuronen gelangen und aus diesen Vesikeln das jeweils vorhandene Noradrenalin, Serotonin und Dopamin freisetzen. Da die Vesikel damit entleert sind, nimmt die Wirkung bei wiederholter Gabe sehr rasch ab (Tachyphylaxie).

4

> **Klinische Bedeutung von Gewöhnung/erworbene Toleranz**
>
> ▬ Nach längerer Verabreichung eines Arzneimittels kann es zu einem Wirkungsverlust kommen.
> ▬ Beim plötzlichen Absetzen eines Arzneimittels kann ein Entzugssyndroms auftreten.
> ▬ Patienten können sich auch an unerwünschte Wirkungen adaptieren. Die Kenntnis des zeitlichen Verlaufs dieser Gewöhnung ermöglicht den Patienten die initial einsetzenden unerwünschten Wirkungen leichter zu ertragen. Damit kann die Compliance erhöht werden.

Weiterführende Literatur

Allison C, Pratt JA. (2003) Neuroadaptive processes in GABAergic and glutamatergic systems in benzodiazepine dependence. Pharmacol Ther 98:171-195

Christie MJ (2008) Cellular neuroadaptations to chronic opioids: tolerance, withdrawal and addiction. Br J Pharmacol 154:384-396

Picciotto MR, Addy NA, Mineur YS, Brunzell DH (2008) It is not »either/or«: activation and desensitization of nicotinic acetylcholine receptors both contribute to behaviors related to nicotine addiction and mood. Prog Neurobiol 84:329-342

Sorkin A, Goh LK (2009) Endocytosis and intracellular trafficking of ErbBs. Exp Cell Res 315:683-696

Interindividuelle Unterschiede

M. Freissmuth

5

❯ ❯ Einleitung

Die individuelle Empfindlichkeit für Pharmaka kann sehr stark variieren. Die Ursachen für die Variabilität liegen in Lebensalter (pharmakokinetische Unterschiede bei Säuglingen und Greisen), Geschlecht, vorbestehende Grunderkrankungen, Co-Medikation (die zu Arzneimittelinteraktionen führen), Umwelteinflüsse (Ernährung, Darmflora), und genetische Unterschiede. Polymorphismen beeinflussen sowohl Pharmakokinetik (Unterschiede in Enzymen und Transportern, die an Metabolismus und Exkretion von Pharmaka beteiligt sind) als auch Pharmakodynamik (Unterschiede in den Angriffspunkten von Arzneistoffen und in modifizierenden Genen).

Dosis-Wirkungs-Kurven von Patienten können in Bezug auf die individuelle Empfindlichkeit stark variieren. Dies betrifft sowohl die erwünschten, Wirkungen, wo es Therapieversagen (Non-Responder) gibt, als auch die unerwünschten Wirkungen, die sich in therapeutischen Dosen in der Regel nur bei einem kleinen Teil der Behandelten einstellen.

Oft wird auch bei sehr gut kontrollierten klinischen Studien beobachtet, dass nur ein kleiner Teil der Behandelten profitiert, z.B. wirkt Gabapentin (ein Antiepileptikum, das auch bei neuropathischem Schmerzen indiziert ist) nur bei 25–30% der Patientinnen/Patienten, die an neuropathischen Schmerzen als Folge einer diabetischen Neuropathie leiden. In diesem Fall errechnet sich daher eine »NNT« von 3 bis 4 (»number needed to treat«, Anzahl der Personen, die behandelt werden müssen, um bei einer Person einen therapeutischen Erfolg zu erzielen). Drei oder 4 Personen einer Therapie auszusetzen, die nur bei einer Person tatsächlich wirkt, ist medizinisch suboptimal und ökonomisch fragwürdig. Daher wäre es interessant zu wissen, weshalb Personen unterschiedlich auf Arzneimittel ansprechen.

Bereits in den 1960-er Jahren fanden Untersuchungen an ein- und zweieiigen Zwillingen statt, die gezeigt haben, dass die Halbwertszeit von Pharmaka bei eineiigen Zwillingen in ca. 75% der Fälle praktisch ident war. Bei zweieiigen Zwillingen war die Variabilität wesentlich größer. Diese Untersuchungen belegten eindeutig einen genetischen Einfluss. Für die klinische Medizin ist aber auch interessant, warum die Pharmakokinetik auch bei eineiigen Zwillingen Unterschiede aufweist. Das spricht für zusätzliche Umwelteinflüsse.

Ursachen der individuellen Variabilität in der Empfindlichkeit für Pharmaka

- Lebensalter
- Geschlecht
- Co-Medikation
- Bestehende Grunderkrankung
- Umwelteinflüsse
- Genetische Unterschiede (Polymorphismen)

5.1   Lebensalter

Während des Lebens ändert sich die Pharmakokinetik und zum Teil auch die Pharmakodynamik. Das erzeugt Variabilität an den Extremen.

5.1.1   Änderungen während der Neugeborenenphase, des ersten Lebensjahres und der Kindheit

In der Fetalperiode ist der Bedarf an Enzymen der Biotransformation geringer als nach der Geburt, weil der Großteil des Fremdstoffmetabolismus von der Mutter übernommen wird. Vor der Geburt enthält die Leber daher nur einige Enzyme, z.B. die für die Fetalperiode spezifische Form der Cytochrom-P450-abhängigen Monooxygenase CYP3A7, die Sulfotransferase SULT1E und die Glutathion-S-Tranferase GSTπ.

Postnatal erscheinen im ersten Lebensjahr sukzessive alle Enzyme der Biotransformation (▶ Kap. 2.1). In der Regel ist die metabolische Leistung ab dem ersten Lebensjahr höher als im Erwachsenenalter. Das lässt sich zum Teil auf den mit der Körperoberfläche korrelierenden erhöhten Grundumsatz zurückführen. Kinder haben im Verhältnis zu ihrem Körpergewicht eine größere Körperoberfläche als Erwachsene. Es ist nachvollziehbar, dass in dieser Periode eine hohe interindividuelle Variabilität in der Pharmakokinetik besteht, da Kinder unterschiedlich rasch wachsen und sich entwickeln.

5.1.2   Änderungen während des höheren Lebensalters

Im höheren Lebensalter nimmt die Muskelmasse ab und die Masse an Fettgewebe nimmt in unterschiedlichem Maße zu. Damit nimmt auch das Gesamtkörperwasser ab. Das Verteilungsvolumen einiger Pharmaka kann sich dadurch ändern. Wichtiger ist allerdings der Umstand, dass viele Pharmaka nicht oder nur zu einem geringen Teil ins Fettgewebe eindringen. Die Verschiebung des Verhältnisses von Muskelgewebe zu Fettgewebe kann zur Überdosierung führen, wenn nach Körpergewicht dosiert wird. Ein typisches Beispiel ist Digitoxin, dessen Verteilungsvolumen V_D bei 0,54 l/kg KG ist. Bei älteren Personen, insbesondere bei Frauen, deren Muskelmasse geringer ist, besteht die Neigung zur Überdosierung. Ähnlich ist die Situation auch für Digoxin (V_D ~3–4 l/kg KG), weil es ebenfalls nicht im Fettgewebe akkumuliert. Umgekehrt nimmt das Verteilungsvolumen für sehr lipophile Substanzen wie Amiodaron im Alter zu.

Im höheren Lebensalter nimmt die Nierenfunktion ab. Diese Abnahme verläuft meist symptomlos, d.h. viele, aber nicht alle älteren Patienten haben eine eingeschränkte Nierenfunktion. Im Alter nimmt auch der hepatische Blutfluss von 1,4–1,7 l/min auf 0,8–1,2 l/min ab. Allerdings gibt es wenig Hinweise, dass die Enzymausstattung in der Leber mit dem Alter abnimmt. Der Nettoeffekt dieser Veränderungen besteht darin, dass die Bioverfügbarkeit für viele Arzneimittel steigen kann, weil der First-Pass-Effekt zurückgeht, und die Halbwertszeit von Pharmaka im Mittel 1,3-fach höher liegt als bei jugendlichen Erwachsenen.

> Im höheren Lebensalter ist die Variabilität der pharmakokinetischen Kenngrößen wesentlich größer als bei jugendlichen Erwachsenen.

Im Alter ändert sich auch die Pharmakodynamik, zum Beispiel:

- Ältere Menschen sind wesentlich empfindlicher für extrapyramidal-motorische Störungen, die durch Antipsychotika (Neuroleptika) ausgelöst werden (▶ Kap. 30), weil der Dopaminspiegel im Nucleus caudatus und im Putamen im Laufe des Lebens kontinuierlich fällt. Die Blockade von Dopaminrezeptoren durch Antipsychotika (aber auch durch das als Antiemetikum eingesetzte Metoclopramid) ist im Alter stärker ausgeprägt.

- Die sedierende und ataktische Wirkung von Benzodiazepinen (▶ Kap. 29) kann bei älteren Menschen auch stärker ausgeprägt sein. Die Herabsetzung der motorischen Koordination kann gefährlich sein, weil alte Menschen leicht stürzen und sich typische Knochenbrüche zuziehen (Fraktur des Oberschenkelhalses). Zusätzlich können nach Gabe von Benzodiazepinen bei älteren Menschen eher paradoxe Erregungszustände (Unruhe, Agitation, Aggressivität) auftreten. Wenn die Vigilanz herabgesetzt wird, können manche Personen sich nicht mehr orientieren, sie sind verwirrt und reagieren auf diesen Verlust der Orientierung mit Unruhe und Angst, die sich bis zum aggressiven Verhalten steigern kann.

- Bei älteren Menschen führen Gyrasehemmer (Ciprofloxacin, Moxifloxacin, (▶ Kap. 57) gehäuft zu Halluzinationen (≤15% der über 60-Jährigen). Die erhöhte Vulnerabilität älterer Personen ist möglicherweise darauf zurückzuführen, dass mit steigendem Alter die Expression von P-Glykropotein (ABCB1) im Endothel der Blut-Hirn-Schranke zurückgeht. damit können die Gyrasehemmer leichter im Gehirn toxische Konzentrationen erreichen.

Weil der Alterungsprozess bei Menschen unterschiedlich rasch verläuft, nimmt die individuelle Variabilität im Alter zu. Bei alten Menschen gilt für die Pharmakotherapie – außer bei einer antiinfektiösen oder zytotoxischen Chemotherapie – die Faustregel: Niedrig dosiert beginnen, langsam steigern (start low, go slow).

5.2 Geschlechtsspezifische Unterschiede

Frauen haben häufiger (~1,5-mal) Arzneimittelnebenwirkungen als Männer. Dies ist unter anderem, aber wahrscheinlich nicht ausschließlich, darauf zurückzuführen, dass Standarddosen von Arzneimitteln im Mittel für Frauen eher zu hoch dosiert sind. Das lässt sich aus folgenden Überlegungen ableiten: Frauen wiegen weniger als Männer und sie haben auch relativ weniger Muskelmasse bzw. mehr Fettgewebe als Männer, sodass das Verteilungsvolumen unterschiedlich ist.

Die renale Clearance von Pharmaka ist entsprechend der geringeren Körperoberfläche bei Frauen auch geringer. Die Standarddosen von Arzneimitteln berücksichtigen diese Unterschiede nicht.

Bei Frauen treten auch häufiger Hautausschläge als Ausdruck einer Arzneimittelallergie auf. Die immunologischen Ursachen sind nicht klar. Die Dauer des Aktionspotenzials im Herzen ist bei Frauen länger als bei Männern. Frauen haben daher ein längeres QT-Intervall; daher haben sie auch ein höheres Risiko (etwa doppelt so hoch) Torsades-de-pointes-Arrhythmien nach Einnahme von Arzneimitteln (H_1-Antihistaminika, Antipsychotika, Erythromycin und andere Makrolide) zu bekommen.

Es lassen sich geschlechtsspezifische Unterschiede in den hepatischen Enzymen der Biotransformation nachweisen: Frauen haben eine geringere Aktivität an CYP1A2, CYP2E1, und UDP-Glukuronsyltransferasen UGT, eine höhere Aktivität von CYP3A4, CYP2A6, und CYP2B6 und vergleichbare Aktivität von CPY2C9 und CYP2D6. Die Unterschiede sind in vielen Fällen subtil; ihre klinische Bedeutung ist derzeit unklar.

5.3 Co-Medikation

Eine Co-Medikation kann die individuelle Empfindlichkeit durch pharmakokinetische und pharmakodynamische Interaktionen ändern. Die meisten Patienten erhalten mehrere Arzneimittel. Bei älteren Leuten kann die Liste mehr als 10 Pharmaka umfassen. In dieser Situation sind Wechselwirkungen zwischen Arzneimitteln nicht überraschend. Interaktionen können eine pharmakokinetische Grundlage haben, nämlich Enzyminduktion, Enzymhemmung und Konkurrenz um einen hepatischen oder renalen Transporter (▶ Kap. 2.1.4 und 2.1.5). Ebenso sind bei der Anwendung vieler Arzneimittel pharmakodynamische Interaktionen zu erwarten, die sich als synergistische (überadditive) Wirkungsverstärkung oder als Antagonismus (Wirkungsabschwächung) manifestieren können. Ein instruktives Beispiel für einen überadditiven Synergismus ist die gleichzeitige Anwendung von niedrig dosierter Acetylsalicylsäure (zur Hemmung der Plättchenaggregation) und eines Antidepressivums aus der Gruppe der selektive Serotonin-Rückaufnahme-Inhibitoren (SSRI). SSRIs hemmen auch die Aufnahme von Serotonin in die Plättchengranulae, in der Regel tritt aber kein nachweisbarer Effekt auf die Plättchenaggregation auf. Wenn jedoch die Thromboxanproduktion durch Acetylsalicylsäure in den Plättchen irreversibel gehemmt ist und die Plättchengranulae durch Behandlung mit einem SSRI kein Serotonin enthalten, kommt es zu einer überadditiven Hemmung der Plättchenaggregation, die bei manchen Personen zu Blutungskomplikationen führen kann. Retrospektiv betrachtet ist diese Interaktion logisch, dennoch ist sie erst relativ spät, d.h. viele Jahre nach Einführung der SSRI beschrieben worden. Dieses Beispiel zeigt, dass nicht alle Interaktionen a priori absehbar sind. Es ist auch nachvollziehbar, dass Co-Medikation die Variabilität in der individuellen Empfindlichkeit erhöht.

5.4 Bestehende Erkrankungen ändern die Empfindlichkeit für Pharmaka

Nierenerkrankungen und fortgeschrittene Lebererkrankungen beeinflussen aus naheliegenden Gründen die pharmakokinetischen Eigenschaften von Arzneimitteln. Ödeme renaler, hepatischer und kardialer Ursache verändern die Verteilungsräume im Organismus und verändern damit ebenfalls die Pharmakokinetik. Eine Herzinsuffizienz verändert den Blutfluss durch Leber und Niere und damit die Elimination der Pharmaka. Charakteristisch an Erkrankungen ist, dass sie in ihrem Schweregrad fluktuieren. Damit ergibt sich eine weitere Quelle der Variabilität.

Erkrankungen erhöhen die Gefahr von Nebenwirkungen, z.B. ist ein Magenulkus in der Anamnese ein Risikofaktor für eine gastrointestinale Blutung nach Einnahme eines nichtsteroidalen Antirheumatikums (NSAR) oder ein bestehendes Asthma wird durch β-Rezeptorantagonisten verschlechtert. Daher stellen diese Erkrankungen auch Kontraindikationen dar.

5.5 Umwelteinflüsse (Ernährung, Darmflora)

Auch bei eineiigen Zwillingen ist die Pharmakokinetik von Testsubstanzen nicht ident. Ebenso kann die Halbwertszeit eines Pharmakons in einem Individuum von Tag zu Tag schwanken. Das hängt damit zusammen, dass sowohl die Nahrung als auch die bakterielle Flora im Darm einen Effekt auf den Arzneimittelmetabolismus haben können, z.B. Furanocoumarine im Grapefruitsaft (▶ Kap. 2.1.4). Furanocoumarine wie Bergamottin sind auch in anderen Zitrusfrüchten enthalten und werden außerdem zur Aromatisierung von Getränken verwendet, ein Beispiel ist der Earl Grey Tee, dem Bergamottöl zugesetzt wird. Die polyzyklischen Aromaten im Tabakrauch induzieren Enzyme der CYP1-Familie über den AH-Rezeptor (▶ Kap. 2.1.4). Es ist daher nachvollziehbar, dass die für den Arzneimittelmetabolismus zur Verfügung stehenden Enzyme durch Umweltfaktoren reguliert werden und variabel sind. Die Variabilität resultiert auch aus der unterschiedlichen Zusammensetzung der Darmflora. Die Zahl der bei Menschen vorkommenden Darmbakterienspezies wird auf >100 geschätzt. Die Zusammensetzung ist aber sehr variabel. Darmbakterien generieren Metaboliten, die von der Leber entfernt werden müssen. Diese bakteriellen Produkte konkurrieren auch mit Arzneimitteln um den Metabolismus. Vor Kurzem wurde dies exemplarisch mit Parakresol (para-Methylbenzol) und Paraetamol nachgewiesen: Parakresol wird von der Darmflora produziert und von hepatischen Sulfo-Transferasen der Leber sulfatiert. Je höher die zirkulierende Konzentration an Kresolsulfat ist, desto geringer ist der Anteil von Paracetamol, der als Sulfonat ausgeschieden wird.

5.6 Genetische Unterschiede (Polymorphismen)

> **Lernziele**
> — Was ist ein Polymorphismus
> — Typen von Polymorphismen
> — Pharmakotherapeutisch relevante Polymorphismen

5.6.1 Variabilität von Arzneimittelwirkungen durch genetische Polymorphismen

Genetische Polymorphismen tragen entscheidend zur Variabilität bei. Ist eine **Allelfrequenz** bei **≥1% der Bevölkerung** nachweisbar, liegt ein **Polymorphismus** vor. Es gibt **kosmopolitische Polymorphismen**, die überall auf dem Globus vorkommen, und Polymorphismen, die spezifisch für bestimmte **ethnische Gruppen** sind. Polymorphismen können ein einzelnes Nukleotid betreffen **(SNP: single nucleotide polymorphisms)** oder auf eine Sequenzinsertion/Sequenzdeletion zurückzuführen sein (indels). Weil der überwiegende Teil des Genoms (~95%) nicht für Proteinsequenzen codiert, betreffen die meisten Polymorphismen nicht die codierende Sequenz (non-coding). Polymorphismen innerhalb der **codierenden** Sequenz ändern nicht zwangsläufig die Aminosäuresequenz des Proteins: **Synonyme Polymorphismen** führen zu einem Codon, das dieselbe Aminosäure codiert. Aus dieser Betrachtung ist offensichtlich, dass Polymorphismen, die tatsächlich die Proteinsequenz ändern (non-synonymous), selten sind. Dennoch können auch Non-coding-Polymorphismen einen ausgeprägten Effekt auf die Menge an dem jeweiligen Protein haben, weil sie auf unterschiedliche Weise die Translation und die Stabilität der mRNA ändern können, z.B. innerhalb des Promoters die mRNA-Synthese oder sie beeinflussen in der Nähe von intronischen Spleißstellen die Geschwindigkeit des Spleißens oder am 3'-Ende die mRNA-Stabilität.

Allele, die Erkrankungen codieren, können dominant oder rezessiv vererbt werden. Bei rezessivem Erbgang von Erkrankungen unterscheiden sich die Heterozygoten nicht in einem klinisch relevanten Ausmaß von den Personen, die Homozygot zwei gesunde Allele haben. Für die Enzyme der Biotransformation wird aber häufig eine Co-Dominanz von Allelen beobachtet, weil beide Allele zum Arzneimittelmetabolismus beitragen. Der Phänotyp, der bei Heterozygoten beobachtet wird, liegt daher zwischen demjenigen von Homozygoten mit dem aktiven Allel und denjenigen mit dem inaktiven Allel (◘ Abb. 5.1). Bei einem echten Polymorphismus haben die einzelnen Allele keinen evolutionären Vor- oder Nachteil. Daher sollte die Allelfrequenz in einem **Hardy-Weinberg-Äquilibrium** stehen. Das lässt sich beispielhaft anhand der Thiopurin-Methyltransferase demonstrieren.

Fallbeispiel

Polymorphismus im Gen der Thiopurin-Methyltransferase (Hardy-Weinberg-Äquilibrium)

Das Thiopurin-6-Mercaptopurin und dessen Prodrug Azathioprin werden durch die Thiopurin-Methyltransferase inaktiviert. Der Polymorphismus im Gen der Thiopurin-Methyltransferase (TPMT) ist ein Beispiel, wie Untersuchungen pharmakogenetischer Unterschiede sich in eine verbesserte Therapie umsetzen lassen. Bei diesem Enzym existiert ein Polymorphismus (18 Varianten); 10% der europäischen Bevölkerung haben niedrige Aktivitäten dieses Enzyms und mit einer Häufigkeit ~1:300 fehlt diese Enzymaktivität. Wenn man die Zahlen betrachtet ist offensichtlich, dass ein perfektes Hardy-Weinberg-Äquilibrium vorliegt:

Summe der Allele – Verteilung der Allele: p (»Schnell« = »Wildtyp«) und q (»Langsam«): p + q = 1 bzw. ihre Verteilung $p^2 + 2pq + q^2 = 1 \rightarrow (0,9 + 0,1 + 0,003)$ ergibt eine Allelfrequenz für den »Wildtyp« von ~94,8% und 5,7% für alle »langsamen« Allele. Mit anderen Worten: Es handelt sich um einen klassischen Polymorphismus, weil in Abwesenheit von 6-Mercaptopurin (oder Azathioprin) offensichtlich kein Nachteil aus dem Mangel des Enzyms erwächst, sodass die langsamen Allele in der Population persistieren können.

Unter der Therapie mit zytotoxischen Standarddosen von 6-Mercaptopurin werden Patienten, die eine niedrige oder fehlende Enzymaktivität haben, eine massive (oft tödlich verlaufende) Myelosuppression bekommen. Daher wird dieser Polymorphismus bestimmt: Die Dosis für Heterozygote ist die Hälfte, die für homozygot TMPT-Defiziente ist 5% der Standarddosis.

5.6.2 Pharmakotherapeutisch relevante Polymorphismen

Pharmakotherapeutisch relevante Polymorphismen betreffen:
- **Enzyme der Biotransformation bzw. Transporter der Fremdstoffexkretion:** Es resultieren variable Plasmaspiegel (mit Variabilität in der Wirkdauer, Neigung zur Über-/Unterdosierung etc.) (◘ Tab. 5.1). Es sind zahlreiche Polymorphismen von Genen bekannt, die Enzyme, Transporter oder Angriffspunkte codieren. In den meisten Fällen ist die Konsequenz des Polymorphismus unklar. Es gibt zum Beispiel 40 bekannte Haplotypen von CYP3A4; bis auf wenige Ausnahmen ist nicht klar, ob und für welche Substrate diese Variationen relevant sind. Ähnlich sind die Verhältnisse bei P-Glykoprotein (MDR1/ABCB1).
- **Pharmakologische Angriffspunkte:** Für zahlreiche Rezeptoren (z.B. nichtsynonyme Varianten der codierenden Sequenzen von β_1- und β_2-adrenergen und D_2-Dopamin-Rezeptoren), Transporter (z.B. Serotonintransporter) und Enzyme (z.B. »indel« des Gens für ACE) sind Haplotypen identifiziert. In nur wenigen Fällen ist aber tatsächlich

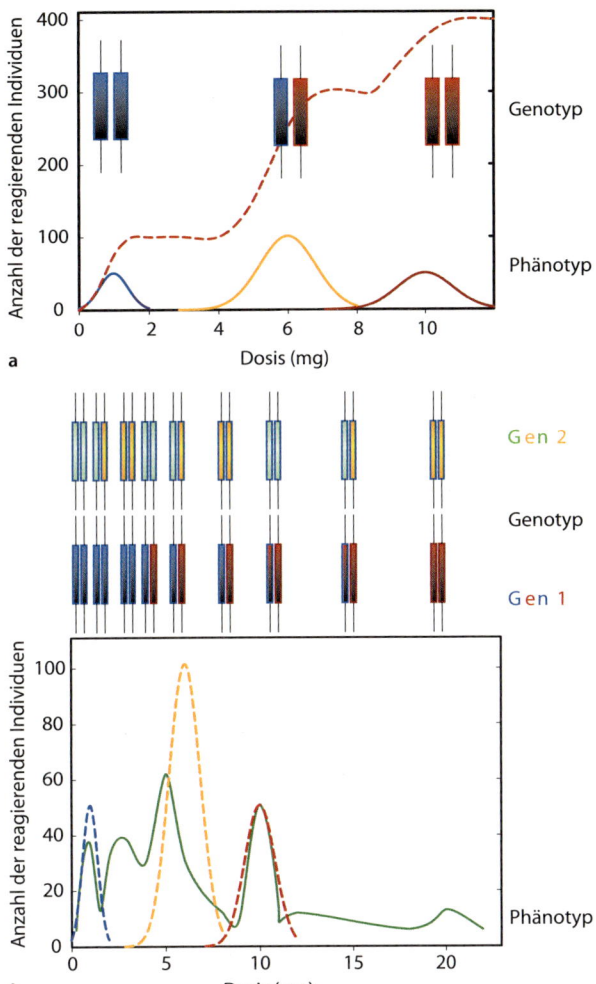

◘ **Abb. 5.1a, b Verteilung der Empfindlichkeit bei einem monogenetischen pharmakogenetischen Merkmal codiert von Gen 1 (a) und bei einer Kombination dieses Merkmals mit einer zweiten Variation in einem pharmakogenetisch relevanten Gen 2 (b).**
a Es wird angenommen, dass in der Population 2 Allele für 1 Enzym der Biotransformation zu gleichen Anteilen existieren: Ein Allel (dunkelblau) codiert eine langsame Variante, die nur 10% Aktivität der zweiten, schnellen Variante (dunkelrot) hat. Bei 400 Individuen haben daher im Hardy-Weinberg-Äquilibrium 100 Homozygote nur langsame Allele, sie brauchen daher im Mittel nur 10% der Dosis (blaue Kurve) der homozygoten schnellen Metabolisierer (dunkelrote Kurve). 200 Heterozygote haben je ein langsames und ein schnelles Allel. Sie brauchen im Mittel eine Dosis, die zwischen der Dosis beider Homozygoten liegt. Solche Verhältnisse werden nur in den seltensten Fällen gesehen. In der überwiegenden Zahl der Fälle beeinflussen weitere modifizierende Gene die individuelle Empfindlichkeit. Die rote unterbrochene Kurve zeigt die kumulative Häufigkeitsverteilung und entspricht der Dosis-Wirkungs-Kurve im Gesamtkollektiv. **b** Hier wurde ein zweites Gen angenommen, dessen allelische Varianten die Empfindlichkeit verdoppeln (grün) oder halbieren (orange). Angenommen wurde wieder, dass beide Allele in der Population zu gleichen Teilen vorkommen. Die grüne Kurve zeigt die Verteilung der Empfindlichkeit, die aus dem Zusammenwirken der beiden Gene resultiert. Die unterbrochenen Linien entsprechen der Verteilung, wie sie in Abbildung a gezeigt war und auf die alleinige Auswirkung von Gen 1 zurückzuführen wäre

▢ Tab. 5.1 Beispiele für pharmakotherapeutisch relevante Polymorphismen in Enzymen der Biotransformation/Transportern der Fremdstoffexkretion

Gene/Genprodukte	Beispiele für Pharmaka (in Klammer Arzneistoffe/ Substanzen, die in Mitteleuropa therapeutisch nicht verwendet werden)	Auswirkung
ALDH2 (mitochondriale Aldehyd-Dehydrogenase 2) (langsame Metabolisierer: 50% bei Ostasiaten; bei Europäern sehr selten)	Nitroglycerin, (Acetaldehyd)	Alkoholintoleranz durch Acetaldehyd-Akkumulation; herabgesetzte Bioaktivierung von Nitroglycerin
CYP2C9 (langsame Metabolisierer: ~2% in Europa)	Phenytoin (Warfarin, Tolbutamid, Glipizid)	lange Halbwertszeit/erhöhte Toxizität von Phenytoin bei langsam Metabolisierern
CYP2C19 (langsame Metabolisierer: 3–6% in Europa und Afrika; 13–23% bei Ostasiaten)	Clopidogrel, Lansoprazol, Omeprazol, Rabeprazol Proguanil (Mephenytoin)	bei langsam Metabolisierern: — geringere Bildung des aktiven Metaboliten von Clopidogrel und 3-fach erhöhtes Risiko von Stent-Thrombose — erhöhte therapeutische Responserate/ Eradikation von Helicobacter pylori — geringere Bildung des aktiven Metaboliten Cycloguanil, aber unklar ob geringere Erfolgsrate bei Malariatherapie
CYP2D6 (ultraschnelle Metabolisierer: 2% in Europa, 5–23% in subsaharischem Afrika; langsame Metabolisierer: 15% in Europa, 40% in Ostasien)	Codein, Metoprolol, Nortriptyline, Risperidon, Tamoxifen (Spartein, Debrisoquin)	bei langsam Metabolisierern: — geringere Konversion von Codein zu Morphin — geringere Bildung von Endoxifen aus Tamoxifen – geringeres progressionsfreies Überleben — höhere Rate von unerwünschten Wirkungen bei Risperidon
DPYD (Dihydropyrimidin-Dehydrogenase) (homozygote Defizienz in Europa geschätzt <0,1–0,03%)	5-Fluoruracil, Capecitabin, Tegafur	erhöhte Toxizität von 5-Fluoruracil und Derivate
NAT2 (N-Acetyltransferase-2) (Europa 50% Langsamacetylierer und 50% Schnellacetylierer)	Isoniazid, Sulfonamide (Hydralazin)	erhöhte Neurotoxizität von Isoniazid, erhöhtes Risiko von Exanthemen bei Sulfonamiden (und bei Hydralazin von arzneimittelinduziertem Lupus erythematodes)
PChE (Pseudocholinesterase) = **BChE** (Buytrylcholinesterase) (Frequenz der häufigsten langsamen Allele in Europa: — A-Variante: 0,02 — K-Variante: 0,12–0,27)	Suxamethonium, Mivacurium	Apnoedauer verlängert auf: — ~15–30 min bei Heterozygoten mit einer Variante — 35–45 min bei kombinierten Heterozygoten — ~90–180 min bei Homozygoten
TPMT (Thiopurine S-methyltransferase) *(Heterozygot 10%, homozygot defizient 0,3% in Europa)*	6-Mercaptopurin, Azathioprin (6-Thioguanin)	erhöhte Toxizität von 6-Mercaptopurin
UGT1A (UDP-Glucuronsyltransferase-1A) Häufigste Variante: *UGT1A1*28* (TA)$_6$ → (TA)$_7$ (Allelfrequenz 0,26–0,31 in Europa; 0,42–0,56 im subsaharischem Afrika; 0,09–0,16 in Ostasien)	Irinotecan	erhöhte Irinotecan-Toxizität (Manifestation des Gilber-Meulengracht-Syndroms bei 5% der Bevölkerung, abhängig von zusätzlichen Änderungen in der Expression anderer UGT1-Isoformen)
OATP1B1/SLC01B1 (organische Anionen transportierendes Polypeptid) (Allelfrequenz in Europa: 0,12–0,2 für erniedrigte und 0,37–0,46 für erhöhte Transportaktivität)	Statine, Repaglinid	geringere/höhere hepatische Aufnahme in der Leber: geringere Aufnahme von Statinen in der Leber → geringere Cholesterinsenkung; nichtcodierender (intronischer) SNP assoziiert mit erhöhter Rhabdomyolyserate

Der aktuelle Stand der pharmakogenetischen Variationen und die klinisch relevanten Empfehlungen lässt sich auf der Datenbank http://www.pharmgkb.org einsehen.

gesichert, dass dies einen pharmakotherapeutisch relevanten Unterschied ausmacht. Selbst wo ein Unterschied nachweisbar ist, ist der Effekt relativ gering. Dies ist wahrscheinlich darauf zurückführen, dass noch zahlreiche zusätzliche modifizierende Polymorphismen die Verteilung der Empfindlichkeit in der Population bestimmen.

5.6.3 Modifizierende Gene

Modifizierende Gene (modifier genes) können die pharmakologische Antwort beeinflussen oder Individuen für unerwünschte Wirkungen empfänglich machen

Glucose-6-Phosphat-Dehydrogenase (G6PDH)

Bereits in der Antike war bekannt, dass manche Menschen Fava-Bohnen nicht vertragen. G6PDH liefert Reduktionsäquivalente (NADPH + H^+) und ist das erste (und geschwindigkeitsbestimmende) Enzym des Pentose-Phosphat-Zyklus. Dieser liefert ebenfalls NADPH + H^+. In Erythrozyten ist dies der einzige Mechanismus über den oxidiertes Glutathion (GSSG) wieder reduziert werden kann (zu GSH). Daher sind Personen mit einer Defizienz an G6PDH gefährdet, eine Methämoglobinämie zu bekommen, wenn sie Oxidanzien ausgesetzt werden. Das Gen für die Glucose-6-Phosphat-Dehydrogenase ist auf dem X-Chromosom lokalisiert. Dennoch können auch Frauen von einer Hämolyse betroffen sein, da im Mittel die Hälfte der Erythrozyten die defiziente Enzymvariante exprimieren. Es gibt mehr als 140 beschriebene Polymorphismen und 7 häufige Varianten, die zu unterschiedlich starken Einschränkungen der enzymatischen Aktivität führen. Diese sind nicht nur im Mittelmeerraum häufig, sondern in allen Gebieten, in denen die Malaria verbreitet war, weil die G6PDH-Defizienz einen gewissen Schutz vor Malariainfektionen bietet. Von der G6PDH-Defizienz sind weltweit ca. 400 Millionen Menschen betroffen. Potenzielle Methämoglobinbildner sind für diese Personen gefährlich. Dazu gehören vor allem Sulfonamide (Sulfamethoxazol, Sulfametrol, Sulfadoxin etc.), die Malariamittel Primaquin, Chloroquin und das Lepramittel Dapson. Für zahlreiche weitere Pharmaka werden Warnungen ausgegeben (inklusive Acetylsalicylsäure, Paracetamol, die Gyrasehemmer Ciprofoxacin, Ofloxacin, Moxifloxacin; das Tuberkulosemittel Isoniazid), ohne dass diese sich durch eindeutige Evidenz belegen lassen.

Faktor V

Varianten von Faktor V sind weit verbreitet; die in Europa häufigste Form ist der nichtsynonyme Polymorphismus in der codierenden Sequenz. Die Substitution von 1691G>A, die zur Mutation von Arg^{506} zu Glutamin führt, macht diesen Faktor resistent gegen die Spaltung durch Abbau durch aktiviertes Protein-C (▶ Kap. 41). Die Allelfrequenz beträgt in Europa 0,8–2,7%, in manchen (europäischen) Populationen liegt sie deutlich höher (bis 15%, z.B. Schweden). Auch heterozygote Frauen haben ein deutlich erhöhtes Thromboserisiko, wenn sie östrogenhaltige orale Kontrazeptiva nehmen: Das Risiko ist gegenüber Frauen mit dem G–Allel, die ein solches

Kontrazeptivum nehmen 5- bis 8-fach höher bzw. 15- bis 25-fach höher gegenüber Frauen ohne Kontrazeption.

Kaliumkanal KCNH2

Der Kaliumkanal KCNH2 (human Ether-a-go-go Related Gene: hERG) trägt den repolarisierenden Kaliumeinstrom im Herzen (verzögerter Gleichrichter/delayed recitifier; ▶ Kap. 39). Es sind mehr als 100 Mutationen bekannt, die mit einem angeborenen verlängerten QT-Intervall (congenital long QT-syndrome) einhergehen; bei mindestens 4 Varianten liegen Hinweise dafür vor, dass sie zu einem arzneimittelinduzierten verlängerten QT-Intervall prädisponieren (Allelfrequenz in Europa auf 4% geschätzt). Die Liste von Substanzen, die zu einer QT-Verlängerung führen können ist sehr lange (Antiarrhythmika wie Amiodaron, Chinidin, Disopyramid; Dofetilid, Ibutilid, Sotalol; Antibiotika/antibakterielle Chemotherapeutika wie das Makrolid Erythromycin bzw das Ketolid Telithormycin, der Gyrasehemmer Moxifoxacin; Antidepressiva wie Fluoxetin; H_1-Histaminrezeptorantagonisten Astemizol, Terfenadin, Hydroxyzin; $5HT_4$-Agonist Cisaprid; Neuroleptika/Antipsychotika wie Haloperidol, Pimozid, Risperidon; Sertindol, Ziprasidon und viele andere). Eine Verlängerung des QT-Intervalls prädisponiert zu lebensgefährlichen Torsades-de-pointes-Arrhythmien.

Die α-Untereinheit des spannungsabhängigen Natriumkanals des Herzens

Seltener sind Mutationen in der α-Untereinheit des spannungsabhängigen Natriumkanals des Herzens (α_5-Untereinheit = $Na_V1,5$ = Produkt des SCN5A-Gens), die ebenfalls zu einem Long-QT-Syndrom führen (Brugada-Syndrom). Auch bei diesen Formen kann das Arrhythmierisiko nicht nur durch Antiarrhythmika mit natriumkanalblockierender Wirkung (Amiodaron, Chinidin, Flecainid, Propafenon, Lidocain, Mexiletin) sondern auch durch andere Substanzen mit natriumkanalblockierender Wirkung (trizyklische Antidepressiva, niederpotente typische Neuroleptika/Antipsychotika) erhöht werden.

Weiterführende Literatur

Aymanns C, Keller F, Maus S, Hartmann B, Czock D (2010) Review on pharmacokinetics and pharmacodynamics and the aging kidney. Clin J Am Soc Nephrol 5:314-327

Beretta M, Gorren AC, Wenzl MV, Weis R, Russwurm M, Koesling D, Schmidt K, Mayer B (2010) Characterization of the East Asian variant of aldehyde dehydrogenase-2: bioactivation of nitroglycerin and effects of Alda-1. J Biol Chem 285:943-952

Clayton TA, Baker D, Lindon JC, Everett JR, Nicholson JK (2009) Pharmacometabonomic identification of a significant host-microbiome metabolic interaction affecting human drug metabolism. Proc Natl Acad Sci U S A 106:14728-14733

Leineweber K, Heusch G (2009) β₁- and β₂-adrenoceptor polymorphisms and cardiovascular diseases. Br J Pharmacol 158: 61-69

Mega JL, Close SL, Wiviott SD, Shen L, Hockett RD, Brandt JT, Walker JR, Antman EM, Macias W, Braunwald E, Sabatine MS (2009) Cytochrome P-450 polymorphisms and response to clopidogrel. New Eng. J. Med. 360: 354-362

Paez JG, Jänne PA, Lee JC, Tracy S, Greulich H, Gabriel S, Herman P, Kaye FJ, Lindeman N, Boggon TJ, Naoki K, Sasaki H, Fujii Y, Eck MJ, Sellers WR, Johnson BE, Meyerson M (2004) EGFR mutations in lung cancer: correlation with clinical response to gefitinib therapy. Science 304:1497-1500

SEARCH Collaborative Group, Link E, Parish S, Armitage J, Bowman L, Heath S, Matsuda F, Gut I, Lathrop M, Collins R (2008) SLCO1B1 variants and statin-induced myopathy – a genomewide study. N Engl J Med 359:789-799

Schwartz JB (2007) The current state of knowledge on age, sex, and their interactions on clinical pharmacology. Clin Pharmacol Ther 82:87-96

5

Arzneimittelentwicklung und -zulassung – Arzneimittel in der Schwangerschaft

M. Freissmuth

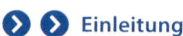 **Einleitung**

Der Zulassung eines Arzneimittels für die Anwendung am Menschen geht ein umfangreiches Entwicklungsprogramm voraus. Gesetzlich festgelegt ist ein Prüfprogramm, das alle wesentlichen Informationen sammelt, bevor das Arzneimittel an Patienten angewandt werden darf. Die pharmazeutische Qualität des Arzneimittels muss gesichert sein und der Nachweis muss erbracht sein, dass das Arzneimittel bei bestimmungsgemäßer Anwendung wirksam ist. Darüber hinaus muss das Arzneimittel so verträglich und sicher sein, dass seine Anwendung gerechtfertigt ist. Diese Daten werden im Rahmen der präklinischen und klinischen Phasen des Prüfprogramms erhoben und Behörden vorgelegt, die die Zulassung erteilen. Das Prüfprogramm ist historisch betrachtet auch als Reaktion auf die katastrophalen Folgen von Thalidomid (Contergan®) in den Industrieländern gesetzlich codifiziert worden (Arzneimittelgesetze im deutschen Sprachraum). Daher wird im Rahmen dieses Kapitels auch auf die Besonderheit der Schwangerschaft und Stillperiode eingegangen.

Die pharmazeutische Industrie ist ein beliebtes Feindbild. In einer repräsentativen Umfrage, die in Österreich im Jahr 2010 durchgeführt wurde, beklagte die große Mehrzahl der Befragten unter anderem die mangelnde Transparenz bei der Arzneimittelzulassung. Dieser Befund spricht eher für ein Informationsdefizit. Es gibt kaum ein Segment des Wirtschaftslebens, das einer so strengen Regulation unterliegt wie das Arzneimittelwesen. Seit Ende der 1970er Jahre gelten in den meisten europäischen Staaten Gesetze (in Deutschland und Österreich das jeweilige AMG, Arzneimittelgesetz, in der Schweiz das Heilmittelgesetz), die die Arzneimittelzulassung so regeln, dass alle wesentlichen Informationen für die sichere Anwendung von Arzneimitteln vor Erteilung der Zulassung vorliegen müssen. Die entsprechenden Regelungen werden laufend adaptiert, um dem Stand der Wissenschaft gerecht zu werden. Die gesetzlichen Regelungen sind in Europa, Japan und Nordamerika weitgehend harmonisiert, z.B. die in den USA geltenden Regelungen ähneln weitgehend denen in Europa. Das ist nicht überraschend. Denn die jeweiligen Gesetze müssen dafür sorgen, dass die relevanten Informationen definiert werden. Diese Definitionen sind durch die pharmakologische Betrachtung bzw. die therapeutische Situation vorgegeben, weil sie die Frage beantworten müssen: **Was muss ich wissen, bevor ich ein Arzneimittel am Menschen anwenden kann?**

Was muss von einem Arzneimittel bekannt sein?
- **Pharmakodynamik:** Wie wirkt das Arzneimittel?
    - Wirkungsmechanismus auf molekularem und zellulärem Niveau sowie auf dem Niveau des intakten Organismus
    - Nachweis der Wirksamkeit mit einem klinisch validen Endpunkt
    - Welche Hauptwirkungen werden erzielt und wie kommen diese zustande?

- Welche anderen (meist unerwünschten) Wirkungen (Nebenwirkungen) werden ausgelöst?
    - Wie ist die Dosisabhängigkeit der Effekte, d.h. wie muss das Arzneimittel dosiert werden?
- **Pharmakokinetik:** Wie lange verbleibt das Arzneimittel im Organismus?
    - Aufnahme, Verteilung, Abbau und Ausscheidung (ADME = absorption, distribution, metabolism and excretion)
    - Bei wem wirkt das Arzneimittel; wirkt es bei allen Bevölkerungsgruppen
    - Gibt es Interaktionen (Wechselwirkungen) mit anderen Arzneimitteln (auf pharmakokinetischer und/oder pharmakodynamischer Basis)
    - Ändert sich die Wirkung bei wiederholter Gabe (Gewöhnung, Toleranz)
    - Gibt es dosisabhängige unerwünschte Wirkungen, wie gravierend und häufig sind diese
    - Gibt es dosisunabhängige (allergische) Nebenwirkungen gibt?
- **Schwangerschaft und Stillperiode:** Kann das Arzneimittel in der Schwangerschaft und Stillperiode angewendet werden?

Diese Angaben stehen im Zulassungsantrag in der SmPC (summary of product characteristics). Diese ist die Grundlage für die Fachinformation (für Ärzte und Apotheker) und wird vereinfacht in der Gebrauchsinformation (Packungsbeilage) wiedergegeben. Die Texte müssen von der zuständigen Behörde, d.h. von der European Medicines Agency und der ihr übergeordneten Europäischen Kommission oder der entsprechenden nationalen Behörde genehmigt werden. Das ist in Deutschland das Bundesinstitut für Arzneimittel und Medizinprodukte (BfArM), in der Schweiz das Schweizerische Heilmittelinstitut Swissmedic und in Österreich die (bundeseigene) Österreichische Agentur für Gesundheit und Ernährungssicherheit (AGES, Geschäftsbereich PharmMed).

6.1 Phasen der Arzneimittelentwicklung

Lernziele
- Phasen des Entwicklungsprogramms für einen Wirkstoff
- Prüfungsschwerpunke in den einzelnen Phasen der Arzneimittelentwicklung
- Bedeutung der Surrogatparameter
- Klinisch valider Endpunkt
- Bedeutung einer randomisierten placebokontrollierten Doppelblindstudie
- Zustimmung der Überprüfung des neuen Wirkstoff am Menschen durch eine unabhängige Ethikkommission

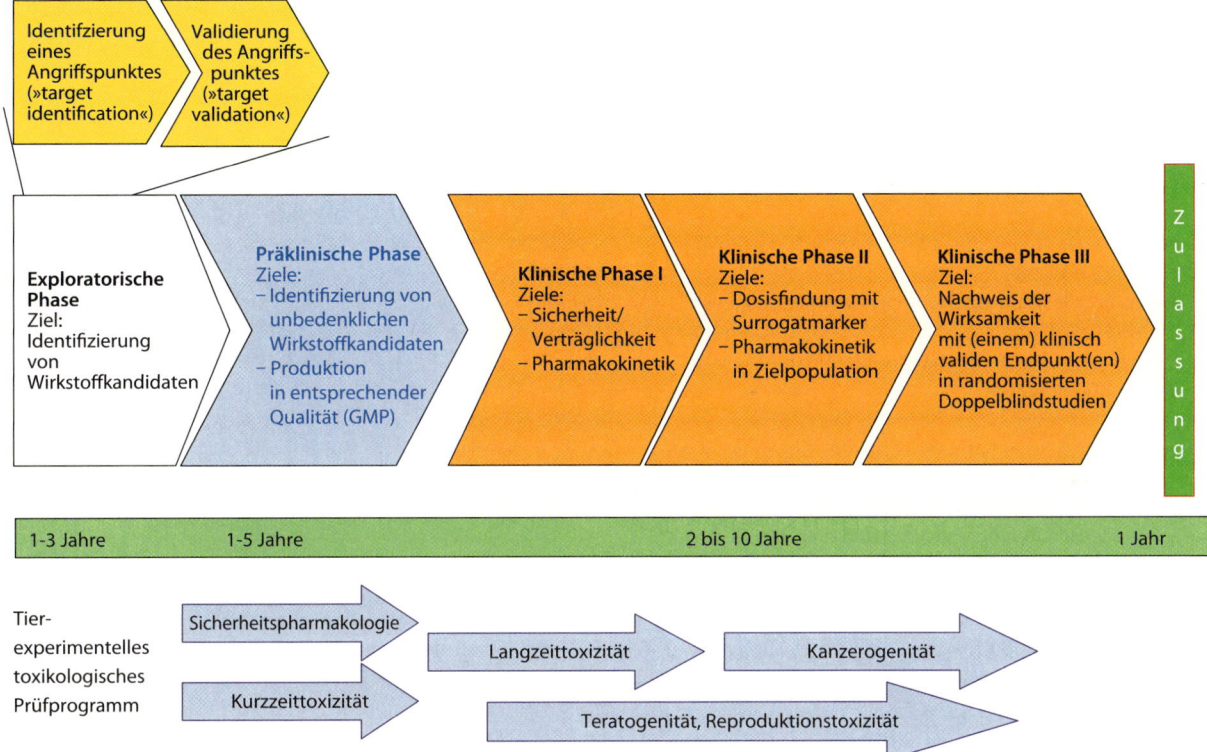

Abb. 6.1 Die Phasen der Entwicklung eines Arzneimittels

In der Folge wird die Arzneimittelentwicklung (Abb. 6.1) so dargestellt, wie sie für ein neues innovatives Pharmakon durchgeführt werden könnte. Ein solches Pharmakon durchläuft diese Entwicklung in der Regel nicht in einem einzelnen Unternehmen. Die hochriskante Innovation ist oft in kleinen Firmen (»Biotech Startups«) ausgelagert. Große Unternehmen kaufen dieses Produkt und die damit verbundenen Rechte, wenn ein Erfolg absehbar ist. Es gibt auch Unternehmen, die nur für die klinische Entwicklung von Substanzen spezialisiert sind. Wenn zum Beispiel eine bereits bekannte Substanz für eine neue Indikation entwickelt wird, dann ist es nicht notwendig, die präklinische Entwicklung zu wiederholen; ebenso kann die Phase I der klinischen Prüfung entbehrlich sein.

Das Arzneimittelrecht muss zwei Rechtsgüter abwägen:
- Der Prozess muss so gestaltet sein, dass sichere Arzneimittel zur Verfügung stehen, d.h. eine ausreichende Menge an Daten vorhanden sein, dass eine Beurteilung des Nutzen-Risiko-Verhältnisses zuverlässig möglich ist.
- Die Zulassung darf nicht unnötig verzögert werden, weil dadurch den Patienten eine wirksame Therapie vorenthalten wird.

■ ■ ■ **Harmonisierung der gesetzlichen Regelungen in den Industriestaaten**
Die Harmonisierung wird durch die ICH (International Conference on Harmonisation of Technical Requirements for Registration of Pharmaceuticals for Human Use) erreicht, in der die regulatorischen Behörden der USA (Federal Drug Administration), Europas (EMEA/EMA) und Japans (MHLW, Ministry of Health, Labour and Welfare) die Richtlinien (Guidelines) erarbeiten, wie pharmazeutische Qualität, Wirksamkeit und Unbedenklichkeit von Arzneimitteln bewertet werden sollen. Dazu gehören u.a. Richtlinien für die GCP (Good Clinical Practice), für klinische Studien mit Arzneimitteln und Richtlinien für GMP (Good Manufacturing Practice)-Guidelines. Die Richtlinien für die GLP (Good Laboratory Practice), nach denen die Daten zur Sicherheitspharmakologie und zur Toxikologie eines Wirkstoffkandidaten erhoben werden, halten sich an die Vorgaben der OECD (Organisation für Entwicklung und Zusammenarbeit). Details werden auch durch die ICH harmonisiert. Die Richtlinien werden in Europäischen Union vom CHMP (Committee for Medicinal Products for Human Use) der EMEA übernommen und verlautbart. Die Richtlinien sind bindend. Wenn ein pharmazeutisches Unternehmen in seinem Entwicklungsprogramm davon abweichen will, bedarf es einer besonderen Begründung.

6.1.1 Exploratorische Phase: Suche nach neuen Wirkstoffkandidaten:

Exploratorische Phase

Identifizierung und Validierung des Angriffspunkts (target identification/validation)
Fragen:
- Ist dieser Angriffspunkt für die menschliche Erkrankung relevant?
- Ist eine Blockade dieses Angriffspunktes sinnvoll/ gefährlich?

Aufbau eines Screeningtests zur Identifizierung von Wirkstoffkandidaten
Frage:
- Gibt es einen Ansatz, der es erlaubt, mit einem Minimum an Aufwand ein Maximum an Substanzen rasch und verlässlich auf Aktivität zu prüfen?

Synthese/Herstellung von Wirkstoffkandidaten: Identifizierung einer Leitsubstanz im Screeningtest/Synthese weiterer Kandidaten
Fragen:
- Welche Substanz bindet mit hoher Affinität?
- Welche Strukturmerkmale sind Voraussetzung für diese Bindung?

Validierung der Ergebnisse des Screeningtests in vitro (Zellen) und in vivo (Tiermodelle, die der humanen Erkrankung entsprechen)
Frage: Lassen sich die Ergebnisse aus dem Screening so rekapitulieren, dass auch eine Aktivität in vivo zu erwarten ist?

Profilierung dieser Substanzen in vitro, z.B.
- Affinität zu Enzymen der Biotransformation/Transporter
- Affinität zu typischen pharmakodynamischen Angriffspunkten (Rezeptoren, Transporter, Ionenkanäle)
- Prüfung auf Mutagenität (Ames-Test)
Fragen:
- Welcher Weg des Metabolismus/der Exkretion ist zu erwarten?
- Welche pharmakokinetischen Interaktionen sind zu erwarten?
- Welche zusätzlichen (unerwünschten) pharmakodynamischen Wirkungen sind zu erwarten (»Off-target-Effekte«?
- Welche Wirkstoffe stehen als Reserve zur Verfügung, wenn beim ersten Kandidaten Schwierigkeiten absehbar sind (Metabolismus, Interaktionspotenzial etc.)?

Zunächst muss ein neuer Angriffspunkt definiert, d.h. identifiziert und validiert werde (◘ Abb. 6.1). In einem Gedankenexperiment wäre dies zum Beispiel eine Rezeptor-Tyrosinkinase. Aus der veröffentlichten biomedizinischen Grundlagenforschung kann bekannt sein, dass diese Rezeptor-Tyrosinkinase bei bestimmten Tumoren überexprimiert wird und zum Wachstum beiträgt. Ein Hemmstoff wäre daher möglicherweise erfolgreich. Wenn die Rezeptor-Tyrosinkinase in vielen lebenswichtigen Organen exprimiert wird, können gravierende unerwünschte Wirkungen erwartet werden. Daher ist es sinnvoll, zunächst zu prüfen, ob zum Beispiel eine erwachsene Maus ohne diesen Rezeptor auskommt. Das lässt sich mit gentechnischen Methoden erreichen. Die zweite Frage, die im Vorfeld geklärt werden kann, lautet: Ist die auserkorene Rezeptor-Tyrosinkinase wirklich so wichtig für das Tumorwachstum, wie vermutet wurde? Dazu wäre es sinnvoll, eine Modellerkrankung bei einer Maus (oder einer Ratte) zu erzeugen, die der menschlichen Situation entspricht. Auch hier kann mit gentechnischen Methoden geprüft werden, ob die Hypothese einer Überprüfung in vivo standhält.

Wenn der Angriffspunkt definiert ist, kann ein zellulärer Versuchsansatz entwickelt werden, der es erlaubt mit einem hohen Probendurchsatz viele Substanzen auf Aktivität zu prüfen (high throughput screening). Eine bestehende Bibliothek von (mehreren 100.000) Substanzen kann automatisiert in dieses Screening eingebracht werden; ggf. werden auch neue Substanzen synthetisiert. Die in diesem Screening gefundenen Substanzen werden in der Folge zunächst in weiteren zellulären Versuchsansätzen in vitro und dann im validen Tiermodell in vivo untersucht. Substanzen können in vivo unter anderem dadurch scheitern, dass sie ungünstige pharmakokinetische Eigenschaften haben (z.B. rasch hydrolisiert werden, einem hohen First-Pass-Effekt unterliegen etc.) oder sehr toxisch wirken, weil sie wichtige Rezeptoren, Ionenkanäle, Transporter oder Pumpen blockieren. Mittlerweile gibt es zahlreiche Zelllinien und andere In-vitro-Systeme, anhand derer geprüft werden kann, ob die Substanz zusätzliche Angriffspunkte blockiert oder wie gut sie als Substrat von Enzymen der Biotransformation und von Transportern der Fremdstoffexkretion behandelt wird. Weil nicht damit gerechnet werden kann, dass eine einzige Substanz, die zufällig identifiziert worden ist, auch alle Kriterien optimal erfüllt, ist es sinnvoll, auch nach Reservekandidaten (backup candidate compounds) zu suchen. Die exploratorische Phase ist beendet, wenn ein Wirkstoff sich als guter Kandidat erwiesen hat. Die exploratorische Phase unterliegt keinen gesetzlichen Regelungen. Das wirtschaftliche Risiko, das mit einer Fehlentwicklung verbunden ist, ist als Regulativ ausreichend. Wenn Daten aus der Profilierung für die Zulassung notwendig werden, dann müssen sie nach GLP-Richtlinien erhoben worden sein (Good Laboratory Practice: ein formalisiertes Verfahren, das eine externe Zertifizierung der Einrichtung voraussetzt).

6.1.2 Präklinische Entwicklung: Suche nach einem sicheren und verträglichen Wirkstoff, der auch am Menschen geprüft werden darf

Wenn die Entscheidung für einen Wirkstoff gefallen ist, muss geprüft werden, ob der Wirkstoff auch sicher und unbedenklich ist. Dafür müssen einerseits Daten zur Sicherheitspharmakologie vorgelegt werden, d.h. es muss geprüft werden, ob der Wirkstoff in Dosen, die therapeutische Effekte erzielen sollen, die wesentlichen Organfunktionen beeinflussen (Herz, Lunge, Niere, Leber, Blutbildung, endokrine Kontrolle; Gehirn) und die entsprechenden Laborparameter (EKG, Blutdruck, Blutgase, Kreatinin, Ionen, Bilirubin, Transaminasen,

Blutbild, Blutzucker etc.) bzw. das Verhalten/die Bewusstseinslage verändern. Andererseits müssen die Dosen bis in den toxischen Bereich erhöht werden und die Effekte bei einmaliger (akute Toxizität) und wiederholter Gabe (subakute Toxizität) bzw. bei chronischer Zufuhr (chronische Toxizität) geprüft werden. Zu beachten ist, dass bei der Prüfung der Toxizität eindeutig toxische Dosen erreicht werden müssen, dass aber eine Bestimmung der LD_{50} nicht notwendig ist. Hingegen muss die Toxizität an mindestens zwei Spezies geprüft werden, von denen eine nicht ein Nagetier sein darf. Bei Biologika (▸ Kap. 8) muss eine Prüfung an einem Primaten (Affenspezies) erfolgen. In diesem Zusammenhang muss auch die Pharmakokinetik bzw. die Toxikokinetik der Substanz bestimmt werden. Besonders interessant ist hier das Metabolitenmuster, weil dieses mit dem Metabolitenmuster verglichen werden kann, das sich bei der humanen Applikation ergibt. Dies ist vor allem für die Planung einer Kanzerogenitätsstudie wichtig. Aus nachvollziehbaren Gründen ist am ehesten diejenige Spezies geeignet, bei der der Wirkstoffmetabolismus dem humanen Metabolismus entspricht. Die Daten müssen nach GLP-Kriterien erhoben worden sein. Im Laufe der präklinischen Entwicklung muss auch die Entscheidung für die Formulierung fallen und die pharmazeutische Qualität gewährleistet werden (nach GMP-Richtlinien, Good Manufacturing Practice).

Wenn die Daten

— aus der Sicherheitspharmakologie,

— der Toxizität bei einmaliger und wiederholter Verabreichung,

— die entsprechenden pharmakokinetischen Daten,

— ausreichend Hinweise, die eine Wirksamkeit bei der vorgesehenen Indikation vermuten lassen und

— der Wirkstoff in der entsprechenden pharmazeutischen Qualität und Formulierung vorliegen,

kann eine erste Anwendung am Menschen erwogen werden. In den **USA** müssen die Daten in einem formellen Verfahren der **FDA** vorgelegt werden, damit eine Zulassung des Wirkstoffs als IND (investigational new drug) erfolgt. In **Europa** gibt es kein formalisiertes zentrales Verfahren, aber eine **VHP** (voluntary harmonization procedure), die in den verschiedenen Ländern die Meldung der klinischen Prüfungen harmonisiert.

Unabhängig von der Entscheidung der regulatorischen Behörde ist für **jede einzelne klinische Prüfung** ein **zustimmendes Votum** einer unabhängigen **Ethikkommission** notwendig, wobei in den einzelnen Ländern jeweils eine Leitethikkommission den Antrag bei einer multizentrischen Studie für dieses Land begutachtet. Für die erstmalige Anwendung am Menschen ist das Vorliegen der Daten zur Reproduktionstoxizität und die Langzeitstudien zur Kanzerogenität nicht notwendig. Diese müssen erst vorliegen, wenn die Phase III abgeschlossen ist (◨ Abb. 6.1).

Dieser kurze Überblick zeigt, dass Tierversuche für die Arzneimittelentwicklung unverzichtbar sind. Eine sicherheitspharmakologische oder eine toxikologische Prüfung lässt sich nicht in einer Zellkultur durchführen – eine Zellkultur hat keinen Blutdruck, kein Bewusstsein, keine hormonellen Regelkreise, kein Immunsystem etc. Aus ethischen Gründen darf ein Arzneimittel nicht erstmals am Menschen angewandt werden, wenn es nicht vorher an mehreren Versuchstierarten geprüft worden ist. Diese Einsicht mag unbequem oder politisch unkorrekt sein, sie ist aber eine Grundlage der Pharmakotherapie beim Menschen.

6.1.3   Phase I: Erstmalige Anwendung am Menschen

> **Phase I: Erstmalige Anwendung an gesunde freiwillige Probanden**
>
> **Anzahl der Probanden:** Insgesamt ca. 50–100; zunächst nur männlich
>
> **Verträglichkeit**
> Fragen:
> — Wie verändern sich die wichtigen Organfunktionen/ Laborparameter (Blutdruck, Herz, Leber, Niere, Lunge, Blutbild, Bewusstsein, Verhalten etc.) nach Gabe des Wirkstoffs?
> — Welche unerwünschten Wirkungen treten bei der einmaligen Administration dieses Wirkstoffs auf?
>
> **Pharmakokinetik**
> ADME (absorption, distribution, metabolism, excretion; ► Kap. 2)
> Fragen:
> — ADME: Wie ist der Konzentrationsverlauf im Plasma bei einmaliger und mehrmaliger Gabe?
> — Ändert sich die Resorption bei Nahrungsaufnahme?
> — Wie sieht das Metabolitenmuster aus und wie werden die Substanz und deren Metaboliten ausgeschieden?

Wenn ein Wirkstoff erstmals am Menschen angewandt wird, geschieht dies zuerst an freiwilligen Probanden, die zunächst nur eine sehr niedrige Dosis erhalten sollen, damit die Probanden möglichst keinem Risiko ausgesetzt werden. Die Dosis errechnet sich aus:
- derjenigen Dosis, bei der bei empfindlichsten Spezies keine unerwünschte Wirkung beobachtet wurde (NOAEL: no observed adverse event level),
- der dazugehörigen AUC (»area under the curve« für die Plasmakonzentration bei dieser Dosis),
- der geschätzten Clearance beim Menschen (aus den In-vitro-Daten zu Metabolismus, Verhältnis Gewicht bzw. Körperoberfläche Tier/Mensch) und
- einem Sicherheitsfaktor; in der Regel mindestens ein Faktor von 10, d.h. die erste Humandosis liegt mindestens um einen Faktor 10 unter derjenigen Dosis, die beim empfindlichsten Versuchstier noch keinen unerwünschten Effekt ausgelöst hat.

Wenn diese Dosis verträglich war, dann erfolgt die Dosiseskalation z.B. durch sequenzielle Verdoppelung oder Verdrei-

fachung der Dosis, bis der Dosisbereich erreicht wird, der dem wahrscheinlichen therapeutischen Bereich entspricht. Die **Vorgangsweise** und die Kriterien werden vorher im **Prüfplan** festgelegt. Änderungen des Prüfplans müssen der Ethikkommission zur Genehmigung vorgelegt werden (Das trifft für sämtliche Phasen der klinischen Prüfung zu).

Die Fragen der Phase I können in der Regel nicht in einer einzigen Studie beantwortet werden. Die Freiwilligkeit muss in jedem Fall gewährleistet sein; Studien an Abhängigen (z.B. Lehrer/Schüler-Verhältnis, Rekruten) sind ethisch bedenklich. Bei zytotoxischen Therapien und bei Gentherapie ist eine Anwendung an gesunden Probanden ethisch nicht zu rechtfertigen, daher werden diese Studien an Kranken durchgeführt (daher auch als Phase I/II bezeichnet. Phase-I-Prüfungen werden von klinischen Pharmakologen durchgeführt.

6.1.4   Phase II: Erster therapeutischer Versuch

> **Phase II: Therapeutischer Versuch an Patientinnen/ Patienten**
>
> **Anzahl der Probanden:** Insgesamt ca. 100–300
> **Dosis-Wirkungskurve**
> Frage: In welchem Dosisbereich tritt die therapeutische Wirkung auf, die eine klinische Wirksamkeit voraussagt?
> **Pharmakokinetik in der Zielpopulation**
> Fragen:
> — Wie unterscheidet sich der Konzentrationsverlauf im Plasma bzw. das Metabolitenmuster bei einmaliger und mehrmaliger Gabe bei den Erkrankten?
> — Wie ändert sich die Pharmakokinetik bei Vorliegen einer Nieren- oder Lebererkrankung?

Wenn die Phase I abgeschlossen ist, sollte ein Überblick über die Verträglichkeit vorliegen und auch Information darüber, welche Effekte bei Dosissteigerung auftreten. Dies ermöglicht es in der Zusammenschau aller Befunde denjenigen Dosisbereich abzuschätzen, der eine therapeutische Wirkung auslösen kann. Dieser wird in einer kleinen Population von Patienten geprüft. Die **therapeutische Wirksamkeit** kann in der Phase II an einem **Surrogatparameter** erhoben werden. Die Applikationsdauer hängt von der vorgesehenen Indikation ab und kann daher von wenigen Tagen bis zu einigen Monaten reichen, d.h., dem Intervall, das notwendig ist, um eine therapeutische Wirkung zu beobachten. Ebenso werden Daten zur Verträglichkeit gesammelt.

> ❯ Ein Surrogatparameter ist mit der Wirkung verbunden und sagt eine klinische Wirksamkeit voraus, er beweist jedoch nicht die therapeutische Wirksamkeit.

Zum Beweis der therapeutischen Wirksamkeit ist ein klinisch valider Endpunkt erforderlich.

■■■ **Beispiele für die therapeutische Wirksamkeit von Surrogatparametern**

Für **Protonenpumpenhemmer** ist der Surrogatparameter der Anstieg des pH im Magen, der mit einer kleinen Sonde telemetrisch gemessen werden kann. Der klinisch valide Endpunkt ist die endoskopisch verifizierte Abheilung des Ulkus.

Bei einem **Lipidsenker** ist der Surrogatparameter die Senkung des LDL-Cholesterins oder der Triglyceride. Der klinisch valide Endpunkt ist die Verhinderung von Ereignissen, die sich aus einer Atherosklerose entwickeln, z.B. koronaren Herzkrankheit mit Angina-pectoris-Anfälle und Myokardinfarkten oder Schlaganfälle oder eine periphere arterielle Verschlusskrankheit.

Bei einer **zytotoxischen Chemotherapie** sind typische Surrogatmarker die Abnahme des Tumorvolumens oder der Konzentrationsabfall von Tumormarkern im Serum. Der klinisch valide Endpunkt ist die Verlängerung der Lebenszeit (im Jargon »Gesamtüberleben«: overall survival) bzw. in ausgewählten Fällen auch das progressionsfreie Überleben. Diese Unterscheidung ist deshalb wichtig, weil nicht immer eine Besserung des Surrogatparameters zu einem klinisch relevanten Ergebnis führen muss.

Fluorid erhöht zum Beispiel die **Knochendichte,** ein Surrogatparameter für die Behandlung der Osteoporose. Allerdings senkt Fluorid nicht die Rate an osteoporotischen Knochenfrakturen (Wirbelkörper, Oberschenkelhals), weil der zusätzlich gebildete Knochen mechanisch minderwertig ist. Das therapeutische Ziel ist aber nicht die Besserung eines Laborbefundes, sondern die Besserung/Heilung der Erkrankung.

Der Schwerpunkt von Phase-II-Studien ist ein erster Nachweis medizinischer Wirksamkeit und damit eine Bestätigung des Therapiekonzepts. Phase-II-Studien werden dementsprechend an Patienten durchgeführt. Die Behandlungsdauer beschränkt sich üblicherweise auf wenige Tage bis einige Monate (in Abhängigkeit der vorgesehenen Indikation). Behandelt werden höchstens wenige hundert Patienten. Neben der Wirksamkeit wird auch hier die Verträglichkeit sorgfältig beobachtet. Das vordringliche Ziel ist es, am Ende der Phase IIb diejenige Dosis zu kennen, die in der Phase III in einem großen therapeutischen Versuch die therapeutische Wirksamkeit mit einem klinischen validen Endpunkt belegen soll. Studien zur Wirksamkeit werden grundsätzlich verblindet durchgeführt: Patienten werden randomisiert einer Placebo- oder Behandlungsgruppe zugeteilt. Weder der behandelnde Arzt noch die Behandelten wissen, was sie bekommen haben.

6.1.5 Phase III: Nachweis der therapeutischen Wirksamkeit mit einem klinisch validen Endpunkt

Phase III: Nachweise der therapeutischen Wirksamkeit

Fragen:
— Wird der Verlauf einer Erkrankung im Hinblick auf einen validen klinischen Endpunkt günstig beeinflusst?
— Wie häufig sind unerwünschte Wirkungen und wie schwer sind diese?

Wenn am Ende der Phase IIb die Daten vorliegen, die Hinweise für Wirksamkeit und die dazugehörige Dosis-Wirkungs-Beziehung erkennen lassen, können große Studien der Phase III geplant werden, die die Wirksamkeit nachweisen sollen (**konfirmatorische Studien**). Dabei sind die nachfolgend genannten Punkte zu beachten.

Fallzahlberechnung – statistische Mächtigkeit (power). Die Kunst der Studienplanung liegt darin, dass man vorher die Fallzahl berechnen muss, die notwendig ist, um mit einer gewissen statistischen Wahrscheinlichkeit (>80%) einen statistischen Unterschied (Irrtumswahrscheinlichkeit $p<0,05$) auch tatsächlich zu beobachten. Wenn eine Studie in ihrer zahlenmäßigen Mächtigkeit zu klein angelegt ist (underpowered), setzt man Patienten sinnlos einem Risiko aus, weil ein Erkentnisgewinn nicht zu erwarten ist. Wenn die Studie zu groß angelegt ist, dann setzt man Personen auch unnötig einem potenziellen Risiko aus. Das ist deshalb nicht trivial, weil man auch schätzen muss, wie viele Patienten aus der Studie ausscheiden (dropout-Rate). Es lässt sich leicht vorrechnen, dass viele Studien, die irgendwelche Effekte behaupten, hoffnungslos »underpowered« sind, vor allem im sog. alternativmedizinischen Bereich. Gute Phase-III-Studien umfassen mehrere hundert (bei kleinen Indikationsgebieten) bis mehrere tausend Patienten. Es ist offensichtlich, dass die Studie daher multizentrisch angelegt sein muss, weil diese Fallzahlen an einem einzigen Standort nicht zu erreichen sind. Die Studiendauer kann mehrere Jahre betragen.

Ein- und Ausschlusskriterien. Im Rahmen der Studienplanung muss festgelegt werden, welche Patienten für die Behandlung in Frage kommen. Die Einschlusskriterien sind auch wichtig, weil diese auch definieren, wer im Falle einer Zulassung in weiterer Folge für die zugelassene Therapie in Frage kommt.

Valider Endpunkt. In der Phase III müssen klinisch relevante valide Endpunkte als primäre Zielgröße vorab definiert werden. Surrogatparameter sind mit wenigen Ausnahmen nicht erlaubt (Senkung des Blutdrucks wäre ein Beispiel, wo bei der Zulassung auf Endpunktdaten verzichtet werden kann, weil dank der vielen Studien klar ist, dass jede Blutdrucksenkung die kardiovaskuläre Mortalität bei der Hypertonie senkt).

Umfassende Aufklärung. Eine Studienteilnahme ist freiwillig und setzt eine umfassende Aufklärung voraus, die schriftlich bestätigt werden muss. Das Informationsmaterial für Patienten muss der Ethikkommission zur Genehmigung vorgelegt werden. Patienten müssen jederzeit das Recht haben ihre Studienteilnahme zu widerrufen.

Randomisierung und Verblindung. Klinische Studien der Phase III werden generell als randomisierte placebokontrollierte Doppelblindstudien durchgeführt. Weder behandelnder Arzt noch Patient weiß, wer das Prüfpräparat bekommen hat oder das Placebo. Ob die Verblindung tatsächlich funktioniert hat, lässt sich unter anderem prüfen, indem man die

Patienten am Ende befragt, ob sie das Verum (Prüfpräparat) oder das Placebo erhalten haben. Das ist vor allem dann wichtig, wenn der Endpunkt eine starke subjektive Färbung hat (Lebensqualität).

Placebo versus aktive Kontrolle. Bei manchen Erkrankungen kann es gerechtfertigt sein, auf die Standardtherapie zu verzichten. Bei vielen Erkrankungen, die einen gefährlichen Verlauf nehmen können, ist es ethisch nicht zu rechtfertigen, Patienten die Standardtherapie vorzuenthalten. In diesem Fall erhalten alle Patienten die Standardtherapie und eine Gruppe zusätzlich das Placebo sowie die andere Gruppe die unterschiedlichen Dosen des Verums. Es ist auch möglich, gegen die Standardtherapie zu testen (z.B. einen neuen Lipidsenker gegen einen bereits zugelassenen). Hier kann auf Gleichwertigkeit (non-inferiority) oder Überlegenheit (superiority) geprüft werden.

Registrierung/Datenqualität. Alle klinischen Studien müssen in internationalen Registern angemeldet sein. In Europa steht z.B. das EudraCT-(European Union Drug Regulating Authorities Clinical Trials)Register zur Verfügung. Das gilt in jedem Fall für Phase-III-Studien. Das soll verhindern, dass nur jene Studien vorgelegt und veröffentlicht werden (publication bias), die das positive Ergebnis erbracht haben. Die Daten müssen gesichert und die Studienorte »monitiert« (durch einen Monitor überwacht) werden, um Protokollfehler zu detektieren. Im Idealfall werden die Daten elektronisch deponiert, sodass sie auch nachträglich nicht manipuliert werden. Die Originaldaten müssen zur Verfügung stehen und 10 Jahre aufbewahrt werden, damit sie von der Behörde überprüft werden können.

Meldung unerwünschter Ereignisse. Jedes medizinisch relevante Ereignis muss gemeldet werden. Auch wenn sich ein Studienteilnehmer mit einem Messer beim Gemüseschälen verletzte und deswegen eine medizinische Behandlung benötigt hat, muss dies gemeldet werden. Vorstellbar ist in diesem Fall, dass trotz fehlenden offensichtlichen Kausalzusammenhanges ein solcher dennoch vorliegt, weil die Prüfsubstanz zu einer Koordinationsstörung führt. Der Prüfarzt ist aufgefordert zu bewerten, ob das Ereignis mit der Behandlung in einem kausalen Zusammenhang steht oder nicht (wahrscheinlich, möglich, unwahrscheinlich). Unabhängig davon überprüft eine unabhängiges Gremium (DSMB: data safety montiroing board) regelmäßig, ob aufgrund der Meldung der unerwünschten Ereignisse, die Studie fortgesetzt werden darf oder nicht. Vorstellbar ist, dass aufgrund einer Häufung von Ereignissen die Therapie die Patienten gefährdet; es gibt auch den umgekehrten Fall, dass die Studie abgebrochen werden muss, weil die neue Therapie derartig überlegen ist, dass man aus ethischen Gründen keinem Patienten die Therapie vorenthalten darf.

Placebo versus Nocebo. Am Ende der Studie kann nicht nur geprüft werden, ob das therapeutische Ziel erreicht worden ist, sonder die Auswertung der Nebenwirkungsmeldung zeigt auch, welche unerwünschten Wirkungen tatsächlich auf das Prüfpräparat zurückzuführen sind. Unter Placebo werden häufig ebenfalls unerwünschte Wirkungen beobachtet (Übelkeit, Kopfschmerz, Bauchweh). Das überrascht nicht, wenn man in Betracht zieht, dass im Rahmen einer Arzneimitteltherapie unabhängig vom Arzneimittel Befindlichkeitsstörungen auftreten können, die von den Patienten mit der Einnahme des Arzneimittels in Zusammenhang gebracht werden, auch wenn ein solcher nicht besteht.

Je nach Indikationsgebiet müssen für die behördliche Zulassung eines Arzneimittels mindestens zwei oder drei voneinander unabhängige kontrollierte klinische Studien der Phase III durchgeführt werden. Jede dieser Studien muss einen statistisch signifikanten Effekt des Arzneimittels nachweisen. Für kleine Indikationsgebiete (orphan drugs) reicht eine Phase-III-Studie. In begründeten Ausnahmen werden auch Daten aus offenen Studien akzeptiert (▶ Abschn. 6.1.8). Nach Abschluss der Phase III werden die Daten der Behörde zur Prüfung vorgelegt. In der Evidenzhierarchie der evidenzbasierten Medizin sollte die Therapie den Evidenzgrad I oder II erreicht haben (◘ Abb. 6.2).

▪▪▪ Evidenzgrade und klinische Studien

Die höchste Evidenz liegt vor, wenn mehrere randomisierte placebokontrollierte Doppelblindstudien einen therapeutischen Effekt zeigen. Dieser lässt sich dann mit einer Metaanalyse vergleichend quantifizieren. In manchen Fällen lässt sich die Verblindung nicht aufrechterhalten. In jedem Fall ist es offensichtlich, dass prospektive Studien einer retrospektiven Analyse überlegen sind. Auch aus Prospektiven kann z.B. retrospektiv durch Subgruppenanalyse eine Untergruppe von Patienten identifiziert werden, die von der geprüften Therapie/Intervention einen Nutzen hatte. Eine solche retrospektive Analyse ist aber nicht beweisend, sondern generiert nur eine Hypothese, die wieder in einer prospektiven Studie verifiziert werden muss, um einen Beweis zu liefern.

Das Instrumentarium der klinischen Studien und die Bewertung der Evidenz sind so gut entwickelt, dass auch vollkommen andere wissenschaftliche Disziplinen (z.B. Volkswirtschaftslehre) sich dieses Instrumentariums bedienen. Die bisher vorherrschenden Debatten, die auf ideologisch gefärbten Interpretationen retrospektiv erhobener Daten beruhen, sind in vielen Fällen prospektiv angelegten Interventionsstudien gewichen. Dies ermöglicht – wie in der Medizin – die empirische Überprüfung von ökonomischen Modellvorstellungen und einen tatsächlichen wissenschaftlichen Fortschritt. Für Außenstehende mag es nicht akzeptabel sein, dass klinische Studien an Menschen erfolgen. Es sei aber daran erinnert, dass vor der Anwendung der evidenzbasierten Medizin viele Therapien auf theoretischen Modellen und Annahmen beruhten, die sich aber in vielen Fällen nicht verifizieren ließen. Berühmt sind die beiden folgenden Beispiele.

▪▪▪ CAST-Studie (cardiac arrhythmia suppression trial)

Die Arbeitshypothese war die Annahme, dass Patienten nach Herzinfarkt ein relativ hohes Risiko haben, an einer kardialen Arrhythmie plötzlich zu versterben. Klasse-IC-Antiarrhythmika (z.B. Encainid und Flecainid) löschen sehr effektiv kreisende Erregungen aus und sollten daher die dem Kammerflimmern zugrunde liegende kreisende Erregung verhindern. Daher sollten diese Klasse-IC-Antiarrhythmika nach eingetretenem Herzinfarkt das Leben verlängern. Tatsächlich haben diese Substanzen aber in der CAST-Studie das Leben der Patienten im Vergleich zu Placebo verkürzt.

■ **Abb. 6.2 Evidenzpyramide in der evidenz-basierten Medizin.** Eine Hypothese, z.B. Therapie »A« hilft gegen diese Erkrankung, muss in einer prospektiven, randomisierten verblindeten Studie mit ausreichender Fallzahl (Evidenzgrad II) bewiesen werden. Liegen mehrere solcher Studien vor, ist der Evidenzgrad I erreicht, d.h. die Ergebnisse einer Metaanalyse lassen sich verifizieren und die Effektgröße quantifizieren

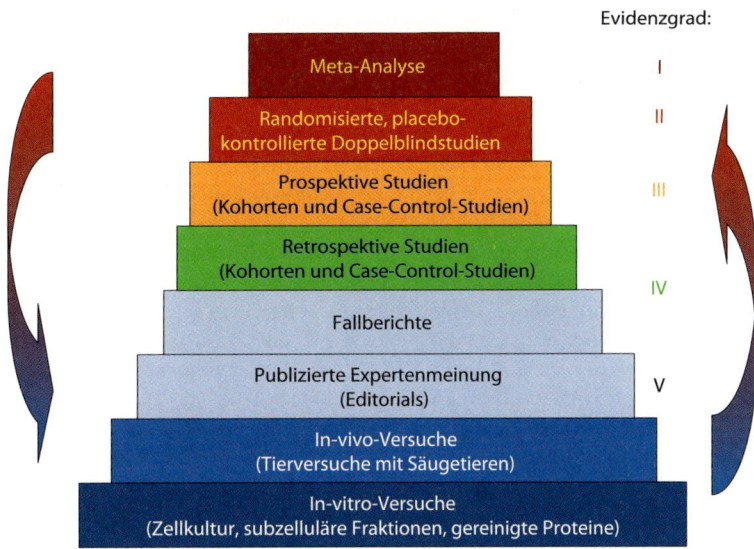

■■■ Women's Health Initiative (WHI)

Hier ging die Arbeitshypothese davon aus, dass die Gabe von Östrogenen (in Kombination mit einem Gestagen) Frauen nach der Menopause vor einem Herzinfarkt schützen sollte. Diesem günstigen Endpunkt sollte als möglicher ungünstiger Endpunkt ein erhöhtes Brustkrebsrisiko entgegenstehen. Ziel war es das Verhältnis von Nutzen und Risiko (eingesparte Herzinfarkte gegen verursachte zusätzliche Mammakarzinome) abzuschätzen. Die Studie musste abgebrochen werden, weil sich aus der Evaluation der verblindeten Daten eine exzessive Brustkrebsinzidenz ergab (höher als in dem Kollektiv erwartet). Bei der Auswertung zeigte sich, dass die postmenopausale Substitution mit Östrogenen + Gestagenen das Risiko erhöhte, einen Myokardinfarkt, einen Schlaganfall und ein tiefe Beinvenenthrombose zu erleiden. Knochenfrakturen und Dickdarmkrebs gingen zurück; das Ausmaß des Nutzens steht aber in keinem Verhältnis zum Schaden (= den zusätzlichen Erkrankungen/Todesfällen). Daher ist seit dieser Studie und die mehr als 40-jährige gängige Praxis (»Erfahrungsmedizin«) eingestellt, Frauen postmenopausal eine Hormonersatztherapie (HRT: hormonal replacement therapy) anzubieten. Die Inzidenz an Mammakarzinom ist bereits rückläufig. Beeindruckend ist hier, dass sich die Hypothese eines kardiovaskulären Schutzeffekts der Östrogene nicht verifizieren ließ. Dieser Schutzeffekt hatte bis zu diesem Zeitpunkt (2002) als medizinische Rechtfertigung für die Hormonersatztherapie gedient. Es ist auch nachvollziehbar, dass der Verjüngungseffekt (Anti-Aging-Effekt) der Hormonersatztherapie kein medizinisch relevantes Argument darstellt (Alter ist keine Krankheit).

6.1.6 Zulassung: Arzneimittelmarkt und Erstattungsfähigkeit

In Europa erfolgt die **Zulassung** entweder in einem **zentralen Verfahren** bei der **European Medicines Agency (EMEA/EMA)** in **London** oder in einem dezentralen Verfahren bei den nationalen Behörden. Für Biologika (► Kap. 8), Orphan Drugs und zahlreiche Therapien (Krebs, virale und immunlogische Erkrankungen, Diabetes mellitus) ist ein zentrales Verfahren

vorgeschrieben, ebenso für alle innovative Arzneimittel (first in class), wenn auch nicht verpflichtend. Bei zentralen Verfahren werden vom CHMP (Committee for Medicinal Products for Human Use) zwei Experten aus den Mitgliedsstaaten (Rapporteur und Co-Rapporteur) ausgewählt, die die Unterlagen prüfen. Innerhalb eines Jahres fällt in der Regel eine Entscheidung, die als Empfehlung an die Europäische Kommission weitergeleitet wird, die die Zulassung für 5 Jahre befristet erteilt. Für die Verlängerung der Zulassung ist eine neuerliche Überprüfung notwendig; in diese fließen Informationen aus der Phase IV (postmarketing surveillance) ein (► Abschn. vii).

Bei den **dezentralen Verfahren** (MRP: mutual recognition procedure; DCP: decentralised procedure) wird die Zulassung durch Antragstellung bei **nationalen Behörden** eingereicht, wobei einige Behörden von Mitgliedsstaaten als Leitbehörden vom antragstellenden Unternehmen ausgewählt werden (reference member states) und die anderen Staaten (concerned member states) den Empfehlungen folgen. Eine rein nationale Zulassung ist ebenfalls nach wie vor möglich, in der Regel ist sie auf Grund der hohen Kosten der Arzneimittelentwicklung auf Generika beschränkt.

Für **Phytotherapie** und alle sogenannten **alternativmedizinischen Therapeutika** gelten diese gesetzlichen Regelungen, die auf der Evidenzhierarchie der evidenzbasierten Medizin beruhen, nicht. Die Zulassung für diese unterliegt aus politischen Gründen **gesetzlichen Regelungen**, die im Wesentlichen nur die **Unbedenklichkeit ihrer Anwendung** fordern.

Wenn die Zulassung erteilt wird, so geschieht dies für eine die durch die Studien überprüfte Indikation. Diese **zugelassene Indikation** orientiert sich auch an den Ein- und Ausschlusskriterien der klinischen Studien. Eine großzügige Ausweitung der Behandlungskriterien kann gefährlich sein. Für den Aldosteronantagonisten Spironolacton wurde ein günstiger Effekt in der Therapie der Herzinsuffizienz nachgewiesen

(RALES: randomized Aldactone evaluation study). Bei der Ausweitung der Anwendung von Spironolacton wurde in der Folge eine deutliche Zunahme lebensgefährlicher Hyperkaliämien beobachtet. Die Ausschlusskriterien von RALES sahen vor, dass Personen mit einem Serumkreatinin von >2,5 mg/100 ml kein Spironolacton erhalten durften. Dieses Ausschlusskriterium wurde in der Praxis nicht konsequent beachtet. Die Folgen waren fatal.

Wenn eine Therapie **außerhalb der zugelassenen Indikation** – dazu gehören auch die Kontraindikationen –, durchgeführt wird, dann ist dieser **Off-label-Use** nicht a priori verboten. Allerdings muss die/der behandelnde Arzt die Haftung übernehmen, weil der Hersteller bzw. die Zulassungsbehörde nicht dafür haftbar gemacht werden kann. Ebenso stellt sich die Frage nach der Kostenübernahme: In den meisten europäischen Ländern sind die Patienten durch die gesetzlichen Krankenkassen versichert. Daher werden die Behandlungskosten von den Krankenkassen getragen; die Krankenkassen müssen diejenigen Arzneimittelkosten erstatten, deren Nutzen eindeutig gesichert ist. Die Rechtsprechung geht davon aus, dass für Therapien, die nicht gesichert sind, eine Kostenübernahme nur dann zwingend ist, wenn bei einer schwerwiegenden Erkrankung keine andere Therapie zur Verfügung steht und Daten vorliegen, die einen Therapieversuch rechtfertigen.

Aus dieser Betrachtung ist auch offensichtlich, dass die evidenzbasierte Medizin und die in ◻ Abb. 6.2 gezeigte Evidenzhierarchie auch wirtschaftliche und gesellschaftspolitische Konsequenzen hat. Die Regel:»Jeder Marktteilnehmer, der für seine Leistung Geld will, muss auch den Nachweis erbringen, dass sein Therapeutikum auch tatsächlich wirksam ist.«, ist die einfachste und fairste Lösung. Aus nachvollziehbaren, aber nicht unbedingt lauteren Gründen werden alle vorstellbaren Manöver gemacht, um diese Regel zu unterlaufen und Geld auch für unwirksame Therapien zu verlangen.

6.1.7 Phase IV: Pharmakovigilanz (postmarketing surveillance)

Wird ein Arzneimittel zugelassen, ist es je nach Indikationsgebiet zum Zeitpunkt der Zulassung an mehreren hundert bis über zehntausend Patienten angewendet worden. Das genügt um sehr häufige (>10% der Behandelten betroffen), häufige (1–10%) und gelegentliche (0,1–1%) unerwünschte Wirkungen zu beurteilen. Seltene (0,01–0,1%) und sehr seltene (>1/10,000) unerwünschte Wirkungen können nicht erfasst werden. Die Zulassung kann daher unter der Auflage erfolgen, dass der Zulassungsinhaber ein Erfassungssystem von unerwünschten Wirkungen einrichten muss. Dies geschieht heute am besten mit elektronischen Registern, in die alle behandelten Patienten eingebracht werden. Aus diesen Registern können nicht nur seltene unerwünschte Wirkungen rasch erfasst werden, sondern auch andere für die Therapie relevante Parameter erhoben werden. Aus den Registern für Patienten mit rheumatoider Arthritis und anderen Kollage-

nosen konnte zum Beispiel die Inzidenz schwerwiegender Infektionen, die unter der Therapie mit TNFα-Antagonisten auftreten, ermittelt werden. Es zeigte sich, dass die überwiegende Zahl der Infektionen innerhalb der ersten 6 Wochen auftreten. Daher können Patienten effektiver geschützt werden, indem sie innerhalb der ersten 6 Wochen engmaschig kontrolliert werden.

Im Rahmen der Pharmakovigilanz hat jeder Arzt eine gravierende unerwünschte Wirkung zu melden, gleichgültig ob der Kausalzusammenhang gesichert, wahrscheinlich, möglich oder unwahrscheinlich ist. Schwerwiegende unerwünschte Wirkungen sind solche, die zur Krankenhausaufnahme, zu bleibenden Behinderungen, angeborenen Fehlbildungen oder zum Tod führen. In diesem Zusammenhang muss betont werden, dass ein Arzt im Laufe seiner Tätigkeit selten mehr als 1000 Patienten betreut, die er mit ein und demselben Mittel behandelt. Er kann deshalb unmöglich beurteilen, ob bei seltenen Ereignissen ein Kausalzusammenhang besteht. Erst die zentrale Zusammenführung die Daten durch ein Meldesystem erlaubt eine Beurteilung der Situation.

6.1.8 Besondere Situationen (Compassionate Use, Orphan Drugs)

Seltene Erkrankungen wurden bis vor kurzem therapeutisch wenig beachtet. Seit die Gesetzgebung durch Zuerkennung eines »Orphan Drug Status« (Marktexklusivität für 10 Jahre nach Zulassung) einen wirtschaftlichen Anreiz gesetzt hat, ist der Anteil von solchen Arzneimittel sprunghaft gestiegen. Das Entwicklungsprogramm unterscheidet sich von dem großer Indikationsgebiete, weil oft nur wenige Patienten zur Verfügung stehen, um klinische Studien durchzuführen. Daher kann in Abstimmung mit der Behörde auch das Studiendesign modifiziert werden (z.B. offene Studie statt Doppelblind). Für Orphan Drugs reicht auch eine Phase-III-Studie. Die Zulassung als Orphan Drug erfolgt in Europa in einem zentralen Verfahren durch das COMP (Committee on Orphan Medicinal Products) der EMEA.

Aus ◻ Abb. 6.1 ist ersichtlich, dass die Arzneimittelentwicklung im Mittel 14 Jahre dauert. Bei schweren Erkrankungen (Erkrankungen, die zum Tod oder die zu einer dauerhaften Behinderung führen), kann der Prozess der Arzneimittelzulassung den Betroffenen eine möglicherweise wirksame Therapie vorenthalten. Daher wurden Regelungen zum »Compassionate Use« (Anwendung aus Mitgefühl) als weitere gesetzliche Maßnahme institutionalisiert, die den Zugang zur Therapie erleichtern sollen. Wenn für eine lebensbedrohliche Erkrankung oder eine Erkrankung, die zu einer schweren Behinderung führt, keine Therapie zur Verfügung steht, kann auch ein Arzneimittel angewandt werden, das noch nicht zugelassen ist, weil zum Beispiel Daten aus der Phase II berechtigten Anlass zur Hoffnung geben, das es auch mit einem validen Endpunkt wirksam sein wird. Für **Compassionate Use** existiert eine **EU-Richtlinie**, die die Grundlage der Programme in den einzelnen Mitgliedsländern darstellt, die sich in technischen und administrativen Details unterscheiden. Die

Schweizer Regelungen bewegen sich innerhalb der Bandbreite der anderen europäischen Nationalstaaten.

> Compassionate Use unterscheidet sich vom Off-label-Use unter anderem dadurch, dass beim Off-label-Use das Arzneimittel grundsätzlich zugelassen ist, aber in einer anderen Indikation.

6.2 Anwendung von Arzneimitteln in der Schwangerschaft und Stillperiode

> Lernziele
>
> Besonderheiten der Arzneimittelanwendung
> - während Schwangerschaft in den Phasen der Embryonalentwicklung
> - Pharmakotherapie von Erkrankungen in der Schwangerschaft
> - Arzneimittelanwendungen während der Stillzeit

Die gesetzlichen Regelungen, die die Arzneimittelentwicklung und -zulassung steuern, sind maßgeblich auch durch den Effekt von Arzneimitteln in der Schwangerschaft beeinflusst worden. Die durch Thalidomid induzierte Amelie/Phokomelie wurde bereits erwähnt. Der Umstand, dass im Rahmen der Reproduktionstoxizität (■ Abb. 6.1) auch der Wirkstoff über zwei Generationen (Ratten oder Mäusen) administriert wird, ist unter anderem auch darauf zurückzuführen, dass die Töchter von Müttern, die während der Schwangerschaft mit Diethylstilbestrol behandelt worden waren, im jugendlichen Erwachsenenalter (etwa 16–25 Jahre) Plattenepithelkarzinome in der Scheide bekamen (transplazentare Karzinogenese).

6.2.1 Arzneimittel in der Schwangerschaft

Die Schwangerschaft ist eine kritische Periode für die Anwendung von Arzneimitteln. Wird durch ein Arzneimittel eine Fehlbildung hervorgerufen, wird dies als teratogene Wirkung bezeichnet.

Der kindliche Kreislauf ist vom mütterlichen Kreislauf durch die Plazentaschranke getrennt. Die Plazenta ist für lipophile Moleküle permeabel, aber auch für hydrophile Moleküle bis zu einer Molekülgröße von 800. Pharmaka können nur maternal eliminiert werden. Daher muss mit wenigen Ausnahmen (z.B. Insulin, Heparin) davon ausgegangen werden, dass der Embryo bzw. der Fetus mitbehandelt wird. Das Risiko für Schädigungen durch die Einnahme von Arzneimitteln hängt wesentlich vom Zeitpunkt der Exposition ab (■ Abb. 6.3):

- **Von der Befruchtung bis zur dreiblättrigen Keimscheibe – Blastopathien:** In den ersten beiden Wochen erfolgt die Furchungsteilung der befruchteten Zygote, die Einnistung und die Ausbildung der dreiblättrigen Keimscheibe. Arzneimittel, die in dieser Zeit einen toxischen Effekt auslösen, führen in der Regel zum Abort. Geringgradige

Schädigungen können zu Blastopathien führen, z.B. unvollständige Teilung von Zwillingen (siamesische Zwillinge), symmetrische Doppelfehlbildungen sind die Folge. Ein Kausalzusammenhang zwischen Blastopathien und Arzneimittelexposition ist nicht bekannt.

- **Organogenese – Embryopathien:** Nach der zweiten Woche beginnt die Organogenese. Diese Phase ist für die meisten Organe bis zur achten Woche im Wesentlichen abgeschlossen. Diese Phase ist die gefährlichste Periode, in der eine unsachgemäße Anwendung das Risiko arzneimittelinduzierter Fehlbildungen erhöht. Abgesehen von Inguinalhernien und Fuß-/Beinfehlstellungen (Klumpfüße, Hüftgelenkdysplasie) sind Kiefer-Lippen-Gaumenspalten, Fehlbildungen des Herzens und Spaltbildungen der Wirbelsäule (Spina bifida, Meningozele) häufigen Fehlbildungen, die in dieser Entwicklungsphase entstehen können. Teratogen wirken alle mutagenen Verbindungen, Antimetaboliten der DNA-Synthese und Folsäureantagonisten.

- **Fetalperiode – Fetopathien:** Nach der 8. Woche nimmt die Gefährdung des Fetus ab, weil die wesentlichen Vorgänge der Differenzierung abgeschlossen sind (abgesehen von ZNS, Auge, Innenohr, Genitalien und Zähnen). Es gibt aber Pharmaka, die gerade in der Fetalperiode gefährlich sind. Das lässt sich an zwei Beispielen zeigen: **Acetylsalicylsäure** und andere **nichtsteroidalen Analgetika**, dürfen ab der 30. Schwangerschaftswoche nicht eingenommen werden, weil sie zu einem vorzeitigen Verschluss des Ductus arteriosus Botalli führen und **Tetrazykline** sind vor allem ab der 16. Schwangerschaftswoche gefährlich, weil die Mineralisation der Zähne dann beginnt. Tetrazykline werden in den Zahnschmelz inkooperiert und erzeugen eine frühzeitig einsetzende Karies.

Fehlbildungen treten allerdings auch ohne erkennbare Exposition auf (z.B. Kiefer-Lippen-Gaumenspalten in bei 3 von 1000 Geburten). Ein eventueller teratogener Effekt eines Arzneimittels (oder eines anderen Fremdstoffes) muss statistisch aus diesem Hintergrund herausgelöst werden. Dies bedarf großer Fallzahlen und einer guten Dokumentation. In vielen Fällen kann die Frage aufgrund der Datenlage nicht entschieden werden.

> Die wahrscheinlich häufigsten Teratogene sind Ethanol und Tabakrauch.

Einfache Regeln für die Praxis zur Anwendung von Arzneimitteln während der Schwangerschaft

- **Anwendung neuer Substanzen:** Erst in den letzten Jahren eingeführte Substanzen sollten vermieden werden. Wenn es dennoch zu einer irrtümlichen Exposition während einer noch nicht bekannten Schwangerschaft gekommen ist, sind die Daten aus

▼

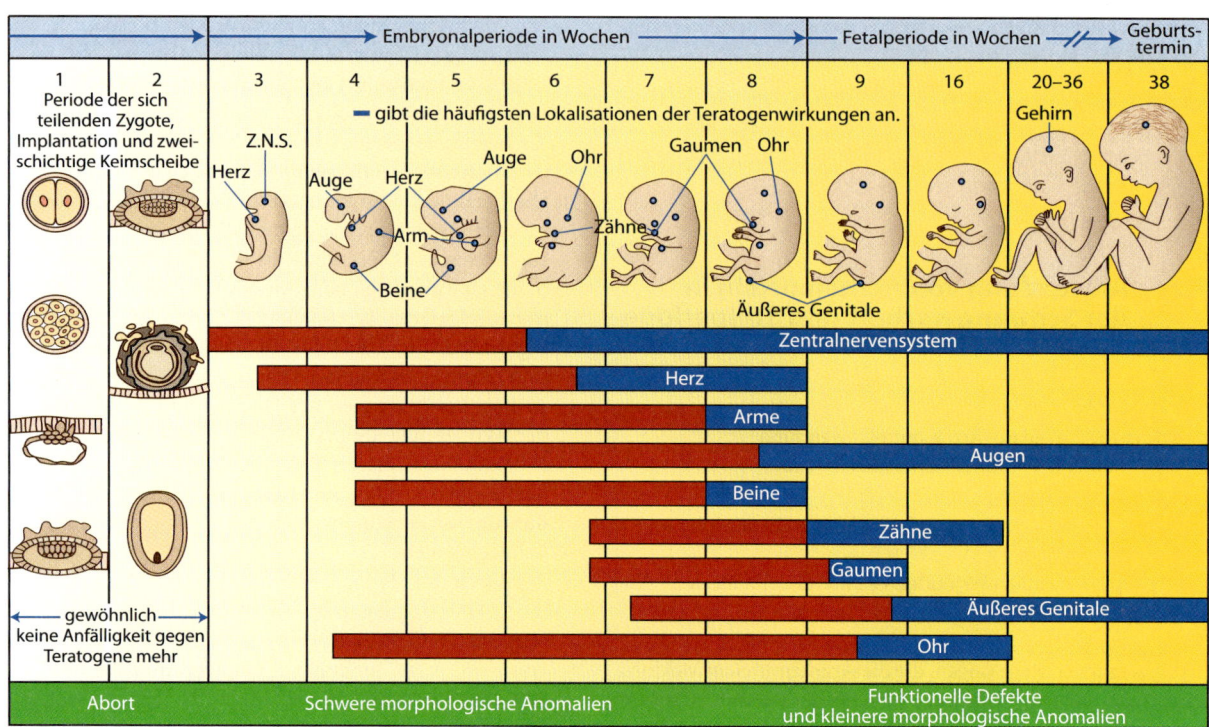

■ **Abb. 6.3 Phasen der Embryonalentwicklung und ihre Empfindlichkeit für Noxen (chemische, infektiöse, aktinische etc.).** Die roten Balken markieren die Phase der höchsten Empfindlichkeit für Fehlbildungen, gelbe Balken zeigen die Phase an, in der weiterhin eine Empfindlichkeit vorhanden ist

der Prüfung zur Reproduktionstoxizität zur Orientierung sehr wertvoll, um das teratogene Risiko abzuschätzen.

– **Schwangerschaftsabbruch wegen Einnahme von Arzneimitteln:** Dieser ist in den seltensten Fällen gerechtfertigt. Die Eltern sollten auf die mittlerweile hervorragende Bildgebung verwiesen und beruhigt werden. Die einmalige oder gelegentliche niedrig dosierte Einnahme eines Arzneimittels erhöht zwar möglicherweise das statistische Risiko, daraus muss sich im Einzelfall aber keine Fehlbildung ergeben.

– **Gefährliche Substanzen:** Von den derzeit verfügbaren Arzneimitteln ist die Retinsäure (Vitamin A-Säurederivate) am gefährlichsten (bis zu 35% der in utero exponierten Kinder haben schwere Fehlbildungen und 25% Intelligenzdefekte).

– **Substitution von Folsäure, Eisen und Calcium:** Ist während der Schwangerschaft zu empfehlen.

Für häufig während der Schwangerschaft auftretende oder bestehende Erkrankungen enthält ■ Tab. 6.1 eine Liste von Arzneimitteln bzw. -gruppen, die eingesetzt werden können.

6.2.2 Arzneimittel in der Stillperiode

Arzneimittel können über die Muttermilch in das Kind gelangen. Eine Anreicherung lipophiler Pharmaka wird durch den Fettgehalt der Milch und von schwachen Basen durch den etwas niedrigeren pH-Wert der Milch begünstigt (► Kap. 2.1.1). Für die jeweilige Therapie muss berücksichtigt werden, wie hoch der Anteil des Pharmakons ist, der in die Muttermilch gelangt. Das hängt auch von der Dosis und dem Dosierungsintervall ab. Die gelegentliche Einnahme von Acetylsalicylsäure ist zum Beispiel harmlos. Aus der Konzentration in der Milch lässt sich errechnen, dass nach Einnahme von 500 mg Acetylsalicylsäure (8 mg/l Spitzenkonzentration von Salicylsäure in der Milch) der Säugling mit einer Milchmahlzeit von 200 ml nur 2 mg erhält. Das ist eine banale Dosis. Wenn Acetylsalicylsäure in antiphlogistischer Dosierung über längere Zeit eingenommen wird (Tagesdosis 4–6 g), können hingegen sogar potenziell toxische Spiegel im Kind erzielt werden.

Bei den Erkrankungen, die typischerweise in der Stillperiode auftreten können, ist – abgesehen von einer Mastitis – Abstillen meistens nicht notwendig. Der Nutzen des Stillens überwiegt in der Regel das Risiko, das mit der Anwendung des Arzneimittels einhergeht.

◘ Tab. 6.1 Pharmakotherapie von Erkrankungen in der Schwangerschaft

Erkrankung/Beschwerden	Pharmaka/Pharmakogruppen
Kopfschmerzen	Paracetamol **Cave:** keine NSAR nach der 30. SSW
Migräneprophylaxe	Metoprolol, Propranolol, Flunarizin, Amitrytilin
Migräneattacke	Sumatriptan (am besten dokumentiert)
Fieber	Paracetamol
Arterielle Hypertonie	Urapidil, α-Methyl-DOPA β_1-selektive adrenerge Rezeptorantagonisten: Metoprolol (Atenolol eher nicht) (Clonidin, Nifedipin als Reserve) **Cave:** Keine Einnahme oder nur ultima ratio von ACE-Hemmern und Angiotensin-II-Rezeptor-hemmern (Gefahr des kindlichen Nierenversagens)
Gastritis, Ulcus ventriculi/duodeni; Refluxösophagitis	Sucralfat, Antacida (Magnesium- und Aluminium-Hydroxid), Ranitidin, Omeprazol
Diabetes mellitus	Insulin, Metformin
Hypothyreose	Thyroxin
Venöse Thrombose/Thrombose-prophylaxe	unfraktioniertes Heparin, niedermolekulare Heparine (Enoxaparin) Reservemittel bei Heparin-induzierter Thrombopenie Typ II (HITII): Hirudin **Cave:** Keine Einnahme von Phenprocoumon, Acenocouomarol, Warfarin (wirken embryo-toxisch und fetotoxisch)
Asthma bronchiale	inhalatorische β_2-Agonisten, inhalatorisch Budesonid (besser untersucht als andere Gluco-corticoide)
Bakterielle Infektionserkrankungen	**Penicilline:** — Phenoxymethylpenicillin, Amoxicillin — Cephalosporine (Cefalexin, Cefuroxim,) — alle β-Laktame bei schweren Infektionen — Makrolide: Erythromycin, Clarithromycin, Spiramycin (Toxoplasmose im ersten Trimenon!) bei Anaerobiern: — Clindamycin — Metronidazol bei Tuberkulose: — Isoniazid, Rifampicin, Etambutol — nur als Reservemittel Ciprofloxacin **Reservemittel:** — Sulfonamide — Trimethoprim **Cave:** Keine Einnahme von: — Trimethporim hochdosiert (Folsäureantagonist) — Tetrazykline (Zahnschäden) — Aminoglykoside (Taubheit, Nierenschäden)

Weiterführende Literatur

Juurlink DN, Mamdani MM, Lee DS, Kopp A, Austin PC, Laupacis A, Redelmeier DA (2004) Rates of hyperkalemia after publication of the Randomized Aldactone Evaluation Study. N Engl J Med. 351:543-551

Writing Group for the Women's Health Initiative Investigators Principal Results From the Women's (2002) Health Initiative Randomized Controlled Trial. Risks and Benefits of Estrogen Plus Progestin in Healthy Postmenopausal Women. JAMA 288:321-333

Gentherapie und Nukleinsäure-basierte Therapie

M. Freissmuth

Einleitung

Gentherapie ist bei monogenetischen Erkrankungen konzeptionell einfach: Ein mutiertes Gen, das zu zystischer Fibrose, Sichelzellenanämie, Adenosindesaminase-Mangel (mit schwerem kombiniertem Immundefekt), Muskeldystrophie etc. führt, wird durch ein funktionelles Gen ersetzt. Tatsächlich ist es aber nicht trivial das Genom des Menschen für eine sichere und effektive somatische Gentherapie zu manipulieren. Die ersten Gentherapieversuche am Menschen wurden bereits 1990 initiiert; 20 Jahre später ist die somatische Gentherapie nach wie vor im experimentellen Stadium. Die Keimbahntherapie ist in den meisten Ländern explizit verboten und nach dem heutigen Kenntnisstand noch nicht durchführbar. Kleinere Fragmente von Nukleinsäuren eignen sich aber für die Regulation der mRNA-Expression oder für die Bindung und Neutralisation von Proteinen.

Der genetische Code ist seit mehr als einem halben Jahrhundert bekannt. Zahlreiche Erkrankungen beruhen auf der Mutation eines Gens. Im Labor ist der Transfer von DNA in Zellen eine Routinemethode. Es ist auch möglich, ganze Organismen genetisch zu manipulieren (transgene Pflanzen, transgene Tiere: Gen-Knockout- und Gen-Knockin-Mäuse). Es wäre demnach möglich, die derzeit bekannten etwa 1000 monogenetischen Erkrankungen mit Gentherapie zu behandeln. Allerdings ist die Manipulation eines Genoms bei Betrachtung der Sicherheit und Unbedenklichkeit nicht vertretbar.

> **Lernziele**
> — Begriffe und Konzepte:
>   – Gentherapie
>   – Antisense-basierte Therapie
>   – Somatische Gentherapie
>   – Keimbahntherapie
>   – Stammzelltherapie
>   – Therapeutisches Klonen
> — Vektoren (Genfähren)
> — Andere Nukleinsäure-basierte Therapien
> — Aptamere

7.1 Begriffsklärung

In der öffentlichen Diskussion werden die Eingriffsmöglichkeiten, die die Grundlage für neue Therapieansätze darstellen, oft verwechselt. Dies ist unter anderem darauf zurückzuführen, dass in allen Fällen der Begriff »Klonieren« fällt. Für das Verständnis wird daher zunächst dargelegt, wodurch sich die Stammzelltherapie von der Gentherapie unterscheidet und was das Klonieren ganzer Organismen ist (Klonschaf Dolly). Das lässt sich am leichtesten nachvollziehen, indem der Informationsfluss betrachtet wird. Gene enthalten Information, die kontrolliert (abgerufen oder abgeschaltet) werden muss (■ Tab. 7.1).

Die **somatische Gentherapie** (d.h. die Manipulation des Genoms in Körperzellen) ist gesellschaftlich soweit akzeptiert, dass sie unter Wahrung entsprechender Kautelen auch durchgeführt werden darf. Die **Keimbahntherapie** hätte das Ziel ein defektes Allel durch das nichtmutierte Gen zu ersetzen und damit Personen, die an einer gravierenden genetischen Erkrankung leiden, auch die Chance auf gesunde Nachkommen zu eröffnen. Allerdings setzt das voraus, dass Gentherapie so gezielt erfolgen kann, dass das einzubringende Gen mit hoher Sicherheit an der korrekten Stelle im Genom und an keiner anderen Stelle inseriert wird. Derzeit ist dies nur bei Mäusen möglich, aber selbst dort geht die Technik mit einer begrenzten Erfolgsrate einher. Mit anderen Worten: Es müssen viele Nachkommen geschaffen werden, um den gewünschten Genotyp zu erhalten. Das ist bei Tieren ethisch vertretbar, aber nicht beim Menschen.

Gentherapie lässt sich auf 2 Arten durchführen:
— Der Vektor wird in vivo appliziert: Er soll die Zellpopulation erreichen, in der der Gendefekt korrigiert werden soll. Selektivität kann erreicht werden, indem das eingeführte Gen unter die Kontrolle eines Promoters gestellt wird, der nur im Zielgewebe aktiv ist. Selektivität kann auch erreicht werden, indem Plasmid an ein Molekül gekoppelt bzw. in die Virushülle ein Protein eingebaut wird, das nur an die Rezeptoren der Zielzellen bindet.
— Die Zellen werden aus dem Patienten gewonnen und das Gen wird ex vivo in diese Zellen eingeführt. Dieser Ansatz hat einige beeindruckende Ergebnisse gebracht. In einigen Fällen konnten z.B. gravierende Immundefekte korrigiert werden. Allerdings ist dieser Therapieansatz aber bisher im Wesentlichen auf hämatopoetische Zellen beschränkt. Diese Form der Gentherapie ist umso erfolgreicher, je langlebiger die Zellen sind, in denen der Gendefekt repariert wurde. Daraus ergibt sich ein Naheverhältnis dieser Form der Gentherapie zur Stammzelltherapie.

■■■ Kind mit Wunschgenen
Frivole Anwendungen, z.B. ein nach Wunsch genetisch ausgestattetes Kind (musikalisch, intelligent, groß und gut aussehend) sind in absehbarer Zeit nicht zu befürchten, weil es für Begabungen und Wesensmerkmale kein einzelnes Gen gibt. Das Zusammenspiel der Gene ist komplex: Ein Gen, das sich in einem genetischen Kontext als vorteilhaft auswirkt, z.B. für musikalische Begabung, ist in einem anderen Kontext nicht günstig. Der empirische Beleg dafür ist die Regression zum Durchschnitt (regression to the mean), die sich in der Bevölkerung über mehrere Generation beobachten lässt. Wenn es »ein Gen« für Musikalität gäbe, müssten in der Generation der Enkel und Urenkel eines hervorragenden Komponisten wie Johann Sebastian Bach auch hervorragende Komponisten zu finden sein. Dass dies nicht der Fall ist, beweist die Bedeutung der Kooperation von Genen.

◘ Tab. 7.1 Informationsfluss bei verschiedenen Ansätzen zur Manipulation des Genoms

Manipulation	Informationsfluss
Klonen eines Organismus (Einbringen eines Nukleus einer somatischen Zelle in eine Eizelle)	**Einbringen eines kompletten Genoms:** Das Zytosol der Eizelle instruiert (reprogrammiert) den neu eingeführten Kern. Alle stillgelegten Gene werden reaktivierbar, so dass der Kern dem einer totipotenten Zelle entspricht. Es entsteht ein neuer mit dem Spender identischer Organismus. Anwendung am Menschen verboten.
Stammzelltherapie	**Einbringen eines kompletten Genoms:** Das umgebende Gewebe instruiert die eingebrachten Stammzellen, die zum Zielgewebe differenzieren. Anwendung am Menschen bei Knochenmarktransplantation Routine. Alle anderen Anwendungen sind experimenteller Natur bzw. in frühen Phasen der klinischen Entwicklung.
Somatische Gentherapie	Neue Information (für ein Gen kodierende DNA oder RNA) wird in den Zellkern einiger Körperzellen des Organismus – mehr oder minder gezielt – eingebracht. Anwendung am Menschen in klinischen Studien möglich.
Keimbahntherapie	Neue Information (für ein Gen kodierende DNA oder RNA) wird in den Zellkern der befruchteten Eizelle (Zygote) bzw. im Blastulastadium zur Korrektur eines erblichen Gendefekts eingebracht. Damit gelangt das neue Gen auch in die Zellen, aus denen Eizellen und Spermatozoen hervorgehen werden (Keimbahn, »germline«). Anwendung am Menschen verboten.
Antisense-Oligonukleotide	Werden in Zellen eingeschleust, um Informationstransfer (mRNA) aus dem Zellkern zu blockieren: ▬ binden an mRNA ▬ führen zur Aktivierung der RNAse H mit Abbau der mRNA oder zum Translationstop am Ribosom Anwendung am Menschen: ▬ zugelassene Therapie der Zytomegalievirusretinitis durch Fomivirsen (ein Antisense-Oligonukleotid) ▬ andere Therapien in verschiedenen klinischen Phasen der Entwicklung
si-RNA (small interfering RNA)	Werden in Zellen eingeschleust um durch RNA-Interferenz den Informationstransfer (mRNA) aus dem Zellkern zu blockieren: si-RNA wird in den RISC (RNA-induced silencing complex) geladen, dieser degradiert dann die mRNA. Anwendung am Menschen: in verschiedenen klinischen Phasen der Entwicklung.

7.2 Vektoren für die Übertragung von Genen im Rahmen der somatischen Gentherapie

Für die Gentherapie braucht man einen Vektor (Genfähre), um das Gen in eine Zelle einzuschleusen. Dieser Vektor muss bestimmte Anforderungen erfüllen. Keiner der verfügbaren Vektoren erfüllt alle Voraussetzungen. Für das Verständnis ist es nützlich, von den einfachsten Vektoren, den Plasmiden, auszugehen und deren Nachteile zu betrachten. Die adenoviralen Vektoren beseitigen einen Teil der Unzulänglichkeiten, weisen aber auch Mängel auf, die durch retro- und lentivirale Vektoren wieder eliminiert werden. Allerdings sind die Vorteile der jeweiligen viralen Vektoren mit neuen Risiken verbunden.

Anforderungen an eine ideale Genfähre (Gene Delivery System; Vektor)

Die ideale Genfähre sollte:
▬ auch große DNA-(RNA-)Abschnitte aufnehmen
▬ leicht und in konzentrierter Form herstellbar sein
▬ auf spezifische Zellen gerichtet werden können
▬ nicht inaktiviert werden, d.h. eine Langzeitwirkung haben
▬ keine Toxizität aufweisen (Cave: Rekombination; Insertion)
▬ keine Immunantwort auslösen (Antigenität sezernierter Proteine, viraler Vektoren und transduzierter Zellen)

7.2.1 Plasmide

Plasmide sind zirkuläre DNA-Doppelstränge, die in Bakterien autonom, d.h. unabhängig vom bakteriellen Chromosomenäquivalent vermehrt werden können, wenn sie die entsprechenden Sequenzelemente haben (◘ Abb. 7.1). In Zellkultur gelingt es relativ leicht, Plasmide in Zellen einzuschleusen (die Zellen zu transfizieren), z.B. indem man die Plasmid-DNA mit Calciumphosphat präzipitiert. Die entstehenden Mikropräzipitate werden von den Zellen aufgenommen und die DNA gelangt (über im Wesentlichen unbekannte Mechanismen) in den Zellkern. Wenn das Plasmid so gebaut ist, dass vor das zu exprimierende Gen ein starker (oder auch ein gewebespezifischer) Promoter gestellt wird, kann vom Plasmid mRNA synthetisiert werden. Im überwiegenden Teil der Zellen wird das Plasmid mit der Zeit eliminiert. Daher hört die Expression des eingeschleusten Gens auf (transiente Expression). Bei einem sehr geringen Anteil der Zellen kann das Plasmid im Rahmen der Zellteilung in die chromosomale DNA-integriert werden. Wenn das Plasmid auch ein Resistenzgen codiert (gegen ein Antibiotikum, das auch Säugerzellen tötet), kann der Anteil der Zellen, bei denen das Plasmid chromosomal integriert ist, durch Selektion gesteigert werden (stabile Transfektion). Eine solche Selektion ist in vivo nicht möglich, ebenso die Bildung von DNA-Calciumphosphat-Präzipitaten. DNA kann aber in Liposomen verpackt, mit verschiedenen Liganden konjugiert oder an Goldpartikel adsorbiert ballistisch in Zellen eingebracht werden. Allerdings ist die Effizienz all dieser Maßnahmen sehr gering.

Plasmide als Vektoren in der Gentherapie

Einschleusung:
- in Liposomen verpackt oder mit Polylysin
- mit spezifischen Liganden, z.B. Transferrin konjugiert
- an Goldkügelchen adsorbiert ballistisch mit Gene Gun in oberflächliches Gewebe eingebracht

Vorteil: Billig, keine nennenswerte Toxizität; Kapazität bis zu >10 Kilobasen (kb)
Nachteil: Transiente Expression (wiederholte Gabe notwendig), geringe Effizienz (DNA rasch intrazellulär beseitigt); in der Praxis beschränkt auf akzessible Gewebe
Beispiele:
- Zystische Fibrose, Phase-I/II-Studien zur Expression eines funktionell aktiven CFTR (cystic fibrosis transmembrane condictance regulator/Cl⁻-channel), Nachweis der Wirkung (Proof-of-Principle).
- TAMARIS-Phase-III-Studie: Die intramuskuläre Injektion eines Plasmids, das FGF-1 (fibroblast growth factor-1) codiert, soll bei einer fortgeschrittenen peripheren arteriellen Verschlusskrankheit (PAVK) die Amputation verhindern bzw. das frühzeitige Versterben.
- Phase-III-Studie mit einem intratumoral injizierten Plasmid, das HLA-B7 und β2-Mikroglobulin codiert, um eine Immunantwort beim malignen Melanom zu provozieren.

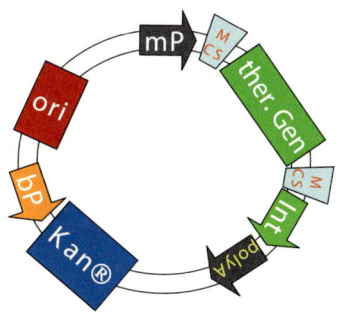

◘ **Abb. 7.1 Schematische Darstellung eines Expressionsplasmids als Vektor für Gentherapie.** Das Plasmid muss in Bakterien vermehrt werden (Escherichia coli), daher bedarf es eines Replikationsursprungs (ori), wo die bakterielle DNA-Polymerase mit der Synthese der DNA-Verdoppelung beginnen kann. Damit das Plasmid in großer Menge im Bakterium vermehrt werden kann, bedarf es eines Selektionsmarkers. Hier wurde als Beispiel das Gen, das Kanamycin-Resistenz vermittelt (Kan®), unter die Kontrolle eines bakteriellen Promoters (bP) gesetzt. In Gegenwart von Kanamycin wird das Plasmid in den Bakterien zu einer hohen Zahl von Kopien akkumuliert. Das Gen, das im menschlichen Organismus exprimiert werden soll (therapeutisches Gen: ther.Gen), wird in eine Stelle inseriert, die viele Restriktionsschnittstellen enthält und dadurch das Klonieren vereinfacht (MSC: multicloning site). Meist wird nicht das Gen, sondern die zugehörige cDNA (aus der mRNA hergestellte komplementäre DNA) eingefügt, weil das Gen mit den vielen Introm für ein Plasmid zu groß ist. In Säugerzellen wird mRNA besser prozessiert, wenn auch Introns herausgespleißt werden können, daher enthält das Plasmid ein kleines Intron (Int) aus einem beliebigen humanen Gen. Die mRNA von Eukaryonten ist polyadenyliert, daher muss ein Polyadenylierungssignal in das Transkript inkorporiert werden (polyA). Damit dieses assemblierte Gen auch tatsächlich in einer menschlichen Zelle von der mRNA-Polymerase transkribiert wird, muss es unter die Kontrolle eines Promoters gestellt werden, die in der Säugerzelle aktiv ist (mP: mammalian Promoter). Das kann ein starker viraler Promoter sein, z.B. CMV-Promoter aus dem Zytomegalievirus oder ein gewebespezifischer Promoter wie der Albumin-Promoter für die Expression in Leberzellen

7.2.2 Virale Vektoren

Adenoviren und Viren für die transiente Expression

Viren sind im Lauf der Evolution dafür perfektioniert worden, DNA (oder RNA) zunächst in Zellen und weitere Folge in den Zellkern einzuschleusen, um sich zu vervielfältigen. Bei dieser Vervielfältigung werden einerseits die viralen Proteine hergestellt und andererseits die virale DNA (oder RNA bei RNA-Viren) vermehrt. Im Prinzip kann jedes Virus verwendet werden; eingesetzt wurden Adenoviren, Adeno-assoziiertes Virus, Herpes-Viren, RSV (respiratory syncytial virus), Retroviren/Lentiviren etc. Die meisten gentherapeutischen Versuche sind mit Adenoviren unternommen werden. Daher wird das Problem exemplarisch anhand des Adenovirus erläutert. Adenoviren binden auf der Zelloberfläche zunächst an den Coxsackievirus-Adenovirus-Rezeptor und dann an einen Co-Rezeptor, die weit verbreiteten ($\alpha_v\beta_3$- und α$_v$β$_5$-)Integrine. Diese zweite Interaktion ermöglicht dem Virus die Aufnahme über rezeptorvermittelte Endozytose. In der Zelle wird das Endosom angesäuert. Die viralen Oberflächenproteine ändern ihre Konformation und steuern die rechtzeitige Freisetzung des Virus aus dem endosomalen Kompartiment, bevor dieses mit Lysosomen fusionieren kann. Nach Bindung an die Kernpore zerfällt das Kapsid des Virus und ermöglicht damit den Import der viralen DNA in den Kern. Aus dieser kurzen Betrachtung ist ersichtlich, dass

Viren sich gut an die zellulären Bedingungen angepasst haben und die Erbinformation viel effizienter in die Zelle und den Kern bringen als dies mit einem Plasmid erfolgen kann. Statt der Gene für virale Proteine kann das jeweilige therapeutische Gen eingebracht werden.

Viren sind infektiös, sie würden sich nach Injektion unkontrolliert im Organismus vermehren und sich möglicherweise auch in der Bevölkerung ausbreiten. Dieses Problem lässt sich durch Entfernung der Gene aus der DNA lösen, die

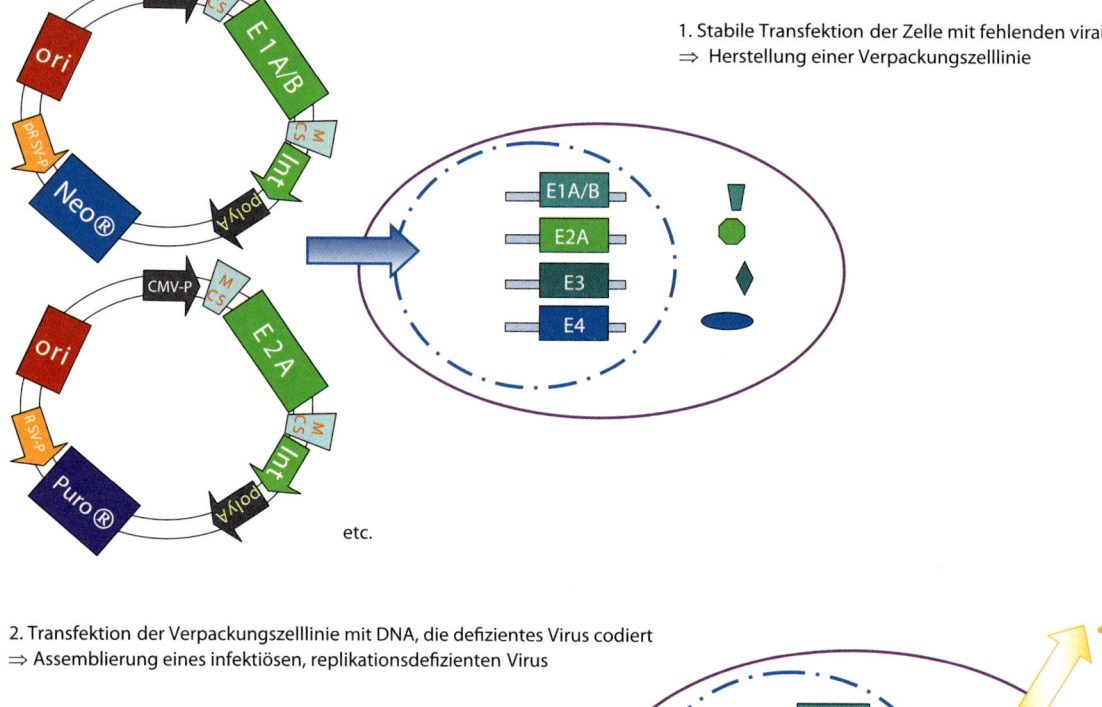

□ Abb. 7.2 Schematische Darstellung eines Adenovirus als Vektor für die Gentherapie. Der Wildtyp-Adenovirus hat an seinen Enden repetitive Sequenzen (ITR: inverted terminal repeat). Die für die Aufnahme und Verpackung der viralen DNA in das Kapsid notwendige Sequenz ist Ψ (packing signal). Frühe Gene (E1–E4) steuern die Replikation, indem sie z.B. das Retinoblastom-Protein und p53 inaktivieren (E1A und E1B). E1A und E1B sind für die Replikation essentiell. Wenn E3 und E4 eliminiert werden, wird zusätzlich Platz für große Inserte, z.B. des therapeutischen Gens (ther. Gen) mit dem zugehörigen Promoter (mP) geschaffen. Außerdem werden damit potentiell immunogene Proteine eliminiert. L1–L5 (L: late) kodieren die spät transkribierten Kapsid-Proteine. Für die Herstellung des Virus müssen die eliminierten Proteine von der Verpackungszelle (packaging cell) geliefert werden. In diese werden die entsprechenden Gene zunächst durch stabile Transfektion mit Plasmiden eingeführt. Die stabil transfizierte Zelle exprimiert die viralen Proteine und kann daher als Verpackungszelllinie (packaging cell line) dienen. In einem zweiten Schritt wird die virale DNA wieder durch Transfektion in die Verpackungszelle eingebracht. Die virale DNA wird vermehrt, die Kapsid-Proteine werden synthetisiert, weil die regulatorischen Proteine (E: early) schon in der Zelle vorhanden sind. Die Proteine und die DNA werden in ein funktionelles, aber replikationsdefizientes Virus assembliert, das aus dem Zellkulturüberstand gereinigt werden kann

für die Replikation essentiell sind. Ein solches replikationsdefizientes Virus muss in einer Verpackungszelllinie (packaging cell line) hergestellt werden (■ Abb. 7.2). Das Virus braucht ein Minimum an Proteinen, um die Translation seines Genoms – und auch die Translation des eingeführten therapeutischen Gens – zu koordinieren. Mit anderen Worten: Es ist nicht möglich, alle viralen Proteine zu entfernen. Daher werden gegen das Virus bzw. gegen virusexprimierende Zellen Antikörper gebildet werden. Diese begrenzen auch die Therapie. Bekannt ist der Fall des 18-jährigen Jesse Gelsinger, der sich einer Gentherapie mit Adenoviren unterzog und vier Tage nach Injektion aufgrund einer massiven Immunreaktion an einem Multiorganversagen verstarb.

> **Adenoviren als Vektoren in der Gentherapie**
>
> **Replikationsdefizient:** Durch Entfernung von Genen im Bereich der E1-, (E2-), E3- und E4-Region. Diese Regionen enthalten Gene, ohne die das Virus nicht vermehrungsfähig ist. die Produktion erfordert daher eine Verpackungszelllinie (packaging cell line).
>
> **Vorteil:** Kann in großer Menge und konzentriert hergestellt werden; infiziert viele Zellen (auch nicht teilende); hohe Expression
>
> **Nachteil:** Immunantwort (virale Proteine auf Zelloberfläche; neutralisierende Antikörper); transiente Expression (keine genomische Integration; neutralisierende Antikörper); Kapazität <7,5 kb bei alten Systemen, neuere bis 30 kb
>
> **Beispiel:** Phase-II/III-Studien: Sensitisierung von Tumoren (Karzinome des Kopf-Hals-Bereiches, hepatozelluläre Karzinome) durch ein p53-exprimierendes Adenovirus für zytostatische Chemotherapie und/oder Strahlentherapie.

Adeno-assoziiertes Virus

Als Alternative zu adenoviralen Vektoren werden daher auch Vektoren entwickelt, die sich vom Adeno-assoziierten Virus ableiten: Dieses Virus gehören zur Familie der Parvoviren, ist nicht humanpathogen und löst nur eine milde (subklinische) Immunantwort; es kann sich selbst nicht vermehren sondern braucht für seinen lytischen Vermehrungszyklus die Anwesenheit eines zweiten Virus wie eine Adenovirus (daher der Name) oder ein Herpes-simplex-Virus. Zwei Proteine des Adeno-assoziierten Virus erkennen eine spezifische Sequenz (AAVS1: adeno-associated virus intergration site 1) auf dem langen Arm des menschlichen Chromosoms 19 und steuern dort die stabile genomische Integration der viralen DNA bzw. des eingeführten therapeutischen Gens. Damit wird auch die stabile Expression des vom therapeutischen Gen codierten Proteins ermöglicht. Die Integration passiert im Gegensatz zu Retro- und Lentiviren nicht zufällig im Genom (s. unten). Diesen drei Vorteilen des Adeno-assoziierten Virus stehen einige Nachteile gegenüber: Das Virus ist klein (Parvovirus: Größe des gesamtes Genoms = 4,8 kb) und kann daher nur kleine DNA-Segmente (<4 kb) aufnehmen. Viele Menschen haben neutralisierende Antikörper gegen die verschiedenen Serotypen des Virus.

Retro- und Lentiviren

Retroviren und Lentiviren sind RNA-Viren, die mit einer reversen Transkriptase ihr RNA-Genom in DNA umschreiben und diese dann dank einer Integrase in die genomische DNA der Wirtszelle einschleusen. Retroviren können nur effizient in den Zellkern gelangen, wenn sich die Zellen auch häufig teilen. Lentiviren, z.B. HIV, SIV, FIV (humanes, »simianes« [Affen] und »felines« [Katzen] Immundefizienzvirus) können auch nicht teilende Zellen befallen und sind daher Retroviren überlegen.

Retro- und Lentiviren lassen sich replikationsdefizient machen, indem alle essenziellen Gene entfernt werden (■ Abb. 7.3):

- **gag:** gruppenspezifische Antigene (Proteine, die Matrix und Kapsid des Viruspartikels ausmachen)
- **pol:** codiert Proteine, die für die Vermehrung zuständig sind (z.B. bei HIV: Protease, reverse Transcriptase; RNAse; Integrase)
- **env:** Hüllprotein (z.B. bei HIV: gp120/gp41)

Für die Herstellung der retro- und lentiviralen Vektoren bedarf es daher einer Verpackungszelle (packaging cell) (■ Abb. 7.2).

> **Retroviren als Vektoren in der Gentherapie**
>
> **Vorteile:**
> - geringe Immunantwort
> - stabile Expression durch genomische Integration (theoretisch; tatsächlich häufig Stilllegung der Gene =«gene silencing«)
>
> **Nachteile:**
> - nur in teilenden Zellen stabile genomische Integration; geringe Effizienz (nicht bei Lentiviren)
> - Sicherheitsrisiko durch zufällige Integration ins Genom (Tumorentstehung durch Insertionsmutagenese)
> - Kapazität <8kb
> - reproduzierbar wird »gene silencing« beobachtet
>
> **Beispiele:** Heilung von Kindern mit schwerem kombiniertem Immundefekt (SCID):
> - Defekt im Gen der Adenosindeaminase (autosomales SCID); 30 Kinder von 2000–2009
> - Defekt des Cytokinrezeptor $\gamma_{c(ommon\ chain)}$ (γ_c = gemeinsame Untereinheit der Rezeptoren von Interleukin-2/IL-2, IL-4, IL-7, IL-9, IL-15, und IL-21); X-chromosomal rezessives SCID); 25 Kinder von 2000–2009

Retroviren tragen an ihren Enden »long terminal repeats« (LTR). Diese Sequenzen enthalten Bindungsstellen für viele Transkriptionsfaktoren und wirken daher als starke Promotoren für die Gene, die hinter ihnen liegen. Das ist ein nachvollziehbarer Vorteil für das Virus: Gleichgültig in welche Zelle es gelangt, das Virus wird einen Transkriptionsfaktor finden, der die Transkription der mRNA nach genomischer Integration der Virus-DNA unterstützt. Im Laufe der Evolu-

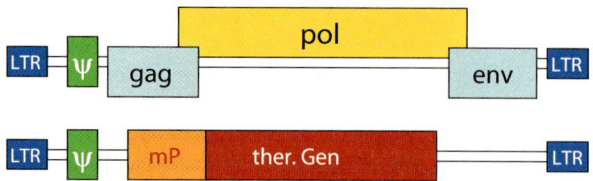

◘ **Abb. 7.3 Schematische Darstellung eines Retrovirus als Vektor für Gentherapie.** Retroviren haben an ihren Enden repetitive Sequenzen (LTR: long terminal repeats), die reich an Promoterelementen sind, so dass die dazwischen liegenden Gene gag (gruppenspezifische Antigene = Strukturproteine des Virus), pol (Polymerase = Gen für reverse Transkriptase und Integrase) und env (Gen für Hüllproteine) effizient transkribiert werden können. Die RNA wird an der Ψ-Sequenz (packing signal) erkannt, in das Virus aufgenommen und verpackt. In einem retroviralen (oder lentiviralen) Vektor können praktisch alle Sequenzen durch das therapeutische Gen ersetzt werden, solange die Ψ-Sequenz erhalten bleibt und die Verpackungszelllinie alle fehlenden Elemente liefert. Die Herstellung der Verpackungszelllinie erfolgt nach demselben Prinzip, wie es in ◘ Abb. 7.2 für Adenoviren erläutert ist. Das therapeutische Gen kann unter die Kontrolle eines Promoters (mP) gestellt oder über die Promoterelemente der LTR gesteuert werden

tion haben sich diejenigen Retroviren durchgesetzt, die durch »Genpiraterie« möglichst viele Promoterelemente in ihre LTR inkorporiert haben, weil ihre Nachkommen sich damit in einer größeren Anzahl von Zellen vermehren konnten. Die Insertion des Retrovirus erfolgt zufällig: Wenn ein LTR vor einem Gen zu liegen kommt, dass das deregulierte Wachstum einer Zelle fördern kann, wird dieses Gen in der Zelle überexprimiert. Durch diese Insertionsmutagenese kann daher die maligne Entartung begünstigt werden. Tatsächlich sind mittlerweile 5 Kinder, die an der X-chromosomalen Form des SCID (severe combined immunodeficiency) litten, an einer T-Zell-Leukämie erkrankt; 2 Kinder, die aufgrund eines Defekts in der Myeloperoxidase an einer chronischen Granulomatose erkrankt waren, entwickelten nach Gentherapie ein myelodysplastisches Syndrom. Zur Lösung dieses Problems sind Modifikationen der Integrase vorstellbar, die eine gezieltere Integration des Gens ermöglichen sollten.

Im evolutionären Wettlauf zwischen Parasiten (hier Retroviren) und Wirt haben auch die (menschlichen) Wirtszellen gelernt, sich gegen den retroviralen Angriff zu wehren. Das lässt sich eindrucksvoll bei der Betrachtung des menschlichen Genoms nachvollziehen: Ungefähr 8% der DNA im menschlichen Genom ist retroviralen Ursprungs. Fast alle diese humanen endogenen Retroviren sind stillgelegt worden, nur Syncytin, das env-Protein eines humanen Retrovirus wird als fusigenes Protein in der Plazenta exprimiert, wenn die Trophoblastzellen zum Syncytiotrophoblasten fusionieren. Fast alle anderen Proteine werden nicht exprimiert. Weil von der großen Menge an möglichen retroviralen Proteinen die überwiegende Zahl in unserem Genom stillgelegt worden ist, verwundert es nicht, dass dieses »gene silencing« auch mit den retroviralen Sequenzen in den gentherapeutischen Vektoren passiert. Mechanistisch liegt diesem Vorgang u.a. eine DNA-Methylierung zugrunde.

7.3   Antisense-Oligonukleotide und RNA-Interferenz/siRNA

Antisense-Oligonukleotide und RNA-Interferenz nehmen eine Zwischenstellung zwischen »echter« Gentherapie und der klassischen Pharmakotherapie ein. Im Gegensatz zu gentherapeutischen Ansätzen wird kein neues Gen eingeführt, sondern die Umsetzung der Information blockiert: Das von einem Gen codierte Protein kann nicht mehr synthetisiert werden, weil die mRNA zerstört wird oder weil die Translation am Ribosom blockiert wird (◘ Tab. 7.1).

Dass verschiedene Antisense-Oligonukleotide in vivo wirken, ist durch klinische Studien belegt: Fomivirsen ist ein 21-mer Antisense-Phosphorthioat-Oligonukleotid, d.h., es besteht aus 21 Basen und den dazugehörigen 2'-deoxy-Ribosen, wobei die Ribosen nicht durch Phosphate verbunden werden, sondern durch ein Phosphat, bei dem ein Sauerstoff durch Schwefel ersetzt ist. Damit wird es gegen den Abbau durch Nukleasen stabil. Fomivirsen ist gegen die mRNA gerichtet, die von einem früh transkribierten Gen (immediate-early gene) des humanen Zytomegalievirus (CMV) transkribiert wird. Es muss in den Glaskörper injiziert werden, von wo es mit einer Halbwertszeit von ~55 h entfernt wird. Oligonukleotide sind groß (Fomivirsen hat eine relative Molekülmasse von ~6700), hydrophil und negativ geladen. Die zelluläre Aufnahme erfolgt durch Endozytose, aus dem endozytotischen Vesikel muss das Antisense-Oligonukelotid in den Zellkern gelangen, um die RNAase H zu aktivieren bzw. in das Cytosol, um die ribosomale Translation zu arretieren. Die zugrunde liegenden Mechanismen sind aber nicht bekannt.

7.4   Aptamere

Proteine (Transkriptionsfaktoren, Histone etc.) binden an DNA und RNA. Oligonukleotide aus DNA und RNA sind erstaunlich flexibel; sie können auch andere Strukturen ausbilden als die allgemein bekannte Doppelhelix. Diesen verschiedenen Konformationen vervielfältigen die Bindungsmöglichkeiten an Proteinen. Weil eine sehr große Zahl von Konformationen durch Kombination verschiedener Basen (u.a. auch durch Einsatz von Enantiomeren) möglich ist, können viele Proteinliganden erzeugt werden. Diese Eigenschaft wird bei der Suche nach Aptameren (Wortschöpfung aus aptus = geeignet und Oligomer) genutzt: Aus einer Zufallsbibliothek von vielen 1000 Oligonukleotiden können hochaffin bindende Moleküle isoliert werden und durch systematische Substitution noch affiner und selektiver gemacht werden. Die somit erhaltenen Aptamere können picomolare bis nanomolare Affinität für ihre Zielstruktur haben. Die Halbwertszeit kann durch Modifikation mit Polyethylenglykol (PEGylierung) verlängert werden. Durch die deutliche Zunahme des Molekulargewichts wird die rasche Elimination durch glomeruläre Filtration verlängert (Halbwertszeit im Bereich von Minuten verlängert auf mehrere Stunden).

Pegaptanib (PEGylated aptamer inhibitor) ist ein 27-mer, dessen Ribosen an den 2'-Positionen entweder mit Fluor oder mit O-Methylgruppen substituiert sind. Pegaptanib bindet an VEGF-A (vascular endothelial growth factor-A, auch als VEGF-165 bezeichnet; ▶ Kap. 23). Im Rahmen der feuchten Form der altersabhängigen Makuladegeneration kommt es im Auge zur Neubildung von Gefäßen, die aus der Choriocapillaris in Richtig Makula vorwachsen. VEGF ist ursächlich an diesem Gefäßwachstum und an der Steigerung der Gefäßpermeabilität beteiligt. Die intravitreale Injektion von Pegaptanib verhindert die weitere Verschlechterung des Visus. Pegaptanib ist deshalb interessant, weil damit der Nachweis erbracht wurde, dass Aptamere einen therapeutischen Stellenwert haben und mit monoklonalen Antikörpern konkurrieren können.

Weiterführende Literatur

Aiuti A, Roncarolo MG (2009) Ten years of gene therapy for primary immune deficiencies. Hematology Am Soc Hematol Educ Program. 2009:682-689

Juliano R, Bauman J, Kang H, Ming X (2009) Biological barriers to therapy with antisense and siRNA oligonucleotides. Mol Pharm 6:686-95

Ng EW, Shima DT, Calias P, Cunningham ET Jr, Guyer DR, Adamis AP (2006) Pegaptanib, a targeted anti-VEGF aptamer for ocular vascular disease. Nat Rev Drug Discov 5:123-132

Vitravene Study Group (2002) A randomized controlled clinical trial of intravitreous fomivirsen for treatment of newly diagnosed peripheral cytomegalovirus retinitis in patients with AIDS. Am J Ophthalmol 133:467-474

Yang ZX, Wang D, Wang G, Zhang QH, Liu JM, Peng P, Liu XH (2010) Clinical study of recombinant adenovirus-p53 combined with fractionated stereotactic radiotherapy for hepatocellular carcinoma. J Cancer Res Clin Oncol 136:625-630

Yoo GH, Moon J, Leblanc M, Lonardo F, Urba S, Kim H, Hanna E, Tsue T, Valentino J, Ensley J, Wolf G (2009) A phase 2 trial of surgery with perioperative INGN 201 (Ad5CMV-p53) gene therapy followed by chemoradiotherapy for advanced, resectable squamous cell carcinoma of the oral cavity, oropharynx, hypopharynx, and larynx: report of the Southwest Oncology Group. Arch Otolaryngol Head Neck Surg 135:869-874

Biologika

M. Freissmuth

Einleitung

Als Biologika (Biologicals) werden Produkte bezeichnet, die nicht chemisch hergestellt worden sind, sondern von einem biologischen Organismus. Vorwiegend sind das Polypeptide wie Antikörper, Zytokine und Hormone. Biologika sind schon lange im Einsatz, – z.B. werden Impfstoffe schon seit mehr als 200 Jahren angewendet, sie stellen daher kein neues Prinzip dar. Neu ist allerdings ihre Herstellung mit gentechnologischen Methoden.

Lernziele
- Definition und Vorteile von Biologika
- Potenzielle Gefahrenquellen bei Biologika
- Chimärische, humanisierte und humane Antikörpern

8.1 Definition und Bedeutung

> Biologika sind hochmolekulare Wirkstoffe, die in einem biologischen Organismus hergestellt worden sind.

Diese Definition umfasst **Impfstoffe** (Toxine/Toxoide), **Blutprodukte, Zytokine und Proteohormone, monoklonale Antikörper** und **Fusionsproteine**. Virale Impfstoffe werden seit mehr als 200 Jahren verwendet: Edward Jenner hat das Pockenvirus (Vaccinia-Virus) erstmals 1796 als Impfung gegen die Pocken (Variola vera) eingesetzt. Die Serumtherapie existiert seit mehr als 100 Jahren (Antiseren gegen Diphtherietoxin wurden durch Emil von Behring hergestellt und 1893 erstmals eingesetzt; Nobelpreis 1901). Menschliche Blutprodukte (z.B. Albumin, Faktor VIII) und Insulin werden seit mehr als 60 Jahren verwendet.

Biologicals sind heute das am raschesten wachsende Segment der Pharmakotherapie. Durch das Herstellungsverfahren und die anders gelagerte Toxizität ergeben sich allerdings neue Erfordernisse an die Sicherheit, die separat betrachtet werden sollen.

8.2 Unterschiede zwischen herkömmlichen niedermolekularen Pharmaka und Biologika

8.2.1 Herstellungsverfahren

Die **klassischen niedermolekularen Pharmaka** werden entweder durch **chemische Synthese** gewonnen oder **aus Pflanzen** (z.B. Morphin, Cocain, Digitalisglykoside, Colchicin, Vincristin) oder **Pilzen** (z.B. Antibiotika) extrahiert. Diese Substanzen sind durch ihre chemische Struktur eindeutig definiert. Salicylsäure kann z.B. über verschiedene Synthesewege chemisch hergestellt werden, sie kann aber auch aus der Weidenrinde gewonnen werden. In jedem Fall handelt es sich um das idente Molekül.

Biologika sind im heutigen Sprachgebrauch im engeren Sinn alle diejenigen Pharmaka (und Impfstoffe), die mit gentechnologischen Methoden (»rekombinant«) hergestellt werden, insbesondere:
- Polypetidhormone und Zytokine, z.B. Wachstumshormon/STH, Erythropoetin, Filgrastim
- Enzyme und Faktoren, die bei angeborenem Mangel substituiert werden können (z.B. Glucocerebrosidase beim Morbus Gaucher, Faktor VIII bei Hämophilie)
- monoklonale Antikörper bzw. Fusionsproteine (z.B. Etanercept = Bindungsdomäne des humanen TNFα/Tumornekrosefaktor-Rezeptors-2 mit einem F_c-Fragment eines humanen Imunglobublin G1/IgG1).

Für die Herstellung von **Biologicals** in Organismen wird cDNA (komplementäre DNA), die das jeweilige Polypeptid codiert, in den jeweiligen Organismus eingebracht und dieser wandelt die DNA in eine mRNA um (Transkription), die vom Ribosom als Matrize für die Proteinsynthese dient (Translation) (◘ Abb. 8.1). Im Prinzip kann jeder Organismus dafür verwendet werden. Derzeit sind Arzneimittel zugelassen, die gewonnen werden aus:
- dem **Bakterium** *Escherichia coli*: Filgrastim (rekombinantes G-CSF), Interferon-α und Interferon-β, Interleukin-2, Teriparatid (rekombinantes Parathormon 1–34), rekombinantes Parathormon 1–84, Reteplase (modifizierte Variante von t-PA), Tasonermin (rekombinanter Tumornekrose-Faktor-α), Wachstumshormon/STH
- der **Hefe** *Saccharomyces cervisiae*: Glukagon, Hirudin-Derivate (Lepirudin, Desirudin), Insulin und seine Derivate, Rasburicase (rekombinant hergestellte Urat-Oxidase), Wachstumshormon/STH
- **Säugerzellen**, überwiegend **CHO-Zellen** (»chinese hamster ovary cells«, eine Fibroblasten-ähnlichen Zelllinie): Alteplase (rekombinantes t-PA) und Tenecteplase; Erythropoetin und seine Derivate; Glucocerebrosidase; Gonadotropine, Interferone; Thyreotropin/TSH, Wachstumshormone/STH; alle monoklonalen Antikörper.

8.2.2 Unterschiede im Metabolismus

Der Metabolismus eines Biologicals entspricht demjenigen, der für ein endogenes Protein zu erwarten ist. Es sind keine unvorhersehbaren Toxizitäten zu erwarten, die aus pharmakokinetischen Interaktionen, Enzyminduktion, Enzymhemmung etc. resultieren.

8.2.3 Toxizität: überschießende pharmakologische Antwort und Immunogenität

Bei Biologika resultiert die Toxizität in der Regel aus einer überschießenden Wirkung. Dies ist vor allem dann gefährlich, wenn die Dosis-Wirkungs-Beziehung beim Menschen noch nicht bekannt ist. Ein instruktives Beispiel ist die Prüfung von

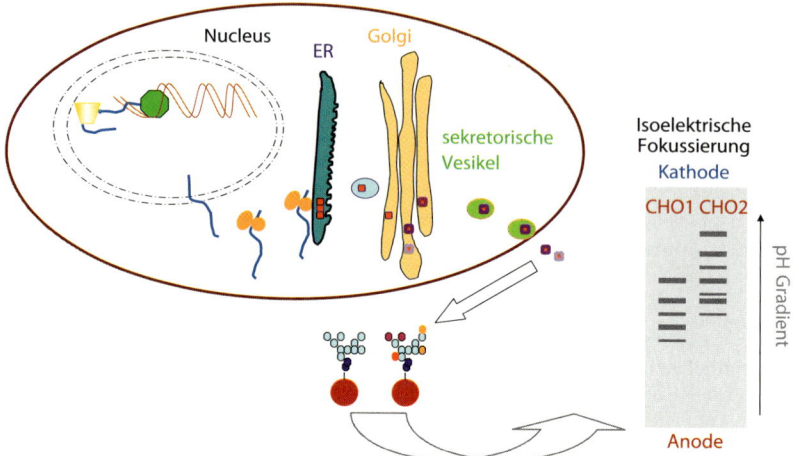

◼ Abb. 8.1 Rekombinante Expression eines sezernierten Proteins in einer Säugerzelle. Die cDNA (komlementäre DNA), die ein Biological coediert, wird über eine Plasmid in die Zelle eingeschleust und unter Selektionsdruck in die nukleäre DNA integriert. Die mRNA-Polymerase (Polymerase II: grünes Symbol) transkribiert die mRNA von der Doppelstrang-DNA (rot). Die cDNA ist meist so gestaltet, dass ein artifizielles Intron eingefügt wird; dieses wird durch das Spliceosome (gelb) entfernt. Die reife mRNA (blau) wird über die Kernporen in das Cytosol exportiert. Dort rekrutiert sie Ribosomen, die durch das Signalpeptid an die Membranen des endoplasmatischen Retikulums (ER) angedockt werden. das neu synthetisierte Protein wird durch das Translokon in das Lumen des ER eingeschleust, gefaltet (rote Symbole) und glykosiliert (»core glycosylation«). Durch die ER-Exit-Sites verlässt das Protein in Vesikeln das ER in Richtung Golgi-Apparat. In den Golgi-Zisternen wird das Protein sequentiell glykosiliert. Aus dem Trans-Golgi-Netzwerk wird das glykosilierte Protein in sekretorische Vesikel gepackt und zur Zelloberfläche geschickt. Die Vesikel fusionieren mit der Zellmembran, das Protein

erscheint im Zellkulturüberstand, woraus es geerntet werden kann. Im unteren Teil der Abbildung sind zwei verschiedene Proteinmoleküle schematisch dargestellt. Die dunkelblauen Kreise symbolisieren N-Acetylglukosamin, die hellblauen Kreise Mannose, das linke Protein ist daher Mannose-reich modifiziert. Die orangen, roten und violetten Kreise symbolisieren Sialinsäure, Fucose und Galaktose. Das rechte Protein ist daher komplex glykosiliert. Präparationen von glykosilierten Proteinen sind fast nie homogen. Wird eine solche Präparation auf ein Gel aufgetragen und lässt man es auf einem pH-Gradienten wandern (isoelektrische Fokussierung), können mehrere Banden nachgewiesen werden, weil sich die unterschiedlich glykosilierten Spezies in ihrem isoelektrischen Punkt voneinander unterscheiden. Auf der Abbildung wurden 2 unterschiedliche Zellklone von CHO-Zellen verglichen und ein Unterschied im Bandmuster festgestellt. Mit derselben Methode kann endogenes Erythropoetin von rekombinant hergestelltem unterschieden werden (die Banden haben nicht denselben isoelektrischen Punkt)

TGN1412 in der klinischen Phase I. Dieser monoklonale Antikörper ist gegen CD28 gerichtet. CD28 ist ein akzessorisches Molekül in der immunologischen Synapse; es residiert in der Membran der T-Zelle und interagiert mit CD86- oder CD80-Molekülen der Antigen-präsentierenden Zellen. Die Stimulation von CD28 führt zur verstärkten Immunantwort. Im März 2006 wurden bei der Phase-I-Prüfung Probanden sehr niedrige Dosen (0,1 mg/kg, d.h. 1/500 der Dosis, die bei Versuchstieren als unbedenklich eingestuft war) administriert. Bei 6 Probanden kam es zur generalisierten entzündlichen Antwort mit Kopf-, und Gliederschmerzen, Fieber, Durchfall, Steigerung der Kapillarpermeabilität (capillary leak syndrome) und nachfolgendem Multiorganversagen. Hervorgerufen war dies durch massive Freisetzung von Zytokinen aus den stimulierten T-Zellen (»cytokine storm«). Vermutlich war der Antikörper aufgrund subtiler Unterschiede in den CD28-Sequenzen beim Menschen viel stärker agonistisch wirksam als bei den Versuchstieren. Jedenfalls erklärt dieses Beispiel, weshalb das präklinische Prüfprogramm bei Biologicals anders gestaltet sein muss als bei Pharmaka mit niedrigem Molekulargewicht. Bei monoklonalen Antikörpern und Zytokinen sind zum Beispiele Versuche an Affen vorgeschrieben.

Auch wenn Biologicals zum Teil von ihrer Aminosäurensequenz her ident mit derjenigen des endogenen Proteins sind, kann es zur Antikörperbildung kommen. Zwei Faktoren begünstigen die immunologische Antwort:

▬ Die posttranslationalen Modifikationen des rekombinanten Proteins und des endogenen Proteins sind nicht ident: Proteine können co- und postranslational modifiziert werden (glykosiliert, acetyliert, methyliert, phosphoryliert, sulfatiert etc.). Besonders wichtig ist die Glykosilierung, weil diese je nach Zelltyp und Spezies sehr unterschiedlich sein kann. Die Glykosilierung an Asparaginresten (N-linked glycosylation) läuft in zwei Schritten: Das Grundgerüst wird im endoplasmatischen Retikulum angehängt (»core glycosylation«). Im Golgi-Apparat werden zwei verschiedene Arten von verzweigten Oligosacchariden angehängt, komplexe und Mannose-reiche. In jedem Fall ist das sezernierte Produkt ein Gemisch von unterschiedlichen Proteinen (◼ Abb. 8.1). Die Glykosilierung kann daher auch die Immunogenität beeinflussen. Das trifft möglicherweise auch auf andere Modifikationen zu, diese sind aber weniger gut untersucht.

Proteine neigen zur Aggregation und Denaturierung. Auch dies fördert die Bildung von Antikörpern. Das trifft auch für Proteine zu, die in nichtglykosilierter Form produziert werden, weil sie in Escherichia coli exprimiert werden bzw. weil sie natürlicherweise nicht glykosiliert sind. Diese Aggregate treten primär bei subkutaner Gabe auf, weil die niedermolekularen stabilisierenden Zusätze rasch das subkutane Depot durch Diffusion verlassen. Die deutlich größeren Proteine bleiben in hoher Konzentration zurück, fallen aus und lösen eine Immunantwort aus, die sich meist in einem Wirkungsverlust äußern kann (neutralisierende Antikörper). Ein instruktives Beispiel ist die reine erythrozytäre Aplasie (pure red cell aplasia): Bei der subkutanen Applikation von Erythropoetin kam es zur Bildung von Antikörpern gegen Erythropoetin, weil das subkutane Erythropoetin angeblich durch Adsorption an den Gummi der Injektionsflasche aggregiert war. Die Antikörper gegen das rekombinante Erythropoetin neutralisierten nicht nur das exogen zugeführte sondern auch das endogene Erythropoetin. Daraus resultierte eine Aplasie der roten Blutkörperchen (▶ Kap. 42).

8.2.4 Generika versus Biosimilars

Niedermolekulare Substanzen sind – gleichgültig von wem sie synthetisiert worden sind –, ident. Nach Ablauf des Patentschutzes kann jedes andere pharmazeutische Unternehmen das idente Pharmakon als **Generikum** auf den Markt bringen, wenn sein Produkt die Kriterien der Bioäquivalenz erfüllt (▶ Kap. 2.2). Bei einem Biologikum ist dies nicht so einfach: Wie im vorangehenden Abschnitt erwähnt, werden viele Proteine co- und posttranslational modifiziert; diese Modifikationen – vor allem die Glykosilierung – führen dazu, dass Proteine die in Eukaryonten (Hefen oder Säugerzellen) hergestellt worden sind, ein heterogenes Gemisch darstellen (◘ Abb. 8.1). Daher ist es nicht von vornherein so, dass bei Verwendung der identen cDNA (d.h. bei identer Aminosäuresequenz) auch idente Proteine entstehen müssen. Bei Biologicals gibt es daher keine Generika, sondern nur **Biosimilars**. Die Glykosilierung beeinflusst nicht nur die Immunogenität sondern auch die Halbwertszeit und in manchen Fällen die biologische Aktivität: Nichtglykosilierte Formen von FSH und LH binden zwar nach wie vor an die Rezeptoren, sie lösen aber nur geringe biologische Effekte aus – sie sind daher partielle Agonisten bzw. Antagonisten.

> Im Unterschied zu Generika, bei denen die pharmakokinetische Äquivalenz zwischen Generikum und Originator nachgewiesen werden muss, ist für die Zulassung eines Biosimilars der Nachweis einer therapeutischen Äquivalenz – in jedem Indikationsgebiet – notwendig.

Die Europäische Arzneimittelbehörde (European Medicines Agency, EMEA/EMA, siehe auch ▶ Kap. 6) übernimmt eine Vorreiterrolle, weil bisher weder in den USA noch in Japan Biosimilars zugelassen worden sind. Seit 2006 gibt es ein-

schlägige Richtlinien, die ein umfangreiches Prüfprogramm für Biosimilars festlegen. Das Prüfprogramm wird für jede Substanzklasse detailliert festgelegt. Bisher existieren Richtlinien für G-CSF, Wachstumshormon, Insulin und Erythropoetin; ein Vorschlag (»draft«) existiert für Interferon und für niedermolekulare Heparine. Rekombinantes G-CSF, Wachstumshormon und Insulin sind nichtglykosiliert, hier stehen die Aggregatbildung und die daraus resultierende Immunogenität im Vordergrund des Interesses. Bei unterschiedlichen Erythropoetinen ist die Heterogenität aufgrund unterschiedlicher Glykosilierung eine Herausforderung. Die Auflagen sind dementsprechend streng (z.B. Nachweis d therapeutischen Äquivalenz erfordert zwei unabhängige randomisierte kontrollierte Doppelblindstudien im Cross-over-Design mit je 300 oder mehr Patienten; Daten zur Immunogenität nach 12 Monaten). Als erste Biosimilars sind zugelassen worden: 2006 Wachstumshormon, 2007 Erythropoetin, 2008 G-CSF/Filgrastim. Bisher gibt es keine Hinweise, dass die Biosimilars unwirksam sind oder eine Gefährdung darstellen, die über diejenige durch den Originator hinausgeht. Aus heutigem Kenntnisstand kann daher festgehalten werden, dass die Biosimilars in ihrer zugelassenen Indikation sicher und wirksam sind.

8.3 Monoklonale Antikörper

Das immunologische Repertoire erlaubt es, Antikörper mit fast beliebiger Selektivität zu erzeugen. Emil von Behring hat mit der Erzeugung spezifischer Antiseren dieses Prinzip bereits Ende des 19. Jahrhunderts genutzt. Allerdings löst die Gabe des Serums einer anderen Spezies eine starke Immunantwort aus, die bei wiederholter Applikation zur Serumkrankheit führt. Ein Durchbruch wurde durch die Entwicklung der monoklonalen Antikörper durch Cesar Milstein und Georg Köhler in den 1970er Jahren erzielt. Allerdings führt diese Technologie nur zur Bildung **muriner Antikörper** (◘ Abb. 8.2, oberer Teil). Murine Antikörper werden mit dem Suffix »-omab« bezeichnet. Es sei an dieser Stelle betont, dass monoklonale Antikörper auch aus anderen Spezies hergestellt werden können, z.B. Ratte (-amab), Hamster (-emab), Affen (-imab) etc.

Murine monoklonale Antikörper bzw. solcher anderer Spezies sind immunogen und haben darüber hinaus im menschlichen Organismus eine kurze Halbwertszeit. Sie können auch nicht unbedingt alle Effektorfunktionen rekrutieren (Komplementaktivierung, Bindung an $F_c\gamma$-Rezeptoren). Die C_{H2}-Domäne (constant homology domain 2) ist entscheidend für die Interaktion mit $F_c\gamma$-Rezeptoren, Komplementaktivierung und für die Bindung an den neonatalen F_c-Rezeptor (FcRn). Dieser Rezeptor wurde ursprünglich in der Plazenta identifiziert (wo er für den Transfer von mütterlichen IgG über den Trophoblasten in den Fetus sorgt). Im postnatalen Leben sorgt er für die kontinuierliche Endozytose und Rezirkulation der Antikörper und verlängert damit die Halbwertszeit der Antikörper. Murine Antikörper binden nicht an humane F_c-R_n, dadurch haben sie eine kurze Halbwertszeit und werden rasch abgebaut. Seit Anfang der 1990er Jahre steht

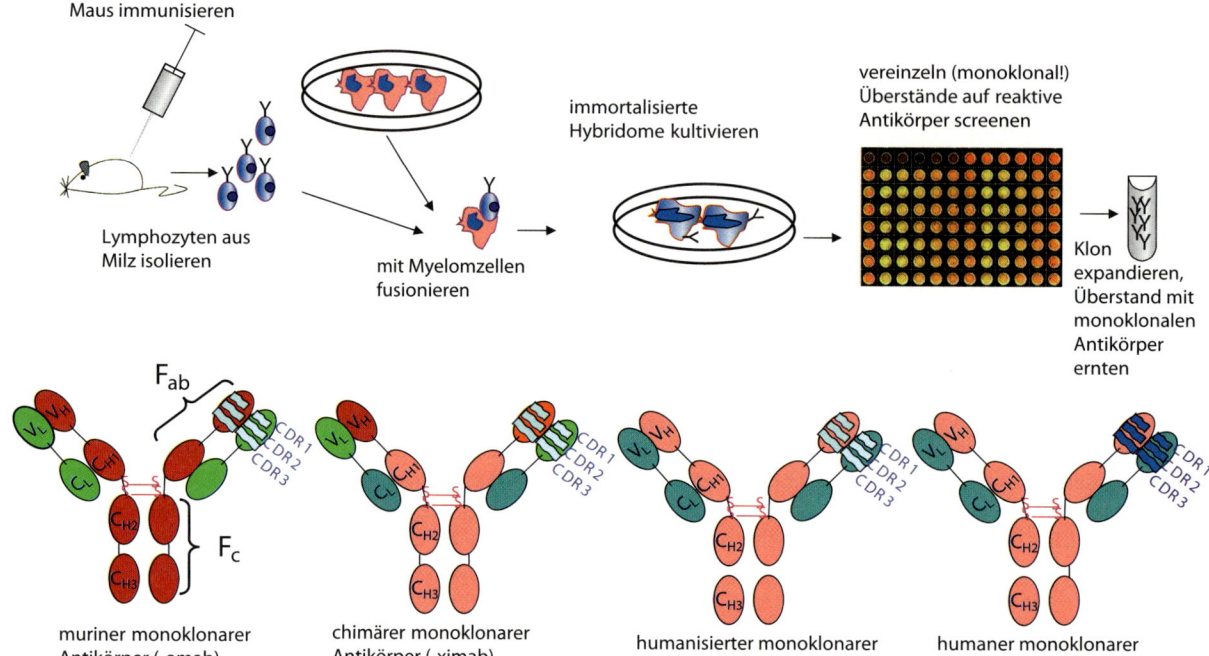

⬛ Abb. 8.2 Vom monoklonalen murinen Antikörper zum chimä-rischen bzw. humanisierten Antikörper. Um murine Antikörper her-zustellen, muss zunächst eine Maus mit einem Antigen immunisiert werden. Wenn eine Immunantwort zu erwarten ist, wird die Maus getötet und Immunzellen aus der Milz isoliert. Da diese Zellen in Zellkultur rasch sterben würden, werden sie mit Tumorzellen fusio-niert. Die resultierenden Zellen (Hydridome) sind ebenso wie die Tumorzellen immortalisiert. Sie können nach Expanssion in Zell-kultur verdünnt werden und als Einzelzellen in Platten mit 96 Ver-tiefungen (96-well plate) ausgesät werden. Die heranwachsenden Zellen stammen von einer einzigen Zelle ab, d.h. sie sind monoklo-nalen Ursprungs. Im Überstand erscheinen Antikörper. Diese können mittels ELISA auf ihre Affinität zum Immunogen geprüft werden. Nach Identifikation des/der geeigneten Antikörper werden die Zel-len, die diesen produzieren, expandiert, so dass auch große Mengen an Antikörpern gewonnen werden können. Jetzt steht ein muriner

Antikörper zur Verfügung, dieser hat jedoch ungünstige pharmako-kinetische Eigenschaften. Eine Verbesserung der Pharmakokinetik (längere Halbwertszeiten und Reduktion der Immunantwort) lässt sich erzielen, indem alle konstanten Anteile (C_{H1-3} der schweren Kette und C_L der leichten Kette) durch humane Sequenzen ersetzt werden. Das Ergebnis ist ein chimärer Antikörper. Innerhalb der variablen Domänen (V_H und V_L) liegen die drei Regionen, die ge-meinsam die Bindung des Epitops ermöglichen (CDR1–3). Die Im-munogenität kann weiter gesenkt werden, wenn auch innerhalb der variablen Domäne alle murinen Sequenzen – mit Ausnahme der CDR1–3 – durch humane Sequenzen ersetzt werden. Dann entsteht ein humanisierter Antikörper. Humane Antikörper lassen sich durch Inkorporation des immunologischen Repertoires an variable Ketten in Bakteriophagen herstellen. F_{ab} = antigen-bindendes Fragment ; F_c = konstantes (kristallisierbares) Fragment

die Technologie zur Verfügung , um aus diesen murinen Antikörpern Antikörper herzustellen, in denen große Teil der murinen Aminosäuresequenz durch humane Sequenzen er-setzt werden kann. Diese Antikörper können mit dieser Technologie in großen Mengen aus Zellkulturen (Fermenter mit mehreren hundert bis tausend Liter) gewonnen werden (⬛ Abb. 8.2, unterer Teil):

- **Chimäre Antikörper (-ximab):** Aus dem Hybridom kann die mRNA isoliert und die den Antikörper codierende cDNA cloniert werden. Wenn die cDNA zur Verfügung steht, kann die Sequenz, die die konstanten Domänen der schweren und leichten Kette codiert, durch humane Sequenzen ersetzt werden (in der Regel wird IgG1 ver-wendet) (⬛ Abb. 8.2, unten). Diese Antikörper sind we-niger immunogen als murine Antikörper, haben eine längere Halbwertzeit und rekrutieren alle Effektorfunk-tionen.

- **Humanisierte Antikörper (-zumab):** Wenn die cDNA des murinen monoklonalen Antikörpers vorliegt, lassen sich in der variablen Domänen auch diejenigen Regionen identifizieren, die die Epitop-Bindungsstellen ausmachen, nämlich die CDR1–3 (complementarity determining re-gions 1–3). Diese bilden drei Schleifen an der Oberfläche der variablen Domäne. Die gesamte murine Sequenz kann gegen humane Sequenz ausgetauscht werden, wenn die CDR1–3 erhalten bleiben (⬛ Abb. 8.2, unten). Der re-sultierende humanisierte Antikörper ist weniger immu-nogen als ein chimärer Antikörper.

- **Humane Antikörper (-mumab):** Das rearrangierte immu-nologische Repertoire kann aus humanen Lymphozyten gewonnen werden. Die Sequenz der variablen Domänen kann an die Sequenz eines Oberflächenproteins eines Bak-teriophagen fusioniert werden. Der Bakteriophage expri-miert in der Folge an seiner Oberfläche die Epitop-Bindungsstellen (»phage display«). Wenn eine hochaffin bindende variable leichte und schwere Domäne gefunden worden sind, können diese dann mit den konstanten Domänen der leichten und schweren Kette fusioniert und auf diese ein humaner Antikörper assembliert werden. Alternativ können humane Antikörper auch aus transgenen Mäusen gewonnen werden, die nur ein humanes Komplement an leichten und schweren Ketten exprimieren. Nach wiederholter Injektion solcher humaner Antikörper können auch gegen diese gerichtete Antikörper auftreten.

Einen Überblick über die derzeit verfügbaren monoklonalen Antikörper gibt ◘ Tab. 8.1. Die Nomenklatur ist einigermaßen systematisiert. Die Endungen -ximab, -zumab, -mumab be-

schreiben die Art des Antikörpers, die davor stehenden ein bis zwei Buchstaben den therapeutischen Bereich:

- **-li-:** immunologischer Antikörper (Adalimumab, Certolizumab, Golimumab, Infliximab, Natalizumab, Tocilizumab)
- **-ci-:** Antikörper gegen ein zirkulatorisches Molekül/eine zirkulatorische Erkrankung (Abciximab, Bevacizumab)
- **-kin-** Antikörper gegen ein Interleukin (alternativ zu –li-; Ustenkinumab
- **-(s)o-** ein Antikörper für Knochenerkrankungen (Denosumab)
- **-tu-:** onkologisch relevante Antikörper (Alemtuzumab, Cetuximab, Gemtuzumab, Trastuzumab, Rituximab)
- **-vi-:** antiviraler Antikörper (Pavilizumab)

◘ **Tab. 8.1** Monoklonale Antikörper (und verwandte Moleküle), die zur Therapie humaner Erkrankungen zugelassen sind

Name	Zielmolekül	Zugelassene Indikation(en)[1]
»immunmodulatorisch« (-li-/-kin-)		
Adalimumab	TNFα (Tumor Nekrose-Faktor)	rheumatoide Arthritis, Psoriasis Arthritis, Morbus Bechterew, Morbus Crohn
Infliximab	TNFα	rheumatoide Arthritis, Psoriasis Arthritis, Morbus Bechterew, Morbus Crohn, Colitis ulcerosa
Etanercept (Fusionsprotein, Bindungsdomäne des TNF-Rezeptor 2 IgG1-Fc)	TNFα	rheumatoide Arthritis, Psoriasis Arthritis, Morbus Bechterew
Golimumab	TNFα	rheumatoide Arthritis, Psoriasis Arthritis, Morbus Bechterew, Morbus Crohn
Tocilizumab	IL6-Rezeptor	rheumatoide Arthritis
Natalizumab (IgG4)	α4-Integrin (CD49d)	multiple Sklerose
Omalizumab	IgE	(schweres) Asthma bronchiale
Eculizumab	C5 (Komplementfaktor)	paroxysmale nächtliche Hämoglobinurämie
Efalizumab (Zulassung ruhend)	CD11a (Teil des Adhäsionsmoleküls LFA-1: leukocyte function antigen-1)	Psoriasis
Canakinumab	IL-1β (Interleukin-1β)	periodische Cryoporin-assoziierte Syndrome
Ustekinumab	IL-12/IL-23	Psoriais
Rilonacept (Liganden-bindende Domäne des IL-1-Rezeptors an IgG1-Fc fusioniert)	IL-1	periodische Cryoporin-assoziierte Syndrome
Anakinra (**kein Antikörper**; IL-1-Rezeptor-Antagonist)	IL-1	rheumatoide Arthritis (periodische Cryoporin-assoziierte Syndrome)
Abatacept (extrazelluläre Domäne von CD152 = CTLA4 [Cytotoxic T-Lymphocyte Antigen 4] an IgG1-Fc fusioniert	CD80 und CD86	rheumatoide Arthritis (bei anti-TNF-Versagen)
Basiliximab	CD25 (Interleukin-2-/IL-2-Rezeptor)	Transplantatabstoßung
Muromonab-CD3 (OKT3) (muriner AK!)	CD3	Transplantatabstoßung

▼

◘ Tab. 8.1 (Fortsetzung)

Name	Zielmolekül	Zugelassene Indikation(en)[1]
»zirkulatorisch« (-ci-)		
Abciximab (Fab-Fragment)[2]	Glykoprotein IIb/IIIa	Verhinderung der Plättchenaggregation/Restenose nach Stentimplantation
Bevacizumab	VEGF (vascular endothelial growth factor)	metastasierter Darmkrebs/Brustkrebs/nichtkleinzelliges Bronchialkarzinom; feuchte, altersbedingte Makuladegeneration (Off-Label-Use statt Ranibizumab)
Ranibizumab	VEGF (vascular endothelial growth factor)	feuchte, altersbedingte Makuladegeneration (zugelassene Indikation)
»onkologisch« (-tu-)		
Alemtuzumab	CD52	chronische lymphatische Leukämie (2nd line)
Cetuximab	ErbB1 = EGF-Rezeptor	Colonkarzinom außerhalb EU: Plattenepithelkarzinomen des Kopfes und Halses
Ofatumumab	CD20	chronischen lymphatischen Leukämie (CLL, nach Alemtuzumab-Versagen)
Panitumumab	ErbB1 = EGF-Rezeptor	Colonkarzinom (in Europa stark eingeschränkte Zulassung)
Rituximab	CD20	B-Zell-Lymphom, chronisch-lymphatische Leukämie; rheumatoide Arthritis
Trastuzumab	ErbB2	Mammakarzinom
»osteologisch« -(s)o-		
Denosumab	RANKL (Receptor-activated NF-κB-ligand)	Osteoporose
»viral« -vi-		
Pavilizumab	RSV (respiratorischer Syncytial-Virus)	bei Frühgeborenen zur Prophylaxe der RSV-Pneumonie

[1] Wo nicht anders ausgewiesen, sind die zugelassenen Indikationen die in der europäischen Union geltenden (Stand 2010). Diese können sich ändern. IgG1 ist der bevorzugte Subtyp. Bei IgG4 wird ein Austausch der Fab-Arme beobachtet, dessen klinische Bedeutung nicht klar ist.

[2] Abciximab muss ein Fab-Fragment sein, weil es sonst zu einer Komplement-vermittelten Thrombopenie käme.

Weiterführende Literatur

Andersen JT, Daba MB, Berntzen G, Michaelsen TE, Sandlie I (2010) Cross-species Binding Analyses of Mouse and Human Neonatal Fc Receptor Show Dramatic Differences in Immunoglobulin G and Albumin Binding. *J Biol Chem* 285:4826-4836

Brekke OH, Sandlie I (2003) Therapeutic antibodies for human diseases at the dawn of the twenty-first century. Nat Rev Drug Discov 2(1):52-62

Roopenian DC and Akilesh S (2007) FcRn: the neonatal Fc receptor comes of age. Nature Reviews Immunology 7:715-725

Mediatoren und Transmitter

Neurotransmission und Neuromodulation

S. Böhm

> > **Einleitung**

In diesem Kapitel werden die Besonderheiten des zentralen und peripheren Nervensystems bezüglich der Wirkmechanismen von Arzneimitteln besprochen. In diesem Sinne beschäftigt sich dieser Abschnitt mit der Synthese und Degradation, der präsynaptischen vesikulären Speicherung sowie der Freisetzung und der Wiederverwertung von Transmittern. Außerdem werden die schnelle postsynaptische Antwort im Rahmen der Neurotransmission sowie die langsame postsynaptische Antwort im Rahmen der Neuromodulation dargelegt.

9.1   Angriffspunkte für Pharmaka im Nervensystem

┌─ **Lernziele** ────────────────────────────────┐
│   │
│ **Charakteristische Angriffspunkte für Pharmaka**│
│ **im Nervensystem**   │
│ ▬ Ionenpumpen und Ionenkanäle   │
│ ▬ Neurotransmitterrezeptoren   │
│ ▬ Second Messenger   │
│ ▬ Enzyme   │
│ ▬ Neurotransmittertransporter   │
│   │
└──┘

Die **Nervenzellen** sind die kleinsten funktionellen Einheiten des Nervensystems. Sie müssen über große Distanzen sehr präzise und schnell miteinander mittels 2 unterschiedlicher Arten von Signalen kommunizieren: elektrische und chemische. Für die schnelle **Weiterleitung** innerhalb einer Nervenzelle werden **elektrische Signale** und für die Weiterleitung zwischen zwei oder mehreren Nervenzellen bzw. zwischen Nervenzellen und Zielzellen **chemische Signale** benutzt. Die **Kommunikation zwischen Nervenzellen** findet an spezialisierten Kontaktstellen, den **Synapsen,** statt. Eine besondere Leistung der Nervenzellen besteht darin, elektrische Signale mit Verzögerungen im Mikro- bis Millisekundenbereich in chemische Signale umwandeln zu können, und auch den gegenläufigen Vorgang mit derselben Geschwindigkeit zu gewährleisten. Daraus ergeben sich die wesentlichsten **Angriffspunkte für Neuropharmaka.** Die zellulären Makromoleküle, die elektrische Aktivität wahrnehmen, weiterleiten, generieren, oder beenden und diejenigen, die chemische Signale wahrnehmen, weiterleiten, generieren, oder beenden:

▬ Ionenpumpen (z.B. Na^+/K^+-ATPase)
▬ Ionenkanäle
  ▬ spannungsabhängige Ionenkanäle (z.B. Na^+-Kanäle)
  ▬ ligandengesteuerte Ionenkanäle (z.B. nikotinische Acetylcholinrezeptoren)
▬ Neurotransmitterrezeptoren
  ▬ ionotrope Rezeptoren (= transmittergesteuerte Ionenkanäle)
  ▬ metabotrope Rezeptoren (G-Protein-gekoppelte Rezeptoren und membranständige Kinasen)
▬ Second Messenger (sekundäre Botenstoffe)

▬ Enzyme
  ▬ Neurotransmitter synthetisierende Enzyme
  ▬ Neurotransmitter degradierende Enzyme
▬ Neurotransmittertransporter

Die Funktion des Nervensystems wird aber nicht nur durch Nervenzellen getragen, sondern auch durch **Gliazellen.** Daher sind auch Gliazellen **Angriffspunkte für pharmakotherapeutische Strategien,** insbesondere bei entzündlichen und degenerativen Erkrankungen des Nervensystems, aber auch bei chronischen Schmerzzuständen.

9.2   Elektrische und chemische Transmission

┌─ **Lernziele** ────────────────────────────────┐
│   │
│ **Unterschiede zwischen elektrischer und chemischer** │
│ **Transmission**   │
│ ▬ Geschwindigkeit   │
│ ▬ Signalgröße   │
│ ▬ Signalrichtung   │
│ ▬ Plastizität   │
│   │
└──┘

Die **Übertragung elektrischer Aktivität** von einer Zelle auf eine andere kann in mehreren Geweben beobachtet werden, z.B. der Herzmuskulatur. Auch im Nervensystem gibt es direkte elektrische Übertragung. Der Vorteil ist das Fehlen jeglicher Verzögerung, ein Nachteil ist, dass das elektrische Signal von der nachgeschalteten Zelle mehr oder weniger unverändert aufgenommen wird, es wird weder größer noch kleiner, es kann seine Richtung (Depolarisation/Hyperpolarisation) nicht verändern, und die Übertragung bleibt, solange der elektrische Kontakt besteht, gleich. Bei der **chemischen synaptischen Übertragung** gibt es zwar den Nachteil einer gewissen zeitlichen Verzögerung, aber auch den Vorteil, dass sich sowohl die Richtung des übertragenen Signals (z.B. von erregend nach hemmend), als auch dessen Stärke ändern kann. Außerdem können chemische Synapsen über die Zeit die Stärke der Signalübertragung ändern (synaptische Plastizität).

Im Kontaktbereich **elektrischer Synapsen** liegen zwischen prä- und postsynaptischer Membran nur wenige Nanometer; der Kontakt wir durch **Gap Junctions** hergestellt. In **chemischen Synapsen** findet sich zwischen prä- und postsynaptischer Membran ein synaptischer Spalt mit 20–40 nm Abstand. Im Bereich der **präsynaptischen Verdickung** befindet sich die »aktive Zone«, wo zahlreiche Vesikel der Plasmamembran angelagert sind. Gegenüber liegt die **postsynaptische Verdickung,** und die beiden Membranen sind über **interagierende Membranproteine** physisch miteinander verbunden. Im **zentralen Nervensystem** kommen **mehrere Arten** solcher **Synapsen** vor:

▬ axosomatische
▬ axodendritische
▬ axoaxonale

Diese Synapsen haben eine präsynaptische Nervenendigung, die aber mit unterschiedlichen postsynaptischen Strukturen in Kontakt tritt: ein dendritischer Schaft (Schaftsynapse) oder Dorn (Dornensynapse), ein neuronaler Zellkörper (also ein Soma), oder ein anderes Axon. Durch solch unterschiedliche Synapsen werden unterschiedliche Bereiche und Funktionen des postsynaptischen Neurons beeinflusst.

Im **peripheren Nervensystem** finden sich auch derart **klassische Synapsen** (z.B. an der motorischen Endplatte), es gibt aber auch **Neurotransmission** über weniger enge Verbindungen, wie in sympathisch innervierten Organen.

Das Prinzip der **chemischen synaptischen Übertragung** erfordert einen **Transmitter,** ein präsynaptisch freigesetztes Molekül, das postsynaptisch einen Effekt hervorruft.

Charakteristika eines Neurotransmitters

Ein Neurotransmitter:

- wird im präsynaptischen Neuron synthetisiert und vesikulär gespeichert
- wird aus dem präsynaptischen Neuron aktivitätsabhängig freigesetzt
- verursacht im postsynaptischen Neuron dieselbe Antwort wie die Stimulation des präsynaptischen Neurons
- wird durch Degradation oder zelluläre Aufnahme aus dem synaptischen Spalt entfernt

---

Signalübertragung im Nervensystem ist aber nicht nur schnelle (elektrische oder chemische) Neurotransmission, sondern umfasst auch andere Mechanismen. Ein kurzes Beispiel dazu: In Nervenzellen kann aus dem Second Messenger Diacylglycerin **2-Arachidonoylglycerin** gebildet werden, das gemeinsam mit **Anandamid** als **Endocannabinoid** bezeichnet wird. Diese 2 Arachidonsäurederivate sind Agonisten an Cannabinoidrezeptoren (CB_1 und CB_2). Die Bildung von 2-Arachidonoylglycerin findet im perisynaptischen Bereich postsynaptischer Neurone statt, und zwar aktivitätsabhängig, da die Synthese u.a. durch die Aktivierung von metabotropen Glutamatrezeptoren stimuliert wird. Die Endocannabinoide werden nicht vesikulär gespeichert, sondern diffundieren sofort retrograd in Richtung Präsynapse. Die Aktivierung der präsynaptischen CB_1-Rezeptoren bewirkt eine Reduktion der Transmitterfreisetzung. Dieser neuronale Signalweg involviert also einen Botenstoff, der nicht vesikulär gespeichert ist, und läuft von post- nach präsynaptisch ab, also retrograd.

9.3 Funktionen der Präsynapse

Lernziele

Funktionen einer Präsynapse
- Synthese des Transmitters
- Vesikuläre Speicherung des Transmitters
- Aktivitätsabhängige Exozytose der Vesikel und deren Regulation
- Endozytose der Vesikel
- Aufnahme des Transmitters oder von Vorstufen
- Degradation des Transmitters

Präsynapsen sind die Strukturen in einer Nervenzelle, wo **Transmitter vesikulär gespeichert** und aktivitätsabhängig abgegeben werden. Solche Präsynapsen liegen am Ende eines Axons, oder die Axone sind durch Auftreibungen (Varikositäten) unterbrochen, in welchen ebenso Vesikel zu finden sind. Wo auch immer die Präsynapsen liegen, sie können vom Soma der Nervenzellen sehr weit entfernt sein (ein anschauliches Beispiel: Präsynapsen in der Skelettmuskulatur der Fußsohle haben die zugehörigen Nervenzellkörper im Rückenmark). Daher müssen die Funktionen der Präsynapsen vom Rest der Nervenzelle weitgehend unabhängig ablaufen, mit einer Ausnahme, der elektrischen Verbindung über das Axon.

9.3.1 Synthese und vesikuläre Speicherung des Transmitters

Unter den Neurotransmittern unterscheidet man 2 grundlegende Typen: **klassische Neurotransmitter** und **Neuropeptide.** Eine wesentliche Unterscheidung liegt im Ort der Synthese begründet. Klassische Neurotransmitter werden in der Präsynapse gebildet. Die Bildung der Peptide erfolgt im Rahmen der Proteinsynthese im Zellkörper als größere Peptide. Diese Prä-Pro-Peptide werden dann unter Abspaltung unterschiedlich großer Reste schrittweise in kürzere Peptide zerlegt. So wie andere Proteine werden peptidische Neurotransmitter vesikulär transportiert, und zwar durch das gesamte Axon, bis die Peptidvesikel in der Präsynapse angelangt sind. Die Enzyme zur Synthese klassischer Transmitter ($\square$ Tab. 9.1) sind hingegen in der Präsynapse vorhanden, zumeist extra-, aber auch intravesikulär, und sie sind Angriffspunkte für Pharmaka. Während es ungefähr 90 Gene gibt, die für Prä-Pro-Peptide kodieren, und aus jedem Prä-Pro-Peptid mehrere aktive Peptide entstehen können, gibt es nur eine begrenzte Anzahl nichtpeptidischer Neurotransmitter.

Die **Speichervesikel** für klassische Transmitter sind nur ungefähr halb so groß wie diejenigen für Peptide. Ob peptidische oder nichtpeptidische Transmitter, deren Speicherung in Vesikeln erfüllt mehrere Zwecke. Durch die Abtrennung vom Zytosol mittels Lipidmembran sind die hydrophilen Moleküle vor abbauenden Enzymen geschützt. Dadurch können sehr große Mengen gespeichert und bei Bedarf abgegeben werden. Die Abgabe kann infolge hoch effizienter Kopplung

◘ Tab. 9.1 Nichtpeptidische Neurotransmitter und deren Synthese

Transmitter	Gruppe	Spezifische Enzyme
ATP	Nukleotid, Purin	keine
Acetylcholin	Amin	Cholinacetyltransferase
Adrenalin	biogenes Amin, Katecholamin	Tyrosinhydroxylase, aromatische Aminosäuredecarboxylase, Dopamin-β-hydroxylase, Phenylethanolamin-N-methyltransferase
Dopamin	biogenes Amin, Katecholamin	Tyrosinhydroxylase, aromatische Aminosäuredecarboxylase, Dopamin-β-hydroxylase
γ-Aminobuttersäure	Aminosäure	Glutamatdecarboxylase
Glutamat	Aminosäure	keine
Glyzin	Aminosäure	keine
Histamin	biogenes Amin	Histidindecarboxylase
Noradrenalin	biogenes Amin, Katecholamin	Tyrosinhydroxylase, aromatische Aminosäuredecarboxylase, Dopamin-β-hydroxylase
Serotonin	biogenes Amin	Tryptophanhydroxylase, aromatische Aminosäuredecarboxylase

der Exozytose an in der Präsynapse einlangende Aktionspotenziale in weniger als einer Millisekunde erfolgen (▶ Kap. 9.3.3). Für die Speicherung der klassischen Transmitter besitzen die Vesikel Transportproteine, die für einen oder mehrere Transmitter spezifisch sind. Solche **vesikulären Transporter** können durch Pharmaka blockiert werden, wie beispielsweise vesikuläre Monoamintransporter (VMAT) für Dopamin, Noradrenalin, Adrenalin, und Serotonin durch Reserpin. Diese vesikulären Transporter benötigen für die Aufnahme der Transmitter in das Vesikellumen einen elektrochemischen Gradienten, der durch ein saures Milieu (pH 5,5) im Vesikelinhalt zur Verfügung gestellt wird. Diese hohe Protonenkonzentration wird durch eine Protonenpumpe in der Vesikelmembran gewährleistet. Über die durch Protonen getriebene Aufnahme kann in den Vesikeln eine bis zu 100.000-fach höhere Transmitterkonzentration erzielt werden als im umgebenden Plasma.

Durch das Verpacken innerhalb der Lipidmembranen der Vesikel werden die Transmitter nicht kontinuierlich, sondern nur zu gewissen Zeitpunkten (wenn Vesikel- und Zellmembran fusionieren) und immer in vordefinierten Mengen freigesetzt. Die kleinste Menge freigesetzten Transmitters entspricht also dem **Vesikelinhalt** und wird als **Quantum** bezeichnet. Die Gesamtmenge des zu einem gewissen Zeitpunkt freigesetzten Transmitters muss daher immer dem Vielfachen eines Quantums entsprechen.

In der Präsynapse sind die Speichervesikel in verschiedenen »Pools« zusammengefasst. Der sofort freisetzbare Pool umfasst ca. 1–2% der Vesikel; diese sind an der aktiven Zone der Präsynapse angedockt und werden bei Einlangen von Aktionspotenzialen zuerst freigesetzt. Dieser sofort freisetzbare Pool wird aus dem »Recycling«-Pool mit Vesikeln aufgefüllt. Der letztere enthält 10–20% der Vesikel; diese werden bei intensiverer neuronaler Aktivität freigesetzt. Dieser Pool wird durch Endozytose aufgefüllt. Daneben gibt es den Reserve-Pool, dessen Vesikel mittels bestimmter Proteine (Synapsine) zusammengehalten und am Zytoskelett verankert werden. Vesikel dieses Pools können durch Ca^{2+}-abhängige Phosphorylierung der Synapsine über Calmodulin-Kinase mobilisiert werden, um Vesikel des »Recycling«-Pools zu ersetzen.

9.3.2 Aktivitätsabhängige Exozytose und Endozytose der Vesikel und deren Regulation

Präsynapsen werden unabhängig von ihrer morphologischen Struktur durch ankommende **Aktionspotenziale** depolarisiert. Durch die Spannungsänderung werden präsynaptische **spannungsabhängige Ca^{2+} Kanäle** aktiviert. Es kommt zu einer Erhöhung der Kalziumkonzentration in der Präsynapse von <100 nM auf nahezu millimolare Werte (10.000-facher Anstieg). Ca^{2+} Ionen beschleunigen die Rate der Vesikelfusion um bis zu 100.000-fach. Hierbei zeigt sich hohe Kooperativität, denn 4–5 Ca^{2+}-Ionen werden pro Vesikel benötigt, um die Exozytose in Gang zu setzen. Die Depolarisation selbst trägt zur Vesikelexozytose nicht bei. Es ist also allein das Ca^{2+}, das in Nervenzellen elektrische Aktivität zum chemischen Signal werden lässt. Von besonderer Bedeutung ist hierbei, dass diese Kopplung zwischen Erregung und Exozytose (excitation-secretion coupling) sehr schnell abläuft, nämlich im Bereich von einer Millisekunde oder darunter. Eine Blockade der Ca^{2+}-Kanäle verhindert die Transmitterfreisetzung und synaptische Transmission.

Die **Vesikelexozytose** wird durch mehrere Proteine gewährleistet, die in der Vesikelmembran oder der Plasmamembran verankert sind, oder sich daran anlagern können. GTP-bindende Proteine aus der Familie der Rab-Proteine sind für das

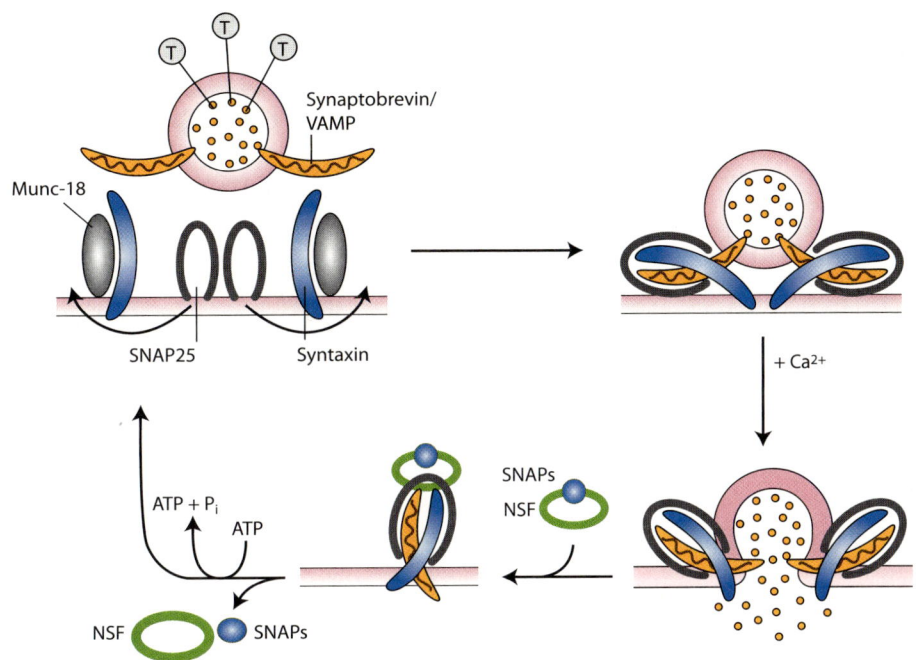

Abb. 9.1 SNARE-Proteine und Exozytose. Zu den SNARE-Proteinen zählen das Vesikelprotein Synaptobrevin/VAMP (Vesicle-associated Membrane Protein), das Plasmamembranprotein Syntaxin-1 sowie SNAP25 (SyNaptosomal-Associated Protein of 25 kDa). Ein Komplex aus diesen 3 Proteinen kann SNAPs (Synaptosomal Attachment Proteins) und NSF (N-Ehtylmaleimid sensitive Fusionsproteine) binden. In diesem Sinne steht SNARE für »Synaptosomal-attachment Protein Receptors«. An Syntaxin bindet Munc-18, und dieses Protein ist für die Exozytose auch unabdingbar. Wird der SNARE Komplex aus Synaptobrevin, Syntaxin-1 und SNAP-25 gebildet, dann ist Munc-18 nicht mehr gebunden. Durch Anstieg des Ca^{2+} und Binden an Complexine sowie Synaptotagmin kommt es zur Fusion von Vesikel- und Plasmamembran. Danach liegt der SNARE-Komplex in nur einer Membran. Daran können sich dann aber SNAPs und NSF anlagern. Unter ATP-Hydrolyse wird der SNARE-Komplex dissoziiert, und die Komponenten stehen für eine neuerliche Exozytose wieder zur Verfügung. T, Transmitter

Andocken der Vesikel an der aktiven Zone verantwortlich; diese interagieren hierbei mit Rabphilin und RIMs (Rab-interacting Molecules). Die Gruppe der SNARE Proteine umfasst **Synaptobrevin** in der Vesikelmembran, **Syntaxin-1** in der Plasmamembran, sowie **SNAP-25**, das mit den beiden letzteren Komplexe bilden kann. An dieser Komplexbildung sind auch Munc-18-Proteine beteiligt. Durch diese Komplexbildung werden Vesikel- und Plasmamembran in engen Kontakt gebracht, um die Fusion vorzubereiten. Complexine und Synaptotagmine binden dann das einströmende Ca^{2+} und tragen so zur endgültigen Fusion von Vesikel- und Plasmamembran bei. Danach befindet sich der SNARE-Komplex in nur einer Membran verankert, und es lagern sich sequenziell zytosolische Proteine an: **SNAPs** (Synaptosomal-attachment Proteins) und **NSF** (N-Ehtylmaleimid-sensitive Fusionsproteine). Unter Verbrauch von ATP führt dies zur Dissoziation des SNARE-Komplexes, sodass die daran beteiligten SNARE-Proteine für eine neuerliche Komplexbildung zur Verfügung stehen. Die Bedeutung der SNARE-Proteine wird auch daran erkennbar, dass sie durch clostridiale Neurotoxine (z.B. Tetanustoxin, ▶ Kap. 73) gespalten werden. Diese Toxine führen zur deutlichen Einschränkung der Transmitterfreisetzung an betroffenen Synapsen.

Die **Transmitterfreisetzung** läuft nicht immer mit demselben Verhältnis von Aktionspotenzial und Transmitterab-gabe ab, sondern wird durch zahlreiche Faktoren reguliert. Ein solcher Faktor ist die Anwesenheit eines Transmitters in der Umgebung der Präsynapse, welcher darauf befindliche **präsynaptische Rezeptoren** aktivieren kann. Solche präsynaptische Rezeptoren können sowohl ionotrope, als auch metabotrope sein; deren Aktivierung kann zu einer Hemmung oder einer Steigerung der Freisetzung führen. Werden solche präsynaptischen Rezeptoren durch den Transmitter aktiviert, der aus eben dieser Präsynapse freigesetzt wird, so handelt es sich um **Autorezeptoren,** und die daraus entstehende Veränderung wird als positive bzw. negative Autoregulation bezeichnet. Stammt der Transmitter aus einer anderen Nervenendigung, so werden die aktivierten präsynaptischen Rezeptoren als **Heterorezeptoren** bezeichnet. Die Transmitterfreisetzung wird aber auch durch vorangegangene Ereignisse beeinflusst. So führt eine hochfrequente (d.h. tetanische) Reizung zur Verstärkung der kurz danach erfolgenden Transmitterfreisetzung. Diese posttetanische Potenzierung wird damit erklärt, dass das nach tetanischer Reizung in der Präsynapse akkumulierte Ca^{2+} zu dem durch das Aktionspotenzial eingeströmten Ca^{2+} hinzukommt und dadurch die Freisetzung verstärkt. Diese posttetanische Potenzierung kann über Minuten anhalten; sie ist eine Form synaptischer Plastizität. Eine andere, über viele Stunden andauernde Form ist die Langzeitpotenzierung (LTP:

Abb. 9.2 Die wesentlichen Schritte der synaptischen Transmission. Transmittersynthese, vesikuläre Speicherung, Ca²⁺-abhängige Exozytose, Aktivierung präsynaptischer und postsynaptischer Rezeptoren, schnelle und langsame postsynaptische Antworten, Wiederaufnahme des Transmitters in die Nervenendigung bzw. Metabolisierung über abbauende Enzyme, Aufnahme in Gliazellen und nachfolgender Abbau, Endozytose und neuerliche vesikuläre Speicherung. Alle Schritte sind in Abhängigkeit von der Natur des Transmitters auch Angriffspunkte für Wirkstoffe und/oder Toxine

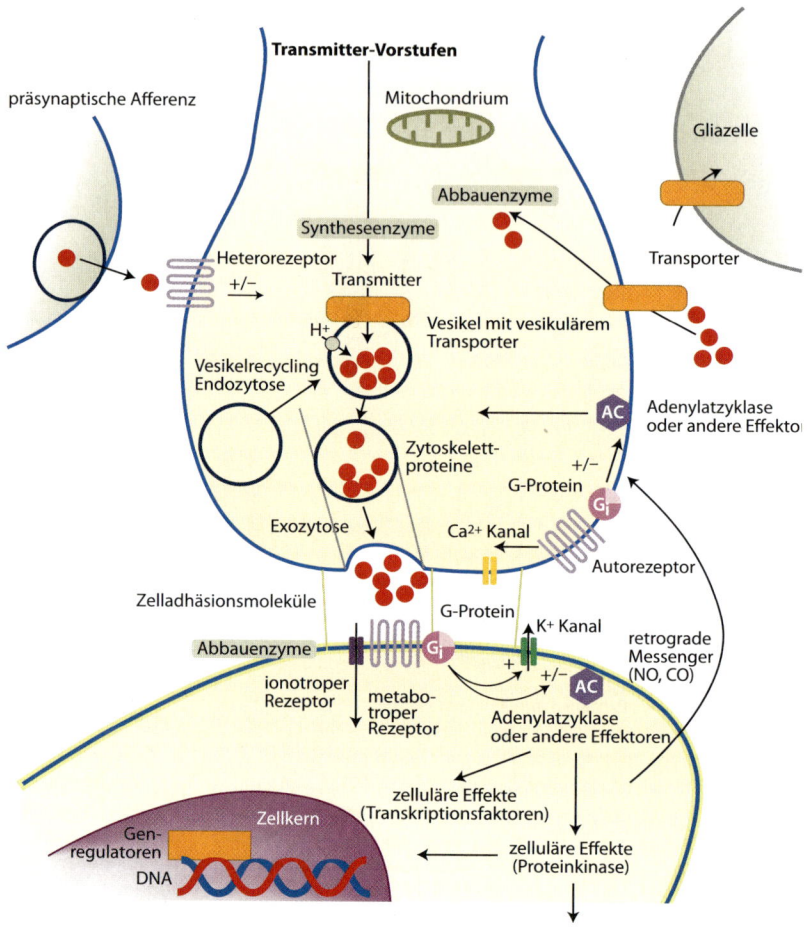

long term potentiation). Um diese hervorzurufen, muss an einer Synapse die postsynaptische Zelle genau zu dem Zeitpunkt depolarisiert sein, zu dem aus der präsynaptischen Zelle Transmitter freigesetzt wird.

Die **Freisetzung des Vesikelinhalts** kann auf 2 Wegen erfolgen:

- Die gesamte Vesikelmembran wird in die Plasmamembran eingebaut und dadurch gelangt der Inhalt nach extrazellulär **(komplette Exozytose)**.
- Vesikel- und Plasmamembran verschmelzen nur transient, und der Vesikelinhalt gelangt durch die so kurzfristig entstehende Pore in den synaptischen Spalt (Bezeichnung: »kiss-and-run«). In beiden Fällen resultieren postsynaptische Antworten, bedeutsam ist der Unterschied aber für das weitere Schicksal der Vesikel. Der »Recycling«-Pool der Vesikel muss durch Endozytose aufrecht erhalten werden, und es gibt eine schnell und eine langsam ablaufende präsynaptische Endozytose. Die schnellere Variante beruht vermutlich auf der Wiederverwertung der nicht voll fusionierten Vesikel (kiss-and-run), der langsamere Prozess benötigt Clathrin. Durch die Anlagerung von Clathrin an die zytosolische Seite der Zellmembran entstehen zunächst mit Clathrin bedeckte Grübchen (clathrin coated pits), die dann durch die GTP-abhängige Wirkung

von Dynamin von der Plasmamembran abgeschnürt werden, sodass Clathrin-ummantelte Vesikel (clathrin-coated vesicles) entstehen. Nach Entfernung des Clathrin-Mantels stehen die Vesikel wieder zur Exozytose zur Verfügung, müssen aber noch mit Transmitter gefüllt werden.

9.3.3 Wiederaufnahme und Degradation des Transmitters

Der Transmitter im synaptischen Spalt aktiviert postsynaptische Rezeptoren, sodass eine postsynaptische Antwort entsteht. Diese sollte natürlich nur kurzfristig andauern, da es andernfalls entweder zu einem dauerhaften Signal im postsynaptischen Neuron oder zu einer Desensitivierung der involvierten Rezeptoren käme. Daher muss der Transmitter schnell aus der Synapse entfernt werden. Dies geschieht meistens durch **Neurotransmittertransporter** (Tab. 9.2). Diese arbeiten in Abhängigkeit von Ionen, die mit dem Transmitter in Zellen hinein oder gegen den Transmitter aus Zellen heraus transportiert werden. Die Monoamintransporter zum Beispiel benötigen elektrochemische Na⁺-, K⁺- und Cl⁻-Gradienten für ihre Funktion. Werden Neurotransmittertransporter blockiert, so entstehen im synaptischen Spalt über längere

◘ Tab. 9.2 Nichtpeptidische Neurotransmitter und deren Inaktivierung

Transmitter	Inaktivierungs-mechanismus	Involvierte Proteine
ATP	Degradation	Ektonukleotidasen
Acetylcholin	Degradation	Acetylcholinesterasen
Adrenalin	Wiederaufnahme	(Nor)Adrenalin-transporter
Dopamin	Wiederaufnahme	Dopamintransporter
γ-Amino-buttersäure	Wiederaufnahme	GABA-Transporter
Glutamat	Wiederaufnahme	Glutamattransporter
Glyzin	Wiederaufnahme	Glyzintransporter
Histamin	Wiederaufnahme	Transporter unbekannt
Noradrenalin	Wiederaufnahme	Noradrenalin-transporter
Serotonin	Wiederaufnahme	Serotonintransporter

Zeit höhere Konzentrationen der Transmitter und die synaptische Transmission kann verstärkt werden. Der Transport durch die plasmalemmalen Transporter ist kein Einbahnverkehr, Transmitter können auch über die Transporter die Präsynapse verlassen. Dies ist dann eine nichtvesikuläre, nichtexozytotische, **Transporter-vermittelte Transmitterfreisetzung**. Diese ist von elektrischer Aktivität unabhängig. Darüber hinaus transportieren Neurotransmittertransporter nicht nur den eigentlich zugehörigen Transmitter (wie in ◘ Tab. 9.2 gezeigt), sondern auch strukturell verwandte Moleküle, und die Aufnahme eines solchen Moleküls kann mit der Freisetzung des eigentlichen Transmitters verbunden sein.

Ausgenommen von der Wiederaufnahme sind ATP und Acetylcholin. Diese werden in der Synapse durch **spezifische Enzyme** schnell metabolisiert. Die entstehenden Metaboliten, Adenosin bzw. Cholin, sind an den entsprechenden Neurotransmitterrezeptoren nicht aktiv und können wiederum aufgenommen werden. Zu beachten ist aber, dass es für Adenosin eine eigene Gruppe von Rezeptoren gibt, welche anstelle von oder zusätzlich zu den eigentlichen Nukleotidrezeptoren Wirkungen vermitteln können (▸ Kap. 18). Eine Blockade der degradierenden Enzyme führt auch zu höheren Konzentrationen der entsprechenden Transmitter über längere Zeit und zu einer Verstärkung der Neurotransmission.

Durch die Transportproteine gelangen die Neurotransmitter in das Cytosol der Präsynapse. Von dort werden sie über **vesikuläre Transportproteine** in das Innere der Vesikel befördert. Es werden also sowohl die meisten Transmitter, als auch die Vesikel wieder verwertet. Eine Blockade der vesikulären Transporter verhindert die vesikuläre Speicherung, sodass im Rahmen der aktivitätsabhängigen Vesikelexozytose

kein oder viel weniger Transmitter in den synaptischen Spalt gelangt. Eine Blockade der vesikulären Transporter hat also den gegenteiligen Effekt einer Blockade der plasmalemmalen Transporter.

Transmitter, die nach plasmalemmalem Transport im Cytosol der Präsynapse vorliegen, werden entweder vesikulär gespeichert, oder durch **präsynaptisch lokalisierte Enzyme** degradiert. Durch Blockade dieser Enzyme wird die zytosolische Transmitterkonzentration erhöht und die Wahrscheinlichkeit vesikulärer Speicherung gesteigert. Gleichzeitig steigt aber auch die Chance der Transporter-vermittelten Freisetzung.

9.4 Funktionen der Postsynapse

> **Lernziele**
>
> **Die wichtigsten Komponenten in der Funktion der Postsynapse**
> - Ionotrope Rezeptoren
> - Metabotrope Rezeptoren
> - Intrazelluläre Signalkaskaden

Die wesentlichste Aufgabe der Postsynapse ist, möglichst schnell Transmitter zu erkennen und dessen Anwesenheit in ein elektrisches Signal umzulegen. Hierfür bedarf es sehr schnell arbeitender Rezeptoren, die sofort das Binden des Transmitters in ein elektrisches Signal umwandeln. In diesen Rezeptoren sind Bindungsstellen für die Liganden und Ionenkanäle in einem Proteinkomplex lokalisiert. Sie werden daher mit zwei synonymen Begriffen bezeichnet: einerseits als **ionotrope Rezeptoren** und andererseits als **Liganden- oder Transmitter-gesteuerte Ionenkanäle**. Die Geschwindigkeit der Aktivierung dieser Rezeptoren ist von der Transmitterkonzentration abhängig und läuft im Millisekundenbereich ab. Zur vollen Aktivierung dieser ionotropen Rezeptoren sind Transmitterkonzentrationen im submillimolaren Bereich erforderlich. Da solch hohe Konzentrationen nur im synaptische Spalt und nur kurzfristig vorliegen, werden diese Rezeptoren nur im Bereich der Synapse und nur kurzzeitig aktiviert. Die Dauer der Aktivierung dieser ionotropen Rezeptoren wird auch dadurch begrenzt, dass sie sehr schnell (im Milli-sekunden- bis Sekundenbereich) desensitivieren.

9.4.1 Ionotrope Rezeptoren

Aus der Sicht des Transmitters sind ionotrope Rezeptoren in erster Linie Bindungsstellen, also Rezeptoren. Von der Seite der postsynaptischen Membran und ihrer Erregbarkeit sind es eher Ionenkanäle, und zwar solche, die durch endogene Transmitter (oder exogene Liganden), aber nicht durch die Spannung der Membran aktiviert werden. Diese Familie von Rezeptoren umfasst Bindungsstellen für **Acetylcholin** (nikotinische Acetylcholin-Rezeptoren), **GABA** (GABA$_A$-Rezepto-

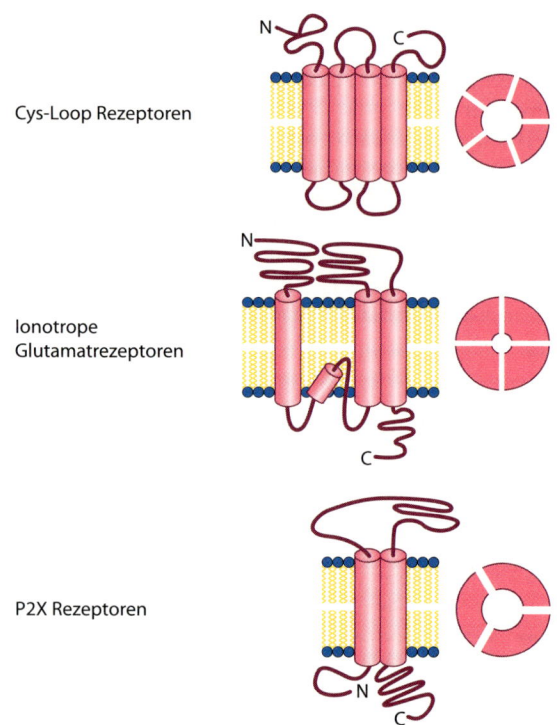

Cys-Loop Rezeptoren

Ionotrope
Glutamatrezeptoren

P2X Rezeptoren

9

◘ Abb. 9.3 Strukturelle Charakteristika ionotroper Rezeptoren.
Die Gruppe der sogenannten Cys-Loop-Rezeptoren hat 5 Untereinheiten pro Rezeptor, und jede Untereinheit hat 4 transmembranäre Segmente. Namensgebend ist die N-terminal befindliche Schleife, die durch eine Disulfidbrückenbildung zwischen zwei Cysteinen entsteht. In diese Gruppe gehören $GABA_A$-, Glycin-, nikotinische Acetylcholin- und $5\text{-}HT_3$-Rezeptoren. Ionotrope Glutamat-Rezeptoren bestehen aus 4 Untereinheiten pro Rezeptor, jede Untereinheit hat 3 transmembranäre Segmente und eine in die Membran eintauchende Schleife. P2X-Rezeptoren sind aus 3 Untereinheiten pro Rezeptor aufgebaut, wobei jede Untereinheit nur zwei transmembranäre Segmente aufweist

ren), **Glyzin, Serotonin** ($5\text{-}HT_3$-Rezeptoren), **Glutamat** (Ionotrope Glutamatrezeptoren) und **ATP** (P2X-Rezeptoren). Gemeinsam ist ihnen ein Aufbau aus mehreren Untereinheiten, von denen jede ein eigenes transmembranäres Protein ist (◘ Abb. 9.3). Funktionell kann man diese ionotropen Rezeptoren nach ihrer Ionenselektivität klassifizieren: $GABA_A$- und Glycin-Rezeptoren zeigen Anionen-Selektivität mit abnehmender Permeabilität in folgender Reihenfolge $I^- > Br^- > Cl^-$ und $> HCO_3^-$. Alle anderen sind Kationenkanäle, die nur wenig zwischen monovalenten Kationen unterscheiden. Viele dieser Kationenkanäle sind auch für Ca^{2+} permeabel, was angesichts der Rolle dieses Ions von besonderer Bedeutung ist.

Werden ionotrope Rezeptoren durch Liganden geöffnet, so kommt es zu einem Ionenstrom, der das Membranpotenzial in Richtung des Gleichgewichtspotenzials für die jeweils fließenden Ionen bringt. Für einen relativ unselektiven Kationenkanal liegt dieses Gleichgewichtspotenzial bei ca. 0 mV. Für einen Anionenkanal, durch den unter physiologischen Bedingungen hauptsächlich Cl^- Ionen strömen, liegt dieses

Gleichgewichtspotenzial in Abhängigkeit von der intrazellulären Cl^- Konzentration (4–40 mM) zwischen ungefähr -30 und -90 mV. Das bedeutet, dass das Öffnen eines Transmittergesteuerten Kationenkanals zur Depolarisation auf ca. 0 mV führt, während das Öffnen eines Transmitter-gesteuerten Anionenkanals in Abhängigkeit vom aktuellen Membranpotenzial sowie von der intrazellulären Cl^- Konzentration entweder zu einer Depolarisation oder einer Hyperpolarisation führen kann. Das bedeutet, dass es über Kationenkanäle zur postsynaptischen Erregung kommt, während es über Anionenkanäle sowohl zur Hemmung, als auch Erregung der Postsynapse kommen kann. Die postsynaptische Antwort entsteht innerhalb ungefähr einer Millisekunde nach Einlangen des präsynaptischen Aktionspotenzials. Diese Art der neuronalen Signalübertragung wird als **schnelle synaptische Transmission** bezeichnet, die entsprechende Antwort als schnelles postsynaptisches Potenzial (◘ Abb. 9.2).

9.4.2 Metabotrope Rezeptoren

Klassische Neurotransmitter aktivieren nicht nur Transmittergesteuerte Ionenkanäle, sondern auch Rezeptoren, die **intrazelluläre sekundäre Botenstoffe** zur Umsetzung in ein postsynaptisches Signal verwenden. Durch das Einbinden einer intrazellulären Signalkaskade entstehen die **postsynaptischen Antworten mit Verzögerungen,** die im Sekundenbereich liegen. Eine derart verzögerte Signalübertragung ist mit dem Begriff (schnelle) Neurotransmission nicht vereinbar und wird daher als **Neuromodulation** bezeichnet, eine vergleichsweise langsame Veränderung der neuronalen Erregbarkeit. Im Unterschied zu ionotropen, werden die G-Protein-gekoppelten Rezeptoren durch submikromolare bis mikromolare Konzentrationen der Transmitter aktiviert. Daher hält diese postsynaptische Antwort nach der Freisetzung des Transmitters länger an, und es können nicht nur synaptisch lokalisierte, sondern auch extrasynaptische Rezeptoren aktiviert werden.

Die metabotropen Rezeptoren für Neurotransmitter sind alle **G-Protein-gekoppelte Rezeptoren,** (▶ Kap. 3). Das für das Nervensystem Typische in den Signalwegen dieser Rezeptoren ist die Tatsache, dass die Signalkaskaden oft auch in elektrischen Antworten enden. Dies geschieht zumeist durch die Beeinflussung spannungsaktivierter Ionenkanäle entweder durch heterotrimere G-Proteine direkt oder indirekt durch weitere Signalkaskaden, wie z.B. Proteinkinasen und Phosphorylierung der Ionenkanäle.

9.5 Erregungsleitung und Neuromodulation

Lernziele

Wichtige Komponenten in der Erregungsleitung und Neuromodulation
- Spannungsabhängige Na^+-Kanäle
- Spannungsabhängige K^+-Kanäle
- Spannungsabhängige Ca^{2+}-Kanäle
- G-Protein-gekoppelte Rezeptoren

Durch **Neurotransmission** entstehen mit nur geringer (ms) Verzögerung **schnelle postsynaptische Potenziale.** Sind diese Potenziale **depolarisierend** und wird die Schwelle für Aktionspotenziale überschritten, kommt es zur Weiterleitung des Reizes. Sind diese Potenziale **hyperpolarisierend**, so erfolgt keine Reizweiterleitung und ein gleichzeitig eintreffendes depolarisierendes Potenzial wird mit geringerer Wahrscheinlichkeit ein neues Aktionspotenzial auslösen können. Die membranpotenzialabhängige Erregungsleitung bedarf **spannungssensitiver Ionenkanäle,** eine Familie von Membranproteinen mit ungefähr 150 Vertretern, die gemeinsam eine beträchtliche Gruppe von Angriffspunkten für Pharmaka darstellen. Im Vergleich zu Transmitter-gesteuerten Ionenkanälen sind die spannungsabhängigen viel selektiver für einzelne Ionen, und werden daher auch entsprechend ihrer Ionenselektivität bezeichnet. Alle diese spannungsabhängigen Ionenkanäle bauen auf einer gemeinsamen Proteinstruktur auf, die für die Porenbildung in den Ionenkanälen von Bedeutung ist: zwei transmembranäre Helices, die durch eine extrazelluläre Schleife verbunden sind, die mit einem Teil in die Membran eintaucht, der »P-loop« (pore loop: Porenschleife) genannt wird (Abb. 9.4).

Für Aktionspotenziale von wesentlicher Bedeutung sind zunächst einmal **spannungsabhängige Na^+-Kanäle.** Das sind große Proteine mit 4 homologen Domänen, in jeder Domäne sind 6 transmembranäre Segmente, und die transmembranären Segmente 5 und 6 in jeder Domäne, sowie die dazwischen liegende Schleife bilden gemeinsam die Pore (Abb. 9.4). Von

diesen Na^+-Kanälen kennt man 9 verschiedene Typen, die alle zu einer Familie gehören und mit $Na_V 1.1$ bis $Na_V 1.9$ bezeichnet werden. Analog gebaut sind **spannungsabhängige Ca^{2+}-Kanäle,** wobei es hier drei Unterfamilien gibt, nämlich $Ca_V 1.x$, $Ca_V 2.x$, und $Ca_V 3.x$. Wesentlich heterogener als Na^+- und Ca^{2+}-Kanäle sind **K^+-Kanäle.** Diese haben typischerweise 4 separate Untereinheiten, die gemeinsam einen Kanal bilden, wobei eine Untereinheit in ihrer Struktur einer der 4 Domänen in Na^+- und Ca^{2+}-Kanälen vergleichbar ist. Bei den spannungsabhängigen K^+-Kanälen werden 12 verschiedene Familien ($K_V 1.x$ bis $K_V 12.x$) solcher Untereinheiten unterschieden. Da diese auch in Heterotetrameren angeordnet sein können, bieten sich unzählige Möglichkeiten. Neben spannungsabhängigen gibt es auch Ca^{2+}-sensitive K^+-Kanäle, die in 5 Gruppen unterteilt werden ($K_{Ca}1.x$ bis $K_{Ca}5.x$). Diese werden primär durch Anstiege in der intrazellulären Ca^{2+}-Konzentration aktiviert. Zuletzt seien noch einwärtsgleichrichtende K^+-Kanäle ($K_{ir}1.x$ bis $K_{ir}7.x$) erwähnt. Diese K^+-Kanaluntereinheiten besitzen die bereits erwähnte zentrale Struktur der Ionenkanäle mit zwei transmembranären Helices und einem »P-loop« und 4 solcher Untereinheiten bilden einen funktionellen Kanal. Einige der hier erwähnten Kanäle sind einerseits für das Ruhemembranpotenzial sowie für Aktionspotenziale in Neuronen von wesentlicher Bedeutung und andererseits Angriffspunkte für Arzneimittel (Tab. 9.3). Neben diesen porenbildenden Kanalproteinen gibt es auch akzessorische Proteine, die mit den vorherigen Komplexe bilden. Diese akzessorischen Proteine können auch Membranproteine oder aber intra- oder extrazelluläre Proteine sein. Sie beeinflussen den Einbau der porenbildenden Proteine in die Membran, oder aber deren biophysikalische und pharmakologische Eigenschaften.

In Nervenzellen endet die Aktivierung metabotroper Rezeptoren über intrazelluläre Signalkaskaden oftmals in Effekten, die die elektrische Reizweiterleitung betreffen. Diese Effekte sind viel langsamer, als solche einer schnellen Neurotransmission und führen typischerweise zur Veränderung der Erregbarkeit der betroffenen Nervenzelle. In diesem Sinne wird diese Art der Signalübertragung im Nervensystem oftmals nicht als Neurotransmission, sondern als **Neuromodulation** bezeichnet. Der gemeinsame zugrundeliegende Mechanismus ist eine über heterotrimere G-Proteine vermittelte

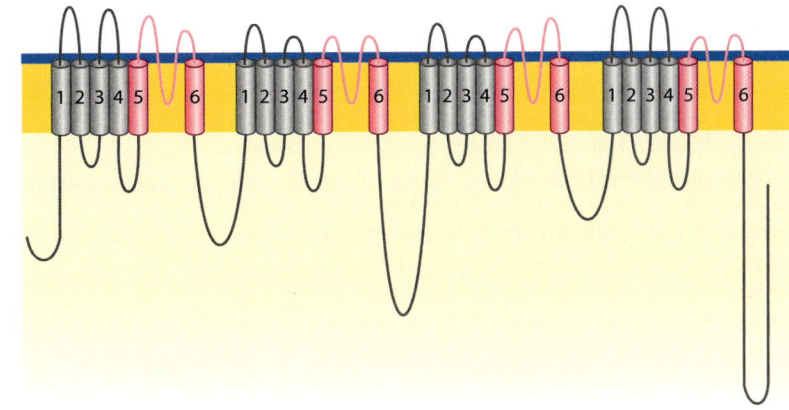

 Abb. 9.4 Porenbildung in den Ionenkanälen. Spannungsabhängige Na^+-Kanäle besitzen 4 homologe Domänen, wobei in jeder Domäne 6 transmembranäre Segmente zu finden sind. Die rot markierten transmembranären Segmente 5 und 6 (und jeweils eine dazwischen liegende Schleife, die in die Membran eintaucht; P-Loop) aller Domänen tragen gemeinsam zur Bildung der Pore bei

Tab. 9.3 Beispiele spannungsabhängiger Ionenkanäle als Angriffspunkte für Pharmaka und Toxine

Familie	Typen	Gewebe	Funktion	Wirkstoffe
Na^+-Kanäle	$Na_V1.1$ bis $Na_V1.3$ $Na_V1.6$ und $Na_V1.7$	ZNS, PNS	Aktionspotenziale	Tetrodotoxin, Lokalanästhetika
	$Na_V1.4$ und $Na_V1.5$	Muskulatur	Aktionspotenziale	Tetrodotoxin, Lokalanästhetika
	$Na_V1.8$ bis $Na_V1.9$	PNS	Aktionspotenziale	Lokalanästhetika
Ca^{2+}-Kanäle	$Ca_V1.1$ bis $Ca_V1.4$ (L-Typ)	glatte, Herz- und Skelettmuskulatur, endokrine Drüsen, Neurone	Kontraktion, Hormonfreisetzung, Genexpression	Benzothiazepine, Dihydropyridine, Phenylalkylamine
	$Ca_V2.1$ bis $Ca_V2.3$ (P/Q-, N-, und R-Typ)	ZNS, PNS	Neurotransmitterfreisetzung	Ziconotid, ω-Agatoxin IVA
	$Ca_V3.1$ bis $Ca_V3.3$ (T-Typ)	ZNS, PNS, glatte Muskulatur	Rhythmik	Ethosuximid, Zonisamid
K^+-Kanäle	$K_V1.3$	T-Lymphozyten	Immunantwort	Charybdotoxin, Margatoxin
	$K_V7.1$ bis $K_V7.5$	ZNS, PNS, Innenohr, Herz	Ruhepotenzial, Kontrolle der Erregbarkeit	Flupirtin
	$K_{ir}6.1$ und $K_{ir}6.2$	Pankreas, Herz, Gefäße, ZNS	Insulinsekretion, Kontraktion, Erregbarkeit	Sulfonylharnstoffe, Nicorandil
	$K_{Ca}3.1$	Lymphozyten, Epithel, Endothel	Immunantwort	Charybdotoxin

Änderung in der Funktion spannungsabhängiger Ionenkanäle. Hierfür gibt es unzählige unterschiedliche Beispiele, von denen hier nur wenige wichtige erwähnt seien.

Die Aktivierung G-Protein-gekoppelter Rezeptoren kann über zwei Wege spannungsabhängige Ca^{2+}-Kanäle hemmen, sodass es zum reduzierten Ca^{2+}-Einstrom kommt. Der erste Weg involviert eine direkte Interaktion von aktivierten βγ-Untereinheiten mit Ca^{2+}-Kanälen der Gruppe $Ca_V2.x$, der andere eine Phospholipase-C-vermittelte Reduktion von Phosphatidylinositol-4,5-bisphosphat in der Membran, welches für das Öffnen der Kanäle benötigt wird. Tritt dieser Effekt in der Präsynapse auf, so resultiert daraus eine Reduktion der Transmitterfreisetzung, die sogenannte präsynaptische Inhibition. Aktivierte βγ-Untereinheiten heterotrimerer G-Proteine können auch K^+-Kanäle der Gruppe $K_{ir}3.x$ regulieren, in dem Sie das Öffnen derselben erleichtern. Durch den erfolgenden K^+-Strom wird das Membranpotenzial im Bereich des K^+ Äquilibriums fixiert. K^+-Kanäle der Gruppe $K_{ir}6.x$ hingegen werden durch ATP gehemmt, woraus eine Depolarisation resultiert. In Insulin-sezernierenden Zellen führt dies zu Insulinfreisetzung, und die $K_{ir}6.x$-Kanäle sind auch Angriffspunkte für orale Antidiabetika aus der Gruppe der Sulfonylharnstoffe (▶ Kap. 54). Die Aktivierung G-Protein-gekoppelter Rezeptoren kann aber in Nervenzellen auch zum Schließen spannungsabhängiger K^+-Kanäle führen, z.B. von Mitgliedern der Familie $K_V7.x$, und daraus resultiert dann eine langsame Depolarisation (▢ Abb. 9.5).

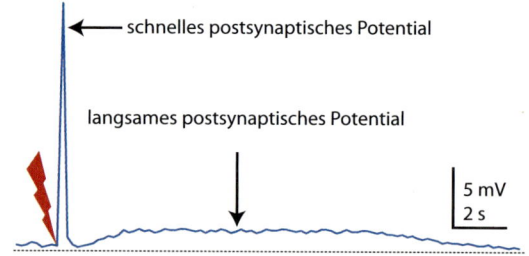

schnelles postsynaptisches Potential

langsames postsynaptisches Potential

5 mV
2 s

Abb. 9.5 Die Abbildung zeigt die Änderung des Membranpotenzials in einer Nervenzelle eines sympathischen Ganglions nach Reizung des präganglionären Nervenstrangs (Zeitpunkt der Reizung ist in rot gekennzeichnet). Zu sehen ist eine sofort nach der Reizung auftretende schnelle Depolarisation, die rund 20 mV beträgt, sowie eine viel langsamer auftretende und wesentlich geringere zweite Depolarisationsphase. Der involvierte Transmitter ist Acetylcholin. Das schnelle postsynaptische Potenzial kommt durch die Aktivierung von nikotinischen Acetylcholinrezeptoren zustande, das langsame postsynaptische Potenzial wird durch die Aktivierung von M1-muskarinischen Acetylcholinrezeptoren vermittelt und beruht auf der Hemmung von K_v7-Kanälen

Adrenerge und noradrenerge Systeme

S. Böhm

Einleitung

Dieses Kapitel gibt einen kurzen Überblick über die Verteilung adrenerger und noradrenerger Zellen und deren wichtigste Funktionen. Als Angriffspunkte für Arzneimittel oder Gifte dienen synthetisierende und degradierende Enzyme, Transportproteine in der Plasma- bzw. Vesikelmembran, sowie prä- und postsynaptische Rezeptoren für Adrenalin und Noradrenalin.

Lernziele

Adrenerge und noradrenerge Zellen
- Verteilung
- Funktionen
  - präsynaptisch
  - postsynaptisch

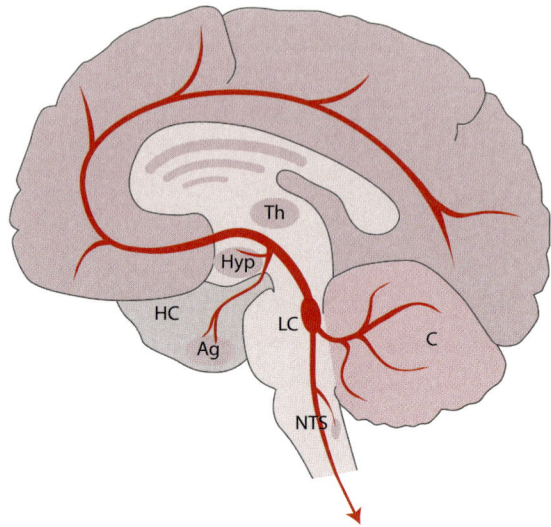

□ **Abb. 10.1 Noradrenerge Systeme im zentralen Nervensystem.** Die größten noradrenergen Kerngebiete und deren Projektionen sind rot dargestellt. Ag = Amygdala; C = Cerebellum; HC = Hippocampus; Hyp = Hypothalamus, LC = Locus coeruleus; NTS = Nucleus tractus solitarii

10.1   Verteilung und Funktion

Adrenalin kommt hauptsächlich im Nebennierenmark, aber auch im Bereich des zentralen Nervensystems in Neuronen im ventralen Hirnstamm vor.

Noradrenalin ist zwar auch im Nebennierenmark vorhanden, wurde aber besonders als dominierender Transmitter im sympathischen Nervensystem identifiziert. Gemeinsam mit Neuropeptid Y und ATP ist es für die **Erregungsübertragung** von postganglionär sympathischen Neuronen auf die meisten sympathisch innervierten Effektororgane verantwortlich (▶ Kap. 27). Noradrenalin ist aber auch **Neurotransmitter im zentralen Nervensystem**, wobei die Nervenzellkörper überwiegend im Locus coeruleus, aber auch in anderen Kernen von Medulla oblongata und Pons zu finden sind (□ Abb. 10.1). Die Axone ziehen einerseits in Richtung des zerebralen und zerebellären Cortex, Hypothalamus sowie limbischen Systems, andererseits hinab in das Rückenmark. Über diese Projektionen **kontrolliert** Noradrenalin die **Stimmungslage, Lernprozesse**, den **Schlaf-Wach-Zustand, Antrieb und Aufmerksamkeit, Appetit**, und das **Schmerzempfinden**.

10.2   Präsynaptische Mechanismen

Adrenalin und **Noradrenalin** werden mit Dopamin gemeinsam als **Katecholamine** bezeichnet und von einer **Synthesekette** gebildet, die allerdings auf unterschiedlichen Stufen enden und dadurch zu unterschiedlichen Transmittern führen kann. In diesem Sinne sind Dopamin und Noradrenalin (= »N ohne Rest Adrenalin«) nicht nur Neurotransmitter, sondern auch Vorstufen zu Adrenalin. **Ausgangsmolekül** ist die Aminosäure **Tyrosin**, die von den Neuronen aufgenommen oder aus **Phenylalanin** gebildet wird (□ Abb. 10.2). Der erste Schritt ist die Hydroxylierung zu Dihydroxyphenylalanin (DOPA) und ist für die Synthese limitierend. Das verantwortliche Enzym ist eine Tyrosinhydroxylase. Dihydroxyphenylalanin wird durch eine aromatische L-Aminosäure Decarboxylase (auch als DOPA-Decarboxylase bekannt) zu

Dopamin decarboxyliert, sodass aus einer Aminosäure ein decarboxyliertes Amin entsteht. Daher gehören die Katecholamine (wie auch Serotonin und Histamin) zu den sogenannten **biogenen Aminen.** Dopamin ist in dopaminergen Neuronen die Endstufe und wird durch vesikuläre Monoamintransporter in Vesikel gepumpt. In noradrenergen und adrenergen Zellen hingegen, wird vesikuläres Dopamin durch die Dopamin-β-Hydroxylase in Noradrenalin umgewandelt. Dieses ist in noradrenergen Nervenzellen das Endprodukt, während in adrenergen Neuronen und in den Zellen des Nebennierenmarks durch die Phenylethanolamin-N-Methyltransferase aus Noradrenalin Adrenalin gebildet wird. In diese beschriebenen enzymatischen Reaktionen kann man mit Wirkstoffen eingreifen: **α-Methyltyrosin** hemmt die Tyrosinhydroxylase und reduziert so die Katecholaminsynthese. α-Methyl-DOPA wird durch die DOPA-Decarboxylase verstoffwechselt, und das resultiert in der Synthese des falschen Transmitters α-Methyl-Noradrenalin. Dieser wird anstelle von Noradrenalin vesikulär gespeichert und freigesetzt, hat aber im Unterschied zu Noradrenalin stärkere Wirkung an inhibitorischen präsynaptischen α$_2$-Adrenozeptoren.

Vesikulär gespeichertes Adrenalin und Noradrenalin werden durch Ca^{2+}-abhängige Exozytose freigesetzt und können danach ihre Wirkungen an den entsprechenden Rezeptoren entfalten (□ Tab. 10.1). Die Transmitterfreisetzung aus **noradrenergen Nervenendigungen** unterliegt auch der engen Kontrolle über präsynaptische Rezeptoren: Einerseits vermitteln präsynaptische α$_2$-Rezeptoren negative Rückkopplung im Sinne einer Autoinhibition, was bedeutet, dass freigesetztes Noradrenalin seine eigene weitere Freisetzung reduziert. Andererseits verursacht die Aktivierung präsynaptischer β$_2$-Rezeptoren eine Steigerung der Noradrenalinfreisetzung.

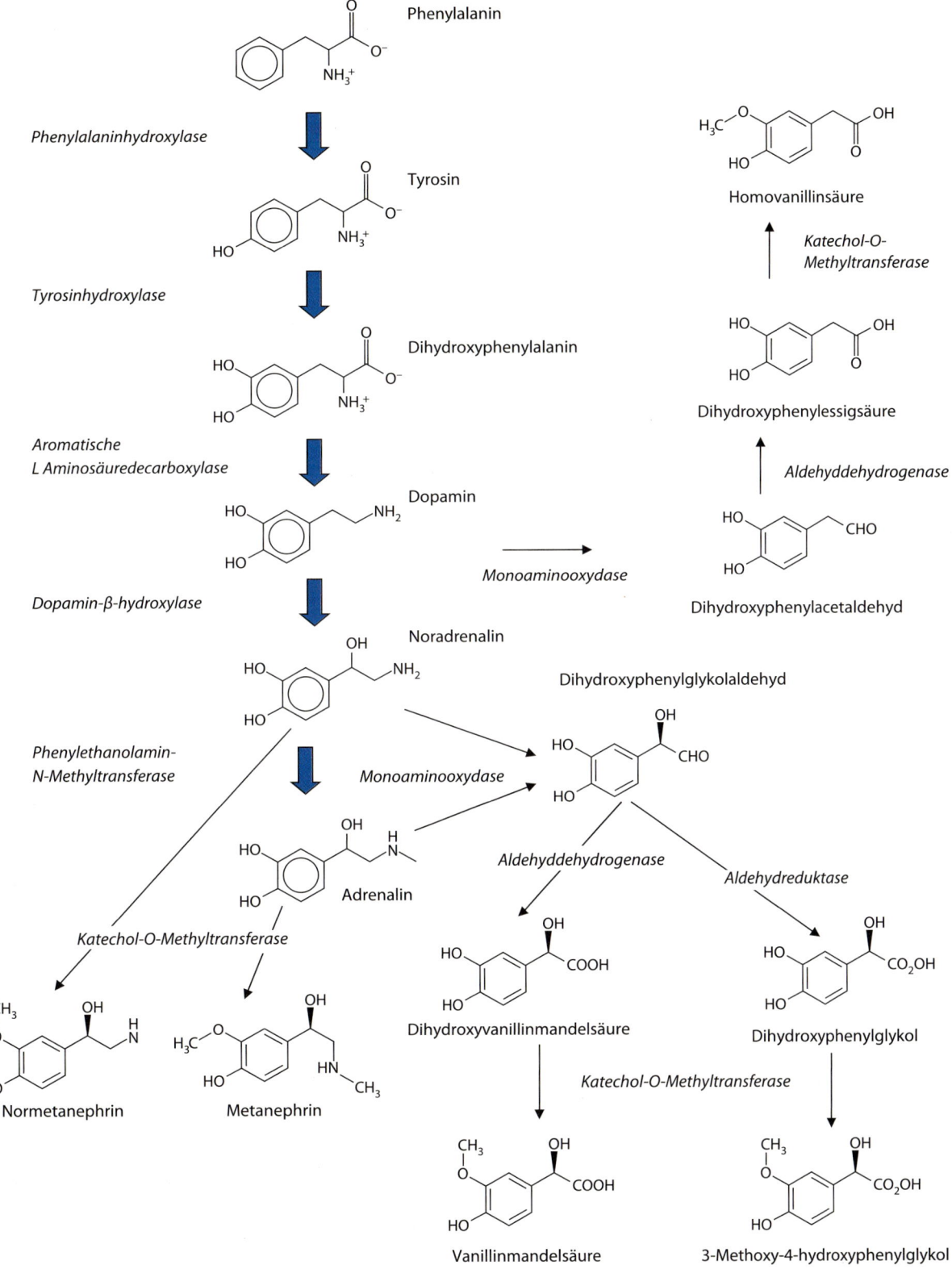

Abb. 10.2 Synthese und Metabolismus der Katecholamine. Strukturformeln der Intermediärprodukte in der Synthese und im Metabolismus der Katecholamine und die involvierten Enzyme

Abb. 10.3 Noradrenerge Synapse. Synthese, vesikuläre Speicherung, Freisetzung sowie Wirkung an prä- und postsynaptischen Rezeptoren, Wiederaufnahme und Metabolismus von Noradrenalin und an den einzelnen Schritten ansetzenden Wirkstoffe

NAT = Noradrenalintransporter
VMAT = vesikulärer Monoamintransporter
OCT = organischer Kationentransporter
   – = Hemmung
   + = Aktivierung
COMT = Katechol-O-Methyltransferase
MAO = Monoaminooxidase
DBH = Dopamin-β-hydroxylase
NA = Noradrenalin
PLC = Phospholipase C
AL = Adenylatzyklase

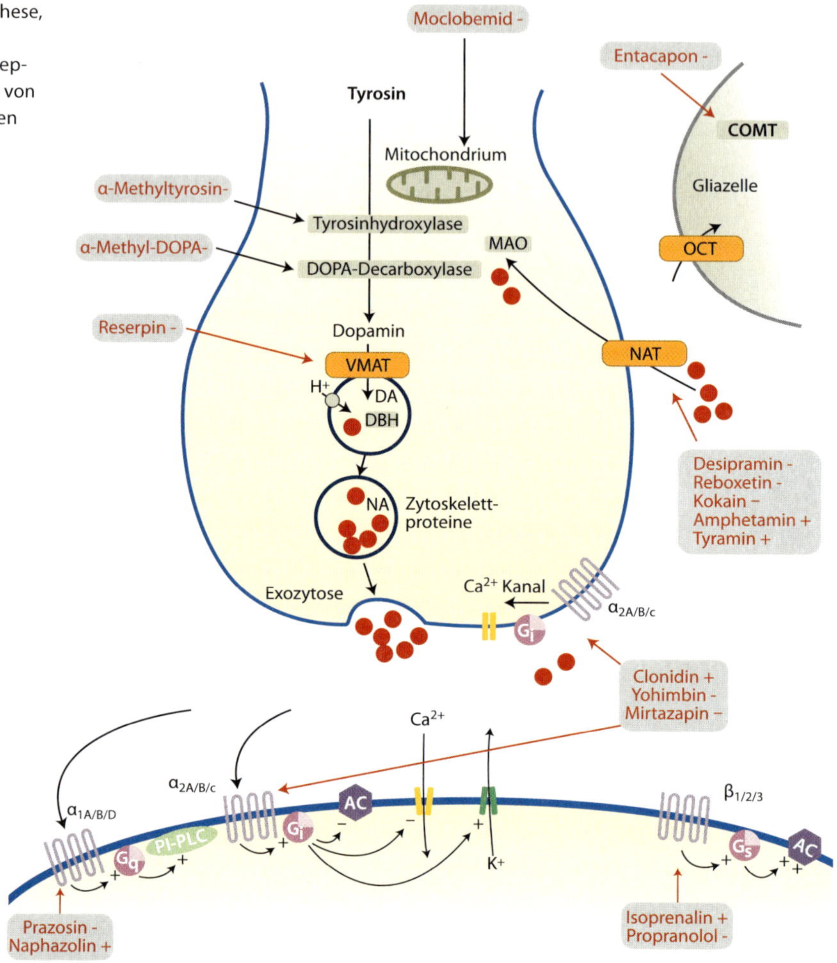

Da Adrenalin an β_2-Rezeptoren stärker wirkt als Noradrenalin, ist dies aber keine positive Rückkopplung, sondern eine präsynaptische Modulation der Freisetzung durch einen Neurotransmitter, der aus einer anderen Nervenzelle (oder dem Nebennierenmark) stammt. Agonisten an α_2-Rezeptoren, wie z.B. Clonidin, reduzieren daher die Noradrenalinfreisetzung und verringern dadurch den Einfluss des Sympathikus auf seine Zielorgane, haben also einen antisympathotonen Effekt. Antagonisten an α_2-Rezeptoren bewirken hingegen eine Steigerung der Noradrenalinfreisetzung. Beispiele hierfür sind Yohimbin oder das Antidepressivum Mirtazapin. Agonisten an β_2-Rezeptoren (Isoprenalin) können die Noradrenalinfreisetzung erhöhen, während entsprechende Antagonisten (Propranolol) den gegenteiligen Effekt haben (◘ Abb. 10.3).

Die Wirkung des extrazellulären Noradrenalins wird überwiegend durch Wiederaufnahme in die Präsynapse über den plasmalemmalen Noradrenalintransporter beendet. Adrenalin wird auch über den Noradrenalintransporter aufgenommen, es wird aber die Existenz eines eigenen Adrenalintransporters vermutet. Im Cytosol der Präsynapse angelangt, werden Adrenalin und Noradrenalin entweder über den vesikulären Monoamintransporter in Vesikel verlagert, oder an den

Mitochondrien über Monoaminooxidasen verstoffwechselt. Die Aktivierung des Noradrenalintransporters kann aber auch zu nichtvesikulärer Freisetzung der Katecholamine führen. Aus dem extrazellulären Bereich werden Katecholamine nicht nur durch spezifische Neurotransmittertransporter entfernt, sondern auch durch organische Kationentransporter, die in Gliazellen zu finden sind. Nach extraneuronaler Aufnahme werden Noradrenalin und Adrenalin durch Katechol-O-Methyltransferasen metabolisiert. Wiederaufnahme und Metabolismus von Adrenalin/Noradrenalin sind ebenfalls pharmakologische Angriffspunkte. Die plasmalemmalen Transporter werden durch Cocain und verschiedene Antidepressiva (z.B. Desipramin, Reboxetin) blockiert, sodass im Extrazellularraum mehr Transmitter verfügbar bleibt. Darüber hinaus werden Tyramin und Amphetamine über diese Transporter in die Präsynapse transportiert, was zu nichtvesikulärer Freisetzung von Adrenalin/Noradrenalin über diese Transportproteine führt und dadurch zur erhöhten Verfügbarkeit der Monoamine an postsynaptischen Rezeptoren. Der Metabolismus von Adrenalin/Noradrenalin kann durch Hemmung der involvierten Enzyme beeinflusst werden: Es gibt Hemmstoffe der Monoaminooxidasen (z.B. Moclobemid) und der Katechol-O-

❏ Tab. 10.1 Einteilung und Charakteristika der Adrenozeptoren: Transmitter- und Ligandenselektivität, Gewebeverteilung und Funktionen

Rezeptor	Transmitter	Agonist	Antagonist	Gewebe	Funktion
$\alpha_{1(A/B/D)}$	Adrenalin ~ NA	Naphazolin	Prazosin, Phentolamin	glatte Muskulatur, Herz	Kontraktion
$\alpha_{2(A/B/C)}$	Adrenalin ~ NA	Clonidin	Yohimbin, Phentolamin	Blutplättchen, Pankreas, zentrales und peripheres Nervensystem	Aggregation, Hemmung der Insulin- bzw. Neurotransmitterfreisetzung, Dämpfung neuronaler Aktivität
β_1	Na ~ Adrenalin	Isoprenalin	Metoprolol, Propranolol	Herz, Niere	Frequenz- und Kontraktilitätszunahme, Reninfreisetzung
β_2	Adrenalin > NA	Fenoterol, Isoprenalin	Propranolol	glatte Muskulatur, Leber und Skelettmuskulatur, Neurone	Relaxation, Glykogenolyse, Steigerung der NA-Freisetzung
β_3	NA = Adrenalin	Isoprenalin		Fettgewebe	Lipolyse

NA = Noradrenalin

Methyltransferasen (z.B. Entacapon). Es gibt zwei Typen von Monoaminooxidasen (MAO): Typ A und Typ B. Noradrenalin und Adrenalin werden bevorzugt vom Typ A metabolisiert. Moclobemid hemmt selektiv den Typ A. Die Hemmung der Monoaminooxidasen erhöht wiederum die Verfügbarkeit von Adrenalin/Noradrenalin.

10.3　Postsynaptische Mechanismen

Nach präsynaptischer Freisetzung greifen Adrenalin und Noradrenalin an einer gemeinsamen Familie von postsynaptischen Rezeptoren an. Diese gehören alle in den Bereich der **G-Protein-gekoppelten Rezeptoren** und werden in **3 Gruppen** unterteilt: **α_1-, α_2-, und β-Rezeptoren** (❏ Tab. 10.1). Innerhalb dieser Gruppen sind jeweils 3 einzelne Rezeptoren bekannt. Die Vertreter dieser 3 Gruppen unterscheiden sich bezüglich ihrer Signaltransduktionsmechanismen. Die 3 α_1-Rezeptoren (A/B/D) koppeln an G-Proteine der Familie Gq, die 3 α_2-Rezeptoren (A/B/C) an Proteine der Familie Gi, und die 3 β-Rezeptoren an Gs. Diese Rezeptoren kommen hauptsächlich in sympathisch innervierten Zielorganen vor und vermitteln daher die Wirkungen einer Sympathikusaktivierung, wie z.B. Vasokonstriktion/Vasorelaxation, Herzfrequenzanstieg, Glykogenolyse (► Kap. 27).

Cholinerge Systeme

S. Böhm

Einleitung

Dieses Kapitel gibt einen kurzen Überblick über die Verteilung cholinerger Zellen und deren wichtigste Funktionen. Als Angriffspunkte für Arzneimittel oder Gifte dienen synthetisierende und degradierende Enzyme, sowie prä- und postsynaptische Rezeptoren für Acetylcholin.

Lernziele

Cholinerge Zellen
— Verteilung und Funktion
 – präsynaptisch
 – postsynapisch

11.1 Verteilung und Funktion

Acetylcholin findet sich in weiten Teilen des zentralen und efferenten peripheren Nervensystems. In der Peripherie verwenden einerseits die Motoneurone zur Steuerung der Skelettmuskulatur Acetylcholin, andererseits alle präganglionären Neurone im autonomen Nervensystem. Die Nervenzellkörper dieser beiden Gruppen von Neuronen liegen im Rückenmark. Hinzu kommen die postganglionären Neurone des Parasympathikus, viele Nervenzellen im enteralen Nervensystem, sowie postganglionäre sympathische Neurone, die Schweißdrüsen versorgen. Im zentralen Nervensystem (■ Abb. 11.1) finden sich cholinerge Kerngebiete im Hirnstamm (Nucl. tegmentalis pedunculopontinus und Nucl. tegmentalis laterodorsalis), die insbesondere den Thalamus, aber auch Hypothalamus oder Basalganglien innervieren und am **Schlaf-Wach-Rhythmus** beteiligt sind bzw. zur **Regulation von Antrieb und Vigilanz** beitragen. Außerdem kommen cholinerge Neurone im basalen Vorderhirn (mediales Septum, diagonales Band von Broca, Nucl. basalis Meynert) vor, deren Axone in den Hippocampus, die Amaygdala und den gesamten Cortex ziehen. Diese cholinergen Verbindungen sind an **Lernprozessen** und am **Gedächtnis** beteiligt, deren eingeschränkte Funktion ist für die Entstehung der Demenz im Rahmen des Morbus Alzheimer mitverantwortlich. Zuletzt sei noch erwähnt, dass im Striatum zahlreiche cholinerge Interneurone zu finden sind. Diese bilden gemeinsam mit den dortigen dopaminergen Axonendigungen eine funktionelle Einheit, deren Dysbalance zu extrapyramidal-motorischen Symptomen führen kann, wie beispielsweise Akinese und Rigor als Zeichen eines Morbus Parkinson. Acetylcholin wurde aber nicht nur in Nervenzellen entdeckt, sondern auch in Epithelien, Endothelien und Immunzellen. In diesen nicht neuronalen Geweben dürfte Acetylcholin antiinflammatorische Wirkungen ausüben.

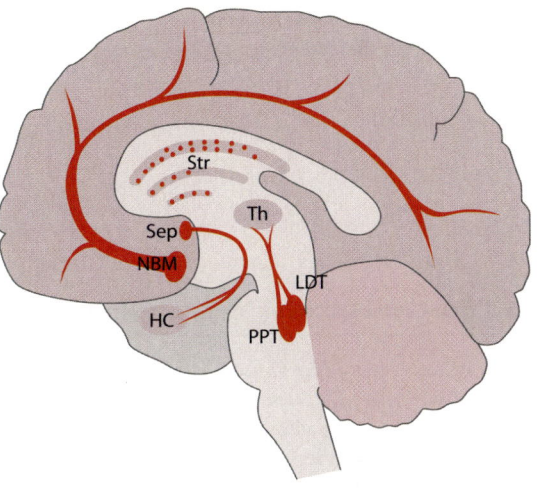

■ **Abb. 11.1 Cholinerge Systeme im zentralen Nervensystem.** Die cholinergen Kerngebiete und Projektionen bzw. Interneurone (im Striatum) sind rot dargestellt. HC = Hippocampus; LDT = laterodorsales Tectum; NBM = Nucl. basalis Meynert, PPT = pedunculopontines Tectum; Sep = Septum; Str = Striatum; Th = Thalamus

11.2 Präsynaptische Mechanismen

Acetylcholin wird sowohl neuornal, als auch extraneuronal in einem enzymatischen Schritt **aus Cholin** und **Acetyl-Coenzym A** (= aktivierte Essigsäure) unter Einwirkung der Cholinacetyltransferase **synthetisiert** (■ Abb. 11.2). Acetyl-CoA stammt überwiegend aus dem Glukose- und Zitratstoffwechsel. Cholin wird nicht in den Nervenzellen gebildet, sondern aus der Blutbahn bereitgestellt und liegt im Extrazellularraum vor. Über einen plasmalemmalen Transporter gelangt Cholin in das Zytoplasma. Von dort wird es über den vesikulären Acetylcholintransporter in die Vesikel gepumpt. Für Acetylcholin selbst gibt es kein plasmalemmales Transportprotein.

Vesikulär gespeichertes Acetylcholin wird durch Ca^{2+}-abhängige Exozytose freigesetzt und kann danach seine Wirkungen an den entsprechenden Rezeptoren entfalten (■ Tab. 11.1). Auch die Transmitterfreisetzung aus cholinergen Nervenendigungen unterliegt der Kontrolle präsynaptischer Rezeptoren. Eine schnelle positive Rückkopplung vermitteln präsynaptische nikotinische Acetylcholinrezeptoren, während muskarinische Acetylcholinrezeptoren (zumeist vom Typ M_2 und M_4) eine langsamere negative Rückkopplung (Autoinhibition) bewirken. Daneben gibt es auch noch präsynaptische Heterorezeptoren, deren Aktivierung entweder zur Reduktion oder zur Steigerung der Acetylcholinfreisetzung führt. Ein Beispiel für inhibitorische präsynaptische Heterorezeptoren sind α2-Rezeptoren, die eine Reduktion der Acetylcholinfreisetzung vermitteln können. Über diesen Mechanismus kann der $α_2$-Agonist Clonidin über die Hemmung der neuronal cholinergen Stimulation von Speicheldrüsen Mundtrockenheit auslösen. Ein Beispiel für stimulatorische präsynaptische Heterorezeptoren sind 5-HT$_4$-Rezeptoren, deren Aktivierung durch beispielsweise Metoclopramid zu verstärkter Acetylcholinfreisetzung führt, was die Darmperistaltik steigert.

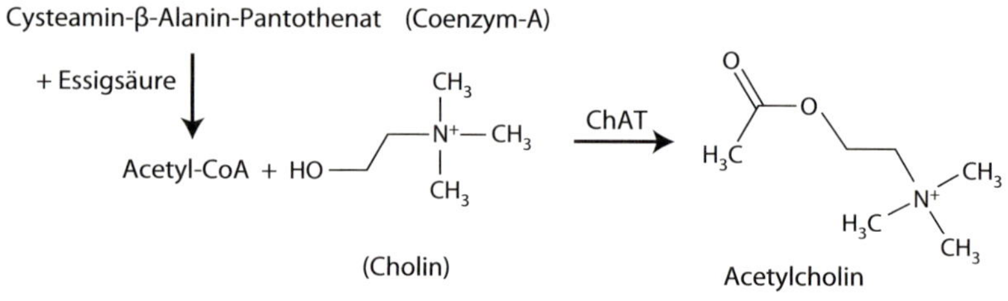

Abb. 11.2 Synthese von Acetylcholin
ChAT = Cholinacetyltransferose

Cysteamin-β-Alanin-Pantothenat (Coenzym-A)

+ Essigsäure ↓

Acetyl-CoA + HO (Cholin) →ChAT→ Acetylcholin

11.3 Postsynaptische Mechanismen

Nach präsynaptischer Freisetzung entfaltet Acetylcholin seine Wirkung über sowohl ionotrope, als auch metabotrope Rezeptoren. In Anlehnung an die für diese beiden Gruppen typischen Agonisten werden die **ionotropen Rezeptoren** als **nikotinische** und die **metabotropen Rezeptoren** als **muskarinische Acetylcholinrezeptoren** bezeichnet (Tab. 11.1). Ein nikotinischer Rezeptor wird aus 5 Untereinheiten gebildet, wobei wenigstens 17 solcher Untereinheiten existieren (▶ Kap. 10). Diese werden mit den griechischen Buchstaben α bis ε bezeichnet, wobei es 10 verschiedene α und 4 verschiedene β-Untereinheiten gibt. In Anhängigkeit von der Gewebelokalisation können die pentameren nikotinischen Rezeptoren unterschiedlich zusammengesetzt sein (Tab. 11.1). In der Muskulatur finden sich α_1-, β_1-, γ-, δ- und ε-Untereinheiten, die nur zu heteromeren Rezeptoren zusammengesetzt sind. Im zentralen und peripheren Nervensystem finden sich α_1–α_9- und β_2–β_4-Untereinheiten. Gewisse α-Untereinheiten können homomere Rezeptoren bilden (aus 5 identen Untereinheiten aufgebaut), sonst enthalten die neuronalen nikoti-

nischen Acetylcholinrezeptoren α- und β-Untereinheiten. Zwischen muskulären und neuronalen nikotinischen Acetylcholinrezeptoren können einige Antagonisten unterscheiden. Als Beispiele seien die Muskelrelaxanzien Atracurium und Vecuronium sowie das Schlangengift α-Bungarotoxin erwähnt, die äußerst selektiv für den muskulären Typ sind. Ganglienblockierende Substanzen hingegen, z.B. Mecamylamin, blockieren besser die neuronalen Typen (Tab. 11.1).

Die 5 **metabotropen Muskarinrezeptoren** sind alle G-Protein-gekoppelte Rezeptoren, wobei man bezüglich der Signaltransduktionsmechanismen 2 Gruppen unterscheidet:
- Die Muskarinrezeptoren mit ungeraden Nummern (M_1, M_3, M_5) koppeln an Proteine der Familie Gq und signalisieren somit primär über Phospholipase C.
- Die gerade nummerierten Muskarinrezeptoren (M_2, M_4) leiten die Signale über Proteine der Familie Gi weiter.

In zentralen und peripheren Neuronen werden über **Phospholipase-C-Aktivierung** und der resultierenden Abnahme von Phosphatidylinositol-4,5-biphosphat K^+-Kanäle der Familie K_v7 geschlossen, was zur gesteigerten Erregbarkeit und lang-

Tab. 11.1 Einteilung und Charakteristika der Acetylcholinrezeptoren: Ligandenselektivität, Gewebeverteilung und Funktionen

Rezeptor	Subtypen	Agonisten	Antagonisten	Gewebe	Funktion
Nikotinisch	$\alpha_1\beta_1\gamma\delta$, $\alpha_1\beta_1\delta\epsilon$	Nikotin, Sexuamethonium	Atracurium, α-Bungarotoxin	Skelettmuskulatur	neuromuskuläre Übertragung
	$\alpha_3\beta_4$, $\alpha_3\alpha_5\beta_4$, $\alpha_3\beta_2\beta_4$, α_7	Nikotin	Mecamylamin	autonome Ganglien	ganglionäre Transmission
	$\alpha_4\beta_2$, $\alpha_4\alpha_5\beta_2$, α_7, α_8, α_9	Nikotin, Vareniclin	Mecamylamin	zentrales Nervensystem	prä- und postsynaptische Modulation
Muskarinisch	M_1	Muskarin, Pilocarpin	Pirenzepin, Atropin	Zentrales und peripheres Nervensystem	neuronale Erregung, Gedächtnis, ganglionäre Übertragung
	M_2	Muskarin, Pilocarpin	Atropin, Scopolamin	Herz, zentrales Nervensystem	Frequenz- und Kontraktilitätsabnahme, Lernen, Gedächtnis
	M_3	Muskarin, Pilocarpin	Darifenacin, Solifenacin	Magen-Darm-Trakt, Luftwege, Harnwege, zentrales Nervensystem	Kontraktion
	M_4	Muskarin, Pilocarpin	Atropin, Scopolamin	zentrales Nervensystem	Analgesie, extrapyramidale Motorik
	M_5	Muskarin, Pilocarpin	Atropin, Scopolamin	zentrales Nervensystem	Lernen, Gedächtnis

Abb. 11.3 Cholinerge Synapse. Synthese, vesikuläre Speicherung, Freisetzung, Wirkung an prä- und postsynaptischen Rezeptoren und Metabolismus von Acetylcholin sowie die an den einzelnen Schritten ansetzenden Wirkstoffe

nAChR = nikotinischer Acetylcholinrezeptor
nAChT = vesikulärer Acetylcholintransporter
ACh = Acetylcholin

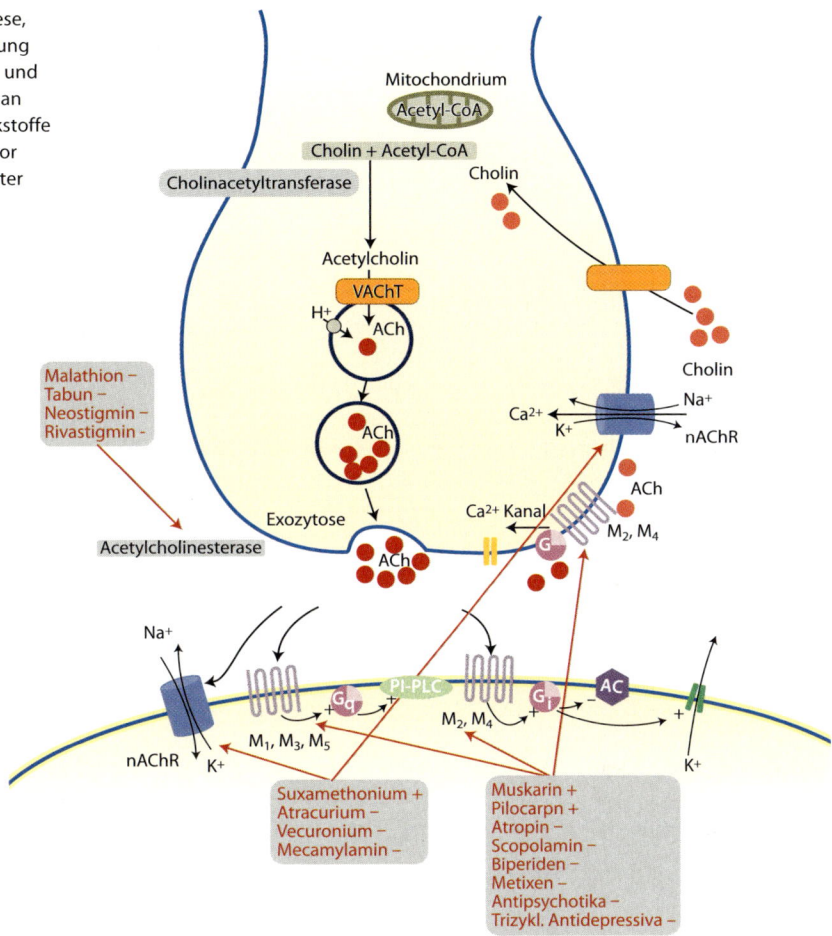

samen Depolarisation führt (Abb. 11.3). In glatten Muskelzellen kann es u.a. durch den resultierenden Ca^{2+}-Anstieg zur Kontraktion kommen. Über $\beta\gamma$-Untereinheiten von Gi-Proteinen werden K^+-Kanäle der Familie $K_{ir}3$ geöffnet und dies bedingt eine Hyperpolarisation. An diesen muskarinischen Rezeptoren sind neben Muskarin auch Pilocarpin und Arecolin Agonisten, die auch therapeutisch (z.B. in der Therapie des Glaukoms) verwendet werden. Antagonisten sind neben Atropin und Scopolamin auch deren Abkömmlinge Ipratropium und Butylscopolamin sowie Biperiden und Metixen. Erstere werden in der Asthmatherapie bzw. bei Spasmen im Gastrointestinalbereich eingesetzt, letztere u.a. in der symptomatischen Therapie des Morbus Parkinson.

Acetylcholin muss nach der Freisetzung möglichst schnell wieder aus der Synapse entfernt werden. Da es aber keinen plasmalemmalen Transportmechanismus gibt, muss Acetylcholin höchst effizient abgebaut werden. Die hierfür zur Verfügung stehenden Enzyme sind sogenannte Cholinesterasen. Bei den **Cholinesterasen** kann man zwischen **Butyrylcholinesterase** (Pseudocholinesterase) und **Acetylcholinesterasen** unterscheiden, wobei die erstere vorwiegend in der Peripherie zu finden ist, während letztere hauptsächlich im Nervensystem exprimiert werden. In den Synapsen sind die Acetylcholinesterasen typischerweise an prä- und postsynaptische Membranen gebunden. Substanzen, die Cholinesterasen blockieren, sind seit mehr als einem Jahrhundert bekannt. Vertreter dieser chemisch heterogenen Gruppe werden u.a. als Insektizide (Malathion, Parathion), Kampfgifte (Tabun, VX = O-Ethyl-S-2-diisopropylaminoethylmethylphosphonothiolat) oder auch Medikamente (Neostigmin, Rivastigmin) eingesetzt.

GABAerge und glycinerge Systeme

S. Böhm

Einleitung

Dieses Kapitel gibt einen kurzen Überblick über die Verteilung GABAerger und glycinerger Nervenzellen und deren wichtigste Funktionen. Als Angriffspunkte für Arzneimittel oder Gifte dienen degradierende Enzyme, Transportproteine in der Plasma- bzw. Vesikelmembran sowie prä- und postsynaptische Rezeptoren für γ-Aminobuttersäure bzw. Glycin.

┌─ **Lernziele** ─────────────────────────

GABAerge und glycinerge Nervenzellen
▬ Verteilung und Funktion
  – präsynaptisch
  – postsynapisch

12.1 Verteilung und Funktion

Die wichtigsten inhibitorischen Neurotransmitter im zentralen Nervensystem sind die γ-Aminobuttersäure (GABA) und Glycin. **GABA** ist auf das **Gehirn** konzentriert. **Glycin** ist vorwiegend im **Rückenmark** verbreitet. Glycin ist die einfachste Aminosäure im Proteinstoffwechsel und somit ubiquitär zu finden, während GABA eine neuronenspezifische Aminosäure ist. Die Dichte von Neuronen, die mit Glycin arbeiten, ist im Rückenmark am größten und nimmt aufsteigend über das Stammhirn zum Cortex drastisch ab. Daher liegt die größte **Bedeutung von Glycin** darin, im Rückenmark die **exzitatorischen Verschaltungen zu kontrollieren** und dadurch den **geregelten Ablauf der Motorik** zu garantieren. **GABAerge Nervenzellen** sind überwiegend **Interneurone**, die in größter Dichte im gesamten Cortex, im Hippocampus, in der Amygdala, im Kleinhirn, und im Thalamus vorkommen, in geringerer Dichte aber auch z.B. im Rückenmark. Es gibt auch einige GABAerge Projektionsneurone, und zwar insbesondere im retikulären Thalamuskern, im Striatum, in der Pars reticulata der Substantia nigra und im Globus pallidus. Diese zuletzt genannten GABAergen Projektionsneurone sind von besonderer Bedeutung für die Koordination der extrapyramidalen Motorik.

> GABAerge Interneurone sind infolge ihrer weiten Verbreitung an nahezu allen Leistungen des Gehirns beteiligt.

So bewirken Substanzen, die im GABAergen System angreifen, Sedation, Narkose, Anxiolyse, antiepileptische Effekte, Muskelrelaxation, oder Gedächtnisveränderungen.

12.2 Präsynaptische Mechanismen

GABA wird durch Decarboxylierung aus Glutamat, dem wichtigsten erregenden Transmitter, gebildet. Der erforderliche enzymatische Schritt wird durch Glutamatdecarboxylasen katalysiert. Da also nur diese Enzyme darüber entscheiden, ob Nervenzellen primär erregend (glutamaterg) oder

hemmend (GABAerg) sind, werden diese ausschließlich in GABAergen Neuronen exprimiert und können zur Identifizierung derselben verwendet werden. Sowohl für GABA (GABA-Transporter), als auch für Glycin (Glycintransporter) finden sich in der präsynaptischen Membran Transportproteine, die die zwei Aminosäuren in das Cytosol schaffen. Solche Transportmoleküle gibt es aber auch in Gliazellen, wohin die Transmitter aufgenommen werden können. Der **GABA-Transporter** kann beispielsweise durch das **Antiepileptikum Tiagabin blockiert werden.** Glycin und GABA werden beide vom Cytosol durch den vesikulären GABA-Transporter im Austausch gegen Protonen in Vesikel befördert. Dieser Transporter wird daher auch als **vesikulärer inhibitorischer Aminosäuretransporter (VIAAT)** bezeichnet.

Vesikulär gespeichertes Glycin und GABA werden durch Ca^{2+}-abhängige Exozytose freigesetzt und können danach ihre Wirkungen an den entsprechenden Rezeptoren entfalten (◘ Tab. 12.1).

■■■ **Wirkung von Tetanustoxin**
Tetanustoxin kann durch die Spaltung des Vesikelproteins Synaptobrevin die **Exozytose verhindern.** Gelangt das bakterielle Toxin, z.B. nach einer Verletzung, in Motoneurone, so wird es retrograd in das Rückenmark transportiert und verlässt dort die Motoneurone wieder, um primär von glycinergen, aber auch von GABAergen Interneuronen aufgenommen zu werden. Daraus resultiert ein überwiegendes Fehlen der Glycinfreisetzung im Rückenmark, was symptomatisch einer Blockade der postsynaptischen Rezeptoren mit Strychnin vergleichbar ist. Der entstehende Rückenmarkkrampf wird als tetanischer Krampf bezeichnet. Kennzeichnend hierfür sind durch äußere Reize ausgelöste simultane Kontraktionen agonistischer und antagonistischer Skelettmuskulatur. Das Bewusstsein ist hiervon nicht betroffen, es kommt aber zum Tod durch periphere Atemlähmung.

Die Freisetzung der beiden Aminosäuretransmitter unterliegt der Kontrolle über präsynaptische Rezeptoren: Von besonderer Bedeutung sind präsynaptische GABA$_B$-Rezeptoren. Diese gehören in die Gruppe G-Protein-gekoppelter Rezeptoren, die überwiegend mit Proteinen der Familie Gi verbunden sind. Deren Aktivierung führt zu verminderter GABA-Freisetzung. Postsynaptisch aktiviert GABA aber nicht nur GABA$_B$, sondern auch GABA$_A$-Rezeptoren. Werden nun präsynaptische GABA$_B$-Rezeptoren beispielsweis durch Baclofen stark aktiviert, so kann die synaptische GABA-Konzentration so weit abnehmen, dass GABA an den postsynaptischen GABA$_A$-Rezeptoren fehlt, und nur die GABA$_B$-Rezeptoren durch Baclofen aktiviert werden. Dies stellt dann allerdings einen Verlust inhibitorischer Neurotransmission dar, was eine für GABA-Rezeptoragonisten eher unerwartete Erregungssteigerung auslösen und sich u.a. in Krampfanfällen äußern kann. Neben den metabotropen GABA$_B$-Rezeptoren gibt es präsynaptisch auch ionotrope Glycin- bzw. GABA$_A$-Rezeptoren, deren Aktivierung sowohl zur Hemmung, als auch zur Steigerung der Transmitterfreisetzung führen kann (◘ Abb. 12.1).

GABA und Glycin werden nach der Exozytose wieder aufgenommen, bevorzugt in Nervenendigungen, aber auch in Gliazellen. In letzteren folgt der Aufnahme von GABA deren

■ **Abb. 12.1 GABAerge Synapse.** Synthese, vesikuläre Speicherung, Freisetzung sowie Wirkung an prä- und postsynaptischen Rezeptoren und Metabolismus von GABA und die an den einzelnen Schritten ansetzenden Wirkstoffe. GAT = GABA-Transporter; VIAAT = vesikulärer inhibitorischer Aminosäuretransporter; + = Aktivierung; − = Hemmung; * = allosterische Modulation

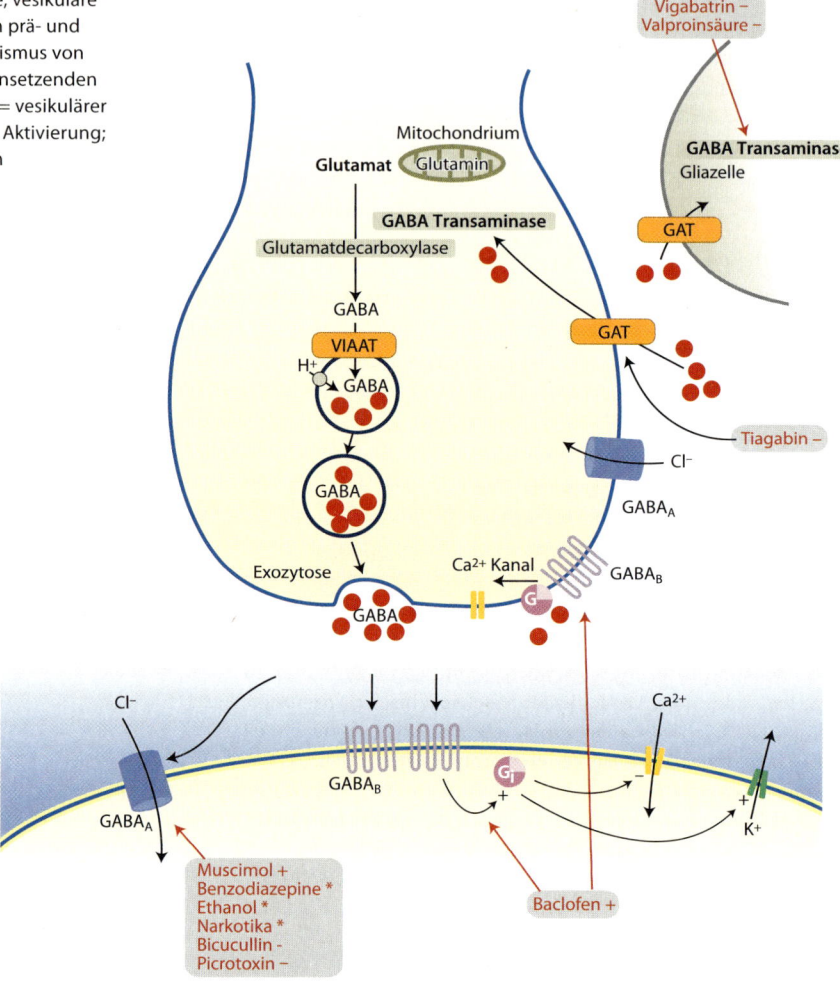

Abbau. Das involvierte Enzym ist die **GABA-Transaminase,** die GABA zu Succinatsemialdehyd umwandelt. Dieses Enzym wird durch die Antiepileptika Vigabatrin und Valproinsäure gehemmt, sodass der GABAerge Tonus zunimmt.

12.3 Postsynaptische Mechanismen

Nach präsynaptischer Freisetzung greifen Glycin und GABA an jeweils einer Familie von postsynaptischen Rezeptoren an. Für Glycin sind lediglich ionotrope Glycinrezeptoren bekannt, für GABA gibt es ionotrope GABA$_A$- und metabotrope GABA$_B$-Rezeptoren. Die ionotropen Glycin- und GABA$_A$-Rezeptoren sind analog zum Acetylcholinrezeptor aufgebaut und besitzen daher pro Rezeptor 5 Untereinheiten, und jede Untereinheit hat 4 transmembranäre Domänen (▶ Kap.10). **Glycin- und GABA$_A$-Rezeptoren** werden innerhalb der Pore durch das **Krampfgift Picrotoxin blockiert,** was einem nicht kompetitiven Antagonismus gegenüber den Transmittern entspricht. **Strychnin** ist ein relativ selektiver, kompetitiver Antagonist an Glycinrezeptoren, **Bicucullin** ein ebensolcher an

GABA$_A$-Rezeptoren. All diese **Antagonisten** sind Krampfgifte, wobei Strychnin tetanische Krämpfe auslöst, Bicucullin aber eher epileptiforme.

■■■ Strychnin
Strychnin ist ein Indolalkaloid aus dem Samen der Brechnuss (Strychnos nux-vomica). Es bindet an die Glycinbindungsstelle der Glycinrezeptoren mit nanomolarer Affinität und bewirkt dort einen kompetitiven Antagonismus. Durch diese Blockade verursacht Strychnin einen Rückenmarkkrampf mit folgender dosisabhängiger Symptomabfolge:

1. **Reflexverstärkung:** Die monosynaptischen Reflexe sind leichter auslösbar.
2. **Reflexausbreitung:** Die monosynaptischen Reflexe betreffen nicht nur die Muskulatur des Gelenks, an dem sie ausgelöst wurden, sondern auch diejenige benachbarter Gelenke.
3. **Reflexumkehr:** Im Rahmen monosynaptischer Reflexe wird nicht nur die agonistische, sondern auch die antagonistische Muskulatur kontrahiert.
4. **Tetanischer Krampf:** Durch äußere Reize ausgelöste Kontraktion der gesamten Skelettmuskulatur mit Opisthotonushaltung; das Bewusstsein ist hiervon nicht betroffen.

▼

Für Erwachsene kann die Ingestion von 50–300 mg Strychnin tödlich verlaufen, wobei das Alkaloid aber als Mordgift wegen des stark bitteren Geschmacks eher schlecht geeignet ist. Obwohl das Gehirn und somit das Atemzentrum von Strychnin kaum betroffen ist, kommt es zum Tod durch Sauerstoffmangel, da die Kontraktionen zu Krämpfen in der Atem- und Larynxmuskulatur führen. Die Therapie der Vergiftung umfasst zunächst die Verabreichung von Benzodiazepinen, und bei Voranschreiten der Symptomatik die Verabreichung von Muskelrelaxanzien unter gleichzeitiger künstlicher Beatmung.

Für Glycinrezeptoren gibt es 4 verschiedene α-Untereinheiten (α_1 bis α_4) und eine β-Untereinheit; die α-Untereinheiten können entweder Homooligomere bilden oder aber mit β-Untereinheiten gemeinsam Rezeptoren bilden. Für $GABA_A$ Rezeptoren gibt es 19 Rezeptoruntereinheiten, die anhand folgender griechischer Buchstaben unterteilt werden: α_1 bis α_6, β_1 bis β_3, γ_1 bis γ_3, δ, ε, Θ, Π, ρ_1 bis ρ_3. Mit dieser großen Zahl von Untereinheiten lassen sich theoretisch unzählige Rezeptoren mit jeweils 5 dieser Untereinheiten zusammen stellen, tatsächlich wird aber vermutet, dass nur eine wesentlich geringere Anzahl von Kombinationen im Gehirn existiert. Die häufigsten Untereinheiten im Gehirn sind α_1, β_3, und γ_2. Typischerweise werden 2α, 2β, und 1 γ pro Rezeptor gefunden, häufige Kombinationen sind $\alpha_1\beta_2\gamma_2$, $\alpha_2\beta_3\beta_2$, und $\alpha_3\beta_n\gamma_2$. Diesen Rezeptoren ist gemeinsam, dass sie Benzodiazepine binden und durch diese allosterisch moduliert werden können (▶ Kap. 30). Diesen Rezeptoren ist außerdem gemeinsam, dass sie überwiegend innerhalb inhibitorischer Synapsen gelagert sind. Es gibt auch Rezeptorkombinationen, die beispielsweise α_4- und α_5-, bzw. δ-Untereinheiten enthalten. Diese liegen primär extra-

synaptisch. Während synaptisch lokalisierte Rezeptoren nur beim Eintreffen eines Aktionspotenzials in der zugehörigen präsynaptischen Nervenendigung durch ausreichende GABA-Konzentrationen aktiviert werden, haben extrasynaptische Rezeptoren höhere Affinitäten für GABA und werden durch die ständig im Extrazellularraum vorliegende GABA-Konzentration tonisch aktiviert. Vorwiegend über diese extrasynaptischen Rezeptoren sollen beispielsweise Ethanol, verschiedene Narkotika (▶ Kap. 29) und Neurosteroide ihre Wirkungen entfalten. Hervorzuheben wären noch die ρ_1- bis ρ_3-Untereinheiten, die **homo- und heteromere Rezeptoren** bilden können. Solche Rezeptoren werden im Unterschied zu den anderen $GABA_A$-Rezeptoren von Bicucllin nicht blockiert. Aus diesem Grund werden sie manchmal auch als **$GABA_C$-Rezeptoren** bezeichnet. An allen $GABA_A$-Rezeptoren ist das Gift der Fliegen- und Pantherpilze **Muscimol** ein Agonist, dessen Einnahme Symptome verursachen kann, die einer Ethanolintoxikation ähnlich sind.

Für GABA gibt es aber nicht nur die beschriebenen ionotropen Rezeptoren, sondern auch metabotrope Rezeptoren, die als **$GABA_B$** bezeichnet werden. Das Besondere dieser Rezeptoren ist die Tatsache, dass diese G-Protein-gekoppelten Rezeptoren Dimere bilden müssen, um Funktionen erfüllen zu können. $GABA_B$-Rezeptoren koppeln an Proteine der Familie Gi und vermitteln so eine Aktivierung von K_{ir}-3-Kaliumkanälen mit nachfolgender Hyperpolarisation der Zelle bzw. eine Hemmung von Ca_V-2-Calciumkanälen mit resultierender Reduktion der Transmitterfreisetzung (▶ Kap. 12.2). Der selektive Agonist **Baclofen** wird als zentral wirksames Muskelrelaxans eingesetzt.

⬛ Tab. 12.1 Einteilung und Charakteristika der GABA- und Glycinrezeptoren: Ligandenselektivität, Gewebeverteilung und Funktionen

Rezeptor	Subtypen	Transmitter/ Agonisten	Antagonisten/ Modulatoren	Gewebe	Funktion
Glycinrezeptor	$\alpha_n\beta_n$	Glycin	Strychnin, Picrotoxin	Rückenmark	Kontrolle der Motorik
GABA$_A$-Rezeptor	$\alpha_1\beta_2\gamma_2$ $\alpha_2\beta_3\gamma_2$, $\alpha_3\beta_n\gamma_2$	GABA, Muscimol	Bicucullin, Picrotoxin, Benzodiazepine, Barbiturate	zentrales Nervensystem, synaptisch	Anxiolyse, Sedation, antikonvulsive Wirkung, Amnesie
	$\alpha_4\beta_n\gamma$, $\alpha_4\beta_n\delta$, $\alpha_4\beta_n\delta$, $\alpha_6\beta_n\delta$	GABA, Muscimol, Gaboxadol	Bicucullin, Picrotoxin, Barbiturate, Steroide	zentrales Nervensystem, extrasynaptisch	Gedächtnis
	ρ_1 bis ρ_3	GABA	Picrotoxin	Retina, zentrales Nervensystem	Dämpfung
GABA$_B$-Rezeptor	GABA$_B$1 GABA$_B$2	GABA, Baclofen	Saclofen	zentrales Nervensystem	Dämpfung

Glutamaterges System

S. Böhm

Einleitung

Dieses Kapitel gibt einen kurzen Überblick über die Verteilung glutamaterger Nervenzellen und deren wichtigste Funktionen. Als Angriffspunkte für Arzneimittel oder Gifte stehen insbesondere postsynaptische Rezeptoren für Glutamat, vor allem NMDA Rezeptoren, zur Verfügung.

Lernziele

Glutamerge Nervenzellen
- Verteilung und Funktion
- Präsynaptische Mechanismen
- Postsynaptische Mechanismen

13.1 Verteilung und Funktion

Glutaminsäure (Glutamat) ist der wichtigste exzitatorische Neurotransmitter im zentralen Nervensystem. Neben Glutamat ist auch zumindest eine andere Aminosäure, d.h. Aspartat, an der erregenden Neurotransmission im Gehirn beteiligt. Beide werden als exzitatorische Aminosäuretransmitter bezeichnet (◘ Abb. 13.1). Da über Aspartat als Transmitter im Vergleich zu Glutamat verschwindend wenig bekannt ist, wird hier nur das Letztere behandelt.

Im Unterschied zu GABA und Glycin übt Glutamat seine Funktionen im gesamten zentralen Nervensystem aus. Glutamaterge Nervenzellen finden sich sowohl in lokalen Schaltkreisen als auch in Projektionsbahnen weit über das Gehirn verteilt. Eine detaillierte Aufzählung würde den Rahmen dieses Kapitels sprengen. Durch seine weite Verbreitung ist Glutamat (ähnlich GABA) an nahezu allen Leistungen des Gehirns beteiligt. Dazu zählen mit besonderer Berücksichtigung pharmakotherapeutischer Strategien, die auf Glutamat ausgerichtet sind, die Motorik (in Verschaltungen zwischen prämotorischem Cortex und Basalganglien), Lern und Gedächtnisleistungen (u.a. im Hippocampus), Sinneswahrnehmungen (u.a. in Verschaltungen zwischen präfrontalem Cortex und Mesencephalon). In diesem Sinne besitzen Substanzen, die im glutamatergen System angreifen, u.a. narkotische, psychotomimetische und extrapyramidal motorische Wirkungen. Daneben findet sich Glutamat auch im peripheren Nervensystem in primär afferenten Neuronen und ist daher auch an der Schmerzempfindung beteiligt. Daher sind gewisse antiglutamaterge Substanzen gut analgetisch wirksam.

Neben der spezifischen Funktion als Neurotransmitter wirken die exzitatorischen Aminosäuren auch als Exzitotoxine. Dem liegt zugrunde, dass durch die längere Präsenz von höheren Glutamatkonzentrationen im Extrazellulärraum ionotrope Glutamatrezeptoren länger aktiviert werden, was zu einem unbeherrschbaren Anstieg der intrazellulären Ca^{2+}-Konzentration und somit zum Zelltod führt. Zu solchem pathologischen Ansteigen der Glutamatkonzentration kommt es durch unphysiologisch gesteigerte neuronale Aktivität (z.B. im Bereich epileptischer Herde) oder durch Zelltod glutamaterger Neurone (z.B. infolge von Ischämien). Somit führen solche Ereignisse über Glutamat zur Ausbreitung der Neurodegeneration.

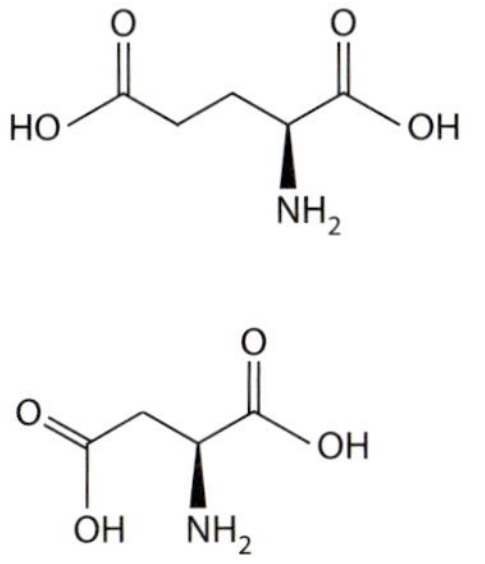

13.2 Präsynaptische Mechanismen

Glutamat kann auf mehreren Wegen synthetisiert werden: durch Transaminierung aus 2-Oxoglutarat (= α-Ketoglutarat), ein Intermediärprodukt des Zitratzyklus, und aus Glutamin, welches in Gliazellen synthetisiert wird und nach Aufnahme in die Nervenendigung über die Glutaminase zu Glutamat umgesetzt wird. Das Glutamin in den Gliazellen wird durch Glutaminsynthetase aus Glutamat gewonnen, welches aus dem Extrazellulärraum aufgenommen wird. Es besteht also zwischen Glutamin und Glutaminsäure ein Kreislauf der sowohl Neurone als auch Glia einbezieht (◘ Abb.14.2).

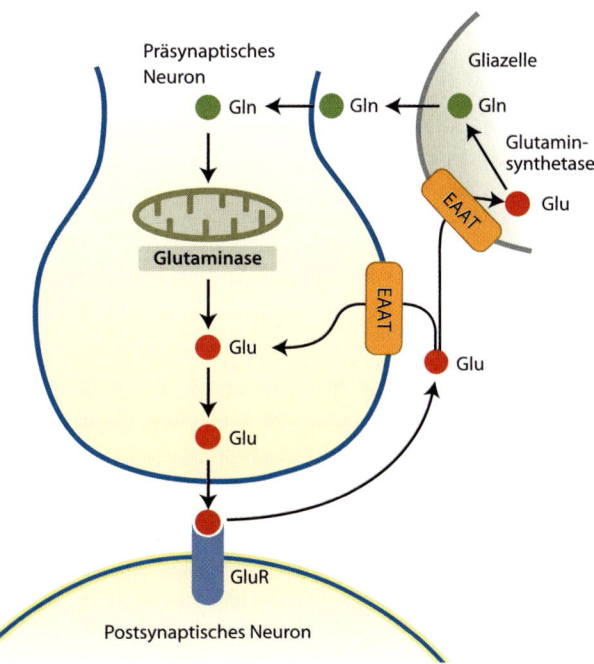

◘ **Abb. 13.2 Glutamin-Glutamat-Zyklus.** Gln = Glutamin; Glu = Glutamat; GluR = Glutamatrezeptoren; EAAT = exzitatorische Aminosäure-Transporter

L-Glutamat

L-Aspartat

◘ **Abb. 13.1** Chemische Strukturen von Glutamat und Aspartat

◻ **Abb. 13.3 Synthese, vesikuläre Speicherung, Freisetzung, Wirkung an prä- und postsynaptischen Rezeptoren und Metabolismus von Glutamat sowie die an den einzelnen Schritten ansetzenden Wirkstoffe.** Glu = Glutamat; EAAT = exzitatorische Aminosäure-Transporter; vGLUT, vesikulärer Glutamattransporter; mGluR, metabotroper Glutamatrezeptor; + = Aktivierung; - = Hemmung; * = allosterische Modulation

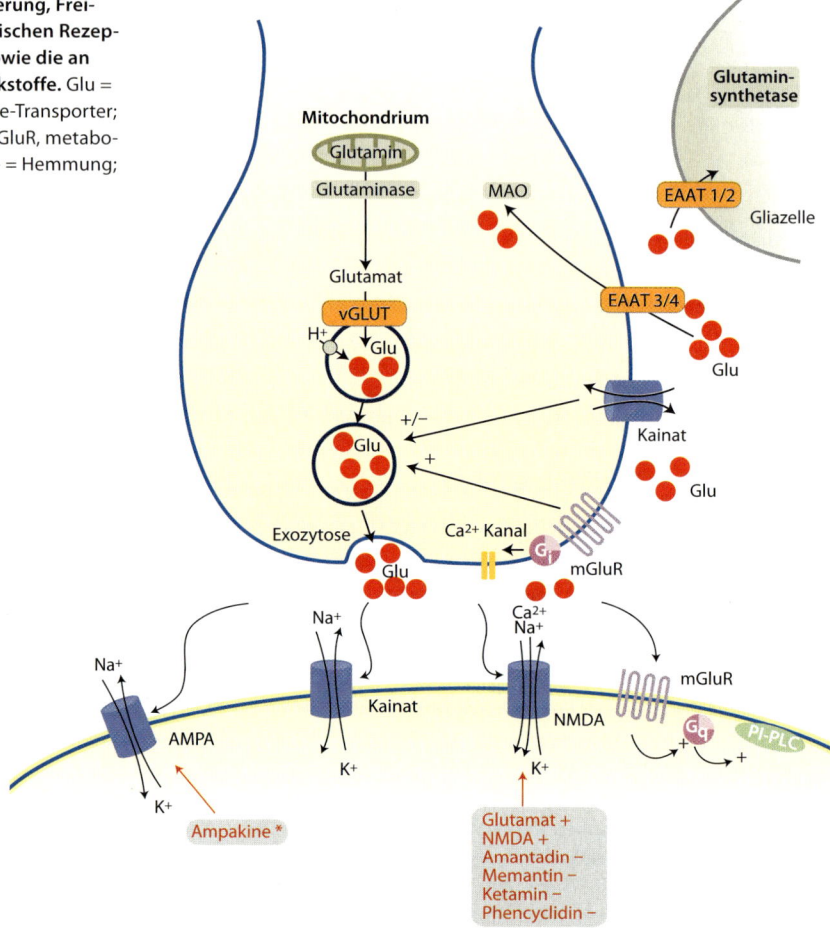

13.3 Postsynaptische Mechanismen

Glutamat wird in Gliazellen aufgenommen. Es gibt aber auch Transportproteine für Glutamat in der präsynaptischen Membran. All diese plasmalemmalen Transporter werden als exzitatorische Aminosäuretransporter bezeichnet (EAATs), von welchen 5 Vertreter bekannt sind. EAAT1 und -2 finden sich in Gliazellen, EAAT3 und -4 in Nervenendigungen, EAAT5 in der Retina. Einige Erkrankungen des zentralen Nervensystems werden mit exzitatorischen Aminosäuretransportern in Zusammenhang gebracht.Bedeutende Beispiele sind amyotrophe Lateralsklerose, Morbus Alzheimer, Morbus Huntington, aber auch Epilepsien. Das in die Axonendigung transportierte Glutamat wird über vesikuläre Glutamattransporter (VGLUT) in synaptische Vesikel gespeichert.

Vesikulär gespeichertes Glutamat wird durch Ca^{2+}-abhängige Exozytose freigesetzt, um an den geeigneten Rezeptoren seine Wirkungen zu entfalten (◻ Tab. 13.1). Die Glutamatfreisetzung wird wiederum über präsynaptische Rezeptoren reguliert, und es gibt präsynaptisch sowohl ionotrope als auch metabotrope Glutamatrezeptoren. Vertreter beider Familien können sowohl eine Hemmung als auch eine Steigerung der Glutamatfreisetzung vermitteln und können nicht nur zu kurzfristigen, sondern auch zu länger andauernden Veränderungen in der Transmitterfreisetzung führen (◻ Abb. 13.3).

Nach der Freisetzung greift Glutamat an sowohl ionotropen, als auch metabotropen Rezeptoren an. Die ionotropen Glutamatrezeptoren sind im Unterschied zu Acetylcholinrezeptoren aus nur 4 Untereinheiten aufgebaut, und jede Untereinheit hat 3 transmembranäre Domänen, sowie eine in die Membran eintauchende Schleife (▶ Kap. 9). Es gibt 18 Rezeptoruntereinheiten für ionotrope Glutamatrezeptoren, die in gewissen Kombinationen 3 unterschiedliche Rezeptortypen bilden können:

- N-Methyl-D-Aspartat-(NMDA-)Rezeptoren
- α-Amino-3-hydroxy-5-methyl-4-isoxazolpropioinsäure-(AMPA-)Rezeptoren
- Kainsäure-(Kainat-)Rezeptoren.

Die letzten 2 Typen werden als Nicht-NMDA-Rezeptoren zusammengefasst. Schon diese Namensgebung weist darauf hin, dass der NMDA-Rezeptor eine besondere Stellung einnimmt. Eine Besonderheit ist die Tatsache, dass dieser Rezeptor als Koinzidenzdetektor funktioniert. Zur Aktivierung benötigt er nämlich nicht nur extrazelluläres Glutamat, sondern auch Glyzin. Er kann daher auch als ein »Glyzinrezeptor« aufgefasst

Tab. 13.1 Einteilung der Glutamatrezeptoren

Familie	Rezeptor	Subtypen/ Untereinheiten	Agonisten	Antagonisten	Signalweg
Ionotrop	AMPA	GluR1 bis GluR4	Glutamat, AMPA	DNQX	Na$^+$-, K$^+$-, Ca^{2+}-Strom
	Kainat	GluR5 bis GluR7, KA-1, KA-2	Glutamat, Kainat	CNQX	Na$^+$-, K$^+$-, Ca^{2+}-Strom
	NMDA	NR1, NR2A bis NR2D, NR3A, NR3B	Glutamat, NMDA	Ketamin, Memantin, Phencyclidin	Ca^{2+}-, Na$^+$-, K$^+$-Strom
Metabotrop	Gruppe I	mGluR1, mGluR5	Glutamat		Gq
	Gruppe II	mGluR2, mGluR3	Glutamat		Gq
	Gruppe III	mGluR4, mGluR6 mGluR7, mGluR8	Glutamat		Gi

Charakteristika der Glutamatrezeptoren: Ligandenselektivität und Signalwege; CNQX, 6-cyano-7-nitroquinoxaline-2,3-dione; **DNQX** (6,7-Dinitroquinoxaline-2,3-dione)

werden, darf aber niemals mit dem eigentlichen Glyzinrezeptor (▶ Kap. 12) verwechselt werden. Neben dem besonderen Erfordernis zweier endogener Agonisten benötigt der NMDA-Rezeptor aber auch noch eine simultane Depolarisation der postsynaptischen Membran, um funktionieren zu können. Seine Pore ist nämlich bei Potenzialen negativer als -50 mV von Mg^{2+}-Ionen verlegt, und diese geben den Kanal erst im depolarisierten Zustand frei. Diese Besonderheit der Koinzidenzdetektion verhilft dem NMDA-Rezeptor zu besonderer Bedeutung, da er dadurch an Lernprozessen, Wahrnehmung, Bewusstsein und Schmerzempfindung beteiligt ist.

■■■ **Synaptische Plastizität**
Synaptische Plastizität bezeichnet aktivitätsabhängige Veränderungen in der Effizienz synaptischer Transmission. Hierbei kann man zwischen Kurz- und Langzeitveränderungen unterscheiden. Zu den kurzzeitigen Phänomenen gehört unter anderem die Steigerung der synaptischen Transmission durch gepaarte Pulse (paired pulse facilitation). Kommen zwei Aktionspotenziale mit einem Intervall von ca. 20–500 ms an einer Synapse an, so wird die zweite postsynaptische Antwort größer sein als die erste. Bei kürzeren Intervallen (bis zu ca. 20 ms) ist typischerweise das Gegenteil zu beobachten. Auch unter den länger dauernden Veränderung finden sich Steigerung und Hemmung. Hochfrequente Stimulation (z.B. 100 Hz für 1 s) an hippokampalen Synapsen führt zur Zunahme der postsynaptischen Potenziale, die über Stunden und Tage anhalten kann. Dieses Phänomen wird als Langzeitpotenzierung (LTP) bezeichnet. Eine weniger hochfrequente Stimulation für ein paar Minuten führt zum entgegengesetzten Effekt, der Langzeitdepression (LTD). Beide Effekte werden durch Antagonisten an NMDA-Rezeptoren verhindert, und der durch NMDA-Rezeptoren vermittelte Anstieg der intrazellulären Ca^{2+}-Konzentration ist essenziell. Im Rahmen der LTP ist der Ca^{2+}-Anstieg stark ausgeprägt und führt zur Aktivierung von Proteinkinasen, im Falle der LTD ist er geringer und aktiviert Phosphatasen. Zahlreiche tierexperimentelle Daten weisen darauf hin, dass LTP von größter Bedeutung für verschiedene Lernprozesse ist, welche u.a. durch NMDA-Rezeptorantagonisten aufgehoben werden können.

Des Weiteren zeichnet sich der **NMDA-Rezeptor** durch eine sehr hohe **Ca^{2+}-Permeabilität** aus, sodass infolge seiner Aktivierung die intrazellulären Ca^{2+}-Konzentrationen stark ansteigen können. Wie schon erwähnt, kann das ein Auslöser für einen neuronalen Zelltod sein. Letztendlich ist der NMDA-Rezeptor von herausragender Bedeutung, weil dort zahlreiche Wirkstoffe angreifen. Hierzu gehören Memantin und Amantadin, die in der Therapie des Morbus Parkinson Einsatz finden, Ketamin, ein i.v. Kurznarkotikum mit stark analgetischer Wirkung, sowie Phencyclidin, ein Halluzinogen mit Suchtpotenzial. Aufgrund der erwähnten Eigenschaften sind NMDA-Rezeptoren nicht diejenigen Glutamatrezeptoren, die den Hauptteil schneller erregender Neurotransmission im zentralen Nervensystem vermitteln, sondern das sind die AMPA-Rezeptoren, die auch oftmals gemeinsam mit NMDA-Rezeptoren in Synapsen lokalisiert sind. Da glutamaterge Neurotransmission an kognitiven Leistungen beteiligt ist, wurden auch allosterische Verstärker an AMPA-Rezeptoren auf kognitive Effekte untersucht. Diese Klasse von Substanzen nennt sich Ampakine, deren therapeutischer Nutzen kann aber noch nicht endgültig bewertet werden. Kainat-Rezeptoren tragen ebenfalls zur schnellen erregenden Neurotransmission bei, aber in geringerem Ausmaß als AMPA-Rezeptoren. Sie können mit den anderen ionotropen Rezeptoren postsynaptisch kolokalisiert sein. Interessant erscheint, dass Kainat-Rezeptoren Effekte auch über intrazelluläre Signalkaskaden vermitteln können, und zwar unter Einbeziehung heterotrimerer G-Proteine.

Neben ionotropen gibt es auch metabotrope Glutamatrezeptoren (mGluR), die alle eine Struktur mit 7 transmembranären Domänen aufweisen und ihre Signale über heterotrimere G-Proteine weiterleiten. Die 8 bekannten mGluRs können in 3 Gruppen unterteilt werden, die mit römischen Ziffern bezeichnet sind (I–III). Vertreter der Gruppen I und II koppeln an Proteine der Klasse Gq, Mitglieder der Klasse III an Proteine der Klasse Gi.

Serotoninerge Systeme

S. Böhm

❯❯ Einleitung

Dieses Kapitel gibt einen kurzen Überblick über die Verteilung serotoninenerger Zellen und deren wichtigste Funktionen. Als Angriffspunkte für Arzneimittel oder Gifte dienen Vorstufen in der Synthesekette, synthetisierende und degradierende Enzyme, Transportmechanismen, sowie prä- und postsynaptische Rezeptoren für Serotonin.

14.1   Verteilung und Funktion

Die größte Menge an Serotonin befindet sich außerhalb des Nervensystems, nämlich im Blut in den Thrombozyten und ca. 90% im Gastrointestinaltrakt in den enterochromaffinen Zellen. Im Bereich des Gastrointestinaltrakts gibt es auch vereinzelt serotoninerge Nervenzellen. Serotonin findet sich aber auch in weiten Teilen des zentralen Nervensystems (❑ Abb. 14.1), wobei die Nervenzellkörper in Pons und oberer Medulla nahe der Mittellinie liegen, Bereiche die als Raphekerne bezeichnet werden. Aus dem rostralen Teil projizieren diese Neuronen durch das mediale Vorderhirnbündel in weite Teile von Cortex, limbisches System, Basalganglien und Hypothalamus. Aus dem eher kaudalen Bereich ziehen die Projektionen in Richtung Cerebellum, Medulla und Rückenmark. Diese Verteilung ist jener des Noradrenalin ähnlich und daher

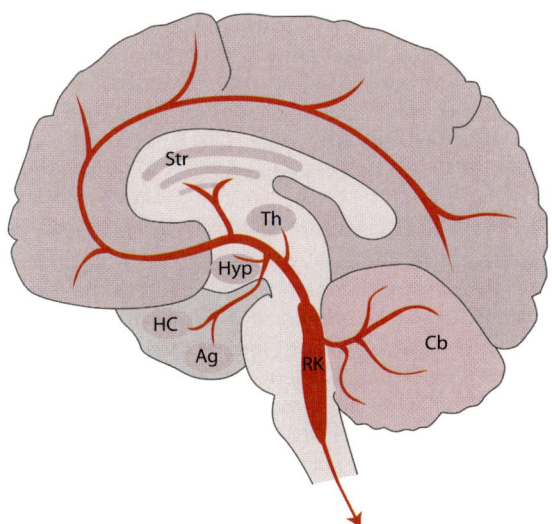

❑ **Abb. 14.1 Serotoninerge Systeme im zentralen Nervensystem.** Die serotoninergen Kerngebiete und Projektionen sind in Rot dargestellt. Ag = Amygdala; Cb = Cerebellum; HC = Hippocampus; Hyp = Hypothalamus; Str = Striatum; Th = Thalamus; RK = Raphekerne

ist Serotonin auch in ähnlichen Funktionen involviert: Schlaf-Wach-Zyklus, Stimmung, Affekt, Wahrnehmung, Nahrungsaufnahme und Schmerzempfindung.

14.2   Präsynaptische Mechanismen

Serotonin gehört wie die Katecholamine zu den biogenen Aminen und wird aus der Aminosäure **Tryptophan** synthetisiert, welche auf dem Blutweg bereitgestellt wird. Die Tryptophanspiegel im Blut variieren in Abhängigkeit von der Nahrung stark und mit diesen Schwankungen ändert sich auch das Ausmaß der Serotoninsynthese. Zunächst wird aus Tryptophan durch Einwirken der Tryptophanhydroxylase 5-Hydroxytryptophan synthetisiert (❑ Abb. 14.2). Diese Reaktion lässt sich durch p-Chlorophenyalanin unterdrücken; mit dieser Substanz kann man daher experimentell die Bedeutung der endogenen Serotoninsnthese analysieren. Als nächstes katalysiert die aromatische L-Aminosäuredecarboxylase (Dopadecarboxylase) die Umwandlung in 5-Hydroxytryptamin (5-HT), die chemische Bezeichnung für Serotonin. Zytosolisches 5-HT wird dann über den vesikulären Transporter für Monoamine (VMAT) in die Vesikel gepumpt, dieser Vorgang kann durch Reserpin unterdrückt werden.

Vesikulär gespeichertes Serotonin wird unter der Kontrolle präsynaptischer Rezeptoren durch Ca^{2+}-abhängige Exozytose freigesetzt. Die präsynaptischen Serotonin-Autorezeptoren sind ausnahmslos G-Protein-gekoppelte Rezeptoren und vermitteln ausschließlich Autoinhibition. Sie gehören alle in die Klasse $5-HT_1$, und werden zumeist als $5-HT_{1B}$ oder $5-HT_{1D}$ charakterisiert. Beispiele für Agonisten an diesen Rezeptoren sind Triptane (z.B. Sumatriptan), die in der Migränetherapie Einsatz finden.

Freigesetztes Serotonin wird überwiegend durch Wiederaufnahme in die Präsynapse über den plasmalemmalen Serotonintransporter (SERT) aus der Synapse entfernt. Der Serotonintransporter ist verwandt, aber nicht ident, mit beispielsweise dem Noradrenalintransporter. Daher gibt es Substanzen, die nur den Serotonintransporter blockieren, und diese werden als selektive Serotonin Rückaufnahmeinhibitoren (SSRI) bezeichnet. Es gibt aber auch Substanzen, die die beiden bereits erwähnten Transportsysteme blockieren, und dazu gehören sowohl trizyklische Antidepressiva (z.B. Imipramin) als auch selektive Serotonin-Noradrenalin-Rückaufnahmeinhibitoren (SNRI, z.B. Venafaxin). Kokain ist auch ein Blocker an all diesen Monoamintransportern. Darüber hinaus werden Amphetamine über Serotonintransporter in die Präsynapse gebracht, was zur nichtvesikulären Freisetzung des endogenen Substrats führt und dadurch zur erhöhten Verfügbarkeit an den Rezeptoren.

Aus dem extrazellulären Bereich wird Serotonin nicht nur durch den Serotonintransporter entfernt, sondern, wie für die Katecholamine beschrieben, auch durch organische Kationentransporter (OCT) in Gliazellen. Sowohl nach extraneuronaler Aufnahme als auch nach neuronaler Rückaufnahme wird Serotonin zuerst durch Monoaminooxidasen und dann durch Aldehyddehydrogenasen zu 5-Hydroxyindolessigsäure ab-

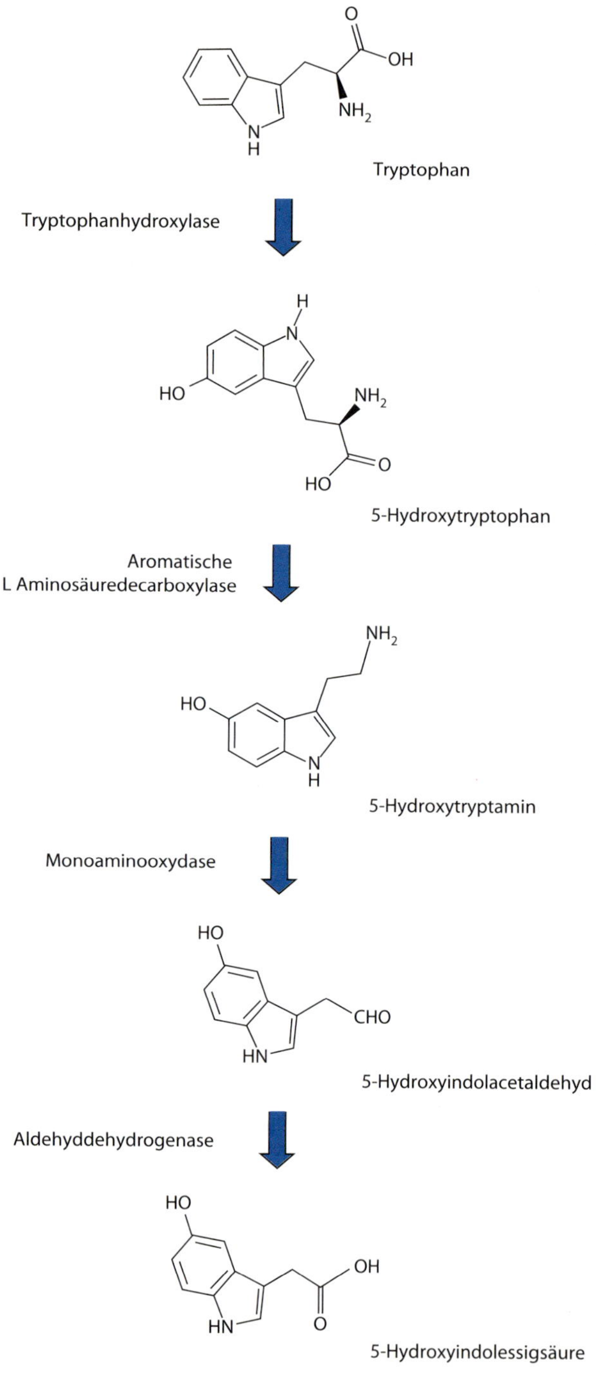

Abb. 14.2 Synthese und Metabolismus von Serotonin

14.3 Postsynaptische Mechanismen

Nach präsynaptischer Freisetzung entfaltet Serotonin seine Wirkung über ionotrope und metabotrope Rezeptoren. Insgesamt sind 14 verschiedene Rezeptortypen bekannt, die in 7 Gruppen unterteilt werden können. Diese sind chronologisch nach ihrer Beschreibung nummeriert und tragen daher die Bezeichnungen 5-HT$_1$ bis 5-HT$_7$. Unter diesen zahlreichen Rezeptoren ist ein Vertreter ein Transmitter-gesteuerter Ionenkanal, nämlich der 5-HT$_3$-Rezeptor. Dieser hat große Ähnlichkeiten mit nikotinischen Acetylcholinrezeptoren und gehört in die Gruppe der ionotropen Rezeptoren, die aus jeweils 5 Untereinheiten aufgebaut sind (► Kap. 10). 5-HT$_3$-Rezeptoren finden sich im enteralen Nervensystem und im Hirnstamm und sind an der Verarbeitung des Brechreflexes beteiligt. 5-HT$_3$-blockierende Pharmaka, wie Granisetron oder Tropisetron, haben daher antiemetische Wirkungen und werden insbesondere bei Erbrechen infolge von Chemotherapie oder Bestrahlung eingesetzt.

Die metabotropen 5-HT-Rezeptoren koppeln alle an heterotrimere G-Proteine, und Vertreter innerhalb einer Gruppe verwenden typischerweise denselben Signalweg (◘ Tab. 14.1). 5-HT$_1$-Rezeptoren im zentralen Nervensystem sind oftmals Autorezeptoren, sowohl präsynaptisch (5-HT$_{1D}$), als auch im dendritischen (5-HT$_{1A}$) Bereich. Deren Aktivierung hemmt die Serotoninausschüttung bzw. die Aktivität in serotoninergen Neuronen. Da das serotoninerge System viele Hirnfunktionen beeinflusst, wie z.B. Schlaf-Wach-Zyklus, Stimmung und Affekt, wird sein Einfluss durch Aktivierung der Autorezeptoren reduziert, und es resultiert u.a. eine spannungslösende Wirkung. Daher werden Agonisten an 5-HT$_{1A}$-Rezeptoren, wie z.B. Buspiron, zur Anxiolyse eingesetzt. 5-HT$_{1D}$-Rezeptoren vermitteln im Gefäßsystem Vasokonstriktion; es werden daher entsprechende Agonisten wie Triptane (z.B. Sumatriptan) eingesetzt, um die für die Migräne mitverantwortliche Vasodilatation in kranialen Arterien abzuschwächen. Mit genau demselben Ziel werden auch Ergotalkaloide, wie z.B. Ergotamin, verwendet.

5-HT$_2$-Rezeptoren sind im ZNS weit verbreitet und tragen zu den zuvor erwähnten Wirkungen des serotoninergen Systems auf der postsynaptischen Seite bei. Sie sind gemeinsam mit 5-HT$_5$ und anderen Rezeptoren an der Vermittlung der Wirkungen von LSD beteiligt, und deren Blockade kann diese Wirkungen aufheben. Da LSD psychotomimetische Wirkungen hat und zahlreiche atypische Antipsychotika 5-HT$_2$-Rezeptoren blockieren, wird deren Beteiligung an den Symptomen einer Schizophrenie angenommen. 5-HT$_4$-Rezeptoren finden sich im Gastrointestinaltrakt und zentral im Hippocampus. Deren Aktivierung führt zu einer langsamen Depolarisation und zur Unterstützung der Sekretion und propulsiven Motorik im Magen-Darm-Trakt. Agonisten an diesen Rezeptoren unterstützen daher die Darmpassage und werden fallweise bei Reizdarmsyndrom eingesetzt. Das Antiemetikum Metoclopramid besitzt neben seinen D$_2$-Rezeptor-blockierenden Eigenschaften auch agonistische Wirkung an 5-HT$_4$-Rezeptoren. Über die Bedeutung der verbliebenen Rezeptoren ist noch wenig bekannt, deren Beteiligung an psychischen Erkrankungen wird aber diskutiert.

gebaut (◘ Abb. 14.3). Wie für Noradrenalin erwähnt, führt eine Blockade der Monoaminooxidasen beispielsweise durch Moclobemid auch zum Anstieg des verfügbaren Serotonins. 5-Hydroxyindolessigsäure als Endprodukt des Serotoninstoffwechsels kann im Harn nachgewiesen werden und dessen Quantifizierung soll Aufschluss über die Beteiligung von Serotonin an psychischen Erkrankungen geben.

Abb. 14.3 Serotoninerge Synapse.
Darstellung der Synthese, vesikulären Speicherung, Freisetzung, Wirkung an prä- und postsynaptischen Rezeptoren und des Metabolismus von Serotonin sowie die an den einzelnen Schritten ansetzenden Wirkstoffe. AC = Adenylylcyclase; MAO = Monoaminooxidase; OCT = organischer Kationentransporter; SERT = Serotonintransporter; SNRIs = selektive Noradrenalin-Serotonin-Rückaufnahme-Inhibitoren; SSRIs = selektive Serotonin-Rückaufnahme-Inhibitoren; VMAT= vesikulärer Monoamintransporter

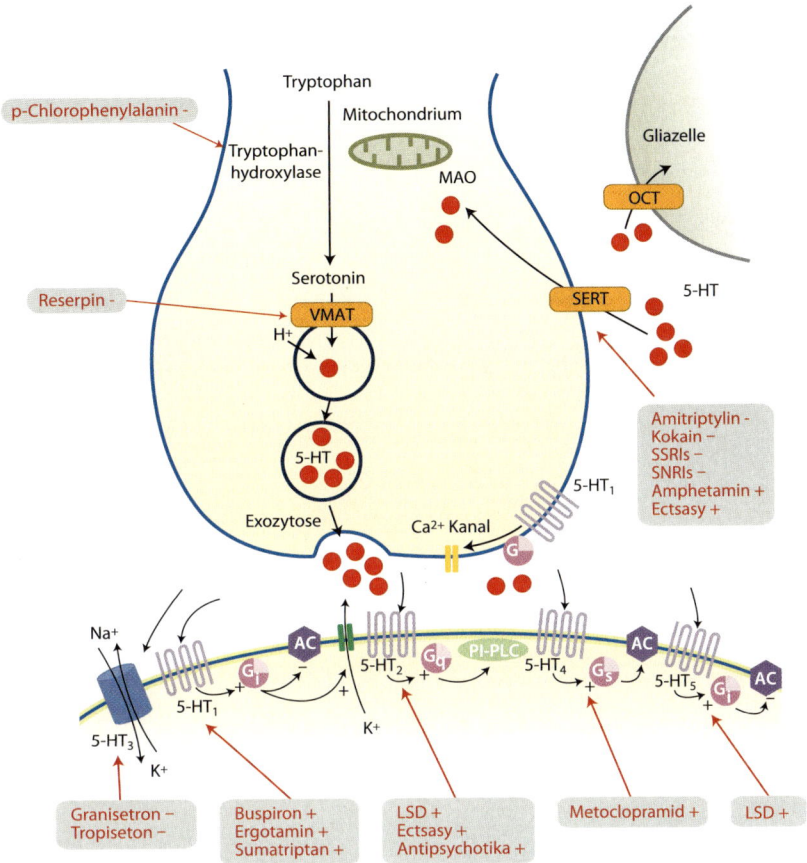

Tab. 14.1 Einteilung der Serotoninrezeptoren

Rezeptor	Ionotrop/metabotrop	Signalweg	Agonisten	Antagonisten	Funktion
5-HT$_{1A,B,D,E,F}$	metabotrop	Gi, Hyperpolarisation	5-HT, Azaspirone, Triptane	Spiperon	Stimmung, Affekt, Vasokonstriktion
5-HT$_{2A,B,C}$	metabotrop	Gq, PLC	5-HT, LSD, Ecstasy	Ketanserin, Ritanserin, atypische Antipsychotika	Schlaf, Träume, Angst, Vasokonstriktion, Plättchenaggregation
5-HT$_3$	ionotrop	Na$^+$, K$^+$, Ca^{2+} Strom	5-HT	Ondansetron, Granisetron	Erbrechen
5-HT$_4$	metabotrop	Gs	5-HT, Metoclopramid	-	gastrointestinale Peristaltik
5-HT$_{5A,B}$	metabotrop	Gi	5-HT, LSD	-	LSD-Wirkungen
5-HT$_6$, 5-HT$_7$	metabotrop	Gs	5-HT	-	unbekannt

Charakteristika der Serotoninrezeptoren: Ligandenselektivität, Signalwege und Funktionen; PLC = Phospholipase C; LSD = Lysergsäurediethylamid

Dopaminerge Systeme

S. Böhm

❯ ❯ Einleitung

Dieses Kapitel gibt einen kurzen Überblick über die Verteilung dopaminerger Zellen und deren wichtigste Funktionen. Als Angriffspunkte für Arzneimittel oder Gifte dienen synthetisierende und degradierende Enzyme, Transportproteine in der Plasma- bzw. Vesikelmembran, sowie prä- und postsynaptische Rezeptoren für Dopamin.

Lernziele

Dopaminenerge Zellen
- Verteilung und Funktion
- Präsynaptische Mechanismen
- Postsynapische Mechanismen

15.1 Verteilung und Funktion

Dopamin liegt im zentralen Nervensystem in primär 3 neuronalen Kerngebieten des Mittel- und Zwischenhirns vor (◻ Abb. 15.1):

- **Tuberoinfundibuläres System:** Diese sehr kurzen Projektionen gehen vom Nucleus infundibularis, wo die Zellkörper liegen, in die Eminentia mediana, wo Dopamin aus den Axonendigungen in Richtung Pfortadersystem der Hypophyse abgegeben wird. Danach wirkt Dopamin humoral auf die Freisetzung zahlreicher Hypophysenhormone, insbesondere auf die Prolactinfreisetzung, wobei der Effekt des Dopamins eine Hemmung ist.
- **Nigrostriatales System:** Hier liegen die Nervenzellkörper in der Substantia nigra, Pars compacta. Die Namensgebung kommt von der Braunfärbung der Nervenzellkörper durch Neuromelanineinlagerungen. Die entsprechenden Axone ziehen vor allem in das dorsale Striatum (Nucleus caudatus und Putamen). In diesem System wird die sogenannte extrapyramidale Komponente der Motorik koordiniert. Der Verlust von Dopamin im Striatum liegt der Symptomatik des Morbus Parkinson zugrunde.
- **Mesolimbisch-mesocorticales Dopaminsystem:** Hier finden sich die neuronalen Somata im ventralen tegmentalen Areal (VTA). Die ausgehenden Axone ziehen einerseits in mehrere Cortexareale, insbesondere den präfrontalen Cortex (mesocorticales System), andererseits eher nach ventral insbesondere in Richtung Nucleus accumbens, Amygdala und Hippocampus, aber auch in Richtung Habenula, Septum und Stria terminalis (mesolimbisches System). Das mesocotricale System ist an der Verarbeitung von Wahrnehmungen und Gedanken beteiligt. Das mesolimbische System wird im Rahmen lustvoller Erfahrungen aktiviert, beispielsweise bei Nahrungsaufnahme. Die Freisetzung von Dopamin aus diesem System wird aber auch verstärkt, wenn Abhängigkeit erzeugende Substanzen verbreicht werden, wie beispielsweise Nikotin, Kokain oder Heroin. Im Rahmen einer chronischen Abhängigkeit, hingegen, ist die Dopamin-

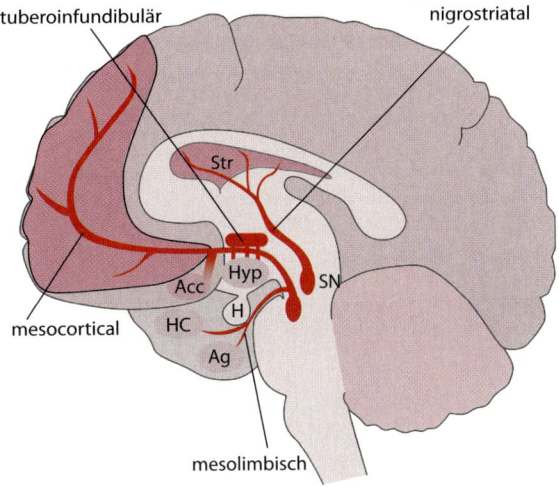

◻ **Abb. 15.1 Dopaminerge Systeme im Gehirn.** Die großen dopaminergen Kerngebiete und deren Projektionen sind in Rot dargestellt. Ag = Amygdala; Acc = Nucleus accumbens; H = Hypophyse; HC = Hippocampus; Hyp = Hypothalamus; SN = Substantia nigra; Str = Striatum

freisetzung im mesolimbischen System reduziert. Im Tierexperiment kann man die Freisetzung von Dopamin aus diesem System auch durch Elektrostimulation regulieren. Wird den Tieren die Möglichkeit gegeben, durch Drücken eines Hebels eine solche Stimulation selbst auszulösen, so werden die Tiere immer wieder diesen Hebel bedienen. Dies bedeutet, dass sich die Tiere durch das Drücken des Hebels offenbar belohnt gefühlt haben. In diesem Sinne wird dieses System auch als **dopaminerges Belohnungssystem** bezeichnet.

15.2 Präsynaptische Mechanismen

Dopamin bildet gemeinsam mit Adrenalin und Noradrenalin die Gruppe der **Katecholamine,** die einer gemeinsamen Synthesekette unterliegen (▶ Kap.11). Dopamin wird aus Tyrosin gebildet, das durch Tyrosinhydroxylase zu Dihydroxyphenylalanin (DOPA) wird, welches dann durch die DOPA-Decarboxylase (aromatische L-Aminosäure Decarboxylase) zu Dopamin decarboxyliert wird. Dopamin ist in dopaminergen Neurone die Endstufe und wird durch vesikuläre Monoamintransporter in die Vesikel gebracht.

Durch Ca^{2+}-abhängige Exozytose gelangt vesikulär gespeichertes Dopamin in den Extrazellularraum und kann seine Wirkungen an den zugehörigen Rezeptoren entfalten (◻ Abb. 15.2). Diese Transmitterfreisetzung unterliegt, wie schon so oft erwähnt, der Kontrolle präsynaptischer Rezeptoren: die präsynaptischen Autorezeptoren in dopaminergen Neuronen gehören alle in die Gruppe der D_2-ähnlichen Rezeptoren (◻ Tab. 15.1). Deren Aktivierung durch endogenes Dopamin schränkt die weitere Freisetzung ein. Werden hingegen D_2-Rezeptor-Antagonisten, wie beispielsweise Anti-

■ **Abb. 15.2 Dopaminerge Synapse.** Synthese, vesikuläre Speicherung, Freisetzung, Wirkung an prä- und postsynaptischen Rezeptoren, Wiederaufnahme und Metabolismus von Dopamin sowie die an den einzelnen Schritten ansetzenden Wirkstoffe

DA = Dopamin
VMAT = vesikulärer Monoamintransporter
OCT = organischer Kationentransporter
    + = Aktivierung
    − = Hemmung
MAO = Monoaminoxidase
COMT = Katechol-O-Methyltransferase

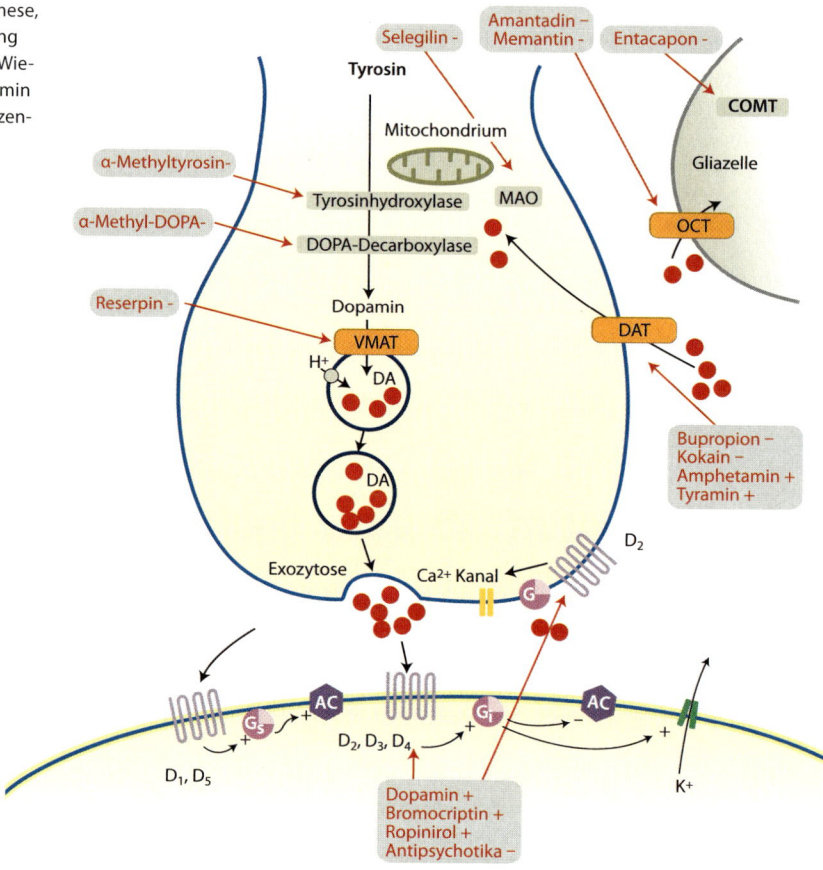

psychotika eingesetzt, so führt die Blockade zu einer Steigerung der Dopaminfreisetzung.

Die Wirkung des extrazellulären Dopamins wird überwiegend durch Rückaufnahme in die präsynaptische Nervenendigung beendet. Dies wird durch den **plasmalemmalen Dopamintransporter** vermittelt. An diesem Membranprotein greifen zahlreiche Wirkstoffe an. Ein Hemmer des Dopamintransporters ist **Bupropion,** das antidepressive Wirkungen hat und auch in der Raucherentwöhnungstherapie zum Einsatz kommt. **Kokain** hemmt ebenfalls die Rückaufnahme durch den Dopamintransporter, blockiert aber gleichzeitig auch Noradrenalin- und Serotonintransporter. Amphetamine sind Substrate des Dopamintransporters (und auch des Noradrenalin- und Serotonintransporters). Wenn diese über die Transporter in das Zellinnere gelangen, wird gleichzeitig Dopamin auf nichtexozytotische Weise freigesetzt.

Das im Cytosol der Präsynapse angelangte Dopamin wird über **vesikuläre Monoamintransporter** in Vesikel verlagert, oder über Monoaminooxidasen verstoffwechselt. Der entstehende Aldehyd wird dann über Dihydroxyphenylessigsäure zu Vanillinmandelsäure metabolisiert (■ Abb. 11.1). Aus dem extrazellulären Bereich wird Dopamin nicht nur über Dopamintransporter, sondern auch durch organische Kationentransporter entfernt. Diese schaffen Dopamin in Gliazellen, wo es durch Katechol-O-Methyltransferasen zu Methoxytyra-

min abgebaut wird. Organische Kationentransporter lassen sich beispielsweise durch Amantadin und Memantin blockieren, zwei Wirkstoffe, die in der Therapie des Morbus Parkinson Einsatz finden. Für Katechol-O-Methyltransferasen gibt es auch spezifische Inhibitoren, wie z.B. Entacapon. Monoaminooxidasen (MAO) kommen in 2 Formen vor, MAO-A und MAO-B. Über MAO-B wird u.a. Dopamin metabolisiert, nicht aber Adrenalin und Noradrenalin, die primär über MAO-A abgebaut werden. Selektive MAO-B Hemmer, wie beispielsweise Selegilin können daher selektiv in den Metabolismus von Dopamin eingreifen.

15.3 Postsynaptische Mechanismen

Dopamin greift nach präsynaptischer Freisetzung an einer Familie von 5 verschiedenen postsynaptischen Rezeptoren an. Diese sind alle G Protein-gekoppelte Rezeptoren und werden in 2 Gruppen unterteilt: **D$_1$- und D$_2$-ähnliche Rezeptoren** (■ Tab. 15.1).

In der Gruppe der **D$_1$-ähnlichen Rezeptoren** sind 2 Vertreter enthalten: D$_1$- und D$_5$-Rezeptoren. Beide koppeln an heterotrimere G-Proteine der Familie Gs und vermitteln somit eine Stimulation von Adenylylcyclasen. Interessanterweise können diese Rezeptoren aber auch über andere interagierende

◘ **Tab. 15.1** Einteilung der Dopaminrezeptoren, Charakteristika der Dopaminrezeptoren: Ligandenselektivität, Gewebeverteilung und Funktionen

Subfamilie	Rezeptor	Signalkaskade	Agonist	Antagonist	Gewebe	Funktion
D_1-ähnlich	D_1	Gs, Ca^{2+}-Anstieg	Dopamin, Dihydrexidin	SCH 23390	Basalganglien, Cortex, Retina, Gefäßmuskulatur	neuronale Erregung, Vasodilatation
	D_5	Gs, Ca^{2+}-Anstieg	Dopamin		Hippocampus, Thalamus, Hypothalamus	neuronale Erregung
D_2-ähnlich	D_2	Gi, Ca^{2+}-Anstieg	Dopamin, Bromocriptin, Ropinirol	Sulpirid, Amisulprid, Haloperidol	Striatum, Substantia nigra pars compacta, Hypophyse; Chemorezeptoren-Triggerzone	neuronale Dämpfung/Erregung, extrapyramidale Motorik, Hemmung der Hormonsekretion; Übelkeit/Erbrechen
	D_3	Gi	Dopamin, Bromocriptin, Ropinirol	Haloperidol, Sulpirid, Amisulprid	Tuberculum olfactorium, n. accumbens, Hypothalamus	neuronale Dämpfung
	D_4	Gi	Dopamin, Bromocriptin	Clozapin, Olanzapin	frontaler Cortex, Amygdala, Medulla oblongata	neuronale Dämpfung

Proteine an intrazellulären Ca^{2+}-Speichern angreifen und zur deutlichen Erhöhung der intrazellulären Ca^{2+}-Konzentration führen. D_1-Rezeptoren finden sich auch außerhalb des zentralen Nervensystems, und zwar insbesondere in der glatten Muskulatur von Gefäßen. Dort vermitteln sie auf denselben Signalwegen wie β_2-Adrenozeptoren eine Vasodilatation.

In der Gruppe der **D_2-ähnlichen Rezeptoren** sind 3 Vertreter enthalten: D_2, D_3, und D_4. Diese Rezeptoren koppeln an Proteine der Familie Gi, über welche sie die Öffnung von K^+-Kanälen und somit Hyperpolarisationen veranlassen können, bzw. die Schließung von Ca^{2+}-Kanälen und dadurch eine Verringerung der Transmitterfreisetzung. Die D_2-Rezeptoren sind von größter Bedeutung im nigrostriatalen System, wo deren Funktion den regulären Ablauf der extrapyramidalen Motorik garantiert. Blockade dieser Rezeptoren induziert daher Symptome eines Morbus Parkinson (Akinese, Rigor, Tremor), und diese wird vor allem unter der Therapie mit Antipsychotika (z.B. Haloperidol) beobachtet. Umgekehrt, kann die Anwendung von D_2-Rezeptor-Agonisten (z.B. Ropinirol) die Symptomatik einer Parkinson-Erkrankung abschwächen. Zu Bedenken ist, dass diese Rezeptoren auch in der Hypophyse in großer Menge vorhanden sind. Deren Blockade führt daher zur Hyperprolaktinämie, während Agonisten die Prolaktinsekretion hemmen und so beispielsweise zur Unterstützung des Abstillens verwendet werden können. D_4-Rezeptoren finden sich gemeinsam mit D_1-Rezeptoren im frontalen Cortex, und man vermutet daher eine Beteiligung beider an Wahrnehmungsvorgängen und kognitiven Leistungen.

Histaminerge Systeme

S. Böhm

❯ ❯ **Einleitung**

Dieses Kapitel gibt einen kurzen Überblick über die Verteilung histaminerger Zellen und deren wichtigste Funktionen. Als Angriffspunkte für Arzneimittel dienen die verschiedenen Rezeptoren für Histamin bzw. die Aktivierung von Mastzellen.

┌─ **Lernziele** ─────────────────────────
│ **Histaminerge Zellen**
│ ▬ Verteilung und Funktion
│ ▬ Präsynaptische Mechanismen, Synthese, Freisetzung, Metabolisierung
│ ▬ Postsynaptische Mechanismen und Rezeptoren
└───

16.1   Verteilung und Funktion

Wie zuvor für Serotonin beschrieben befindet sich auch die Hauptmenge des Histamins außerhalb des Nervensystems, und zwar besonders in **Mastzellen, basophilen Granulozyten** und Thrombozyten. Selbst innerhalb des **zentralen Nervensystems** ist ein wesentlicher Anteil nicht in histaminergen Nervenzellen, sondern ebenfalls im Mastzellen und Leukozyten. Histaminerge Nervenzellkörper befinden sich im Wesentlichen im posterioren Hypothalamus im tuberomamillären Kern (◻ Abb. 16.1). Von dort ziehen die Axone durch das mediale Vorderhirnbündel in Richtung Cortex, Hippocampus, Amygdala, Septum, Striatum, Bulbus olfactorius, und Interstitialkern der Stria terminalis. Daneben wird noch der Thalamus innerviert, und es gibt absteigende Bahnen in das Rückenmark hinein.

Als hypothalamischer Transmitter hat Histamin Aufgaben in der **Wärmeregulation,** in der **Kontrolle der hypophysären Hormonausschüttung,** in der Regulation des **Schlaf-Wach-Zyklus,** in der **Nahrungsaufnahme,** ist aber auch von Bedeutung für Lernprozesse und Aufmerksamkeit.

In der Peripherie bewirkt Histamin **Blutdruckabfall** mit reflektorischer Tachykardie. Weitere Konsequenzen der Vasodilatation sind Histaminkopfschmerz und Flush-Symptomatik mit Rötung in der oberen Körperhälfte. Histamin verursacht **Kontraktion** in glatten Muskelzellen **in Darm, Uterus** und **Bronchien.** Die Bronchialmuskulatur chronischer Asthmapatienten kann gegenüber Histamin besonders sensibilisiert sein. Darüber hinaus ist Histamin an der Regulation der **Magensäuresekretion** beteiligt.

16.2   Präsynaptische Mechanismen, Synthese, Freisetzung, Metabolisierung

Histamin ist auch ein biogenes Amin, das aus der Aminosäure **L-Histidin** synthetisiert wird. Das verantwortliche Enzym für diesen einzigen Syntheseschritt ist die Histidindecarboxylase (◻ Abb. 17.2). Alle Gewebe, in denen sich Histamin findet, sind zur selbständigen Synthese in der Lage. Und in allen Zel-

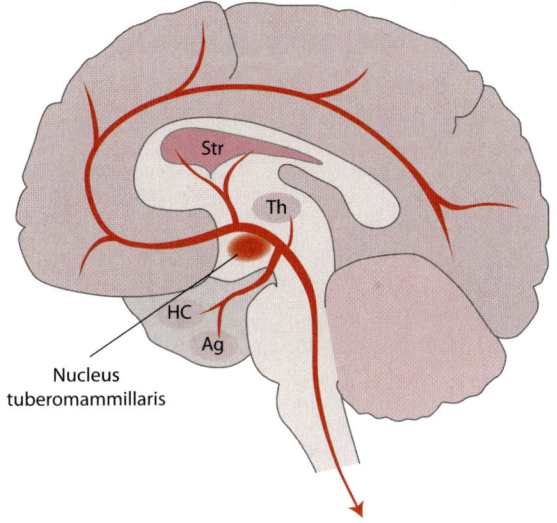

◻ **Abb. 16.1 Histaminerge Systeme im zentralen Nervensystem.** Die größten histaminergen Kerngebiete und deren Projektionen sind in rot dargestellt. Ag, Amygdala; HC, Hippocampus, Th, Thalamus; Str, Striatum

len wird Histamin in Granula bzw. in synaptischen Vesikeln gespeichert.

Vesikulär gespeichertes Histamin wird im Nervensystem aktivitätsabhängig durch Ca^{2+}-abhängige Exozytose freigesetzt. Diese steht unter der Kontrolle präsynaptischer Rezeptoren. Präsynaptische Autorezeptoren für Histamin sind H_3-Rezeptoren und vermitteln ausschließlich Autoinhibition. In peripheren Geweben wird Histamin durch Aktivierung von Gewebemastzellen freigesetzt. Dies findet insbesondere im Rahmen **allergischer Reaktionen** vom Typ I statt. Die Grundlage hierfür ist die Bindung von Antigen an IgE-Antikörper, die über Fcε-Rezeptoren auf den Mastzellen verankert sind. **Mastzellaktivierung** und nachfolgende Histaminliberation kann aber auch durch Anaphylatoxine vermittelt werden. Zuletzt müssen mehrere körperfremde Stoffe erwähnt werden, die ebenfalls zur Mastzellaktivierung führen könne. Dazu zählen Bienen und Wespengifte (z.B. Mastoparan), Muskelrelaxanzien (z.B. (+)-Tubocurarin, Suxamethonium, Alcuronium), Analgetika (z.B. Morphin), Polymyxin B und Chloroquin. Die Mastzellaktivierung und die daraus resultierende Freisetzung von Histamin kann durch einige Substanzen wie **Cromoglicinsäure** oder **Nedocromil** gehemmt werden. Diese reduzieren die durch Histamin vermittelten Effekte allergischer Reaktionen.

Freigesetztes Histamin wird durch organische Kationentransporter in die Zellen gebracht, die diese Proteine exprimieren. Diese transmembranäre Aufnahme ist überwiegend gefolgt vom **Metabolismus des Histamins** (◻ Abb. 16.2). Der wichtigere Abbauweg involviert eine Ringmethylierung durch eine N-Methyltransferase zu N-Methylhistamin, gefolgt von einer Umwandlung zu N-Methylimidazolacetaldehyd durch Monoaminooxidasen und zu N-Methylimidazolylessigsäure durch eine Aldehyddehydrogenase. Parallel dazu kann His-

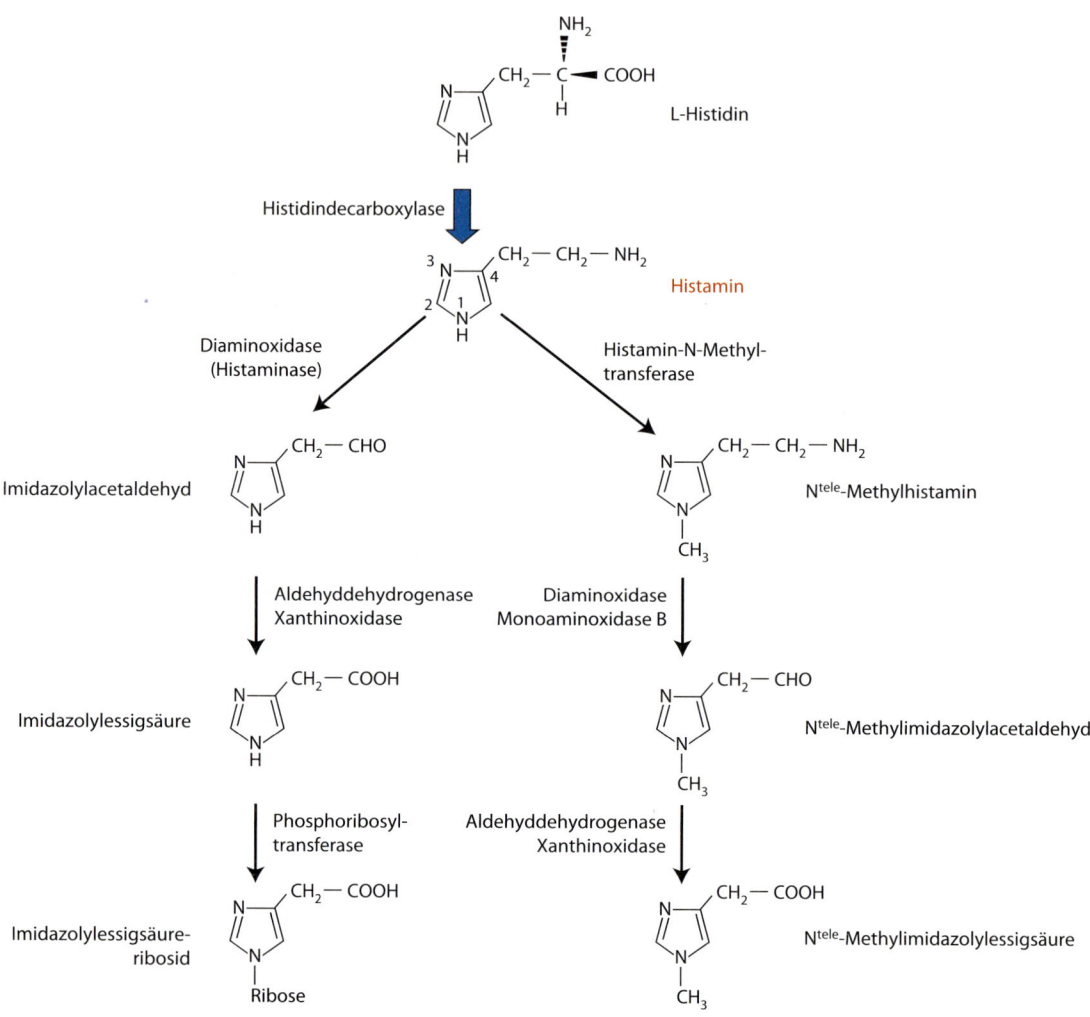

● **Abb. 16.2 Biosynthese und Metabolismus von Histamin**

tamin oxidativ desaminiert werden durch Diaminoxidasen zu Imidazolacetaldehyd und weiter über Aldehyddehydrogenase zu Imidazolylessigsäure, die dann mittels Phosphoribosyltransferase an Ribose gekoppelt wird.

16.3 Postsynaptische Mechanismen und Rezeptoren

Nach Freisetzung aus Neuronen oder nicht neuronalen Zellen entfaltet Histamin seine Wirkung ausschließlich an metabotropen Rezeptoren. Es gibt **4 verschiedene Rezeptortypen,** die chronologisch durchnummeriert sind; sie werden daher als **H$_1$**- bis **H$_4$-Rezeptoren** bezeichnet. Diese Rezeptoren zeigen die typischen Strukturen G-Protein-gekoppelter Rezeptoren und verwenden auch dementsprechende Signalkaskaden (● Tab. 16.1).

Histamin verursacht deutliche Kontraktionen glattmuskulärer Zellen, insbesondere im Darm und in den Bronchien; diese Effekte werden über H$_1$-Rezeptoren vermittelt. Wie andere G-Protein-gekoppelte Rezeptoren, die Kontraktion glatter Muskelzellen induzieren, koppeln H$_1$-Rezeptoren an Gq-Typ G-Proteine und verursachen somit einen Anstieg der intrazellulären Ca^{2+}-Konzentration. Daneben führt die Aktivierung von H$_1$-Rezeptoren auch zu Übelkeit und Erbrechen sowie zur Adrenalinausschüttung im Nebennierenmark. An Endothelzellen verursacht die Aktivierung von H$_1$-Rezeptoren einerseits eine Retraktion derselben, was eine Erhöhung der Gefäßpermeabilität zur Folge hat, andererseits die Freisetzung von NO, wodurch es zur ausgeprägten Vasodilatation kommt. Die H$_1$-Rezeptoren vermitteln also alle Phänomene, die dem Histamin in allergischen Reaktionen zugeschrieben werden können. Daher sind selektive H$_1$-Antagonisten in therapeutischem Einsatz als Antiallergika (▶ Kap. 25). Im zentralen Nervensystem fördert die Aktivierung von H$_1$-Rezeptoren die Aufmerksamkeit und unterstützt den Wachzustand. Deshalb verursachen H$_1$-Antagonisten, die durch die Blut-Hirn-Schranke in das zentrale Nervensystem eindringen, deutliche Sedation und können auch als Hypnotika verwendet werden.

◻ Tab. 16.1 Einteilung der Histaminrezeptoren, Charakteristika, Ligandenselektivität, Signalwege und Funktionen

Rezeptor	Signalweg	Agonisten	Antagonisten	Funktion
H_1	Gq	Histamin	Pheniramin	Darm- und Bronchialkonstriktion, endotheliale NO-Freisetzung, erhöhte Gefäßpermeabilität, Weckreaktion, Wachzustand, Hemmung der Nahrungsaufnahme
H_2	Gs	Histamin, Dimaprit	Ranitidin, Famotidin	Magensaftsekretion, Tachykardie und positive Inotropie, Vasodilatation, Hemmung der Histaminfreisetzung aus Mastzellen
H_3	Gi	Histamin	Thioperamid	Autoinhibition der Histaminfreisetzung im Nervensystem
H_4	Gi	Histamin	Thioperamid	Chemotaxis eosinophiler Granulozyten

Zur Vasodilatation unter Histamin tragen auch H_2-Rezeptoren bei, die diese aber durch direkten Angriff an der Gefäßmuskulatur bewerkstelligen. Wie andere vasodilatierend wirkende G-Protein-gekoppelte Rezeptoren aktivieren H_2-Rezeptoren Gs-Proteine. Über diese Signalkaskade kommt es auch zu Tachykardie, positiver Inotropie, und als prominentester Effekt zur Steigerung der Magensaftsekretion. Antagonisten an H_2-Rezeptoren (z.B. Ranitidin, Famotidin) können daher therapeutisch zur Senkung der Säuresekretion aus den Belegzellen der Magenschleimhaut eingesetzt werden (▶ Kap. 48). Darüber hinaus vermitteln H_2-Rezeptoren in Mastzellen eine Autoinhibition der Histaminfreisetzung, während derselbe Effekt im zentralen Nervensystem von H_3-Rezeptoren getragen wird.

Purinerge Systeme

S. Böhm

Einleitung

Dieses Kapitel gibt einen kurzen Überblick über die Verteilung purinerger Zellen und deren wichtigste Funktionen. Als Angriffspunkte für Arzneimittel dienen die verschiedenen Rezeptoren und Enzyme für Nukleoside bzw. Nukleotide.

Lernziele

Purinerge Zellen
- Verteilung und Funktion
- Präsynaptische Mechanismen
- Postsynaptische Mechanismen und Rezeptoren

17.1 Verteilung und Funktion

ATP ist der **Energieträger** aller Zellen eines menschlichen Organismus, aber nicht nur das, ATP wird auch in Vesikeln zahlreicher Nervenzellen gespeichert und als Neurotransmitter und/oder Neuromodulator eingesetzt. Nervenzellen verwenden aber ATP nicht als alleinigen Transmitter, sondern als **Co-Transmitter** zu mindestens einer anderen Transmittersubstanz dazu. Das bekannteste Beispiel hierfür ist das sympathische Nervensystem, wo ATP sowohl zur ganglionären Transmission (gemeinsam mit Acetylcholin) als auch zur Neuro-Effektor-Transmission im Zielorgan (gemeinsam mit Noradrenalin) beiträgt. Aber nicht nur im Sympathikus, auch im Parasympathikus, im enteralen und nicht zuletzt im zentralen Nervensystem ist ATP ein Neurotransmitter. Es gibt auch Hinweise darauf, dass neben ATP auch andere Nukleotide gespeichert werden, z.B. ADP, aber auch UTP und GTP, und auch diese können in Zielorganen Effekte ausüben.

Da wenigstens ATP ubiquitär vorkommt, kann man aus dessen Verteilung keine Schlüsse auf mögliche funktionelle Bedeutungen ziehen. Es gibt aber einige Funktionen, die zumindest teilweise einer Signalübertragung durch extrazelluläre Nukleotide zugeschrieben werden können. Hierzu gehören jedenfalls das Schmerzempfinden, die Funktionalität des Urogenitalsystems und die Koordination der zentralen Kreislaufregulation. Man kann davon ausgehen, dass in Zukunft weitere Beispiele hinzukommen werden.

17.2 Präsynaptische Mechanismen

ATP wird in allen Zellen als Energieträger eingesetzt und daher in allen Zellen gebildet, und zwar im Rahmen der oxidativen Phosphorylierung in den Mitochondrien. In Nervenzellen kann ATP hernach über einen **Transportmechanismus in Vesikel** gebracht werden. Aus diesen wird es dann aktivitätsabhängig durch Ca^{2+}-abhängige Exozytose freigesetzt. Auch diese exozytotische ATP-Freisetzung steht unter der Kontrolle präsynaptischer Rezeptoren, deren Identität aber noch nicht restlos geklärt ist. Wie für Acetylcholin beschrieben (► Kap. 11), gibt es hier sowohl stimulierende ionotrope als auch hemmende metabotrope präsynaptische Auto-

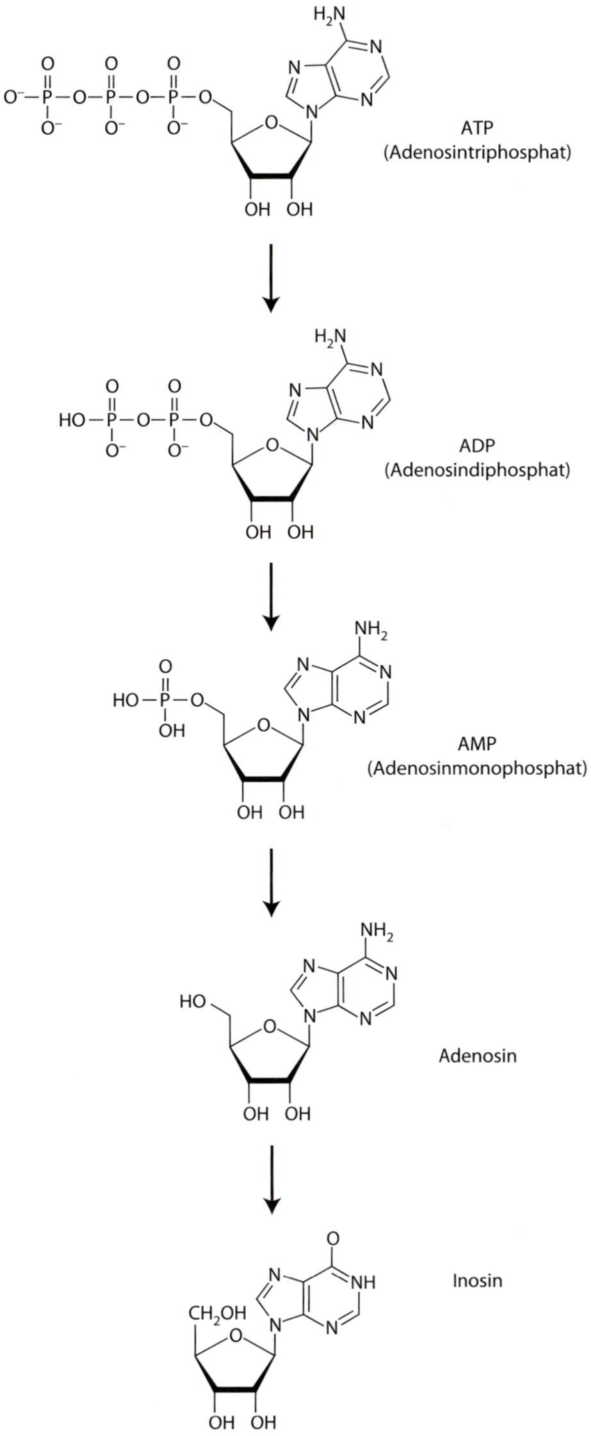

□ **Abb. 17.1** Metabolismus von ATP

rezeptoren. Nukleotide, wie ATP und ADP, werden aber nicht nur exozytotisch freigesetzt, sondern können auch im Rahmen jeglichen Zelltods in den extrazellulären Bereich gelangen. Daneben gibt es noch wenigstens einen weiteren Weg der nicht exozytotischen, und daher aktivitätsunabhängigen

Nukleotidfreisetzung, der aber noch nicht restlos aufgeklärt ist.

Freigesetztes ATP wird durch eine Familie von Enzymen schnell in Richtung **Adenosin** degradiert (■ Abb. 17.1). In Abhängigkeit davon, welche Enzyme den Abbau übernehmen, können dazwischen ADP und AMP entstehen. Adenosin greift dann an eigenen Rezeptoren an. Es gibt sowohl hemmende als auch stimulierende präsynaptische Adenosinrezeptoren. Beeinflussen diese Rezeptoren die Freisetzung von ATP, so liegt eine Autostimulation bzw. Autoinhibition vor. Adenosin steht dann zur zellulären Aufnahme zur Verfügung oder kann auch extrazellulär durch Adeosindesaminase zu Inosin umgewandelt werden. Adenosin wird durch einen von mehreren verschiedenen plasmalemmalen Nukleosidtransportern in Zellen transportiert und kann dort durch Adenosinkinase phosphoryliert oder durch Adenosindesaminase desaminiert werden. Letztere kann durch Pentostatin blockiert werden.

17.3 Postsynaptische Mechanismen und Rezeptoren

Nach Freisetzung aus Neuronen oder nicht neuronalen Zellen entfalten Nukleotide oder die entstehenden Nukleoside ihre Wirkungen über Vertreter der Familie von **Purin- und Pyrimidinrezeptoren,** die daher als **P-Rezeptoren** bezeichnet werden (■ Tab. 17.1). Um zwischen Rezeptoren für Nukleotide und Nukleoside zu differenzieren, unterscheidet man zunächst P1- und P2-Rezeptoren. P1-Rezeptoren sind Bindungsstellen für das Nukleosid Adenosin, und werden daher auch Adenosinrezeptoren genannt. Diese sind allesamt metabotrope Rezeptoren und signalisieren hauptsächlich über heterotrimere G-Proteine. In der weiteren Unterteilung derselben kennt man 3 Untergruppen von **Adenosinrezeptoren: A_1–A_3.**

P2-Rezeptoren sind die Bindungsstellen für Nukleotide. Hier gibt es sowohl ionotrope, als auch metabotrope Rezeptoren; die **ionotropen** werden als **P2X** bezeichnet, die **metabotropen** als **P2Y.** P2X-Rezeptoren sind so wie andere ionotrope Rezeptoren aus mehreren Untereinheiten aufgebaut, in diesem Fall aus 3 pro funktionellem Rezeptor. Insgesamt gibt es 7 unterschiedliche P2X-Rezeptoruntereinheiten, die sowohl homomere als auch heteromere Rezeptoren bilden können.

Alle Adenosinrezeptoren, die P2X-Rezeptoren und viele der P2Y-Rezeptoren sind im zentralen Nervensystem relativ weit verbreitet. Während A_1-Rezeptoren im Nervensystem (und im Herzen) über Gi-Proteine eine generell dämpfende Wirkung ausüben, führt die Aktivierung der P2X- und der meisten P2Y-Rezeptoren zur Steigerung der neuronalen Erregbarkeit, wenn nicht sogar zu exzitatorischer Neurotransmission. Besonders hervor gehoben sei die $P2X_3$-Rezeptoruntereinheit, die für das Schmerzempfinden von besonderer Bedeutung ist, sowie $P2X_1$, die in der Sympatho-Effektor-Transmission involviert sind. A_{2A}-Rezeptoren finden sich einerseits auf Zellen des Immunsystems; dort vermittelt deren Aktivierung eine antiinflammatorische Wirkung; A_{2B}-Rezeptoren hingegen üben proinflammatorische Wirkungen aus. A_{2A}-Rezeptoren finden sich andererseits im zentralen Nervensystem, und zwar im Striatum, wo sie u.a. mit Dopaminrezeptoren direkt interagieren können und so zu funktionellen Gegenspielern werden. In diesem Sinne verbessern A_{2A}-Rezeptor-Antagonisten die Symptomatik eines Morbus Parkinson. Unter den P2Y-Rezeptoren seien $P2Y_1$ und $P2Y_{12}$ gesondert erwähnt, da deren Aktivierung in der Plättchenaggregation von Bedeutung ist. Tatsächlich sind die antithrombotisch wirksamen Thienopyridine (Ticlopidin, Clopidogrel) Antagonisten an $P2Y_{12}$-Rezeptoren. Daneben sind P2Y-Rezeptoren an der Regulation der epithelialen Sekretion beteiligt, sowie an der Immunabwehr.

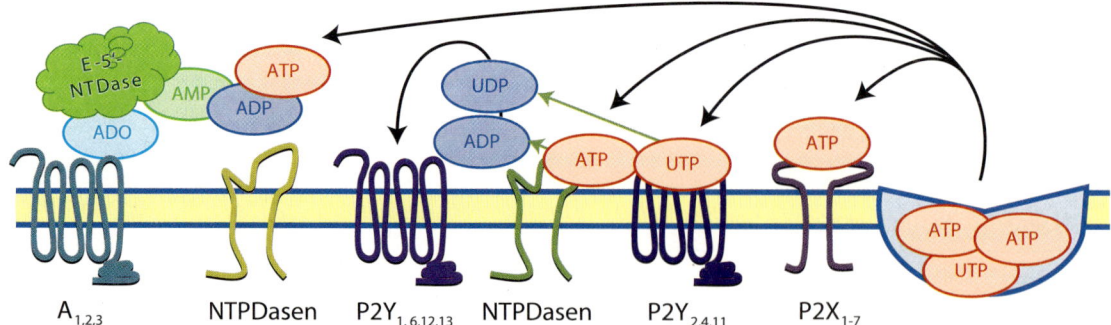

■ **Abb. 17.2 Zusammenspiel von Nukleotidfreisetzung, Nukleotidabbau und Rezeptoraktivierung.** Nukleotide werden exozytotisch oder nichtexozytotisch in den Extrazellularraum abgegeben. Danach kann ATP ionotrope P2X-Rezeptoren und metabotrope $P2Y_{2,11}$-Rezeptoren aktivieren. UTP kann $P2Y_{2,4}$-Rezeptoren aktivieren. Über Ectonukleotidasen (NTPDasen) können die Nukleosidtriphosphate zu Nukleosiddiphosphaten hydrolysiert werden. Danach kann ADP $P2Y_{1,12,13}$-Rezeptoren und UDP $P2Y_6$-Rezeptoren aktivieren. Nach neuerlicher Hydrolyse durch membranständige und membranassoziierte bzw. lösliche Ectonukleotidasen (E–5'-NTDase) entsteht aus den Adeninnukleotiden Adenosin, welches dann an Adenosinrezeptoren angreift

◘ Tab. 17.1 Einteilung der Purinnrezeptoren, Charakteristika, Ligandenselektivität, Gewebeverteilung und Funktionen

Familie	Rezeptor	Signalweg	Agonisten	Antagonisten	Gewebe	Funktion
P1	A_1	Gi	Adenosin	Methylxanthine	zentrales und peripheres Nervensystem, Herz, glatte Muskulatur, Niere, Plättchen	zentrale Dämpfung, Herzaktion, Schmerzempfindung
	$A_{2A/B}$	Gs	Adenosin	Methylxanthine	zentrales Nervensystem, Herz, Lunge, Immunsystem	Entzündung, Immunabwehr, Wundheilung, extrapyramidale Motorik
	A_3	Gi, Gq	Adenosin	Methylxanthine	Zentrales Nervensystem, Herz, Leukozyten	Neuroprotektion, Cardioprotektion, Entzündung, Immunabwehr
P2	$P2X_{1-7}$	Kationenstrom	ATP	Suramin	zentrales und peripheres Nervensystem, glatte Muskulatur	Neurotransmission, Neuromodulation, Schmerzempfindung
	$P2Y_{1,12,13}$	Gq ($P2Y_1$), Gi ($P2Y_{12,13}$)	ADP	Thienopyridine ($P2Y_{12}$)	zentrales und peripheres Nervensystem, Herz, glatte Muskulatur, Niere, Plättchen	Plättchenaggregation, Vasokonstriktion
	$P2Y_{2,4}$	Gq	ATP ($P2Y_2$), UTP ($P2Y_{2,4}$), Denufosol ($P2Y_2$)	ATP ($P2Y_4$)	Epithelien (Bronchien, Darm), Endothelien, zentrales und peripheres Nervensystem	Schleimsekretion, Vasodilatation, Cl^--Sekretion
	$P2Y_6$	Gq	UDP	Suramin	Epithelien, Immunzellen, Niere	NaCl-Sekretion
	$P2Y_{11}$	Gs, Gq	ATP		Milz, Darm, zentrales Nervensystem	Immunabwehr
	$P2Y_{14}$	Gi	UDP-Glucose		Immunzellen, Plazenta, Knochenmark	Immunabwehr

Eicosanoide

S. Offermanns

❯ ❯ Einleitung

Eicosanoide sind eine Gruppe von biologisch aktiven Lipid-Mediatoren, die sich in den meisten Fällen von der Arachidonsäure ableiten. Zu ihnen gehören Prostaglandine und Thromboxan A_2, die zusammen auch als Prostanoide bezeichnet werden, sowie die Leukotriene. Eicosanoide werden nicht in der Zelle gespeichert, sondern ad hoc nach Einwirkung physikalischer, chemischer oder hormonaler Stimuli in der Zelle über mehrere enzymatische Schritte gebildet und daraufhin freigesetzt. Sie spielen in nahezu jedem Gewebe eine wichtige Rolle und sind z.B. zentral in Entzündungsprozesse, hämostatische Prozesse sowie die Regulation des Tonus glatter Muskeln involviert. Aufgrund dieser vielfältigen physiologischen Funktionen sind Eicosanoide auch pharmakologisch von Bedeutung. Viele wichtige Gruppen von Pharmaka, insbesondere die nichtsteroidalen Antiphlogistika sowie die meisten nichtopioiden Analgetika, wirken durch Inhibition der Prostanoidbildung.

18.1   Biosynthese und Abbau

Lernziele

Eicosanoide
- Bildung von Prostanoiden
- Bildung von Leukotrienen
- Weitere Arachidonsäuremetabolite
- Abbau von Eicosanoiden

Der entscheidende Schritt im Verlauf der Biosynthese von Eicosanoiden ist die **Freisetzung des Substrates Arachidonsäure** aus Phospholipiden der Zellmembran. Die Bildung von Arachidonsäure wird vor allem durch die **zytosolische Phospholipase A_2** (cPLA$_2$) katalysiert, die nach einem Anstieg der intrazellulären freien Ca^{2+}-Konzentration an die Zellmembran transloziert. Neben der für die akute Arachidonsäurefreisetzung wichtigen cPLA$_2$ existieren weitere PLA$_2$-Isoformen, die zum Teil bei chronischer Zellaktivierung induziert werden. Die durch PLA$_2$ freigesetzte Arachidonsäure wird relativ rasch durch verschiedene Enzymsysteme weiter metabolisiert, zu denen die **Cyclooxygenasen, Lipoxygenasen** sowie verschiedene **CYPs** gehören. In der Regel stellt die Aktivierung der PLA$_2$-abhängigen Arachidonsäurefreisetzung den geschwindigkeitsbestimmenden Schritt im Verlauf der Eicosanoidbiosynthese dar.

18.1.1 Bildung von Prostanoiden

Die Synthese von Prostanoiden aus Arachidonsäure wird initial durch die **Cyclooxygenase** vermittelt, die Arachidonsäure über das zyklische Endoperoxid Prostaglandin G_2 (PGG$_2$), in den Vorläufer aller Prostanoide, das Prostaglandin H_2 (PGH$_2$), umwandelt (❑ Abb. 18.1). Es gibt 2 Isoformen der Cyclooxygenase, **COX-1** und **COX-2** (▶ Kap. 24). Während COX-1

konstitutiv in den meisten Zellen exprimiert wird, wird die Expression von COX-2 durch verschiedene humorale und mechanische Faktoren induziert. COX-2 wird darüber hinaus konstitutiv in verschiedenen Bereichen der Niere, im Gehirn sowie im Endothel der Blutgefäße exprimiert. Das durch Cyclooxygenasen gebildete PGH$_2$ wird durch verschiedene Isomerasen und Synthasen zu den biologisch aktiven Prostanoiden **Prostaglandin E_2 (PGE$_2$), Prostaglandin I_2 (Prostacyclin: PGI$_2$), Prostaglandin D_2 (PGD$_2$), Prostaglandin $F_{2\alpha}$ (PGF$_{2\alpha}$)** und **Thromboxan A_2 (TxA$_2$)** weiter metabolisiert. Welche der Prostanoide von einer Zelle synthetisiert werden, ist abhängig von der Expression der entsprechenden Prostanoidsynthasen.

Sehr viele Körperzellen sind in der Lage, PGE$_2$ zu bilden. Es sind 3 verschiedene **PGE$_2$-Synthasen** bekannt: 2 membranäre PGE$_2$-Synthasen, mPGES-1 und mPGES-2, sowie eine zytosolische Form (cPGES). Die PGE$_2$-Synthase mPGS-1 wird ähnlich wie COX-2 in verschiedenen Geweben durch diverse Stimuli induziert und liegt in den meisten Fällen assoziiert mit der COX-2 vor. Man geht daher davon aus, dass mPGS-1 vornehmlich PGH$_2$ metabolisiert, das zuvor durch die COX-2 generiert worden ist. Im Gegensatz zur mPGES-1 liegen cPGES und mPGES-2 konstitutiv in den meisten Geweben vor und sind nicht primär an die COX-2 gekoppelt. Besonders cPGES metabolisiert vornehmlich PGH$_2$, das durch die COX-1 generiert worden ist.

Die Bildung von PGD$_2$ erfolgt über 2 verschiedene **PGD$_2$-Synthasen.** Die hämatopoetische PGD$_2$-Synthase, H-PGDS, findet sich, wie der Name sagt, vornehmlich im hämatopoetischen System sowie im Immunsystem, und ist insbesondere in Mastzellen, TH2-Zellen sowie in der Mikroglia nachgewiesen worden. Die sog. Lipocalin-Typ-PGD$_2$-Synthase (L-PGDS) wird im ZNS, im Herzen sowie in den Hoden exprimiert.

Nach derzeitigem Kenntnisstand werden PGF$_{2\alpha}$, TxA$_2$ und PGI$_2$ durch jeweils eine spezifische Synthase gebildet. Während TxA$_2$- und PGF$_{2\alpha}$-Synthasen vornehmlich mit der COX-1 assoziiert sind, liegt die PGI$_2$-Synthase möglicherweise präferenziell zusammen mit COX-2 vor.

18.1.2 Bildung von Leukotrienen

Die Bildung von Leukotrienen wird durch die Umwandlung von Arachidonsäure über 5-Hydroxyperoxy-Eicosatetraensäure (5-HPETE) zu Leukotrien A_4 (LTA$_4$) durch das Enzym **5-Lipoxygenase (5-LOX)** vermittelt. 5-LOX wird besonders in Immunzellen exprimiert und transloziert nach deren Aktivierung an die nukleäre Membran, wo das Enzym mit dem integralen Membranprotein FLAP assoziiert. Dieser Komplex ist in der Lage, die Bildung von LTA$_4$ zu katalysieren. LTA$_4$ kann über 2 Wege weiter metabolisiert werden. Die LTA$_4$-Hydrolase führt zur Bildung des chemotaktisch aktiven Leukotriens **Leukotrien B_4 (LTB$_4$),** während die LTC$_4$-Synthase reduziertes Glutathion an LTA$_4$ konjugiert, wodurch **Leukotrien C_4 (LTC$_4$)** entsteht. Durch Abspaltung eines Glutamatsowie eines Glycin-Restes durch extrazelluläre Enzyme

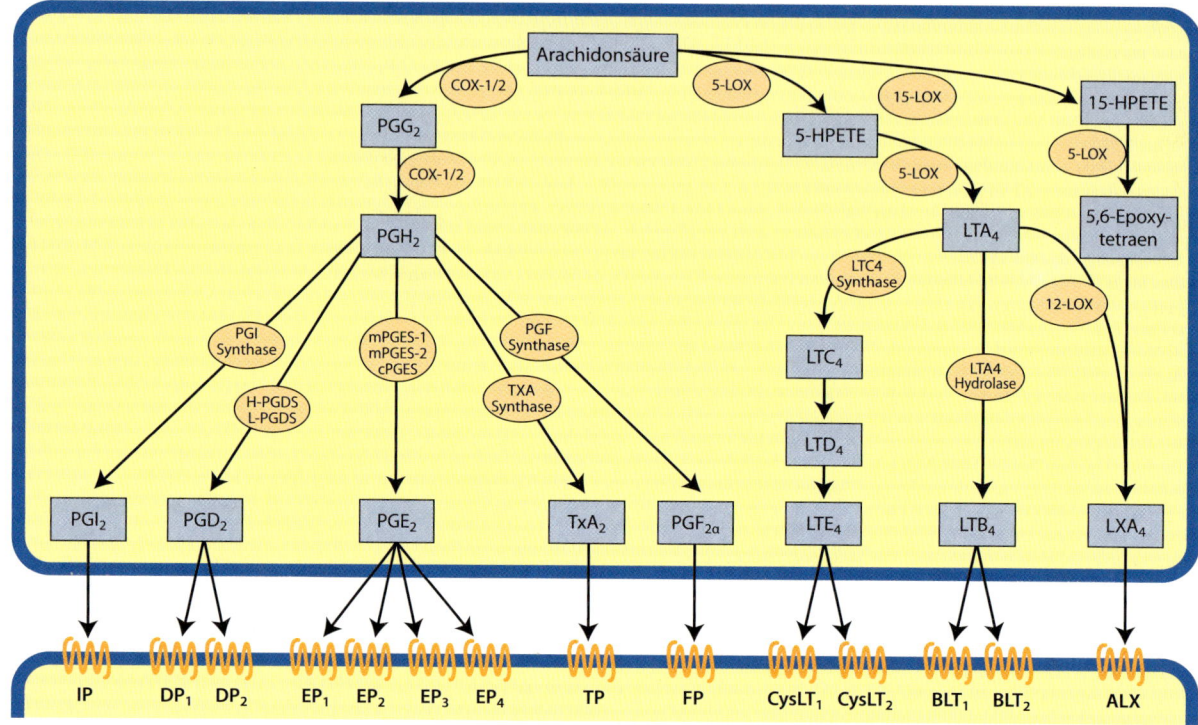

Abb. 18.1 Synthese einiger biologisch aktiver Eicosanoide

kommt es zur Bildung von **Leukotrien D$_4$ (LTD$_4$)** und **Leukotrien E$_4$ (LTE$_4$).** Diese auch als **Cysteinyl-Leukotriene** bezeichneten Substanzen waren lange Zeit als sog. »Slow-reacting substance of anaphylaxis« (SRS-A) bekannt.

18.1.3 Weitere Arachidonsäuremetabolite

Neben den Prostanoiden und Leukotrienen wird eine Fülle weiterer biologisch aktiver Eicosanoide aus Arachidonsäure gebildet. Dazu gehören die Lipoxine **Lipoxin A$_4$ (LXA$_4$)** und **Lipoxin B$_4$ (LXB$_4$),** denen eine Rolle bei der Beendigung von inflammatorischen Prozessen zugeschrieben wird. LXA$_4$ kann aus dem durch die 5-Lipoxygenase gebildetem LTA$_4$ entstehen. Dazu gelangt das in Leukozyten produzierte LTA$_4$ über einen transzellulären Mechanismus in Thrombozyten und wird dort durch die 12-Lipoxygenase in Lipoxin A$_4$ und Lipoxin B$_4$ umgewandelt. Alternativ können Lipoxine auch nach Bildung von 15(S)-HPETE durch die 5-Lipoxygenase gebildet werden.

Auch **Cytochrom-P450-Monoxygenasen** können Arachidonsäure weiter verstoffwechseln. So entstehen beispielsweise **Epoxyeicosatriensäuren (EETs),** deren biologische Bedeutung noch weitgehend unklar ist.

18.1.4 Abbau von Eicosanoiden

Typischerweise werden die meisten Eicosanoide nach ihrer Bildung relativ schnell binnen Sekunden oder Minuten inaktiviert, was ihre Wirkung auf die nähere Umgebung des Bildungsortes beschränkt. Einige Prostanoide wie TxA$_2$ zerfallen spontan mit einer Halbwertszeit von 30 Sekunden, andere werden sehr rasch durch spezifische Enzyme abgebaut. Prostanoide, die in die systemische Zirkulation gelangen, werden bei der ersten Passage der Lungenstrombahn nahezu vollständig abgebaut. Der wichtigste Initialschritt ist die Oxidation der OH-Gruppe in Position 15. LTC$_4$ wird zunächst zu LTE$_4$ umgewandelt, das daraufhin rasch weiter abgebaut wird. LTB$_4$ wird durch CYP4F umgewandelt und inaktiviert.

18.2 Wirkungen von Eicosanoiden

Lernziele

Übersicht Wirkung der Eicosanoide
- PGE$_2$
- TxA$_2$ und PGI$_2$
- PGD$_2$
- PGF$_2$
- LTC$_4$/LTD$_4$
- LTB$_4$
- LXA$_4$

◻ Tab. 18.1 Bildungsorte, Rezeptoren und Wirkungen einiger biologisch aktiver Eicosanoide

Eicosanoide	Bildungsort	Rezeptor	Expression	Effektor	Wirkungen (Beispiele)
Prostanoid					
Thromboxan A_2 (TxA_2)	Thrombozyten, Makrophagen	TP	Thrombozyten, glatter Muskel	$G_{q/11}$/PLC ↑ $G_{12/13}$, RhoA	Thrombozytenaktivierung, Tonus glatter Muskeln ↑
Prostacyclin (PGI_2)	Gefäßendothel	IP	Thrombozyten, glatter Muskel, nozizeptive Neurone	G_s/AC ↑	Thrombozytenhemmung, Tonus glatter Muskeln ↓
Prostaglandin E_2 (PGE_2)	weit verbreitet	EP_1	Niere, Lunge, Magen	$G_{q/11}$/PLC ↑	Tonus glatter Muskeln ↑, gastrale HCO_3-Sekretion ↑
		EP_2	Uterus, Gefäße	G_s/AC ↑	Vasodilatation
		EP_3	weit verbreitet	je nach Splice-Variante: G_s/AC ↑ G_i/AC ↓ $G_{q/11}$/PLC ↑	Vermittlung der Fieberreaktion Steigerung des Uterustonus duodenale HCO_3-Sekretion ↑
		EP_4	weit verbreitet	G_s/AC ↑	Offenhalten des Ductus arteriosus Botalli
Prostaglandin $F_{2\alpha}$ (PG$F_{2\alpha}$)	z.B. Uterus	FP	glatter Muskel, Corpus luteum	$G_{q/11}$/PLC ↑	Tonus glatter Muskeln ↑
Prostaglandin D_2 (PGD_2)	Mastzellen, Gehirn	DP_1	Gefäße	G_s/AC ↑	Tonus glatter Muskeln ↓
		DP_2	Monozyten, Basophile, Eosinophile	G_i/AC ↓, PLC ↑	Chemotaxis
Leukotriene					
Leukotrien B_4 (LTB_4)	Mastzellen, Makrophagen	BLT_1	Leukozyten, Milz, Thymus	G_i/AC ↓	Chemotaxis
		BLT_2	weit verbreitet	G_i/AC ↓ $G_{q/11}$/PLC ↑	unklar
Cysteinyl-Leukotriene (LTC_4, LTD_4, LTE_4)	Mastzellen, Makrophagen	$CysLT_1$	glatte Muskeln, Leukozyten, Milz	$G_{q/11}$/PLC ↑	Tonus glatter Muskeln ↑ Extravasation ↑
		$CysLT_2$	Herz, Milz, Leukozyten, Gehirn	$G_{q/11}$/PLC ↑	unklar
Lipoxine					
Lipoxin A_4 (LXA_4)		ALX	Leukozyten, Milz, Lunge	$G_{q/11}$/PLC ↑ G_i/AC ↓	antiinflammatorisch

Die Eicosanoide üben ihre vielfältigen Wirkungen zum überwiegenden Teil durch Aktivierung von G-Protein-gekoppelten Rezeptoren aus. Während einige Eicosanoide wie TxA_2 oder PGI_2 lediglich über einen Rezeptor wirken, existieren für andere Prostanoide wie z.B. PGE_2 mehrere Rezeptortypen, die unterschiedliche G-Proteine und nachgeordnete Signaltransduktionswege aktivieren (◻ Tab. 18.1).

18.2.1 PGE_2

PGE_2 wirkt in den meisten **Stromgebieten des Gefäßsystems vasodilatierend** durch Aktivierung von G_s-gekoppelten EP$_2$- und EP$_4$-Rezeptoren. Eine besondere Rolle kommt PGE_2 bei der **Offenhaltung** des **Ductus arteriosus Botalli** vor der Geburt zu. COX-2-abhängig gebildetes PGE_2 führt über Aktivierung von EP$_4$-Rezeptoren zur Offenhaltung des Ductus.

PGE_2 ist bei akuten **lokalen Entzündungsreaktionen** einer der wesentlichen Mediatoren, die eine **lokale Vasodilatation** sowie **Ödembildung** hervorrufen. Außerdem sensibilisiert PGE_2 im Rahmen entzündlicher Reaktionen periphere Nervenendigungen und wirkt **pronozizeptiv** im Hinterhorn des Rückenmarks. PGE_2 ist darüber hinaus der **zentrale Mediator der Fieberreaktion** und führt durch Aktivierung von EP$_3$-Rezeptoren im Hypothalamus zur Veränderung der Sollwert-Einstellung der Körpertemperatur (▶ Kap. 24).

PGE$_2$ wirkt **inhibitorisch** auf die **Differenzierung von B-Lymphozyten** zu Antikörper-produzierenden Plasmazellen und **hemmt** ebenfalls **die Mitogen-induzierte T-Lymphozyten-Proliferation.**

Im Bereich des nichtschwangeren **Uterus** wirkt PGE$_2$ relaxierend, während es im schwangeren Uterus zur Kontraktion der Uterusmuskulatur führt.

Eine wichtige Rolle spielt PGE$_2$ zusammen mit PGI$_2$ im Rahmen der Aufrechterhaltung physiologischer Schleimhautfunktionen im Magen-Darm-Trakt. Besonders im Bereich der **Magenschleimhaut wirkt PGE$_2$ zytoprotektiv,** indem es die Bildung von Schleim und Bicarbonat sowie die Durchblutung fördert und außerdem die Sekretion von H$^+$-Ionen inhibiert (▶ Kap. 45).

Im Bereich der **Niere** besitzen Prostanoide wie **PGE$_2$** und **PGI$_2$** vielfältige Funktionen:

- PGE$_2$ hemmt die Wasserresorption durch ADH und fördert den renalen Blutfluss.
- PGE$_2$ ist außerdem zusammen mit PGI$_2$ an der Förderung der Renin-Freisetzung im Rahmen des tubuloglomerulären Feedback-Mechanismus beteiligt (▶ Kap. 38).

18.2.2 TxA$_2$ und PGI$_2$

> ❯ Im Bereich der Gefäßwand stellen TxA$_2$ und PGI$_2$ antagonistische Mediatoren dar.

Während **TxA$_2$** COX-1-abhängig in Thrombozyten nach Aktivierung gebildet wird und zur **Vasokonstriktion** sowie zur **Verstärkung der Thrombozytenaktivierung** führt, wird **PGI$_2$** in COX-2-abhängiger Weise durch Endothelzellen unter dem Einfluss der Scherkräfte des Blutes gebildet und wirkt den Effekten des TxA$_2$ entgegen, indem es die **glatte Gefäßmuskulatur relaxiert** und die **Thrombozytenfunktion hemmt.** Neben den glatten Muskelzellen der Gefäße werden auch die glatte Muskulatur der Bronchien sowie des Uterus durch TxA$_2$ kontrahiert und durch PGI$_2$ relaxiert.

In der **Niere** bewirkt PGI$_2$ ähnlich wie PGE$_2$ eine **Förderung der Durchblutung** und ist an der **Freisetzung von Renin aus Zellen des juxtaglomerulären Apparates** beteiligt.

Schließlich spielt PGI$_2$ ähnlich wie PGE$_2$ auch eine **wichtige Rolle im akuten lokalen Entzündungsgeschehen,** indem es lokal zu einer Vasodilatation und zur Ödembildung führt und außerdem ebenfalls eine Sensitisierung peripherer nozizeptiver Nervenendigungen hervorruft.

18.2.3 PGD$_2$

Das beispielsweise von Mastzellen gebildete und freigesetzte PGD$_2$ wirkt **vasodilatierend** und **hemmt die Thrombozytenfunktion.** Im Bereich der Bronchien wirkt PGD$_2$ zusammen mit Leukotrienen **bronchokonstriktorisch.** Außerdem ist eine chemotaktische Wirkung auf Eosinophile und TH2-Lymhozyten beschrieben worden.

Im Bereich des zentralen Nervensystems wird PGD$_2$ eine Rolle bei der Induktion von Schlaf zugeschrieben.

18.2.4 PGF$_{2\alpha}$

Das im **Uterus** gebildete PGF$_{2\alpha}$ bewirkt eine **starke Kontraktion** sowohl im normalen, als auch im schwangeren Uterus. Auch im vaskulären System der Pulmonalarterien und Venen führt PGF$_{2\alpha}$ zu einer Kontraktion glatter Muskelzellen.

Im Bereich des **Auges** kommt es durch PGF$_{2\alpha}$ aufgrund einer Kontraktion des trabekulären Netzwerkes zur **Verbesserung des Kammerabflusses,** und der intraokuläre Druck nimmt ab.

18.2.5 LTC$_4$/LTD$_4$

Die Cysteinyl-Leukotriene, die von Mastzellen oder Makrophagen nach Aktivierung gebildet werden, sind sehr starke **Bronchokonstriktoren,** indem sie direkt auf die glatte Muskulatur der Bronchien wirken. Auch andere glatte Muskelzellen wie die Gefäßmuskelzellen der Koronarien, der distalen Abschnitte der Pulmonalarterien sowie der Mesenterialgefäße werden durch LTC$_4$ und LTD$_4$ kontrahiert. Darüber hinaus sind die Cysteinyl-Leukotriene **Mediatoren im akuten entzündlichen Geschehen,** indem sie beispielsweise im Endothel der postkapillären Venolen eine vermehrte Exsudation von Plasma bewirken.

18.2.6 LTB$_4$

Das ebenfalls von Mastzellen und Makrophagen gebildete LTB$_4$ wirkt **chemotaktisch** auf Granulozyten, Eosinophile und Monozyten. Es aktiviert neutrophile Granulozyten, stimuliert deren Adhäsion an die Gefäßwand und fördert ihre transendotheliale Migration.

18.2.7 LXA$_4$

Die Lipoxine wirken **antiinflammatorisch,** indem sie die Aktivierung von neutrophilen Granulozyten, Eosinophilen und Lymphozyten hemmen. Offensichtlich spielen sie eine Rolle bei der Beendigung einer inflammatorischen Reaktion.

18.3 Pharmaka, die mit der Bildung oder Wirkung von Eicosanoiden interferieren

---
Lernziele

- Nichtsteroidale Antiphlogistika (z.B. Acetylsalicylsäure)
- Antagonisten am CysLT$_1$-Rezeptor (Montelukast und Zafirlukast)
- Antagonisten an Prostanoid-Rezeptoren (Laropiprant)
- Prostanoide

Aufgrund der vielfältigen physiologischen und pathophysiologischen Funktionen von Eicosanoiden stellt die Hemmung der Bildung und Wirkung dieser Mediatoren ein wirksames Behandlungsprinzip dar. Die wichtigste Bedeutung kommt dabei den **nichtsteroidalen Antiphlogistika** zu, die durch **Hemmung der Cyclooxygenasen** antiphlogistische, antipyretische und analgetische Wirkungen besitzen und besonders bei der Behandlung von Schmerzen diverser Art sowie von chronisch entzündlichen Erkrankungen eine wichtige Rolle spielen (▶ Kap. 24). Die niedrig dosierte Gabe des Cyclooxygenase-Hemmers **Acetylsalicylsäure** ist ein wichtiges antithrombozytäres Therapieprinzip und stellt eine Basisbehandlung im Rahmen der Sekundärprophylaxe kardiovaskulärer Erkrankungen dar (▶ Kap. 41).

Antagonisten am $CysLT_1$-Rezeptor wie **Montelukast** und **Zafirlukast** werden zur Anfallsprophylaxe beim Asthma bronchiale eingesetzt (▶ Kap. 44). Die Blockade der Wirkung bronchokonstriktorischer Cysteinyl-Leukotriene LTC_4 und LTD_4 ist als alleiniges Prinzip bei der Behandlung und Prophylaxe des Asthma bronchiale nicht ausreichend, kann aber unter bestimmten Bedingungen eine hilfreiche Zusatztherapie darstellen.

Der PGD_2-(DP_1-)Rezeptor-Antagonist **Laropiprant** wird zur Linderung der durch Nikotinsäure ausgelösten Flush-Reaktion eingesetzt (▶ Kap. 43).

Die Gabe von **Prostanoiden und ihrer Derivate** stellt unter bestimmten Bedingungen ein wirksames Therapieprinzip dar. Allerdings ist die Wirkdauer in der Regel relativ kurz und das Auftreten von unerwünschten Wirkungen bei systemischer Gabe häufig. **Alprostadil** (PGE_1) wirkt stark vasodilatatorisch und wird bei fortgeschrittenen Stadien der chronisch-arteriellen Verschlusskrankheit intraarteriell oder intravenös verabreicht. Die vasodilatatorische Wirkung macht man sich auch bei der Behandlung der erektilen Dysfunktion zunutze. Dabei wird PGE_1 intrakavernös oder transurethral verabreicht. Dieses Wirkprinzip ist jedoch in den letzten Jahren weitgehend durch die oral verabreichbaren PDE-5-Inhibitoren abgelöst worden. PGE_1 kann auch zur zeitweiligen Offenhaltung des Ductus arteriosus Botalli bei Neugeborenen eingesetzt werden. Das ebenfalls stark vasodilatatorisch wirkende PGI_2-Derivat **Iloprost** wird bei fortgeschrittenen Formen der Thrombangiitis obliterans angewendet.

In der Geburtsmedizin werden insbesondere **PGE_2 (Dinoproston)** und **$PGF_{2\alpha}$** aufgrund ihrer kontrahierenden Wirkung im Bereich des schwangeren Uterus verwendet. Die lokale Gabe von PGE_2 in Form eines Vaginal-Gels oder von Vaginal-Tabletten kann zur Geburtseinleitung eingesetzt werden. Mit $PGF_{2\alpha}$ können atonische Nachblutungen behandelt werden. Die PGE_1-Derivate **Misoprostol** und **Gemeprost** sowie das PGE_2-Derivat **Sulproston** kommen auch im Rahmen der Abortinduktion zur Anwendung, und Misoprostol kann wegen seiner Wirkung auf Säure- und Schleimsekretion im Gastrointestinaltrakt zur Ulkusprophylaxe bei Gabe von COX-Inhibitoren eingesetzt werden (▶ Kap. 45).

Verschiedene $PGF_{2\alpha}$-Derivate wie **Latanoprost, Travoprost, Tafluprost** oder **Bimatoprost** werden in der Augenheilkunde zur Senkung des Augeninnendrucks bei primärem Offenwinkelglaukom eingesetzt.

Weiterführende Literatur

Back M, Dahlen SE, Drazen JM, Evans JF, Serhan CN, Shimizu T, Yokomizo T, Rovati GE (2011) International union of basic and clinical pharmacology. LXXXIV: leukotriene receptor nomenclature, distribution, and pathophysiological functions. Pharmacol Rev 63: 539-584

Hata AN, Breyer RM (2004) Pharmacology and signalling of prostaglandin receptors: Multiple roles in inflammation and immune modulation. Pharmacology & Therapeutics 103: 147-166

Murakami M, Kudo I (2006) Prostaglandin E synthase: A novel drug target for inflammation and cancer, Current Pharmaceutical Design 12: 943-954

Simmons DL, Botting RM, Hla T (2004) Cyclooxygenase isozymes: The biology of prostaglandin synthesis and inhibition. Pharmacol Rev 56: 387-437

Woodward DF, Jones RL, Narumiya S (2011) International Union of Basic and Clinical Pharmacology. LXXXIII: Classification of Prostanoid Receptors, Updating 15 Years of Progress. Pharmacol Rev 63: 471-538

Zeilhofer HU, Brune K (2006) Analgesic strategies beyond the inhibition of cyclooxygenases. TIPS 27: 467-474

Lysophospholipide

S. Böhm

Einleitung

Dieses Kapitel gibt einen kurzen Überblick über das Vorkommen und die wichtigsten Funktionen der Lysophospholipide Lysophosphatidsäure und Sphingosin-1-phosphat. Als potentielle Angriffspunkte für Arzneimittel dienen die verschiedenen Rezeptoren für diese Lysophospholipide. Fingolimod, ein Modulator an Rezeptoren für Sphingosin-1-phosphat zeigt vielversprechende therapeutische Wirkungen bei multipler Sklerose.

> **Lernziele**
> ▬ Bedeutung und Vorkommen
> ▬ Rezeptoren und Funktion
> ▬ Bedeutung

19.1 Synthese, Abbau und Vorkommen

Lysophospholipide umfassen die **Lysophosphatidsäure** (LPA), **Sphingosin-1-phosphat** (S1P), Lysophosphatidylcholin und Sphingosylphosphorylcholin, wobei besonders die zwei Erstgenannten als Lipide mit Signalwirkung von Bedeutung sind. Die Synthese von LPA kann über mehrerer Enzyme ablaufen (z.B. Phospholipase A1 und A2, Monoacylglycerolkinase und Lysophospholipase D = Autotaxin). Abgebaut wird LPA durch Lipid-Phosphat-Phosphatasen. S1P wird durch Sphingosinkinasen aus Sphingosin synthetisiert, welches aus dem Sphingomyelin und Ceramid Metabolismus stammt.

LPA uns S1P werden in Thrombo- und Erythrozyten, in Endothelzellen, aber auch in Neuronen und anderen Zellen produziert. Es finden sich beträchtliche Konzentrationen im Blut, und zwar an Proteine (z.B. Albumin) gebunden, aber auch im Nervensystem.

Die wesentlichsten **Funktionen,** die von **LPA und S1P** reguliert werden, sind:
▬ Entwicklung des Nervensystems
▬ Entwicklung und Regulation des Gefäßsystems
▬ Entwicklung des Immunsystems
▬ Entwicklung des Reproduktionssystems

19.2 Rezeptoren und Funktionen

Die meisten Wirkungen von LPA und S1P werden von einer Familie von **G-Protein-gekoppelten Rezeptoren** übernommen; diese werden als Lysophospholipid-Rezeptoren bezeichnet. In den meisten Geweben und Zellen findet sich mehr als nur einer dieser Rezeptoren. Vermutet wird, dass diese Rezeptoren kooperieren, um gewebsspezifische Wirkungen zu vermitteln. Daher ist es auch nicht möglich, allen Rezeptor-Subtypen einzelne Funktionen zuzuordnen. In ◘ Tab. 19.1 sind alle bisher bekannten und eindeutig identifizierten Lysophospholipid-Rezeptoren gemeinsam mit deren Gewebeverteilung, Signaltransduktionsmechanismen und wichtigsten Funktionen aufgelistet.

19.3 Bedeutung

Vor allem in den folgenden 4 Systemen sind Lysophospholipide als bedeutsam identifiziert worden:
▬ Nervensystem
▬ Gefäßsystem
▬ Immunsystem
▬ Reproduktionssystem

Daher wird LPA und S1P Bedeutung in neuropsychiatrischen, kardiovaskulären und reproduktiven Störungen, sowie in

◘ **Tab. 19.1** Einteilung und Charakteristika der Lysophospholipid-Rezeptoren (Ligandenselektivität, Signalwege, Gewebeverteilung und Funktionen)

Familie	Rezeptor	Signalweg	Gewebe	Funktion
LPA	LPA_1	$G_{i/o}$, G_q, $G_{12/13}$	ubiquitär	?
	LPA_2	$G_{i/o}$, G_q, $G_{12/13}$	ubiquitär	?
	LPA_3	$G_{i/o}$, G_q, G_s	ubiquitär	?
	LPA_4	?	besonders Ovarien	?
S1P	$S1P_1$	$G_{i/o}$	ubiquitär	Lymphozytenmobilisierung, Entwicklung von Nerven- und Gefäßsystem
	$S1P_2$	$G_{i/o}$, G_q, $G_{12/13}$, G_s	ubiquitär	Endothelfunktion, Gefäßtonus
	$S1P_3$	$G_{i/o}$, G_q, $G_{12/13}$, G_s	Ubiquitär, besonders ZNS, Endothel	Endothelfunktion, Nervenzellfunktion
	$S1P_4$	$G_{i/o}$, $G_{12/13}$, G_s	Lymphatische Gewebe	?
	$S1P_5$	$G_{i/o}$, $G_{12/13}$	ZNS	Oligodendrozytenfunktion

der Schmerzentstehung zugemessen. Derzeit liegt die größte Bedeutung der Lysophospholipidrezeptoren aber im Bereich der **multiplen Sklerose.** Der Arzneistoff **Fingolimod** wird durch Sphingosinkinase in Fingolimodphosphat umgewandelt, das ein Modulator an allen S1P-Rezeptoren, mit Ausnahme von $S1P_2$, ist. Fingolimod verhindert das Auswandern von Lymphozyten aus lymphatischen Geweben und die daraus resultierende Infiltration von zentralen Läsionen im Rahmen der multiplen Sklerose. Durch diesen Mechanismus und zusätzlichen Angriff im Gehirn verzögert Fingolimod die Progression der Erkrankung.

19

Stickstoffmonoxid (NO)

S. Böhm

Dieses Kapitel gibt einen kurzen Überblick über das Vorkommen und die wichtigsten Funktionen von Stickstoffmonoxid im menschlichen Organismus.

Lernziele
- Synthese und Vorkommen von Stickstoffmonoxid (NO)
- Funktion
  - Gefäßsystem
  - Nervensystem
  - Immunsystem

20.1   Synthese und Vorkommen

Stickstoffmonoxid (NO) ist ein gasförmiges freies Radikal, das einerseits als Gift zur Luftverschmutzung beiträgt, und andererseits in zahlreichen Geweben als Botenstoff eingesetzt wird. Endogenes NO wird aus der Aminosäure **L-Arginin** synthetisiert, und zwar unter Einwirken von Vertretern aus der Familie der **NO-Synthasen** (NOS). Diese Enzyme finden sich einerseits im **Endothel** (eNOS) und andererseits im zentralen und peripheren **Nervensystem** (nNOS). In beiden Fällen sind die Enzyme konstitutiv aktiv und werden durch die intrazellulären Ca^{2+}-Spiegel in ihrer Aktivität reguliert. Daneben gibt es eine **induzierbare NO-Synthase** (iNOS). Diese kommt insbesondere in Immunzellen vor. Durch das Einwirken von Zytokinen oder Lipopolysaccharid wird z.B. in Makrophagen und Granulozyten iNOS induziert.

20.2   Funktionen

Es sind vor allem 3 Systeme, in denen NO eine wesentlich Signalfunktion übernimmt, das sind (◻ Tab. 20.1):
- Gefäßsystem
- Nervensystem
- Immunsystem

In allen 3 Systemen kann das NO sowohl als **intrazellulärer** als auch **interzellulärer Botenstoff** wirksam werden.

20.2.1 Gefäßsystem

Im Gefäßsystem wurde die Mediatorfunktion von NO als erstes identifiziert, und zwar durch den Befund, dass zahlreiche vasodilatatierende Wirkstoffe (z.B. Substanz P, ▶ Kap. 21) ihre Wirkung nur bei intaktem Endothel entfalten können. Dies lässt die Schlussfolgerung zu, dass aus den Endothelzellen ein Mediator freigesetzt wird, der zur Vasodilatation führt. Dieser zunächst unbekannte Faktor wurde als »endothelium-derived relaxing factor« (**EDRF**) bezeichnet und später als **NO** identifiziert. Das aus den Endothelzellen in die glatten Muskelzellen diffundierende NO aktiviert dort eine lösliche Guanylylcyclase durch Bindung an eine dort angelagerte Hämgruppe. Durch die resultierende Steigerung der enzymatische Aktivität entsteht aus GTP zyklisches Guanosinmonophosphat (cGMP), welches dann die cGMP-abhängige Proteinkinase aktiviert. Durch die resultierende Phosphorylierung wird die Freisetzung von Ca^{2+} aus dem endoplasmatischen Retikulum eingeschränkt. Das ist der entscheidende Schritt für die Vasodilatation. Dieser Mechanismus ist die Grundlage für den therapeutischen Einsatz der **Nitrovasodilatatoren.**

NO hat im Gefäßsystem aber nicht nur die beschriebene vasorelaxierende Wirkung, sondern greift auch in andere Mechanismen ein. So hemmt NO, wie viele andere vasodilatatierende Mediatoren, die Thrombozytenaggregation, es reduziert die Adhäsion von Blutzellen am Endothel und beschränkt die Proliferation der Gefäßmuskelzellen. Chronisch erhöhte NO-Spiegel können vor allem im vorgeschädigten Gefäßsystem zusammen mit freien Sauerstoffradikalen zur vermehrten Bildung von Peroxynitrit führen, welches wiederum eine endotheliale Dysfunktion bedingen kann.

20.2.2 Nervensystem

In Nervenzellen ist auch ein Ca^{2+}-Anstieg der Auslöser für die NO-Synthese, der häufig, aber nicht immer, durch das Öffnen von NMDA-Rezeptoren initiiert wird. Im zentralen Nervensystem kann die NMDA-Rezeptor-abhängige NO-Synthese und Freisetzung sowohl zur **Langzeitpotenzierung** als auch zur **Langzeitdepression** beitragen. Daneben fungiert NO als ein präsynaptischer Modulator der Transmitterfreisetzung. In all diesen Fällen ist NO typischerweise ein retrograder Botenstoff, der Signale von der postsynaptischen zur präsynap-

---

◻ **Tab. 20.1** Physiologische und pathophysiologische Bedeutung von NO

System	Zellen	Physiologie	Pathophysiologie
Gefäßsystem	Endothel	Vasodilatation	Hypotension, septischer Schock, endotheliale Dysfunktion
	Thrombozyten	Aggregationshemmung	
Nervensystem	zentrale Neurone	Neuroplastizität	Neurodegeneration
	periphere Neurone	Darmfunktion, Vasodilatation, Erektion	
Immunsystem	Makrophagen, Granulozyten	Infektabwehr	chronische Entzündungen

20

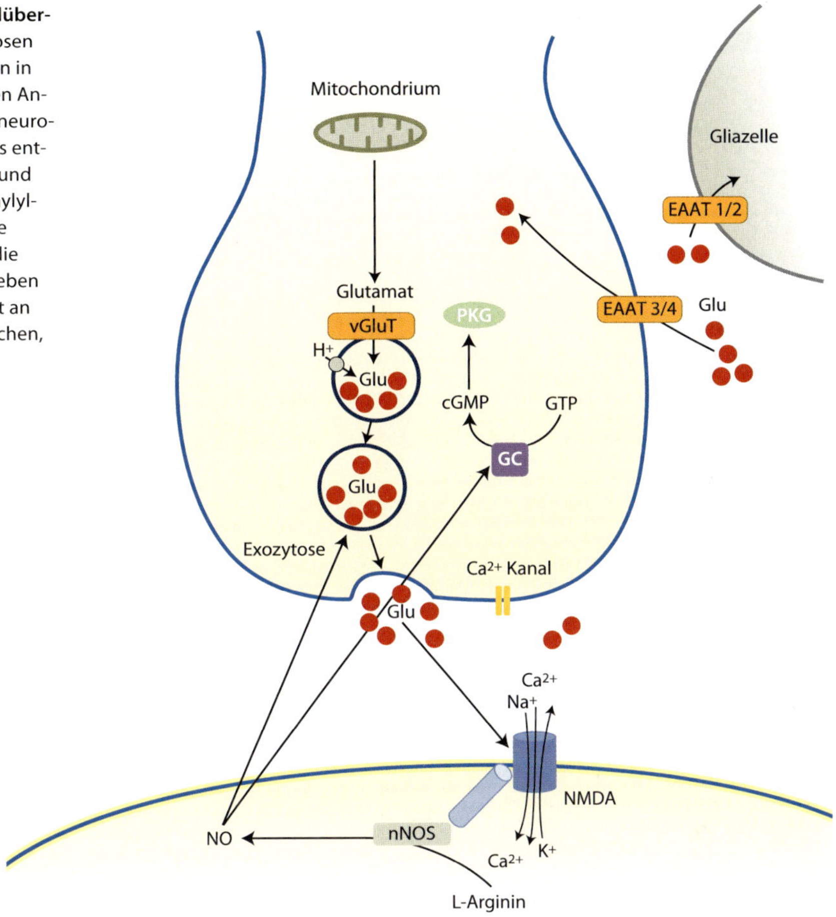

Abb. 20.1 Retrograde neuronale Signalübertragung über NO. An glutamatergen Synapsen führt die Aktivierung von NMDA-Rezeptoren in postganglionären Neuronen zum deutlichen Anstieg der Ca^{2+}-Konzentration, wodurch die neuronale NO-Synthase (nNOS) aktiviert wird. Das entstehende NO diffundiert in die Präsynapse und aktiviert dort lösliche (= zytosolische) Guanylylcyclase (GC), und das entstehende zyklische Guanosinmonophosphat (cGMP) aktiviert die cGMP-abhängige Proteinkinase (PKG). Daneben kann NO durch S-Nitrosylierung auch direkt an neuronalen Proteinen angreifen, z.B. an solchen, die an der Exozytose beteiligt sind

tischen Zelle überträgt (■ Abb. 20.1). NO beeinflusst auch die Funktionen sowohl spannungs-, als auch ligandengesteuerter Ionenkanäle. Beispiele hierfür sind spannungsaktivierte Ca^{2+}- und K^+-Kanäle sowie GABA$_A$- und NMDA-Rezeptoren.

Im peripheren Nervensystem finden sich Neurone, die NO synthetisieren und freisetzen, vor allem im sympathischen und im enteralen Nervensystem. Hier wirkt NO quasi als Neurotransmitter, der zwar der orthograden Signalweiterleitung dient, wobei aber NO nicht exozytotisch freigesetzt wird, sondern sofort nach der Synthese entlang des entstehenden Konzentrationsgradienten durch die Membran diffundiert. Da aber die Synthese Ca^{2+}-abhängig ist, wird auch NO als neuronaler Botenstoff in aktivitätsabhängiger Weise von den Nervenzellen abgegeben. Solche »nitrerge« **Nervenzellen** finden sich beispielsweise im **Gastrointestinaltrakt,** wo das freigesetzte NO zur Relaxation der glatten Muskulatur der Darmwand führt. Ganz ähnlich verhält es sich im **Gefäßsystem,** wo das NO, das in den glatten Muskelzellen die Dilatation auslöst, nicht nur aus Endothelzellen kommen kann, sondern eben auch aus nitrergen Nervenzellen. Und zuletzt sei noch erwähnt, dass auch im **Schwellkörper des Penis** nitrerge Nervenzellen zur Erektion beitragen können.

Pathologisch erhöhte NO-Spiegel können Hämgruppen nicht nur in Guanylylcyclasen, sondern auch in der Atmungskette besetzen, und so die neuronale Atmung hemmen. Dadurch kommt es dann infolge von Depolarisation zur Glutamatfreisetzung und im weiteren Verlauf zur **Exzitotoxizität,** welche wiederum für den Verlauf von neurodegenerativen Erkrankungen von entscheidender Bedeutung sein kann.

20.2.3 Immunsystem

Wie bereits beschrieben können vor allem Makrophagen nach Induktion von iNOS Stickstoffmonoxid (NO) in beträchtlichen Mengen produzieren. Die entstehenden NO-Konzentrationen sind so hoch, dass sie direkte zytotoxische Wirkungen ausüben können. Diese **Zytotoxizität** bezieht sich zum einen auf auslösende Erreger, wie z.B. Bakterien, trifft aber zum anderen auch das mit Makrophagen infiltrierte Gewebe. Daher kann sich ein NO-bedingter Gewebeschaden dann besonders auswirken, wenn die Anzahl von Makrophagen im Gewebe hoch ist. Insofern wird eine Beteiligung von NO an chronisch entzündlichen Erkrankungen diskutiert.

Peptiderge Systeme

S. Böhm

Einleitung

In diesem Kapitel werden prinzipielle peptiderge Mechanismen und die folgenden Neuropeptide im Detail besprochen: Tachykinine, opioide Peptide, Somatostatine, Oxytocin und Vasopressin.

Lernziele

Peptidische Botenstoffe
- Bedeutung und Einteilung
- Neuropeptide
- Tachykinine
- Opioide Peptide
- Somatostatin
- Oxytocin und Vasopressin

21.1 Bedeutung und Einteilung der Peptide

Peptide sind wie ihre größeren Geschwister, **die Proteine,** aus einer **bestimmten Anzahl von Aminosäuren** aufgebaut, nur bestehen einzelne Peptide aus einer geringeren Anzahl. Eine absolute Grenze zwischen Peptiden und Proteinen gibt es nicht. Ehemals war die Grenze der Peptide dort angesiedelt, wo die In-vitro-Synthese aus Aminosäuren ihre Grenze hatte. Heute lassen sich aber auch große Proteine herstellen, sodass eine willkürliche Grenze von ca. 50 Aminosäuren zwischen Peptiden und Proteinen gezogen wird. Nachfolgend werden aber alle erwähnten Botenstoffe ungeachtet ihrer Größe als Peptide bezeichnet. Diese peptidischen Botenstoffe können in ihrer Größe stark variieren, und reichen vom kleinsten hypothalamischen »Releasing« Hormon TRH (Thyreotropin Releasing Hormon) bis zu beispielsweise Prolactin mit 199 Aminosäuren. Da die Peptide im Organismus als Botenstoffe zwischen Zellen eingesetzt werden, müssen sie freigesetzt werden, im Extrazellularraum gelöst sein und schließlich an entsprechenden Bindungsstellen angreifen. Entsprechend ihrer Syntheseorte, kann man Peptide in folgende Untergruppen unterteilen:
- Neuropeptide und neuroendokrine Hormone (z.B. Substanz P, Neuropeptid Y, TRH)
- Nichtneuronale Hormone (z.B. Insulin, Glucagon)
- Zytokine und Chemokine (z.B. Interleukine)
- Wachstumsfaktoren

Hier werden die wichtigsten Vertreter aus der Gruppe der Neuropeptide und neuroendokrinen Hormone besprochen, in den nachfolgenden Kapiteln Zytokine und Chemokine bzw. die Wachstumsfaktoren.

21.2 Neuropeptide

Die **Neuropeptide** haben mit nichtpeptidischen Neurotransmittern einiges gemeinsam. Sie werden **vesikulär gespeichert,** aktivitätsabhängig mittels **Exozytose** freigesetzt und binden dann an prä- und/oder postsynaptische Rezeptoren. Unterschiedlich ist jedoch die Tatsache, dass Neuropeptide keiner Rückaufnahme in die Nervenendigung unterliegen. Daher können Neuropeptide zum Zweck der vesikulären Speicherung nicht wieder verwertet werden, sondern müssen neu synthetisiert werden. Das passiert im Bereich neuronaler Zellkörper, die Peptide werden dann in Vesikeln in Richtung Axonendigungen transportiert.

Die Biosynthese ist für alle aktiven Neuropeptide prozessual ähnlich. Die Sequenz des aktiven Peptids ist in einem Vorläuferprotein enthalten, welches initial synthetisiert wird. In der Nervenzelle werden gleichzeitig auch Enzyme gebildet, die in der Lage sind, dieses Vorläuferprotein zu spalten. Solche Vorläuferproteine werden allgemein **Präprohormon** genannt und haben typischerweise deutlich mehr als 100 Aminosäuren. Die Präprohormone haben N-terminal hydrophobe Signalsequenzen für den Transport in das endoplasmatische Retikulum, welche hernach durch Signalpeptidasen abgespalten werden, sodass sogenannte **Prohormone** entstehen. Diese werden dann auf dem Weg zur Nervenendigung in kleinere aktive **Peptide** zerlegt. Zur Heterogenität der aktiven Peptide tragen noch weitere Phänomene bei. Da wäre einmal alternatives Spleißen, wodurch von einem Gen unterschiedliche Peptide generiert werden können, wie beispielsweise Calcitonin und »Calcitonin-Gene-Related-Peptide« (CGRP). Dazu kommt noch die Möglichkeit der Amidierung von Peptiden im Bereich des C-Terminus, was oftmals für die biologische Aktivität von Neuropeptiden wichtig ist.

Die postsynaptischen Wirkungen der Neuropeptide können so wie diejenigen nichtpeptidischer Transmitter entweder exzitatorischer oder inhibitorischer Natur sein, sie werden aber im Gegensatz zu den klassischen Transmittern ausschließlich über metabotrope Rezeptoren vermittelt. Aus diesem Grund sind die postsynaptischen Antworten auf Neuropeptide eher langsamer als die klassische Neurotransmission. Neuropeptide fungieren daher weniger als Neurotransmitter, sondern eher als **Neuromodulatoren**. Die Wirkungen der Peptide sind trotz fehlender Transportmechanismen zeitlich begrenzt, da sie hydrolytisch gespalten werden. Zahlreiche der im Nervensystem wirksamen Peptide erfüllen aber nicht nur die Funktion eines Neuromodulators, sondern gleichzeitig auch die Funktion eines Hormons. Ein prominentes Beispiel hierfür wäre Vasopressin, das einerseits Gefäßtonus und Harnausscheidung reguliert und andererseits zum sozialen Verhalten beiträgt (▶ Abschn. 21.6).

21.3 Tachykinine

Zu den Tachykininen zählen Substanz P (SP), Neurokinin A (NKA) und Neurokinin B (NKB). SP und NKA stammen von einem Vorläuferprotein ab, dem Präprotachikinin A. Es erstaunt daher nicht, dass diese beiden Neuropeptide zumeist gemeinsam vorgefunden werden. NKB wird aus dem Präprotachikinin B gebildet und zeigt daher eine andere Gewebeverteilung. Die Aminosäuresequenzen sind in ◻ Tab. 21.1 aufgelistet.

Tab. 21.1 Aminosäuresequenzen der Tachykinine

Tachykinin	Sequenz
Substanz P	Arg-Pro-Lys-Pro-Gln-Gln-Phe-Phe-Gly-Leu-MetNH2
Neurokinin A	His-Lys-Thr-Asp-Ser-Phe-Val-Gly-Leu-MetNH2
Neurokinin B	Asp-Met-His-Asp-Phe-Phe-Val-Gly-Leu-MetNh2

So wie es 3 unterschiedliche Tachykinine gibt, gibt es auch 3 unterschiedliche Tachykinin-Rezeptoren. Diese sind G-Protein-gekoppelte Rezeptoren und werden als NK_1, NK_2, und NK_3 bezeichnet. Obwohl die Reihenfolge der Potenz der 3 Tachykinine an diesen 3 Rezeptoren unterschiedlich ist, können sie ihre Wirkungen prinzipiell über jeden dieser Rezeptoren hervorrufen. Alle 3 Rezeptoren koppeln an Proteine der Familie Gq/11 und vermitteln somit eher erregende als hemmende Effekte, jedenfalls in Nervenzellen.

Die größten Mengen der Tachykinine finden sich im zentralen Nervensystem. Dort sind die Gebiete mit den höchsten Substanz-P-Konzentrationen die Amygdala, die Basalganglien, der Locus coeruleus, sowie die serotonergen Raphekerne. Insbesondere im Bereich der Amygdala wird Substanz P im Rahmen stressvoller Erlebnisse freigesetzt und soll durch Aktivierung von NK_1-Rezeptoren zum Entstehen von Angstgefühlen beitragen. Dies wird durch Befunde bestätigt, die NK_1-Rezeptor-Antagonisten anxiolytische Wirkungen zuschreiben.

In der Peripherie sind beträchtliche Mengen im Bereich des Darms zu finden, aber auch in anderen autonom innervierten Organen wie den Luftwegen, dem Gefäß- und dem Urogenitalsystem. Im enteralen Nervensystem ist Substanz P ein erregender Transmitter, der entweder die Muskulatur direkt zur Kontraktion bringen kann oder indirekt durch Depolarisation von cholinergen Interneuronen. Neben solch efferenten Funktionen übernimmt Substanz P aber auch wichtige Rollen in afferenten Neuronen. So gibt es Substanz P in afferenten Neuronen des enteralen Nervensystems, aber auch im Nucleus tractus solitarii und in der Area postrema. Dort wird der Brechreflex integriert und Substanz P trägt erregend dazu bei. Die involvierten Rezeptoren sind NK_1-Rezeptoren und entsprechende Antagonisten, wie Aprepitant, können Übelkeit und Erbrechen therapeutisch günstig beeinflussen.

Substanz P ist insbesondere auch in den Neuronen der Hinterwurzelganglien zu finden, die der Schmerzweiterleitung dienen. Substanz P wird im Hinterhorn des Rückenmarks gemeinsam mit Glutamat aus den zentralen Nervenendigungen der primär afferenten Neuronen freigesetzt und trägt dadurch zur exzitatorischen Transmission an der ersten Synapse der Schmerzbahn bei. Auch hier sind postsynaptische NK_1-Rezeptoren für die Schmerzweiterleitung von Bedeutung. Dennoch konnte für NK_1-Antagonisten keine generell analgetische Wirkung dokumentiert werden. Die Situation ist anders im Falle der Migräne. Hier kommt es zur neurogenen Entzündung, in deren Rahmen aus den sensiblen Nerven freigesetzte Tachykinine eine Vasodilatation mit erhöhter Gefäßpermeabilität verursachen. Beide Effekte beruhen nicht auf einer direkten Wirkung an der glatten Muskulatur der Gefäße, sondern sind durch NO bedingt (► Kap. 20), dessen Abgabe aus Endothelzellen durch NK_2-Rezeptoren vermittelt wird.

■■■ **Neurogene Entzündung**
Primär afferente Neurone sind pseudounipolare Nervenzellen, die an allen ihren Nervenendigungen Transmitterfreisetzung zulassen. In diesem Sinne können die Transmitter der nozizeptiven Neurone nicht nur im Hinterhorn des Rückenmarks freigesetzt werden, sondern auch im sensibel innervierten Bereich, beispielsweise im Blutgefäß. Verschiedene Co-Transmitter zu Glutamat in nozizeptiven Neuronen, wie Substanz P und CGRP, werden dann besonders stark in der Peripherie freigesetzt, wenn die peripheren Nervenendigungen über längere Zeit erregenden Bedingungen ausgesetzt sind. Diese Neuropeptide verursachen u.a. Vasodilatation, eine Zunahme der Gefäßpermeabilität, Freisetzung von weiteren Mediatorsubstanzen wie Bradykinin oder Prostaglandine aus z.B. Mastzellen. Diese verstärken die Wirkung der ursprünglich freigesetzten Neuropeptide und es kommt zur Entzündungsreaktion durch die sensiblen Nervenendigungen, es entsteht eine neurogene Entzündung. Eine solche neurogene Entzündung ist pathophysiologisch bei zahlreichen chronisch entzündlichen Erkrankungen sowie im Verlauf der Migräne von Bedeutung.
Exkurs Stop

21.4 Opioide Peptide

Auch opioide Peptide entstehen aus längerkettigen Vorläuferproteinen, die proteolytisch gespalten werden, sodass zuletzt die biologisch wirksamen Peptide mit 5 bis 31 Aminosäuren übrig bleiben. Diese Präprohormone sind die Produkte dreier unterschiedlicher Gene (◘ Abb. 21.1):

- Präproopiomelanocortin
- Präproenkephalin
- Präprodynorphin

Die daraus entstehenden biologisch wirksamen Peptide sind Endorphine, Enkephaline und Dynorphine, welche an ihren Aminotermini eine gemeinsame Sequenz von 5 Aminosäuren enthalten (Tyr-Gly-Gly-Phe-Met oder Leu), das sogenannte »opioide Motiv«.

Aus Präproopiomelanocortin werden aber nicht nur Endorphine gebildet, sondern auch das adrenocorticotrope Hormon (**ACTH**) oder das Melanozyten-stimulierende Hormon (MSH), sodass im Rahmen einer allgemeinen Stressreaktion neben ACTH auch opioide Peptide aus der Hypophyse ausgeschüttet werden. Die kurzen aktiven Peptide haben im Blut Halbwertszeiten von unter einer Minute und können daher als Hormone kaum wirksam werden, sondern nur als Neuromodulatoren. Die längerkettigen Vertreter haben dagegen deutlich längere Halbwertszeiten als Basis für deren mögliche humorale Wirkungen. Dies ist die Grundlage für das Phänomen

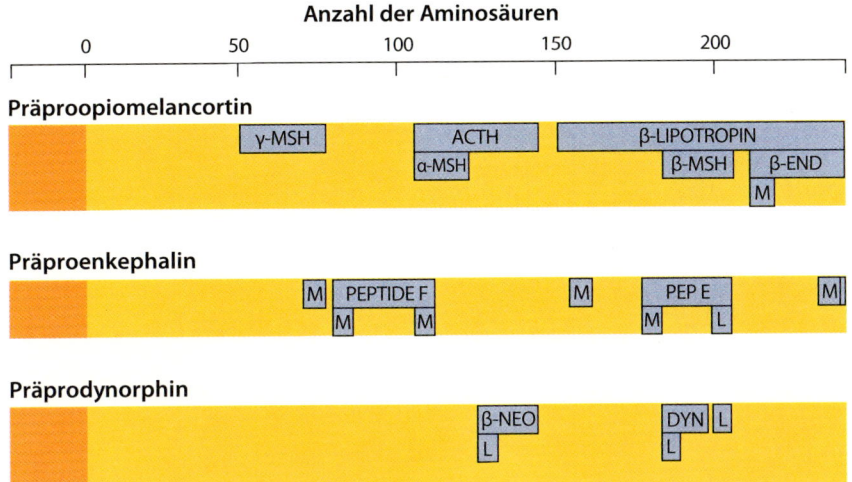

Anzahl der Aminosäuren

Abb. 21.1 Vorläufer der opioiden Peptide. Die hellblau gekennzeichneten Abschnitte der Aminosäuresequenzen reflektieren die wesentlichen aktiven Peptide der opioiden Vorläufer. Die Sequenz der Signalpeptide ist in Orange dargestellt. ACTH = adrenocortico- tropes Hormon; DYN = Dynorphin; MSH = Melanozyten-stimulierendes Hormon; END = Endorphin; NEO = Neoendorphin; L = Leu-Enkephalin; M = Met-Enkephalin; PEP = Peptid

der stressinduzierten Analgesie. Die anderen Vorläuferproteine und opioiden Peptide sind im zentralen Nervensystem relativ weit verbreitet und werden typischerweise zusammen mit dem hemmenden Transmitter GABA aus Interneuronen freigesetzt. In der Peripherie gibt es Nervenzellen mit opioiden Peptiden vor allem in der Darmwand.

Wie bei den Tachykininen, gibt es auch für opioide Peptide 3 Rezeptoren, welche mit griechischen Buchstaben bezeichnet werden: μ- sowie δ- und κ-Opioid-Rezeptoren. Diese Rezeptoren sind G-Protein-gekoppelte Rezeptoren, die die Signale über Proteine der Familie Gi weiterleiten. Die nachgeschalteten Signalmechanismen in Neuronen sind daher neben einer Hemmung von Adenylylcyclasen, die Aktivierung von K^+-Kanälen, sowie die Hemmung von Ca^{2+}-Kanälen. Die Aktivierung dieser Rezeptoren verursacht zahlreiche Wirkungen, die sich am besten anhand der typischen Wirkungen der Leitsubstanz unter den Opioiden, dem Morphin beschreiben lässt. Die wesentlichsten Effekte sind Analgesie, Sedation, Anxiolyse, Hypothermie, Miosis, Atemdepression und Euphorie. Diese Wirkungen sind alle über μ- und eventuell auch δ-Rezeptoren vermittelt. Werden hingegen κ-Rezeptoren aktiviert, so ergibt sich eine eindeutig unterschiedliche Wirkung, nämlich eine psychotomimetische Wirkung, die von eher dysphorischer, als euphorischer Stimmung begleitet sein kann.

21.5 Somatostatin

Somatostatine, die auch »Somatotropin release-inhibiting factors« (**SRIF**) genannt werden, sind zyklische Peptide, die vorwiegend in endokrinen Geweben sowie im Gastrointestinaltrakt, im Immunsystem und im zentralen Nervensystem gebildet werden. Es gibt zwei Formen mit jeweils 14 (SRIF-14) oder 28 (SRIF-28) Aminosäuren und verwandte Peptide, die

Cortistatine, die ähnliche Wirkungen vermitteln. Die Haupteffekte dieser Familie von Peptiden treffen endokrine und exokrine Drüsen. Es wird die Sekretion von Wachstumshormon, Insulin, Glucagon, Gastrin, Cholezystokinin, Secretin, aber auch von Magensäure oder Darmflüssigkeit gebremst. In zahlreichen Hirnarealen, so auch im Cortex und im Hippocampus, sind Somatostatine Neuromodulatoren, die aktivitätsabhängig freigesetzt werden und die Erregbarkeit von Nervenzellen regulieren. Über diese Mechanismen dürften Somatostatine auch das Verhalten beeinflussen und eine Rolle bei Aggression spielen.

Für Somatostatine und Cortistatine gibt es eine Familie von 5 Rezeptoren, die mit **sst**$_1$ bis **sst**$_5$ bezeichnet werden. Sie sind alle G-Protein-gekoppelte Rezeptoren und bevorzugen in den Signalwegen Gi-Proteine, über welche sie die Aktivität von Adenylylcyclasen hemmen, oder neuronale Ionenkanäle regulieren. Alternativ können Somatostatin-Rezeptoren auch an Proteine der Familie Gq koppeln. Für diese Rezeptoren gibt es nicht nur die natürlichen Agonisten, die zwischen den Rezeptoren kaum diskriminieren, sondern auch synthetische, wie Octreotid und Lanreotid, die eine gewisse Selektivität für sst$_2$ zeigen. Therapeutisch eingesetzt werden diese Agonisten bei Erkrankungen mit übermäßiger Hormonproduktion, wie z.B. Akromegalie oder endokrin aktive Tumoren im Gastrointestinaltrakt sowie bei schweren Blutungen im gastrointestinalen Bereich (z.B. Ösophagusvarizenblutungen).

21.6 Oxytocin und Vasopressin

Die beiden zyklischen Nonapeptide Oxytocin und Vasopressin werden in Kerngebieten im **Hypothalamus** synthetisiert und einerseits durch axonalen Transport in den Hypophysen-Hinterlappen transportiert, wo sie in die Blutbahn abgegeben werden können (▶ Kap. 48). Andererseits ziehen aber auch Axone in zahlreiche andere Gehirngebiete, wie z.B. die Amygdala, wo die Peptide als Neuromdulatoren wirksam werden können. Als Hormon über den Blutweg reguliert **Oxytocin** zum einen die Kontraktionskraft der Uterusmuskulatur, wobei die glatte Muskulatur auf Oxytocin nur während der Geburt und kurz danach stark anspricht. Zum anderen bewirkt Oxytocin die Kontraktionen der Milchgänge, sodass es im Rahmen der Laktation von Bedeutung ist. Als Neuromodulator beeinflusst Oxytocin zahlreiche Verhaltensweisen, darunter Paarungsverhalten, Mutter-Kind-Bindung, soziales Verhalten. Als Neurohormon reguliert **Vasopressin** die Wasserausscheidung über die Niere bzw. Gefäßkontraktionen im Splanchnikusbereich. Als Neuromodulator ist Vasopressin auch an sozialem Verhalten und an der Vertrauensbildung zwischen Individuen beteiligt.

Therapeutisch wird Oxytocin zur Geburtseinleitung, bei Wehenschwäche oder bei mangelhafter Milchejektion eingesetzt. Indikationen für Vasopressin oder entsprechende Rezeptoragonisten sind zentraler Diabetes insipidus, Enuresis nocturna und Ösophagusvarizenblutungen.

Für **Oxytocin** gibt es **einen einzigen Rezeptor** mit 7 Transmembran-Domänen, der in Abhängigkeit vom Gewebe sowohl über G_q, als auch über G_i signalisieren kann. Für **Vasopressin** gibt es **3 Rezeptoren: V_{1A}, V_{1B} und V_2.** Der V_2-Rezeptor ist vor allem in der Niere von Bedeutung, wo er die antidiuretische Wirkung von Vasopressin im Sammelrohr vermittelt. Dies geschieht über ein Gs-Protein, Aktivierung von Adenylylcyclasen und erhöhte Verfügbarkeit wasserleitender Proteine vom Typ Aquaporin-2. Der V_{1A}-Rezeptor ist weiter verbreitet, koppelt an Proteine der Familie Gq und vermittelt die durch Vasopressin hervorgerufene Vasokonstriktion.

21

Zytokine

S. Offermanns

❯❯ ❯❯ **Einleitung**

Als Zytokine werden eine Reihe meist löslicher Proteine und Glykoproteine bezeichnet, die an der Regulation immunologischer Prozesse beteiligt sind. Zytokine werden von Zellen des Immunsystems, aber auch von anderen Zellen gebildet und wirken in vielfältiger Weise. Die geordnete Interaktion verschiedenster Zellen im Rahmen der normalen oder gestörten Immunantwort sowie im Rahmen von Entzündungsreaktionen beruht auf autokrin, parakrin und endokrin wirkenden Zytokinen. Viele Zytokine werden als Interleukine bezeichnet, da sie primär als Mediator zwischen verschiedenen Leukozyten fungieren. Andere Zytokine wie der Tumor-Nekrose-Faktor (TNF) oder die Interferone haben ihren Namen aufgrund spezifischerer Funktionen erhalten. Eine weitere Untergruppe der Zytokine sind die Chemokine, die als niedermolekulare Zytokine die Chemotaxis und andere Aspekte der Leukozytenfunktion beeinflussen.

Lernziele

Familien der Zytokine
- IL-1-Familie
- IL-2-Familie
- TNF-Familie
- Interferone
- Chemokine

22.1 IL-1-Familie

Zur Interleukin-1-Familie gehören verschiedene Zytokine, von denen das proinflammatorische IL-1 mit seinen 2 Isoformen, IL-1α und IL-1β, die größte Bedeutung hat. IL-1 wird nach Aktivierung durch Makrophagen, Monozyten und dendritische Zellen gebildet und ist zusammen mit anderen Zytokinen wie IL-6 und TNFα einer der wichtigsten Mediatoren der systemischen Entzündungsreaktion (▶ Kap. 24). IL-1 führt zur vermehrten Expression von Adhäsionsfaktoren auf Endothelzellen und fördert damit die Transmigration von Leukozyten. Durch Wirkung in der Leber führt es zur Expression von Akute-Phase-Proteinen und ist an der Induktion der Fieberreaktion als Pyrogen beteiligt. Die Freisetzung von Interleukin-1 aus Makrophagen und Monozyten setzt die Proteolyse von Pro-Interleukin-1 durch die Protease »interleukin-1 converting enzyme« (Caspase-1) zu IL-1 voraus, das dann von der Zelle sezerniert wird.

22.1.1 Rezeptoren und Signaltransduktion

Der IL-1-Rezeptor besteht aus 2 Untereinheiten, die zur Gruppe der Immunglobulin-Superfamilien-Rezeptoren gehören und nach Ligandenbindung oligomerisieren. In der Folge kommt es zur Rekrutierung verschiedener zytosolischer Proteine wie MyD88, das dann wiederum zur Bindung der IL-1-Rezeptor-assoziierten Kinasen (IRAK) 1 und 4 führt. Über einen komplexen Mechanismus kommt es zur Aktivierung der IκB-(inhibitor of NF-κB)Kinase, bestehend aus 3 Untereinheiten, IKKα, IKKβ und IKKγ. Der IKK-Komplex führt dann zur **Aktivierung des Transkriptionsfaktors NF-κB** durch Phosphorylierung von IκB, das daraufhin proteolytisch degradiert wird und den Transkriptionsfaktor NF-κB, bestehend aus den Untereinheiten p65 und p50, freisetzt, der nun in den Zellkern transloziert und dort die Transaktivierung verschiedener proinflammatorischer Gene induziert (◘ Abb. 22.1).

22.1.2 Pharmaka mit Wirkung auf das IL-1-System

Eine rekombinante Form des natürlicherweise vorkommenden Interleukin-1-Rezeptor-Antagonisten mit dem Namen **Anakinra** hebt die Wirkung von IL-1 an seinem Rezeptor auf und wird zur Behandlung chronisch entzündlicher Erkrankungen eingesetzt (▶ Kap. 24). Seit kurzem ist der gegen IL-1β gerichtete Antikörper **Canakinumab** für die Behandlung der seltenen Cryopyrin-assoziierten periodischen Syndrome zugelassen.

22.2 Die IL-2-Familie

Die IL-2-Familie umfasst eine Vielzahl von Interleukinen und anderen Zytokinen, die sich teilweise durch eine Redundanz in ihrer Wirkung auszeichnen. Dieses Phänomen beruht darauf, dass viele dieser Zytokine neben 1–2 spezifischen Rezeptor-Untereinheiten gemeinsame Rezeptor-Untereinheiten benutzen (◘ Abb. 22.1, ◘ Tab. 22.1).

Neben IL-2, das eine wichtige Funktion bei der Lymphozytenaktivierung spielt (▶ Kap. 25), gehören in diese Familie eine Vielzahl anderer Interleukine sowie »colony-stimulating factors« wie GM-CSF und G-CSF. Auch Leptin, ein in Fettzellen gebildetes Hormon, das im Hypothalamus das Essverhalten regelt (▶ Kap. 55), ist Mitglied dieser Untergruppe der Zytokine.

22.2.1 Rezeptoren und zelluläre Signaltransduktion

Die Rezeptoren der IL-2-Familie werden auch als **Klasse I der Zytokinrezeptoren** bezeichnet, die wiederum in Untergruppen mit gleichen Co-Rezeptoren unterteilt werden kann. So besitzen die Rezeptoren für IL-2, IL-5 und für den »granulocyte macrophage-colony stimulating factor« (GM-CSF) die gemeinsame Kette βc, während die Zytokine IL-2, IL-4, IL-7, IL-9, IL-15 und IL-21 die gemeinsame γ-Kette (γc) benutzen. IL-6, Leptin oder der »granulocyte colony stimulating factor« (G-CSF) benutzen als gemeinsame Rezeptor-Untereinheit das Protein gp130. Gemeinsam ist allen Rezeptoren, dass sie nach Bindung des Liganden zur **Aktivierung des sog. Jak/STAT-Signalweges** führen. Nach Ligandenbindung kommt es dabei zunächst zur Aktivierung von Janus-Kinasen wie Jak1, Jak2 oder Tyk2, die ihrerseits die im Zytoplasma vorliegenden Transkriptionsfaktoren STAT (signal transducer and activator of transcription) phosphorylieren können. Die Phosphorylierung von STAT-Proteinen führt zu deren Homo- bzw. Heterodimerisierung, wodurch sie in die Lage versetzt werden, in den Zellkern zu translozieren und hier als STAT-Dimer die Transkription verschiedener Zielgene zu beeinflussen (■ Abb. 22.1).

22.2.2 Pharmaka mit Wirkung auf Zytokinsysteme der IL-2-Familie

IL-2 wird **in rekombinanter Form** zur Behandlung von Nierenzellkarzinomen und bestimmten Leukämieformen eingesetzt. Die IL-2-Rezeptor-blockierenden Antikörper **Basiliximab** und **Daclizumab** werden zur Verhinderung von Abstoßungsreaktionen nach Organtransplantation verwendet (▶ Kap. 25). Die hämatopoetischen Wachstumsfaktoren **G-CSF** und **GM-CSF** werden in rekombinanter Form hergestellt und z.B. zur Behandlung von chemotherapiebedingten Neutropenien eingesetzt. Seit kurzem steht der anti-IL-6-Rezeptor-Antikörper **Tocilizumab** für die Behandlung der schweren rheumatoiden Arthritis sowie der gegen IL-12 und IL-23 gerichtete Antikörper **Ustekinumab** für die Behandlung der Psoriasis zur Verfügung (▶ Kap. 24).

22.3 Die TNF-Familie

Hauptvertreter der TNF-Familie ist der »tumor necrosis factor-α« (TNFα), der vor allem von aktivierten Monozyten und Makrophagen gebildet wird und neben IL-1 und IL-6 ein wichtiger Vermittler lokaler und systemischer Entzündungsreaktionen ist. TNFα löst als Pyrogen Fieber aus, stimuliert die Synthese von Akute-Phase-Proteinen in der Leber und erhöht die Endothelpermeabilität. Der Name »tumor necrosis factor« beruht auf der Beobachtung, dass unter bestimmten Bedingungen transformierte Zellen durch TNF durch Auslösung von Apoptose zum Absterben gebracht werden können. Die Hauptwirkung einiger anderer Mitglieder der TNF-Familie wie des FAS-Liganden (FasL) sowie des »TNF-related apoptosis inducing ligand« (TRAIL) besteht vornehmlich in der Auslösung einer Apoptose. Die Mitglieder der TNF-Familie liegen bevorzugt in oligomerisierter Form, vorwiegend als Trimere, vor.

22.3.1 Rezeptoren und Signaltransduktion

Die Rezeptoren von TNF-Familienmitgliedern stellen ebenfalls bevorzugt trimere Komplexe dar (■ Abb. 22.1). TNFα

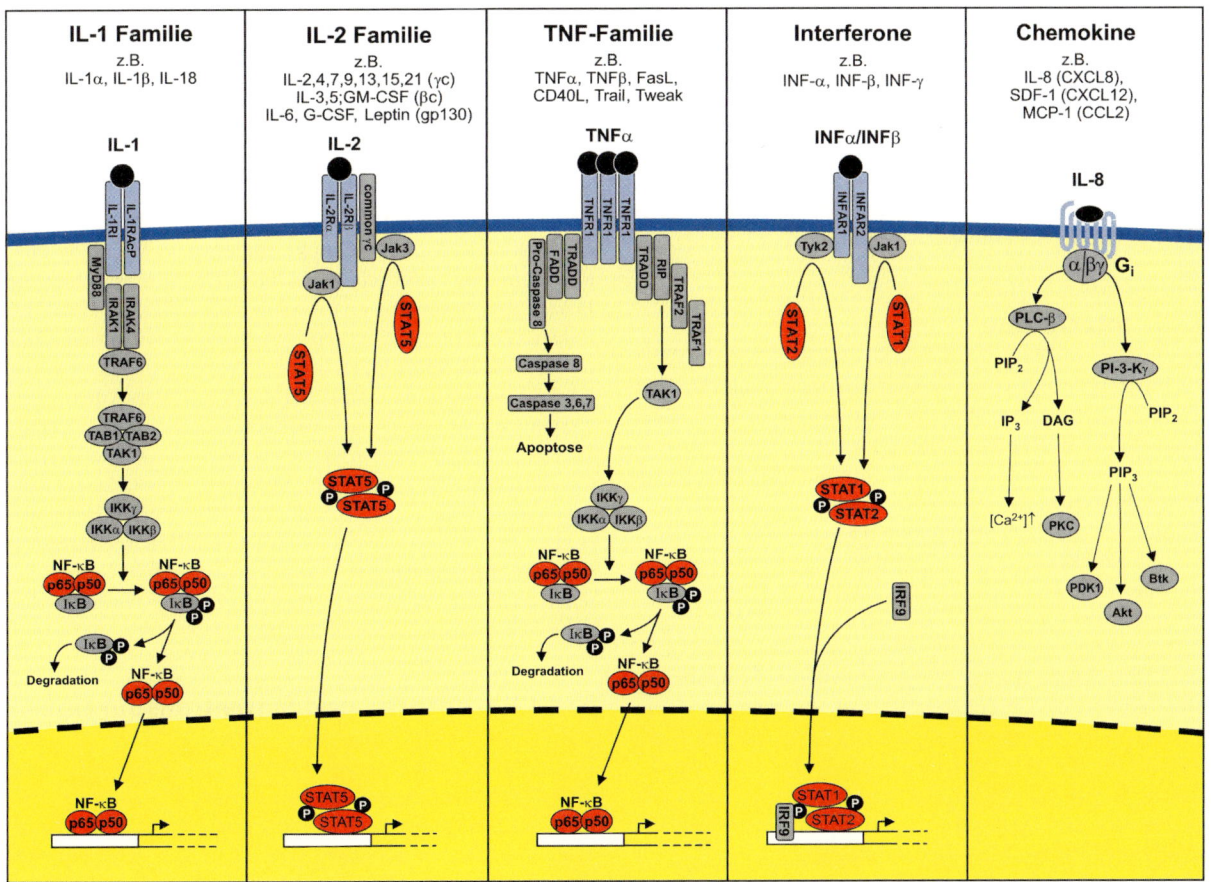

■ Abb. 22.1 Rezeptoren und zelluläre Signalweiterleitungsmechanismen verschiedener Zytokine

existiert in einer membrangebundenen sowie in einer löslichen Form. Die lösliche Form entsteht durch die Aktivität des »TNFα converting enzyme« (TACE). Es existieren zwei TNF-Rezeptoren, TNF-Rezeptor-1 und TNF-Rezeptor-2. Während membrangebundener TNF über beide Rezeptorkomplexe wirkt, aktiviert löslicher TNF ausschließlich den TNF-Rezeptor-1. Ähnlich wie im Rahmen der IL-1-Signaltransduktion führt die Aktivierung von TNF-Rezeptor-1 zur **Aktivierung von NF-κB** über die Aktivierung des IKK-Komplexes. Die **Auslösung von Apoptose** durch TNF und andere Mitglieder der Familie wird initiiert durch die Rekrutierung verschiedener zytoplasmatischer Effektorproteine (TRADD, FADD, RIP) (◨ Abb. 22.1). Dies hat die Rekrutierung und Aktivierung der Pro-Caspase-8 zur Folge, die nach Abspaltung eines Peptids in die aktive Caspase-8 umgewandelt wird. Caspase-8 aktiviert wiederum verschiedene zytoplasmatische Pro-Caspasen (3, 6 und 7) durch limitierte Proteolyse. Durch aktivierte Caspasen werden wichtige Proteine der Zelle zerstört, und es kommt zur Aktivierung von DNAase, wodurch die Apoptose ausgelöst wird.

22.3.2 Pharmaka mit Wirkung auf Zytokin-systeme der TNF-Familie

Durch Antikörper gegen TNFα wie **Infliximab, Certolizumab, Golimumab** oder **Adalimumab** sowie durch die rekombinant hergestellte extrazelluläre Domäne des TNF-Rezeptors (**Etanercept**) kann die Wirkung von TNF blockiert werden. Durch dieses Prinzip können anderweitig schwer behandelbare Formen chronischer Entzündungen wie die aktive rheumatoide Arthritis behandelt werden (▶ Kap. 24). Der gegen RANK-Ligand gerichtete monoklonale Antikörper **Denosumab** ist zur Behandlung der Osteoporose zugelassen (▶ Kap. 52).

22.4   Interferone

Als Interferone bezeichnet man eine Gruppe von glykosylierten Proteinen, die als zelluläre Mediatoren gegen die Ausbreitung von Virusinfektionen entdeckt worden sind. Sie besitzen außerdem antiproliferative und immunmodulatorische Funktionen. Es werden 3 Klassen unterschieden:

- Interferone α: aus mindestens 15 verschiedenen Proteinen bestehend
- Interferon-β
- Interferon-γ

Die α-Interferone werden hauptsächlich von Lymphozyten, Monozyten und Makrophagen gebildet, während Interferon-β vorwiegend von Fibroblasten synthetisiert wird. Interferon-γ gehört funktionell zu den Interleukinen und wird von aktivierten T-Lymphozyten als Makrophagen-aktivierender Faktor gebildet. Im Gegensatz zu Interferon-α und -β besitzt es keine ausgesprochene antivirale Wirkung.

22.4.1 Rezeptoren und Signaltransduktion

Interferone wirken über sog. **Klasse-II-Zytokin-Rezeptoren.** Interferon-α und Interferon-β aktivieren den gleichen Rezeptor, der aus 2 Untereinheiten besteht. Ähnlich wie bei den Klasse-I-Rezeptoren führt die Bindung an den Rezeptor zur **Aktivierung von Janus-Kinasen** (Jak1 und Tyk2). Dies hat die Phosphorylierung der **STAT-Faktoren** STAT1 und STAT2 zur Folge, die daraufhin als Heterodimer zusammen mit dem Transkriptionsfaktor IRF9 in den Kern translozieren und dort die Expression bestimmter Interferon-abhängiger Zielgene induzieren (◨ Abb. 22.1). In der Folge kommt es zur Hemmung der Proteinsynthese und damit auch zur Inhibition der Bildung viraler Proteine. Die Aktivierung des Interferon-γ-Rezeptors führt über die Aktivierung der Janus-Kinasen Jak1 und Jak2 zur Phosphorylierung und Homodimerisierung des Transkriptionsfaktors STAT1.

22.4.2 Pharmaka

Aufgrund ihrer antiviralen, antiproliferativen und immunmodulatorischen Eigenschaften finden Interferone bei verschiedenen Krankheiten therapeutische Anwendung. **Interferon-α** wird bei verschiedenen Virusinfektionen (z.B. chronische Hepatitis-B- und -C-Infektionen) sowie bei Tumorerkrankungen (z.B. bestimmte Leukämie- und Lymphomformen) eingesetzt. **Interferon-β** kann bei schubförmiger multipler Sklerose sowie bei schweren Formen der Varizelleninfektion gegeben werden. **Interferon-γ** ist bei der chronischen Granulomatose indiziert.

22.5   Chemokine

Chemokine stellen eine Gruppe von etwa 50 Migration-auslösenden (chemotaktischen) Faktoren dar, die in verschiedene Phasen der Immunantwort involviert sind. Basierend auf der Lokalisation von spezifischen Cysteinresten können die Chemokine in 2 Hauptgruppen unterteilt werden, die CC- und die CXC-Chemokine. Während bei den CC-Chemokinen diese Cysteine direkt benachbart vorliegen, besitzen CXC-Chemokine zwischen den 2 konservierten, N-terminal lokalisierten Cysteinresten eine weitere Aminosäure. CXCL-8, das auch als Interleukin-8 (IL-8) bezeichnet wird, ist ein proinflammatorisches, chemotaktisch wirkendes Zytokin. IL-8 ist ein äußerst potenter chemotaktischer Faktor für neutrophile Granulozyten. Andere Chemokine wie z.B. CCL-2 (MCP-1) wirken vornehmlich auf Monozyten (◨ Tab. 22.2).

22.5.1 Rezeptoren und Signaltransduktion

Im Gegensatz zu den anderen Zytokinen wirken Chemokine über **G-Protein-gekoppelte Rezeptoren.** Über die Aktivierung des heterotrimeren G-Proteins G_i kommt es in Leukozyten zur Stimulation der Aktivität der β-Phospholipase (PLC-β) sowie der Phosphatidylinositid-3-Kinase (PI-3-Kγ) (◨ Abb. 22.1). Eine typische Wirkung der Chemokine in ihren

◻ Tab. 22.1 Zytokine (Auswahl)

	Quelle	Zielzellen	Biologische Aktivität	Rezeptor	Signaltrans-duktion
IL-1-Familie					
IL-1	Monozyten, Makro-phagen, DC, EC, Astro-zyten, NK-Zellen, B-Zellen, Fibroblasten	T-Zellen, B-Zellen, EC, Hepatozyten, Knochen	Lymphozyten-/Makropha-genaktivierung, Erhöhung der Zelladhäsion, Fieber, Gewichtsverlust, Hypoto-nie, Akutphase-Reaktion	Typ-I-Rezeptor, Typ-II-Rezeptor (CD121a/CD121b)	MyD88, NF-KB
IL-18	Kupferzellen, Keratino-zyten, Osteoblasten	T-Zellen, NK-Zellen	Induktion von IFN-γ	teilweise gemein-sam mit IL-1R	MyD88, NF-KB
IL-2-Familie					
IL-2	T-Zellen	T-Zellen, NK-Zellen, B-Zellen, Monozyten, Makrophagen, Oligo-dendrozyten	T-Zell-Proliferation, B-Zell-Proliferation und Differen-zierung, Monozyten-Aktivierung	α-Kette (CD25), β-Kette (CD112), Common-γ-Kette (γc)	Jak/STAT
IL-3	aktive T-Zellen, Mast-zellen, eosinophile Granulozyten	alle KM-Vorläuferzellen	Wachstumsfaktor für KM-Vorläuferzellen, B-Zellen, Monozyten	IL3Rα (CD123), Common-β-Kette (β)	Jak/STAT
IL-4	Mastzellen, T-Zellen, KM-Stromazellen	T-Zellen, B-Zellen, Mono-zyten, EC, Fibroblasten	Isotyp-Switch von B-Zellen, Sekretion von IgG4 (IgG1) und IgE von B-Zellen	α-Kette (CD124), Common-γ-Kette (γc)	Jak/STAT
IL-5	T-Zellen, Mastzellen, eosinophile Granulo-zyten	eosinophile Granulozyten	induziert Eosinophilen-Differenzierung	α-Kette=(CD125), Common-β-Kette (βc)	Jak/STAT
IL-6	T-Zellen, B-Zellen, Makrophagen, KM-Stromazellen, Fibroblasten, EC	B-Zellen, Plasmazellen, T-Zellen, Hepatozyten, KM-Zellen	B-Zell-Wachstum und Differenzierung, T-Zell-Proliferation, Akutphase-Reaktion	α-Kette (CD126) + gp130	Jak/STAT
IL-7	KM-Zellen, Thymus-Stromazellen, Milzzellen	T-Zellen und B-Zellen	Proliferation und Reifung von T-Zell- und B-Zell-Progenitorzellen	α-Kette (CD127) + Common-γ-Kette (γc)	Jak/STAT
IL-11	Fibroblasten, KM-Stromazellen	hämatopoetische Vorläuferzellen	Wachstumsfaktor für hämatopoetische Vorläuferzellen	IL-11R + gp130	Jak/STAT
IL-12	DC, Monozyten/Makrophagen, B-Zellen	T-Zellen, NK-Zellen	IFN-γ-Produktion (T- und NK-Zellen), Aktivierung/Differenzierung T_H1-Zellen	IL-12R1 + IL-12R2	Jak/STAT
IL-13	aktivierte T-Zellen	B-Zellen, Monozyten	B-Zell-Proliferation und Differenzierung, IgE-Sekretion	IL-13R + Com-mon-γ-Kette (γc)	Jak/STAT
IL-23	DC, Monozyten/Makrophagen, B-Zellen	T-Zellen, NK-Zellen	IL-17-Bildung	IL-23R + IL-12R1	Jak/STAT
G-CSF	Makrophagen, Fibroblasten, EC, KM-Stromazellen	Granulozyten, Thrombo-zyten und Vorläuferzellen, EC	Wachstum, Differenzierung und Aktivierungsfaktor	α-Kette + gp130	Jak/STAT
GM-CSF	T-Zellen, Makrophagen, Fibroblasten, EC	Granulozyten, Monozyten und Vorläuferzellen, EC, Langerhans-Zellen und DC	Wachstumsfaktor für hämatopoetische Vorläuferzellen	α-Kette (CD116), Common-β-Kette (βc)	Jak/STAT

▼

◻ **Tab. 22.1** (Fortsetzung)

	Quelle	Zielzellen	Biologische Aktivität	Rezeptor	Signaltrans-duktion
Interferone					
IFN-α	Lymphozyten, Monozyten, Makrophagen	die meisten Körperzellen	Virusresistenz, Zellprolife-ration ↓, reguliert Expres-sion von MHC-I-Molekülen	IFN-R1 + IFN-R2	Jak/STAT
IFN-β	Fibroblasten und Epithelzellen	nahezu alle Körperzellen	ähnlich Interferon-α	gemeinsamer Rezeptor mit Interferon-α	Jak/STAT
IFN-γ	CD8+ und CD4+ T-Zellen, NK-Zellen	hämatopoetische Zellen, Epithelzellen und EC, viele Tumorzellen	Aktivierung, Wachstum und Differenzierung von T-Zellen, B-Zellen, Makro-phagen, NK-Zellen, EC	IFNγR1 + IFNγR2	Jak/STAT
TNF-Familie					
TNF-α	aktivierte Monozyten und Makrophagen, dendritische Zellen, B-Lymphozyten, T-Zellen, Fibroblasten	nahezu alle Körperzellen	Proinflammatorisch, Wachstumsfaktor und Differenzierungsfaktor für viele Zellen, zytotoxisch für viele transformierte Zellen	TNF-R	TRADD, FADD, NF-κB
TNF-β	aktivierte T-Zellen und B-Zellen	nahezu alle Körperzellen	Wachstum und Differen-zierung ↑	gemeinsame Rezeptoren mit TNF-α	TRADD, FADD, NF-κB
CD40L (CD154)	aktivierte T-Zellen	Makrophagen, B-Zellen	Aktivierung von Makro-phagen + B-Zellen	CD40	TRAF, NF-KB
FasL	aktivierte T-Zellen	viele	Induktion von Apoptose	Fas (CD95)	FADD, NF-KB
TRAIL	T-Zellen, Monozyten	viele	Induktion von Apoptose	DR5 (KILLER)	NF-KB, FADD
RANKL	Osteoblasten u. a.	Osteoklastenvorläufer u. a.	Differenzierung	RANK	TRAF

DC = Dendritische Zellen; EC = Endothelzellen; NK = Natürliche Killerzellen; KM = Knochenmark

◻ **Tab. 22.2** Chemokine (Auswahl)

	Produzierende Zellen	Zielzellen	Biologische Aktivität	Rezeptor	Signaltrans-duktion
CXC-Chemokine					
CXCL1,2,3 (GRO$_{α, β, γ}$)	aktivierte Monozyten, Fibroblasten, Endothel-zellen	Neutrophile, Endothel-zellen	Chemotaxis und Degra-nulation, Wachstum von Fibroblasten u.a.	CXCR2, CXCR1	G$_i$
CXCL4 (PF4)	Megakaryozyten, Throm-bozyten, Mastzellen	Monozyten, Neutrophile	Chemotaxis und Aktivierung	CXCR3B	G$_i$
CXCL8 (IL-8)	aktivierte Endothelzel-len, Monozyten, Fibro-blasten, Keratinozyten	alle Immunzellen, Erythrozyt, Endothelzellen	Chemotaxis	CXCR1, CXCR2	G$_i$
CXCL9 (Mig)	Makrophagen, Neutro-phile, Endothelzellen	aktiviertes Bronchialepi-thel	Chemotaxis	CXCR3	G$_i$
▼					

22

Tab. 22.2 (Fortsetzung)

	Produzierende Zellen	Zielzellen	Biologische Aktivität	Rezeptor	Signaltrans-duktion
CXCL11 (I-TAC)	aktivierte Astrozyten, aktivierte Monozyten	IL-2 aktivierte T-Zellen	Chemotaxis	CXCR3	G_i
CXCL12 (SDF-1α/β)	ubiquitär	Lymphozyten, Monozyten u. a.	Chemotaxis	CXCR4	G_i
CX₃C-Chemokine					
CX3CL1 Fractalkine	Endothelzellen, Epithel-zellen, Neurone	Monozyten, T-Zellen, NK-Zellen	Aktivierung und Migration von CXCR1+ Zellen	CX3CR1	G_i
CC-Chemokine					
CCL2 (MCP-1/MCAF)	Monozyten und Makro-phagen, Fibroblasten, Endothelzellen	Monozyten, T-Zellen, Basophile und Eosinophile	Chemotaxis	CCR2, CCR10	G_i
CCL3 (MIP-1α)	Monozyten und Makro-phagen	Granulozyten, T-Zellen	hemmt die Hämatopoese, induziert T-Zell-Migration, virales Homolog vom Kaposi-Sarkom-assoziier-ten Herpesvirus	CCR1, CCR5	G_i
CCL4 (MIP-1β)	Monozyten und Makro-phagen	Granulozyten, T-Zellen, hämatopoetische Vorläu-ferzellen	Wachstum hämatopoe-tischer Vorläuferzellen ↑, Killerzellen ↑, endothel. Adhäsion von T-Zellen ↑	CCR5	G_i
CCL5 (RANTES)	T-Zellen	T-Zellen, Eosinophile, Basophile, Monozyten	rekrutiert Zellen zu Ent-zündungsherden	CCR1, CCR3, CCR5, US28	G_i
CCL7 (MCP-3)	Epithel- und Endothel-zellen	Monozyten, T-Zellen, Eosinophile	Chemotaxis	CCR1, CCR2, CCR3, CCR10	G_i
CCL8 (MCP-2)	Fibroblasten, Endothel-, Epithelzellen	Monozyten, T-Zellen, Eosinophile	Chemotaxis	CCR1, CCR2B, CCR5	G_i
CCL11 (Eotaxin)	Epithelzellen, Makro-phagen, T-Zellen, Fibroblasten	Eosinophile	Chemotaxis	CCR3	G_i
CCL13 (MCP-4)	Epithel- und Endothel-zellen	Monozyten, T-Zellen	Chemotaxis	CCR2, CCR3	G_i

Zielzellen ist die Auslösung einer gesteigerten Migration in Richtung auf das Chemokin, das im Gewebe häufig in Form von Konzentrationsgradienten vorliegt.

22.5.2 Pharmaka

Chemokin-Rezeptor-Antagonisten stellen vielversprechende pharmakologische Prinzipien zur Beeinflussung von immuno-logischen und insbesondere entzündlichen Prozessen dar. Ent-sprechende Substanzen befinden sich in der klinischen Prü-fung. Die Chemokin-Rezeptoren CXCR4 und CCR5 fungieren als Co-Rezeptoren für die Aufnahmen von HIV-1-Viren. Durch Blockade dieser Rezeptoren kann die Fusion des Virus mit der Zielzelle blockiert werden. Mit dieser Überlegung ist der CCR5-Rezeptorantagonist **Maraviroc** entwickelt worden.

Weiterführende Literatur

Aggarwal BB (2003) Signaling pathways of the TNF superfamily: a double-edged sword. Nat Rev Immunol 3:745
Horuk R (2007) Chemokines. Scientific World Journal 7:224
Platanias LC (2005) Mechanisms of type-I and type-II-interferon-me-diated signalling. Nat Rev Immunol 5:375
Renauld J-C (2003) Class II cytokine receptors and their ligands: key antiviral and inflammatory modulators. Nat Rev Immunol 3:667
Takaoka A and Hideyuki Y (2006) Interferon signalling network in in-nate defence. Cellular Microbiol 8:907
Viola A and Luster A (2008) Chemokins and their receptors: drug tar-gets in immunity and inflammation. Annu Rev Pharmacol Toxicol 48:171-197

Rezeptortyrosinkinasen und Wachstumsfaktoren

M. Freissmuth

Einleitung

In diesem Kapitel werden prinzipielle Mechanismen erläutert, über die Wachstumsfaktoren, die an Rezeptortyrosinkinasen binden, Signale auslösen. Diese Rezeptortyrosinkinasen und die nachgeschalteten Kinasen stellen Angriffspunkte für Pharmaka dar, die in der modernen Krebstherapie verstärkt eingesetzt werden. Membranständige Serin/Threoninkinasen sind die Rezeptoren für die Signalmoleküle der TGFβ-Familie.

Lernziele

Definition und Bedeutung der Wachstumsfaktoren
- Rezeptortyrosinkinasegene
- Rezeptortyrosinkinasen
- Rezeptorthreoninkinasen

23.1 Definition und Bedeutung der Wachstumsfaktoren

Der Ausdruck Wachstumsfaktor ist selbsterklärend; sie wurden ursprünglich in Gewebeextrakten anhand ihrer biologischen Aktivität identifiziert, weil sie in der Lage waren Zellen in Kultur zur Proliferation anzuregen.

> Das gerichtete Wachstum und die Differenzierung von Gewebe wird durch eine Kombination von Signalen gesteuert, von denen einige auch über G-protein-gekoppelte Rezeptoren, Zytokinrezeptoren, nukleäre Rezeptoren und Adhäsionsmoleküle vermittelt werden.

Im engeren Sinne werden aber diejenigen Gewebehormone als **Wachstumsfaktoren (Growth Factors)** bezeichnet, die zusätzlich 2 Kriterien erfüllen:
- Sie müssen Polypeptide/Proteine (Molekulargewicht ≥6000) sein und
- an membranständige Rezeptortyrosinkinasen binden.

Zytokine sind ebenfalls Polypeptide/Proteine, aber im Gegensatz zu Wachstumsfaktoren binden sie an (homodimere oder heterordimere) Rezeptoren, die nur **assoziierte Tyrosinkinasen** haben, wie z.B. die Januskinase (JAK/STAT-Signalwege) oder lösliche Rezeptortyrosinkinasen (SRC, FYN, LYN, YES etc.) (▶ Kap. 22). Darüber hinaus gibt es noch Zytokine und Signalmoleküle der **TNF-Familie** (Tumor-Nekrose-Faktor), die trimere Rezeptoren aktivieren und entweder einen programmierten Zelltod einleiten (Rezeptoren mit einer »death domain«) oder über assoziierte Faktoren die Aktivierung von NFκB (nuclear factor κB) und der Jun-N-terminalen Kinase und der damit verwandten p38-Kinase bewirken.

Wachstumsfaktoren und ihre zughörigen Rezeptortyrosinkinasen sind in den letzten Jahren unter anderem auch deshalb als (potenzielle) Angriffspunkte von Pharmaka in den Mittelpunkt des Interesses gerückt, weil sie nicht nur eine wichtige Rolle beim Wachstum und der Differenzierung von normalem Gewebe spielen, sondern auch beim Wachstum sowie bei der Migration und Invasion von Tumorzellen. Nachdem in den letzten 20 Jahren der Nachweis gelungen ist, dass diese Angriffspunkte in experimentell-pharmakologischen Modellen auch tatsächlich genutzt werden können, ist auch ein Durchbruch in der klinischen Forschung mit der Einführung von monoklonalen Antikörpern und niedermolekularen Inhibitoren gelungen.

23.2 Rezeptortyrosinkinasegene

Den Rezeptortyrosinkinasegenen lassen sich 18 (bis 20) Gruppen zuordnen. Im humanen Genom liegen 58 Gene für Rezeptor-Tyrosinkinasen vor, die sich aufgrund struktureller Gemeinsamkeiten in 20 Gruppen einteilen lassen. Einige dieser Kinasen sind katalytisch inaktiv, weil die ATP-Bindungsstelle verändert ist. Dies bedeutet aber nicht, dass diese Proteine keine Signale in die Zelle weiterleiten können. In einigen Fällen sind die Liganden nicht bekannt: Eine Gruppe von Rezeptoren – die ROR – trägt daher in ihrem Namen die Bezeichnung »orphan« (Waise). Gerade für diese Gruppe sind aber Liganden mittlerweile bekannt. Für einige Rezeptoren ist es sogar sehr wahrscheinlich, dass für sie keine physiologischen Liganden vorliegen (siehe ErbB2). Diese Tyrosinkinasen bilden heteromere Kombinationen mit ihren verwandten Rezeptortyrosinkinasen und verändern die Dauer und die Art des Signals. Die folgende Zusammenstellung gibt eine orientierende Übersicht über die einzelnen Familienmitglieder.

EGF-Rezeptor-Familie (ErbB family). Diese Familie umfasst 4 Mitglieder, ErbB-1, -2, -3, -4, die durch 10 verschiedene Liganden aktiviert wird.
- **ErbB1** ist der EGF-Rezeptor (die Bezeichnung ErbB bezieht sich auf das B-Onkogen des Hühner-**Er**ythro**b**lastose-Virus). ErbB1 kann durch EGF, TGFα (Transforming Growth Factor-α), HB-EGF (heparin bindng EGF), Amphiregulin, Betacellulin, Epigen und Epiregulin aktiviert werden.
- **ErbB-2** (= HER2 = Human Epidermal Growth Factor Receptor-2 = neu; die Bezeichnung neu bezieht sich auf das Onkogen, das aus einem Gliobastom von Ratten, einem **neu**ronalen Tumor, isoliert wurde). ErbB2 hat mit an Sicherheit grenzender Wahrscheinlichkeit keinen Liganden.
- **ErbB-3** (HER3) hat keine Tyrsoinkinaseaktivität und bindet die Liganden Neuregulin-1 und -2.
- **ErbB4** (HER4) bindet Neurergulin-1 bis -4, Betacellulin und Epiregulin.

Insulin-Rezeptor-Familie. Der Insulinrezepor gehört zu den am besten untersuchten Rezeptortyrosinkinasen (▶ Kap. 54); der Insulin-like-Growth-Factor-1-Rezeptor (IGF1R) bindet sowohl IGF1 als auch IGF2 (die in der Leber produzierten Somatomedine) und vermittelt damit die Wirkung des Wachstumshormons (STH: somatotropes Hormon). Der Ligand des Insulin Receptor-related Receptor (IRR) ist nicht bekannt (orphan receptor).

PDGF-Rezeptor-Familie. Vier Varianten des aus Blutplättchen freigesetzten Plättchenwachstumsfaktors, nämlich Platelet-derived-Growth-Factor-(PDGF-)A, -B, -C und -D binden als Homo- und Heterodimere (mit unterschiedlichen Affinitäten) an zwei Typen von Rezeptoren: PDGF-Rezeptor-α und -β. Weil diese als Homo- und Heterodimere vorliegen können, gibt es daher drei Rezeptoren. Die Freisetzung von PDGF bzw. die Stimulation von PDGF-Rezeptoren spielt bei der Thrombozyten-induzierten Wundheilung eine wichtige Rolle. Sie ist auch ein relevanter Faktor bei der vaskulären Restenose, z.B. nach Dilatation der Koronararterien und nach Stentimplantation. Das Sis-Onkogen (aus dem Simian Sarcoma Virus) ist das virale Gegenstück zu PDGF-B.

Zu dieser Familie von Rezeptyrosinkinasen gehören auch 3 Rezeptoren die in der **Hämatopoese** eine wichtige Rolle spielen:

– Der Rezeptor für (Macrophage-)Colony-Stimulating-Factor-1-Rezeptor (CSF1-R = **Macrophage-Colony-Stimulating-Factor-Rezeptor** [M-CSFR] = **CD115** = c-fms = das zelluläre Gegenstück zum McDonough-Feline-Sarcoma-Viral-[v-fms]Onkogen).

– SCF-R, c-KIT (= CD117), der Rezeptor für den hämatopoetischen Stammzellfaktor (Stem Cell Factor = SCF = Kit-Ligand oder Steel Factor); dieser Rezeptor wird auch als c-KIT bezeichnet (weil er als zelluläres Pendant zum Onkogen entdeckt wurde, das aus dem Hardy-Zuckerman 4 feline sarcoma virus [Katzenfibrosarkom] isoliert wurde).

– STK1 (Stem-Cell-Kinase-1 = flk-2/fetal-liver-kinase-2/flt-3, fms-like-tyrosine-kinase-3 = CD135), der durch ihren Liganden flk2-Ligand aktiviert wird.

VEGF-Rezeptoren. Es existieren 3 Rezeptoren für Vascular Endothelial Growth Factor (VEGF) mit 5 Typen von Liganden, die alle von einem Gen, dem VEGF-Gen, erzeugt werden. VEGF-A (umfasst 5 Spleißvarianten) bindet an VEGFR-1 (Flt-1= fms-like tyrosine kinase) und VEGFR-2 (KDR/Flk-1 = kinase insert domain receptor/fetal liver kinase-1). VEGF-R1 bindet auch VEGF-B (2 Spleißvarianten) und Placenta-Growth-Factor-1 und -2; VEGF-R2 bindet auch VEGF-C; VEGFR1 und vor allem VEGF-R2 werden für Angiogenese und Vaskulogenese gebraucht. VEGFR-3 bindet VEGF-C und VEGF-D und vermittelt die Lymphangiogenese. Daneben gibt es auch virale Proteine (und das virale Homolog VEGF-E) und Schlangengifte (VEGF-F).

FGF-Rezeptoren. FGF-Rezeptoren-1 bis -4, die insgesamt 22 Liganden der Fibroblast-Growth-Factor-Familie haben. Abgesehen von ihrer Rolle in der Embryonalentwicklung spielen diese Wachstumsfaktoren eine wichtige Rolle bei der Angiogenese (FGF1 und FGF2) und bei der Wundheilung.

KLG-Rezeptor. KLG (Kinase-like Gene) bzw. CCK (Colon-Carcinoma-Kinase-4 = Protein-Tyrosine-Kinase-7) ein katalytisch inaktives Protein, dessen Ligand unbekannt ist.

Trk-Rezeptor Familie. Der Name bezieht sich auf **T**ropomyosin-**r**eceptor-**k**inase, weil diese ursprünglich als onkogenes

Fusionsprotein des damals unbekannten TrkA-Rezeptors mit den ersten 7 Exons von Tropomyosin entdeckt wurde. TrkA bindet primär NGF (Nerve Growth Factor), TrkB BDNF (Brain-derived Neurotrophic Factor) und TrKC-Neurotrophin-3. Der p75-Neurotrophin-Rezeptor bindet selbst keinen Liganden, verlängert aber das TrkA-generierte Signal.

HGF-Rezeptor. Hepatocyte-Growth-Factor-Rezeptor (= scatter factor receptor = c-MET: zellulärer Faktor für **m**esenchymale **e**pitheliale **T**ransition), die Signalkaskade, die durch Scatter Factor/HGF über seinen Rezeptor ausgelöst werden kann, kann auch durch das Produkt von CagA (cytotoxin-associated gene) von Helicobacter pylori ausgelöst werden. Das Bakterium injiziert dieses Toxin in die Magenepithelzellen, die in der Folge eine erhöhte Mobilität aufweisen und verstärkt proliferieren. Dies trägt zur Entwicklung von Magenkarzinomen bei.

Eph-Rezeptor-Familie. Das erste Mitglied wurde ursprünglich aus einer »**e**rythropoietin-**p**roducing **h**epatocellular carzinoma« Zelllinie kloniert. Es existieren 14 Vertreter: EphA1–8 und EphB1–6, die von 8 Liganden (= EphrinA1–5, EphrinB1–3) aktiviert werden; sie kontrollieren die Migration von Neuronen, das Wachstum der Axone und das Auswachsen der Blutgefäße (Vaskulogenese; Blutgefäße und Nerven wachsen in der Embryonalentwicklung gemeinsam aus und verwenden daher dieselbe Information zur Navigation durch das Gewebe).

AXL/TAM Familie. Tyro3 (protein tyrosine kinase 3), Axl (ursprünglich als »**an**exelektro« – unkontrolliert – aus chronisch-myeloischen Leukämiezellen kloniert) und Mer (**m**onocytes and tissues of **e**pithelial and **r**eproductive origin) werden durch GAS6 (Growth-Arrest-specific 6 = Vitamin-K-abhängiges Protein) und Protein S (siehe Gerinnung, ► Kap. 41) aktiviert.

TIE-Rezeptoren (Tie1 und Tie2). **T**yrosine Kinase Receptor in **E**ndothelial Cells sind Rezeptoren für Angiopoetine (Ang1, Ang2, Ang3, Ang4), die für die Bildung von Blutgefäßen (Angiogenese) gebraucht werden.

RYK-Rezeptor. **R**eceptor-like T**y**rosine **K**inase – als Rezeptor-Tyrosinkinase katalytisch inaktiv; fungiert auch als Wnt-Rezeptor.

DDR-Rezeptoren. **D**iscoidin **D**omain **R**eceptor Tyrosine Kinase-1 (CD167, CAK: cell adhesion activated kinase) und -2 (CD167B); diese Rezeptoren wurden durch die Kollagen-Tripelhelix aktiviert.

RET-Rezeptor. RET (entdeckt als Onkogen »rearranged during transfection«) – GDNF (glial derived neurotrophic factor); der Verlust bzw. die Inaktivierung von RET führt zum Morbus Hirschsprung; die konstitutive Aktivierung durch Mutation zu multipler endokriner Neoplasie.

ROS-Rezeptor. Zelluläres Gegenstück zum Vogelsarkom-Virus (**o**ncogene of the U**R**2 avian **s**arcoma virus); Ligand unbekannt.

LTK-Rezeptor-Familie. LTK (**l**eukocyte receptor **t**yrosine **ki**nase) und ALK (**a**naplastic **l**ymphoma **k**inase, ursprünglich als Fusionsprotein der Kinasedomäne mit dem nukleolären Protein Nucleophosmin im namensgebenden Non-Hodgkin-Lymphom identifiziert), deren endogene Liganden unbekannt sind (bei Drosophila melanogaster ist es »jelly belly«, ein sezerniertes Protein, das für die Entwicklung des viszeralen Mesoderms notwendig ist – daher der Name).

ROR-Rezeptoren. ROR (**R**eceptor Tyrosine Kinase-like **Or**phan Receptor), wurden ursprünglich als Rezeptoren mit unbekannten Liganden (Waisen) betrachtet. Es gilt als gesichert, dass die Rezeptoren Peptide der Wnt-Familie binden. Der Name Wnt leitet sich ab vom Drosophila-Gen Wg (wingless: phänotypische Beschreibung der inaktivierenden Genmutation) und dem homologen Int-Gen (Integration-1), einem Gen, dessen Produkt durch Integration des MMTV (mouse mammary tumour virus) dereguliert exprimiert wird. Die Peptide Wnt-1 bis -16 sind vor allem für die Embryonalentwicklung und den Erhalt der Stammzellen wichtig. Sie haben auch eine zweite Klasse von Rezeptoren, nämlich heptahelikale Rezeptoren der Frizzled-Familie.

MuSK-Rezeptor. Die muskelspezifische Kinase wird durch Agrin aktiviert, das von Motoneuronen als Protein der extrazellulären Matrix sezerniert wird.

Lemur-Tyrosinekinasen. LMK1- bis -3 (LMTK1 bis -3) werden auch als Apoptose-assoziierte Tyrosinkinase-1 bis -3 bezeichnet (der Name Lemur bezieht sich auf den langen intrazellulären C-Terminus). Diese Kinasefamilie wurde durch Untersuchung des sequenzierten Genoms identifiziert und aufgrund Homologie-Argumente den Tyrosinkinasen zugerechnet. tatsächlich haben die Proteine eine Serin/Threonin-Kinase-Aktivität. Die Liganden sind unbekannt.

23.3 Signalübertragung durch Rezeptortyrosinkinasen

Rezeptortyrosinkinasen werden durch Besetzung mit ihrem Liganden aktiviert: Diese binden an die extrazelluläre Domäne und fördern durch diese Bindung die Dimerisierung (oder die Bildung höherer Oligomere). Im Dimer rücken die ATP-Bindungsstellen in den Kinasedomänen nahe aneinander. Damit wird nach ATP-Bindung an eine Kinasedomäne die Phosphorylierung eines Tyrosinrestes auf der Aktivierungsschleife der anderen Kinasedomäne ermöglicht. Wenn dieser erste Tyrosinrest phosphoryliert wird, ist die aktive Kinase stabilisiert und es werden sukzessive die anderen Tyrosinreste phosphoryliert (in trans, d.h. eine Kinasedomäne phosphoryliert in der Regel die Tyrosinreste des dimerischen Partners). Phosphotyrosinreste sind Bindungsstellen für viele Proteine: diese binden die Phosphotyrosinreste über SH2-(SRC-Homologie-2-)Domänen, PTB-(Phosphotyrosin-bindende)Domänen etc. Diese Bindungsstellen sind nicht äquivalent: Die nachgeschalteten Proteine erkennen unterschiedliche Motive

(◻ Abb. 23.1a). Weil so viele verschiedene Proteine an Rezeptortyrosinkinasen andocken können, ergibt sich eine sehr komplexe Signalantwort:

In ◻ Abb. 23.1a ist ein Beispiel gezeigt, nämlich die Aktivierung der Mitogen-aktivierten Protein Kaskade durch den EGF-Rezeptor. In diesem Zusammengang ist es wichtig, folgende Punkte zu betonen:

– Der EGF-Rezeptor aktiviert zahlreiche weitere Signalmoleküle, die hier nicht dargestellt sind, z.B. Phospholipase-Cγ-Isoformen, sodass es zu einem Anstieg von IP3 (Inositoltrisphosphat → Calciumanstieg) und Diacylglycerol (→ Aktivierung von Proteinkinase C-Isoformen) kommt.

– RAS aktiviert nicht nur die MAP-Kinase sondern auch andere Effektoren, wie z.B. die Phosphoinositid-3-Kinasen (PI3-Kinasen) wodurch in der Membran Phosphatidylinositoltrisphosphat (PIP3) entsteht, das die PDK1 (phosphoinositide-dependent protein kinase-1) aktiviert; PDK1 und PIP3 stimulieren gemeinsam die Proteinkinase B (PKB/Akt, als Onkogen im AKT8 Mäuselymphomvirus identifiziert). Dieser Signalweg spielt nicht nur eine wichtige Rolle beim Wachstum und Überleben, sondern auch um den Zellmetabolismus zu kontrollieren (in ◻ Abb. 23.1b für Insulin dargestellt).

– Tyrosinkinase-Rezeptoren werden internalisiert (meist durch Clathrin-vermittelte Endozytose). Sie können über rezirkulierende Endosomen wieder an die Zellmembran gelangen oder lysosomal abgebaut werden. Nicht alle Signale entstehen an der Zelloberfläche. Auch Rezeptoren die internalisiert werden generieren noch Signale, so erfolgt die RAS-Aktivierung auch besonders effizient von internalisierten Rezeptoren.

– Nicht jeder Rezeptor rekrutiert dieselben Signalwege; bei einem Rezeptor kann das mitogenen Signal bzw. anti-apoptotische Signalwege dominieren; bei anderen kann die Steigerung der Migration durch Rekrutierung der kleinen G Proteine überwiegen, die das Aktinzytoskelett regulieren (z.B. RHO = ras homology; RAC = Ras related C3 botulinum toxin substrate; CDC42 = cell division control protein 42 homolog). In jedem Fall lässt sich die Komplexität der Signalnetzwerke nicht mit schematischen Abbildungen wie ◻ Abb. 23.1 darstellen. Es werden Wellen von Signalen erzeugt, den ersten zellulären Antworten folgen sekundäre (durch Akkumulation neuer Transkriptionsfaktoren) und tertiäre Signale (durch Rückkoppelungsvorgänge). Tatsächlich lässt sich zeigen, dass nach Stimulierung einer Zelle mit Insulin über die nächsten 24 Stunden die Transkriptionsrate von ca. 6000 Genen verändert wird (mRNAs von ca. 6000 Genen nehmen ab oder zu).

– Die Grenzen zu Zytokinen sind fließend. Tyrosinkinaserezeptoren können in unterschiedlichem Ausmaß auch JAK/STAT- und NFκK-abhängige Signalwege aktivieren. Umgekehrt lösen die meisten Zytokinrezeptoren auch eine Aktivierung von RAS- und PI3-Kinasen aus.

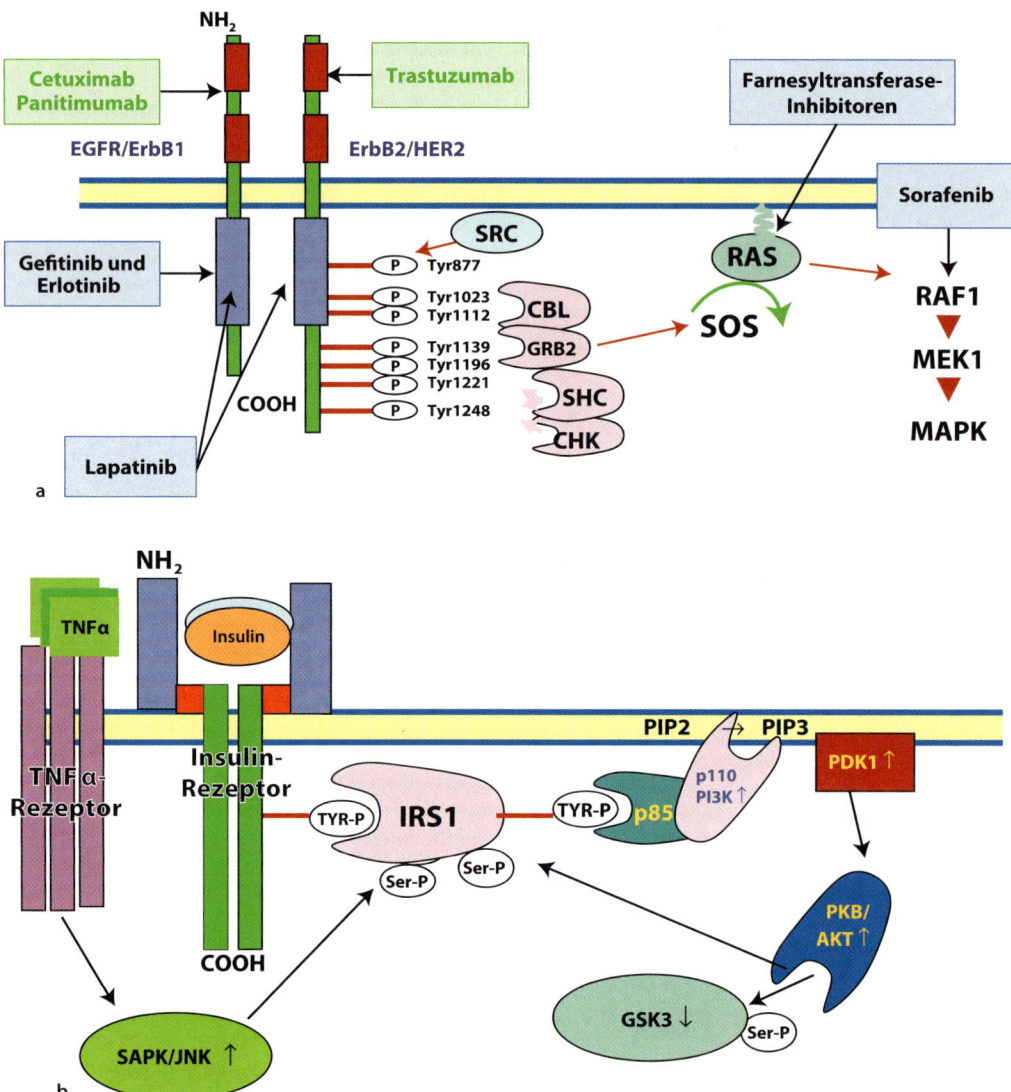

a

b

23.4 Rezeptortyrosinkinasen und ihre Signalwege

Rezeptortyrosinkinasen und ihre Signalwege sind pharmakologische Angriffspunkte. EGF wurde in den 1960er Jahren von Stanley Cohen gereinigt, in den 1980er Jahren schlug John Mendelssohn den EGF-Rezeptor als Angriffspunkt für eine Tumortherapie vor. Es dauerte aber noch weitere 20 Jahre bis 2001 die erste Therapie zugelassen wurde, nämlich **Trastuzumab.** Trastuzumab ist ein gegen ErbB2 gerichteter humanisierte monoklonaler Antikörper (○ Abb. 23.1), der für die Therapie des ErbB2-positiven Mammakarzinoms zugelassen ist. Mittlerweile ist die Suche nach Inhibitoren von Rezeptortyrosinkinasen und von Hemmern der nachgeschalteten Signale (○ Abb. 23.1) eines der aktivsten Forschungsgebiete.

Weitere Antikörper sind die gegen den **EGF-Rezeptor/ ErbB1** gerichteten Antikörper **Cetuximab** (chimär) und **Pani-**

timumab (human). Beide sind derzeit für die Therapie des metastasierten Kolonkarzinoms zugelassen. In dieser Indikation zugelassen ist auch **Bevacizumab,** ein gegen VEGF gerichteter humanisierter Antikörper. Ein zweiter gegen VEGF gerichteter humanisierter Antikörper ist **Ranibizumab,** der für die intravitreale Injektion (Injektion in den Glaskörper des Auges) zur Behandlung der feuchten Makuladegeneration zugelassen ist.

Erlotinib und **Gefitinib** binden an die ATP-Bindungsstelle von ErbB1; Gefitinib hat eine höhere Affinität zu einer mutierten Form, die in ca. 15% der Bronchialkarzinome vorkommt. Beide Substanzen sind für die Therapie des nichtkleinzelligen Lungenkrebses zugelassen (non-small cell lung cancer: NSCLC). **Lapatinib** hemmt sowohl ErbB1 als auch ErbB2 und ist für die Therapie des metastasierten Mammakarzinoms nach Trastuzumab-Versagen zugelassen. Ursprünglich lag das Ziel darin, möglichst selektive Inhibitoren zu generieren. Der Einsatz von

◀ 🔲 **Abb. 23.1a, b Signalübertragung durch Rezeptortyrosinkinasen.**
a Schematische Darstellung eines Heterodimers aus dem EGF-Rezeptor/ErbB1 und ErbB2/Her2. Die Membran ist durch den gelben Balken dargestellt; die Polypeptidkette des Rezeptors (grün) hat eine einzige transmembranverlaufende Helix; extrazellulär sind zwei Cystein-reiche Domänen (rot), intrazellulär ist die Kinasedomäne (blau). Nach Aktivierung des Rezeptors durch Bindung von EGF (oder verwandte Agonisten) an die extrazelluläre Domäne wird die Kinaseaktivität auf der intrazellulären Seite stimuliert; es kommt zur Autophosphorylierung (in trans, d.h. ein Monomer phosphoryliert das gegenüberliegende Monomer und vice versa) in der Aktivierungsschleife. Dann werden weitere Tyrosinreste (hier als TYR mit entsprechender Position in der Sequenz von ErbB2 symbolisiert) phosphroyliert, sodass Phosphotryosin-bindende Proteine binden können: Hier ist nur die Bindung einiger Proteine an ErbB2 dargestellt: SRC ist eine (lösliche, d.h. »Nicht-Rezeptor«) Tyrosinkinase. CBL (als Casitas B-lineage lymphoma onkogen identifiziert) ist eine Ubiquitin-Ligase, die die Endozytose und die Reinsertion des Rezeptors in die Plasmamembran steuert). GRB2 (growth facctor receptor-binding protein-2) ist ein Adapterprotein, das SOS rekrutieren kann; der Name SOS (son of sevenless) bezieht sich auf den Phänotyp der Mutation im Facettenauge von Drosophila. SOS ist der Austauschfaktor von RAS (das Onkogen des Rat Sarkoma Virus), d. h. SOS beschleunigt die Freisetzung von GDP aus RAS und erleichtert damit die Bindung von GTP an RAS. GTP-beladenes aktives RAS aktiviert die RAF-Kinase (drei Isoformen, hier RAF-1, als retrovirales akut transformierendes Onkogen identifiziert). RAF phosphoryliert und aktiviert die MAP-Kinase-Kinase (MEK1), diese wiederum die MAP-Kinase (Mitogen-aktivierte Protein-Kinase, auch ERK1/2 genannt = extracellular signal-regulated kinase; die Abkürzung MEK1 ist aus beiden Namen der nachgeschalteten MAP-Kinase zusammengezogen). Die MAP-Kinase hat viele Substrate, ein wichtiger Effekt ist die Aktivierung des Cyclin-D1-Promoters, womit die Zellen aus der G0-Phase in die G1-Phase des Zellzyklus rekrutiert werden. SHC (Src-homology-2-containing) ist ein Adapterprotein, das andere Proteine (z.B. GRB2 aber auch Phosphatasen) zum Rezeptor rekrutiert; CHK (= C-terminal SRC-kinase homologous kinase) deaktiviert SRC. Angriffspunkte von Inhibitoren. Cetuximab ist ein chimärer monoklonaler Antikörper, Panitimumab ist ein humaner Antikörper. Beide binden an den EGF-Rezeptor. Trastuzumab, ein humanisierter monoklonaler Antikörper, bindet an ErbB2. Erlotinib und Gefitinib blockieren die ATP-Bindungsstelle und hemmen damit die Kinase von ErbB1, Lapatinib zusätzlich auch diejenige von ErbB2. Sorafenib ist ein Hemmer der RAF-Kinase. **b** Schematische Darstellung der Aktivierung der PI3-Kinase (Phosphoinositid-3-Kinasen/PI3K) durch den Insulin-Rezeptor. Der durch Insulin aktivierte Insulinrezeptor bindet nach Autophosphorylierung IRS1 (Insulinrezeptor-Substrat1), das er an vielen Stellen phosphoryliert. An einen dieser Phosphotyrosinreste bindet die regulatorische p85-Untereinheit der PI3-Kinase. Mit ihrer katalytischen p110 Untereinheit erzeugt PI3K in der Membran PIP3 (3,4,5-Phosphatidylinositoltrisphosphat) aus PIP2 (4,5-Phosphatidylinositolbisphosphat). PIP3 aktiviert PDK1 (phosphoinositide-dependent protein kinase-1); PDK1 und PIP3 stimulieren gemeinsam die Proteinkinase B (PKB/Akt, als Onkogen im AKT8 Virus identifiziert). AKT/PKB hat viele Substrate, u.a. GSK3 (Glykogensynthase-Kinase-3). GSK-3 phosphoryliert die Glykogensynthase, die dadurch inaktiviert wird (durch Hemmung von GSK3 steigert Insulin die Glykogensynthese); GSK3 phosphoryliert aber auch β-Catenin, wodurch dieses rasch abgebaut wird. Damit kann β-Catenin nicht in den Kern, um dort das Zellwachstum zu stimulieren; daher steigert eine Hemmung von GSK3 auch das Zellwachstum. AKT/PKB phosphoryliert auch IRS1 an einem Serin-Rest (SerP). Diese Modifikation hemmt die Tyrosin-phosphorylierung durch den Insulinrezeptor (und ist daher eine negative Rückkopplung). Über den TNFα-Rezeptor wird die JUN-N-terminale Kinase (JNK = stressaktivierte Proteinkinase/SAPK) stimuliert, die IRS1 auch an einem (anderen) Serin phosphorylieren kann. Auch diese Modifikation hemmt die Insulinrezeptor-vermittelte Phosphorylierung von IRS1, sodass dies ein möglicher Mechanismus für eine Insulinresistenz ist

Inhibitoren, die mehrere Kinasen hemmen, hat sich als vorteilhaft erwiesen, denn Tumorzellen nutzen Signale von verschiedenen Kinasen. Die ersten dieser »multimodalen« Inhibitoren waren Sunitinib und Sorafenib. Sutinitib hemmt unter anderem RET, FLT-1 (VEGF-Rezeptor-1), c-Kit und die PDGF-Rezeptoren; es ist für die Behandlung von (inoperablen) malignen gastrointestinalen Stromatumoren (GIST) und Nierenzellkarzinomen zugelassen. **Sorafenib** hemmt die RAF-Kinasen, VEGF-Rezeptor-2 und PDGF-Rezeptor-β; es ist für die Behandlung hepatozellulärer Karzinome und Nierenzellkarzinome zugelassen. **Pazopanib** hemmt VEGF-Rezeptoren-1, -2 und -3; PDGF-Rezeptoren-α/β, und c-kit und wird 2010 für die Behandlung des (fortgeschrittenen) Nierenzellkarzinoms zugelassen. Ein ähnliches Profil hat **Axitinib**, das ebenfalls Aktivität beim Nierenzellkarzinom zeigt (klinische Entwicklung noch nicht abgeschlossen).

Es gibt auch ein Beispiel, wo ein agonistische Aktivität an einem Tyrosinkinaserezeptor erwünscht ist: **FGF7** ist »keratinocyte growth factor« und wird klinisch als **Palifermin** angewandt. Palifermin ist für die Behandlung der Mukositis nach myelotoxischer Chemotherapie bzw. Ablation des Knochenmarks zugelassen, um die raschere Abheilung der oralen Mukosa zu induzieren.

23.5   Rezeptorthreoninkinasen

Rezeptorthreoninkinasen werden durch Signalmoleküle der TGFβ-Familie aktiviert. Entferntere Verwandte der Wachstumsfaktoren sind die Signalmoleküle der **TGFβ-Familie** (Transforming Growth Factor-β): Die Familie umfasst neben TGFβ auch BMP (Bone Morphogenetic Peptides 2–7), Myostatin und die von den Gonaden gebildeten Activine und Inhibine sowie den Anti-Müller-Faktor (Anti-Müller-Hormon). Diese Hormone binden an membranständige Serin/Threonin-Kinasen; nach Rezeptorbesetzung phosphorylieren diese auf der intrazellulären Seite Protein der Smad-Familie (die Bezeichnung Smad resultiert aus dem Phänotyp der entsprechenden Mutationen in zwei Modellorganismen: small im Wurm *Caenorhabitis elegans*, bzw. mothers against decapentaplegic in der Taufliege *Drosophila melanogaster*). Nach Phosphorylierung gelangen Smad-Proteine in den Kern und regulieren die Transkription (🔲 Abb. 23.2). Die Analogie zum Jak/STAT-Signalweg ist offensichtlich. Klinische Beispiele sind:

- **Fresolimumab:** Das ist ein gegen TGFβ-1, -2 und -3 gerichteter humaner monoklonaler Antikörper, der unter anderem für die Behandlung der idiopathische Pulmonalfibrose entwickelt wird.

23

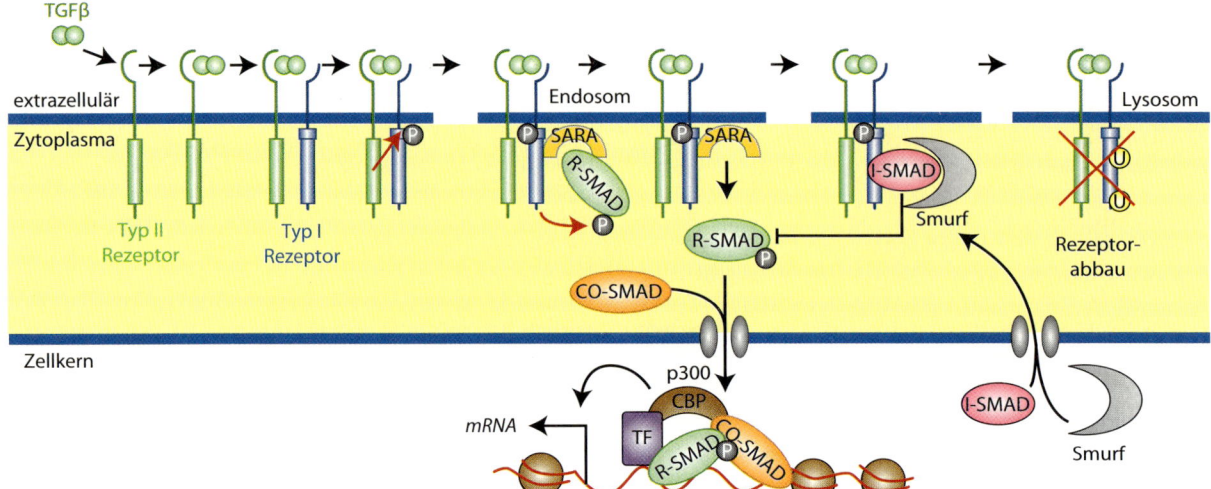

◘ Abb. 23.2 Der von TGFβ-kontrollierte Signalweg. Dimeres TGF-β1 bindet hochaffin an den (dimeren) Typ-II-Rezeptor (hier der Übersichtlichkeit nur mit einem Symbol dargestellt). Der Komplex aus dimerem TGF-β1 und dem Typ-II-Rezeptordimer bindet an den niederaffinen Typ-I-Rezeptor (ebenfalls ein konstitutives Dimer, aber hier auch nur mit einem Symbol dargestellt): Es entsteht ein Heterotetramer, in dem die intrazellulären Kinasedomänen so positioniert werden, dass die Serinreste des Typ-I-Rezeptors phosphoryliert werden. Dies löst die Klathrin-abhängige Internalisierung in frühe Endosomen aus, wo der Rezeptor auf SARA (small anchor for receptor activity) trifft. Dimeres SARA koordiniert zwei R(egulierte)-SMAD-Moleküle,die von einem Rezeptor-Komplex (durch den Typ-I-Rezeptor) phoshoryliert werden. Die Niveaus von R-SMAD werden durch Ubiquitinierung durch die Smurf-(Smad-ubiquitin regulatory factor)Ubiquitinligase niedrig gehalten. Phosphoryliertes R-SMAD dissoziiert vom Rezeptor und bindet an ein Co(mmon)-SMAD. Dieser trimere [2 SMAD+ 1 Co-SMAD] Komplex wird in den Kern importiert, bindet an DNA und reguliert die Expression zahlreicher Gene. Zielgene sind auch die für I-(nhibitorische)SMADs, womit eine negative Rückkopplung ausgelöst wird. I-SMADs sind Adapterproteine, die entweder Phosphatasen oder Smurfs zum Typ-I-Rezeptor rekrutieren und damit seine Deaktivierung oder Degradation einleiten

- Lerdelimumab, ein gegen TGFβ-2 gerichteter humaner monoklonaler Antikörper, war zur Unterdrückung der Narbenbildung nach Glaukomchirurgie in Entwicklung.
- **Dibotermin-α** ist rekombinant hergestelltes humanes **BMP2**, das in Europa für die operative anteriore Lendenwirbelfusion und für die Behandlung offener Tibiafrakturen beim Erwachsenen zugelassen ist und mit einer Kollagenmatrix appliziert wird (in den USA ist auch BMP7 zugelassen).

Weiterführende Literatur

Blume-Jensen P, Hunter T (2001) Oncogenic kinase signalling Nature 411:355-365

Moustakas A, Heldin CH (2009) The regulation of TGFbeta signal transduction. Development 136:3699-3714

Robinson DR, Wu YM, Lin SF (2000) The protein tyrosine kinase family of the human genome. Oncogene 19:5548-5557

Pharmaka mit Wirkung auf das Immunsystem und zur Behandlung entzündlicher Erkrankungen

Antiphlogistika und Antiallergika

S. Offermanns

Einleitung

Die Entzündung ist eine Abwehrreaktion des Körpers, die der Beseitigung einer Noxe gilt. Eine entzündliche Reaktion ist nicht in jedem Fall behandlungsbedürftig. Wenn jedoch die Entzündung sehr fulminant abläuft (bis hin zur Sepsis), mit sehr schweren Symptomen (z.B. starken Schmerzen) einhergeht oder einen chronischen Verlauf nimmt, sind therapeutische Maßnahmen zu ergreifen. Bei chronisch-entzündlichen Erkrankungen kann dadurch die sekundär auftretende Organschädigung abgeschwächt werden.

24.1   Entzündung und Allergie

Lernziele

- **Akute lokale Entzündungsreaktion:** Rötung (Rubor), Erwärmung (Calor), lokales Ödem (Tumor) und Schmerzhaftigkeit (Dolor). Wichtige lokale Mediatoren: Prostaglandin E_2, Bradykinin, Histamin, Leukotriene. Außerdem die durch Gewebemakrophagen gebildeten Zytokine Interleukin-1, Interleukin-6 sowie Tumor-Nekrose-Faktor-α (TNF-α)
- **Akute systemische Entzündungsreaktion:** Fieber, Leukozytose, Bildung von Akute-Phase-Proteinen
- **Chronische Entzündungsreaktionen:** Aufrechterhaltung der Entzündungsreaktion über einen längeren Zeitraum mit Proliferation von Fibroblasten, vermehrter Kollagensynthese und Entwicklung einer Fibrose (mit meist irreversibler Beeinträchtigung der Organfunktion)
- **Allergische Reaktionen:**
  - **Typ I** (anaphylaktische Reaktion)
  - **Typ II** (zytotoxische Reaktion)
  - **Typ III** (Immunkomplex-Reaktion)
  - **Typ IV** (zellvermittelte verzögerte Reaktion)

Die Entzündung ist eine physiologische Antwort auf eine Vielzahl von Stimuli wie Infektionen oder Gewebeschädigungen. Unter normalen Bedingungen setzt eine akute Entzündungsreaktion rasch ein und bildet sich nach wenigen Tagen wieder zurück. Die akute Entzündungsreaktion ist durch lokale Veränderungen sowie durch die parallel verlaufende systemische Akute-Phase-Reaktion gekennzeichnet. Im Rahmen einiger Erkrankungen kommt es zu einer persistierenden Immunreaktion, die zu einer chronischen Entzündung führt, die wiederum einen eigenen Krankheitswert besitzt.

24.1.1 Akute lokale Entzündungsreaktionen

Die akute Entzündung ist durch charakteristische lokale Reaktionen gekennzeichnet. Wenige Minuten nach einer Gewebeschädigung kommt es zur Vasodilatation umliegender Gefäße sowie zur Erhöhung der Gefäßpermeabilität insbesonde-

re im Bereich postkapillärer Venolen. Die Vasodilatation führt zur lokalen Rötung (**Rubor**) sowie zur Erwärmung (**Calor**), während die erhöhte vaskuläre Permeabilität zum Austritt von Flüssigkeit in das Interstitium und somit zu einem lokalen Ödem (**Tumor**) führt. Begleitet werden diese Veränderungen von einer Herabsetzung der Schmerzschwelle im entzündeten Gewebe (**Dolor**). Diese klassischen Symptome einer lokalen Entzündungsreaktion werden durch eine Reihe lokal gebildeter Mediatoren hervorgerufen. Zu den wichtigsten Mediatoren gehören Prostanoide (▸ Kap. 18). Insbesondere das in aktivierten Makrophagen gebildete **Prostaglandin E_2 (PGE$_2$)** besitzt proinflammatorische Wirkungen und führt lokal zur Vasodilatation, Erhöhung der Gefäßpermeabilität sowie Hyperalgesie. Die Wirkungen von PGE$_2$ werden durch eine Reihe weiterer lokal gebildeter Entzündungsmediatoren wie **Bradykinin, Histamin** oder **Leukotriene** verstärkt (◻ Abb. 24.1). Kurze Zeit nach Beginn einer lokalen entzündlichen Reaktion kommt es zur Adhäsion von neutrophilen Granulozyten an das Endothel und ihrer Einwanderung in das Gewebe (◻ Abb. 24.1). Die Leukozyten folgen dabei dem Signal chemotaktischer Substanzen wie **Chemokinen** (▸ Kap. 22), **Komplementfaktoren** wie C3a und C5a sowie ggf. **bakteriellen Peptiden.** Zusammen mit ebenfalls in das Entzündungsgebiet immigrierenden Makrophagen beseitigen Granulozyten die auslösenden Noxen durch Phagozytose. Außerdem bilden die eingewanderten Leukozyten eine Fülle von Mediatoren und Zytokinen, die an der Regulation der Entzündungsreaktion zentral beteiligt sind.

Die wichtigsten durch Gewebemakrophagen gebildeten Zytokine (▸ Kap. 22) sind **Interleukin-1 (IL-1), Interleukin-6 (IL-6)** sowie **Tumor-Nekrose-Faktor-α (TNF-α)**, die für die lokalen und systemischen Veränderungen im Rahmen der Entzündungsreaktion mitverantwortlich sind (◻ Abb. 24.1 und ◻ Abb. 24.2).

24.1.2 Akute systemische Entzündungsreaktionen

Die akuten lokalen Phänomene einer Entzündung werden begleitet durch typische systemische Reaktionen. Dazu gehören die Auslösung von **Fieber**, die vermehrte Synthese von Hormonen wie Glucocorticoiden, eine vermehrte Produktion von Leukozyten mit der Folge einer **Leukozytose** sowie die Bildung von **Akute-Phase-Proteinen** in der Leber. Die meisten dieser systemischen akuten Reaktionen werden durch die parallele Wirkung von **IL-1, IL-6 und TNF-α** hervorgerufen. So wirken alle drei Zytokine im Bereich des Hypothalamus fieberauslösend (◻ Abb. 24.2 und ◻ Abb. 24.4). Vor allen Dingen TNF-α und IL-6 führen zur vermehrten Bildung von »Colony-stimulating factors« (CSF) wie **Macrophage-CSF (M-CSF), Granulocyte-CSF (G-CSF)** und **Granulocyte-Macrophage-CSF (GM-CSF)** in Zellen des Knochenmarkstromas sowie in Makrophagen, die zu einer Steigerung der Hämatopoese führen. Die Auslösung einer vermehrten Synthese von Akute-Phase-Proteinen in der Leber wird durch IL-1, IL-6, TNF-α sowie weiterer Zytokine wie **»Leukemia inhibitory factor«** (LIF) oder

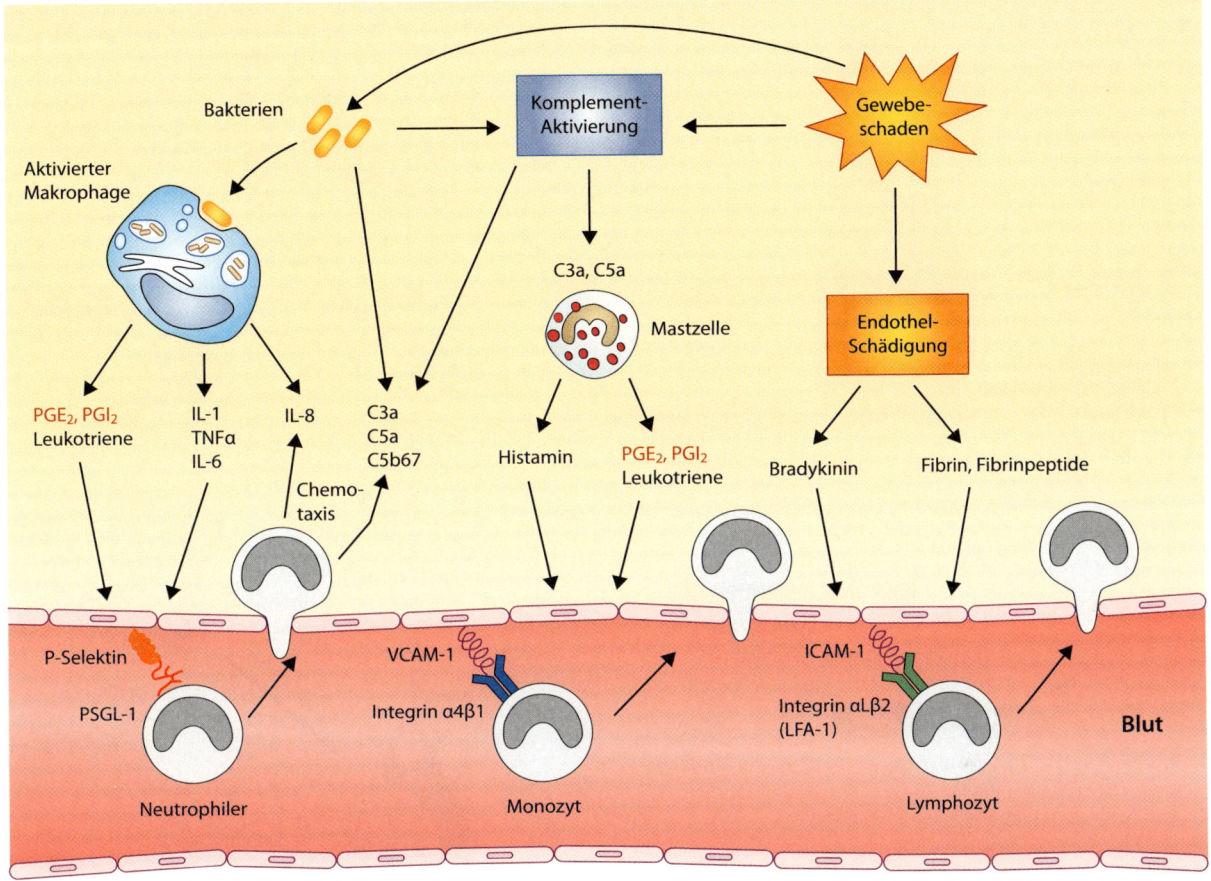

Abb. 24.1 Zellen und Mediatoren der lokalen akuten Entzündungsreaktion. Durch eine Gewebeschädigung kommt es zur Aktivierung des Komplementsystems und damit zur Bildung von chemotaktischen Spaltprodukten (C5a, C3a) sowie zur Aktivierung von Leukozyten. Endotheliale Schädigungen führen zur Bildung von Bradykinin und Fibrin-Peptiden, die zu einer Beeinflussung der kapillären Funktion führen. Die Aktivierung von Makrophagen und Mastzellen führt zur Bildung weiterer Mediatoren wie Histamin, Prostanoiden (PGE$_2$, PGI$_2$) und Leukotrienen, die eine Vasodilatation,

erhöhte Gefäßpermeabilität sowie Sensibilisierung nozizeptiver Nervenendigungen auslösen. Lokal gebildete Zytokine wie IL-1, IL-6 und TNF-α führen zur vermehrten endothelialen Expression von Adhäsionsmolekülen (VCAM, P-Selektin, ICAM), die die Anheftung und anschließende Extravasation von neutrophilen Granulozyten, Monozyten und Lymphozyten fördern. ICAM-1 = interzelluläres Adhäsionsmolekül-1; VCAM-1 = vaskuläres zelluläres Adhäsionsmolekül-1; PSGL-1 = P-Selektin Glykoprotein-1-Ligand. Das von Makrophagen gebildete Chemokin IL-8 wirkt chemotaktisch

Oncostatin M (OSM) hervorgerufen. Binnen 12–24 Stunden nach Beginn einer akuten Entzündungsreaktion kommt es zur vermehrten Synthese von diversen Proteinen wie C-reaktives Protein (CRP), Serum-Amyloid A (SAA), Fibrinogen oder Komponenten des Komplementsystems (■ Abb. 24.2).

24.1.3 Chronische Entzündungsreaktionen

Während die akute Entzündung sich in der Regel wenige Tage nach Beseitigung der auslösenden Noxe zurückbildet, kann es in einigen wenigen Fällen zu einer Chronifizierung der Entzündungsreaktion kommen. Eine chronische Entzündung kann sich beispielsweise auf der Basis einer Antigen-Persistenz entwickeln. So sind einige Mikroorganismen in der Lage, sich vor einer phagozytotischen Beseitigung zu schützen und

weiterhin einen Entzündungsvorgang aufrechtzuerhalten. Auch im Rahmen einer Reihe von autoimmunologischen Erkrankungen, bei denen Autoantigene zu einer andauernden Aktivierung von T-Lymphozyten führen, kommt es zu einer chronischen Entzündung.

Bei einer chronischen Entzündungsreaktion kommt es typischerweise zu einer Anreicherung und Aktivierung von Makrophagen. Die durch Makrophagen freigesetzten Zytokine führen zu einer **Aufrechterhaltung der Entzündungsreaktion** (▶ Kap. 24.1.1). IL-1 und TNF-α sind zudem in der Lage, die **Proliferation von Fibroblasten** zu stimulieren und eine **vermehrte Kollagensynthese** auszulösen. Dies führt zur Bildung einer **Fibrose** im Bereich einer chronischen Entzündung. Während die Fibrose der Eindämmung einer entzündungsauslösenden Noxe dient, kann sie mit der normalen Funktion des chronisch entzündeten Gewebes inter-

24

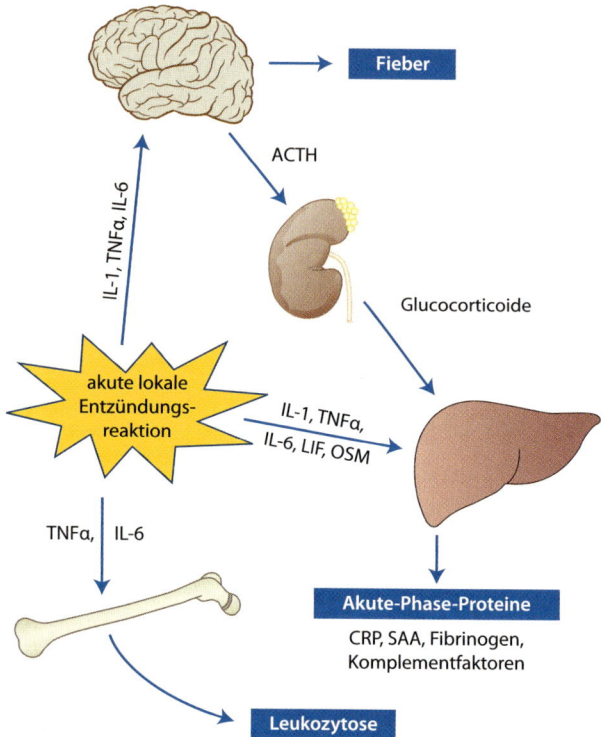

ferieren und dadurch die jeweilige **Organfunktion beein-trächtigen**.

24.1.4 Allergische Reaktionen

Allergische Erkrankungen stellen eine unangemessene Immunantwort auf Fremdstoffe dar, die zu einer Vielfalt körperlicher Reaktionen führen können. Allergische Erkrankungen reichen von leichten Beschwerden wie Heuschnupfen bis zu lebensbedrohlichen Erkrankungen wie dem anaphylaktischen Schock. Typischerweise lassen sich bei diesen unangemessenen Immunreaktionen **2 Phasen** unterscheiden, die teilweise ineinander übergehen können. In einer ersten Phase, der **Sensibilisierung**, führt der Erstkontakt mit dem Fremdstoff (Allergen) in der Regel unbemerkt zu immunologischen Reaktionen wie einer vermehrten Bildung allergenspezifischer Antikörper (meist der Klasse IgE) oder zur vermehrten Bildung von T-Lymphozyten, die gegen das Allergen gerichtet sind. Je nach Menge und Stärke des auslösenden Allergens vergehen Tage bis Monate bis zur maximalen Sensibilisierung. Die Sensibilisierung kann auch in Abwesenheit des Allergens aufgrund der Bildung von »Gedächtnis-B-Lymphozyten« oder sensibilisierten T-Lymphozyten über Jahre erhalten bleiben. Durch den erneuten Kontakt mit dem Allergen kommt es zur **allergischen Reaktion,** die mit klinischen Erscheinungen einhergeht. Je nach Sensibilisierungstyp können ver-

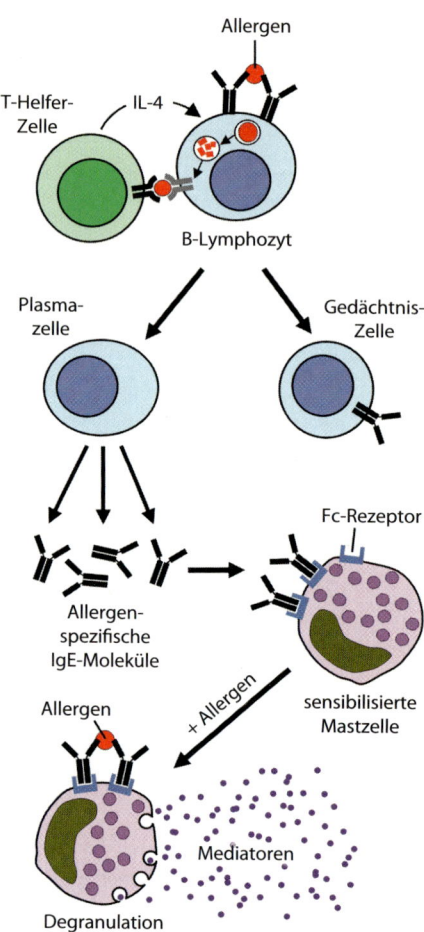

◻ **Abb. 24.3 Mechanismen, die der allergischen Reaktion des Typ I zugrunde liegen.** Im Rahmen der Sensibilisierung führen Allergene durch Aktivierung von B-Lymphozyten zur Bildung von IgE-sezernierenden Plasmazellen. Allergenspezifische IgE-Moleküke binden an den IgE-spezifischen Fc-Rezeptor auf Mastzellen und basophilen Leukozyten. Nach erneuter Exposition gegenüber dem Allergen kommt es durch Aktivierung des IgE-gebundenen Fc-Rezeptors zur allergischen Reaktion, die auf der Freisetzung von verschiedenen aktiven Mediatoren wie Histamin sowie der Neubildung von Mediatoren wie Prostaglandinen und Leukotrienen beruht. Diese Mediatoren führen je nach dem Ort der Freisetzung zur Erhöhung der Gefäßpermeabilität, zur Vasodilatation oder zur Kontraktion glatter Muskeln

schiedene allergische Reaktionsformen unterschieden werden, die teilweise auch kombiniert auftreten.

Die **Typen** einer **allergischen Reaktion** werden nach Coombs und Gell in **4 Formen** unterteilt.

– **Typ I (anaphylaktische Reaktion):** Die anaphylaktische allergische Reaktion tritt sehr rasch binnen weniger Minuten auf und beruht auf der Freisetzung von verschiedenen Mediatoren wie Histamin, Prostaglandinen und Leukotrienen aus Mastzellen nach Bindung von Allergenen durch spezifische IgE-Moleküle (◻ Abb. 24.3). Typische klinische Korrelate einer Typ-I-Reaktion sind die allergische Rhinitis und Konjunktivitis (Heuschnupfen),

Urtikaria oder das Asthma bronchiale. Im Extremfall können systemische Reaktionen ausgelöst werden, die in einen anaphylaktischen Schock münden.

- **Typ II: Zytotoxische Reaktion:** Die Typ-II-Reaktion beruht auf der Bildung von Antikörpern der IgG- und IgM-Klasse während der Sensibilisierung. Im Rahmen der Typ-II-Reaktion führt die Bindung der während der Sensibilisierung gebildeten Antikörper an die zellgebundenen Allergene über die Aktivierung des Komplementsystems oder der Aktivierung von Makrophagen zur Schädigung bzw. Zerstörung der Zellen. Folge davon können je nach involviertem Zelltyp hämolytische Anämien, Vaskulitiden oder thrombozytopenische Purpura sein

- **Typ III (Immunkomplexreaktion):** Auch beim Typ III der allergischen Reaktion werden in der Sensibilisierungsphase Antikörper der IgG- oder IgM-Klasse gebildet, das Allergen liegt nach Exposition jedoch nicht zellgebunden vor. Es kommt im Rahmen der Typ-III-Reaktion zur Bildung von Antigen-Antikörper-Komplexen. Diese Komplexe werden in kleinen Blutgefäßen abgelagert und führen durch Aktivierung des Komplementsystems sowie durch Anlockung von Granulozyten und Makrophagen zu einer lokalen Immunreaktion. Typ-III-Reaktionen können zu verschiedenen klinischen Erscheinungen wie Glomerulonephritiden oder Arthritiden führen.

- **Typ IV (zellvermittelte verzögerte Reaktion):** Im Gegensatz zu den allergischen Reaktionstypen I–III verläuft der Typ IV langsamer und verursacht erst nach wenigen Tagen klinisch apparente Erscheinungsformen. Dies beruht darauf, dass dem Typ IV eine Sensibilisierung durch die Bildung spezifischer T-Lymphozyten zugrunde liegt. Das auslösende Antigen, das häufig von Antigen-präsentierenden Zellen prozessiert und zusammen mit Klasse II-MHC-Molekülen präsentiert wird, wird durch zytotoxische T-Lymphozyten oder durch sensibilisierte T-Helfer-Lymphozyten erkannt. Folge ist die Zerstörung der Antigen-präsentierenden Zellen bzw. die Rekrutierung von Makrophagen. Typische klinische Formen der Typ-IV-Reaktion sind verschiedene Autoimmunerkrankungen, die atopische Dermatitis oder die Transplantatabstoßungsreaktion.

24.2 Antiphlogistika

Lernziele

- **Nichtsteroidale Antiphlogistika/COX-Hemmer:** Salicylate, Arylessigsäurederivate (z.B. Diclofenac), Arylpropionsäurederivate (z.B. Ibuprofen, Naproxen, Ketoprofen), Indolessigsäurederivate (Indometacin), Oxicame (z.B. Piroxicam, Meloxicam), COX-2-Hemmer (z.B. Celecoxib, Etoricoxib)
- **Glucocorticoide**
▼

- **Klassische Basistherapeutika** (z.B. Sulfasalazin, Chloroquin, Goldverbindungen, Penicillamin)
- **TNFα-Hemmstoffe** (Etanercept, Infliximab, Adalimumab u.a.)
- **IL-1-Rezeptor-Antagonisten** (Anakinra)
- **Anti-IL-6-Rezeptor-Antikörper** (Tocilizumab)
- **Immunsuppressiva** (Methotrexat, Azathioprin, Cyclophosphamid, Leflunomid)

Für die Behandlung von Entzündungen steht eine Reihe von Pharmaka zur Verfügung, die in Abhängigkeit vom Entzündungstyp und seinem Schweregrad zum Einsatz kommen. Die **nichtsteroidalen Antiphlogistika** bewirken durch eine Hemmung von Cyclooxygenasen eine Verminderung der Symptome einer Entzündung, besitzen jedoch keine Wirkung auf den Verlauf einer Entzündungsreaktion. Die bei sehr schweren und chronischen Entzündungen erforderliche Beeinflussung des Entzündungsgeschehens selbst ist mit **Glucocorticoiden** und den seit einigen Jahren zur Verfügung stehenden **Inhibitoren von Zytokinen (TNF-α, IL-1 und IL-6)** möglich. Eine Sonderstellung nehmen die sog. **Basisantirheumatika** ein, die über meist nur ansatzweise bekannte Mechanismen eine chronische Entzündungsreaktion günstig beeinflussen.

24.2.1 Nichtsteroidale Antiphlogistika (COX-Hemmer)

Definition und Wirkprinzip. Nichtsteroidale Antiphlogistika stellen eine Gruppe chemisch heterogener Pharmaka dar, die durch **Hemmung von Cyclooxygenasen** die Bildung von Prostanoiden (▶ Kap. 18, ◻ Abb. 18.1) inhibieren. Aufgrund dieses gemeinsamen Wirkprinzips besitzen sie sehr ähnliche erwünschte und unerwünschte Wirkungen. Im Allgemeinen besteht eine gute Korrelation zwischen der Fähigkeit, Cyclooxygenasen zu hemmen und dem antiphlogistischen Effekt. Die Cyclooxygenase existiert in zwei Formen, **Cyclooxygenase-1 (COX-1)** und **Cyclooxygenase-2 (COX-2)**. COX-1 wird in den meisten Zellen und Geweben konstitutiv exprimiert, während die Expression von COX-2 durch verschiedene entzündliche Mediatoren induziert wird (▶ Kap. 18). In einigen Geweben wie der Niere, dem Gehirn, aber auch dem Endothel der Blutgefäße ist das Enzym COX-2 jedoch auch konstitutiv exprimiert. Mit Ausnahme von Acetylsalicylsäure, die Cyclooxygenasen kovalent modifiziert, führen nichtsteroidale Antiphlogistika zu einer reversiblen Hemmung von Cyclooxygenasen. Die Selektivität der nichtsteroidalen Antiphlogistika für die Isoenzyme COX-1 und COX-2 unterscheidet sich zwischen den verschiedenen Substanzen. Während die meisten Pharmaka dieser Gruppe beide Enzyme bei therapeutischer Dosierung inhibieren können, weisen die sog. COX-2-Hemmer eine relativ hohe Selektivität für das Isoenzym COX-2 auf.

Erwünschte Wirkungen

Antiphlogistische Wirkung. Durch Hemmung der Bildung von Prostanoiden wie PGE$_2$ und PGI$_2$, die als zentrale Mediatoren der Entzündungsreaktion fungieren (◻ Abb. 24.1), wirken nichtsteroidale Antiphlogistika meist im oberen Dosisbereich antiphlogistisch. Die antiphlogistische Wirkung der nichtsteroidalen Antiphlogistika wird durch die Tatsache unterstützt, dass es sich bei allen Pharmaka dieser Gruppe um schwache Säuren handelt (pKa: 3,5–6), die sich in Geweben mit niedrigem extrazellulären pH-Wert, wie unter Entzündungsbedingungen, anreichern.

Analgetische Wirkung. Prostanoide wie PGE$_2$, die im entzündeten Gewebe gebildet werden, führen selbst nicht zu einer Schmerzreaktion. Allerdings sind sie in der Lage, nozizeptive Nervenendigungen für die Wirkung schmerzauslösender Mediatoren wie Substanz-P oder Bradykinin zu sensitisieren. PGE$_2$, das nach einem Entzündungsreiz im Hinterhorn gebildet wird, fördert dort die Weiterleitung von Schmerzreizen (► Kap. 27). Nichtsteroidale Antiphlogistika besitzen daher eine analgetische Wirkung, die besonders stark ausgeprägt ist bei Schmerzen, die durch entzündliche Prozesse hervorgerufen oder verstärkt werden.

Antipyretische Wirkung. Fieber ist ein Phänomen, das im Rahmen der systemischen Entzündungsreaktion im anterioren Hypothalamus durch Erhöhung des Sollwertes der Körpertemperatur ausgelöst wird. PGE$_2$ ist ein zentraler Mediator der Fieberreaktion (◻ Abb. 24.4). Im Rahmen der Fieberreaktion wird PGE$_2$, sowohl peripher in Makrophagen, als auch zentral im Hypothalamus über COX-1 und COX-2 sowie PGE$_2$-Synthasen gebildet. Die Hemmung von Cyclooxygenasen durch nichtsteroidale Antiphlogistika inhibiert die Fieberreaktion (◻ Abb. 24.4).

Unerwünschte Wirkungen. Aufgrund des gemeinsamen Wirkmechanismus besitzen nichtsteroidale Antiphlogistika eine Reihe von gemeinsamen unerwünschten Wirkungen. Darüber hinaus haben die einzelnen Substanzgruppen spezifische unerwünschte Wirkungen, die bei der Besprechung der einzelnen Gruppen aufgeführt werden.

❯ Zu den häufigsten unerwünschten Wirkungen nichtsteroidaler Antiphlogistika gehören Effekte im Bereich des Magen-Darm-Traktes.

Gastrointestinaltrakt. Typisch sind **Erosionen und Ulzerationen der Schleimhaut des Magens und des Darms**. Das Auftreten von Magenulzera wird durch die Infektion der Magenschleimhaut mit Helicobacter pylori, durch Alkoholkonsum sowie durch andere Pharmaka wie z.B. Glucocorticoide begünstigt. Diese unerwünschte Wirkung beruht auf der Tatsache, dass Prostanoide wie PGE$_2$ und PGI$_2$ konstitutiv in der Schleimhaut des Magen-Darm-Traktes v.a. durch COX-1 gebildet werden und zytoprotektiv wirken (► Kap. 45, ◻ Abb. 45.2). PGE$_2$ und PGI$_2$ hemmen die Säuresekretion des Magens, erhöhen den Blutfluss in der Schleimhaut und fördern

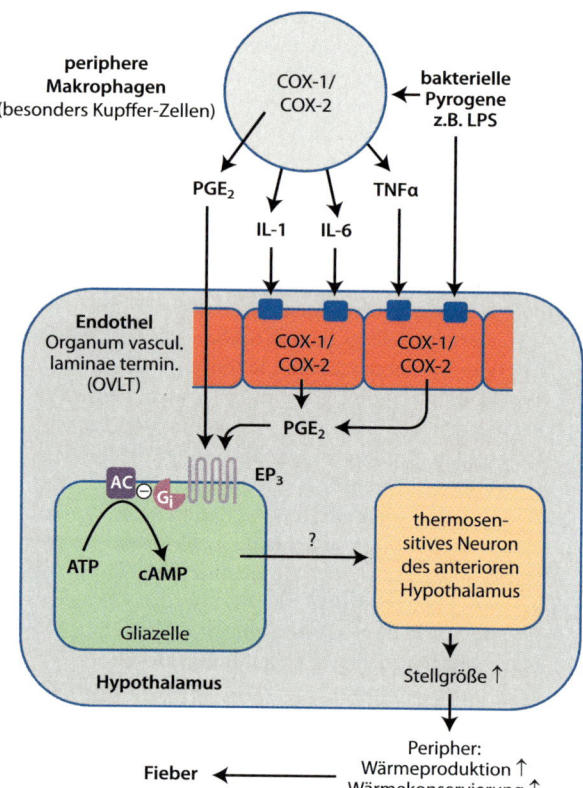

◻ **Abb. 24.4 Die Rolle von COX-1 und COX-2 bei der durch Pyrogene ausgelösten Fieberreaktion.** Das durch COX-1 und COX-2 sowie spezifische Synthasen gebildete PGE$_2$ ist ein zentraler Mediator der Fieberreaktion. Die Bildung von PGE$_2$ findet zum einen peripher in Makrophagen (vor allem Kupffer-Zellen der Leber) nach Aktivierung durch lokale entzündliche Stimuli sowie bakterielle Pyrogene statt. Zum anderen führen ebenfalls in Makrophagen gebildete endogene Pyrogene wie IL-1, IL-6 und TNFα sowie bakterielle Pyrogene wie Lipopolysaccharide (LPS) durch Aktivierung spezifischer Rezeptoren im Endothel des Organum vasculosum laminae terminalis (OVLT) im Hypothalamus zur Aktivierung bzw. Induktion von COX-1 und COX-2. Dies führt zur Bildung von PGE$_2$ im Hypothalamus. Gemeinsam mit dem peripher gebildeten PGE$_2$ führt das zentral gebildete PGE$_2$ durch Aktivierung von EP$_3$-Rezeptoren auf glialen Zellen des Hypothalamus zur Verminderung der intrazellulären cAMP-Konzentration. Über derzeit nicht genau bekannte Mechanismen kommt es daraufhin zu einer Erhöhung des Sollwertes der Körpertemperatur sowie zu einer durch vermehrte Wärmeproduktion und vermehrte Wärmekonservierung ausgelösten Erhöhung der Körpertemperatur. Die durch COX-Hemmer verursachte Inhibition der vermehrten PGE$_2$-Bildung zentral und peripher liegt der antipyretischen Wirkung der nichtsteroidalen Antiphlogistika zugrunde

die Sekretion von zytoprotektivem Magenschleim. Die selektive Hemmung des Isoenzyms COX-2 führt seltener zu Erosionen und Ulzera der Schleimhaut des Magen-Darm-Traktes. Allerdings ist dieser Vorteil nur bei kurzer und mittellanger Anwendung wirksam. Bei langfristiger Gabe von COX-2-Hemmern werden auch bei dieser Substanzgruppe Schädigungen der Magen-Darm-Schleimhaut beobachtet. Dies beruht wahrscheinlich darauf, dass ein Teil der konstitutiven PGE_2-/PGI_2-Produktion auch durch COX-2 vermittelt wird. Darüber hinaus spielt COX-2 eine Rolle bei der Heilung von Schleimhautulzera. Das Ausmaß einer eventuellen Blutung aus Ulzera, die durch nichtsteroidale Antiphlogistika hervorgerufen wurden, kann durch die unter COX-Hemmer-Gabe auftretende Inhibition der Thrombozytenaktivierung (▶ Kap. 41) verstärkt sein.

Renale Wirkungen. PGE_2 sowie PGI_2 spielen eine wichtige Rolle bei der Regulation der lokalen Nierendurchblutung und der Regulation der Elektrolytreabsorption. An der Synthese von Prostanoiden in der Niere sind sowohl COX-1 als auch COX-2 beteiligt. Die Nierenfunktion Gesunder wird durch COX-Hemmer in der Regel nur wenig beeinflusst. Durch Hemmung der Prostaglandinbildung in der Niere kann es jedoch bei Patienten mit vorgeschädigter Niere zu einer Störung der Nierenfunktion mit **Salz- und Wasserretention** bis hin zum **akuten Nierenversagen** kommen. Bei jahrelangem Missbrauch von nichtsteroidalen Antiphlogistika kommt es gelegentlich zu **Nephropathien** mit chronischem Nierenversagen.

Überempfindlichkeitsreaktionen. Bei einigen Patienten kommt es unter der Anwendung von nichtsteroidalen Antiphlogistika zu Symptomen wie **vasomotorischer Rhinitis, Urtikaria** oder **asthmatischen Beschwerden.** Selten werden anaphylaktoide Reaktionen beobachtet. Ursächlich für diese Reaktionen ist wahrscheinlich die vermehrte Bildung von Leukotrienen aufgrund der Hemmung der Cyclooxygenase. Arachidonsäure steht nun vermehrt für die durch Lipoxygenasen vermittelte Leukotrien-Bildung zur Verfügung (◘ Abb. 24.5).

Kardiovaskuläre unerwünschte Wirkungen. Neben der renal bedingten Salz- und Wasserretention steigert besonders die langfristige Einnahme von COX-2-Hemmern die Inzidenz von Myokardinfarkten und **erhöht die kardiovaskuläre Mortalität.** Diesem Effekt liegt wahrscheinlich die Tatsache zugrunde, dass COX-2-Hemmer keinen Einfluss auf die Bildung von Thromboxan A_2 in Thrombozyten besitzen, jedoch die Bildung des antiaggregatorischen PGI_2 durch die endotheliale COX-2 hemmen. Neuere Befunde weisen darauf hin, dass auch nichtselektive COX-2-Hemmer ein gewisses kardiovaskuläres Risiko besitzen. Bei Patienten mit erhöhtem kardiovaskulärem Erkrankungsrisiko sollten nichtsteroidale Antiphlogistika, insbesondere COX-2-Hemmer, daher nur mit Vorsicht angewendet werden. Ausgenommen davon ist die Gabe niedrig dosierter Acetylsalicylsäure, die zu einer relativ selektiven Inhibition der thrombozytären COX-1 führt (▶ Kap. 41).

Interaktionen. Aufgrund ihrer renalen Wirkungen können nichtsteroidale Antiphlogistika die Effekte von **ACE-Hemmern** abschwächen.

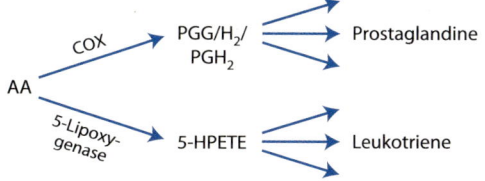

◘ **Abb. 24.5 Hauptstoffwechselwege der Arachidonsäure (AA).** Die Hemmung von Cyclooxygenasen (COX) führt nicht nur zur verminderten Bildung von Prostanoiden über PGG_2 und PGH_2, sondern kann bei entsprechend disponierten Patienten auch zu einer vermehrten Bildung von Leukotrienen über 5-HPETE aus Arachidonsäure durch die 5-Lipoxygenase führen

❯ Die Gabe von nichtsteroidalen Antiphlogistika bei Hypertonikern, die mit ACE-Hemmern oder anderen Antihypertensiva (β-Blocker, Diuretika, AT_1-Rezeptorantagonisten) behandelt werden, kann zu hypertensiven Zuständen führen.

Nichtsteroidale Antiphlogistika vermindern die renale Ausscheidung von **Lithium** und **Methotrexat.**

❯ Die Kombination von nichtsteroidalen Antiphlogistika mit Glucocorticoiden erhöht das Risiko gastrointestinaler Ulzerationen.

COX-Hemmer, insbesondere **Ibuprofen**, können die Bindungsstelle von **Acetylsalicylsäure** im thrombozytären COX-1-Enzym blockieren und dadurch den langfristigen antithrombozytären Effekt von Acetylsalicylsäure z.B. im Rahmen der Sekundärprophylaxe kardiovaskulärer Erkrankungen inhibieren. Ibuprofen und andere COX-Hemmer sollten daher zeitlich versetzt zu Acetylsalicylsäure in antithrombozytärer Dosis eingesetzt werden.

Kontraindikationen. Bei Patienten mit **eingeschränkter Blutgerinnung, Nierenfunktionsstörungen, Magen-Darm-Ulzera** sowie **bekannten Überempfindlichkeitsreaktionen** sollten nichtsteroidale Antiphlogistika nur unter strenger Kontrolle angewendet werden. Ebenso sollten nichtsteroidale Antiphlogistika bei bestehender **Schwangerschaft** nur mit großer Zurückhaltung eingesetzt werden. In späteren Phasen der Schwangerschaft kann es durch die Hemmung der Prostanoidsynthese zu einem Verschluss des Ductus arteriosus Botalli kommen, der unter physiologischen Bedingungen durch die lokale Bildung von PGE_2 in der Fetalzeit offen gehalten wird. Ferner kann es durch Gabe von nichtsteroidalen Antiphlogistika zur Beeinträchtigung der durch Prostanoide regulierten Uteruskontraktion kommen. Aufgrund der besonders unter Gabe von COX-2-Hemmern beobachteten erhöhten kardiovaskulären Mortalität sollten nichtsteroidale Antiphlogistika bei **Patienten mit hohem kardiovaskulären Risiko** nur für einen möglichst kurzen Zeitraum in der niedrigsten erforderlichen Dosis eingesetzt werden.

> Das Risiko für gastrointestinale Blutungen kann durch die gleichzeitige Gabe von Antikoagulanzien gesteigert werden.

Salicylate

Acetylsalicylsäure wirkt in sehr hohen Dosen (z.B. 5 g/Tag) antiphlogistisch. Da bei diesen hohen Dosierungen unerwünschte Wirkungen relativ häufig sind, wird Acetylsalicylsäure für diese Indikation nur noch sehr selten verwendet. Das Haupteinsatzgebiet der Acetylsalicylsäure liegt in der Thrombozytenfunktionshemmung (▶ Kap. 41) sowie in der Behandlung von Schmerzen und Fieber. Für die analgetischen und antipyretischen Wirkungen sind Dosen von 500–1000 mg ausreichend.

Arylessigsäurederivate

Diclofenac (◘ Abb. 24.6) und sein Glykolsäureester **Aceclofenac** besitzen antiphlogistische, analgetische und antipyretische Wirkungen. Diclofenac besitzt eine relativ gute Wirkung auch auf das Isoenzym COX-2.

Diclofenac wird nach oraler Gabe gut resorbiert, die Bioverfügbarkeit beträgt etwa 50% aufgrund eines First-pass-Metabolismus in der Leber. Die Plasmahalbwertszeit beträgt 1–2 Stunden, die Ausscheidung erfolgt vorwiegend renal in Form von Metaboliten. Durch Gabe retardierter Formen kann die Wirksamkeit verlängert werden. Zur Umgehung des First-pass-Effektes sowie zur Erzielung eines schnelleren Wirkungseintrittes kann Diclofenac auch i.m. verabreicht werden. Allerdings kommt es dabei gelegentlich zu Kreislaufreaktionen bis hin zum Kreislaufschock.

Arylpropionsäurederivate

Ibuprofen, Naproxen, Ketoprofen (◘ Abb. 24.6), **Flurbiprofen** sowie **Oxaprozin** unterscheiden sich in ihren pharmakodynamischen Eigenschaften nicht wesentlich. Alle Substanzen sind nichtselektive Cyclooxygenasehemmer.

Arylpropionsäurederivate werden nach oraler Gabe gut resorbiert. Die Plasmahalbwertszeiten liegen bei etwa 2 Stunden (Ibuprofen, Ketoprofen), 6 Stunden (Flurbiprofen), 14 Stunden (Naproxen) und 40–60 Stunden (Oxaprozin) (◘ Tab. 24.1).

Indolessigsäurederivate

Indometacin (◘ Abb. 24.6) besitzt eine hohe Bioverfügbarkeit, die Plasmahalbwertszeit beträgt 2–3 Stunden. Unter Gabe von Indometacin kommt es vergleichsweise häufig zu unerwünschten Wirkungen. Typisch für die Substanz ist neben den generellen unerwünschten Wirkungen nichtsteroidaler Antiphlogistika das Auftreten zentralnervöser Effekte

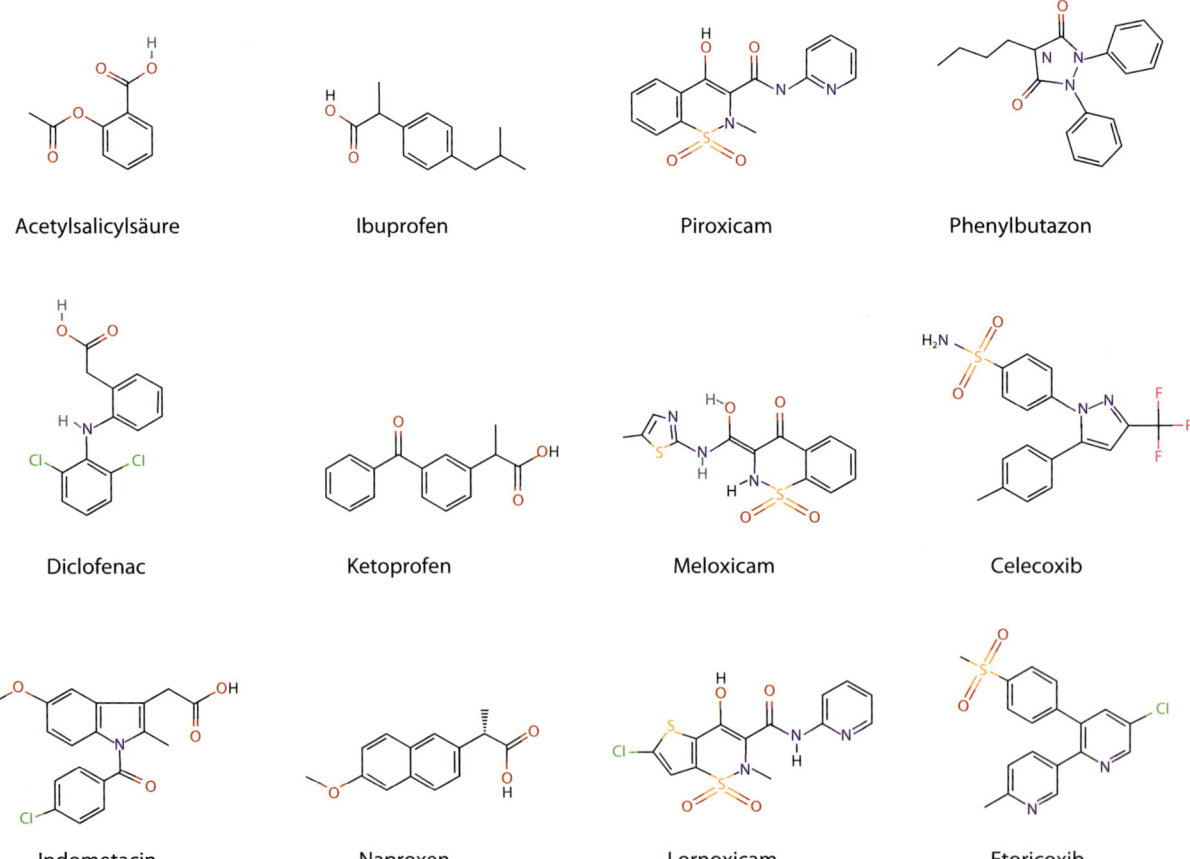

Acetylsalicylsäure   Ibuprofen   Piroxicam   Phenylbutazon

Diclofenac   Ketoprofen   Meloxicam   Celecoxib

Indometacin   Naproxen   Lornoxicam   Etoricoxib

◘ **Abb. 24.6 Struktur verschiedener nichtsteroidaler Antiphlogistika (COX-Hemmer)**

◘ Tab. 24.1 Pharmakokinetik nichtsteroidaler Antiphlogistika

Pharmakon	Bioverfüg-barkeit (%)	Plasma-HWZ (h)	Maximale Spiegel nach oraler Gabe (h)	Plasma-eiweißbin-dung (%)	Metabolisation, Ausscheidung	Tägliche Dosis
Salicylate						
Acetylsalicyl-säure	30 (First-pass-Effekt, Abbau zu Salicyl-säure)	2–3	1	70–90	Deazetylierung zu Salicylsäure; Konjugation an Glycin und Glucuronsäure; renale Aus-scheidung	50–100 mg (antithrombozytär) 2–3×500–1000 mg (analgetisch/anti-pyretisch) 3–4×1000–1500 mg (antiphlogistisch)
Arylessigsäurederivate						
Diclofenac	50 (First-pass-Effekt)	1–2	2–3	99	CYP2C → 4-Hydroxydiclofenac; Glucuronidierung, Sulfatie-rung; Ausscheidung renal	1–3×50–100 mg p.o. 1×75 mg i.m.
Arylpropionsäurederivate						
Ibuprofen	100	2–4	0,5	99	hepatisch metabolisiert; renal ausgeschieden	3×400–800 mg (antiphlogistisch) 1–3×200–400 mg (analgetisch, anti-pyretisch)
Naproxen	100	14	1	99	Demethylierung, Glucuronidie-rung; renale Ausscheidung	1–2×500–1250 mg (antiphlogistisch) 2-3×200–400 mg (analgetisch)
Ketoprofen	100	2	1-2	99	Glucuronidierung; renale Ausscheidung	50–200 mg
Flurbiprofen	100	6	2	99	Hydroxylierung, Konjugation	200–300 mg
Oxaprozin	95	40–60	3–4	99	Oxidation, Glucuronidierung	600–1800 mg
Tiaprofensäure	99	1,5–3				2×300 mg
Indolessigsäurederivate						
Indometacin	100	2,5	1–2	90	Demethylierung, Deacylierung, Glucuronidierung; renale Ausscheidung	2–3×25–50 mg
Oxicame						
Piroxicam	>90	45–50	3–5	99	Hydroxylierung (CYP2C), Glu-curonidierung; Ausscheidung renal und biliär	20–40 mg
Meloxicam	90	15–20	5–10	99	Hydroxylierung; Ausscheidung renal/biliär	7,5–15 mg
Lornoxicam	95	3–5	1–2	99	CYP2C9 Hydroxylierung renal/biliär	12–16 mg
Pyrazolidindione						
Phenyl-butazon	100	80	2	99	Oxidierung, Hydroxylierung, Glucuronidierung	200–600 mg
COX-2-Hemmer						
Celecoxib	70	6–12	2–4	97	CYP2C9, Glucuronidierung	1-2×100–200 mg
Etoricoxib	80–90	22	1	>90	hepatisch metabolisiert; renale Ausscheidung	1×60–120 mg

wie Schwindel oder Verwirrtheit. Recht häufig kommt es außerdem zum Auftreten von Kopfschmerzen.

Oxicame

Piroxicam und **Lornoxicam** (◻ Abb. 24.6) sind nichtselektive Hemmer der Cyclooxygenase, während **Meloxicam** eine gewisse Selektivität für das Isoenzym COX-2 aufweist. Die Bioverfügbarkeit der Oxicame ist sehr gut. Ein Nachteil ist die zum Teil sehr lange Halbwertszeit (Piroxicam: 40–80 Stunden, Meloxicam: 15–20 Stunden), die zu einer Kumulation und schweren gastrointestinalen und renalen unerwünschten Wirkungen führen kann.

Pyrazolidindione

Phenylbutazon besitzt eine sehr starke antiphlogistische Wirkung und wird nach oraler Gabe sehr gut resorbiert. Aufgrund der hohen Plasmaeiweißbindung ist die Elimination verzögert und die Plasmahalbwertszeit sehr lang (ca. 80 Stunden). Der klinische Einsatz von Phenylbutazon ist beschränkt, da die Substanz schwere unerwünschte Wirkungen wie Agranulozytosen hervorrufen kann. Phenylbutazon ist ein Reserveantiphlogistikum.

COX-2-Hemmer

An die Entwicklung von selektiven COX-2-Hemmern (◻ Abb. 24.7) sind große Erwartungen geknüpft worden. Es bestand insbesondere die Hoffnung, dass durch Vermeiden der Hemmung des Enzyms COX-1 in der Magen-Darm-Schleimhaut das Auftreten gastrointestinaler unerwünschter Wirkungen ausbleibt, während die Hemmung des im Rahmen entzündlicher Prozesse induzierten Isoenzyms COX-2 im Sinne einer antiphlogistischen Wirkung voll zum Tragen kommt. Der umfangreiche klinische Einsatz von COX-2-Hemmern zeigte jedoch, dass diese Substanzgruppe den herkömmlichen nichtsteroidalen Antiphlogistika im Hinblick auf das Auftreten von gastrointestinalen unerwünschten Wirkungen nur bei kurz- und mittelfristiger Gabe überlegen ist. Bei Langzeitgabe scheint dieser Effekt nicht mehr vorhanden zu sein. Auch andere unerwünschte Wirkungen wie renale Effekte werden unter COX-2-Hemmer-Therapie beobachtet. Überraschenderweise zeigte sich, dass COX-2-Hemmer das Risiko für thromboembolische Erkrankungen erhöhen. Dies führte im Jahre 2004 bzw. 2005 zur Marktrücknahme von Rofecoxib und Valdecoxib. Nach gegenwärtigen Vorstellungen beruht das erhöhte kardiovaskuläre Risiko auf der Hemmung von COX-2 im Gefäßendothel, wodurch die Bildung des protektiv wirkenden PGI_2 verringert wird.

Celecoxib, Etoricoxib sowie eine Vorstufe des Valdecoxib, **Parecoxib**, sind derzeit für die Therapie von rheumatoider Arthritis und aktivierter Arthrosen (Celecoxib und Etoricoxib) sowie für die kurzfristige Behandlung postoperativer Schmerzen (Parecoxib) zugelassen. Celecoxib und Etoricoxib werden oral verabreicht, Parecoxib, das gut wasserlöslich ist, kann parenteral (i.v. oder i.m.) gegeben werden. Die orale Bioverfügbarkeit von Celecoxib und Etoricoxib beträgt 70 bzw. 85%, die Plasmahalbwertszeit liegt im Bereich von ca. 10

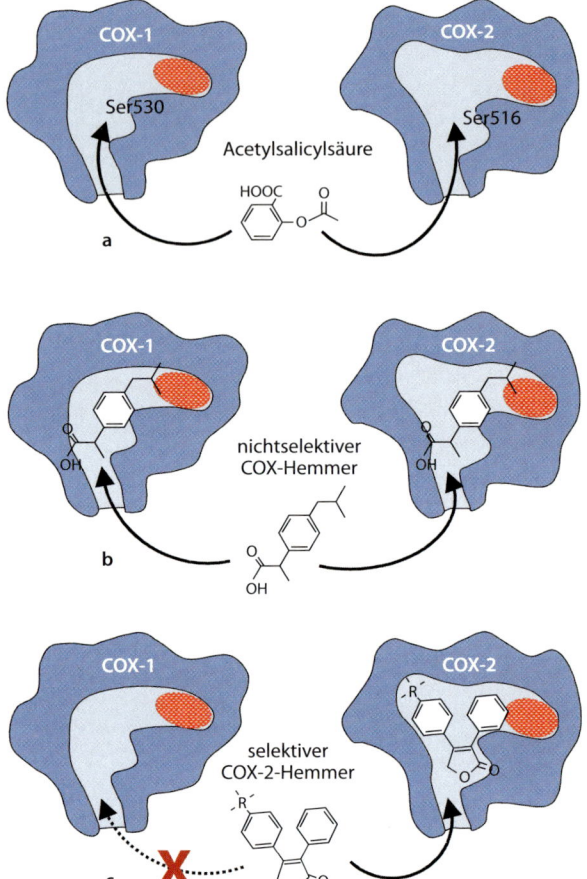

◻ **Abb. 24.7a–c Struktur des enzymatischen Zentrums von COX-1 und COX-2.** Das aktive Zentrum (rot) der Cyclooxygenasen wird durch ihr Substrat Arachidonsäure über einen hydrophoben Kanal erreicht. **a** Der nichtselektive, irreversible COX-Hemmer Acetylsalicylsäure führt zur Acetylierung von Serin 530 bzw. Serin 516 des Enzyms COX-1 bzw. COX-2. Die Acetylierung dieser im Kanal gelegenen Serinreste macht den Kanal unzugänglich für Arachidonsäure. **b** Nichtselektive, reversible COX-Hemmer versperren den Zugangskanal. **c** Die Entwicklung COX-2-selektiver Inhibitoren wurde durch die Besonderheit des hydrophoben Kanals von COX-2 begünstigt, der aufgrund einer Ausbuchtung auch sperrigere Moleküle aufnehmen kann

(Celecoxib) und 20 Stunden (Etoricoxib). Celecoxib wird vornehmlich durch CYP2C9 metabolisiert.

Induktoren von CYP2C9 (z.B. Rifampicin, Carbamazepin, Barbiturate) senken die Plasmaspiegel von Celecoxib, Inhibitoren von CYP2C9 (z.B. Fluconazol) erhöhen die Plasmaspiegel. Celecoxib ist ein Inhibitor des Enzyms CYP2D6 und kann den Abbau anderer Pharmaka (z.B. β-Rezeptoren-Blocker, Antidepressiva, Neuroleptika oder Antiarrhythmika) vermindern.

COX-2-Hemmer sollten als Reservetherapeutika verwendet werden. Die Gabe bei Patienten mit hohem kardiovaskulären Erkrankungsrisiko ist kontraindiziert.

24.2.2 Glucocorticoide

Bedeutung. Glucocorticoide gehören zu den wirksamsten antiphlogistischen Pharmaka (▶ Kap. 49).

Die Wirkung der Glucocorticoide beruht auf der Hemmung der Synthese proinflammatorischer Proteine wie Zytokine (z.B. IL-1, IL-6, TNFα), COX-2, induzierbare NO-Synthase oder verschiedener Adhäsionsmoleküle. Bei chronisch entzündlichen Erkrankungen wirken sich auch die immunsuppressiven Effekte der Glucocorticoide günstig auf das Krankheitsgeschehen aus.

Für eine ausreichende antiphlogistische Wirkung sind in der Regel Dosen erforderlich, die zu einer Suppression der endogenen Glucocorticoidbildung führen. Dies, sowie die bei mittel- und langfristiger Gabe auftretenden vielfältigen unerwünschten Wirkungen (▶ Kap. 49) müssen gegen den therapeutischen Nutzen abgewogen werden.

24.2.3 Klassische Basistherapeutika

Unter dem Begriff Basistherapeutika werden im deutschsprachigen Raum eine Anzahl von Medikamenten verschiedener Substanzklassen und Wirkungsmechanismen zusammengefasst, die bei rheumatischen Erkrankungen wie der rheumatoiden Arthritis eingesetzt werden.

Im Gegensatz zu den nichtsteroidalen Antiphlogistika und den Glucocorticoiden setzt ihre Wirkung sehr langsam über Wochen bis Monate ein und dauert teilweise über das Absetzen des Medikamentes hinaus an. Aus diesem Grunde werden sie auch als »lang wirksame Antirheumatika« (LWAR) und im angelsächsischen Sprachraum auch als »**Disease-modifying antirheumatic drugs**« (**DMARD**) bezeichnet. Neben den klassischen Basistherapeutika wie **Sulfasalazin, Chloroquin**, organischen **Goldverbindungen** und **Penicillamin** werden auch die in den letzten Jahren in die Therapie eingeführten **TNFα-Hemmstoffe** (Infliximab, Adalimumab, Etanercept) sowie **IL-1-Rezeprotantagonisten und Anti-IL-6-Antikörper** zu den Basistherapeutika gerechnet (▶ Kap. 24.2.4 bis ▶ Kap. 24.2.6). Auch einige zytotoxische **Immunsuppressiva** wie Methotrexat, Azathioprin oder Cyclophosphamid sowie Leflunomid werden bei chronischen Entzündungen wie der rheumatoiden Arthritis eingesetzt und können zu den Basistherapeutika gerechnet werden.

Sulfasalazin

Sulfasalazin ist eine Azoverbindung aus 5-Aminosalicylsäure und Sulfapyridin, das im Colon bakteriell gespalten wird. Das Spaltprodukt 5-Aminosalicylsäure wird aus dem Colon nur sehr schlecht resorbiert. Sulfasalazin wird bei entzündlichen Darmerkrankungen wie der Colitis ulcerosa sowie bei der rheumatoiden Arthritis eingesetzt (▶ Kap. 47).

Chloroquin, Hydroxychloroquin

Bedeutung. Das Antimalariamittel Chloroquin/Hydroxychloroquin (▶ Kap. 60) führt bei etwa 70% der Patienten mit leichten Formen der rheumatoiden Arthritis sowie bei Lupus-erythematodes-ähnlichen Verlaufsformen zu einer partiellen Verbesserung der Symptomatik. Die Wirkung tritt mit mehreren Monaten Verzögerung ein. Der Wirkmechanismus ist unklar.

Pharmakokinetik. Chloroquin und Hydroxychloroquin werden nach oraler Gabe vollständig resorbiert und reichern sich sehr stark in verschiedenen Organen (Niere, Lunge, Leber, Milz, Leukozyten, Retina, melaninhaltige Gewebe) an. Die Halbwertszeit beträgt etwa 1 Woche, die vollständige Elimination erfolgt erst nach Monaten bis Jahren.

Unerwünschte Wirkungen. Im Vordergrund stehen unerwünschte Wirkungen **im Bereich des Auges**. Durch Einlagerung in die Cornea kommt es häufig zu asymptomatischen, reversiblen **Keratopathien**. Gefährlich ist die bei höherer Dosis auftretende **Retinopathie**. Regelmäßige ophthalmologische Kontrollen sind unter der Behandlung mit Chloroquin/Hydroxychloroquin notwendig. Neben den okulären unerwünschten Wirkungen kann es zu Hautreaktionen, gastrointestinalen Störungen sowie zu Neuromyopathien und Kardiomyopathien kommen.

Organische Goldverbindungen

Organische Goldverbindungen wie Aurothioglucose, das i.m. gegeben wird, oder Auranofin, das oral gegeben werden kann, wurden früher häufig im Rahmen der Basistherapie der rheumatoiden Arthritis angewendet. Wegen des sehr verzögerten

24

Wirkungseintrittes sowie der unerwünschten Wirkungen spielen sie heutzutage nur noch als Reservemittel eine untergeordnete Rolle.

Penicillamin

Auch Penicillamin wird heute aufgrund vielfältiger unerwünschter Wirkungen (gastrointestinale Störungen, Störungen der Hämatopoese, Nephrotoxizität) nur noch sehr selten als Reservemittel bei der rheumatoiden Arthritis eingesetzt.

24.2.4 TNFα-Hemmstoffe

Bedeutung. Die Hemmung der Wirkung des Entzündungsmediators TNFα (▶ Kap. 22 sowie ◘ Abb. 24.1 und ◘ Abb. 24.2) kann bei einigen chronischen Entzündungen wie der rheumatoiden Arthritis oder dem Morbus Crohn in fortgeschrittenen Stadien zu sehr guten Therapieerfolgen führen. In der Regel werden TNFα-Hemmstoffe erst eingesetzt, wenn andere pharmakologische Maßnahmen keine Wirkung besitzen. **Etanercept** ist ein lösliches TNF-Rezeptor-Fusionsprotein, während **Infliximab, Golimumab, Certolizumab** und **Adalimumab** monoklonale Anti-TNFα-Antikörper sind (◘ Abb. 24.8; ◘ Tab. 24.2).

Unerwünschte Wirkungen. Insbesondere unter Gabe von Infliximab und Adalimumab kann es zur **Reaktivierung von latenten Tuberkulosen** sowie zur **Exazerbation von chronischen, nichtaktiven Hepatiden** kommen. Vor Beginn einer Therapie sollten Infektionen, vor allem Tuberkulose, ausgeschlossen werden. Gelegentlich kommt es unter Gabe von Infliximab, aber auch anderen TNFα-Hemmstoffen zur **Induktion unspezifischer antinukleärer Antikörper.** Selten kommt es zur Manifestation eines Lupus-erythematodes-ähnlichen Krankheitsbildes.

Kontraindikationen. TNFα-Hemmstoffe sollten nicht oder nur mit äußerster Vorsicht bei **bestehenden Infektionen** und

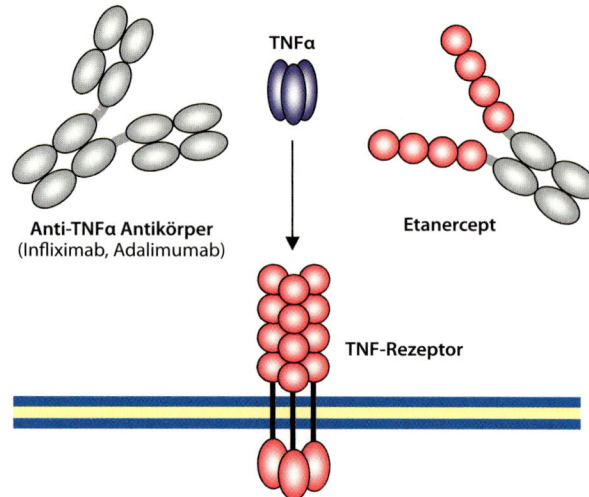

◘ **Abb. 24.8 Wirkmechanismus verschiedener TNFα-Hemmstoffe.** Trimeres TNFα übt seine Wirkung durch Bindung an den ebenfalls trimeren TNF-Rezeptor aus. Anti-TNFα-Antikörper binden TNFα mit hoher Affinität. Etanercept ist ein Fusionsprotein der extrazellulären Domäne des TNF-Rezeptors und der Fc-Domäne von menschlichen IgG₁ und bindet TNFα ebenfalls mit hoher Affinität. Die Bindung von TNFα durch Antikörper oder Etanercept verhindert die Interaktion von TNFα mit seinem Rezeptor

Neoplasien sowie bei Patienten mit **Herzinsuffizienz im Stadium NYHA III und IV** gegeben werden.

24.2.5 IL-1-Rezeptor-Antagonisten

Ein gentechnisch hergestellter physiologischer humaner IL-1-Rezeptor-Antagonist ist **Anakinra**, der kompetitiv die Wirkung von IL-1α und IL-1β (▶ Kap. 22) am IL-1-Rezeptor blockiert. Anakinra ist für die Behandlung der rheumatoiden Arthritis in Kombination mit Methotrexat zugelassen. Im Ge-

◘ **Tab. 24.2** TNFα-Hemmer/IL-1-Rezeptorantagonisten/IL-6-Rezeptor-Blocker

Pharmakon	Wirkprinzip	Gabe	HWZ	Dosis
Etanercept	Lösliches TNF-Rezeptor-Fusionsprotein, das TNFα + TNFβ bindet	s.c.	4–5 Tage	1–2×25 mg/Woche
Infliximab	Chimärer monoklonaler Antikörper gegen TNFα	i.v.	10–14 Tage	3–8 mg/kg alle 4–8 Wochen
Adalimumab	Humaner monoklonaler Antikörper gegen TNFα	s.c.	14–19 Tage	40 mg alle 2 Wochen
Certolizumab	Pegyliertes Fab-Fragment eines humanen monoklonalen Antikörpers gegen TNFα	s.c.	14 Tage	200 mg alle 2 Wochen
Golimumab	Hochaffiner humaner monoklonaler Antikörper geben TNFα	s.c.	12 Tage	50 mg, 1×/Monat
Anakinra	Rekombinanter IL-1-Rezeptorantagonist	s.c.	4–6 Stunden	100 mg/Tag
Tocilizumab	Humanisierter monoklonaler Antikörper gegen den IL-6-Rezeptor	i.v.	6–7 Tage	8 mg/kg alle 4 Wochen

gensatz zu den TNFα-Hemmstoffen ist die Halbwertszeit kurz, deshalb muss Anakinra täglich verabreicht werden (◘ Tab. 24.2).

Aufgrund der geringeren Effektivität, der Notwendigkeit häufigerer Gaben sowie den nicht seltenen lokalen Reaktionen an der Einstichstelle ist Anakinra den TNFα-Hemmstoffen unterlegen und Mittel der 2. Wahl.

Unerwünschte Wirkungen. Unter Anakinra kann es zum erhöhten Auftreten schwerer Infektionen sowie von Neutropenien kommen.

24.2.6 Anti-IL-6-Rezeptor-Antikörper

Bedeutung. Mit **Tocilizumab** steht seit dem Jahr 2009 ein humanisierter monoklonaler Antikörper gegen den IL-6-Rezeptor zur Verfügung (◘ Tab. 24.2). Er hemmt die Wirkung des pleiotropen, proinflammatorischen Zytokins IL-6 (► Kap. 22; ◘ Abb. 24.1 und ◘ Abb. 24.2).

Unerwünschte Wirkungen. Zu den bisher am häufigsten beobachteten unerwünschten Wirkungen zählen Infektionen des oberen Respirationstraktes, Nasopharyngitis, Kopfschmerzen und Bluthochdruck. Bei Patienten mit aktiven Infektionen, Lebererkrankungen und mit erhöhtem Herz-Kreislauf-Risiko sollte Tocilizumab nicht angewendet werden. Tocilizumab ist in Kombination mit Methotrexat für die Behandlung von Erwachsenen mit schwerer rheumatoider Arthritis zugelassen, wenn andere Therapeutika wirkungslos sind oder nicht gegeben werden können.

24.2.7 Immunsuppressiva

Bei einigen chronisch-entzündlichen Erkrankungen, insbesondere bei der rheumatoiden Arthritis werden auch Immunsuppressiva eingesetzt, wobei wegen der unerwünschten Wirkungen der Einsatz auf schwerere Verlaufsformen beschränkt bleibt (► Kap. 25).

Methotrexat

Wirkprinzip. Methotrexat hemmt durch Bindung an die Dihydrofolatreduktase die Bildung von Tetrahydrofolsäure. Dadurch kommt es zu einer Hemmung der Thymidin- und Purin-Synthese sowie der nachfolgenden Synthese von DNA (◘ Abb. 25.4). Der sich daraus ergebende zytostatische Effekt kann auch bei der Behandlung der rheumatoiden Arthritis ausgenutzt werden, wobei deutlich niedrigere Dosen als beim Einsatz in der Tumortherapie ausreichend sind. In der Regel werden 7,5–20 mg Methotrexat/Woche i.m., i.v., s.c. oder oral gegeben. Die Wirkung tritt nach 1–2 Monaten ein und beruht wahrscheinlich im Wesentlichen auf einer Hemmung der Synthese von Zytokinen. Die Bioverfügbarkeit von Methotrexat liegt im Mittel bei 70%, schwankt jedoch individuell zwischen 25 und 95%. Die Ausscheidung erfolgt fast ausschließlich unverändert renal.

Unerwünschte Wirkungen. Auch unter den bei der Behandlung der rheumatoiden Arthritis verwendeten niedrigen Methotrexat-Dosierungen kommt es zu unerwünschten Wirkungen. Typisch sind unspezifische **gastrointestinale Beschwerden** und leichte **Hauterscheinungen** sowie **Erhöhungen der Transaminasen**. Seltener, jedoch deutlich gefährlicher ist die Entwicklung einer **Pneumonitis mit interstitieller Fibrose**. Des Weiteren können **Blutbildungsstörungen, Nierenschädigungen** und **Impotenz** sowie **zentralnervöse Symptome** auftreten. Aufgrund der auch in niedriger Dosis zu erwartenden **teratogenen Wirkung** ist die Gabe bei Frauen im gebärfähigen Alter nur unter Anwendung kontrazeptiver Maßnahmen indiziert.

Azathioprin, Cyclophosphamid

Nur bei sehr schweren und ansonsten therapierefraktären Formen chronischer Entzündungen sind zytotoxische Immunsuppressiva wie Azathioprin und Cyclophosphamid indiziert.

Leflunomid

Wirkprinzip. Leflunomid ist ein Prodrug, das unter Ringöffnung in einen aktiven Metaboliten umgewandelt wird, der durch Hemmung der Dihydroorotatdehydrogenase die **Synthese von Pyrimidin-Basen hemmt** (◘ Abb. 25.4). Da aktivierte Lymphozyten einen deutlich höheren Pyrimidinbedarf besitzen als ruhende Zellen, vermindert Leflunomid die Proliferation aktivierter Lymphozyten und wirkt dadurch immunsuppressiv. Die Wirkung setzt verzögert ein und hält sehr lange an. Der aktive Metabolit von Leflunomid hat eine Halbwertszeit von 15–18 Tagen und unterliegt einem ausgeprägten enterohepatischen Kreislauf. Mit einem vollständigen Abklingen der Wirkung ist erst nach Monaten zu rechnen. Leflunomid kann bei **aktiver rheumatoider Arthritis** sowie **aktiver Psoriasisarthritis** gegeben werden, wenn andere Pharmaka wirkungslos geblieben sind.

Unerwünschte Wirkungen. Hervorzuheben ist die nicht selten auftretende **hepatotoxische Wirkung**, die bei einigen Patienten bis zu einem **lebensbedrohlichen Leberversagen** reichen kann. Daneben treten nicht selten **Diarrhö, Atemwegsinfektionen, Hautausschläge, Hypertonie** sowie ein **reversibler Haarverlust** auf.

Kontraindikation. Bei **Kinderwunsch** oder **Schwangerschaft** ist Leflunomid kontraindiziert. Unter Leflunomid muss ggf. ein zuverlässiger Empfängnisschutz durchgeführt werden, der erst 2 Jahre nach Absetzen des Pharmakons aufgehoben werden sollte. Leflunomid ist außerdem bei **Leber- und Nierenfunktionsstörungen, Immundefekten, Störungen der Blutbildung, schweren Infektionen** sowie bei **Patienten unter 18 Jahren** kontraindiziert.

Interaktionen. Die Plasmaspiegel des aktiven Leflunomidmetaboliten werden durch Gabe von **Aktivkohle** oder **Colestyramin** wahrscheinlich wegen einer Unterbrechung des enterohepatischen Kreislaufs abgesenkt.

24

24.3   Antiallergika

> **Lernziele**
> - Inhibitoren der Mastzell-Degranulation (Chromogli-zinsäure, Nedocromil)
> - Omalizumab
> - H_1-Antihistaminika

24.3.1 Therapie von Allergien

Neben dem Vermeiden des Allergens (Allergenkarenz) stehen zur Behandlung von Allergien die Hyposensibilisierung sowie verschiedene pharmakologische Maßnahmen zur Verfügung.

Die wichtigste prophylaktische Maßnahme ist die **Allergenkarenz**, die die Identifizierung des Allergens zur Voraussetzung hat. Beim Vorliegen von Allergien gegen ubiquitär vorkommende Allergene ist dies schwieriger durchzuführen als bei sehr spezifischen Allergenen oder saisonal auftretenden Allergenen (z.B. Blütenpollen). Eine Sonderform stellen Arzneimittelallergien (z.B. gegen Penicillin) dar. Patienten mit bekannter Allergie sollten einen Allergiepass erhalten, der das identifizierte Allergen ausweist.

Die **Hyposensibilisierung** hat zum Ziel, durch kontinuierliche Gabe ansteigender Dosen des Allergens die Reaktionsbereitschaft zu reduzieren. Die der Hyposensibilisierung zugrunde liegenden Prozesse sind nur ansatzweise verstanden. So kommt es beispielsweise im Rahmen der Hyposensibilisierung zur vermehrten Bildung regulierender Antikörper der IgG-Klasse sowie möglicherweise zur verminderten Mediatorfreisetzung aus Mastzellen. Eine Hyposensibilisierungsbehandlung muss durch erfahrene Ärzte durchgeführt werden und erfordert in einigen Fällen Behandlungen über Monate bis zu wenigen Jahren.

Die **pharmakologische Behandlung** von allergischen Reaktionen ist abhängig vom Reaktionstyp. **Immunsuppressiva** (▶ Kap. 25) spielen besonders bei der Behandlung von allergischen Reaktionen des Typs II–IV eine Rolle. **Antiphlogistika**, in vielen Fällen **Glucocorticoide** (▶ Kap. 49), können bei allen Formen der allergischen Reaktion indiziert sein. Als **Antiallergika** im engeren Sinne bezeichnet man einige Pharmaka, die insbesondere bei der Typ-I-Reaktion zur Anwendung kommen.

Antiallergika gegen Typ-I-Reaktionen stehen für die Behandlung der allergischen Reaktion vom Typ I als prophylaktische und therapeutische pharmakologische Maßnahmen zur Verfügung. Die der Typ-I-Reaktion zugrunde liegende massive Ausschüttung von Entzündungsmediatoren aus Mastzellen kann im Sinne einer Prophylaxe durch **Inhibitoren der Mastzell-Degranulation**, durch **Glucocorticoide** sowie durch **Antikörper gegen IgE** unterdrückt werden. **Histamin-H_1-Rezeptor-Antagonisten** schwächen die anaphylaktische Reaktion ab, indem sie die Wirkung des zentralen Mediators Histamin blockieren.

24.3.2 Inhibitoren der Mastzell-Degranulation (Degranulationshemmer)

Inhibitoren der Mastzell-Degranulation (▶ Kap. 44.2.2) können zur Prophylaxe oder Dauertherapie von allergischen Reaktionen des Typ I eingesetzt werden. Als Pharmaka dieser Gruppe stehen **Cromoglicinsäure** und **Nedocromil** zur Verfügung. Die Anwendung erfolgt in der Regel lokal in Form eines Nasensprays, als Augentropfen oder inhalativ als Aerosol oder Pulver (▶ Kap. 44.2.2).

24.3.3 Omalizumab

Wirkprinzip. Omalizumab ist ein rekombinanter monoklonaler **Anti-IgE-Antikörper**, der mit dem Fc-Teil des IgE-Antikörpermoleküls interagiert und dadurch die Bindung von IgE an die zellulären Fc-Rezeptoren von Mastzellen und basophilen Leukozyten blockiert. Omalizumab verhindert dadurch die Auslösung einer IgE-vermittelten anaphylaktischen Reaktion vom Typ I. Omalizumab ist seit Ende 2005 zur Behandlung von Patienten mit schwerem persistierendem IgE-vermittelten allergischen Asthma zugelassen, wenn es trotz hochdosierter antiasthmatischer Therapie zu schweren Exazerbationen des Asthmas gekommen ist. In Abhängigkeit vom Körpergewicht sowie von den gemessenen IgE-Basiswerten wird Omalizumab im Abstand von 2–4 Wochen s.c. injiziert.

Pharmakokinetik. Omalizumab wird nach subkutaner Gabe zu etwa 60% resorbiert, maximale Plasmaspiegel werden nach etwa einer Woche erreicht, die **Plasmahalbwertszeit beträgt etwa 30 Tage**. Die durch Bindung an IgE-Antikörpermoleküle gebildeten Immunkomplexe werden in der Leber und Milz abgebaut und renal ausgeschieden.

Unerwünschte Wirkungen. Häufig werden **Kopfschmerzen** und **Reaktionen an der Injektionsstelle** wie Schwellungen, Pruritus oder Erytheme beobachtet. Gelegentlich kommt es zu Unverträglichkeitsreaktionen. In einigen Studien wurde ein geringfügiger Anstieg von Tumorerkrankungen beobachtet, dessen Bedeutung noch unklar ist.

Klinische Anwendung. Omalizumab stellt ein neues Therapieprinzip zur Behandlung von Patienten mit nachgewiesenem allergischem Asthma bronchiale dar, dessen **Bedeutung gegenwärtig noch unklar** ist. Der mögliche Einsatz bleibt auf Patienten beschränkt, die mit den gängigen Antiasthmatika trotz maximaler Dosierung nicht ausreichend behandelt werden können. Der therapeutische Nutzen scheint bei extrem hohen Kosten gegenwärtig nur sehr gering zu sein.

24.3.4 H$_1$-Antihistaminika

Wirkprinzip. H$_1$-Antihistaminika wirken als inverse Agonisten am Histamin-H$_1$-Rezeptor und blockieren dadurch die Wirkung des im Rahmen einer allergischen Typ-I-Reaktion freigesetzten Histamins. Sie können sowohl prophylaktisch als auch symptomatisch eingesetzt werden. Die älteren Substanzen aus dieser Wirkstoffgruppe wie Clemastin, Dimetinden oder Diphenhydramin sind zentralgängig und führen durch Blockade von Histamin-H$_1$-Rezeptoren im zentralen Nervensystem zu einer Sedierung und anderen zentralnervösen Effekten. Außerdem besitzen sie Wirkungen auf andere Rezeptoren wie muskarinische Acetylcholinrezeptoren oder α-Adrenozeptoren. Aufgrund dieser Eigenschaften sind sie für die Behandlung allergischer Erkrankungen nicht mehr im Einsatz. Neuere H$_1$-Antihistaminika (◘ Abb. 24.9) wie **Terfenadin, Fexofenadin, Loratadin, Desloratadin, Cetirizin, Azelastin, Ebastin, Rupatadin, Levocetirizin und Mizolastin** passieren im Gegensatz zu den älteren Pharmaka dieser Gruppe die Blut-Hirn-Schranke kaum oder gar nicht. Außerdem ist ihre Rezeptorselektivität höher.

Pharmakokinetik. H$_1$-Antihistaminika werden nach oraler Gabe gut resorbiert. Die Plasmahalbwertszeiten der neueren H$_1$-Antihistaminika liegen bei 6–14 Stunden. Desloratadin, der aktive Metabolit von Loratadin, besitzt eine Plasmahalbwertszeit von 27 Stunden. Terfenadin, das ein arrhythmogenes Potenzial besitzt, wird in den aktiven Metaboliten Fexofenadin, das dieses Potenzial nicht besitzt, umgewandelt. Aufgrund der relativ langen Plasmahalbwertszeiten müssen die neueren H$_1$-Antihistaminika **nur einmal täglich verabreicht** werden. Die Ausscheidung erfolgt renal und/oder biliär.

Unerwünschte Wirkungen. Auch bei den neueren H$_1$-Antihistaminika kann es gelegentlich zu einer Sedierung kommen. Insbesondere bei lokaler Anwendung können allergische Reaktionen auftreten. Terfenadin blockiert in hohen Konzentrationen kardiale Kaliumkanäle (v.a. I$_{Kr}$). Terfenadin ist aus diesem Grunde nur noch in niedriger Dosierung zugelassen.

Kontraindikationen. H$_1$-Antihistaminika sollten bei **Schwangeren** und während der **Stillzeit** nicht gegeben werden. Bei

Terfenadin   Desloratadin

Fexofenadin   Cetirizin

Loratadin   Levocetirizin

Mizolastin

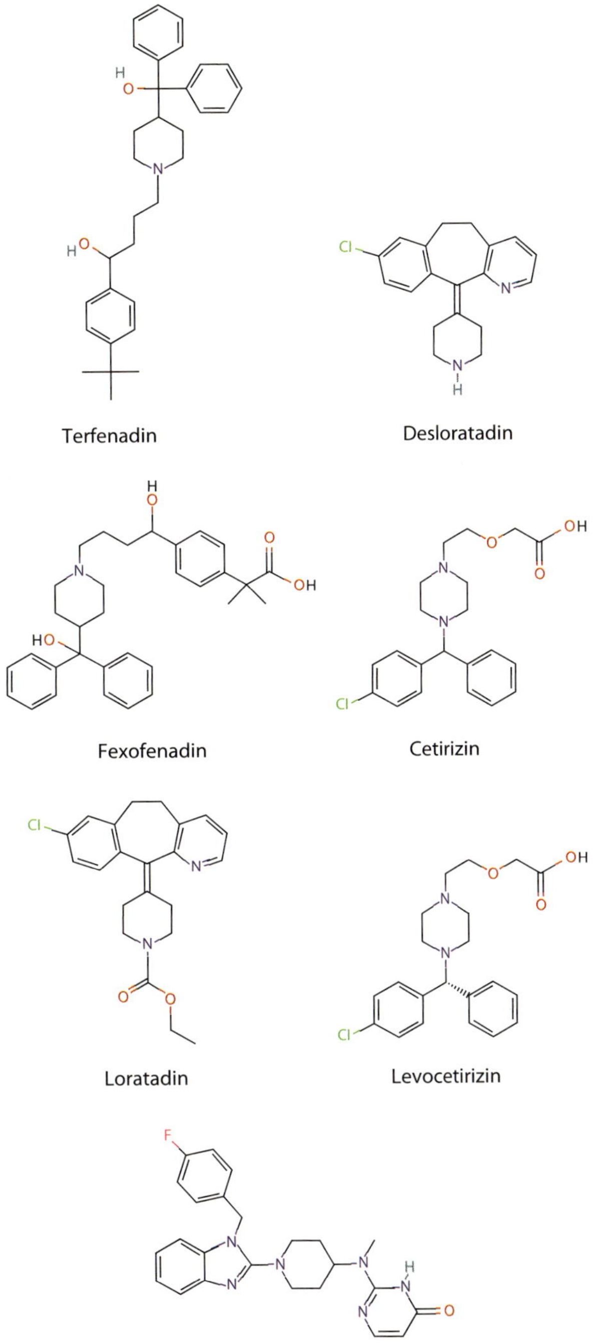

◘ Abb. 24.9 Struktur neuer H$_1$-Antihistaminika

Kleinkindern ist auf eine ausreichende Dosisreduktion zu achten. Da bei topischer Gabe die Gefahr allergischer Reaktionen größer ist als bei systemischer Gabe, sollte dies nur in Ausnahmefällen erfolgen.

Klinische Anwendung. Haupteinsatzgebiet der H$_1$-Antihistaminika sind die **allergische Rhinitis** und **Konjunktivitis (Heu-**

schnupfen), allergische Erkrankungen der Haut wie **Urtikaria, Pruritus** oder **allergische Ekzeme**. Die orale Behandlung ist der lokalen Applikation vorzuziehen.

Steckbrief H$_1$-Antihistaminika

Wirkmechanismus: Blockade des Histamin-H$_1$-Rezeptors und dadurch Blockade der Histaminwirkung im Rahmen einer allergischen Typ-I-Reaktion.

Pharmakokinetik: Gute Resorption, Plasmahalbwertszeit 6–14 h. Neue H$_1$-Antihistaminika haben geringe zentrale Wirkungen wegen fehlender Passage der Blut-Hirn-Schranke.

Unerwünschte Wirkungen: Selten, bei alten zentralwirksamen H$_1$-Antihistaminika: Sedation

Klinische Anwendung: Allergische Erkrankungen wie allergische Rhinitis und Konjunktivitis, Urtikaria, Pruritus

Kontraindikation: Schwangerschaft, Stillzeit

Weiterführende Literatur

Avila PC (2007) Does anti-IgE therapy help in asthma? Efficacy and controversies. Annu Rev Med 58: 36.1-36.19

Dinarello CA (2010) Anti-inflammatory Agents: Present and Future. Cell 140: 935-950

Grosser T, Fries S, FitzGerald GA (2006) Biological basis for the cardiovascular consequences of COX-2 inhibition: therapeutic challenges and opportunities JCI 116: 4-15

Hippisley-Cox J, Coupland C and Logan R (2005) Risk of adverse gastrointestinal outcomes in patients taking cyclo-oxygenase-2 inhibitors or conventional non-steroidal anti-inflammatory drugs: population based nested case-control analysis. BMJ 331: 1310-1312

Jenkins C, Costello J, Hodge L (2004) Systematic review of prevalence of aspirin induced asthma and its implications for clinical practice. BMJ 328: 434-437

Kopf M, Bachmann MF, Marsland BJ (2010) Averting inflammation by targeting the cytokine environment. Nat Rev Drug Discov 9: 703-718

Olsen NJ and Stein CM (2004) New drugs for rheumatoid arthritis. NEJM 350: 2167-2179

Simons FE (2004) Advances in H$_1$-Antihistamines. NEJM 351: 2203-2217

Trelle S, Reichenbach S, Wandel S, Hildebrand P, Tschannen B, Villiger PM, Egger M, Juni P (2011) Cardiovascular safety of non-steroidal anti-inflammatory drugs: network meta-analysis. BMJ 342: c7086

Wouden JC, van der, Inhaled sodium cromoglycate for asthma in children, Cochrane Database Syst. Rev. 3, CD002173 (2003)

Immunsuppressiva

S. Offermanns

Einleitung

Die moderne Transplantationsmedizin wäre ohne den Einsatz von Immunsuppressiva nicht möglich. Auch die Behandlung von Autoimmunerkrankungen sowie einiger chronisch-entzündlicher Erkrankungen beruht ganz wesentlich auf dem Einsatz von Immunsuppressiva.

25.1   Immunsystem

> **Lernziele**
>
> - **Angeborene Immunität:** Erkennung spezifischer pathogenassoziierter Moleküle
> - **Adaptive Immunantwort:** Antigenspezifische Reaktion mit Ausbildung eines immunologischen Gedächtnisses
> - **Toleranz und Autoimmunität**

Das Immunsystem ist ein Abwehrsystem mit erstaunlicher Anpassungsfähigkeit, das sich in höheren Organismen zur Abwehr von eindringenden pathogenen Mikroorganismen sowie von entarteten Zellen entwickelt hat. Es besitzt nichtspezifische sowie spezifische Komponenten. Die nichtspezifischen Teile des Immunsystems, die sehr schnell aktiviert werden, beruhen auf Mechanismen der **angeborenen Immunität**, bei der besonders phagozytierende Zellen wie Makrophagen eine wichtige Rolle spielen. Im Gegensatz dazu wird das spezifische Abwehrsystem, die **adaptive Immunität**, erst mit einer gewissen Verzögerung aktiviert. Die Funktionen des adaptiven Immunsystems werden insbesondere von Lymphozyten gesteuert.

25.1.1 Angeborene Immunität

Das System der angeborenen Immunität stellt den wichtigsten initialen Abwehrmechanismus gegen pathogene Mikroorganismen dar. Ein zentraler Mechanismus der angeborenen Immunität besteht in der Erkennung spezifischer pathogenassoziierter Moleküle auf Mikroorganismen durch diverse Rezeptoren vor allem auf Gewebemakrophagen und dendritischen Zellen. So erkennen die vor wenigen Jahren entdeckten sogenannten **Toll-like-Rezeptoren** beispielsweise Peptidoglykane, konstitutive Zellwandbestandteile von Bakterien, oder Lipopolysaccharid, einen konstitutiven Bestandteil der äußeren Membran gramnegativer Bakterien. Die Aktivierung von Toll-like und anderen Rezeptoren auf dendritischen Zellen oder Makrophagen führt zur Produktion wichtiger proinflammatorischer Zytokine wie dem Tumor-Nekrose-Faktor-(TNF-)α und Interleukin-(IL-)1 sowie anderer Mediatoren, die zu einer lokalen und systemischen Entzündungsreaktion führen (► Kap. 22 und 24). Die im Rahmen einer akuten Entzündungsreaktion chemotaktisch angelockten neutrophilen Granulozyten und Monozyten verstärken die initialen Reaktio-

nen und sind in der Lage, eine Vielzahl von Mikroorganismen durch **Phagozytose** unschädlich zu machen.

25.1.2 Adaptive Immunantwort

Die adaptive Immunantwort wird mit einer gewissen Verzögerung ausgelöst. Sie zeichnet sich dafür aber durch eine **große Antigenspezifität** sowie durch die Fähigkeit zur **Ausbildung eines immunologischen Gedächtnisses** aus. Im Rahmen der Aktivierung des adaptiven Immunsystems kommt es zur Bildung von spezifischen Antikörpern durch differenzierte B-Lymphozyten **(humorale Antwort)** sowie zur Bildung von aktivierten T-Lymphozyten, die zu einer Aktivierung von Makrophagen führen oder direkte zytotoxische Effekte ausüben können **(zellvermittelte Immunantwort)**. Die Auslösung der humoralen und zellvermittelten Immunantwort setzt die **Präsentation des Antigens** durch **MHC(major histocompatibility complex)-Moleküle** voraus. MHC-Moleküle sind membrangebundene Glykoproteine, die in die Klassen I und II unterteilt werden. Während MHC-I-Moleküle auf allen Körperzellen vorkommen, werden **MHC-II-Moleküle** nur auf spezialisierten antigenpräsentierenden Zellen wie dendritischen Zellen, Makrophagen oder B-Lymphozyten exprimiert. MHC-II-Moleküle präsentieren vornehmlich exogene Antigene, zum Beispiel von Bakterien. Nach Endozytose oder Phagozytose des exogenen Antigens durch antigenpräsentierende Zellen wird das Antigen in Peptide gespalten, die dann in eine Tasche des MHC-II-Moleküls binden und mit dem MHC-II-Molekül an die Zelloberfläche gebracht und dort exponiert werden. Im Gegensatz dazu präsentieren **MHC-I-Moleküle** vornehmlich endogene Antigene, die in den Zellen des Körpers produziert werden, wie zum Beispiel virale Proteine oder im Falle von Tumorzellen alterierte Proteine. Auch die Präsentation endogener Antigene durch MHC-I-Proteine erfordert zunächst die Degradation des endogenen Antigens in Peptide, die dann von dem MHC-I-Molekül gebunden und schließlich an der Zelloberfläche präsentiert werden. Während MHC-I-präsentierte antigene Peptide primär eine zellvermittelte Immunantwort hervorrufen, kann die Präsentation von antigenen Peptiden durch MHC-II-Proteine sowohl zu einer humoralen Immunantwort als auch zu einer zellvermittelten Immunreaktion führen (◻ Abb. 25.1). Die durch MHC-Moleküle präsentierten Antigene werden durch **T-Zell-Rezeptoren** auf T-Lymphozyten spezifisch erkannt. Die spezifische Erkennung von MHC-Molekül-präsentierten Antigenen durch den T-Zell-Rezeptor beruht auf der Existenz von etwa 10^9 verschiedenen T-Lymphozytenpopulationen, die jeweils unterschiedliche T-Zell-Rezeptoren exprimieren. Diese ungeheure Diversität von T-Lymphozyten beruht darauf, dass im Verlaufe der T-Zell-Reifung durch zufällige Rearrangements der den T-Zell-Rezeptor kodierenden Gene eine entsprechende Vielzahl von Lymphozytenpopulationen mit spezifischer T-Zell-Rezeptor-Struktur generiert werden.

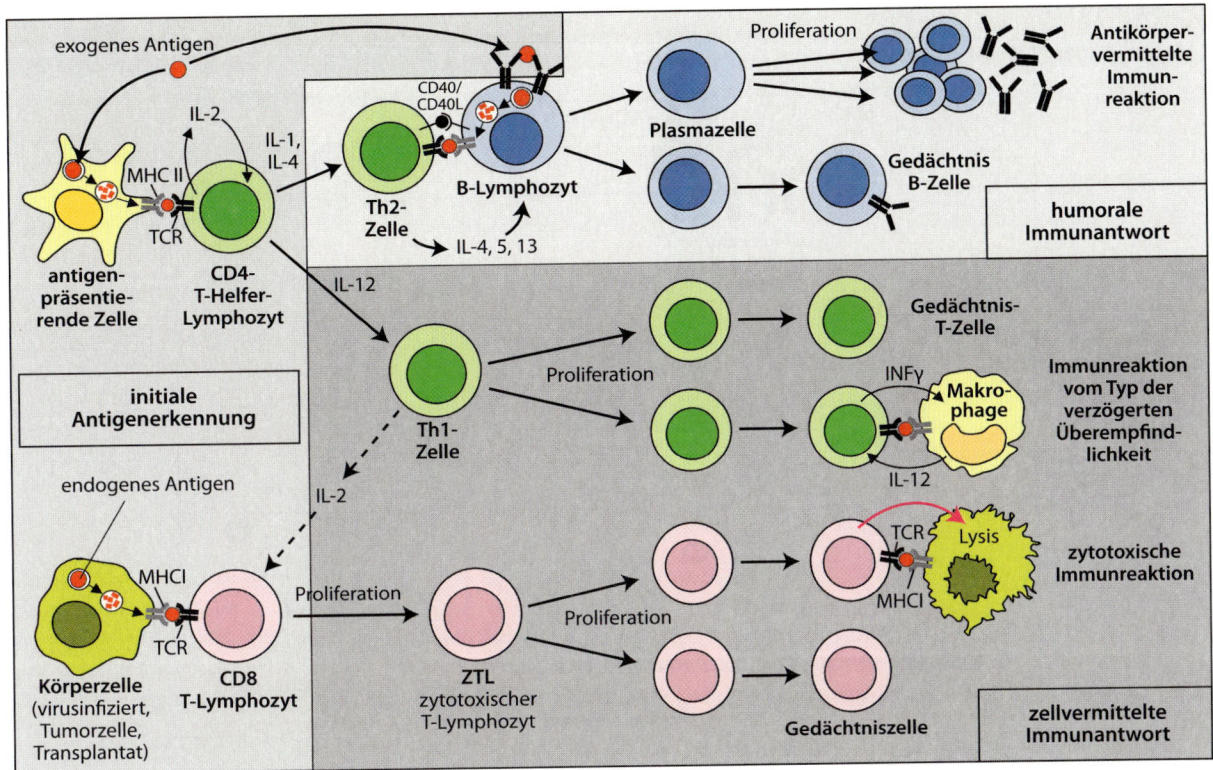

Abb. 25.1 Vereinfachte Darstellung der verschiedenen Prozesse der Lymphozytenaktivierung im Rahmen der adaptiven Immunantwort. TCR, T-Zell-Rezeptor

Humorale Immunantwort

Die humorale Immunantwort besteht in der **Bildung von antigenspezifischen Antikörpern** durch differenzierte B-Lymphozyten, sogenannte **Plasmazellen**. Die Auslösung einer humoralen Immunantwort setzt zum einen voraus, dass das durch MHC-II-Moleküle auf antigenpräsentierenden Zellen exponierte Antigen durch spezifische CD4-positive T-Helfer-Lymphozyten erkannt wird. Zum anderen muss das Antigen durch spezifische Immunglobuline auf reifen B-Lymphozyten erkannt werden (**Abb. 25.1**). Das durch spezifische B-Lymphozyten gebundene Antigen wird durch rezeptorvermittelte Endozytose internalisiert. Nach Prozessierung des Antigens präsentieren die antigenspezifischen B-Lymphozyten das antigene Peptid in Kombination mit MHC-II-Molekülen auf ihrer Oberfläche. Naive CD4-positive T-Helfer-Lymphozyten, die durch das gleiche antigene Peptid über MHC-II-Moleküle auf antigenpräsentierenden Zellen aktiviert worden sind, differenzieren sich unter dem Einfluss der Zytokine IL-1 und IL-4 in sogenannte **Th2-Zellen**, die nun mittels ihres antigenspezifischen T-Zell-Rezeptors mit dem über MHC-II-Moleküle präsentierten antigenen Peptid auf B-Lymphozyten interagieren (**Abb. 25.1**). Die Interaktion von antigenspezifischen Th2-Zellen und B-Lymphozyten führt zur Freisetzung verschiedener Zytokine wie IL-4, IL-5 sowie IL-13 durch Th2-Zellen, die nun die Proliferation und Differenzierung von B-Lymphozyten in antigenproduzierende Plasmazellen sowie spezifische Gedächtnis-B-Lymphozyten auslösen. Die

Erkennung des Antigens auf Zelloberflächen kann nun die Zelllyse unter Vermittlung des **Komplementsystems** auslösen. Binden die Antikörper ein Antigen auf Mikroorganismen über ihre Fab-Domäne, so kann der Fc-Teil des Antikörpers von phagozytierenden Zellen wie neutrophilen Granulozyten oder Makrophagen erkannt werden und die Elimination des Mikroorganismus durch **Phagozytose** ermöglichen.

Zellvermittelte Immunantwort

Auch die zellvermittelte Immunantwort im Rahmen der adaptiven Immunreaktion wird durch die Präsentation des Antigens über MHC-Moleküle initiiert (**Abb. 25.1**). Unter bestimmten Bedingungen führt die Aktivierung naiver CD4-positiver T-Helfer-Lymphozyten nach Interaktion mit MHC-II-abhängig antigenpräsentierenden Zellen nicht zur Bildung von Th2-Zellen, sondern zu **Th1-Zellen**. An der Auslösung dieser Differenzierungsrichtung ist insbesondere das Zytokin IL-12 beteiligt. Th1-Zellen sind zum einen an der Bildung von zytotoxischen T-Lymphozyten aus CD8-positiven T-Lymphozyten beteiligt (s. u.), zum anderen sind sie in der Lage, Makrophagen zu aktivieren (**Abb. 25.1**). Dabei wird ein MHC-II-gebundenes antigenes Peptid, das typischerweise von Mikroorganismen stammt, auf der Oberfläche von Makrophagen durch den T-Zell-Rezeptor der Th1-Zellen erkannt. Th1-Zellen produzieren daraufhin Zytokine, insbesondere Interferon γ, die zu einer **Aktivierung von Makrophagen** und dadurch zur Abtötung möglicher Mikroorganis-

25

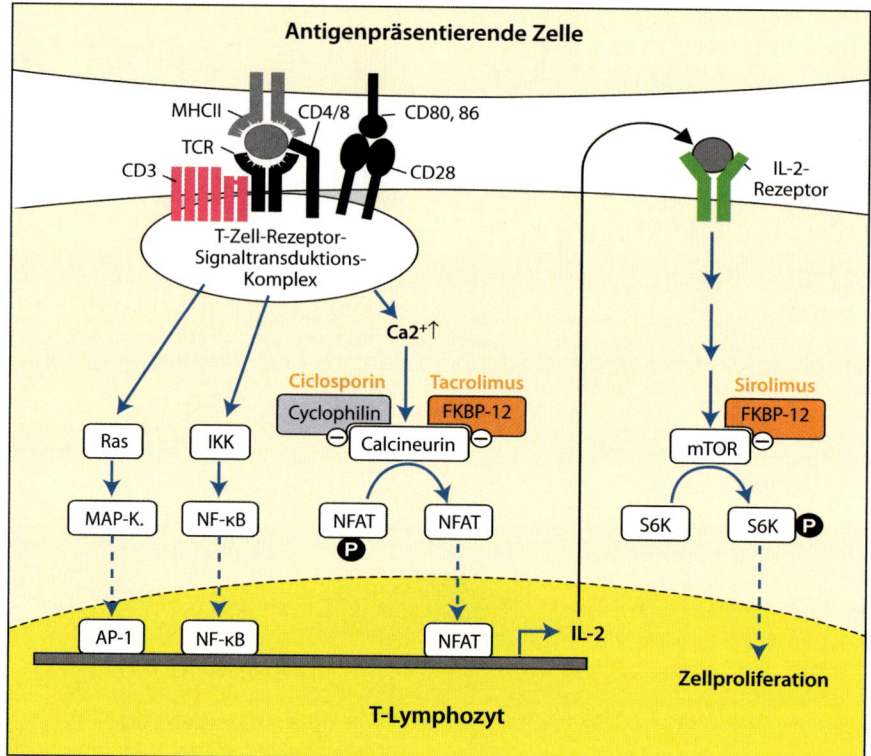

Abb. 25.2 Mechanismen der T-Zell-Aktivierung durch antigen-präsentierende Zellen. Die Aktivierung des T-Zell-Rezeptors (TCR) durch den Peptid-MHC-Komplex führt zur Assemblierung eines Signaltransduktionskomplexes, bestehend aus dem T-Zell-Rezeptor, den assoziierten Proteinkomplexen CD3, CD4 bzw. CD8 sowie verschiedenen Adhäsionsmolekülen wie z. B. CD28. Über diverse Phosphorylierungsschritte und Proteininteraktionen kommt es zur Aktivierung von mindestens 3 Signaltransduktionskaskaden, dem Ras/MAP-Kinase-Signalweg, dem IKK/NF-κB sowie dem NFAT-vermittelten Signalweg, die zur Aktivierung der Transkriptionsfaktoren AP-1, NF-κB sowie NFAT führen. Die Aktivierung dieser Transkriptionsfaktoren führt zur vermehrten Expression einer Reihe von Zytokinen. Insbesondere Interleukin 2 (IL-2) spielt eine wichtige Rolle bei der autokrinen Aktivierung von T-Lymphozyten. IL-2 aktiviert über seinen Rezeptor wiederum verschiedene Signaltransduktionskaskaden, die dann zu einer starken Steigerung der Proliferation von aktivierten T-Lymphozyten führen. An diesen Proliferation-steigernden Signalwegen ist unter anderem die Kinase mTOR beteiligt, die zu einer Phosphorylierung der S6-Kinase (S6K) führt. Calcineurin, eine Phosphatase, die durch Dephosphorylierung von NFAT zu dessen Translokation in den Zellkern führt, kann durch Immunophiline wie Cyclophilin und FKBP-12 inhibiert werden. Diese Inhibition wird verstärkt, wenn die Immunophiline mit Ciclospirin bzw. Tacrolimus komplexiert sind. In analoger Weise führt die Bindung von Sirolimus an FKBP-12 zur Inhibition von mTOR

men führen. Darüber hinaus kommt es zur vermehrten Bildung einer Vielzahl chemischer Mediatoren durch Makrophagen, die das lokale Entzündungsgeschehen weiter aufrechterhalten. Die Th1-Zell-abhängige Aktivierung von Makrophagen ist häufig Grundlage der **Immunreaktion vom Typ der verzögerten Überempfindlichkeit.**

Die im engeren Sinne zytotoxische Immunantwort wird dadurch ausgelöst, dass naive CD8-positive T-Lymphozyten über ihren T-Zell-Rezeptor die durch MHC I präsentierten antigenen Peptide auf Körperzellen erkennen. Unter dem Einfluss von IL-2, das von Th1-Zellen sezerniert wird, kommt es zur Proliferation und Differenzierung von CD8-positiven T-Lymphozyten, aus denen **zytotoxische T-Lymphozyten** entstehen, die nun in großer Zahl in der Lage sind, Körperzellen, die MHC-I-präsentierte Antigene tragen, zum Beispiel virusinfizierte Zellen, Tumorzellen oder Zellen eines Transplantats, zu erkennen und abzutöten (◘ Abb. 25.1). Dabei werden insbesondere zwei zytotoxische Mechanismen angewandt. Durch Aktivierung des **Rezeptors Fas (CD95)** auf Zielzellen durch den auf zytotoxischen T-Lymphozyten exprimierten Liganden FasL kommt es zur Auslösung des Selbstmordprogramms der **Apoptose.** Daneben sind zytotoxische T-Lymphozyten in der Lage, aus präformierten Granula Proteasen wie **Granzyme** sowie **Perforine** auszuschütten. Perforine sind in der Lage, Löcher in der Plasmamembran der Zielzelle zu bilden.

Mechanismen der T-Zell-Aktivierung

Ein wesentlicher initialer Schritt der Induktion der adaptiven Immunantwort ist die **Aktivierung von T-Lymphozyten über den T-Zell-Rezeptor** nach Interaktion mit antigenbeladenen MHC-Molekülen. Der T-Zell-Rezeptor für MHC-Protein-präsentierte Antigene ist ein Multiproteinkomplex, bestehend aus einem antigenbindenden Heterodimer, das mit mehreren sogenannten CD3-Untereinheiten assoziiert ist (◘ Abb. 25.2).

Proteine des CD3-Komplexes sind für die Weiterleitung des T-Zell-Aktivierungssignals über den T-Zell-Rezeptor erforderlich. Das durch den T-Zell-Rezeptor im Kontext des MHC-Moleküls erkannte Antigen besteht in der Regel aus einem 9–13 Aminosäuren langen Peptid. Wenn der T-Zell-Rezeptor ein fremdes Peptid im Kontext der richtigen MHC-I- oder MHC-II-Moleküle erkennt, so kommt es zu weiteren Interaktionen zwischen dem T-Lymphozyten und der antigenpräsentierenden Zelle über verschiedene Adhäsionsmoleküle, die zu einer Festigung der Zell-Zell-Interaktion führen. Des Weiteren assoziieren diverse Signaltransduktionsmoleküle mit den Proteinen des T-Zell-Rezeptorkomplexes, und der gesamte Multiproteinkomplex konzentriert sich in einer Mikrodomäne der T-Lymphozytenmembran, die nun hocheffizient auf die Erkennung des Antigens reagieren kann. Nachdem die T-Zell-Rezeptor-MHC-Bindung stabilisiert ist, werden Aktivierungssignale zum Zellkern weitergeleitet (◘ Abb. 25.2), die zur Expression wichtiger T-Zell-Mediatoren wie **IL-2, IL-2-Rezeptor, IL-4** oder **TNFα** führen. Insbesondere das autokrin wirkende IL-2 ist ein zentraler Induktor der Proliferation von T-Lymphozyten nach T-Zell-Rezeptor-MHC-Bindung.

25.1.3 Toleranz und Autoimmunität

Ein wesentliches Kennzeichen der adaptiven Immunantwort ist ihre Fähigkeit, zwischen Antigenen des eigenen Körpers und Fremdantigenen zu unterscheiden. Unter normalen Bedingungen besitzt das Immunsystem die Eigenschaft, körpereigene Antigene zu tolerieren, ein Phänomen, das **Selbsttoleranz** genannt wird. Die Selbsttoleranz des adaptiven Immunsystems bildet sich während der Entwicklung von T-Lymphozyten im Thymus sowie von B-Lymphozyten im Knochenmark heraus. Durch zufällige Genrearrangements wird zunächst eine sehr große Anzahl von T-Lymphozyten mit spezifischen T-Zell-Rezeptoren gebildet. Sehr viele dieser T-Lymphozyten erkennen jedoch nicht die körpereigenen MHC-Moleküle. Andererseits befinden sich unter den T-Lymphozyten mit T-Zell-Rezeptoren, die körpereigene MHC-Moleküle erkennen, wiederum sehr viele, die körpereigene Antigene erkennen. Um sicherzustellen, dass reife T-Lymphozyten letztlich nur Fremdantigene in Kombination mit körpereigenen MHC-Molekülen erkennen, durchlaufen T-Lymphozyten-Vorläuferzellen während ihrer Reifung im Thymus einen zweistufigen Selektionsprozess. Zunächst kommt es zu einer **positiven Selektion** von T-Lymphozyten-Vorläufern, die in der Lage sind, körpereigene MHC-Moleküle zu erkennen, indem Zellen, die über ihren T-Zell-Rezeptor zu dieser Erkennung nicht in der Lage sind, durch Auslösung von Apoptose im Thymus eliminiert werden. In einem zweiten Schritt, der **negativen Selektion**, werden dann Zellen eliminiert, die hochaffine T-Zell-Rezeptoren für körpereigene MHC-Moleküle allein oder für selbstantigenpräsentierende körpereigene MHC-Moleküle besitzen. Auf ähnlichem Wege werden unreife B-Lymphozyten, die Antikörper gegen körpereigene Antigene exprimieren, im Knochenmark über einen negativen Se-

lektionsmechanismus eliminiert. Diese negativen Selektionsprozesse im Rahmen der T-Zell- und B-Zell-Reifung sind die zentralen Mechanismen, über die eine Selbsttoleranz des adaptiven Immunsystems sichergestellt wird. Darüber hinaus gibt es auch noch weitere periphere Mechanismen in Form von sogenannten **Regulatorzellen** und humorale Mechanismen unter Beteiligung von **antiidiotypischen Antikörpern**, die zur Aufrechterhaltung einer Selbsttoleranz beitragen.

Unter bestimmten Bedingungen kann es jedoch zur Aktivierung selbstreaktiver Klone von T- und B-Lymphozyten kommen, die dann eine humorale oder zellvermittelte Immunantwort gegen Selbstantigene hervorrufen. Eine derartige Störung der Selbsttoleranz führt zu **Autoimmunreaktionen**, die schwerwiegende Schäden an Zellen und Organen mit teilweise fatalen Auswirkungen nach sich ziehen können.

Im Rahmen von **organspezifischen Autoimmunerkrankungen** steht die Schädigung eines bestimmten Organs durch humorale oder zellvermittelte Immunreaktionen im Vordergrund. Dies ist beispielsweise bei der **Hashimoto-Thyreoiditis** oder beim **Diabetes mellitus Typ 1** der Fall. Es kann aber auch zur Bildung von Autoantikörpern kommen, die zur Überstimulation oder Blockade der normalen Funktionen eines bestimmten Organs führen. So treten beim **Morbus Basedow** Antikörper auf, die an den TSH-Rezeptor binden und den Rezeptor ähnlich wie ein Rezeptoragonist aktivieren, während bei der **Myasthenia gravis** Antikörper gegen den muskulären nikotinischen Acetylcholinrezeptor auf der motorischen Endplatte des Skelettmuskels gebildet werden, die, ähnlich einem Rezeptorantagonisten, die Bindung von Acetylcholin an den Rezeptor blockieren.

Bei **systemischen Autoimmunerkrankungen** ist die Autoimmunreaktion meist gegen eine Reihe von Autoantigenen gerichtet und involviert verschiedene Organe und Gewebe. Häufig liegt diesen systemischen Autoimmunreaktionen ein genereller Defekt in der Immunregulation zugrunde, der zu hyperaktiven T- und B-Lymphozyten führt. Die Gewebeschädigungen können auf zellvermittelten und humoralen Immunreaktionen sowie auf der Akkumulation von Immunkomplexen beruhen und ausgedehnte Gewebeschädigungen nach sich ziehen. Typische Beispiele von systemischen Autoimmunerkrankungen sind der **systemische Lupus erythematodes**, die **multiple Sklerose** oder die **rheumatoide Arthritis**. Ein wesentliches Behandlungsprinzip von Autoimmunerkrankungen ist die Gabe von Immunsuppressiva.

Allogene Organtransplantationen

Die Transplantation von Organen zwischen genetisch differenten Individuen wird als »allogene Organtransplantation« bezeichnet und stellt in vielen Fällen eine lebensrettende medizinische Maßnahme dar. Mit wenigen Ausnahmen führt die allogene Organtransplantation jedoch zu mehr oder weniger stark ausgeprägten Immunreaktionen gegen das als fremd erkannte Transplantat. Durch Abgleich der AB0-Blutgruppen-Antigene und HLA-Typen zwischen dem Spenderorganismus und dem Empfängerorganismus kann das Ausmaß der nach allogener Organtransplantation auftretenden Immunreaktionen reduziert werden. Um eine fatale **Abstoßungsre-**

25

aktion zu verhindern, ist jedoch nach nahezu allen allogenen Organtransplantationen zusätzlich eine immunsuppressive Therapie erforderlich.

Im Rahmen der Abstoßungsreaktion kommt es zunächst in der Frühphase zur **Sensitisierung**. Dabei können antigenpräsentierende Zellen des Transplantats, meist dendritische Zellen, auswandern und T-Lymphozyten des Empfängers aktivieren, die dann spezifisch für die MHC-Moleküle des Donors sind. Aber auch antigenpräsentierende Zellen des Empfängerorganismus sind in der Lage, Antigene des Transplantats nach Phagozytose zu prozessieren und über körpereigene MHC-Moleküle zu präsentieren. Bei der eigentlichen **Abstoßungsreaktion** kommt es vor allen Dingen durch Aktivierung der zellvermittelten Immunantwort zum Infiltrieren des Transplantats durch sensitisierte T-Lymphozyten und Makrophagen des Empfängerorganismus. In vielen Fällen ähnelt die dann einsetzende autoimmunologische Reaktion der **Immunreaktion vom Typ der verzögerten Überempfindlichkeit**, bei der aktivierte T-Lymphozyten zu einer Rekrutierung und Aktivierung von Makrophagen führen. Die Erkennung von Alloantigenen des Transplantats durch CD8-positive T-Lymphozyten kann zu einer **zytotoxischen Immunantwort** führen. Humorale Immunantworten spielen bei der akuten Transplantatabstoßung eine geringere Rolle als zellvermittelte Immunantworten, sie können aber insbesondere bei der chronischen Abstoßungsreaktion von Bedeutung sein.

25.2   Immunsuppressiva

> **Lernziele**
>
> - **Glucocorticoide**
> - **Calcineurin-Inhibitoren** (Ciclosporin, Tacrolimus, Pimecrolimus)
> - **mTOR-Inhibitoren** (Sirolimus, Everolimus)
> - **Hemmstoffe der DNA-Biosynthese** (Azathioprin, Methotrexat, Leflunomid, Mycophenolatmofetil)
> - **Antikörper, die die Aktivierung oder Funktion von Lymphozyten hemmen** (Muromonab-CD3, Basiliximab, Daclizumab, Efalizumab, Ustekinumab)
> - **S1P-Rezeptor-Modulatoren** (Fingolimod)

Die Unterdrückung von Immunreaktionen durch Immunsuppressiva wird eingesetzt zur:

- Vermeidung von Abstoßungsreaktionen nach Organtransplantation
- Behandlung von Autoimmunerkrankungen
- Behandlung von chronisch entzündlichen Erkrankungen

Mit keinem der derzeit verfügbaren Immunsuppressiva ist es möglich, die Immunantwort antigenspezifisch zu unterbinden.

> Die pharmakologische Immunsuppression erfolgt antigenunspezifisch und führt daher in unterschiedlichem Ausmaße auch zur Unterdrückung gewünschter Immunreaktionen.

Der Einsatz von Immunsuppressiva geht daher immer mit der Gefahr einher, dass auch erwünschte immunologische Abwehrreaktionen, beispielsweise gegen diverse Infektionserreger, beeinträchtigt werden und dadurch die Gefährdung durch Infektionen mit Bakterien, Viren oder Pilzen erhöht ist. Es können verschiedene Gruppen von Immunsuppressiva unterschieden werden. So führen **Calcineurin-Inhibitoren** (Ciclosporin, Tacrolimus, Pimecrolimus), **mTor-Inhibitoren** (Sirolimus, Everolimus) aber auch **Glucocorticoide** zu einer Hemmung der Zytokin-Produktion von Lymphozyten, wobei insbesondere die durch IL-2-induzierte Zellproliferation von T-Lymphozyten gehemmt wird. Die zur Immunsuppression eingesetzten **Zytostatika** (z.B. Cyclophosphamid, Azathioprin, Methotrexat) hemmen die Proliferation von Lymphozyten in verschiedenen Stadien der Immunantwort.

25.2.1 Glucocorticoide

Glucocorticoide führen zu einer starken Suppression der Zytokinwirkung und -bildung, z.B. durch Inhibition NF-κB-vermittelter Signaltransduktionsprozesse (► Kap. 49), und dadurch zur starken Hemmung der zellvermittelten Immunantwort. Darüber hinaus bewirken sie eine rasche Umverteilung von Lymphozyten, die mit einem Abfall der zirkulierenden Lymphozytenzahl im Blut einhergeht. Aufgrund dieser Effekte eignen sich Glucocorticoide sehr gut für eine immunsuppressive Therapie nach Organtransplantation oder im Rahmen von Autoimmunerkrankungen und bilden daher häufig einen Teil der basalen immunsuppressiven Therapie. Meistens wird **Prednisolon** für die immunsuppressive Therapie mittels Glucocorticoiden verwendet. Bei der Behandlung mit Prednisolon nach Organtransplantation liegen die Erhaltungsdosen je nach Begleittherapie bei 2,5–20 mg/Tag. Bei akuten Abstoßungsreaktionen werden Dosen von bis zu 500 mg/Tag verabreicht. Die Pharmakologie der Glucocorticoide wird ausführlich in ► Kap. 49 beschrieben.

25.2.2 Calcineurin-Inhibitoren

Calcineurin ist eine Proteinphosphatase, deren Stimulation in aktivierten T-Lymphozyten zur Dephosphorylierung des nukleären Faktors aktivierter T-Zellen (NF-AT) führt, der daraufhin in den Zellkern transloziert und als wichtiger Transkriptionsfaktor die Expression von Interleukin-2 und anderen Zytokinen induziert (◘ Abb. 25.2). Die Hemmung der Calcineurin-vermittelten NF-AT Dephosphorylierung und damit der IL-2-Produktion in aktivierten T-Lymphozyten stellt eines der effizientesten immunsuppressiven Verfahren dar. Die Einführung von Ciclosporin Anfang der 1980er Jahre führte zu einer deutlichen Verbesserung der immunsuppressiven Thera-

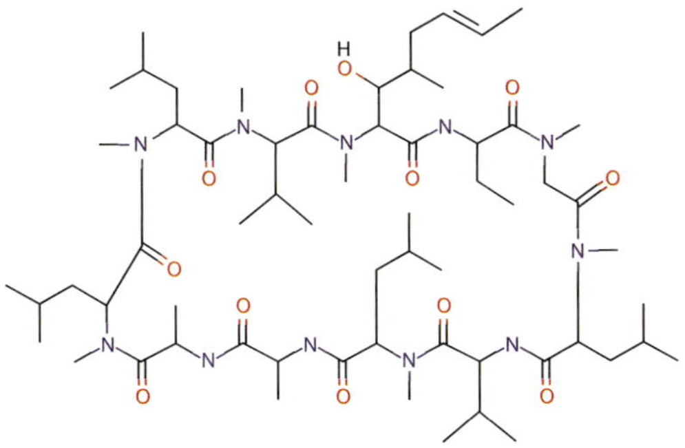

Ciclosporin

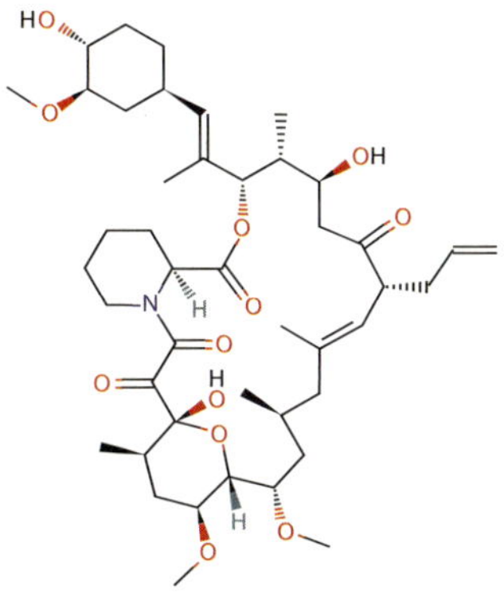

Tacrolimus

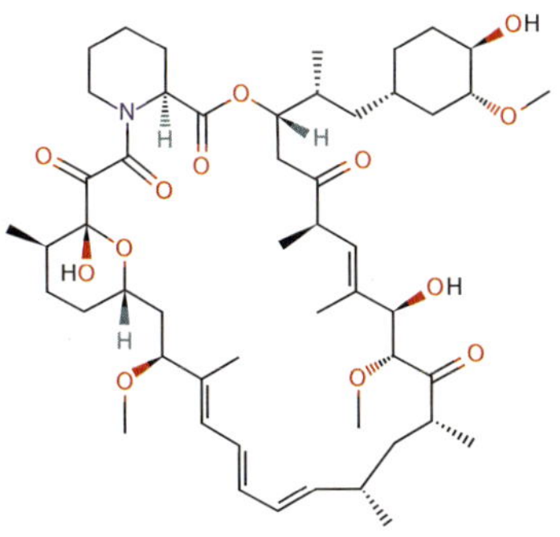

Sirolimus

Abb. 25.3 Struktur der Immunophilin-Liganden Ciclosporin, Tacrolimus und Sirolimus

pie bei organtransplantierten Patienten. Neben dem zyklischen Peptid **Ciclosporin** wirken auch die Makrolide **Tacrolimus** sowie das ausschließlich lokal angewendete **Pimecrolimus** (**Abb. 25.3**) durch Calcineurin-Inhibition immunsuppressiv.

Ciclosporin

Definition. Ciclosporin (**Abb. 25.3**) ist ein in Pilzen der Gattung *Tolyplocadium inflatum* gebildetes zyklisches Peptid, das aus 11 Aminosäuren besteht. Die meisten Stickstoffatome der Peptidbindungen sind methyliert, was für die hohe Lipophilie und geringe Wasserlöslichkeit sowie die Proteasestabilität des Ciclosporins verantwortlich ist.

Wirkprinzip. Ciclosporin hemmt Calcineurin nicht direkt, sondern durch Vermittlung des Proteins **Cyclophilin**. Der Komplex aus Ciclosporin und Cyclophilin ist dann in der Lage, die Phosphatase Calcineurin zu hemmen. Da Cyclophilin, Calcineurin sowie die durch NF-AT vermittelte transkriptionelle Kontrolle außer in aktivierten T-Lymphozyten nur in wenigen anderen Zellen eine Rolle spielen, kommt es unter Gabe von Ciclosporin zu einem relativ selektiven immunsuppressiven Effekt, der vornehmlich die zellvermittelte Immunantwort und kaum die humorale Immunantwort betrifft.

Pharmakokinetik. Je nach Zubereitungsform beträgt die **Bioverfügbarkeit** von Ciclosporin zwischen **20–50%**. Die maximalen Plasmaspiegel werden nach 1,5–2 Stunden erreicht, die Plasmahalbwertszeit beträgt 7–14 Stunden. Ciclosporin verteilt sich sehr stark außerhalb des vaskulären Kompartiments und wird nahezu vollständig in der Leber **durch CYP3A4 metabolisiert**. Die inaktiven oder nur schwach aktiven Metabolite werden überwiegend über die Galle ausgeschieden.

Unerwünschte Wirkungen. Die häufigste Komplikation einer Therapie mit Ciclosporin ist die dosisabhängige und reversible Schädigung der Niere. Diese **reversible Nierenfunktionsstörung** wird bei den meisten Patienten beobachtet und ist die häufigste Ursache dafür, dass die Therapie mit Ciclosporin abgebrochen oder modifiziert werden muss. Insbesondere im Rahmen einer Langzeittherapie z.B. nach Organtransplantationen treten unter Therapie mit Ciclosporin **arterielle Hypertonie, Fettstoffwechselstörungen** und **Diabetes mellitus** auf. Diese metabolischen Störungen werden durch die häufig gleichzeitige Gabe von Glucocorticoiden verstärkt. Weitere unerwünschte Wirkungen, die unter Gabe von Ciclosporin auftreten können, sind **Leberfunktionsstörungen, Tremor, Hypertrichose** sowie eine **Gingivahyperplasie**.

Interaktionen. Aufgrund der Metabolisation durch CYP3A4 kann die Plasmakonzentration unter gleichzeitiger Gabe von **Induktoren von CYP3A4** (z.B. Barbiturate, Carbamazepin, Phenytoin, Johanniskraut oder Rifampicin) reduziert sein bzw. durch **CYP3A4-Inhibitoren** (z.B. Azol-Antimykotika, Erythromycin, Clarithromycin, HIV-Protease-Hemmer, Grapefruitsaft, Amiodaron, Verapamil, Diltiazem u.a.) erhöht werden. Wegen der nephrotoxischen Wirkung von Ciclosporin ist Vorsicht bei gleichzeitiger Anwendung anderer **potenziell nierenschädigender Pharmaka**, z.B. Aminoglykoside, nichtsteroidaler Antiphlogistika oder Trimethoprim, geboten.

Klinische Anwendung. Mittel der Wahl zur **Unterdrückung der Abstoßungsreaktion** nach allogenen Transplantationen diverser Organe sowie zur **Prophylaxe** und **Therapie von Graft-versus-Host-Krankheit**.

Als Mittel der Reserve kann Ciclosporin auch bei **schweren Formen der Psoriasis** und der **rheumatoiden Arthritis** sowie beim **nephrotischen Syndrom** eingesetzt werden.

Beim Einsatz zur Verhinderung von Abstoßungsreaktionen beginnt die Therapie am Tag der Transplantation mit in-

25

itial hohen Dosen, z.B. 10–14 mg/kg in 2 Einzeldosen/Tag, die später angestrebte Erhaltungsdosis liegt in der Regel im Bereich von 2–6 mg/kg täglich. Aufgrund der unsicheren Resorption, der zwischen verschiedenen Präparaten schwankenden Bioverfügbarkeit sowie der möglichen Beeinflussung der Metabolisation durch andere Pharmaka müssen die **Plasmaspiegel von Ciclosporin regelmäßig kontrolliert** werden, um eine Unterdosierung (Gefahr der Transplantatabstoßung) oder relative Überdosierung (Gefahr der Nierenschädigung) zu vermeiden. Es werden dabei die minimalen Blutspiegel vor der nächsten Anwendung bestimmt. Die Minimal-Plasmaspiegel sollten im Bereich von 50–200 ng/ml liegen.

Kontraindikationen. Absolute Kontraindikationen bestehen für Ciclosporin nicht, allerdings ist Vorsicht geboten bei bekannter Überempfindlichkeit gegen Ciclosporin oder Bestandteile der Zubereitungsform von Ciclosporin sowie bei Patienten mit Niereninsuffizienz.

Tacrolimus, Pimecrolimus

Die Calcineurin-Inhibitoren **Tacrolimus** und **Pimecrolimus** gehören zur Makrolid-Gruppe und weisen somit keine chemische Ähnlichkeit mit Ciclosporin auf (◘ Abb. 25.3). Auch der Mechanismus der Calcineurin-Hemmung unterscheidet sich von dem des Ciclosporins. Tacrolimus, das früher auch als FK506 bezeichnet wurde, bindet an das FK506-bindende Protein-12 (**FKBP12**), ein dem Cyclophilin verwandtes Immunophilin. Der Tacrolimus-FKBP-12-Komplex führt dann ebenso wie der Ciclosporin-Cyclophilin-Komplex zu einer Hemmung der Phosphatase Calcineurin (◘ Abb. 25.2). Beide Pharmaka können topisch zur Behandlung von dermatologischen Erkrankungen eingesetzt werden, während nur Tacrolimus als Alternative zu Ciclosporin oral zur Prophylaxe und Therapie einer Transplantatabstoßung verwendet wird.

Pharmakokinetik. Die Bioverfügbarkeit von Tacrolimus ist nach oraler Gabe sehr variabel, die Plasmahalbwertszeit beträgt etwa 12 Stunden. Tacrolimus wird vor allem durch **CYP3A4** hepatisch metabolisiert und in Form seiner Metaboliten überwiegend biliär ausgeschieden.

Unerwünschte Wirkungen. Die **nephrotoxische Wirkung** von Tacrolimus steht im Vordergrund. Außerdem können **Hypertonie, Diabetes mellitus** und **Fettstoffwechselstörungen** auftreten sowie Störungen im Bereich des **Gastrointestinaltraktes** und **neurotoxische Effekte** (Tremor, Kopfschmerzen, Krampfanfälle, motorische Störungen).

Interaktionen. **Inhibitoren und Induktoren von CYP3A4** können die Metabolisation von Tacrolimus beeinflussen. Vorsicht ist bei gleichzeitiger Gabe **nephrotoxischer Pharmaka** geboten. Die gleichzeitige Gabe von Ciclosporin führt zu additiven oder sogar synergistischen nierenschädigenden Wirkungen. Beim Umsetzen einer Therapie von Ciclosporin auf Tacrolimus sollte daher ein zeitlicher Sicherheitsabstand eingehalten werden.

Klinische Anwendung. Tacrolimus stellt eine **Alternative zur immunsuppressiven Therapie mit Ciclosporin** dar, ohne grundsätzliche Vorteile gegenüber Ciclosporin zu besitzen. Haupteinsatzgebiet der systemischen Therapie ist die **Prophylaxe und Therapie der Transplantatabstoßung** nach Leber- und Nierentransplantation.

Pimecrolimus sowie topisch anwendbare Zubereitungsformen von Tacrolimus sind bei Erwachsenen und Kindern ab 2 Jahren zur Behandlung eines **atopischen Ekzems**, das anderweitig nicht behandelbar ist, zugelassen.

> **Steckbrief Calcineurin-Inhibitoren**
> **Wirkmechanismus:** Hemmung der T-Zell-Aktivierung durch Blockade der Calcineurin-abhängigen NFAT-Aktivierung.
> **Pharmakokinetik:** Ciclosporin und Tacrolimus: nach oraler Gabe variable Bioverfügbarkeit, Plasmahalbwertszeit ca. 12 h, Metabolisation v.a. durch CYP3A4
> **Unerwünschte Wirkungen:** Häufig reversible Nierenfunktionsstörungen, bei Langzeittherapie zusätzlich arterielle Hypertonie, Fettstoffwechselstörungen, Diabetes mellitus u.a.
> **Interaktionen:** Induktoren oder Inhibitoren von CYP3A4, andere potenziell nierenschädigende Pharmaka
> **Klinische Anwendung:** Mittel der Wahl zur Unterdrückung von Abstoßungsreaktionen nach allogenen Transplantationen. Mittel der Reserve bei verschiedenen chronisch entzündlichen Erkrankungen
> **Kontraindikationen:** Patienten mit Niereninsuffizienz (relative Kontraindikation)

25.2.3 mTOR-Inhibitoren

Die Serin-/Threonin-Kinase **mTOR (mammalian target of rapamycin)** spielt eine wichtige Rolle bei der Regulation der Zellproliferation, indem sie verschiedene Translationsinitiatoren und Elongationsfaktoren sowie die S6-Kinase aktiviert und dadurch Zellproliferation und die Progression des Zellzyklus von der G1- in die S-Phase stimuliert. Die Aktivierung von mTOR spielt insbesondere eine wichtige Rolle bei der durch IL-2 induzierten Stimulation der Lymphozytenproliferation (◘ Abb. 25.1 und ◘ Abb. 25.2). **Sirolimus** (auch als Rapamycin bezeichnet) sowie **Everolimus** sind strukturell mit Tacrolimus verwandt (◘ Abb. 25.3) und binden ebenfalls an das zytosolische Immunophilin FKBP-12. Der Sirolimus/Everolimus-FKBP-12-Komplex führt jedoch nicht zur Hemmung von Calcineurin, sondern inhibiert mTOR (◘ Abb. 25.2). Der immunsuppressive Effekt von Sirolimus und Everolimus beruht somit vor allem auf einer **Hemmung der durch IL-2-induzierten Proliferation von Lymphozyten**. Gegenüber Ciclosporin und Tacrolimus zeichnen sich Sirolimus und Everolimus durch eine fehlende Nephrotoxizität und Neurotoxizität aus. Außerdem hemmen sie die Proliferation von Tumoren sowie die Angiogenese.

Pharmakokinetik. Sirolimus und Everolimus werden nach oraler Gabe rasch resorbiert, die Bioverfügbarkeit beträgt etwa 15%. Der wesentliche Unterschied zwischen Sirolimus und Everolimus besteht in der deutlich unterschiedlichen Plasmahalbwertszeit. Während Sirolimus eine Halbwertszeit von etwa 60 Stunden hat, beträgt diese für Everolimus 20–30 Stunden. Beide mTOR-Inhibitoren werden vornehmlich durch CYP3A4 metabolisiert, und die dabei entstehenden Metabolite werden primär biliär ausgeschieden.

Unerwünschte Wirkungen. Die Gabe von Sirolimus und Everolimus führt zur dosisabhängigen **Hypercholesterinämie** und **Hypertriglyceridämie**, die häufig behandlungsbedürftig ist. Außerdem kann es zu **Blutbildungsstörungen** kommen, die sich als Anämie, Leukopenie und Thrombozytopenie äußern. Unter Umständen treten unter Therapie mit Sirolimus und Everolimus **Wundheilungsstörungen, Lymphozelen** sowie eine **erhöhte Infektanfälligkeit** auf.

Wechselwirkungen. Induktoren und Inhibitoren von CYP3A4 führen zu Veränderungen der Metabolisation von mTOR-Inhibitoren und damit zu Beeinflussungen ihrer Plasmaspiegel.

Klinische Anwendung. Sirolimus und Everolimus sind indiziert zur **Prophylaxe der Organabstoßung**, insbesondere nach Nierentransplantation. Die kürzere Plasmahalbwertszeit von Everolimus kann bei der Einstellung der individuellen Dosierung von Vorteil sein.

Kontraindikationen. Sirolimus und Everolimus sind in der **Schwangerschaft** und **Stillzeit** kontraindiziert. Vorsicht ist bei Patienten mit Leberfunktionsstörungen, Fettstoffwechselstörungen oder Blutbildungsstörungen geboten.

> **Steckbrief mTOR-Inhibitoren**
> **Wirkmechanismus:** Hemmung der T-Zell-Proliferation nach IL-2-abhängiger T-Zell-Aktivierung durch Hemmung der Proteinkinase mTOR
> **Pharmakokinetik:** Bioverfügbarkeit von Sirolimus und Everolimus ca. 15% nach oraler Gabe, Plasmahalbwertszeit 60 h (Sirolimus) bzw. 20–30 h (Everolimus), Metabolisation durch CYP3A4
> **Unerwünschte Wirkungen:** Störungen der Blutbildung, Hypercholesterinämie, Hypertriglyceridämie, Wundheilungsstörungen, erhöhte Infektanfälligkeit
> **Interaktionen:** Induktoren und Inhibitoren von CYP3A4
> **Klinische Anwendung:** Zur Prophylaxe der Organabstoßung nach Transplantation

25.2.4 Hemmstoffe der DNA-Biosynthese

Eine Hemmung der Lymphozytenproliferation und damit ein immunsuppressiver Effekt kann auch durch Einsatz von Hemmstoffen des DNA-Stoffwechsels erzielt werden. Dabei kommen **Azathioprin, Methotrexat, Leflunomid** oder **Myco-**

phenolatmofetil zum Einsatz, in der Regel als **Mittel der 2. Wahl.**

Azathioprin

Wirkprinzip. Azathioprin ist ein Prodrug, das nach oraler Gabe gut resorbiert wird und in **6-Mercaptopurin** umgewandelt wird. 6-Mercaptopurin hemmt die Synthese von Purinnucleotiden, die als Bausteine der DNA- und RNA-Synthese benötigt werden, indem es zu »**falschen Metaboliten**« umgewandelt wird (Abb. 25.4). Azathioprin wirkt stärker auf T- als auf B-Lymphozyten und führt dadurch besonders zur Hemmung der zellvermittelten Immunantwort. Bei gleichzeitiger Gabe von Allopurinol, das den Abbau von 6-Mercaptopurin hemmt, muss die Dosis von Azathioprin reduziert werden.

Unerwünschte Wirkungen. Unter der Therapie mir Azathioprin kommt es zu einer dosisabhängigen **Knochenmarkdepression** mit Leukopenie, **lebertoxischen Effekten** sowie zu gastrointestinalen Beschwerden wie Übelkeit, Erbrechen und Durchfall.

Mycophenolatmofetil

Wirkprinzip. Mycophenolatmofetil ist ein Prodrug, das nach oraler Gabe bereits präsystemisch in den aktiven Metaboliten, die **Mycophenolsäure** umgewandelt wird. Mycophenolsäure hemmt die **Inosinmonophosphat-Dehydrogenase**, die für die De-novo-Synthese von Purinen, vor allen Dingen in T- und B-Lymphozyten, erforderlich ist (Abb. 25.4). Die meisten anderen Zellen können Purine über alternative Synthesewege herstellen. Daraus ergibt sich eine relativ selektive Hemmung der DNA-Synthese in Lymphozyten.

Unerwünschte Wirkungen. Unter einer Therapie mit Mycophenolatmofetil treten **gastrointestinale Symptome** wie Diarrhö und Erbrechen, **Leukopenien** sowie eine **erhöhte Infektanfälligkeit** (insbesondere Harnwegsinfektionen) auf.

Methotrexat, Leflunomid

Methotrexat und Leflunomid, die vor allem bei chronisch-entzündlichen Erkrankungen als Immunsuppressiva eingesetzt werden (▶ Kap. 24), hemmen durch Inhibition der Pyrimidinsynthese in Lymphozyten deren Proliferation (Abb. 25.4).

25.2.5 Antikörper, die die Aktivierung oder Funktion von Lymphozyten hemmen

Um die Funktion von T-Lymphozyten als zentrale Vermittler der Immunantwort besonders nach Organtransplantationen zu hemmen, sind verschiedene gegen T-Lymphozyten gerichtete Antikörper entwickelt worden. Im Rahmen der Therapie von akuten Abstoßungsreaktionen können beispielsweise polyklonale Antikörper, die gegen diverse Proteine auf T-Lymphozyten gerichtet sind, sogenannte **Antilymphozytenseren**, eingesetzt werden. Es stehen darüber hinaus verschiedene spezifisch wirkende monoklonale Antikörper zur Verfügung.

25

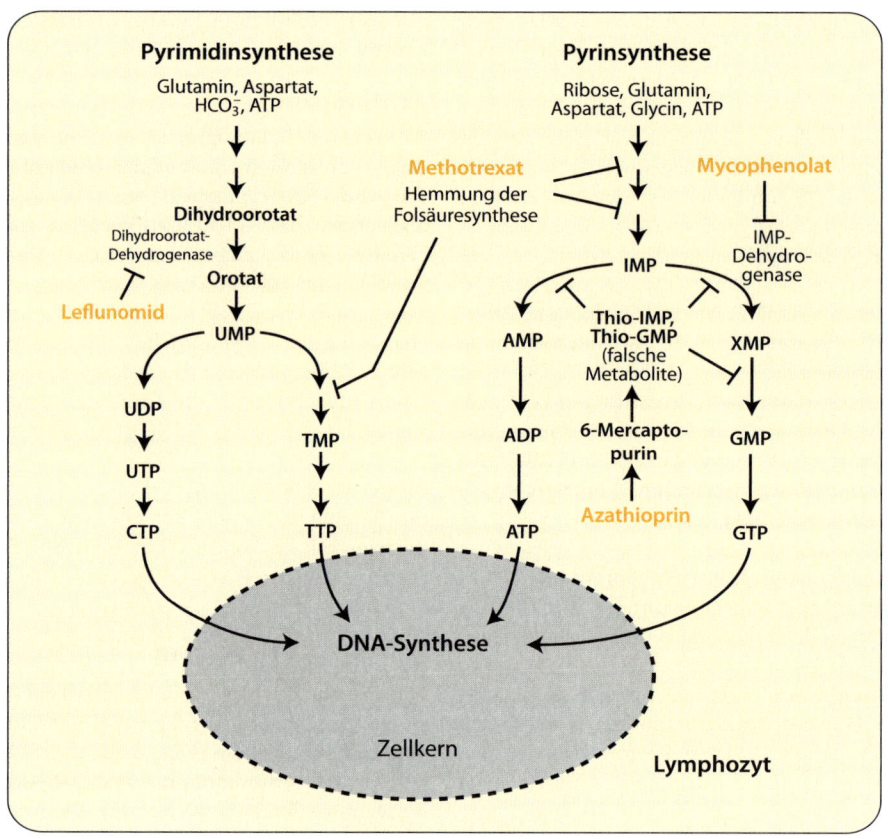

Abb. 25.4 Angriffsorte von Hemmstoffen der DNA-Synthese, die als Immunsuppressiva eingesetzt werden

Muromonab-CD3

Wirkprinzip. Muromonab-CD3 ist ein muriner monoklonaler Antikörper, der gegen die ε-Kette von CD3 gerichtet ist, ein Membranprotein, das mit dem T-Zellrezeptor auf T-Lymphozyten assoziiert ist (■ Abb. 25.2). Die Bindung des Antikörpers an CD3 führt zu einer kurzfristigen T-Zellrezeptor-Aktivierung, die dann jedoch von einer raschen Internalisierung des Rezeptors gefolgt wird. Parallel dazu kommt es zu einer komplementabhängigen T-Zellzerstörung. Die daraus resultierende rasche Inaktivierung von T-Lymphozyten und weitgehende Depletion von T-Lymphozyten wird zur **Therapie akuter Abstoßungsreaktionen** eingesetzt. Nach Absetzen von Muromonab-CD3 normalisieren sich die T-Lymphozytenzahlen innerhalb einer Woche.

Unerwünschte Wirkungen. Aufgrund der initialen kurzfristigen Aktivierung von Lymphozyten kommt es nach Gabe von Muromonab-CD3 zu einer transienten **Freisetzung von Zytokinen,** die sehr häufig mit **grippeähnlichen Symptomen** einhergeht und unter Umständen auch mit schockähnlichen kardiovaskulären Reaktionen verbunden sein kann. Die Symptome halten in der Regel mehrere Stunden lang an. Daneben können reversible **Störungen der Nieren- und Leberfunktion** sowie **neuropsychiatrische Reaktionen** auftreten.

■ ■ ■ **»We saw human guinea pigs explode«**
Mit dieser Schlagzeile überschrieb das britische Boulevardblatt »Sun« im März 2006 ihren Bericht über einen der bisher dramatischsten Zwischenfälle im Rahmen der Testung von neuen Pharmaka, der sich in einem Londoner Krankenhaus abgespielt hatte. Bei der erstmaligen kontrollierten Anwendung eines monoklonalen Antikörpers, der den Co-Rezeptor CD28 auf T-Lymphozyten (■ Abb. 25.2) aktiviert, war es im Rahmen einer sog. Phase-I-Untersuchung bei allen sechs Freiwilligen, die Anti-CD28-Antikörper i.v. verabreicht bekommen hatten, binnen weniger Stunden zu einer gravierenden systemischen Reaktion mit Kopf- und Muskelschmerzen, Übelkeit, Durchfall und Blutdruckabfall und schließlich einer akuten Lungenschädigung, einem Nierenversagen sowie einer disseminierten intravaskulären Gerinnung gekommen. Dank sofortiger intensivmedizinischer Behandlung überlebten alle Probanden. Ursache dieses unerwarteten Effektes war die massive Bildung und Freisetzung von Zytokinen aus CD28-positiven Lymphozyten (ein sog. Zytokinsturm), offensichtlich ausgelöst durch die Aktivierung von CD28 durch den »superagonistischen« Anti-CD28-Antikörper. Ein derartiger Antikörper war unter der Vorstellung zum Therapeutikum entwickelt worden, dass die Aktivierung von T-Zellen unabhängig von der Stimulation des T-Zell-Rezeptorkomplexes zu einer Aktivierung von sog. regulatorischen T-Zellen führt, deren Funktion insbesondere zur Aufrechterhaltung einer normalen Toleranz notwendig ist. Die Aktivierung regulatorischer T-Lymphozyten mittels stimulatorischer Anti-CD28-Antikörper sollte die Behandlung von Autoimmunerkrankungen verbessern. Die der Phase I vorausgegangenen Testungen
▼

waren ordnungsgemäß durchgeführt worden. Dieses Beispiel zeigt, dass sich die Wirkung eines Pharmakons auf den menschlichen Organismus, auch wenn es *in vitro* und in verschiedenen nicht humanen Spezies *in vivo* getestet worden ist, nie zu 100% vorhersagen lässt. Die erstmalige Anwendung eines neuen Pharmakons am Menschen stellt somit stets ein gewisses Risiko dar und sollte immer unter größten Vorsichtsmaßnahmen erfolgen.

Anti-IL-2-Rezeptor-Antikörper

Basiliximab und **Daclizumab** sind chimäre monoklonale human-murine Antikörper, die gegen die α-Kette (CD25) des Interleukin-2-Rezeptors (▶ Kap. 22) auf der Oberfläche von aktivierten T-Lymphozyten gerichtet sind.

Wirkprinzip. Der genaue immunsuppressive Wirkmechanismus ist nicht vollständig aufgeklärt. Wahrscheinlich blockieren die Antikörper die Bindung von IL-2 an seinen Rezeptor. Im Gegensatz zu der Gabe von Muromonab-CD3 nimmt die T-Lymphozytenzahl unter Gabe von Anti-IL-2-Rezeptorantikörpern nicht ab. Eine vermehrte Zytokinfreisetzung wird nicht beobachtet.

Unerwünschte Wirkungen. Unerwünschte Wirkungen sind vergleichsweise selten und bestehen in **gelegentlichen anaphylaktischen Reaktionen** sowie in einer **erhöhten Infektanfälligkeit.**

Klinische Anwendung. Basiliximab und Daclizumab können zur **Prophylaxe von Transplantatabstoßungen in Kombination mit Ciclosporin und Glucocorticoiden** nach allogener Nierentransplantation eingesetzt werden.

Efalizumab

Efalizumab ist ein humanisierter, rekombinanter monoklonaler **Antikörper, der gegen die CD11a-Untereinheit des Adhäsionsmoleküls LFA-1** auf der Oberfläche von T-Lymphozyten gerichtet ist. Das Adhäsionsmolekül LFA-1 auf T-Lymphozyten interagiert mit ICAM-1 auf Endothelzellen und vermittelt die Extravasation von T-Lymphozyten in das entzündete Gewebe (▶ Kap. 24, ◻ Abb. 24.1). Efalizumab hemmt somit die Migration von T-Lymphozyten in das entzündete Gewebe und kann zur Behandlung von **schweren Fällen der Psoriasis** eingesetzt werden.

Ustekinumab

Der im Jahr 2009 zugelassene humane **monoklonale Antikörper** Ustekinumab bindet mit hoher Affinität und Spezifität an die p40-Untereinheit von **Interleukin-12 (IL-12) und Interleukin-23 (IL-23)**. IL-12 und IL-23 werden u.a. bei Patienten mit Psoriasis vermehrt produziert und stimulieren T-Lymphozyten, sich in Th1-Zellen zu differenzieren. Durch Bindung des Antikörpers an freies IL-12 und IL-23 wird die Bindung dieser Interleukine an ihre Rezeptoren auf naiven T-Lymphozyten blockiert.

Klinische Anwendung. Ustekinumab kann bei **Patienten mit schwerer Psoriasis,** bei denen andere Therapiemaßnahmen unwirksam oder kontraindiziert sind, eingesetzt werden.

Belimumab

Belimumab ist ein humaner **monoklonale Antikörper** gegen das Zytokin »B-Lymphozyten Stimulator« (BLyS), der die Bindung von BLyS an seinen Rezeptor auf B-Lymphozyten blockiert. Patienten mit systemischem Lupus erythematodes (SLE) und anderen Autoimmunerkrankungen weisen erhöhte Plasmaspiegel von BLyS auf. Die Aktivierung von B-Lymphozyten durch BLyS ist Voraussetzung für eine effiziente Produktion von Autoantikörpern bei dieser Erkrankung. Belimumab ist zur Behandlung von erwachsenen SLE-Patienten mit hoher Krankheitsaktivität trotz Standardtherapie zugelassen.

25.2.6 S1P-Rezeptor-Modulatoren

Sphingosin-1-Phosphat (S1P) ist ein weitverbreiteter Mediator, der über verschiedene S1P-Rezeptoren wirkt (▶ Kap. 19). Im Immunsystem fördert S1P die Auswanderung von T-Lymphozyten aus Lymphknoten durch Aktivierung von $S1P_1$-Rezeptoren auf T-Lymphozyten. **Fingolimod** (FTY720) **hemmt die Auswanderung von T-Lymphozyten aus Lymphknoten**, indem es nach Phosphorylierung zu Fingolimod-Phosphat an den $S1P_1$-Rezeptor bindet und nach Rezeptoraktivierung zu einer raschen Internalisierung des Rezeptors führt. Die Lymphozyten können dann nicht mehr auf das endogene S1P-Signal reagieren und verbleiben in den Lymphknoten, wodurch ihre Auswanderung in periphere Gewebe und entzündliche Herde gehemmt wird. Fingolimod kann oral verabreicht werden und stellt ein interessantes neues immunsuppressives Therapieprinzip dar, dessen Bedeutung derzeit noch nicht vollständig klar ist. Die Substanz ist für die Behandlung der Multiplen Sklerose zugelassen.

25.2.7 Belatacept

Belatacept ist ein Fusionsprotein bestehend aus der extrazellulären Domäne des humanen cytotoxischen T-Lymphozyten-assoziierten Antigens 4 (CTLA-4) und einem Teil der Fc-Domäne des humanen Immunglobulin G. Belatacept bindet an die Rezeptoren CD80 und CD86 auf Antigen-präsentierenden Zellen (◻ Abb. 25.2) und verhindert dadurch die CD28-vermittelte Kostimulation von T-Lymphozyten. Das seit 2011 zugelassene Pharmakon kann zusammen mit anderen Immunsuppresiva zur Verhinderung einer Organabstoßung nach Nierentransplantation eingesetzt werden.

Weiterführende Literatur

Brinkmann V, Billich A, Baumruker T, Heining P, Schmouder R, Francis G, Aradhye S, Burtin P (2010) Fingolimod (FTY720): discovery and development of an oral drug to treat multiple sclerosis. Nat Rev Drug Discov 9: 883-897
Cronstein BN (2005) Low-dose methotrexate: a mainstay in the treatment of rheumatoid arthritis. Pharmacol Rev 57: 163

Gautierrez-Dalmau A, Campistol JM (2007) Immunosuppressive therapy and malignancy in organ transplant recipients: a systematic review. Drugs 67: 1167

Halloran PF (2004) Immunosuppressive drugs for kidney transplantation. NEJM 351: 2715

Masuda S, Inui K (2006) An up-date review on individualized dosage adjustment of Calcineurin inhibitors in organ transplant patients. Pharmacol Ther 112: 184

St Clair EW et al. (2007) New reagents on the horizon for immune tolerance. Annu Rev Med 58: 329

Vincenti F, Luggen M (2007) T cell costimulation: a rational target in the therapeutic armamentarium for autoimmune diseases and transplantation. Annu Rev Med 58: 347

Pharmaka mit Wirkung auf das Nervensystem

Vegetatives System

S. Böhm

26

 Einleitung

Das vegetative Nervensystem kontrolliert über seine 3 Komponenten sympathisches, parasympathisches und enterisches Nervensystem fast alle Organsysteme des Organismus, mit der wesentlichen Ausnahme der Skelettmuskulatur. Daher wurden viele Wirkstoffe entwickelt, die über Angriffspunkte im Bereich des vegetativen Nervensystems bei unterschiedlichen Erkrankungen der inneren Organe eingesetzt werden, z.B. Herz-Kreislauf-Erkrankungen, Atemwegserkrankungen, Störungen im Bereich des Gastrointestinaltrakts oder der ableitenden Harnwege. Dieses Kapitel gibt einen Überblick über das vegetative Nervensystem sowie die Wirkmechanismen und Wirkungen der Arzneistoffe, die im Bereich desselben angreifen.

26.1 Grundlagen der vegetativen Regulation

> **Lernziele**
>
> **Autonomes Nervensystem**
> - Sympathikus
> - Parasympathikus
> - Enterische Nervensystem

Das **vegetative Nervensystem** bildet zusammen mit dem somatomotorischen System das efferente periphere Nervensystem. Während das somatomotorische System die Skelettmuskulatur versorgt, kontrolliert das vegetative Nervensystem alle anderen Organe und Gewebe in der Peripherie. Diese Kontrolle ist im Gegensatz zur Funktion der Skelettmuskulatur dem Willen entzogen, weswegen das vegetative auch als **autonomes Nervensystem** bezeichnet wird. Es gliedert sich in 3 Teile:
- sympathisches Nervensystem
- parasympathisches Nervensystem
- enterisches Nervensystem

Sympathisches und parasympathisches Nervensystem haben ihren Ursprung im zentralen Nervensystem, das enterische Nervensystem liegt ausschließlich peripher. Zahlreiche Organe wie z.B. das Herz werden von sowohl Sympathikus als auch Parasympathikus innerviert, während andere nur von einem dieser zwei versorgt werden, z.B. Blutgefäße und Schweißdrüsen vom Sympathikus oder Tränendrüse und Bronchialmuskulatur vom Parasympathikus. Das **enterische Nervensystem** befindet sich ausschließlich im Bereich des Magen-Darm-Trakts. In jedem Fall ziehen die Axone der Nervenzellen des zentralen Nervensystems in periphere **Ganglien,** wo die Erregung synaptisch auf ein zweites Neuron übertragen wird. Die Axone dieses zweiten Neurons innervieren dann entweder direkt die Erfolgsorgane oder das enterische Nervensystem. Dementsprechend unterscheidet man im sympathischen und parasympathischen System **präganglionäre** von **postganglionären** Nervenzellen.

26.1.1 Sympathikus

Das sympathische Nervensystem entspringt in der intermediolateralen Zone des **thorakolumbalen** (T1–L3) **Bereichs des Rückenmarks**. Die präganglionären Axone ziehen in den paravertebralen sympathischen Grenzstrang, wo die meisten in den darin enthaltenen Ganglien umgeschaltet werden. Ohne Umschaltung werden v.a. prävertebrale Ganglien im Splanchnikusbereich und das Nebennierenmark innerviert.

Innerhalb der Ganglien und im Nebennierenmark werden aus den präganglionären Axonen **Acetylcholin und ATP** als Co-Transmitter ausgeschüttet und tragen zur **ganglionären Transmission** bei. Postsynaptisch kann das Signal über nikotinische Acetylcholinrezeptoren ($\alpha_3\beta_4$, $\alpha_3\alpha_5\beta_4$, $\alpha_3\beta_2\beta_4$, α_7), muskarinische Acetylcholinrezeptoren (M_1) und verschieden P2X-Untereinheiten weitergeleitet werden. In den **Erfolgsorganen** und **-geweben** werden **Noradrenalin, ATP und Neuropeptid Y** als Co-Transmitter freigesetzt. Eine Ausnahme hiervon ist die postganglionäre sympathische Innervation der **Schweißdrüsen,** die **cholinerg** erfolgt. Die Freisetzung der Co-Transmitter unterliegt einer strengen Kontrolle zahlreicher präsynaptischer Rezeptoren, unter denen α_2-Adrenozeptoren (Autorezeptoren) die größte Bedeutung haben.

26.1.2 Parasympathikus

Das parasympathische System nimmt seinen Ausgang im **Hirnstamm** zusammen mit den Hirnnerven III (N. oculomotorius), VII (N. facialis), IX (N. glossopharyngeus) und X (N. vagus) und im **Sakralbereich** des Rückenmarks. Im kranialen Bereich erfolgt die Umschaltung in folgenden Ganglien: Ganglion ciliare, Ganglion pterygopalatinum, Ganglion submandibulare und Ganglion oticum, im sakralen Bereich organnah oder sogar erst im Zielorgan.

Aus den präganglionären Axonen wird wiederum **Acetylcholin und ATP** ausgeschüttet, und die ganglionäre Transmission erfolgt analog zum Sympathikus. Der postganglionäre Transmitter ist **Acetylcholin**, an manchen Stellen mit **VIP** (vasoaktives intestinales Peptid) als Co-Transmitter.

26.1.3 Enterisches Nervensystem

Das **Darmnervensystem** liegt hauptsächlich in der Darmwand als Plexus myentericus (Auerbach) und Plexus submucosus (Meissner) und steuert die **Motilität und Sekretion im** gesamten **Gastrointestinaltrakt** sowie in Gallengängen und Pankreas. Es erhält überwiegend erregenden Input vom Parasympathikus und überwiegend hemmenden Input vom Sympathikus, funktioniert aber auch ohne diese übergeordnete Steuerung im Sinne von autonomen Reflexen auf chemische oder mechanische Reize. Hieraus erklärt sich auch, dass das enterische Nervensystem ebenso zur sensiblen Versorgung des Gastrointestinaltrakts beiträgt: Die Reize werden über das Ganglion nodosum bzw. die Spinalganglien nach zentral weitergeleitet.

Es können anhand der verwendeten Neurotransmitter zahlreiche Typen von enterischen Neuronen unterschieden werden: Die **wichtigsten Transmitter** sind:

- **Acetylcholin** und **Substanz P:** wirken **motilitätssteigernd**
- **Stickstoffmonoxid, VIP** und **ATP:** wirken **motilitätshemmend**
- **Acetylcholin** und **VIP:** wirken **sekretionssteigernd**

Weitere enterische Neurotransmitter sind Neuropeptid Y, opioide Peptide, Serotonin, GABA und Glutamat.

Im vegetativen Nervensystem angreifende Wirkstoffe können im Bereich des Sympathikus und/oder Parasympathikus ihre Wirkung entfalten und entweder stimulierend oder hemmend wirken. In diesem Sinne unterscheidet man:

- Sympathomimetika
- Sympatholytika
- Parasympathomimetika
- Parasympatholytika

26.1.4 Viszerale Afferenzen, zentrale Verschaltung und autonome Reflexe

Mit sympathischen und parasympathischen Fasern verlaufen auch **Afferenzen,** die Informationen von **Mechano-, Chemo- und Thermorezeptoren** in das zentrale Nervensystem leiten. Diese Afferenzen werden nicht in den autonomen Ganglien umgeschaltet, sondern haben ihre erste Synapse – so wie die Schmerzbahn (▶ Kap. 28) – im Rückenmark bzw. Hirnstamm. Die viszeralen Afferenzen ziehen vorwiegend in den **N. tractus solitarii** sowie den **N. parabrachialis.** Über die **ventrolaterale Medulla,** wo die sympathischen Efferenzen kontrolliert werden, sowie den **N. ambiguus** und den **dorsalen Vaguskern,** wo die parasympathischen Efferenzen kontrolliert werden, bilden diese Afferenzen **autonome Reflexbögen.** Ein derart zentral vermittelter Effekt ist der **Barorezeptorreflex:** Über Barosensoren in Aortenbogen und Karotissinus werden Afferenzen durch Blutdruckanstieg erregt, und die zunehmende Entladungsfrequenz stimuliert den N. ambiguus und den dorsalen Vaguskern, sodass die zunehmende Aktivität im Parasympathikus die Herztätigkeit hemmt. Simultan wird die ventrolaterale Medulla gehemmt, sodass der Einfluss des Sympathikus auf die Herztätigkeit abnimmt. Bei Druckabfall an den Barosensoren werden entgegengesetzte Mechanismen aktiviert. Autonome Reflexe verlaufen aber auch über rein spinale Reflexbögen, da sie nach Querschnittläsionen erhalten bleiben.

26.2   Sympathomimetika

```
┌─ Lernziele ────────────────────────────────┐
│ Sympathomimetika                            │
│ ■ Wirkungen                                 │
│ ■ Direkt wirkende Sympathomimetika          │
│ ■ Indirekt wirkende Sympathomimetika        │
└─────────────────────────────────────────────┘
```

Sympathomimetika sind Wirkstoffe, die die Wirkungen des sympathischen Nervensystems nachahmen. Die Wirkungen des Sympathikus werden vor allem durch die Freisetzung von Noradrenalin und den Angriff desselben an den Adrenozeptoren vermittelt. Daher unterscheidet man auch zwischen direkt indirekt wirkenden Sympathomimetika, welche die Freisetzung des endogenen Noradrenalins fördern, und direkt wirkenden Sympathomimetika, welche selbst die Adrenozeptoren aktivieren, also Adrenozeptor-Agonisten sind.

Wirkstoffe können daher **indirekt, direkt,** oder **gemischt wirkende** Sympathomimetika sein.

26.2.1 Durch den Sympathikus vermittelte Effekte

Die Wirkungen der Sympathomimetika entsprechen weitgehend den physiologischen Effekten des Sympathikus, wobei bei indirekt wirkenden Sympathomimetika prinzipiell alle Effekte auftreten können, bei direkt wirkenden hingegen nur jene Effekte, die durch den/die betroffen Rezeptortypen vermittelt werden (◘ Tab. 26.1).

Da Adrenalin/Noradrenalin auch Transmitter außerhalb des sympathischen Nervensystems sind, und Adrenozeptoren auch weiter verbreitet sind als nur im Bereich desselben, haben sowohl indirekt, als auch direkt wirkende Sympathomimetika Wirkungen, die über die physiologischen Funktionen des Sympathikus hinaus gehen (◘ Tab. 26.2).

Wie einzelne Sympathomimetika wirken, ob indirekt oder direkt, bzw. über welche Rezeptoren, zeigt ◘ Abb. 26.1.

Substanzen, die die Verfügbarkeit von Noradrenalin an den Adrenozeptoren sympathisch innervierter Organe erhöhen, indem sie entweder die Wiederaufnahme (z.B. Kokain, siehe ▶ Kap. 32, oder zahlreiche Antidepressiva, ▶ Kap. 31) oder den Abbau (z.B. MAO-A Hemmer, siehe ▶ Kap. 31) hemmen, werden zwar nicht primär als Sympathomimetika eingesetzt, verfügen aber trotzdem über eine sympathomimetische Wirkkomponente.

26.2.2 Direkt wirkende Sympathomimetika

Definition. Direkt wirkende Sympathomimetika sind Wirkstoffe, die einen oder mehrere Typen von **Adrenozeptoren aktivieren,** wodurch die **Wirkung des sympathischen Nervensystems imitiert** wird: sympathomimetische Wirkung.

Wirkprinzip. Wie in ◘ Tab. 26.1 und ◘ Tab. 26.2 angeführt, vermitteln Adrenozeptoren zahlreiche Effekte in nahezu allen Geweben. Von besonderer Bedeutung sind hierbei die Wirkungen am Herzen, an den Gefäßen, an den Bronchien, im Metabolismus und im zentralen Nervensystem.

Im **Herz** hat die Aktivierung von β-Rezeptoren ($\beta_1 > \beta_2$) folgende Wirkungen:

- positive Chronotropie (Frequenzanstieg)
- positive Inotropie (Anstieg der Kontraktionskraft)

26

□ Tab. 26.1 Effekte der Sympathikusaktivierung und vermittelnde Rezeptoren

Organ	Zielstruktur	Effekt	Rezeptoren
Auge	M. dilatator pupillae	Kontraktion (Mydriasis)	α_1
	M. ciliaris	Relaxation (Fernsicht)	β_2
Herz	Sinusknoten	Frequenzanstieg	$\beta_1 > \beta_2$
	AV-Knoten	Beschleunigung der Überleitung, erhöhte Automatie	$\beta_1 > \beta_2$
	His-Purkinje-System	Beschleunigung der Überleitung, erhöhte Automatie	$\beta_1 > \beta_2$
	Myokard	erhöhte Kontraktilität, Leitungsgeschwindigkeit und Automatie	$\beta_1 > \beta_2$
	Kardiomyozyten	erhöhtes Wachstum	$\beta_1 > \beta_2 > \alpha_1$
Blutgefäße*	glatte Muskulatur	Kontraktion (Vasokonstriktion)	$\alpha_1 > \alpha_1$
	glatte Muskulatur	Relaxation (Vasodilatation)	$\beta_2 > \beta_1$
Bronchien	glatte Muskulatur	Relaxation (Bronchodilatation)	$\beta_2 > \beta_1$
	Drüsen	Sekretion	β_2
	Flimmerepithel	Zilienschlag	β_2
	Mastzellen	Hemmung der Degranulation	β_2
Gastrointestinaltrakt	glatte Muskulatur v.a. der Sphinkteren	Relaxation	$\beta_2 > \beta_1$
	glatte Muskulatur v.a. der Sphinkteren	Kontraktion	α_1
	Drüsen	Sekretionshemmung	α_2
Gallenblase	glatte Muskulatur	Relaxation	β_2
Niere	juxtaglomerulärer Apparat	deutliche Steigerung der Reninfreisetzung	β_1
	juxtaglomerulärer Apparat	geringe Verminderung der Reninfreisetzung	α_1
Ureteren	glatte Muskulatur	Kontraktion	α_1
Harnblase	glatte Muskulatur	Kontraktion (erhöhter Auslasswiderstand)	α_1
Prostata, ductus deferens	glatte Muskulatur	Kontraktion (erhöhter Auslasswiderstand, Ejakulation)	α_1
Uterus	glatte Muskulatur	Relaxation	β_2
	glatte Muskulatur	Kontraktion in der Schwangerschaft	α_1
Skelettmuskulatur	Myozyten	gesteigerte Glykogenolyse und Kontraktilität, Stimulation der Na+-K+-ATPase, Tremor	β_2
Leber	Hepatozyten	Steigerung der Glykogenolyse	α_1, β_2
Fettgewebe	Adipozyten	Steigerung der Lipolyse	$\beta_1, \beta_2, \beta_3$
	Adipozyten	Hemmung der Lipolyse	α_2
Pankreas	Inselzellen	Hemmung der Insulinfreisetzung	α_2
	Inselzellen	Steigerung der Insulinfreisetzung	β_2

* Die Vasodilatation überwiegt in Muskulatur und Leber.

Abb. 26.1 Angriffspunkte der Sympathomimetika. Die einzelnen Wirkstoffe sind entweder Agonisten an den angeführten Rezeptoren oder erhöhen das an den Rezeptoren verfügbare Noradrenalin (NA) durch nicht vesikuläre Freisetzung über den plasmalemmalen Transporter

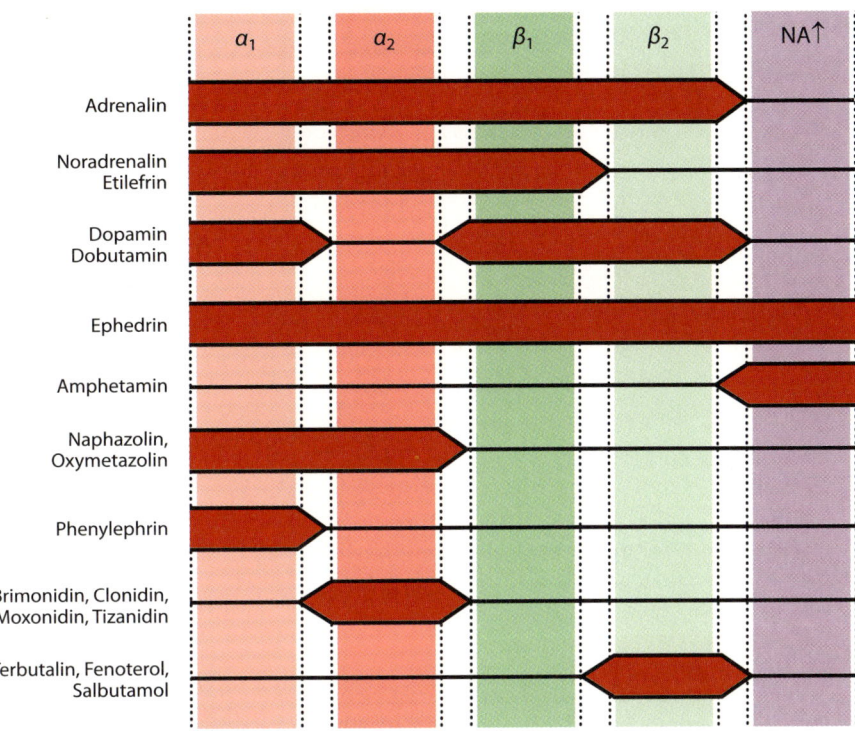

An den **Gefäßen** verursachen Sympathomimetika:

- Vasokonstriktion über α_1-Rezeptoren (z.B. Gefäße der Haut und Schleimhaut)
- Vasodilatation über β_2 (z.B. Gefäße in der Muskulatur)

In der **Haut** können daher Adrenalin und Noradrenalin ausschließlich eine **Vasokonstriktion** hervorrufen. In der **Muskulatur** hingegen bewirkt Adrenalin in niedrigen physiologischen Konzentrationen eine **Vasodilatation**; bei höheren Konzentrationen dominiert aber die α_1-adrenerge Kontraktion über die Dilatation.

Bei der Regulation von Herztätigkeit und Gefäßtonus müssen aber nicht nur die direkten Wirkungen der Sympathomimetika berücksichtigt werden, sondern auch die resultierenden autonomen Reflexe, insbesondere der Barorezeptorreflex (► Abschn. 26.1.4). In ▪ Tab. 26.3 sind die Wirkungen typischer Sympathomimetika auf Herz-Kreislauf-Parameter zusammengefasst dargestellt. Hierbei ist Noradrenalin als repräsentativ für α-Agonisten zu verstehen (da es nur schwach auf β-Rezeptoren wirkt), Adrenalin ist α- und β-Agonist, und Isporenalin ist reiner β-Agonist.

Aktivierung von α-Rezeptoren erhöht durch Vasokonstriktion den peripheren Widerstand und bedingt dadurch reflektorisch (Aktivierung des Parasympathikus) eine Abnahme der Herzfrequenz. Aktivierung von β-Rezeptoren senkt durch Vasodilatation den peripheren Widerstand und führt simultan zu positiver Chrono- und Inotropie, daher zur Zunahme von Herzfrequenz und systolischem Blutdruck.

Tab. 26.2 Effekte von Sympathomimetika außerhalb sympathisch innervierter Organe

Organ	Zielstruktur	Effekt	Rezeptoren
Blut	Thrombozyten	Steigerung der Aggregation	α_2
	Thrombozyten	Hemmung der Agregation	β_2
Nervensystem	Axonenden	Hemmung der Transmitterfreisetzung	α_2
Hirnstamm	ventrolaterale Medulla	Reduktion der Aktionspotentialfrequenz im Sympathikus	α_2
	Nucleus tractus solitarii	Erhöhung der Aktionspotenzialfrequenz im Parasympathikus	α_2
	Locus coeruleus	Reduktion der Aktionspotentialfrequenz (im Entzug)	α_2

- posive Dromotropie (Anstieg der Überleitungsgeschwindigkeit)
- positive Bathmotropie (Anstieg der Erregbarkeit/Automatie)
- positive Lusitropie (Beschleunigung der Erschlaffung)
- Zytotoxizität und Apoptose

26

◻ Tab. 26.3 Wirkungen typischer Sympathomimetika auf Herz-Kreislauf-Parameter

Parameter	Noradrenalin (α)	Adrenalin (α und β)	Isoprenalin (β)
Herzfrequenz	↓↓	↑↑	↑↑↑
Systolischer Blutdruck	↑↑↑	↑↑	↑↑
Mittlerer Blutdruck	↑↑	↑	↓↓
Diastolischer Blutdruck	↑↑	↓↓	↓↓↓
Peripherer Widerstand	↑↑↑	↓↓	↓↓↓

Die Richtung der Pfeile gibt einen Zunahme (↑) oder eine Abnahme (↓) an, die Anzahl der Pfeile das Ausmaß dieser Veränderung.

In den **Bronchien** führt eine β$_2$-Rezeptoraktivierung zu Bronchodilatation, erhöhter Aktivität im Flimmerepithel und reduzierter Mediatorfreisetzung aus Mastzellen.

Den **Stoffwechsel** betreffend können Sympathomimetika durch Lipolyse einen Anstieg der Blutfette, durch Glykogenolyse einen Anstieg des Blutzuckers und durch Aktivierung der Na$^+$/K$^+$ ATPase eine Hypokaliämie verursachen.

In das **zentrale Nervensystem** gelangen besonders gut die Imidazoline (◻ Abb. 26.2) wie z.B. Clonidin oder Tizanidin. Dort bewirkt die Aktivierung von α$_2$-Rezeptoren zumeist präsynaptisch eine Reduktion der Transmitterfreisetzung und damit eine Hemmung der synaptischen Transmission und postsynaptisch eine Hyperpolarisation und Reduktion der Erregbarkeit der entsprechenden Nervenzellen. Über diese zellulären Effekte kommt es zu **antisympathotonen, analgetischen, sedierenden** und **muskelrelaxierenden** Wirkkomponenten.

Wirkstoffe. Chemische Strukturen einiger Vertreter sind in ◻ Abb. 26.2 gezeigt. Die Agonisten werden anhand ihrer Rezeptorselektivität unterteilt:
- **Agonisten an α- und β-Rezeptoren:** Adrenalin, Noradrenalin, Dopamin, Dobutamin, Etilefrin, Dipivefrin
- **Agonisten an α-Rezeptoren:**
  - α$_1$ und α$_2$: Naphazolin, Oxymetazolin, Xylometazolin, Tetryzolin; Tramazolin
  - α$_1$: Midodrin, Phenylephrin
  - α$_2$: Clonidin, Brimonidin, Moxonidin
- **Agonisten an β-Rezeptoren:**
  - β$_1$ und β$_2$: Orciprenalin
  - β$_2$: Bambuterol, Clenbuterol, Fenoterol, Formoterol, Reproterol, Salbutamol, Salmeterol, Terbutalin, Tulobuterol

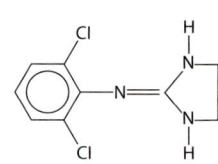

β-Phenylethylamin   Imidazolin

Amphetamin   Naphazolin

Ephedrin   Clonidin

Phenylephrin   Moxonidin

Terbutalin   Tizanidin

Fenoterol

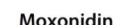

Tulobuterol   Brimonidin

◻ Abb. 26.2 Vertreter direkt und indirekt wirkender Sympathomimetika

Pharmakokinetik

Agonisten an α- und β-Rezeptoren. Adrenalin, Noradrenalin, Dopamin und Dobutamin werden aus dem Gastrointestinaltrakt praktisch nicht und nach subkutaner Anwendung nur sehr langsam und nicht komplett resorbiert, daher erfolgt die Anwendung zumeist **intravenös oder intramuskulär.** Nach inhalativer Anwendung wirkt Adrenalin fast ausschließlich im Respirationstrakt. Die Plasmahalbwertszeiten liegen im Bereich weniger Minuten. Die Inaktivierung erfolgt rasch durch die im ▶ Kap. 11 beschriebenen Enzyme. Dipivefrin hat im Vergleich zum strukturverwandten Adrenalin eine wesentlich höhere Hornhautpermeabilität und wird deswegen lokal am Auge angewandt; es wird schnell zu Adrenalin metabolisiert. Etilefrin hat eine ca. 50%ige orale Bioverfügbarkeit, eine Eliminationshalbwertszeit von 2–3 Stunden, wobei 70% nach Konjugation renal ausgeschieden werden.

Agonisten an α-Rezeptoren. Naphazolin, Oxymetazolin, Xylometazolin, Tetryzolin und **Tramazolin** werden nur **lokal** am **Auge** und an der **Nasenschleimhaut** eingesetzt. Systemische Wirkungen können nur nach Resorption größerer Mengen über die Nasenschleimhaut auftreten. **Phenylephrin** zeigt nach oraler Anwendung in Mischpräparaten eine orale Bioverfügbarkeit von 40% und eine Eliminationshalbwertszeit von 2–3 Stunden, wobei es überwiegend renal ausgeschieden wird. **Midodrin** wird nach oraler Gabe rasch und fast vollständig resorbiert, die Plasmaeliminationshalbwertszeit beträgt 0,5 Stunden, die des aktiven Metaboliten Desglymidodrin 2–4 Stunden, beide werden nahezu ausschließlich renal eliminiert. **Clonidin** und **Moxonidin** werden nach peroraler Verabreichung rasch und praktisch komplett resorbiert und zu 30–40% (Clonidin) bzw. 10% (Moxonidin) an Plasmaproteine gebunden. Die Eliminationshalbwertszeit liegt im Bereich von 15 Stunden (Clonidin) bzw. 2–3 Stunden (Moxonidin), die Ausscheidung erfolgt in beiden Fällen überwiegend renal, sodass es bei Niereninsuffizienz zu Akkumulation kommen kann.

Agonisten an β-Rezeptoren. Orciprenalin wird ausschließlich intravenös verabreicht und mit einer Halbwertszeit von ca. 2 Stunden eliminiert. **Clenbuterol** wird schnell und komplett aus dem Gastrointestinaltrakt resorbiert und biphasisch mit Halbwertszeiten von 1 bzw. ca. 30 Stunden überwiegend renal eliminiert. **Fenoterol** wird nach oraler Verabreichung zu 60% resorbiert, die Plasmaproteinbindung liegt bei 40–55%, die Eliminationshalbwertszeit beträgt bis zu 3 Stunden. **Reproterol** wird intravenös oder inhalativ verabreicht, die Eliminationshalbwertszeit liegt im Bereich von 1 Stunde. **Formoterol** und **Salmeterol** werden ausschließlich inhalativ verabreicht; es werden aber beträchtliche Mengen verschluckt, die jedoch rasch metabolisiert werden. **Salbutamol** wird rasch und komplett aus dem Gastrointestinaltrakt resorbiert, die Halbwertszeit der überwiegend renalen Ausscheidung beträgt 4–6 Stunde. **Bambuterol** wird zu 20% aus dem Gastrointestinaltrakt resorbiert und danach zu Terbutalin metabolisiert. Terbutalin selbst hat auch eine geringe (15%) orale Bioverfügbarkeit und wird mit einer Halbwertszeit von 3–4 Stunden zu jeweils 50% renal bzw. über die Faeces eliminiert.

Interaktionen. Bei den **Wechselwirkungen** muss je nach Rezeptorspezifität unterschieden werden.

Agonisten an **α- und β-Rezeptoren:**
- **Adrenalin, Dopamin, Dobutamin, Etilefrin:**
  - Inhalationsnarkotika, L-Thyroxin (z.B. Enfluran, Isofluran, Halothan) wegen der Sensibilisierung gegenüber Sympathomimetika
  - Theophyllin, Oxytocin, Ornipressin, Herzglykoside, Parasympatholytika, ältere H_1-Antihistaminika, Antidepressiva, Levodopa, MAO-Hemmer, COMT-Hemmer (verstärkte Wirkung der Sympathomimetika)
  - α- bzw. β-Blocker (Antagonismus gegenüber Sympathomimetika)
  - Antidiabetika (Abschwächung der zuckersenkenden Wirkung)
  - Schwangerschaft (teratogene Wirkung von Etilefrin)

Agonisten an **α-Rezeptoren:** Auch die Wechselwirkungen sind nach den verschiedenen Applikationswegen unterteilt:
- **lokale Anwendung** (an Bindehaut bzw. Nasenschleimhaut):
  - MAO-Hemmer, trizyklische Antidepressiva, blutdrucksteigernde Wirkstoffe (Blutdruckanstieg)
- **systemische Anwendung:**
  - antihypertensive Wirkstoffe (Verstärkte Blutdrucksenkung)
  - Antidepressiva, Antipsychotika, blutdrucksteigernde-Wirkstoffe (Reduktion der blutdrucksenkenden Wirkung)
  - α-Blocker (gegenseitige Abschwächung der Wirkung)
  - Sedativa, Hypnotika, Ethanol (Verstärkte Sedation)
  - Herzglykoside und β-Blocker (evtl. ausgeprägte Bradykardie)

Agonisten an **β-Rezeptoren:** Infolge der nur relativen Selektivität sind die Wechselwirkungen für alle β-Agonisten ähnlich:
- Xanthin-Derivate, wie z.B. Theophyllin (Hypokaliämie)
- Corticosteroide (Hypokaliämie)
- Diuretika (Hypokaliämie)
- andere Betamimetika, Anticholinergika, Xanthin-Derivate, Corticosteroide (verstärkte Bronchodilatation)
- MAO-Hemmer, trizyklische Antidepressiva (verstärkte Wirkung der β-Agonisten)
- Inhalationsnarkotika, L-Thyroxin (z.B. Enfluran, Isofluran, Halothan) wegen der Sensibilisierung gegenüber Sympathomimetika
- β-Blocker (gegenseitige Abschwächung der Wirkung)

Unerwünschte Wirkungen. Unerwünschte Wirkungen ergeben sich aus den in den ◻ Tab. 26.1 und ◻ Tab. 26.2 erwähnten Punkten und sind daher von der Rezeptorspezifität der Wirkstoffe abhängig; dementsprechend wird hier unterteilt in:
- **Agonisten an α- und β-Rezeptoren:** myokardiale Ischämie, Angina pectoris, Myokardschädigung, tachykarde Arrhythmien, Extrasystolie (bis hin zu Kammerflimmern/Herzstillstand), Vasokonstriktion, Blutdruckanstieg, Hyperglykämie, Übelkeit, Erbrechen, Schwindel, Kopfschmerz, Tremor

- **Agonisten an α-Rezeptoren:**
  - **lokale Anwendung:** Brennen und Trockenheit der Nasenschleimhaut, Niesen, nach Abklingen der Wirkung verstärkte Schleimhautschwellung, evtl. Nasenbluten,
  - bei **systemischer Verfügbarkeit:** Herzklopfen, Blutdruckanstieg, Kopfschmerzen, Schlaflosigkeit, Müdigkeit
  - bei **systemischer Anwendung von Phenylephrin:** Vasokonstriktion, Blutdruckanstieg, Kopfschmerz, Schwindel
  - bei **systemischer Anwendung von Clonidin, Moxonidin:** Abgeschlagenheit, Schwindel, Mundtrockenheit, Obstipation, Sedierung, orthostatische Hypotonie, Schlafstörungen, depressive Verstimmung, Wahrnehmungsstörungen, erektile Dysfunktion, Libidoverlust
- **Agonisten an β-Rezeptoren:** Tachykardie, Arrhythmie, Palpitationen, pektanginöse Symptome, Übelkeit, Erbrechen, Muskelkrämpfe, Nervosität, Tremor, Kopfschmerzen, Schwindel, Benommenheit, Hyperglykämie, Hypokaliämie

Klinische Anwendung. Da α- und β-Rezeptoren unterschiedliche Effekte vermitteln, werden die **Indikationen hier nach Rezeptorselektivität** eingeteilt.

Agonisten an α- und β-Rezeptoren:
- **Adrenalin:** vasokonstriktorischer Zusatz zu Lokalanästhetika (▶ Kap. 28); anaphylaktischer, kardiogener oder septischer Schock; asystolischer Herzstillstand: lokal zur Blutstillung
- **Dopamin:** kardiogener oder septischer Schock; Kreislaufversagen; Nierenversagen
- **Dobutamin:** akute Herzinsuffizienz; Kreislaufversagen
- **Etilefrin:** orthostatische und hypotone Dysregulation
- **Dipivefrin:** Glaukom (lokal)

Agonisten an α-Rezeptoren
- **α₁ und α₂:**
  - **Naphazolin, Oxymetazolin, Xylometazolin, Tetryzolin, Tramazolin:** Rhinitis (lokal); nichtbakterielle Konjunktivitis (lokal)

- **α₁:**
  - **Midodrin:** Orthostase
  - **Phenylephrin:** Rhinitis
- **α₂:**
  - **Clonidin:** hypertensive Krisen und Notfälle; Reserveantihypertensivum; Glaukom (lokal); Entzugssymptomatik (Opioide und Ethanol); Sedation (z.B. Prämedikation); Co-Analgetikum
  - **Brimonidin:** Glaukom (lokal)
  - **Moxonidin:** Hypertonie
  - **Tizanidin** (▶ Kap. 29): erhöhter Muskeltonus und Spastizität, sowie daraus resultierende Schmerzsymptomatik

Agonisten an β-Rezeptoren:
- **β₁ und β₂:**
  - **Orciprenalin:** Status asthmaticus, bronchopulmonale Obstruktion (parenteral)
- **β₂:**
  - **Bambuterol, Clenbuterol, Fenoterol, Formoterol, Reproterol, Salbutamol, Salmeterol, Terbutalin, Tulobuterol:** chronisch obstruktive Atemwegserkrankungen; Asthma (▶ Kap. 44); Tokolyse

> Agonisten an α- und β-Rezeptoren sind klassische Notfallmedikamente, die bei verschiedenen Formen des Kreislaufversagens Einsatz finden.

Adrenalin, Noradrenalin, Dobutamin und Dopamin unterscheiden sich hinsichtlich der relativen Aktivität an den unterschiedlichen Adrenozeptoren (◘ Abb. 26.1). Daraus resultieren auch unterschiedliche klinische Wirkungen, die differenzialtherapeutisch zu beachten sind (◘ Tab. 26.4).

Bei einem Herz-Kreislauf-Stillstand wird 1 mg Adrenalin intravenös oder introssär verabreicht, alternativ 3 mg verdünnt endobronchial über einen Tubus. Bei einem anaphylaktischem Schock werden Fertigspritzen zu 0,3 mg intramuskulär verabreicht. Inhalativ wird Adrenalin bei Bronchospasmen oder Pseudokrupp gegeben. Adrenalin, Noradrenalin, Dobutamin und Dopamin werden nur in der akuten Phase eingesetzt, nach mehrtägiger Therapie

◘ **Tab. 26.4** Therapeutische Wirkungen von Agonisten an α- und β-Rezeptoren

Wirkstoff	Dosierung (µg/kg KG/min)	Herzkontraktion	Herzfrequenz	Peripherer Widerstand	Cave
Adrenalin	0,1–1	+++	++	0 bis –	Arrhythmien
Noradrenalin	0,1–1	+	0 bis –	+++	
Dobutamin	2–5	+++	+	0	
	5–10	+++	++	–	
Dopamin	1–10	++	++	–	Arrhythmien
	10–30	+++	++	++	Arrhythmien

+ bedeutet Zunahme, – bedeutet Abnahme, 0 zeigt keine Wirkung an.

nimmt die Wirkung infolge der einsetzenden Toleranz deutlich ab.

Agonisten an α_1-Rezeptoren werden vor allem lokal an der Bindehaut und der Nasenschleimhaut angewandt. Zu beachten ist hierbei, dass es nach längerfristiger Anwendung von einigen Tagen bis Wochen zu einer Arzneimittelabhängigkeit dadurch kommen kann, dass die nach Absetzen beginnende reaktive Hyperämie zu einem Anschwellen der Schleimhaut führt. Dies wird wiederum als »verstopfte Nase« empfunden und führt zu weiterer Anwendung der abschwellend wirkenden Substanzen. Eine mehrwöchige bis mehrmonatige Therapie kann auch zu Degeneration der Schleimhäute führen. Midodrin wird zur Therapie othostatischer Hypotonie eingesetzt. Agonisten an α_2-Rezeptoren (Clonidin, Moxonidin) sind wie andere Antisympathotonika (▶ Abschn. 26.3) Antihypertensiva der 2. Wahl. Tizanidin wird als zentrales Muskelrelaxans eingesetzt (▶ Kap. 29).

Agonisten an β-Rezeptoren werden überwiegend als Bronchodilatatoren eingesetzt (▶ Kap. 44). Daneben werden sie zur Tokolyse verwendet, z.B. 0,025 mg Fenoterol über 2–3 Minuten i.v. als Einmaldosis, oder 0,8–4 μg pro Minute über eine Spritzenpumpe.

Kontraindikationen. Auch hier muss infolge unterschiedlicher Wirkungen von α- und β-Agonisten nach Rezeptorspezifität unterteilt werden. Da für viele Wirkstoffe vitale Indikationen bestehen, sind die **Kontraindikationen** zumeist nur **relativ.**

Agonisten an α- und β-Rezeptoren:
- **Adrenalin, Dopamin, Dobutamin:** Therapie mit nichtselektiven β-Blockern (Gefahr eines plötzlichen starken Blutdruckanstiegs, ev. mit Hirnblutung); Therapie mit MAO-Hemmern (exzessive Wirkung durch Blockade des Metabolismus); Überempfindlichkeit gegen einen Wirkstoff
- **Etilefrin:** Hypertonie; Hyperthyreose; Phäochromozytom; Engwinkelglaukom; koronare Herzkrankheit; hypertrophe obstruktive Kardiomyopathie; gleichzeitiger Therapie mit MAO-Hemmern; Überempfindlichkeit gegen den Wirkstoff
- **Dipivefrin:** Engwinkelglaukom; Überempfindlichkeit gegen den Wirkstoff

Agonisten an α-Rezeptoren: Unterschiedliche Kontraindikationen ergeben sich infolge der Rezeptorspezifität und verschiedener Applikationswege; nach letzteren wird hier unterteilt:
- **lokal:**
  - an Bindehaut bzw. Nasenschleimhaut: trockene Rhinitis bzw. Keratokonjunktivitis sicca
  - Engwinkelglaukom
  - koronarer Herzkrankheit
  - Hyperthyreose
  - Phäochromozytom
  - Diabetes mellitus
  - Therapie mit MAO-Hemmern
  - Überempfindlichkeit gegen einen Wirkstoff

- **systemisch:**
  - Sinusknotensyndrom
  - AV-Block 2. und 3.Grades
  - Bradykardie
  - koronare Herzerkrankung
  - Schwangerschaft und Stillzeit
  - Depressionen
  - Überempfindlichkeit gegen einen Wirkstoff

Agonisten an β-Rezeptoren: Da die Selektivität der Agonisten für die Subtypen der β-Rezeptoren nur relativ ist (d.h. es können beide Subtypen in unterschiedlichem Ausmaß aktiviert werden), sind die Kontraindikationen für alle β-Agonisten vergleichbar:
- Tachyarrhythmien
- frischer Myokardinfarkt bzw. koronare Herzerkrankung
- hypertrophe obstruktive Kardiomyopathie
- Thyreotoxikose
- Phäochromozytom
- schwere Herzinsuffizienz
- Diabetes mellitus
- Überempfindlichkeit gegen einen Wirkstoff

Steckbrief direkt wirkende Sympathomimetika
Wirkstoffe:
- **Agonisten an α- und β-Rezeptoren:** Adrenalin, Dopamin, Dobutamin, Etilefrin, Dipivefrin
- **Agonisten an α-Rezeptoren:**
  - α_1 und α_2: Naphazolin, Oxymetazolin, Xylometazolin, Tetryzolin; Tramazolin
  - α_1: Midodrin, Phenylephrin
  - α_2: Clonidin, Brimonidi, Moxonidin
- **Agonisten an β-Rezeptoren:**
  - β_1 und β_2: Orciprenalin
  - β_2: Bambuterol, Clenbuterol, Fenoterol, Formoterol, Reproterol, Salbutamol, Salmeterol, Terbutalin, Tulobuterol

Wirkmechanismus: Aktivierung der jeweiligen Adrenozeptoren, welche die entsprechenden Wirkungen des sympathischen Nervensystems vermitteln
Interaktionen: Wechselwirkungen mit Inhalationsnarkotika, L-Thyroxin, Theophyllin, Oxytocin, Ornipressin, Herzglykosiden, Parasympatholytika, Anticholinergika, älteren H$_1$-Antihistaminika, Antidepressiva, Levodopa, MAO-Hemmern, COMT-Hemmern, α- bzw. β-Blockern, Antidiabetika (Abschwächung der zuckersenkenden Wirkung), Antidepressiva, Antipsychotika, Sedativa, Hypnotika, Ethanol, blutdrucksteigernden und antihypertensiven Wirkstoffen (Blutdruckanstieg), Xanthinderivaten, Diuretika
Unerwünschte Wirkungen: Je nach Rezeptorselektivität:
- **Agonisten an α- und β-Rezeptoren:**
  - myokardiale Ischämie, Angina pectoris, Myokardschädigung

▼

26

- tachykarde Arrhythmien, Extrasystolie
- Vasokonstriktion und Blutdruckanstieg
- Hyperglykämie
- Übelkeit, Erbrechen
- Schwindel, Kopfschmerz, Tremor
- **Agonisten an α-Rezeptoren:**
  - Lokale Anwendung:
    - Brennen und Trockenheit der Nasenschleimhaut, Niesen, nach Abklingen der Wirkung verstärkte Schleimhautschwellung, evtl. Nasenbluten
    - bei systemischer Verfügbarkeit: Herzklopfen, Blutdruckanstieg, Kopfschmerzen, Schlaflosigkeit, Müdigkeit
  - Systemische Anwendung:
    - **Phenylephrin:** Vasokonstriktion, Blutdruckanstieg, Kopfschmerz, Schwindel
    - **Clonidin, Moxonidin:** Abgeschlagenheit, Schwindel, Mundtrockenheit, Obstipation, Sedierung, orthostatische Hypotonie, Schlafstörungen, depressive Verstimmung, Wahrnehmungsstörungen, erektile Dysfunktion, Libidoverlust
- **Agonisten an β-Rezeptoren:**
  - Tachykardie bzw. Arrhythmien, Palpitationen
  - pektanginöse Symptome
  - Übelkeit und Erbrechen
  - Muskelkrämpfe
  - Nervosität, Tremor, Kopfschmerzen
  - Schwindel und Benommenheit
  - Hyperglykämie, Hypokaliämie

Klinische Anwendung und Indikationen: Je nach Rezeptorselektivität:
- **Agonisten an α- und β-Rezeptoren:**
  - **Adrenalin:** vasokonstriktorischer Zusatz zu Lokalanästhetika, anaphylaktischer oder septischer Schock, asystoler Herzstillstand, lokal zur Blutstillung
  - **Dopamin:** Kreislauf- oder Nierenversagen
  - **Dobutamin:** akute Herzinsuffizienz, Kreislaufversagen
  - **Etilefrin:** orthostatische und hypotone Dysregulation
  - **Dipivefrin:** Glaukom (lokal)
- **Agonisten an α-Rezeptoren:**
  - $α_1$ und $α_2$: Rhinitis und nichtbakterielle Konjunktivitis (beides lokal)
  - $α_1$: Rhinitis (lokal), orthostatische Dysregulation
  - $α_2$
    - **Clonidin:** hypertensive Krisen und Notfälle, Reserveantihypertensivum, Entzugssymptomatik, Sedation, Co-Analgetikum, Glaukom (lokal)
    - **Brimonidin:** Glaukom (lokal)
    - **Moxonidin:** Hypertonie
    - **Tizanidin:** Muskelrelaxation

▼

- **Agonisten an β-Rezeptoren:**
  - $β_1$ und $β_2$: Status asthmaticus, bronchopulmonale Obstruktion (parenteral)
  - $β_2$: chronisch obstruktive Atemwegserkrankungen, Asthma, Tokolyse

Kontraindikationen:
- **Agonisten an α- und β-Rezeptoren:**
  - **Adrenalin, Dopamin, Dobutamin:** Therapie mit nichtselektiven β-Blockern oder MAO-Hemmern
  - **Etilefrin:** Hypertonie, Hyperthyreose, Phäochromozytom, Engwinkelglaukom, koronarer Herzkrankheit, hypertrophe obstruktive Kardiomyopathie, gleichzeitiger Therapie mit MAO-Hemmern
  - **Dipivefrin:** Engwinkelglaukom
- **Agonisten an α-Rezeptoren:**
  - **Lokale Anwendung (an Bindehaut bzw. Nasenschleimhaut):** trockene Rhinitis bzw. Keratoconjunctivitis sicca, Engwinkelglaukom, koronare Herzkrankheit, Hyperthyreose, Phäochromozytom, Diabetes mellitus, Therapie mit MAO-Hemmern
  - **Systemische Anwendung:** Sinusknotensyndrom, AV-Block 2. und 3. Grades, Bradykardie, koronare Herzerkrankung, Schwangerschaft und Stillzeit, Depressionen
- **Agonisten an β-Rezeptoren:** Tachyarrhythmien, frischer Myokardinfarkt bzw. koronare Herzerkrankung, hypertrophe obstruktive Kardiomyopathie, Thyreotoxikose, Phäochromozytom, schwere Herzinsuffizienz, Diabetes mellitus

26.2.3 Indirekt wirkende Sympathomimetika

Definition. Indirekt wirkende Sympathomimetika sind Wirkstoffe, die Adrenozeptoren kaum oder gar nicht aktivieren, aber aufgrund der strukturellen Ähnlichkeit zu Noradrenalin **Substrate für den plasmalemmalen Noradrenalintransporter** sind (► Kap. 11). Sie führen dadurch zu nicht vesikulärer Transmitterfreisetzung aus adrenergen/noradrenergen Nervenenden, sowohl im zentralen als auch im peripheren (sympathischen) Nervensystem, und so zur Aktivierung der entsprechenden Adrenozeptoren.

Wirkprinzip. Die Effekte werden auch durch **Adrenozeptoren** vermittelt, vom endogen freigesetzten Adrenalin/Noradrenalin werden aber alle im betroffenen Gewebe vorhandenen Rezeptoren aktiviert. Das bedeutet, im Gegensatz zu den direkten Sympathomimetika, finden sich hier die Wirkungen aller Adrenozeptoren (◘ Tab. 26.1 und ◘ Tab. 26.2). Ebenso anders als bei den direkt wirkenden Sympathomimetika sind aber nur jene Gewebe betroffen, in welchen endogenes Adrenalin/Noradrenalin gespeichert ist. Die Wirkungen der indirekten Sympathomimetika lassen bei wiederholter Anwendung rasch nach (**Tachyphylaxie**), da die Noradrenalinspeicher zunehmend entleert werden. Außerdem kann die Wirkung durch Vorbehandlung mit Reserpin (Entleerung der Monoaminspeicher, ▸ Abschn. 26.1.3) oder durch Blocker der Monoamintransporter (z.B. Antidepressiva, ▸ Kap. 31) abgeschwächt oder verhindert werden.

Dringen indirekt sympathomimetische Wirkstoffe in das zentrale Nervensystem ein (z.B. Amphetamin, Metamphetamin), wirken sie als Psychostimulanzien. Sie zählen zu den Suchtmitteln (▸ Kap. 32); bei Methylphenidat scheint dieser Wirkmechanismus schwächer ausgeprägt, es wird auch therapeutisch eingesetzt. Ephedrin (◘ Abb. 26.1) wirkt gleichzeitig direkt und indirekt, aber nur schwach sympathomimetisch; es steigert Herzfrequenz und Blutdruck und führt zur Bronchodilatation.

▪▪▪ Psychostimulanzien

Amphetamin, Methapmhetamin und verwandte Amine sind lipophile indirekt wirkende Sympathomimetika, die gut in das zentrale Nervensystem eindringen. Dort bewirken sie durch die Freisetzung von Monoaminen über die entsprechenden plasmalemmalen Transporter eine Abschwächung des Müdigkeitsgefühls, Steigerung der Aufmerksamkeit und eine Weckreaktion, weswegen sie **Weckamine** genannt werden. Weitere Wirkungen sind: Stimulation der Atmung, Steigerung der Motorik, Zügelung des Appetits, Verbesserung der Stimmungslage und leichte Analgesie. Durch die Freisetzung von Dopamin werden suchtrelevante Mechanismen in Gang gesetzt, sodass sie zu den Suchtmitteln gezählt werden.

Wirkstoffe. Ephedrin (◘ Abb. 26.2) und Methylphenidat werden therapeutisch eingesetzt, Amphetamin (◘ Abb. 26.2) und verwandte Amine sind Suchtmittel (▸ Kap. 32).

Pharmakokinetik. Methylphenidat wird nach peroraler Gabe rasch resorbiert, hat eine orale Bioverfügbarkeit von <25% und wird mit einer Halbwertszeit von ca. 2 Stunden inaktiviert. Die Metaboliten von Methylphenidat werden überwiegend renal eliminiert. Auch Ephedrin zeigt eine eingeschränkte orale Bioverfügbarkeit und wird pH-abhängig renal eliminiert mit Halbwertszeiten zwischen 3 und 6 Stunden; Ansäuerung des Harns beschleunigt die Elimination.

Interaktionen. Wechselwirkungen gibt es mit allen Substanzen, die ebenfalls in den Monaminhaushalt eingreifen, z.B.
━ MAO-Hemmer, trizyklische Antidepressiva: Blutdruckanstieg
━ Reserpin, Guanethidin oder Methyldopa: Wirkungsabschwächung

Klinische Anwendung. Ephedrin bei akuter Rhinitis (lokal) und **Methylphenidat** bei der Aufmerksamkeitsdefizit-Hyperaktivitäts-Störung (ADHS) sowie Narkolepsie. Ephedrin ist in Mischpräparaten gegen Erkältungen enthalten; wegen seiner psychostimulierenden Wirkung ist diese Anwendung höchst umstritten.

Kontraindikationen. Bei allen Zuständen, die durch eine Aktivierung des sympathischen Nervensystems verschlechtert werden, sind indirekt wirkende Sympathomimetika zumindest relativ kontraindiziert, z.B.

━ Glaukom
━ Phäochromozytom
━ Therapie mit irreversiblen MAO-Hemmern oder innerhalb von mindestens 14 Tagen danach
━ Hyperthyreose oder Thyreotoxikose
━ schwere Depression, Manie, Schizophrenie
━ Hypertonie, Herzinsuffizienz, arterieller Verschlusskrankheit, Angina pectoris, Kardiomyopathien, Myokardinfarkt, Arrhythmien
━ zerebrovaskuläre Erkrankungen (z.B. zerebrale Aneurysmen)

Steckbrief indirekt wirkende Sympathomimetika
Wirkstoffe: Ephedrin und Methylphenidat
Wirkmechanismus: Freisetzung von Noradrenalin und anderen Monoaminen über plasmalemmale Monoamintransporter
Interaktionen: Wechselwirkungen mit allen Substanzen, die ebenfalls in den Monaminhaushalt eingreifen (z.B. MAO-Hemmer, trizyklische Antidepressiva, Antisympathotonika)
Unerwünschte Wirkungen: Nervosität, Schlafstörungen, Kopfschmerzen, Anorexie, Gewichtsverlust, Affektlabilität, Schwindel, Palpitationen, Tachykardie, Suchtpotenzial, Tachyphylaxie
Klinische Anwendung: Akute Rhinitis (Ephedrin), Aufmerksamkeitsdefizit-Hyperaktivitäts-Störung und Narkolepsie (Methylphenidat)
Kontraindikationen: Glaukom, Phäochromozytom, Therapie mit irreversiblen MAO-Hemmern, Hyperthyreose oder Thyreotoxikose, Depression, Manie, Schizophrenie, Hypertonie, Herzinsuffizienz, arterieller Verschlusskrankheit, Angina pectoris, Kardiomyopathien, Myokardinfarkt, Arrhythmien, zerebrovaskuläre Erkrankungen

26.3 Antisympathotonika

┌─ **Lernziele** ───────────────────────
│ **Antisympathotonika**
│ ━ **Wirkung:** Senken den Sympathikotonus
│ ━ **Anwendung:** Reserve-Antihypertensiva
└────────────────────────────────────

Antisympathotonika senken über zentrale und/oder periphere Mechanismen die Transmitterfreisetzung aus dem sympathischen Nervensystem und senken dadurch den Sympathikotonus. So bewirken sie u.a. einen deutlichen Blutdruckabfall. Da sie aber zahlreiche, insbesondere zentralnervöse (teilweise unerwünschte) Wirkungen haben, sind sie lediglich Reserve-Antihypertensiva.

Definition. Substanzen, die den **Sympathikotonus senken,** werden als Antisympathotonika bezeichnet. Der Sympathikotonus reflektiert das Ausmaß, in dem Rezeptoren durch aus

26

dem sympathischen Nervensystem freigesetzten Transmitter (insbesondere Noradrenalin) aktiviert werden. Daher sind Antisympathotonika Substanzen, die durch zentralen und oder peripheren Angriff die **Noradrenalinfreisetzung aus postganglionär sympathischen Nervenzellen reduzieren.**

Wirkmechanismen und Wirkungen. Antisympathotonika wirken über einen der folgenden 4 Mechanismen:

- **Aktivierung von α_2-Adrenozeptoren** (Clonidin, Moxonidin, Tizanidin, α-Methylnoradrenalin): Über diese Rezeptoren wird zentral der Barorezeptorreflex so gedämpft (► Abschn. 26.1.4), dass die Aktivität im sympathischen Nervensystem abnimmt, und jene im parasympathischen System zunimmt. Peripher bewirkt die Aktivierung präsynaptischer α_2-Autorezeptoren eine Reduktion der Noradrenalinfreisetzung. Über diese Rezeptoren wird neuronale Aktivität und Transmitterfreisetzung auch in anderen Bereichen des zentralen Nervensystems gedämpft, und daraus resultieren die folgenden Wirkungen:
  - **Locus coeruleus:** Wirkung gegen Entzugssymptomatik; Sedation
  - **Rückenmark:** Analgesie und Muskelrelaxation
- α-Methyladrenalin wird selbst nicht verabreicht, sondern entsteht nach Gabe von α-Methyldopa, das durch die DOPA-Decarboxylase (► Kap. 11) umgewandelt wird. In diesem Sinne trägt zur Wirkung von α-Methyldopa auch die **Hemmung der Synthese von Noradrenalin** bei, da das Enzym durch die Metabolisierung von α-Methyldopa in Richtung des »falschen Transmitters« α-Methylnoradrenalin daran gehindert wird, endogenes DOPA in Richtung Noradrenalin zu verarbeiten.
- **Entleerung der Monoaminspeicher (Reserpin):** Durch Bindung an die Vesikel werden dort verankerte vesikuläre Monoamintransporter blockiert, und die Speicherung der Monoamine wird verhindert. Dadurch geht dem Organismus zentral und peripher nicht nur Noradrenalin, sondern auch Dopamin und Serotonin verloren. Neben der antisympathotonen Wirkung im Bereich des Sympathikus hat Reserpin daher folgende Effekte:
  - antipsychotische und parkinsonoide Wirkung durch Dopaminverarmung
  - depressive Verstimmung und Sedation durch Noradrenalin- und Serotoninmangel im Gehirn
  - verstopfte Nase durch Noradrenalinmangel im Sympathikus
- **Hemmung der Aktionspotenziale im Sympathikus (Guanethidin):** Diese Wirkung ist auf noradrenerge Nervenzellen beschränkt, da die erforderliche intrazelluläre Anreicherung von Guanethidin auf der Aufnahme über den Noradrenalintransporter beruht.

Wirkstoffe. Therapeutisch werden **Reserpin, α-Methyldopa** und α_2-**Agonisten** eingesetzt.

Interaktionen. Wechselwirkungen für **Reserpin:**
- andere Antihypertensiva (starker Blutdruckabfall)
- Abschwächung der Wirkung von Levodopa

Wechselwirkungen für α-**Methyldopa:**
- β-Blocker (paradoxe hypertensive Reaktionen)
- andere Antihypertensiva (starker Blutdruckabfall)
- Verstärkung der Wirkung von Antikoagulanzien

Pharmakokinetik. Reserpin hat eine orale Bioverfügbarkeit von 40% und wird biphasisch mit Halbwertszeiten von 5 bzw. 50 Stunden eliminiert. α-Methyldopa wird gut und rasch resorbiert; es wird danach, ähnlich dem Levodopa (► Kap. 35), primär im Gehirn zu α-Methylnoradrenalin umgewandelt.

Klinische Anwendung. Alle Antisympathotonika sind **Reserve-Antihypertensiva,** α-Methyldopa wird in der Schwangerschaftshypertonie eingesetzt. Weitere Indikationen für die α_2-Agonisten sind im ► Abschn. 26.2.2 aufgeführt.

Kontraindikationen. Kontraindikationen und Wechselwirkungen für die α_2-Agonisten sind im ► Abschn. 26.2.2 beschrieben.

Kontraindikationen für **Reserpin** sind:
- Depressionen in der Anamnese
- Ulcus pepticum
- Colitis ulcerosa
- Elektroschocktherapie
- während oder nach Therapie mit MAO-Hemmern
- Schwangerschaft

Kontraindikationen für α-**Methyldopa** sind:
- schwere Herzinsuffizienz
- schwere Nierenfunktionsstörung
- Phäochromozytom

Steckbrief Antisympathotontika

Wirkstoffe: Reserpin, α-Methyldopa, α_2-Agonisten
Wirkmechanismus: Hemmung der Freisetzung von Noradrenalin aus postganglionär sympathischen Neuronen über zentrale und periphere Angriffspunkte
Interaktionen:
- Wechselwirkungen mit andere Antihypertensiva (starker Blutdruckabfall)
- **Reserpin:** Abschwächung der Wirkung von Levodopa
- α-**Methyldopa:** Antikoagulanzien Verstärkte Wirkung) und β-Blocker (hypertensive Reaktion)

Unerwünschte Wirkungen: Sedation, Müdigkeit, Schlafstörungen, depressive Verstimmung, orthostatische Dysregulation, verstopfte Nase, Übelkeit, Erbrechen
Klinische Anwendung: Reserve-Antihypertensiva
Kontraindikationen: Depressionen in der Anamnese (Reserpin), Ulcus pepticum (Reserpin), Colitis ulcerosa (Reserpin), Elektroschocktherapie (Reserpin), Während oder nach Therapie mit MAO-Hemmern (Reserpin), Schwangerschaft (Reserpin), schwere Herzinsuffizienz (α-Methyldopa), schwere Nierenfunktionsstörung (α-Methyldopa), Phäochromozytom (α-Methyldopa)

26.4 Sympatholytika

┌─ Lernziele ─────────────────────────────┐
│ Wirkung und klinische Anwendung von: │
│ ▬ α-Blockern   │
│ ▬ β-Blockern   │
└───┘

Unter den Adrenozeptoren unterscheidet man 2 große Gruppen, α- und β-Adrenozeptoren. Daher unterteilen sich Sympatholytika in **α- und β-Adrenozeptor-Antagonisten** (■ Abb. 26.3). Die hierfür häufig verwendeten Kurzbezeichnungen sind **α- und β-Blocker**. Innerhalb dieser Gruppen zeigen die Substanzen teilweise Subtypselektivität und werden danach weiter unterteilt (■ Abb. 26.3).

26.4.1 α-Blocker

Wirkprinzip. Die für die Therapie mit α-Blockern bedeutsamste Wirkung des Sympathikus ist die vorwiegend über $α_1$-**Rezeptoren** (und nur selten über $α_2$-Rezeptoren) vermittelte Kontraktion der glatten Muskulatur, insbesondere im **Gefäßsystem**, aber auch in den **harnableitenden Wegen**. In diesen Geweben verursacht die $α_1$-**Rezeptorblockade** eine **Relaxation**. Die $α_2$-**Rezeptoren** regulieren als Autorezeptoren die Aktivität des Sympathikus, indem deren Aktivierung zum Absinken des Sympathikotonus führt (▶ Abschn. 26.1.1). Dementsprechend bewirken $α_2$-**Blocker eine vermehrte Noradrenalinfreisetzung** aus postganlionär sympathischen Nervenzellen, sodass die Adrenozeptoren in den innervierten Geweben vermehrt aktiviert werden.

> ❯ Die Wirkungen der $α_2$-Blocker unterscheiden sich grundlegend von jenen der $α_1$-Blocker.

In beiden Fällen ist jedoch die Wirkung vom Sympthikotonus abhängig, d.h. je höher der Sympthikotonus, desto ausgeprägter die Wirkungen der α-Blocker.

Phenoxybenzamin führt zur **irreversiblen** Blockade der α-Adrenozeptoren, sodass es als nichtkompetitiver Antagonist wirkt; die anderen α-Blocker sind kompetitive Antagonisten.

Wirkstoffe. Strukturen typischer Vertreter der α-Blocker sind der ■ Abb. 26.4 zu entnehmen.
- **Unselektive α-Blocker:** Phenoxybenzamin (irreversibel) und Phentolamin
- **Selektive $α_1$-Blocker:** Alfuzosin, Bunazosin, Doxazosin, Prazosin, Tamsulosin, Terazosin, Urapidil
- **Selektive $α_2$-Blocker:** Yohimbin

Pharmakokinetik. **Phenoxybenzamin** wird zu ca. 30% enteral resorbiert, die orale Bioverfügbarkeit ist nicht bekannt. Die Plasmahalbwertszeit liegt unter 24 Stunden, die Elimination erfolgt überwiegend renal. Die Plasmahalbwertszeit von **Phentolamin** liegt unter 1 Stunde, weitere pharmakokinetische Daten sind nicht verfügbar. **Yohimbin** zeigt interindividuell stark schwankende orale Bioverfügbarkeit (ca. 10–80%), die Plasmahalbwertszeit liegt unter 1 Stunde, die Elimination erfolgt nahezu ausschließlich extrarenal. Pharmakokinetische Daten und Dosierungen zu den selektiven $α_1$-Blockern finden sich in ■ Tab. 26.5.

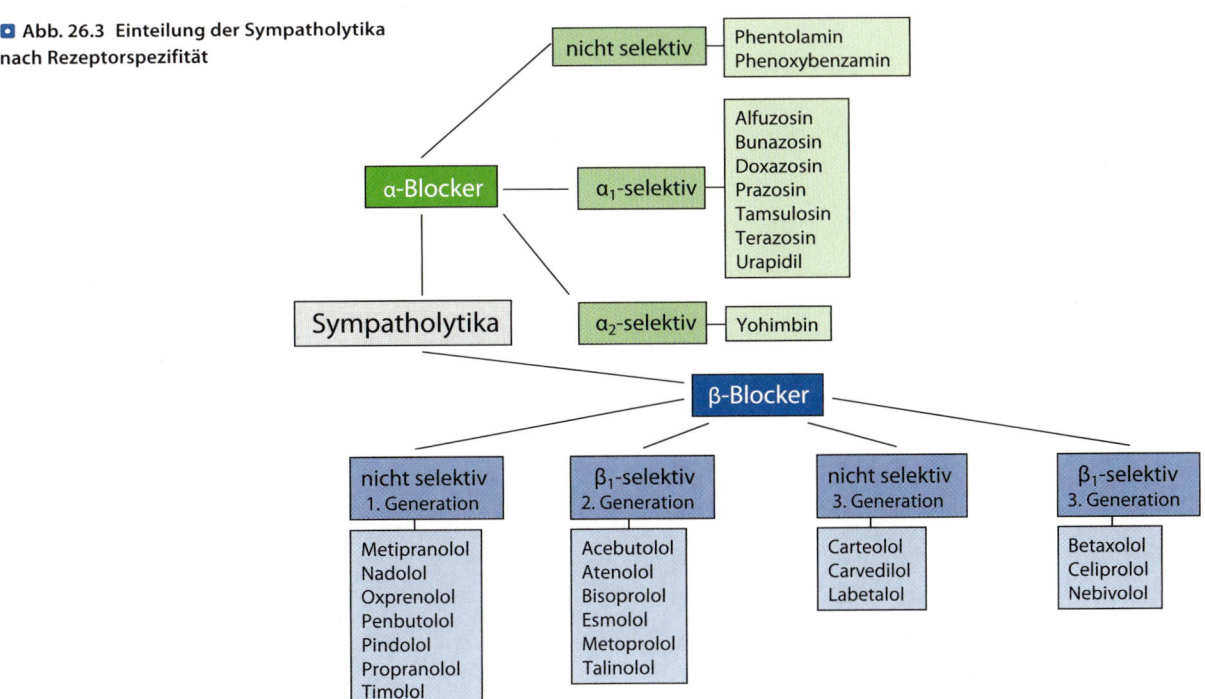

■ **Abb. 26.3** Einteilung der Sympatholytika nach Rezeptorspezifität

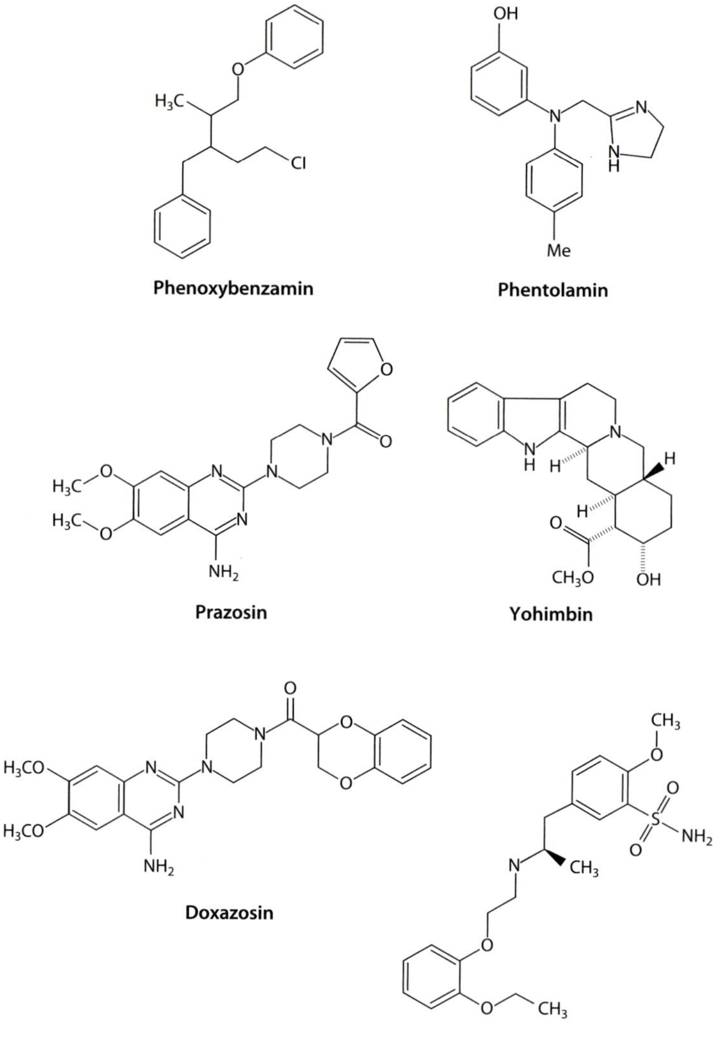

26

Abb. 26.4 Strukturen typischer α-Blocker

Tamsulosin

Tab. 26.5 Pharmakokinetische Daten selektiver α_1-Blocker

Wirkstoff	Orale Bioverfügbarkeit (%)	VD (l/kg)	Proteinbindung (%)	$t_{1/2}$ (h)	Renale Elimination (%)	Tagesdosis (mg)
Alfuzosin	60	2,5	90	8	<25	10
Bunazosin			97	12	40	6
Doxazosin	60	1,4	98	20	<10	2-8
Prazosin	40-70	0,6	95	3-4	≤10	2-20
Tamsulosin		0,2	99	10	>80	0,4
Terazosin	80-95	0,4	95	8-14	<10	2-5
Urapidil	60-80	0,8	80	4-7	>50	60-180
VD, Verteilungsvolumen; $t_{1/2}$, terminale Halbwertszeit						

Interaktionen. Wechselwirkungen der **unselektiven α-Blocker** und **selektiven α$_1$-Blocker:**
- Verstärkung der Wirkung anderer Antihypertensiva
- Antagonismus gegenüber direkt und indirekt wirksamen Sympathomimetika
- Beeinträchtigung der antihypertensiven Wirkung durch nichtsteroidale Antirheumatika und Östrogene

Wechselwirkungen der **α$_2$-Blocker:**
- (funktioneller) Antagonismus gegenüber Antihypertensiva
- Verstärkung der Wirkungen trizyklischer Antidepressiva
- Mögliche Verstärkung der Wirkungen von Amphetaminen und Opioiden

Unerwünschte Wirkungen
- Unerwünschte Wirkungen der **unselektiven α-Blocker** und der **selektiven α$_1$-Blocker** beruhen auf den ausgeprägten vasodilatatorischen Effekten oder der myorelaxierenden Wirkung im Bereich der Harnwege/Geschlechtsorgane. Folgende Symptome können auftreten: orthostatische Dysregulation und Hypotension, besonders zu Beginn der Therapie und nach der Einnahme (daher wird Verabreichung vor dem Schlafengehen empfohlen), Reflextachykardie, verstopfte Nase, Schwindel, Benommenheit, Ejakulationsstörungen, Mundtrockenheit, Appetitlosigkeit, Diarrhö.
- Unerwünschte Wirkungen der **selektiven α$_2$-Blocker** erklären sich zumeist durch den gesteigerten Sympathikotonus: Anstieg von Blutdruck und Herzfrequenz, Palpitationen, Kopfschmerzen, Harndrang, Übelkeit, Schlaflosigkeit, Angst, Unruhe, Reizbarkeit.

Klinische Anwendung. Selektive α$_1$-Blocker werden häufig eingesetzt, und zwar als Antihypertensiva der weiteren Wahl, sowie als Therapeutika für LUTS-(lower urinary tract symptoms)Symptomatik der benignen Prostatahyperplasie. In beiden Fällen wird die Therapie zumeist mit einer niedrigen Dosierung begonnen, um die individuelle Verträglichkeit (Orthostase und Hypotonie) abzusichern. Danach kann entsprechend den Blutdruckwerten bzw. der LUTS-Symptomatik die Dosierung gesteigert werden. In anderen Indikationen (Herzinsuffizienz, Morbus Raynaud) ist die Wirksamkeit der selektiven α$_1$-Blocker weniger gut abgesichert.
- **Unselektive α-Blocker:** Phäochromozytom, Reservetherapeutika bei Blasenentleerungsstörungen
- **Selektive α$_1$-Blocker:** essentielle Hypertonie, benigne Prostatahyperplasie, vasodilatatorische Zusatzmedikation bei Herzinsuffizienz, eventuell beim Raynaud-Syndrom
- **Selektive α$_2$-Blocker:** erektile Dysfunktion

Kontraindikationen. Kontraindikationen für **unselektive α-Blocker** und **selektive α$_1$-Blocker** sind:
- koronare Herzkrankheit
- Myokardinfarkt
- zerebrovaskuläre Insuffizienz

> ⛔ **Cave**
> Vorsicht bei schwerer Herzinsuffizienz.

Folgende Kontraindikationen bestehen für **α$_2$-Blocker:**
- Frauen, Kinder und Jugendliche
- koronare Herzerkrankung und tachykarde Herzrhythmusstörungen
- Hyper- oder Hypotonie
- Magen- und Darmulzera
- Glaukom
- affektive Störungen und Angstzustände

Steckbrief der α-Blocker
Wirkstoffe:
- **Unselektive α-Blocker:** Phenoxybenzamin (irreversibel), Phentolamin
- **Selektive α$_1$-Blocker:** Alfuzosin, Bunazosin, Doxazosin, Prazosin, Tamsulosin, Terazosin, Urapidil
- **Selektive α$_2$-Blocker:** Yohimbin

Wirkmechanismus: Kompetitive bzw. irreversible Blockade von α$_1$- und/oder α$_2$-Adrenozeptoren
Interaktionen:
- **Unselektive β-Blocker und selektive β$_1$-Blocker:** Andere Antihypertensiva, Sympathomimetika, nichtsteroidale Antirheumatika und Östrogene
- **Selektive α$_2$-Blocker:** Antihypertensiva, trizyklische Antidepressiva, Amphetamine und Opioide

Unerwünschte Wirkungen:
- **Unselektive α-Blocker und selektive α$_1$-Blocker:** Orthostatische Dysregulation und Hypotension, Reflextachykardie, Verstopfte Nase, Schwindel, Benommenheit, Ejakulationsstörungen, Mundtrockenheit, Appetitlosigkeit, Diarrhö
- **Selektive α$_2$-Blocker:** Anstieg von Blutdruck und Herzfrequenz, Palpitationen, Kopfschmerzen, Harndrang, Übelkeit, Schlaflosigkeit, Angst, Unruhe, Reizbarkeit

Indikationen: Hypertension, benigne Prostatahyperplasie
Kontraindikationen:
- **Unselektive α-Blocker und selektive α$_1$-Blocker:** koronare Herzkrankheit, Myokardinfarkt, Vorsicht bei schwerer Herzinsuffizienz, zerebrovaskuläre Insuffizienz
- **Selektive α$_2$-Blocker:** Frauen, Kinder und Jugendliche, koronare Herzerkrankung und tachykarde Herzrhythmusstörungen, Hyper- oder Hypotonie, Magen- und Darmulzera, Glaukom, affektive Störungen und Angstzustände

26.4.2 β-Blocker

Wirkprinzip. Die Wirkung der β-Blocker ist auch vom Sympathikotonus abhängig: je höher der Sympathikotonus, desto ausgeprägter die Wirkungen. Unter den β-Blockern wird zwischen **unselektiven** und **β₁-selektiven** unterschieden (◘ Abb. 26.3). Über β-Adrenozeptoren werden zahlreiche Funktionen sympathisch innervierter Organe gesteuert, insbesondere im kardiovaskulären System, wobei β₁-Rezeptoren primär die Herztätigkeit und die Reninfreisetzung in der Niere steuern, während β₂-Rezeptoren eher das Gefäßsystem kontrollieren. Sehr viele Funktionen in den unterschiedlichsten Geweben werden aber von beiden Rezeptortypen kontrolliert, wenn auch in unterschiedlichem Ausmaß. Außerdem ist die Subtyp-Selektivität der β-Blocker nicht sehr stark ausgeprägt. Daher sind die Wirkungen der selektiven und nichtselektiven β-Blocker sehr ähnlich. Daraus ergeben sich für beide Gruppen praktisch idente Indikationsgebiete, Kontraindikationen und unerwünschte Wirkungen.

Neben der Subtyp-Selektivität der Substanzen müssen bei der Auswahl eines β-Blockers aber noch andere Charakteristika berücksichtigt werden:

- **Membranstabilisierende Wirkung:** Diese hat eine lokalanästhetische Wirkung, die zur Blockade spannungsaktivierter Ionenkanäle führt. Diese Wirkung ist ausgeprägt bei Propranolol, Acebutolol und Carvedilol und kann zur antiarrhythmischen Wirkung der β-Blocker beitragen.
- **Intrinsische sympathomimetische Aktivität (ISA)** ist bei Pindolol, Carteolol, Penbutolol, Acebutolol, Labetalol und Celiprolol zu finden. Diese β-Blocker wirken als partielle Agonisten nicht nur antagonistisch, sondern auch agonistisch.

- **α-Rezeptor-Blockade** durch Carvedilol und Labetalol; dies verstärkt insbesondere die antihypertensive Wirkung.
- **NO-Produktion** wird durch Celiprolol, Nebivolol, und Carteolol gefördert; die resultierende Vasodilatation trägt auch zur antihypertensiven Wirkung bei.
- **Ca²⁺ Antagonismus** bei Betaxolol und Carvedilol unterstützt die antihypertensiven und antiarrhythmischen Wirkungen.
- **Antioxidative Effekte** sollen zur kardioprotektiven Wirkung von Carvedilol beitragen.

Die Blockade der β₂-Rezeptoren im Gefäßsystem verhindert dort die durch diese Rezeptoren vermittelte Vasodilatation, dennoch steigt unter β-Blockern der periphere Widerstand nicht an. β-Blocker wirken **antihypertensiv.** Dazu können **folgende Mechanismen** beitragen:

- Reduktion des Herzminutenvolumens durch negative Chrono- und Inotropie
- Verminderung der Reninfreisetzung in der Niere
- Blockade präsynaptischer β₂-Rezeptoren, deren Aktivierung die Noradrenalinfreisetzung steigert
- Adaptation des Barorezeptorreflexes

Wirkstoffe. Alle Vertreter der β-Blocker sind der ◘ Abb. 26.3 zu entnehmen. In ◘ Abb. 26.5 sind die Strukturen typischer Vertreter gezeigt.

- **Unselektive β-Blocker:** Carteolol, Carvedilol, Labetalol, Metipranolol, Nadolol, Oxprenolol, Penbutolol, Pindolol, Propranolol, Timolol
- **Selektive β₁-Blocker:** Acebutolol, Atenolol, Betaxolol, Bisoprolol, Celiprolol, Esmolol, Metoprolol, Nebivolol, Talinolol

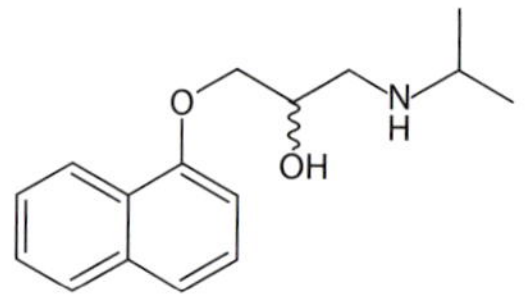

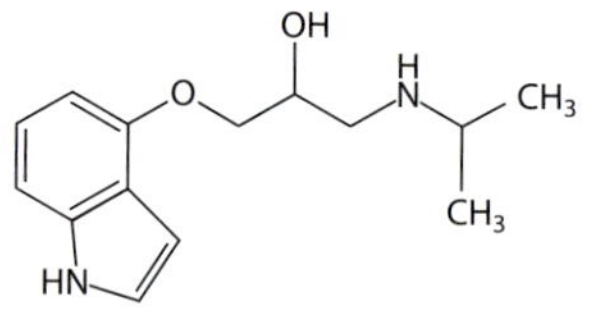

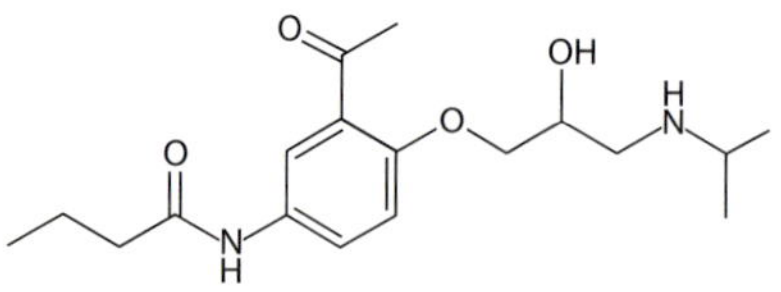

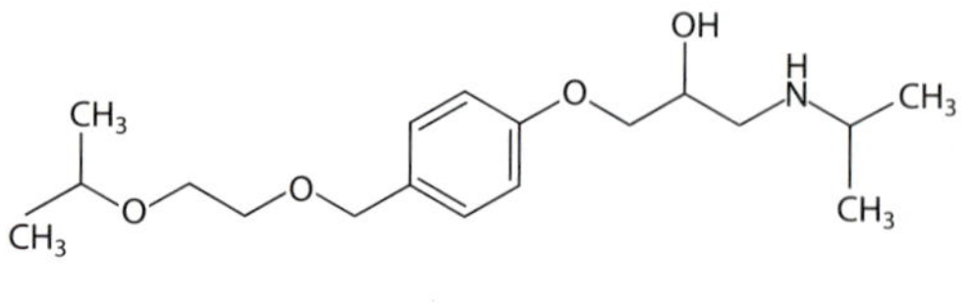

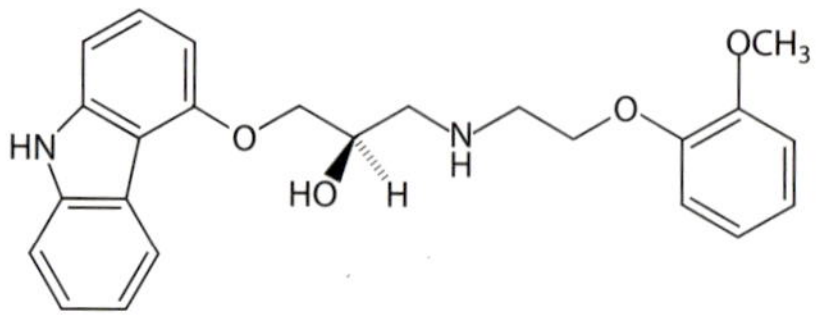

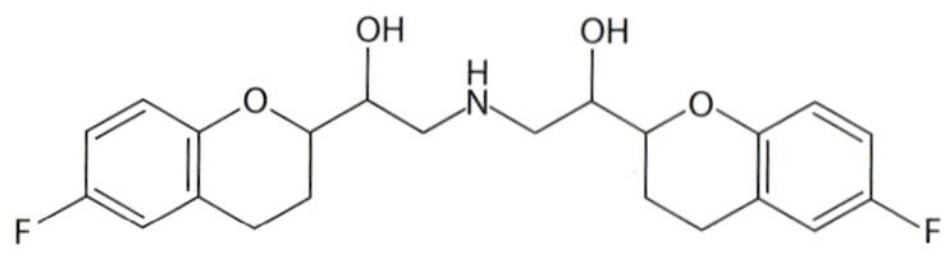

◘ Abb. 26.5 Strukturen typischer β-Blocker

◘ Tab. 26.6 Pharmakokinetische Daten von β-Blockern

Wirkstoff	Orale Bioverfügbarkeit (%)	VD (l/kg)	$t_{1/2}$ (h)	Renale Elimination (%)	Tagesdosis (mg)
Acebutolol	40	2,0	3	20	200–800
Atenolol	50	0,8	6	88	25–100
Betaxolol	80	6	20	80	10–20
Bisoprolol	80	3,2	10	50	5–10
Carteolol	85		6	65	5–20
Carvedilol	25	2	6–10	<10	6,25–100
Celiprolol	30–70		5–7		200–400
Esmolol		3,4	0,2	80	Infusion
Labetalol	20–25	10	3–4	60	≤200
Metipranolol	Augentropfen		3		
Metoprolol	50	5	3–7	5	50–200
Nadolol	30–50		4–24	70	40–320
Nebivolol	12–100		10	40	5–10
Oxprenolol	20–70	1,2	1–2	>90	40–160
Penbutolol	100		5		
Pindolol	90	1,1	4	50	5–30
Propranolol	35	4	4	0	80–240
Talinolol	50		12	60	50–100
Timolol	Augentropfen		4		

VD = Verteilungsvolumen; $t_{1/2}$ = terminale Halbwertszeit

Vertreter der 3. Generation unterscheiden sich von älteren Wirkstoffen dadurch, dass sie zusätzlich zur β-blockierenden noch über andere Wirkkomponenten verfügen. Solche zusätzlichen Wirkungen sind:
- **NO-Produktion** (daher Vasodilatation): Carteolol, Celiprolol, Nebivolol
- **intrinsische sympathomimetische Aktivität:** Carteolol, Celiprolol (nur an $β_2$-Rezeptoren)
- **$α_1$-Rezeptor-Antagonismus:** Carvedilol, Labetalol
- **Ca^{2+} Antagonismus:** Carvedilol, Betaxolol

Carvedilol wird außerdem noch eine antioxidative Wirkung zugeschrieben.

Pharmakokinetik. Pharmakokinetische Daten zu den verfügbaren β-Blockern sind in ◘ Tab. 26.6 zusammengefasst.

Unerwünschte Wirkungen. β-Rezeptoren vermitteln auch zahlreiche Effekte außerhalb des Herz-Kreislauf-Systems (◘ Tab. 26.1), beispielsweise in den Atemwegen und im Metabolismus. Dadurch ergeben sich zahlreiche unerwünschte Wirkungen der β-Blocker:

- Bradykardie, AV-Block
- Bronchokonstriktion
- Verstärkung peripherer Durchblutungsstörungen
- Rebound-Phänomen (nach Absetzen verstärkte Sympathikuswirkung z.B. am Herzen)
- sexuelle Funktionsstörungen
- Auslösung oder Verschlechterung einer Psoriasis
- Muskelschwäche oder -krämpfe
- Hemmung der Glykogenolyse (verminderte Leistungsfähigkeit, Hypoglykämie bei Diabetikern)
- Kältegefühl in Händen und Füßen
- gastrointestinale Störungen
- Sedation, Kopfschmerz, Schwindel
- evtl. Anstieg von LDL und Triglyzeriden

Interaktionen. Für β-Blocker sind folgende Wechselwirkungen zu beachten:
- Verstärkung der Wirkung anderer Antihypertensiva
- Verstärkung der Wirkung von Insulin und oralen Antidiabetika (Verschleierung der hypoglykämischen Symptome)
- Antisympathotonika und Digitalisglykoside: starke Reduktion der Herzfrequenz, eventuell AV-Block

26

- Ca^{2+}-Antagonisten (Phenylalkylamine und Benzothiazepine): Bradykardie, AV-Block
- Adrenalin, Noradrenalin, MAO-Hemmer: starker Blutdruckanstieg
- periphere Muskelrelaxanzien: Verstärkung der neuromuskulären Blockade
- **Narkotika:** Verstärkung der antihypertensiven Wirkung
- **Ethanol:** verstärkte zentrale Dämpfung

Indikationen und Klinische Anwendung. β-Blocker werden mit einer beträchtlichen Zahl von Indikationen häufig therapeutisch eingesetzt. Zu beachten ist, dass ihr sicherer Einsatz bei Herzinsuffizienz durch Verabreichung einer niedrigen Testdosis abgesichert werden muss (wie bei ACE-Hemmern; ► Kap. 37); danach erfolgt die Dosierung langsam einschleichend; die Zieldosis kann das 10-fache der Initialdosis betragen. Bei antihypertensiver Therapie wird der maximale Effekt erst nach einigen Wochen erreicht. Nach Beendigung einer jeden Therapie mit β-Blockern muss diese langsam ausgeschlichen werden; andernfalls kann es zu deutlichen Rebound-Phänomenen kommen (z.B. kardiale Ischämien). Dies ist vermutlich mit der Zunahme der β-Rezeptoren infolge der langanhaltenden Blockade zu begründen.

Bei folgenden Indikationen werden β-Blocker eingesetzt:
- koronare Herzerkrankung: Intervalltherapie
- akuter Myokardinfarkt: möglichst frühzeitige Therapie bei hämodynamischer Stabilität (nur β-Blocker ohne ISA)
- Reinfarktprophylaxe: Sekundärprävention
- Herzinsuffizienz
- arterielle Hypertonie (Wirksamkeit erst bei Dauertherapie)
- Arrhythmien: supraventrikuläre Tachykardien; ventrikuläre Extrasystolen; adrenerge ventrikuläre Tachykardien
- hyperkinetisches Herzsyndrom
- hypertrophe obstruktive Kardiomyopathie
- Phäochromozytom (gleichzeitige α-Blockade!)
- Hyperthyreose (Zunahme der β-Rezeptoren)
- Glaukom (lokal)
- Migräneprophylaxe (Propanolol, Metoprolol, Bisoprolol; ► Kap. 28.3.3)
- Tremor
- Angstzustände (z.B. Lampenfieber)

Kontraindikationen. Kontraindikationen für β-Blocker sind:
- Bradykardie und AV-Block
- dekompensierte Herzinsuffizienz
- obstruktive Atemwegserkrankungen
- Hypotonie/Schock
- Vasospasmen (vasospastische Angina, periphere Durchblutungsstörung, Morbus Raynaud)
- Diabetes mellitus
- Schwangerschaft (Gefahr von Wehenauslösung, fetaler Bradykardie und fetaler Hypoglykämie bei unselektiven β-Blockern)

Steckbrief β-Blocker

Wirkstoffe:
- **Unselektive β-Blocker:** Carteolol, Carvedilol, Labetalol, Metipranolol, Nadolol, Oxprenolol, Penbutolol, Pindolol, Propranolol, Timolol
- **Selektive β$_1$-Blocker:** Acebutolol, Atenolol, Betaxolol, Bisoprolol, Celiprolol, Esmolol, Metoprolol, Nebivolol, Talinolol

Wirkmechanismus: Kompetitive Blockade von β$_1$- oder β$_1$- und β$_2$-Adrenozeptoren

Interaktionen: Verstärkung anderer Antihypertensiva, sowie von Insulin, oralen Antidiabetika und peripheren Muskelrelaxanzien und Interaktionen mit:
- **Antisympathotonika und Digitalisglykosiden:** Herzfrequenzabfall, AV-Block
- **Ca^{2+}-Antagonisten:** Bradykardie, AV-Block
- **Adrenalin, Noradrenalin, MAO-Hemmern:** Blutdruckanstieg

Unerwünschte Wirkungen: Bradykardie, AV-Block, Bronchokonstriktion, Durchblutungsstörungen, Rebound-Phänomen, sexuelle Funktionsstörungen, Psoriasis, Muskelschwäche oder -krämpfe, verminderte Leistungsfähigkeit, Hypoglykämie bei Diabetikern, Kältegefühl in Händen und Füßen, gastrointestinale Störungen, Sedation, Kopfschmerz, Schwindel, Anstieg von LDL und Triglyzeriden

Klinische Anwendung: Koronare Herzerkrankung, akuter Myokardinfarkt (keine ISA!), Reinfarktprophylaxe, Herzinsuffizienz, arterielle Hypertonie (Wirksamkeit erst bei Dauertherapie), Tachyarrhythmien, hypertrophe obstruktive Kardiomyopathie, Phäochromozytom (gleichzeitige α-Blockade!), Hyperthyreose, Glaukom (lokal), Migräneprophylaxe (► Kap. 28.3.3), Tremor, Angstzustände

Kontraindikationen: Bradykardie, AV-Block, dekompensierte Herzinsuffizienz, obstruktive Atemwegserkrankungen, Hypotonie/Schock, Vasospasmen, Diabetes mellitus, Schwangerschaft

26.5   Parasympathomimetika

Lernziele

Parasympathomimetika
- Wirkungen
- Direkt wirkende Parasympathomimetika
- Indirekt wirkende Parasympathomimetika

Parasympathomimetika sind Wirkstoffe, die die Wirkungen des parasympathischen Nervensystems nachahmen. Diese Wirkungen werden entweder durch die Verhinderung des Abbaus von Acetylcholin oder durch direkte Aktivierung der Cholinozeptoren vermittelt. Daher unterscheidet man auch zwischen indirekt (über Acetylcholin) und direkt (über die Rezeptoren) wirkenden Parasympathomimetika.

26.5.1 Durch den Parasympathikus vermittelte Effekte

Die Wirkungen der Parasympathomimetika entsprechen zunächst den physiologischen Effekten des Parasympathikus; hinzu kommen noch cholinerge Wirkungen im Bereich des zentralen Nervensystems (◨ Tab. 26.7), sowie Effekte von extraneuronalen cholinergen Systemen z.B. in der Haut, in den Luftwegen, oder in Endothelzellen. Die Wirkungen des Acetylcholin in diesen Geweben werden zumeist von einem oder mehreren der 5 bekannten muskarinischen Acetylcholinrezeptor Subtypen vermittelt (▸ Kap. 12). Für diese gibt es keine hoch selektiven Liganden, sodass für einige Funktionen immer noch unklar ist, welcher Subtyp beteiligt ist (◨ Tab. 26.7).

Substanzen, die den Abbau von Acetylcholin hemmen, führen über den Anstieg der Konzentration des endogenen Acetylcholin auch zur Aktivierung der hier genannten Rezeptoren; zusätzlich werden auch nikotinische Acetylcholinrezeptoren aktiviert.

26.5.2 Direkt wirkende Parasympathomimetika

Definition. Direkt wirkende Parasympathomimetika sind Wirkstoffe, die einen oder mehrere Typen von **Cholinozeptoren aktivieren**; dadurch wird die **Wirkung des parasympathischen Nervensystems imitiert**: parasympathomimetische Wirkung.

Wirkprinzip. Wie in ◨ Tab. 26.7 angeführt vermitteln Cholinozeptoren zahlreiche Effekte in vielen Geweben. Von besonderer Bedeutung sind die Wirkungen am Herzen, in den

◨ **Tab. 26.7** Effekte von Acetylcholin im Parasympathikus bzw. im Gehirn

Organ	Zielstruktur	Effekt	Rezeptoren
Auge	Sphincter pupillae	Steigerung der Kontraktion	M_3, M_2
	Ciliaris	Akkomodation	M_3, M_2
	Tränendrüse	Steigerung der Sekretion	M_3, M_1
Mund	Speicheldrüsen	Steigerung der Sekretion	M_3, M_1, M_4
Haut	Schweißdrüsen	Steigerung der Sekretion	M_3?
Herz	Sinusknoten	Abnahme der Frequenz	M_2
	AV Knoten	Abnahme der Leitungsgeschwindigkeit	M_2
	Myokard	Abnahme der Kontraktionskraft	M_2
Bronchien	Muskulatur	Steigerung der Kontraktion	M_3, M_2
	Drüsen	Steigerung der Sekretion	M_3, M_2
	Epithel	Flimmerepithelbewegung	M_3, M_2
Magen-Darm-Trakt	Muskulatur	Steigerung der Peristaltik	M_3, M_2
	Sphinkteren	Tonussteigerung	M_3, M_2
	Drüsen	Steigerung der Sekretion	M_3
Pankreas	β-Zellen	Steigerung der Insulinfreisetzung	M_3
Gallenblase	Muskulatur	Steigerung der Kontraktion	M_3, M_2
Harnwege	Blasenmuskulatur	Zunahme der Detrusorkontraktion	M_3, M_2
	Ureterenmuskulatur	Steigerung der Motilität	M_3, M_2
Gehirn	Formatio reticularis	Weckreaktion	M_4?
	Striatum	Bewegungskoordination	M_4, M_1
	Cortex	Steigerung der kognitiven Leistungsfähigkeit	M_1, M_2, M_5

Fragezeichen deuten Unklarheiten in der Rezeptorcharakterisierung an.

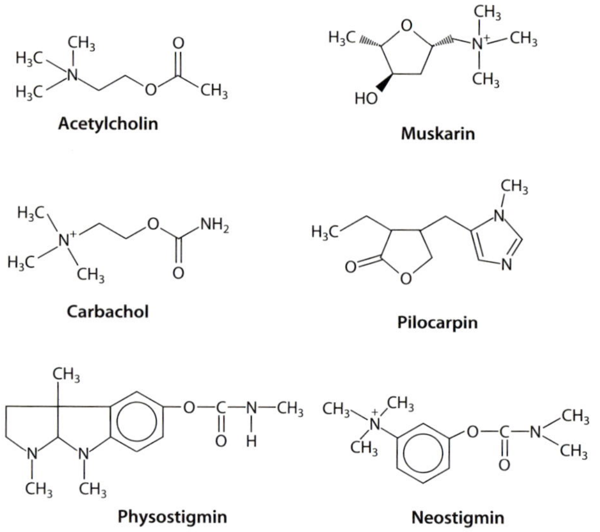
Acetylcholin
Muskarin
Carbachol
Pilocarpin
Physostigmin
Neostigmin

Abb. 26.6 Vergleich der chemischen Strukturen direkt und indirekt wirkender Parasympathomimetika mit jenen von Acetylcholin und Muskarin

Bronchien, im Magen-Darm-Trakt und im zentralen Nervensystem.

Im **Herz** hat die Aktivierung von M_2-Rezeptoren folgende Wirkungen:

- negative Chronotropie (Frequenzabnahme)
- negative Inotropie (Abnahme der Kontraktionskraft)
- negative Dromotropie (Abnahme der Überleitungsgeschwindigkeit)

In der glatten Muskulatur der **Bronchien, harnleitenden Wege, Gallenwege** sowie des **Gastrointestinaltrakts** führt M_3- und M_2-Rezeptoraktivierung zu Kontraktion.

Am **Auge** bewirkt die Aktivierung von M_3- und M_2-Rezeptoren Kontraktion des M. ciliaris (Akkomodation) und des M. sphincter pupillae (Miosis).

Im **zentralen Nervensystem** vermitteln Agonisten an muskarinischen Acetylcholinrezeptoren Weckreaktion und extrapyramidale Bewegungskoordination (M_4) bzw. eine Steigerung der intellektuellen Leistungsfähigkeit (M_1, M_2, M_5).

Wirkstoffe. Obwohl es zahlreiche Stoffe mit parasympathomimetischer Wirkung gibt (z.B. Acetylcholin selbst, Muskarin, Arecolin, Bethanechol), werden nur noch Carbachol und Pilocarpin verwendet (◘ Abb. 26.6).

Pharmakokinetik. **Pilocarpin** wird rasch resorbiert, die Eliminationshalbwertszeit liegt bei ca. 1 Stunde, die Ausscheidung erfolgt zu 30% renal. **Carbachol** wird nur zur lokalen Anwendung in Form von Augentropfen angeboten.

Unerwünschte Wirkungen. Unerwünschte Wirkungen ergeben sich aus den in ◘ Tab. 26.7 erwähnten Effekten:

- Vasodilatation (Rötung)
- Kopfschmerzen, Schwindel
- Palpitation (Herzklopfen)
- Dyspepsie, Diarrhö, kolikartige Bauchschmerzen
- Übelkeit, Erbrechen
- verstärkter Harndrang, häufige Blasenentleerung
- Akkomodationsstörung; Störungen im Dämmerungssehen, Tränenfluss
- Schwitzen, allergische Reaktionen, Juckreiz
- Bronchospasmus
- Verwirrung, Halluzinationen, Stimmungsschwankungen

Bei Überdosierung kann es zu schwerer Herz-Kreislauf-Depression mit ausgeprägtem Blutdruckabfall kommen.

Interaktionen. Wechselwirkungen bestehen mit:

- β-Blocker (Reizleitungsstörungen am Herz, Hypotonie)
- anderen Parasympathomimetika (Wirkungsverstärkung)
- anticholinerg wirkenden Substanzen (gegenseitige Wirkungsabschwächung)

Klinische Anwendung. Der häufigste Einsatz der Muskarinrezeptoragonisten erfolgt lokal am Auge zur Therapie des Glaukoms. Indikationen sind:

- Speicheldrüsenunterfunktion (z.B. bei Bestrahlung im Kopfbereich)
- Sjögren-Syndrom
- Darmatonie (z.B. postoperativ)
- Glaukom (lokal)

Kontraindikationen. Kontraindikationen für Agonisten an muskarinischen Acetylcholinrezeptoren sind obstruktive Atemwegserkrankungen, Koronarinsuffizienz, Hyperthyreoidismus sowie Magen- und Darmulzera.

Steckbrief direkt wirkende Parasympathomimetika

Wirkstoffe: Carbachol, Pilocarpin
Wirkmechanismus: Aktivierung muskarinischer Acetylcholinrezeptoren (ohne Subtypselektivität)
Interaktionen: Mit β-Blockern, anderen Parasympathomimetika und Parasympatholytika
Unerwünschte Wirkungen: Vasodilatation, Kopfschmerzen, Schwindel, Palpitation, Dyspepsie, Diarrhö, kolikartige Bauchschmerzen, Übelkeit, Erbrechen, verstärkter Harndrang, häufige Blasenentleerung, Akkomodationsstörung, Störungen im Dämmerungssehen, Schwitzen, allergische Reaktionen, Juckreiz, Verwirrung, Halluzinationen, Stimmungsschwankungen
Klinische Anwendung: Speicheldrüsenunterfunktion, Sjögren-Syndrom, Darmatonie, Glaukom
Kontraindikationen: Obstruktive Atemwegserkrankungen, Koronarinsuffizienz, Hyperthyreoidismus, Magen-Darm-Ulzera

26.5.3 Indirekt wirkende Parasympatho-mimetika

Definition. Indirekt wirkende Parasympathomimetika sind Wirkstoffe, die den **enzymatischen Abbau von Acetylcholin (durch Hemmung der Cholinesterasen) behindern** und dadurch die Wirkung des parasympathischen Nervensystems imitieren: parasympathomimetische Wirkung.

Wirkprinzip. Da die Wirkungen der direkten Parasympathomimetika immer über mehrere, wenn nicht über alle in den entsprechenden Geweben verfügbaren muskarinischen Acetylcholinrezeptoren vermittelt werden, ist die **Wirkung des endogenen Acetylcholins,** dessen Abbau behindert wird, sehr ähnlich; daher sind die Wirkungen der indirekten Parasympathomimetika **mit** jenen der **direkten Parasympathomimetika vergleichbar** (▶ Abschn. 26.2.2). Hinzukommen kommen noch **Wirkungen über nikotinische Acetylcholinrezeptoren,** die zwar durch Acetylcholin, aber nicht durch muskarinische Agonisten aktiviert werden.

Wirkstoffe. Die Strukturen von **Distigmin, Neostigmin** und **Physostigmin** sind in ◻ Abb. 26.6 dargestellt. Die in der Therapie von Demenzen eingesetzten Wirkstoffe (Galantamin, Donepezil, Rivastigmin) werden in ▶ Kap. 35 besprochen.

Pharmakokinetik. Distigmin und **Neostigmin** sind **quarternäre Amine,** welche Membranen nur schlecht penetrieren, die orale Bioverfügbarkeit liegt daher bei <5%; sie gelangen nicht in das zentrale Nervensystem. **Physostigmin** ist ein **tertiäres Amin** und gelangt in das zentrale Nervensystem. Die Plasmahalbwertszeit von Distigmin liegt bei 70 Stunden, es wird überwiegend extrarenal eliminiert. Die Plasmahalbwertszeit von Neostigmin liegt bei 1 Stunde, es wird überwiegend renal eliminiert. Physostigmin wird nur parenteral verabreicht und rasch durch Cholinesterasen inaktiviert.

Unerwünschte Wirkungen. Unerwünschte Wirkungen ergeben sich aus den in ◻ Tab. 26.7 erwähnten Effekten plus Konsequenzen einer geringen Aktivierung von nikotinischen Acetylcholinrezeptoren:
- Bradykardie, Hypotonie
- Palpitation (Herzklopfen)
- Dyspepsie, Diarrhö, kolikartige Bauchschmerzen
- Übelkeit, Erbrechen
- verstärkter Harndrang, häufige Blasenentleerung
- Akkomodationsstörung; Störungen im Dämmerungssehen, Tränenfluss
- Schwitzen, allergische Reaktionen, Juckreiz
- Bronchospasmus mit vermehrter Bronchosekretion
- Muskelzittern, eventuell Lähmungen durch neuromuskuläre Blockade
- Verwirrung, Halluzinationen, Stimmungsschwankungen (bei Physostigmin)

Bei Überdosierung kann es zu neuromuskulärer Blockade durch initiale Aktivierung und nachfolgende Desensitivierung der nikotinischen Acetylcholinrezeptoren mit respiratorischer Insuffizienz kommen (vgl. depolarisierende Muskelrelaxanzien; ▶ Kap. 29).

Interaktionen. Wechselwirkungen bestehen mit:
- β-Blockern: Reizleitungsstörungen am Herz, Hypotonie
- anderen Parasympathomimetika: Wirkungsverstärkung
- anticholinerg wirkenden Substanzen: gegenseitige Wirkungsabschwächung
- nichtdepolarisierenden Muskelrelaxanzien: deren Wirkung abgeschwächt wird
- depolarisierenden Muskelrelaxanzien: deren Wirkung verlängert wird

Klinische Anwendung. Distigmin und Neostigmin kommen für alle Indikationen infrage, deren Ursprung in der Peripherie liegt. Physostigmin wird für Intoxikationen mit anticholinergen Wirkstoffen eingesetzt. Indikationen sind:
- neurogene Blasenentleerungsstörungen
- Darmatonie
- Myasthenia gravis
- Antagonisierung der Wirkung nichtdepolarisierender Muskelrelaxanzien
- Intoxikation mit anticholinerg wirkenden Substanzen (z.B. Atropin, trizyklische Antidepressiva, Antipsychotika)

Kontraindikationen. Kontraindikationen für indirekt wirkende Parasympathomimetika sind:
- Obstruktionsileus, Stenosen oder Spasmen des Darmtraktes bzw. der Gallen- oder Harnwege
- Obstruktive Atemwegserkrankung, Asthma bronchiale
- Iritis
- Myotonie
- Parkinsonismus
- Thyreotoxikose
- Schock und Kreislaufkrisen, Hypotonie
- Ulcus ventriculi oder duodeni
- Epilepsie
- Bradykardie
- frischer Myokardinfarkt
- Herzinsuffizienz

> **Steckbrief indirekt wirkende Parasympathomimetika**
> **Wirkstoffe:** Distigmin, Neostigmin, Physostigmin
> **Wirkmechanismus:** Behinderung des Abbaus von Acetylcholin durch eine Hemmung der Cholinesterasen
> **Interaktionen:** β-Blocker; andere Parasympathomimetika; anticholinerg wirkende Substanzen; depolarisierende und nicht depolarisierende Muskelrelaxanzien; depolarisierende Muskelrelaxanzien
> **Unerwünschte Wirkungen:** Bradykardie, Hypotonie; Palpitation; Dyspepsie, Diarrhö, kolikartige Bauchschmerzen; Übelkeit, Erbrechen; verstärkter Harndrang, häufige
> ▼

26

Blasenentleerung; Akkomodationsstörung; Störungen im Dämmerungssehen, Tränenfluss; Schwitzen, allergische Reaktionen, Juckreiz; Bronchospasmus mit vermehrter Bronchosekretion, Muskelzittern, evtl. Lähmungen durch neuromuskuläre Blockade; Verwirrung, Halluzinationen, Stimmungsschwankungen (bei Physostigmin)
Klinische Anwendung: Neurogene Blasenentleerungsstörungen, Darmatonie, Myasthenia gravis, Antagonisierung nichtdepolarisierender Muskelrelaxanzien, Intoxikation mit anticholinerg wirkenden Substanzen
Kontraindikationen: Stenosen oder Spasmen des Darmtraktes bzw. der Gallen- oder Harnwege, obstruktive Atemwegserkrankungen, Asthma bronchiale, Parkinsonismus, Thyreotoxikose, Schock und Kreislaufkrisen bzw. Hypotonie, Ulcus ventriculi oder duodeni, Epilepsie, Bradykardie, frischer Myokardinfarkt, Herzinsuffizienz

26.6 Parasympatholytika

Lernziele

Parasympatholytika
- Wirkungen
- Klinische Anwendungen

Definition. Parasympatholytika sind Wirkstoffe, die die Wirkungen des parasympathischen Nervensystems dadurch aufheben, dass muskarinische Acetylcholinrezeptoren blockiert werden. Die Wirkungen des Parasymathikus werden durch Acetylcholin vermittelt und zählen daher zu den cholinergen Wirkungen. Antagonisten an muskarinischen Acetylcholinrezeptoren werden daher auch als **Anticholinergika** bezeichnet.

Wirkprinzip. Unter den muskarinischen Acetylcholinrezeptoren unterscheidet man 5 Subtypen, die in unterschiedlichen Funktionen des Parasympathikus involviert sind (◘ Tab. 26.6). Die verfügbaren anticholinergen Wirkstoffe zeigen nur geringe Selektivität für diese einzelnen Subtypen, sodass **alle Parasympatholytika ähnliche Wirkungen** haben. Unterschiede ergeben sich bezüglich des zentralen Nervensystems, da quartäre Amine die Blut-Hirn-Schranke nicht durchdringen. Die Leitsubstanz der Anticholinergika ist Atropin; in ◘ Tab. 26.8 sind die Wirkungen des Atropin repräsentativ für alle anticholinerg wirkenden Substanzen nach den betroffenen Geweben sortiert.

Die ◘ Tab. 26.9 gibt die Wirkungen des Atropin in Abhängigkeit von der eingenommenen Dosis an; es sei nochmals daran erinnert, dass nicht alle Anticholinergika zentrale Wirkungen hervorrufen.

Wirkstoffe. Wirkstoffe sind Atropin, Butylscopolamin, Darifenacin (bevorzugt M_3), Fesoterodin, Ipratropium, Oxybutynin, Pirenzepin (bevorzugt M_1), Scopolamin, Solifenacin (bevorzugt M_3), Tiotropium, Tolterodin, Tropicamid, Trospium.

Die Strukturen von Atropin und anderen Vertretern sind in ◘ Abb. 26.7 dargestellt. Die Wirkstoffe Biperiden, Bornaprin, Metixen, Procyclidin, Trihexyphenidyl, die in der Therapie des Morbus Parkinson Einsatz finden, werden in ▶ Kap. 34 besprochen.

◘ Tab. 26.8 Organspezifische Wirkungen des Atropin

Organ	Effekt	mögliche Folgen
Auge	Mydriasis	Lichtempfindlichkeit
	Akkomodationsstörung	keine Naheinstellung
	Hemmung der Tränensekretion	Juckreiz
Mund	Mundtrockenheit	Schluckbeschwerden
Haut	Hauttrockenheit, -rötung	Hyperthermie
Herz	Tachykardie	evtl. Koronarinsuffizienz
	Herzrhythmusstörungen	Hämodynamik ↓
Bronchien	Bronchospasmolyse, Sekretionshemmung	Asthmatherapie
Magen-Darm-Trakt	Hemmung der Peristaltik und der Sekretion	Obstipation
Gallenblase	Relaxation	Spasmolyse
Harnwege	Detrusorrelaxation, Zunahme des Auslasswiderstandes	Harnverhalten
Zentrales Nervensystem	zuerst evtl. Dämpfung, in höheren Dosen Erregung; Anti-Parkinson-Wirkung, Wahrnehmungsstörung, Verwirrung	zentrales anticholinerges Syndrom

Tab. 26.9 Dosisabhängige Wirkungen des Atropin	
Dosis	**Symptome**
0,5 mg	geringe unbemerkte Tachykardie, geringe Mundtrockenheit, reduzierte Schweißsekretion
1 mg	deutliche Mundtrockenheit, Durst, fühlbare Tachykardie, geringe Pupillenerweiterung
2 mg	Herzrasen und Palpitationen, gesteigerte Mundtrockenheit, deutlich erweiterte Pupillen, verschwommenes Sehen in der Nähe
5 mg	zusätzlich Schluck- und Sprechschwierigkeiten, Ruhelosigkeit, Müdigkeit, Kopfschmerzen, warme und gerötete Haut, Miktionsschwierigkeiten, verminderte gastrointestinale Peristaltik
10 mg und mehr	zusätzlich rasender schwacher Puls, Iris kaum sichtbar, stark verschwommene Sicht, heiße scharlachrote Haut, Ataxie, Erregung, Halluzinationen, Delirium, Koma, und zuletzt Atemlähmung

Pharmakokinetik. Die Pharmakokinetik hängt von der chemischen Struktur ab: einige Vertreter wie z.B. Ipratropium und Tiotropium sind **quarternäre Amine**, die Membranen nur sehr schwer penetrieren können. Die orale Bioverfügbarkeit ist sehr gering, sie werden daher zumeist lokal angewandt (z.B. als Dosieraerosol) und gelangen nicht in das zentrale Nervensystem. Andere Wirkstoffe wie z.B. Atropin, Scopolamin, Pirenzepin, Tolterodin sind **tertiäre Amine,** sie gelangen in das zentrale Nervensystem (■ Tab. 26.10).

Unerwünschte Wirkungen. Unerwünschte Wirkungen ergeben sich aus den in ■ Tab. 26.8 und ■ Tab. 26.9 erwähnten Wirkungen:
— Mundtrockenheit
— Übelkeit, Obstipation, Dyspepsie, evtl. Ileus
— Schwindel, Benommenheit
— Mydriasis, Akkomodationsstörung, verschwommenes Sehen, trockene Augen, evtl. Glaukomanfall
— Hautrötung, Hitzegefühl
— Tachykardie, Extrasystolen, evtl. Kammerflimmern
— Miktionsstörungen, Harnverhalten
— Verwirrung, Halluzinationen, Orientierungsstörungen

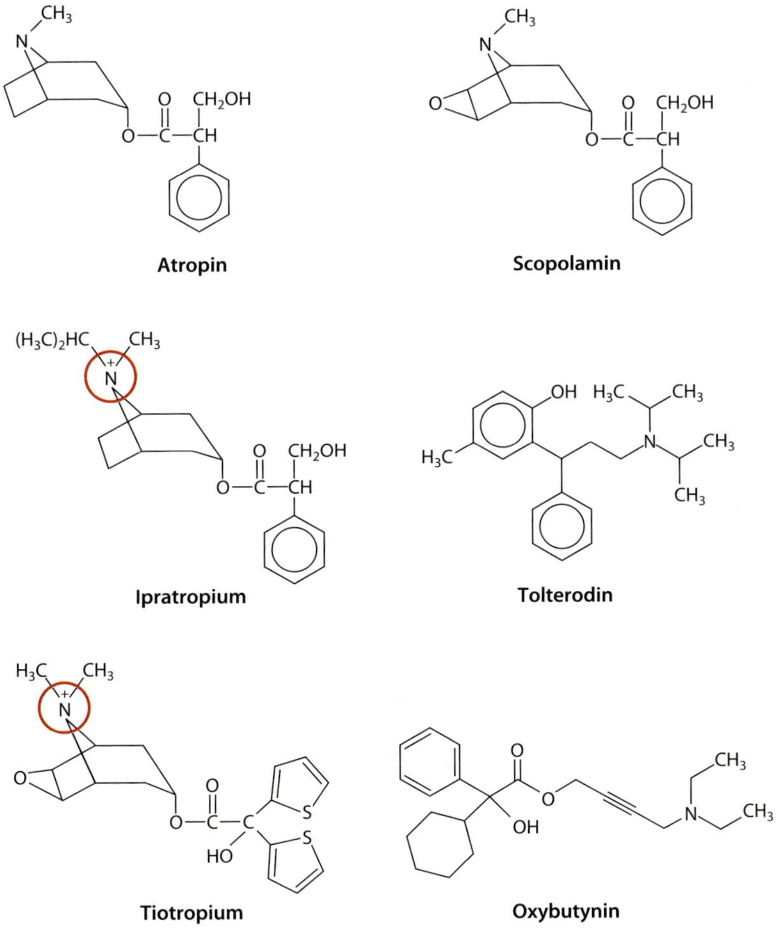

Abb. 26.7 Strukturen von Atropin und anderen Vertretern

26

Tab. 26.10 Pharmakokinetische Parameter der Anticholinergika

Wirkstoff	Orale Bioverfügbarkeit (%)	$t_{1/2}$ (h)	Renale Elimination (%)	Tagesdosis (mg)
Atropin	50	3–4	50	–
Butylscopolamin	<1	5	50	30–100
Darifenacin	15–20	13–19	60	7,5–15
Fesoterodin	50 (aM)	7 (aM)	70	4–8
Ipratropium	3	2	30	10–45
Oxybutynin	10	2–3	<5	7,5–20
Pirenzepin	10–20	10–20	50	100–200
Scopolamin	25	1	10	Augentropfen
Solifenacin	90	45–70	70	5–10
Tiotropium	2–3	>100	75	10–45
Tolterodin	17–65	2–10	80	2–4
Trospium	5–20	5–20	>80	45

VD = Verteilungsvolumen; $t_{1/2}$ = terminale Halbwertszeit

Interaktionen. Wechselwirkungen sind eine Wirkungsverstärkung mit anderen anticholinerg wirksamen Substanzen (z.B. Anti-Parkinson-Mittel, Chinidin, trizyklische Antidepressiva und Antipsychotika), mit Parasympathomimetika eine Wirkungsabschwächung sowie eine Abschwächung der Wirkung von Prokinetika (z.B. Metoclopramid, Domperidon).

Klinische Anwendung. Butylscopolamin, Darifenacin, Fesoterodin, Oxybutynin, Solifenacin, Tolterodin, Trospium werden häufig systemisch als Spasmolytika und zur Therapie der Dranginkontinenz eingesetzt, Tiotropium und Tropicamid als Augentropfen, Ipratropium und Tiotropium als Dosieraerosol in der Asthmatherapie. **Indikationen** sind:
- obstruktive Atemwegserkrankung, Asthma bronchiale
- bradykarde Herzrhythmusstörungen
- Sick-Sinus-Syndrom
- Karotissinus-Syndrom
- SA- und AV-Block
- bradykardes oder paroxysmales Vorhofflimmern
- Dranginkontinenz, Pollakisurie und imperativer Harndrang
- Krämpfe und Motilitätsstörungen des Magen-Darm-Kanals
- Krämpfe und Dyskinesien der Gallen- und Harnwege

Kontraindikationen. Kontraindikationen für Anticholinergika sind:
- Prostatahypertrophie, Harnverhalten
- Glaukom
- Myasthenia gravis

- schwere Colitis ulcerosa, toxisches Megakolon, oder mechanische Stenosen im Bereich des Magen-Darm-Trakts
- Obstipation, Darmatonie, Retention des Mageninhaltes
- Tachyarrhythmien

Steckbrief Parasympatholytika

Wirkstoffe: Atropin, Butylscopolamin, Darifenacin, Fesoterodin, Ipratropium, Oxybutynin, Pirenzepin, Scopolamin, Solifenacin, Tiotropium, Tolterodin, Tropicamid, Trospium

Wirkmechanismus: Blockade muskarinischer Acetylcholinrezeptoren

Interaktionen: Mit anderen anticholinerg wirksamen Substanzen sowie Parasympathomimetika und Prokinetika

Unerwünschte Wirkungen: Mundtrockenheit, Übelkeit, Obstipation, Dyspepsie, Ileus, Schwindel, Benommenheit, Mydriasis, Akkomodationsstörung, verschwommenes Sehen, Glaukomanfall, Hautrötung, Hitzegefühl, Tachykardie, Extrasystolen, Miktionsstörungen, Harnverhalten, Verwirrung, Halluzinationen, Orientierungsstörungen

Indikationen: Obstruktive Atemwegserkrankungen, Asthma bronchiale, bradykarde Herzrhythmusstörungen, SA- und AV-Block, bradykardes oder paroxysmales Vorhofflimmern, Dranginkontinenz, Pollakisurie und imperativer Harndrang, Krämpfe und Motilitätsstörungen des Magen-Darm-Kanals oder der Gallen- und Harnwege

Kontraindikationen: Prostatahypertrophie, Harnverhalten, Glaukom, Myasthenia gravis, schwere Colitis ulcerosa, Megakolon, Stenosen im Bereich des Magen-Darm-Trakts, Obstipation, Darmatonie, Tachyarrhythmien

Weiterführende Literatur

Abrams P, Andersson KE, Buccafusco JJ, Chapple C, de Groat WC, Fryer AD, Kay G, Laties A, Nathanson NM, Pasricha PJ, Wein AJ (2006) Muscarinic receptors: their distribution and function in body systems, and the implications for treating overactive bladder. Br J Pharmacol 148(5):565-578

Boehm S, Kubista H (2002) Fine tuning of sympathetic transmitter release via ionotropic and metabotropic presynaptic receptors. Pharmacol Rev 54(1):43-99

Brodde OE, Michel MC (1999) Adrenergic and muscarinic receptors in the human heart. Pharmacol Rev 51(4):651-690

Guyenet PG (2006) The sympathetic control of blood pressure. Nat Rev Neurosci 7(5):335-346

Wess J, Eglen RM, Gautam D (2007) Muscarinic acetylcholine receptors: mutant mice provide new insights for drug development. Nat Rev Drug Discov 6(9):721-733

Nozizeptives System

S. Böhm

❯❯ Einleitung

Schmerzen sind der häufigste Grund, warum Patienten ärztliche Hilfe suchen. Die initiale Schmerzwahrnehmung ist ein wichtiges Warnsignal. Oftmals sind aber Schmerzen, besonders wenn sie chronisch auftreten, ausschließlich negative Begleiterscheinungen unterschiedlicher Erkrankungen. Daher ist die medikamentöse Schmerztherapie eine der häufigsten Pharmakotherapien. In diesem Kapitel werden die Grundlagen der Schmerzentstehung, sowie die therapeutisch einsetzbaren Analgetika besprochen.

27.1 Grundlagen der Schmerzwahrnehmung

> **Lernziele**
>
> **Schmerzformen:**
> - somatischer Oberflächenschmerz, somatischer Tiefenschmerz, viszeraler Schmerz
> - akut, chronisch
> - nozizeptiv, entzündlich, neuropathisch
>
> **Schmerzreizaufnahme und -verarbeitung:**
> - Erregung von Nozizeptoren
> - Aktionspotenziale in nozizeptiven Afferenzen
> - synaptische Übertragung auf Nervenzellen im Hinterhorn des Rückenmarks bzw. im Hirnstamm – über Thalamus Weiterleitung zum somatosensorischen Kortex

27.1.1 Schmerzformen

Nozizeption beschreibt die Sinneswahrnehmung des Schmerzes, oder kurz die **Schmerzwahrnehmung**. Schmerz ist ein unangenehmes Sinneserlebnis, das mit tatsächlicher oder drohender Gewebeschädigung einhergeht oder von betroffenen Personen so empfunden wird, als wäre eine solche Gewebeschädigung eingetreten. Schmerzen lassen sich nach mehreren Gesichtspunkten kategorisieren. Nach der **Lokalisation** unterscheidet man zwischen
- somatischem Oberflächenschmerz,
- somatischem Tiefenschmerz und
- viszeralem Schmerz.

Der **somatische Oberflächenschmerz** wird an der **Haut** empfunden, während der **Tiefenschmerz** aus den Bereichen von **Muskulatur und Skelett** kommt. Der **viszerale Schmerz** hingegen betrifft die **inneren Organe**.

Schmerzen werden außerdem nach der **Dauer** in akute und chronische Schmerzen unterteilt.

Von **akutem Schmerz** spricht man, wenn derselbe endet, sobald die ursächliche Gewebeschädigung behoben oder verheilt ist. **Chronische Schmerzen** dauern über Monate an.

Außerdem kann der Schmerz **pathophysiologisch** unterteilt werden in den:
- nozizeptiven Schmerz
- Entzündungsschmerz
- neuropathischen Schmerz

Der **nozizeptive Schmerz** wird durch mechanische oder thermische Reize ausgelöst. Durch diese Noxen werden die Nozizeptoren direkt erregt. Dieser Schmerz dient als Warnsignal um Zellschädigung weitgehend zu vermeiden. Beim **Entzündungsschmerz** kommt es zunächst zur Zellschädigung und als Konsequenz derselben zur Entzündungsreaktion. Freigesetzte Entzündungsmediatoren verursachen eine langfristige Erregung der Nozizeptoren. Durch diese anhaltende Stimulation kann es zur leichteren Erregbarkeit der Nozizeptoren und zur Sensibilisierung in der betroffenen Schmerzbahn kommen. Als Konsequenz kommt es zu einer verstärkten Schmerzwahrnehmung, die sich in zwei Formen äußern kann: **Allodynie** und **Hyperalgesie**.

> ❯ **Allodynie:** Senkung der Wahrnehmungsschwelle für Schmerzreize, sodass Reize, die ursprünglich als nicht schmerzhaft wahrgenommen wurden, nun als Schmerz empfunden werden.
> **Hyperalgesie:** Steigerung der Schmerzempfindlichkeit, sodass die Intensität des empfundenen Schmerzes größer wird, obwohl der Schmerzreiz unverändert bleibt.

Neuropathische Schmerzen beruhen auf einer Auslösung von Aktionspotenzialen in primär afferenten Neuronen nicht über Nozizeptoren, sondern im Bereich der afferenten Nervenfasern. Ursachen hierfür können Verletzungen, aber auch biochemische oder morphologische Veränderungen sein, wie sie bei Diabetes mellitus oder Virusinfektionen (Herpes zoster) zu finden sind. Neben den bereits beschriebenen Schmerzformen gibt es noch Schmerzen, deren Ursachen sich nicht identifizieren lassen.

Die Wahrnehmung von Schmerzen beruht auf dem entsprechenden Sinneserlebnis, der objektivierbaren Nozizeption. Schmerzen sind auch mit rein subjektiven Gefühlen verbunden, die zu psychischen Reaktionen führen können. Hierbei sind oft negative Vorstellungsprozesse involviert, die zu ängstlichen Reaktionen führen. Letztere können wiederum zu einer gesteigerten subjektiven Schmerzempfindung beitragen. Ein Eingriff in diese psychischen Mechanismen kann daher die Schmerzempfindung verändern.

27.1.2 Schmerzreizaufnahme und -verarbeitung

Nozizeptoren sind freie Nervenendigungen, die durch mechanische, thermische und chemische Reize erregt werden können. Diese Erregung wird über mehrere Arten von Rezeptoren vermittelt:
- Der **Vanilloid-Rezeptor** ist ein ligandengesteuerter Ionenkanal, dessen bekanntester Agonist Capsaicin ist, welches

27

natürlicherweise in Chilischoten vorkommt. Dieser Kanal gehört in die Gruppe der Transient-Receptor-Potential-(TRP-)Kanäle und wird daher auch als TRPV1 bezeichnet. TRPV1 wird auch durch Protonen aktiviert, und das Milieu im entzündeten Gewebe ist sauer. Andere TRP-Kanäle werden durch Hitze und Kälte aktiviert. Nach Aktivierung der TRP-Kanäle kommt es zum Kationeneinstrom, Depolarisation der Membran, Aktivierung von spannungsabhängigen Na^+-Kanälen und dadurch Entstehung von Aktionspotenzialen.

- **P2X-Rezeptoren** mit P2X3-Untereinheiten (▶ Kap. 18) werden durch ATP aktiviert, das insbesondere durch Zelltod in den Extrazellularraum gelangt. Auch hier löst der Kationeneinstrom Aktionspotenziale aus.
- **5-HT$_3$-Rezeptoren** werden durch Serotonin erregt (▶ Kap. 15), das auch ein Entzündungsmediator ist und u.a. aus aktivierten Thrombozyten freigesetzt wird.
- Aktivierung von **Bradykinin-Rezeptoren** führt einerseits zur direkten Erregung primär afferenter Neurone (durch Hemmung von K_V7-Kanälen) und andererseits zur Sensibilisierung der Vanilloid-Rezeptoren. Bradykinin findet sich in wirksamen Konzentrationen im entzündeten Gewebe.
- Durch Cyclooxigenase gebildete **Prostaglandine** (▶ Kap. 19) führen über entsprechende Rezeptoren zur Phosphorylierung von Na^+-Kanälen und TRPV1-Rezeptoren, wodurch wiederum die Sensibilität der Nozizeptoren erhöht wird.

Nozizeptoren sind über Aδ- oder C-Fasern mit Synapsen im Hinterhorn verbunden, während nichtschmerzhafte Berührungen über Aβ-Fasern in das Rückenmark geleitet werden. Die zugehörigen Nervenzellkörper liegen in den Spinalganglien. Die wichtigsten Neurotransmitter, die aus den nozizeptiven Afferenzen im Hinterhorn freigesetzt werden sind **Glutamat** und **Substanz P**. Diese erregen dort gelegene Projektionsneurone, die ihre Axone u.a. in Richtung Thalamus senden. Diese Projektionsneurone werden aber nicht nur von den nozizeptiven Afferenzen innerviert, sondern auch von Interneuronen und absteigenden Bahnen, die im Stammhirn entspringen. Während die Transmitter der nozizeptiven Afferenzen erregend wirken, sind die Transmitter der anderen Nervenendigungen im Hinterhorn allgemein hemmend. Dazu gehören **endogene Opioide**, **Glycin** und **GABA**, die hauptsächlich aus Interneuronen freigesetzt werden, sowie **Serotonin** und **Noradrenalin**, die überwiegend aus absteigenden Nervenfasern freigesetzt werden. Das absteigende serotonerge System entspringt den Raphekernen, welche ihrerseits durch das periaquäduktale Grau kontrolliert werden. Dort finden sich Oipoid-Rezeptoren, deren Aktivierung das absteigende Serotoninsystem stimuliert. Die im Hinterhorn liegenden Nervenendigungen der nozizeptiven Afferenzen sind mit zahlreichen präsynaptischen Rezeptoren ausgestattet, die über Gi-Proteine die Hemmung von Ca_V2-Kanälen und somit von Transmitterfreisetzung vermitteln: von Bedeutung sind hierbei u.a. μ-Opioid- und $α_2$-Adrenozeptoren (◘ Abb. 27.1).

Die Projektionsneurone des Hinterhorns kreuzen auf die andere Seite des Rückenmarks und ziehen im tractus spino-

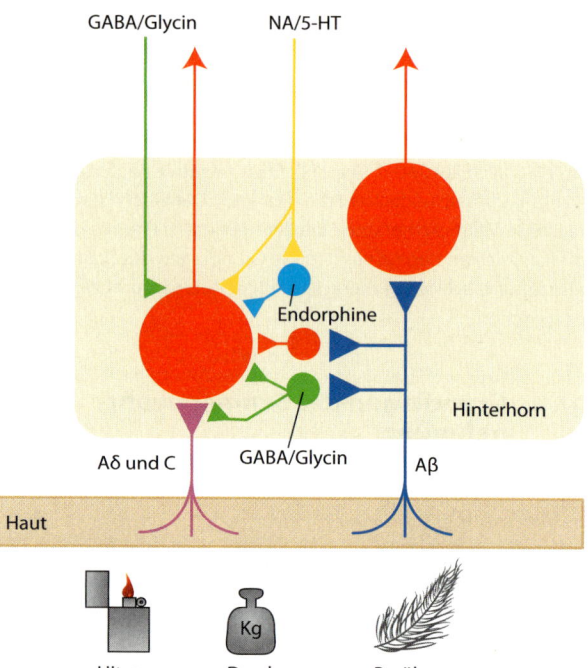

◘ **Abb. 27.1 Schmerzbahn im Rückenmark.** Hitze und Druck aktivieren Nozizeptoren, die über Aδ- oder C-Fasern mit dem Hinterhorn verbunden sind, Berührung wird hingegen über Aβ-Fasern geleitet. Die exzitatorische schmerzleitende Verschaltung wird durch exzitatorische (rot) und inhibitorische Interneurone reguliert, die GABA/Glycin (grün) und Endorphine (türkis) als Transmitter verwenden. Aus dem Locus coeruleus (Noradrenalin) und den Raphekernen (Serotonin) absteigende Bahnen (gelb) hemmen direkt und indirekt die Verschaltung im Hinterhorn

thalamicus in den **Thalamus.** Von dort wird dann der **somatosensorische Cortex** innerviert, sodass der Schmerz lokalisiert werden kann, sowie das **limbische System,** das dafür verantwortlich ist, dass Schmerz auch eine affektive Komponente besitzt. Die Projektionsneurone des Hinterhorns innervieren auch die **Formatio reticularis,** über welche der Wachzustand und das autonome Nervensystem beeinflusst werden, sowie Kerngebiete des Mittelhirns.

27.2 Analgetika

Lernziele

Analgetika
- **Opioide Analgetika:** Alfentanil, Buprenorphin, Codein, Dihydrocodein, Fentanyl, Hydromorphon, Levomethadon, Morphin, Nalbuphin, Naloxon, Naltrexon, Oxycodon, Pentazocin, Pethidin, Piritramid, Remifentanil, Sufentanil, Tilidin, Tramadol
- **Nichtopioide Analgetika:** NSAR

▼

- **Nichtopioide Analgetika ohne antiphlogistische Wirkung:** Paracetamol, Metamizol, Phenazon, Propyphenazon, Flupirtin, Ziconotid; Capsaicin
- **Co-Analgetika:** Antidepressiva, Antikonvulsiva, Coticosteroide, Antiarrhythmika, Anxiolytika, α_2-Agonisten, Laxanzien, Antipsychotika, Bisphosphonate
- **Lokalanästhetika:** Articain, Benzocain, Bupivacain, Levobupivacain, Cocain, Mepivacain, Prilocain, Procain, Ropivacain

◻ **Tab. 27.1** Wirkungen einiger Opioide an Opioid-Rezeptoren

	µ-Rezeptor	δ-Rezeptor	κ-Rezeptor
Morphin	+++		+
Codein	+		
Fentanyl	+++++		
Sufentanil	+++++	++	++
Methadon	+++		
Buprenorphin	ppppp		--
Pethidin	++	++	++
Pentazocin	ppp		++
Nalbuphin	---		+++
Naloxon	-----	-	--
Naltrexon	-----	-	---

+ = agonistische Wirkung; p = partialagonistische Wirkung; - = antagonistische Wirkung; je mehr Zeichen, desto höher die relative Affinität des Liganden an den jeweiligen Rezeptoren

Ursprünglich wurden schmerzstillende Substanzen (Analgetika) nach ihrem Angriffsort in **zentral** und **peripher** wirksame unterteilt. Zentral wirksame Analgetika wurden als Synonym für Opioide verwendet, peripher wirksame als Synonym für alle anderen. Da aber Analgesie vermittelnde Opioid-Rezeptoren auch außerhalb des ZNS zu finden sind, bzw. nichtopioide Analgetika auch Angriffspunkte im ZNS haben, unterscheidet man besser zwischen **opioiden** und **nichtopioiden** Analgetika. In der Schmerztherapie werden noch weitere Wirkstoffe eingesetzt, die a priori keine ausgeprägt analgetische Wirkung haben, aber die Wirksamkeit von Analgetika verstärken bzw. deren unerwünschte Wirkungen abschwächen können. Solche Arzneimittel werden als analgetische Adjuvantien bzw. Co-Analgetika bezeichnet.

27.2.1 Opioide Analgetika

Definition. Der Begriff Opium ist abgeleitet von οποσ (= opos: Saft), wobei der Saft des Schlafmohns (Papaver somniferum) gemeint ist. **Opiate** bezeichnet Wirkstoffe, die aus dem Schlafmohn gewonnen werden. Der als erstes (1806 von Sertürner) beschriebene und bekannteste Vertreter der Opiate ist Morphin, dessen Name an μορπηευσ (= Morpheus), den griechischen Gott der Träume erinnern soll. Ein anderes bekanntes Opiat ist Codein. Die chemischen Strukturen dieser pflanzlichen Opiate lassen sich im Labor verändern, sodass daraus **semisynthetische Derivate** werden. Daneben gibt es auch **vollsynthetische Substanzen.** Außerdem sind in Lebewesen Peptide nachweisbar, die Wirkungen auslösen können, die jenen der Opiate ähnlich sind. Der Überbegriff für diese Wirkstoffe ist **Opioide,** die endogenen Wirkstoffe werden **opioide Peptide** genannt (▶ Kap. 22).

Opioid-Rezeptoren. Gegenwärtig sind 3 verschiedene **Rezeptoren für Opioide** bekannt, welche mit den griechischen Buchstaben µ, δ und κ bezeichnet werden. Diese Rezeptoren zeigen alle heptahelikale Struktur und vermitteln ihre Effekte über heterotrimere G-Proteine. Opioid-Rezeptoren finden sich sowohl im zentralen Nervensystem, als auch in peripheren Organen. Deren Aktivierung durch Agonisten kann daher zahlreiche Wirkungen zur Folge haben (◻ Tab. 27.2).

Ein den eigentlichen Opioid-Rezeptoren nahe verwandter Rezeptor ist der **ORL-1** (opioid receptor like 1) Rezeptor, über welchen endogenes **Nozizeptin** proalgetische Wirkung

entfaltet. Zwischenzeitlich wurden auch die sogenannten Sigma-Rezeptoren zur Gruppe der Opioidrezeptoren gezählt; diese Bindungsstellen üben aber keine Membranrezeptorfunktion aus, sondern sind intrazelluläre Signalmoleküle. Einzelne Rezeptorproteine (z.B. δ- und κ-Rezeptoren) bilden **Heterodimere,** welche dann andere pharmakologische Eigenschaften besitzen als die jeweiligen einzelnen Rezeptoren. Dieser Mechanismus trägt zur Heterogenität von Opioid-Rezeptoren bei.

Die meisten klinisch oder missbräuchlich eingesetzten Opioide entfalten ihre Wirkung, so wie Morphin, durch bevorzugte Aktivierung von µ-Rezeptoren. Es gibt aber auch einige andere, wie beispielsweise Nalbuphin, die an mehr als einem Opioid-Rezeptor ihre Wirkung entfalten. Hierbei kommt hinzu, dass einige Substanzen an einem Rezeptortyp aktivierend, also agonistisch wirken, an einem anderen Rezeptor gleichzeitig aber blockierend, also antagonistisch. Solche Opioide werden als **gemischte Agonisten-Antagonisten** bezeichnet. Daneben gibt es noch reine Antagonisten und Substanzen mit partialagonistischer Wirkung. Einige Vertreter der opioid wirksamen Substanzen listet ◻ Tab. 27.1 auf und zeigt deren Wirkung an den einzelnen Opioid-Rezeptoren.

Wirkprinzip. Einen Überblick über die typischen Morphinwirkungen, die in zentrale und periphere Effekte unterteilt werden können, gibt ◻ Tab. 27.2.

Infolge teilweise überlappender, aber doch unterschiedlicher Lokalisation in verschiedenen Arealen des Nervensystems, können Opioid-Rezeptoren an unterschiedlichen

Tab. 27.2 Wirkungen von Morphin als prototypischer Opioid-Rezeptoragonist

	Wirkung	Wirkmechanismus
Zentral	spinale Analgesie	Hemmung der synaptischen Übertragung im Hinterhorn
	supraspinale Analgesie	Hemmung der neuronalen Aktivität im Thalamus und Aktivierung hemmender deszendierender Bahnen
	Euphorie	Aktivierung mesolimbischer dopaminerger Neurone
	Sedation/Hypnose	Hemmung der Formatio reticularis
	Muskelrigidität	Aktivierung nigrostriataler dopaminerger Neurone
	Anxiolyse	Hemmung der neuronalen Aktivität im Locus coeruleus
	Krämpfe	Hemmung inhibitorischer Interneurone
	Hypothermie	Hemmung des hypothalamischen Temperaturzentrums
	Miosis	Aktivierung des Nucleus oculomotorius
	Atemdepression	Hemmung der CO_2-Empfindlichkeit des medullären Atemzentrums
	antitussive Wirkung	Hemmung des medullären Hustenzentrums
	antiemetische Wirkung	Hemmung des medullären Brechzentrums
	Blutdrucksenkung	Hemmung des medullären Vasomotorenzentrums
	Bradykardie	Aktivierung des Nucleus dorsalis nervi vagi
Peripher	verzögerte Magenentleerung	Abnahme der Magenmotilität und Pyloruskonstriktion
	Obstipation	Tonussteigerung, sowie Hemmung der propulsiven Motorik und der Wasser- und Elektrolytabgabe durch die Mucosa
	Störung des Gallenflusses	Kontraktion der Gallenblasenmuskulatur und des Sphincter Oddii
	Harnverhaltung	Kontraktion des Sphincter vesicae
	Hemmung der Wehentätigkeit	Abnahme der Empfindlichkeit des Uterus gegenüber Oxytocin
	emetische Wirkung	Erregung der Chemorezeptoren-Trigger-Zone

Funktionen und Verhaltensweisen beteiligt sein. Durch den Einsatz von relativ selektiven Opioid-Rezeptorliganden konnten einige der bekannten Opioidwirkungen bestimmten Rezeptortypen zugeordnet werden (◘ Tab. 27.3).

Daneben kann Morphin (und Pethidin) zur Freisetzung von Histamin führen, ein Effekt der aber nicht durch Opioid-Rezeptoren vermittelt wird; dessen Konsequenz sind Nesselausschlag und Jucken.

Ein Charakteristikum der Opioide ist das Entstehen einer **Toleranz** (Abnahme der Wirkung trotz gleichbleibender Dosierung) nach länger dauernder Anwendung. Diese Toleranzentstehung ist nicht durch Veränderungen im Metabolismus bedingt, sondern durch verringertes Ansprechen der Erfolgsorgane. Dementsprechend ist die Toleranz nicht für alle Effekte gleich. Die deutlichste Wirkungsabnahme findet sich bei zentral dämpfenden Wirkungen (z.B. Sedierung), weniger bei zentral erregenden Wirkungen (z.B. Miosis), und die geringste, kaum feststellbare Wirkungsabnahme tritt bei peripheren Wirkungen auf. Dies erklärt, warum bei Opioidabhängigen sowohl die euphorisierende, als auch die atemdepressive Wir-

kung stark abnimmt (sodass auch 100-fach gesteigerte Dosierungen keine zentrale Atemlähmung verursachen), während Miosis und Obstipation kaum nachlassen. Eine der Ursachen für diese differenzielle Toleranzentwicklung ist das unterschiedliche Desensitivierungsverhalten einzelner Opioid-Rezeptortypen. Außerdem wird nicht jeder Rezeptortyp durch alle Agonisten gleich schnell zur Desensitivierung gebracht.

Die genauen Mechanismen der Toleranz auf zellulärer Ebene sind nicht restlos aufgeklärt. Ein relevanter Punkt ist die Überaktivität von Adenylylcyclasen. Diese Enzyme werden durch die Aktivierung von Opioid-Rezeptoren gehemmt. Ihre Aktivität nimmt aber bei andauernder Einwirkung von Opioiden wieder zu, und nach Beendigung einer länger dauernden Opioidanwendung wird diese enzymatische Überaktivität wirksam. Dies ist eine der Grundlagen für das Auftreten von Entzugssymptomen, sobald eine länger dauernde Opioidzufuhr unterbrochen wird. Die Überaktivität der Adenylylcyclasen ist der hemmenden Wirkung der Opioid-Rezeptoren auf zellulärer Ebene entgegengesetzt. In diesem Sinne sind auch die zu erwartenden **Entzugssymptome** (Pu-

■ **Tab. 27.3** Typische opioide Wirkungen und sie vermitteln-de Rezeptoren

Opioidwirkung	μ	δ	κ
Spinale Analgesie	**	*	*
Supraspinale Analgesie	***	*	*
Atemdepression	***		
Euphorie	***		
Psychotomimetische Wirkung			***
Sedierung	***		**
Miosis	**		*
Obstipation/Gallengangskontraktion/Harnverhalten	**	*	*
Diurese			**
Physische Abhängigkeit	***		*

Die Anzahl der Zeichen korreliert mit dem Ausmaß des relativen Beitrags des jeweiligen Rezeptors zur angeführten Wirkung.

■ **Tab. 27.4** Charakteristika klinisch eingesetzter Opioide

Wirkstoff	Analge-tische Potenz	Orale Bioverfüg-barkeit	Plasma-halbwerts-zeit (h)
Alfentanil	30	nur i.v.	2
Buprenorphin	30	50%	3–4
Codein	0,1	60%	2–4
Dihydrocodein	0,15	30%	3–4
Fentanyl	100	50%	3–4
Hydromorphon	6–8	40%	4–6
Levomethadon	3–4	60–95%	14–40
Morphin	1	20–40%	2–3
Nalbuphin	0,8	nur parenteral	2–3
Naloxon	0	nur parenteral	1–2
Naltrexon	0	40–50%	24–48
Oxycodon	2	60–80%	4–5
Pentazocin	0,3	20%	3–5
Pethidin	0.15	50%	3
Piritramid	0,7	nur parenteral	4–8
Remifentanil	200	nur i.v.	<0,5
Sufentanil	1000	nur i.v.	10–16
Tilidin	0,2	60–100%	4–6
Tramadol	0,1	70–90%	7

pillenerweiterung, Ruhelosigkeit, Reizbarkeit, Schweißausbrüche, Hyperalgesie, Piloerektion = »cold turkey«, Übelkeit, Erbrechen, Tachykardie, Darmkrämpfe, Durchfälle, Hypertonie, Dysphorie, Gähnen, Schlaflosigkeit, Hyperthermie, Angstzustände, Spannungszustände, Muskelschmerzen) Umkehrungen der bekannten opioiden Wirkungen. Diese Entzugssymptome sind die Grundlage der **physischen Abhängigkeit** nach längerem Opioidkonsum; daneben gibt es auch **psychische Abhängigkeit** (▶ Kap. 32).

❯ Die wichtigsten chronischen Morphinwirkungen sind Toleranzentstehung, Entzugssymptomatik beim Absetzen, sowie psychische und physische Abhängigkeit. Die Furcht vor dem Auftreten dieser chronischen Wirkungen bedingt eine ungerechtfertigte Zurückhaltung beim klinischen Einsatz der Opioide, denn die Erfahrung lehrt, dass Schmerzpatienten keine Suchterkrankung entwickeln. Auf Toleranz und drohenden Entzug kann mit Dosisanpassung bzw. ausschleichender Beendigung der Therapie reagiert werden.

Opioide Wirkstoffe. Rund 20 verschiedene opioid wirksame Substanzen werden in Arzneispezialitäten angeboten, es gibt aber noch wesentlich mehr legale und illegale Opioide. Hier werden nur die besprochen, die als Suchtmittel relevant sind oder therapeutisch häufig eingesetzt werden. Von den nachfolgend angeführten Substanzen sind nur Buprenorphin, Nalbuphin und Pentazocin gemischte Agonisten-Antagonisten, alle anderen sind reine Agonisten oder Antagonisten (■ Tab. 27.4). Da die Wirkungen primär durch einen agonistischen

Angriff an μ-Rezeptoren entstehen, wird diesbezüglich auf ■ Tab. 27.1 verwiesen.

Morphin (■ Abb. 27.2) wird nach oraler Verabreichung enteral resorbiert, wobei die Bioverfügbarkeit infolge präsystemischer Elimination bei nur 30% liegt. Daher muss bei oraler Einnahme eine ungefähr dreimal höhere Dosis (z.B. 30 mg) als bei parenteraler Applikation (z.B. 10 mg) eingesetzt werden. Morphin unterscheidet sich von vielen anderen Opioiden durch eine relativ geringe Lipidlöslichkeit, sodass es nur langsam die Blut-Hirn-Schranke passiert. Auch bei parenteraler Verabreichung werden maximale Wirkungen erst nach 15 Minuten (bei oraler Einnahme nach 30 Minuten) erzielt. Morphin wird im Körper zu Morphin-3- und Morphin-6-Glucuronid metabolisiert; letzteres ist ein aktiver Metabolit, der gut die Blut-Hirn-Schranke durchdringt und eine höhere Affinität zu μ-Rezeptoren aufweist als Morphin selbst. Die Plasmahalbwertszeit von Morphin beträgt 2–3 Stunden, diejenige von Morphin-6-Glucuronid ist deutlich länger. Die Ausscheidung von Morphin-6-Glucuronid hängt von der Nierenfunktion ab, weshalb bei älteren Patienten immer Vorsicht geboten ist. Aufgrund seiner pharmakokinetischen Parameter ist Morphin insbesondere für eine länger dauernde Therapie nicht gut geeignet und wird daher in verschiedenen retardierten Darreichungsformen (Filmtabletten bzw. Kapseln mit Mikrogranula) eingesetzt. Bei 12-stündlicher, d.h. zweimal täglicher Verabreichung zeigen diese retardierten Morphine weitgehende Bioäquivalenz mit flüssigen Morphinzubereitungen, wenn die letzteren alle 4 Stunden oral eingenommen werden; die maximalen Wirkungen werden bei retardierten Morphinpräparationen erst nach 2–3 Stunden erreicht.

Hydromorphon trägt an der Stelle 6 eine Keto-Gruppe. Es kann daher nicht zum 6-Glukuronid metabolisiert werden. Es wird rascher resorbiert als Morphin und kann daher Schmerzspitzen und Durchbruchsschmerzen besser kupieren. Hydromorphon ist potenter als Morphin; bei Hydromorphon ist auch kein Juckreiz zu erwarten, wie er bei hohen Dosierungen von Morphin aufgrund der Histaminfreisetzung auftreten kann.

Codein unterscheidet sich von Morphin durch Methylierung der phenolischen OH-Gruppe, wodurch die präsystemische Inaktivierung reduziert wird. Es erzielt nach oraler Aufnahme wenigstens 60% der Wirkung, die nach parenteraler Applikation erreicht wird. Codein hat eine Plasmahalbwertszeit von 2–4 Stunden und wird zu ca. 10% zu Morphin metabolisiert. Es ist auch Morphin, das die opioiden Wirkungen vermittelt, da Codein selbst geringe Affinität zu Opioid-Rezeptoren aufweist; die ausgeprägt antitussive Wirkung des Codeins wird durch andere Mechanismen vermittelt. Suchtpotenzial und analgetische Wirksamkeit von Codein sind wesentlich geringer als jene von Morphin; es wird als typischer Vertreter schwach wirksamer Opioide angesehen. Die Umwandlung zu Morphin wird durch CYP2D6 katalysiert. Liegen diesbezüglich genetische Polymorphismen vor, die den Metabolismus beeinträchtigen, so kann Codein keine analgetische Wirkung entfalten.

Diacetylmorphin (= **Heroin**) unterscheidet sich von Morphin durch höhere Lipidlöslichkeit, welche eine wesentlich schnellere Penetration in das ZNS erlaubt. Dort wird es zuerst zu 6-Monoacetylmorphin und dann weiter zu Morphin hydrolysiert, und diese beiden Metaboliten vermitteln alle opioiden Wirkungen. Nach intravenöser Applikation werden im Gehirn sehr schnell hohe Morphinspiegel erreicht, welche für die schon innerhalb einer Minute auftretende stark euphorisierende Wirkung des Suchtmittels verantwortlich sind.

Das synthetische Codein-Analogon **Tramadol** (◘ Abb. 27.2) wird in Desmethyltramadol umgewandelt, welches etwa fünfmal aktiver ist als die Ausgangssubstanz. Tramadol ist ein schwach wirksames Opioid. Zur analgetischen Wirksamkeit trägt neben der Aktivierung von μ-Rezeptoren auch die Hemmung der Wiederaufnahme von Noradrenalin und Serotonin, sowie eine Aktivierung von α_2-Adrenozeptoren bei. Die Eliminationshalbwertszeit für Tramadol beträgt 6 Stunden, die für den aktiven Metaboliten ca. 7 Stunden.

Pethidin (◘ Abb. 27.2) ist ein synthetisches Phenylpiperidinderivat. Es ist ein ungefähr 10-fach schwächerer Agonist an μ-Rezeptoren als Morphin. Die Halbwertszeit für Pethidin beträgt ca. 3 Stunden, es wird u.a. zu Norpethidin metabolisiert, dass anticholinerge Wirkungen vermittelt. Dieses zeigt eine Halbwertszeit von über 15 Stunden und tendiert daher zu Kumulation. Infolgedessen können nach mehrmaliger Verabreichung von Pethidin exzitatorische Erscheinungen, wie Halluzinationen, Muskelzuckungen, gesteigerte Reflexe und Konvulsionen auftreten. Pethidin darf daher nicht längerfristig verabreicht werden.

Loperamid ist ein Abkömmling des Pethidin. Es wird durch einen P-Glykoprotein-Transporter an der Penetration durch die Blut-Hirn-Schranke gehindert und erzielt daher nahezu ausschließlich periphere Wirkungen. In diesem Sinne wird es als **Antidiarrhoikum** eingesetzt.

Fentanyl (◘ Abb. 27.2) aktiviert selektiv mit ungefähr 100-fach höherer Potenz als Morphin μ-Rezeptoren. Darüber hinaus ist Fentanyl auch durch hohe Lipidlöslichkeit gekennzeichnet, sodass es sehr rasch die Blut-Hirn-Schranke überwindet. Dementsprechend sind schon 5 Minuten nach intravenöser Gabe maximale zentrale Fentanylwirkungen festzustellen. Aufgrund dieser schnellen Penetration in das Gehirn kann Fentanyl deutlich euphorisierend wirken und besitzt beträchtliches Suchtpotenzial. In weiterer Folge wird die lipophile Substanz in weniger gut durchblutete Gewebe wie insbesondere das Fettgewebe umverteilt. Sobald diese Gewebe mit Fentanyl abgesättigt sind, erreicht seine Wirkdauer ungefähr die Werte der Eliminationshalbwertszeit, welche 3–4 Stunden beträgt. Fentanyl ist nicht nur zur sublingualen und parenteralen Anwendung verfügbar, sondern auch als transdermales therapeutisches System. **Alfentanil, Remifentanil** und **Sufentanil** sind Verwandte des Fentanyl mit ähnlich hoher oder höherer Potenz. Während die Halbwertszeit von Sufentanil durchschnittlich 12 Stunden beträgt, liegt jene von Alfentanil bei bis zu 2 Stunden und die von Remifentanil bei unter 30 Minuten.

Levomethadon (◘ Abb. 27.2) ist ein reiner μ-Rezeptor-Agonist mit ähnlicher Affinität wie Morphin. Es hat höhere orale Bioverfügbarkeit. Trotzdem werden die zentralen opioiden Wirkungen nach parenteraler Administration von Levomethadon ungefähr dreimal schneller erreicht als nach oraler Aufnahme. Außerdem sind die maximalen Wirkungen nach parenteraler Verabreichung viel stärker als nach oraler. Daher besitzt auch Levomethadon intravenös verabreicht ein viel höheres Suchtpotenzial als nach peroraler Aufnahme. Levomethadon wird nach hepatischer Metabolisierung hauptsächlich renal ausgeschieden, wobei diese Elimination durch Ansäuerung des Harns beschleunigt werden kann.

Das semisynthetische Thebainderivat **Buprenorphin** (◘ Abb. 27.2) ist ein partieller Agonist an μ-Rezeptoren und gleichzeitig ein Antagonist an κ-Rezeptoren. Seine Wirkungen sind diejenigen eines μ-Rezeptoragonisten, da der Antagonismus am κ-Rezeptor sich klinisch kaum äußert. Der partielle Agonismus an μ-Rezeptoren, gepaart mit einer hohen Affinität, verleiht Buprenorphin Eigenschaften, die es von den anderen Opioiden deutlich unterscheidet. Infolge der eingeschränkten maximalen Wirksamkeit besitzt Buprenorphin ein wesentlich niedrigeres Abhängigkeitspotenzial als volle μ-Agonisten. Darüber hinaus sind auch alle anderen morphinartigen Wirkungen weniger stark ausgeprägt und Buprenor-

Agonisten

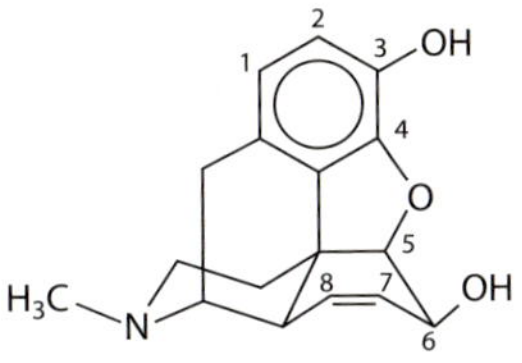

Morphin

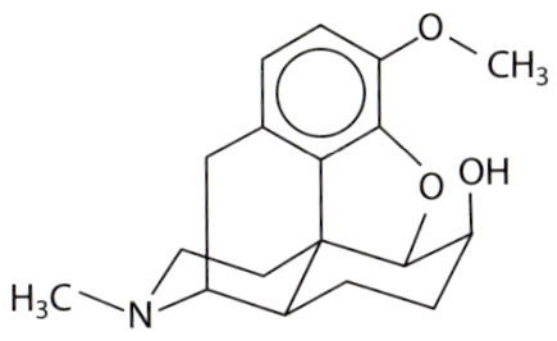

Dihydrocodein

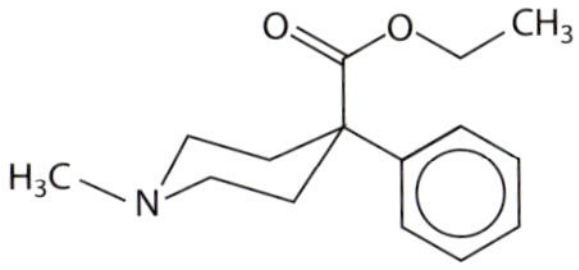

Pethidin

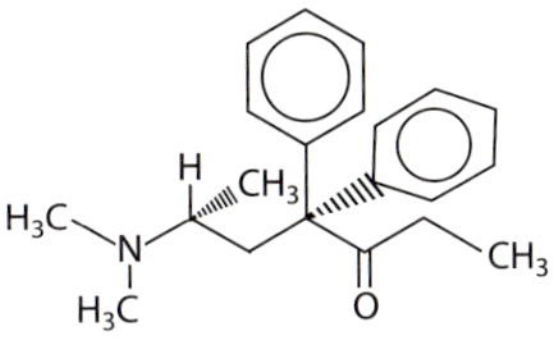

Levomethadon

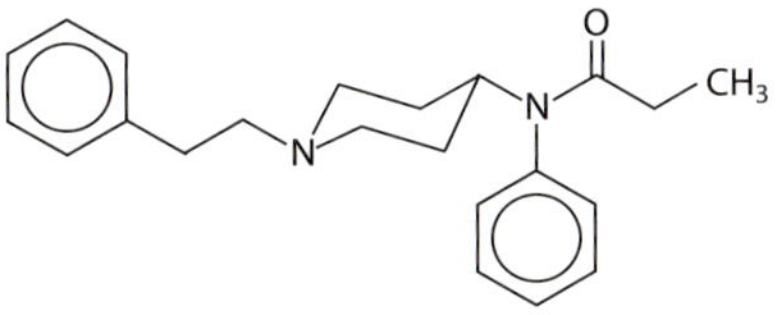

Fentanyl

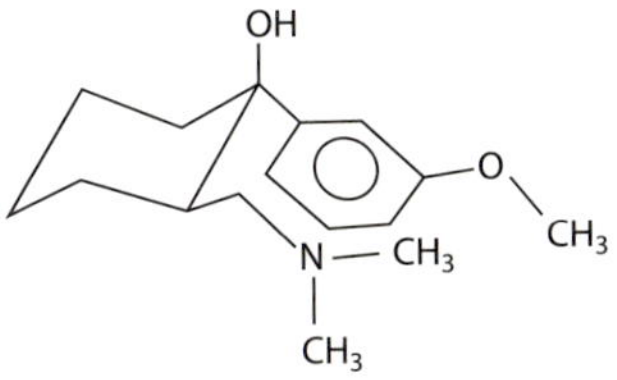

Tramadol

Gemischte Agonisten/Antagonisten

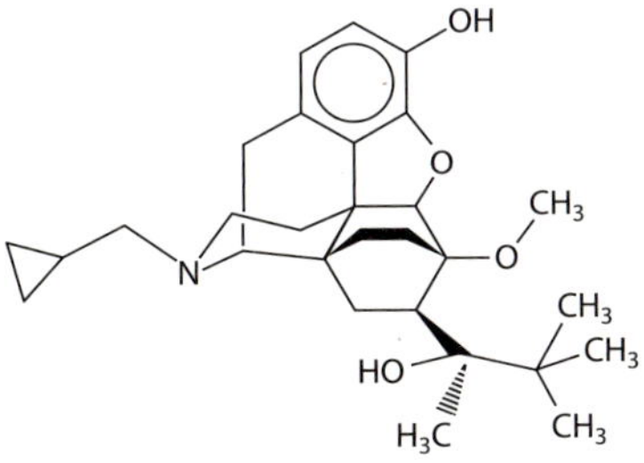

Buprenorphin

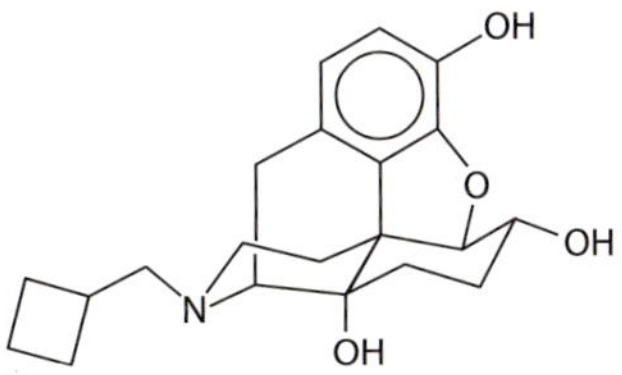

Nalbuphin

Reiner Antagonist

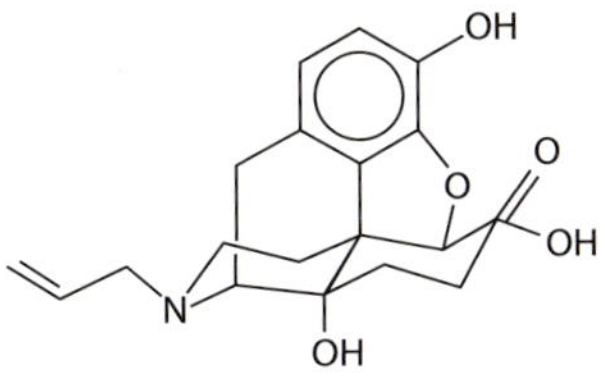

Naloxon

☐ Abb. 27.2 Strukturformeln charakteristischer Opioide

phin erscheint daher sicherer, da eine zentrale Atemlähmung auch bei Überdosierung unwahrscheinlich ist. Trotzdem sollte die atemdepressive Wirkung nicht außer Acht gelassen werden, da diese, insbesondere in Kombination mit anderen atemdepressiv wirkenden Substanzen wie Benzodiazepinen, bedeutsam werden kann. Die partiell agonistische Wirkung von Buprenorphin kann diesem Opioid aber auch antagonistische Eigenschaften verleihen. Dies bedeutet, dass bei Opioidsüchtigen in Abhängigkeit von der Ausgangslage (Dauer und Ausmaß der vorangegangen Opioidaufnahme, Höhe der zirkulierenden Opioidspiegel) durch Buprenorphin auch ein Entzugssyndrom ausgelöst werden kann. Buprenorphin ist hoch potent und dissoziiert nur langsam vom Rezeptor. Als Folge davon ist die Wirkdauer von Buprenorphin wesentlich länger als seine Plasmahalbwertszeit. Außerdem tritt nach Absetzen von Buprenorphin eine Entzugssymptomatik nur sehr verzögert und abgeschwächt auf, und Buprenorphin kann durch andere μ-Rezeptorliganden nicht vom Rezeptor verdrängt werden, d.h. die Wirkung kann durch Antagonisten, wie Naloxon, nur dann abgeschwächt werden, wenn die hemmende Substanz gleichzeitig mit oder sofort nach Buprenorphin verabreicht wird. Analog dazu können auch Agonisten (wie Morphin oder Heroin) nicht mehr ihre typische Wirkung entfalten, wenn Buprenorphin den Rezeptor besetzt. Somit ist Buprenorphin eine Substanz, die einerseits Entzugssymptomatik verhindert und andererseits weitergehende Opioideffekte kaum zulässt.

Pentazocin ist ein Benzomorphanderivat mit agonistischer Aktivität an κ-Rezeptoren und partialagonistischer Wirkung an μ-Rezeptoren. Obwohl die meisten Wirkungen des Pentazocin denjenigen von reinen μ-Agonisten vergleichbar sind, gibt es einzelne Unterschiede: In höheren Dosen verursacht Pentazocin psychotomimetische Wirkungen und führt zum Blutdruckanstieg und zur Tachykardie. Bei Opioidabhängigen kann Pentazocin Entzugssymptomatik auslösen. Trotzdem kann auch nach Beendigung einer lange andauernden Zufuhr von Pentazocin Entzugssymptomatik entstehen. Durch die geringe intrinsische Aktivität an μ-Rezeptoren sind das Abhängigkeitspotenzial und die Gefahr einer Atemlähmung deutlich geringer als bei Morphin.

Nalbuphin ist strukturell dem reinen Antagonisten Naloxon ähnlich. Es wirkt als Antagonist an μ-Rezeptoren und als Agonist an κ-Rezeptoren. Die analgetische Wirksamkeit ist der des Morphin nahezu vergleichbar, das Abhängigkeitspotenzial ist aber viel geringer. Nach hohen Dosen zeigen sich auch bei Nalbuphin psychotomimetische Effekte, aber keine Herzkreislaufwirkungen.

Interaktionen. Die zentral dämpfende Wirkung der Opioide wird durch andere Substanzen mit einer solchen Wirkung verstärkt. Hierzu zählen **Benzodiazepine** und analoge Schlafmittel, **Barbiturate, Antiepileptika, Antisympathotonika** (z.B. Clonidin und Moxonidin), Antidepressiva bzw. Neuroleptika mit sedierender Komponente. Gleichzeitige Einnahme von Inhibitoren der Cytochrom P-450-Oxidasen kann die Wirkungen von Opioiden verstärken, dazu zählen: **Makrolidantibiotika** Erythromycin und Clarithromycin,

Azolantimykotika (Fluconazol, Ketoconazol, Itraconazol, Voriconazol), Cimetidin und Grapefruitsaft in größeren Mengen. Enzyminduktoren wie **Phenytoin, Carbamazepin,** Johanniskraut, Phenobarbital und Primidon, die Antibiotika Rifampicin und Rifabutin, so wie nichtnukleosidische Reverse-Transkriptase-Hemmer wie Efavirenz und Nevirapin können die Wirkung der Opioide abschwächen.

Bei gemeinsamer Anwendung von Opioiden mit **Antidepressiva** mit serotonerger Wirkkomponente kann es zu einem Serotonin-Syndrom kommen. Die Kombination mit MAO-Hemmern ist nicht zulässig.

Klinische Anwendung und Indikationen. Genaue Angaben zum klinischen Einsatz der Opioide in der Schmerztherapie finden sich im ▶ Abschn. 27.3. Neben Schmerzen sind die Substitutionstherapie bei Opioidabhängigen (Morphin, Methadon, Buprenorphin) sowie Analgesie und narkotische Wirkung in der Allgemeinanästhesie (Alfentanil, Remifentanil, Sufentanil) Einsatzgebiete für Opioide.

Kontraindikationen. Aufgrund der hemmenden Wirkung im gastrointestinalen Bereich sollen Opioide bei **chronisch entzündlichen Darmerkrankungen** sowie **Gallenkoliken** nicht eingesetzt werden; dies gilt auch für **Nierenkoliken.** Die atemdepressive Wirkung kann bei Patienten mit **eingeschränkter Atemfunktion** stärker ausgeprägt sein, es kommt zum weiteren Anstieg des CO_2-Partialdrucks. Ein Anstieg des CO_2-Partialdrucks kann auch den Hirndruck erhöhen, weshalb bei **Schädel-Hirn-Traumen** Vorsicht geboten ist.

Steckbrief Opioide

Wirkstoffe: Alfentanil, Buprenorphin, Codein, Dihydrocodein, Fentanyl, Hydromorphon, Levomethadon, Morphin, Nalbuphin, Naloxon, Naltrexon, Oxycodon, Pentazocin, Pethidin, Piritramid, Remifentanil, Sufentanil, Tilidin, Tramadol

Wirkmechanismus: Aktivierung bzw. Hemmung endogener Opioidrezeptoren; deren Aktivierung hemmt die synaptische Übertragung in der Schmerzbahn sowohl spinal, als auch supraspinal

Interaktionen: Wechselwirkungen mit:

— anderen sedierend wirksamen Substanzen einschließlich Ethanol, MAO Hemmer, Antidepressiva

— CYP Hemmern: Makrolidantibiotika, Azolantimykotika, Cimetidin, Grapefruitsaft

— Enzyminduktoren: Phenytoin, Carbamazepin, Johanniskraut, Phenobarbital, Primidon, Rifampicin, Rifabutin, Efavirenz und Nevirapin

Unerwünschte Wirkungen: Atemdepression, psychotomimetische Wirkung, Sedierung, Miosis, Obstipation/ Gallengangskontraktion/Harnverhalten, Diurese, physische und psychische Abhängigkeit (daher Suchtpotenzial), Toleranzentwicklung, Entzugssymptomatik

▼

Klinische Anwendung: Schwere akute und chronische Schmerzzustände, Substitutionstherapie, Allgemeinanästhesie

Kontraindikationen: Chronisch-entzündlichen Darmerkrankungen, Gallenkoliken, Nierenkoliken, eingeschränkte Atemfunktion, Schädel-Hirn-Traumen

27.2.2 Nichtopioide Analgetika

Die nichtopioiden Analgetika kann man anhand ihrer eventuell vorhandenen entzündungshemmenden Eigenschaften in **antiphlogistische** und **nichtantiphlogistisch wirksame** unterscheiden. Die antiphlogistisch wirksamen werden als **nichtsteroidale Antirheumatika** (NSAR bzw. NSAID = non steroidal antiinflammatory drugs,) bezeichnet, siehe ▶ Kap. 24.

Zu den nichtantiphlogistisch wirksamen zählen **antipyretisch wirksame Analgetika** (Paracetamol, Metamizol, und Phenazon bzw. Propyphenazon) sowie **Flupirtin, Ziconotid** und **Capsaicin**.

Paracetamol

Die analgetische und antipyretische Wirksamkeit von Paracetamol ist mit jener der Acetylsalicylsäure vergleichbar. Der Wirkmechanismus ist nicht aufgeklärt, es wird eine **Hemmung von Cyclooxigenasen im Gehirn** vermutet. Außerdem gibt es Hinweise, dass das serotoninerge und das cannabinoide System an der Wirkung beteiligt sind, die jedenfalls eine zentrale ist. Paracetamol wird zur Therapie **leichter bis mittelstarker Schmerzen** sowie zur **Fiebersenkung** eingesetzt. Da es in therapeutischer Dosierung gut verträglich ist, wird es häufig in der Pädiatrie verwendet.

Pharmakokinetik. Nach oraler Applikation ist Paracetamol rasch (1 h) und zu 70–90% bioverfügbar. Die Resorption nach rektaler Anwendung ist langsamer (≤3 h) und weniger zuverlässig. Es wird nahezu komplett in der Leber metabolisiert (Glukuronidierung und Sulfatierung); die Plasmahalbwertszeit beträgt ca. 2 Stunden. Ab einer Dosis von **6 g pro Tag** entsteht in der Leber vermehrt **N-Acetyl-p-Benzochinonimin,** das mit Gluthathion konjugiert wird. Sind die Gluthathionreserven der Leber erschöpft, kommt es durch diesen Metaboliten zur Leberzellnekrose. Diese tödliche Intoxikation kann durch das Antidot **N-Acetylcystein** verhindert werden, das innerhalb von 10 Stunden nach Paracetamoleinnahme verabreicht werden muss.

Unerwünschte Wirkungen. Unerwünschte Wirkungen sind bei therapeutischer Dosierung (bis zu 2 g pro Tag) sehr selten und unspezifisch (z.B. Überempfindlichkeitsreaktionen).

Kontraindikationen. Kontraindikationen sind schwere Leber- und Nierenschäden und Glukose-6-phosphat-Dehydrogenasemangel. Vorsicht ist bei chronischem Alkoholismus (Leber!) geboten.

Metamizol

Metamizol ist das am **stärksten wirksame Pyrazolinon** mit ausgeprägten **analgetischen** und **antipyretischen** Eigenschaften. Daneben wirkt Metamizol auch leicht **spasmolytisch,** sodass es bei jeglichen **starken Schmerzen** und besonders bei **Kolikschmerzen** eingesetzt wird. Die Wirkung entsteht im ZNS, vermutlich im periaquäduktalen Grau (▶ Abschn. 27.1), wobei der Wirkmechanismus nicht restlos geklärt. Eine Hemmung von Cyclooxigenasen ist aber von Bedeutung.

Pharmakokinetik. Nach oraler Gabe wird Metamizol sofort in 4-Methylaminophenazon umgewandelt, welches komplett resorbiert wird und ein aktiver Metabolit ist. Dieser wird weiter zum aktiven 4-Aminophenazon metabolisiert, beide werden renal eliminiert mit Plasmahalbwertszeiten von ca. 3 bzw. 4 Stunden.

Unerwünschte Wirkungen. Unerwünschte Wirkungen limitieren den breiten Einsatz von Metamizol: Agranulozytose tritt selten auf (Risiko ca. 1:1.000.000), ist aber meist letal. Die Ursache hierfür ist vermutlich eine zytotoxische Immunreaktion. Schwere Schockreaktionen sind vor allem nach parenteraler Gabe zu beobachten, weswegen Metamizol i.v. sehr langsam und mit gebotener Vorsicht appliziert werden muss.

Kontraindikationen. Kontraindiziert ist Metamizol bei Blutbildungsstörungen.

Phenazon/Propyphenazon

Diese Pyrazolinone sind schwächer wirksam als Metamizol, besitzen aber auch ein Agranulozytoserisiko, das deren Einsatz limitiert.

Flupirtin

Flupirtin ist ein **zentral wirksames mittelstarkes Analgetikum** mit **antikonvulsiven, neuroprotektiven** und **muskelrelaxierenden**, aber keinen antipyretischen Eigenschaften. Diese Kombination dürfte auf einem mehrfachen Wirkmechanismus beruhen, der die Aktivierung von $K_{ir}3$- und K_V7-Kanälen sowie die Modulation von $GABA_A$-Rezeptoren miteinschließt.

Pharmakokinetik. Nach oraler Gabe wird Flupirtin schnell resorbiert; die orale Bioverfügbarkeit liegt bei 90%, die rektale bei 70%. Es wird überwiegend in der Leber metabolisiert, wobei auch ein aktiver Metabolit entstehen kann. Die Plasmahalbwertszeit variiert zwischen 7 und 14 Stunden.

Unerwünschte Wirkungen. Unerwünschte Wirkungen sind Müdigkeit, Schwindel, Erbrechen, Verschwommensehen.

Interaktionen. Die Wirkungen sedativer Pharmaka und von Ethanol werden verstärkt.

Kontraindikationen. Kontraindikationen sind schwere Leberschäden, Cholestase, Hepatoenzephalopathie und Myasthenia gravis.

Ziconotid

Ziconotid ist ein **synthetisches Peptid**, das dem **ω-Conoto-xin MVIIA** entspricht. Conotoxine sind im Gift der Meeres-schneckengattung Conus enthalten und blockieren je nach Art relativ spezifisch einzelne Ionenkanäle.

Pharmakokinetik. Ziconotid ist **selektiv für Ca$_V$2.2** und ver-hindert durch die Blockade solcher präsynaptischer Kanäle den Calciumeinstrom und somit die Transmitterfreisetzung. Ziconotid kann nur intrathekal verabreicht werden und ist nur bei sehr starken Schmerzen indiziert. Die Halbwertszeit im Liquor beträgt ca. 5 Stunden.

Unerwünschte Wirkungen. Unerwünschte Wirkungen sind Verwirrung, Gedächtnisstörung, Schwindel, Nystagmus, Ver-schwommensehen, Somnolenz, Übelkeit, Erbrechen.

Capsaicin

Capsaicin, ein Inhaltsstoff in Chilischoten, ist ein **Agonist an TRPV1** (▶ Abschn. 27.1). Es wird lokal in Salben angewandt und verursacht durch Aktivierung des TRPV1 ein Wärmegefühl, welches zur Linderung von Muskelschmerzen beitragen soll.

Steckbrief nichtopioide Analgetika

Wirkstoffe:
- nichtsteroidale Antirheumatika (NSAR)
- antipyretisch wirksame Analgetika (Paracetamol, Metamizol, und Phenazon bzw. Propyphenazon)
- Flupirtin
- Ziconotid
- Capsaicin

Wirkmechanismus: Hemmung von Cyclooxigenasen (NSAR, Paracetamol, Metamizol), Aktivierung von K$^+$-Ka-nälen (Flupirtin), Hemmung von Ca^{2+}-Kanälen (Zicono-tid), Aktivierung von TRPV1 (Capsaicin)
Unerwünschte Wirkungen: Lebertoxizität (Paracetamol); Agranulozytose (Metamizol, Phenazon, Propyphenazon); Sedierung (Flupirtin); zentralnervöse Störungen (Zico-notid)
Klinische Anwendung: Leichte bis schwere akute und chronische Schmerzzustände
Kontraindikationen: Leberschäden (Paracetamol, Flu-pirtin), Nierenschäden (Paracetamol), Blutbildungs-störungen (Metamizol), Myasthenia gravis (Flupirtin)

27.2.3 Co-Analgetika

Co-Analgetika (Adjuvantien, adjuvante Analgetika) sind Wirk-stoffe, die per se kaum oder gar keine analgetische Wirkung besitzen, die aber im Zusammenwirken mit Analgetika die medikamentöse Schmerztherapie unterstützen können. Alle in ▣ Tab. 27.5 erwähnten Substanzen und Substanzklassen sind in anderen Kapiteln im Detail beschrieben und werden hier nur tabellarisch erwähnt.

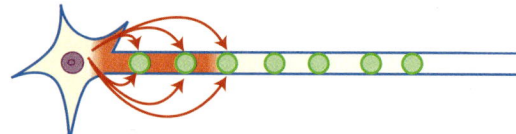

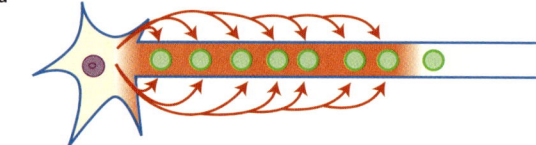

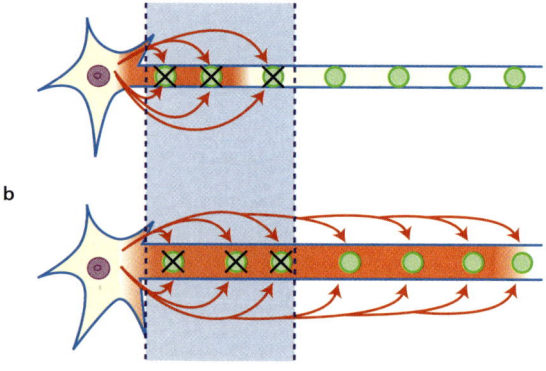

Bereich mit LA

▣ **Abb. 27.3a, b Fortleitung einer Depolarisation im Axonhügel über ein dünnes und ein dickes Axon (a).** Die lokale Depolarisation ohne Öffnung weiterer Na$^+$ Kanäle (grüne Öffnungen) reicht in di-cken Axonen wesentlich weiter als in dünnen. Wird nur ein gewisser Bereich der Axone mit Lokalanästhetikum belegt (b), so kann die Reizleitung den Bereich des Lokalanästhetikums (blau) überwinden, falls diese lokale Depolarisation weit genug reicht. Erreicht die loka-le Depolarisation hingegen nur Na$^+$-Kanäle, die mit Lokalanästheti-kum (LA) belegt sind, kommt es zu keiner Reizweiterleitung

27.2.4 Lokalanästhetika

Definition. Lokalanästhetika führen nach lokaler Anwen-dung im Rahmen einer Oberflächen-, Leitungs-, oder Spinal-anästhesie zur **Gefühllosigkeit** im Bereich des von den be-troffenen Nerven sensibel versorgten Gebietes. Die Basis hierfür ist eine **Hemmung der Reizleitung** in Neuriten. Die Grundlage für die ausschließlich anästhetische Wirkung ist die Tatsache, dass dosisabhängig zuerst nichtmyelini-sierte und dünne Nervenfasern betroffen sind, und erst nach höheren Dosen auch dicke, myelinisierte Nervenfasern (▣ Abb. 27.3).

Schmerzleitende C-Fasern gehören zu den dünnen un-myelinisierten Fasern, während motorische Fasern zu den dicksten und myelinisierten zählen. Daher ist zuerst die Schmerzempfindung, und erst bei höheren Dosen auch die Motorik vom Lokalanästhetikum betroffen.

Wirkmechanismus. Lokalanästhetika sind relativ **spezifische Blocker spannungsabhängiger Na$^+$-Kanäle.** Erst in höheren

Tab. 27.5 Co-Analgetika

Wirkstoffklasse	Vertreter	Wirkmechanismus	Siehe Kapitel
Antidepressiva	Amitriptylin, Nortriptylin, Desipramin, Fluoxetin	Verstärkung der endogenen noradrenergen und/oder serotonergen Hemmung, antidepressive Wirkung	▶ Kap. 31
Antikonvulsiva	Carbamazepin, Phenytoin, Gabapentin Lamotrigin,	Hemmung von Na$^+$-Kanälen und Aktionspotenzialen	▶ Kap. 33
Coticosteroide	Prednisolon, Dexamethason	Entzündungshemmung	▶ Kap. 49
Antiarrhythmika	Mexiletin, Lidocain	Hemmung von Na$^+$-Kanälen und Aktionspotenzialen	▶ Kap. 39
Anxiolytika	Benzodiazepine (z.B. Diazepam)	Zentrale Muskelrelaxation, Angstlösung, Sedation	▶ Kap. 29
α_2-Agonisten	Clonidin	Aktivierung prä- und postsynaptischer α_2-Rezeptoren im Hinterhorn	▶ Kap. 26
Laxanzien	Lactulose	Bekämpfung der Opioid-bedingten Obstipation	▶ Kap. 46
Antiemetika	Metoclopramid	Bekämpfung von Opioid-bedingtem Erbrechen	▶ Kap. 46
Antipsychotika	Levomepromazin	Besserung von eventuell auftretender Agitation und Verwirrtheit, antiemetische Wirkung	▶ Kap. 30
Bisphosphonate	Clodronat, Pamidronat, Zoledronat, Ibandronat	Hemmung des Schmerzes durch Knochenmetastasen	▶ Kap. 52

Konzentrationen werden auch andere spannungsabhängige und Transmitter-gesteuerte Ionenkanäle blockiert. Die Blockade der Na$^+$-Kanäle erfolgt vor allem im inaktivierten Zustand. Da dieser nur vom aktivierten (geöffneten) Zustand erreicht wird, ist die Blockade der Na$^+$-Kanäle umso stärker ausgeprägt, je öfter die Kanäle geöffnet werden. Diese Art der Wirkung wird »use dependent« genannt.

Pharmakokinetik. Fast alle Lokalanästhetika sind **amphiphil.** Sie besitzen einen **hydrophopen aromatischen Ring,** sowie einen **protonierbaren Stickstoff.** Die einzige Ausnahme davon ist Benzocain, das keinen solchen Stickstoff hat. Somit können Lokalanästhetika in ionisierter und nichtionisierter Form vorliegen; die zugehörigen **pK$_a$-Werte** reichen von **7,8** bis **8,9** (▶ Abb. 27.4).

Durch die Ionisierung der Lokalanästhetika in Abhängigkeit von der vorliegenden H$^+$-Ionenkonzentration erhalten die Lokalanästhetika einen hydrophilen Charakter. Dieser ist Voraussetzung für die Herstellung einer wässrigen Injektionslösung (pH 4–6), verhindert aber das Durchdringen bzw. Eindringen in Zellmembranen. Im Gewebe (pH 7,4) liegen je nach pK$_a$ 3–30% nichtionisiert vor und können penetrieren (▶ Abb. 27.5). Im entzündeten Gewebe (pH 5–6) liegen weniger als 1% nichtionisiert vor und es kann eventuell nicht genug Lokalanästhetikum an und in die Nervenfaser gelangen, d.h. keine ausreichende Wirkung entstehen.

Ist das Lokalanästhetikum am Neuriten angelangt, kann es auf **2 Wegen** an die Bindungsstelle im Na$^+$-Kanal gelangen:

━ In nichtionisierter Form auf dem direkten Weg **aus der Membran in die Pore** des Kanalproteins.

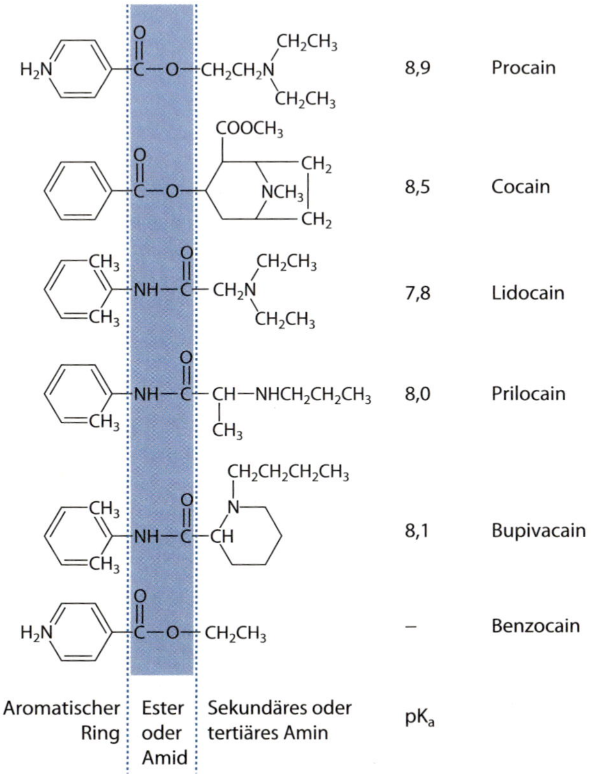

Abb. 27.4 Strukturformeln der Lokalanästhetika und zugehörige pKa-Werte

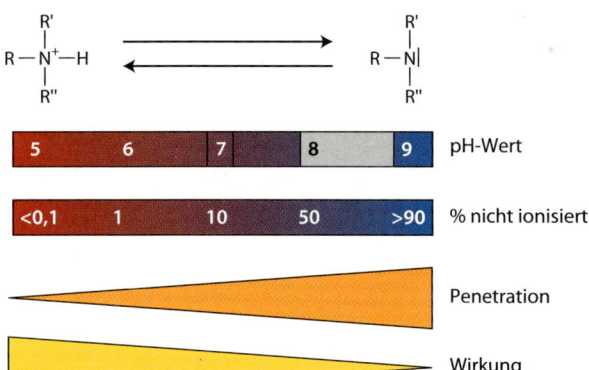

27

○ **Abb. 27.5** Die Abbildung zeigt die Protonierung des Stickstoffs in Lokalanästhetika in Abhängigkeit vom pH-Wert (der graue Bereich zeigt den Bereich der pKa-Werte für Lokalanästhetika), den daraus resultierenden Grad der Ionisierung, sowie das Ausmaß von Penetrations- bzw. Wirkungsvermögen

- In ionisierter Form **über das Zytosol in die Pore** des Kanalproteins. Dieser Weg benötigt 2 Voraussetzungen:
  - Im Zytosol muss das Lokalanästhetikum ionisiert vorliegen. Daher hat die Wirkung eine zur Penetration umgekehrte pH-Abhängigkeit (○ Abb. 27.5).
  - Der Zugang vom Zytosol zur Kanalpore ist nur möglich, wenn der Kanal aktiviert wird; dies trägt auch zur erwähnten »use-dependence« bei.

Eliminiert werden die Lokalanästhetika auch in Abhängigkeit von ihrer Struktur: Lokalanästhetika vom **Estertyp** (○ Abb. 27.4) werden im Blut durch Plasmacholinesterasen abgebaut und haben daher kurze Plasmahalbwertszeiten (<1 h). Lokalanästhetika vom **Amidtyp** werden in der Leber durch Monooxigenasen und Carboxylesterasen metabolisiert und haben längere Halbwertszeiten (>1 h). Neben der Struktur entscheidet die Lipophilie über die Wirkdauer: je lipophiler ein Lokalanästhetikum, desto länger wirkt es.

Verwendete **Lokalanästhetika** sind:
- **Articain** ist ein Lokalanästhetikum vom Amidtyp mit schnellem Wirkungseintritt und begrenzter Wirkdauer (1 h), das häufig in der Zahnmedizin verwendet wird.
- **Benzocain** besitzt keinen protonierbaren Stickstoff, ist daher kaum wasserlöslich und kann nur zur Oberflächenanästhesie eingesetzt werden.
- **Bupivacain** ist ein stark und lang wirksames (bis zu 4 h) Lokalanästhetikum, das daher häufig eingesetzt wird. Im Vergleich zu Lidocain tritt die Wirkung später ein und die Kardiotoxizität ist höher. Das S-Enantiomer **Levobupivacain** hat dieselbe Wirkstärke und -dauer, ist aber weniger kardiotoxisch.
- **Cocain** war die Substanz, für die die lokalanästhetische Wirkung (unter Beteiligung von Sigmund Freud) erstmals beschrieben wurde. Heute wird es als Lokalanästhetikum nicht mehr eingesetzt, sondern eher missbräuchlich als psychotropes Suchtmittel (▶ Kap. 32).

- **Mepivacain** ist ähnlich schnell und ein wenig länger wirksam wie Lidocain. In Kindern, nicht aber Erwachsenen, zeigt es höhere systemische Toxizität als Lidocain.
- **Prilocain** ist in der Wirkung mit Lidocain zu vergleichen. Es verursacht kaum Vasodilatation, kann daher ohne Vasokonstringenzien verwendet werden und hat geringere systemische Toxizität als Lidocain (geringeres Verteilungsvolumen). Beachtenswert ist die Tatsache, dass Prilocain zur Methämoglobinbildung führen kann.
- **Procain** wird wegen seiner relativ kurzen und eher schwach ausgeprägten Wirkung bei gleichzeitig höherem Allergiepotenzial nur noch selten eingesetzt.
- **Ropivacain** ist wie Levobupivacain ein reines S-Enantiomer mit geringerer Kardiotoxizität als Bupivacain. Die Wirkstärke und -dauer sind aber geringer als diejenigen von Bupivacain.

Vasokonstriktorische Zusätze. Lokalanästhetika erfassen u.a. auch postganglionäre sympathische Nervenfasern, sodass die neuronale Regulation des Gefäßtonus wegfällt und es zur Vasorelaxation kommen kann. Die möglichen Folgen sind:
- Vasodilatation
- stärkere Durchblutung
- schnellerer Abtransport des Lokalanästhetikums vom Wirkort
- eventuell höhere Konzentrationen des Lokalanästhetikums im Blut

Zur Vermeidung dieser Reaktionen können dem Lokalanästhetikum **Vasokonstringenzien** zugegeben werden, insbesondere Adrenalin oder Noradrenalin, die zur
- Wirkungsverlängerung und
- geringerer systemischer Toxizität führen.

Bei irrtümlicher intravasaler Verabreichung ist die Kombination jedoch toxischer als das Lokalanästhetikum allein.

❯ Vasokonstringenzien dürfen nicht in den Akren angewandt werden, da es dort zu schweren Durchblutungsstörungen mit Gewebenekrosen kommen kann.

Unerwünschte Wirkungen. Bei bestimmungsgemäßer Anwendung und Dosierung sind Lokalanästhetika gut verträglich. Selten treten **allergische Reaktionen** auf, die bei Vertretern des Estertyps häufiger sind als bei Amidtyp-Präparaten. Gelangt jedoch Lokalanästhetikum in ausreichender Menge in den systemischen Kreislauf, so kann es überall zur **Blockade von Aktionspotenzialen** kommen. Die Konsequenzen sind:
- **Zentral, initial:** Unruhe, Hitze- oder Kältegefühl, Übelkeit, Erbrechen, Euphorie, Angst; die Symptomatik kann »bunt« sein, deshalb sollten die Patienten dafür sensibilisiert werden, die Wahrnehmung eigenartiger Gefühle mitzuteilen.
- **Zentral, später:** Symptome sind Orientierungsverlust, Muskelzuckungen, Krämpfe, Atemlähmung.
- **Kardial:** Negative Chrono-, Dromo-, Bathmo- und Inotropie, Kreislaufversagen, Herzstillstand.

Zu bedenken ist, dass die systemische Toxizität der Lokalanästhetika nicht nur von der verabreichten Menge abhängt, sondern auch von der Konzentration in der Injektionslösung: je höher, desto toxischer (d.h. 2 ml einer 1%igen Lösung sind weniger toxisch als 1 ml einer 2%igen Lösung).

Klinische Anwendung

Oberflächenanästhesie. Wässrige Lösungen werden auf Schleimhäute der Nase, des Mundes und Rachens, der Trachea sowie im Auge, in der Speiseröhre und im Urogenitaltrakt aufgebracht, um oberflächliche diagnostische oder therapeutische Maßnahmen zu ermöglichen. Submukosale Strukturen sind von der Wirkung nicht erfasst. In Salben oder Puderform werden Lokalanästhetika auf die Haut gebracht, um z.B. Juckreiz zu mildern. Die bevorzugten Substanzen sind **Lidocain** und **Benzocain**. Zu beachten ist, dass insbesondere über die Schleimhäute große Mengen des Lokalanästhetikums resorbiert werden können, sodass es leicht zu Intoxikationen kommen kann. Die maximale täglich oberflächlich anwendbare Dosis von Lidocain liegt für Erwachsene bei ≤300 mg.

Infiltrationsanästhesie. In der Zahnmedizin sowie bei kleineren chirurgischen Eingriffen dient die subkutane Infiltration von Hautarealen der Hemmung der Schmerzempfindung; tiefere Infiltrationen können aber auch innere Organe betreffen. Die häufig eingesetzten Lokalanästhetika sind **Lidocain, Articain** und **Bupivacain** bzw. **Ropivacain** oder **Levobupivacain**. Bei dieser Anwendung werden häufig Vasokonstriktoren zugesetzt, was die Wirkdauer ungefähr verdoppelt. Müssen größere Regionen infiltriert werden, sind oftmals beträchtliche Mengen des Lokalanästhetikums erforderlich, sodass Intoxikationen drohen. Eine Alternative dazu ist die Leitungsanästhesie.

Leitungsanästhesie. Sie ist der Infiltrationsanästhesie ähnlich, das Lokalanästhetikum wird aber im Bereich eines Nervs infiltriert, um das distal davon liegende sensibel versorgte Gebiet schmerzunempfindlich zu machen.

Intravenöse Regionalanästhesie. Anwendung bei kurzen chirurgischen Eingriffen an Extremitäten. Zuerst wird die Extremität mittels einer Bandage anämisiert und danach proximal eine Manschette auf Druckwerte deutlich oberhalb des systolischen Blutdrucks gebracht. Danach kann durch eine distal liegende Kanüle Lokalanästhetikum in den venösen Bereich der Extremität eingebracht werden. Eine komplette Anästhesie wir dann innerhalb von 10 Minuten erreicht. Die Dauer des Eingriffs ist durch die Anämisierung der Extremität limitiert (<2 h), die Manschette darf aber erst nach >30 Minuten geöffnet werden, um zu vermeiden, dass zu große Mengen des Lokalanästhetikums in den Blutkreislauf gelangen. Typische Substanzen sind **Lidocain** und **Prilocain**.

Spinalanästhesie. Durch direkte Injektion in die Zerebrospinalflüssigkeit in Höhe der mittleren Lendenwirbelsäule wird die Reizweiterleitung in den vom Rückenmark ausgehenden Nerven blockiert. Dies betrifft nicht nur die Sensibilität, sondern auch Motorik und das sympathische Nervensystem der unteren Körperhälfte. Indikationen sind chirurgische Eingriffe in der Gynäkologie, Urologie und Orthopädie. Häufig verwendete Lokalanästhetika sind **Lidocain, Prilocain** und **Bupivacain/Levobupivacain/Ropivacain.** Durch die Sympathikusblockade kann es zum Blutdruckabfall bis hin zum Kreislaufversagen kommen; schwerwiegende Komplikationen (Blutungen, Infektionen) sind aber eine Ausnahme.

Epiduralanästhesie. Das Lokalanästhetikum kann in den Epiduralraum aller Bereiche des Rückenmarks injiziert werden; zur Dauerinfusion können auch Epiduralkatheter gelegt werden. Die verwendeten Substanzen sind diejenigen wie bei der Spinalanästhesie. Die Wahrscheinlichkeit von Kreislaufstörungen ist aber geringer. Es können aber größere Mengen des Lokalanästhetikums in den Blutkreislauf gelangen.

Steckbrief Lokalanästhetika

Wirkstoffe: Articain, Benzocain, Bupivacain, Levobupivacain, Cocain, Mepivacain, Prilocain, Procain, Ropivacain

Wirkmechanismus: Blockade von Na^+-Kanälen, dadurch Hemmung der Aktionspotenzialfortleitung

Unerwünschte Wirkungen (Toxizität):
- **Allgemein:** allergische Reaktionen
- **Zentral:** Unruhe, Hitze- oder Kältegefühl, Übelkeit, Erbrechen, Euphorie, Angst, Orientierungsverlust, Muskelzuckungen, Krämpfe, Atemlähmung.
- **Kardial:** negative Chrono-, Dromo-, Bathmo- und Inotropie

Klinische Anwendung: Oberflächenanästhesie, Infiltrationsanästhesie, Leitungsanästhesie, intravenöse Regionalanästhesie, Spinalanästhesie, Epiduralanästhesie

---

27.3 Spezifische Schmerztherapien

Lernziele

Schmerztherapie bei:
- Tumorschmerzen
- Neuropathischen Schmerzen
- Kopfschmerzen

27.3.1 Therapie von Tumorschmerzen

Die Inzidenz von Tumorschmerzen hängt stark von der Lokalisation und dem Stadium des Tumors ab. Bei Knochen- und Pankreastumoren sind die Raten bis zu 100%, bei Brust- und lymphatischen Tumoren liegen die Raten häufig unter 50%. Neben der kausalen Therapie (z.B. Entfernung des Tumorgewebes) steht die symptomatische Schmerztherapie im Vordergrund. Da diese infolge unbegründeter Vorbehalte gegen-

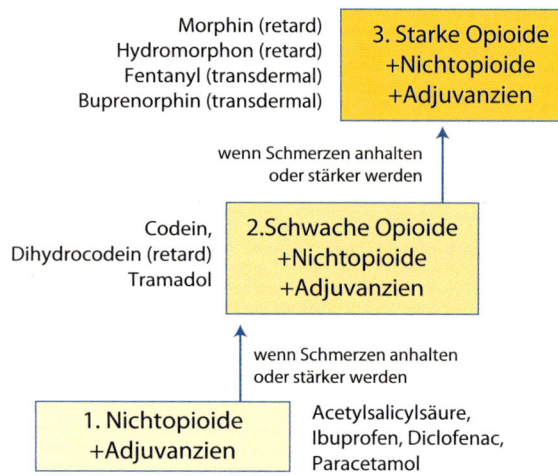

Abb. 27.6 WHO-Stufenplan zur Therapie chronischer Schmerzen

über einer Therapie mit Opioiden oftmals unzureichend durchgeführt wurde, hat die WHO 1986 einen Stufenplan zur Therapie chronischer Schmerzen herausgegeben (□ Abb. 27.6). Typischerweise wird eine Stufe nach der anderen beschritten. In jeder Stufe sollte darauf geachtet werden, dass die Dosierung ausreichend hoch ist. Das Motto, besonders für Opioide, lautet: So viel wie möglich, so wenig wie nötig.

- **Stufe 1: NSAR** wirken gut bei Knochenmetastasen und Weichteilinfiltrationen, da hier lokale Entzündungsreaktionen kausal beteiligt sind. Bei starken Schmerzen kann diese Stufe ausgelassen werden.
- **Stufe 2:** Die führenden Substanzen hier sind **Dihydrocodein** und **Tramadol,** wobei letzteres stärker emetisch wirkt. Bei sehr starken Schmerzen kann die Stufe 2 kurz gehalten (oder sogar ausgelassen) und zu Stufe 3 übergegangen werden.
- **Stufe 3:** Die wichtigsten Substanzen sind **Morphin, Hydromorphon, Methadon, Fentanyl** und **Buprenorphin,** wobei die letzten zwei transdermal, die anderen vorwiegend peroral verabreicht werden.

Die chronische Schmerztherapie mit Opioiden erfolgt immer nach einem festen **Zeitschema** und niemals a priori nach Bedarf. Schmerzspitzen können aber mit einer zusätzlichen Gabe eines nichtretardierten Opioids bekämpft werden. Vor der Therapie mit Opioiden muss das Vorhandensein von Symptomen, die unerwünschten Wirkungen der Opioide entsprechen, abgeklärt werden.

> Die Patienten müssen über alle möglichen unerwünschten Wirkungen, auch Sucht, Abhängigkeitsentwicklung und Toleranzentstehung aufgeklärt werden.

Die Therapie wird zumeist mit nichtretardiertem Morphin peroral begonnen (4–6 Dosen von 10–30 mg über den Tag verteilt). Beim Ansprechen des Patienten darauf erfolgt Umstellung auf retardiertes Morphin (2 entsprechende Dosen

pro Tag). Unter optimaler Opioidtherapie stellt sich keine psychische Abhängigkeit ein, die Toleranzentwicklung verläuft oft langsam.

Opioide können neben **peroral** auch **transdermal** (Fentanyl, Buprenorphin), **intravenös, subkutan, peridural** und **intrathekal** verabreicht werden. Außerdem stehen Pumpsysteme zur Verfügung, mit denen der Schmerzpatient selbst die Dosierung steuern kann; eine spinale Analgesie mit Opioiden gilt als ultima ratio.

27.3.2 Symptomatische Therapie von neuropathischen Schmerzen

Kausale Therapieformen sind z.B. Beseitigung neuraler Kompressionen oder die Optimierung einer Diabetestherapie. In der **symptomatischen Therapie** sind nichtopioide Analgetika oftmals wenig wirksam, eine Dauertherapie mit Opioiden kann meist auch nicht empfohlen werden. Daher erfolgt die Therapie eigentlich nur mit Co-Analgetika:

- **Antidepressiva:** Trizyklische (Amitriptylin, Nortriptylin) sind besser wirksam als SSRIs.
- **Antiepileptika:** Carbamazepin, Gabapentin, Oxcarbazepin, Lamotrigin
- **Lokalanästhetika:** Mexiletin peroral

27.3.3 Therapie von Kopfschmerzen

Kopfschmerz ist die häufigste Schmerzform, deren genaue diagnostische Abklärung für die Einleitung der entsprechenden Therapie besonders wichtig ist. Man unterscheidet **primäre** von **sekundären Kopfschmerzen,** wobei letztere auf Basis einer anderen Grunderkrankung auftreten. Die 3 häufigsten **primären Kopfschmerzarten** sind **Migräne, Spannungskopfschmerz** und **Clusterkopfschmerz.** Von diesen ist der Spannungskopfschmerz der häufigste.

Migräne

Symptomatik. Migräne ist eine **neurovaskuläre Erkrankung,** die durch episodisch auftretende, heftig pochende, oft einseitige Kopfschmerzen charakterisiert ist. Während dieser Episoden zeigen sich auch gastrointestinale Symptome (Übelkeit, Erbrechen) und erhöhte Licht- und Geräuschempfindlichkeit. In bis zu 20% der Fälle kann dieser Symptomatik eine **Aura** vorausgehen, in deren Rahmen es zu visuellen und anderen neurologischen Störungen kommen kann. Die Prävalenz der Erkrankung liegt in Europa bei 11%, die mediane Häufigkeit der Attacken bei 1,5-mal pro Monat.

Pathophysiologie. Die Pathophysiologie der Migräne ist nicht restlos aufgeklärt. Einerseits werden während Migräneattacken Kerngebiete im Hirnstamm aktiviert, die die Innervation meningealer Blutgefäße kontrollieren, andererseits gibt es Hinweise auf erhöhte 5-HT-Spiegel im Blut; letztere können endotheliale $5-HT_{2B}$-Rezeptoren aktivieren, wodurch NO freigesetzt und eine Vasodilatation verursacht wird. Über den Trigeminus wird die schmerzhafte Empfindung der Vasodilatation nach zentral geleitet; gleichzeitig kommt es im Bereich der peripheren Endigungen des Trigeminus zur neurogenen Entzündung (▶ Kap. 2). Der Aura liegt das Phänomen der »cortical spreading depression« (CSD) zugrunde, eine sich über den Cortex ausbreitende Depolarisationswelle, die zu einer Unterdrückung der Aktivität im EEG führt. Ob diese CSD auch für die Schmerzentstehung verantwortlich ist bleibt allerdings unklar.

Migränemittel. In der **Therapie der Migräne** unterscheidet man zwischen **Anfallskupierung** und **Intervalltherapie.**

Zur **Anfallskupierung** werden folgende Wirkstoffgruppen eingesetzt:
- unspezifische Analgetika (z.B. Paracetamol, Acetylsalicylsäure, Ibuprofen)
- Triptane (Almotriptan, Eletriptan, Frovatriptan, Naratriptan, Rizatriptan, Sumatriptan, Zolmitriptan)
- Ergotalkaloide (Ergotamin und Dihydroergotamin)

In der **Intervalltherapie** zur Prophylaxe des Auftretens von Attacken werden als Wirkstoffe eingesetzt:
- β-Blocker: Propranolol, Metoprolol, und Bisoprolol
- Amitriptylin
- Valproat
- Flunarizin

Da es im Rahmen der Attacken häufig auch zum Erbrechen kommt, werden oftmals initial die Antiemetika Metoclopramid oder Domperidon verabreicht.

Triptane. Die Triptane sind neben unspezifischen Analgetika die Mittel der Wahl zur Kupierung von Migräneattacken; sie sind **5-HT$_{1B/1D}$-Rezeptoragonisten** (◘ Tab. 27.6). Diese Rezeptoren finden sich einerseits auf den glatten Muskelzellen der Gefäße und vermitteln **Vasokonstriktion** (5-HT$_{1B}$) und andererseits auf den Nervenendigungen in den Meningealgefäßen, wo eine **Hemmung der Neuropeptidfreisetzung** (5-HT$_{1D}$) im Rahmen der neurogenen Entzündung vermittelt wird. Die angeführten Triptane sind unterschiedlich stark

wirksam und bei fehlendem Ansprechen auf einen Vertreter, empfiehlt sich ein Therapieversuch mit einem anderen.

Unerwünschte Wirkungen der Triptane sind: Hautkribbeln, Parästhesien, Wärmegefühl im Hals- und Kopfbereich, Druckgefühl in der Brust, Müdigkeit, Schwindel, Übelkeit, Erbrechen, sehr selten aber auch Angina-pectoris-Anfälle und eventuell Herzinfarkt infolge einer Vasokonstriktion im Bereich der Koronarien.

 Cave

Triptane sind bei vorbestehenden koronaren Herzerkrankungen kontraindiziert, ebenso bei Hypertonie und peripheren Durchblutungsstörungen.

Ergotamin und Dihydroergotamin. Da Ergotamin und Dihydroergotamin bei Migräneattacken ähnlich wirken wie Triptane, wird ihnen auch eine Wirkung als **5-HT$_{1B/1D}$-Rezeptoragonisten** zugeschrieben. Daneben wirken sie auch als partielle Agonisten an α-Adrenozeptoren, was die vasokonstriktorische Wirkung erhöht. Für Ergotamin soll die Wirkung in Gefäßen des Kopfbereichs stärker ausgeprägt sein, für Dihydroergotamin eher in den Kapazitätsgefäßen, sodass letzteres besonders gegenüber hypotoner Dysregulation eingesetzt wird.

Unerwünschte Wirkungen sind Übelkeit und Erbrechen (durch partiellen Agonismus an Dopaminrezeptoren), Schwäche, Muskelschmerzen, Parästhesien, Druckgefühl in der Brust, durch koronare Vasokonstriktion auch Angina-pectoris-Anfälle und eventuell Herzinfarkt. Bei **Überdosierung** entsteht das Bild des **Ergotismus**: Die Gliedmaßen sind kalt und blass, die Pulse kaum nachweisbar, neben Parästhesien treten auch Lähmungserscheinungen auf. Mögliche Folgen sind ein Raynaud-Syndrom bzw. das Absterben von Fingern und Zehen. Diese Symptome erfordern sofortiges Absetzen von Ergotamin und Maßnahmen zur Aufrechterhaltung der Durchblutung. **Kontraindikationen** für Ergotamin und Dihydroergotamin sind periphere **Durchblutungsstörungen, koronaren Herzerkrankungen, Hypertonie** sowie Schwangerschaft wegen des abortiven Effekts von Ergotalkaloiden. Außerdem dürfen Ergotalkaloide wegen möglicher Potenzie-

◘ **Tab. 27.6** Pharmakokinetik der Triptane

Triptan	Halbwertzeit (h)	Wirkungsmaximum (h)	Orale Bioverfügbarkeit (%)	Elimination
Almotriptan	3,5	2–3	70	MAO/CYP
Eletriptan	5,0	2	50	CYP3A4
Frovatriptan	25,0	3	25–30	Renal (50%)
Naratriptan	6,0	2–3	65–75	Renal (70%)
Rizatriptan	2,0	1	40	MAO
Sumatriptan	2,0	2–3	15	MAO
Zolmitriptan	3,0	2–3	40	CYP/MAO

MAO = Monoaminooxidase; CYP = Cytochrom-P450

rung der vasokonstriktorischen Wirkung nicht gemeinsam mit Triptanen verabreicht werden.

β-Blocker. Unter den β-Blockern sind insbesondere **Propranolol, Metoprolol und Bisoprolol** als Prophylaxe gegen das Auftreten von Migräneattacken geeignet, nicht aber die meisten anderen Vertreter. Daraus ergibt sich, dass vermutlich nicht β-Adrenozeptoren, sondern vielmehr **5-HT$_2$-Rezeptoren** die therapeutisch relevanten Angriffspunkte sind. Ansonsten gelten hier alle Angaben zu β-Blockern des ▶ Kap. 26.

Amitriptylin. Der Wirkmechanismus dieses **trizyklischen Antidepressivums** in der Prophylaxe ist zwar weitgehend unklar, klinische Untersuchungen dokumentieren aber eine prophylaktische Wirkung gegenüber Migräneattacken; für unerwünschte Wirkungen etc. siehe ▶ Kap. 31.

Valproinsäure. Die prophylaktische Wirkung des **Antiepileptikums** Valproinsäure beruht vermutlich auf demselben Prinzip wie die analgetische Wirkung von Antiepileptika bei neuropathischen Schmerzen: Hemmung von Aktionspotenzialen besonders bei hoher Feuerfrequenz. Als Alternative zu Valproinsäure wird neuerdings **Topiramat** empfohlen. Für sonstige Angaben zu Antiepileptika siehe ▶ Kap. 33.

Flunarizin. Flunarizin ist ein älterer **Ca^{2+}-Kanalblocker,** der weniger selektiv ist als die heute in der Herz-Kreislauf-Therapie eingesetzten (▶ Kap. 39). Unerwünschte Wirkungen des Flunarizin sind sedierende Wirkung (besonders in Kombination mit Ethanol), Müdigkeit, Appetit- und Gewichtszunahme, Depressionen und extrapyramidale Symptomatik.

Steckbrief Migränemittel

Wirkstoffe:
- Unspezifische Analgetika (z.B. Paracetamol, Acetylsylicaylsäure, Ibuprofen)
- Triptane (Almotriptan, Eletriptan, Frovatriptan, Naratriptan, Rizatriptan, Sumatriptan, Zolmitriptan)
- Ergotalakaloide (Ergotamin und Dihydroergotamin)
- β-Blocker (Propranolol, Metoprolol, Bisoprolol)
- Amitriptylin
- Valproat
- Flunarizin

Wirkmechanismus: Hemmung von Cyclooxigenasen (NSAR und Paracetamol), Aktivierung von 5-HT$_{1B/D}$-Rezeptoren (Triptane und Ergotalkaloide), Blockade von 5-HT$_2$-Rezeptoren (β-Blocker), Hemmung von Ca^{2+}-Kanälen (Flunarizin)

Unerwünschte Wirkungen:
- Ischämien (Triptane und Ergotalkaloide)
- Sedierung, Müdigkeit, Appetit- und Gewichtszunahme (Flunarizin)

Kontraindikationen: Ischämische Erkrankungen (Triptane und Ergotalkaloide)

Spannungskopfschmerz

Symptomatik. Diese häufigste Form von Kopfschmerzen ist durch einen beidseitigen ziehenden oder drückenden Schmerz charakterisiert, welcher sich von der Migräne durch das Fehlen der folgenden Symptome unterscheidet: Pulsieren, Übelkeit und Erbrechen, Licht- und Geräuschempfindlichkeit. Der Spannungskopfschmerz tritt episodisch oder chronisch (an über 15 Tagen pro Monat und über mehr als 3 Monate) auf. Diese Unterscheidung ist therapeutisch relevant, da eine medikamentöse Schmerztherapie der chronischen Form die Basis für die Entwicklung eines Medikamenten-induzierten Kopfschmerzes sein kann.

Therapie. Bei der episodischen Form werden nichtopioide Analgetika eingesetzt, insbesondere **Paracetamol** (0,5–1 g; siehe ▶ Abschn. 27.2.2), sowie die NSAR **Acetylsalicylsäure** (1 g), **Ibuprofen** (400–600 mg) und **Naproxen** (0,5–1 g). Für weitere Angaben zu NSAR siehe ▶ Kap. 24.

Die Einnahme der Analgetika sollte auf 10 Tage pro Monat beschränkt sein, da sonst die Entstehung eines Medikamenten-induzierten Kopfschmerzes droht. Für eine eventuelle Prophylaxe eines Spannungskopfschmerzes wird der Einsatz von Amitriptylin empfohlen.

■■■ Medikamenten-induzierter Kopfschmerz

Grundsätzlich kann jede chronische Therapie mit Analgetika und Migränemitteln Kopfschmerz induzieren. Am häufigsten tritt dieser aber bei folgenden Präparaten auf:
- koffeinhaltige Analgetikamischpräparate
- Triptane
- codeinhaltige Analgetikamischpräparate
- Ergotamine
- Analgetikamonopräparate

Das Auftreten hängt nicht primär von der eingenommenen Tagesdosis ab, sondern von der **Einnahmehäufigkeit.** Als Grenzen hierfür werden für Triptane, Ergotalkaloide, und Mischpräparate 10 Tage pro Monat, für alle anderen Analgetika 15 Tage pro Monat angenommen. Die Intensität des Kopfschmerzes verstärkt sich bei Einnahme der Analgetika und lässt deutlich nach, wenn der Analgetika-Übergebrauch beendet wird. Die Symptomatik ähnelt jener der Migräne, wenn Triptane oder Ergotamin verwendet werden, aber dem Spannungskopfschmerz, wenn ein Vertreter der anderen Analgetika eingesetzt wird.

Clusterkopfschmerz

Symptomatik. Diese seltene Form primärer Kopfschmerzen ist durch einen streng einseitigen, nicht pulsierenden, orbital, supraorbital oder temporal fokussierten Schmerz charakterisiert. Typisch sind begleitende autonome Symptome wie Rötungen der Konjunktiven, Lakrimation und Schwitzen, selten auch Lidödeme.

Therapie. Typischerweise sind sowohl opioide, als auch nichtopioide Analgetika bei Clusterkopfschmerz unwirksam. Stattdessen erscheint die Gabe von **Sauerstoff** (100%ig, 7 l/min über 15 min über Atemmaske) gut wirksam. Daneben können **Sumatriptan** oder **Zolmitriptan** verwendet werden.

Narkotika und Muskelrelaxanzien

S. Böhm

Einleitung

Narkotika werden eingesetzt, um einen Zustand herbeizuführen, der chirurgische oder diagnostische Eingriffe unter Aufhebung der Schmerzempfindung, des Bewusstseins und des Erinnerungsvermögens erlaubt, die lebenswichtigen Funktionen jedoch aufrecht erhält. Narkotika werden nach deren Applikationsart in Injektionsnarkotika und Inhalationsnarkotika unterteilt. Zur ausreichenden Muskelrelaxation und Reflexdämpfung werden zusätzlich Muskelrelaxanzien verabreicht.

Das Ziel der Anästhesie ist eine vorübergehende Ausschaltung der Schmerzempfindung, des Bewusstseins und der Erinnerung, zusammen mit Muskelrelaxation und Reflexdämpfung unter Aufrechterhaltung der lebenswichtigen Funktionen wie Atmung und Kreislauf, um chirurgische oder diagnostische Eingriffe vornehmen zu können. Dieser Zustand wird weithin als Narkose bezeichnet. Daher werden die Begriffe Narkose und Anästhesie bzw. Narkotika und Anästhetika weitgehend synonym verwendet. Eine komplette Analgesie, die chirurgische Eingriffe ermöglicht, ist allerdings auch bei nur eingeschränktem, aber nicht aufgehobenem Bewusstsein zu erreichen.

Zur Erreichung einer Narkose eingesetzte Wirkstoffe können auf 2 unterschiedlichen Wegen appliziert werden:

- Intravenös als **Injektionsnarkotika:** Die Elimination erfolgt über die Leber und die Niere.
- Über die Atemwege als **Inhalationsnarkotika:** Die Elimination sollte auf demselben Weg möglichst ohne Metabolismus (abgeatmet) erfolgen.

Da die Narkotika zumeist keine für chirurgische Eingriffe ausreichende Muskelrelaxation erzielen, werden im Rahmen einer Narkose auch **Muskelrelaxanzien** eingesetzt.

Anästhetika dienen weder der Therapie noch der Diagnostik, sondern sind Hilfsmittel in der Chirurgie. Daher werden an diese besondere Anforderungen gestellt. Die Wirkstoffe sollten folgende Kriterien erfüllen:

- **Große therapeutische Breite:** Der Abstand zwischen der Dosis, die Eingriffe zulässt, und jener, die Vitalfunktionen stark beeinträchtigt, sollte möglichst groß sein.
- **Volle Reversibilität:** Der Zustand des Narkotisierten sollte nach Beendigung der Anästhesie ident sein zum Zustand davor und möglichst schnell erreicht werden.
- **Minimale Toxizität:** Auch nach höheren Dosierungen sollten keinerlei toxische Reaktionen auftreten.
- **Gute Steuerbarkeit,** sodass die Narkosetiefe jederzeit an die Erfordernisse angepasst werden kann und der Gesamtverbrauch an Narkotikum möglichst gering bleibt.

Die erste öffentliche Demonstration einer Narkose wird William Morton im Jahr 1846 zugeschrieben. Damals wurde **Diethylether** eingesetzt, ein höchst explosives und schlecht steuerbares Inhalationsnarkotikum. Diesem folgten **Chloroform** (hepatotoxisch), **Distickstoffmonoxid,** Cyclopropan (explosiv) und 1956 **Halothan,** der erste halogenierte Kohlenwasserstoff mit anästhetischer Wirkung. Das erste **Injektionsnarkotikum** war **Thiopental,** das seit 1935 klinisch eingesetzt wird.

28.1 Wirkmechanismen der Narkotika

> **Lernziele**
>
> Korrelation zwischen narkotischer Potenz und Lipophilie der Anästhetika
> Modulation Transmitter-gesteuerter Ionenkanäle

Obwohl Narkotika seit über 150 Jahren erfolgreich eingesetzt werden, sind deren Wirkmechanismen bis heute nicht restlos geklärt. Eine diesbezügliche Hypothese wurde um 1900 von H.H. **Meyer** und C.E. **Overton** entwickelt. Diese besagt, dass die Wirkung der Anästhetika auf deren Lipophilie beruht. Die

Tab. 28.1 Wirkungen von Narkotika auf Transmitter-gesteuerte Ionenkanäle (nach Rudolph und Antkowiak 2004)

Rezeptoren	NO	Sevofluran	Isofluran	Ketamin	Barbiturate	Propofol	Etomidat
GABA$_A$	+	++	++	+	++	++	++
GlyR	+	++	++	0	+	++	+
nnAChR	--	--	--	--	--	-	-
5-HT$_3$	--		++	+	--	0	0
AMPA	-		--	0	--		
Kainat	--		++	0	--	0	
NMDA	--		-	--	0		

-- = starke Hemmung; - = geringe Hemmung; 0 = kein Effekt; + = geringe Steigerung der Aktivität; ++ = starke Steigerung der Aktivität. Leere Felder bedeuten, dass ein solcher Effekt noch nicht direkt untersucht wurde. GlyR = Glycinrezeptoren; nnAChR = neuronale nikotinische Acetylcholinrezeptoren

Grundlage dafür bietet der Befund, dass die narkotische Potenz aller narkotisch wirkenden Substanzen direkt linear mit deren **Lipidlöslichkeit** korreliert. Diese Hypothese behielt für ca. 100 Jahre ihre allgemeine Gültigkeit.

Mittlerweile ist aber klar, dass die Lipophilie zwar von pharmakokinetischer Bedeutung ist, dass aber unspezifische Interaktionen mit Lipidmembranen allein die narkotische Wirkung nicht erklären können. Dagegen spricht insbesondere, dass zahlreiche Narkotika als Stereoisomere vorkommen und bezüglich der narkotischen Wirkung deutliche Stereoselektivität zeigen. Außerdem werden zahlreiche **Ionenkanäle**, insbesondere Transmitter-gesteuerte Ionenkanäle sowohl durch Inhalations- als auch Injektionsnarkotika beeinflusst (◘ Tab. 28.1). Mittels Punktmutationen konnten auch eindeutige Bindungsstellen innerhalb dieser Ionenkanäle identifiziert werden. Ein Blick auf die ◘ Tab. 28.1 lässt für die angeführten Transmitter-gesteuerten Ionenkanäle und Narkotika kein eindeutiges Interaktionsmuster erkennen; es werden aber meist inhibitorische ionotrope Rezeptoren, insbesondere GABA$_A$-Rezeptoren, potenziert bzw. exzitatorische ionotrope Rezeptoren gehemmt.

Ein weiterer Punkt im Sinne des Wirkmechanismus betrifft die Frage, wo im Bereich des zentralen Nervensystems die einzelnen Wirkungen der Narkotika entstehen. Die **anatomischen Hauptangriffsorte** sind:

- **Rückenmark** für die Immobilisierung
- **kortikale Netzwerke** für die Amnesie und Sedation
- **subkortickale Bereiche** (Thalamus, Mittelhirn, Formatio reticularis, Hypothalamus) für Hypnose und Bewusstseinsverlust

28.2 Wirkungen der Narkotika

Lernziele

Erwünschte Wirkungen
- Analgesie
- Bewusstlosigkeit
- Amnesie
- Reflexdämpfung
- Immobilität

Unerwünschte Wirkungen
- Blutdruckabfall (Vasodilatation, Abschwächung des Barorezeptorreflexes, Senkung des Sympathikotonus)
- Einschränkung der Herzauswurfleistung
- Atemdepression
- Senkung des Ösophagussphinktertonus
- Hypothermie

Die für eine Narkose **erwünschten Wirkungen** aller Narkotika sind:

- **Analgesie:** Aufhebung der Schmerzempfindung
- **Bewusstlosigkeit**
- **Amnesie:** Einschränkung des Erinnerungsvermögens

- **Reflexdämpfung**
- **Immobilität:** Muskelrelaxation
- **Reduktion des Hirndrucks** durch Reduktion des Metabolismus und der Durchblutung

Diese Wirkungen sind nicht bei allen Narkotika gleich stark ausgeprägt. Manche wirken stark analgetisch und nur schwach bewusstseinseinschränkend (z.B. Distickstoffmonoxid), andere (z.B. Barbiturate) wirken nicht analgetisch, aber stark bewusstseinseinschränkend.

Neben diesen erwünschten Wirkungen, rufen alle Narkotika auch **unerwünschte Wirkungen** hervor:

- **Blutdruckabfall** durch Vasodilatation, Abschwächung des Barorezeptorreflexes, Senkung des Sympathikotonus
- **Einschränkung der Herzauswurfleistung**
- **Atemdepression** durch Reduktion von Atemfrequenz und/oder Atemtiefe, Reduktion der CO_2 Empfindlichkeit
- **Senkung des Ösophagussphinktertonus** mit möglichem Erbrechen
- **Hypothermie** durch zentrale und periphere (z.B. Vasodilatation) Mechanismen

Auch diese Wirkungen sind unter den einzelnen Substanzen nicht gleich stark ausgeprägt. Während beispielsweise Desfluran und Isofluran relativ stark blutdrucksenkend wirken, schränken diese die Herzauswurfleistung kaum ein. Hingegen zeigen Etomidat und Ketamin generell kaum einschränkende Herzkreislaufwirkungen.

▪▪▪ Maligne Hyperthermie

Die maligne Hyperthermie ist eine **lebensbedrohliche Reaktion** im Rahmen einer Allgemeinanästhesie. Sie wird durch das Muskelrelaxans **Suxamethonium** und **Inhalationsnarkotika** als Triggersubstanzen ausgelöst, am häufigsten in Kombination beider.

Die Ursachen der malignen Hyperthermie liegen in **genetisch bedingten Veränderungen des Ryanodin-Rezeptors in der Skelettmuskulatur.** Durch die auslösenden Wirkstoffe kommt es zu unkontrollierter Calciumfreisetzung aus dem sarkoplasmatischem Retikulum und zur **Kontraktion der Muskelfasern.** Als Folge steigt der Stoffwechsel in der Muskulatur mit **erhöhtem Sauerstoffumsatz,** vermehrter CO_2-Produktion sowie **starker Wärmeabgabe** an. Danach können Rhabdomyolyse, Sauerstoffmangel, Hyperkapnie und Laktatazidose folgen. Letztendlich kann sich ein Stoffwechsel- und Organversagen entwickeln, das zum Tod führt.

Die Prävalenz der genetischen Defekte liegt zwischen 1:3000 und 1:10.000. Die Häufigkeit des klinischen Auftretens der Symptome während einer Narkose liegt zwischen 1:5.000 und 1:100.000.

Beim Eintreten der Symptomatik muss die **Zufuhr von Triggersubstanzen sofort beendet** werden. Die Beatmung wird mit 100% Sauerstoff unter erhöhtem Atemminutenvolumen fortgesetzt, um das angestiegene CO_2 abzuatmen. Die Narkose wird mit Injektionsnarkotika fortgeführt. Zur Aufhebung der Muskelkontraktionen wird schnellstmöglich **Dantrolen** infundiert. Dies ist ein muskulotropes Muskelrelaxans, das die Calciumfreisetzung aus dem sarkoplasmatischen Retikulum hemmt. Die Letalität der malignen Hyperthermie wurde durch verbesserte Patientenüberwachung und den Einsatz von Dantrolen von ursprünglich über 90% auf unter 5% gesenkt.

28.3   Injektionsnarkotika

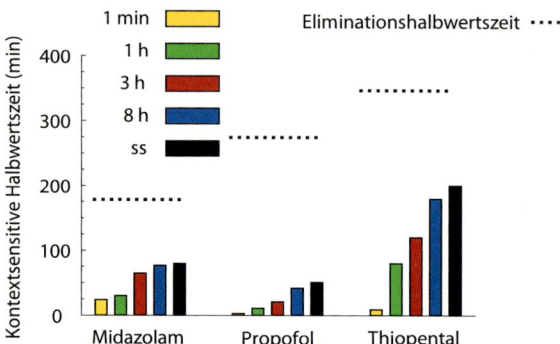

Lernziele

Injektionsnarkotika
- Barbiturate (Methohexital und Thiopental), Etomidat, Ketamin und Propofol

Pharmakokinetik
- Sofortiger Wirkungseintritt, Wirkende durch Umverteilung

Verwendung
- Narkoseeinleitung
- Totale intravenöse Anästhesie (TIVA)

▢ Abb. 28.1 Die Abbildung zeigt kontextsensitive Halbwertszeiten für Midazolam, Propofol und Thiopental nach kontinuierlicher Infusion der Wirkstoffe über 1 Minute, oder über 1, 3, oder 8 Stunden, und alternativ im Fließgleichgewicht. Zum Vergleich ist auch die Eliminationshalbwertszeit der Wirkstoffe angegeben (Daten aus: Hughes et al. Context-sensitive half-time in multi- compartment pharmacokinetic models for intravenous anesthetic drugs. Anesthesiology 1992; 76:334-341)

28.3.1 Pharmakokinetik

Alle Injektionsnarkotika zeichnen sich durch hohe Lipophilie aus. Daher treten diese Substanzen nach Bolusinjektion sofort in die stark durchbluteten lipophilen Anteile des zentralen Nervensystems über. Dadurch fallen die Spiegel im Blut rasch ab, und danach erfolgt eine Rückverteilung aus dem Nervensystem in Richtung Blut. Vom Blut werden die Injektionsnarkotika dann in Richtung schlechter durchblutete Gewebe (z.B. Muskulatur) umverteilt, und zuletzt und sehr langsam erfolgt eine Verteilung in das Fettgewebe. Daraus ergibt sich, dass die Dauer der narkotischen Wirkung der Injektionsnarkotika nicht mit deren Eliminationshalbwertszeit korreliert, sondern nach Einmalapplikation nur durch die **Umverteilung** bestimmt wird. Nach der Umverteilung sinken die Spiegel der Injektionsnarkotika mit einer Geschwindigkeit, die durch folgende Parameter bestimmt wird:

- die in der Peripherie gespeicherte Menge
- Lipophilie
- Metabolisierungsrate

Dies bedeutet, dass die Halbwertszeiten, mit welchen die Blutspiegel der Injektionsnarkotika fallen, von den verabreichten Mengen abhängen. Diese **Halbwertszeiten** werden daher als **kontextsensitiv** bezeichnet (▢ Abb. 28.1).

Tatsächlich haben pharmakokinetische Parameter (▢ Tab. 28.2) größten Einfluss auf die Wirkungen der Injektionsnarkotika. So ist eine Thiopentalnarkose nach einmaliger Verabreichung nach 10 Minuten beendet, sie kann aber auch über einen Tag andauern nach Beendigung einer längeren kontinuierlichen Zufuhr. Die ▢ Tab. 28.2 zeigt die für die Einleitung einer Narkose erforderliche Dosis (in mg/kg Körpergewicht), die für eine Narkose minimal erforderlichen Plasmaspiegel, die Narkosedauer nach Einmalapplikation, die Eliminationshalbwertszeit, sowie das Verteilungsvolumen.

28.3.2 Pharmakodynamik

Die Verteilung der Angriffspunkte für Injektionsnarkotika innerhalb der Familie der Transmitter-gesteuerten Ionenkanäle ist in ▢ Abb. 28.1 dargestellt. Durch die Unterschiede in

▢ Tab. 28.2 Pharmakologische Charakteristika der Injektionsnarkotika

Wirkstoff	Einleitungsdosis (mg/kg KG)	Minimale narkotische Plasmaspiegel (µg/ml)	Narkosedauer	Eliminationshalbwertszeit (h)	V_D
Methohexital	1–2	10	4–7	4	2,2
Thiopental	3–5	16	5–8	12	2,3
Etomidat	0,2–0,4	0,3	3–6	3	2,5
Ketamin	0,5–1,5	1	10–15	3	3,1
Propofol	1,5–2,5	1	4–8	2	2,3

KG = Körpergewicht; VD = Verteilungsvolumen

◻ Tab. 28.3 Vergleich der Wirkungen der Injektionsnarkotika auf Herzkreislaufsystem, Atmung, und Stoffwechsel im Gehirn

	Barbiturate	Etomidat	Ketamin	Propofol
Hirndurchblutung	---	---	++	---
Zerebraler Sauerstoffverbrauch	---	---	+/-	---
Intrakranieller Druck	---	---	++	---
Blutdruck	-	+/-	+	--
Herzfrequenz	+	+/-	++	+
Herzauswurfleistung	-	+/-	+	-
Atemfrequenz	-	-	+/-	--
Atemvolumen	--	-	+/-	---

- bis --- zeigen leichte, mittelstarke bzw. starke Senkung an; +/- zeigt keinen Effekt an; + bis +++ zeigen leichte, mittelstarke bzw. starke Steigerung an

den Angriffspunkten ergeben sich nicht nur Unterschiede in den erwünschten, die Narkose unterstützenden Wirkungen, sondern insbesondere auch Unterschiede in den (unerwünschten) Wirkungen auf das Herz-Kreislauf-System, auf die Atmung, und auf den Stoffwechsel im Gehirn. Diese Unterschiede sind in ◻ Tab. 28.3 zusammengefasst.

28.3.3 Barbiturate

Die als Narkotika eingesetzten Barbiturate sind **Methohexital** und **Thiopental** (◻ Abb. 28.2). Methohexital ist ca. doppelt potenter als Thiopental, zeigt einen noch schnelleren Wirkungseintritt, eine geringfügig kürzere Wirkdauer und neigt weniger zur Kumulation, da die Eliminationshalbwertszeit deutlich kürzer ist. Der Metabolismus erfolgt hauptsächlich über die Leber, gefolgt von und renaler Elimination. Barbiturate werden stark (85%) an Plasmaproteine gebunden. Es kann daher über Interaktionen an Plasmaproteinen oder bei Leberschäden zur gesteigerten Wirkung der Barbiturate kommen.

Wirkprinzip. Barbiturate greifen allosterisch am GABA$_A$-Rezeptor an und verstärken die inhibitorische Neurotransmission (für Details siehe ► Kap. 29). Dadurch kommt es **im zentralen Nervensystem** zu folgenden Wirkungen:
- **Narkose** durch Bewusstseinsverlust, Amnesie, Reflexdämpfung, aber keine Analgesie (eher Hyperalgesie) und keine Muskelrelaxation
- **Atemdepression** mit Gefahr der Atemlähmung
- **Reduktion des zerebralen Metabolismus und der Hirndurchblutung,** dadurch Senkung des intrakraniellen Drucks
- **antikonvulsive Wirkung**

Außerdem treten folgende unerwünschte Wirkungen auf:
- **Vasodilatation:** dadurch Blutdruckabfall (besonders bei rascher intravenöser Injektion) und Reflextachykardie

Methohexital

Thiopental

◻ **Abb. 28.2 Strukturformeln von Methohexital und Thiopental**

- negative Inotropie
- **Enzyminduktion:** dadurch bei Prädisposition eventuell Porphyrieattacken, Toleranz
- Polyurie
- eventuell Laryngo- und Bronchospasmus
- Gefäßschädigung und Thrombophlebitis am Injektionsort

Klinische Anwendung. Barbiturate werden zur **Narkoseeinleitung** verwendet, wobei Methohexital schneller zur narkotischen Wirkung führt. Daneben wird Thiopental auch über längere Zeit per Infusion verabreicht, um z.B. bei Schädel-Hirn-Traumen einen drohenden Anstieg des **Hirndrucks** zu vermeiden bzw. gesteigerten Hirndruck zu senken. Da die Injektionslösungen deutlich alkalisch sind, muss auf streng intravenöse Applikation geachtet werden (sonst heftige Schmerzen und Gewebsschädigung, ebenso bei intraarterieller Verabreichung).

Kontraindikationen. Kontraindiziert sind Barbiturate bei:
- Myasthenia gravis
- Status asthmaticus, respiratorische Insuffizienz
- dekompensierte Herzinsuffizienz, schwere Myokardschäden, Herzrhythmusstörungen
- akuter Myokardinfarkt
- schwerer Schock
- akute hepatische Porphyrie
- akute Alkohol-, Schlafmittel-, Analgetika- oder Psychopharmakaintoxikationen

28.3.4 Etomidat

Aufgrund der mangelnden Wasserlöslichkeit wird Etomidat in Sojabohnenöl oder Propylenglykol gelöst angeboten; daher verursachen nicht nur intravenöse, sondern insbesondere paravenöse Applikationen Schmerzen. Die narkotische Wirkung tritt bei der vorgesehenen langsamen Injektion noch währenddessen ein und hält ein wenig kürzer an als bei Methohexital (◘ Tab. 28.2). Der Abbau erfolgt überwiegend in der Leber, die Metaboliten werden primär renal eliminiert.

Wirkprinzip. Etomidat wirkt auch als relativ selektiver, allosterischer Modulator an $GABA_A$-Rezeptoren. Die Wirkungen im zentralen Nervensystem sind weitgehend mit jenen der Barbiturate vergleichbar:
- **Narkose** durch Bewusstseinsverlust, Amnesie, Reflexdämpfung, aber keine Analgesie.
- **Atemdepression** ist deutlich geringer als bei Barbituraten.
- **Reduktion des zerebralen Metabolismus und der Hirndurchblutung,** dadurch sollte sich eine protektive Wirkung ergeben (▸ Abschn. 28.3.2), die aber klinisch nicht nachgewiesen wurde.
- **Prokonvulsive Wirkung:** Im Unterschied zu den Barbituraten kann Etomidat nicht nur Myoklonien auslösen, sondern auch EEG-Veränderungen; durch rasche Injektion lassen sich Myoklonien reduzieren.
- **Kardiovaskulär:** Etomidat zeigt kaum unerwünschte Wirkungen, kaum Blutdruckabfall, und reduziert den myokardialen Sauerstoffverbrauch.

Unerwünschte Wirkungen. Als unerwünschte Wirkungen bewirkt Etomidat:
- **endokrin** eine Reduktion der Corticoidsynthese durch Blockade der 11-β-Hydroxylase
- **Übelkeit** und **Erbrechen**
- **Enzyminduktion**, dadurch bei Prädisposition eventuell Porphyrieattacken

Klinische Anwendung. Etomidat wird zur **Narkoseeinleitung** verwendet, wenn kardiale Komplikationen den Einsatz anderer Injektionsnarkotika verhindern. Eine längerdauernde Infusion von Etomidat ist auch möglich, hierbei sollten aber insbesondere die endokrinen Wirkungen bedacht werden. Da Etomidat selbst nicht analgetisch wirkt und keine kardiosuppressive Wirkung ausübt, wird es auch mit Opioiden kombiniert.

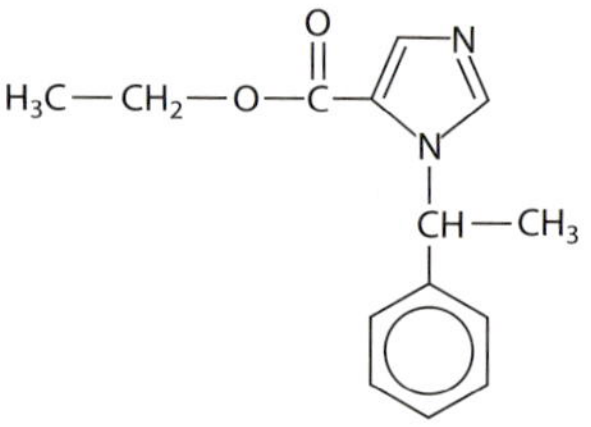

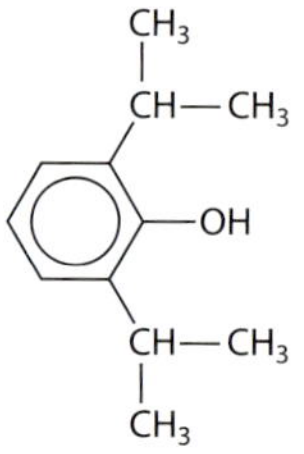

◘ Abb. 28.3 Strukturformeln von Etomidat, Ketamin und Propofol

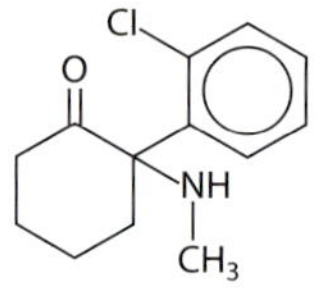

Kontraindkationen. Kontraindiziert ist Etomidat bei:
- bekannter Überempfindlichkeit gegen Etomidat, Soja, oder einen der sonstigen Bestandteile
- Neugeborenen und Säuglingen
- Schwangerschaft und in der Stillzeit
- akuter hepatischer Porphyrie

28.3.5 Ketamin

Ketamin unterscheidet sich deutlich von allen anderen Injektionsnarkotika, da es nicht kardiovaskulär dämpfend oder atemdepressiv wirkt und keine echte Narkose, sondern eine sogenannte **dissoziative Anästhesie** bewirkt. Diese Wirkung hält länger an als diejenigen der anderen Injektionsnarkotika (◘ Tab. 28.2). Es wird primär hepatisch in teilweise aktive Metaboliten umgewandelt. Die Metaboliten werden überwiegend renal eliminiert.

Wirkprinzip. Ketamin ist ein nichtkompetitiver **Antagonist an NMDA Rezeptoren** und verursacht dort (so wie auch Amantadin oder Phencyclidin) eine Blockade des Ionenkanals. Die Wirkungen im zentralen Nervensystem sind daher ganz anders als jene der Barbiturate:
- ausgeprägte **Analgesie**
- **Bewusstlosigkeit** nach Einmalapplikation für 10–15 Minuten, aber Reflexe sind erhalten (Schlundreflexe können gesteigert sein)
- danach **dissoziativer Zustand** mit Analgesie, Amnesie, völliger Teilnahmslosigkeit und fehlender Reaktion auf

Schmerzreize oder Kommandos, aber mit offenen Augen, Pupillenerweiterung, Nystagmus, unwillkürlichen Bewegungen und Salivation

- **Albträume** (bad trips) in dieser dissoziativen Phase mit (oftmals visuellen) Halluzinationen, die durch (insbesondere akustische) Reize verstärkt werden können; für diese Albträume besteht keinerlei Amnesie; die gleichzeitige Verabreichung von Benzodiazepinen oder anderen Hypnotika reduziert die Inzidenz und Intensität dieser Träume
- nur **geringe** und **transiente Atemdepression**
- **Steigerung der Hirndurchblutung** und eventuell Zunahme des intrakraniellen Drucks

Weitere periphere Wirkungen sind:

- **kardiovaskulär:** Blutdruck- und Herzfrequenzanstieg, sowie eine Zunahme der Herzauswurfleistung, Zunahme des myokardialen Sauerstoffverbrauchs; diese Effekte beruhen auf einer indirekten sympathomimetischen Wirkung.
- **Bronchodilatation:** vermutlich durch die indirekt sympathomimetische Wirkung
- **Kontraktion der Uterusmuskulatur**

Klinische Anwendung. Ketamin wird intravenös zur Narkoseeinleitung, aber auch intramuskulär verabreicht. Neben Einmalgaben kommen wiederholte Injektionen oder Dauerinfusionen infrage. Besonders indiziert ist Ketamin bei Patienten mit Hypotension oder Bronchospasmus. Außerdem wird Ketamin in der Notfallmedizin eingesetzt. Bei unterschiedlichsten Traumen kann schon vor der stationären Behandlung ein ausgeprägt analgetischer Zustand erzielt werden, ohne Beeinträchtigung der Vitalfunktionen (Atmung und Kreislauf).

Kontraindikationen. Kontraindikationen für Ketamin sind:

- Hypertonie, Herz- und Koronarinsuffizienz
- erhöhter intrakranieller Druck und zerebrale Ischämien
- Präeklampsie und Eklampsie
- Hyperthyreose

28.3.6 Propofol

2,6-Diisopropylphenol (Propofol) ist nicht wasserlöslich und wir daher als Emulsion in Sojabohnenöl verabreicht. Es ist infolge günstiger pharmakokinetischer Parameter (◌ Tab. 28.2) das am meisten verwendete Injektionsnarkotikum, da es auch für Langzeitanwendungen gut geeignet ist (◌ Abb. 28.1). Bei Einmalapplikation ist der Zeitverlauf der Narkose vergleichbar mit jenem unter Thiopental. Propofol wird überwiegend hepatisch, aber auch extrahepatisch metabolisiert. Die Metaboliten werden vorwiegend renal eliminiert.

Wirkprinzip. Propofol wirkt auch als positiv allosterischer Modulator an GABA$_A$-Rezeptoren, sowie an Glyzin-Rezeptoren. Die Wirkungen im zentralen Nervensystem sind daher weitgehend mit jenen der Barbiturate vergleichbar:

- Narkose durch Bewusstseinsverlust, Amnesie, Reflexdämpfung, aber keine Analgesie
- Atemdepression mit Gefahr der Atemlähmung ist gering stärker ausgeprägt als bei Thiopental
- antiemetische Wirkung
- Reduktion des zerebralen Metabolismus und der Hirndurchblutung, dadurch Senkung des intrakraniellen Drucks
- geringe Euphorisierung
- fragliche antikonvulsive Wirkung

Weitere periphere Wirkungen sind:

- Vasodilatation, dadurch Blutdruckabfall und Reflextachykardie
- negative Inotropie
- Unterbrechung des Barorezeptoreflexes
- eventuell Laryngo- und Bronchospasmus, aber weniger wahrscheinlich als bei Barbituraten

Klinische Anwendung. Propofol wird intravenös zur **Narkoseeinleitung** verwendet, kann aber auch zur Aufrechterhaltung einer Narkose als Dauerinfusionen verabreicht werden. Daher ist Propofol, insbesondere in Kombination mit Opioiden, gut zur **totalen intravenösen Anästhesie (TIVA)** geeignet. Günstig für den Einsatz von Propofol als i.v. Narkotikum ist auch dessen antiemetische Wirkung, da postoperatives Erbrechen weniger wahrscheinlich ist als bei anderen Injektionsnarkotika.

Kontraindikationen. Kontraindikationen für Propofol sind Hypotonie oder Hypovolämie.

Steckbrief Injektionsnarkotika

Wirkstoffe: Barbiturate (Methohexital, Thiopental), Etomidat, Ketamin, Propofol

Wirkmechanismus: Mit der Ausnahme von Ketamin, das vorwiegend NMDA-Rezeptoren blockiert (vgl. Phencyclidin), sind die Injektionsnarkotika relativ selektive positive allosterische Modulatoren an GABA$_A$-Rezeptoren

Unerwünschte Wirkungen:

- Atemdepression (außer Ketamin)
- Vasodilatation, Blutdruckabfall (besonders Barbiturate und Propofol)
- negative Inotropie (besonders Barbiturate und Propofol)
- eventuell Laryngo- und Bronchospasmus (außer Ketamin)
- Blutdruck- und Herzfrequenzanstieg, Zunahme der Herzauswurfleistung, Zunahme des myokardialen Sauerstoffverbrauchs (Ketamin)
- Kontraktion der Uterusmuskulatur (Ketamin)

Klinische Anwendung: Narkoseeinleitung, i.v. Kurznarkose, totale intravenöse Anästhesis (TIVA: Propofol

▼

gemeinsam mit Opioid), Analgesie in der Notfallmedizin (Ketamin)

Kontraindikationen: Meist nur relative, z.B. Überempfindlichkeit gegen die Wirkstoffe, Myasthenia gravis, Status asthmaticus, respiratorische Insuffizienz, dekompensierte Herzinsuffizienz, schwere Myokardschäden, Herzrhythmusstörungen, akuter Myokardinfarkt, schwerer Schock, akute hepatische Porphyrie, akute Alkohol-, Schlafmittel-, Analgetika- oder Psychopharmakaintoxikationen

Bei **Ketamin:** Hypertonie, Herz- und Koronarinsuffizienz, erhöhter intrakranieller Druck und zerebrale Ischämien, Präeklampsie und Eklampsie, Hyperthyreose

28.4 Inhalationsnarkotika

Lernziele

Inhalationsnarkotika:
- halogenierten Kohlenwasserstoffe: Desfluran, Isofluran und Sevofluran
- anorganisches Gas: Distickstoffmonoxid

Pharmakokinetik und Pharmakodynamik der Inhalationsnarkotika

Als Inhalationsnarkotika stehen heute neben dem anorganischen Gas Distickstoffmonoxid (N$_2$O) die halogenierten Kohlenwasserstoffe Desfluran, Isofluran und Sevofluran zur Verfügung. Die früher eingesetzten Vertreter dieser Gruppe, Halothan und Enfluran, werden heute nicht mehr angewandt (◘ Abb. 28.4).

28.4.1 Pharmakokinetik

Das Besondere der Inhalationsnarkotika ist die Tatsache, dass sie als Gase in den Organismus aufgenommen werden, sich als solche verteilen, wirken und größtenteils auch so wieder eliminiert werden. Wenn daher diese **Gase** inhaliert werden, **verteilen** sie **sich** in allen Geweben entsprechend der Gasdruckunterschiede zwischen den Geweben. Ist der Druck in einem Kompartment höher als in einem angrenzenden, so wird sich das Gas **entlang des Druckgradienten** ausbreiten. In einem **Gasgemisch** entspricht der **Partialdruck** eines der Gases seinem prozentuellen Beitrag zum Gesamtdruck (steigt der Partialdruck des Gases A in einem Gasgemisch, so nimmt zwangsläufig der Partialdruck des Gases B ab). Wird ein Inhalationsnarkotikum mit einem bestimmten Partialdruck im Inhalationsgemisch lange genug eingeatmet, so wird letztendlich sein Partialdruck in allen Geweben genau so groß sein, wie der im Inhalationsgemisch.

Der **Verteilungskoeffizient** eines Gases zwischen 2 Geweben oder Kompartments (z.B. Hirn-Blut, Fett-Blut, Blut-Gas)

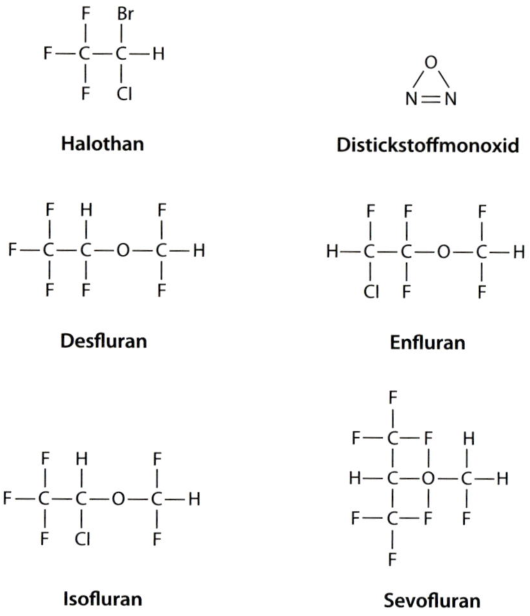

◘ **Abb. 28.4** Strukturformeln der Inhalationsnarkotika

gibt an, wie hoch die Konzentration des Gases in den beiden Kompartments ist, wenn der Partialdruck in eben diesen gleich hoch ist. Da die Löslichkeit von Gasen in unterschiedlichen Geweben stark variiert, schwanken diese Verteilungskoeffizienten zwischen Werten von 0,5–50 (◘ Tab. 28.4). In Abhängigkeit vom Blut-Gas-Verteilungskoeffizienten steigt bei Beginn der Zufuhr eines Inhalationsnarkotikums der Partialdruck im Blut an (◘ Abb. 28.5); danach steigt in Abhängigkeit vom Hirn-Blut-Verteilungskoeffizienten der Partialdruck im Gehirn an. Als Regel gilt: je geringer der Verteilungskoeffizient, desto schneller steigt der Partialdruck an. Ist der Fett-Blut-Verteilungskoeffizienten hoch, so wirkt sich dies auch nachteilig auf die Pharmakokinetik des Inhalationsnarkotikums aus, denn es dauert dann sehr lange, bis das schlecht durchblutete Fettgewebe mit dem Blut im Äquilibrium ist, und daher steigt der Partialdruck im Blut über lange Zeit nur

◘ **Tab. 28.4** Charakteristika der Inhalationsnarkotika

	Blut-Gas VK	Hirn-Blut VK	Fett-Blut VK	MAC (%)
Halothan	2,3	2,9	51	0.8
Desfluran	0,5	1,3	27	6
Isofluran	1,4	2,6	45	1,2
Sevofluran	0,7	1,7	48	2
N$_2$O	0,5	1,1	2,3	105

VK = Verteilungskoeffizient; MAC = minimale alveoläre Konzentration

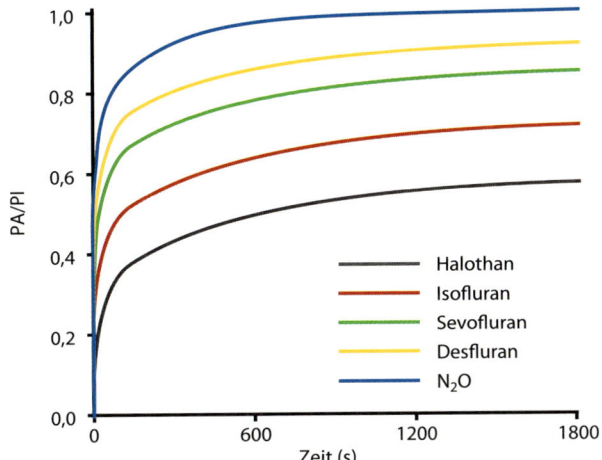

Abb. 28.5 Aufnahme von Inhalationsnarkotika. Dargestellt ist das Verhältnis des Partialdrucks von Narkotika in der endexspiratorischen Alveolarluft (PA: ist im Äquilibrium mit dem Partialdruck im Blut) und des Partialdrucks im inspirierten Gasgemisch (PI). Dieser Quotient steigt umso schneller an, je geringer der Blut-Gas-Verteilungskoeffizient ist (Daten aus: Behne M, Wilke HJ, Harder S. Clinical Pharmacokinetics of Sevoflurane. Clin Pharmakokinet 1999; 36(1):13–26)

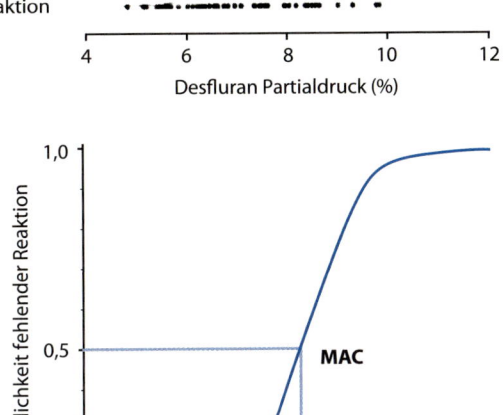

Abb. 28.6 Reaktionen oder fehlende Reaktionen von Mäusen auf eine Schwanzklemme in Abhängigkeit von der kontinuierlich zugeführten Desflurankonzentration im Inspirationsgemisch. Zu beachten ist, dass im Bereich von 6–10% Partialdruck des Desflurans die kumulative Wahrscheinlichkeit einer fehlenden Reaktion von weit unter 10% auf deutlich über 90% steigt (Daten aus: Sonner JM. Issues in the design and interpretation of minimum alveolar anesthetic concentration (MAC) studies. Anesth Analg 2002; 95(3):609–614)

langsam an (vergleiche die Zeitverläufe für Desfluran und N$_2$O in Abb. 28.5, die sich bei gleichem Blut-Gas-Verteilungskoeffizient deutlich unterscheiden).

Bei Beendigung der Zufuhr des Inhalationsnarkotikums läuft der Prozess in umgekehrter Richtung ab: daher klingt die narkotische Wirkung bei Inhalationsnarkotika mit geringen Verteilungskoeffizienten rascher ab, als bei solchen mit hohen Verteilungskoeffizienten.

28.4.2 Pharmakodynamik

Da das Ziel einer Zufuhr von Narkotika die Erreichung eines Zustandes ist, in dem chirurgische Eingriffe toleriert werden, wird die Potenz der Substanzen anhand definierter Schmerzreize und darauf erfolgender Reaktionen untersucht. Und da die Inhalationsnarkotika als Gase über die Lunge zugeführt werden, ist nicht eine verbreichte Dosis der zu vergleichende Parameter, sondern die kontinuierlich zugeführte Konzentration (Partialdruck) im Inspirationsgemisch. Daher werden die Inhalationsnarkotika anhand ihrer **MAC-Werte** (MAC: minimal-alveoläre Konzentration) verglichen (Tab. 28.4): Diejenige Konzentration im Inspirationsgemisch, bei welcher nach 30-minütiger Zufuhr definierte Schmerzreize bei 50% der untersuchten Individuen keine Reaktion mehr auslösen (Abb. 28.6). Solche Schmerzreize können beispielsweise eine Hautinzision oder die Intubation sein. Die MAC-Werte entsprechen den ED$_{50}$-Werten bei nicht gasförmigen Arzneimitteln.

Auffallend bei **Konzentrations-Wirkungs-Kurven** für Inhalationsnarkotika ist deren **steiler Anstieg**: Im Beispiel für Desfluran (Abb. 28.6) reicht ein Anstieg der Konzentration im Alveolarraum um 50% aus, um die Wahrscheinlichkeit einer fehlenden Reaktion auf einen Schmerzreiz von weit unter 10% auf über 90% steigen zu lassen; bei vielen anderen Arzneimitteln ist für eine solche Steigerung der Wirkung eine Steigerung der Dosis um den Faktor 100 erforderlich.

> Inhalationsnarkotika haben eine geringe therapeutische Breite: Eine Steigerung der zugeführten Konzentration auf das 2- bis 4-fache der MAC kann tödlich sein.

Inhalationsnarkotika gehören somit zu den Wirkstoffen mit der höchsten Toxizität, wobei diese für jedes Narkotikum anders ist und von den unten beschriebenen spezifischen unerwünschten Wirkungen abhängt.

28.4.3 Ältere halogenierte Kohlenwasserstoffe

Halothan wird zu 20% metabolisiert, wobei allergene und toxische Intermediärprodukte entstehen, die zur Leberschädigung mit Nekrosen und beträchtlicher Mortalität führen können. Darüber hinaus ist Halothan durch einen hohen

Blut-Gas-Verteilungskoeffizienten gekennzeichnet, sodass dieses Anästhetikum nicht mehr in Verwendung ist.

Enfluran hat ebenso einen hohen Blut-Gas-Verteilungskoeffizienten und nur geringe analgetische Wirkung, sodass es angesichts besserer pharmakokinetischer und pharmakodynamischer Charakteristika der nachfolgend angeführten Narkotika nicht mehr verfügbar ist.

28.4.4 Desfluran

Pharmakokinetik. Desfluran ist durch einen **hohen Dampfdruck** charakterisiert und erfordert daher besondere Aufbewahrungssysteme und einen speziellen Verdampfer. Es hat einen stechenden Geruch, kann Husten, Apnoe und Laryngospasmus auslösen, sodass es zur Einleitung einer Narkose ungeeignet ist. Infolge **günstiger pharmakokinetischer Parameter** wird mit Desfluran im Blut innerhalb von 5 Minuten ein Partialdruck erzielt, der 80% des Drucks im Inhalationsgemisch entspricht (Abb. 28.5). Nach Beendigung der Zufuhr beträgt die Zeit zum Aufwachen auch nur 5–10 Minuten. Desfluran ist somit sehr gut steuerbar; es wird praktisch nicht metabolisiert und über 99% werden unverändert abgeatmet. Ein Nachteil von Desfluran ist seine geringe narkotische Potenz mit MAC-Werten im Bereich von 6% und darüber; mit zunehmendem Alter nehmen die MAC Werte deutlich ab.

Unerwünschte Wirkungen. Desfluran zeigt folgende unerwünschte Wirkungen:
- **Senkung des peripheren Gefäßwiderstands** und des Blutdrucks (aber kaum negativ intotrope Wirkung)
- **Tachykardien**, besonders bei schneller Änderung der zugeführten Konzentration
- aufgrund der Reizwirkung **Bronchospasmus**, insbesondere bei prädisponierten Personen (z.B. Asthma), prinzipiell aber bronchodilatierender Wirkung
- **Dämpfung der Atmung**
- Senkung des Gefäßwiderstands im Gehirn, dadurch **eventuell intrakranieller Druckanstieg**
- direkte **Muskelrelaxation** und Verstärkung der Wirkung der Muskelrelaxanzien

Kontraindikationen. Kontraindiziert ist Desfluran aufgrund der unerwünschten Wirkungen bei erhöhtem intrakraniellem Druck, bei maligner Hyperthermie, sowie bei entsprechenden Überempfindlichkeiten.

28.4.5 Isofluran

Isofluran ist bei Raumtemperatur eine nicht brennbare oder explosive Flüssigkeit, die über spezielle Verdampfer in das Inhalationsgemisch eingebracht wird.

Pharmakokinetik. Die pharmakokinetischen Eigenschaften von Isofluran sind weniger günstig als jene des Desfluran, weswegen es **nicht zur Einleitung** der Anästhesie, sondern **nur zur Aufrechterhaltung** eingesetzt wird, hinzu kommt der stechende Geruch. Isofluran wird zu über 99% unverändert pulmonal eliminiert.

> Isofluran ist das potenteste der derzeit eingesetzten Inhalationsnarkotika mit MAC Werten bei 1,2%.

Unerwünschte Wirkungen. Unerwünschte Wirkungen von Isofluran sind:
- **Senkung des peripheren Gefäßwiderstands**, des Blutdruck (kaum negativ intotrope Wirkung)
- eventuell **Tachykardien**
- deutliche **Vasodilatation in den Koronarien**, keine direkten Hinweise auf zu vermutende »Coronary-steal«-Phänomene, eventuell sogar kardiprotektive Wirkung
- bronchodilatierende Wirkung, aufgrund des Geruchs aber **Bronchospasmus**, insbesondere am Beginn der Narkose möglich
- **Dämpfung der Atmung**
- Senkung des Gefäßwiderstands im Gehirn, dadurch **eventuell intrakranieller Druckanstieg**
- Verstärkung der Wirkung von Muskelrelaxanzien

Kontraindikationen. Kontraindikationen für Isofluran sind Überempfindlichkeit gegen den Wirkstoff, erhöhter intrakranieller Druck und maligne Hyperthermie.

28.4.6 Sevofluran

Sevofluran ist bei Raumtemperatur eine klare, nicht brennbare oder explosive Flüssigkeit mit vergleichsweise angenehmem Geruch; daher kann Sevofluran zur **Einleitung einer Narkose** verwendet werden.

> ❗ **Cave**
> Vorsicht ist geboten bei Verwendung mit ausgetrockneten CO_2-Absorbern, da es zu exothermen Reaktionen mit Verbrennungsgefahr kommen kann und eventuell toxische Produkte entstehen.

Pharmakokinetik. Sevofluran wird bis zu 5% metabolisiert, sodass eine Nierenschädigung zu befürchten wäre, was aber bis dato nicht nachweisbar war. Es hat einen niedrigen Blut-Gas-Verteilungskoeffizienten, aber einen hohen Fett-Blut-Verteilungskoeffizienten, sodass es ein wenig schlechter steuerbar ist als Desfluran. Mit MAC-Werten von 2% ist Sevofluran etwas weniger potent als Isofluran.

Unerwünschte Wirkungen. Desfluran hat folgende unerwünschte Wirkungen:
- **nur gering ausgeprägte Vasodilatation**, keine negativ intotrope Wirkung, keine Tachykardien, eher kardioprotektive Wirkungen
- **Atemdepression**, aber kaum Bronchospasmus
- geringe Vasodilatation im Gehirn, dadurch geeignet zum Einsatz in der Neurochirurgie
- Verstärkung der Wirkung von Muskelrelaxanzien

Kontraindikationen. Kontraindikationen sind Überempfindlichkeit gegen Sevofluran und maligne Hyperthermie.

28.4.7 Distickstoffmonoxid

N_2O ist ein geruchloses, nicht reizendes, nicht brennbares oder explosives Gas, das schwerer ist als Luft.

Pharmakokinetik. Infolge niedriger Verteilungskoeffizienten hat N_2O **günstige pharmakokinetische Eigenschaften** und flutet am schnellsten an und ab. Dadurch wird das Anfluten gleichzeitig verabreichter halogenierter Kohlenwasserstoffe auch beschleunigt (**second gas effect**). Beim Beenden der Zufuhr kann durch ein großes Konzentrationsgefälle das schnelle Abfluten von N_2O vom Blut in die Alveolarluft diese stark verdünnen, sodass der Sauerstoffanteil unter eine kritische Grenze sinkt und es zur sogenannten **Diffusionshypoxie** kommt. Zur Vermeidung einer Diffusionshypoxie wird nach der Beendigung der Zufuhr von N_2O mit reinem Sauerstoff beatmet. Da N_2O sehr diffusibel ist, kann es schnell in luftgefüllte Körperhöhlen eindringen und dort zu Druckerhöhungen führen. Daher sollte es z.B. bei einem **Pneumothorax** oder einer **Luftembolie** nicht eingesetzt werden.

N_2O wird nicht metabolisiert, hat aber mit einer MAC von 105% eine zu **geringe narkotische Potenz**, um allein zur Anästhesie eingesetzt zu werden. Es wirkt sehr **gut analgetisch** (schon bei 20%) und senkt bei gemeinsamer Verabreichung mit anderen Inhalationsnarkotika deren MAC-Werte beträchtlich, sodass die Menge des Inhalationsnarkotikums verringert werden kann.

Unerwünschte Wirkungen. Unerwünschte Wirkungen von N_2O sind:

- negative Inotropie, die aber durch Stimulation des Sympathikus ausgeglichen wird
- wenn N_2O gemeinsam mit halogenierten Kohlenwasserstoffen gegeben wird: Anstieg von Herzfrequenz, Blutdruck und Herzauswurfleistung
- wenn N_2O gemeinsam mit Opioiden gegeben wird: Abfall von Blutdruck und Herzauswurfleistung
- kaum atemdepressive Wirkung, aber die Sensitivität gegenüber einer Hypoxie wird deutlich reduziert
- Erhöhung des **intrakraniellen Drucks**
- keine Wirkung auf die Skelettmuskulatur
- Diffusionshypoxie
- Druckerhöhung in luftgefüllten Körperhöhlen
- Störungen im Methionin- und Folsäurehaushalt durch Inaktivierung von Vitamin B_{12}, dadurch megaloblastäre Anämie und periphere Polyneuropathie

Kontraindikationen. Kontraindikationen für N_2O sind pulmonale Hypertension, intrakranielle Druckerhöhungen, Vitamin-B_{12}-Mangel, Pneumothorax und Luftembolie.

> **Steckbrief Inhalationsnarkotika**
>
> **Wirkstoffe:** Desfluran, Isofluran, Sevofluran, Distickstoffmonoxid
>
> **Wirkmechanismus:** Allosterische Modulation von ionotropen Rezeptoren, insbesondere eine Steigerung der Aktivität an GABA$_A$-Rezeptoren
>
> **Unerwünschte Wirkungen:**
> - Senkung des peripheren Gefäßwiderstands, Blutdruckabfall
> - Tachykardien
> - Bronchospasmus
> - Atemdepression
> - Senkung des Gefäßwiderstands im Gehirn, intrakranieller Druckanstieg
> - Vasodilatation in den Koronarien
>
> **Klinische Anwendung:** Aufrechterhaltung und eventuell Einleitung (Sevofluran) einer Narkose
>
> **Kontraindikationen:** Erhöhter intrakranieller Druck (nicht für Sevofluran), maligne Hyperthermie, Überempfindlichkeit gegenüber den Wirkstoffen, Vitamin-B_{12}-Mangel (N_2O), Pneumothorax (N_2O) und Luftembolie (N_2O), pulmonale Hypertension (N_2O)

28.5 Muskelrelaxanzien

> **Lernziele**
>
> **Zentral wirkende Muskelrelaxanzien** (Baclofen, Benzodiazepine, Tizanidin, Tolperison)
> **Peripher wirkende Muskelrelaxanzien**
> - Myotrope Muskelrelaxanzien
> - Neuromuskuläre Blocker
>   - Depolarisierende Muskelrelaxanzien
>   - Nichtdepoarisierende Muskelrelaxanzien

Substanzen, die die Kontraktion der Skelettmuskulatur reduzieren (Muskelrelaxanzien), unterteilt man in 2 große Gruppen:

- zentral wirksame Muskelrelaxanzien
- peripher wirksame Muskelrelaxanzien

Die Unterscheidung zwischen zentral und peripher wirksamen Mukelrelaxanzien wird durch die Lokalisation der Angriffspunkte bestimmt: innerhalb oder außerhalb des zentralen Nervensystems.

28.5.1 Zentral wirksame Muskelrelaxanzien

Zentral wirksame Muskelrelaxanzien werden zur Reduktion eines pathologisch erhöhten Muskeltonus (z.B. bei Läsionen im Rückenmark) eingesetzt. Hierbei ist das Zielsymptom die

Spastik, die neben erhöhtem Muskeltonus gesteigerte Reflexaktivität, aber auch Paresen mit einschließt. Hierbei ist die Ursache zumeist eine Beeinträchtigung der Feinabstimmung der segmentalen Reflexbögen im Rückenmark, wobei dies insbesondere durch aus dem Gehirn absteigende Bahnen geschieht. Mit dem Ziel der zentralen Muskelrelaxation werden **unterschiedliche Substanzen** eingesetzt, die bezüglich der Wirkmechanismen sehr heterogen sind und deren klinische Wirksamkeit gegen Spastik nur limitiert ist: **Baclofen, Benzodiazepine, Tizanidin** und **Tolperison.**

Baclofen

Wirkprinzip und Pharmakokinetik. Baclofen ist ein spezifischer **Agonist an GABA$_B$-Rezeptoren** (► Kap. 2) und verursacht präsynaptisch eine Hemmung der Transmitterfreisetzung und postsynaptisch eine Hyperpolarisation. Dadurch nimmt die synaptische Transmission in den Reflexbögen ab und der Muskeltonus sinkt. Baclofen wird nach oraler Gabe komplett resorbiert und hat eine Plasmahalbwertszeit von 3–4 Stunden. Die Dosierung erfolgt einschleichend um unerwünschte Wirkungen, die zu Beginn der Therapie am stärksten ausgeprägt sind, zu minimieren. Die üblichen Tagesdosen liegen bei 30–75 mg, wobei nach der Beeinflussung der Symptomatik dosiert wird. Die Elimination erfolgt hauptsächlich über die Niere.

Unerwünschte Wirkungen. Unerwünschte Wirkungen sind:
- Sedation, Müdigkeit, Benommenheit, Verwirrtheit, Schwindel
- Depressionen, Euphorie, Ataxie, Tremor, Nystagmus
- Hypotonie
- Pollakisurie, Dysurie, Enuresis
- Visusstörungen, Geschmacksstörungen

Wird Baclofen überdosiert, so führt die Aktivierung inhibitorischer Autorezeptoren an GABAergen Synapsen zu einer starken Abnahme der GABA-Freisetzung; Baclofen selbst kann dann zwar die Aktivierung der postsynaptischen GABA$_B$-Rezeptoren übernehmen, aber die Aktivierung der postsynaptischen GABA$_A$-Rezeptoren durch den endogenen Transmitter fällt weg. Die Folge können Krampfanfälle sein – wie bei der Einwirkung von GABA$_A$-Antagonisten (► Kap. 2). Die sedierende Wirkung von Baclofen kann durch alle anderen zentral dämpfenden Pharmaka potenziert werden.

Kontraindikationen. Kontraindiziert ist Baclofen bei bekannter Überempfindlichkeit, zerebrovaskulären Erkrankungen sowie Niereninsuffizienz.

Benzodiazepine

Benzodiazepine verursachen dosisabhängig eine **zentrale Muskelrelaxation,** Anxiolyse, Schlafinduktion, Sedation und haben antikonvulsive Wirkungen (► Kap. 29). Die Muskelrelaxation ist eine der Wirkqualitäten, für die die niedrigsten Dosen erforderlich sind. Daher werden **bevorzugt Benzodiazepine mit niedriger Potenz** an den entsprechenden GABA$_A$-Rezeptoren eingesetzt (z.B. Tetrazepam), es können aber

prinzipiell alle verfügbaren Vertreter der Klasse muskelrelaxierende Wirkungen ausüben (z.B. Diazepam). Da die Behandlung einer Spastik ein langfristiges Therapieziel ist, werden Vertreter mit langer Wirkdauer (z.B. Diazepam und Tetrazepam) bevorzugt. Alle weiteren pharmakologischen Charakteristika sind im ► Kap. 29 im Detail beschrieben.

Tizanidin

Wirkprinzip und Pharmakokinetik. Tizanidin ist ein zentral wirksamer **α$_2$-Adrenozeptor-Agonist** und hat daher ähnliche Wirkungen wie Clonidin (► Kap. 27). Es bewirkt primär eine präsynaptische Hemmung der Transmitterfreisetzung und reduziert dadurch die Aktivität in den Synapsen der Reflexbögen. Tizanidin hat eine eingeschränkte orale Bioverfügbarkeit (ca. 30%), wird vorwiegend hepatisch (CYP 1A2) metabolisiert und die Metaboliten werden renal eliminiert.

Unerwünschte Wirkungen. Zu den unerwünschten Wirkungen gehören Hypotonie, Orthostase, Müdigkeit, Mundtrockenheit, Bradykardie und Anstieg der Leberenzyme.

Durch den Abbau über CYP 1A2 können zahlreiche Interaktionen, insbesondere mit Hemmern dieses Enzyms (z.B. Fluvoxamin, Ciprofloxacin, Cimetidin, Rofecoxib) auftreten. Die entsprechenden Kombinationen sollten deshalb vermieden werden.

Kontraindikationen. Kontraindiziert ist Tizanidin außerdem bei entsprechender Überempfindlichkeit sowie bei schwerer Leber- und Niereninsuffizienz.

Tolperison

Wirkprinzip und Pharmakokinetik. Tolperison blockiert verschiedene spannungsabhängige **Na$^+$-Kanäle** (wobei sich aber die Blockade von jener durch Lokalanästhetika unterscheidet) und **Ca^{2+}-Kanäle.** Warum sich diese Effekte bevorzugt im Rückenmark auswirken und zur Senkung des Muskeltonus führen, ist noch nicht restlos geklärt. Tolperison wird nach oraler Gabe vollständig resorbiert und biphasisch metabolisiert und eliminiert. Die Dosierung erfolgt anhand der Änderung der Symptomatik (typisch 150–300 mg täglich in 2–3 Dosen).

Unerwünschte Wirkungen. Kopfschmerzen, Nausea, Müdigkeit, Antriebslosigkeit, Mundtrockenheit und Blutdruckabfall.

Interaktionen. Wechselwirkungen sind keine bekannt, Tolperison kann z.B. mit Benzodiazepinen kombiniert werden.

Kontraindikationen. Kontraindiziert ist Tolperison bei bekannter Überempfindlichkeit und Myasthenia gravis.

28.5.2 Peripher wirksame Muskelrelaxanzien

Die peripher wirksamen Muskelrelaxanzien werden nach ihren Angriffspunkten unterteilt: Sie können entweder an den

◼ **Tab. 28.5** Vergleich zwischen den Wirkungen depolarisierender und nichtdepolarisierender Muskelrelaxanzien

	Depolarisierende Muskelrelaxanzien	Nichtdepolarisierende Muskelrelaxanzien
Wirkung auf motorische Endplatte	andauernde Depolarisation	Erhöhte Aktivierungsschwelle für neuromuskuläre Übertragung
Wirkung von Acetylcholinesterase-hemmern	kein Effekt	Abschwächung der Blockade
Initialer Effekt auf die Muskulatur	Faszikulationen	Relaxation
Wirkung einer tetanischen Reizung bei nur partieller Blockade	stabile Kontraktionen	schwächer werdende Kontraktionen

Myozyten selbst (myotrope) oder an der neuromuskulären Synapse (neuromuskuläre) wirken:
- myotrope Muskelrelaxanzien
- neuromuskuläre Blocker
  - nichtdepolarisierende Muskelrelaxanzien
  - depolarisierende Muskelrelaxanzien

Myotrope Muskelrelaxanzien

Pharmakodynamik. Als **direkt an Myozyten** angreifendes Muskelrelaxans steht **Dantrolen** zur Verfügung; es greift in die elektromechanische Kopplung ein indem es die **Ca^{2+}-Freisetzung aus dem sarkoplasmatischem Retikulum** einschränkt. Dieser Effekt ist vor allem an der Skelettmuskulatur stark ausgeprägt und weniger deutlich an der glatten oder Herzmuskulatur.

Klinische Anwendung. Indikationsgebiete sind insbesondere die **maligne Hyperthermie** und das **maligne Neuroleptikasyndrom**. Dantrolen wird initial mit einer Dosierung von 2,5 mg/kg Körpergewicht infundiert und muss solange die Hauptsymptome weiter bestehen wiederholt werden. Bei Erkrankungen mit chronisch erhöhtem Muskeltonus kann Dantrolen auch peroral verabreicht werden.

Unerwünschte Wirkungen. Unerwünschte Wirkungen einer Therapie mit Dantrolen sind:
- lokale Reaktionen an der Infusionsstelle (Brennen, Rötung, Schwellung; pH Wert der Injektionslösung 9,5; paravasale Applikation muss unbedingt vermieden werden)
- Muskelschwäche
- Schwindel, Sprachstörungen, Benommenheit, Kopfschmerzen, Verwirrtheit
- abdominale Krämpfe, Übelkeit, Erbrechen, Diarrhö
- Transaminaseanstieg und Hepatotoxizität
- Fieber, Schüttelfrost
- Blutbildungsstörungen, Leukopenie, aplastische Anämie
- Herzinsuffizienz, Tachykardien
- Überempfindlichkeitsreaktionen

Kontraindikationen. Kontraindikationen ergeben sich aus den unerwünschten Wirkungen. Da aber die Verabreichung von Dantrolen meist eine Notfallmaßnahme darstellt, sind die Kontraindikationen nur relativ, mit der Ausnahme einer bekannten Überempfindlichkeit gegenüber dem Wirkstoff.

Neuromuskuläre Blocker

Pharmakodynamik. Neuromuskulär blockierende Wirkstoffe sind Liganden an den **muskulären nikotinischen Acetylcholinrezeptoren** und erzielen ihre Wirkung durch einen von 2 möglichen Mechanismen:
- **Aktivierung** der nikotinischen Acetylcholinrezeptoren (depolarisierende Muskelrexanzien)
- **Hemmung** der nikotinischen Acetylcholinrezeptoren (nichtdepolarisierende Muskelrexanzien)

Dass die neuromuskuläre Übertragung (► Kap. 11) durch Antagonisten an nikotinischen Acetylcholinrezeptoren unterbunden werden kann, erscheint logisch; die analoge Wirkung durch entsprechende Agonisten bedarf einer weiteren Erklärung: Durch das **depolarisierende Muskelrelaxans Suxamethonium** wird durch andauernde Öffnung des Ionenkanals des nikotinischen Rezeptors die muskuläre **Endplatte dauerhaft depolarisiert,** sodass die dort befindlichen spannungsaktivierten **Na$^+$-Kanäle inaktiviert** werden. Infolgedessen können sich die Aktionspotenziale, die durch Angriff von Acetylcholin an den nikotinischen Rezeptoren der Endplatte entstehen, nicht auf die Muskulatur ausbreiten, d.h. die Exzitations-Kontraktions-Kopplung ist unterbrochen. Die Unterschiede in den Wirkungen depolarisierender und nichtdepolarisierender Muskelrelaxanzien sind in ◼ Tab. 28.5 angeführt.

Bei lange andauernder Einwirkung eines depolarisierenden Muskelrelaxans verändert sich die Art der Blockade, die motorische Endplatte wird langsam repolarisiert, aber die Übertragung bleibt unterbunden. Der Grund hierfür dürfte in der Desensitivierung der nikotinischen Acetylcholinrezeptoren liegen.

Depolarisierende Muskelrelaxanzien

Suxamethonium ist das einzige depolarisierende Muskelrelaxans im klinischen Einsatz.

Unerwünschte Wirkungen. Suxamethonium verursacht folgende unerwünschte Wirkungen:

◻ Tab. 28.6 Charakteristika neuromuskulärer Blocker

Muskelrelaxans	Wirkbeginn (min)	Wirkdauer (min)	Eliminationsweg
Suxamethonium	1,5	5–8	Plasmacholinesterasen
Alcuronium	2–4	60–80	primär unveränderte Exkretion über Harn und Galle
Atracurium	2–4	30–60	Hofmann-Elimination (organunabhängiger Zerfall), Plasmacholinesterasen
Mivacurium	2–4	12–18	Plasmacholinesterasen
Pancuronium	4–6	120–180	renal
Rocuronium	1–2	30–60	hepatischer Metabolismus
Vecuronium	2–4	30–60	hepatischer Metabolismus

28

— Muskelschmerzen durch die initialen Muskelfaszikulationen
— Hyperkaliämie durch die Dauerdepolarisation; Vorsicht bei Weichteiltraumen, Verbrennungen und Herzinsuffizienz
— Erhöhung des Augeninnendrucks durch Kontraktion der Muskulatur in der Augenhöhle
— Histaminfreisetzung (eventuell mit Bronchospasmus und Blutdruckabfall)
— maligne Hyperthermie (meist in Kombination mit Inhalationsnarkotika)
— Erytheme, v.a. im Bereich der oberen Körperhälfte

Kontraindikationen. Suxamethonium ist bei bekannter Prädisposition für maligne Hyperthermie, bei Polytraumen und Verbrennungen, bei Hyperkaliämie sowie bekannter Überempfindlichkeit kontraindiziert.

Nichtdepolarisierende Muskelrelaxanzien

Die nichtdepolarisiernden Muskelrelaxanzien unterscheidet man vorwiegend nach ihrer Wirkdauer (◻ Tab. 28.6). Pancuronium verursacht eine gewisse Blockade der ganglionären Transmission (schwächer als Tubocurarin), die anderen Vertreter sind noch selektiver für die Rezeptoren der Muskulatur. Atracurium und Mivacurium verursachen ähnlich dem Tubocurarin eine Histaminfreisetzung, aber geringer ausgeprägt, ein Effekt der bei Pancuronium, Rocuronium und Vecuronium kaum beobachtet wird. Alcuronium und Pancuronium können muskarinische Acetylcholinrezeptoren geringfügig blockieren und so z.B. eine Tachykardie verursachen.

Zahlreiche Arzneimittel wie z.B. Antibiotika (Aminoglykoside, Tetrazykline, Polymyxine, Clindamycin), Antiarrhythmika, Ca^{2+}-Antagonisten und Inhalationsnarkotika verstärken die Wirkung nichtdepolarisierender Muskelrelaxanzien, Acetylcholinesterasehemmer hingegen schwächen sie ab.

■■■ **Curare**
Der Begriff Curare umfasst mehrere Alkaloide, die aus Pflanzen der Gattungen Chondrodendron (Quelle für Tubocurare) und Strychnos (Quelle für Calebassencurare) gewonnen werden können. Ersteres findet man häufig im Amazonasgebiet, letztere im Bereich von Kolumbien und Venezuela. Diese Alkaloide wurden von dort ansässigen Indianern als Pfeilgifte verwendet. Die damit erlegten Beutetiere konnten bedenkenlos verzehrt werden, da die Muskelrelaxanzien aus dem Magen-Darm-Trakt nicht ausreichend resorbiert werden. In den 30er Jahren des 20. Jahrhunderts wurde die Struktur des Tubocurarin aufgeklärt und seitdem wird dieses als nichtdepolarisierendes Muskelrelaxans medizinisch eingesetzt. Heute wird es aber wegen unerwünschter Wirkungen (beträchtliche Histaminfreisetzung und Blockade ganglionärer Nikotinrezeptoren, dadurch Blutdruckabfall) kaum noch klinischen eingesetzt.

Steckbrief neuromuskuläre Blocker
Wirkstoffe: Alcuronium, Atracurium, Mivacurium, Pancuronium, Rocuronium, Suxamethonium, Vecuronium
Wirkmechanismus: Aktivierung (Suxamethonium) oder Hemmung nikotinischer Acetylcholinrezeptoren an der Skelettmuskulatur.
Unerwünschte Wirkungen:
— Histaminfreisetzung
— Muskelschmerzen (Suxamethonium)
— Hyperkaliämie (Suxamethonium)
— Erhöhung des Augeninnendrucks (Suxamethonium)
— maligne Hyperthermie
— Erytheme (Suxamethonium)
— anticholinerge Wirkungen (Alcuronium und Pancuronium)

Klinische Anwendung: Muskelrelaxation z.B. im Rahmen einer Narkose
Kontraindikationen: Prädisposition für maligne Hyperthermie, Polytraumen, Verbrennungen und Hyperkaliämie (Suxamethonium)

Weiterführende Literatur

Behne M, Wilke HJ, Harder S (1999) Clinical Pharmakokinetics of Sevoflurane. Clin Pharmacokinet 36(1):13-26

Hughes MA, Glass PS, Jacobs JR (1992) Context-sensitive half-time in multicompartment pharmacokinetic models for intravenous anesthetic drugs. Anesthesiology 76: 334-341

Lerman J, Jöhr M (2009) Inhalational anesthesia vs total intravenous anesthesia (TIVA) for pediatric anesthesia. Paediatr Anaesth 19: 521-534

Schüttler J, Schwilden H (2008) Modern Anesthetics. Handbook of Experimental Pharmacology, Volume 182

Sonner JM (2002) Issues in the design and interpretation of minimum alveolar anesthetic concentration (MAC) studies. Anesth Analg 95(3):609-614

Anxiolytika, Hypnotika, Sedativa

S. Böhm

❯ ❯ Einleitung

Substanzen, die Angst und Spannungszustände lösen (Anxiolytika), den Schlaf verbessern (Hypnotika), oder zentral dämpfen (Sedativa) entfalten die meisten dieser Wirkungen über eine Modulation des GABAergen Systems entfalten. Dennoch sind diese Wirkungen nicht alle kausal miteinander verknüpft, sodass Anxiolyse oder Schlafinduktion prinzipiell auch ohne deutliche Sedation entstehen können. Die wesentlichsten Vertreter dieser Wirkstoffe sind Benzodiazepine und Benzodiazepinagonisten, Dicarbamate, Thiazolderivate, Azaspirone und H$_1$-Antagonisten.

Substanzen

- die durch eine hemmende Wirkung im Gehirn zur Dämpfung der psychischen Reaktionsbereitschaft und zu verminderter Aktivität führen, werden als **Sedativa,**
- die Spannungs- und Angstzustände beseitigen, werden als **Anxiolytika, Tranquilizer** oder **Tranquillanzien** und
- die Schlaf induzieren oder aufrecht erhalten, werden als **Hypnotika** bezeichnet.

Zwischen diesen Begriffen gibt es aber beträchtliche Überlappungen. Natürlich fördern alle sedierend wirkenden Substanzen auch den Schlaf und verbessern Angstzustände, da ja Reaktionsbereitschaft und Aktivität reduziert werden. Die Reduktion oder Beseitigung eines Angstzustandes (= Anxiolyse) muss aber nicht notwendigerweise von einer eingeschränkten Reaktionsbereitschaft begleitet sein. Sofern Angstzustände Schlaflosigkeit auslösen, wird Anxiolyse auch zur Verbesserung des Schlafs führen; andernfalls werden aber Anxiolytika nicht schlaffördernd wirken. Spannungslösung, Schlafförderung und Sedation sind unterschiedliche Wirkqualitäten, die aber eng miteinander verknüpft sind.

Sedation ist ein relativ unspezifisches Phänomen mit extrem unterschiedlichen Ausprägungsgraden beginnend von einer leichten Reaktionsverzögerung bis zu Narkose und letztendlich Tod, wenn auch die Atmung vom dämpfenden Effekt betroffen ist. Zahlreiche Substanzklassen (beispielsweise Narkotika, Opioide und Ethanol) wirken sedativ, wobei mit zunehmenden Dosen zumeist alle der beschriebenen Grade der Sedation erreicht werden können. Von allen sedativ wirksamen Substanzen waren oder sind (fettgedruckt) die folgenden als Anxiolytika und/oder Hypnotika in klinischer Verwendung:

- **Benzodiazepine** und andere **Benzodiazepinagonisten**
- **Dicarbamate** (Meprobamat)
- **Thiazolderivate** (Clomethiazol)
- **Aldehyde** (Chloralhydrat)
- **Azaspirone** (Buspiron)
- **H$_1$-Antihistaminika** (Hydroxyzin)
- Barbiturate
- Piperidindione (Thalidomid, Gluthetimid, Methyprylon)

Darüber hinaus werden bestimmte Antidepressiva (SSRIs, SNRIs) in der chronischen Therapie von Angsterkrankungen eingesetzt.

29.1 Physiologische und pathophysiologische Grundlagen

┌─ **Lernziele** ─────────────────────────────

Physiologie des Schlafs: Schlaf-Wach-Zyklus
- Wachzustand
- Rapid-Eye-Movement-(REM-)Schlaf
- Non-REM-Schlaf
- Monoamine, Acetylcholin, Orexine

Pathophysiologie von Angst- und Spannungszuständen
- Zentrum der Entstehung von Angst- und Stressreaktionen: Neurone aus Kerngebieten der Amygdala
  - glutamerg innerviert aus Cortex, Thalamus und Hippocampus
  - serotonerge und noradrenerge Afferenzen aus dem dorsalen Raphekern bzw. dem Locus coeruleus

└──

29.1.1 Physiologische Grundlagen des Schlafs

Die Regulation des zirkadianen Rhythmus unterliegt der Steuerung des **Nucleus suprachiasmaticus** im Bereich des Hypothalamus. Dort verläuft die Expression von **Uhren-Genen** (z.B. die Period-Gene oder die Chryptochrom-Gene) im 24-Stunden-Rhythmus. Dieses Kerngebiet dient als endogener Zeitgeber und innerviert u.a. den lateralen und posterioren Hypothalamus, dessen Neurone die Neuropeptide **Orexin (Hypocretin) A und B** als Transmitter verwenden. Diese orexinergen Neurone werden aber auch vom **limbischen System** und vom ventrolateralen präoptischen Bereich des Hypothalamus innerviert und unterliegen dem Einfluss von **Glucose** und metabolischen Mediatoren wie **Ghrelin** und **Leptin**. Neuronale Aktivität im Hippocampus und in der Amygdala (Limbicum) sowie Hypoglykämie und Ghrelin aktivieren orexinerge Neurone, während Aktivität im ventrolateralen präoptischen Hypothalamus (GABA) und Leptin dieselben hemmt (❒ Abb. 29.1). Der laterale und posteriore Hypothalamus wiederum innerviert monoaminerge und cholinerge Kerngebiete im übrigen Hypothalamus und im Hirnstamm sowie den Nucleus arcuatus, der die Nahrungsaufnahme über das Neuropeptid Y steuert. Die **cholinergen Kerne** sind das **laterodorsale Tegmentum** und das **pedunculopontine Tegmentum**. Die monoaminergen Gebiete sind der **Locus coeruleus (Noradrenalin)**, die **dorsalen Raphe-Kerne (5-HT)** sowie der **Nucleus tuberomammillaris (Histamin)**. Orexine aktivieren diese monoaminergen Kerne, deren Aktivität für den Wachzustand erforderlich ist. Die Monoamine Noradrenalin, 5-HT und Histamin hemmen gleichzeitig auch die Aktivität im ventrolateralen präoptischen Hypothalamus, dessen Aktivität für den Schlaf bedeutsam ist und der selbst über GABA die orexinergen Neurone hemmt. Die wesentliche Bedeutung der orexinergen Neurone für den Schlaf-Wach-Zyklus ist da-

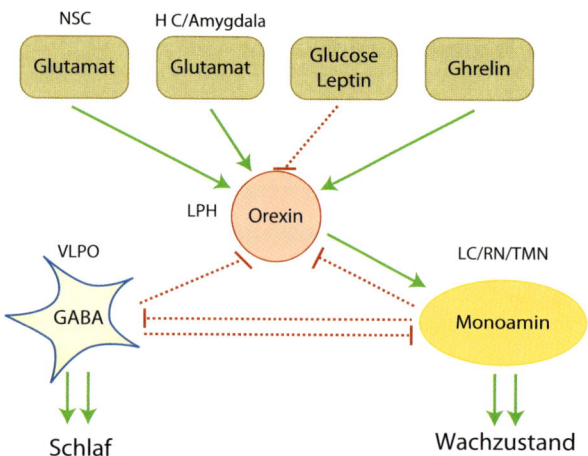

Abb. 29.1 Neuronale Verschaltungen zur Regulation des Schlaf-Wach-Rhythmus. Orexinerge Neurone im lateralen und posterioren Hypothalamus (LPH) aktivieren monoaminerge Neurone im Locus coeruleus (LC, Noradrenalin), in den Raphe nuclei (RN, Serotonin) und im Nucleus tuberomammillaris (TMN, Histamin). Diese fördern den Wachzustand und hemmen GABAerge Neurone im ventrolateralen präoptischen Bereich (VLPO) und die orexinergen Neurone. Die GABAergen Neurone im VLPO fördern den Schlaf und hemmen die orexinergen und monoaminergen Neurone. Die orexinergen Neurone unterliegen folgenden Einflüssen: aus dem Nucleus suprachismaticus (NSC), wo die Uhren-Gene arbeiten; aus dem Hippocampus und der Amygdala, wo emotionale Informationen verarbeitet werden; Glucose, Leptin und Ghrelin, die nahrungsabhängig zirkulieren

ran zu erkennen, dass das Fehlen der Orexine zu **Narkolepsie** führt, eine Erkrankung, die durch ständigen Wechsel von Schlaf- und Wachphasen gekennzeichnet ist.

Zur Beurteilung der Physiologie des Schlafs reicht es nicht aus, nur zwischen Schlaf und Wachzustand zu unterscheiden, man muss auch den Schlaf in **REM-(rapid eye movement)** und **Non-REM-(NREM-)Schlaf** unterteilen. Während einer Nacht werden 4–5 REM-Phasen durchlaufen, die durch wachähnliche EEG-Aktivität, schnelle Augenbewegungen und Muskelatonie gekennzeichnet sind (◘ Tab. 29.1). Dazwischen findet sich

NREM-Schlaf, der in 4 verschiedene Stadien der Schlaftiefe unterteilt werden kann. An der Regulation von REM- und NREM-Schlaf sind die erwähnten orexinergen, **monoaminergen und cholinergen Kerngebiete** beteiligt (◘ Tab. 29.1). In all diesen Kerngebieten finden sich auch GABAerge Nervenendigungen, die eine Hemmung vermitteln können, sodass der GABA eine wesentliche Bedeutung zukommt.

Jeglicher Eingriff in diese Transmittersysteme kann zu Änderungen im Schlafmuster führen. So verursacht eine Verstärkung der GABAergen Neurotransmission (z.B. durch Benzodiazepine) eine Verlängerung des NREM-Schlafs, der REM-Schlaf wird verkürzt. Gesteigerte Verfügbarkeit der Monoamine fördert den Wachzustand und verursacht Schlafstörungen (▶ Kap. 32), während Monoaminmangel sedierend und schlafinduzierend wirkt. Die Blockade der entsprechenden Rezeptoren, insbesondere von H_1-Histaminrezeptoren, wirkt auch sedierend und schlaffördernd.

29.1.2 Pathophysiologische Grundlagen von Angst- und Spannungszuständen

Zur Analyse der biologischen Grundlagen von Angst- und Spannungszuständen wird meist das tierexperimentelle Modell der **Angstkonditionierung** herangezogen: Ein **konditionierter Stimulus** (z.B. ein Ton) wird mit einem **aversiven unkonditionierten Stimulus** (z.B. ein Elektroschock), der eine Angstreaktion auslöst, gepaart. Durch Lernvorgänge kann dann der konditionierte Stimulus selbst, oder sogar nur der Kontext (wie der experimentelle Käfig) ausreichen, um dieselbe Angstreaktion hervorzurufen. Die zentrale Schaltstelle beim Erlernen dieser Angstreaktion ist die Amygdala. Sie erhält simultan Informationen aus dem auditorischen (Ton) und somatosensorischen (Elektroschock) Cortex und Thalamus sowie aus dem Hippocampus (Kontext). Nach Verarbeitung derselben in den **basalen, lateralen** und **zentralen Kernen der Amygdala** wird die Information an das zentrale Höhlengrau, den lateralen Hypothalamus und den Nucleus paraventricularis weitergegeben, wo die komplexen motorischen, autonomen bzw. hormonellen Komponenten der Angstreaktion ausgelöst werden (◘ Abb. 29.2).

◘ Tab. 29.1 Regulation und Charakteristika von Wachzustand, NREM- und REM-Schlaf

	Wachzustand	NREM-Schlaf	REM-Schlaf
EEG	Alpha- und Beta-Rhythmus	Spindeln, Delta- oder Slow-Waves	Theta-Rhythmus
Augenbewegungen	abhängig vom Sehen	selten, langsam	schnell
Muskeltonus	hoch	reduziert	atonisch
Monoaminerge Neurone	++	+	–
Cholinerge Neurone	+	–	++
Orexinerge Neurone	++	–	–

++ = hohe Aktivität der Neurone; + = geringe Aktivität der Neurone; – = keine Aktivität der Neurone.

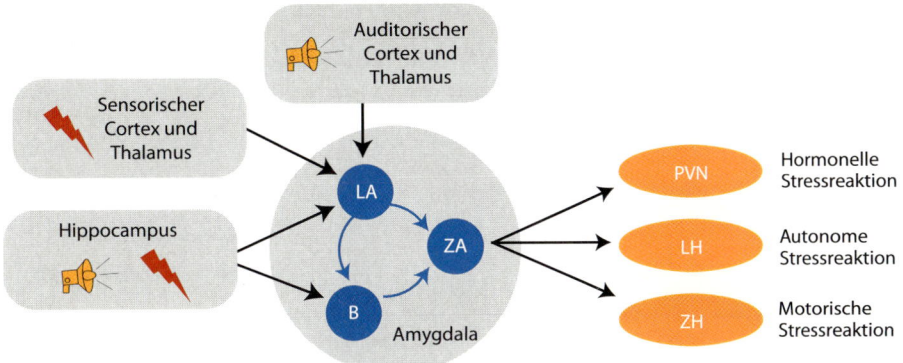

Abb. 29.2 Schaltkreise der Angstkonditionierung. Über den auditorischen Cortex und Thalamus wird ein konditionierter Stimulus mit einem unkonditionierten aversiven Stimulus über den somatosensorischen Cortex und Thalamus gepaart wahrgenommen. Die Kontextinformation wird über den Hippocampus integriert. Die laterale Amygdala (LA) und der basale Kern (B) geben die Informationen an die zentralen Amygdalakerne (ZA) weiter. Von dort wird das zentrale Höhlengrau (ZH), der laterale Hypothalamus (LH) und der paraventrikuläre Nucleus (PVN) innerviert, welche die motorischen, autonomen, bzw. hormonellen Anteile der Stressreaktion regulieren

Die dominierenden Transmitter in den in ■ Abb. 29.2 gezeigten Verschaltungen sind **Glutamat** und **GABA**. Von besonderer Bedeutung in der Angstkonditionierung dürfte Glutamat sein, da Langzeitpotenzierung (▶ Kap. 13) als zugrunde liegender Mechanismus nachgewiesen wurde. Hinzu kommen **serotoninerge** Afferenzen aus dem dorsalen Raphekern und **noradrenerge Afferenzen** aus dem Locus coeruleus. Zahlreiche Untersuchungen weisen darauf hin, dass bei Angsterkrankungen Veränderungen im GABAergen bzw. serotoninergen System zu finden sind. In diesem Sinne sind Modulatoren der GABAergen (insbesondere Benzodiazepine) und serotoninergen (z.B. Antidepressiva der Gruppen SSRI und SNRI sowie Azaspirone) Neurotransmission wesentliche Säulen einer anxiolytischen Pharmakotherapie.

29.2 Wirkmechanismen

> **Lernziele**
>
> **Wirkmechanismen**
> ▬ Potenzierung der Transmission über GABA_A-Rezeptoren (Benzodiazepine, Barbiturate, Meprobamat, Chloralhydrat und Clomethiazol)
> ▬ Modulation der serotoninergen Neurotransmission (Azaspirone, SSRIs, SNRIs)
> ▬ Blockade von zentralen H_1-Rezeptoren (H_1-Antihistaminika)

29.2.1 Wirkungen über GABA_A-Rezeptoren

Die meisten Wirkungen der GABA werden über **GABA_A-Rezeptoren** vermittelt (▶ Kap. 12). Dort verursacht GABA in steigenden Konzentrationen einen zunehmenden **Anionenstrom,** der zumeist zu einer Hyperpolarisation der betref-

fenden Nervenzelle führt. An GABA_A-Rezeptoren greift aber nicht nur GABA selbst an, sondern auch zahlreiche Anxiolytika, Hypnotika und Sedativa, nämlich Benzodiazepine, Barbiturate, Meprobamat, Chloralhydrat und Clomethiazol. Die Angriffspunkte dieser Substanzen an GABA_A-Rezeptoren sind aber nicht ident und daher auch nicht ihre Wirkungen. **Benzodiazepine** besetzen eine **allosterische Bindungsstelle** und **verändern die Affinität der GABA_A-Rezeptoren** für GABA und die Offenwahrscheinlichkeit der Pore im Rezeptor; sie können aber den Anionenkanal weder direkt öffnen noch verschließen. Daher wird durch Benzodiazepine lediglich die Wirkung der GABA verstärkt oder abgeschwächt, die entsprechenden Benzodiazepine werden daher **Benzodiazepinagonisten** bzw. **inverse Agonisten** genannt. Benzodiazepine, die an dieser Bindungsstelle angreifen aber keinerlei Veränderung in der Funktion der GABA_A-Rezeptoren verursachen, werden als **Benzodiazepinantagonisten** bezeichnet. Im Gegensatz zu Benzodiazepinen können die anderen sedativ wirksamen Substanzen selbst den Kanal öffnen und so einen Anionenstrom induzieren (■ Abb. 29.3).

Neben den unterschiedlichen Wirkungen der Benzodiazepine, Barbiturate und anderen Sedativa auf einen Typ von GABA_A-Rezeptor (■ Abb. 29.3), unterscheiden sich diese Substanzen auch dadurch, dass sie an unterschiedlichen Kombinationen von GABA_A-Rezeptoruntereinheiten angreifen. Benzodiazepine modulieren nur Rezeptoren, die bestimmte α-, β- und γ-Untereinheiten besitzen, während Barbiturate, Meprobamat und Clomethiazol an nahezu allen Kombinationen von Untereinheiten angreifen können. Da die verschiedenen GABA_A-Rezeptoruntereinheiten im Gehirn nicht homogen verteilt sind, sind auch die Bindungsstellen für z.B. Benzodiazepine, Barbiturate und Meprobamat unterschiedlich verteilt. Darüber hinaus weiß man aus Untersuchungen an transgenen Tieren, dass unterschiedliche α-Untereinheiten der GABA_A-Rezeptoren verschiedene klinische Wirkungen der Benzodiazepinagonisten vermitteln (■ Tab. 29.2).

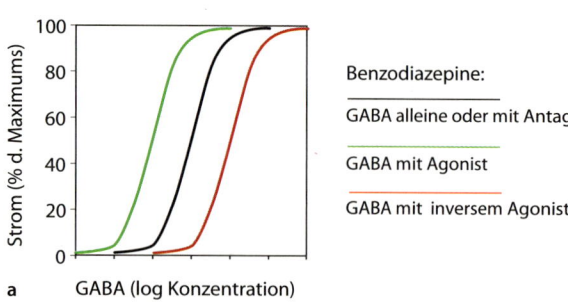

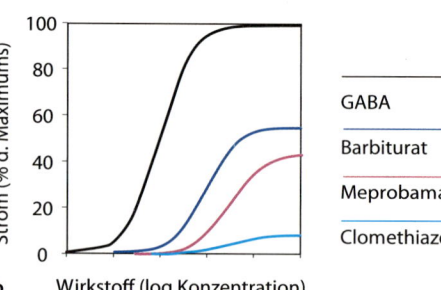

◻ **Abb. 29.3a, b Effekte von GABA, Benzodiazepinen, Barbituraten, Meprobamat und Clomethiazol an GABA_A-Rezeptoren.** Die Abbildungen zeigen Anionenströme, die durch GABA in An- bzw. Abwesenheit von Benzodiazepinagonisten, -antagonisten und inversen Agonisten hervorgerufen werden (**a**), bzw. Ströme die durch GABA, Barbiturate, Meprobamat, oder Clomethiazol hervorgerufen werden (**b**). GABA verursacht konzentrationsabhängig einen Anionenstrom durch GABAA-Rezeptoren. Durch Benzodiazepinagonisten

wird die Konzentrations-Wirkungs-Kurve für GABA nach links verschoben, durch inverse Agonisten wird sie nach rechts verschoben. Benzodiazepinantagonisten verändern die Konzentrations-Wirkungs-Kurve nicht, verhindern aber sowohl die Wirkung der Agonisten, als auch diejenige der inversen Agonisten. Barbiturate, Meprobamat und Clomethiazol können dagegen auch in Abwesenheit von GABA Ströme durch den GABA_A-Rezeptor induzieren

◻ **Tab. 29.2** Verteilung und Funktionen von GABA_A-Rezeptor α-Untereinheiten im Gehirn

Untereinheit	Hirnregionen mit größter Dichte	Vermittelte Wirkungen
α_1	zerebraler und zerebellärer Cortex	Sedation, anterograde Amnesie, antikonvulsive Wirkung
α_2	Hippocampus, Amygdala, Striatum	anxiolytische, muskelrelaxierende und analgetische Wirkung
α_3	monoaminerge Kerne im Hirnstamm, cholinerge Kerne im basalen Vorderhirn, Thalamus	muskelrelaxierende und analgetische Wirkung
α_5	Hippocampus	?

Die derzeit klinisch eingesetzten Benzodiazepinagonisten können nicht zwischen GABA_A-Rezeptoren unterscheiden, die aus unterschiedlichen α-Untereinheiten aufgebaut sind. Es wurden aber schon Wirkstoffe synthetisiert, die bevorzugt an Rezeptoren mit bestimmten α-Untereinheiten angreifen. Von diesen Substanzen kann man dann selektive Wirkungen erwarten, was auf die derzeit gängigen Benzodiazepine kaum zutrifft.

29.2.2 Wirkungen über serotonerge Synapsen

Azaspirone sind partielle Agonisten an 5-HT_{1A}-Rezeptoren. Diese sind Autorezeptoren auf serotonergen Nervenzellen und deren Aktivierung reduziert die Aktivität eben dieser

Neurone, sodass weniger 5-HT ausgeschüttet wird. Nachfolgend kommt es offensichtlich (wie bei Antidepressiva, ▶ Kap. 31) zu kompensatorischen Mechanismen, sodass nach mehrtägiger bis mehrwöchiger Therapiedauer ein angst- und spannungslösender Effekt eintritt. Durch solche kompensatorischen Mechanismen kommt es aber auch zu Veränderungen in den serotonergen Nervenzellen, die den Schlaf regulieren. Diese Veränderungen führen zur Dysregulation, die sich durch Schlafstörungen äußert. Daher ist eine Dauertherapie mit Azaspironen oder Antidepressiva (SSRIs und SNRIs) zwar prinzipiell geeignet, Angsterkrankungen zu behandeln, riskiert aber gleichzeitig eine Beeinträchtigung des Schlafs.

29.2.3 Wirkungen über H_1-Histaminrezeptoren

Das histaminerge System des Gehirns nimmt seinen Ausgang vom Nucleus tuberomamillaris und innerviert praktisch alle Gebiete (▶ Kap. 16). Die H_1-Histaminrezeptoren kommen in größter Dichte im Hippocampus und in der Amygdala vor sowie im frontotemporalen Bereich. Über diese Rezeptoren werden folgende Wirkungen vermittelt:
- Erhaltung des Wachzustandes
- erhöhte motorische Aktivität
- erhöhte Lernfähigkeit
- verstärkte Schmerzperzeption
- Unterdrückung des Hungergefühls

Zentral gängige H_1-Antihistaminika blockieren diese Rezeptoren und dämpfen so die entsprechenden Wirkungen des endogenen Histamins.

29.3 Wirkungen

┌─ **Lernziele** ──────────────────────────
│
│ **Wirkungen**
│ ▬ Angst- und spannungslösende Wirkung
│ ▬ Schlafverbessernde Wirkung
│ ▬ Sedation
│ ▬ Anterograde Amnesie
│ ▬ Zentrale Muskelrelaxation
│ ▬ Antikonvulsive Wirkung
│
│ **Wirkstoffe**
│ ▬ Benzodiazepine und verwandte Substanzen
│ ▬ Barbiturate und ähnlich wirkende Substanzen
│ ▬ Azaspirone
│ ▬ H_1-Antihistaminika
└──

29.3.1 Benzodiazepine und verwandte Substanzen

Benzodiazepinagonisten haben mit zunehmender Konzentration im Gehirn die folgenden Wirkungen:
▬ zentrale Muskelrelaxation
▬ Anxiolyse
▬ zunehmend unspezifisch sedative Wirkung
▬ anterograde Amnesie
▬ Induktion und Aufrechterhaltung des Schlafs
▬ antikonvulsive Wirkung
▬ narkoseähnlicher Zustand

Insbesondere die zentrale Muskelrelaxation, eventuell auch die Anxiolyse, können durch moderate Dosen von Benzodiazepinagonisten ohne gleichzeitiges Auftreten ausgeprägter Sedation erreicht werden. Die weiteren Wirkungen, wie generelle Sedation, anterograde Amnesie und Schlafförderung nehmen dosisabhängig weiter zu und münden in einem narkoseähnlichen Zustand. Im Prinzip sind die Wirkungen aller Benzodiazepinagonisten und verwandter Substanzen (z.B. Zolpidem und Zopiclon) gleich. Eine Ausnahme hiervon ist Clonazepam, das eine besser antikonvulsive Wirkung aufzuweisen scheint als alle anderen Vertreter. Alle erwähnten Wirkungen werden nach längerer Einnahme der Benzodiazepine im Sinne einer zunehmenden Toleranz abgeschwächt, sodass die Dosis gesteigert werden muss. Die Ursachen dieses Wirkungsverlusts sind weitgehend unbekannt und primär nicht durch Enzyminduktion zu erklären.

Von **inversen Benzodiazepinagonisten** kann man exakt gegenteilige Wirkungen erwarten:
▬ Erhöhung des Muskeltonus
▬ Angst- und Spannungszustände
▬ Erhöhung der kognitiven Fähigkeiten
▬ Schlafstörungen
▬ Krampfauslösung

Mit diesem Wirkungsspektrum können solche Substanzen klinisch nicht eingesetzt werden, da die erwünschte Wirkung auf die kognitiven Fähigkeiten immer von den anderen nachteiligen Effekten begleitet wird. Ein **Benzodiazepinantagonist** (z.B. Flumazenil) hebt alle Wirkungen der Benzodiazepinagonisten (sowie der inversen Benzodiazepinagonisten) in der umgekehrten Reihenfolge ihres dosisabhängigen Auftretens wieder auf.

Unerwünschte Wirkungen der Benzodiezpinagonisten treten dosisabhängig in folgender Reihenfolge auf:
▬ **paradoxe Reaktionen** (Nervosität, Unruhe, Erregung, Aggressionssteigerung, Hyperaktivität und Schlafstörung)
▬ Reaktionsminderung
▬ Ataxie
▬ Schläfrigkeit, Apathie
▬ Atemdepression (aber nicht Atemlähmung!)

Benzodiazepine zeichnen sich bei muskelrelaxierender und anxiolytischer Dosierung durch fast völliges Fehlen von unerwünschten Wirkungen aus. Paradoxe Reaktionen können bei einzelnen Individuen auftreten. Wenn paradoxe Reaktionen auftreten, können diese meist weder durch eine Dosiserhöhung noch durch den Wechsel auf ein anderes Benzodiazepin umgangen werden. Trotzdem ist zu betonen, dass sich Benzodiazepine durch das Fehlen toxischer und peripherer Wirkungen auszeichnen. **Unspezifische unerwünschte Wirkungen** umfassen z.B. Kopfschmerzen, Schwindel, Nausea, Tachykardie, Mundtrockenheit, Leberfunktionsstörungen, und allergische Reaktionen. Mit zunehmender Dosierung und Therapiedauer nimmt aber die Gefahr der Entwicklung einer psychischen und physischen **Abhängigkeit** und einer **Toleranz** immer mehr zu. Es werden fast alle erwähnten Wirkungen nach längerer Einnahme der Benzodiazepine deutlich abgeschwächt, sodass die Dosis eventuell gesteigert werden muss.

Von diesen unerwünschten Wirkungen, die schon bei kurzfristiger Einnahme auftreten können, sind die folgenden **Langzeitwirkungen** zu unterscheiden:
▬ affektive Verflachung
▬ Einschränkung der kognitiven Leistungsfähigkeit
▬ Dysarthrie
▬ Muskelschwäche

Außerdem zeigt sich nach Absetzen von Benzodiazepinen nach längerer Therapiedauer eine **Entzugssymptomatik,** die durch folgende Symptome gekennzeichnet ist:
▬ Unruhe
▬ Nervosität
▬ Schlafstörungen
▬ Delirien
▬ Krämpfe
▬ REM-Rebound (Träume)

Benzodiazepine reduzieren den Anteil des REM-Schlafs an der Gesamtschlafdauer. Nach Absetzen zeigt sich ein REM-Rebound-Phänomen: Der REM-Anteil nimmt deutlich zu, was zu gesteigerten und unangenehmen Träumen und dadurch wiederum zu Schlafstörungen führen kann.

29.3.2 Barbiturate und ähnlich wirkende Substanzen

In dieser Gruppe finden sich neben **Barbituraten Meprobamat, Chloralhydrat und Clomethiazol.** Diese Substanzen erzielen prinzipiell **Wirkungen,** die **mit** jenen der **Benzodiazepinagonisten vergleichbar** sind, wobei aber die unspezifisch sedierende Wirkung stärker ausgeprägt ist. Das bedeutet, dass dosisabhängig als erster Effekt eine Dämpfung der psychischen Leistungsfähigkeit erreicht wird, die mit steigender Dosierung zunimmt, und dass sich eine zentrale Muskelrelaxation oder eine Anxiolyse davon nicht trennen lässt. Daher werden diese Substanzen kaum als spezifische Anxiolytika eingesetzt. Eine weitere Wirkung der Barbiturate ist eine Einschränkung der metabolischen Funktion des zentralen Nervensystems, sodass Durchblutung, Sauerstoffverbrauch und Energiebedarf reduziert werden (▶ Kap. 28).

Barbiturate, Meprobamat, Chloralhydrat und Clomethiazol erzielen auch **ähnliche unerwünschte Wirkungen wie Benzodiazepine,** wobei aber 2 wesentliche **Unterschiede** bestehen:

- Die oftmals unerwünschten **sedativen Effekte** treten schon bei niedrigerer Dosierung auf.
- Bei höherer Dosierung kommt es nicht nur zur Atemdepression, sondern auch zur **Atemlähmung.**

Wird bei Barbituraten die übliche hypnotische Dosierung um das 10-fache überschritten, so muss man mit tödlicher Atemlähmung rechnen. Aus diesem Grund ist der Einsatz der Barbiturate als Anxiolytika/Hypnotika heute obsolet. Auch Meprobamat, Chloralhydrat und Clomethiazol sind im Vergleich zu Benzodiazepinen wesentlich toxischer. Darüber hinaus ist die Gefahr der Abhängigkeit größer als bei Benzodiazepinen. Aus diesen Gründen werden auch Meprobamat, Chloralhydrat oder Clomethiazol mit der Indikation Anxiolyse oder Hypnose kaum mehr eingesetzt. Unabhängig von der zentralen Wirkung verursachen Barbiturate starke Enzyminduktion und pharmakokinetische Toleranz; auch Meprobamat führt zu Enzyminduktion.

29.3.3 Azaspirone

Azaspirone bewirken **mit** einer **Verzögerung** von einigen Tagen bis zu 2 Wochen (vgl. Antidepressiva) nach Therapiebeginn eine **anxiolytische Wirkung.** Sie verfügen aber über keine hypnotischen, sedativen, amnestischen, reaktionsverzögernden oder antikonvulsiven Wirkungen und verursachen auch **keine Abhängigkeit oder Entzugssymptomatik** nach dem Absetzen.

Als **unerwünschte Wirkungen** der Azaspirone werden berichtet:

- Schwindel, Benommenheit
- Übelkeit
- Kopfschmerzen
- Unruhe, Nervosität
- Schlafstörungen

- Parästhesien
- Schwitzen
- Verschwommenes Sehen
- Tinnitus
- Tachykardie, Brustschmerzen
- Mundtrockenheit
- Müdigkeit, Schwächegefühl

29.3.4 H$_1$-Antihistaminika

Alle H$_1$-Histaminrezeptorantagonisten verfügen über antiallergische Wirkungen (▶ Kap. 24). **Anxiolytische** und **hypnotische Wirkungen** haben nur die **zentral gängigen H$_1$-Antagonisten** (z.B. Hydroxyzin), welche auch als ältere Generation der Antihistaminika bezeichnet werden. Im Unterschied zu den Benzodiazepinen wirken H$_1$-Antagonisten nicht zentral muskelrelaxierend oder antikonvulsiv (sondern eher prokonvulsiv) und verursachen **kaum Abhängigkeit oder Entzugssymptome** nach dem Absetzen. Aufgrund beträchtlicher Affinitäten zu muskarinischen Acetycholinrezeptoren können bei den zentral gängigen H$_1$-Antagonisten anticholinerge Wirkungen (häufig Mundtrockenheit, eventuell auch Akkomodationsstörung, Obstipation, Harnverhalten) auftreten. Die kombinierte Blockade von H$_1$- und muskarinischen Rezeptoren verleiht den zentral gängigen H$_1$-Antagonisten auch deutliche **antiemetische Eigenschaften.**

Unerwünschte Wirkungen der zentral gängigen H$_1$-Antagonisten:

- Somnolenz und Müdigkeit
- Reaktionsverminderung
- Mundtrockenheit (anticholinerg)
- Übelkeit
- Kopfschmerzen
- Verwirrtheit
- Appetitzunahme

29.4 Kontraindikationen und Wechselwirkungen

Lernziele

Wechselwirkung
- mit allen zentral dämpfenden Substanzen

Kontraindikationen für:
- Benzodiazepine
- Azaspirone
- H$_1$-Antagonisten

Je nach Gruppe der Anxiolytika/Hypnotika finden sich unterschiedliche, oftmals nur relative **Kontraindikationen.** Solche für **Benzodiazepine** sind:

- Myasthenia gravis
- kardiorespiratorische Insuffizienz

- Abhängigkeitsanamnese
- Intoxikation mit zentral dämpfenden Substanzen
- Schlafapnoe
- Überempfindlichkeit

Barbiturate sollten generell als Anxiolytika/Hypnotika nicht eingesetzt werden, Kontraindikationen für Meprobamat, Chloralhydrat und Clomethiazol sind die gleichen wie für Benzodiazepine.

Kontraindikationen für **Azaspirone:**
- Intoxikation mit zentral dämpfenden Substanzen
- Epilepsien
- Überempfindlichkeit
- Schwere Leber- oder Niereninsuffizienz

Kontraindikationen für zentral gängige **H_1-Antagonisten:**
- Intoxikation mit zentral dämpfenden Substanzen
- Glaukom, Prostatahyperplasie (anticholinerg)
- Epilepsien
- Überempfindlichkeit
- Schwangerschaft und Stillzeit

> Gemeinsame Wechselwirkung aller sedativ, anxiolytisch oder hypnotisch wirkender Substanzen ist die Potenzierung ihrer Wirkung durch alle anderen zentral dämpfenden Substanzen (z.B. Ethanol!).

Benzodiazepine sind allein verabreicht nicht toxisch und ungefährlich, können aber in Kombination mit anderen sedativ und atemdepressiv wirkenden Stoffen zur Atemlähmung führen. H_1-Antagonisten können durch Angriff an muskarinischen Rezeptoren die Wirkungen anderer anticholinerg wirkender Substanzen verstärken.

Benzodiazepine werden durch Enzyme der Cytochrom-P450-Familie metabolisiert, insbesondere durch CYP3A4 und CYP2C19. Es gibt zahlreiche Hemmer der CYP3A4 (z.B. Erythromycin, Clarithromycin, Ketoconazol, Cimetidin, Omeprazol, Fluvoxamin, Fluoxetin), die die Wirkung der Benzodiazepine verstärken und verlängern können. Azaspirone, insbesondere Buspiron, und H_1-Antagonisten werden auch durch CYP3A4 metabolisiert; daher trifft hier dasselbe zu. Buspiron führt in Kombination mit MAO-Hemmern zu deutlichem Blutdruckanstieg und in Kombination mit SSRIs können vermehrt Krampfanfälle auftreten. Auch H_1-Antagonisten sollten nicht mit MAO-Hemmern kombiniert werden.

29.5 Pharmakokinetik

Lernziele
- Resorption von Anxiolytika und Hypnotika
- Wirkdauer

Alle **Benzodiazepine** sind sehr **lipophil** und werden mit einer Ausnahme (Clorazepat) nach oraler Verabreichung nahezu **komplett resorbiert** und dringen dann **schnell in das zentrale Nervensystem** ein. Bezüglich des **Metabolismus** gibt es aber beträchtliche Unterschiede:
- **Plasmahalbwertszeiten** variieren zwischen 2 und 50 Stunden.
- Einige Vertreter werden zu **aktiven Metaboliten** umgewandelt.

Benzodiazepine werden daher nicht entsprechend der Plasmahalbwertszeiten, sondern entsprechend der Wirkdauer in 4 Gruppen eingeteilt (◘ Tab. 29.3).

Clomethiazol wird oral gut resorbiert und schnell hepatisch in den aktiven Metaboliten 5-Acetyl-4-methylthiazol umgewandelt. Dieser wird mit einer Halbwertszeit von <5 Stunden eliminiert. **Chloralhydrat** wird enteral gut resorbiert und schnell in Trichloroethanol als aktiven Metaboliten umgewandelt; dessen Eliminationshalbwertszeit liegt bei 5–10 Stunden. **Meprobamat** wird ebenfalls enteral gut resorbiert und mit einer Halbwertszeit von 6–15 Stunden eliminiert.

Buspiron (Azaspiron) wird rasch enteral resorbiert, hat aber eine Bioverfügbarkeit von <5%. Es wird hauptsächlich in 6-Hydroxybuspiron umgewandelt, das als aktiver Metabolit die Wirkung trägt. Die Eliminationshalbwertszeit liegt bei ca. 3 Stunden.

Zentral wirksame **H_1-Antagonisten** sind:
- Diphenhydramin: 50% orale Bioverfügbarkeit, Eliminationshalbwertszeit 3–9 h
- Doxylamin: hohe orale Bioverfügbarkeit, Eliminationshalbwertszeit ca. 3 h
- Hydroxyzin: 80% orale Bioverfügbarkeit, Eliminationshalbwertszeit 7–20 h

29.6 Gruppen von Anxiolytika und Hypnotika

Lernziele

Gruppen der Anxiolytika und Hypnotika
- Benzodiazepinagonisten
- Clomethiazol
- Chloralhydrat
- Meprobamat
- Azaspirone
- H_1-Antagonisten

Die Anxiolytika und Hypnotika werden in folgende Gruppen eingeteilt:
- **Benzodiazepinagonisten:** Alprazolam, Bromazepam, Brotizolam, Chlordiazepoxid, Clobazam, Clonazepam, Clorazepat, Diazepam, Flunitrazepam, Flurazepam, Lorazepam, Lormetaazepam, Medazepam, Midazolam, Nitrazepam, Oxazepam, Temazepam, Tetrazepam, Triazolam, Zaleplon, Zolpidem, Zopiclon
- **Clomethiazol**

◘ Tab. 29.3 Metabolismus, Halbwertszeiten und Wirkdauer typischer Benzodiazepinagonisten

Benzodiazepinagonist	HWZ (h)	Metabolit	HWZ (h) Metaboliten	Wirkdauer
Gruppe ulltrakurz				
Zaleplon	1	–	–	<3
Zolpidem	2	–	–	<4
Triazolam	2–4	α-Hydroxytriazolam	2	<6
Midazolam	2–4	α-Hydroxymidazolam	2	<6
Gruppe kurz				
Zopiclon	2–7	Zopiclon-N-oxid	5	<10
Brotizolam	6	–	–	<10
Oxazepam	8	–	–	<15
Lormetaazepam	9	–	–	<15
Temazepam	11	–	–	<20
Lorazepam	14	–	–	<24
Gruppe mittel				
Alprazolam	12	α-Hydroxyalprazolam	6	<30
Bromazepam	20	–	–	<30
Nitrazepam	20	–	–	<35
Flunitrazepam	20–30	–	–	<40
Clonazepam	23	–	–	<40
Tetrazepam	15–40	–	–	<40
Gruppe lang				
Clobazam	18	N-Desmethylclobazam	50	>48
Chlordiazepoxid	6–37	N-Desmethyl-Chlordiazepoxid, Demoxepam, N-Desmethyldiazepam	70	>48
Diazepam	43	Nordazepam, Oxazepam	60	>48
Clorazepat	2	N-Desmethyldiazepam	60	>48
Medazepam	2	Desmethylmedazepam, Diazepam, Desmethyldiazepam	70	>48
Flurazepam	1	Hydroxyethylflurazepam, Desalkylflurazepam	60	>48

— **Chloralhydrat**
— **Meprobamat**
— **Azaspirone:** Buspiron
— **H$_1$-Antagonisten:** Diphenhydramin, Doxylamin, Hydroxyzin

Die aufgeführten Substanzen unterscheiden sich durch ihre Wirkung wie folgt:
— **anxiolytisch:** Azaspirone
— **hypnotisch:** Chloralhydrat und Clomethiazol
— **anxiolytisch und hypnotisch:** alle anderen
— **sedativ:** alle

29.6.1 Benzodiazepine und verwandte Substanzen

Es gibt eine große Zahl unterschiedlicher Benzodiazepine, die sich durch ihre chemische Struktur unterscheiden. Gemeinsam ist ihnen ein Grundgerüst, sodass sie **5-Phenyl-1,4-Benzodiazepinderivate** sind; nur Clobazam ist ein 5-Phenyl-1,5-Benzodiazepin (◘ Abb. 29.4). **Zaleplon, Zolpidem** und **Zopiclon** sind chemisch betrachtet **keine Benzodiazepine,** binden aber an vergleichbare Bindungsstellen in GABA$_A$-Rezeptoren und in ihren therapeutischen und unerwünschten Wirkungen sowie in Indikationen und Kontraindikationen

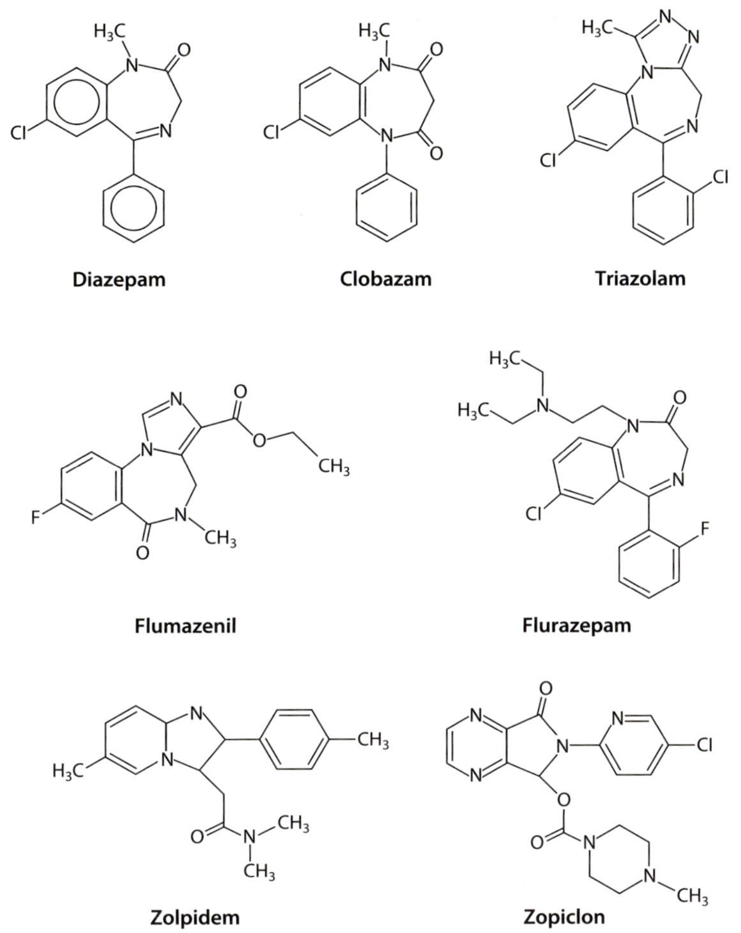

Diazepam   **Clobazam**   **Triazolam**

Flumazenil   **Flurazepam**

Zolpidem   **Zopiclon**

◘ Abb. 29.4 Strukturen von Benzodiazepine und verwandten Liganden

bestehen kaum relevante Unterschiede zu anderen Benzodiazepinagonisten. Flumazenil zeigt zwar die typische Benzodiazepinstruktur, ist aber ein Benzodiazepinantagonist.

29.6.2 Meprobamat, Chloralhydrat und Clomethiazol

Meprobamat, Chloralhydrat und Clomethiazol (◘ Abb. 29.5) haben heterogene chemische Strukturen und zeigen keinerlei Verwandtschaft zu Benzodiazepinen (◘ Abb. 29.4) oder Barbituraten (◘ Abb. 28.2).

29.6.3 Azaspirone

Die bisher synthetisierten Azaspirone weisen alle eine gemeinsame chemische Grundstruktur auf (◘ Abb. 29.6), bis heute ist aber nur Buspiron im klinischen Einsatz.

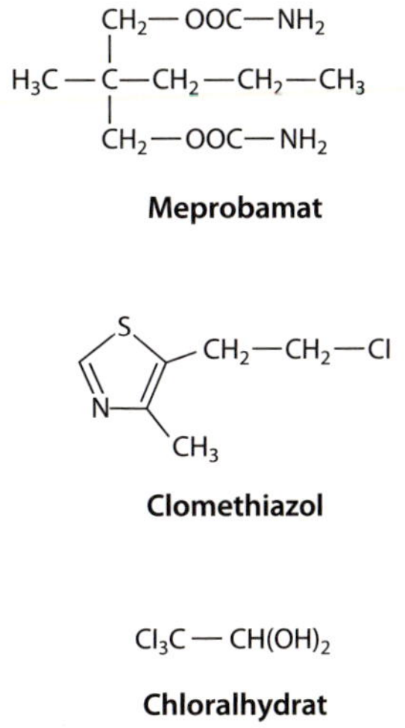

Meprobamat

Clomethiazol

$Cl_3C — CH(OH)_2$

Chloralhydrat

◘ Abb. 29.5 Strukturen von Meprobamat, Chloralhydrat und Clomethiazol

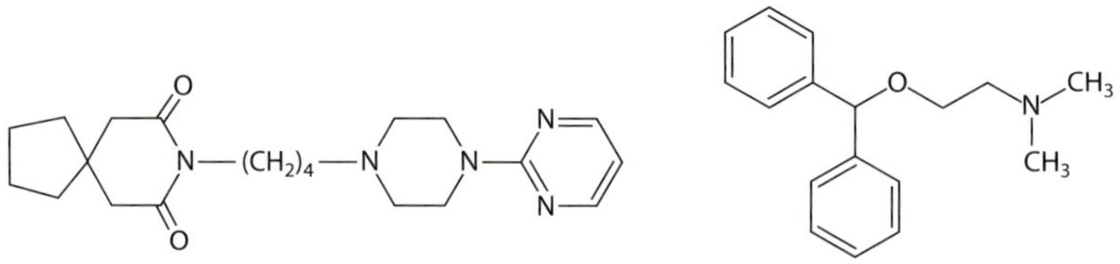

Buspiron   **Diphenhydramin**

◼ **Abb. 29.6 Strukturen von Buspiron und Diphenhydramin**

29.6.4 H₁-Antagonisten

Unter den zentral gängigen H1-Antagonisten werden Diphenhydramin, Doxylamin und Hydroxyzin vorwiegend als Hypnotika eingesetzt, letzteres auch als Anxiolytikum. Sie alle sind Diphenylalkylderivate (◼ Abb. 29.6).

Steckbrief Anxiolytika und Hypnotika

Wirkstoffe:

- **Benzodiazepinagonisten:** Alprazolam, Bromazepam, Brotizolam, Chlordiazepoxid, Clobazam, Clonazepam, Clorazepat, Diazepam, Flunitrazepam, Flurazepam, Lorazepam, Lormetaazepam, Medazepam, Midazolam, Nitrazepam, Oxazepam, Temazepam, Tetrazepam, Triazolam, Zaleplon, Zolpidem, Zopiclon
- **Clomethiazol**
- **Chloralhydrat**
- **Meprobamat**
- **Azaspirone:** Buspiron
- **H₁-Antagonisten:** Diphenhydramin, Doxylamin, Hydroxyzin

Wirkmechanismus: Benzodiazepine, Meprobamat, Chloralhydrat und Clomethiazol verstärken die GABAerge Neurotransmission durch einen allosterischen Mechanismus an GABA_A-Rezeptoren, wobei Benzodiazepine nur in Anwesenheit endogener GABA Effekte auslösen können. Azaspirone sind partielle Agonisten an 5-HT₁ₐ-Rezeptoren. H₁-Antagonisten blockieren die entsprechenden Histaminrezeptoren

Interaktionen: Wechselwirkungen mit:

- zentral dämpfenden Substanzen (verstärkte Sedation)
- Ethanol (verstärkte Sedation)
- Hemmern von CYP3A4 (z.B. Erythromycin, Clarithromycin, Ketoconazol, Cimetidin, Omeprazol, Fluvoxamin, Fluoxetin); diese können zu Wirkungsverstärkung führen
- Anticholinergika (Gefahr von Blasenatonie, Ileus, Hyperthermie bei Kombination mit H₁-Antagonisten)

Unerwünschte Wirkungen:

- **Benzodiazepine, Meprobamat, Chloralhydrat und Clomethiazol:** paradoxe Reaktionen, Reaktionsmin-
▼

derung, Ataxie, Schläfrigkeit, Apathie, Atemdepression (bei Meprobamat, Chloralhydrat und Clomethiazol auch Atemlähmung!), Abhängigkeit, Toleranz
- **Azaspirone:** Schwindel, Benommenheit, Übelkeit, Kopfschmerzen, Unruhe, Nervosität, Schlafstörungen, Parästhesien, Schwitzen, Verschwommenes Sehen, Tinnitus, Tachykardie, Brustschmerzen, Mundtrockenheit, Müdigkeit, Schwächegefühl, Krampfanfälle
- **H₁-Antagonisten:** Somnolenz und Müdigkeit, Reaktionsverminderung, Mundtrockenheit (anticholinerg), Übelkeit, Kopfschmerzen, Verwirrtheit, Appetitzunahme

Klinische Anwendung: Angst- und Spannungszustände, Schlafstörungen, Erregungszustände, Prämedikation

Kontraindikationen:

- **Benzodiazepine, Meprobamat, Chloralhydrat und Clomethiazol:** Myasthenia gravis, kardiorespiratorische Insuffizienz, Abhängigkeitsanamnese, Intoxikation mit zentral dämpfenden Substanzen, Schlafapnoe, Überempfindlichkeit
- **Azaspirone:** Intoxikation mit zentral dämpfenden Substanzen, Epilepsien, Überempfindlichkeit, schwere Leber- oder Niereninsuffizienz
- **H₁-Antagonisten:** Intoxikation mit zentral dämpfenden Substanzen, Glaukom, Prostatahyperplasie (anticholinerg), Epilepsien, Überempfindlichkeit

---

29.7 Klinischer Einsatz von Anxiolytika und Hypnotika

Lernziele

Benzodiazepine und Benzodiazepinagonisten

- Muskelrelaxanzien
- Tranquillanzien
- Hypnotika
- Antikonvulsiva
- Prämedikation
- Kurzfristige Ruhigstellung

Benzodiazepine und **Benzodiazepinagonisten** werden als **Muskelrelaxanzien, Tranquillanzien, Hypnotika, Antikon-**

vulsiva und eventuell Injektionsnarkotika eingesetzt. Daneben finden diese Präparate Anwendung in der präoperativen **Prämedikation** sowie zur Ruhigstellung **bei kurzen diagnostischen oder therapeutischen Eingriffen** (z.B. Gastroskopie, Zahnchirurgie). Die Auswahl des Präparats orientiert sich in Abhängigkeit von der **Indikation** an der **Wirkdauer.** Die Dosierung wird durch die zu erreichenden Wirkungen bestimmt. Ist eine dauerhafte Muskelrelaxation oder Anxiolyse gewünscht, wird ein mittel bis lang wirksames Präparat geeignet sein, für Einschlafstörungen oder kurze Eingriffe ist eher ein kurz bis ultrakurz wirksames indiziert. Bei letzteren muss aber bedacht werden, dass ein rasch eintretender Wirkungsverlust zu Durchschlafstörungen führen kann. Bei weniger kurz wirksamen Präparaten kann es zur Hangover-Symptomatik am Morgen kommen.

Meprobamat wird als **Anxiolytikum** und **Hypnotikum** sowie zur **Prämedikation** eingesetzt. **Clomethiazol** wird bei starken **Erregungszuständen,** insbesondere im Delirium tremens bei Ethanolentzug angewandt. **Chloralhydrat** findet vorwiegend als **Hypnotikum** Einsatz. All diese Substanzen haben Einsatzgebiete, die auch durch Benzodiazepine abgedeckt werden. Da ihre **Toxizität** (potenzielle Atemlähmung) deutlich höher ist, wird meist den Benzodiazepinen Vorzug gegeben.

Barbiturate stehen zur ambulanten oralen Therapie heute nicht mehr zur Verfügung (Ausnahme: Phenobarbital als Antiepileptikum; ▶ Kap. 33). Ihr Einsatz ist auf wenige Indikationen bei stationärem Aufenthalt limitiert: Narkoseeinleitung oder i.v. Kurznarkose, zerebrale Protektion (durch Reduktion des zentralen Stoffwechsels und der Durchblutung) z.B. bei einem Schädel-Hirn-Trauma.

H$_1$-Antihistaminika (Hydroxyzin, Diphenhydramin, Doxylamin) werden als **Anxiolytika** (Hydroxyzin) und **Hypnotika,** aber auch zur Prämedikation verwendet. Deren antiemetische Wirkung wird vor allem bei Kinetosen ausgenützt.

Aufgrund der nachteiligen **Langzeiteffekte** und der **Gefahr der Abhängigkeitsentstehung** sollte eine Therapie mit **Benzodiazepinen, Meprobamat, Chloralhydrat oder Clomethiazol** über mehrere Wochen oder sogar Monate vermieden werden. Vor Beginn einer Therapie mit Anxiolytika und Hypnotika sollten folgende Aspekte berücksichtigt werden:

- **möglichst niedrige,** aber ausreichende **Dosierung**
- **nur für begrenzte Zeit** (bis zu 2, maximal 4 Wochen)
- **Dosisreduktion** in oder nach der ersten Therapiewoche **Ausschluss** von **Patienten mit** einer **Abhängigkeitsanamnese Beendigung der Therapie bei mangelnder Compliance** (z.B. eigenmächtige Dosisüberschreitung)
- **Ausschleichende Beendigung** nach länger dauernder Therapie (>2 Wochen): Je länger die Therapie, desto länger die Ausschleichphase.

Da die Entstehung der **Abhängigkeit die größte Problematik** von Benzodiazepinen, Meprobamat, Chloralhydrat und Clomethiazol darstellt, empfiehlt es sich nach alternativen sedativen Medikationen zu suchen, die nicht zur Abhängigkeit führen. Solche Substanzgruppen wären H$_1$-Antihistaminika, niederpotente typische Neuroleptika, und mit der Indikation Anxiolyse die Azaspirone bzw. Antidepressiva der Gruppen SSRI und SNRI (▶ Kap. 31).

Die Beurteilung eines Therapieerfolges mit Anxiolytika ist nicht immer leicht, und je chronischer die zu behandelnde Angsterkrankung ist, desto geringer sind die Erfolgschancen. Betrachtet man klinische Studien zu generellen Angsterkrankungen, so zeigt sich die folgende Wirksamkeit der Anxiolytika in absteigender Reihenfolge: Hydroxyzin > SNRI > Benzodiazepine > SSRIs > Buspiron. Zu berücksichtigen ist, dass Angsterkrankungen eine Indikation für Psychotherapie darstellen und dass eine Kombination von Pharmako- und Psychotherapie meist besser wirkt, als eine der beiden Therapieformen allein. Es sollte auch bedacht werden, dass die unerwünschten Langzeitwirkungen von Benzodiazepinen, Meprobamat, Chloralhydrat und Clomethiazol insbesondere bei älteren Patienten problematisch werden können, da diese schon a priori in ihrer körperlichen und psychischen Leistungsfähigkeit eingeschränkt sind.

Weiterführende Literatur

Hidalgo RB, Tupler LA, Davidson JRT (2006) An effect-size analysis of pharmacologic treatments for generalized anxiety disorder. J Psychopharmacol 21: 864-872

Sakurai T (2007) The neural circuit of orexin (hypocretin): maintaining sleep and wakefulness. Nat Rev Neurosci 8: 171-181

Garakani A, Mathew SJ, Charney DS (2006) Neurobiology of anxiety disorders and implications for treatment. Mt Sinai J Med 73: 941-949

Olsen RW, Sieghart W (2009) GABA A receptors: subtypes provide diversity of function and pharmacology. Neuropharmacology 56: 141-148

Antipsychotika

S. Böhm

⟩ ⟩ **Einleitung**

Antipsychotika sind Psychopharmaka, die zur Therapie von schizophrenen Psychosen eingesetzt werden sowie für manische Episoden im Rahmen bipolarer affektiver Störungen. In diesem Kapitel werden die neurochemischen Hypothesen zur Entstehung von Schizophrenien besprochen sowie Pharmakokinetik, Wirkmechanismen, Wirkungen, Interaktionen, Indikationen und Kontraindikationen für Antipsychotika.

Die ersten in der Klinik eingesetzten antipsychotisch wirksamen Substanzen (insbesondere Chlorpromazin) waren durch eine deutliche Wirkung auf die spontane Motorik charakterisiert u.a. durch Akinese und Rigor, also extrapyramidal-motorische Symptome. Es wurde vermutet, dass die antipsychotische Wirkung mit dieser offensichtlich dämpfenden Wirkung auf das Nervensystem kausal verknüpft ist, sodass die Substanzen als **Neuroleptika** bezeichnet wurden. Heute ist klar, dass die motorischen Wirkungen mit den antipsychotischen Wirkungen nicht unbedingt korrelieren müssen. Daher ist die bessere Bezeichnung für diese Gruppe von Psychopharmaka **Antipsychotika,** ein Begriff, der auch im Englischen verwendet wird.

Man unterscheidet zwischen **typischen** (Prototyp Chlorpromazin) und **atypischen** (Prototyp Clozapin) **Antipsychotika.** Typische Antipsychotika sind dadurch charakterisiert, dass ihre antipsychotische Wirksamkeit mit der Inzidenz und/oder Ausprägung der extrapyramidal-motorischen Symptome korreliert. Diese Korrelation trifft für atypische Antipsychotika nicht zu, d.h. die antipsychotische Wirkung wird nicht notwendigerweise von extrapyramidal-motorischer Symptomatik begleitet. Alternative Bezeichnungen für typische Antipsychotika sind Neuroleptika, ältere oder erste Generation der Antipsychotika. Alternative Bezeichnungen für atypische Antipsychotika sind Atypika, neuere oder zweite Generation der Antipsychotika.

Die Symptomatik einer Schizophrenie lässt sich in 2 Kategorien unterteilen:
- **Positivsymptomatik:** Halluzinationen, Wahnvorstellungen, psychomotorische Erregung, affektive Erregbarkeit, Vigilanz, gesteigerten Antrieb, erhöhte Spontanbewegung, vermehrte Ausdrucksmotorik
- **Negativsymptomatik:** affektive Verflachung, Apathie, Verarmung der Sprache, sozialer Rückzug

Prinzipiell können Antipsychotika in beiden Symptomkategorien zu einer Verbesserung führen, wobei sich aber zwischen einzelnen Antipsychotika deutliche Unterschiede zeigen.

30.1 Pathophysiologische Grundlagen schizophrener Psychosen

> **Lernziele**
>
> **Pathophysiologische Hypothesen schizophrener Psychosen**
> - Dopaminhypothese
> - Glutamathypothese
> - Serotoninhypothese
> - GABA-Hypothese

In Ermangelung aussagekräftiger tierexperimenteller Modelle zur Untersuchung der biologischen Grundlagen psychotischer Erkrankungen existieren zur Pathophysiologie der Schizophrenie lediglich neurochemische Hypothesen. Diese beruhen vorwiegend auf Erfahrungen mit Substanzen, die bei gesunden Menschen entweder einzelne Symptome einer Schizophrenie hervorrufen oder bei Patienten eine schizophrene Symptomatik verstärken oder abschwächen.

30.1.1 Dopaminhypothese

Als **Ursache** für schizophrene Symptomatik wurde ursprünglich ein **Überschuss an Dopamin** oder eine **Überempfindlichkeit der Dopaminrezeptoren** verantwortlich gemacht. Diese Hypothese wird durch folgende Befunde gestützt:
- Substanzen, die zu vermehrter Dopaminfreisetzung im Gehirn führen (z.B. Amphetamine), verursachen Symptome einer Schizophrenie.
- Agonisten an Dopaminrezeptoren (z.B. Bromocriptin) verschlechtern die schizophrene Symptomatik.
- Substanzen, die die Dopaminspeichervesikel in Nervenzellen entleeren (z.B. Reserpin), schwächen die schizophrene Symptomatik ab.
- Antagonisten an Dopaminrezeptoren schwächen die schizophrene Symptomatik ab.
- Die antipsychotische Potenz typischer Antipsychotika korreliert mit deren Affinität zu D_2-Dopaminrezeptoren.

Im ZNS gibt es 3 große dopaminerge Systeme (▶ Kap. 15):
- **nigrostriatales System:** von der Substantia nigra (pars compacta) in das Striatum; reguliert die (extrapyramidale) Motorik
- **tuberoinfundibuläres System:** vom Hypothalamus zur Hypophyse; reguliert die endokrine Funktion der Adenohypophyse, besonders die Prolaktinfreisetzung
- **mesolimbisch-mesocorticales System:** vom ventralen Tegmentum durch das Vorderhirnbündel in das ventrale Striatum bzw. den präfrontalen Cortex; koordiniert u.a. Antrieb, Motivation und Gedächtnisleistungen

Substanzen, die mit Dopamin interferieren, entfalten ihre Wirkungen natürlich in jedem dieser 3 Systeme. In Untersuchungen, die sich speziell auf den präfrontalen Cortex kon-

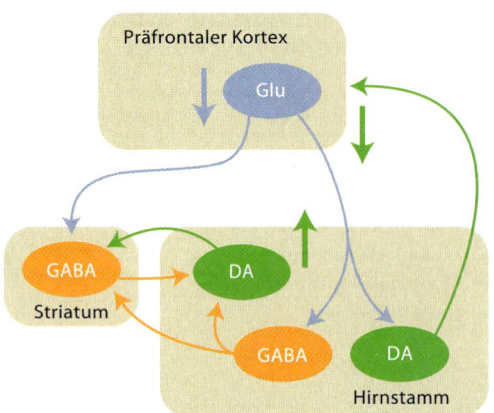

Abb. 30.1 Neuronale Verschaltungen zwischen präfrontalem Cortex, Hirnstamm und Striatum, deren Deregulation im Rahmen schizopherner Psychosen als auslösendes Moment betrachtet wird. Glutamaterge (Glu) Neurone des präfrontalen Cortex projizieren in den Hirnstamm bzw. das Striatum, wo sie direkt Neurone des mesokortikalen Dopaminsystems erregen bzw. indirekt über GABAerge Neurone dopaminerge (DA) Nervenzellen, die das Striatum innervieren, hemmen. Daher führt eine Unterfunktion dieser präfrontalen glutamatergen Neurone zum Dopaminüberschuss im Striatum und zum Dopaminmangel im präfrontalen Cortex

zentrierten, fanden sich Befunde, die den obigen entgegengesetzt waren:

- tierexperimenteller Dopaminmangel im präfrontalen Cortex beeinträchtigt Gedächtnisleistungen
- tierexperimentell beeinträchtigen D_1-Dopaminrezeptor-Antagonisten im präfrontalen Cortex Gedächtnisleistungen
- im präfrontalen Cortex schizophener Patienten ist ein Verlust dopaminerger Nervenendigungen zu finden

Das weist darauf hin, dass **im präfrontalen Cortex** vermutlich ein **Dopaminmangel** vorherrscht, während **in subkortikalen Bereichen** ein **Überschuss an Dopamin** zu finden ist. Die Ursache hierfür wird in einer Unterfunktion von NMDA-Rezeptoren auf glutamatergen Neuronen im präfrontalen Cortex vermutet, sodass diese Nervenzellen weniger aktiv sind; (☐ Abb. 30.1).

30.1.2 Glutamathypothese

Glutamat ist ein ubiquitärer exzitatorischer Neurotransmitter im zentralen Nervensystem. Es erzielt seine Wirkungen u.a. durch Aktivierung sogenannter NMDA-Rezeptoren (▶ Kap. 13). Die Glutamathypothese macht einen **Mangel an Glutamat** bzw. eine **Unterfunktion von NMDA-Rezeptoren** für die Entstehung der Schizophrenie verantwortlich. Diese Hypothese beruht auf folgenden Befunden:

- Substanzen, die die Ionenkanäle der NMDA-Rezeptoren blockieren (z.B. Phencyclidin und Ketamin), verursachen Symptome, die jener einer Schizophrenie sehr ähnlich sind.

- Insbesondere atypische Neuroleptika (z.B. Clozapin) verstärken die Neurotransmission über NMDA-Rezeptoren.
- In post mortem Untersuchungen an Hirnen schizophrener Patienten finden sich Veränderungen in der Dichte der NMDA-Rezeptoren

Die glutamaterge Unterfunktion kann sich auch auf das dopaminerge System auswirken, sodass Glutamat- und Dopaminhypothese miteinander funktionell in Zusammenhang stehen (☐ Abb. 30.1).

30.1.3 Serotoninhypothese

Neben den bereits genannten Hypothesen existieren noch weitere neurochemische Hypothesen, wobei insbesondere Serotonin von Bedeutung ist. Die Serotoninhypothese besagt, dass **Serotonin bei einer Schizophrenie im Überschuss** vorhanden sei oder die **zugehörigen Rezeptoren hypersensitiv** seien. Folgende Befunde unterstützen diese Hypothese:

- LSD ist ein (partieller) Agonist an 5-HT-Rezeptoren und verursacht Halluzinationen und Gedankenstörungen.
- Einige, insbesondere atypische Antipsychotika blockieren bestimmte 5-HT-Rezeptoren, insbesondere 5-HT$_{2A}$.
- In Untersuchungen post mortem an Hirnen schizophrener Patienten finden sich Veränderungen in der Dichte von 5-HT-Rezeptoren.

30.1.4 GABA-Hypothese

Letztendlich gibt es auch Hinweise, dass Veränderungen im GABAergen System an der Entstehung der schizophrenen Symptomatik beteiligt sind. Die GABA-Hypothese postuliert, dass eine **Dysregulation im Bereich GABAerger Synapsen im präfrontalen Cortex** für die glutamaterge Fehlfunktion mitverantwortlich ist. Folgende Befunde unterstützen diese Hypothese:

- In Untersuchungen post mortem am präfrontalem Cortex schizophrener Patienten ist die Expression der Glutamatdecarboxylase reduziert.
- Im präfrontalem Cortex ist auch eine Reduktion des GABA-Transporters GAT1 nachweisbar.
- Außerdem finden sich in solchen Post-mortem-Präparaten im präfrontalen Cortex vermehrt α_2-Untereinheiten der GABA$_A$-Rezeptoren.

30.2   Wirkmechanismen

┌─ **Lernziele** ───────────────────────
- Blocker an Neurotransmitterrezeptoren
- Rezeptor für therapeutische Wirkungen: D$_2$-Rezeptor

□ Tab. 30.1 Affinitäten typischer Antipsychotika an unterschiedlichen Neurotransmitterrezeptoren (Daten nach Richelson 1999)

Rezeptor	Chlorpromazin	Thioridazin	Haloperidol	Fluphenazin
D_2	19	2,3	4	0,8
$5-HT_{2A}$	1,4	41	36	19
H_1	9,1	16	1890	21
M_1	60	10	24000	2000
α_1	0,6	1,1	6,2	9
α_2	750	833	3800	1600
Affinitätskonstanten der angeführten Antipsychotika in nM				

Antipsychotika wirken primär als Antagonisten (Blocker) an Neurotransmitterrezeptoren (□ Tab. 30.1 und □ Tab. 30.2). Daneben werden durch höhere Konzentrationen auch Enzyme und Ionenkanäle gehemmt.

Bei **typischen Antipsychotika korreliert die Ausprägung der antipsychotischen Wirkung** (und daher die übliche Dosierung) **linear** mit ihrer Affinität (zwischen 1 nM und 1 µM) zu **D_2-Rezeptoren** (je höher die Affinität, desto größer die Wirkung und desto geringer die tägliche Dosis). Durch die Blockade dieser Rezeptoren entstehen aber nicht nur die erwünschten, sondern auch unerwünschte Wirkungen wie extrapyramidal-motorische Symptomatik (im nigrostriatalen System) oder Hyperprolaktinämie (im tuberoinfundibulären System). Daher korreliert mit der klinischen Wirksamkeit auch die Inzidenz dieser unerwünschten Effekte. Diese beiden Korrelationen treffen für atypische Antipsychotika nicht zu, d.h. die antipsychotische Wirkung ist weniger strikt mit der Affinität zu D_2-Rezeptoren verknüpft. In klinisch üblichen Dosierungen ist deren antipsychotische Wirkung daher nicht notwendigerweise von extrapyramidal-motorischen Bewegungsstörungen oder Hyperprolaktinämie begleitet.

□ Tab. 30.2 Affinitäten atypischer Antipsychotika an unterschiedlichen Neurotransmitterrezeptoren im Vergleich zu Haloperidol (Daten nach Duncan et al. 1999 u. Lawler et al. 1999)

Rezeptor	Clozapin	Risperidon	Olanzapin	Ziprasidon	Quetiapin	Aripiprazol	Haloperidol
D_1	290	580	52	130	1300	410	120
D_2	130	2,2	20	3,1	180	0,52	1,4
D_3	240	9,6	50	7,2	940	9,1	2,5
D_4	47	8,5	50	32	2200	260	3,3
$5-HT_{1A}$	140	210	2100	2,5	230		3600
$5-HT_{1D}$	1700	170	530	2,0	>5100		>5000
$5-HT_{2A}$	8,9	0,29	3,3	0,39	220	20	120
$5-HT_{2C}$	17	10	10	0,72	1400		4700
$5-HT_6$	11	2000	10	76	4100	160	6000
$5-HT_7$	66	3,0	250	9,3	1800	15	1100
α_1	4,0	1,4	54	13	15	57	4,7
α_2	33	5,1	170	310	1000		1200
H_1	1,8	19	2,8	47	8,7		440
M_1	1,8	2800	4,7	5100	100		1600
Affinitätskonstanten der angeführten Antipsychotika in nM							

❯ Die Tatsache, dass die Affinitäten typischer Antipsychotika zu D_2-Dopaminrezeptoren direkt mit deren antipsychotischer Potenz und daher mit deren Dosierung im klinischen Alltag (je geringer die Affinitätskonstanten, desto geringer die tägliche Dosis) korreliert, ist die wichtigste und bis heute allgemein akzeptierte Grundlage der Dopaminhypothese.

Unter den in ◻ Tab. 30.2 angeführten Antipsychotika ist lediglich Haloperidol ein typisches, und zwar eines mit hoher Affinität für D_2-, D_3- und D_4-Rezeptoren. Von den gelisteten atypischen Antipsychotika weisen Risperidon und Ziprasidon ähnliche Affinitäten wie Haloperidol an diesen Rezeptoren auf, Clozapin und Olanzapin 10- bis 100-fach niedrigere Affinitäten und Quetiapin mehr als 100-fach geringere Affinitäten. Die absolute Affinität zu D_2-Rezeptoren ist also offensichtlich kein Kriterium, das typische von atypischen Antipsychotika unterscheidet. Betrachtet man die Affinitätswerte in ◻ Tab. 30.2 weiter, so fällt unabhängig von den Dompaminrezeptoren auf, dass alle atypischen Antipsychotika (mit der Ausnahme von Quetiapin) deutlich höhere Affinitäten an $5\text{-}HT_{2A}$-Rezeptoren zeigen als Haloperidol. In diesem Sinne wird auch die Blockade von $5\text{-}HT_{2A}$-Rezeptoren als essenziell für die antipsychotische Wirkung der Atypika angesehen. Da aber die Affinitäten der unterschiedlichen Atypika sowohl zu den D_2-Rezeptoren als auch zu den $5\text{-}HT_{2A}$-Rezeptoren große Unterschiede aufweisen, wurde das Verhältnis dieser beiden Parameter zueinander als für atypische Antipsychotika kennzeichnendes Charakteristikum vorgeschlagen. Die ◻ Tab. 30.3 zeigt die Werte für die Differenzen zwischen den entsprechenden Affinitätskonstanten für sowohl typische, als auch atypische Antipsychotika.

Eine genauere Betrachtung dieser Tabelle zeigt, dass Werte um 1 charakteristisch für Atypika, Werte um oder kleiner als 0 charakteristisch für typische Antipsychotika sind. Auch hierbei findet sich aber eine Ausnahme von dieser Regel: Das atypische Antipsychotikum Aripiprazol weist einen Wert von −1 auf. Dieser Befund belegt, dass das Verhältnis der Affinitäten der unterschiedlichen Atypika zu D_2-bzw. $5\text{-}HT_{2A}$-Rezeptoren kein allgemein gültiger Parameter zur Unterscheidung zwischen typischen und atypischen Antipsychotika ist. Dies bedeutet aber auch, dass ein bestimmtes Verhältnis in der Blockade dieser beiden Rezeptoren nicht das entscheidende Kriterium für die klinischen Wirkungen der Atypika sein kann.

Angesichts dieser Tatsache wurde nach anderen Erklärungen für das Wirkspektrum atypischer Antipsychotika gesucht, und die Aufmerksamkeit galt dabei wieder den D_2-Rezeptoren. Es zeigt sich, dass die Affinitäten der Antipsychotika zu den D_2-Rezeptoren mit deren Geschwindigkeit in der Abdiffusion von der Bindungsstelle (der sog. »off-rate«) direkt korreliert. Somit ergibt sich auch, dass das Antipsychotikum mit der geringsten D_2-Affinität, nämlich Quetiapin, auch die höchste »off-rate« zeigt (◻ Tab. 30.4). Dieses schnelle Abdissoziieren vom Rezeptor soll auch die klinischen Wirkungen der atypischen Antipsychotika erklären. Ein Anstieg des endogenen Dopamin kann demnach bei schneller abdissoziierenden Antagonisten schneller zu einer Rezeptoraktivierung führen, sodass die Blockade der Rezeptoren immer wieder durchbrochen wird. Es wird vermutet, dass aus diesem Grund atypische Antipsychotika zwar gut antipsychotisch wirken, aber weniger unerwünschte Wirkungen verursachen, die auf einer Blockade der D_2-Rezeptoren beruhen.

Alle Antipsychotika (typische und atypische) blockieren neben D_2-Rezeptoren auch noch zahlreiche andere (◻ Tab. 30.1

◻ **Tab. 30.3** Affinitätskonstanten der angeführten Antipsychotika an $5\text{-}HT_{2A}$- und D_2-Rezeptoren angeführt als pKi-Werte bzw. die Differenz zwischen diesen Werten ($5\text{-}HT_{2A}$ - D_2) (Daten nach Kuroki et al. 2008)

	$5\text{-}HT_{2A}$	D_2	$5\text{-}HT_{2A}$ - D_2
Atypische Antipsychotika			
Clozapin	8,3	7,0	1,3
Risperidon	10,1	8,9	1,2
Olanzapin	8,7	7,8	0,9
Quetiapin	6,8	5,9	0,9
Ziprasidon	9,5	8,0	1,5
Zotepin	9,0	7,9	1,1
Aripiprazol	8,1	9,1	-1,0
Typische Antipsychotika			
Haloperidol	7,7	9,0	-1,3
Chlorpromazin	8,7	8,5	0,2
Perphenazin	8,6	9,2	-0,6
Thioridazin	8,2	8,1	0,1
Sulpirid	4,5	6,4	-1,9

◻ **Tab. 30.4** Affinitätskonstanten (Ki) der angeführten Antipsychotika an D_2-Dopaminrezeptoren und die zugehörigen Assoziationsraten (k_{on}) und Dissoziationsraten (k_{off}) (Daten nach Kapur u. Seeman 2000)

	Ki (nM)	k_{on} (nM min^{-1})	k_{off} (min^{-1})
Spiperon	0,1	28,9	0,003
Haloperidol	0,7	41,4	0,017
Sertindol	1,2	83,1	0,014
Chlorpromazin	1,3	66,6	0,02
Raclorpid	1,6	66,9	0,024
Olanzapin	6,4	166,2	0,39
Clozapin	82	59,2	1,386
Quetiapin	155	51,4	3,013

◻ Tab. 30.5 Konsequenzen der Rezeptorblockade durch Antipsychotika

Rezeptor (Lokalisation)	Effekte
D_2-Dopamin (mesolimbisch-mesokortikal)	antipsychotisch
D_2-Dopamin (nigrostriatal)	EPS
D_2-Dopamin (tuberoinfundibulär)	Hyperprolaktinämie
D_2-Dopamin (hypothalamisch)	Hypothermie
D_2-Dopamin (Area postrema)	antiemetisch
5-HT_2-Serotonin	verringerte EPS
H_1-Histamin	Sedation; Gewichtszunahme
α_1-Noradrenalin	Vasodilatation
M-Acetylcholin	verringerte EPS, atropinartig

EPS = extrapyramidal-motorische Symptomatik

und ◻ Tab. 30.2). Durch diese Effekte sind die meisten der bekannten (teilweise unerwünschten) Wirkungen der Antipsychotika zu erklären (◻ Tab. 30.5).

Die antipsychotische Wirkung der typischen Antipsychotika hängt von deren Affinität zum D_2-Rezeptor ab. Das bedeutet, dass alle Wirkungen, die durch Blockade dieser Rezeptoren verursacht werden, bei gut antipsychotisch wirksamen typischen Antipsychotika am stärksten ausgeprägt sind. Unter solchen hochpotenten Antipsychotika werden bei therapeutischen Plasmakonzentrationen andere Rezeptoren kaum blockiert und die entsprechenden Wirkungen treten nicht oder kaum auf. Werden hingegen Antipsychotika mit geringer Affinität zu D_2-Rezeptoren eingesetzt, so müssen höhere Plasmakonzentrationen erzielt werden und die Wahrscheinlichkeit der Blockade anderer Rezeptoren und Ionenkanälen nimmt zu. Somit treten bei solchen niederpotenten typischen Antipsychotika ausgeprägt sedative, vegetative, und kardiovaskuläre Wirkungen häufig auf.

30.3 Wirkungen

Lernziele

Wirkungen der Antipsychotika bei:
- Psychosen
- Gesunden

Unerwünschte Wirkungen

Durch die Blockade der erwähnten Rezeptoren bewirken Antipsychotika:

- bei **Psychosen Wirkung gegen Positiv- und Negativsymptome**
- bei **Gesunden Dysphorie** (daher kein Abhängigkeitspotenzial)
- **zentrale Dämpfung,** aber im Unterschied zu anderen sedierend wirkenden Substanzen (z.B. Opioide, Benzodiazepine) keine Narkose, keine Dämpfung des Atemzentrums, keine antikonvulsive Wirkung (im Gegenteil, Antipsychotika können die Krampfschwelle senken)
- **Indifferenz gegenüber Umgebung**
- Verminderung der Spontanaktivität; Dämpfung von Erregung und Aggressivität
- Hemmung bedingter (konditionierter) Reflexe, aber Erhaltung unbedingter Reflexe
- im Tierexperiment Katalepsie (Tiere bleiben in eingestellter Körperhaltung)
- antiemetische Wirkung

Alle Wirkungen mit Ausnahme der antipsychotischen Wirkung treten sofort nach Aufnahme der Antipsychotika auf. Die antipsychotische Wirkung stellt sich erst mit einer gewissen Latenz (bis zu einigen Wochen) ein. Diese Diskrepanz wird mit der Wirkung der Antipsychotika auf die Aktivität dopaminerger Neurone erklärt: Werden Antipsychotika verabreicht, nimmt zunächst die Aktivität solcher Nervenzellen zu und es wird vermehrt Dopamin freigesetzt. Durch kompensatorische Mechanismen (evtl. Veränderungen in der Rezeptordichte) nehmen trotz weiterer Aufnahme des Antipsychotikums die neuronale Aktivität und die Dopaminfreisetzung wieder ab. Bezüglich der Dopaminfreisetzung unterscheiden sich atypische von typischen Antipsychotika.

❯ Atypika steigern Dopaminfreisetzung eher im präfrontalen Cortex, während bei typischen Antipsychotika dieser Effekt im Striatum stärker ausgeprägt ist.

An **unerwünschten Wirkungen** finden sich bei Antipsychotikaeinnahme:
- psychisch:
  - **dysphorische Verstimmung**
  - **Gedächtnisstörung**
  - **Beeinträchtigung der Reaktionsfähigkeit**
  - Konzentrationsschwäche
  - depressive Symptomatik
  - paradoxe Verschlechterung der Psychose (neuroleptische Turbulenz)
  - Wiederauftreten der Symptomatik nach Beenden einer Therapie infolge einer Überempfindlichkeit der Rezeptoren: Supersensitivitätspsychose.
- extrapyramidal-motorische Symptomatik:
  - **Frühdyskinesien** (Hyperkinesie in Gesicht, Zunge, und Schlund, choreo-athetotischen Bewegungen besonders im Schultergürtel, evtl. respiratorischer Stridor; tritt innerhalb der ersten Therapiewoche auf; kann mit Anticholinergika behandelt werden)
  - **Parkinsonoid** (Rigor, Tremor, Akinese, Amimie; tritt innerhalb des ersten Therapiemonats auf)

- **Akathisie** (quälende Bewegungsunruhe, insbesondere an den unteren Extremitäten, besonders im Sitzen oder auf der Stelle Treten im Stand, innere Unruhe; tritt innerhalb des ersten Therapiemonats auf)
- **Spätdyskinesie** (orobukkofaziale Dyskinesie mit Saug-, Schmatz-, Kau- und Zungenbewegungen, in bis zu 20% der Fälle, im Durchschnitt nach 2 Jahren Therapie, die Inzidenz ist direkt abhängig von der kumulativ eingenommenen Antipsychotikadosis; schlecht zu behandeln, am ehesten mit atypischen Antipsychotika)

- neurologisch:
  - Störung der Temperaturregulation
  - selten Krampfanfälle
  - pharmakogenes Delir
  - Appetitsteigerung.
- vegetativ:
  - **orthostatische Dysregulation**
  - **Mundtrockenheit**
  - **Akkomodationsstörung**
  - Hypotonie
  - Tachykardien
  - Extrasystolie
  - Obstipation
  - Harnretention
- Herz:
  - **Rhythmusstörungen** bis zum Kammerflimmern
- Leber:
  - Transaminasenanstieg, Ikterus
  - selten toxische Hepatose
- Blut:
  - Leukopenie oder Leukozytose (bei langer Therapie), Agranulozytose (am ehesten in früher Therapiephase)
  - Eosinophilie
- Stoffwechsel:
  - **Gewichtszunahme**
  - Störung im Glucosestoffwechsel
- endokrin:
  - **Galaktorrhö**
  - **Gynäkomastie**
  - Menstruationsstörung
  - Potenzstörung
- Haut:
  - allergische Effloreszenzen
  - Fotosensibilisierung
- Augen:
  - Linsentrübung
  - Hornhauttrübungen
  - Retinapigmente
- **malignes Neuroleptika-Syndrom:**
  - Hyperthermie, erhöhter Muskeltonus
  - wechselndes Bewusstsein, in bis zu 20% der Fälle tödlicher Verlauf, Therapie durch sofortiges Absetzen des Antipsychotikums und Behandlung mit Dantrolen (muskulotropes Muskelrelaxans), Amantadin (Antiparkinsonmittel); und Dopaminagonisten (z.B. Bromocriptin).

30.4 Kontraindikationen und Wechselwirkungen

> **Lernziele**
>
> **Absolute Kontraindikation:** Störungen der Blutbildung
> **Relative Kontraindikationen:** Epilepsie, allergische Disposition, Glaukom, Prostatahypertrophie, Stenosen im Gastrointestinaltrakt, Hypotension, Herzrhythmusstörungen, Morbus Parkinson

Aufgrund der Schwere der mit Antipsychotika zu behandelnden Erkrankungen ergibt eine Nutzen-Risiko Abwägung meist nur relative Kontraindikationen. Diese hängen von den Affinitäten der Präparate zu den einzelnen Rezeptoren ab:

- M-Cholinozeptoren: Glaukom, Prostatahypertrophie, Stenosen im Gastrointestinaltrakt
- α-Adrenozeptoren: Hypotension, Herzrhythmusstörungen
- D_2-Dopaminrezeptoren: Morbus Parkinson

Vom Rezeptorbindungsprofil unabhängig sind die relativen Kontraindikationen:

- allergischen Disposition
- Epilepsie

> Eine absolute Kontraindikation ist eine ausgeprägte Störung der Blutbildung.

Für die Wechselwirkungen von besonderer Bedeutung ist die sedierend wirksame Komponente der Antipsychotika, daraus ergibt sich eine **Verstärkung der Wirkung anderer zentral dämpfender Substanzen**. Weitere wichtige Wechselwirkungen sind:

- **Neurotoxizität** bei Kombination mit Li^+-Salzen
- **Verstärkung der Wirkung von Anticholinergika** (Gefahr von Blasenatonie, Ileus und Hyperthermie)
- **Verstärkung der Wirkung** von Vasodilatatoren (mit starkem Blutdruckabfall)
- **Antagonismus** gegen L-Dopa und andere Parkinsonmittel
- **Antagonismus** gegen Amphetamine (Psychostimulanzien) und Halluzinogene (z.B. LSD, Phencyclidin); Abschwächung der Wirkung von Insulin und oralen Antidiabetika

30.5 Pharmakokinetik

> **Lernziele**
>
> - Orale Bioverfügbarkeit
> - Lipophilie und Plasmaproteinbindung
> - Verteilungsvolumina
> - Metabolisierung (Entstehung aktiver Metaboliten möglich)

Obwohl nahezu alle Antipsychotika **oral bioverfügbar** sind, ist das Ausmaß und die Geschwindigkeit der Resorption nach oraler Aufnahme nicht nur zwischen den einzelnen Präparaten sehr unterschiedlich, sondern auch einzelne Antipsychotika können in unterschiedlichen Individuen sehr unterschiedlich resorbiert werden. Daher sollte an die Möglichkeit einer Überwachung der Plasmaspiegel durch entsprechendes Monitoring gedacht werden. Die meisten Antipsychotika sind stark lipophil und zeigen ausgeprägte Plasmaproteinbindung, sodass sie über hohe Verteilungsvolumina verfügen. Die Elimination der Antipsychotika erfolgt überwiegend durch Metabolismus in der Leber über das Cytochrom P-450-System. Die entsprechenden Halbwertszeiten bewegen sich zumeist zwischen 12 (Quetiapin) und 60 (Aripiprazol) Stunden, wobei bei manchen Vertretern wie Quetipain auch die Halbwertszeit aktiver Metaboliten berücksichtigt werden muss. Einige Antipsychotika, insbesondere Butyrophenone und Diphenylbutylpiperidine, werden mit mehrphasischer Eliminationskinetik ausgeschieden und können Gesamthalbwertszeiten von mehreren Tagen aufweisen.

Zwischen den erzielten Plasmaspiegeln und den erreichten Wirkungen besteht keine eindeutige Korrelation, sodass in jedem Individuum die Dosierung bis zum Erreichen der Wirkung titriert werden muss. Die meisten Antipsychotika sind auch als Depotpräparate erhältlich; diese werden durch Veresterung der Ausgangssubstanzen mit längerkettigen Fettsäuren erhalten. Solche Präparate werden wesentlich langsamer resorbiert und können daher nach einmaliger intramuskulärer Verabreichung Wirkungen für 2–4 Wochen erzielen.

30.6 Gruppen von Antipsychotika

┌─ **Lernziele** ──────────────────────────────

Typische Antipsychotika:
- Phenothiazine (Chlorpromazin, Fluphenazin, Levomepromazin, Perazin, Perphenazin, Promazin, Prothipendyl, Thioridazin)
- Thioxanthene (Chlorprothixen, Zuclopenthixol)
- Butyrophenone (Benperidol, Bromperidol, Droperidol, Haloperidol, Melperon, Pipamperon)
- Diphenylbutylpiperidine (Fluspirilen, Pimozid)

Atypische Antipsychotika:
Amisulprid, Aripiprazol, Clozapin, Olanzapin, Paliperidon, Quetipain, Risperidon, Sertindol, Ziprasidon, Zotepin.

└──

Zahlreiche Substanzen werden als Antipsychotika verwendet. Diese können nach unterschiedlichen Prinzipien in Gruppen unterteilt werden. Die übergeordnete Unterteilung erfolgt in **typische** und **atypische** Antipsychotika. Die **typischen Antipsychotika** können außerdem noch nach ihrer antipsychotischen Wirkstärke und ihrer chemischen Struktur weiter unterteilt werden. Für den klinischen Gebrauch ist die Unter-teilung nach Wirkstärke von besonderer Bedeutung. Da aber die antipsychotische Wirkung schwer zu quantifizieren ist, wurden typische Antipsychotika nach ihrer **neuroleptischen Potenz** gereiht und anhand des Auftretens der extrapyramidal-motorischen Symptomatik (einer eigentlich unerwünschten Wirkung) festgelegt. In dieser Reihung werden alle typischen Antipsychotika mit der Ursubstanz, dem Chlorpromazin, verglichen (Chlorpromazin-Äquivalente), und als hoch-, mittel-, oder niederpotent qualifiziert (❏ Abb. 30.2).

Da die antipsychotische Wirkung der atypischen Antipsychotika nicht so direkt mit der Affinität zum D_2-Rezeptor korreliert, ist deren antipsychotische Potenz losgelöst vom Auftreten einer extrapyramidal-motorischen Symptomatik. Daher erscheint es wenig sinnvoll, atypische Antipsychotika in diese Reihung einzuschließen.

Eine Unterteilung nach der chemischen Struktur kann sowohl typische, als auch atypische Antipsychotika umfassen. Hierbei ist aber festzustellen, dass es unter den einzelnen Vertretern typischer Antipsychotika hohe Strukturhomologien gibt, anhand welcher Gruppen gebildet werden können, während atypische Antipsychotika strukturell eher heterogen sind.

30.6.1 Typische Antipsychotika

Phenothiazine

Diese zählen aufgrund ihrer Struktur zu den trizyklischen Antipsychotika (❏ Abb. 30.3). Über die Frage der antipsychotischen Potenz entscheidet der Substituent am Mittelring:
- aliphatische Seitenkette: nieder- bis mittelpotent (z.B. Chlorpromazin, Levomepromazin)
- Seitenkette mit Piperidinring: niederpotent (z.B. Thioridazin)
- Seitenkette mit Piperazinring: hochpotent (Fluphenazin, Perphenazin)

Thioxanthene

Auch diese sind trizyklischen Antipsychotika (❏ Abb. 30.3). Die Struktur-Wirkungs-Beziehungen sind ähnlich wie für Phenothiazine:
- aliphatische Seitenkette: nieder- bis mittelpotent (z.B. Chlorprothixen)
- Seitenkette mit Piperazinring: mittel- bis hochpotent (z.B. Zuclopentixol)

Butyrophenone

Butyrophenone zeigen eine ganz unterschiedliche Struktur (❏ Abb. 30.3). Unter diesen finden sich zahlreiche hochpotente (z.B. Benperidol, Haloperidol), aber auch niederpotente (z.B. Melperon) Antipsychotika.

Diphenylbutylpiperidine

Diese Antipsychotika zeigen eine den Butyrophenonen ähnliche Struktur (❏ Abb. 30.3). Die zwei verfügbaren Vertreter, Pimozid und Fluspirilen, sind beide hochpotente Antipsychotika.

■ **Abb. 30.2 Das Ausmaß der vegetativen Symptome und der Sedation ist indirekt proportional zur antipsychotische Potenz typischer Antipsychotika, das Ausmaß der extrapyramidal-motorischen Symptomatik und der endokrinen Störungen ist direkt proportional.** Die einzelnen Substanzen sind nach ihren Chlorpromazinäquivalenten (CÄ) gereiht

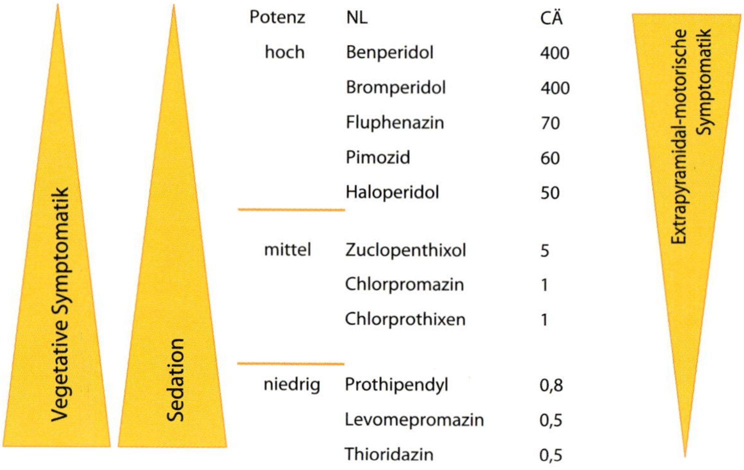

Potenz	NL	CÄ
hoch	Benperidol	400
	Bromperidol	400
	Fluphenazin	70
	Pimozid	60
	Haloperidol	50
mittel	Zuclopenthixol	5
	Chlorpromazin	1
	Chlorprothixen	1
niedrig	Prothipendyl	0,8
	Levomepromazin	0,5
	Thioridazin	0,5

Vegetative Symptomatik

Sedation

Extrapyramidal-motorische Symptomatik

■ **Abb. 30.3 Strukturformeln typischer und atypischer Antipsychotika**

Phenothiazine

Thioxanthene

Butyrophenone

Diphenylbutylpiperidine

Olanzapin

Risperidon

Quetiapin

Ziprasidon

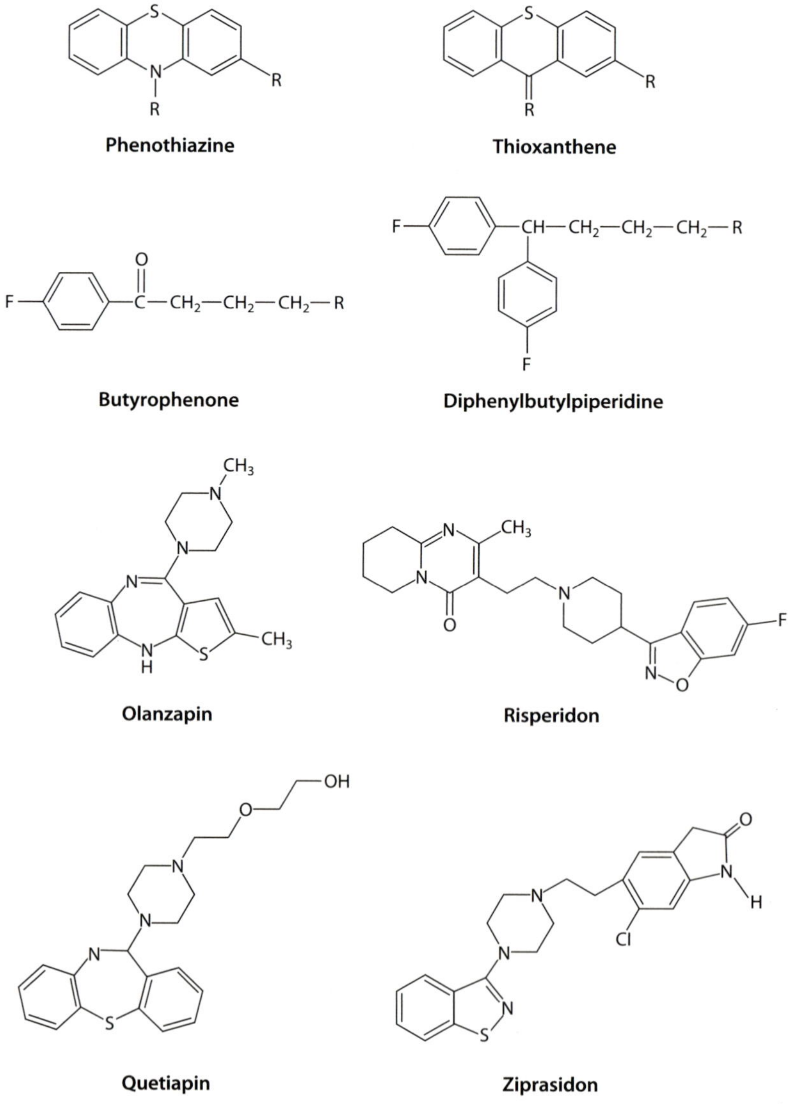

30.6.2 Atypische Antipsychotika

Atypische Antipsychotika lassen sich anhand ihrer chemischen Struktur nicht weiter kategorisieren. Es finden sich auch hier trizyklische Vertreter (z.B. Clozapin, Olanzapin, Quetiapin, Zotepin), aber auch ganz andere strukturelle Charakteristika (◘ Abb. 30.3). Für die Atypika lässt sich auch keine Struktur-Wirkungs-Beziehung wie für die trizyklischen typischen Antipsychotika herstellen.

Steckbrief Antipsychotika

Wirkstoffe:
- Typische Antipsychotika
  - **Phenothiazine:** Chlorpromazin, Fluphenazin, Levomepromazin, Perazin, Perphenazin, Promazin, Prothipendyl, Thioridazin
  - **Thioxanthene:** Chlorprothixen, Zuclopenthixol
  - **Butyrophenone:** Benperidol, Bromperidol, Droperidol, Haloperidol, Melperon, Pipamperon
  - **Diphenylbutylpiperidine:** Fluspirilen, Pimozid
- Atypische Antipsychotika
  - Amisulprid, Aripiprazol, Clozapin, Olanzapin, Poliperidon, Quetipain, Risperidon, Sertindol, Ziprasidon, Zotepin

Wirkmechanismus: Alle Antipsychotika sind Blocker an Neurotransmitterrezeptoren; die antipsychotische Potenz der typischen Antipsychotika korreliert direkt mit der Affinität zu D_2-Dopaminrezeptoren
Interaktionen: Wechselwirkungen mit:
- zentral dämpfenden Substanzen (verstärkte Sedation)
- Neurotoxizität bei Kombination mit Li^+-Salzen
- Verstärkung der Wirkung von Anticholinergika
- Verstärkung der Wirkung von Vasodilatatoren (mit starkem Blutdruckabfall)
- Antagonismus gegen L-Dopa und andere Parkinsonmittel
- Antagonismus gegen Amphetamine (Psychostimulanzien) und Halluzinogene (z.B. LSD, Phencyclidin); Abschwächung der Wirkung von Insulin und oralen Antidiabetika

Unerwünschte Wirkungen: Sedation, Hypotension, anticholinerge vegetative Wirkungen, Herzrhythmusstörungen, Krampfanfälle, Unruhe, evtl. Akathisie, gastrointestinale Störungen (Übelkeit, Erbrechen, Durchfall), Gewichtszunahme, Schlafstörungen, sexuelle Funktionsstörungen, hypomanische bis manische Episoden
Klinische Anwendung: Schizophrenie, manische Episoden im Rahmen bipolarer Erkrankungen, Tourette-Syndrom, Chorea Huntington, als Antiemetika, Adjuvanzien in der Schmerztherapie sowie als Sedativa und Hypnotika

▼

Kontraindikationen:
- **Absolute Kontraindikationen, besonders für Trizyklika:** Störung der Blutbildung, akuter Herzinfarkt, Zustand nach Herzinfarkt, akute Delirien
- **Relative Kontraindikationen:** Ileus, Engwinkelglaukom, Prostatahyperplasie, Herzrhythmusstörungen, koronare Herzkrankheit

30.7 Klinischer Einsatz von Antipsychotika

Fallbeispiel

Etwa 8 Wochen vor der stationären Aufnahme an der psychiatrischen Abteilung entwickelte sich bei dem 36-jährigen Patienten zunehmend Schlaflosigkeit und eine sich kontinuierlich steigernde Unruhe. Kurz davor war dem Mechaniker infolge einer Insolvenz gekündigt worden. Der Patient hat ständig das Gefühl, von anderen Menschen angestarrt zu werden und bildet sich ein, dass an öffentlichen Orten (z.B. beim Einkaufen) alle Leute über ihn redeten. Hinzu kam die Wahrnehmung, dass sowohl über Radio, als auch über Fernsehen Nachrichten an ihn persönlich gerichtet würden, deren Inhalt er aber nicht begreifen kann. Aus der Angst, verfolgt zu werden, verbarrikadiert sich der Patient hinter seiner Wohnungstür. Die Stimmen der Verfolger, die ihn aus einer benachbarten Wohnung aus beobachten und abhören, kann der Patient auch hören: »Jetzt werden wir gleich zugreifen«. Da der Mann seine Frau verdächtigt eine Komplizin dieser Verfolger zu sein, nimmt er von ihr kein Essen mehr an. Letztendlich ruft der Patient die Polizei, um sich vor den Gegnern schützen zu lassen. Bei deren Eintreffen ist der Mann sehr erregt und möchte unter wilden Anschuldigungen gegenüber den Polizisten flüchten. Dies führt dann zu seiner Einweisung in die Klinik.

Zum Zeitpunkt der stationären Aufnahme ist der Patient immer noch erregt, ängstlich und hört offenbar Stimmen. Diesen antwortet der Patient laut. Außerdem sagt er dem untersuchenden Arzt, er bräuchte ihn gar nicht befragen, denn der Arzt wäre genauso wie seine Gegner genauestens über sein ganzes Leben informiert. Eine organische Grundlage für den psychischen Zustand lässt sich in den Untersuchungen nicht feststellen. Aus der Familienanamnese geht hervor, dass der Vater des Patienten durch Selbstmord im Rahmen eines schizophrenen Schubs ums Leben gekommen sei. Es wird daraufhin die Diagnose paranoid-halluzinatorische Schizophrenie gestellt.

Da das ärztliche Personal in den Verfolgungswahn einbezogen wird, gestaltet sich die Arzt-Patienten-Beziehung sehr schwierig. Dies ändert sich langsam nach Beginn einer antipsychotischen Pharmakotherapie, die zuletzt auf täglich 20 mg Olanzapin eingestellt ist.

Tab. 30.6 Vergleich der Wahrscheinlichkeit unerwünschter Wirkungen unter Therapie mit Haloperidol oder häufig verwendeten Atypika (Daten nach Tandon 2002)

Wirkstoff	anticholinerg	EPS	Orthostase	Sedation	Gewichtszunahme
Haloperidol	±	+++	+	+	+
Clozapin	+++	-	+++	+++	+++
Risperidon	±	++	++	+	++
Olanzapin	+	+	+	+++	+++
Quetiapin	±	-	++	++	++
Ziprasidon	±	+	++	+	+

EPS = extrapyramidal-motorische Symptomatik (damit parallel verhalten sich auch endokrine Störungen); - = gar nicht oder extrem selten; ± = sehr selten; + = selten; ++ = gelegentlich; +++ = häufig

Hauptindikationen für Antipsychotika sind **Schizophrenie** (sowohl Akuttherapie als auch Langzeitprophylaxe von Rezidiven) und **manische Episoden** im Rahmen bipolarer Erkrankungen. Daneben können Antipsychotika als **Antiemetika, Adjuvanzien in der Schmerztherapie** sowie als **Sedativa** und **Hypnotika** eingesetzt werden. Seltene Indikationen sind das Tourette-Syndrom und Chorea Huntington.

Bei einem akutem Schizophrenieschub wird nach 6- bis 8-wöchiger Therapie in ca. 70% der Fälle ein Erfolg erzielt, wobei eine Positivsymptomatik zumeist besser anspricht als Negativsymptomatik. In therapierefraktären Fällen kann auf ein Antipsychotikum einer anderen chemischen Gruppe gewechselt werden. Häufig wird von atypischen Antipsychotika behauptet, dass sie besser gegen Negativsymptomatik und besser in therapierefraktären Fällen wirken. Betrachtet man aber eine größere Zahl klinischer Studien, die die therapeutische Wirksamkeit typischer und atypischer Antipsychotika vergleichen, so ergibt sich ein anderes Bild: Die atypischen Antipsychotika Quetiapin, Risperidon, Aripiprazol, Ziprasidon, und Olanzapin sind im wesentlichen vergleichbar gut antipsychotisch wirksam. Und im Vergleich dieser Atypika mit typischen Neuroleptika ist auch kein wesentlicher Unterschied in der klinischen Wirksamkeit festzustellen. Ein wesentlicher Unterschied liegt in den unerwünschten Wirkungen, denn bei Atypika treten extrapyramidal-motorische Störungen und andere direkte Konsequenzen der D_2-Rezeptorblockade (Tab. 30.6) bei therapeutisch wirksamer Dosierung weniger häufig oder stark auf. Aus diesem Grund werden zumeist Atypika als initiale Pharmakotherapie gewählt. Die Auswahl des Wirkstoffs richtet sich dabei nach den unerwünschten Wirkungen, die zwischen den Atypika unterschiedlich ausgeprägt sind.

Nach der Akuttherapie wird meist eine Rezidivprophylaxe angeschlossen. Nach Erstmanifestation für 1–2 Jahre, nach mehrmaligem Auftreten auch für 5 Jahre. In besonders schweren Fällen oder bei Fremdgefährdung kann eine unbegrenzte Rezidivprophylaxe angeschlossen werden. Eine Rezidivprophylaxe reduziert die Wahrscheinlichkeit, einen Rückfall zu erleiden, um mehr als 2/3 der Fälle.

Weiterführende Literatur

Kapur S, Seeman P (2000) Antipsychotic agents differ in how fast they come off the dopamine D_2 receptors. Implications for atypical antipsychotic action. J Psychiatry Neurosci 25:161-166

Kuroki T, Nagao N, Nakahara T (2008) Neuropharmacology of second-generation antipsychotic drugs: a validity of the serotonin-dopamine hypothesis. Prog Brain Res 172:199-212

Richelson E (1999) Receptor pharmacology of neuroleptics: relation to clinical effects. J Clin Psychiatry 60 (Suppl 10):5-14

Tandon R (2002) Safety and tolerability: how do newer generation »atypical« antipsychotics compare? Psychiatr Q 73:297-311

Antidepressiva und Stimmungsstabilisatoren

S. Böhm

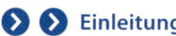 **Einleitung**

Antidepressiva sind Psychopharmaka, die zur Therapie von Depressionen jeglicher Genese eingesetzt werden. Depressionen gehören zum Formenkreis der affektiven Störungen (Erkrankungen der Stimmungslage und/oder Gemütsverfassung), wozu auch manische und bipolare Erkrankungen gehören. Die beiden letzteren werden aber nicht mit Antidepressiva behandelt, sondern mit Neuroleptika und/oder Stimmungsstabilisatoren. In diesem Kapitel werden Antidepressiva und Stimmungsstabilisatoren besprochen. Da Depressionen häufig auftreten (Lebenszeitprävalenz von 16%), gehören Antidepressiva zu den am häufigsten eingesetzten Arzneimittelgruppen.

31.1 Pathophysiologische Grundlagen affektiver Erkrankungen

Lernziele

Pathophysiologische Hypothesen
- Monoaminhypothese
- Stresshypothese
- Andere Hypothesen

Zur Analyse der biologischen Grundlagen der Depression in Tierexperimenten gibt es zwar einige **Verhaltensmodelle,** es bleibt aber unklar, ob die hierbei gefundenen Veränderungen tatsächlich biologische Veränderungen in der menschlichen Erkrankung reflektieren. Direkte Untersuchungen an depressiv Erkrankten sind noch nicht so weit fortgeschritten, dass die pathophysiologischen Grundlagen affektiver Erkrankungen bis heute nicht geklärt sind. Es gibt lediglich indirekte Hinweise auf bestimmte Funktionssysteme, die im Rahmen affektiver Erkrankungen verändert sein können, sodass nur auf der Basis pathophysiologischer Hypothesen Pharmakotherapien durchgeführt werden können.

31.1.1 Monoaminhypothese

Die Monoaminhypothese besagt, dass ein **relativer Mangel an Monoaminen** im zentralen Nervensystem dafür verantwortlich ist, dass depressive Symptomatik entsteht. Diese Feststellung bezieht sich primär auf Noradrenalin und Serotonin. Obwohl es auch Hinweise darauf gibt, dass diese Neurotransmitter im Gehirn von Depressiven erniedrigt oder zugehörige Rezeptoren verändert sind, ruht diese Hypothese primär auf Beobachtungen, die mit Pharmaka mit depressiver oder antidepressiver Wirkung gemacht wurden:
- Substanzen, die die **Wiederaufnahme** von Noradrenalin und/oder Serotonin in Nervenzellen beeinträchtigen (z.B. trizyklische Antidepressiva), verbessern eine depressive Symptomatik.
- Substanzen, die den **Abbau** von Noradrenalin und/oder Serotonin beeinträchtigen (Monoaminooxidasehemmer), verbessern eine depressive Symptomatik.

- Verabreichung von **Vorstufen** in der Biosynthese von Noradrenalin und/oder Serotonin (z.B. Tryptophan) verbessert depressive Symptomatik
- **Tryptophandepletion** kann einen Rückfall in depressive Symptomatik verursachen
- Substanzen, die **Monoaminspeichervesikel** in Nervenzellen entleeren (z.B. Reserpin), verursachen depressive Symptomatik.
- Substanzen, die die **Biosynthese** von Monoaminen beeinträchtigen (z.B. α-Methyltyrosin), verursachen depressive Symptomatik.

Es wird daher gefolgert, dass ein relativer Mangel an Noradrenalin und/oder Serotonin im Extrazellularraum des Gehirns depressive Symptomatik verursachen kann, während ein erhöhtes Angebot derselben die Symptomatik bessern kann. Diese Beobachtungen liefern aber keine Beweise, ob die Veränderungen in den Monoaminen ursächlich an der Entstehung affektiver Störungen beteiligt sind, ob Veränderungen in der Empfindlichkeit der entsprechenden Rezeptoren auftreten oder ob andere Systeme, die durch Monoamine reguliert werden, primär gestört sind.

Jedenfalls hat diese Hypothese auch Schwächen, die anhand der folgenden Beobachtungen deutlich werden:
- Antidepressiva hemmen die Aufnahme von Noradrenalin und/oder Serotonin in die Nervenzellen sofort, ihre antidepressive Wirkung setzt aber erst mit einer gewissen Verzögerung ein.
- Amphetamine und Cocain erhöhen auch extrazelluläres Noradrenalin und/oder Serotonin im Gehirn, wirken aber bei Erkrankten nicht depressionslösend.

Das bedeutet, dass auch andere Veränderungen als jene im Bereich von Noradrenalin und/oder Serotonin von Bedeutung sind, und dass insbesondere langfristige Veränderungen beachtet werden müssen. Trotzdem zielen praktisch alle Antidepressiva darauf ab, die Verfügbarkeit von Noradrenalin und/oder Serotonin im Gehirn zu erhöhen.

31.1.2 Stresshypothese

Im Hypothalamus beeinflussen Noradrenalin und Serotonin die Freisetzung von CRF (Corticoptropin-releasing factor), ein Peptid, das die Achse Hypothalamus-Hypophyse-Nebennierenrinde und somit das adrenocorticotrope Hormon (▶ Kap. 48) und die Glucocorticoide (▶ Kap. 49) kontrolliert. Dieses System ist von besonderer Bedeutung in der Stressantwort. Es gibt Hinweise, dass Veränderungen in diesem System für die Entstehung affektiver Störungen verantwortlich sein können:
- In depressiv Erkrankten finden sich **erhöhte Plasmacortisolspiegel.**
- In depressiv Erkrankten finden sich **erhöhte CRF-Spiegel** im Liquor cerebrospinalis.
- Der **Dexamethason-Suppressionstest** ist bei schwer depressiven Patienten **oftmals negativ.**

- Nach Remission einer depressiven Phase normalisieren sich zuvor **erhöhte Plasmacortisolspiegel.**
- CRF-Antagonisten zeigen tierexperimentell Hinweise auf antidepressive Wirkung (sind aber klinisch nicht gut wirksam).

Die Stresshypothese der Depression geht daher davon aus, dass eine **Überfunktion des Stresssystems** kausal verantwortlich ist. Ob die obigen Beobachtungen aber die primäre Ursache sind oder sekundär zu anderen Störungen auftreten, ist noch ungeklärt.

31.1.3 Andere Hypothesen

Auf der Basis verschiedener experimenteller Befunde wurden auch zahlreiche andere Hypothesen zur Entstehung affektiver Störungen entwickelt, die diesbezügliche Evidenzlage ist aber wesentlich schlechter als für die Monoamin- und die Stresshypothese. Die wichtigsten weiteren Hypothesen sind:
- Veränderungen:
    - im dopaminergen System
    - in der glutamatergen Neurotransmission
    - in der GABAergen Neurotransmission
    - im zirkadianen Rhythmus
    - im Bereich des Endorphinsystems
- gestörtes Gleichgewicht zwischen Monoaminen und Acetylcholin
- Störungen
    - in der Zytokin-vermittelten Kommunikation zwischen Nerven- und Immunsystem
    - im Thyroxinhaushalt

31.2   Wirkmechanismen

Lernziele

Wirkmechanismen der Antidepressiva
- Hemmer an Neurotransmittertransportern
- Antagonisten an Neurotransmitterrezeptoren
- Hemmstoffe an Monoamin-abbauenden Enzymen

Mit Ausnahme der ältesten Gruppe von Antidepressiva, die trizyklischen Antidepressiva, die anhand ihrer chemischen Struktur bezeichnet wurden, werden Antidepressiva heute aufgrund ihres überwiegenden Wirkmechanismus benannt. Dementsprechend unterscheidet man **s**elektive **S**erotonin-**R**ückaufnahme-**I**nhibitoren (**SSRI**), selektive **N**o**a**drenalin-**R**ückaufnahme-**I**nhibitoren (**NARI**), selektive **S**erotonin-**N**oradrenalin-**R**ückaufnahme **I**nhibitoren (**SNRI**), **S**erotonin-**A**ntagonisten und **R**ückaufnahme-**I**nhibitoren (**SARI**) sowie **no**radrenerge und **s**pezifisch-**s**erotonerge **A**ntagonisten (**NaSSA**). Die heute noch in Verwendung befindlichen Enzyminhibitoren werden als **r**eversible **I**nhibitoren der **M**onoaminooxidase **A** (**RIMA**) bezeichnet.

Diese Gruppen von Antidepressiva unterscheiden sich deutlich in der Breite ihrer Angriffspunkte:
- Trizyklika, SARI: Transporter und Rezeptoren
- SSRI, NARI, SNRI: Transporter
- NaSSA: Rezeptoren
- RIMA: Monoaminooxidasen

An welchen Strukturen welche Antidepressiva bevorzugt angreifen zeigt ▢ Tab. 31.1.

Unter der Einwirkung von Rückaufnahmeinhibitoren und Monoaminooxidase-(MAO-)Inhibitoren kommt es zum **Konzentrationsanstieg von Noradrenalin und/oder Serotonin im Extrazellularraum**, da entweder die Aufnahme in die Nervenzellen oder deren Abbau in den Nervenzellen gehemmt ist. Die MAO-Inhibitoren unterscheiden sich von den anderen Antidepressiva dadurch, dass sie keine Rezeptoren oder Transporter blockieren. Antagonisten an α_2-Adrenozeptoren verursachen gesteigerte Noradrenalin- und Serotonin-Freisetzung, da diese Rezeptoren präsynaptisch eine Hemmung der Transmitterfreisetzung vermitteln; deren Blockade hat den gegenteiligen Effekt. Die gesteigerte Verfügbarkeit von Noradrenalin und/oder Serotonin wird für die stimmungsaufhellende Wirkung verantwortlich gemacht; diese Verfügbarkeit steigt sofort nach Verabreichung aller Antidepressiva an, die stimmungsaufhellende Wirkung hat eine gewisse Verzögerung. Der Grund dieses verzögerten Wirkungseintritts liegt in adaptativen Veränderungen an Rezeptoren: Unter Substanzen, die vorwiegend extrazelluläres Noradrenalin ansteigen lassen, werden präsynaptische α_2-Rezeptoren desensitiviert, wodurch noradrenerge und serotonerge Nervenzellen enthemmt werden. Unter Substanzen, die vorwiegend extrazelluläres Serotonin erhöhen, werden inhibitorische $5HT_{1A}$- und $5HT_{1D}$-Autorezeptoren desensitiviert, wodurch serotonerge Nervenzellen enthemmt werden. Unter gesteigertem Noradrenalin- bzw. Serotonineinfluss können auch postsynaptische Rezeptoren desensitiviert werden, und zwar β-Adrenozeptoren bzw. $5HT_2$-Rezeptoren; all diese plastischen Veränderungen können direkt oder indirekt zur stimmungsaufhellenden Wirkung beitragen.

Die Interaktionen mit zahlreichen Angriffspunkten bedingen auch andere Wirkungen als Stimmungsaufhellung (▢ Tab. 31.2). Diese erwünschten und/oder unerwünschten Wirkungen treten im Gegensatz zur Depressionslösung sofort nach Therapiebeginn auf.

31.3   Wirkungen

Lernziele

Wirkungen der Antidepressiva
- Depressionslösende, stimmungsaufhellende Wirkung
- Weitere Wirkungen: Sedation, Hypotension, anticholinerge Wirkungen, Herzrhythmusstörungen, Krampfanfälle, gastrointestinale Störungen, Gewichtszunahme, Schlafstörungen, sexuelle Funktionsstörungen
---

◘ Tab. 31.1 Antidepressiva und deren Angriffspunkte

Gruppe	Antidepressiva	NAT	5HTT	M	α₁	α₂	H₁	5-HT₂ₐ
Trizyklische	Desipramin	+++	+	+	+	-	+	+
	Nortriptylin	+++	+	+	++	-	++	++
	Imipramin	++	++	+	+	-	++	+
	Amitriptylin	++	++	++	++	+	+++	++
	Clomipramin	++	+++	++	++	-	++	++
SSRI	Fluoxetin	+	+++	-	-	-	-	+
	Fluvoxamin	+	+++	-	-	-	-	-
	Citalopram	-	+++	-	-	-	+	-
NARI	Reboxetin	+++	-	-	-	-	-	-
SNRI	Venlafaxin	++	+++	-	-	-	-	-
SARI	Trazodon	-	+	-	+++	++	+	+++
	Nefazodon	+	+	-	++	++	-	++
NaSSA	Mianserin	+	-	+	+	+++	+++	+++
	Mirtazapin	-	-	+	+	+++	+++	+++

Relative Affinitäten von Antidepressiva für verschiedene Rezeptoren bzw. für die plasmalemmalen Transportproteine für Noradrenalin und Serotonin. NAT = Noradrenalintransporter; 5HTT = Serotonintransporter; M = muskarinische Acetylcholinrezeptoren; α₁ = α₁-Adrenozeptoren; α₂ = α₂-Adrenozeptoren; H₁ = H₁-Histaminrezeptoren; 5-HT₂ₐ = 5-HT₂ₐ-Rezeptoren

◘ Tab. 31.2 Wirkmechanismen und Wirkungen von Antidepressiva

Mechanismus	Wirkung
NA-Aufnahmehemmung	psychomotorische Aktivierung, Antriebssteigerung, sympathomimetische Wirkung
5HT-Aufnahmehemmung	Übelkeit, Durchfall, Kopfschmerz, Schlafstörung, sexuelle Funktionsstörung, Unruhe
M-Rezeptor-Blockade	Sekretionshemmung, Akkomodationsstörung, Obstipation
α₁-Rezeptor-Blockade	Vasodilatation, Reflextachykardie, Sedation
α₂-Rezeptor-Blockade	antagonisiert sexuelle Funktionsstörung
H₁-Rezeptor-Blockade	Sedation, Gewichtszunahme
5HT₂-Rezeptor-Blockade	antagonisiert Schlafstörung und sexuelle Funktionsstörung
Na⁺-Kanal-Blockade	Herzrhythmusstörungen

Das primäre Ziel einer Therapie mit Antidepressiva ist die Verbesserung der depressiven Stimmungslage. Diese **antidepressive Stimmungsaufhellung** findet sich nur bei depressiv Erkrankten und mit einer Latenz von ein paar Tagen oder mehr. Depressive Patienten neigen zu **Suizidalität,** und zu Beginn einer Pharmakotherapie mit allen Arten von Antidepressiva kann diese Neigung gesteigert sein. Beim Gesunden verursachen Antidepressiva zumeist Unlustgefühle und Angst (mit einzelnen Ausnahmen wie z.B. Fluoxetin). Sie führen daher im Allgemeinen zu keiner psychischen Abhängigkeit. Dessen ungeachtet kann es aber nach Absetzen von Antidepressiva zu einem Entzugssyndrom kommen, besonders bei Substanzen, die den Serotonintransporter blockieren (z.B. SSRIs). Die Symptome dieses **SSRI-Entzugssyndroms** sind:

- Orthostase, Schwindel, Gleichgewichtsstörungen
- sensible Empfindungsstörungen und Tinnitus
- motorische Störungen
- Schlafstörungen, Träume, Müdigkeit
- Verdauungsstörungen (Durchfall, Verstopfung), Abgeschlagenheit, unspezifische Schmerzen
- Stimmungsschwankungen, Manie, schwere Depression und Suizidgedanken

Es empfiehlt sich daher, eine länger dauernde Therapie mit Antidepressiva ausschleichend zu beenden.

Unter Therapie mit Antidepressiva finden sich zahlreiche weitere Wirkungen, die je nach Therapieziel als erwünscht oder unerwünscht qualifiziert werden können:

- **Sedation:** ausgeprägt bei manchen Trizyklika (◘ Abb. 31.1), weniger bei NaSSAs und SARIs
- **Hypotension** (orthostatische Dysregulation, Reflextachykardie): bei Trizyklika, weniger bei SARIs und RIMAs
- **anticholinerge vegetative Wirkungen** (Mundtrockenheit, Akkomodationsstörung, Obstipation, Harnretention): besonders bei Trizyklika, auch bei NARIs
- **Herzrhythmusstörungen:** nur bei Trizyklika
- **Krampfanfälle:** bei Trizyklika durch Senkung der Krampfschwelle
- Unruhe, evtl. Akathisie: eher selten, eventuell bei SSRIs
- **gastrointestinale Störungen** (Übelkeit, Erbrechen, Durchfall): besonders bei SSRIs, weniger bei SNRIs und SARIs
- **Gewichtszunahme:** bei Trizyklika, NaSSA, eventuell auch bei RIMAs
- **Schlafstörungen:** bei SSRIs, SNRIs, NARIs und RIMAs; SARIs können den Schlaf fördern
- **sexuelle Funktionsstörungen** (Anorgasmie bei der Frau, Impotenz oder gestörte Ejakulation beim Mann): vorwiegend bei SSRIs
- hypomanische bis manische Episoden: am ehesten bei Trizyklika

> Durch das kombinierte Auftreten hypotensiver, anticholinerger, arrhythmogener und prokonvulsiver Wirkungen besitzen Trizyklika eine beträchtliche Toxizität, welche den anderen Antidepressiva fehlt.

Leichte anticholinerge Wirkungen lassen sich unter therapeutischen Spiegeln von trizyklischen Antidepressiva nicht vermeiden, bei Dosissteigerung kommen die anderen erwähnten Wirkungen hinzu. Bei **Intoxikation mit Trizyklika** zeigen sich folgende Symptome:

- **anticholinerg:** Mydriasis, Tachykardie, Darmatonie, Halluzinationen
- **zentral:** Schläfrigkeit, Krampfanfälle, Erbrechen, Atemdepression, Koma
- **kardiovaskulär:** QRS-Verbreiterung, Hypotonie, Arrhythmien

31.4 Kontraindikationen und Wechselwirkungen

Lernziele

Kontraindikationen:
- Meist nur relativ
- Trizyklika: auch absolut

Wechselwirkungen mit:
- Zentral dämpfender Substanzen, Anticholinergika, Vasodilatatoren, Antikoagulanzien und Plättchenaggregationshemmern

Je nach Präparat finden sich unterschiedliche, zumeist nur **relative Kontraindikationen:** Ileus, Engwinkelglaukom, Prostatahyperplasie, Herzrhythmusstörungen, koronare Herzkrankheit. **Absolute Kontraindikationen,** besonders für **Trizyklika** sind: akuter Herzinfarkt, Zustand nach Herzinfarkt, akute Delirien.

Die wichtigsten Wechselwirkungen sind:

- Verstärkung anderer **zentral dämpfender Substanzen:** am meisten bei Trizyklika.
- Verstärkung der Wirkung von **Anticholinergika** (mit Gefahr von Blasenatonie, Ileus und Hyperthermie): am meisten bei Trizyklika.
- Verstärkung der Wirkung von **Vasodilatatoren** (mit starkem Blutdruckabfall): bei Trizyklika, weniger bei NARIs.
- Verstärkung der Wirkung von **Antikoagulanzien** und **Plättchenaggregationshemmern** (mit erhöhtem Blutungsrisiko): besonders bei SSRIs, auch bei SNRIs.
- Verstärkung der Wirkung von **Serotoninagonisten** (z.B. Triptane): bei SSRIs, SNRIs, SARIs, Trizyklika.

Trizyklika binden stark an Plasmaproteine, und nach Verdrängung z.B. durch Acetylsalicylsäure, Phenylbutazon oder Phenothiazine kann die freie Konzentration deutlich ansteigen. Insbesondere SSRIs interagieren mit verschiedenen Typen mikrosomaler hepatischer Enzyme (Cytochrom P, CYP) und können die Wirkungen von β-Blockern und Trizyklika (CYP1A2), von Carbamazepin (CYP2C9), Barbituraten und Phenytoin (CYP2C19) sowie von Benzodiazepinen und Antibiotika (CYP3A3/4) erhöhen. Bei Kombinationen von SSRIs mit Trizyklika können letztere in toxische Plasmakonzentrationen ansteigen.

Hemmer der Monoaminooxidasen neigen besonders zu Interaktionen, wobei diese bei irreversiblen Hemmstoffen stärker ausgeprägt sind. Hierbei ist anzumerken, dass es **2 Typen von Monoaminooxidasen** gibt, die unterschiedliche Substrat- und Inhibitorspezifität aufweisen (◘ Tab. 31.3). Unter den Substraten finden sich nicht nur Neurotransmitter, sondern auch **Tyramin,** welches bei verschiedenen Fermentationsprozessen entstehen kann und beispielsweise relativ hochkonzentriert in Käse vorhanden ist. Daher kann der Genuss von Käse unter Einwirkung von (insbesondere irre-

◘ **Tab. 31.3** Substrat- und Inhibitorspezifität der Monoaminooxidasen (MAO) Typ A und B

	MAO A	MAO A und B	MAO B
Substrate	Noradrenalin	Dopamin	Phenylethylamin
	Serotonin	Tyramin	
Irreversible Hemmer	Clorgylin	Tranylcypromin	Selegilin
		Iproniazid	
Reversible Hemmer	Moclobemid		Lazabemid

versiblen) Monoaminooxidaseinhibitoren zu einer massiven Belastung des Organismus mit Tyramin führen, welches als indirektes Sympathomimetikum wirkt. Die Folgen sind hypertensive Krisen und letztendlich Kreislaufversagen. Aus diesem Grund werden heute eigentlich nur mehr reversible Inhibitoren in der antidepressiven Pharmakotherapie eingesetzt. Da aber auch RIMAs die Wirkung von Noradrenalin und Serotonin-Rückaufnahmehemmern potenzieren können, sollten diese nicht mit Trizyklika, SSRIs, NARIs, SNRIs, SARIs oder NaSSAs kombiniert werden.

Zuletzt muss noch erwähnt werden, dass besonders SSRIs die Plasmaspiegel von Li^+ erhöhen können, was bei einer solchen Kombination zu bedenken ist.

31.5   Pharmakokinetik

Lernziele
- Resorption
- Verteilungsvolumina, Halbwertszeiten
- Metabolisierung

Die meisten Antidepressiva werden **nach oraler Applikation gut resorbiert.** Als Ausnahme hat Nefazodon eine orale Bioverfügbarkeit von nur 20%. Durch **hohe Lipophilie** und **Plas**maproteinbindung weisen Antidepressiva **hohe Verteilungsvolumina** von bis zu 50 l/kg auf.

Bei Pharmakotherapie mit Antidepressiva reicht zumeist eine **1-mal tägliche Dosierung** aus, da die Plasmahalbwertszeiten typischerweise zwischen 15 (z.B. Fluvoxamin) und 50 Stunden (z.B. Fluoxetin) liegen. Ausnahmen davon sind Venlafaxin (HWZ 5 h), Nefazodon (HWZ 3 h), Trazodon (HWZ 6 h), Reboxetin (HWZ 12 h). Unter hepatischer Metabolisierung entstehen aus zahlreichen Antidepressiva **aktive Metaboliten** (z.B. Amitriptylin, Imipramin, Clomipramin, Venlafaxin, Fluoxetin), sodass die Wirkdauer nicht direkt mit der Plasmahalbwertszeit der verabreichten Substanz korreliert. Bei einigen Trizyklika (aber auch anderen Antidepressiva) ist der erste Metabolisierungsschritt eine Demethylierung (z.B. von Imipramin zu Desipramin = Desmethylimipramin) des endständigen Stickstoffs in der Seitenkette des Mittelrings. Der so entstehende Metabolit ist infolgedessen nicht nur aktiv, sondern kann auch andere Wirkungen als die Ausgangssubstanz erzielen (◘ Abb. 31.1). Meistens werden nach Konjugation die Metaboliten renal eliminiert.

31.6   Gruppen von Antidepressiva

Lernziele

Gruppen von Antidepressiva
- **Trizyklika:** Amitriptylin, Desipramin, Dibenzepin, Dosulepin, Doxepin, Imipramin, Nortriptylin, Opipramol, Trimipramin
- **SSRI:** Citalopram, Escitalopram, Fluoxetin, Fluvoxamin, Paroxetin, Sertralin
- **SNRI:** Duloxetin, Venlafaxin, Milnacipran
- **NARI:** Reboxetin
- **NaSSA:** Mianserin, Mirtazapin
- **Monoaminooxidasehemmer:** Moclobemid (RIMA), Tranylcypromin
---

Allen Antidepressiva ist gemeinsam, dass sie bei depressiv Erkrankten eine stimmungsaufhellende und depressionslösende Wirkung haben, welche allerdings erst mit einer gewissen Latenz auftritt. Daher unterscheidet man die einzelnen Gruppen von Antidepressiva am besten anhand der weiteren, zumeist unerwünschten Wirkungen.

31.6.1 Trizyklika

Innerhalb der Gruppe der Trizyklika gibt es Vertreter, die stark die Noradrenalin-Rückaufnahme hemmen, während andere dies kaum bewirken (◘ Tab. 31.1). Dieser Effekt wirkt psychomotorisch aktivierend und antriebssteigernd. Daneben entsteht bei allen Vertretern durch Blockade von α1- und H_1-Rezeptoren eine sedative Wirkung (◘ Tab. 31.2); letztere wird durch die stimulierende Wirkung der Noradrenalin-Aufnahmehemmung abgeschwächt. Daher korreliert die zen-

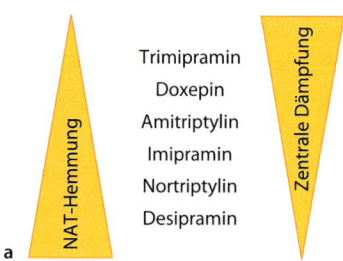

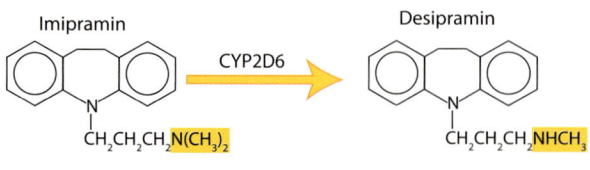

◘ **Abb. 31.1a, b Korrelation zwischen der Hemmung des Noradrenalintransporters (NAT) und der zentralen Dämpfung durch trizyklische Antidepressiva (a) und chemische Strukturen und Metabolismus ausgewählter Trizyklika (b)**

tral dämpfende Wirkung der Trizyklika mit dem Ausmaß der Blockade des Noradrenalintransporters.

Die Ursache für die unterschiedliche Blockade von Noradrenalin- bzw. Serotonintransportern ist in der unterschiedlichen chemischen Struktur der Trizyklika zu finden. Wie in ⬛ Abb. 31.1 gezeigt, haben Imipramin und Amitriptylin in den Seitenketten am Mittelring tertiäre Amine, während Desipramin (= Desmethylimipramin) und Nortriptylin (Nor = N ohne Rest) sekundäre Amine aufweisen. Die tertiären Amine hemmen eher den Serotonintransporter, die sekundären eher den Noradrenalintransporter (⬛ Tab. 31.1).

Durch ihre Bindung an zahlreiche Transporter und Rezeptoren verursachen Trizyklika eine beträchtliche Zahl durchaus schwerwiegender unerwünschter Wirkungen: Hypotension mit Reflextachykardie, anticholinerge vegetative Wirkungen, Herzrhythmusstörungen, Krampfanfälle. Daher kann eine Dosissteigerung auf das Vierfache des therapeutischen Bereichs ausreichen, um zu epileptiformen Anfällen, lebensbedrohlichen Herzrhythmusstörungen, Atemdepression und Koma mit Atemlähmung zu führen. Angesichts der Suizidalität depressiver Patienten sollte daher bedacht werden, dass mit einer Packung trizyklischer Antidepressiva gleichzeitig auch ein Werkzeug zum Selbstmord überreicht wird.

> ❯ Durch das kombinierte Auftreten hypotensiver, anticholinerger, arrhythmogener und prokonvulsiver Wirkungen besitzen Trizyklika eine beträchtliche Toxizität, welche den anderen Antidepressiva fehlt. Daher werden Trizyklika in der Initialtherapie von Depressionen nicht eingesetzt, sondern vorwiegend in therapiere-fraktären Fällen.

Bei Intoxikation mit Trizyklika zeigen sich folgende typische Symptome:
- **anticholinerg:** Mydriasis, Tachykardie, Darmatonie, Halluzinationen
- **zentral:** Schläfrigkeit, Krampfanfälle, Erbrechen, Atemdepression, Koma.
- **kardiovaskulär:** QRS-Verbreiterung, Hypotonie, Arrhythmien

31.6.2 SSRIs

Die Anzahl der beobachteten unerwünschten Wirkungen der SSRIs (⬛ Abb. 31.2) gegenüber denjenigen der Trizyklika ist nicht kleiner, aber diese Wirkungen sind harmloser: Übelkeit, Erbrechen, Durchfall, Schlafstörungen, Unruhe, Libidoverlust, sexuelle Funktionsstörungen, Kopfschmerzen, Schwindel. SSRIs verursachen keine lebensbedrohlichen kardiovaskulären, anticholinergen oder prokonvulsiven Wirkungen, und führen kaum zu Sedation.

Die schwerwiegendste Nebenwirkung einer Therapie mit SSRIs ist das Auftreten eines **serotonergen Syndroms:** Rigor, Tremor, Reflexsteigerung, Hyperthermie, Tachykardie, Übelkeit, Durchfall, Unruhe, Halluzinationen, Bewusstseinsstörungen. Die Wahrscheinlichkeit des Auftretens wird begünstigt

durch hohe Dosierungen und Kombinationen z.B. mit Tramadol, Triptanen oder Monoaminooxidasehemmern (Kontraindikation!).

31.6.3 SNRIs

Die unerwünschten Wirkungen der SNRIs (⬛ Abb. 31.2) ähneln stark jenen der SSRIs. Am häufigsten beobachtet man Übelkeit, Schlafstörungen, Unruhe, Mundtrockenheit, Libidoverlust, sexuelle Funktionsstörungen, Kopfschmerzen, Schwindel; Appetitlosigkeit, Erbrechen, Blutdruckanstieg, Harnverhalten. Wie SSRIs verursachen SNRIs keine bedrohlichen kardiovaskulären, anticholinergen oder prokonvulsiven Effekte.

Auch unter SNRIs kann ein serotonerges Syndrom auftreten, ebenso können sie ein SSRI Entzugssyndrom hinterlassen.

31.6.4 NARIs

Zu den häufigsten unerwünschten Wirkungen der NARIs (⬛ Abb. 31.2) zählen anticholinerge Wirkungen (Mundtrockenheit, Miktionsstörungen, Obstipation; u.a. bedingt durch Aktivierung präsynaptischer α_2-Adrenozeptoren auf cholinergen Nervenendigungen), Schwindel, vermehrtes Schwitzen, Schlafstörungen, sexuelle Funktionsstörungen, Orthostase. Kardiovaskuläre oder prokonvulsive Effekte werden nicht beobachtet und kaum eine Sedation.

31.6.5 SARIs

Anders als bei den zuvor erwähnten Antidepressivagruppen, stehen bei SARIs (⬛ Abb. 31.2) folgende Wirkungen zusätzlich zur Depressionslösung im Vordergrund: Sedation, Konzentrationsschwäche, Schläfrigkeit, Übelkeit, Erbrechen, Schwindel, Priapismus. Im Gegenzug finden sich hier aber keine Schlafstörungen (im Gegenteil, der Schlaf wird besser) und keine sexuellen Funktionsstörungen. SARIs verursachen auch keine bedrohlichen kardiovaskulären Effekte, Herzrhythmusstörungen treten selten auf.

31.6.6 NaSSA

Unter NaSSA (⬛ Abb. 31.2) beobachtet man am häufigsten die folgenden (un-)erwünschten Wirkungen: Sedation, Schläfrigkeit, Mundtrockenheit, Appetit- und Gewichtszunahme, aber keine sexuellen Funktionsstörungen, keine Schlafstörungen, keine kardiovaskulären oder prokonvulsiven Effekte.

31.6.7 Monoaminooxidasehemmer

Im Unterschied zu den anderen Antidepressiva haben Monoaminooxidasehemmer auch in Gesunden Wirkungen, näm-

SSRIs

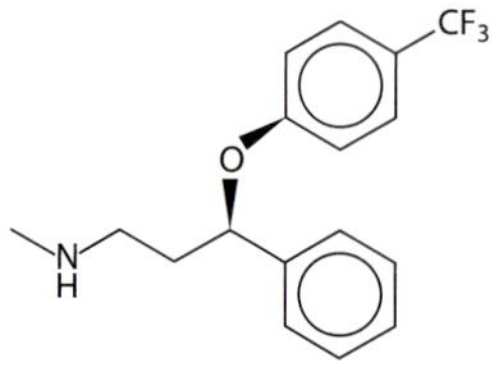

Fluoxetin

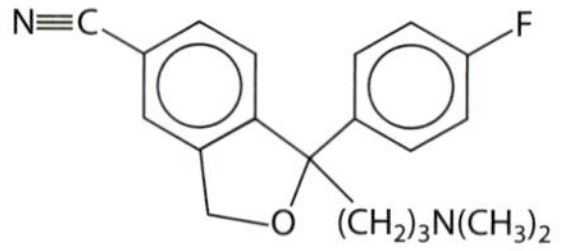

Citalopram

SNRIs

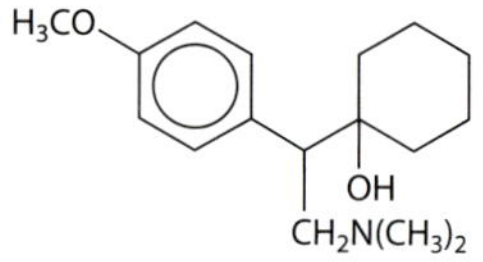

Venlafaxin

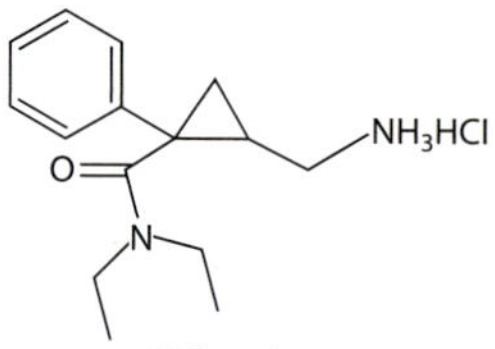

Milnacipran

SARIs

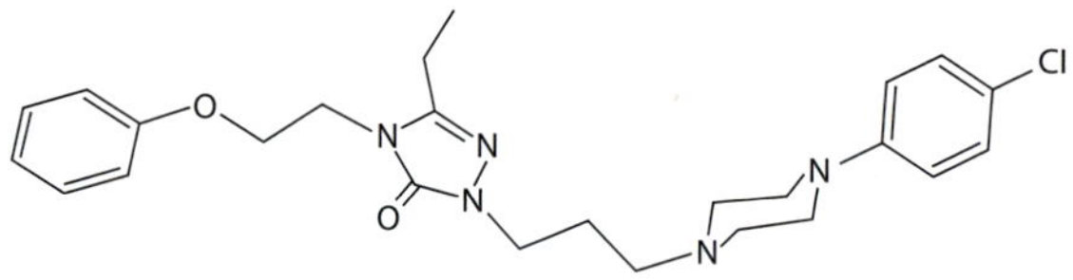

Nefazodon

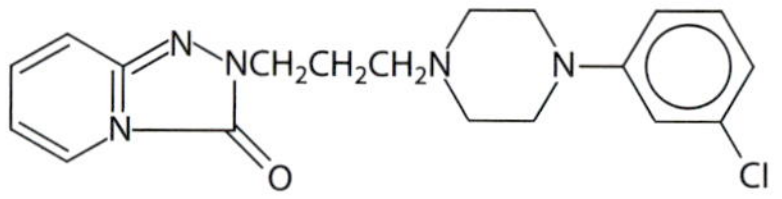

Trazodon

NaSSA

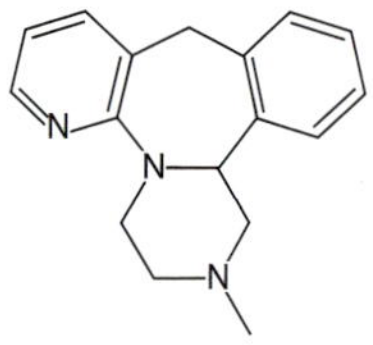

Mirtazapin

Mianserin

NARI

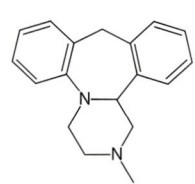

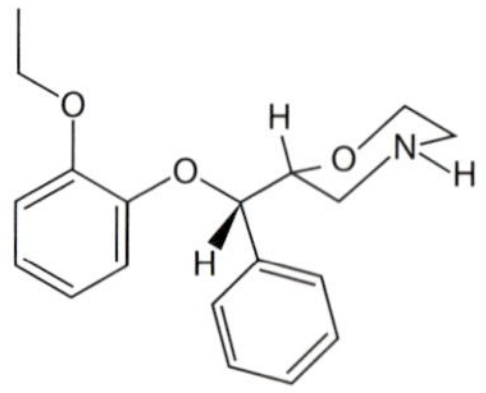

Reboxetin

■ **Abb. 31.2 Chemische Struktur von SSRIs, SNRIs, SARIs und NaSSA**

lich psychomotorische Aktivierung, Antriebssteigerung und eventuell sogar geringe Euphorisierung. An unerwünschten Wirkungen sind zu erwähnen: Tremor, Erregung, Schlaflosigkeit, Konvulsionen, Appetit- und Gewichtszunahme, Hypotension, anticholinerge Effekte, und sexuelle Funktionsstörungen.

Steckbrief Antidepressiva

Wirkstoffe:
- **Trizyklika:** Amitriptylin, Desipramin, Dibenzepin, Dosulepin, Doxepin, Imipramin, Nortriptylin, Opipramol, Trimipramin
- **SSRI:** Citalopram, Escitalopram, Fluoxetin, Fluvoxamin, Paroxetin, Sertralin
- **SNRI:** Duloxetin, Venlafaxin, Milnacipran
- **NARI:** Reboxetin
- **SARI:** Trazodon, Nefazodon
- **NaSSA:** Mianserin, Mirtazapin
- **Monoaminooxidasehemmer:** Moclobemid (RIMA), Tranylcypromin

Wirkmechanismus: Antidepressiva wirken als Hemmer an Neurotransmittertransportern insbesondere für Noradrenalin und Serotonin, als Antagonisten an Neurotransmitterrezeptoren, bzw. als Hemmstoffe an Monoamin-abbauenden Enzymen

Interaktionen: Wechselwirkungen mit:
- **zentral dämpfenden Substanzen** (verstärkte Sedation)
- **Anticholinergika** (Gefahr von Blasenatonie, Ileus, Hyperthermie)
- **Vasodilatatoren** (mit starkem Blutdruckabfall)
- **Antikoagulanzien und Plättchenaggregationshemmern** (erhöhtes Blutungsrisiko)
- **Serotoninagonisten** (Gefahr eines Serotoninsyndroms)

Unerwünschte Wirkungen:
- Sedation
- Hypotension
- anticholinerge vegetative Wirkungen
- Herzrhythmusstörungen
- Krampfanfälle
- Unruhe, evtl. Akathisie
- gastrointestinale Störungen (Übelkeit, Erbrechen, Durchfall)
- Gewichtszunahme
- Schlafstörungen
- sexuelle Funktionsstörungen
- hypomanische bis manische Episoden

Klinische Anwendung: Depressionen, Angst- und Zwangsstörungen, Phobien, Bulimie, Co-Analgetika in der Schmerztherapie, hyperkinetisches Syndrom, Enuresis nocturna

▼

Kontraindikationen:
- **Absolute Kontraindikationen,** besonders für **Trizyklika:** akuter Herzinfarkt, Zustand nach Herzinfarkt, akute Delirien
- **Relative Kontraindikationen:** Ileus, Engwinkelglaukom, Prostatahyperplasie, Herzrhythmusstörungen, koronare Herzkrankheit

---

31.7 Klinischer Einsatz von Antidepressiva

Fallbeispiel

Ein 55-jähriger, in zweiter Ehe verheirateter Mann, Leiter einer Bankfiliale, wird mit schwerer depressiver Symptomatik und Suizidalität stationär aufgenommen. Begleitet wird er von seiner Tochter. Die aktuelle Symptomatik besteht seit 6 Wochen; damals wurde der Patient von seiner Ehefrau verlassen. Der Mann macht sich Vorwürfe, dass er nicht nur seiner Frau nicht genug Aufmerksamkeit geschenkt hätte, sondern auch die Bankgeschäfte vernachlässigt hätte, so dass seine Filiale jetzt geschlossen werden müsse. Alle diese Einschätzungen seien laut der Tochter unrichtig.

Der Patient wirkt stark gehemmt, ist mimisch erstarrt und leidet während des ganzen Tages unter ausgeprägter gedrückter Verstimmung. Er ist antriebslos, interesselos, und kann sich zu nichts aufraffen. Außerdem schläft er schlecht ein, wacht nach wenigen Stunden Schlaf wieder auf, ohne danach nochmals Schlaf finden zu können. Der Patient hat keinen Appetit und in den letzten 6 Wochen 10 kg abgenommen. Die internistische Konsiliaruntersuchung ergibt keinerlei Hinweise auf eine zugrundeliegende somatische Erkrankung.

Unter stationärer Behandlung mit 30 mg Mirtazapin pro Tag zeigt sich nach einem Verlauf von 8 Wochen eine deutliche Besserung der Symptomatik. Gegen Ende des stationären Aufenthalts wurde eine begleitende Gesprächstherapie begonnen, die wie auch die Pharmakotherapie nach Entlassung aus dem Krankenhaus bis auf weiteres fortgesetzt wird.

Indikationen. Hauptindikationen für Antidepressiva sind **Depressionen** jeder Genese, sowohl als Akuttherapie als auch als Langzeitprophylaxe von Rezidiven. Daneben werden Antidepressiva gegen **Angst- und Zwangsstörungen, Phobien, Bulimie** sowie als Adjuvanzien in der **Schmerztherapie** und beim **hyperkinetischem Syndrom** und der **Enuresis nocturna** eingesetzt.

Therapeutischer Einsatz von Antidepressiva. Eine Therapie mit einem Antidepressivum sollte in der Regel mindestens 6 Monate dauern, wobei zu bedenken ist, dass der Eintritt einer antidepressiven Wirkung mit einiger Verzögerung erfolgen

◻ Tab. 31.4 Dosierungen einiger Antidepressiva

Gruppe	Freiname	Handelsnamen	Dosierung (mg/d)	
			Üblich	Extremwerte
Trizyklika	Amitriptylin	Saroten, Tryptizol	100–200	50–300
	Imipramin	Tofranil	100–200	50–300
	Desipramin	Pertofran	100–200	50–300
	Nortriptylin	Nortrilen	75–150	25–250
	Clomipramin	Anafranil, Clomicalm	100–200	25–250
	Dibenzepin	Noveril	480–720	240–720
	Dosulepin	Harmomed	28–56	14–56
	Doxepin	Sinequan	75–150	25–300
	Opipramol	Insidon	200–300	50–300
SSRI	Fluoxetin	Felicium, Fluctine, Fluoxibene	20–40	5–80
	Fluvoxamin	Felixsan, Floxyfral	100–200	50–300
	Citalopram	Apertia, Cipram, Citalon, Citor	20–40	10–60
	Escitalopram	Cipralex	10–20	5–20
	Paroxetin	Allenopar, Ennos, Glaxopar, Paluxetil, Parocetan, Seroxat	20–40	10–50
	Sertralin	Tresleen	50–200	25–200
NARI	Reboxetin	Edronax	4–8	2–12
SNRI	Venlafaxin	Effectin	75–225	25–375
	Milnacipran	Dalcipran, Ixel	50–100	25–200
SARI	Trazodon	Trittico	150–200	50–600
	Nefazodon	Nefadar	200–400	100–600
NaSSA	Mianserin	Miabene, Tolvon	30–60	10–90
	Mirtazapin	Remeron	15–45	7,5–45
RIMA	Moclobemid	Aurobemid, Aurorix	150–300	150–600

kann. Zeigt eine **Akuttherapie** innerhalb von 1–2 Monaten Erfolg, so schließt sich daran eine **Erhaltungstherapie** für weitere 4–5 Monate an. Daran wiederum kann man eine **prophylaktische Therapie** über Monate oder Jahre anhängen mit dem Ziel, einen neuerlichen Rückfall zu einem späteren Zeitpunkt zu vermeiden.

Zeigt die Akuttherapie innerhalb von 4–5 Wochen keinen Erfolg, so sollte eine Therapie mit einem Antidepressivum mit alternativem Wirkmechanismus begonnen werden. Zuvor sollte aber auch an die Möglichkeit einer zu geringen Dosierung gedacht werden. Die üblichen Dosierungen einiger Antidepressiva sind in ◻ Tab. 31.4 zusammengefasst. Allerdings gibt es beträchtliche Unterschiede in der individuellen Empfindlichkeit und Plasmaspiegel lassen sich daher nur schlecht mit der antidepressiven Wirkung korrelieren.

Bei der Beurteilung eines Therapieerfolges mit Antidepressiva muss auch bedacht werden, dass in klinischen Studien unter **Placebo** in bis zu 40% der Fälle deutliche antidepressive Wirkungen zu finden sind, sodass immer wieder die Wirkungen der Antidepressiva von diesen nicht signifikant unterschiedlich sind. Diese Problematik ist auch dann von Relevanz, wenn die Wirkungen zweier unterschiedlicher Antidepressiva miteinander verglichen werden. Generell gilt für klinische Studien zur Wirksamkeit von Antidepressiva: Je stärker ausgeprägt die depressive Erkrankung, desto geringer ist der Placeboeffekt, desto größer ist die Wirkung des Verums (Antidepressivum), desto größer ist die Wahrscheinlichkeit, dass zwischen Placebo und Verum statistisch signifikante Unterschiede zu finden sind.

Eine **initiale Therapie** wird üblicherweise mit einem nichttrizyklischen Antidepressivum begonnen, da diese eine wesentlich geringere Toxizität aufweisen. Bezüglich der klinischen Wirksamkeit gibt es zwischen Trizyklika und neueren Antidepressiva keinen signifikanten Unterschied. Die Auswahl eines Vertreters einer bestimmten Gruppe von Antidepressiva richtet sich primär nach Kontraindikationen oder möglichen Interaktionen mit anderen Arzneimitteln bzw. **nach weiteren vorhandenen Symptomen:**

- Schlafstörungen: bevorzugt SARI oder NaSSA
- sexuelle Funktionsstörungen: bevorzugt SARI oder NaSSA
- Übergewicht: bevorzugt SSRI, SNRI oder NARI
- Glaukom, Prostatahyperplasie, chronische Obstipation: keine Trizyklika oder NARI

Wenn eine Monotherapie ohne Erfolg bleibt, kann man auch eine **Kombinationstherapie** in Erwägung ziehen. Hierbei ist zu beachten, dass MAO-Hemmer mit Aufnahmehemmern nicht kombiniert werden dürfen, und dass andere Kombinationen, z.B. SSRI plus SNRI, NARI plus SNRI oder Trizyklikum plus NARI nicht sinnvoll erscheinen (◘ Tab. 31.1 für komplementäre Wirkmechanismen). Die Wirkung einzelner Antidepressivagruppen kann verstärkt werden durch eine Kombination mit Li$^+$-Salzen oder Trijodthyronin.

Wird nach einer depressiven Episode mit einem Antidepressivum für über 6 Monate Symptomfreiheit erzielt, so kann eine Beendigung der Therapie in Erwägung gezogen werden. Hierbei muss aber beachtet werden, dass akutes Absetzen einerseits Entzugssymptomatik und andererseits eine Symptomprovokation verursachen kann. Daher sollte eine **Beendigung der Therapie** mit Antidepressiva **langsam ausschleichend** erfolgen.

▪▪▪ Johanniskraut

Johanniskraut (Hypericum perforatum) enthält zahlreiche Wirkstoffe, wie z.B. Hypericin und Pseudohypericin, die zur antiviralen Aktivität der Heilpflanze beitragen. Die antidepressive Wirkung wird aber eher durch Hyperforin und eventuell andere Flavonoide ausgelöst. Hyperforin hemmt die Rückaufnahme von Dopamin, Noradrenalin und Serotonin in präsynaptische Nervenendigungen. In klinischen Studien zeigt sich, dass Johanniskraut bei milder bis mittelschwerer depressiver Symptomatik besser wirkt als Placebo. Für schwere depressive Symptomatik zeigen Studien oftmals keine von Placebo unterschiedliche Wirkung.

An unerwünschten Wirkungen unter Therapie mit Johanniskraut oder Extrakten daraus finden sich am häufigsten gastrointestinale Störungen, Unruhe, Erschöpfung und allergische Hautreaktionen. Außerdem gibt es Hinweise auf phototoxische Reaktionen an den Augen und der Haut. Zu beachten ist außerdem, dass das Johanniskraut zur Induktion von CYP3A4 führen kann, weshalb Substrate dieses Enzyms ihre Wirkungen verlieren können (z.B. Antibiotika, Kontrazeptiva, Immunsuppressiva, Protease-Inhibitoren).

31.8 Stimmungsstabilisatoren

> **Lernziele**
>
> **Stimmungsstabilisatoren**
> - Bedeutung
> - Wirkungen
> - Kontraindikationen

Definition. Als Stimmungsstabilisatoren werden Substanzen bezeichnet, die sowohl die depressiven als auch die manischen Phasen im Rahmen bipolarer affektiver Störungen bessern bzw. deren Wiederauftreten verhindern. Mit dieser Indikation werden Li$^+$-Salze, Carbamazepin, Valproinsäure, Lamotrigin und atypische Antipsychotika eingesetzt, wobei die therapeutische Wirkung für Li$^+$-Salze am besten dokumentiert ist.

Therapeutischer Einsatz. Bei **bipolaren affektiven Störungen** können die depressiven und manischen Phasen mit Antidepressiva bzw. Antipsychotika behandelt werden. Keine Vertreter dieser beiden Psychopharmakagruppen können aber die jeweils andere Symptomepisode bessern. Stimmungsstabilisatoren können beide Phasen positiv beeinflussen. Dieser stimmungsstabilisierende Effekt tritt aber erst nach länger dauernder Therapie ein, sodass die Symptomatik einer akuten Phase dadurch initial zumeist unbeeinflusst bleibt. Daher werden diese Substanzen auch als **Phasenprophylaktika** bezeichnet. Zu diesen Stimmungsstabilisatoren zählen Li$^+$-Salze, Carbamazepin, Valproinsäure und Lamotrigin. Die drei zuletzt genannten Substanzen werden auch als Antikonvulsiva (Antiepileptika) eingesetzt (► Kap. 33). In letzter Zeit werden immer häufiger auch atypische Antipsychotika wie etwa Olanzapin oder Quetiapin, als Stimmungsstabilisatoren eingesetzt; diese werden in ► Kap. 30 im Detail besprochen.

Betrachtet man klinische Studien zur Therapie und Prophylaxe von bipolaren affektiven Episoden, so ist derzeit lediglich für **Li$^+$-Salze** eine Wirkung ausreichend gut dokumentiert.

Therapie mit Li$^+$-Salzen. Im Unterschied zu den meisten anderen Psychopharmaka hat **Li$^+$ keinerlei Effekte bei Gesunden.** Bei Patienten mit bipolaren affektiven Störungen kann Li$^+$ das Auftreten manischer und depressiver Episoden verhindern. Der zugrundeliegende Mechanismus ist nicht bekannt, es sind aber 2 unterschiedliche biologische Effekte für Li$^+$ sehr gut dokumentiert:

- Die Inositolmonophosphatase wird blockiert und somit wird der Inositolphosphatzyklus unterbrochen.
- Die Adenylylcyclase wird gehemmt und cAMP-abhängige Signalkaskaden werden dadurch gedämpft.

Ob und wie diese beiden Effekte zur stimmungsstabilisierenden Wirkung von Li$^+$ beitragen, ist nicht geklärt. Bekannt ist aber, dass diese Mechanismen nach längerer Therapiedauer zu **unerwünschten Wirkungen** führen können:

- hohe **Teratogenität** infolge der Blockade des Inositolphosphatzyklus

— **Hypothyreose** (bis zum Myxödem) mit nachfolgender Strumabildung infolge der Hemmung der Signalkaskaden des TSH-(Thyreoidea-stimulierenden Hormon-)Rezeptors

— **Polyurie** mit nachfolgender Polydipsie und Gewichtszunahme infolge der Hemmung der Signalkaskaden des ADH-(antidiuretischen Hormon-)Rezeptors

— **Übelkeit**

— **Diarrhö**

— **feinschlägiger Termor** der Finger in der Initialphase der Therapie

Die therapeutischen Plasmaspiegel für Li^+ liegen zwischen 0,6 und 0,9 mmol/l für bipolare affektive Störungen und zwischen 0,9 und 1,1 mmol/l für manische Episoden. Ab 1,5 mmol/l (geringe therapeutische Breite!) treten Zeichen einer **Intoxikation** auf: Erbrechen, Müdigkeit, Schwindel, Dysarthrie, Verwirrung, Krampfanfälle, zuletzt Koma.

Der volle therapeutische Effekt wird erst nach mehreren Wochen der Therapie mit Li^+ erreicht. Als Akuttherapie für manische Episoden ist Li^+ daher als Monotherapie trotz prinzipieller Wirksamkeit wenig geeignet und muss initial mit anderen Antipsychotika kombiniert werden. Li^+ wird zumeist als Carbonat oral verabreicht und wird gut resorbiert. Die Hälfte einer Dosis wird mit einer Halbwertszeit von ca. 12 Stunden renal eliminiert. Der Rest gelangt über Na^+-Kanäle in intrazelluläre Kompartimente, wo Li^+ akkumulieren kann, da es durch die Na^+/K^+-ATPase nur schlecht aus den Zellen ausgeschleust wird. Dieser Anteil wird erst im Laufe von 2 Wochen eliminiert, sodass eine mindestens ebenso lange Zeit erforderlich ist, bis sich ein Fließgleichgewicht eingestellt hat. Li^+ wird in der Niere über dieselben Wege wie Na^+ reabsorbiert, sodass bei relativem Na^+-Mangel die Li^+-Spiegel ansteigen können. Dies passiert daher auch unter der Wirkung von Diuretika, die im Bereich des distalen Tubulus angreifen.

Auf dieser Basis ergeben sich für Lithiumsalze die folgenden relativen **Kontraindikationen:**

— Niereninsuffizienz

— kardiovaskuläre Erkrankungen

— unbehandelte Hypothyreose

— Störung des Natriumhaushalts aufgrund einer Dehydratation

— Diät mit reduzierter Salzaufnahme

— Morbus Addison

Weiterführende Literatur

Bauer MS, Mitchner L (2004) What is a »mood stabilizer«? An evidence-based response. Am J Psychiatry 161:3-18

Belmaker RH, Agam G (2008) Major depressive disorder. N Engl J Med 358:55-68

Gartlehner G, Gaynes BN, Hansen RA, Thieda P, DeVeaugh-Geiss A, Krebs EE, Moore CG, Morgan L, Lohr KN (2008) Comparative benefits and harms of second-generation antidepressants: background paper for the American College of Physicians. Ann Intern Med. 149: 734-750

Suchtmittel

S. Böhm

Einleitung

Suchtmittel sind Abhängigkeit erzeugende psychotrope Substanzen. Dazu gehören Opioide, Alkohole und andere sedativ wirkende Substanzen (z.B. Benzodiazepine, Barbiturate), Cannabinoide, psychomotorische Stimulanzien (Nikotin, Amphetamine und Cocain), Halluzinogene (z.B. LSD) und Designerdrogen (Ecstasy, Phencyclidin). Alle Suchtmittel üben einen Belohnungseffekt aus, sodass sich ein starkes Verlangen nach neuerlicher Einnahme (Craving), also psychische Abhängigkeit entwickelt. Bei einigen Vertretern wie Opioiden, Alkohol und Sedativa entsteht auch eine deutliche physische Abhängigkeit, die durch eine Entzugssymptomatik nach deren Absetzen charakterisiert ist.

32.1   Grundlagen der Abhängigkeit von psychotropen Substanzen

---
Lernziele

Begriffserklärung
- Sucht
- Abhängigkeit und Drogenmissbrauch

Mechanismen der Suchtentstehung

32.1.1 Begriffsklärung

Sucht beschreibt ein durch Begierde begründetes zwanghaftes Verhalten, dessen entscheidendes Kriterium das Fehlen der Möglichkeit zur freien Entscheidung ist. Diese Definition schließt zunächst noch keine Wirkstoffe ein, sehr wohl aber den zwanghaften Charakter. Ein wesentliches Charakteristikum der Sucht ist also der übermächtige Wunsch, die jeweilige Begierde zu befriedigen, bezeichnet durch den englischen Begriff »craving«. Sehr häufig konzentriert sich ein solches Verlangen darauf, psychotrope Substanzen zu konsumieren, deswegen auch als **Substanzabhängigkeit** bezeichnet. Ein alternativer Begriff ist **Drogenmissbrauch,** da »Drogen« sehr häufig als Bezeichnung für psychotrope Substanzen verwendet wird. Richtigerweise ist »Droge« aber eher mit Wirkstoff (engl. drug) gleichzusetzen. Davon muss auch **Arzneimittelabhängigkeit** oder Arzneimittelmissbrauch abgegrenzt werden. Beispiele hierfür wären Laxanzienabusus oder medikamenteninduzierter Kopfschmerz (▶ Kap. 28.3.3); in beiden Fällen fehlt den missbräuchlich eingenommenen Substanzen die psychotrope Wirkung. Daher beschreibt »Abhängigkeit von psychotropen Substanzen« wohl am besten das Phänomen der substanzgebundenen Sucht.

Ein eindeutiges Charakteristikum der Sucht ist das sogenannte **Craving:** ein plötzlich auftretendes, unwiderstehliches und überwältigendes Bedürfnis nach der Substanz. Dieser Zustand unterscheidet sich von der sonst empfundenen Sehnsucht nach der betreffenden Substanz durch das plötzlich einsetzende Verlangen, das für Stunden bis wenige Tage anhält, das gleichzeitige Aussetzen des rationalen Denkens und die Unfähigkeit, die Konsequenzen des eigenen Handelns zu berücksichtigen.

Entsprechend den WHO-Kriterien im ICD-10 (International Statistical Classification of Diseases and Health Related Problems, 10. revision) wird bezüglich des Konsums psychotroper Substanzen zwischen **Intoxikation, schädlichem Gebrauch** und **Abhängigkeitssyndrom** unterschieden. Die **wesentlichen Diagnosekriterien** hierbei sind:

- **Intoxikation:**
    - Folge der Einnahme einer psychoaktiven Substanz
    - Störungen von Bewusstsein, Erkenntnisvermögen, Wahrnehmung, oder Verhalten als Folge der pharmakodynamischen Wirkungen der Substanz
    - keine Spätfolgen mit der Ausnahme von Komplikationen (z.B. Verletzungen, Aspiration von Erbrochenem)
- **schädlicher Gebrauch:**
    - Konsummuster, das tatsächlich zur Schädigung führt
    - Schädigung kann körperlich (z.B. Hepatitis) oder psychisch (z.B. Depression) sein
    - Ablehnung des Konsumverhaltens durch andere oder die Gesellschaft allein ist kein Beweis für schädlichen Gebrauch, ebenso wenig wie negative soziale Folgen, wie etwa Arbeitsplatzverlust, Inhaftierung oder Eheprobleme
    - eine Intoxikation oder »Kater« beweisen für sich allein keinen schädlichen Gebrauch
    - schädlicher Gebrauch ist bei Abhängigkeitssyndrom oder psychotischer Störung nicht zu diagnostizieren.
- **Abhängigkeitssyndrom:**
    - starker Wunsch oder Zwang, psychoaktive Substanzen zu konsumieren
    - verminderte Kontrollfähigkeit bezüglich Beginn, Beendigung und Menge
    - Substanzgebrauch mit dem Ziel, Entzugssymptome zu mildern, oder der entsprechenden positiven Erfahrung
    - eingeengtes Verhaltensmuster im Umgang mit der Substanz
    - fortschreitende Vernachlässigung anderer Vergnügen oder Interessen
    - Anhaltender Substanzkonsum trotz des Nachweises eindeutig schädlicher Folgen
    - körperliches Entzugssyndrom
    - Nachweis einer Toleranz

Die Diagnose des Abhängigkeitssyndroms kann gestellt werden, wenn mindestens 3 dieser Kriterien im Verlauf eines Jahres erfüllt sind. Daraus erklärt sich auch, dass die leicht nachweisbaren Phänomene der Entzugssymptomatik und Toleranz kein zwingendes Kriterium für Abhängigkeitssyndrome sind.

> Obwohl Toleranz und physische Entzugssymptome leicht erkennbare Phänomene einer Suchterkrankung sind, ist deren Auftreten kein absolutes Kriterium für die Diagnose eines Abhängigkeitssyndroms.

Physische Entzugssymptome sind sehr unterschiedlich und hängen von den pharmakodynamischen Effekten der eingenommenen Substanz ab; sie reichen von erhöhtem Schlafbedürfnis (z.B. Cocain und Amphetamine) bis zu deutlichen Erregungszuständen oder epileptischen Anfällen (z.B. Ethanol). Im Gegensatz zu physischen Entzugssymptomen tritt **psychische Entzugssymptomatik** (Craving) bei allen psychotropen, Abhängigkeit erzeugenden Substanzen (aber auch bei substanzungebundenen Süchten) auf. Dass psychische von physischer Abhängigkeit unabhängig ist, zeigt sich auch daran, dass Suchtkranke nach vielen Jahren der Abstinenz aufgrund des reinen Verlangens nach der Substanz rückfällig werden, obwohl nach so langer Zeit keine Symptome einer physischen Abhängigkeit zu finden sind.

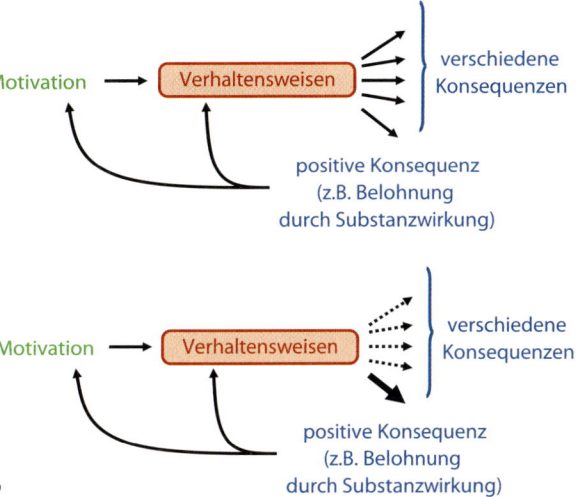

■ Abb. 32.1a, b Aus unterschiedlichen Aspekten der Motivation entstehen unterschiedliche Verhaltensweisen, die zu zahlreichen Konsequenzen führen können. Eine der möglichen Verhaltensweisen ist die Einnahme psychotroper Substanzen. Wird die Konsequenz dieser Einnahme (z.B. Entspannung durch anxiolytisch wirksame Substanzen) als positiv (Belohnung) erlebt (**a**), dann wird die Wiederholung dieser Verhaltensweise wahrscheinlicher, sie wird also verstärkt (**b**)

32.1.2 Mechanismen der Suchtentstehung

Zur Erklärung der Entstehung von Sucht müssen 3 Mechanismen erwähnt werden:

- Verstärkung des Verhaltens (behavioural reinforcement)
- Belohnung (reward)
- synaptische Plastizität (wie LTP und LTD; ▶ Kap. 14).

Verstärkung des Verhaltens

Motiviertes Verhalten wird durch die daraus resultierenden Konsequenzen beeinflusst: Wird das Verhalten belohnt, so wird es eher wiederholt werden, als wenn es bestraft wird. Reinforcement beschreibt in diesem Sinne die **Beeinflussung der Häufigkeit des Auftretens von Verhaltensweisen durch** einen dem Verhalten folgenden angenehmen Reiz (**Belohnung**) oder unangenehmen Reiz (**Bestrafung**) (■ Abb. 32.1).

Belohnung

Werden bestimmte durch Motivation bedingte Verhaltensweisen als positiv erlebt (z.B. Nahrungsaufnahme), so liegt das u.a. daran, dass im Rahmen dieser Verhaltensweisen das **Belohnungssystem** aktiviert wird. Im Zentrum dieses **dopaminergen Systems** (▶ Kap. 15) stehen Nervenzellen im **ventralen Tegmentum** (VT), die besonders in den Nucleus accumbens, aber auch in den präfrontalen Cortex ziehen. Aus diesen wird z.B. bei Nahrungsaufnahme vermehrt Dopamin freigesetzt, welches auf die GABAergen Nervenzellen im Nucleus accumbens wirkt. Unter Einwirkung aller bekannten Abhängigkeit erzeugenden psychotropen Substanzen wird entweder die Dopaminfreisetzung gesteigert, und zwar wesentlich stärker als bei Nahrungsaufnahme, oder die Nervenzellen im Nucleus accumbens werden direkt dopaminähnlich beeinflusst. Die zugrundeliegenden Mechanismen hierbei sind (■ Abb. 32.2):

- präsynaptische Hemmung der GABAergen Transmission im ventralen Tegmentum
- Erregung der dopaminergen Nervenzellen im ventralen Tegmentum
- präsynaptische Steigerung der Dopaminfreisetzung im Nucleus accumbens
- direkte Hemmung der GABAergen Nervenzellen im Nucleus accumbens

Synaptische Plastizität

Synaptische Plastizität beschreibt lang andauernde Veränderungen in der Signalübertragung an einer Synapse infolge vorangegangener Aktivität. Zwei prominente Beispiele sind **Langzeitpotenzierung (LTP)** und **Langzeithemmung (LTD)**, beides Grundlagen für Lernvorgänge (▶ Kap. 14). Unter Einwirkung von Abhängigkeit erzeugenden psychotropen Substanzen kommt es zu **LTP im ventralen Tegmentum.** Die Konsequenz davon ist, dass nach mehrmaliger Verabreichung von z.B. Cocain die Freisetzung von Dopamin im N. accumbens wesentlich höher ist, als bei erstmaliger Verabreichung. Dies bedeutet, dass die Abhängigkeit von Suchtmitteln mittels synaptischer Plastizität erlernt wird. Dieser Lernprozess ist offenbar sehr effizient, denn Suchtkranke werden auch nach jahrelanger Abstinenz wieder rückfällig.

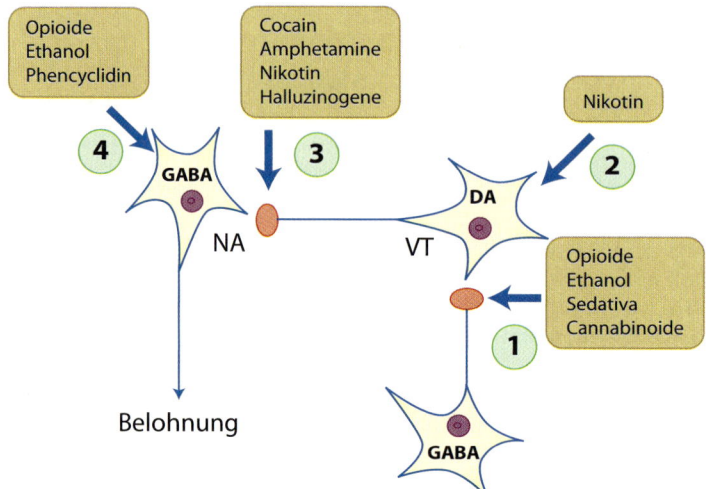

Abb. 32.2 Wirkungen verschiedener Suchtmittel auf das Beloh-nungssystem. Der gemeinsame Endeffekt ist eine dopaminähnliche Wirkung auf die Nervenzellen im Nucleus accumbens (NA). Die wird erreicht durch: (1) präsynaptische Hemmung der GABAergen Trans-mission im ventralen Tegmentum (VT; dadurch Disinhibition/Erre-gung der dopaminergen Nervenzellen), (2) Erregung der dopaminer-gen Nervenzellen im ventralen Tegmentum (VT), (3) präsynaptische Steigerung der Dopaminfreisetzung im Nucleus accumbens (NA). Durch diese Mechanismen nimmt die Dopaminfreisetzung im Nuc-leus accumbens (NA) zu. Zuletzt (4) gibt es direkte dopaminähnliche Hemmung der GABAergen Nervenzellen im Nucleus accumbens

32.2 Abhängigkeit erzeugende psychotrope Substanzen

Lernziele

Wirkmechanismen und Wirkungen von:
- Opioiden, Alkoholen und anderen sedativ wirkenden Substanzen (z.B. Benzodiazepine, Barbiturate)
- Cannabinoiden, psychomotorischen Stimulanzien (Nikotin, Amphetamine und Cocain)
- Halluzinogenen (z.B. LSD)
- Designerdrogen (Ecstasy, Phencyclidin)

Wirkstoffe zur Therapie der jeweiligen Abhängigkeit

Gemeinsam ist den sogenannten Suchtmitteln die psycho-trope Wirkung. Ihre grundlegenden Wirkmechanismen sind aber sehr heterogen. Dennoch bewirken alle diese Substanzen über die jeweiligen Wirkmechanismen eine Aktivierung des dopaminergen Belohnungssystems (Tab. 32.1).

32.2.1 Opioide

Wirkungen. Die Wirkungen aller Opioide sind im Detail in ▶ Kap. 27.2.1 beschrieben. Nach intravenöser Applikation von Opioiden entsteht sofort ein Wärmegefühl, das von einer minutenlang anhaltenden Euphorie begleitet ist. Darauf folgt ein bis zu 1 Stunde dauernder traumhafter Zustand mit Indif-ferenz gegenüber der Umgebung. Nach 3–5 Stunden lässt die-se akute Wirkung nach.

Intoxikation. Die typischen Symptome einer **Vergiftung mit Morphin** als klassischem Vertreter der Opioide sind:
- Atemdepression (Reduktion der Atemfrequenz, nur we-nige Züge pro Minute)
- Miosis (stecknadelkopfgroße Pupillen)
- Bewusstlosigkeit
- evtl. Zyanose
- Hypothermie
- evtl. Areflexie und Pyramidenbahnzeichen

❗ **Cave**
Da eine Opioidintoxikation lebensbedrohlich (Atemstill-stand!) ist, muss sofort therapeutisch interveniert werden.

Entzugssymptomatik. Sie ist sozusagen das Gegenteil der Wirkungen des Morphin (▶ Kap. 28.2.1):
- Verlangen nach Opioiden
- Pupillenerweiterung
- Ruhelosigkeit, Reizbarkeit
- Schweißausbrüche
- Hyperalgesie, Schmerzen in Muskeln und großen Gelen-ken
- Piloerektion (»cold turkey«)
- Übelkeit, Erbrechen
- Tachykardie
- Darmkrämpfe, Durchfälle
- Hypertonie
- Dysphorie
- Gähnen, Niesen, Augentränen
- Schlaflosigkeit
- Angstzustände, Spannungszustände
- Hyperthermie

◻ Tab. 32.1 Wirkmechanismen der Abhängigkeit erzeugenden psychotrope Substanzen

Gruppe von Suchtmitteln	Typische Vertreter	Wirkmechanismus	Wirkung im Belohnungssystem
Opioide	Morphin, Heroin, Fentanyl, Buprenorphin	Aktivierung von Opioidrezeptoren	Hemmung GABAerger Transmission im VT, direkte Hemmung im NA
Alkohole	Ethanol	Potenzierung von GABA$_A$-Rezeptoren, Hemmung von NMDA-Rezeptoren	präsynaptische Hemmung GABAerger Transmission im VT, Blockade der NMDA-Rezeptoren im NA
Sedativa/ Anxiolytika	Benzodiazepine, Barbiturate	Potenzierung von GABA$_A$-Rezeptoren	präsynaptische Hemmung GABAerger Transmission im VT
Stimulanzien	Cocain	Hemmung der Monoamintransporter	Vermehrtes Dopamin im NA
	Amphetamin	Monoaminfreisetzung über Monoamintransporter	Vermehrtes Dopamin im NA
	Nikotin	Aktivierung nikotinischer Acetylcholinrezeptoren	Gesteigerte Dopaminfreisetzung im NA über präsynaptische nAChRs, Erregung dopaminerger Nervenzellen im VT
Halluzinogene	LSD, Mescalin, Ecstasy	Monoaminfreisetzung über Monoamintransporter und Aktivierung von entsprechenden Rezeptoren	vermehrtes Dopamin im NA
	Phencyclidin, Ketamin	Hemmung von NMDA-Rezeptoren	Blockade der NMDA-Rezeptoren im NA
Cannabinoide	Δ9-Tetrahydrocannabinol	Aktivierung von Cannabinoidrezeptoren	präsynaptische Hemmung GABAerger Transmission im VT

NA = Nucleus accumbens; VT = ventrales Tegmentum; nAChRs = nikotinische Acetylcholinrezeptoren

---

Den initialen Symptomen (Gähnen, Niesen und Augentränen) folgen psychomotorischen Unruhe und der massive Wunsch, Opioide zu konsumieren (Craving). Danach treten Pupillendilatation, Gänsehaut, Schwitzen, Übelkeit, Erbrechen und Schlaflosigkeit auf. Das Empfinden von Angst und Dysphorie ist häufig Auslöser für eine neuerliche Anwendung von Opioiden.

Therapie. In der Therapie muss unterschieden werden zwischen:
- Therapie der Intoxikation
- Therapie der Entzugssymptomatik
- Detoxifikationstherapie
- Therapie der Opioidabhängigkeit

Therapie der Intoxikation. Zur Aufhebung der Atemdepression intravenöse oder intramuskuläre Gabe von Naloxon. Da die Wirkdauer vieler Opioide die des Naloxon übersteigt, muss der Patient weiter observiert werden. Bei Rückkehr der Opioidwirkungen kann neuerlich Naloxon zugeführt werden. Bei Opioidabhängigen ist damit zu rechnen, dass Naloxon auch eine Entzugssymptomatik auslöst.

Therapie der Entzugssymptomatik (Erhaltungstherapie). Die Medikation dient der Vermeidung der Entzugssymptomatik und soll erst nach Einsetzen von objektivierbaren Entzugssymptomen (z.B. Gähnen, Zittern, Pupillendilatation)

ca. 7–8 Stunden nach der letzten Opioideinnahme erfolgen. Verwendet werden **Methadon** (30–40 mg), **retardierte Morphine** (100–200 mg), oder **Buprenorphin** (6–8 mg). Sollten weiter Entzugssymptome auftreten, kann die Dosierung schrittweise erhöht werden.

Detoxifikationstherapie. Diese Therapie wird meist als **Reduktionstherapie** vorgenommen, wobei synthetische Opioide in sinkender Dosierung verabreicht werden. Zur Linderung der Entzugssymptomatik kann additiv Clonidin eingesetzt werden. Die Dosisreduktion erfolgt entweder schnell (4–5 Tage) mit zusätzlicher Therapie zur Linderung der Symptome oder aber langsam über mehrere Monate (graduelle Reduktion).

Therapie der Opioidabhängigkeit. Nach einer Detoxifikationstherapie kann eine Einstellung auf Naltrexon, den oral bioverfügbaren Opioidrezeptor-Antagonisten, in Erwägung gezogen werden. Dies dient zur Unterstützung einer abstinenzorientierten psychosozialen Therapie.

32.2.2 Alkohole

Die Verwendung von Ethanol ist am weitesten verbreitet, aber auch Methanol sowie höhere homologe Alkohole haben ähnliche Wirkungen und können zu Abhängigkeit führen. Ähnliches gilt für aliphatische Kohlenwasserstoffe (z.B. in Benzin), deren halogenierte Derivate (z.B. Chloroform) oder andere organische Lösungsmittel (▶ Kap. 65 und 66).

Tägliche Einnahme von mehr als 16 g reinen Alkohols bei Frauen und 24 g reinen Alkohols bei Männern wird als Zeichen einer Alkoholkrankheit gewertet. Mit physischen Schäden muss ab 40 g Alkohol bei weiblichen und 60 g Alkohol bei männlichen Patienten gerechnet werden.

Wirkungen. Alkohole verursachen auf zellulärer Ebene ausschließlich hemmende Effekte (Potenzierung von GABA$_A$-Rezeptoren und Hemmung von NMDA-Rezeptoren). Trotzdem zeigen sich nach Einnahme steigender Ethanoldosen nicht nur dämpfende, sondern auch erregende Effekte (◘ Tab. 32.2), was sich durch die Hemmung inhibitorischer Nervenzellen (Disinhibition) erklären lässt.

Weitere Ethanolwirkungen sind Übelkeit, Erbrechen, Schwindel, Libidosteigerung und Hyperventilation. Geringe Dosen führen zu Blutdruckanstieg, höhere zu Libidoverlust und peripherer Vasodilatation mit Erwärmung und Rötung der Haut sowie Blutdruckabfall und Hypoglykämie. Regelmäßige Zufuhr bedingt beträchtliche pharmakodynamische Toleranz, die nur die zentralen Effekte betrifft. Für diese zeigt sich eine Kreuztoleranz mit anderen Sedativa wie z.B. Benzodiazepinen oder Barbituraten. Der Metabolismus über Alkoholdehydrogenase und Aldehyddehydrogenase bleibt unverändert und die Elimination beträgt immer ca. 0,15‰ pro Stunde.

Intoxikation. Toxikologische Aspekte der Alkohole werden in ▶ Kap. 65 besprochen.

Entzugssymptomatik. Die Entzugssymptomatik nach chronischem Alkoholkonsum umfasst:
- Alkoholverlangen
- Tachykardie, Hypertonie
- Tremor, Reizbarkeit
- Hyperhidrose
- Krampfanfälle
- Übelkeit
- Schlafstörungen
- Wahrnehmungsstörungen
- Delirium tremens (Agitation, Verwirrung, visuelle Halluzinationen, Fieber, Tachykardie, Mydriasis, Erbrechen, evtl. Tod)

In den ersten 24 Stunden ist die Symptomatik mild (Zittern, Übelkeit, Schwitzen). Später – nach 24–72 Stunden – können Krampfanfälle und in schweren Fällen Delirium tremens auftreten.

Therapie. In der Behandlung muss zwischen der Therapie der Entzugssymptomatik und der Therapie der Alkoholabhängigkeit unterschieden werden.

Im **akuten Ethanolentzug** wird die Symptomatik vor allem mittels Benzodiazepinen oder eventuell mit Clonidin

◘ Tab. 32.2 Wirkungen des Ethanol in Abhängigkeit von der Blutkonzentration

Blutkonzentration (‰)	Wirkungen
0,3	geringe Gangstörungen
0,4	Einschränkung von Vigilanz und Gesichtsfeld
0,5	Störung von Blindzielbewegungen
0,6	Verlängerung der Reaktionszeit, geringe Sprachstörungen
0,7	leichter Nystagmus
1,0	mäßiger Rausch
1,5	starker Rausch, Verschwinden koordinierter Reaktionen
2,0	Eintrübung des Bewusstseins, anterograde Amnesie
3,0–4,0	Koma
4,0–5,0	zentrale Atemlähmung

bekämpft. Benzodiazepine sollten gegenüber anderen Sedativa wie Clomethiazol bevorzugt werden, da sie weniger toxisch sind. Zu bedenken ist, dass Benzodiazepine selbst auch zu Abhängigkeit führen können, daher sollten sie unter strenger ärztlicher Kontrolle verabreicht werden. Als alternative Medikation stehen Tiaprid in Kombination mit Carbamazepin und eventuell auch niederpotente typische Antipsychotika zur Verfügung.

Nach dem akuten Entzug besteht immer noch das Verlangen nach Ethanol. Dieses kann mit folgenden Wirkstoffen reduziert werden:
- **Naltrexon:** Dieser Wirkstoff ist ein oral zu verabreichender Opioidrezeptorantagonist. Durch Blockade der Wirkungen von Endorphinen, die am Ethanolverlangen beteiligt zu sein scheinen, reduziert Naltrexon die psychische Abhängigkeit. Es wird nach Resorption in einen aktiven Metaboliten umgewandelt, welcher eine Halbwertszeit von ca. 13 Stunden aufweist, sodass eine einmal tägliche Dosierung ausreicht.
- **Acamprosat:** Wie Ethanol ist Acamprosat ein Antagonist an NMDA-Rezeptoren und ein Modulator der GABAergen Neurotransmission. Die unerwünschten Effekte dieses Medikaments sind Durchfälle, abdominelle Schmerzen, Übelkeit und Juckreiz. Es wird nach oraler Verabreichung nur teilweise und verzögert resorbiert und zu 50% renal eliminiert.
- **Disulfiram:** Dieser Wirkstoff verursacht eine Alkoholunverträglichkeit, dessen Einsatz aber eher obsolet ist. Allein verabreicht hat Disulfiram kaum Wirkungen (evtl. Müdigkeit, orthostatische Dysregulation, Hautexantheme), verursacht aber in Kombination mit geringsten Alkohol-

mengen eine Unverträglichkeitsreaktion: starke Hautrötung an Kopf, Schultern und Brust, Hitzegefühl, Kopfschmerz, Tachykardie, Hypotonie (bis Kreislaufkollaps) und Atemstimulation. Dieses »Antabus-Syndrom« beginnt innerhalb von 30 Minuten nach Alkoholaufnahme und dauert einige Stunden. Diese Alkoholunverträglichkeit kann nach Absetzen von Disulfiram bis zu 14 Tage anhalten. Disulfiram wird oral gut resorbiert und nur langsam eliminiert, sodass eine Erhaltungsdosis nur jeden zweiten Tag eingenommen werden muss.

32.2.3 Sedativa und Anxiolytika

Wirkungen. Die Wirkungen dieser Stoffe werden im ▶ Kap. 29 im Detail beschrieben.

Entzugssymptomatik. Neben missbräuchlicher Einnahme mit dem Ziel der Beseitigung von Angst- und Spannungszuständen werden Benzodiazepine und verwandte Substanzen vor allem durch Ärzte zum Einsatz gebracht. In vielen Fällen entwickelt sich daraus eine Abhängigkeit. Nach monate- bis jahrelanger Anwendung von Benzodiazepinen nehmen deren Wirkungen (sedative mehr als anxiolytische) deutlich ab. Beim Absetzen entwickelt sich ein Entzugssyndrom, das umso ausgeprägter ist, je höher die Dosierung und je länger die Einnahmedauer war. Die Symptome sind:
- Unruhe, Nervosität
- erhöhte Licht- und Geräuschempfindlichkeit
- Parästhesien, Dysästhesien
- Muskelkrämpfe, Myoklonien
- Schlafstörungen
- Schwindel
- Angst und Depressionen
- nach hohen Dosen Krampfanfälle und Delirium

Therapie. Zur Beseitigung der Entzugssymptome können Benzodiazepine eingesetzt werden; eine solche Therapie muss dann durch langsames Ausschleichen über Monate bis Jahre beendet werden. Alternativ können zentral dämpfende Substanzen eingesetzt werden (▶ Kap. 29), die selbst keine Abhängigkeit hervorrufen, z.B. niederpotente typische Antipsychotika, H_1-Antihistaminika bzw. Azaspirone, wobei all diese im Vergleich zu Benzodiazepinen weniger gut wirksam sind. Therapieversuche können auch mit Antiepileptika wie Carbamazepin oder Phenobarbital unternommen werden.

32.2.4 Psychomotorisch stimulierende Substanzen

Psychomotorisch stimulierende Substanzen sind durch vorwiegend erregende Wirkungen charakterisiert: Steigerung des Antriebs, der Wahrnehmungsfähigkeit, der Denkleistung sowie Reduktion der Müdigkeit. Solche Wirkungen finden sich nach Anwendung von Cocain, Amphetaminen und verwandten Substanzen sowie von Nikotin.

Cocain

Cocain wird aus den Blättern der südamerikanischen Cocasträucher gewonnen. Es blockiert spannungsabhängige Na^+-Kanäle und plasmalemmale Monoamintransporter. Es wird bevorzugt nasal konsumiert, aber die psychoaktivierenden Wirkungen sind nach inhalativer Applikation als freie Base (Crack) oder nach intravenöser Injektion als Cocainhydrochlorid viel stärker ausgeprägt. Aufgrund der kurzen Wirkdauer (30–60 min) wird es häufig in kurzen Abständen appliziert; solche Phasen gesteigerten Cocainmissbrauchs werden als »Binges« bezeichnet und dauern häufig tagelang.

Akute Wirkungen des Cocains:
- Unterdrückung des Müdigkeitsgefühls
- Schlaflosigkeit und Appetitlosigkeit
- erhöhte Libido
- Hyperaktivität
- Gefühl der Leistungssteigerung
- bei höheren Dosen Euphorie, seltener Halluzinationen, Angst oder Irritation
- zuletzt evtl. Krampfanfälle
- Vasokonstriktion mit Hypertonie, Tachykardie

Folgen chronischer Cocain-Einnahme:
- Myokardschäden, evtl. Herzversagen
- zerebrale Insulte
- Anstieg der Fehlbildungsrate im Nervensystem und in Extremitäten bei Neugeborenen cocainmissbrauchender Mütter
- psychotisch paranoides Krankheitsbild, mit akustischen und visuellen Halluzinationen
- Angstzustände
- Psychosen oder Depression
- Nekrosen der Nasenscheidewand (bei nasaler Applikation)

Symptome des Cocainentzugs:
- Cocainverlangen
- Unlust, Dysphorie
- anhaltende depressive Verstimmung
- Müdigkeit, Erschöpfung, vermehrtes Schlafbedürfnis
- gesteigertes Hungergefühl
- Bradykardie

Therapie des Cocainmissbrauchs. Infolge der fehlenden physischen Symptome gibt es für Cocain keine Entzugsmedikation. Die Craving-Symptomatik kann evtl. mit Bromocriptin beeinflusst werden. Alternativ kann ein Therapieversuch mit Disulfiram unternommen werden. Zur Therapie der psychotischen Symptome können Benzodiazepine eingesetzt werden. Antipsychotika werden zumeist schlecht vertragen und senken die Krampfschwelle.

Amphetamine (Weckamine)

Amphetamin und verwandte Substanzen (Methamphetamin, Methylphenidat, Amphetaminil, Fenethyllin) sind Abkömmlinge des Phenylethylamins und strukturell mit den natürlich vorkommenden Monoaminen verwandt; sie zählen zu den indirekt wirkenden Sympathomimetika (▶ Kap. 26). Die anorektische Wirkung führte in der Vergangenheit häufig zu deren missbräuchlichem Einsatz als Appetitzügler. Hierfür können auch Substanzen eingesetzt werden, die weniger ausgeprägte psychomotorische Wirkungen haben (z.B. Fenfluramin). Trotzdem können alle Appetitzügler Abhängigkeit induzieren.

Amphetaminderivate greifen an plasmalemmalen Transportproteinen für Monoamine an und bewirken (anders als Cocain) nicht nur eine Aufnahmehemmung, sondern auch eine Freisetzung der endogenen Monoamine; davon sind hauptsächlich Noradrenalin und Dopamin betroffen. Methylierte und methoxylierte Amphetaminderivate (z.B. Exstasy; ▶ siehe Halluzinogene) wirken sich stärker auf den Serotonintransport aus und können an Serotoninrezeptoren angreifen, sodass deren Wirkungen nicht mit denen der übrigen Amphetamine vergleichbar sind. In diesem Sinne gibt es kaum Kreuztoleranz zwischen Weckaminen und Halluzinogenen.

Akute Wirkungen von Amphetamin:
- Erregung, Antriebssteigerung
- Unterdrückung der Müdigkeit
- Appetitreduktion
- Stimmungsanhebung
- Verkürzung der Schlafdauer
- gesteigerte Konzentrationsfähigkeit
- Steigerung des Wohlbefindens und Selbstvertrauens
- erhöhte motorische Aktivität
- Leistungssteigerung, aber erhöhte Fehlerquote
- Verlust an Kritikfähigkeit
- stereotype Bewegungen
- evtl. Wahn und psychotische Episoden
- Blutdruckanstieg, Tachykardie
- Schwitzen
- Tremor

Hohe Dosen können zu Herzrhythmusstörungen und kardialen Ischämien mit möglicher Todesfolge führen. Amphetamin wird oral gut resorbiert, jedoch sind auch nasale und intravenöse Applikation möglich. Nach oraler Konsumation treten Amphetamineffekte zumeist langsamer ein, halten jedoch aufgrund einer Plasmahalbwertszeit von 5–20 Stunden über eine längere Zeitspanne an. Nach chronischer Zufuhr zeigt sich deutliche **Toleranzentwicklung.**

Symptome des Amphetaminentzugs. Je länger und je mehr Amphetamine konsumiert werden, desto eher entwickelt sich eine Entzugssymptomatik mit ausgeprägten psychischen und geringeren physischen Symptomen:
- Amphetaminverlangen
- Angstsymptomatik
- Lethargie
- Dysphorie
- Heißhunger, Hyperphagie
- Müdigkeit, Erschöpfung, Hypersomnie
- Krämpfe

Nikotin

Nikotin ist der einzige Inhaltstoff der Tabakpflanze, der beim Rauchen zentrale Wirkungen hervorruft. Alle anderen verursachen keine zentralen Effekte, sind aber vor allem wegen der zelltoxischen Wirkungen relevant. Nikotin ist ein Agonist an nikotinischen Acetylcholinrezeptoren (▶ Kap. 11). Trotzdem sind seine Wirkungen nicht nur durch einfache Aktivierung zu erklären. Die Besetzung der nikotinischen Acetylcholinrezeptoren führt zur Desensitivierung, was in weiterer Folge zur deutlichen Zunahme dieser Rezeptoren führt. Somit kann Nikotin einerseits zu neuronaler Erregung und andererseits auch zur Hemmung der synaptischen Übertragung führen. Dieser Umstand erklärt, warum mit niedrigen und hohen Nikotinmengen entgegengesetzte Wirkungen erzielt werden können.

Akute Wirkungen von Nikotin:
- Muskelrelaxation
- Stimulation der Atmung
- bei hohen Dosen: Tremor, Krämpfe, Atemlähmung
- Unterdrückung der Müdigkeit
- Übelkeit, Erbrechen
- Analgesie
- Antidiurese
- Blutdruckanstieg, Tachykardie
- gesteigerte Darmperistaltik, evtl. Diarrhö
- Salivation
- erhöhte Bronchialsekretion

Nach wiederholtem Nikotinkonsum entsteht Toleranz bezüglich der peripheren, nicht aber der zentralen Wirkungen. Die meisten toxischen Konsequenzen chronischen Tabakrauchens (z.B. chronische Bronchitis, Bronchialkarzinom, andere Karzinome, ▶ Kap. 72) werden nicht durch Nikotin, sondern durch andere Rauchinhaltsstoffe hervorgerufen. Dennoch kann Nikotin zur Entstehung dieser Krankheiten in einem noch unbekannten Ausmaß beitragen.

Symptome des Nikotinentzugs:
- Nikotinverlangen
- Gereiztheit
- Dysphorie, depressive Verstimmung
- Ungeduld
- Feindseligkeit
- Angstzustände
- Konzentrationsschwierigkeit
- reduzierte Herzfrequenz
- Appetitsteigerung
- Schlafstörungen

Therapie der Nikotinabhängigkeit. Die Symptomatik des Nikotinentzugs kann durch eine **Nikotinersatztherapie** (mit Depotpflastern, Sublingualtabletten, Sprays, Inhalatoren oder Kaugummis) behandelt werden. Angesichts der hohen Toxizität des Tabakrauchs ist die Gefährdung durch Zufuhr reinen Nikotins vernachlässigbar. Daher ist die Anwendung von reinen Nikotinpräparationen weit verbreitet. Durch Verabreichung zu hoher Dosen können Übelkeit, gastrointestinale Krämpfe, Husten, Schlafstörungen und Muskelschmerzen entstehen. Patienten mit Koronarinsuffizienz sollten wegen der Gefahr myokardialer Ischämien Nikotinpräparate nur unter strenger Indikationsstellung erhalten.

Alternativ zur Nikotinersatztherapie wird das trizyklische Antidepressivum **Bupropion** zur Raucherentwöhnung verwendet. Dies ist ein Antidepressivum, das vorwiegend die Rückaufnahme von Dopamin inhibiert und auf diese Weise das Verlangen nach Nikotin minimieren soll. Auch **Dopaminagonisten** werden zur Therapie der Nikotinabhängigkeit eingesetzt, ebenso wie **Vareniclin**, ein partieller Agonist an $\alpha_4\beta_2$-nAChRs und voller Agonist an α_7-nAChRs.

32.2.5 Halluzinogene, Psychotomimetika, Psychedelika und Designerdrogen

Substanzen dieser Gruppe verursachen Veränderungen in Gedanken, Sinneswahrnehmung und Stimmungslage. Gedanken werden ungeordnet und verworren, die Wahrnehmung wirkt wie im Traum, Halluzinationen und Wahnvorstellungen können vorkommen. Die Stimmungslage verändert sich nicht in eine Richtung, es können sowohl depressive als auch euphorische Komponenten auftreten, meist aber im Sinne einer Verstärkung der Ausgangslage.

Wirkungen. Die Wirkmechanismen der Substanzen lassen sich in **2 Gruppen** unterteilen:

- Substanzen, die **Monoamine freisetzen,** vorwiegend Phenylethylaminderivate (z.B. Methylendioxymethamphetamin = Ecstasy; Dimethoxymethylamphetamin = DOM; Mescalin) und/oder an **Monoaminrezeptoren** angreifen (vorwiegend Tryptaminderivate mit agonistischer Wirkung an $5HT_2$-Rezeptoren; LSD; Psilocybin).
- Substanzen, die **NMDA-Rezeptoren blockieren** (Phencyclidin, Ketamin).

Die Strukturen typischer Vertreter sind in ◘ Abb. 32.3 zu sehen. Beide Mechanismen (dopaminerge Überfunktion bzw. glutamaterge Mangelfunktion) sind wesentliche Säulen der **pathogenetischen Hypothesen** zur Entstehung der **Schizophrenie** (► Kap. 30). Diese Hypothesen werden auch durch die Wirkungen der hier erwähnten Substanzen gestützt, welche die Symptome einer schizophrenen Psychose imitieren (daher Psychotomimetika).

LSD

Die **Wirkungen** von LSD (Lysergsäurediethylamid) sind:
- Intensivierung der Sinneswahrnehmungen
- illusionäre Verkennung
- akustische und taktile Halluzinationen
- Synästhesien
- Verlust von Raum- und Zeitgefühl
- wechselnde Stimmungslage
- Körperentfremdung
- evtl. Euphorie, oder aber »bad trips«
- Blutdruckanstieg, Tachykardie, evtl. Kreislaufversagen
- Hyperthermie, Schwitzen

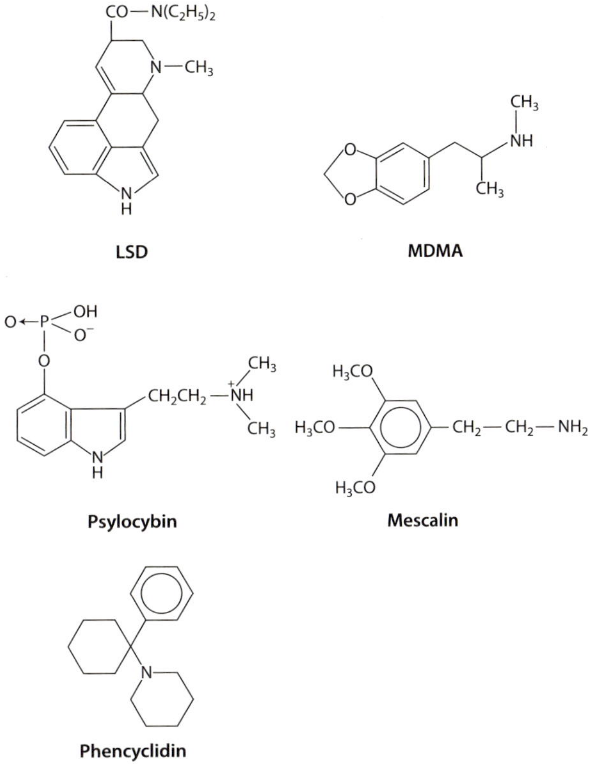

◘ Abb. 32.3 Strukturen halluzinogener und psychotomimetischer Wirkstoffe

- Hypersalivation
- Hyperreflexie
- Mydriasis
- Tremor

LSD ist hochpotent und die genannten Wirkungen können nach Einnahme von nur 20 mg auftreten. Die ersten Wirkungen zeigen sich innerhalb 1 Stunde, das Maximum wird nach 2–4 Stunden erreicht, nach 8 Stunden endet die Symptomatik. Selten kann die Wirkung über Tage oder Wochen anhalten. Manchmal kommt es infolge des LSD-Missbrauchs zu Horrortrips (Bad Trips); es erscheinen groteske, bedrohliche Figuren und schreckliche Visionen, die zu gefährdenden Handlungen führen können (z.B. die Vorstellung, fliegen zu können; Aggressionsausbrüche; Fremddelikte).

Nach mehrmaliger Zufuhr in kurzen Abständen entsteht eine Toleranz, die ungefähr 1 Woche anhalten kann. Eindeutige Entzugssymptome sind für Psychotomimetika nicht bekannt. Nach oftmaliger Anwendung können auch im substanzfreien Intervall psychotische Episoden auftreten, insbesondere visuelle Halluzinationen (Flashback-Episoden).

Im Rahmen von Flashback-Episoden können Benzodiazepine oder Antipsychotika zur Sedation eingesetzt werden.

Designerdrogen

Der bekannteste Vertreter ist Ecstasy (Methylendioxyme-tamphetamin = MDMA). Ecstasy wird in Tablettenform mit unzähligen Motiven angeboten. Daneben wird häufig Methy-lendioxyethylamphetamin (MDEA, »Eve«) oder Methylendi-oxyamphetamin (MDA) eingesetzt. Die **Wirkungen** sind:

- sowohl Anregung als auch Entspannung
- Gefühl des »Verliebtseins«
- Friedensbedürfnis
- Einfühlungsvermögen
- Offenheit
- allgemeines Wohlbefinden
- paranoiden Reaktionen
- Augenzittern
- Muskelzuckungen
- Übelkeit
- Krämpfe
- Gefahr einer Dehydratation mit Elektrolytentgleisung und Herzrhythmusstörungen
- nach chronischem Konsum irreversible Schädigung der Stammganglien

Die Wirkung des MDMA tritt nach 15–20 Minuten ein und klingt nach 3–5 Stunden wieder ab. MDA wirkt ungefähr doppelt so lange, MDEA eher kürzer. Nach wiederholter Einnahme stellt sich Toleranz ein (Entleerung der Serotonin-speicher).

Phencyclidin

Phencyclidin (»Angel Dust«) ist in seiner Wirkung den ge-nannten Designerdrogen ähnlich, es ist allerdings zusätzlich stark analgetisch wirksam und verursacht auch neurologische Symptome wie:

- Analgesie
- Nystagmus
- Ataxie, Dysarthrie
- fremdaggressives Verhalten
- Panikattacken, Halluzinationen,
- nach hohen Dosen Krampfanfälle, Rhabdomyolyse, Koma
- nach chronischem Konsum Suizidgedanken

Die Wirkungen treten schon 5 Minuten nach Beginn der In-halation auf, erreichen ein Maximum nach 30 Minuten, und enden nach 3–6 Stunden. Nach wiederholtem Konsum stellt sich Toleranz ein. Obwohl keine eindeutigen Entzugssym-ptome bekannt sind, können nach chronischem Gebrauch depressive Symptome und Angststörungen auftreten.

32.2.6 Cannabinoide

Cannabinoide sind verschiedene Inhaltsstoffe in Hanfpflan-zen. Es gibt zahlreiche Zubereitungsformen:

- Marihuana (Gemisch getrockneter Blüten und Blätter)
- Haschisch (Harz der Spitzen der blühenden weiblichen Staude)
- Haschischöl (öliges Haschischextrakt)

Unter den Cannabinoiden ist $\Delta 9$-Tetrahydrocannabinol das wirksamste.

Wirkungen. Cannabinoide sind Agonisten an sog. Cannabi-noidrezeptoren, von denen es 2 Typen gibt:

- CB_1-Rezeptoren (vorwiegend im Gehirn)
- CB_2-Rezeptoren (auf Zellen des Immunsystems, immun-modulatorische Effekte)

CB_1-Rezeptoren sind überwiegend präsynaptisch lokalisiert und vermitteln eine Hemmung der Neurotransmitterfreiset-zung. Durch diese inhibitorischen Effekte kommen die fol-genden Wirkungen zustande:

- Entspannung und Wohlbefinden
- leichte Euphorie
- Apathie, evtl. Müdigkeit
- Intensivierung der Sinneswahrnehmungen
- Reduktion der Denkleistung
- Störung des Zeitgefühls
- Körperentfremdung
- Analgesie
- antiemetische Wirkung
- bei hohen Dosen evtl. Psychose mit Halluzinationen, Wahnvorstellungen und Angstzuständen
- Vasodilatation (z.B. konjunktivale Rötung), Tachykardie
- Hunger
- Blutdruckdysregulation
- Bronchodilatation

Nach regelmäßigem Konsum können Einschränkungen in der Konzentrationsfähigkeit, Merkfähigkeit und Informa-tionsverarbeitung auftreten.

Entzugssymptomatik. Nach längerem Gebrauch können milde Entzugssymptome in Erscheinung treten:

- Cannabis-Verlangen
- Gereiztheit
- Schlafstörungen
- Ruhelosigkeit
- gastrointestinale Krämpfe, Übelkeit, Erbrechen
- Appetitlosigkeit

Die Resorption von $\Delta 9$-Tetrahydrocannabinol ist beim Rau-chen höher als nach oraler Aufnahme. Die Wirkungen setzen innerhalb von Minuten ein, erreichen ihr Maximum nach ei-ner halben Stunde und sind nach 3–4 Stunden beendet.

Bei chronischem Abusus entwickelt sich eine geringe Toleranz, wobei auch eine Kreuztoleranz zu Ethanol und Se-dativa auftreten kann. Nach sehr langem Konsum kann es zu Einschränkungen der kognitiven Leistungsfähigkeit und zum »amotivationalem Syndrom« (Antriebs- und Konzentrations-störungen) kommen.

Da im **Cannabisentzug** hauptsächlich milde psychische Symptome auftreten, ist vor allem eine psychotherapeutische Betreuung indiziert, nur bei depressiven Nachschwankungen eine entsprechende Pharmakotherapie.

Weiterführende Literatur

Kalivas PW, Volkow ND (2005) The neural basis of addiction: a pathology of motivation and choice. Am J Psychiatry. 162(8):1403-1413

Kauer JA, Malenka RC (2007) Synaptic plasticity and addiction. Nat Rev Neurosci 8(11):844-858

Nestler EJ (2005) Is there a common molecular pathway for addiction? Nat Neurosci 8(11):1445-1449

Antiepileptika

S. Böhm

Einleitung

Antiepileptika sind Arzneimittel, die das Auftreten epileptischer Anfälle reduzieren oder unterdrücken bzw. solche Anfälle beenden. Da ein Teil der epileptischen Anfälle durch tonische bzw. klonische Muskelkrämpfe gekennzeichnet ist, werden diese Substanzen auch als Antikonvulsiva (Krampflöser) bezeichnet. In diesem Kapitel werden die pathophysiologischen Grundlagen der Entstehung von epileptischen Anfällen, sowie Pharmakokinetik, Wirkmechanismen, Wirkungen, Interaktionen, Indikationen und Kontraindikationen für Antiepileptika besprochen.

Für das Verständnis der Pharmakotherapie mit Antiepileptika sind einige Begriffsklärungen erforderlich:
- **Epileptischer Anfall:** Eine plötzliche unwillkürliche Veränderung in der Wahrnehmung oder im Verhalten, die durch abnormal synchronisierte Entladungen von Nervenzellen in der Hirnrinde verursacht wird.
- **Epilepsie:** chronisch wiederkehrende epileptische Anfälle, die durch eine zugrundeliegende Störung im Gehirn verursacht sind.

Dieser Unterschied wird auch an den entsprechenden epidemiologischen Zahlen deutlich: die Inzidenz epileptischer Anfälle liegt bei 24–53 pro 1000 Personen pro Jahr, die Prävalenz von Epilepsien bei 4–8 pro 1000 Personen.

Im anfallsartigen Verlauf der Erkrankung muss man **Anfallsphasen** von **anfallsfreien Phasen** unterscheiden. Die anfallsfreien Phasen werden unterteilt in:
- **Postiktale Phasen:** Die Zeit direkt nach dem Ende eines Anfalls, in welcher die neurologische Funktion noch nicht zur Ausgangslage zurückgekehrt ist und die durch transiente Störungen in Bewusstsein, Gedanken, Motorik, oder Wahrnehmung gekennzeichnet ist.
- **Interiktale Phasen:** Zeiten der völligen Symptomfreiheit mit unauffälliger neurologischer Funktion.

Sind zwischen einzelnen Anfällen keine interiktalen Phasen zu finden oder verläuft ein Anfall protrahiert, so wird das als **Status epilepticus** bezeichnet. Antiepileptika können das Auftreten von Anfällen verhindern oder Anfälle bzw. einen Status epilepticus kupieren. Es ist aber unklar, ob die Substanzen tatsächlich antiepileptisch wirken, indem sie die zugrundeliegende Störung beheben.

33.1 Pathophysiologische Grundlagen epileptischer Anfälle

Lernziele

Ursachen
- Symptomatische Anfälle: pathogenetisch relevante Ursachen
- Idiopathische Anfälle
- ▼

Lokalisation der Anfälle
- Fokale Anfälle: auf einen Teil der Hirnrinde beschränkt
- Generalisierte Anfälle: Anfälle betreffen den gesamten Cortex

Epileptische Anfälle entstehen durch abnorme, synchrone, paroxysmale Depolarisationen von Nervenzellen in der Hirnrinde, die sich zeitlich und/oder räumlich mit einer abnormen Synchronisierung ausbreiten können. Es handelt sich also a priori um zeitlich begrenzte zerebrale Funktionsstörungen. Diese Anfälle werden folgendermaßen klassifiziert:
- **Primär generalisierte Anfälle:** Die Störung betrifft simultan die gesamte Hirnrinde, das Bewusstsein ist während des Anfalls aufgehoben; diese Anfälle umfassen: Absencen, myoklonische Anfälle, klonische Anfälle, tonische Anfälle, tonisch-klonische Anfälle, atonische Anfälle und unklassifizierte Anfälle.
- **Partielle (fokale) Anfälle:** Die Störung betrifft nur Teile der Hirnrinde; in Abhängigkeit vom Fokus des Anfalls kann das Bewusstsein erhalten bleiben oder aufgehoben sein; dementsprechend wird weiter unterteilt in:
  - **Einfache partielle (fokale) Anfälle:** Das Bewusstsein ist erhalten, diese Anfälle umfassen solche mit motorischen Symptomen, mit somatosensorischen oder spezifisch sensorischen Symptomen, mit autonomen Symptomen, bzw. mit psychischen Symptomen.
  - **Komplexe partielle (fokale) Anfälle:** Bewusstseinsverlust, wobei dieser gleich zu Beginn des Anfalls auftreten oder sich erst später entwickeln kann.

Partielle Anfälle können sich über die ganze Hirnrinde ausbreiten, sodass dann **sekundär generalisierte Anfälle** vorliegen. Ein wesentlicher Unterschied zwischen partiellen und primär generalisierten Anfällen liegt darin, dass für die Synchronisierung des gesamten Cortex thalamokortikale Verbindungen verantwortlich sind; für die anhaltende Depolarisation und das hochfrequente Feuern der letzteren sind insbesondere T-Typ-Ca^{2+}-Kanäle von Bedeutung.

Die Ursachen für die zugrunde liegenden Funktionsstörungen können mannigfaltig sein:
- genetisch (Mutationen in Ionenkanälen, insbesondere spannungsabhängige Na^+-, K^+-, oder Ca^{2+}-Kanäle, $GABA_A$ oder nikotinische Acetylcholinrezeptoren)
- traumatisch (z.B. Kontusionen)
- entzündlich und/oder infektiös (z.B. Hirnabszess)
- metabolisch (z.B. als Folge von Ischämien)
- neoplastisch (Tumore im Gehirn)
- durch Arzneimittel bzw. Gifte, z.B. Antidepressiva, Antipsychotika, Ethanol (im Entzug), Penicillin, Cortisol, Isoniazid, Bicucullin, Picrotoxin, Pentylentetrazol (einige dieser Substanzen werden verwendet um in Tieren experimentell Anfälle auszulösen).

Epileptische Anfälle, die auf einer dieser oder auf anderen Ursachen beruhen, werden als **symptomatisch** bezeichnet; für die meisten Anfälle lassen sich aber keine pathogenetisch relevanten Ursachen nachweisen, sodass diese als **idiopathisch** bezeichnet werden. Im Falle symptomatischer Anfälle steht natürlich die Ursache im Fokus der Therapie, während bei idiopathischen Formen nur der Anfall selbst behandelt wird.

33.2 Wirkmechanismen

Lernziele

Wirkmechanismen der Antiepileptika
- Blockierung spannungsabhängiger Na$^+$- oder Ca^{2+}-Kanäle
- Unterstützung der GABAergen Neurotransmission durch Zunahme der extrazellulären GABA Konzentration oder durch potenzierende Wirkung an GABA$_A$-Rezeptoren
---

Um epileptische Anfälle zu limitieren oder deren Auftreten zu unterdrücken, muss entweder das hochfrequente synchronisierte Feuern der Nervenzellen oder die Ausbreitung der Erregung unterbunden werden. Für das Ausmaß von Depolarisationen sowie für deren Frequenz sind vor allem spannungsaktivierte Ionenkanäle verantwortlich, während sowohl die räumliche, als auch die zeitliche Ausbreitung einer Erregung durch inhibitorische, also GABAerge Nervenzellen eingebremst wird. In diesem Sinne greifen die meisten Antiepileptika an spannungsabhängigen Na$^+$- oder Ca^{2+}-Kanälen an oder unterstützen GABAerge Neurotransmission (◻ Tab. 33.1).

Die antikonvulsive Wirksamkeit der Antiepileptika der 1. Generation wurde in Tiermodellen mit experimentell evozierten Anfällen getestet; sie wurden zur Therapie zugelassen ohne den Wirkmechanismus zu kennen und dieser wurde erst später aufgeklärt. Für neuere Antiepileptika wurden schon frühzeitig bis dahin unbekannte Wirkmechanismen beschrieben, dazu zählen insbesondere:
- Felbamat, Topiramat (Blockade ionotroper Glutamatrezeptoren)
- Gabapentin (Bindung an die α$_2$δ-Untereinheit spannungsabhängiger Ca^{2+}-Kanäle)
- Levetiracetam (Bindung an das Vesikelprotein SV2A)

Hernach wurden weitere antiepileptisch wirksame Substanzen entwickelt, die an denselben Strukturen angreifen (Pregabalin: α$_2$δ; Brivaracetam: SV2A). In Zukunft wird sich die Entwicklung weiterer Antiepileptika sicher mehr an strukturspezifischen Effekten orientieren, da immer mehr Epilepsie-relevante Proteine in transgenen Tieren entdeckt werden.

◻ **Tab. 33.1** Wirkmechanismen der Antiepileptika

Antiepileptika	Na$^+$	Ca^{2+}	GABA$_A$	GABA↑
1. Generation				
Benzodiazepine	–	–	++	–
Carbamazepin	++	+ (L)	–	?
Ethosuximid	–	++ (T)	–	–
Phenobarbital	–	–	++	–
Phenytoin	++	?	–	–
Valproinsäure	+	+ (T)	?	+
2. Generation				
Felbamat	+	+ (L)	+	+
Gabapentin	?	++ (N, P/Q)	–	?
Lamotrigin	++	++ (N, P/Q, R, T)	–	+
Levetiracetam	–	+ (N)	+	?
Oxcarbazepin	++	+ (N, P)	–	?
Pregabalin	–	++ (N, P/Q)	–	–
Tiagabin	–	–	–	++
Topiramat	+	+ (L)	+	+
Vigabatrin	–	–	–	++
Zonisamid	++	++ (N, P, T)	–	?

++ = Hauptmechanismus; + = weiterer Mechanismus; - = kein Effekt; ? = kontrovers; Na$^+$= Hemmung von Na$^+$ Kanälen, Ca^{2+}= Hemmung von Ca^{2+}-Kanäle (in Klammern stehen die Typen von Ca^{2+}-Kanälen, die betroffen sind); GABA$_A$ = Verstärkung der Funktion von GABA$_A$-Rezeptoren; GABA↑ = Zunahme von GABA

33.3 Wirkungen

Lernziele

Wirkungen der Antiepileptika
- Antikonvulsive Wirkung
- Sedation, Neurotoxizität, negative psychotrope Effekte, Hämatotoxizität, Hepatotoxizität, Osteopathia antiepileptica
- Enzyminduktion

Gemeinsam ist allen Antiepileptika die antikonvulsive Wirkung; diese betrifft aber nicht alle Anfallsformen gleichermaßen, sondern zeigt besonders für primär generalisierte und partielle Anfälle deutliche Unterschiede (◻ Tab. 33.2).

Durch die Potenzierung der GABAergen Neurotransmission (siehe ◻ Tab. 33.1) ergeben sich unerwünschte Wirkungen, die jenen der Benzodiazepine ähnlich sind:

◘ Tab. 33.2 Antikonvulsive Wirksamkeit von Antiepileptika bei unterschiedlichen Anfallsformen

Wirkstoff	Partiell	Sekundär-generalisiert	Tonisch-klonisch	Absence	Myoklonisch
1. Generation					
Carbamazepin	+	+	+	-	-
Ethosuximid	0	0	0	+	0
Phenobarbital	+	+	+	0	?+
Phenytoin	+	+	+	-	-
Primidon	+	+	+	0	?
Valproinsäure	+	+	+	+	+
2. Generation					
Felbamat	+	+	?+	?+	?
Gabapentin	+	+	?+	0	?
Lamotrigin	+	+	+	+	+
Levetiracetam	+	+	?+	?	?
Oxcarbazepin	+	+	+	-	-
Pregabalin	+	+	?+	0	?
Tiagabin	+	+	?	?	?
Topiramat	+	+	+	?	+
Vigabatrin	+	+	?+	-	-
Zonisamid	+	+	?+	?	?+

+ = Wirkung nachgewiesen; ?+ = Wirkung wahrscheinlich; 0 = unwirksam; - = Verschlechterung; ? = unbekannt

─ dosisabhängig zunehmend sedative Wirkung
─ Reaktionsminderung
─ Ataxie
─ Schläfrigkeit, Apathie
─ Narkose-ähnlicher Zustand

Bei diesen Wirkstoffen ist oft die sedative Wirkung dosislimitierend. Aufgrund der unterschiedlichen Wirkmechanismen, sind die **unerwünschten Wirkungen** der Antiepileptika sehr **heterogen**. Es gibt aber einige gemeinsame unerwünschte Wirkungen, die insbesondere **bei Antiepileptika der 1. Generation** häufiger zu finden sind:
─ Neurotoxizität (Müdigkeit, Ataxie, Nystagmus, Doppelbilder, Erbrechen; Dosisreduktion eventuell erforderlich)
─ psychotrope Effekte (Antriebsverminderung, Reaktionsminderung, Apathie, Gedächtnisstörung, Konzentrationsschwäche, Dysphorie, emotionale Labilität, psychotische Episoden; Dosisreduktion evtl. erforderlich)
─ Hämatotoxizität (Anämien infolge Folsäuremangels durch Enzyminduktion, Granulozytopenien, Thrombozytopenien, Blutbildkontrollen erforderlich; besonders bei Carbamazepin)

─ Hepatotoxizität (Anstieg der Leberenzyme, daher halbjährliche Kontrolle, besonders bei Valproinsäure)
─ Osteopathia antiepileptica (durch Enzyminduktion Calcitriol-Defizit, Hypokalzämie, Symptome einer floriden Rachitis, evtl. Vitamin-D-Therapie; besonders bei Phenytoin)
─ Enzyminduktion (bei Carbamazepin, Phenytoin, Phenobarbital, Primidon)

Insgesamt ist die therapeutische Breite der Antiepileptika eher gering, und zahlreiche unerwünschte Wirkung treten unter therapeutischer Dosierung auf. Im Allgemeinen sind Vertreter der 2. Generation besser verträglich als solche der 1. Generation. Nachfolgend sind die wesentlichsten **unerwünschten Wirkungen** für einzelne Antiepileptika erwähnt:
─ **Carbamazepin:** allergische Hautreaktionen, Müdigkeit, Übelkeit, Schwäche, Schwindel, Erbrechen, Doppelbilder, Nystagmus, Ataxie, Tremor; in bis zu 6% der Fälle Störungen des Blutbilds mit Leukopenien, Thrombopenien, Anämien (regelmäßige Blutbildkontrollen erforderlich); seltener Agranulozytosen und aplastische Anämie, cholestatische Hepatitis, Bradykardie, Enzyminduktion

- **Ethosuximid:** Reizbarkeit, Verstimmung, Erregungszustände, zentral dämpfende Wirkung, Übelkeit, Appetitlosigkeit, Erbrechen, Singultus, paranoid-halluzinatorische Psychosen, selten hämatotoxisch
- **Phenobarbital:** Sedation, Somnolenz, Apathie, eventuell paradoxe Wirkungen, Enzyminduktion; Krampfanfälle im Entzug
- **Phenytoin:** unspezifische zentrale Effekte (Müdigkeit, Ruhetremor, Doppelsehen), selten agitierte Depressionen, Gingivahyperplasie, Hypertrichose, Osteopathie, megaloblastäre Anämie, sensorische Polyneuropathien, Kleinhirnschäden
- **Primidon:** wie bei Phenobarbital, negative psychotrope Effekte
- **Valproinsäure:** Appetitlosigkeit, Übelkeit, Erbrechen zu Beginn, nach einigen Wochen in 30% der Fälle Haarausfall, Gewichtszunahme, bei höherer Dosierung Tremor und hypnotische Wirkung, selten Gerinnungsstörungen, evtl. **toxische Lebernekrose** mit Hepatoenzephalopathie (beträchtliche Letalität; regelmäßige Kontrolle der Leberenzyme erforderlich)
- **Gabapentin:** Ataxie, Schläfrigkeit, Mattigkeit, Schwindel
- **Lamotrigin:** Ataxie, Schwindel, verschwommenes und Doppeltsehen, Übelkeit, Erbrechen, Exantheme
- **Levetiracetam:** Schläfrigkeit, Mattigkeit, Schwindel
- **Oxcarbazepin:** ähnlich Carbamazepin, aber seltener, keine Enzyminduktion
- **Pregabalin:** Schläfrigkeit, Benommenheit, Appetitsteigerung, Verwirrung
- **Tiagabin:** Schwindel, Schläfrigkeit, Tremor
- **Topiramat:** Schläfrigkeit, Mattigkeit, Gewichtsverlust, Nervosität
- **Vigabatrin:** Schläfrigkeit, Gesichtsfeldeinschränkungen, Agitation (bei Kindern)
- **Zonisamid:** Schläfrigkeit, Ataxie, Anorexie, Nervosität

33.4 Kontraindikationen und Wechselwirkungen

Lernziele

Kontraindikationen
- Heterogen bei den einzelnen Antiepileptika (kaum bei Vertretern der 2. Generation)

Wechselwirkungen
- Enzyminduktion bei einigen Antiepileptika

Da Antiepileptika der 2. Generation weniger schwerwiegende und weniger stark ausgeprägte unerwünschte Wirkungen haben, gelten für diese auch kaum Kontraindikationen. Bekannte Überempfindlichkeiten gelten als Kontraindikationen. Nachfolgend sind für einzelne Antiepileptika die bekannten **Kontraindikationen** aufgelistet:

- **Carbamazepin:** AV-Block, Leukopenien
- **Phenobarbital:** Intoxikation mit sedierend wirksamen Substanzen, schwere Nieren- und Leberfunktionsstörungen, Myokardschäden, Porphyrien
- **Phenytoin:** Leukopenien, höhergradiger AV-Block
- **Primidon:** wie Phenobarbital
- **Valproinsäure:** Leberfunktionsstörungen
- **Tiagabin:** schwere Leberfunktionsstörungen

Einige, besonders **ältere Antiepileptika** sind starke **Enzyminduktoren** (◘ Tab. 33.4), die mit der Ausnahme von Ethosuximid und Valproinsäure als enzyminduzierende Antiepileptika bezeichnet werden. Bei Kombinationen mit anderen Substraten der induzierten Enzyme ist daher mit deren **beschleunigtem Abbau** zu rechnen, nachfolgend einige Beispiele:

- **Antidepressiva:** Amitriptylin, Bupropion, Citalopram, Clomipramin, Desipramin, Doxepin, Imipramin, Mianserin, Mirtazapin, Nefazodon, Nortriptylin, Paroxetin, Protriptylin
- **Antiinfektiva:** Albendazol, Doxycyclin, Griseofulvin, Indinavir, Itraconazol, Metronidazol, Praziquantel
- **Zytostatika:** Busulfan, Cyclophosphamid, Etoposid, Ifosfamid, Irinotecan, Methotrexat, Paclitaxel, Teniposid, Topotecan, Vincaalkaloide
- **Antipsychotika:** Chlorpromazin, Clozapin, Haloperidol, Thioridazin, Olanzapin, Quetiapin, Risperidon, Ziprasidon
- **Benzodiazepine:** Alprazolam, Clobazam, Clonazepam, Desmethyldiazepam, Diazepam, Midazolam
- **kardiovaskulär wirksame Substanzen:** Alprenolol, Amiodaron, Atorvastatin, Dicoumarol, Digoxin, Disopyramide, Felodipine, Metoprolol, Mexiletin, Nifedipin, Nimodipin, Nisoldipin, Propranolol, Chinidin, Simvastatin, Verapamil, Warfarin
- **Immunsuppressiva:** Cyclosporin A, Sirolimus, Tacrolimus
- **Steroide:** Cortisol, Dexamethason, Hydrocortison, Methylprednisolon, Prednison, Prednisolon, orale Kontrazeptiva
- **andere Substanzen:** Fentanyl, Methadon, Paracetamol, Pethidin, Theophyllin, Thyroxin, Vecuronium und andere nicht-depolarisierende Mukselrelaxantien

Im Gegensatz zu den Enzyminduktoren sind Valproinsäure und Oxcarbazepin schwache **Enzyminhibitoren** und können bei entsprechender Kombination zum Anstieg der Plasmaspiegel von Phenobarbital, Phenytoin und Lamotrigin führen. Andere Wirkstoffe, die ebenso metabolisierende Enzyme hemmen, können ebenso zum Anstieg der Plasmaspiegel bestimmter Antiepileptika führen (◘ Tab. 33.3).

Die Spiegel von Lamotrigin werden durch orale Kontrazeptiva stark reduziert, ebenso diejenigen von Valproinsäure durch Carbapeneme.

◻ **Tab. 33.3** Arzneimittel, die durch Enzymhemmung die Plasmaspiegel von Antiepileptika ansteigen lassen

Antiepileptikum	Enzymhemmende Arzneimittelgruppe	Enzymhemmende Wirkstoffe
Carbamazepin	Antiepileptika	Felbamat, Valproinsäure
	Antidepressiva	Fluoxetin, Fluvoxamin, Nefazodon, Trazodon, Viloxazin
	Antiinfektiva	Clarithromycin, Erythromycin, Fluconazol, Isoniazid, Ketoconazol, Metronidazol, Ritonavir, Troleandomycin
	andere	Cimetidin, Danazol, Dextropropoxyphen, Diltiazem, Risperidon, Quetiapin, Ticlopidin, Verapamil
Ethosuximid	Antiinfektiva	Isoniazid
Lamotrigin	Antiepileptika	Valproinsäure
	Antidepressiva	Sertralin
Phenobarbital	Antiepileptika	Felbamat, Phenytoin, Valproinsäure
	Antiinfektiva	Chloramphenicol
	Andere	Dextropropoxyphen
Phenytoin	Antiepileptika	Felbamat, Oxcarbazepin, Valproisäure
	Antidepressiva	Fluoxetin, Fluvoxamin, Imipramin, Sertralin, Trazodon, Viloxazin
	Antiinfektiva	Chloramphenicol, Fluconazol, Isoniazid, Miconazol, Sulfaphenazol
	Antineoplastika	Fluorouracil, Tamoxifen, Tegafur
	andere	Allopurinol, Amiodaron, Cimetidin, Chlorpheniramin, Dextropropoxyphen, Diltiazem, Disulfiram, Omeprazol, Phenylbutazon, Tacrolimus, Ticlopidin, Tolbutamid
Valproinsäure	Antiepileptika	Felbamat
	Antidepressiva	Sertralin
	Antiinfektiva	Isoniazid
	Andere	Cimetidin

33.5 Pharmakokinetik

Lernziele
- Gute orale Bioverfügbarkeit
- Hohe Lipophilie
- Unterschiedliche Plasmahalbwertszeiten
- Hepatische Metabolisierung (mit Ausnahme von Gabapentin und Vigabatrin)

Obwohl nahezu alle Antiepileptika sehr gut **oral bioverfügbar** sind, sind Ausmaß und Geschwindigkeit der Resorption unterschiedlich (◻ Tab. 33.4). Oxcarbazepin wird schnell in einen aktiven Metaboliten (10-Monohydroxyderivat) umgewandelt. Phenytoin, Valproinsäure und Tiagabin werden in hohem Ausmaß an Plasmaproteine gebunden, die Verdrängung von dort wird aber selten klinisch relevant. Phenytoin zeigt deutlich nichtlineare Pharmakokinetik mit überschie-

ßendem Anstieg der Blutspiegel bei nur geringer Dosiserhöhung infolge der Absättigung metabolisierender Enzyme.

Plasmahalbwertszeiten der einzelnen Antiepileptika variieren untereinander stark (◻ Tab. 33.4). Die Antiepileptika werden mit der Ausnahme von Gabapentin und Vigabatrin alle hepatisch metabolisiert (◻ Tab. 33.4); Gabapentin und Vigabatrin werden überwiegend unverändert renal eliminiert.

33.6 Gruppen von Antiepileptika

Lernziele

1. Generation:
- Carbamazepin
- Ethosuximid
- Phenobarbital
▼

Tab. 33.4 Pharmakokinetische Charakteristika von Antiepileptika

Antiepileptikum	Bioverfügbarkeit	$t_{1/2}$ (h)	Metabolisierung	Enzyminduktion
1. Generation				
Carbamazepin	<85%	10–25	CYP1A2, -2C8, -2C9, -3A4	CYP2C9, CYP3A, UGT
Ethosuximid	>90%	40–60	?	-
Phenobarbital	>90%	75–125	CYP2C9, -2C19	CYP2C, CYP3A, UGT
Phenytoin	>90%	5–100	CYP2C9, -2C19	CYP2C, CYP3A, UGT
Primidon	>90%	10 (aktive Metaboliten)	CYP2C9, -2C19	CYP2C, CYP3A, UGT
Valproinsäure	>90%	10–20	CYP2C9, -2C19	-
2. Generation				
Felbamat	>90%	14–23	CYP3A4, -2E1	CYP3A4
Gabapentin	<60%	5–7	-	-
Lamotrigin	>90%	15–30	UGT	UGT
Levetiracetam	>90%	6–8	-	-
Oxcarbazepin	>90%	8–15	UGT	CYP3A4/5, UGT
Pregabalin	>90%	5–7	-	-
Tiagabin	>90%	4–13	CYP3A4	-
Topiramat	>90%	20–30	CYP1A2, -2C9, -2C19, -3A4	CYP3A4
Vigabatrin	<70%	5–8	-	-
Zonisamid	>65%	50–70	CYP3A4, UGT	-

CYP = Cytochrom P 450; UGT = UDP-Glucuronyltransferase

- Phenytoin
- Primidon
- Valproinsäure

2. Generation:
- Felbamat
- Gabapentin
- Lamotrigin
- Levetiracetam
- Oxcarbazepin
- Pregabalin
- Tiagabin
- Topiramat
- Vigabatrin
- Zonisamid

Nicht nur historisch, sondern auch für den klinischen Gebrauch ist die Unterteilung der Antiepileptika nach Generationen durchaus sinnvoll: Obwohl Vertreter der 2. Generation meist besser verträglich sind, werden Antiepileptika der 1. Generation als Mittel der Wahl betrachtet, da die klinische Wirksamkeit durch langjährige Erfahrung gut dokumentiert

ist. In rezenter Zeit entwickelte Antiepileptika (z.B. Brivaracetam, Carabersat, Carisbamat, Eslicarbazepin, Fluorofelbamat, Fosphenytoin, Ganaxolon, Lacosamid, Losigamon, Remacemid, Retigabin, Rufinamid, Safinamid, Seletracetam, Soretolid, Stiripentol, Talampanel, Valrocemid), die teilweise noch in klinischer Erprobung sind, werden als Antiepileptika der 3. Generation bezeichnet.

33.6.1 Antiepileptika der 1. Generation

Carbamazepin

Carbamazepin (■ Abb. 34.1) blockiert spannungsaktivierte Na⁺-Kanäle (use-dependent block) ähnlich wie Lokalanästhetika; es kommt zur Anwendung bei generalisierten tonisch-klonischen, sowie bei einfachen und komplexen fokalen Anfällen. Unter der Therapie mit Carbamzepin sollten das Blutbild, sowie Nieren- und Leberfunktion überwacht werden. Carbamazepin wird außer bei Epilepsien auch in der Therapie neuropathischer Schmerzen, sowie zur Behandlung bipolarer Störungen eingesetzt.

Ethosuximid

Ethosuximid (◨ Abb. 33.1) hemmt vorwiegend T-Typ-Ca^{2+}-Ströme (Ca$_V$3-Kanäle). Es wird zur Therapie von Absencen eingesetzt.

Phenobarbital

Phenobarbital (◨ Abb. 33.1) öffnet die Poren in GABA$_A$-Rezeptoren und potenziert dadurch die GABAerge Neurotransmission. Es wird zur Behandlung generalisierter und partieller Anfälle eingesetzt und wirkt dort gut antiepileptisch; der Einsatz wird aber durch die deutliche Sedation eingeschränkt.

Phenytoin

Phenytoin (◨ Abb. 33.1) wirkt wie ein Lokalanästhetikum und blockiert spannungsaktivierte Na$^+$-Kanäle (»Use-dependent«-Block); es wird zur Therapie von generalisierten tonisch-klonischen und von partiellen Anfällen eingesetzt. Daneben wird es gegen neuropathische Schmerzen und als Antiarrhythmikum verwendet.

Primidon

Primidon (◨ Abb. 33.1) hat dasselbe Wirkspektrum wie Phenobarbital und wird auch zu ca. 25% zu Phenobarbital metabolisiert.

Valproinsäure

Valproinsäure (◨ Abb. 33.1) blockiert Na$^+$-Kanäle, Ca$_V$3-Kanäle und verstärkt GABAerge Neurotransmission. Infolge dieser mehrfachen Wirkmechanismen hat Valproinsäure auch ein breites therapeutisches Spektrum und kann bei allen Anfallsarten eigesetzt werden. Unter Therapie mit Valproinsäure muss die Leberfunktion regelmäßig überwacht werden.

33.6.2 Antiepileptika der 2. Generation

Mit der Ausnahme von Lamotrigin, das als Monotherapie für alle Anfallsformen verwendet wird, werden die Vertreter dieser Gruppe meist nur als Zusatztherapie (Add on) in Kombination mit Antiepileptika der 1. Generation eingesetzt.

◨ Abb. 33.1 Strukturformeln der Antiepileptika der 1. Generation

---

Steckbrief Antiepileptika

Wirkstoffe:
- **1. Generation:** Carbamazepin, Ethosuximid, Phenobarbital, Phenytoin, Primidon, Valproinsäure
- **2. Generation:** Felbamat, Gabapentin, Lamotrigin, Levetiracetam, Oxcarbazepin, Pregabalin, Tiagabin, Topiramat, Vigabatrin, Zonisamid

Wirkmechanismus: Blockade spannungsabhängiger Na$^+$- oder Ca^{2+}-Kanäle, potenzierende Wirkung an GABA$_A$-Rezeptoren oder Zunahme der extrazellulären GABA-Konzentration

▼

Interaktionen: Infolge Enzyminduktion durch Carbamazepin, Phenobarbital, Phenytoin und Primidon **beschleunigter Abbau** von:
- **Antidepressiva** (Amitriptylin, Bupropion, Citalopram, Clomipramin, Desipramin, Doxepin, Imipramin, Mianserin, Mirtazapin, Nefazodon, Nortriptylin, Paroxetin, Protriptylin), **Antiinfektiva** (Albendazol, Doxycyclin, Griseofulvin, Indinavir, Itraconazol, Metronidazol, Praziquantel)
- **Zytostatika** (Busulfan, Cyclophosphamid, Etoposid, Ifosfamid, Irinotecan, Methotrexat, Paclitaxel, Teniposid, Topotecan, Vincaalkaloide)
- **Antipsychotika** (Chlorpromazin, Clozapin, Haloperidol, Thioridazin, Olanzapin, Quetiapin, Risperidon, Ziprasidon),

▼

- **Benzodiazepinen** (Alprazolam, Clobazam, Clonazepam, Desmethyldiazepam, Diazepam, Midazolam)
- **kardiovaskulär wirksamen Substanzen** (Alprenolol, Amiodaron, Atorvastatin, Dicoumarol, Digoxin, Disopyramide, Felodipine, Metoprolol, Mexiletin, Nifedipin, Nimodipin, Nisoldipin, Propranolol, Chinidin, Simvastatin, Verapamil, Warfarin)
- **Immunsuppressiva** (Cyclosporin A, Sirolimus, Tacrolimus)
- **Steroiden** (Cortisol, Dexamethason, Hydrocortison, Methylprednisolon, Prednison, Prednisolon, orale Kontrazeptiva)
- und **anderen Wirkstoffen** (Fentanyl, Methadon, Paracetamol, Pethidin, Theophyllin, Thyroxin, Vecuronium und andere nicht-depolarisierende Mukselrelaxanzien)

Typische unerwünschte Wirkungen (besonders 1. Generation): Neurotoxizität, negative psychotrope Effekte, Hämatotoxizität, Hepatotoxizität, Osteopathia antiepileptica, Enzyminduktion

Klinische Anwendung: Epilepsien, neuropathische Schmerzen, bipolare Störungen

Kontraindikationen:
- **Carbamazepin:** AV-Block, Leukopenien
- **Phenobarbital:** Intoxikation mit sedierend wirksamen Substanzen, schwere Nieren- und Leberfunktionsstörungen, Myokardschäden, Porphyrien
- **Phenytoin:** Leukopenien, höhergradiger AV-Block
- **Primidon:** wie Phenobarbital
- **Valproinsäure:** Leberfunktionsstörungen
- **Tiagabin:** schwere Leberfunktionsstörungen

33.7   Klinischer Einsatz von Antiepileptika

Im Rahmen der Pharmakotherapie von Epilepsien müssen einige prinzipielle Fragen bedacht werden:
- Wann beginne ich eine Therapie?
- Wie lange setze ich die Therapie fort?
- Welche Therapie ist während einer Schwangerschaft möglich?

Davon getrennt zu erwähnen ist noch die Therapie eines Status epilepticus.

33.7.1 Therapiebeginn

Nach einem einzelnen Anfall tritt ein neuerlicher in ca. 50% der Fälle auf, und zwar meist innerhalb von 6 Monaten. Man kann daher auch **auf eine Therapie verzichten**, besonders wenn z.B.
- exogen induziert Grand-Mal-Anfälle mit generalisierten EEG-Veränderungen vorliegen,

- nächtliche Anfälle bei Kindern auftreten,
- eine sehr starke Abneigung gegen eine Therapie besteht und
- familienanamnestisch eine benigne Oligoepilepsie bekannt ist.

Prinzipiell wird mit einer Monotherapie mit einem Antiepileptikum der 1. Generation begonnen und die Dosierung wird langsam in den therapeutischen Bereich gesteigert. Bei Therapieversagen kann unter Kontrolle der Blutspiegel die Dosierung in den toxischen Grenzbereich erhöht werden.

33.7.2 Therapiedauer

Prinzipiell wird eine einmal begonnene antiepileptische Therapie **über mindestens 2 Jahre fortgeführt.** Danach kann eine Beendigung in Erwägung gezogen werden, wobei darauf geachtet werden sollte, mit welcher Frequenz die Anfälle vor Beginn der Therapie aufgetreten sind. Wird eine antiepileptische Pharmakotherapie beendet, so muss das prinzipiell **ausschleichend** geschehen.

33.7.3 Antiepileptika und Schwangerschaft

Epileptische Anfälle während der Schwangerschaft stellen eine Bedrohung für das Ungeborene dar und sollten daher vermieden werden. Gleichzeitig ist aber bekannt, dass die Verabreichung von **Valproinsäure, Phenytoin, Lamotrigin** oder **Carbamazepin** in den ersten 3 Monaten, sowie eine antiepileptische **Polytherapie** zu **Fehlbildungen** bei den Kindern führen können. Die Wahrscheinlichkeit solcher Fehlbildungen kann durch prophylaktische Gabe von Folsäure vor Beginn der Schwangerschaft reduziert werden. Zu bedenken ist auch, dass eine Schwangerschaft die Blutspiegel und daher die therapeutischen Wirkungen von Lamotrigin, Phenytoin und Carbamazepin reduzieren kann.

Für die Laktationsperiode ist von Bedeutung, dass **Primidon** und **Levetiracetam** in klinisch relevanten Mengen in die **Muttermilch** übertreten, während dies für Valproinsäure, Phenobarbital, Phenytoin, und Carbamazepin wahrscheinlich nicht der Fall ist.

33.7.4 Status Epilepticus

Ein **Status epilepticus** generalisierter Anfälle ist ein prinzipiell **lebensbedrohliches Ereignis** und bedarf **sofortiger therapeutischer Intervention.** Hierfür werden die folgenden **Wirkstoffe** empfohlen:
- Lorazepam: 4–8 mg i.v.; kommt der Status epilepticus innerhalb von 10 Minuten nicht zum Erliegen, können nochmals 4 mg verabreicht werden.
- Alternativ Diazepam: 10 mg i.v., gefolgt von 1–1,5 g Phenytoin i.v.; werden die Anfälle dadurch nicht beendet, kann nochmals 10 mg Diazepam verabreicht werden.

- Kann der Status epilepticus durch die bisher genannten Maßnahmen nicht beendet werden, so werden narkotisch wirksame Dosen von Barbituraten, Midazolam, oder Propofol als Infusionen über 24 Stunden empfohlen.
- Betrifft der Status partielle Anfälle, die durch Lorazepam oder Diazepam nicht beendet werden, so kommen Phenobarbital, Valproinsäure oder Levetiracetam anstelle der Narkotika zum Einsatz.

An folgende eventuell erforderliche **Begleitmaßnahmen** sollte gedacht werden:

- Temperatursenkung
- Behandlung bzw. Prophylaxe des Hirnödems (Sorbit, Mannit, Furosemid)
- Ausgleich der Azidose
- Infektprophylaxe wegen häufiger Aspiration

Weiterführende Literatur

Perucca E (2005) An introduction to antiepileptic drugs. Epilepsia 46;Suppl 4:31-37

Perucca E (2006) Clinically relevant drug interactions with antiepileptic drugs. Br J Clin Pharmacol 61(3):246-255

Rogawski MA, Löscher W (2004) The neurobiology of antiepileptic drugs for the treatment of nonepileptic conditions. Nat Med 10(7):685-692

Rogawski MA, Löscher W (2004) The neurobiology of antiepileptic drugs. Nat Rev Neurosci 5(7):553-564

Antiparkinsonmittel

S. Böhm

Einleitung

Antiparkinsonmittel sind Arzneimittel zur Behandlung der Symptome des Morbus Parkinson. Parkinsonmittel im engeren Sinne zielen auf die im Vordergrund stehenden motorischen Symptome (Akinese, Rigor, Tremor) ab und werden hier im Detail beschrieben.

Der **Morbus Parkinson** ist die häufigste neurodegenerative Erkrankung und zeigt eine **Prävalenz** von ca. **1–2% bei 65-Jährigen** und von **4–5% im Alter von >85** Jahren. Der Morbus Parkinson ist durch motorische Symptome wie Akinese, Rigor und Tremor charakterisiert, beinhaltet aber auch psychische Symptome (Demenz, Depression, Schlafstörungen) und Symptome von Seiten des vegetativen Nervensystems (Hypersalivation, Seborrhö, Obstipation, Drangininkontinenz). Antiparkinsonmittel im engeren Sinne wirken in erster Linie gegen die motorische Symptomatik. Antiparkinsonmittel im weiteren Sinne umfassen auch Wirkstoffe, die die nichtmotorischen Symptome günstig beeinflussen. Neben diesen **symptomatischen Wirkungen** erhofft man sich von Parkinsonmitteln auch eine Verlangsamung der langsam voranschreitenden Neurodegeneration, also eine **neuroprotektive Wirkung**.

34.1 Pathophysiologische Grundlagen des Morbus Parkinson

> **Lernziele**
>
> **Primäre Ursache**
> - Degeneration von Nervenzellen in der Substantia nigra (Pars compacta)
> - Dopaminmangel im Striatum
> - Übergewicht von Acetylcholin und Glutamat in den Basalganglien

Die neurodegenerativen Veränderungen des Morbus Parkinson betreffen das Zytoskelett von Nervenzellen, und zwar insbesondere in der **Substantia nigra pars compacta.** Dort finden sich die Zellkörper von Neuronen, die in das Striatum projizieren. Diese Nervenzellen synthetisieren Dopamin und bilden das **nigrostriatale dopaminerge System** (▶ Kap. 15). Dieses nigrostriatale dopaminerge System ist im **extrapyramidal motorischen System** integriert, das zur Steuerung der Motorik beiträgt.

Das extrapyramidal-motorische System umfasst Verschaltungen, die vom Cortex (Glutamat) in die Basalganglien ziehen, von wo aus das Signal über den Thalamus (Glutmat) zum Cortex zurückkehrt. Es steuert vornehmlich den Muskeltonus und die gröbere Motorik im Rumpf- und proximalen Extremitätenbereich, ist aber auch an komplexeren Handlungsabläufen beteiligt. Zu den **Basalganglien** zählen u.a. das Striatum, der Globus pallidus mit einem lateralen und medialen Anteil, der Nucleus subthalamicus und die Substantia

nigra mit einer Pars compacta und einer Pars reticularis. Das Striatum erhält Afferenzen nicht nur vom Cortex (Glutamat), sondern auch von der Subtantia nigra pars compacta (Dopamin) und enthält cholinerge Interneurone. Im Striatum erzielen Dopamin und Acetylcholin funktionell antagonistische Effekte. Vom Striatum gibt es einen direkten und einen indirekten Weg, über die der Thalamus kontrolliert wird. Der indirekte Weg zieht über den Nucleus subthalamicus (zuerst GABA, dann Glutamat), der direkte ohne Umschaltung (GABA) zur Substantia nigra pars reticularis und zum Globus pallidus medialis. Von dort (GABA) wird der Thalamus innerviert (◻ Abb. 34.1).

Geht infolge der Degeneration der Neurone in der Substantia nigra pars compacta **Dopamin verloren,** so **überwiegt** im Striatum **der cholinerge Tonus.** Daraus resultiert, dass die Substantia nigra pars reticularis und der Globus pallidus medialis über den direkten Weg weniger gehemmt und über den indirekten Weg vermehrt erregt werden. Daher nimmt die hemmende GABAerge Kontrolle des Thalamus zu und das Signal vom Thalamus zum Cortex wird schwächer.

Der relative Mangel an Dopamin kann nicht nur durch idiopathische, sondern auch durch **toxisch bedingte** (Mangan; CO; MPTP = 1-Methyl-4-phenyl-1,2,3,6-tetrahydropyridin) **Neurodegeneration** verursacht werden. Für die idiopathische Neurodegeneration wird u.a. Dopamin selbst verantwortlich gemacht (Autotoxizität), bei dessen Metabolismus freie Sauerstoffradikale gebildet werden, die dann durch Oxidation von Lipiden, Proteinen und DNA zum Zelltod führen. Außerdem kann ein iatrogen verursachter Dopaminmangel (z.B. durch Reserpin) oder eine Blockade der Dopaminrezeptoren (z.B. durch Antipsychotika) zu parkinsonoider Symptomatik führen.

In den frühen Stadien des neurodegenerativen Morbus Parkinson wird der Mangel an gespeichertem Dopamin durch vermehrte Exozytose und erhöhte Zahl postsynaptischer Rezeptoren kompensiert, sodass die motorische Symptomatik nicht oder nur stark abgeschwächt auftritt. Deutlich wird die Symptomatik erst, wenn die Neurodegenration schon weit vorangeschritten ist. Aus diesem Grund ist eine möglichst frühe Diagnosestellung und damit verbunden ein frühzeitiger Beginn einer neuroprotektiven Therapie wichtig.

34.2 Wirkmechanismen

> **Lernziele**
>
> Klinisch eingesetzte Wirkstoffe verfügen über 3 grundlegend unterschiedliche Wirkmechanismen:
> - **Ersatz des fehlenden Dopamin** durch die Gabe der Vorstufe L-DOPA (und gleichzeitiger Hemmung der DOPA-Decarboxylase), durch Aktivierung von Dopaminrezeptoren mit Dopaminagonisten, durch Hemmung der Monoaminooxidase B (MAO-B) oder durch Hemmung der Katechol-O-Methyltransferase (COMT)
> ▼

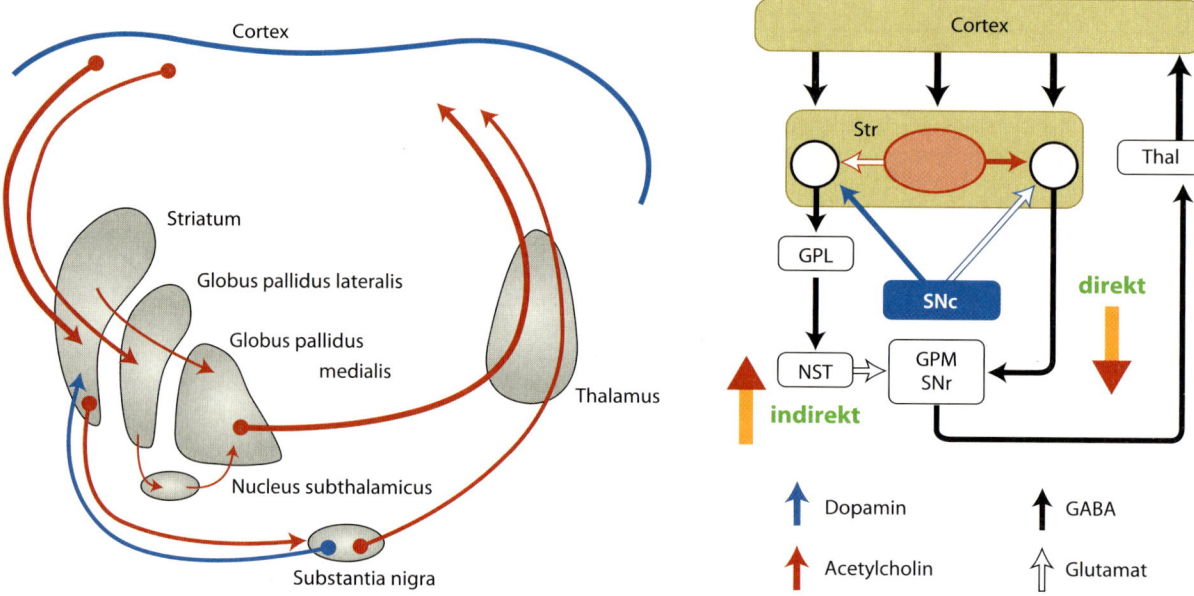

Abb. 34.1 Verschaltungen im extrapyramidal-motorischen System. Links sind die anatomischen Verhältnisse mit den involvierten Kerngebieten schematisch dargestellt. Rechts sind die involvierten Neurotransmitter gezeigt; offene Pfeile deuten eine erregende Wirkung der Transmitter an, gefüllte Pfeile eine hemmende Wirkung.

Die gelb-roten Pfeile weisen auf die Veränderungen im direkten bzw. indirekten Weg als Folge des Verlusts von Dopamin hin. Str = Striatum; GPL = Globus pallidus lateralis; GPM = Globus pallidus medialis; NST = Nucleus subthalamicus; SNc = Substantia nigra pars compacta; SNr = Substantia nigra pars reticularis; Thal = Thalamus

---

- **Blockade von NMDA Rezeptoren** durch Amantadin (welches auch extraneuronalen Monoamintransport hemmt) oder Budipin (welches auch MAO-B und muskarinische Rezeptoren blockiert)
- **Blockade von muskarinischen Acetylcholinrezeptoren**

34.2.1 Dopaminerge Wirkmechanismen

Der relative Mangel an Dopamin kann durch folgende Strategien ausgeglichen werden:

- **Gabe von Dopamin selbst:** Da Dopamin aber die Blut-Hirn-Schranke nicht überwindet, wir die Vorstufe **L-DOPA** (▶ Kap. 16) verabreicht, die über Aminosäuretransporter in das zentrale Nervensystem gelangt. In dopaminergen Nervenzellen wird L-DOPA dann zu Dopamin metabolisiert und Dopamin wird vesikulär gespeichert und freigesetzt. Ein Nachteil einer Therapie mit L-DOPA liegt eventuell darin, dass der Metabolismus des entstehenden Dopamin zur Bildung von freien Sauerstoffradikalen beitragen kann.
  Die Wirkungen von L-DOPA bzw. des entstehenden Dopamin werden zentral und peripher über Dopaminrezeptoren vermittelt. Es wird aber das verabreichte L-DOPA schon in der Peripherie zu Dopamin umgewandelt, sodass nur mehr ein kleiner Anteil (<10%) in das Hirn eindringen kann. Durch gleichzeitige Verabreichung von **Hemmern der DOPA-Decarboxylase,** die nicht in das zentrale Nervensystem eindringen (Carbidopa und Benserazid), wird die periphere Konversion von L-DOPA zu Dopamin verhindert. Dadurch steht mehr L-DOPA zur Penetration ins Gehirn zur Verfügung und die peripheren Dopaminwirkungen (Übelkeit, Erbrechen, Orthostase) werden weitgehend verhindert. L-DOPA wird auch über Katechol-O-Methyltransferasen (COMT) abgebaut, sodass deren Hemmung (z.B. Entacapon) auch die Verfügbarkeit von L-DOPA steigert.
- **Direkte Aktivierung der Dopaminrezeptoren mit Dopaminagonisten:** Im Unterschied zu L-DOPA werden hier die Dopaminrezeptoren tonisch aktiviert und es entstehen keine potenziell toxischen Dopaminmetaboliten.
- **Hemmung der abbauenden Enzyme Monoaminooxidase B (MAO-B) bzw. Katechol-O-Methyltransferase:** Dadurch wird der Dopaminmetabolismus gebremst und die Dopaminspiegel im Striatum steigen an. Da der Dopaminmetabolismus im Sinne der Autotoxizität zur Progredienz der Neurodegeneration beiträgt, erwartet man besonders von MAO-B-Hemmern auch eine neuroprotektive Wirkung.

Gemeinsam ist diesen therapeutischen Strategien, dass der dopaminerge Tonus im Striatum zunimmt.

34.2.2 NMDA-Rezeptor-Antagonismus

Durch die Deregulation im Striatum gewinnt der indirekte Weg an Übergewicht (❑ Abb. 34.1). Daran ist auch der glutamaterge Nucleus subthalamicus beteiligt und dessen gesteigerte Wirkung auf den medialen Globus pallidus und die Substantia nigra pars reticularis kann durch **Antagonisten an NMDA-Rezeptoren** abgeschwächt werden. Hierfür werden **Amantadin** und **Budipin** eingesetzt. Beide Wirkstoffe haben aber auch noch zusätzliche Wirkmechanismen: Amantadin hemmt die Aufnahme von Dopamin in Gliazellen, Budipin blockiert MAO-B und muskarinische Acetylcholinrezeptoren. Daneben wird der Blockade von NMDA-Rezeptoren auch eine **neuroprotektive Wirkung** zugeschrieben.

34.2.3 Muskarinrezeptor-Antagonismus

Das cholinerge Übergewicht im Striatum (❑ Abb. 34.1) kann durch die Blockade muskarinischer Acetylcholinrezeptoren abgeschwächt werden. In diesem Sinne werden entsprechende Antagonisten zur symptomatischen Parkinsontherapie eingesetzt.

34.3   Wirkungen

> **Lernziele**
>
> **Wirkung**
> ▬ Gegen motorische Defizite (Akinese, Rigor)
> ▬ Gegen den Tremor
> ▬ Weitere Wirkungen

34.3.1 L-DOPA

L-DOPA kann in den frühen Stadien des Morbus Parkinson sensationelle Therapieerfolge bringen, sodass praktisch immobile Patienten sich wieder nahezu normal bewegen können. Es wird in Kombination mit Decarboxylasehemmern und eventuell COMT-Hemmern eingesetzt, da so die periphere Konversion zu Dopamin unterdrückt werden kann. Dadurch fehlen unerwünschte Wirkungen, die über periphere Dopaminrezeptoren vermittelt werden. Die **unerwünschten Wirkungen** von **L-DOPA mit Decarboxylasehemmern** sind daher:

▬ Verwirrtheit
▬ Sedation, Schläfrigkeit
▬ Halluzinationen
▬ psychotische Episoden
▬ Libidosteigerung
▬ Dyskinesien

Das große Problem einer L-DOPA-Therapie sind die unvermeidbaren **Langzeitfolgen.** Diese sind gekennzeichnet durch:

▬ Wirkungsverlust
▬ Wirkungsschwankungen
▬ Dskinesien
▬ psychische Komplikationen (Halluzinationen, Wahnvorstellungen, Gedankenstörungen)

Während zu Beginn der Therapie die Wirkung über den ganzen Tag relativ stabil erhalten bleibt, treten nach mehreren Jahren deutliche Wirkungsschwankungen auf, wobei die Wirkung am Ende eines Dosisintervalls am wenigsten ausgeprägt ist. Es können aber auch Phasen maximaler Wirkung plötzlich von Phasen ohne Wirkung abgelöst werden (On-Off-Phänomen). Die Dyskinesien sind am stärksten innerhalb von 2 Stunden nach Einnahme einer Dosis ausgeprägt (Peak-Dose-Dyskinesie).

Für den **Wirkungsverlust** von L-DOPA werden folgende **Ursachen** verantwortlich gemacht:

▬ schwankende Resorption und Blut-Hirn-Schranken-Penetration
▬ ungünstige Pharmakokinetik (kurze Halbwertszeit)
▬ Versagen der kompensatorischen Mechanismen im Striatum durch voranschreitende Neurodegeneration

Vorbehalte gegenüber der Therapie mit L-DOPA gibt es auch aufgrund der Theorie der **Autotoxizität** (▶ Abschn. 34.2.1): Man befürchtet, dass durch die Gabe der Dopaminvorstufe die Progredienz der Neurodegeneration gefördert wird.

34.3.2 Dopaminrezeptor-Agonisten

Die Dopaminrezeptor-Agonisten unterscheiden sich in der Wirkung von L-DOPA plus periphere Decarboxylasehemmer in 3 Punkten. Sie

▬ verursachen Wirkungen auch außerhalb des zentralen Nervensystems,
▬ zeigen kaum Wirkungsschwankungen und Langzeitprobleme und
▬ können keine Autotoxizität verursachen.

Daher sind die **unerwünschten Wirkungen** der Dopaminrezeptor-Agonisten:
▬ Übelkeit, Erbrechen
▬ Arrhythmien
▬ Orthostase
▬ Ödeme
▬ Verwirrtheit
▬ Sedation, Schläfrigkeit
▬ Halluzinationen (besonders Ergot-Derivate)
▬ Psychotische Episoden (besonders Ergot-Derivate)
▬ Libidosteigerung
▬ Dyskinesien
▬ Fibrosen (mit Egot-Derivaten)

Bezüglich der therapeutischen Wirkung sind die Dopaminrezeptor-Agonisten L-DOPA eindeutig unterlegen, sie verursachen aber keine Langzeitproblematik, sodass sie über längere

Zeit erfolgreich eingesetzt werden können. Im Vergleich zu L-DOPA besteht außerdem nicht nur kein Problem mit der Autotoxizität, sondern es wird für einzelne Dopaminrezeptor-Agonisten auch eine neuroprotektive Wirkung diskutiert.

Die Ergot-Derivate sind bezüglich der meisten unerwünschten Wirkungen (Ausnahme Schläfrigkeit) weniger gut verträglich als die anderen Dopaminrezeptor-Agonisten und werden daher sehr langsam einschleichend dosiert. Die Titrierung bei neueren Dopaminrezeptor-Agonisten kann schneller erfolgen.

34.3.3 MAO-B-Hemmstoffe

Irreversible Hemmstoffe, die selektiv auf die MAO-B wirken (Selegilin und Rasagilin), führen durch Eingriff in den Metabolismus zum Anstieg der Dopaminkonzentration im Striatum. Dieser ist aber nicht so stark ausgeprägt wie unter L-DOPA, da auch MAO-A zum Abbau von Dopamin beiträgt. Daher ist die **therapeutische Wirkung** der MAO-B-Hemmer **weniger stark als** jene von **L-DOPA**, es gibt aber auch **weniger unerwünschte Wirkungen:**

- Erhöhung von Leberenzymen
- Blutdrucksteigerung
- Herzarrhythmien
- Rezidiv eines Ulcus pepticum (Selegilin)
- Depressionen
- Kopfschmerzen
- Muskelschmerzen

Die Herz-Kreislauf-Wirkungen treffen besonders auf Selegilin zu; sie sind indirekt sympathomimetische Effekte und auf die amphetaminartige Struktur von Selegilin zurückzuführen.

In Kombination mit L-DOPA oder Dopaminagonisten werden durch die MAO-Hemmer deren unerwünschte Wirkungen verstärkt:

- Müdigkeit, Benommenheit
- Schwindel
- Angst, Unruhe
- Erregungszustände
- Schlaflosigkeit
- Dyskinesien, Hyperkinesien
- Hypotonie, Ödeme
- Appetitlosigkeit, Übelkeit
- Obstipation
- Mundtrockenheit
- Verwirrtheitszustände und Psychosen

34.3.4 COMT-Hemmstoffe

Die COMT-Hemmer werden **ausschließlich in Kombination mit L-DOPA** verabreicht, sodass die zu erwartenden Wirkungen mit jenen der Kombinationen L-DOPA plus Decarboxylasehemmer bzw. L-DOPA plus Decarboxylasehemmer plus MAO-B-Hemmer vergleichbar sind. Hinzu kommen un-

ter **Tolcapon** potenziell letale **Leberschäden,** weswegen diese Substanz nur unter engmaschiger Kontrolle der Leberwerte verabreicht werden darf.

34.3.5 NMDA-Rezeptor-Antagonisten

Die NMDA-Rezeptor-Antagonisten (Amantadin und Budipin) unterscheiden sich in der Wirkung von L-DOPA plus periphere Decarboxylasehemmer dadurch, dass ihre therapeutische Wirkung schwächer ausgeprägt ist, aber auch die unerwünschten Wirkungen weniger schwerwiegend sind. Weitere Vorteile sind das Fehlen der Langzeitproblematik und der Autotoxizität, sowie die vermutete neuroprotektive Wirkung. **Unerwünschte Wirkungen** sind:

- Livedo reticularis (marmorierte Haut) mit Gelenködemen (bei Amantadin)
- Orthostase und Palpitationen
- Angstzustände, Stimmungsveränderungen, Agitation
- Nervosität, Konzentrationsschwäche, Schlaflosigkeit
- Verwirrtheit
- Kopfschmerzen
- Halluzinationen, Albträume
- Ataxie
- Sprech- und Sehstörungen
- Mundtrockenheit (häufiger in Kombination mit Anticholinergika)
- Übelkeit

34.3.6 Anticholinergika (Muskarinrezeptor Antagonisten)

Die Anticholinergika weisen die geringste Antiparkinsonwirkung auf und verbessern meist nur das Symptom des Tremors. Unerwünschte Wirkungen sind diejenigen aller Muskarinrezeptor-Antagonisten (► Kap. 27).

34.4   Kontraindikationen und Wechselwirkungen

> **Lernziele**
>
> Für jede Wirkstoffgruppe unterschiedliche
> - Kontraindikationen und
> - Wechselwirkungen

34.4.1 Kontraindikationen

Da die Antiparkinsonmittel über sehr divergente Wirkmechanismen verfügen, müssen Kontraindikationen für jede Wirkstoffgruppe separat betrachtet werden.

Für **L-DOPA in Kombination mit Decarboxylasehemmern** gelten als Kontraindikationen:

- Psychosen
- Engwinkelglaukom
- schwere Schilddrüsenüberfunktion, Tachykardien oder Phäochromozytom
- schwere Herz- oder Lebererkrankungen
- schwere Nierenerkrankungen

Für **Dopaminagonisten mit Ergolin-Struktur** gelten ähnliche relative Kontraindikationen:

- schwere psychotische Störungen
- schwere Herzerkrankungen
- Raynaud-Syndrom
- Magengeschwüre und gastrointestinale Blutungen
- Fibrotische Erkrankungen

Für Dopaminagonisten mit anderer chemischer Grundstruktur treffen diese Kontraindikationen nicht zu. Auch für **MAO-B-Hemmer**, wenn alleine verabreicht, gibt es kaum Kontraindikationen, mit diesen Ausnahmen:

- Rezidiv eines Ulcus pepticum (Selegilin)
- ausgeprägte Leberinsuffizienz (Rasagilin)

Ebenso gelten nur wenige **Kontraindikationen** für **COMT-Hemmer:**

- Phäochromozytom
- malignes neuroleptisches Syndrom
- Rhabdomyolyse
- Leberfunktionsstörungen (nur bei Tolcapon)

Kontraindikationen für die **NMDA-Rezeptor-Antagonisten** sind:

- Myasthenia gravis
- Psychosen
- Herz- und Koronarinsuffizienz, AV-Block Grad II und III, Bradykardie
- Leber- und Nierenfunktionsstörungen
- Prädisposition zur QT-Verlängerung
- Hypokaliämie oder Hypomagnesiämie
- Glaukom
- Hypertonie
- Prostatahyperplasie
- Magen-Darm-Ulzera

Kontraindikationen für Anticholinergika entsprechen denjenigen anderer Muskarinrezeptor-Antagonisten (▶ Kap. 27).

34.4.2 Wechselwirkungen

Wie für die Kontraindikationen, müssen auch Wechselwirkungen für jede Wirkstoffgruppe getrennt erwähnt werden.

Da für **L-DOPA** kein CYP-vermittelter Metabolismus vorliegt, gibt es primär **pharmakodynamische Wechselwirkungen,** die dem Bereich des autonomen Nervensystems entspringen:

- nichtselektive Monoaminoxidase-Hemmer (hypertensive Krise)

- Antihypertensiva, insbesondere Reserpin (Wirkungsverstärkung)
- Sympathomimetika (Wirkungsverstärkung)
- Narkotika, die für Katecholamine sensibilisieren (besonders Halothan)
- Antipsychotika (Wirkungsaufhebung)
- proteinreiche Nahrung (führt zu schwankender Resorption)

Die angeführten Kombinationen mit anderen Wirkstoffen sind als relative Kontraindikationen aufzufassen.

Wechselwirkungen für **Dopaminrezeptor-Agonisten** sind jenen für L-DOPA ähnlich und wenigstens als relative Kontraindikationen zu betrachten:

- zentral dämpfende Substanzen (Ethanol)
- Antipsychotika (Wirkungsaufhebung)
- Makrolide (Erhöhung der Bioverfügbarkeit)
- Antihypertensiva (Wirkungsverstärkung)

Im Sinne eines anderen Wirkmechanismus sind die Wechselwirkungen der **MAO-B-Hemmer** auch andere und entsprechende Kombinationen zu überdenken:

- Sympathomimetika
- Guanethidin
- zentral dämpfende Substanzen (Ethanol)
- Antidepressiva
- Pethidin

COMT-Hemmer dürfen nicht mit nichtselektiven MAO-Hemmern oder MAO-A- plus MAO-B-Hemmern kombiniert werden; sie bilden Komplexe mit Eisen und dürfen daher nicht gleichzeitig mit Eisensalzen verabreicht werden.

Wiederum unterschiedlich sind die Wechselwirkungen der **NMDA-Rezeptor-Antagonisten:**

- Substanzen, die das QT-Intervall verlängern (Arrhythmiegefahr)
- Memantin (Wirkungsverstärkung)
- Verstärkung der zentralnervösen Wirkungen von Anticholinergika
- Interaktionen mit anderen Substraten von CYP2D6 (beeinträchtigter Abbau)

34.5 Pharmakokinetik

Lernziele

Angeführte Antiparkinsomittel:
- lipophil
- hohe orale Bioverfügbarkeit
- dringen in das zentrale Nervensystem ein

Elimination:
- je nach Präparat unterschiedlich

Tab. 34.1 Pharmakologische Charakteristika der Dopaminrezeptoragonisten

Substanz	Struktur	Rezeptorbindung	Bioverfügbarkeit	Halbwertszeit (h)
Bromocriptin	Ergolin	D_2, NA, 5-HT$_2$	<10%	3–6
Cabergolin	Ergolin	D_3>D_2, NA, 5-HT$_2$	>80%	65
Lisurid	Ergolin	D_2, NA, 5-HT$_2$	<20%	2–3
Pergolid	Ergolin	D_3>D_2, D_1, NA, 5-HT$_2$	<60%	15–20
Piribedil	Nicht-Ergolin	D_3>D_2, NA	>90%	20
Pramipexol	Nicht-Ergolin	D_3>D_2, NA	>90%	10
Ropinirol	Nicht-Ergolin	D_3>D_2	50%	6
Rotigotin	Nicht-Ergolin	D_3>D_2, D_1	TTS, <40%	5–7

TTS = transdermales therapeutisches System

L-DOPA wird enteral rasch und vollständig resorbiert, sodass maximale Plasmaspiegel innerhalb 1 Stunde erreicht werden. Durch Nahrungsaufnahme (insbesondere proteinreiche) wird die Resorption verzögert. Die Elimination erfolgt mit einer Halbwertszeit von <1 Stunde primär über die DOPA-Decarboxylase (Produkt: Dopamin). Daher ist in Anwesenheit der Decarboxylasehemmer die Eliminationshalbwertszeit ungefähr verdoppelt. Der weitergehende Metabolismus entspricht demjenigen des Dopamin (▶ Kap. 16). Infolge der kurzen Halbwertszeit wird zur Stabilisierung der Plasmaspiegel L-DOPA auch in retardierten Zubereitungen angeboten.

In der Gruppe der **Dopaminrezeptoragonisten** gibt es bezüglich der Pharmakokinetik beträchtliche Unterschiede (▣ Tab. 34.1). Sie sind im Allgemeinen ausreichend oral bioverfügbar und weisen deutlich längere Halbwertszeiten als L-DOPA auf. Rotigotin steht in der Form eines transdermalen therapeutischen Systems zur Verfügung.

Der **MAO-Hemmer Selegilin** wird enteral rasch resorbiert, ist aber nur zu 10% bioverfügbar. Es wird in der Leber schnell metabolisiert, wobei u.a. Amphetaminabkömmlinge entstehen, die für die Wechselwirkungen mit Sympathomimetika verantwortlich sein dürften. Die Plasmahalbwertszeiten für Selegilin sind sehr variabel mit einem Median bei ca. 10 Stunden. Die Metaboliten werden überwiegend renal eliminiert. **Rasagilin** wird enteral schnell resorbiert, die Bioverfügbarkeit beträgt ca. 40%. Die hepatische Metabolisierung involviert CYP1A2, die Metaboliten werden überwiegend renal eliminiert.

Der **COMT-Hemmer Entacapon** wird mit großer interindividueller Variation enteral resorbiert, wobei die Bioverfügbarkeit bei durchschnittlich 35% liegt. Entacapon wird hauptsächlich hepatisch metabolisiert, die Plasmahalbwertszeit liegt <1 Stunde.

Der **NMDA-Rezeptor-Antagonist Amantadin** wird nach oraler Gabe schnell und komplett resorbiert und mit einer Plasmahalbwertszeit von durchschnittlich 15 Stunden zu über 90% unverändert renal eliminiert. **Budipin** wird mit einer Bioverfügbarkeit von 50% enteral rasch resorbiert und mit einer Plasmahalbwertszeit von ca. 30 Stunden entweder unverändert oder nach Metabolisierung renal eliminiert.

Die **Anticholinergika** in der Parkinsontherapie sind alle deutlich lipophil, sodass sie enteral gut resorbiert werden und gut in das zentrale Nervensystem eindringen. Die Plasmahalbwertszeiten liegen im Bereich von 5–15 Stunden.

34.6 Gruppen von Antiparkinsonmitteln

Lernziele

Dopaminerge Substanzen:
- L-DOPA
- Dopaminrezeptor-Agonisten (Bromocriptin, Cabergolin, Lisurid, Pergolid, Piribedil, Pramipexol, Ropinirol, Rotigotin)
- Decarboxylasehemmer (Carbidopa, Benserazid)
- MAO-B-Hemmer (Rasagilin, Selegilin)
- COMT-Hemmer (Entacapon, Tolcapon)

NMDA-Rezeptor-Antagonisten (Amantadin, Budipin)
Anticholinergika (Biperiden, Bornaprin, Metixen, Procyclidin, Trihexyphenidyl)

34.6.1 Dopaminerge Substanzen

L-DOPA

L-DOPA (▣ Abb. 34.2) ist immer noch das am besten wirksame Antiparkinsonmittel, hat aber im Vergleich zu Dopaminrezeptor-Agonisten ungünstigere pharmakokinetische Eigenschaften, ist potenziell autotoxisch und führt zu Wirkungsverlust nach mehrjähriger Therapie.

Abb. 34.2 Strukturformeln von L-DOPA (mit Darstellung des chiralen Zentrums) und Dopaminagonisten; rot eingekreist sind die Ergolinstrukturen der Dopaminagonisten

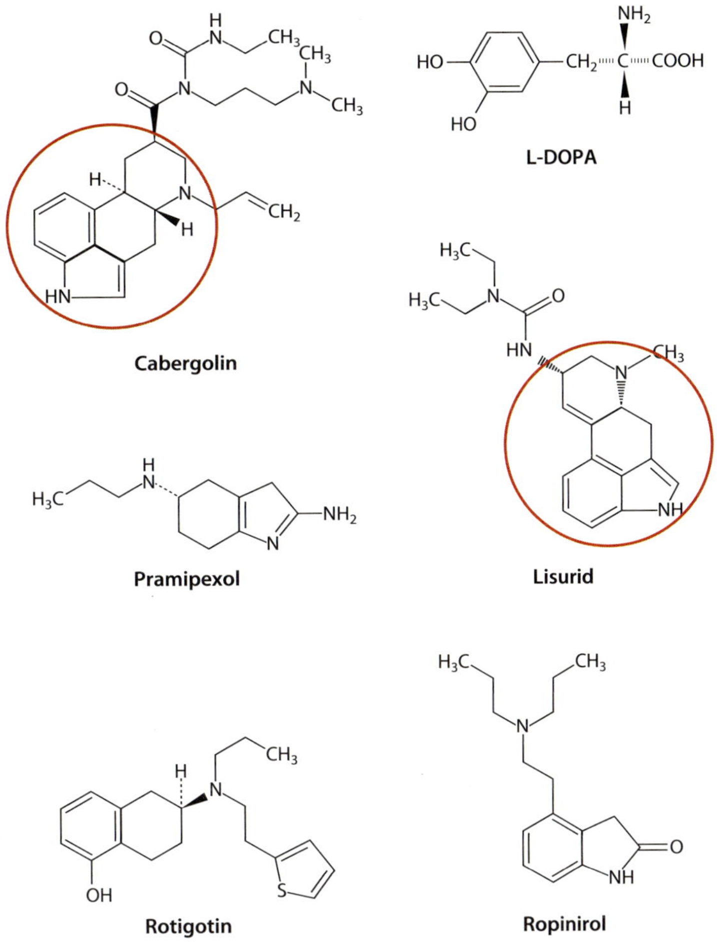

Cabergolin

L-DOPA

Pramipexol

Lisurid

Rotigotin

Ropinirol

Dopaminrezeptoragonisten

Unter den Dopaminrezeptoragonisten unterscheidet man jene mit **Ergolinstruktur (Bromocriptin, Cabergolin, Lisurid, Pergolid)** und **andere (Piribedil, Pramipexol, Ropinirol, Rotigotin),** die keine derartige Struktur besitzen (■ Abb. 34.2). Die Ergoline sind durch eher schlechtere Verträglichkeit und zahlreichere Wechselwirkungen gekennzeichnet, da sie typischerweise an einer größeren Zahl von Rezeptoren angreifen als die Nicht-Ergoline (■ Tab. 34.1).

Gesondert zu erwähnen ist Apomorphin, das zwar gut antiparkinsonoid wirkt, aber heftige unerwünschte Wirkungen (Erbrechen, Psychosen) auslöst und kaum mehr eingesetzt wird (nur subkutan), eventuell noch bei schwerer On-Off-Symptomatik. Generell wirken Dopaminrezeptoragonisten weniger gut gegen die Parkinsonsymptomatik als L-DOPA.

Decarboxylasehemmer

Carbidopa und **Benserazid** (■ Abb. 34.3) werden ausschließlich in Kombination mit L-DOPA verwendet.

MAO-B-Hemmer

Rasagilin und **Selegilin** hemmen den Dopaminabbau, sollen daher die Autotoxizität einschränken und neuroprotektiv wir-

ken. Sie können sowohl allein, als auch in Kombination mit L-DOPA und anderen Antiparkinsonmitteln eingesetzt werden.

COMT-Hemmer

Entacapon und **Tolcapon** werden ausschließlich in Kombination mit L-DOPA angewandt.

34.6.2 NMDA-Rezeptor-Antagonisten

Amantadin und **Budipin** wirken in erster Linie über eine Blockade von NMDA-Rezeptoren, weswegen ihnen eine neuroprotektive Wirkung zugeschrieben wird. Zur Antiparkinsonwirkung tragen auch andere Wirkmechanismen bei, sie ist aber schwächer ausgeprägt als bei L-DOPA.

34.6.3 Anticholinergika

Biperiden, Bornaprin, Metixen, Procyclidin, Trihexyphenidyl wirken deutlich schwächer gegen die motorische Symptomatik, können die kognitive Leistung beeinträchtigen, und werden zumeist spezifisch gegen den Tremor eingesetzt.

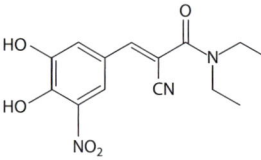

Carbidopa   **Benserazid**

Selegilin   **Rasagilin**

Tolcapon   **Entacapon**

◘ Abb. 34.3 Strukturen der Decarboxylasehemmer (Carbidopa, Benserazid), MAO-B-Hemmer (Rasagilin, Selegilin) und COMT Hemmer (Entacapon, Tolcapon)

Steckbrief Antiparkinsonmitteln
Wirkstoffe:
- **L-DOPA**
- **Dopaminagonisten:** Bromocriptin, Cabergolin, Lisurid, Pergolid, Piribedil, Pramipexol, Ropinirol, Rotigotin
- **Decarboxylasehemmer:** Carbidopa, Benserazid
- **MAO-B-Hemmer:** Rasagilin, Selegilin
- **COMT-Hemmer:** Entacapon, Tolcapon
- **NMDA-Rezeptor-Antagonisten:** Amantadin, Budipin
- **Anticholinergika:** Biperiden, Bornaprin, Metixen, Procyclidin, Trihexyphenidyl

Wirkmechanismus: Erhöhung des Dopaminspiegels bzw. Antagonismus gegenüber Glutamat oder Acetylcholin
Interaktionen: Wechselwirkungen mit:
- **L-DOPA plus Decarboxylasehemmer:** nichtselektiven Monoaminoxidase-Hemmer; Antihypertensiva; Sympathomimetika; Narkotika, die für Katecholamine sensibilisieren; Antipsychotika; proteinreiche Nahrung
- **Dopaminagonisten:** zentral dämpfende Substanzen; Antipsychotika; Makrolide; Antihypertensiva
- **MAO-B-Hemmern:** Sympathomimetika; Guanethidin; zentral dämpfende Substanzen; Antidepressiva; Pethidin
- **COMT-Hemmern:** nichtselektive MAO Hemmer; Eisensalze

▼

- **NMDA.Antagonisten:** Substanzen, die das QT-Intervall verlängern; Memantin; Anticholinergika; Substrate von CYP2D6
- **Anticholinergika** (► Kap. 26)

Unerwünschte Wirkungen:
- **L-DOPA plus Decarboxylasehemmer:** Verwirrtheit, Sedation, Schläfrigkeit, Halluzinationen, psychotische Episoden, Libidosteigerung, Dyskinesien, Wirkungsverlust, Wirkungsschwankungen
- **Dopaminrezeptor-Agonisten:** Übelkeit, Erbrechen, Arrhythmien, Orthostase, Ödeme, Verwirrtheit, Sedation, Schläfrigkeit, Libidosteigerung, Dyskinesien; bei Ergot-Derivaten Halluzinationen, psychotische Episoden und Fibrosen
- **MAO-B-Hemmer:** Erhöhung von Leberenzymen, Blutdrucksteigerung, Herzarrhythmien, Rezidiv eines Ulcus pepticum (Selegilin), Depressionen, Kopfschmerzen, Muskelschmerzen
- **COMT-Hemmer:** Leberschäden (Tolcapon)
- **NMDA-Rezeptor-Antagonisten:** Livedo reticularis mit Gelenködemen, Orthostase und Palpitationen, Angstzustände, Stimmungsveränderungen, Agitation, Nervosität, Konzentrationsschwäche, Schlaflosigkeit, Verwirrtheit, Kopfschmerzen, Halluzinationen, Albträume, Ataxie, Sprechstörungen, Sehstörungen, Mundtrockenheit, Übelkeit
- **Anticholinergika:** (► Kap. 26)

Klinische Anwendung: Morbus Parkinson
Kontraindikationen:
- **L-DOPA plus Decarboxylasehemmer:** Psychosen, Engwinkelglaukom, schwere Schilddrüsenüberfunktion, Tachykardien oder Phäochromozytom, schwere Herz- oder Lebererkrankungen, schwere Nierenerkrankungen
- **Dopaminrezeptor-Agonisten (Ergoline):** schwere psychotische Störungen, schwere Herzerkrankungen, Raynaud-Syndrom, Magengeschwüre, gastrointestinalen Blutungen, fibrotische Erkrankungen
- **MAO-B-Hemmer:** Rezidiv eines Ulcus pepticum (Selegilin), ausgeprägte Leberinsuffizienz (Rasagilin)
- **COMT-Hemmer:** Phäochromozytom, malignes neuroleptisches Syndrom, Rhabdomyolyse, Leberfunktionsstörungen (nur bei Tolcapon)
- **NMDA-Antagonisten:** Myasthenia gravis, Psychosen, Herz- und Koronarinsuffizienz, AV-Block Grad II und III, Bradykardie, Leber- und Nierenfunktionsstörungen, Prädisposition zur QT-Verlängerung, Hypokaliämie oder Hypomagnesiämie, Glaukom, Hypertonie, Prostatahyperplasie, Magen-Darm-Ulzera
- **Anticholinergika** (► Kap. 26)

34.7   Klinischer Einsatz von Antiparkinsonmitteln

Antiparkinsonmittel werden primär zur Besserung der motorischen Symptomatik eingesetzt; psychische und vegetative Symptome müssen meistens separat behandelt werden. Die am besten wirksame Therapie ist L-DOPA kombiniert mit Decarboxylasehemmern. Diese zeigt aber mit zunehmender Dauer deutlichen Wirkungsverlust und Langzeitkomplikationen. Daher wird mit einer Therapie mit L-DOPA oft erst bei Verschlechterung der Symptomatik begonnen und alternative Therapiekonzepte (Dopaminagonisten, MAO-B-Hemmer) werden zunächst probiert.

Die absolut effizienteste Pharmakotherapie der motorischen Parkinsonsymptomatik ist jene mit L-DOPA plus Decarboxylasehemmer, die aber 3 wesentliche Limitationen hat:

- Wirkungsverlust nach mehrjähriger Therapie
- Langzeitkomplikationen (z.B. Wirkungsschwankungen, Dyskinesien, psychische Komplikationen)
- vermutete Autotoxizität

Aus diesen Gründen wird trotz hervorragender Wirksamkeit nicht nach jeder Diagnose eines Morbus Parkinson mit einer L-DOPA-Therapie begonnen. Die Auswahl der **initialen Therapie** richtet sich **nach** der Schwere der **motorischen Symptomatik, Komorbidität** und Alter der Patienten:

- Bei **mittelschwerer bis schwerer Symptomatik,** Alter >75, und beträchtlicher Komorbidität (insbesondere kognitive Defizite) wird mit einer L-DOPA Kombination begonnen.
- Bei **leichter bis mittelschwerer Symptomatik** und fehlender kognitiver Beeinträchtigung wird mit Dopaminrezeptor-Agonisten begonnen, wobei Nicht-Ergoline zu bevorzugen sind.
- Bei **leichter Symptomatik** und fehlender kognitiver Beeinträchtigung wird mit MAO-B-Hemmern begonnen.

Wird die Therapie mit **L-DOPA** begonnen und stellt sich die **Langzeitproblematik mit Wirkungsverlust** ein (ca. 10% Wirkungsverlust pro Therapiejahr), so gibt es die folgenden möglichen Vorgehensweisen:

- COMT-Hemmer oder MAO-B-Hemmer in Kombination mit L-DOPA
- Peak-Dose-Dyskinesien können durch eine Kombination mit NMDA-Antagonisten verbessert werden
- Dopaminagonisten aus der Gruppe der Nicht-Ergoline
- Apomorphin subkutan bei schweren motorischen Problemen
- L-DOPA auch intraduodenal (um stabilere Plasmaspiegel zu erreichen)
- chirurgische Maßnahmen (tiefe Hirnstimulation)

Zu bedenken ist auch, die Dosis immer in den höchstmöglichen Bereich zu titrieren und unterschiedliche Kombinationen der Antiparkinsonmittel zu probieren. Nahezu alle Kombinationen erscheinen sowohl möglich, als auch sinnvoll.

Weiterführende Literatur

Antonini A, Tolosa E, Mizuno Y, Yamamoto M, Poewe WH (2009) A reassessment of risks and benefits of dopamine agonists in Parkinson's disease. Lancet Neurol 8(10):929-937

Lewitt PA (2009) MAO-B inhibitor know-how: back to the pharm. Neurology 72(15):1352-1357

Möller JC, Körner Y, Dodel RC, Meindorfner C, Stiasny-Kolster K, Spottke A, Krüger HP, Oertel WH (2005) Pharmacotherapy of Parkinson's disease in Germany. J Neurol 252(8):926-935

Schapira AH (2009) Neurobiology and treatment of Parkinson's disease. Trends Pharmacol Sci 30(1):41-47

Youdim MB, Edmondson D, Tipton KF (2006) The therapeutic potential of monoamine oxidase inhibitors. Nat Rev Neurosci 7(4):295-309

Antidementiva

S. Böhm

Einleitung

Antidementiva sind Arzneimittel zur Behandlung von Demenzerkrankungen. Da unter allen Formen der Demenzerkrankung der Morbus Alzheimer zahlenmäßig dominiert, werden hier Wirkstoffe und Mechanismen zur Therapie desselben beschrieben. Dieselben Arzneimittel werden aber auch in der Therapie anderer Demenzerkrankungen eingesetzt.

Unter den zahlreichen Demenzformen ist die Alzheimer-Krankheit die häufigste (60–80%), gefolgt von vaskulärer Demenz und Lewy-Körperchen-Demenz (jeweils 10–25%). Andere Demenzformen sind selten und machen einen Anteil von <10% aus. Häufig finden sich Mischformen. Die Pharmakotherapie der unterschiedlichen Demenzformen ist sehr ähnlich (mit der Ausnahme der zerebrovaskulären Prävention der vaskulären Demenz; ▶ Kap. 41), sodass hier in weiterer Folge primär auf die Alzheimer-Demenz eingegangen wird.

35.1 Pathophysiologische Grundlagen des Morbus Alzheimer

> **Lernziele**
>
> Zur Entstehung der Alzheimer-Demenz gibt es 3 pathophysiologische Hypotesen:
> - Amyloid-Hypothese (übermäßiges Angebot an β-Amyloid)
> - Acetylcholin-Hypothese (Mangel an Acetylcholin)
> - Glutamat-Hypothese (Überschuss an Glutamat)

Die **neuropathologischen Charakteristika** der Alzheimer-Demenz sind **senile Plaques, fibrilläre Ablagerungen** und der **Verlust von Nervenzellen und synaptischen Verbindungen,** woraus eine makroskopische Hirnatrophie resultiert. Am stärksten ausgeprägt sind diese pathologischen Veränderungen **in folgenden Hirnarealen:**

- Neocortex (Glutamat)
- Hippocampus (Glutamat)
- basales Vorderhirn (Acetylcholin)
- dorsaler Raphekern (5-HT)
- Locus coeruleus (Noradrenalin)

Im Zentrum der Hypothesen zur Pathophysiologie des Morbus Alzheimer stehen die Neurotransmitter **Acetylcholin** und **Glutamat**, sowie **β-Amyloid**, das in senilen Plaques abgelagert ist. In diesem Sinne gibt es die folgenden **3 Hypothesen zur Entstehung der Alzheimer-Demenz:**

- Amyloid-Hypothese
- Acetylcholin-Hypothese
- Glutamat-Hypothese

35.1.1 Amyloid-Hypothese

β-Amyloid besteht aus **löslichen Peptiden,** die durch proteolytische Spaltung des Amyloid-Vorläuferproteins (Amyloid Precursor Protein: APP) entstehen. Gesteigerte Produktion, reduzierter Metabolismus oder genetisch bedingte Veränderungen der β-Amyloid-Peptide führen zu deren Aggregation und Ablagerung in senilen Plaques. Die amyloidotischen Plaques tragen auch zum Entstehen der **neurofibrillären Ablagerungen** bei. Diese intrazellulären neurofibrillären Bündel bilden sich aus hyperphosphoryliertem Tau-Protein, welches in dieser Form seiner Aufgabe im Rahmen des Zytoskeletts nicht mehr nachkommen kann. Eine Folge davon ist die Degeneration der betroffenen Nervenzellen. Diese neuropathologischen Veränderungen sind von pathogenetischer Relevanz, da es zwischen dem Ausmaß der senilen Plaques, der Menge der neurofibrillären Ablagerungen, dem Fortschreiten der Neurodegeneration und der Schwere der Alzheimer-Symptomatik eine direkte Korrelation gibt. Die Amyloid-Hypothese besagt daher, dass β-Amyloid, ob in löslicher oder präzipitierter Form, für die Entstehung der Psychopathologie verantwortlich ist. Diese Hypothese wird auch dadurch gestützt, dass eine Immuntherapie gegenüber β-Amyloid zur Besserung der Alzheimer-Symptomatik führen kann.

35.1.2 Acetylcholin-Hypothese

Die Nervenzellen mit höchster Sensitivität gegenüber der Neurotoxizität der β-Amyloidpeptide sind jene des basalen Vorderhirns, die Acetylcholin als Neurotransmitter verwenden. Daraus erklärt sich, warum im Rahmen der Alzheimer-Demenz zahlreiche cholinerge Funktionen wie die **Synthese, Speicherung und Freisetzung von Acetylcholin** aus den Nervenzellen **beeinträchtigt** sind. Aus Befunden mit Antagonisten an Acetylcholinrezeptoren ist bekannt, dass deren Aktivierung für kognitive Leistungen von großer Bedeutung ist. Daraus ergibt sich die Acetylcholin-Hypothese, die einen Mangel an Acetylcholin als ursächlich für die Symptomatik verantwortlich macht. Aus dieser Hypothese ergeben sich zwei kausale therapeutische Strategien: Einerseits die Verstärkung der Wirkung von Acetylcholin an den Rezeptoren durch die Hemmung des Abbaus, andererseits die direkte Aktivierung der Rezeptoren durch entsprechende Agonisten. Da Rezeptoragonisten nur entweder muskarinische oder nikotinische Rezeptoren erreichen, ist die Hemmung der Enzyme, die Acetylcholin abbauen, also der Cholinesterasen, das dominierende Therapieprinzip.

35.1.3 Glutamat-Hypothese

Während das cholinerge System im Zuge der Alzheimer-Demenz herunterreguliert wird, entsteht simultan offenbar eine **Zunahme der glutamtergen Transmission über NMDA-Rezeptoren.** Diese Überaktivität von NMDA-Rezeptoren führt einerseits zur Störung in der Langzeitpotenzierung (LTP;

► Kap. 13), und damit ein zu einem Defekt in Lernprozessen und kognitiver Leistungsfähigkeit, und andererseits zu gesteigerter Neurotoxizität im Sinne von Glutamat als Exzitotoxin (► Kap. 13). Daher wird auch der NMDA-Antagonist **Memantin** zur Therapie der Alzheimer-Demenz eingesetzt.

35.2   Wirkmechanismen

> **Lernziele**
>
> **Wirkmechanismen der Antidementiva**
> ▬ Hemmung von Cholinesterasen durch Tacrin, Rivastigmin, Galantamin und Donepezil (wobei Galantamin auch ein positiver Modulator an nikotinischen Acetylcholinrezeptoren ist)
> ▬ Blockade von NMDA Rezeptoren durch Memantin

35.2.1 Wirkungen über Acetylcholinesterasen

Cholinesterasen sind die namengebenden Mitglieder einer Proteinfamilie, in welcher auch andere Esterasen und nichtenzymatische Proteine zu finden sind. Man unterscheidet zwischen der **Butyrylcholinesterase** und den **Acetylcholinesterasen,** wobei erstere vorwiegend in der Peripherie zu finden ist, während letztere hauptsächlich im Nervensystem exprimiert werden. Substanzen, die Cholinesterasen blockieren, sind seit mehr als einem Jahrhundert bekannt. Vertreter dieser chemisch heterogenen Gruppe werden u.a. als Insektizide, Kampfgifte oder Medikamente eingesetzt. In der Therapie der Alzheimer-Demenz wurden und/oder werden die Cholinesterasehemmer **Tacrin, Rivastigmin, Galantamin** und **Donepezil** am häufigsten verwendet. Während die hoch toxischen Cholinesterasehemmer die Enzyme irreversibel blockieren, führen die zuletzt genannten nur zu einer reversiblen Hemmung, sodass die Wirkung beendet ist, bevor alle blockierten Enzymmoleküle durch neu synthetisierte ersetzt sind. Durch die Blockade der Cholinesterasen steigt infolge des verminderten Abbaus die an den Rezeptoren verfügbare Acetylcholinkonzentration an, und das beschriebene cholinerge Defizit wird ausgeglichen. Darüber hinaus ist **Galantamin** auch ein positiver allosterischer **Modulator an nikotinischen Acetylcholinrezeptoren.**

Die einzelnen Cholinesterasehemmer unterscheiden sich hinsichtlich ihrer Selektivität für Butyrylcholinesterase oder Acetylcholinesterasen (◘ Tab. 35.1): Tacrin blockiert Butyrylcholinesterase ein wenig besser, während Galantamin und Donepezil besser an Acetylcholinesterasen angreifen. Rivastigmin wirkt an den beiden Enzymtypen ähnlich stark. Die Selektivität für Acetylcholinesterasen im Vergleich zu Butyrylcholinesterase liegt für Galantamin bei ca. 50:1 und für Donepezil bei über 1000:1.

35.2.2 Wirkungen über Glutamatrezeptoren

NMDA-Rezeptoren werden durch die simultane Wirkung von 2 Transmittern, nämlich Glutamat und Glycin, aktiviert und leiten erst dann einen Kationenstrom, wenn die Nervenzelle gleichzeitig depolarisiert wird, was die Blockade des Kanals durch Mg^{2+}-Ionen aufhebt. **Memantin blockiert den Kanal des NMDA-Rezeptors** ähnlich **wie Mg^{2+}** und diese Blockade wird durch Depolarisation aufgehoben. Außerdem ist die Blockade von der Aktivierung des Rezeptors durch Agonisten abhängig (Use Dependence; ► Kap. 28.2.4). In diesem Sinne bleibt immer ein gewisser Anteil an NMDA-Rezeptoren von Memantin unbeeinflusst. Die Affinität des Memantin ist wesentlich geringer als jene von z.B. Phencyclidin (► Kap. 33), sodass dessen psychotropen Wirkungen unter Memantin kaum auftreten.

35.3   Wirkungen

> **Lernziele**
>
> **Cholinesterasehemmer**
> ▬ Steigerung der kognitiven Leistungsfähigkeit, Weckreaktion
> ▬ Verwirrtheit, Agitiertheit
> ▬ Schlafstörungen, Depressionen
> ▬ Schwindel, Kopfschmerzen
> ▬ Abdominalkrämpfe, Durchfall
> ▬ Appetitlosigkeit, Übelkeit, Erbrechen
> ▬ Muskelkrämpfe
> ▬ Harninkontinenz
>
> **Memantin**
> ▬ Verbesserung der Alzheimer-Symptomatik
> ▬ Schwindel, eventuell Krampfanfälle
> ▬ Müdigkeit, Verwirrtheit
> ▬ Blutdruckerhöhung
> ▬ Obstipation
> ▬ Kopfschmerzen

35.3.1 Cholinesterasehemmer

Die Cholinesterasehemmer bewirken einen Anstieg der Acetylcholinkonzentration an cholinergen Synapsen. Da die muskarinischen Acetylcholinrezeptoren deutlich höhere Affinitäten für ihren Transmitter aufweisen, als die nikotinischen, sind die durch Cholinesterasehemmer hervorgerufenen **Wirkungen ähnlich** jenen von **Muskarinrezeptoragonisten:**

▬ Steigerung der kognitiven Leistungsfähigkeit, Weckreaktion
▬ negative Chrono-, Ino- und Dromotropie am Herzen
▬ gesteigerte Kontraktion der Bronchialmuskulatur, evtl. Bronchokonstriktion

- gesteigerte Kontraktion der Gastrointestinal- und Gallenblasenmuskulatur, verbesserte propulsive Motorik
- gesteigerte Kontraktion der Ureteren und des M. detrusor vesicae, verbesserter Harnfluss
- Steigerung der Bronchial-, Speichel-, Schweiß- und Tränensekretion
- Miosis und Akkomodationsstörung

Die in der Alzheimer-Therapie eingesetzten Cholinesterasehemmer zeichnen sich durch beträchtliche Lipophilie und daher gute Penetration des Zentralnervensystems aus, sodass die zentralen die peripheren Wirkungen überwiegen. Außer der Steigerung der kognitiven Leistungsfähigkeit sind all diese als **unerwünschte Wirkungen** zu betrachten, die sich durch folgende Symptome äußern:

- Verwirrtheit, Agitiertheit
- Schlafstörungen, Depressionen
- Schwindel, Kopfschmerzen
- Abdominalkrämpfe, Durchfall
- Appetitlosigkeit, Übelkeit, Erbrechen
- Muskelkrämpfe
- Harninkontinenz

Die Ausprägung der peripheren Wirkungen ist bei Tacrin am relativ stärksten. Hinzu kommt bei dieser Substanz beträchtliche Hepatotoxizität, sodass sie kaum mehr eingesetzt wird. Um das Auftreten der unerwünschten Wirkungen zu minimieren, werden alle Cholinesterasehemmer zu **Therapiebeginn** mit **langsam steigender Dosierung** verabreicht. Auf jeder neuen Dosierungsstufe wird das Auftreten eventuell unerwünschter Wirkungen für einige Zeit (>2 Wochen) überwacht.

35.3.2 Memantin

Wie bei Cholinesterasehemmern ist auch bei Memantin die einzige **erwünschte Wirkung** die Verbesserung der Alzheimer-Symptomatik, insbesondere **Verbesserung der kognitiven Defizite**.
Alle anderen Wirkungen sind unerwünscht:

- Schwindel, eventuell Krampfanfälle
- Müdigkeit, Verwirrtheit
- Blutdruckerhöhung
- Obstipation
- Kopfschmerzen

Wie auch bei den Cholinesterasehemmern wird Memantin **langsam einschleichend dosiert,** um die Inzidenz unerwünschter Wirkungen zu minimieren.

35.4 Kontraindikationen und Wechselwirkungen

> **Lernziele**
>
> Unterschiedliche Kontraindikationen und Wechselwirkungen für:
> - Cholinesterasehemmer und
> - Memantin

Für Cholinesterasehemmer bzw. Memantin finden sich entsprechend unterschiedlicher Wirkmechanismen auch unterschiedliche, oftmals nur relative Kontraindikationen.
Kontraindikationen für **Cholinesterasehemmer** sind:

- bradykarde Herzrhythmusstörungen, Überleitungsstörungen
- schwere Herzinsuffizienz (NYHA III–IV)
- Krampfanfälle
- Abhängigkeitsanamnese
- extrapyramidal-motorische Störungen
- obstruktive Atemwegserkrankungen
- gastrointestinale Obstruktionen
- Zustand nach Operationen im Bereich des Gastrointestinaltrakts oder der ableitenden Harnwege
- Überempfindlichkeit

Kontraindikationen für **Memantin** sind:

- Epilepsien, Krampfanfälle
- Zustand nach Herzinfarkt oder schwere Herzinsuffizienz
- Überempfindlichkeit

Cholinesterasehemmer und Memantin zeigen nur unterschiedliche Wechselwirkungen, die nachfolgend daher getrennt angeführt sind.
Wechselwirkungen für **Cholinesterasehemmer** sind:

- Verstärkung der Wirkung von Suxamethonium
- Verstärkung der Wirkung anderer bradykard wirkender Arzneimittel (z.B. β-Blocker)

Wechselwirkungen für **Memantin** sind:

- Verstärkung der Wirkung anderer NMDA-Antagonisten (z.B. Amantadin und Ketamin)
- Verstärkung der Wirkung von Parkinsonmitteln

35.5 Pharmakokinetik

> **Lernziele**
>
> **Alle angeführten Antidementiva sind:**
> - lipophil
> - gut oral bioverfügbar
> - dringen schnell in das zentrale Nervensystem ein
>
> ▼

◘ Tab. 35.1 Pharmakologische Charakteristika der Cholinesterasehemmer

Substanz	Relative Hemmung der Enzyme	Orale Bioverfügbarkeit (%)	$t_{1/2}$ (h)	Metabolismus
Donepezil	AChE >>> BChE	100	60–90	CYP 2D6, CYP 3A4
Rivastigmin	AChE = BChE	40	2	Cholinesterasen
Galantamin	AChE >> BChE	85–100	5–7	CYP 2D6, CYP 3A4

AChE = Acetylcholinesterase; BChE = Butyrylcholinesterase

Elimination:
- Cholinesterasehemmern hepatisch, mit der Ausnahme von Rivastigmin (Abbau durch Cholinesterasen)
- Memantin wird glucuronidiert und dann renal eliminiert

Alle in der Alzheimer-Therapie eingesetzten Cholinesterasehemmer sind **lipophil**, werden nach **oraler Verabreichung** gut und mit einer Ausnahme (Donepezil) sehr schnell **resorbiert** und dringen auch **schnell in das zentrale Nervensystem** ein. Bezüglich des **Metabolismus** gibt es aber beträchtliche Unterschiede (◘ Tab. 35.1).

Memantin wird nach **oraler Gabe** komplett und schnell **resorbiert** und dringt **schnell in das Gehirn** ein. Es wird mit einer Halbwertszeit von 60–100 Stunden primär durch **Glucuronidierung** und nachfolgende **renale Ausscheidung** eliminiert.

35.6 Gruppen von Antidementiva

Lernziele

Cholinesterasehemmer: Tacrin, Rivastigmin, Galantamin und Donepezil
Memantin

Als Antidementiva werden Cholinesterasehemmer und Memantin eingesetzt (◘ Abb. 35.1). Zur Wirkungsweise siehe Steckbrief.

Steckbrief Antidementiva
Wirkstoffe:
- **Cholinesterasehemmer:** Tacrin, Rivastigmin, Galantamin, Memantin und Donepezil
- **Memantin**

Wirkmechanismus: Hemmung des Acetylcholinabbaus durch Blockade von Cholinesterasen bzw. Blockade der
▼

Transmission über NMDA-Rezeptoren
Interaktionen:
- Cholinesterasehemmer:
  - Verstärkung der Wirkung von Suxamethonium
  - Verstärkung der Wirkung anderer bradykarder Wirkstoffe
- Memantin:
  - Verstärkung der Wirkung anderer NMDA-Antagonisten
  - Verstärkung der Wirkung von Parkinsonmitteln

Unerwünschte Wirkungen:
- **Cholinesterasehemmer:** Verwirrtheit, Agitiertheit, Schlafstörungen, Depressionen, Schwindel, Kopfschmerzen, Abdominalkrämpfe, Durchfall, Appetitlosigkeit, Übelkeit, Erbrechen, Muskelkrämpfe, Harninkontinenz
- **Memantin:** Schwindel, evtl. Krampfanfälle, Müdigkeit, Verwirrtheit, Blutdruckerhöhung, Obstipation, Kopfschmerzen

Klinische Anwendung: Demenzerkrankungen, insbesondere Morbus Alzheimer
Kontraindikationen:
- **Cholinesterasehemmer:** bradykarde Herzrhythmusstörungen, Überleitungsstörungen, schwere Herzinsuffizienz, Krampfanfälle, Abhängigkeitsanamnese, extrapyramidal-motorische Störungen, obstruktive Atemwegserkrankungen, gastrointestinale Obstruktionen, Zustand nach Operationen im Bereich des Gastrointestinaltrakts oder der ableitenden Harnwege, Überempfindlichkeit
- **Memantin:** Epilepsien, Krampfanfälle, Zustand nach Herzinfarkt oder schwere Herzinsuffizienz,
- Überempfindlichkeit

35

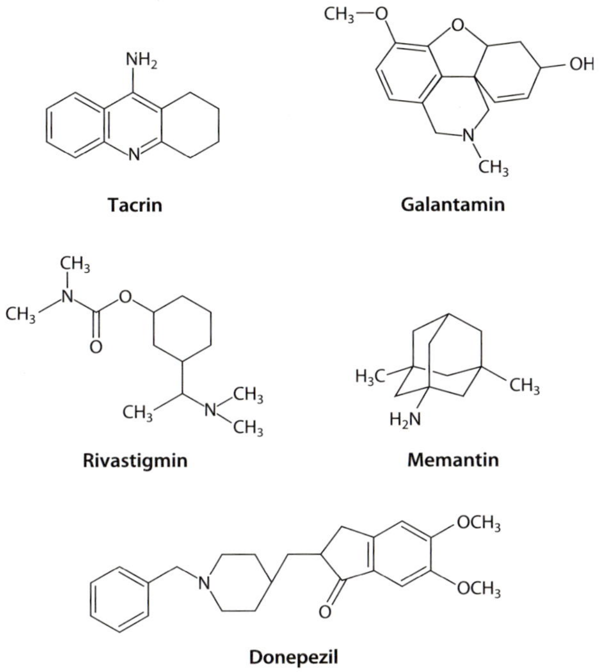

◘ Abb. 35.1 Strukturfomeln der Antidementiva Tacrin, Rivastigmin, Galantamin, Memantin und Donepezil

35.7   Klinischer Einsatz von Antidementiva

Lernziele

Wirkung der Antidementiva:
- Besserung der Symptomatik in den 3 wichtigsten Teilbereichen der Demenz:
  - Kognition
  - Alltagsaktivitäten
  - Verhaltensstörungen

Klinischer Einsatz:
- Leichtere Krankheitsstadien: Cholinesterasehemmer
- Schwerere Krankheitsstadien: Memantin

Alle Antidementiva werden zur Verbesserung der Symptomatik von Demenzerkrankungen eingesetzt, die in 3 Bereiche gegliedert wird:
- **Kognition:** z.B. Gedächtnis, Orientierung und räumliches Vorstellungsvermögen, Wortfindung
- **Alltagsaktivitäten:** basale Fähigkeiten wie Ankleiden, Waschen, Toilettenbenutzung, Umgang mit Geld oder Telefon
- **Verhaltensstörungen:** z.B. Tag-Nacht-Rhythmus-Störung, Apathie, Agitation, Aggression, Halluzination

Für jeden Bereich stehen Bewertungssysteme zur Verfügung, die helfen sollen, die Ausprägung der Symptomatik möglichst objektiv zu quantifizieren; die am häufigsten verwendeten sind:
- kognitiven Funktion:
  - **ADAScog** (Alzheimer's Disease Assessment Scale – cognition subscale): 0–70 Punkte
  - **MMSE** (Mini Mental Status Examination): 0–30 Punkte
  - **SIB** (Severe Impairment Battery): 0–100 Punkte
  - **PDS** (Progressive Deterioration Scale)
  - **PSMS** (Physical Self Maintenance Scale)
- alltägliche Fähigkeiten und Verhaltensstörungen:
  - **ADL** (Activities of Daily Living): Toilettenbenutzung, Ankleiden, Baden
  - **IADL** (Instrumental Activities of Daily Living): z.B. Telefonieren, Einkaufen, Geldverwaltung
  - **NPI** (Neuropsychiatrische Inventar): Verhaltensstörungen wie Unruhe, Halluzinationen; 0–120 Punkte
- allgemeiner Eindruck:
  - **CGIC** (Clinical global impression of change)
  - **CIBIC** (Clinician's interview-based impression of change)

Mittels dieser Bewertungssysteme wird in klinischen Studien die Wirksamkeit der Antidementiva miteinander verglichen. Insgesamt ist die Wirksamkeit in allen Bereichen eher gering ausgeprägt, und zwischen den einzelnen Antidementiva gibt es, wenn überhaupt, nur geringe Unterschiede. Generell werden für leichte bis mittelschwere Fälle Cholinesterasehemmer empfohlen, für mittelschwere bis schwere Fälle Memantin. Bei Versagen oder Unverträglichkeit der Cholinesterasehemmer wird Memantin stattdessen eingesetzt; es kann zur Wirkungsverstärkung auch mit Cholinesterasehemmern kombiniert werden. Wenn Verhaltensstörungen sehr stark ausgeprägt sind, werden auch Antipsychotika eingesetzt (▶ Kap. 30).

Neben der Besserung der Symptomatik zielt die Therapie auch auf eine Verlangsamung der Progredienz der zugrundeliegenden Neurodegeneration ab. Die diesbezüglich verfügbaren klinischen Daten lassen aber noch keine eindeutige Bewertung zu.

Weiterführende Literatur

Hansen RA, Gartlehner G, Webb AP, Morgan LC, Moore CG, Jonas DE (2008) Efficacy and safety of donepezil, galantamine, and rivastigmine for the treatment of Alzheimer's disease: a systematic review and meta-analysis. Clin Interv Aging 3(2):211-225

Jann MW, Shirley KL, Small GW (2002) Clinical pharmacokinetics and pharmacodynamics of cholinesterase inhibitors. Clin Pharmacokinet 41(10):719-739

Robinson DM, Keating GM (2006) Memantine: a review of its use in Alzheimer's disease. Drugs 66(11):1515-1534

Pharmaka mit Wirkung auf das Herz-Kreislauf-System

Digitalisglykoside

S. Offermanns

❯❯ Einleitung

Der klinische Einsatz von Digitalisglykosiden im Rahmen der Behandlung der Herzinsuffizienz geht auf den schottischen Arzt William Withering (1741-1799) zurück, der die günstigen Wirkungen des roten Fingerhutes (*Digitalis purpurea*) bei der Behandlung kardialer Ödeme in seiner 1785 erschienenen Abhandlung mit dem Titel »An Account of the Foxglove, and some of its Medical Uses: with Practical Remarks on Dropsy and other Diseases« beschrieben hatte. Die historische Leistung Witherings liegt in der Identifizierung des Fingerhutes als dem wirksamen Bestandteil in einer volkstümlichen Mischung aus Kräutern gegen die Wassersucht sowie dem ersten Hinweis darauf, dass Fingerhutextrakte eine Wirkung auf kardiale Funktionen besitzen. Mitte des 19. Jahrhunderts gelang es erstmals die pharmakologisch aktiven Bestandteile aus den Blättern der Digitalispflanze zu isolieren und 1874 erfolgte die Gewinnung von Digitoxin als erstem Reinglykosid durch Oswald Schmiedeberg (1838–1921). Neben dem roten Fingerhut sowie dem wolligen Fingerhut (*Digitalis lanata*) sind Digitalisglykoside in einer Reihe weiterer Pflanzen enthalten.

36.1 Digitoxin und Digoxin

┌─ **Lernziele** ─────────────────────────────┐

- **Vertreter:**
  - Digitoxin
  - Digoxin
- **Wirkmechanismus**
  - Direkte und indirekte kardiale Effekte
  - Extrakardiale Effekte
- **Pharmakokinetik**
  - Resorption
  - Elimination
- **Unerwünschte Wirkungen**
  - Kardiale unerwünschte Wirkungen
  - Gastrointestinale Störungen
  - Unerwünschte Wirkungen im Bereich des ZNS
- **Interaktionen und Wechselwirkungen**

└───┘

Vertreter. Neben **Digitoxin** spielt das ebenfalls natürlich vorkommende **Digoxin** in der Medizin eine Rolle. Ausgehend von Digoxin wurden halbsynthetische Digitalisglykoside wie **β-Acetyldigoxin** sowie **Metildigoxin** hergestellt. Die Grundstruktur der medizinisch eingesetzten Digitalisglykoside besteht aus einem Steroidgerüst, das in der C17-Position einen ungesättigten Lactonring trägt und an der 3β-Hydroxylgruppe mit 3 Desoxyzuckern verbunden ist (◨ Abb. 36.1). Digoxin unterscheidet sich von Digitoxin lediglich durch eine zusätzliche Hydroxylgruppe in der 12β-Position. Die halbsynthetischen Digitalisglykoside β-Acetyldigoxin und β-Metildigoxin sind an der C4-ständigen OH-Gruppe acetyliert bzw. methyliert. Metildigoxin und Acetyldigoxin werden nach ihrer enteralen Resorption rasch deacetyliert bzw. demethyliert

◨ **Abb. 36.1 Struktur von Digitoxin, Digoxin und seinen Abkömmlingen.** Digitoxin und Digoxin unterscheiden sich durch eine OH-Gruppe (roter Kreis). β-Acetyldigoxin und Metildigoxin unterscheiden sich von Digoxin durch eine zusätzliche Acetyl- bzw. Methyl-Gruppe

R	
-H	Digoxin
-COCH$_3$	β-Acetyldigoxin
-CH$_3$	Metildigoxin

und unterscheiden sich in ihrer Wirkung nicht wesentlich von Digoxin.

Wirkprinzip. Digitalisglykoside üben ihre Wirkung durch Hemmung der plasmamembranären Na$^+$/K$^+$-ATPase aus. Die Na$^+$/K$^+$-ATPase ist eine ubiquitär vorkommende Ionenpumpe aus der Klasse der sog. P-Typ-ATPasen, die unter direktem Energieverbrauch gegen bestehende elektrochemische Gradienten Na$^+$ aus der Zelle heraus und im Gegenzug K$^+$ in die Zelle hinein transportiert. Dieser Mechanismus ist ganz wesentlich für die Aufrechterhaltung der elektrochemischen Gradienten über der Plasmamembran. Die Na$^+$/K$^+$-ATPase ist ein Oligomer, das aus 2 α- und 2 β-Untereinheiten besteht. Während die α-Untereinheit die eigentliche Transportfunktion ausübt, kommt der β-Untereinheit wahrscheinlich eine eher regulatorische Funktion zu. Im Rahmen eines Transportzyklus, der 1 ATP-Molekül verbraucht, werden 3 Na$^+$-Ionen aus der Zelle hinaus und 2 K$^+$-Ionen in die Zelle hinein bewegt (◨ Abb. 36.2).

In therapeutischen Konzentrationen führen Digitalisglykoside zu einer leichten Hemmung der Na$^+$/K$^+$-ATPase, die v.a. zu einer Beeinflussung der Herzfunktion führt. Hier-

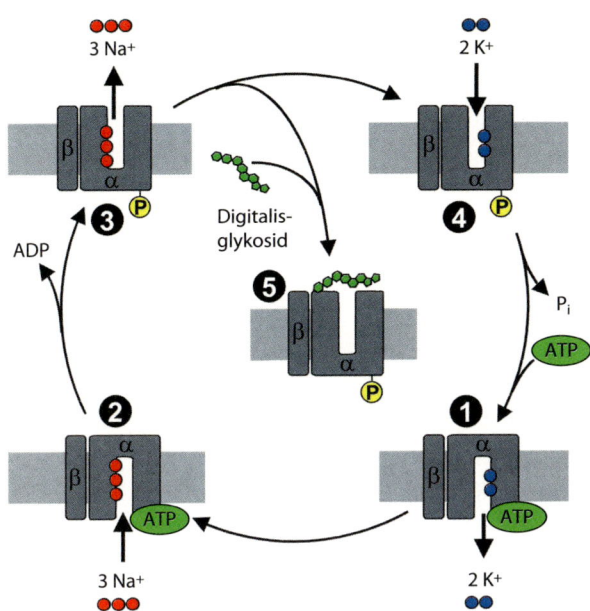

Abb. 36.2 Arbeitsmodell der Na$^+$/K$^+$-ATPase und ihre Blockade durch Digitalisglykoside. (1) Nachdem 2 K$^+$-Ionen auf der Innenseite der Plasmamembran freigesetzt worden sind, kommt es zur Bindung von ATP sowie von 3 Na$^+$-Ionen an entsprechende Bindungsstellen des Transporters (2). Im darauffolgenden Schritt wird ATP hydrolytisch gespalten, wobei die entstehende Phosphatgruppe zunächst auf einen β-Aspartatrest an der α-Untereinheit übertragen wird. Im Rahmen des Phosphat-Transfers durchläuft die α-Untereinheit eine Konformationsänderung, in deren Folge die 3 gebundenen Na$^+$-Ionen Zugang zum Extrazellularraum erhalten (3). Die gleichzeitige Abnahme der Affinität für Na$^+$-Ionen bewirkt eine rasche Dissoziation der Ionen nach außen. Gleichzeitig erhöht sich die Affinität der Bindungsstellen für K$^+$-Ionen. Nach Bindung von 2 K$^+$-Ionen (4) kommt es wiederum zu einer Konformationsänderung der α-Untereinheit, die mit einer Dephosphorylierung einhergeht und die K$^+$-Ionen-Bindungsstelle zum intrazellulären Raum hin öffnet (1). Die gleichzeitige Abnahme der Bindungsaffinität für K$^+$-Ionen führt trotz der hohen intrazellulären K$^+$-Konzentration zur Dissoziation in das Zytosol. Digitalisglykoside binden bevorzugt an die phosphorylierte Form der α-Untereinheit nach Dissoziation der Na$^+$-Ionen in den Extrazellularraum (5). Unter normalen Bedingungen bindet diese Konformation 2 K$^+$-Ionen, wodurch dann der Zyklus unter Dephosphorylierung der α-Untereinheit weitergetrieben wird. Diese »Quasi-Konkurrenz« zwischen Digitalisglykosiden und K$^+$-Ionen erklärt die Beobachtung, dass eine Erhöhung der extrazellulären K$^+$-Konzentration zu einer Abschwächung der Digitalisglykosideffekte führt und umgekehrt eine Verringerung der extrazellulären K$^+$-Ionenkonzentration die Sensibilität für die pharmakologischen Effekte von Digitalisglykosiden erhöht

bei sind direkte kardiale Effekte von indirekten Effekten zu unterscheiden. Darüber hinaus werden diverse extrakardiale Wirkungen beobachtet.

Direkte kardiale Effekte. Die durch Hemmung der Na$^+$/K$^+$-ATPase ausgelösten direkten kardialen Effekte der Digitalisglykoside beruhen auf einem Anstieg der intrazellulären Na$^+$-Konzentration. Dadurch verringert sich die treibende

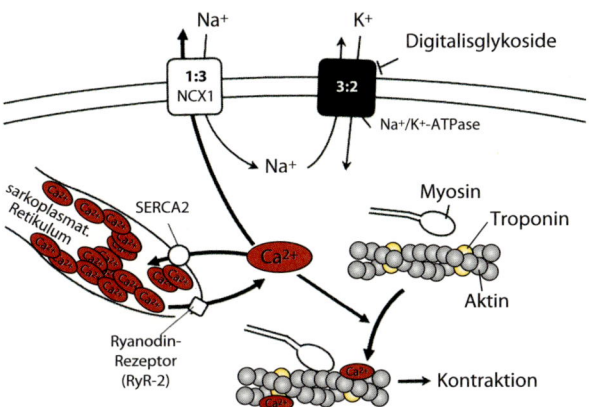

Abb. 36.3 Mechanismus der direkten kardialen Wirkung von Digitalisglykosiden. Die Hemmung der Na$^+$/K$^+$-ATPase durch Digitalisglykoside führt zu einer Zunahme der intrazellulären Na$^+$-Konzentration. Damit nimmt die treibende Kraft für den Auswärtstransport von Ca^{2+} über den Ca^{2+}/Na$^+$-Antiporter (NCX1), der 3 Na$^+$-Ionen gegen 1 Ca^{2+}-Ion austauscht, ab. Die daraus resultierende Erhöhung der freien Ca^{2+}-Konzentration im Zytoplasma des Kardiomyozyten hat eine Verstärkung der Kontraktion zur Folge (positiv inotroper Effekt), indem mehr Ca^{2+} an Troponin bindet und dadurch die der Muskelkontraktion zugrunde liegende Interaktion von Aktin und Myosin verbessert

Kraft für den vor allen Dingen in der Diastole stattfindenden Auswärtstransport von Ca^{2+} über den kardialen Na$^+$/Ca^{2+}-Austauscher (NCX1). Das vermehrt in den Kardiomyozyten verbleibende Ca^{2+} wird über die Ca^{2+}-Pumpe Serca2 in das sarkoplasmatische Retikulum (SR) aufgenommen und führt nach Auslösung des nächsten Aktionspotenzials zu einer vermehrten Ca^{2+}-Freisetzung über den Ryanodin-Rezeptor (RyR-2) aus dem SR (■ Abb. 36.3). In der Folge kommt es zum Anstieg der Kontraktionskraft (**positive Inotropie**). Die Erhöhung der intrazellulären Ca^{2+}- und Na$^+$-Konzentration führt zu einer Verkürzung des kardialen Aktionspotenzials durch Inaktivierung der für die Plateauphase verantwortlichen Ca^{2+}-Kanäle sowie möglicherweise durch Aktivierung von repolarisierenden K$^+$-Kanälen. Eine stärker ausgeprägte Hemmung der Na$^+$/K$^+$-ATPase im Rahmen einer Überdosierung führt zum Verlust von intrazellulärem K$^+$ sowie zum weiteren Na$^+$-Anstieg. In der Folge kommt es zu einer Verringerung des diastolischen Membranpotenzials, und die Erregbarkeit und Autonomie der kardialen Muskelzellen steigt an (**positive Bathmotropie**). Die bei Überdosierung auftretende Überladung des SR mit Ca^{2+} führt zu spontanen Ca^{2+}-Freisetzungen, die eine weitere Erhöhung der zytosolischen Ca^{2+}-Konzentration zur Folge haben. Durch Aktivierung von NCX1 kommt es zu einem transienten Kationeneinwärtsstrom, der zu späten Nachdepolarisationen führen kann. Infolgedessen können Extrasystolen und ventrikuläre Tachykardien bis hin zum Kammerflimmern auftreten.

Indirekte kardiale Effekte. Bereits im unteren therapeutischen Dosisbereich führen Digitalisglykoside zu indirekten kardialen Effekten, die auf einer Steigerung der Empfindlichkeit des Barorezeptorenreflexes sowie auf einer Erregung zentraler Vaguskerne beruhen. Infolgedessen kommt es zur Erhöhung des parasympathischen Tonus sowie zur Verringerung des sympathischen Tonus, was sich in einer Verringerung der Herzfrequenz (**negative Chronotropie**) sowie in einer Verlängerung der atrioventrikulären Überleitungszeit (**negative Dromotropie**) bemerkbar macht.

Extrakardiale Effekte. Die im Bereich therapeutischer Konzentrationen von Digitalisglykosiden beobachteten extrakardialen Wirkungen beruhen zum Teil auf den Effekten auf das autonome Nervensystem. Die unter Digitalisglykosidtherapie beobachtete Abnahme der Plasmanoradrenalin- und Renin-Konzentration beruht auf einer **Verringerung des bei herzinsuffizienten Patienten erhöhten sympathischen Tonus**. Diese bereits bei niedrigen Dosen beobachtete Reduktion der neurohumoralen Aktivierung stellt möglicherweise einen wichtigen Mechanismus dar, über den Digitalisglykoside den Krankheitsverlauf bei herzinsuffizienten Patienten günstig beeinflussen. Bei gesunden Personen führt die Hemmung der Na^+/K^+-ATPase in der glatten Gefäßmuskulatur über einen Anstieg der intrazellulären Ca^{2+}-Konzentration zum Tonusanstieg. Bei herzinsuffizienten Patienten wird dieser Effekt jedoch durch Abnahme des erhöhten Sympathikotonus kompensiert, und es kommt eher zu einer Verringerung des Gefäßtonus.

■■■ Strophanthusglykoside
Strophanthusglykoside kommen vor allem in den Samen verschiedener Schlingsträucher des tropischen Afrika und Asien vor, z.B. *Strophanthus gratus* oder *Strophanthus kombe*. Sie unterscheiden sich von den Digitalisglykosiden durch eine stärkere Hydroxylierung des Sterangerüstes sowie durch Anzahl und Art der Zuckerreste. Die Wirkung auf die Na^+/K^+-ATPase ist vergleichbar. Strophanthusglykosidhaltige Pflanzensamen wurden von verschiedenen afrikanischen Stämmen zur Herstellung von Pfeilgiften genutzt. Aufgrund des Vorkommens mehrerer Hydroxylgruppen sind Strophanthusglykoside im Gegensatz zu Digitalisglykosiden nach oraler Gabe kaum resorbierbar, sodass Fleisch von mit Strophanthusglykosid vergifteten Pfeilen erlegten Tieren ohne Gefahr verzehrt werden kann.

g-Strophanthin (Ouabain) (■ Abb. 36.4) ist jahrelang klinisch zur akuten und chronischen Therapie eingesetzt worden. Aufgrund der geringen Resorption muss es i.v. verabreicht werden. Die Gabe von g-Strophanthin ist obsolet.

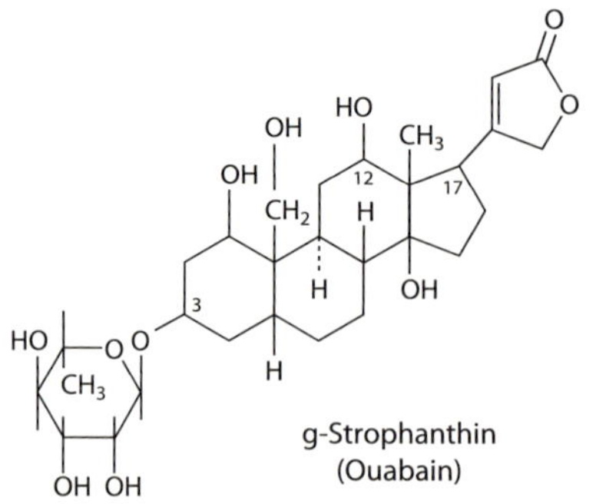

■ Abb. 36.4 Struktur von g-Strophanthin (Ouabain)

■ Tab. 36.1 Pharmakokinetik von Digitalisglykosiden

	Digoxin[1]	Digitoxin
Bioverfügbarkeit nach oraler Gabe (%)	60–80	90–100
Plasmaproteinbindung (%)	20–40	90
Vorwiegender Eliminationsweg	renale Ausscheidung (unverändert) (60–70%)	hepatische Metabolisation (>70%)
Plasma-HWZ (Tage)	1,5–2	6–8
Wirkungsverlust (Abklingquote) pro Tag in %	20	7
Tägliche orale Erhaltungsdosis (mg)	0,15–0,3	0,07–0,1
Therapeutische Plasmakonzentration (ng/ml)[2]	0,5–0,8	10–20

[1] Die halbsynthetischen Digoxinabkömmlinge β-Acetyldigoxin und Metildigoxin werden etwas schneller und vollständiger als Digoxin enteral resorbiert. Ansonsten verhalten sie sich wie Digoxin.
[2] Die traditionell empfohlenen therapeutischen Plasmakonzentrationen liegen bei 0,5–1,2 ng/ml (Digoxin) bzw. 10–30 ng/ml (Digitoxin). Jüngere Untersuchungen weisen darauf hin, dass im Falle von Digoxin möglicherweise nur bei Plasmaspiegeln im unteren Bereich (0,5–0,8 ng/ml) günstige klinische Langzeiteffekte zu erwarten sind.

Pharmakokinetik. Während sich die klinisch eingesetzten Digitalisglykoside hinsichtlich ihrer Pharmakodynamik nicht wesentlich unterscheiden, bestehen zwischen ihnen deutliche pharmakokinetische Unterschiede (■ Tab. 36.1).

Resorption. Digitoxin wird nach oraler Gabe nahezu vollständig aus dem Magen-Darm-Trakt resorbiert und besitzt dadurch eine Bioverfügbarkeit von über 90%. Digoxin ist aufgrund der zusätzlichen OH-Gruppe weniger lipophil, und wird zu 60–80% enteral resorbiert. Die halbsynthetischen Digoxinabkömmlinge Acetyldigoxin und Metildigoxin weisen eine etwas bessere Resorptionsquote auf (80–90%), werden jedoch nach Aufnahme rasch zu Digoxin metabolisiert.

Elimination. Digitoxin wird überwiegend durch Metabolisation in der Leber eliminiert. Es entstehen neben Digoxin verschiedene andere Metabolite, die teilweise über die Galle ausgeschieden werden und einem enterohepatischen Kreislauf unterliegen. Die Plasmahalbwertszeit beträgt 7–8 Tage. Digoxin wird hingegen kaum metabolisiert sondern überwiegend unverändert renal ausgeschieden. Die Plasmahalbwertszeit beträgt ca. 40 Stunden. Bei Patienten mit eingeschränkter Nierenfunktion ist die Ausscheidung verringert, und die Dosis muss reduziert werden, um Intoxikationen vorzubeugen.

Unerwünschte Wirkungen. Aufgrund des molekularen Wirkmechanismus von Digitalisglykosiden ist es nicht verwunderlich, dass bereits bei geringen Überschreitungen des therapeutischen Dosisbereiches die dadurch ausgelöste weitergehende Inhibition der Na$^+$/K$^+$-ATPase zu einer Reihe unerwünschter Effekte führt. Unerwünschte Wirkungen treten mit abnehmender Häufigkeit im Bereich des Herzens, des Magen-Darm-Traktes sowie des Nervensystems auf.

> Aufgrund der geringen therapeutischen Breite kommt es unter der Therapie mit Digitalisglykosiden häufig zu unerwünschten Wirkungen, gefördert durch die relativ langen Plasmahalbwertszeiten, die zur Kumulation der Digitalisglykoside führen können.

Kardiale unerwünschte Wirkungen. Bei fast allen Patienten kommt es im Rahmen einer **Digitalisglykosidintoxikation** zu mehr oder weniger stark ausgeprägten **Arrhythmien**, die insbesondere bei kardial vorgeschädigten Patienten lebensgefährlich sein können. Entsprechend den schon unter therapeutischen Dosierungen beobachteten Effekten werden extreme Sinusbradykardien und AV-Überleitungsstörungen beobachtet. Besonders bei Patienten mit vorgeschädigtem Herz kann es zu bedrohlichen ventrikulären Rhythmusstörungen kommen. Typisch ist die Kombination von ventrikulären Extrasystolen mit AV-Überleitungsstörungen. Besonders gefährlich sind Kammertachykardien, die in ein Kammerflimmern übergehen können. Aufgrund der vielfältigen kardialen Effekte von Digitalisglykosiden können jedoch prinzipiell alle Formen von Herzrhythmusstörungen nach Digitalisintoxikation auftreten.

Gastrointestinale Störungen. Im Vordergrund der unerwünschten Wirkungen im Bereich des Magen-Darm-Traktes stehen **Anorexie, Übelkeit** und **Erbrechen**. Diese Effekte beruhen auf einer direkten Wirkung von Digitalisglykosiden auf die Chemorezeptoren in der Area postrema der Medulla oblongata.

Unerwünschte Wirkungen im Bereich des ZNS. Leichte Überdosierungen können zu unspezifischen Symptomen wie **Kopfschmerzen, Müdigkeit** und **Schlaflosigkeit** führen. Insbesondere bei älteren Patienten können **Verwirrtheitszustände, Depressionen** sowie akute **Psychosen**, teilweise mit Halluzinationen, auftreten. Sehr typisch für eine **Digitalisintoxikation** ist eine **Störung der Farbwahrnehmung** (vorzugsweise gelb/grün) sowie das Auftreten von Skotomen und Halo-Phänomenen. Als Ursache dafür wird eine direkte Wirkung auf die Photorezeptorzellen der Retina angenommen.

▪ ▪ ▪ Dominanz gelblicher Farbtöne in den Bildern des Malers Vincent van Gogh

Viele Arbeiten des Malers Vincent van Gogh zeichnen sich durch eine Dominanz gelblicher Farbtöne aus, und häufig sind Lichthöfe um verschiedene Gegenstände gemalt (z.B. das Bild »Nachtcafé«, 1888). Da diese Phänomene typischerweise im Rahmen einer Digitalisintoxikation in Form von Xanthopsie (Gelbsehen) und Halo-Phänome-

▼

nen auftreten, ist vermutet worden, dass van Gogh unter dem Einfluss von Digitalis stand. Diese Vermutung wird durch die Tatsache unterstützt, dass van Gogh den ihm nahestehenden Arzt Dr. Gachet im Jahre 1890 mehrfach mit einer blühenden Fingerhutpflanze porträtiert hat (Bild »Portrait des Dr. Gachet«). Der Maler war wegen diverser psychiatrischer Störungen sowie aufgrund eines Anfallsleidens in ständiger medizinischer Behandlung. Digitalisextrakte wurden seinerzeit auch bei verschiedenen neurologisch-psychiatrischen Erkrankungen eingesetzt, und Intoxikationserscheinungen waren dabei keine Seltenheit.

Interaktionen und Wechselwirkungen. Die Sensitivität gegenüber Digitalisglykosiden wird durch **Veränderungen der extrazellulären K$^+$- und Ca^{2+}-Konzentration** beeinflusst. Während eine Hyperkaliämie aufgrund der »Quasi-Konkurrenz« von K$^+$-Ionen und Digitalisglykosiden um die Bindung an die Na$^+$/K$^+$-ATPase (◻ Abb. 36.2) die Wirkung von Digitalisglykosiden vermindert, wird deren Wirkung durch eine Hyperkalziämie verstärkt, da es zu einer verstärkten Ca^{2+}-Überladung der intrazellulären Speicher kommt. Eine Hypokaliämie erhöht die Empfindlichkeit gegenüber Digitalisglykosiden.

Pharmaka, die zu einer Veränderung der Plasma-K$^+$-Spiegel führen wie **Diuretika, ACE-Hemmer** oder **Aldosteron-Rezeptorantagonisten**, können zu einer Abschwächung oder Verstärkung der Digitaliswirkung führen. Die enterale Resorption wird durch Anionenaustauscher wie **Colestyramin** vermindert. Die Erhöhung der Plasmaspiegel von Digoxin bei gleichzeitiger Gabe von **Chinidin, Verapamil, Amiodaron, Erythromycin** oder **Ciclosporin** beruht auf einer Hemmung des enteralen Auswärtstransportes von Digoxin über die Transportpumpe P-Glykoprotein (ABCB1). Verschiedene Induktoren dieser Transportpumpe wie **Hyperforin** (Johanniskrautpräparate) oder **Rifampicin** können zu einer Verringerung der Digoxinplasmaspiegel führen.

Kontraindikationen. Ausgeprägte Hypokaliämie sowie Hyperkalziämie, frischer Myokardinfarkt, hypertrophe obstruktive Kardiomyopathie, ventrikuläre Herzrhythmusstörungen, AV-Überleitungsstörungen

---

Steckbrief Digitalisglykoside

Wirkmechanismus:
- Hemmung der Na$^+$/K$^+$-ATPase
- Direkte kardiale Effekte: Positive Inotropie und positive Bathmotropie
- Indirekte kardiale Effekte: Negative Chronotropie und negative Dromotropie

Pharmakokinetik: Gute Bioverfügbarkeit nach oraler Gabe.
- Digoxin: Vorwiegend renale Elimination, Plasma-HWZ 1,5–2 Tage
- Digitoxin: Vorwiegend hepatische/biliäre Elimination, Plasma-HWZ: 6-8 Tage

Unerwünschte Wirkungen: Geringe therapeutische Breite!

▼

- Kardial: Arrhythmien
- Gastrointestinale Störungen: Übelkeit, Erbrechen
- ZNS-Wirkungen: Kopfschmerzen, Müdigkeit, Schlaflosigkeit, Depressionen, Verwirrtheitszustände, Störungen des Farbensehens.

Interaktionen: Wirkungsverstärkung durch Hypokaliämie sowie Hyperkalziämie; Wirkungsabschwächung durch: Hyperkaliämie. Erhöhung der Plasmaspiegel bei gleichzeitiger Gabe von Chinidin, Verapamil oder Ciclosporin, Verringerung der Plasmaspiegel durch Hyperforin oder Rifampicin.

Klinische Anwendung: Bei fortgeschrittenen Stadien der Herzinsuffizienz sowie zur Behandlung von tachyarrhythmischem Vorhofflimmern. Cave: Kumulationsgefahr und geringe therapeutische Breite.

Kontraindikationen: Elektrolytstörungen, frischer Myokardinfarkt, hypertrophe obstruktive Kardiomyopathie, ventrikuläre Herzrhythmusstörungen, AV-Überleitungsstörungen.

36.2 Vorgehen bei Intoxikation mit Digitalisglykosiden

Lernziele

- **Leichte Intoxikation:** Absetzen des Digitalisglykosids
- **Schwere Intoxikation:** Beschleunigung der Digitalisglykosidelimination
- **Sehr schwere Intoxikation:** Gabe von Digitalisantikörpern

Da sich Intoxikationen mit Digitalisglykosiden meist allmählich im Rahmen einer Langzeittherapie entwickeln, werden die Frühsymptome leicht übersehen.

Bei **leichten Intoxikationen** reicht in der Regel das **Absetzen des Digitalisglykosids** für einen gewissen Zeitraum, bis die Plasmaspiegel sich normalisiert haben.

Bei **schwereren Intoxikationen** bietet sich die **Beschleunigung der Digitalisglykosidelimination** an. Dies kann durch Gabe von Aktivkohle sowie von Anionenaustauschern wie Colestyramin erreicht werden, die die Resorption des oral aufgenommenen sowie des biliär ausgeschiedenen Digitalisglykosids verringern. Bei sehr schweren Intoxikationen ist die Gabe von **Digitalisantikörpern** indiziert. Es handelt sich dabei um die Fab-Fragmente von Anti-Digoxin/Digitoxin-Antikörpern, die die gängigen Digitalisglykoside mit hoher Affinität binden. Da Fab-Fragmente glomerulär filtriert und kaum rückresorbiert werden, kommt es zur renalen Ausscheidung des Fab/Digitalis-Glykosid-Komplexes. 80 mg des Fab-Fragments binden etwa 1 mg Digitalis-Glykosid. Die Wirkung dieses Antidots setzt binnen 1–3 h nach i.v. Gabe ein.

Neben der Beschleunigung der Digitalisglykosidelimination erfolgt eine **symptomatische Therapie**, wobei die Behandlung von kardialen Rhythmusstörungen, durch die der intoxikierte Patient am stärksten bedroht ist, im Vordergrund stehen. Bei bradykarden Herzrhythmusstörungen kann Atropin (0,5–1 mg) gegeben werden. Eventuell ist ein passagerer Schrittmacher erforderlich. Insbesondere bei hypokaliämischen Patienten mit Arrhythmien sollte das Serumkalium in den oberen Normbereich gebracht werden. Bei komplexen ventrikulären Herzrhythmusstörungen ist Lidocain i.v. Mittel der Wahl.

> Mit Digitalisglykosid behandelte Patienten sollten regelmäßig auf frühe Intoxikationszeichen wie Übelkeit, Erbrechen sowie Arrythmien kontrolliert werden.

36.3 Klinische Anwendung

Lernziele

- Anwendungsgebiete:
  - Chronische Herzinsuffizienz
  - Tachykardien bei Vorhofflimmern/-flattern
- Praktisches Vorgehen zu Behandlungsbeginn

Traditionelles Anwendungsgebiet der Digitalisglykoside ist die Behandlung der **chronischen Herzinsuffizienz**. Die Ergebnisse der DIG-Langzeitstudie (1997) zeigten dabei, dass die Gabe von Digoxin zusätzlich zu ACE-Hemmern und Diuretika keinen Einfluss auf die Gesamtsterblichkeit besaß. Hingegen kam es zu einer signifikanten Verbesserung der Symptomatik sowie zu einer Verringerung der Krankenhausaufenthalte bei den behandelten Patienten. Neuere Post-hoc-Analysen dieser Studie zeigen, dass es bei Digoxinspiegeln im unteren therapeutischen Dosisbereich (0,5–0,8 ng/ml) zumindest bei Männern zu einer Verminderung der Mortalität kam, während Digoxinkonzentrationen im oberen Dosisbereich (>1,2 ng/ml) mit einer erhöhten Mortalität verbunden waren. In den frühen Stadien einer Herzinsuffizienz (NYHA II) sind Digitalisglykoside in der Regel nicht indiziert. Ab dem Stadium NYHA III können Digitalisglykoside zusätzlich zu ACE-Hemmern, β-Rezeptorantagonisten sowie Diuretika gegeben werden (▶ Kap. 37). Darüber hinaus sind Digitalisglykoside zur Behandlung von **Tachykardien bei Vorhofflimmern/-flattern** indiziert, da sie aufgrund ihrer negativ chronotropen und dromotropen Effekte Frequenz-kontrollierend wirken.

Praktisches Vorgehen bei Beginn einer Therapie mit Digitalisglykosiden. Aufgrund ihrer langen Plasmahalbwertszeiten sowie der geringen therapeutischen Breite stellt die Therapie mit Digitalisglykosiden besondere Ansprüche an den behandelnden Arzt. Neuere klinische Studien weisen darauf hin, dass die lange Zeit etablierten therapeutischen

36

Plasmaspiegel für Digoxin und Digitoxin möglicherweise etwas zu hoch angesetzt worden sind. Für Digoxin und Digitoxin werden daher zurzeit therapeutische Plasmakonzentrationen im Bereich von 0,5–0,8 ng/ml bzw. 10–20 ng/ml empfohlen (◘ Tab. 36.1). Die deutlich höheren therapeutischen Plasmaspiegel für Digitoxin erklären sich aus der wesentlich ausgeprägteren Plasmaeiweißbindung von Digitoxin im Gegensatz zu Digoxin (◘ Tab. 36.1). Um bei erreichtem therapeutischen Plasmaspiegel bei täglich einmaliger Gabe diesen Spiegel zu halten, müssen 0,15–0,3 mg Digoxin bzw. 0,07–0,1 mg Digitoxin pro Tag gegeben werden. Der aufgrund der langen Plasmahalbwertszeit geringe tägliche Wirkverlust von 20% (Digoxin) und 7% (Digitoxin) wird durch diese tägliche Erhaltungsdosis wieder aufgehoben. Wenn die klinische Situation es erlaubt, sollte zu Beginn der Therapie eine sog. »langsame« Digitalisierung durchgeführt werden, die in der täglichen Gabe der Erhaltungsdosis besteht. Bei Digoxin kommt es nach 7–8 Tagen zu einer konstanten Plasmakonzentration, bei Digitoxin wird dies nach 3–4 Wochen erreicht. Nach Ablauf dieser Zeit sollten die Plasmaspiegel überprüft werden. Besteht die Notwendigkeit zu einem rascheren Wirkungseintritt, so kann eine mittelschnelle Digitalisierung durchgeführt werden, dabei kann z.B. Digoxin 2 Tage lang mit der 2-fachen Erhaltungsdosis und ab dem 3. Tag mit der 1-fachen Erhaltungsdosis gegeben werden. Bei Digitoxin gibt man 3 Tage lang jeweils die 3-fache Erhaltungsdosis und geht dann ab dem 4. Tag auf die 1-fache Erhaltungsdosis. Auch hier empfehlen sich die regelmäßige Kontrolle der Plasmaspiegel sowie die Beachtung möglicher Symptome einer Unter- bzw. Überdosierung. In der Regel sollte Digoxin dem Digitoxin vorgezogen werden, da es aufgrund der weniger langen Plasmahalbwertszeit etwas einfacher zu handhaben ist. Außerdem liegen bisher nur für Digoxin Ergebnisse aus kontrollierten Langzeitstudien vor, die die günstige Wirkung bei Herzinsuffizienz belegt. Bei Patienten mit renaler Ausscheidungsstörung empfiehlt sich hingegen die Gabe von Digitoxin, das weitgehend unabhängig von der Nierenfunktion eliminiert wird.

Weiterführende Literatur

Gheorghiade M, Adams KF, Colucci WS (2004) Digoxin in the management of cardiovascular disorders. Circulation 109: 2959-2964
Kaplan JH (2002) Biochemistry of Na,K-ATPase. Annu Rev Biochem 71: 511-535
Lee TC (1981) Van Gogh's vision. Digitalis intoxication? JAMA 245: 727-729
Rathore SS, Curtis JP, Wang Y, Bristow MR, Krumholz HM (2003) Association of serum digoxin concentration and outcomes in patients with heart failure. JAMA 289: 871-878
The Digitalis Investigation Group (1997) The effect of digoxin on mortality and morbidity in patients with heart failure. N Engl J Med 336: 525-533

Inhibitoren des Renin-Angiotensin-Aldosteron-Systems (RAAS)

S. Offermanns

Gehirn, Blutgefäße, Herz und Niere in der Lage, Renin, Angiotensinogen sowie ACE zu exprimieren und somit lokal Angiotensin II zu produzieren. Die physiologische Rolle der lokalen Angiotensin-II-Bildung ist in den meisten Fällen noch unklar.

 Einleitung

Das Renin-Angiotensin-Aldosteron-System (RAAS) ist ein zentraler Steuerungsmechanismus, mit dem der Organismus seinen Elektrolythaushalt reguliert und einen ausreichenden Füllungszustand des Gefäßsystems sowie einen ausreichenden Blutdruck sicherstellt. Das RAAS ist in die Pathophysiologie verschiedener Erkrankungen wie der arteriellen Hypertonie, der chronischen Herzinsuffizienz oder der diabetischen Nephropathie involviert.

37.1 Renin-Angiotensin-Aldosteron-System

Lernziele

— Freisetzung von Renin aus juxtaglomerulären Zellen des Vas afferens
— Bildung von Angiotensin II aus Angiotensinogen durch Renin und Angiotensin-Converting-Enzym (ACE)
— Effekte von Angiotensin II

Das Renin-Angiotensin-Aldosteron-System spielt eine zentrale Rolle bei der kurz- und langfristigen Regulation des arteriellen Blutdruckes. Das proteolytisch aktive Enzym **Renin** wird in den juxtaglomerulären Zellen des Vas afferens der renalen Glomeruli gebildet und in die systemische Zirkulation ausgeschüttet, wo es aus dem konstitutiv in der Leber gebildeten **Angiotensinogen** das Decapeptid **Angiotensin I** abspaltet (◻ Abb. 37.1). Angiotensin I wird daraufhin rasch durch das sich auf den Endothelien, insbesondere der Lungenstrombahn befindende Enzym **Angiotensin-converting-Enzym (ACE)** in das Octapeptid **Angiotensin II** umgesetzt. Angiotensin II wirkt im Wesentlichen durch Aktivierung des Angiotensin II (AT$_1$)-Rezeptors und führt dadurch über verschiedene Mechanismen zu einer Erhöhung des arteriellen Blutdruckes. Neben dieser systemischen reninabhängigen Bildung von Angiotensin II existieren auch diverse **lokale Renin-Angiotensin-Systeme.** So kann renal gebildetes Renin von Zellen der Gefäßwand aufgenommen werden und dort Angiotensinogen zu Angiotensin I umwandeln, das dann durch ACE auf der Endotheloberfläche zu Angiotensin II umgesetzt wird. Daneben sind verschiedene Gewebe wie das

37.1.1 Regulation der renalen Reninsekretion

Die Protease Renin wird von den juxtaglomerulären Zellen in der Wand des Vas afferens der Glomeruli synthetisiert und liegt dort in Vesikeln gespeichert vor. Die Freisetzung dieser Vesikel erfolgt durch Exozytose. Die Regulation der Reninsekretion ist der wesentliche Schritt, über den die Aktivität des Renin-Angiotensin-Systems gesteuert wird. Renin besitzt eine Plasmahalbwertszeit von etwa 15 Minuten. Angiotensinogen scheint das einzige Substrat des Renins zu sein. Die Reninsekretion aus den juxtaglomerulären Zellen wird durch zwei intrarenale Mechanismen sowie durch den Sympathikus gesteuert (◻ Abb. 39.6).

 Stimulation der Reninsekretion durch:
— Reduktion der NaCl-Konzentration im Tubuluslumen
— Blutdruckabfall im Vas afferens
— Sympathikusaktivierung

Eine Verringerung der NaCl-Reabsorption durch die Macula densa, z.B. aufgrund eines Na$^+$-Verlustes, führt zur Steigerung der Reninfreisetzung, während eine Erhöhung der NaCl-Reabsorption die Reninsekretion hemmt (◻ Abb. 39.6).

Die **NaCl-Aufnahme** in die Macula-densa-Zellen erfolgt durch den **Na$^+$-K$^+$-2Cl$^-$-Symporter,** der sich in der luminalen Membran der Macula-densa-Zellen befindet. Eine **verminderte Aufnahme** von NaCl über den Symporter führt zur **vermehrten Expression der Cyclooxygenase-2.** Dies hat eine vermehrte Bildung von Prostaglandinen (PGE$_2$, PGI$_2$) zur Folge. PGE$_2$ und PGI$_2$ wirken dann über G-Protein-gekoppelte Rezeptoren (EP$_2$, EP$_4$ und IP) auf die juxtaglomerulären Zellen, in denen es nach Rezeptoraktivierung zur **Erhöhung der cAMP-Konzentration** kommt, die dann zu einer **vermehrten Reninsekretion** führt (◻ Abb. 39.6). Eine **Erhöhung der NaCl-Reabsorption** führt in den Macula-densa-Zellen über bisher nicht vollständig geklärte Mechanismen zu einer **vermehrten Bildung von Adenosin,** das dann parakrin über

◻ **Abb. 37.1 Enzymatische Bildung von Angiotensin II**

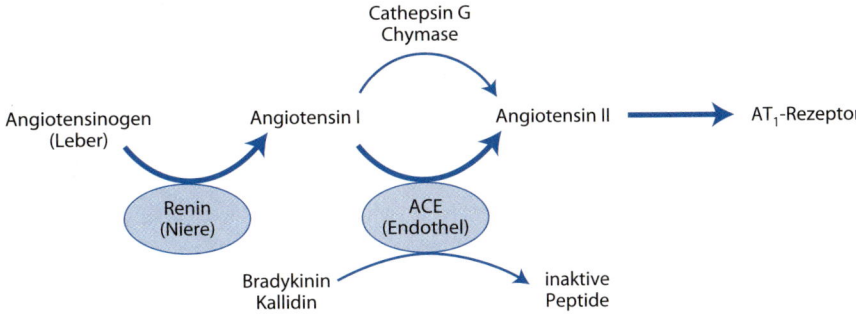

A_1-Rezeptoren auf juxtaglomerulären Zellen wirkt und dort unter Vermittlung des G-Proteins G_i zu einer Hemmung der Adenylylcyclase führt (◘ Abb. 39.6). Die dadurch ausgelöste **Verringerung der intrazellulären cAMP-Konzentration** führt zur **Hemmung der Reninsekretion.** Dieser Macula-densa-vermittelte Regulationsmechanismus bewirkt, dass bei drohendem NaCl-Verlust vermehrt Renin freigesetzt wird, während bei einem NaCl-Überschuss die Reninsekretion gedrosselt wird.

Ein zweiter intrarenaler Regulationsmechanismus koppelt den Blutdruck im Vas afferens an die Reninfreisetzung:

> Fällt der Blutdruck im Vas afferens ab, steigt die Reninfreisetzung an.
>   Erhöht sich der Blutdruck im Vas afferens, vermindert sich die Reninfreisetzung.

Wahrscheinlich ist die Wandspannung des Vas afferens die entscheidende Stellgröße.

Der dritte wesentliche Regulationsmechanismus der Reninsekretion beruht auf der Innervation des Vas afferens durch postganglionäre sympathische Nervenfasern. Das nach sympathischer Aktivierung freigesetzte Noradrenalin bewirkt über G_s-gekoppelte β_1-Rezeptoren auf den juxtaglomerulären Zellen eine Erhöhung der cAMP-Konzentration und damit eine Steigerung der Reninsekretion.

Verschiedene Pharmaka können die physiologische Regulation der Reninsekretion beeinflussen:

- **Schleifendiuretika**, die zur Hemmung des Na^+-K^+-$2Cl^-$-Symporters führen, bewirken eine Erhöhung der Reninsekretion
- Pharmaka, die die **Cyclooxygenase hemmen**, vermindern die Reninfreisetzung
- **β-Adrenozeptorblocker** verringern die Reninsekretion

37.1.2 Bildung von Angiotensin II

Das Reninsubstrat **Angiotensinogen** wird von der Leber in konstanten Mengen synthetisiert und zirkuliert im Plasma in einer Konzentration von etwa 1 μM. Das durch **Renin** aus Angiotensinogen gebildete **Angiotensin I** ist biologisch weitgehend inaktiv, wird jedoch sehr rasch durch ACE in das biologisch aktive **Angiotensin II** umgesetzt. **ACE** ist ein Glykoprotein mit einem Molekulargewicht von etwa 175.000 Da, das mit seinem C-Terminus in der luminalen Plasmamembran von Endothelzellen verankert ist. ACE besitzt zwei katalytische Zentren, die unter Beteiligung von Zn^{2+}-Ionen diverse Peptide spalten können. ACE führt neben der Konversion von Angiotensin I zu Angiotensin II auch zur Spaltung und Inaktivierung von Kininen wie Bradykinin (◘ Abb. 37.1). ACE ist identisch mit dem Enzym Kininase II. Der überwiegende Teil von Angiotensin II wird über den klassischen Weg durch Renin und ACE gebildet. Ein kleiner Teil kann jedoch direkt aus Angiotensinogen durch andere Proteasen (Tonin, Cathepsin G) sowie unter **Umgehung von ACE** aus Angiotensin I (durch Cathepsin G oder Chymase) gebildet werden (◘ Abb. 37.1).

◘ **Tab. 37.1** Wirkungen von Angiotensin II

Organ	Rezeptor	Wirkungen
Glatte Gefäßmuskulatur	AT_1	akut: Kontraktion (TPR ↑) chronisch: Proliferation
Sympathische Nervenendigungen	AT_1	Noradrenalinfreisetzung ↑
Niere	AT_1	Na^+-Resorption ↑ GFR ↑ (Konstriktion des Vas efferens)
Nebennierenrinde	AT_1	Aldosteronsynthese/ -freisetzung ↑
Hypophysenhinterlappen	AT_1	ADH-Freisetzung ↑
Hypothalamus	AT_1	Durstgefühl ↑
Myokard	AT_1	chronisch: Hypertrophie

37.1.3 Effekte von Angiotensin II

Angiotensin II ist der wesentliche Mediator des Renin-Angiotensin-Systems. Die wichtigsten kardiovaskulären Effekte von Angiotensin II werden durch den **AT_1-Rezeptor** vermittelt, der auf den Erfolgsorganen des Renin-Angiotensin-Systems exprimiert ist und besonders an die G-Proteine $G_{q/11}$ koppelt. Die Aktivierung des Rezeptors führt zur Stimulation der Phospholipase C mit nachfolgender Ca^{2+}-Freisetzung aus intrazellulären Speichern. Das nach Reninfreisetzung durch ACE gebildete Angiotensin II bewirkt unter physiologischen Bedingungen zum einen eine relativ rasche Erhöhung des peripheren Gefäßwiderstandes, zum anderen führt es verzögert zur vermehrten Salz- und Wasserretention. Beide Effekte dienen der Kontrolle des Extrazellularvolumens und des Blutdruckes (◘ Abb. 37.2 und ◘ Tab. 37.1).

Erhöhung des peripheren Gefäßwiderstandes

An der durch Angiotensin II ausgelösten Erhöhung des totalen peripheren Gefäßwiderstandes sind verschiedene Mechanismen beteiligt. Angiotensin II führt über AT_1-Rezeptoren auf den glatten Gefäßmuskelzellen **direkt zur Konstriktion, insbesondere der Widerstandsgefäße**. Darüber hinaus verstärkt Angiotensin II über die Aktivierung präsynaptischer AT_1-Rezeptoren die **Freisetzung von Noradrenalin aus sympathischen Nervenendigungen** und potenziert dadurch vasokonstriktorische Effekte des sympathischen Nervensystems (◘ Abb. 37.2).

Erhöhung der Salz- und Wasserretention

Bereits sehr geringe Konzentrationen von Angiotensin II, die keine nennenswerten direkten vaskulären Effekte hervorrufen, sind in der Lage, in der Zona glomerulosa der Nebennierenrinde die **Synthese und Freisetzung von Aldosteron zu**

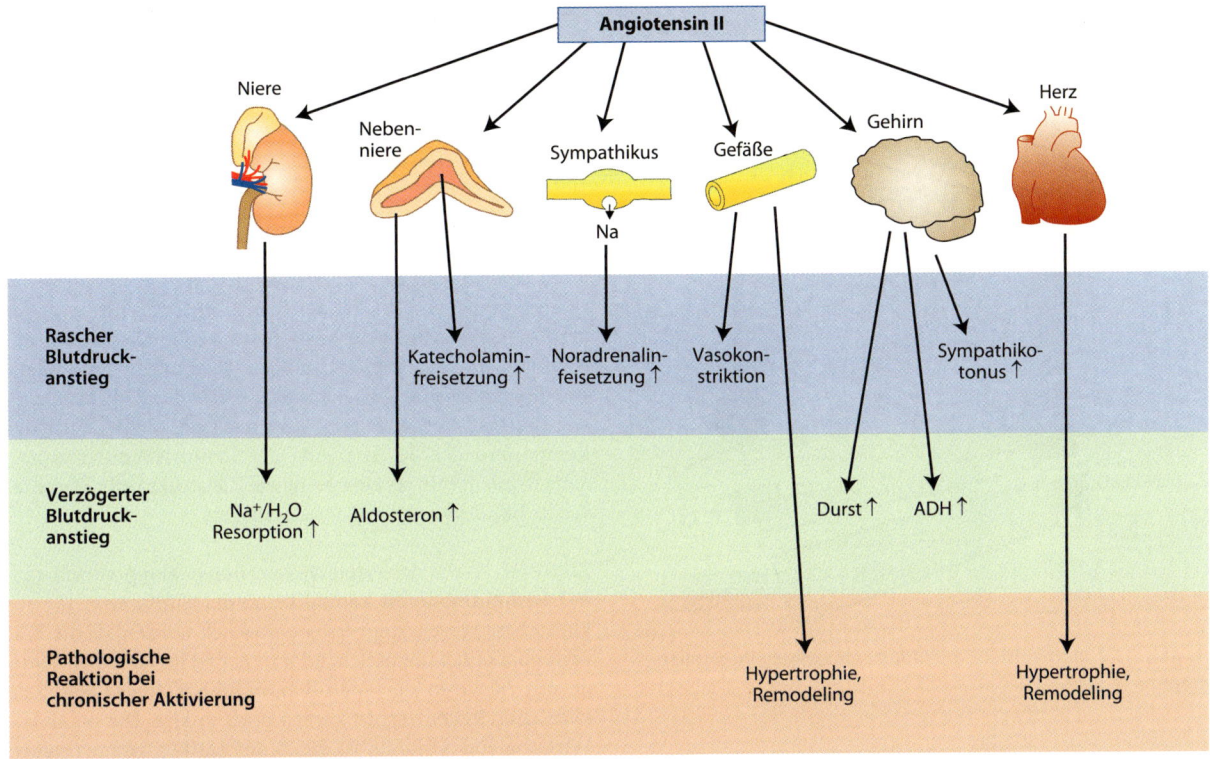

 Abb. 37.2 Effekte von Angiotensin II. Na, Noradrenalin

steigern. Dieser Effekt wird verstärkt durch Hyponatriämie sowie Hyperkaliämie. Aldosteron führt in den Verbindungstubuli sowie in den Sammelrohren der Nieren zur Steigerung der Na^+-Resorption sowie zur vermehrten K^+-Sekretion durch einerseits Stimulation der Neusynthese und Einbau von Na^+-Kanälen (ENac) in der luminalen Zellmembran und andererseits auch durch verstärkte Bildung von Na^+/K^+-ATPase in der basolateralen Membran. Neben diesem indirekten Effekt über Aldosteron kann Angiotensin II auch direkt im Bereich des proximalen Tubulus der Niere zu einer Erhöhung der Na^+-Resorption führen. Eine vermehrte Salz- und Wasserretention wird auch durch zentrale Wirkungen von Angiotensin II ausgelöst. So vermittelt Angiotensin II **Durstgefühl** und **Appetit auf Salz** und kann ferner die **Freisetzung von antidiuretischem Hormon (ADH)** aus dem Hypophysenhinterlappen verstärken (Abb. 37.2).

Pathologische Effekte von Angiotensin II

Die im Rahmen einer Hypertonie oder Herzinsuffizienz beobachtete Aktivierung des systemischen sowie lokalen Renin-Angiotensin-Systems ist höchstwahrscheinlich an verschiedenen pathophysiologischen Prozessen beteiligt. Insbesondere die **Hypertrophie** und **strukturelle Umwandlung des Myokards sowie der Gefäßwand** wird durch vermehrt gebildetes Angiotensin II gefördert. Diese pathologisch relevanten Effekte beruhen auf der Fähigkeit von Angiotensin II, die Proliferation bzw. das Wachstum von glatten Gefäßmuskelzellen sowie von Kardiomyozyten zu steigern (Abb. 37.2).

37.1.4 Freisetzung und Wirkung von Aldosteron

Der wichtigste Mediator der langfristigen Effekte des Renin-Angiotensin-Systems, Aldosteron, wird unter dem Einfluss von Angiotensin II in der **Zona glomerulosa der Nebennierenrinde** synthetisiert und freigesetzt (Abb. 37.2). Die primären Funktionen von Aldosteron sind die Regulation des extrazellulären Volumens sowie die Kontrolle der Kaliumhomöostase. Diese Effekte werden durch Bindung von Aldosteron an den **zytoplasmatischen Mineralocorticoidrezeptor** epithelialer Zellen vermittelt, insbesondere den Epithelzellen der Verbindungstubuli sowie der Sammelrohre in der Niere. Der Mineralocorticoidrezeptor transloziert nach Bindung von Aldosteron in den Zellkern und löst dort durch Interaktion mit spezifischen DNA-Bereichen Veränderungen der Genexpression aus. Im distalen Nephron führt Aldosteron zur vermehrten Neusynthese von epithelialen Na^+-Kanälen (ENaC), die in die apikale Zellmembran eingebaut werden. Die Aldosteron-abhängig exprimierte Kinase Sgk1 scheint besonders den Einbau epithelialer Na^+-Kanäle zu fördern. Darüber hinaus kommt es zur vermehrten Synthese der Na^+/K^+-ATPase, die in der basolateralen Zellmembran lokalisiert ist. Angetrieben durch die Na^+/K^+-ATPase kommt es über den apikalen Na^+-Kanal zu einer Aufnahme von Na^+, während im Gegenzug K^+ die Zelle über einen ebenfalls Aldosteron-sensitiven K^+-Kanal (ROMK) verlässt (Abb. 39.5). Auch an anderen Transportepithelien im Bereich des Dick-

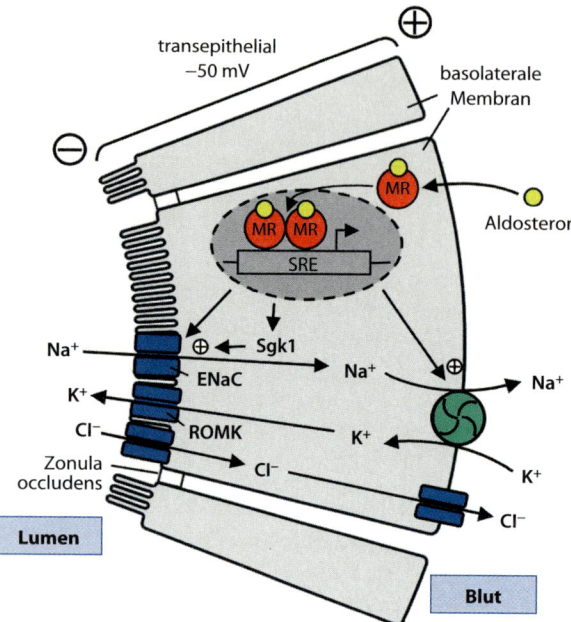

Abb. 37.3 Mechanismus der Aldosteronwirkung im distalen Nephron

darms, der Schweißdrüsen oder der Speicheldrüsen besitzt Aldosteron entsprechende Effekte. Für die Regulation der Kaliumhomöostase sowie der Na^+/Wasserresorption sind die renalen Effekte jedoch die wichtigsten. In jüngster Zeit sind Mineralocorticoidrezeptoren auch in anderen Geweben wie dem Herz gefunden worden, wo sie möglicherweise die nach lang anhaltender Aktivierung des Renin-Angiotensin-Aldosteron-Systems auftretende Myokardfibrosierung vermitteln.

37.2 Pharmakologische Beeinflussung des RAAS

> **Lernziele**
>
> Inhibitoren des Renin-Angiotensin-Aldosteron-Systems
> — Renin-Inhibitoren (Aliskiren)
> — ACE-Hemmer
> — Angiotensin-II-Rezeptor-(AT$_1$-)Antagonisten
> — Aldosteron-Rezeptor-Antagonisten

Aufgrund der zentralen Rolle, die das Renin-Angiotensin-Aldosteron-System im Rahmen der Aufrechterhaltung des physiologischen Blutdruckes spielt, stellt dieses hormonale System eine naheliegende Zielstruktur für antihypertensive Pharmaka dar. Mittlerweile ist der Einsatz von Hemmern des RAAS auch im Rahmen der Therapie der chronischen Herzinsuffizienz fest etabliert. Neben den weit verbreitet eingesetzten **ACE-Hemmern** werden auch **AT$_1$-Rezeptor-Antagonisten**, **Aldosteron-Rezeptor-Antagonisten** sowie seit kurzem auch **Reninhemmer** klinisch eingesetzt.

37.2.1 Reninhibitoren

Bedeutung. Das zur Gruppe der Aspartatproteasen gehörende Enzym Renin wird in geregelter Form aus den juxtaglomerulären Zellen des Vas afferens der Niere freigesetzt und katalysiert den entscheidenden Schritt in der Aktivierung des Renin-Angiotensin-Aldosteron-Systems, die Abspaltung von Angiotensin I aus Angiotensinogen (■ Abb. 37.1). Angiotensinogen ist das einzige bekannte Substrat der 37 kDa schweren Protease Renin. Bereits kurz nach der Entdeckung des Renins und der Beschreibung des Renin-Angiotensin-Systems wurde Renin als eine geeignete Zielstruktur für Pharmaka zur Blutdrucksenkung vorgeschlagen.

Vertreter. Trotz der erfolgreichen Entwicklung verschiedener Reninhibitoren konnte keine der Substanzen bis zur klinischen Anwendung weiter entwickelt werden, da die Bioverfügbarkeiten unzureichend waren. Erst im Jahre 2007 wurde mit **Aliskiren** der erste Reninhibitor zugelassen. Sein klinischer Stellenwert ist zurzeit noch unklar. Die maximale Wirkung von Aliskiren ist durch den starken kompensatorischen Anstieg der Plasmareninspiegel unter Gabe von Reninhibitoren begrenzt.

Pharmakokinetik. Nur ein kleiner Teil des oral verabreichten Aliskiren wird resorbiert, die **Bioverfügbarkeit** ist mit **2–3% relativ niedrig.** Die Resorption wird weiter reduziert durch gleichzeitige Aufnahme fettreicher Nahrung. Die **relativ lange Plasmahalbwertszeit von ca. 40 h** macht lediglich eine einmalige Gabe pro Tag erforderlich. Aliskiren wird überwiegend unverändert biliär ausgeschieden, nur ein kleiner Teil wird hepatisch metabolisiert.

Wechselwirkungen. Bei gleichzeitiger Gabe von **Furosemid** kommt es zu einer Reduktion der maximalen Furosemidplasmaspiegel.

Unerwünschte Wirkungen. Aliskiren scheint im Allgemeinen gut vertragen zu werden. Selten kommt es zu Diarrhöen, vor allem bei höheren Dosen, wahrscheinlich ausgelöst durch den hohen Anteil nicht resorbierter Substanz. Hyperkaliämien werden insbesondere bei gleichzeitiger Verabreichung anderer Pharmaka, die mit einem Hyperkaliämierisiko behaftet sind, beobachtet.

Klinischer Anwendung. Aliskiren ist für die Behandlung der **essenziellen Hypertonie** zugelassen. Es ist ein Reservemittel, dessen klinischer Stellenwert unklar ist. Aufgrund der geringen Bioverfügbarkeit sollte die Einnahme zusammen mit einer leichten Mahlzeit zu festgelegten Tageszeiten erfolgen. Die gleichzeitige Aufnahme fettreicher Nahrung sollte vermieden werden.

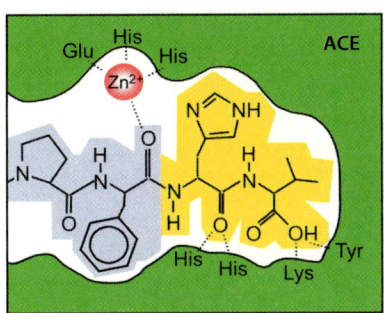

Angiotensin I

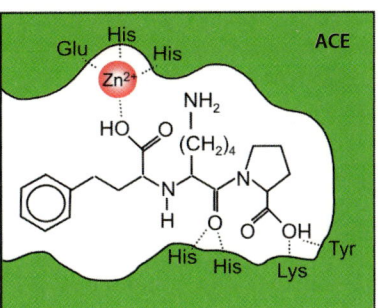

Lisinopril

Abb. 37.4 Modell der Substratbindungsstelle von ACE. Dargestellt ist das katalytische Zentrum einer enzymatisch aktiven Domäne des ACE mit einigen an der Substratbindung beteiligten Aminosäuren (His, Glu, Lys, Tyr). Der linke Teil der Abbildung zeigt das katalytische Zentrum von ACE mit den 4 C-terminalen Aminosäuren des Substrates Angiotensin I. Die durch ACE vom Substrat Angiotensin I abgespaltenen zwei C-terminalen Aminosäuren Histidin und Leucin

sind gelb markiert, der neue C-Terminus des enzymatischen Produktes Angiotensin II, bestehend aus einem Prolin- und einem Phenylalaninrest, ist blau markiert. Der rechte Teil der Abbildung zeigt die Bindung des synthetischen ACE-Hemmers Lisinopril. Das im katalytischen Zentrum gebundene Zn^{2+}-Ion (rot) geht Bindungen mit zwei Histidin-(His) sowie einem Glutamat-(Glu)Rest des Enzyms sowie mit dem Substrat bzw. Inhibitor ein

Kontraindikationen. Schwangerschaft und Stillzeit stellen Kontraindikationen für den Einsatz von Aliskiren dar.

Steckbrief Renininhibitoren

Wirkmechanismus: Hemmung der Angiotensin-II-Bildung durch Hemmung der Umwandlung von Angiotensinogen in Angiotensin I
Pharmakokinetik: Der Renininhibitor Aliskiren besitzt eine geringe Bioverfügbarkeit (2–3%), Plasmahalbwertszeit ca. 40 h
Unerwünschte Wirkungen: Diarrhö, Hyperkaliämie
Klinische Anwendung: Reservemittel zur Behandlung der arteriellen Hypertonie
Kontraindikationen: Schwangerschaft und Stillzeit

37.2.2 ACE-Hemmer

Wirkprinzip. ACE ist eine Peptidase und gehört zur Gruppe der Metalloproteasen, die ein für die katalytische Aktivität sehr wichtiges Zinkion im aktiven Zentrum tragen. ACE-Hemmer binden an Aminosäurereste sowie an das Zinkion der beiden katalytischen Zentren des Enzyms und verhindern dadurch, dass die physiologischen Substrate des Enzyms wie Angiotensin I oder Bradykinin von ACE gebunden und umgesetzt werden können (◘ Abb. 37.4).

Vertreter. Die Entwicklung von ACE-Hemmern begann in den 60er Jahren des 20. Jahrhunderts mit der Beobachtung, dass bestimmte Peptide im Speichel der südamerikanischen Schlange *Bothrops jararaca* auf ACE hemmend wirken. Eines der Peptide, das »Teprotid« genannt wurde, hemmte das Enzym mit hoher Potenz und führte nach intravenöser Injektion zu einem antihypertensiven Effekt. Der Nutzen dieses Peptides war jedoch eingeschränkt, da es nicht oral verabreicht werden konnte. Der erste oral wirksame ACE-Hemmer, Cap-

topril, ein Dipeptidanalogon, wurde Ende der 1970er Jahre entwickelt und Anfang der 1980er Jahre für den klinischen Einsatz zugelassen. **Captopril** besitzt als zinkbindende Gruppe einen Sulfhydrylrest. Die halbmaximale Hemmkonzentration des Captopril liegt bei ca. 20 nM. Das kurze Zeit darauf entwickelte **Enalapril** sowie alle weiteren ACE-Hemmer sind Tripeptidanaloga der C-terminalen Peptidkette des Angiotensin I. Enalapril ist ein Prodrug, aus dem nach hydrolytischer Abspaltung einer Ethylgruppe die wirksame Substanz Enalaprilat freigesetzt wird. Enalaprilat bindet mit seiner Carboxylgruppe an das Zink im aktiven Zentrum des ACE. Aufgrund der enzymatischen Umwandlung in die aktive Form besitzt Enalapril im Vergleich zu Captopril einen verzögerten Wirkungseintritt sowie eine längere Wirkdauer. Zudem wird die veresterte Prodrug-Form besser als die aktive Form resorbiert und sorgt somit für eine gute Bioverfügbarkeit. Die meisten der mittlerweile zahlreichen ACE-Hemmer folgen dem Prinzip des Enalapril. Ausnahmen sind das **Lisinopril**, das bereits die aktive Form darstellt, sowie das **Fosinopril**, das nach enzymatischer Umwandlung in Fosinoprilat über eine Phosphorylgruppe das Zink im aktiven Zentrum des Enzyms bindet (◘ Abb. 37.5).

Bedeutung. ACE-Hemmer stellen **Basispharmaka im Rahmen der Behandlung der Herzinsuffizienz sowie der arteriellen Hypertonie** dar. Ihre Wirkung basiert im Wesentlichen auf der **bis zu 90% reduzierten Bildung von Angiotensin II.** Die geringe Restbildung von Angiotensin II beruht auf der Aktivität anderer Enzyme (◘ Abb. 37.1). Ein Teil der erwünschten Wirkungen ist möglicherweise auf die **verminderte Inaktivierung von Kininen** (Bradykinin, Kallidin) sowie Substanz P zurückzuführen, die Endothelzellen zur Bildung endogener Vasodilatatoren wie NO anregen können.

Pharmakokinetik. Mit Ausnahme von Captopril und Lisinopril stellen die ACE-Hemmer Prodrugs dar, aus denen durch Ester-Hydrolyse vor allem in der Leber die eigentlichen Wirkformen freigesetzt werden (◘ Abb. 37.5). Die einzelnen Subs-

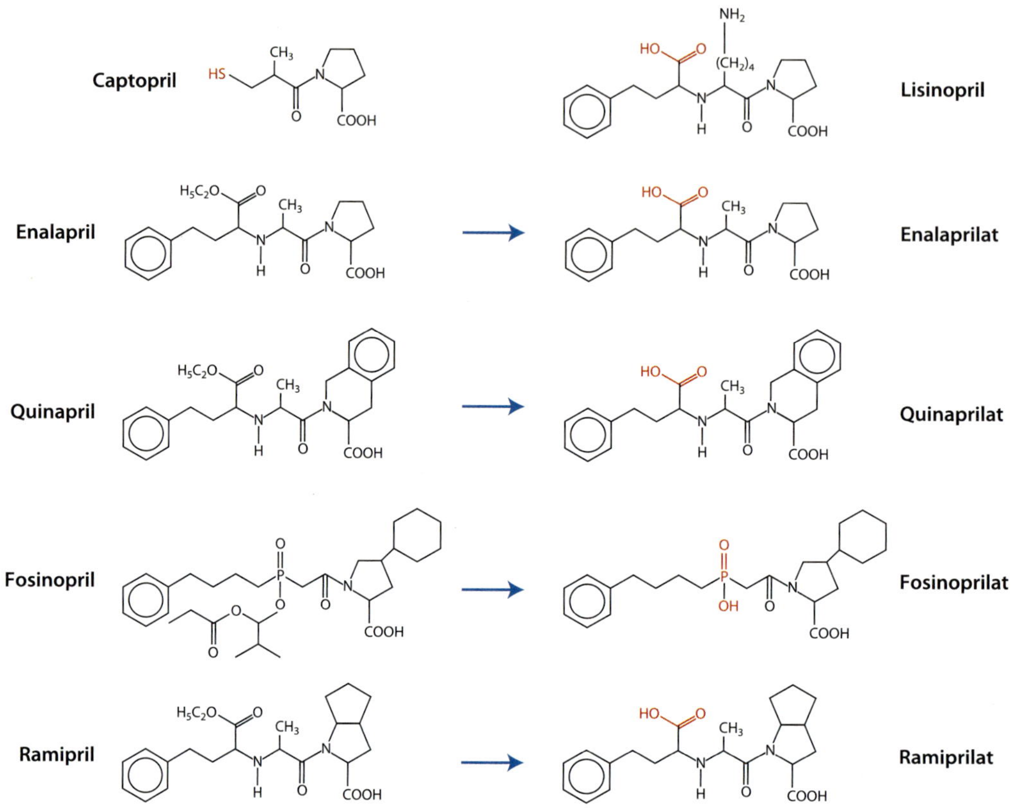

Abb. 37.5 Struktur einiger klinisch eingesetzter ACE-Hemmer. Während Captopril und Lisinopril direkt wirksam sind, stellen die anderen ACE-Hemmer Prodrugs dar, die durch Hydrolyse in die aktive Form umgewandelt werden. Die mit dem Zinkion im aktiven Zentrum des Enzyms interagierenden Bereiche der aktiven ACE-Hemmer sind rot markiert

tanzen unterscheiden sich vor allem bezüglich ihrer Bioverfügbarkeit und ihrer Plasmahalbwertszeit (■ Tab. 37.2). Insbesondere **Captopril** wird relativ rasch eliminiert und muss im Gegensatz zu den übrigen ACE-Hemmern im Rahmen einer Langzeittherapie mehr als einmal täglich gegeben werden. Die aktiven Formen der ACE-Hemmer werden überwiegend unverändert renal eliminiert, so dass bei Patienten mit Niereninsuffizienz eine Dosisanpassung erforderlich ist. Eine Ausnahme stellt **Fosinopril** dar, das in der Leber auch biliär ausgeschieden wird, nachdem es zum Teil glukuronidiert worden ist. Auch Trandolapril, Moexipril und Spirapril werden zu einem nennenswerten Teil biliär ausgeschieden. Die wichtigsten pharmakokinetischen Eigenschaften der ACE-Hemmer sind in ■ Tab. 37.2 zusammengefasst.

Unerwünschte Wirkungen. Bei etwa 10–20% der behandelten Patienten kommt es zum Auftreten eines **Reizhustens** aufgrund einer Herabsetzung der Reizschwelle, bei der Husten ausgelöst wird. Ursache für den Reizhusten ist der vermehrte Anfall von Kininen im Bronchialsystem unter ACE-Hemmung. Bradykinin führt im Bronchialsystem zur Sensibilisierung sensorischer Nervenendigungen und damit zur leichteren Auslösung des Hustenreflexes.

Besonders zu Beginn der Therapie sowie bei Patienten mit Salz- und Flüssigkeitsmangel (z.B. Vorbehandlung mit Diuretika oder Salzverlust) kann es zu einer **orthostatischen Hypotonie** kommen. Bei niereninsuffizienten Patienten kann unter ACE-Hemmergabe eine **Hyperkaliämie** auftreten, die Gefahr einer Hyperkaliämie wird durch gleichzeitige Gabe kaliumsparender Diuretika erhöht.

Relativ selten tritt unter einer ACE-Hemmer-Therapie ein akut lebensbedrohliches **angioneurotisches Ödem** auf. Dieses Phänomen, das dosisunabhängig in der Regel im Verlauf der 1. Woche einer Therapie mit ACE-Hemmern auftritt, besteht aus einer raschen Schwellung von Lippen, Mund, Rachen, Zunge, Glottis und Larynx. Die dadurch ausgelöste Atemwegsobstruktion kann akut lebensbedrohlich sein. Der Mechanismus ist ungeklärt, eine Beteiligung von vermehrt gebildetem Bradykinin ist diskutiert worden. Das angioneurotische Ödem bildet sich wenige Stunden nach Absetzen des ACE-Hemmers zurück.

Interaktionen

> Bei gleichzeitiger Gabe kaliumsparender Diuretika, wie z.B. Aldosteron-Rezeptor-Antagonisten, Triamteren oder Amilorid kann es zu einer gefährlichen Hyperkaliämie kommen. Nichtsteroidale Antirheumatika verringern die Wirkung von ACE-Hemmern.

⬛ Tab. 37.2 Pharmakologische Eigenschaften von ACE-Hemmern

Medikament	Prodrug	Zinkligand	Bioverfügbarkeit (%)	Plasmahalbwertszeit (h)	Haupteliminationsweg
Captopril	nein	Sulfhydryl	65–75	1,7	renal
Enalapril	ja	Carboxyl	45	11	renal
Lisinopril	nein	Carboxyl	25–40	12	renal
Fosinopril	ja	Phosphoryl	25–35	12	renal, biliär
Benazepril	ja	Carboxyl	40	10	renal
Quinapril	ja	Carboxyl	40	25	renal
Ramipril	ja	Carboxyl	50–60	12–20	renal
Trandolapril	ja	Carboxyl	50–60	16–24	renal, biliär
Moexipril	ja	Carboxyl	20	8	renal, biliär
Spirapril	ja	Carboxyl	60	40	renal, biliär
Perindopril	ja	Carboxyl	20–35	10	renal
Cilazapril	ja	Carboxyl	90	45	renal
Imidapril	ja	Carboxyl	42	24	renal
Zofenopril	ja	Carboxyl	70	5,5	renal

Bei gleichzeitiger Gabe von Allopurinol ist über ein vermehrtes Auftreten von allergischen Reaktionen (Hautausschlag, Leukopenien) berichtet worden.

Klinische Anwendung. Das klassische Indikationsgebiet der ACE-Hemmer ist die **arterielle Hypertonie.** ACE-Hemmer sind nach den Thiazid-Diuretika Mittel der Wahl zur Behandlung der arteriellen Hypertonie. Insbesondere bei hypertensiven Patienten, die zusätzlich an einer **diabetischen Nephropathie** leiden, sind ACE-Hemmer indiziert. Klinische Studien weisen darauf hin, dass ACE-Hemmer bei Diabetikern mit Proteinurie durch Senkung des glomerulären Filtrationsdruckes die Mikroalbuminurie verringern und dadurch die Progression der Niereninsuffizienz verlangsamen (⬛ Abb. 37.6). Bei Patienten mit **chronischer Herzinsuffizienz** sind ACE-Hemmer in allen Stadien indiziert. Klinische Studien haben einen günstigen Effekt sowohl auf die Prognose als auch auf die Symptomatik der Erkrankung nachgewiesen. Günstig ist neben der Hemmung der neurohumoralen Gegenregulation auch die Inhibition der wachstums- und fibrosefördernden Effekte von Angiotensin II. Auf diesen Wirkungen beruht wahrscheinlich auch der nachgewiesene günstige Effekt von ACE-Hemmern auf die Mortalität von Patienten nach Herzinfarkt. ACE-Hemmer sind Standardmittel im Rahmen der **Post-Herzinfarkt-Behandlung.**

Kontraindikationen. ACE-Hemmer sind in der **Schwangerschaft** kontraindiziert. Es gibt Hinweise darauf, dass ACE-Hemmer teratogene Effekte im 1. Trimenon besitzen. Im 2. und 3. Trimenon der Schwangerschaft sind ACE-Hemmer kontraindiziert, da der Fetus aufgrund einer deutlich erhöh-

ten Empfindlichkeit gegenüber ACE-Hemmern mit einer lang anhaltenden Blutdruckverminderung und einer Anurie reagieren kann. Aufgrund der verminderten Bildung von Amnionflüssigkeit kommt es in der Folge zu einem Oligohydramnion mit fetaler Wachstumsverzögerung.

Bei Patienten mit **renovaskulärer Hypertonie** sind ACE-Hemmer kontraindiziert. Bei einer ein- oder beidseitigen Stenose der A. renalis kommt es zur Aktivierung des Renin-Angiotensin-Systems. Durch das vermehrt anfallende Angiotensin II, das zu einer Konstriktion des Vas efferens führt, kann über einen langen Zeitraum eine adäquate glomeruläre Filtration trotz verminderter renaler Durchblutung aufrecht erhalten werden. Die Gabe von ACE-Hemmern in dieser Situation unterbricht diesen Kompensationsmechanismus und kann ein akutes Nierenversagen auslösen.

ACE-Hemmer sind ebenfalls kontraindiziert bei Patienten, die **Unverträglichkeiten,** insbesondere ein **angioneurotisches Ödem,** in der **Anamnese** aufweisen.

Steckbrief ACE-Hemmer
Wirkmechanismus: Hemmung der Bildung von Angiotensin II sowie Verminderung des Abbaus von Kininen
Pharmakokinetik: Meist gute Bioverfügbarkeit, unterschiedliche Plasmahalbwertszeiten; meist renale, seltener biliäre Elimination
Unerwünschte Wirkungen: Reizhusten, orthostatische Hypotonie, Hyperkaliämie, angioneurotisches Ödem
▼

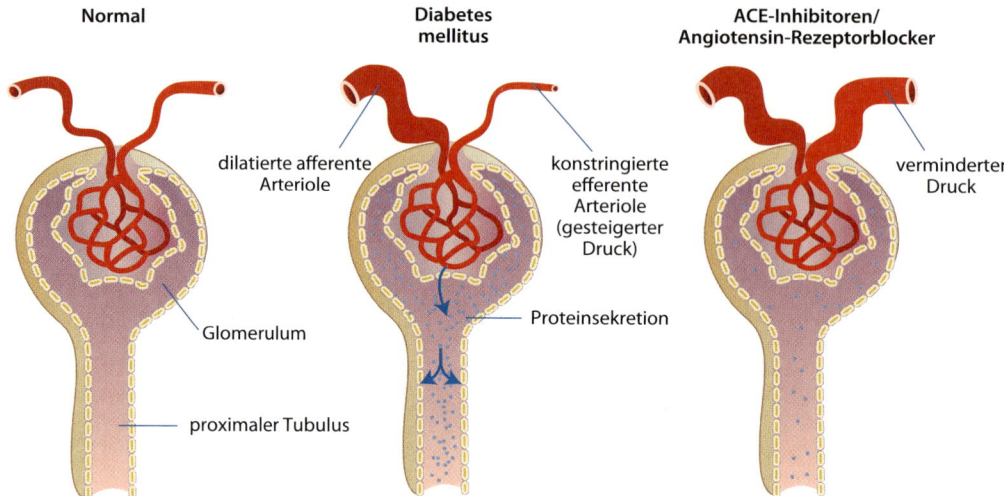

Normal

Diabetes mellitus

ACE-Inhibitoren/ Angiotensin-Rezeptorblocker

dilatierte afferente Arteriole

konstringierte efferente Arteriole (gesteigerter Druck)

verminderter Druck

Glomerulum

Proteinsekretion

proximaler Tubulus

◘ Abb. 37.6 Wirkung von ACE-Hemmern/AT$_1$-Rezeptorantagonisten bei Patienten mit diabetischer Nephropathie im Frühstadium. Im Frühstadium einer glomerulären Schädigung bei Patienten mit Diabetes mellitus kommt es zu charakteristischen hämodynamischen Veränderungen im Bereich des Glomerulum. Während das Vas afferens durch vasodilatatorische Prostaglandine (PGE$_2$, PGI$_2$) dilatiert wird, kommt es im Bereich des Vas efferens zu einer Angiotensin-II-vermittelten Vasokonstriktion. Aufgrund der daraus resultierenden Druckerhöhung in den Glomerulumkapillaren sowie einer

Schädigung der Podozyten im Rahmen der Hyperglykämie kommt es zum vermehrten Durchtritt von Albumin und höhermolekularen Serumproteinen in das Glomerulumfiltrat. Typisches laborchemisches Zeichen einer derartigen diabetischen Frühschädigung ist die Mikroalbuminurie. Bei diabetischen Patienten mit einer Störung der glomerulären Hämodynamik kommt es unter Gabe von ACE-Hemmern bzw. AT$_1$-Rezeptorantagonisten zur Relaxation des Vas efferens und damit zur Verringerung des intraglomerulären Drucks

---

Interaktionen: Gefahr von Hyperkaliämien bei gleichzeitiger Gabe von Renininhibitoren, Aldosteron-Rezeptor-Antagonisten oder kaliumsparender Diuretika; Abschwächung der Wirkung von ACE-Hemmern durch nichtsteroidale Antiphlogistika
Klinische Anwendung: Mittel der Wahl beim Vorliegen einer chronischen Herzinsuffizienz, bei Patienten nach Myokardinfarkt sowie meist in Kombination mit Diuretika für die Behandlung der arteriellen Hypertonie
Kontraindikationen: Schwangerschaft, renovaskuläre Hypertonie, bekannte Unverträglichkeiten in der Anamnese

37.2.3 Angiotensin-II-Rezeptor- (AT$_1$-)Antagonisten

Vertreter. Da alle wesentlichen Effekte des Angiotensin II durch den AT$_1$-Rezeptor vermittelt werden, lag es nahe, AT$_1$-Rezeptor-Antagonisten als potenzielle Antihypertensiva zu entwickeln. Schon früh war es gelungen, durch Modifikation von Angiotensin II peptidische Antagonisten des AT$_1$-Rezeptors wie z.B. Saralasin herzustellen. Aufgrund ihrer peptidischen Struktur konnten diese Substanzen jedoch nicht oral gegeben werden, wodurch ihr klinischer Einsatz beschränkt war. Erst in den 1980er Jahren gelang die Synthese nichtpeptidischer AT$_1$-Rezeptor-Antagonisten. Das erste Pharmakon dieser Art, **Losartan,** wurde 1995 für die Therapie der Hypertonie zugelassen. Seitdem sind eine Reihe weiterer nicht-

peptidischer AT$_1$-Rezeptor-Antagonisten wie **Candesartan, Irbesartan, Telmisartan** oder **Valsartan** entwickelt worden (◘ Abb. 37.7), die eine sehr hohe Selektivität für den AT$_1$-Rezeptor gegenüber dem AT$_2$-Rezeptor besitzen. Alle AT$_1$-Rezeptor-Antagonisten besitzen eine sehr hohe Affinität zum Rezeptor. Da sie der Regel nur langsam vom Rezeptor dissoziieren, hält ihre Wirkung über die Plasmahalbwertszeit hinaus an.

Wirkprinzip. AT$_1$-Rezeptor-Antagonisten unterscheiden sich von ACE-Hemmern in mehreren Aspekten, deren Bedeutung für die klinische Anwendung noch nicht ganz klar ist. Während mit den Rezeptor-Antagonisten **alle AT$_1$-Rezeptor-vermittelten Effekte vollständig blockiert** werden können, ist die Hemmung der Angiotensin-II-Bildung durch ACE-Hemmer aufgrund alternativer Wege der Angiotensin-II-Bildung (▶ Kap. 37.1.2) nicht vollständig. Andererseits hat die Gabe von AT$_1$-Rezeptor-Antagonisten im Gegensatz zu ACE-Hemmern **keinen verminderten Abbau von Bradykinin oder Substanz P** zur Folge, sodass der unter ACE-Hemmer-Gabe typische Reizhusten schwächer ausfällt. Allerdings scheinen die unter ACE-Hemmer-Therapie vermehrt anfallenden Peptide zu den günstigen therapeutischen Wirkungen der ACE-Hemmer beizutragen. Schließlich kann beobachtet werden, dass unter der Therapie mit AT$_1$-Rezeptor-Antagonisten die Reninfreisetzung stimuliert wird und vermehrt Angiotensin II anfällt. Das vermehrt gebildete Angiotensin II kann zwar nicht mehr auf AT$_1$-Rezeptoren wirken, führt jedoch zur **verstärkten Aktivierung von AT$_2$-Rezeptoren.** Die Folgen einer vermehrten AT$_2$-Rezeptor-Stimulation unter Therapie

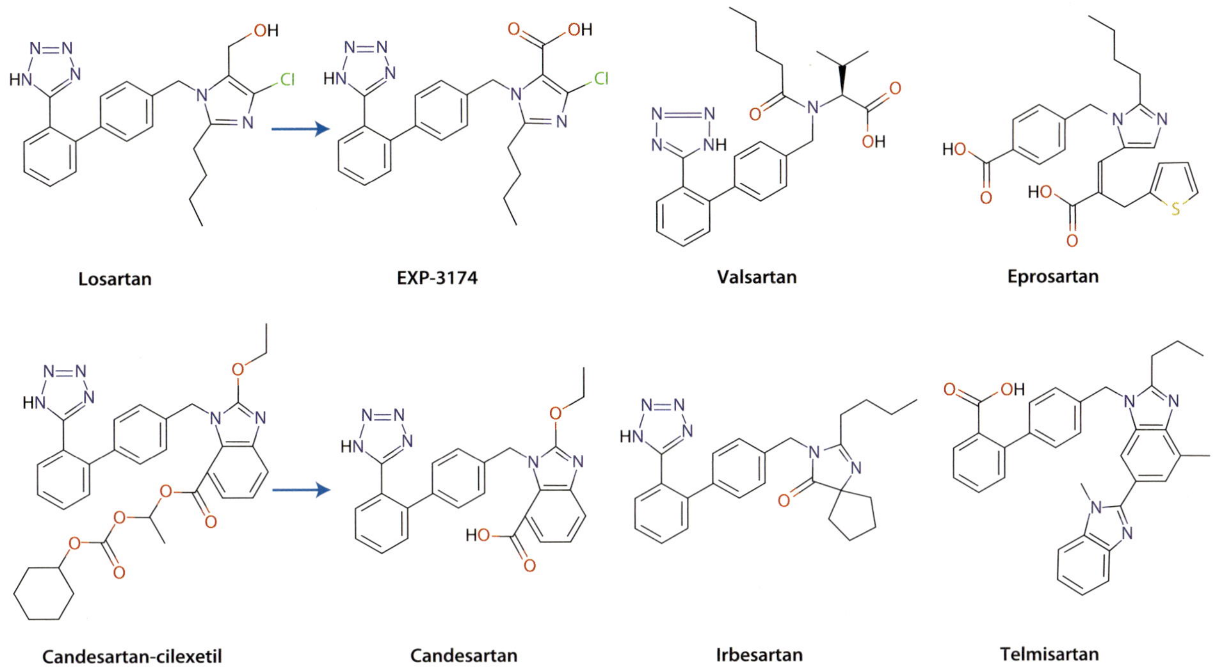

Abb. 37.7 Struktur einiger klinisch eingesetzter AT$_1$-Rezeptor-antagonisten. Losartan wird in der Leber zum Teil in den sehr wirksamen Metaboliten EXP-3174 umgewandelt. Candesartan-Cilexetil ist ein Prodrug, das vor allen Dingen in der Darmmukosa in das aktive Candesartan umgesetzt wird

mit AT$_1$-Rezeptor-Antagonisten sind unklar; es gibt Hinweise darauf, dass dieser Effekt therapeutisch günstig sein könnte. Trotz dieser eher theoretischen Aspekte haben klinische Studien bisher keine eindeutigen Vorteile von AT$_1$-Rezeptor-Antagonisten gegenüber ACE-Hemmern nachweisen können.

AT$_1$-Rezeptor-Antagonisten gelten daher als **Mittel der zweiten Wahl,** wenn ACE-Hemmer nicht vertragen werden.

Pharmakokinetik. Die orale Bioverfügbarkeit von AT$_1$-Rezeptor-Antagonisten liegt mit Ausnahme von Irbesartan un-

ter 50%. AT$_1$-Rezeptor-Antagonisten besitzen Plasmahalbwertszeiten zwischen 6 und 20 Stunden (Tab. 37.3), die Wirkdauer ist aufgrund der langsamen Dissoziation vom Rezeptor jedoch länger und beträgt in der Regel 24 Stunden. Candesartan wird in Form eines Prodrugs, Candesartan-Cilexetil, gegeben, das bereits in der Darmmukosa in die aktive Form, Candesartan, hydrolysiert wird. Losartan wird zum Teil in den aktiven Metaboliten EXP-3174 in der Leber umgewandelt. Mit Ausnahme von Telmisartan, das fast vollständig biliär ausgeschieden wird, erfolgt die Ausscheidung von AT$_1$-

Tab. 37.3 Pharmakologische Eigenschaften von AT$_1$-Rezeptor-Antagonisten

AT$_1$-Rezeptor-Antagonisten	Orale Bioverfügbarkeit (%)	Aktiver Metabolit	Plasma-HWZ (h)	Wirkdauer (h)	Elimination
Losartan	33	EXP-3174	2 (Losartan) 6 (EXP-3174)	24	renal/biliär
Valsartan	24	–	7	24	v.a. biliär
Eprosartan	13	–	6–8	24	renal/biliär
Candesartan-Cilexetil	14	Candesartan	10	24	renal/biliär
Irbesartan	70	–	14–18	24	v.a. biliär
Telmisartan	50	–	20	24	biliär
Olmesartan	25	–	10–15	24	renal/biliär

Rezeptor-Antagonisten teilweise nach Glucuronidierung sowohl renal als auch biliär.

Unerwünschte Wirkungen. AT_1-Rezeptor-Antagonisten werden in der Regel gut vertragen. Wie aufgrund des Wirkmechanismus zu erwarten, sind einige unerwünschte Wirkungen der ACE-Hemmer wie Reizhusten oder das Auftreten eines angioneurotischen Ödems deutlich seltener. **Blutdruckabfälle** und **Hyperkaliämien** können jedoch wie unter Therapie mit ACE-Hemmern bei entsprechend disponierten Patienten auftreten. Selten werden lebertoxische Reaktionen mit einem **Anstieg der Transaminasen** beobachtet. Eine umfangreiche Metaanalyse ergab kürzlich eine unerwartete Assoziation zwischen der Einnahme von AT_1-Rezeptor-Antagonisten und dem Auftreten von Krebserkrankungen. Zwar war die Assoziation nur im Fall von Lungentumoren signifikant, AT_1-Rezeptor-Antagonisten sollten dennoch bis zur Klärung dieser Assoziation zurückhaltend eingesetzt werden.

Interaktionen. Ebenso wie bei der Therapie mit ACE-Hemmern steigt die Gefahr einer Hyperkaliämie bei gleichzeitiger Gabe **kaliumsparender Diuretika** oder **Aldosteron-Rezeptor-Antagonisten. Nichtsteroidale Antiphlogistika** führen zur Abschwächung des antihypertensiven Effektes.

Klinische Anwendung. AT_1-Rezeptor-Antagonisten sind **Mittel der zweiten Wahl,** wenn ACE-Hemmer z.B. aufgrund des Auftretens von Reizhusten nicht vertragen werden. Hauptindikationsgebiet ist die Behandlung der arteriellen **Hypertonie,** bei der die Wirksamkeit durch klinische Studien gut belegt ist. Auch für die Behandlung der **Herzinsuffizienz** zeichnet sich eine den ACE-Hemmern vergleichbare Wirksamkeit ab.

Kontraindikationen. Es gelten die gleichen Kontraindikationen wie bei den ACE-Hemmern.

Steckbrief Angiotensin-II-Rezeptor-(AT_1-)Antagonisten

Wirkmechanismus: Blockade der Angiotensin-II-Effekte am AT_1-Rezeptor
Pharmakokinetik: Meist gute Bioverfügbarkeit, teilweise aktive Metabolite, Wirkdauer in der Regel 24 h, meist renale und biliäre Elimination
Unerwünschte Wirkungen: Orthostatische Hypotonie, Hyperkaliämie, selten Transaminase-Anstieg
Interaktionen: wie ACE-Hemmer
Klinische Anwendung: Mittel der 2. Wahl zur Behandlung von Hypertonie und Herzinsuffizienz, wenn ACE-Hemmer nicht vertragen werden (z.B. Reizhusten)
Kontraindikationen: Wie ACE-Hemmer

37.2.4 Aldosteron-Rezeptor-Antagonisten

Wirkprinzip. Aldosteron-Rezeptor-Antagonisten besitzen eine steroidale Struktur und wirken als kompetitive Antagonis-

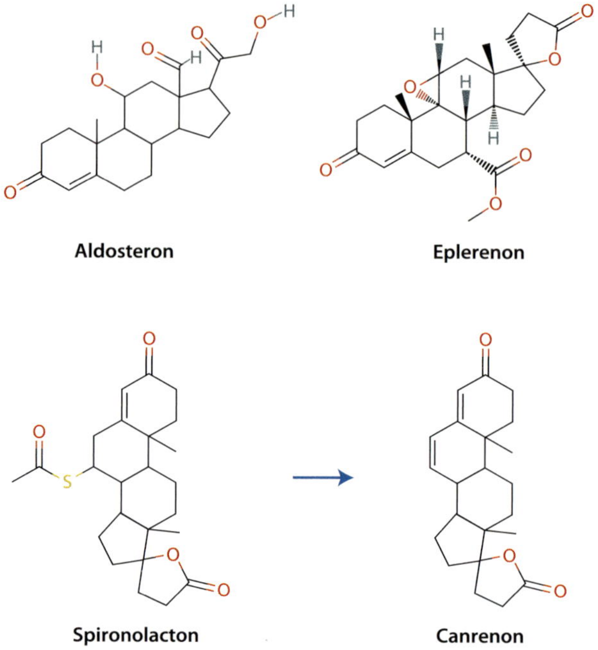

Abb. 37.8 Aldosteron und Aldosteron-Rezeptor-Antagonisten. Struktur von Aldosteron, Spironolacton und seinem aktiven Metaboliten Canrenon sowie von Eplerenon

ten am Mineralocorticoidrezeptor. Ihre Wirkung ist daher abhängig von der Konzentration des endogenen Agonisten Aldosteron. Während der seit Jahrzehnten eingesetzte Mineralocorticoid-Rezeptor-Antagonist **Spironolacton** auch Wirkungen auf andere Steroidrezeptoren besitzt, wirkt der neuere Mineralocorticoid-Rezeptor-Antagonist **Eplerenon** relativ selektiv (◘ Abb. 37.8). Weil aus historischen Gründen die renalen Effekte der Mineralocorticoid-Rezeptor-Antagonisten im Vordergrund standen, werden diese Pharmaka häufig der Gruppe der Diuretika zugerechnet. Da die relativ geringe diuretische Wirkung indirekt über Blockade des Aldosteronrezeptors erfolgt und es mittlerweile gute Hinweise darauf gibt, dass Aldosteron-Rezeptor-Antagonisten klinisch bedeutsame Wirkungen auch außerhalb des renalen Systems besitzen, werden die Aldosteron-Rezeptor-Antagonisten hier nicht als Diuretika aufgeführt.

Aufgrund des Wirkmechanismus setzen die Effekte von Aldosteron-Rezeptor-Antagonisten langsam ein und erreichen erst nach einigen Tagen ihr Maximum. Die Blockade der Aldosteroneffekte im Bereich des distalen Nephrons und der Sammelrohre führt zu einer Verminderung der K^+-Ausscheidung sowie zu einem geringgradigen natriuretischen Effekt.

> Bei Patienten mit niedrigen Aldosteronspiegeln (z.B. durch eine kochsalzreiche Diät) sind Aldosteron-Rezeptor-Antagonisten wirkungslos.

Besonders bei Patienten mit Herzinsuffizienz scheint die Blockade von vaskulären und kardialen Mineralocorticoidrezeptoren durch diese Substanzgruppe von Bedeutung zu sein.

Pharmakokinetik. Sowohl Spironolacton als auch Eplerenon, die nach oraler Gabe **zu etwa 70% resorbiert** werden, unterliegen einem **intensiven hepatischen Metabolismus. Eplerenon** wird durch CYP3A4 zu inaktiven Metaboliten abgebaut, die Plasmahalbwertszeit beträgt 4–6 Stunden. **Spironolacton** wird in aktive Metaboliten, überwiegend in Canrenon umgewandelt, ihre Plasmahalbwertszeit beträgt 17–22 Stunden.

> Aufgrund des Wirkmechanismus der Aldosteron-Rezeptor-Antagonisten sind sowohl der Wirkbeginn als auch die Wirkdauer verzögert.

Unerwünschte Wirkungen. Unter der Therapie mit Aldosteron-Rezeptor-Antagonisten besteht die Gefahr der Entwicklung einer **Hyperkaliämie,** evtl. in Kombination mit einer hyperchlorämischen Azidose.

> Die Gefahr einer Hyperkaliämie ist insbesondere bei Patienten mit eingeschränkter Nierenfunktion oder bei zusätzlicher Gabe kaliumsparender Diuretika bzw. von ACE-Hemmern groß.

Im Gegensatz zum relativ selektiv wirkenden Eplerenon besitzt Spironolacton v.a. in Dosen über 100 mg auch Effekte auf andere Steroidrezeptoren. Insbesondere antiandrogene sowie progestagene Wirkungen sind beschrieben worden. Infolgedessen kann es unter der **Therapie mit Spironolacton** bei **Männern** zu einer **Gynäkomastie** sowie zu **Potenzstörungen** kommen, bei **Frauen** werden **Menstruationsstörungen** bis hin zur **Amenorrhö** beobachtet.

Gelegentlich werden gastrointestinale Störungen sowie allergische Reaktionen beobachtet.

Interaktionen. Die gleichzeitige Gabe von **Kaliumpräparaten, kaliumsparenden Diuretika, ACE-Hemmern, AT$_1$-Rezeptorantagonisten** oder **nichtsteroidalen Antiphlogistika** erhöht die Gefahr einer Hyperkaliämie.

Nichtsteroidale Antiphlogistika hemmen die Wirkung der Aldosteron-Rezeptor-Antagonisten.

Klinische Anwendung. Aldosteron-Rezeptor-Antagonisten sind in der Regel **Mittel der Reserve.** Bei **primärem** sowie **sekundärem Hyperaldosteronismus,** der nicht auf andere Diuretika anspricht, können Aldosteron-Rezeptor-Antagonisten gegeben werden. Untersuchungen im Rahmen der RALES-Studie (1999) haben gezeigt, dass Spironolacton in niedriger Dosierung (25 mg/d) die Prognose von Patienten mit **Herzinsuffizienz im Stadium NYHA III und IV**, die mit ACE-Hemmern, Diuretika, Digitalisglykosiden und zum Teil auch mit β-Rezeptoren-Blockern behandelt worden waren, verbessert. Für Eplerenon konnte kürzlich ein ähnlicher Effekt bei herzinsuffizienten Postinfarktpatienten beobachtet werden.

Kontraindikationen. Bei **akutem Nierenversagen, fortgeschrittener Niereninsuffizienz** sowie **Anurie** sind Aldosteron-Rezeptor-Antagonisten kontraindiziert. Patienten mit **Hyperkaliämie** oder **Hyponatriämie** sollten keine Aldosteron-Rezeptor-Antagonisten erhalten. Kontraindiziert sind sie ebenfalls während der **Schwangerschaft** und **Stillzeit.**

Steckbrief Aldosteron-Rezeptor-Antagonisten

Wirkmechanismus: Blockade der Effekte des Mineralocorticoids Aldosteron an seinem Rezeptor

Pharmakokinetik: Gute Resorption und Bioverfügbarkeit, Plasmahalbwertszeit für Spironolacton 17–22 h und für Eplerenon 4–6 h

Unerwünschte Wirkungen:
- Hyperkaliämie
- Bei Spironolacton: Gynäkomastie, Potenzstörungen, Menstruationsstörungen

Interaktionen: Erhöhte Gefahr einer Hyperkaliämie bei gleichzeitiger Gabe von kaliumsparenden Diuretika, ACE-Hemmern, AT$_1$-Rezeptor-Antagonisten; Wirkungsverminderung durch nichtsteroidale Antiphlogistika

Klinische Anwendung: Mittel der Reserve zur Behandlung von primärem und sekundärem Hyperaldosteronismus, prognostisch günstige Wirkung bei mittelschwerer bis schwerer Herzinsuffizienz

Kontraindikationen: Akutes Nierenversagen, fortgeschrittene Niereninsuffizienz und Anurie; Schwangerschaft und Stillzeit

---

■■■ Lakritze-induzierter Pseuodhyperaldosteronismus

Die übliche Lakritze besteht neben Zucker, Mehl und Gelatine aus einem Extrakt, der aus den Wurzeln der Süßholzpflanze (*Glycyrrhiza glabra*) gewonnen wird. Bei exzessivem Genuss von Lakritze kann sich das Bild eines Hyperaldosteronismus mit Hypertonie und Hypokaliämie ausbilden. Sowohl die Plasmakonzentrationen von Renin als auch die von Aldosteron sind dabei allerdings supprimiert. Man spricht deshalb von einem Pseudohyperaldosteronismus. Ursache dafür ist das in den Extrakten der Süßholzwurzel enthaltene stark süß schmeckende Glycyrrhizin. Glycyrrhizin hemmt das Enzym 11β-Hydroxysteroiddehydrogenase Typ 2 (11β-HSD Typ 2), das das biologisch aktive Glucocorticoid Cortisol in das inaktive Cortison umwandelt (◘ Abb. 37.9). Dies ist insofern von Bedeutung, als der Mineralocorticoidrezeptor (MR) im Gegensatz zum Glucocorticoid-Rezeptor (GR) sowohl das Mineralocorticoid Aldosteron als auch Glucocorticoide wie Cortisol binden kann. Die Plasmakonzentration von Cortisol liegt normalerweise etwa 1000-fach über der des Aldosterons (Cortisol: 0,1–0,75 μM; Aldosteron: 0,1–0,85 nM). Um zu verhindern, dass es zu einer ständigen maximalen Aktivierung des Mineralocorticoidrezeptors durch die hohen Cortisolkonzentrationen kommt, exprimieren Mineralocorticoidrezeptor-haltige Zellen wie die Epithelzellen des distalen Nephrons zusätzlich das Enzym 11β-HSD Typ 2, das Cortisol durch Umwandlung in Cortison inaktiviert. 11β-HSD Typ 2 schützt gewissermaßen den Mineralocorticoidrezeptor vor endogenen Glucocorticoiden. Ist 11β-HSD Typ 2 durch Glycyrrhizin beispielsweise nach exzessivem Lakritzegenuss inaktiviert, so kann Cortisol seine volle agonistische Aktivität am Mineralocorticoidrezeptor entfalten und einen Pseudohyperaldosteronismus auslösen.

Eine tägliche Aufnahme von bis zu 100 mg Glycyrrhizin (entspricht etwa 50 g Lakritze) gilt als ungefährlich. Bei Aufnahme von mehr als 200 mg Glycyrrhizin pro Tag über einen längeren Zeitraum besteht die Gefahr der Entwicklung einer Hypertonie mit Hypokaliämie. Lakritzwaren mit einem Glycyrrhizingehalt von mehr als 200 mg pro 100 g Lakritze (z.B. Salmiak-Pastillen) werden als »Stark-Lakritz« bezeichnet und sind apothekenpflichtig.

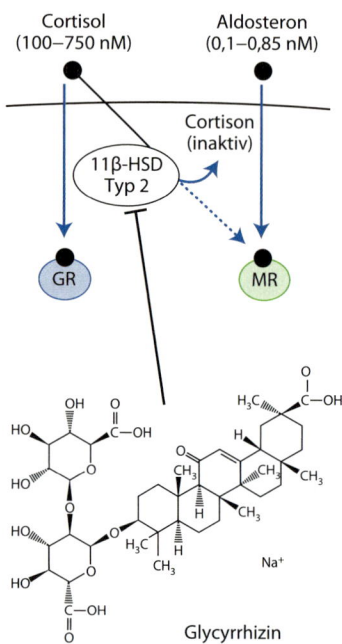

Abb. 37.9 Umwandlung des biologisch aktiven Glucocorticoid Cortisol in das inaktive Cortison

37.3 Pharmakotherapie der chronischen Herzinsuffizienz

Fallbeispiel

Ein 72-jähriger Patient klagt seit 6–8 Wochen über zunehmende Atemnot, besonders beim Laufen. Der Patient berichtet, dass er in den letzten Wochen etwa 10 kg an Gewicht zugenommen habe, die Beine würden immer mehr anschwellen. Auf Nachfrage berichtet er zudem, dass er nachts mit mehreren Kissen unter dem Kopf schlafen würde und mehrfach die Toilette aufsuchen müsse. Der Patient leidet seit mehr als 10 Jahren an einer arteriellen Hypertonie. Die körperliche Untersuchung zeigt eine leichte Dyspnoe bereits in Ruhe. Bei Auskultation der Lungen finden sich links basal feinblasige feuchte Rasselgeräusche, rechts ist das Atemgeräusch basal abgeschwächt, die Atemverschiebbarkeit ist aufgehoben. Die Herzfrequenz beträgt 115/min, rhythmisch, der Blutdruck beträgt 170/95 mmHg. Leichte beidseitige Halsvenenstauung, ausgeprägte Beinödeme, Aszites, die Leber ist 3–4 cm unter dem Rippenbogenrand tastbar. Röntgenthorax, Echokardiographie und Abdomensonographie bestätigen das Vorliegen einer Lungenstauung, eines Aszites sowie eine Vergrößerung der linken Herzkammer mit eingeschränkter linksventrikulärer Funktion und Hypertrophie der Kammerwände.

Definition. Die Herzinsuffizienz ist Ausdruck des Unvermögens des Herzens, eine den Ansprüchen des Organismus

adäquate Leistung zu erbringen, sodass die Versorgung des Körpers mit Sauerstoff und Stoffwechselsubstraten nicht sichergestellt werden kann.

Klinik. Typische klinische Symptome einer Herzinsuffizienz sind **Dyspnoe, Müdigkeit, Leistungsabnahme** und **periphere Ödeme**. Die klinisch manifeste Herzinsuffizienz ist die gemeinsame Endstrecke einer Reihe unterschiedlicher kardialer Erkrankungen.

Ätiopathogenese. Häufigste Ursache für die Entstehung einer Herzinsuffizienz ist die **Kontraktionsschwäche des Myokards** infolge einer koronaren Herzkrankheit (insbesondere nach Herzinfarkt), einer chronischen Druck- und Volumenbelastung im Rahmen einer arteriellen Hypertonie oder infolge von Herzklappendefekten oder Kardiomyopathien.

In den Frühstadien der Entwicklung einer chronischen Herzinsuffizienz gelingt es dem Körper zunächst, die Einschränkung der kardialen Pumpleistung durch körpereigene Mechanismen zu kompensieren, sodass eine ausreichende Durchblutung lebenswichtiger Organe sichergestellt ist. Zu diesen **Kompensationsmechanismen** gehören: Kurzfristige Mechanismen wie der **Frank-Starling-Mechanismus,** durch den die erhöhte enddiastolische Füllung des Herzens in einer Vergrößerung des Schlagvolumens umgesetzt wird, sowie mittel- und langfristige **neurohumorale Gegenregulationen** (Abb. 37.10). Dazu gehören eine **Aktivierung des sympathischen Nervensystems.** Dies führt zunächst zur Steigerung der Herzfrequenz und Kontraktionskraft, außerdem steigt der periphere Widerstand und damit die Nachlast. Weiterhin kommt es zur **Aktivierung** verschiedener **hormonaler Systeme,** von denen das **Renin-Angiotensin-Aldosteron-System (RAAS)** das wichtigste ist. Folgen der Aktivierung des RAAS sind eine vermehrte Salz- und Wasserretention sowie eine Erhöhung des peripheren Widerstandes. Auch die bei Patienten mit Herzinsuffizienz zu beobachtende **vermehrte Vasopressinausschüttung** hat vergleichbare Effekte. Aufgrund dieser Gegenregulationsphänomene kann die verminderte Pumpleistung des Herzens zunächst kompensiert werden, und der Patient ist weitgehend symptomfrei.

> Die Aktivierung der neurohumoralen Kompensationsmechanismen führt jedoch auf die Dauer zu einer weiteren Verschlechterung der hämodynamischen Situation.

Die Daueraktivierung des sympathischen Nervensystems führt über die Aktivierung vaskulärer α-Adrenozeptoren zur Erhöhung des Gefäßtonus und damit des peripheren Widerstandes. Folge davon ist, dass sich das kardiale Schlagvolumen durch die Steigerung der Nachlast verringert. Darüber hinaus gibt es Hinweise darauf, dass die langfristige kardiale Aktivierung durch das sympathische Nervensystem nicht nur zur Erhöhung des myokardialen O_2-Verbrauches führt, sondern eine erhöhte Arrhythmieneigung zur Folge hat und direkte schädigende Wirkungen auf kardiale Myozyten besitzt. Die langanhaltende Aktivierung des Renin-Angiotensin-Aldosteron-Systems führt ebenfalls zur Erhöhung des peripheren

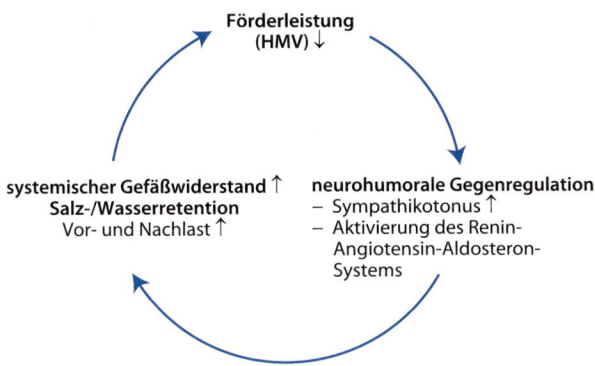

◻ Abb. 37.10 Circulus vitiosus der Entstehung einer chronischen Myokardinsuffizienz

◻ Tab. 37.4 Einteilung der Herzinsuffizienz nach dem klinischen Schweregrad gemäß der New York Heart Association (NYHA)

Stadium (nach NYHA)	Symptomatik
Stadium I	Herzerkrankung ohne Symptomatik
Stadium II	Herzerkrankung mit Beschwerden bei stärkerer Alltagsbelastung; alltägliche körperliche Belastungen (z.B. Treppensteigen) verursachen z.B. Erschöpfung, Rhythmusstörungen, Luftnot oder Angina-pectoris-Beschwerden
Stadium III	Herzerkrankung mit Beschwerden bei leichter Alltagsbelastung (z.B. ebenerdiges Gehen)
Stadium IV	Herzerkrankung mit Beschwerden bereits in Ruhe, Patient ist in der Regel bettlägerig

Widerstandes und damit zur Erhöhung der Nachlast des Herzens. Daneben kommt es insbesondere durch Aldosteron zur Zunahme der extrazellulären Flüssigkeit. Das dadurch vermehrte Plasmavolumen hat ebenfalls eine Erhöhung der Nachlast sowie der Vorlast des Herzens zur Folge. Darüber hinaus begünstigt Angiotensin II die Entwicklung einer Herzhypertrophie durch direkte wachstumsfördernde Effekte auf Kardiomyozyten.

> Die durch die neurohumorale Gegenreaktion ausgelöste Zunahme von Herzfrequenz, Nachlast, Vorlast und Energieverbrauch führt somit auf Dauer zur weiteren Abnahme der kontraktilen Funktion des Herzens sowie zur zunehmend irreversiblen Schädigung des Herzmuskels.

Im Verlaufe dieses pathophysiologischen **Circulus vitiosus** (◻ Abb. 37.10) geht die zunächst kompensierte Herzinsuffizienz in einen Zustand der **Dekompensation** über. Die Dekompensation drückt sich klinisch in der zunehmenden Verschlechterung der Symptomatik des Patienten aus. Die Hemmung der neurohumoralen Gegenreaktionsmechanismen steht daher heutzutage im Zentrum der Pharmakotherapie der chronischen Herzinsuffizienz.

Die Herzinsuffizienz wird nach dem klinischen Schweregrad vereinfacht in 4 Klassen gemäß der New York Heart Association (NYHA) eingeteilt (◻ Tab. 37.4).

Inzidenz und Prognose. Die Herzinsuffizienz ist heutzutage **eine der häufigsten internistischen Erkrankungen** mit einer altersabhängigen Zunahme der Prävalenz.

Die **Prognose** einer **manifesten Herzinsuffizienz ist schlecht**. Die 1-Jahres-Mortalität bei Patienten im Stadium NYHA II und III unter Therapie mit ACE-Hemmern liegt bei etwa 10%, während Patienten im Stadium NYHA IV eine 1-Jahres-Mortalität von 50% aufweisen.

Therapie. Die Therapieziele der chronischen Herzinsuffizienz sind Senkung der Mortalität, Besserung der Beschwerden sowie Reduktion der Progression.

> Wesentliche Bestandteile der Therapie sind neben einer Vielzahl von Allgemeinmaßnahmen die Hemmung der neurohumoralen Gegenregulation sowie die Erhöhung der Na⁺- und Wasserausscheidung.

Zu den **allgemeinen Maßnahmen** gehören:
- Normalisierung des Körpergewichtes
- Limitierung der Kochsalzzufuhr auf max. 3–5 g Salz/Tag
- Beschränkung der Flüssigkeitszufuhr auf max. 1–2 l/Tag
- Einschränkung des Alkoholkonsums auf max. 30 g/Tag bei Männern und 20 g/Tag bei Frauen
- Regelmäßige Kontrolle des Gewichtes, um plötzliche Gewichtszunahmen aufgrund von Ödemen rechtzeitig zu erkennen

Die **medikamentöse Behandlung** der Herzinsuffizienz erfolgt in Form einer **Stufentherapie** (◻ Tab. 37.5) die vom **Schweregrad der Herzinsuffizienz** (◻ Tab. 37.4) abhängt. Als Basistherapeutika können dabei ACE-Hemmer und β-Rezeptor-Antagonisten angesehen werden. Diuretika kommen insbesondere beim Vorliegen von Ödemen hinzu. Ab dem Stadium NYHA III sind ein niedrig dosierter Aldosteron-Rezeptor-Antagonist (z.B. 25 mg Spironolacton) sowie zusätzlich ein ebenfalls eher niedrig dosiertes Digitalis-Glykosid indiziert.

ACE-Hemmer. ACE-Hemmer haben einen nachgewiesenen günstigen Effekt sowohl auf die Symptomatik als auch auf die Prognose der Erkrankung. Neben der systemischen Blockade des im Rahmen der neurohumoralen Gegenregulation aktivierten Renin-Angiotensin-Aldosteron-Systems führen sie auch zur Blockade lokaler Angiotensin-II-Bildung und hemmen dadurch kardiale und vaskuläre Umbauprozesse (Remodelling). ACE-Hemmer sind in allen Stadien der Herzinsuffizienz indiziert.

Für die Behandlung der chronischen Herzinsuffizienz mit ACE-Hemmern sind in ◻ Tab. 37.6 die jeweiligen Dosierungen

◻ Tab. 37.5 Medikamentöse Stufentherapie der chronischen Herzinsuffizienz

Medikament	NYHA I	NYHA II	NYHA III	NYHA IV
ACE-Hemmer	indiziert	indiziert	indiziert	indiziert
AT_1-Antagonisten	bei ACE-Hemmer Intoleranz			
β-Blocker	nach Myokardinfarkt bei Hypertonie	indiziert	indiziert	indiziert
Diuretika	bei Hypertonie	bei Flüssigkeitsretention	indiziert	indiziert
Aldosteron-Rezeptor-Antagonisten	–	bei Hypokaliämie	indiziert	indiziert
Digitalisglykoside	bei Tachyarrhythmie bei Vorhofflimmern	bei Tachyarrhythmie bei Vorhofflimmern	indiziert	indiziert

◻ Tab. 37.6 Therapieschema zur Behandlung der chronischen Herzinsuffizienz mit ACE-Hemmern

Medikamente	Erstdosis (mg/d)	Zieldosis (mg/d)
Captopril	3×6,25	3×50
Enalopril	2×2,5	2×10
Ramipril	2×1,25	2×5
Trandolapril	1×1	1×4
Lisinopril	1×2,5	1×35
Perindopril	1×2	1×4
Quinapril	2×2,5–5	2×5–10
Benazepril	1×2,5	1×10–20
Fosinopril	1×10	1×40

◻ Tab. 37.7 Therapieschema zur Behandlung der chronischen Herzinsuffizienz mit AT1-Rezeptor-Antagonisten

Medikamente	Erstdosis (mg/d)	Zieldosis (mg/d)
Losartan	1×12,5	1×50
Valsartan	1×20	2×160
Candesartan	1×2	1×32

◻ Tab. 37.8 Therapieschema zur Behandlung der chronischen Herzinsuffizienz mit β-Rezeptor-Antagonisten

Medikamente	Erstdosis (mg/d)	Zieldosis (mg/d)
Metoprolol	2×10	2×100
Bisoprolol	1×1,25	1×10
Carvedilol	2×3,125	2×25

der Medikamente angegeben. Die Therapie sollte mit niedrigen Dosen begonnen werden, um einer initialen Blutdruckabnahme vorzubeugen.

Bei langfristiger Gabe sind die einmal täglich zu verabreichenden ACE-Hemmer zu bevorzugen. Die Patienten sollten nach **erstmaliger Gabe** eines ACE-Hemmers für mehrere Stunden überwacht werden, da es zu starken **Blutdruckabfällen** kommen kann. Bei Patienten mit Niereninsuffizienz sowie bei Kombination mit kaliumsparenden Diuretika ist insbesondere auf die **Gefahr des Auftretens einer Hyperkaliämie** zu achten. Nichtsteroidale Antiphlogistika können den Effekt von ACE-Hemmern reduzieren.

> Beim Auftreten von Reizhusten muss gegebenenfalls auf AT_1-Rezeptor-Antagonisten umgestellt werden.

AT_1-Rezeptor-Antagonisten. AT_1-Rezeptor-Antagonisten sind Mittel der Reserve, wenn ACE-Hemmer aufgrund unerwünschter Nebenwirkungen nicht verabreicht werden können. Ähnlich wie bei ACE-Hemmern wird zu Beginn einschleichend dosiert (◻ Tab. 37.7). Für Losartan, Valsartan sowie Candesartan liegen Daten vor, die auf eine ähnliche Wirksamkeit bei chronischer Herzinsuffizienz wie ACE-Hemmer schließen lassen.

β-Rezeptor-Antagonisten. Mehrere klinische Studien haben in den 1990er Jahren eindeutig nachweisen können, dass β-Rezeptor-Antagonisten bei einschleichend dosierter Gabe zusätzlich zu ACE-Hemmern und Diuretika einen lebensverlängernden Effekt im Rahmen der Behandlung einer chronischen Herzinsuffizienz haben. Dieser positive Effekt ist bisher für die β-Blocker Metoprolol, Bisoprolol sowie Carvedilol nachgewiesen worden. Während es sich bei Bisoprolol und Metoprolol um $β_1$-selektive Antagonisten handelt, ist Carvedilol ein α- und β-Rezeptor-Antagonist (◻ Tab. 37.8). Die Therapie wird mit einer sehr niedrigen Dosis (Erstdosis) begonnen, anschließend wird in zeitlichen Abständen von mindestens 2 Wochen die Dosis verdoppelt.

Mit einer klinischen Wirkung ist nach mehreren Wochen zu rechnen.

Tab. 37.9 Therapieschema zur Behandlung der chronischen Herzinsuffizienz mit Diuretika

Wirkstoffgruppe	Medikamente	Dosisbereich (mg/d)
Thiazide	Hydrochlorothiazid	25–50
	Chlorthalidon	50–200
	Metolazon	5–10
Schleifen-diuretika	Furosemid	40–160
	Torasemid	5–20
	Etacrynsäure	50–200
	Piretanid	3–20
K$^+$-sparende Diuretika	Amilorid	5–10
	Triamteren	50–100

Diuretika. Auch wenn bisher keine klinischen Studien mit gesicherten Ergebnissen zur Bedeutung von Diuretika im Rahmen der Herzinsuffizienztherapie vorliegen, kann der Nutzen aufgrund allgemeiner klinischer Erfahrungen als sehr sicher angesehen werden. Diuretika sind daher bei jeder Form der Herzinsuffizienz mit Flüssigkeitsretention (z.B. periphere Ödeme, Lungenstauung) indiziert. Eine Besserung der Beschwerden nach Diuretikagabe ist belegt. Der Therapieerfolg kann durch tägliche Bestimmung des Körpergewichtes überprüft werden.

> Während der Therapie mit Diuretika sollte regelmäßig eine Bestimmung der Serumelektrolyte, besonders von Kalium erfolgen.

Die Wahl des Diuretikums richtet sich in der Regel nach der Nierenfunktion sowie nach dem Schweregrad der Herzinsuffizienz. Bei **leichter bis mittelschwerer Herzinsuffizienz** und normaler Nierenfunktion sind **Thiazide** Mittel der Wahl (**Tab. 37.9**). Auf mögliche Veränderungen der Elektrolyte, Harnsäure sowie Glucose unter der Therapie ist zu achten. Beim Auftreten einer Hypokaliämie können K$^+$-sparende Diuretika wie Triamteren oder Amilorid zusätzlich gegeben werden (**Tab. 37.9**). Ab **Kreatininwerten von mehr als 2 mg/gl** (glomeruläre Filtrationsrate <30 ml/min) nimmt die Wirkung von Thiaziden deutlich ab. In diesem Falle sind **Schleifendiuretika** indiziert (**Tab. 37.9**).

Aldosteron-Rezeptor-Antagonisten. Bei Patienten mit Herzinsuffizienz im Stadium NYHA III und IV verbessern Aldosteron-Rezeptor-Antagonisten in Kombination mit ACE-Hemmern, Diuretika oder Digitalisglykosiden die Prognose der Patienten. **Spironolacton** besitzt aufgrund seiner Wirkung auf Androgen- und Progesteron-Rezeptoren unerwünschte Wirkungen, die der selektivere Aldosteron-Rezeptor-Antagonist **Eplerenon** nicht aufweist. Wegen der Gefahr des Auftretens von Hyperkaliämien sollten Aldosteron-Rezeptor-Antagonisten niedrig dosiert werden (Spironolacton: 25 mg/Tag; Eplerenon: 25–50 mg/Tag).

> Cave: Niereninsuffizienz.

Digitalisglykoside. Im Rahmen der DIG-Studie (1997) wurde gezeigt, dass die Gabe von Digoxin bei Patienten mit Herzinsuffizienz im Stadium NYHA III bzw. IV zwar zur deutlichen Verbesserung der Symptomatik, nicht jedoch zur Verminderung der Mortalität führte. Eine retrospektive Auswertung dieser Studie zeigte dann jedoch, dass es zur Verringerung der Mortalität bei Patienten mit niedrigen Digoxinspiegeln (0,5–0,8 ng/ml) kam, während Spiegel über 1,2 ng/ml mit einer erhöhten Mortalität verbunden waren. Diese Beobachtungen führten zur Annahme, dass besonders die unter niedrigen Dosen beobachteten vegetativen Effekte unter Digitalisglykosidtherapie günstig sind, während die im Rahmen mittlerer und hoher Konzentrationen beobachteten positiv-inotropen Effekte eher prognostisch ungünstig sind (▶ Kap. 36). Sofern keine eingeschränkte Nierenfunktion vorliegt, sollte präferenziell mit Digoxin behandelt werden. Insbesondere bei älteren Patienten mit eingeschränkter Nierenfunktion kann auch Digitoxin gegeben werden, für das jedoch keine Studienergebnisse vorliegen. Bei langsamer Dosissteigerung liegen die empfohlenen Erhaltungsdosen bei 0,125–0,25 mg/Tag (Digoxin) bzw. 0,05–0,07 mg/Tag (Digitoxin).

> Wichtig ist eine regelmäßige Kontrolle der Patienten, um auftretende unerwünschte Wirkungen frühzeitig zu erkennen und um die Plasmaspiegel von Digoxin bzw. Digitoxin im angestrebten Konzentrationsbereich (0,5–0,8 ng/ml für Digoxin) zu halten.

Weiterführende Literatur

Bader M (2010) Tissue Renin-Angiotensin-Aldosterone Systems: Targets for Pharmacological Therapy. Annu Rev Pharmacol Toxicol 50: 439-465

Farese RV, Biglieri EG, Shackleton CHL, Irony I, Gomez-Fontes R (1991) Licorice-induced hypermineralocorticoidism. N Engl J Med 325: 1223-1227

Goldstein S (2002) Benefits of β-blocker therapy for heart failure. Arch Intern Med 162: 641-648

Gradman AH, Kad R (2008) Renin inhibition in hypertension. J Am Coll Cardiol 51: 519-528

Juurlink DN, Mamdani MM, Lee DS, Kopp A, Austin PC, Laupacis A, Redelmeier DA (2004) Rates of hyperkalemia after publication of the Randomized Aldactone Evaluation Study. N Engl J Med 351: 543-551

McMurray JJV (2010) Systolic Heart Failure. N Engl J Med 362: 228-238

Pitt B, Zaninad F, Rmme WJ, Cody R, Castaigne A, Perez A, Palensky J, Wittes J (1999) For the Randomized Aldactone Evaluation Study (RALES) Investigators. The effect of spironolactone on morbidity and mortality in patients with severe heart failure. N Engl J Med 341: 709-717

Rathore SS, Curtis JP, Wang Y, Bristow MR, Krumholz HM (2003) Association of serum digoxin concentration and outcomes in patients with heart failure. JAMA 289: 871-878

Schmieder RE, Hilgers KF, Schlaich MP, Schmidt BMW (2007) Renin-angiotensin system and cardiovascular risk. Lancet 269: 1208-1219

Diuretika

S. Offermanns

Einleitung

Diuretika fördern die Ausscheidung von Na$^+$ und Wasser durch Hemmung der Reabsorption von Na$^+$ und anderen Ionen aus dem Tubuluslumen der Niere. Sie sind Basispharmaka zur Behandlung häufiger Erkrankungen wie der arteriellen Hypertonie oder der Herzinsuffizienz mit Ödembildung. Im vorliegenden Kapitel werden zunächst die Physiologie der Harnbildung und die Regulation der Nierenfunktion beschrieben. Danach werden die verschiedenen Diuretika-Gruppen dargestellt. Die Klinische Anwendung von Diuretika wird abschließend am Beispiel der Pharmakotherapie der arteriellen Hypertonie beschrieben.

38.1 Prinzipien der Harnbildung

Lernziele

- Glomeruläre Filtration
- Transportprozesse in den Bereichen:
  - proximaler Tubulus
  - Henle-Schleife
  - distales Konvolut des Tubulus
  - Verbindungtück und Sammelrohr

Die Niere ist das zentrale Organ der **Regulation des Wasser- und Elektrolythaushalts**, indem sie das Volumen, den Elektrolytgehalt sowie den pH-Wert der extrazellulären Flüssigkeit in Abhängigkeit von Flüssigkeits- und Wasserzufuhr sowie den klimatischen Gegebenheiten reguliert. Darüber hinaus ist die Niere ein wichtiges **Ausscheidungsorgan** von

Metaboliten wie Harnstoff, Harnsäure, Ammoniak und vielen Fremdstoffen einschließlich von Pharmaka. Die Niere ist auch ein wichtiges **endokrines Organ**, das z.B. durch die geregelte Freisetzung von Renin den Blutdruck reguliert oder durch Bildung von Erythropoietin die Erythropoese steuert.

Etwa 25% des Herz-Minuten-Volumens erreicht die Nieren. In den Glomerula werden 10% des Plasmavolumens in das Tubulussystem filtriert. Daraus ergibt sich eine **Gesamtmenge** von etwa **180 l Primärfiltrat pro Tag.** Dieses Filtrat ähnelt in seiner Zusammensetzung dem Plasma mit der Ausnahme, dass Proteine weitgehend nicht mit filtriert werden. Im Verlaufe der Tubuluspassage wird etwa **99% der filtrierten Wasser- und Na$^+$-Ionen-Menge** wieder **reabsorbiert,** sodass unter normalen Bedingungen die Harnproduktion etwa 1,5 l pro Tag beträgt. Die tubulären Resorptions- und Sekretionsprozesse unterscheiden sich in den verschiedenen Abschnitten des Tubulussystems (◘ Abb. 38.1).

38.1.1 Glomeruläre Filtration

Die Filtration in den Glomerula ist abhängig von der Fläche und den Eigenschaften des glomerulären Filters sowie von dem effektiven Filtrationsdruck.

Der Filtrationsdruck wird durch den Widerstand in den Vasa afferentia und den Vasa efferentia der Glomerula geregelt, die auch den wesentlichen Anteil des Gesamtgefäßwiderstands des Nierenstrombettes ausmachen.

Unter normalen Bedingungen fällt der arterielle Mitteldruck im Verlaufe der Vasa afferentia von ca. 115 auf 50 mmHg ab, um dann im Verlaufe der Vasa efferentia nochmals von 50 auf etwa 20 mmHg abzusinken. Das pro Zeiteinheit filtrierte Volumen (die glomeruläre Filtrationsrate, GFR) kann durch

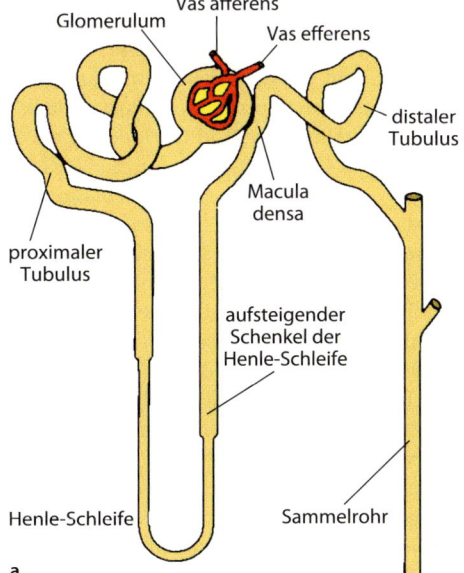

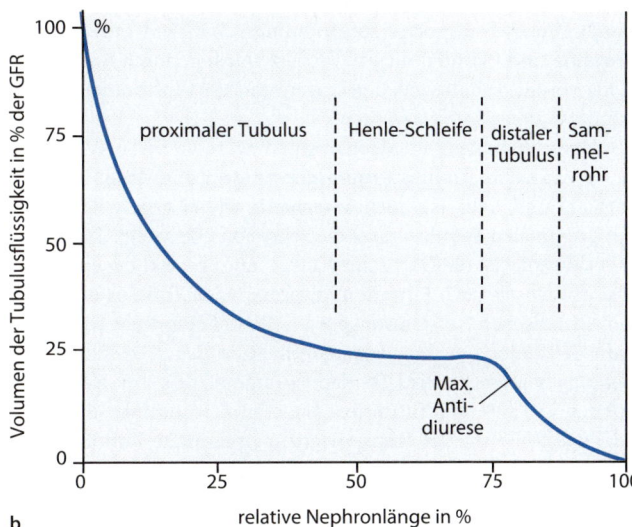

◘ **Abb. 38.1a, b Nephron. a** Die verschiedenen Abschnitte des Nephrons. **b** Anteil der einzelnen Nephronabschnitte an der Länge des Gesamtnephrons sowie an der Gesamtrückresorptionsleistung

Veränderung des Widerstandes im Vas afferens und efferens reguliert werden.

Moleküle mit einem Molekulargewicht von mehr als 50 kDa können den Filter nicht passieren, Moleküle mit einem Molekulargewicht von mehr als etwa 5 kDa besitzen eine eingeschränkte Filtrierbarkeit.

38.1.2 Transportprozesse im Bereich des proximalen Tubulus

Bereits im proximalen Tubulus werden etwa zwei Drittel des filtrierten Wassers und der meisten Elektrolyte wieder resorbiert. Einige andere Solute wie Bicarbonat, Aminosäuren oder Glucose werden fast vollständig im proximalen Tubulus resorbiert. Für die meisten Transportprozesse ist der elektrochemische Gradient für Na^+ aus dem Extrazellularraum in den Intrazellularraum der Tubuluszelle direkt oder indirekt die treibende Kraft. Dieser Na^+-Gradient wird durch die Na^+/K^+-ATPase in der basolateralen Membran der Tubuluszelle aufrecht erhalten. In vielen Fällen erfolgt die Resorption durch einen Na^+-gekoppelten Symport, bei dem Na^+ z.B. gemeinsam mit **Glucose, Aminosäuren, Phosphat, Sulfat** oder verschiedenen **organischen Säuren** über spezifische Transporter in die Tubuluszelle gelangen. Das Wasser folgt den Soluten über Wasserkanäle oder parazellulär durch die Tight Junctions. Der Na^+/H^+-Antiporter tauscht Protonen gegen Natriumionen aus. Die in das Tubuslumen gelangenden Protonen reagieren mit dem Bicarbonat (HCO_3^-) zu CO_2 unter Vermittlung der **Carboanhydrase** in der Zellmembran. Die Carboanhydrase wird durch Acetazolamid gehemmt (▶ Kap. 38.3.6). CO_2 diffundiert dann passiv in die Tubuluszelle und wird wiederum unter Vermittlung der Carboanhydrase zu Protonen und HCO_3^- umgewandelt, und Bicarbonat gelangt dann durch einen Na^+/HCO_3^--Symport aus der Zelle in das Interstitium (▶ Abb. 38.2). **Kleine Peptide** werden teilweise nach enzymatischer Spaltung an der luminalen Membran durch Peptid-Transporter aufgenommen, während **größere Proteine und Peptide,** die mit filtriert wurden, durch Endozytose in die Tubuluszellen gelangen und dort lysosomal zu Aminosäuren abgebaut werden.

Über verschiedene Mechanismen werden im Bereich des proximalen Tubulus **organische Säuren und Basen** resorbiert und teilweise auch sezerniert, wobei gegen Ende des proximalen Tubulus meist die Sekretion überwiegt. Typisches Beispiel ist die Harnsäure, die als Endprodukt des Purinstoffwechsels nach Filtration im proximalen Tubulus über den spezifischen Na^+-Cotransporter URAT1 resorbiert wird, zum Teil jedoch auch wieder gegen Ende des proximalen Tubulus sezerniert wird (▶ Kap. Gichtmittel, 56). Im Netto werden ca. 90% der filtrierten Harnsäure resorbiert. Eine wichtige Rolle spielen Transporter für organische Kationen und Anionen im proximalen Tubulus auch für die Ausscheidung von Xenobiotika, und viele Pharmaka einschließlich einiger Diuretika werden auf diesem Wege aus dem Körper entfernt.

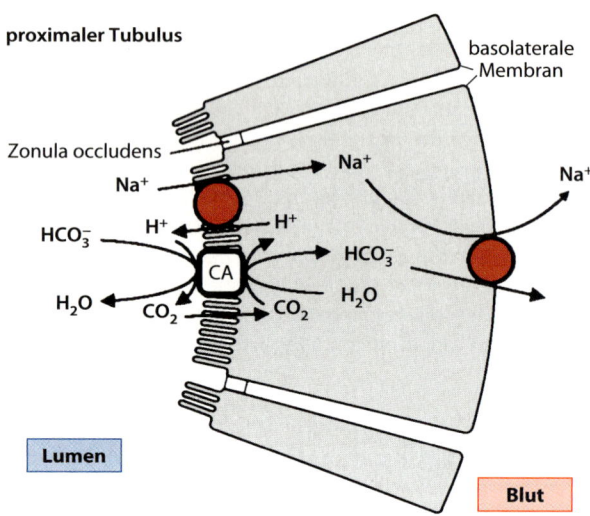

□ **Abb. 38.2 Mechanismus der Rückresorption von Bicarbonat im proximalen Tubulus.** CA = Carboanhydrase, die durch Acetazolamid gehemmt wird

38.1.3 Transportprozesse im Bereich der Henle-Schleife

Die Henle-Schleife spielt eine wichtige Rolle bei der **Konzentrierung des Harns.** Wichtigster Bereich der Henle-Schleife ist der dicke aufsteigende Teil, in dessen Bereich Na^+ durch den **$Na^+/K^+/2Cl^-$-Symport** in die Tubuluszellen transportiert wird. K^+ gelangt zum größten Teil über K^+-Kanäle (ROMK) zurück in das Lumen, während Cl^- die Zellen über Cl^--Kanäle (ClCKb) in der basolateralen Membran verlässt (□ Abb. 38.3). Weil im aufsteigenden Teil der Henle-Schleife zwar NaCl in großen Mengen resorbiert wird aber kein Wasser nachfolgen kann, da das Tubulusepithel sehr schlecht wasserpermeabel ist, wird die Osmolarität im Tubuluslumen vermindert, während die Osmolarität im Interstitium stark zunimmt. Da K^+-Ionen zurück in das Tubuluslumen und Cl^--Ionen über die basolaterale Membran ins Interstitium gelangen, entsteht ein stark lumenpositives transepitheliales Potenzial. Dadurch werden insbesondere **Ca^{2+} und Mg^{2+} parazellulär in das Interstitium gezogen,** ein wesentlicher Mechanismus der tubulären Resorption von Ca^{2+} und Mg^{2+}. Folge der geringen Ionen- und hohen Wasserpermeabilität des absteigenden Teils der Henle-Schleife und der großen Na^+-Transportrate und geringen Wasserpermeabilität ist die Ausbildung einer **Hyperosmolarität im Nierenmark.** Zu dieser Hyperosmolarität trägt auch die Akkumulation von Harnstoff bei, der langsamer als Wasser reabsorbiert wird und erst in den Sammelrohren über Harnstofftransporter in das Interstitium des Nierenmarks gelangt.

Wesentliche Bedingung für die Aufrechterhaltung der Hyperosmolarität im Interstitium des Nierenmarks ist die besondere Anordnung der das Nierenmark versorgenden Blutgefäße, der sog. **Vasa recta,** die in langen Schleifen in das Nie-

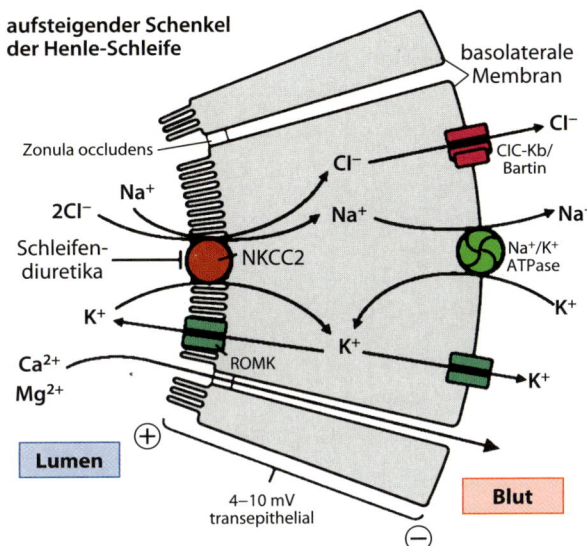

**aufsteigender Schenkel
der Henle-Schleife**

basolaterale
Membran

Zonula occludens

Schleifen-
diuretika

NKCC2

ROMK

Na⁺/K⁺
ATPase

Lumen

4–10 mV
transepithelial

Blut

□ **Abb. 38.3 Wichtige Transportprozesse im Bereich des aufsteigenden Schenkels der Henle-Schleife.** NKCC2 = Na⁺/K⁺/2Cl⁻-Trans-
porter Typ 2, der durch Schleifendiuretika gehemmt wird

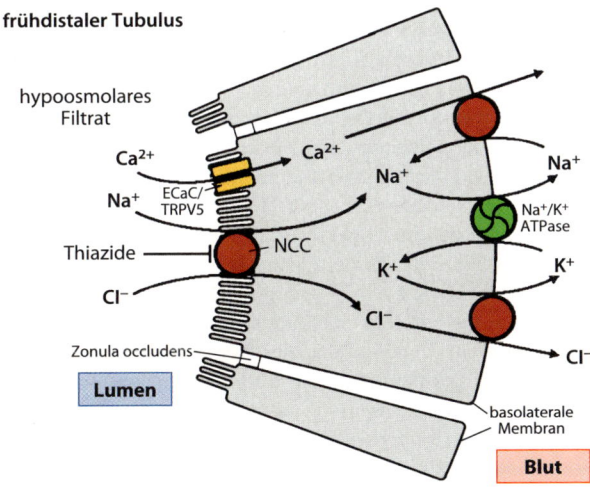

frühdistaler Tubulus

hypoosmolares
Filtrat

ECaC/
TRPV5

Thiazide

NCC

Zonula occludens

Lumen

basolaterale
Membran

Na⁺/K⁺
ATPase

Blut

□ **Abb. 38.4 Wichtige Transportprozesse im Bereich des frühdistalen Tubulus.** NCC = Na⁺/Cl⁻-Co-Transporter, der durch Thiazide
und Analoga gehemmt wird

renmark hinein ziehen. Während die absteigenden Vasa recta
NaCl und Harnstoff aus dem Interstitium aufnehmen, verlassen diese Solute im Verlaufe der aufsteigenden Vasa recta
die Gefäße wieder, so dass am Ende nur ein kleiner Teil der
die hohe Osmolarität im Nierenmark ausmachenden Solute
durch das Blutgefäßsystem entfernt wird.

Ein weiterer wichtiger Mechanismus der Harnkonzen-
trierung auf der Basis eines hyperosmolaren Nierenmarkin-
terstitiums ist die geregelte Wasserresorption im Sammelrohr
(► Kap. 38.1.5).

38.1.4 Transportprozesse im distalen Konvolut des Tubulus

Im distalen Konvolut des Tubulus sowie in Teilen des Verbin-
dungsstücks zum Sammelrohr herrschen Zellen vor, in denen
Na⁺ überwiegend durch einen **Na⁺/Cl⁻-Symport** resorbiert
wird. Na⁺ wird aus der Zelle durch die Na⁺/K⁺-ATPase transportiert, wobei das in der Zelle anfallende K⁺ die Zelle über
K⁺-Kanäle wieder verlässt. Aus dem Tubuluslumen resorbierte Cl⁻-Ionen verlassen die Zelle über einen K⁺/Cl⁻-Symport
(□ Abb. 38.4). Ca²⁺ gelangt aus dem Tubuluslumen über Ca²⁺-
Kanäle (TRPV5) in die Zelle und wird von dort über den
basolateralen Na⁺/Ca²⁺-Austauscher in das Interstitium transportiert. Parathormon und Calcitriol verringern die Ausscheidung von Ca²⁺ in diesem Teil des Nephrons durch Steigerung
der Expression von TRPV5, des Na⁺/Ca²⁺-Austauschers und
anderer Proteine.

38.1.5 Transportprozesse im Bereich des Verbindungsstücks und des Sammelrohrs

Vorherrschender Tubulusepithelzelltypus in den Verbindungs-
stücken und Sammelrohren sind die sog. **Hauptzellen,** die
Na⁺ reabsorbieren und **K⁺ sezernieren** (□ Abb. 38.5). In
diesem Abschnitt des Nephrons sind die Tight Junctions
sehr schlecht permeabel für Wasser und Solute. Wasser- und
Ionenbewegungen über die Epithelien werden vor allem
durch **Aldosteron** und das **antidiuretische Hormon (ADH)**
geregelt.

Aldosteron fördert die Na⁺-Reabsorption und die K⁺-
Ausscheidung, indem es nach Bindung an den intrazellulären
Mineralocorticoidrezeptor die Synthese spezifischer Proteine
fördert. Mittels dieses Mechanismus erfolgt die **Feineinstel-
lung der Ausscheidung von Na⁺ und K⁺** im distalen Abschnitt
des Nephrons.

ADH, das im Hinterlappen der Hypophyse gebildet wird,
wirkt über **Vasopressin-V₂-Rezeptoren** an der basolateralen
Membran. Über das G-Protein Gₛ kommt es zur Aktivierung
der Adenylylcyclase und vermehrten cAMP-Bildung, die zum
verstärkten Einbau von **Wasserkanälen (Aquaporin 2)** in die
luminale Membran der Tubuluszellen im Bereich des distalen
Tubulus und der Sammelrohre führt und dadurch die Wasserpermeabilität steigert. Aufgrund der Hyperosmolarität des
Nierenmarks gelangt Wasser über die Wasserkanäle aus dem
Tubuluslumen in das Interstitium, und es kommt in Anwesenheit von ADH zur Konzentrierung des Harns. In Abwesenheit von ADH bleiben die Epithelien in diesem Bereich
impermeabel für Wasser, es entsteht ein weniger konzentrierter Urin.

◻ **Abb. 38.5 Wichtige Transport- und Regulations-prozesse im spätdistalen Tubulus und im Sammelrohr.** ENaC = epithelialer Na^+-Kanal, der durch K^+-sparende Diuretika wie Amilorid und Triamteren blockiert wird. Die Wirkung von Aldosteron wird durch Rezeptoranta-gonisten wie Spironolacton (▸ Kap. 37.2.4) blockiert

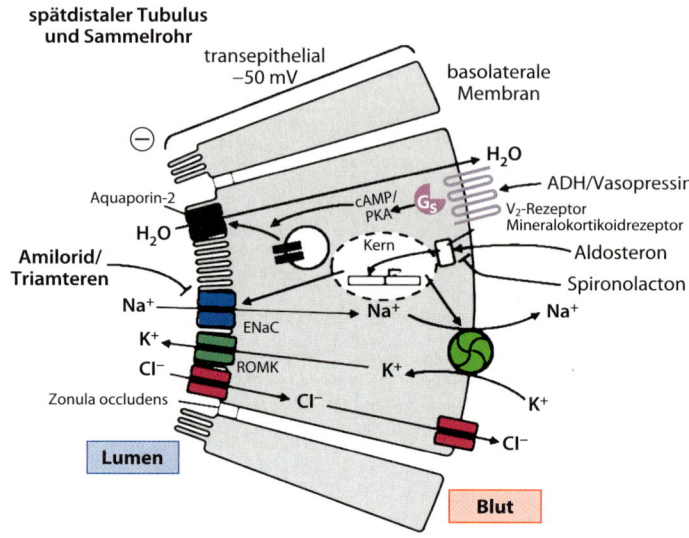

38.2 Regulation der Nierenfunktion

> **Lernziele**
> — Juxtaglomerulärer Apparat
> — Regulation der Nierenfunktion durch das autonome Nervensystem
> — Hormonelle Regulation der Nierenfunktion

38.2.1 Juxtaglomerulärer Apparat

Die Zellen des Vas afferens, des Vas efferens, die Macula-densa-Zellen des distalen Tubulus sowie einige interstitielle Zellen bilden den juxtaglomerulären Apparat (◻ Abb. 38.6). Der juxtaglomeruläre Apparat vermittelt zum einen die sog. tubuloglomeruläre Rückkopplung, ein autoregulatorischer Prozess, der die glomeruläre Filtration im Bereich eines Nephrons an die Transportkapazität des proximalen Tubulus und der Henle-Schleife anpasst. Zum anderen vermittelt der juxtaglomeruläre Apparat die Regulation der Reninfreisetzung durch die Na^+-Konzentration im distalen Tubulus (▸ Kap. 37.1.1).

Die **tubuloglomeruläre Rückkopplung** passt die glomeruläre Filtrationsrate des Nephrons an die Transportleistung des Nephrons an und stellt einen zentralen autoregulatorischen Mechanismus der Niere dar. Können proximaler Tubulus und Henle-Schleife nicht ausreichende Mengen von filtriertem NaCl resorbieren, so steigt die NaCl-Konzentration an den Zellen der Macula densa im distalen Tubulus an. Über den $Na^+/K^+/2Cl^-$-Co-Transporter kommt es zur vermehrten Aufnahme von Na^+- und K^+-Ionen. Dies hat eine vermehrte intra- oder extrazelluläre Bildung von Adenosin sowie eine verminderte Bildung der Prostanoide Prostaglandin E_2 (PGE$_2$) und Prostacyclin (PGI$_2$) über COX-2 zur Folge (◻ Abb. 38.6). Adenosin führt dann durch Aktivie-

rung von Adenosin A_1-Rezeptoren auf Mesangiumzellen und glatten Muskelzellen des Vas afferens zur Hemmung der cAMP-Produktion, während die Stimulation der cAMP-Bildung durch PGE$_2$ und PGI$_2$ abnimmt. Dadurch erhöht sich der Tonus des Vas afferens und der Filtrationsdruck am entsprechenden Nephron nimmt ab, und es gelangt weniger Primärfiltrat in das Tubuluslumen des Nephrons.

Die **Regulation der Renin-Freisetzung** durch Macula-densa-Zellen erfolgt über ähnliche Mechanismen. Eine Erhöhung der luminalen Na^+-Konzentration im Bereich der Macula densa wird als Zeichen eines Na^+-Überschusses gedeutet. Die vermehrte Aufnahme von NaCl in die Macula-densa-Zellen führt zur vermehrten Bildung von Adenosin, das durch Aktivierung von Adenosin-A_1-Rezeptoren auf den reninhaltigen Zellen des Vas afferens zur Hemmung der cAMP-Bildung und damit zur Verringerung der Renin-Freisetzung führt. Umgekehrt führt die verminderte NaCl-Aufnahme in Macula-densa-Zellen bei einem drohenden NaCl- oder Volumenverlust zur gesteigerten Synthese von Prostanoiden, insbesondere Prostaglandin E_2 (PGE$_2$) und Prostacyclin (PGI$_2$), die dann über G_s-gekoppelte Rezeptoren auf den Zellen des Vas afferens sowie den juxtaglomerulären Zellen zur Steigerung der Renin-Freisetzung führen (◻ Abb. 38.6).

38.2.2 Regulation der Nierenfunktion durch das autonome Nervensystem

Die Nieren werden durch **sympathische Nervenfasern** innerviert. Unter normalen Bedingungen ist deren Aktivität gering. Bei sympathischer Aktivierung, z.B. bei einem Volumenmangel kommt es zur Vasokonstriktion von Nierengefäßen, insbesondere der Vasa afferentia und efferentia und dadurch zur Verminderung der glomerulären Filtrationsrate. Auch die tubuläre Resorption von Wasser und Elektrolyten wird gesteigert, ebenso die Freisetzung von Renin (▸ Kap. 37).

38

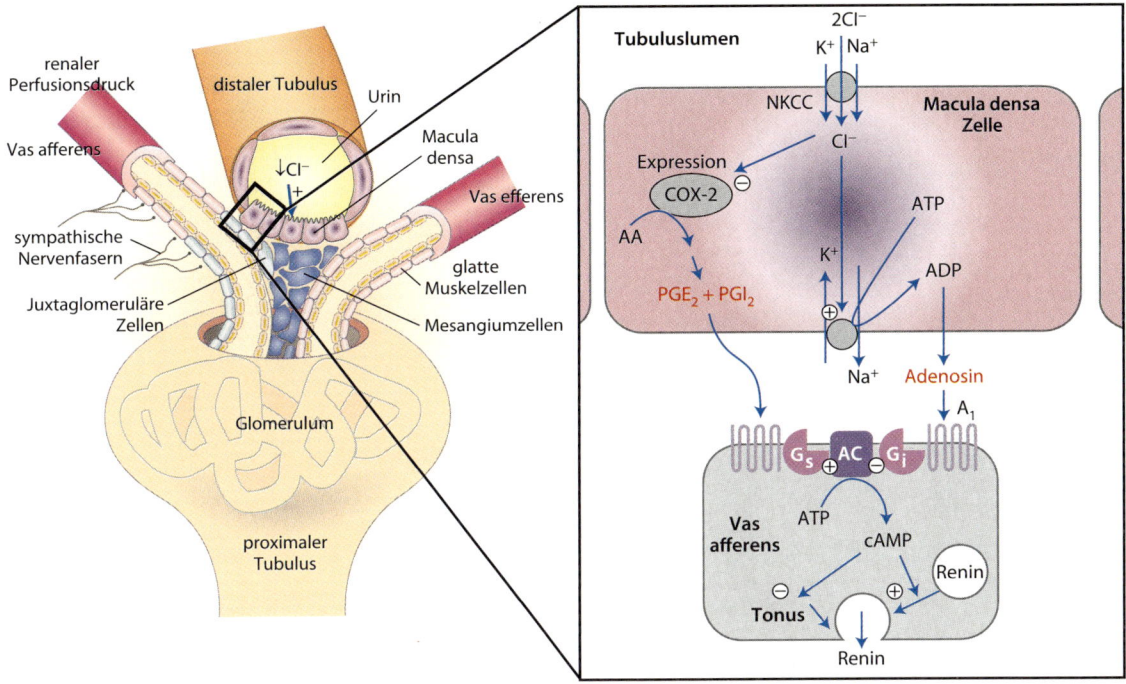

◘ Abb. 38.6 Regulation des Tonus des Vas afferens im Rahmen der tubuloglomerulären Rückkopplung sowie der Reninfreisetzung (siehe Text). Ac, Adenylylcyclase

38.2.3 Hormonelle Regulation der Nierenfunktion

Die Nierenfunktion wird durch eine Reihe von Hormonen gesteuert, die zum Teil lokal gebildet werden, zum Teil von anderen Organen freigesetzt werden.

Prostanoide, insbesondere **Prostaglandin E_2 (PGE$_2$)** und **Prostacyclin (PGI$_2$)** werden in der Niere selbst gebildet und modulieren die hämodynamischen und exkretorischen Funktionen der Niere. Sie wirken auf Blutgefäße vasodilatatorisch und stimulieren im juxtaglomerulären Apparat die Renin-Sekretion (▶ Kap. 38.2.1). Im aufsteigenden Schenkel der Henle-Schleife und im distalen Tubulus hemmen Prostaglandine die Na$^+$-Resorption und vermindern im Sammelrohr die Wasserresorption.

> Prostaglandine fördern die Durchblutung der Niere sowie die Wasser- und Kochsalzausscheidung.

Die wichtige Rolle von Prostaglandinen in der Regulation renaler Funktionen wird durch die renalen unerwünschten Wirkungen von Cyclooxygenase-Hemmern deutlich (▶ Kap. 24). Während in einem gesunden Erwachsenenorganismus die Hemmung der Prostanoid-Bildung kaum unerwünschte Wirkungen im Bereich der Niere hervorruft, da dies offensichtlich durch andere Mechanismen kompensiert werden kann, führt die Hemmung der Prostanoid-Bildung bei niereninsuffizienten oder hypertensiven Patienten zu unerwünschten Wirkungen (▶ Kap. 24).

Nierenfunktionen werden durch die **natriuretischen Peptide** reguliert. Insbesondere das **atriale natriuretische**

Peptid (ANP) sowie das **Brain Natriuretic Peptide (BNP),** die beide nach Volumenbelastung im Herz gebildet werden, führen in der Niere durch Aktivierung von membranständigen Guanylyl-Cyclase-Rezeptoren zur verstärkten Ausscheidung von Na$^+$ und Wasser. Dies beruht auf einer Steigerung der glomerulären Filtration durch Dilatation des Vas afferens sowie auf einer Hemmung der Reabsorption von Na$^+$ und Wasser im Verbindungsstück sowie im Sammelrohr.

Die Niere ist zentral in die Regulation des **Renin-Angiotensin-Aldosteron-Systems** involviert, indem sie nicht nur Bildungsort von Renin ist, sondern auch Wirkort der Hormone Angiotensin II und Aldosteron (▶ Kap. 37).

38.3 Diuretika

Lernziele
- Schleifendiuretika
- Thiazide und Analoga
- K$^+$-sparende Diuretika
- Aldosteron-Rezeptor-Antagonisten
- Osmotische Diuretika
- Carboanhydrase-Hemmer

Diuretika fördern die Ausscheidung von Na$^+$ und Wasser, indem sie die Reabsorption von Na$^+$ und meist auch anderen Ionen aus dem Tubuluslumen verringern und dadurch sekun-

◘ Tab. 38.1 Beeinflussung der Elektrolytausscheidung durch Diuretika

Diuretika	Na⁺	K⁺	Ca²⁺	Mg²⁺	Cl⁻
Schleifendiuretika	↑ (22–35%)	↑ (60–100%)	↑ (>20%)	↑ (>20%)	↑ (40%)
Thiazide und Analoga	↑ (5–10%)	↑ (200%)	↓	↑ (5–10%)	↑ (10%)
K⁺-sparende Diuretika (Amilorid, Triamteren)	↑ (2–4%)	↓ (8%)	∅	↓	↑ (6%)
Aldosteron-Rezeptor-Antagonisten	↑ (2–4%)	↓	∅	↓	↑ (6%)
Osmotische Diuretika	↑ (10–25%)	↑ (6%)	↑ (10–20%)	↑ (>20%)	↑ (15–30%)
Carboanhydrase-Hemmer	↑ (2–5%)	↑ (60%)	↑ (<5%)	↑ (<5%)	↑ (4%)

där eine erhöhte Wasserausscheidung hervorrufen. Da nur etwa 1% der filtrierten Wasser- und Salzmenge ausgeschieden wird, führen relativ kleine Verringerungen der Reabsorption zu deutlichen Effekten auf die Salz- und Wasserausscheidung. Klinisch am häufigsten eingesetzt werden Thiazide und ihre Analoga sowie Schleifendiuretika. Die sog. K⁺-sparenden Diuretika (Amilorid und Triamteren) sowie die Aldosteron-Rezeptor-Antagonisten werden bei spezielleren Indikationen verwendet (► Kap. 37). Osmotische Diuretika und Carboanhydrase-Hemmer spielen heutzutage nur noch eine untergeordnete Rolle.

38.3.1 Schleifendiuretika

Bedeutung. Schleifendiuretika (◘ Abb. 38.7) mit ihrer Leitsubstanz Furosemid hemmen reversibel den Na⁺/K⁺/2Cl⁻-Co-Transporter im aufsteigenden Schenkel der Henle-Schleife (NKCC2). Durch diesen Angriffsort sind sie **sehr stark wirksame Diuretika,** die zumindest kurzfristig bis zu 25% des glomerulär filtrierten Volumens zur Ausscheidung bringen können. Schleifendiuretika fördern die Ausscheidung von Na⁺, Cl⁻ und K⁺. Durch Verminderung oder Aufhebung des lumenpositiven transepithelialen Potenzials verringert sich die treibende Kraft für die Reabsorption von Ca²⁺ und Mg²⁺, die ebenfalls unter dem Einfluss von Schleifendiuretika vermehrt ausgeschieden werden (◘ Tab. 38.1, ◘ Abb. 38.3). Die Wirkdauer der Schleifendiuretika ist im Vergleich zu den meisten anderen Diuretikagruppen mit ca. 4–6 Stunden nach oraler Gabe kurz.

Die Hemmung des Na⁺/K⁺/2Cl⁻-Co-Transporters in den Zellen der Macula densa hat zur Folge, dass der tubuloglomeruläre Rückkopplungsmechanismus inaktiviert wird und es zu einer Steigerung der Reninsekretion kommt. Aus diesem Grunde wird die glomeruläre Filtrationsrate unter

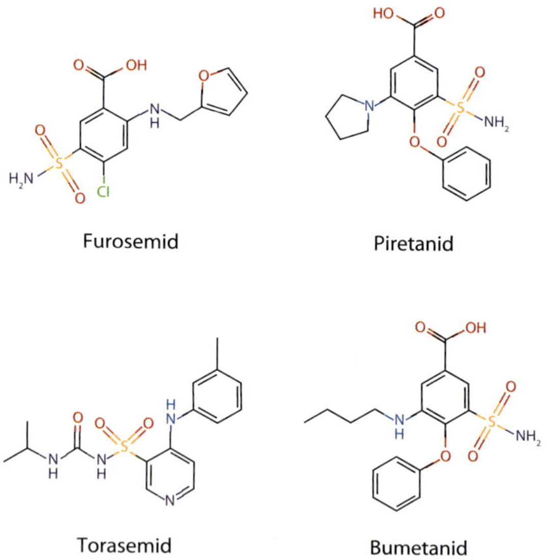

Furosemid   Piretanid

Torasemid   Bumetanid

◘ Abb. 38.7 Struktur einiger Schleifendiuretika

dem Einfluss von Schleifendiuretika im Gegensatz zu den Thiaziden nicht verringert. Schleifendiuretika können daher auch noch bei niereninsuffizienten Patienten eingesetzt werden.

Pharmakokinetik. Die meisten Schleifendiuretika werden **nach oraler Gabe** sehr **gut resorbiert** und weisen eine Plasmahalbwertszeit von 1–3 Stunden auf (◘ Tab. 38.2). Sie werden durch das Transportsystem für organische Anionen im proximalen Tubulus in das **Tubuluslumen sezerniert** und erreichen daher an ihrem Wirkort Konzentrationen, die 20–50-fach über den Konzentrationen im Blut liegen. Diese Anreicherung der Schleifendiuretika an ihrem Wirkort im

Tab. 38.2 Pharmakokinetik von Diuretika (Auswahl)

Diuretika	Bioverfügbarkeit (%)	Plasma-HWZ (h)	Wirkungseintritt (h)	Wirkdauer (h)
Schleifendiuretika				
Furosemid	60–70	0,5–2	0,5	4–6
Torasemid	80–90	2-3	1	6–8
Piretanid	95	1	0,5	4–6
Bumetanid	80–95	1–1,5	0,25–0,5	4–6
Thiazide und Analoga				
Hydrochlorothiazid	60–75	2,5	1,5	6–12
Xipamid	75	6–8	1,5	12–24
Indapamid	80	14–18	2	24–36
Chlortalidon	65	40–60	2	24–72
K⁺-sparende Diuretika				
Amilorid	50	6–8	1–2	10
Triamteren	50	4	1–2	5
Aldosteron-Rezeptor-Antagonisten				
Spironolacton	70	17–22	24–48	72–120
Eplerenon	70	4–6	24–48	72–120

Tubuluslumen erklärt die selektive Hemmung des renalen Na⁺/K⁺/2Cl⁻-Co-Transporters, der auch in anderen Organen exprimiert wird.

Unerwünschte Wirkungen. Die meisten Fälle von unerwünschten Wirkungen unter der Gabe von Schleifendiuretika beruhen auf ihrem diuretischen Effekt. Es kann durch vermehrten Verlust von Wasser und Na⁺ zu einer **Hypotonie, Hypovolämie** und **Hämokonzentration** mit den Folgen **Schwächegefühl, Schwindel, Kreislaufkollaps** und **vermehrter Thromboembolieneigung** kommen. Unter dem Einfluss von Schleifendiuretika kann es auch zur **Verminderung der Glucosetoleranz** kommen. Dies ist möglicherweise die Auswirkung einer evtl. auftretenden Hypokaliämie, die eine verminderte Insulinsekretion zur Folge hat. Bei Gabe hoher Dosen und insbesondere nach i.v. Gabe können durch Hemmung des Na⁺/K⁺/2Cl⁻-Co-Transporters im Innenohr **Hörstörungen** auftreten. Gelegentlich kommt es zum Auftreten von **Hyperurikämien**, selten zum **Anstieg der Plasmaspiegel von Triglyzeriden und LDL-Cholesterin.**

Interaktionen. Bei kombinierter Gabe von Schleifendiuretika und **Aminoglykosid-Antibiotika** kann es zu einem synergistischen Schädigungseffekt im Bereich des Innenohrs

kommen. Eine verstärkte Neigung zu Kaliumverlusten ist bei gleichzeitiger Einnahme von **Laxanzien** zu beobachten. Bei Gabe **anderer blutdrucksenkender Pharmaka**, z.B. ACE-Hemmern kann es zu starken Blutdruckabfällen kommen.

 Cave
Die Wirkung von Furosemid wird durch nichtsteroidale Antiphlogistika abgeschwächt.

Die Wirkung von **Herzglykosiden** wird durch eine unter Schleifendiuretika-Gabe evtl. auftretende Hypokaliämie verstärkt. Die Plasmaspiegel von **Lithium** können bei gleichzeitiger Gabe von Schleifendiuretika ansteigen.

Klinische Anwendung. Schleifendiuretika eignen sich für die Dauertherapie bei **Herzinsuffizienz** oder **Hypertonie,** wenn Thiazide nicht mehr wirksam sind oder wegen einer eingeschränkten Nierenfunktion (glomeruläre Filtrationsrate <50 ml/min) nicht gegeben werden können. Bei **Ödemen kardialer, renaler** oder **hepatischer Genese** können Schleifendiuretika eingesetzt werden.

❯ Besonders bei akuten und lebensbedrohlichen Ödemen des Gehirns und der Lunge sind Schleifendiuretika sehr hilfreich.

Bei der Therapie des akuten Lungenödems mit Herzversagen kommt zusätzlich ein vasodilatierender Effekt auf die großen Kapazitätsgefäße günstig zum Tragen.

Bei **drohendem Nierenversagen** können Schleifendiuretika zur Steigerung der Wasser- und Elektrolytausscheidung eingesetzt werden. Schließlich lassen sich **schwere Formen der Hyperkalzämie** mit Schleifendiuretika behandeln.

Kontraindikationen. Bei **schweren Elektrolytstörungen** mit Na^+-, K^+- oder Mg^{2+}-Mangel, bei **Hypovolämie, Anurie, Harnabflussstörungen** und **schweren Leberfunktionsstörungen** sind Schleifendiuretika kontraindiziert.

Steckbrief Schleifendiuretika

Wirkmechanismus: Hemmung des $Na^+/K^+/2Cl^-$-Co-Transporters im aufsteigenden Schenkel der Henle-Schleife
Pharmakokinetik: Gute Resorption nach oraler Gabe, Plasmahalbwertszeit: 1–3 h, Wirkdauer 4–6 h
Unerwünschte Wirkungen: Hypotonie, Hypovolämie, Hämokonzentration, Schwächegefühl, Schwindel, Kreislaufkollaps, vermehrte Thromboembolieneigung, Verminderung der Glucosetoleranz, evtl. Hyperurikämie oder Anstieg der Triglyzerid- oder LDL-Cholesterin-Spiegel
Interaktionen: Aminoglykosid-Antibiotika, Laxanzien, blutdrucksenkende Pharmaka, nichtsteroidale Antiphlogistika, Digitalisglykoside, Lithium
Klinische Anwendung: Herzinsuffizienz, Hypertonie in der Regel wenn Thiazide nicht gegeben werden können; Ödeme unterschiedlicher Genese, drohendes Nierenversagen, schwere Formen der Hyperkalzämie

---

38.3.2 Thiazide und Analoga

Bedeutung. Das Thiazid Hydrochlorothiazid und seine Analoga wie Chlortalidon, Indapamid oder Xipamid (■ Abb. 38.8) **wirken im Vergleich zu Schleifendiuretika langsamer und schwächer** (■ Abb. 38.9). Sie hemmen den fast ausschließlich im frühdistalen Tubulus exprimierten Na^+/Cl^--Co-Transporter NCC, wodurch vorübergehend max. 5–10% des glomerulär filtrierten Volumens ausgeschieden werden können. Neben der vermehrten Na^+- und Cl^--Ausscheidung kommt es auch zu einer vermehrten Ausscheidung von K^+, Mg^{2+} und PO_4^{2-} (■ Tab. 38.1). Im Gegensatz zu den Schleifendiuretika ist die Ca^{2+}-Ausscheidung unter dem Einfluss von Thiaziden vermindert. Dies beruht möglicherweise auf der Verminderung der zytosolischen Na^+-Konzentration in den Zellen des frühdistalen Tubulus, wodurch die Triebkraft für den basolateral gelegenen Na^+/Ca^{2+}-Austauscher zunimmt, was eine vermehrte Calciumresorption zur Folge hat (■ Abb. 38.4). Im Gegensatz zu Schleifendiuretika nimmt unter dem Einfluss von Thiaziden die glomeruläre Filtrationsrate eher ab, der tubuloglomeruläre Rückkopplungsmechanismus ist unbeeinflusst.

Pharmakokinetik. Die diuretische Wirkung setzt nach etwa 1–2 Stunden ein und hält je nach Plasmahalbwertszeit unter-

Hydrochlorothiazid Xipamid

Indapamid Chlortalidon

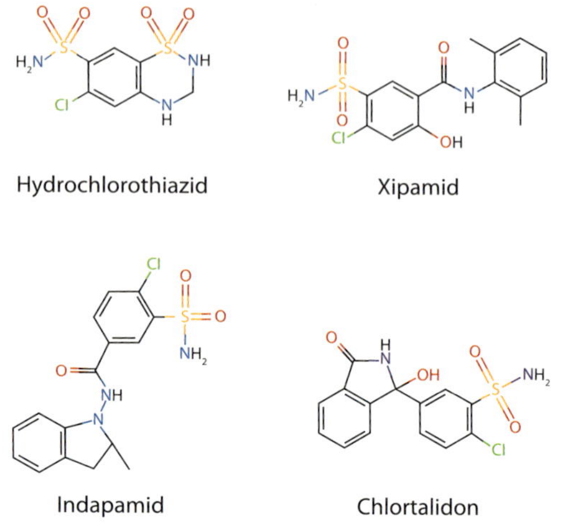

■ **Abb. 38.8 Struktur von Thiaziden und Analoga**

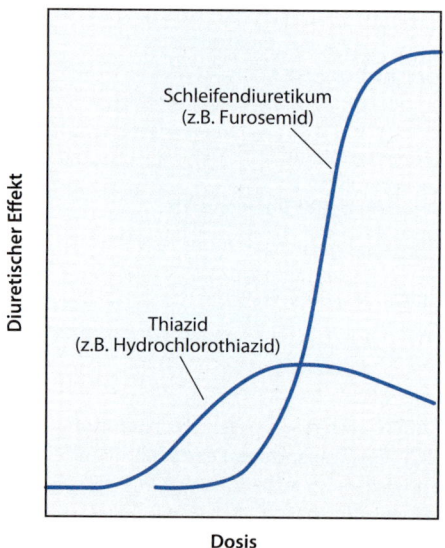

■ **Abb. 38.9 Typische Dosis-Wirkungs-Beziehung zwischen Diuretikadosis und diuretischem Effekt für ein Schleifendiuretikum und ein Thiazid.** Hydrochlorothiazid ist potenter als Furosemid, während das Schleifendiuretikum deutlich wirksamer ist und einen 2–3-fach stärkeren maximalen diuretischen Effekt hat

schiedlich lang an (■ Tab. 38.2). Thiazide und ihre Analoga werden nach oraler Gabe **gut aus dem Magen-Darm-Trakt resorbiert,** je nach Plasmahalbwertszeit beträgt die Wirkdauer zwischen 6–12 Stunden (Hydrochlorothiazid), 12–24 Stunden (Xipamid), 24–36 Stunden (Indapamid) oder 24–72 Stunden (Chlortalidon). Thiazide und ihre Analoga gelangen durch **glomeruläre Filtration und aktive Sekretion im proximalen Tubulus** in das Tubuluslumen, wo sie in einer deutlich höheren Konzentration vorliegen als im Plasma.

Unerwünschte Wirkungen. Im Allgemeinen werden Thiazide bei richtiger Dosierung relativ gut vertragen. Die meisten unerwünschten Wirkungen treten durch Störungen des Elektrolyt- oder Flüssigkeitsgleichgewichts auf. Insbesondere ist an die Möglichkeit einer **Hypokaliämie** zu denken. Gelegentlich kommt es unter der Therapie mit Thiaziden zu einer **Hyperurikämie** sowie zu **gastrointestinalen Beschwerden** wie **leichte Übelkeit, Erbrechen, Appetitlosigkeit** oder **Diarrhö.**

Ähnlich wie unter der Gabe von Schleifendiuretika kann unter Gabe von Thiaziden und Analoga die **Glucosetoleranz vermindert** sein. Auch hier liegt diesem Effekt möglicherweise eine verminderte Insulinsekretion aufgrund einer Hypokaliämie zugrunde. Ebenfalls können die **Plasmakonzentrationen von Gesamtcholesterin, Triglyzeriden und LDL-Cholesterin erhöht** sein.

Interaktionen. Bei Gabe anderer **antihypertensiver Pharmaka** kann es zu einem verstärkten blutdrucksenkenden Effekt kommen, eine unter Thiazid-Gabe auftretende Hypokaliämie kann die Wirkung von **Digitalisglykosiden** verstärken.

❯ Die Wirkung von Thiaziden und Analoga wird durch gleichzeitige Gabe nichtsteroidaler Antiphlogistika verringert.

Zur Wirkungsabschwächung kommt es ebenfalls bei gleichzeitiger Gabe von **Colestyramin** und **Colestipol** aufgrund einer verminderten Resorption von Thiaziden.

Klinische Anwendung. Thiazide und Analoga sind Mittel der Wahl zur **Behandlung der Hypertonie,** da sie mit einer Verzögerung von 1–2 Wochen zu einer Verringerung des peripheren Widerstandes sowie zur Verringerung einer evtl. bestehenden Wasser- und Kochsalzretention führen. Thiazide und ihre Analoga sind ebenfalls Mittel der Wahl zur **Behandlung von Herzinsuffizienz,** insbesondere beim Vorliegen **kardialer Ödeme.** Auch **akute renale und hepatogene Ödeme** lassen sich durch Thiazide behandeln. Aufgrund ihres Ca^{2+}-retinierenden Effektes können Thiazide auch zur Behandlung einer **Hyperkalziurie,** z.B. im Rahmen der Behandlung von Ca^{2+}-haltigen Nierensteinen, eingesetzt werden. Paradoxerweise vermindern Thiazide bei Patienten mit **renalem Diabetes insipidus** die Harnmenge. Der diesem Effekt zugrunde liegende Mechanismus ist nicht klar.

Kontraindikationen. Bei **schweren Elektrolytstörungen** sowie bei Patienten mit **chronischer Niereninsuffizienz** oder **Leberfunktionsstörungen** sind Thiazide und die Analoga kontraindiziert.

Unerwünschte Wirkungen: Hypokaliämie, Hyperurikämie, gastrointestinale Beschwerden, verminderte Glucosetoleranz, Erhöhung der Plasmakonzentration von Cholesterin und Triglyceriden
Interaktion: Antihypertensive Pharmaka, Digitalisglykoside, nichtsteroidale Antiphlogistika, Colestyramin, Colestipol
Klinische Anwendung:
- Mittel der Wahl zur Behandlung der arteriellen Hypertonie sowie der Herzinsuffizienz, insbesondere beim Vorliegen von Ödemen
- akute Ödeme unterschiedlicher Genese
- Hyperkalziurie, renaler Diabetes insipidus

38.3.3 K⁺-sparende Diuretika

Bedeutung. Zu den K^+-sparenden Diuretika im engeren Sinne gehören **Triamteren** und **Amilorid,** die den **epithelialen Na^+-Kanal (EnaC) im spätdistalen Tubulus** und im **Sammelrohr hemmen.** Durch Blockade des epithelialen Na^+-Kanals vermindert sich das lumennegative transepitheliale Potenzial und somit die treibende Kraft für den Kaliumausstrom in das Lumen (◻ Abb. 38.5 und ◻ Tab. 38.1). Triamteren und Amilorid haben **allein** gegeben einen **nur sehr schwachen diuretischen Effekt** und werden daher mit Thiaziden oder Schleifendiuretika kombiniert, um die unter Thiazid- oder Schleifendiuretika-Gabe auftretende erhöhte Kaliumausscheidung auszugleichen.

Pharmakokinetik. Amilorid und Triamteren werden langsam aus dem Magen-Darm-Trakt resorbiert, die **Bioverfügbarkeit** beträgt etwa 50%, die Wirkdauer liegt bei 5 Stunden (Triamteren) bzw. etwa 10 Stunden (Amilorid) (◻ Tab. 38.2). Während **Amilorid** überwiegend unverändert **renal eliminiert** wird, unterliegt **Triamteren** einem ausgeprägten Metabolismus und wird sowohl **biliär** als auch **renal ausgeschieden.**

Unerwünschte Wirkungen. Unter Gabe von Triamteren und Amilorid kann es zur überschießenden Retention von K^+-Ionen kommen mit der Folge einer **Hyperkaliämie.** Daneben werden gelegentlich Störungen im Bereich des Magen-Darm-Traktes mit **Übelkeit, Erbrechen** oder **Diarrhö** beobachtet.

Steckbrief Thiazide und Analoga
Wirkmechanismus: Hemmung des Na^+/Cl^--Co-Transporters im frühdistalen Tubulus
Pharmakokinetik: Gute Resorption nach oraler Gabe
- Wirkbeginn: 1,5–2 h
- Wirkdauer: je nach Substanz 6–72 h
▼

Amilorid   Triamteren

◻ **Abb. 38.10 Struktur von Amilorid und Triamteren**

Interaktionen

 Cave
Das Risiko einer Hyperkaliämie wird bei gleichzeitiger Gabe von ACE-Hemmern oder anderer kaliumsparender Pharmaka deutlich erhöht.

Klinische Anwendung. Amilorid und Triamteren werden üblicherweise zur **diuretischen Langzeitbehandlung in Kombination** mit **Thiaziden** und **Analoga** bei der Therapie der Hypertonie oder der Herzinsuffizienz eingesetzt.

Kontraindikationen. Bei **Niereninsuffizienz, Hyperkaliämie** oder **schwerer Hyponatriämie** sind Amilorid und Triamteren kontraindiziert.

> **Steckbrief K⁺-sparende Diuretika**
> **Wirkmechanismus:** Hemmung des epithelialen Na⁺-Kanal im spätdistalen Tubulus und im Sammelrohr
> **Pharmakokinetik:** Bioverfügbarkeit ca. 50%, Wirkdauer 5 h (Triamteren) bzw. 10 h (Amilorid)
> **Unerwünschte Wirkungen:** Hyperkaliämie, gastrointestinale Beschwerden
> **Interaktionen:** Erhöhtes Hyperkaliämierisiko bei gleichzeitiger Gabe von ACE-Hemmern und anderen kaliumsparenden Pharmaka
> **Klinische Anwendung:** Diuretische Langzeitbehandlung in Kombination mit Thiaziden und Analoga
> **Kontraindikationen:** Niereninsuffizienz, Hyperkaliämie, schwere Hyponatriämie

38.3.4 Aldosteron-Rezeptor-Antagonisten

Traditionell werden die Aldosteron-Rezeptor-Antagonisten aufgrund ihres K⁺-sparenden schwach diuretischen Effektes den Diuretika zugeordnet. Da die Wirkungen dieser Substanzen jedoch über den rein diuretischen Effekt hinausgehen, werden die Aldosteron-Rezeptor-Antagonisten in ▶ Kap. 37 abgehandelt.

38.3.5 Osmotische Diuretika

Definition. Als osmotische Diuretika werden Substanzen bezeichnet, die glomerulär filtriert, jedoch tubulär nicht resorbiert werden. Liegen diese Substanzen dann in ausreichender Konzentration im Tubuluslumen vor, binden sie osmotisch Wasser und führen dadurch zur gesteigerten Diurese.

Vertreter. Als osmotisches Diuretikum wird heutzutage nur noch **Mannitol** eingesetzt, das sich inert verhält und nach i.v. Gabe ungehindert durch die Glomerula filtriert, jedoch nicht in nennenswerten Mengen reabsorbiert wird. Unter dem Einsatz von Mannitol kommt es im Vergleich zu anderen Diuretika nur zu einer geringen Steigerung der Na⁺-Ausscheidung, weshalb osmotische Diuretika nicht zur Behandlung von generalisierten Ödemen geeignet sind.

Unerwünschte Wirkungen. Unter dem Einsatz von Mannitol kann es bei Überdosierung zu **Volumenexpansionen** und **Hyponatriämie** sowie zur **Hypoosmolarität** kommen. Gelegentlich werden **Kopfschmerzen, Schwindel, Übelkeit** und **Erbrechen** beobachtet. Beim Vorliegen einer Herzinsuffizienz, insbesondere bei eingeschränkter Nierenfunktion kann es durch Volumenexpansion zur **kardialen Dekompensation** kommen.

Klinische Anwendung. Die klinische Anwendung von Mannitol bleibt auf **wenige Indikationen** beschränkt. Mannitol kann zur **Notfallbehandlung** eines **akuten Hirnödems** oder eines **akuten Glaukoms** eingesetzt werden. Die Wirkung besteht hier primär in der vorübergehenden Erhöhung der Plasmaosmolarität, die zur Extraktion von Wasser aus den entsprechenden Geweben führt. Des Weiteren kann Mannitol zur **Auslösung einer forcierten Diurese** bei Vergiftungen eingesetzt werden.

38.3.6 Carboanhydrase-Hemmer

Bedeutung. Der Carboanhydrase-Hemmer **Azetazolamid** spielt als Diuretikum nur noch eine untergeordnete Rolle. Die Hemmung der Carboanhydrase im proximalen Tubulus führt zur Verminderung der Bildung von CO_2 im Tubuluslumen sowie von Protonen in den Tubulusepithelzellen. Dies führt zur Verringerung der Protonensekretion über den Na^+/H^+-Austauscher und dadurch zur Reduktion der Bicarbonat-Reabsorption (◘ Abb. 38.2). Da Bicarbonat in den distal gelegenen Abschnitten des Nephrons nur in geringem Ausmaße resorbiert wird, nimmt die Bicarbonatausscheidung zu und es resultiert ein geringer diuretischer Effekt. Parallel dazu entwickelt sich durch den Verlust von Bicarbonat im Verlaufe der Behandlung mit einem Carboanhydrase-Hemmer eine metabolische Azidose.

Pharmakokinetik. Azetazolamid wird rasch und nahezu vollständig nach oraler Gabe resorbiert. Die Plasmahalbwertszeit beträgt 3–6 Stunden. Azetazolamid wird nicht metabolisiert und nahezu vollständig unverändert renal ausgeschieden.

Unerwünschte Wirkungen. Unter dem Einsatz von Azetazolamid entwickelt sich eine mehr oder weniger stark ausgeprägte **metabolische Azidose,** die die Wirkung von Carboanhydrase-Hemmern reduziert. Der diuretische Effekt schwächt sich daher im Laufe von mehreren Tagen bei gleichbleibender Gabe von Azetazolamid ab. Bei längerer Gabe von Azetazolamid kann es zu **Elektrolytstörungen,** insbesondere zum Kaliumverlust kommen. Gelegentlich treten **Blutbildveränderungen** unter der Gabe von Azetazolamid auf.

Klinische Anwendung. Carboanhydrase-Hemmer werden nur noch sehr selten bei speziellen Indikationen eingesetzt.

Die Hemmung der Carboanhydrase im Ziliarkörper des Auges führt zu einer Verringerung der Bicarbonat- und Kammerwasserbildung. Diesen Effekt macht man sich bei der **Behandlung des akuten Glaukomanfalls** zunutze, bei dem man Azetazolamid i.v. geben kann. In mehreren klinischen Studien konnte gezeigt werden, dass Azetazolamid bei der **Behandlung der akuten Höhenkrankheit** wirksam ist. Die genauen Ursachen der akuten Höhenkrankheit sind nicht vollständig bekannt, die Hypoxie und eine respiratorische Alkalose scheinen jedoch eine wichtige Rolle zu spielen. Letztere wird durch die unter Azetazolamid hervorgerufene metabolische Azidose ausgeglichen.

38.4 Pharmakotherapie der arteriellen Hypertonie

38.4.1 Bedeutung der arteriellen Hypertonie

Die arterielle Hypertonie hat eine ungünstige Langzeitwirkung auf das kardiovaskuläre System, da sie die Entwicklung von artherosklerotischen Gefäßveränderungen fördert und zur Hypertrophie des linken Herzventrikels führt. Sie ist daher ein **wesentlicher Risikofaktor** für die koronare Herzkrankheit, das Auftreten von Schlaganfällen, plötzlichem Herztod, Herzinsuffizienz, Niereninsuffizienz sowie Aortenaneurysmata. Wegen der großen Bedeutung der arteriellen Hypertonie als Risikofaktor sowie wegen ihrer hohen Prävalenz stellt die Behandlung der arteriellen Hypertonie eine der wichtigsten präventiven Maßnahmen dar. Dabei ist die frühzeitige Diagnose der zunächst asymptomatisch verlaufenden arteriellen Hypertonie von großer Bedeutung.

38.4.2 Pathophysiologie der arteriellen Hypertonie

Mehr als 90% aller Hypertoniker haben eine **primäre** oder **essentielle Hypertonie,** deren Ursache unklar ist. Wahrscheinlich liegt eine multifaktorielle Genese vor, bei der eine vererbte Disposition mit ungünstigen Lebens- und Ernährungsgewohnheiten zusammenspielen. Etwa 5–10% aller Hypertoniepatienten leiden unter einer **sekundären Hypertonie,** die meistens definierte renale oder endokrine Ursachen hat.

38.4.3 Definition und Klassifikation

Eine klare Grenzlinie zwischen normotensiven und hypertensiven Blutdruckwerten ist schwer zu ziehen, da bei der Einschätzung des Risikos erhöhter Blutdruckwerte auch andere Risikofaktoren berücksichtigt werden müssen. Allgemein anerkannt ist die Einteilung der Hypertonie im Erwachsenenalter nach der amerikanischen Leitlinie des »Joint National Committee VI 1997«, bei der Blutdruckwerte von mehr als 140/90 mmHg als hypertone Werte angesehen werden, und die Klassifikation der darüber und darunter liegenden Werte stufenweise erfolgt (◘ Tab. 38.3).

◘ **Tab. 38.3** Definition und Klassifikation der Hypertonie im Erwachsenenalter (nach Joint National Committee VI 1997)

Blutdruck	Systolisch (mmHg)		Diastolisch (mmHg)
Optimal	<120	und	<80
Normal	120–129	und	80–84
Noch normal	130–139	oder	85–89
Hypertonie			
▬ Stadium 1 (leicht)	140–159	oder	90–99
▬ Stadium 2 (mittelschwer)	160–179	oder	100–109
▬ Stadium 3 (schwer)	≥180	oder	≥110
Isolierte systolische Hypertonie	≥140	und	<90

38.4.4 Diagnostik

Basis der Diagnosestellung ist die Messung des Blutdrucks in der Arztpraxis, die durch eine ambulante Langzeit-Blutdruckmessung ergänzt werden kann. Da der Blutdruck von verschiedenen psychischen und körperlichen Faktoren, aber auch von der Tageszeit abhängt, muss zur Sicherung der Diagnose ein einmalig leicht oder mittelschwer erhöhter Blutdruckwert bei mind. 1–2 weiteren Arztbesuchen innerhalb von 4 Wochen bestätigt werden. Neben der Feststellung des Schweregrades der Hypertonie durch Blutdruckmessung sind weitere diagnostische Maßnahmen zur Erkennung möglicher zusätzlicher Risikofaktoren sowie zur Identifikation möglicher ursächlicher Faktoren bei Vorliegen einer sekundären Hypertonieform notwendig.

38.4.5 Therapie

Da die arterielle Hypertonie einer von mehreren Risikofaktoren für kardiovaskuläre Erkrankungen darstellt, ist es sinnvoll, zunächst die **Gesamtrisikokonstellation der hypertensiven Patienten** zu ermitteln.

Die gängigen Leitlinien zur Behandlung der Hypertonie berücksichtigen daher zum einen die Höhe des systolischen und diastolischen Blutdrucks, zum anderen das kardiovaskuläre Gesamtrisiko des Patienten (► Kap. 43, ◘ Abb. 43.13). So werden bei hoch normalen Blutdruckwerten bei stark erhöhtem kardiovaskulären Risiko bereits pharmakotherapeutische Maßnahmen eingeleitet, während bei leichter Hypertonie (Stadium 1) und geringem kardiovaskulären Risiko zunächst nichtmedikamentöse Maßnahmen therapeutisch im Vordergrund stehen (◘ Tab. 38.4).

Nichtmedikamentöse Maßnahmen

Nichtmedikamentöse Maßnahmen sind als alleinige Therapie bei gering erhöhtem Blutdruck indiziert (◘ Tab. 38.4) und bil-

◻ Tab. 38.4 Therapie der Hypertonie in Abhängigkeit von Blutdruck und kardiovaskulärem Gesamtrisiko (Deutsche Hochdruckliga, 2008)

Blutdruck (mmHg)	Kardiovaskuläres Risiko*	Therapeutische Maßnahmen	
		Nichtmedikamentös	**Pharmakotherapie**
130–139/85–89 (hoch normal)	<10%	+	∅
	10–20%	+	∅
	>20%	+	+
140–179/90–109 (Stadium 1 + 2)	<10%	+	wenn nach 3–12 Monaten nichtmedikamentöser Therapie RR ≥140/90
	10–20%	+	wenn nach 3 Monaten nichtmedikamentöser Therapie RR ≥140/90
	>20%	+	+
≥180/110	unabhängig vom Gesamtrisiko	+	+

* Risiko für ein kardiovaskuläres Ereignis innerhalb von 10 Jahren

den generell die Basis, auf der eine antihypertensive Pharmakotherapie aufbaut. Zu den nichtmedikamentösen Therapiemaßnahmen gehören:

— Steigerung der körperlichen Aktivität
— bei übergewichtigen Hypertonikern Gewichtsnormalisierung
— Vermeiden von Zigarettenrauchen
— kein übermäßiger Alkoholkonsum
— Restriktion der Kochsalzzufuhr auf etwa 3–5 g/Tag
— obst- und gemüsereiche Ernährung mit niedrigem Fettgehalt, die in der Regel auch mit einer Verminderung der Kochsalzaufnahme einhergeht

Pharmakotherapie

Ziel der Pharmakotherapie ist die möglichst effiziente Senkung erhöhter Blutdruckwerte.

❯ Für den Erfolg einer antihypertensiven Pharmakotherapie ist es wichtig, unerwünschte Wirkungen zu minimieren, um die Compliance der meist beschwerdefreien Patienten nicht zu verschlechtern.

Bei Patienten mit leicht erhöhten Blutdruckwerten (Stadium 1) und geringem kardiovaskulären Risiko ist in der Regel eine **Monotherapie** ausreichend. Bei Patienten mit höheren Ausgangsblutdruckwerten und höherem kardiovaskulären Risiko sollte frühzeitig an die Gabe von **Zweier-** oder **Dreier-Kombinationen** von Antihypertensiva gedacht werden, da bei diesen Patienten die Erfolgsrate einer Kombinationstherapie gegenüber einer Monotherapie deutlich erhöht ist.

Monotherapie. Als **Monotherapeutika** kommen Diuretika (Thiazide, bei Niereninsuffizienz: Schleifendiuretika), β-Adrenozeptor-Antagonisten oder ACE-Hemmer und als 2. Wahl AT_1-Rezeptor-Antagonisten oder Calcium-Kanalblocker in Frage.

Monotherapie
Mittel der 1. Wahl
Diuretika
— **Thiazide und Analoga**
  – Chlortalidon 12,5–25 mg/Tag
  – Hydrochlorothiazid 12,5–25 mg/Tag
  – Indapamid 2,5 mg/Tag
  – Xipamid 5–20 mg/Tag
— **Schleifendiuretika** (beim Vorliegen einer Niereninsuffizienz)
  – Bumetanid 0,5–2 mg/Tag
  – Furosemid 20–80 mg/Tag
  – Piretamid 3–6 mg/Tag
  – Torasemid 2,5–5 mg/Tag

β-Adrenozeptor-Antagonisten (präferentiell $β_1$-selektive β-Adrenozeptor-Antagonisten)
— Acebutolol 400–800 mg/Tag
— Atenolol 50–100 mg/Tag
— Betaxolol 10–20 mg/Tag
— Bisoprolol 2,5–10 mg/Tag
— Celiprolol 200–400 mg/Tag
— Metoprolol 50–200 mg/Tag
— Nebivolol 5 mg/Tag
— Talinolol 100 mg/Tag

ACE-Hemmer
— Benazepril 10–20 mg/Tag
— Captopril 25–150 mg/Tag
— Cilazapril 0,5–5 mg/Tag
— Enalapril 2,5–50 mg/Tag
— Fosinopril 10–40 mg/Tag
▼

- Imidapril 5–20 mg/Tag
- Lisinopril 5–40 mg/Tag
- Moexipril 7,5–30 mg/Tag
- Perindopril 4–8 mg/Tag
- Quinapril 10–40 mg/Tag
- Ramipril 1,25–10 mg/Tag
- Spirapril 3–6 mg/Tag
- Trandolapril 0,5–4 mg/Tag

Wichtig bei der Auswahl des Monotherapeutikums ist die Berücksichtigung von andern Begleiterkrankungen, die die Auswahl des Monotherapeutikums beeinflussen können (◘ Tab. 38.5). So sollten bei Patienten mit Diabetes mellitus ACE-Inhibitoren den β-Adrenozeptor-Antagonisten und den Thiazid-Diuretika aufgrund ihres nephroprotektiven Effektes sowie ihrer vergleichsweise geringen metabolischen Effekte vorgezogen werden. β-Adrenozeptor-Antagonisten sollten nur zurückhaltend bei Patienten mit obstruktiven Ventilationsstörungen eingesetzt werden, während Diuretika und ACE-Inhibitoren bei Schwangeren nicht gegeben werden sollten.

Mittel der **2. Wahl** zur Monotherapie sind **AT$_1$-Rezeptor-Antagonisten**, die den ACE-Hemmern vergleichbar, nicht jedoch überlegen sind und daher gegeben werden sollten, wenn bei Indikation für ACE-Hemmer diese nicht ausreichend wirksam sind oder wegen unerwünschter Wirkungen (z.B. Hustenreiz) nicht einsetzbar sind.

Monotherapie

Mittel der 2. Wahl

AT1-Rezeptor-Antagonisten
- Candesartan 4–16 mg/Tag
- Eprosartan 600–800 mg/Tag
- Irbesartan 150–300 mg/Tag
- Losartan 50–100 mg/Tag
- Olmesartan 10–40 mg/Tag
- Telmisartan 20–80 mg/Tag
- Valsartan 80–160 mg/Tag

Weitere Mittel der 2. Wahl
Langwirksame Calciumkanalblocker
- **Verapamil-/Diltiazem-Typ**
  - Diltiazem retardiert 180–360 mg/Tag
  - Gallopamil retardiert 100–200 mg/Tag
  - Verapamil retardiert 120–480 mg/Tag
- **Dihydropyridine**
  - Amlodipin 5–10 mg/Tag
  - Felodipin 2,5–10 mg/Tag
  - Isradipin 2,5–10 mg/Tag
  - Lacidipin 2–6 mg/Tag
  - Lercanidipin 10–20 mg/Tag
  - Nicardipin 60–90 mg/Tag

▼

- Nifedipin retardiert 20–60 mg/Tag
- Nilvadipin 8–16 mg/Tag
- Nisoldipin 10–30 mg/Tag
- Nitrendipin 10–40 mg/Tag

Führt bei Patienten mit leicht erhöhtem Blutdruck und geringem kardiovaskulären Risiko die Monotherapie mit einer Wirkstoffgruppe nicht zu einer Normalisierung des Hochdrucks, so kann ein anderes Monotherapeutikum ausprobiert werden. In der Regel ist es sinnvoll, zwischen Diuretikum, β-Adrenozeptor-Antagonist und ACE-Inhibitor zu wechseln. Alternativ kann jedoch auch auf eine Kombinationstherapie, meist in Form einer Zweier-Kombination, umgestellt werden.

Zweier-Kombinationstherapie. In Abhängigkeit von differenzialtherapeutischen Aspekten (◘ Tab. 38.5) können prinzipiell alle Monotherapeutika miteinander kombiniert werden, wobei β-Adrenozeptor-Antagonisten nur mit Calciumantagonisten vom Dihydropyridin-Typ, nicht jedoch mit Verapamil oder Diltiazem kombiniert werden dürfen, da letztere in Kombination mit β-Adrenozeptor-Antagonisten zu bradykarden Rhythmusstörungen führen können. Bei Kombinationen von ACE-Hemmern bzw. AT$_1$-Rezeptor-Antagonisten mit kaliumsparenden Diuretika ist mit einer erhöhten Gefahr von Hyperkaliämien zu rechnen.

Kombinationstherapie

Mögliche Zweier-Kombinationen
- **Diuretikum** (meist Thiazid)
  - + β-Adrenozeptor-Antagonist
  - oder + ACE-Inhibitor
  - oder + AT$_1$-Rezeptor-Antagonist
  - oder + Calciumkanalblocker

oder
- **Calciumkanalblocker**
  - + β-Adrenozeptor-Antagonist
  - oder + ACE-Inhibitor
  - oder + AT$_1$-Rezeptor-Antagonist

Dreier-Kombinationstherapie. Sollte eine Zweier-Kombination zu keiner ausreichenden Senkung des Blutdruckes führen, so sollte auf eine **Dreier-Kombination** umgestiegen werden, die obligat ein Diuretikum enthält.

Auslassversuch, Beendigung der Therapie

Eine bestehende antihypertensive Therapie darf niemals durch plötzliches Absetzen von Antihypertensiva unterbrochen werden, da es zu Entzugsphänomenen wie Unruhe, Angstgefühl, Schlaflosigkeit kommen kann und überschießende Blutdruckanstiege im Sinne eines Rebound-Phänomens auftreten können. Zeigt der Patient über einen längeren Zeitraum normale Blutdruckwerte unter antihypertensiver Therapie, sollte

◘ **Tab. 38.5** Differenzialtherapie der Hypertonie

Begleiterkrankung	Indiziert	Nicht indiziert oder Kontraindiziert
Koronare Herzkrankheit	β-Adrenozeptor-Antagonisten	
Herzinsuffizienz	Diuretika β-Adrenozeptor-Antagonisten ACE-Inhibitoren AT_1-Rezeptor-Antagonisten	Ca^{2+}-Kanalblocker
Niereninsuffizienz	Schleifendiuretika ACE-Inhibitoren AT_1-Rezeptor-Antagonisten	Thiazide
Diabetes mellitus	ACE-Inhibitoren AT_1-Rezeptor-Antagonisten Ca^{2+}-Kanalblocker	β-Adrenozeptor-Antagonisten Thiazide
Obstruktive Ventilationsstörungen		β-Adrenozeptor-Antagonisten
Schwangerschaft	α-Methyldopa $β_1$-selektive Adrenozeptor-Antagonisten	Diuretika ACE-Inhibitoren AT_1-Rezeptor-Antagonisten Ca^{2+}-Kanalblocker

Kombinationstherapie

Mögliche Dreier-Kombinationen

Diuretikum (meist Thiazid)
- ▬ + ACE-Inhibitor
  - + Calciumkanalblocker
  - oder + β-Adrenozeptor-Antagonist + Vasodilatator
  - oder + Antisympathotonikum + Vasodilatator

Als **Vasodilatatoren** gelten hier Calciumkanalblocker, ACE-Hemmer, $α_1$-Rezeptor-Antagonisten und bei sehr schwer einstellbaren Formen der Hypertonie evtl. auch Dihydralazin oder Minoxidil.
- ▬ $α_1$-Adrenozeptor-Antagonisten
  - Bunazosin 3–12 mg/Tag
  - Doxazosin 1–8 mg/Tag
  - Terazosin 1–20 mg/Tag
  - Urapidil 60–180 mg/Tag
- ▬ Minoxidil 5–40 mg/Tag
- ▬ Dihydralazin 25–150 mg/Tag

Zu den **Antisympathotonika** gehören Clonidin und α-Methyldopa
- ▬ Clonidin 0,15–0,9 mg/Tag
- ▬ α-Methyldopa 125–750 mg/Tag

ein Auslassversuch unternommen werden, bei dem die Dosis schrittweise reduziert oder bei bestehender Kombinationstherapie die Anzahl der Antihypertensiva schrittweise verringert werden sollte.

Behandlung des hypertensiven Notfalls

Ein hypertensiver Notfall ist relativ selten und liegt vor, wenn zusätzlich zu sehr stark erhöhten Blutdruckwerten Hinweise auf das Vorliegen von Folgeschäden wie intrakranielle Blutungen, eine frische Blutung und ein Papillenödem im Augenhintergrund, ein Lungenödem, ein akutes Koronarsyndrom, ein dissezierendes Aortenaneurysma oder Hinweise auf eine Hochdruckenzephalopathie (mit Symptomen wie Sehstörungen, Bewusstseinsstörungen, Schwindel oder neurologischen Ausfällen) vorliegen. In diesem Fall liegt ein akuter Notfall vor, bei dem eine **sofortige antihypertensive Therapie** erforderlich ist und eine **sofortige Klinikeinweisung** erfolgen muss.

Erstbehandlung des hypertensiven Notfalls
- ▬ **Glyceroltrinitrat** 1,2 mg als **Spray oder Kapsel,** insbesondere bei Patienten mit akutem Koronarsyndrom oder Lungenödem
- ▬ **Nifedipin** 10 mg oder **Nitrendipin** 5 mg oral, kontraindiziert bei akutem Koronarsyndrom
- ▬ **Zur intravenösen Gabe:**
  - Urapidil 25 mg
  - Clonidin 0,075 mg

Bei Zeichen einer Überwässerung:
- ▬ Furosemid 25 mg i.v.

38

Weiterführende Literatur

Brater DC (2000) Pharmacology of diuretics. Am J Med Sci 319:38-50

Ernst M et al. (2009) Use of Diuretics in Patients with Hypertension. N Engl J Med 361:2153-2164

Gertsch JH et al. (2004) Randomised, double blind, placebo controlled comparison of ginkgo biloba and acetazolamide for prevention of acute mountain sickness among Himalayan trekkers: the prevention of high altitude illness trial (PHAIT). BMJ 328 (7443): 799

Ho KM, Sheridan DJ (2006) Meta-analysis of frusemide to prevent or treat acute renal failure. BMJ 333 (7565):420

Lee W, Kim RB (2004) Transporters and renal drug elimination. Annu Rev Pharmacol Toxicol 44:137-166

Sacks FM, Campos H (2010) Dietary therapy in hypertension. N Engl J Med 362: 2102-2112

Shankar SS, Brater DC (2003) Loop diuretics: from the Na-K-2Cl transporter to clinical use. Am J Physiol Renal Physiol 284: F11-F21

Vallon V, Mühlbauer B, Osswald H (2006) Adenosine and Kidney Function. Physiol Rev 86: 901-940

Zillich AJ et al. (2006) Thiazide diuretics, potassium, and the development of diabetes. Hypertension 48:219-224

Antiarrhythmika

S. Offermanns

Die Therapie kardialer Arrhythmien hat sich in den letzten Jahrzehnten deutlich gewandelt. Mit der zunehmenden Verbesserung elektrischer Verfahren wie der Implantation eines elektrischen Defibrillators/Kardioverters (ICD) ist die Bedeutung pharmakologischer Maßnahmen rückläufig. Diese Entwicklung wurde zudem durch die Erkenntnis gefördert, dass die meisten Antiarrhythmika selbst proarrhythmogen sein können und darüber hinaus negativ-inotrope Wirkungen besitzen, die unter bestimmten Bedingungen zu einer erhöhten Mortalität bei den behandelten Patienten führen können. Während die antiarrhythmische Pharmakotherapie früher die wesentliche Behandlungsmöglichkeit war, stellt sie heute in den meisten Fällen eher eine unterstützende Therapie im Rahmen anderer Maßnahmen dar.

39.1 Erregungsbildung und Erregungsleitung im Herzen

Lernziele

- **Kardiales Aktionspotenzial:**
  - relativ langes Aktionspotenzial (200–300 ms) mit nachfolgender Refraktärperiode (Schutz vor vorzeitiger Wiedererregung)
  - diastolische Vordepolarisation im Erregungsbildungs- und -leitungssystem
- **Vegetative Regulation:**
  - Sympathikus: Positiv chrono-, dromo- und inotrop im Bereich des Vorhofes und Ventrikels
  - Parasympathikus: Negativ chrono-, dromo- und inotrop primär im Bereich des Vorhofes

Die rhythmische Erregung des Herzens nimmt unter physiologischen Bedingungen im Sinusknoten ihren Ausgang (◘ Abb. 39.1). Die Zellen des Sinusknotens sind wie auch die Zellen des Erregungsleitungssystems des Herzens spezialisierte Herzmuskelzellen, die sich durch die Fähigkeit zur spontanen diastolischen Depolarisation auszeichnen. Die spontane diastolische Depolarisation ist die Basis der Erregungsbildung im Herzen. Dabei ist die Frequenz der automatischen Erregungsbildung unter normalen Bedingungen im Sinusknoten am höchsten. Die im Sinusknoten entstandene Erregung breitet sich über die Vorhöfe aus und erreicht nach etwa 70 ms den Atrioventrikularknoten (AV-Knoten). Die Erregungsübertragung von Myokardzelle zu Myokardzelle wird durch die aus Connexinen gebildeten Gap Junctions ermöglicht. Der AV-Knoten ist die einzige leitende Verbindung zwischen den Vorhöfen und den Kammern und führt zu einer Verzögerung der Weiterleitung um etwa 60 ms. Diese Verzögerung gewährleistet die optimale Koordination der Vorhofkontraktion und der Ventrikelkontraktion. Der AV-Knoten schützt aufgrund der langsamen Erregungsweiterleitung die Ventrikel vor abnorm gesteigerten Erregungsfrequenzen aus dem Vorhof, z.B. bei Vorhofflimmern. Nach Durchlaufen des AV-Knotens breitet sich die Erregung sehr rasch über das His-Bündel, die Kammerschenkel sowie die Purkinje-Fasern aus und erreicht das Ventrikelmyokard. Vom Beginn der Erregung des AV-Knotens bis zur vollständigen Erregung des Ventrikelmyokards vergehen unter Ruhebedingungen ca. 140 ms. Dieser Zeitraum ist deutlich kürzer als die Dauer eines kardialen Aktionspotenzials (ca. 300 ms). Die Erregungsausbreitung ist also bereits weit vor dem Ende eines Aktionspotenzials abgeschlossen. Durch die lange Dauer des Aktionspotenzials wird das Herz vor einer vorzeitigen Erre-

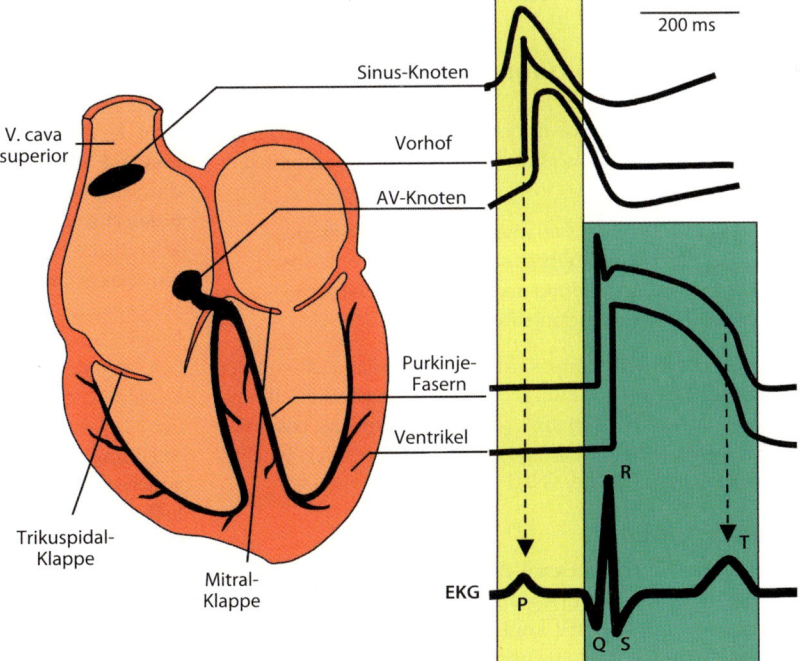

◘ **Abb. 39.1 Erregungsbildung und Erregungsleitung im Herzen.** Typische Aktionspotenziale aus verschiedenen Bereichen des Herzens sind in ihrer zeitlichen Abfolge sowie in ihrer zeitlichen Beziehung zum Elektrokardiogramm dargestellt. Gelb: Vorhoferregung; grün: Ventrikelerregung

V. cava superior

Sinus-Knoten

Vorhof

AV-Knoten

Purkinje-Fasern

Ventrikel

Trikuspidal-Klappe

Mitral-Klappe

EKG

200 ms

P Q S R T

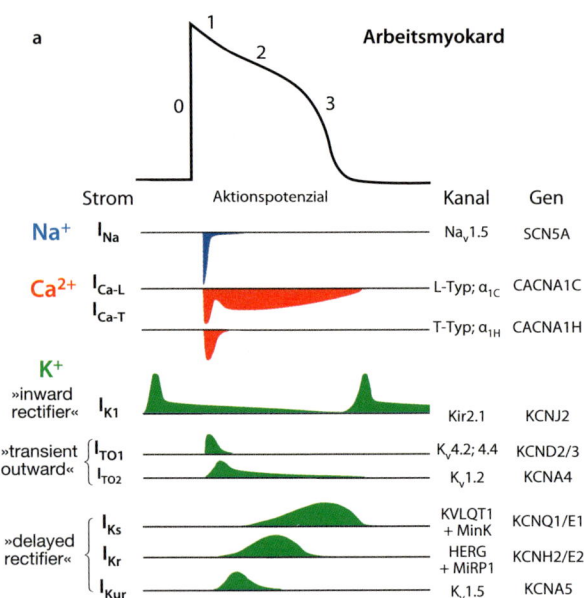

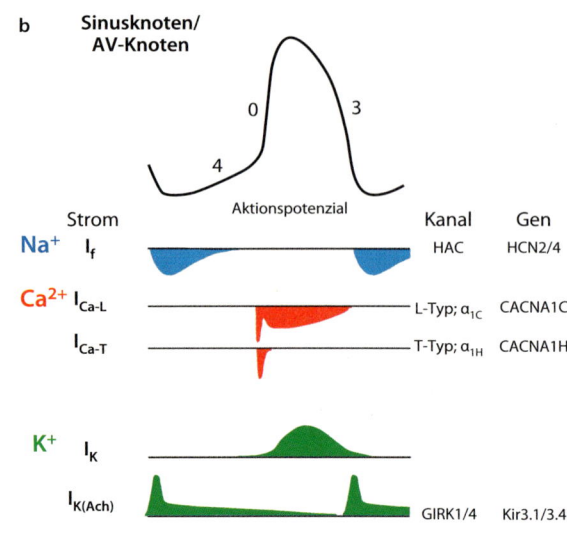

Abb. 39.2a, b Kardiales Aktionspotenzial und die ihm zugrunde liegenden Ionenströme. Dargestellt ist ein typisches Aktionspotenzial aus dem Bereich des Arbeitsmyokards (**a**) sowie aus dem Bereich des Erregungsbildungssystems (**b**). Die Ionenströme sind als farbige Flächen dargestellt, die entweder nach unten (Einwärtsstrom) oder nach oben (Auswärtsstrom) weisen. Die dargestellten Flächen sind nur ansatzweise proportional den entsprechenden Strömen. Insbesondere der durch spannungsabhängige Na$^+$-Kanäle getragene I$_{Na}$- Strom ist um ein Mehrfaches größer als die anderen Ströme. Rechts sind jeweils der den Strom vermittelnde Kanaltyp sowie das ihn kodierende Gen dargestellt. HAC = »hyperpolarisation-activated channel«; GIRK = »G-protein-gated inwardly rectifying K$^+$-channel«; HERG = »Human ether a-go-go-related gene«; 0 = Phase 0 (Depolarisationsphase); 1 = Phase 1; 2 = Phase 2 (Plateauphase); 3 = Phase 3 (Repolarisationsphase); 4 = Phase 4 (Phase der diastolischen Depolarisation im Erregungsbildungssystem)

gung während eines Herzzyklus geschützt. Nach Ende des Aktionspotenzials und Repolarisation bleibt die Herzmuskelzelle noch kurze Zeit unerregbar (refraktär), bevor eine erneute Depolarisation erfolgen kann.

39.1.1 Kardiale Aktionspotenziale

Das Aktionspotenzial ist die charakteristische Veränderung des Membranpotenzials einer Herzmuskelzelle während einer Herzaktion.

> Das mit 200–300 ms relativ lange kardiale Aktionspotenzial ist das Ergebnis einer genau aufeinander abgestimmten Öffnung und Schließung verschiedener Ionenkanalpopulationen (Abb. 39.2).

Die Zellen des Arbeitsmyokards unterscheiden sich von den Zellen des Erregungsbildungs- und Erregungsweiterleitungssystems durch die Dynamik ihres Aktionspotenzials sowie durch die an der Ausbildung des Aktionspotenzials beteiligten Ionenkanäle (Abb. 39.2).

Arbeitsmyokard

Das Ruhemembranpotenzial des Arbeitsmyokards liegt bei -80 bis -90 mV. Nach Erregung und Depolarisation auf ein Potenzial von ca. -70 mV kommt es zu einer sehr schnellen Öffnung spannungsabhängiger Natriumkanäle. Der dadurch

unmittelbar ausgelöste sehr starke, aber nur **kurzfristige (<5 ms) Natriumeinstrom (I$_{Na}$)** führt zu einer Depolarisation, die traditionell als **Phase 0** des Aktionspotenzials bezeichnet wird.

> Alle Antiarrhythmika der Klasse I blockieren den I$_{Na}$.

Nach kurzzeitigem Erreichen positiver Werte erreicht das Membranpotenzial eine lange **Plateauphase (Phase 2)**, während der das **Membranpotenzial etwa bei 0 mV** liegt. Die als **Phase 1** bezeichnete Übergangsphase wird hervorgerufen durch die sehr **schnelle Inaktivierung der spannungsabhängigen Natriumkanäle** sowie durch einen transienten K$^+$-Auswärtsstrom (I$_{to}$). Außerdem setzt mit der Depolarisation ein **langsamer Calciumeinstrom (I$_{Ca}$)** ein, der auf der spannungsabhängigen Aktivierung von **L-Typ und T-Typ Ca^{2+}-Kanälen** beruht. Spannungsabhängige Ca^{2+}-Kanäle haben eine deutlich längere Öffnungszeit als die spannungsabhängigen Na$^+$-Kanäle, so dass es über etwa 200 ms zu einem lang anhaltenden Ca^{2+}-Einstrom kommt, der zum einen für die Aufrechterhaltung der Plateauphase (Phase 2) verantwortlich ist, zum anderen direkt sowie indirekt über Ca^{2+}-induzierte intrazelluläre Ca^{2+}-Freisetzung zu einem **intrazellulären Anstieg der Ca^{2+}-Konzentration** führt. Durch Bindung von Ca^{2+} an das myofibrilläre Protein Troponin C kommt es zur Aktivierung des kontraktilen Apparates. Mit **Inaktivierung der spannungsabhängigen Ca^{2+}-Kanäle** setzt die **Repolarisationsphase (Phase 3)** ein. Daran ist außerdem entscheidend ein

39

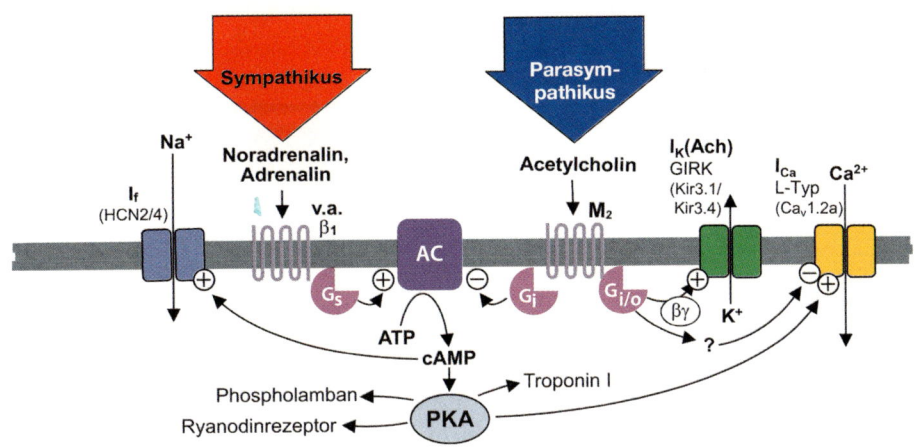

Abb. 39.3 Mechanismen der Regulation kardialer Funktionen durch Sympathikus und Parasympathikus

K⁺-Auswärtsstrom beteiligt, der durch Depolarisation verzögert aktiviert wird und deshalb auch als verzögerter Gleichrichter (delayed rectifier) bezeichnet wird. Dieser als I_K bezeichnete verzögert einsetzende K⁺-Auswärtsstrom besteht aus mehreren unterschiedlich rasch aktivierbaren Einzelströmen (»slowly«: I_{Ks}, »rapidly«: I_{Kr}, »ultra rapidly«: I_{Kur}). Diesen einzelnen repolarisierenden K⁺-Auswärtsströmen liegt wiederum die Öffnung definierter K⁺-Kanäle zugrunde (■ Abb. 39.2). Pharmaka, die zu einer Hemmung der Repolarisation durch K⁺-Kanal-Hemmung führen (z.B. Klasse-III-Antiarrhythmika) wirken durch Hemmung des K⁺-Auswärtsstroms insbesondere I_{Kr}. Mit zunehmender **Inaktivierung** der verzögert gleichrichtenden **K⁺-Auswärtsströme** und fortgeschrittener Repolarisation wird der für die Aufrechterhaltung des **Ruhepotenzials (Phase 4)** verantwortliche einwärts gleichrichtende K⁺-Strom (inward rectifier) (I_{K1}) aktiviert. I_{K1} ist während der Depolarisation abgeschaltet und springt bei einem Potenzial von etwa -50 mV wieder an. Die Öffnung dieses einwärts gleichrichtenden K⁺-Kanals hält das Membranpotenzial dann wieder in der Nähe des K⁺-Gleichgewichtspotenzials. Wird das Schwellenpotenzial von spannungsabhängigen Na⁺-Kanälen bei einer erneuten Erregung der Zelle unterschritten, kommt es wiederum zur Depolarisation und I_{K1} wird inaktiviert.

Erregungsbildungs- und -leitungssystem

Im Gegensatz zu den Zellen des Arbeitsmyokards ist der einwärts gleichrichtende K⁺-Strom, insbesondere in den Zellen des Sinusknotens funktionell unbedeutend. Dadurch besitzen diese Zellen kein stabiles Ruhemembranpotenzial. Aufgrund einer unterschiedlichen Ausstattung an Ionenkanalpopulationen haben **Zellen des Erregungsbildungssystems** vielmehr die **Fähigkeit zur spontanen Depolarisation**. Ausgehend von einem maximalen negativen Potenzial von etwa -60 bis -70 mV kommt es in der Phase 4 zu einer langsamen Depolarisation, deren Steilheit im Bereich des Sinusknotens unter physiologischen Bedingungen am höchsten ist. Die **diastolische Depolarisation** wird zu Beginn vor allem durch einen **Na⁺-Einwärtsstrom** getragen. Dieser durch Hyperpolarisation induzierte Na⁺-Einwärtsstrom (I_f) beruht auf der Öffnung sog. »hyperpolarization-activated cyclic nucleotide-gated channels« (HCN). Diese Kationenkanäle öffnen bei Hyperpolarisation, wobei ihre Öffnungswahrscheinlichkeit in Anwesenheit von cAMP erhöht ist. Nach zunehmender Depolarisation kommt es außerdem **zur Aktivierung spannungsabhängiger Ca²⁺-Kanäle (T- und L-Typ)**. Der durch spannungsabhängige Ca²⁺-Kanäle getragene **Ca²⁺-Einwärtsstrom** ist wesentlich für die **spontane Depolarisation** von Schrittmacherzellen. Spannungsabhängige Na⁺-Kanäle spielen im Bereich des Erregungsbildungssystems keine Rolle bei der Auslösung des Aktionspotenzials. Das Aktionspotenzial im Erregungsbildungssystem hat eine Länge von etwa 150 ms. Die **Repolarisation** wird durch **verzögert aktivierte K⁺-Auswärtsgleichrichter (I_K)** ausgelöst. Bei der gleichzeitig einsetzenden **Inaktivierung des L-Typ Calciumkanals** findet die Repolarisation statt. Die zunehmende Deaktivierung von I_K bei negativen Membranpotenzialen sowie die nach erfolgter Repolarisation ausgelöste Aktivierung des I_f Na⁺-Stroms leiten die nächste Phase einer diastolischen Depolarisation ein.

39.1.2 Beeinflussung kardialer Aktionspotenziale durch das vegetative Nervensystem

Für die Wirkung des **Sympathikus** bzw. seines Überträgerstoffes Noradrenalin ist eine vor allem durch β₁-Adrenozeptoren vermittelte Erhöhung der intrazellulären cAMP-Konzentration verantwortlich (■ Abb. 39.3). In Schrittmacherzellen führt cAMP durch direkte Regulation von HCN-Kanälen zu einer Verstärkung des I_f-Stroms. Daraus resultieren eine Zunahme der diastolischen Depolarisationsgeschwindigkeit und eine Erhöhung der Erregungsfrequenz (positiv chronotroper Effekt). Die durch cAMP aktivierte Proteinkinase A führt darüber hinaus zu einer Phosphorylierung und Öffnung von spannungsabhängigen Ca²⁺-Kanälen. Dies hat eine Verstärkung des langsamen Ca²⁺-Einwärtsstromes zur Folge, wodurch die Depolarisationsphase (Phase 0) in den Zellen des

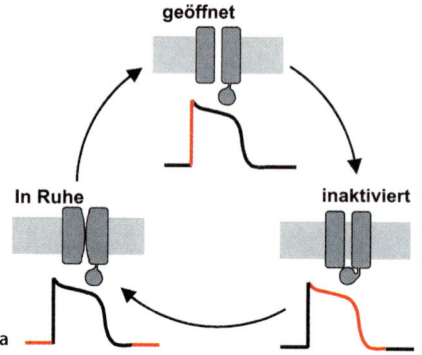

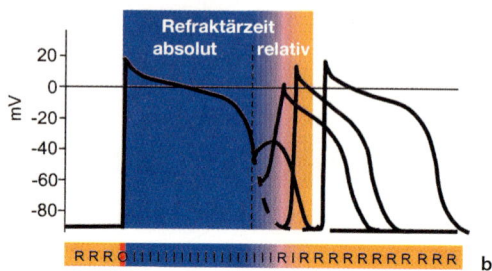

Abb. 39.4a, b Zustände des spannungsabhängigen Na$^+$-Kanals während eines Aktionspotenzials und ihre Bedeutung für die Wiedererregbarkeit. Im Ruhezustand ist der Na$^+$-Kanal geschlossen und durch Depolarisation (Phase 0) sehr schnell aktivierbar. Nach Depolarisation öffnet der Kanal, inaktiviert jedoch binnen sehr kurzer Zeit, da er durch eine N-terminale Inaktivierungsdomäne blockiert wird. Während der Inaktivierung ist die Herzmuskelzelle unerregbar (ab-

soluten Refraktärzeit). Erst nach einigen hundert Millisekunden löst sich der Block langsam, und der Kanal geht in den Ruhezustand über. Während dieser Zeit nimmt die Erregbarkeit zu (relative Refraktärzeit). Wenn alle Kanäle in den Ruhezustand zurückgekehrt sind, ist die Zelle wieder voll erregbar. R = Ruhezustand; O = geöffneter Zustand; I = inaktivierter Zustand

Erregungsbildungs- und -leitungssystems beschleunigt wird. Folge ist eine schnellere Erregungsweiterleitung (positiv dromotroper Effekt). Die verstärkte Öffnung von Ca^{2+}-Kanälen führt im Arbeitsmyokard zu einem verstärkten Ca^{2+}-Einstrom und dadurch zu einer Erhöhung der Kontraktionskraft (positiv inotroper Effekt).

Der **Parasympathikus** führt durch seinen Überträgerstoff Acetylcholin zu einer Aktivierung von G$_i$-gekoppelten M$_2$-muscarinischen Rezeptoren im Bereich des von ihm innervierten Vorhof und AV-Knoten (**Abb. 39.3**). Das G-Protein G$_i$ kann durch seine βγ-Untereinheit direkt einen spezifischen einwärts gleichrichtenden K$^+$-Kanal (I$_{GIRK}$, I$_{K-Ach}$) aktivieren. Außerdem führt G$_i$ durch Hemmung der Adenylylcyclase zu einer Verringerung der zellulären cAMP-Konzentration, wodurch der I$_f$-Strom verringert wird. Beide Mechanismen führen zu einer Abflachung der diastolischen Depolarisation und somit zu einer Senkung der Erregungsfrequenz im Sinusknoten (negativ chronotroper Effekt). Die Aktivierung des K$^+$-Ausstroms im Bereich des AV-Knotens wirkt dem Ca^{2+}-Einstrom entgegen und führt zu einer Reduktion der »Aufstrichgeschwindigkeit« des Aktionspotenzials in der Phase 0 im AV-Knoten (negativ dromotroper Effekt).

39.1.3 Refraktärzeit

Während der Depolarisation spricht die Herzmuskelzelle auf eingehende Reize nicht an (absolute Refraktärperiode). Die Ursache dafür liegt in der Inaktivierung der spannungsabhängigen Na$^+$-Kanäle bei andauernder Depolarisation. Erst wenn die Zelle repolarisiert, erholen sich die Na$^+$-Kanäle langsam (**Abb. 39.4**). Der Zeitraum zwischen Ende der absoluten Refraktärperiode und der vollständig wiederhergestellten Aktivierbarkeit der Na$^+$-Kanäle wird als relative Refraktärperiode bezeichnet.

❯ Die im Vergleich zu anderen erregbaren Zellen relativ lange Refraktärperiode von Herzmuskelzellen stellt unter physiologischen Bedingungen sicher, dass eine Wiedererregung erst nach einer abgelaufenen Kontraktion erfolgen kann.

39.2   Arrhythmien

┌─ **Lernziele** ─────────────────────────────
│
│ ▬ **Arrhythmietypen:**
│   – **Supraventrikuläre Tachykardien:** Vorhofflimmern, Sinustachykardie, ektope Vorhoftachykardien, AV-Knoten-Reentry-Tachykardien, Wolff-Parkinson-White-Tachykardien
│   – **Supraventrikuläre Bradykardien:** Sinusbradykardien, sinuatriale Überleitungsstörungen, AV-Blöcke
│   – **Ventrikuläre Tachykardien:** Ventrikuläre Extrasystolen, Torsade de Pointes, Kammerflattern, Kammerflimmern
│ ▬ **Mechanismen der Arrhythmie-Entstehung:**
│   – **Störungen der Erregungsbildung:** Abnorme Automatizität, getriggerte Aktivität (frühe Nachdepolarisation, späte Nachdepolarisation)
│   – **Störungen der Erregungsweiterleitung:** Erregungsblock, kreisende Erregungen (reentry)
└──

39.2.1 Arrhythmietypen

Die Ursachen für Arrhythmien sind vielfältig. Häufig liegen ihnen strukturelle Veränderungen des Herzmuskelgewebes wie Überdehnungen oder Narbenbildung nach Infarkt zugrunde. Auch entzündliche Herzerkrankungen, Elektrolytverschiebungen, veränderte vegetative Einflüsse, Ischämie oder verschiedene Pharmaka (z.B. Antiarrhythmika selbst) können zu Arrhythmien führen. Die klinische Einteilung der Arrhythmien erfolgt primär nach der Frequenz in **bradykarde und tachykarde Herzrhythmusstörungen,** sowie nach dem Ausgangspunkt der Rhythmusstörung in supraventrikuläre und ventrikuläre Störungen. Zu den **supraventrikulären Tachykardien** gehören beispielsweise das Vorhofflimmern (die häufigste Herzrhythmusstörung) sowie Sinustachykardie, ektope Vorhoftachykardien, AV-Knoten-Reentry-Tachykardien sowie die Wolff-Parkinson-White-Tachykardie. **Supraventrikuläre Bradykardien** werden nach ihrem Ursprung in Sinusbradykardien, sinuatriale Überleitungsstörungen sowie verschieden stark ausgeprägte Formen des AV-Blocks unterteilt. Zu den **ventrikulären Tachykardien** gehören ventrikuläre Extrasystolen, anhaltende oder nicht anhaltende ventrikuläre Tachykardien, »torsade de pointes«, Kammerflattern und Kammerflimmern.

39.2.2 Mechanismen der Arrhythmieentstehung

Kardiale Arrhythmien können im Wesentlichen durch zwei Mechanismen entstehen: durch
- Störungen der Erregungsbildung sowie
- Störungen der Erregungsweiterleitung.

Häufig ist es allerdings nicht möglich, mittels der verfügbaren diagnostischen Mittel die einer Arrhythmie zugrunde liegenden Funktionsstörungen zweifelsfrei zu identifizieren. Auch Mischformen von Erregungsbildungs- und Erregungsleitungsstörungen treten häufig auf.

Ursachen von **Störungen der Erregungsbildung** sind entweder eine abnorme Automatizität, d.h. eine unphysiologische spontane Erregungsbildung durch eine Herzmuskelzelle, ohne dass es zu einer Stimulation der Zelle gekommen ist, oder eine getriggerte Aktivität, die nach Depolarisationen ausgelöst werden. Eine **abnorme Automatizität** kann insbesondere in Zellen auftreten, die wie die Zellen des Sinusknotens, des AV-Knotens oder des His-Purkinje-Systems zur spontanen systolischen Depolarisation fähig sind. Die Anstiegssteilheit der diastolischen Depolarisation kann durch mechanische Reize, sympathische Aktivierung oder durch eine Hypokaliämie zunehmen. Auch Zellen ohne spontane Aktivität können Automatizität entwickeln. So kann es beispielsweise im Rahmen einer Ischämie zur Depolarisation von ventrikulären Herzmuskelzellen und somit zu einer abnormen Automatizität kommen.

Bei den Formen der **getriggerten Aktivität** unterscheidet man frühe und späte Nachdepolarisationen (◨ Abb. 39.5). **Frühe Nachdepolarisationen** entwickeln sich aus Oszillationen des Membranpotenzials während der Repolarisationsphase des Aktionspotenzials. Ursache sind meist Störungen des repolarisierenden K^+-Ausstroms. Eine Verminderung des repolarisierenden Stroms führt zur Verlängerung des Aktionspotenzials und prädisponiert für das Auftreten von

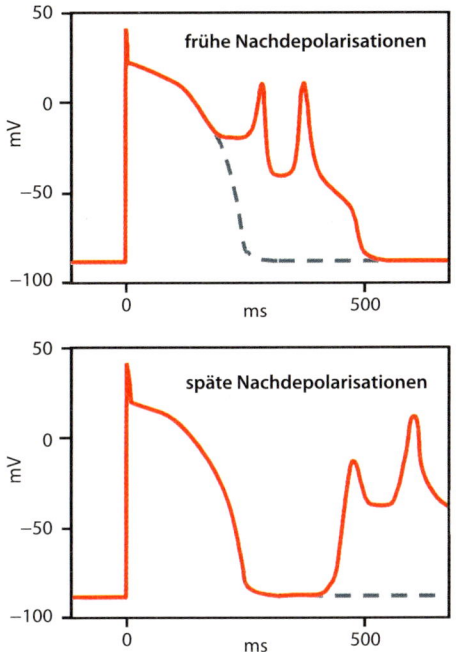

◨ **Abb. 39.5** Frühe und späte Nachdepolarisationen

frühen Nachdepolarisationen. Über diesen Mechanismus können frühe Nachdepolarisationen auch durch eine Reihe von Pharmaka ausgelöst werden, die zu einem Block des verzögert auswärts gleichrichtenden I_{Kr}-Stromes führen. Eine frühe Nachdepolarisation kann zu einem Extraschlag führen (◨ Abb. 39.5). Außerdem kann eine derartige zusätzliche Erregung verschiedene Formen von Arrhythmien induzieren. Am meisten gefürchtet ist die durch frühe Nachdepolarisationen ausgelöste Reentry-Tachykardie, die sich in anfallsartiger Kammertachykardie äußert und im EKG als »torsade de pointes« imponiert. Diese auch als Spitzenumkehrtachykardie bezeichnete Arrhythmieform kann in ein Flimmern übergehen.

Von **späten Nachdepolarisationen** spricht man, wenn eine vorzeitige Depolarisation auftritt, nachdem die Zelle vollständig repolarisiert ist. Überschreitet eine solche abnormale Depolarisation eine bestimmte Schwelle, kann aufgrund des schnellen Na^+-Einstroms eine frühzeitige Erregung auftreten, z.B. durch intrazelluläre Ca^{2+}-Überladung im Rahmen einer myokardialen Ischämie, verstärkte Sympathikus-Aktivierung oder bei Digitalisglykosid-Intoxikation.

Als **Störungen der Erregungsweiterleitung** versteht man Verzögerungen oder Blockaden, die zu bradykarden, aber auch zu tachykarden Herzrhythmusstörungen führen können. Kommt es zur Blockade der Erregungsweiterleitung, springt häufig ein Ersatzrhythmus ein, der in nachgeschalteten Anteilen des Erregungsleitungssystems generiert wird. Dieser übernimmt die Schrittmacherfunktion, in der Regel allerdings mit niedrigerer Frequenz. Eine Erregungsleitungsverzögerung oder -blockade kann jedoch auch zur Auslösung einer **kreisenden Erregung (reentry)** führen. Wenn aufgrund einer lokalen Störung der Erregungsausbreitung eine Gruppe

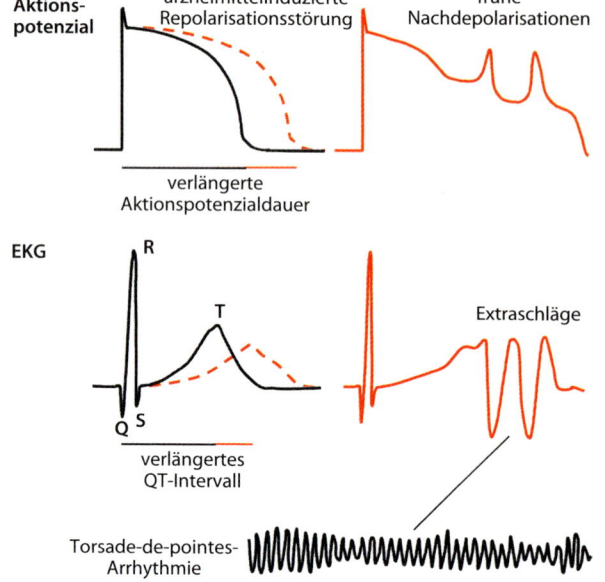

Aktions-
potenzial

arzneimittelinduzierte
Repolarisationsstörung

frühe
Nachdepolarisationen

verlängerte
Aktionspotenzialdauer

EKG

R

T

Extraschläge

Q S

verlängertes
QT-Intervall

Torsade-de-pointes-
Arrhythmie

Abb. 39.6 Arzneimittelinduzierte QT-Verlängerung und »torsades-de-pointes«

von Herzmuskelfasern verzögert erregt wird, kann dies bei ausreichender Verzögerung zur Wiedererregung von Arealen führen, die sich bereits von der initialen Depolarisation erholt haben. Eine solche kreisende Erregung kann anatomische oder funktionelle Gründe haben. Im Falle eines **anatomischen Reentry** liegt ein morphologisch definierter Erregungskreis vor, der sich durch eine regional unterschiedliche Fortleitungsgeschwindigkeit sowie durch eine heterogene Refraktärität auszeichnet. Im Falle von **funktionellen kreisenden Erregungen (funktionelles Reentry)** gibt es keine anatomischen Grenzen. Vielmehr kommt es aufgrund lokaler Veränderungen des transmembranären Aktionspotenzials zu lokal differierenden elektrophysiologischen Eigenschaften. Solche funktionellen kreisenden Erregungen sind die Ursache des Vorhofflimmerns, wobei sich meist zahlreiche kleine funktionelle Erregungskreise über die Vorhöfe hinweg bewegen.

▪▪▪ Arzneimittelinduzierte QT-Verlängerung und »torsades-de-pointes« durch Blockade des HERG-K⁺-Kanals

Klasse-III-Antiarrhythmika bewirken durch Hemmung von K⁺-Kanälen eine Verlängerung des Aktionspotentials, was sich in einer Verlängerung der QT-Intervalle im EKG äußert. Auf der dadurch ausgelösten Verlängerung der Refraktärzeit beruht u. a. der antiarrhythmische Effekt. Beim Einsatz von Klasse-III-Antiarrhythmika kann es allerdings in Einzelfällen zu überschießenden Effekten mit starken QT-Verlängerungen und dem Auftreten von potenziell lebensbedrohlichen Torsades-de-pointes-Arrhythmien kommen (▪ Abb. 39.6). Eine große Anzahl von Pharmaka, die primär nicht als Antiarrhythmika eingesetzt werden, können ebenfalls eine Verlängerung des QT-Intervalls sowie Torsades-de-pointes-Arrhythmien auslösen. Zu den in den letzten Jahren deswegen vom Markt genommenen Pharmaka

▼

gehören der Gyrase-Hemmer Grepafloxacin, das H₁-Antihistaminikum Astemizol, das Prokinetikum Cisaprid sowie die Neuroleptika Sertindol und Droperidol. Beide Neuroleptika sind später mit Auflagen zugelassen worden. Auch wenn die genauen Mechanismen nicht abschließend geklärt sind, so scheint in den meisten Fällen dieser unerwünschten Wirkung eine Hemmung des repolarisierenden K⁺-Auswärtsstroms I_{Kr} zugrunde zu liegen. Dieser Strom wird durch den auswärts gleichrichtenden K⁺-Kanal HERG vermittelt. Wieso HERG K⁺-Kanäle so häufig unspezifisch mit diversen Pharmaka interagieren, ist nicht vollständig geklärt.

39.3 Antiarrhythmika

Lernziele

- Na⁺-Kanal-blockierende Antiarrhythmika (Klasse Ia–c)
- K⁺-Kanal-blockierende Antiarrhythmika (Klasse III)
- Ca²⁺-Kanalblocker (Klasse IV)
- β-Adrenozeptor-Antagonisten (Klasse II)
- Digitalisglycoside
- Atropin
- Adenosin
- Andere Kardiaka mit Wirkung auf kardiale Kanäle (Ivabradin)

Die meisten Antiarrhythmika wirken primär durch Blockade von Na⁺-, Ca²⁺- oder K⁺-Kanälen sowie durch Blockade von β-Adrenozeptoren. Darauf beruht eine traditionelle Einteilung der Antiarrhythmika durch die Vaughan-Williams-Klassifikation in die Klasse I (Na⁺-Kanalblocker), Klasse II (β-Blocker), Klasse III (K⁺-Kanalblocker) und Klasse IV (Ca²⁺-Kanalblocker). Untersuchungen der letzten 20 Jahre haben jedoch gezeigt, dass die pharmakologischen Effekte der klinisch eingesetzten Antiarrhythmika deutlich komplexer sind, so dass die Vaughan-Williams-Klassifikation eine starke Vereinfachung darstellt (▪ Tab. 39.1). Zudem werden einige antiarrhythmische Pharmaka wie Atropin, Digitalisglycoside oder Adenosin in dieser Klassifikation nicht erfasst.

39.3.1 Na⁺-Kanal-blockierende Antiarrhythmika (Klasse I)

Antiarrhythmika, die den spannungsabhängigen Na⁺-Kanal blockieren können, führen durch eine Verringerung des Na⁺-Einstroms während der Depolarisation zur Unterdrückung der Erregbarkeit sowie zur Verminderung der Erregungsausbreitungsgeschwindigkeit. Da durch die Blockade die Erholungszeit der Na⁺-Kanäle verlängert ist, kommt es außerdem zur Verlängerung der relativen Refraktärzeit. Die Na⁺-Kanal-blockierenden Antiarrhythmika binden an den spannungsabhängigen Na⁺-Kanal vorzugsweise im geöffneten oder inaktivierten Zustand, während die Affinität zum Ruhezustand des Kanals in der Regel gering ist (▪ Abb. 39.4). Dies hat zur Folge, dass sie nach Öffnen des Kanals (Phase 0 des Aktionspoten-

▢ Tab. 39.1 Angriffsorte von Antiarrhythmika

Pharmakon	Kanäle					Pumpen	Rezeptoren				Proarrhythmo-gene Effekte
	Na^+			K^+	Ca^{++}	Na^+/K^+-ATPase	α	β	M_2	A_1	
	schnell	mittel	langsam								
Klasse IA											
Chinidin		××		×			Ant	Ant			++
Ajmalin			××	×							++
Disopyramid			××	×					Ant		++
Procainamid		××		×							++
Klasse IB											
Lidocain	××										+
Phenytoin	××										+
Klasse IC											
Propafenon			××					Ant			+++
Flecainid			××	×							+++
Klasse III											
Amiodaron	×			××	×		Ant	Ant			++
Dronedaron	×			××	×		Ant	Ant			++
Sotalol				××				<u>Ant</u>			++
Ibutilid				××							++
Vernakalant	×			××							+
Klassen IV											
Verapamil	×				××		Ant				∅
Diltiazem					××						∅
Klassen II											
β-Blocker								<u>Ant</u>			∅
Digitalisglykoside						××					(+)
Atropin									<u>Ant</u>		(+)
Adenosin										<u>Ag</u>	∅

×× = Hauptwirkungen
Pharmaka, die Na^+-Kanäle blockieren, werden nach der Geschwindigkeit der Erholung der Kanäle von der Blockade in »schnell« (Zeitkonstante <1 s), »mittel« (Zeitkonstante <10 s) und »langsam« (Zeitkonstante > 10 s) unterteilt (▶ Text)
Bei den Ca^{2+}-Kanälen handelt es sich v.a. um L-Typ Kanäle.
Bei den K^+-Kanälen, die durch Antiarrhythmika beeinflusst werden, handelt es sich v.a. um die dem verzögert gleichrichtenden K^+-Auswärtsstrom (v.a. I_{Kr}) zugrunde liegenden Kanäle
α = α-Adrenozeptoren; β = β-Adrenozeptoren; M_2 = M_2-muskarinischer Acetylcholinrezeptor; A_1 = Adenosin-Rezeptor-Subtyp 1
Ant = Antagonist (unterstrichen = Hauptwirkung)
Ag = Agonist (unterstrichen = Hauptwirkung)

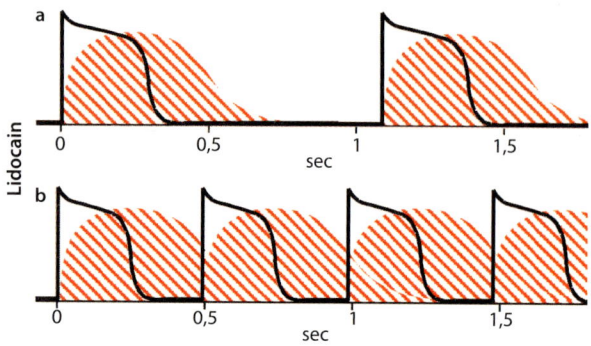

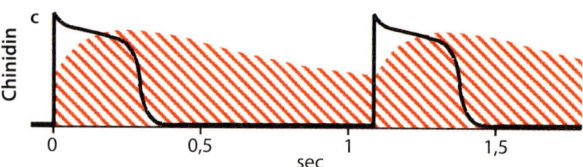

Abb. 39.7a–c Unterschiedliche Kinetik der Na$^+$-Kanalblockade durch Klasse I Antiarrhythmika. Beispielhaft ist hier die Blockade des Na$^+$-Kanals im Rahmen der Herzerregung durch das schnell dissoziierende Klasse-I-Antiarrhythmikum Lidocain sowie das langsam dissoziierende Antiarrhythmikum Chinidin dargestellt. Die schraffierten Flächen geben das Ausmaß der Na$^+$-Kanalblockade im Verlauf mehrerer Erregungen wieder. Während der Kanal unter normalen Bedingungen in Anwesenheit des schnell abdiffundierenden Lidocains vor dem Eintreffen der nächsten Erregung wieder vollständig deblockiert ist (**a**), bleibt der Kanal in Anwesenheit von Chinidin, das sehr langsam abdiffundiert, auch in der Ruhephase blockiert (**c**). Aufgrund der schnellen Bindung und Dissoziation von Lidocain ist das Ausmaß der Blockade von der Dauer der Diastole abhängig. Bei höherer Frequenz nimmt die Blockade relativ zu (**b**)

Tab. 39.2 Pharmakokinetik von Klasse I und Klasse III Antiarrhythmika			
Pharmakon	**Orale Bioverfügbarkeit (%)**	**Eliminations-HWZ (h)**	**Therapeutischer Plasmaspiegel (µg/ml)**
Klasse IA			
Chinidin	80	6	2–6
Ajmalin	∅	<1	0,1–0,45
Disopyramid	85	6	2,5–3
Procainamid	80	3	3–14
Klasse IB			
Lidocain	<30	1,8	1,5–6
Phenytoin	98	6–24	10–20
Klasse IC			
Propafenon	50	4	0,3–3
Flecainid	95	13–20	0,2–1
Klasse III			
Amiodaron	40	600!	0,5–2,5
Dronedaron	15	25–30	
Sotalol	90	10	0,5–3

zials) oder im Rahmen der anschließenden Inaktivierung des Kanals binden und daraufhin nach Eintritt des Ruhezustandes wieder dissoziieren. Die Zeitkonstante der Dissoziation ist jedoch je nach Substanz sehr unterschiedlich und reicht von 0,2–0,4 s (z.B. Lidocain) bis zu mehr als 10 s (z.B. Propafenon, Disopyramid, Ajmalin oder Flecainid; Tab. 39.1 und Abb. 39.8). Die Na$^+$-Kanalblocker mit sehr kurzer Zeitkonstante (Klasse IB) dissoziieren während der Diastole sehr rasch von den Na$^+$-Kanälen ab, sodass ein nachfolgendes regulär eintreffendes Aktionspotenzial nicht beeinträchtigt wird. Bei sehr hoher Frequenz oder frühzeitig einfallenden Extrasystolen wird dagegen eine Hemmung und damit ein antiarrhythmischer Effekt (Abb. 39.7) erzielt.

⊘ Cave
Bei Antiarrhythmika der Klassen IA und IC mit langer Zeitkonstante erfolgt die Dissoziation vom Kanal so langsam, dass auch reguläre Aktionspotenziale und ihre Fortleitung durch sie beeinflusst werden. Daraus ergibt sich die relativ hohe Neigung zu proarrhythmogenen Effekten.

Die meisten Na$^+$-Kanal-Blocker besitzen zusätzliche Effekte. So führen die Klasse-IA-Antiarrhythmika auch zur Blockade von repolarisierenden K$^+$-Kanälen. Dadurch kommt es zu einer Verlängerung des Aktionspotenzials. Auch Flecainid hemmt K$^+$-Kanäle. Chinidin und Disopyramid haben anticholinerge Wirkungen, Chinidin wirkt zusätzlich antagonistisch am α-adrenergen Rezeptor. Propafenon ist zusätzlich ein Antagonist an β-adrenergen Rezeptoren.

Pharmakokinetik. Mit Ausnahme von Ajmalin und Lidocain weisen die gängigen Na$^+$-Kanal-blockierenden Antiarrhythmika eine ausreichend hohe orale Bioverfügbarkeit auf. Ajmalin und Lidocain können jedoch i.v. gegeben werden. Einige der Klasse-I-Antiarrhythmika weisen interindividuell stark schwankende Plasmaspiegel auf, sodass eine Überwachung der Spiegel notwendig sein kann (Tab. 39.2).

Interaktionen. Bei Na$^+$-Kanalblockern, die zusätzlich zu einer Blockade von repolarisierenden K$^+$-Kanälen führen, kann bei Gabe anderer K$^+$-Kanal-blockierender Pharmaka (z.B. einige Neuroleptika, Makrolide, Malariamittel oder Antihistaminika) ein additiver Effekt mit der Folge einer Verlängerung des QT-Intervalls bis zum Auftreten von Torsades-de-pointes-Arrhythmien auftreten. Die Gabe von anticholinerg wirkenden Na$^+$-Kanal-blockierenden Antiarrhythmika (Chinidin, Disopyramid) kann bei gleichzeitiger Gabe anderer anticholinerger Pharmaka zu additiven Effekten führen. Diverse pharmakokinetische Wechselwirkungen sind für die meisten Na$^+$-Kanal-blockierenden Antiarrhythmika beschrieben. Bei Gabe anderer kardial wirksamer Pharmaka

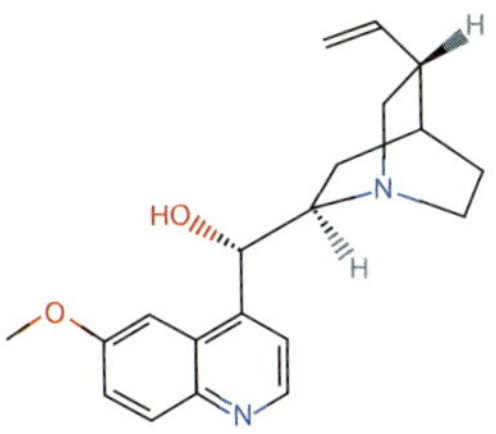
Chinidin

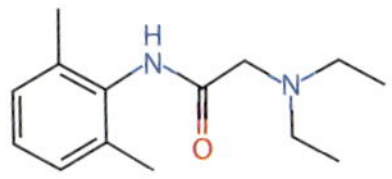
Lidocain

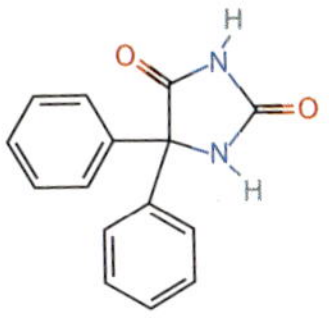
Phenytoin

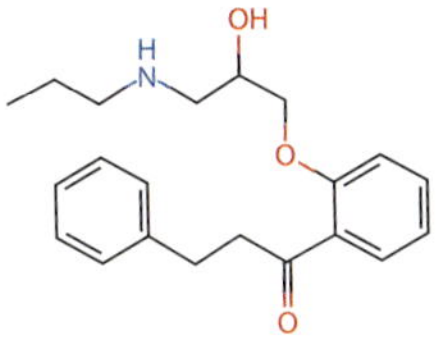
Propafenon

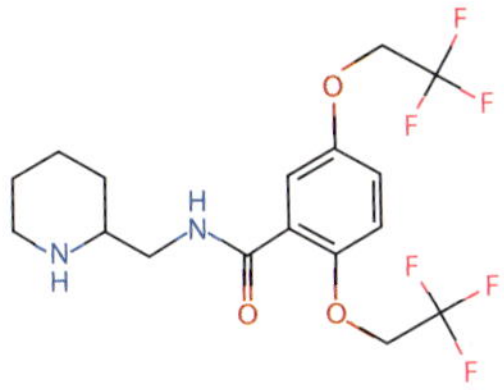
Flecainid

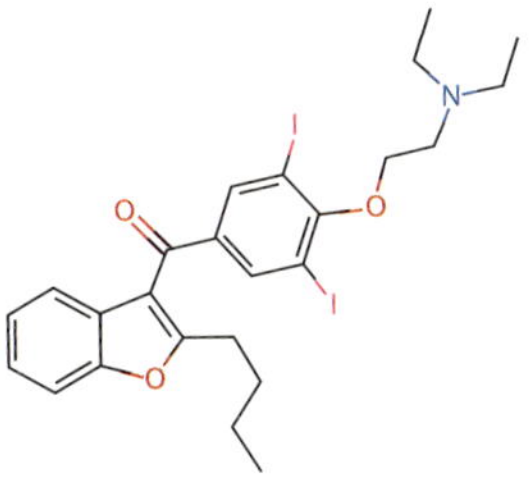
Amiodaron

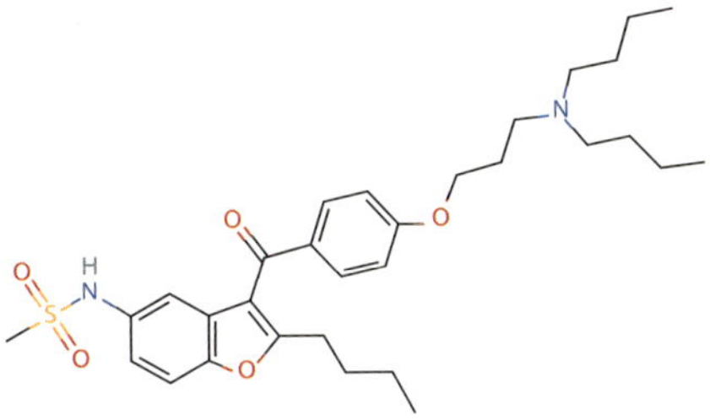
Dronedaron

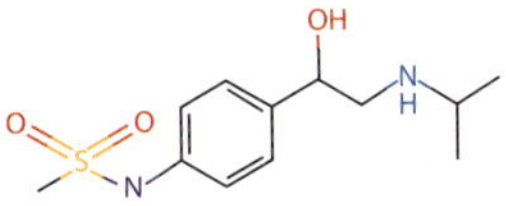
Sotalol

Abb. 39.8 Strukturen einiger Antiarrhythmika

muss der generell negativ inotrope Effekt gleichzeitig gegebener Antiarrhythmika berücksichtigt werden.

Unerwünschte Wirkungen. Spätestens seit der Veröffentlichung der CAST-Studie im Jahre 1989 gilt als gesichert, dass Na^+-Kanal-blockierende Antiarrhythmika potenziell **proarrhythmogen** sind.

> Das proarrhythmogene Risiko ist bei Substanzen der Klassen IA und IC größer als bei Substanzen der Klasse IB.

Alle Antiarrhythmika dieser Wirkungsklasse sind außerdem **negativ inotrop.** Dies beruht höchstwahrscheinlich darauf, dass durch den verminderten Na^+-Einstrom der Na^+-Ca^{2+}-Austauscher aktiviert wird und vermehrt Ca^{2+} aus der Zelle transportiert wird, während im Gegenzug Na^+ in die Zelle gelangt.

Neben diesen allgemeinen unerwünschten Wirkungen weisen einzelne Na^+-Kanalblocker spezifische unerwünschte Effekte auf. Unter Gabe von Chinidin und Disopyramid kann es aufgrund der antagonistischen Eigenschaften an muskarinischen Rezeptoren zu anticholinergen Effekten kommen. Chinidin kann außerdem aufgrund seiner α_1-Adrenozeptor-antagonistischen Effekte hypotensiv wirken. Verschiedene Na^+-Kanalblocker können insbesondere bei Überdosierung ZNS-Störungen hervorrufen. Besonders typisch ist der bei Gabe hoher Dosen von Chinidin beschriebene Cinchonismus, bei dem es zu Kopfschmerzen, Schwindel, Sehstörungen und psychiatrischen Symptomen kommt.

Klinische Anwendung. Na^+-Kanal-blockierende Antiarrhythmika (Klasse I) sind insbesondere wegen der Gefahr proarrhythmogener Effekte heute bei der Dauertherapie supraventrikulärer oder ventrikulärer Arrhythmien nicht mehr indiziert. Mit wenigen Ausnahmen werden Substanzen dieser Wirkgruppe nur noch zur **kurzfristigen antiarrhythmischen Therapie** in besonderen Fällen eingesetzt:

- **Chinidin:** Früher eines der Mittel der Wahl zur Rhythmisierung bei Vorhofflimmern. Heute nur noch in sehr seltenen Ausnahmen, meist in Kombination mit dem Ca^{2+}-Kanalblocker Verapamil eingesetzt, wenn andere Verfahren nicht anwendbar sind.
- **Disopyramid, Procainamid:** Reservemittel bei komplexen ventrikulären/supraventrikulären Herzrhythmusstörungen.
- **Lidocain, Ajmalin:** Akuttherapie lebensbedrohlicher ventrikulärer Herzrhythmusstörungen.

Reservemittel:

- **Phenythoin:** Reservemittel bei therapierefraktären supraventrikulären und ventrikulären Tachykardien, insbesondere solche, die auf Digitalisglykosid-Intoxikation beruhen.
- **Propafenon, Flecainid:** Reservemittel bei komplexen supraventrikulären und ventrikulären Herzrhythmusstörungen, die durch andere Verfahren nicht behandelt werden können. Einsatz von Propafenon, Flecainid nur bei gesundem linken Ventrikel.

Steckbrief Na⁺-Kanal-blockierende Antiarrhythmika (Klasse I)

Wirkmechanismus: Vorübergehende Blockade spannungsabhängiger Na⁺-Kanäle. Dauer der Kanalblockade und Wahrscheinlichkeit proarrhythmogener Effekte: Klasse Ib < Klasse Ia < Klasse Ic.

Pharmakokinetik: Gute orale Bioverfügbarkeit (Ausnahme: Ajmalin und Lidocain)

Unerwünschte Wirkungen: Proarrhythmogen (v.a. Klasse Ia und Ic), negativ inotrop

Klinische Anwendung: Aufgrund der Gefahr proarrhythmogener Effekte nur noch für kurzfristige antiarrhythmische Therapie in besonderen Fällen verwendet

---

39.3.2 K⁺-Kanal-blockierende Antiarrhythmika (Klasse III)

Antiarrhythmika dieser Gruppe hemmen insbesondere den repolarisierenden K⁺-Auswärtsstrom in den Phasen 2 und 3 des Aktionspotenzials, und führen dadurch zu einer Verlängerung der Aktionspotenzialdauer. Dies geht einher mit einer Verlängerung der Refraktärzeit. Im EKG zeigt sich die Wirkung typischerweise in einer Verlängerung der QT-Zeit. Die **antiarrhythmische Wirkung** erklärt sich vor allem **durch die verlängerte Refraktärzeit,** die die Wahrscheinlichkeit vermindert, dass eine abnorme Erregung auf eine erregbare Zelle trifft. In der Regel ist die Wirkung der K⁺-Kanalblocker bei langsamer Herzfrequenz stärker als bei schneller Herzfrequenz.

Unter den verzögert auswärts gleichrichtenden K⁺-Strömen der Repolarisationsphase wird insbesondere der I_{Kr}-Strom durch die im deutschsprachigen Raum zugelassenen Vertreter dieser Wirkstoffgruppe, **Amiodaron, Dronedaron, Sotalol** und **Ibutilid,** gehemmt (◻ Abb. 39.8). Insbesondere Sotalol, Amiodaron und Dronedaron besitzen jedoch vielfältige zusätzliche Effekte, und ihre klinisch ausgenutzten Wirkungen beruhen keineswegs allein auf einer Blockade von K⁺-Kanälen. Amiodaron und Dronedaron führen auch zur Blockade von Na⁺-Kanälen (ähnlich den Klasse-IB-Antiarrhythmika) sowie zur Blockade von Ca²⁺-Kanälen. Außerdem sind sie Antagonisten an α- und β-Adrenozeptoren. Sotalol ist ein Racemat. Während das (+)-Enantiomer den I_{Kr}-Strom präferenziell hemmt, führt das (-)-Enantiomer zur präferenziellen Blockade von β-Adrenozeptoren.

Ein neuartiges Antiarrhythmikum zur Behandlung von Vorhofflimmern ist **Vernakalant,** das am ehesten der Klasse III der Antiarrhytmika zugeordnet werden kann. Es hemmt insbesondere den Kaliumstrom I_{Kur} (K_v1.5) sowie mit geringerer Potenz I_{Kr} (HERG) und I_{To} (K_v4.3) sowie den Natriumstrom I_{Na} (Na_v1.5). Da der I_{Kur}-Kaliumstrom bevorzugt im Vorhof vorkommt, besitzt Vernakalant eine gewisse Vorhofselektive Wirkung.

Pharmakokinetik. **Amiodaron** besitzt eine sehr variable orale Bioverfügbarkeit von 25–80%. Da die Substanz außerordentlich lipophil ist, reichert sie sich sehr stark in Geweben an. Aufgrund des langen Verbleibs z.B. im Fettgewebe, beträgt die **Plasmahalbwertszeit 15–40 Tage.** Amiodaron wird in der Leber zu Desethylamiodaron metabolisiert und zum überwiegenden Teil biliär ausgeschieden.

Dronedaron, das weniger lipophil als Amiodaron ist, besitzt eine Plasmahalbwertszeit von etwa 1 Tag. Die Ausscheidung erfolgt nach ausgiebiger Metabolisation (CYP3A4) vornehmlich biliär.

Ibutilid besitzt einen ausgeprägten First-Pass-Effekt und kann daher **nur parenteral** verabreicht werden.

Vernakalant wird rasch durch CYP2D6 und nachfolgende Glukuronidierung zu weiteren Metaboliten abgebaut.

Interaktionen. Neben den allgemeinen Vorsichtsmaßnahmen beim Einsatz von Antiarrhythmika ist insbesondere bei Klasse-III-Antiarrhythmika mit blockierender Wirkung auf den repolarisierenden K⁺-Auswärtsstrom zu berücksichtigen, dass andere Pharmaka, die zu einer Verlängerung des QT-Intervalls führen, einen additiven Effekt haben können, bis hin zur Auslösung von Torsades-de-pointes-Arrhythmien.

Unerwünschte Wirkungen. Wie Na⁺-Kanal-blockierende Antiarrhythmika können auch K⁺-Kanal-blockierende Antiarrhythmika Arrhythmien hervorrufen **(proarrhythmogene Wirkung).** Außerdem besitzen sie ebenfalls einen **negativ inotropen Effekt,** der allerdings schwächer ausgeprägt ist als bei anderen Antiarrhythmika-Klassen. Durch Hemmung des repolarisierenden K⁺-Auswärtsstroms kann es zum Auftreten eines **Long-QT-Syndroms** mit »torsades-de-pointes« kommen.

Insbesondere **Amiodaron** hat aufgrund seiner pharmakokinetischen Eigenschaften diverse zusätzliche unerwünschte Effekte. Die Einlagerung der lipophilen Substanz in das Lungenparenchym kann zur potenziell letalen **interstitiellen Lungenfibrose** führen. Einlagerungen in die Haut können zur Photosensibilität sowie zu kosmetisch störenden **Hautverfärbungen** führen. Charakteristisch sind **gelb-braune Ablagerungen im Bereich der Cornea,** die das Sehvermögen beeinträchtigen können. Aufgrund des Jodgehalts von Amiodaron (◻ Abb. 39.8) können **Schilddrüsenfunktionsstörungen** auftreten, die von hypothyreoten Zuständen bis hin zu thyreotoxischen Krisen reichen. Schließlich werden unter der Therapie mit Amiodaron **zentralnervöse Störungen** mit Tremor, pathologischen Erregungszuständen, Parästhesien oder Kopfschmerzen beschrieben.

Dronedaron, das weniger lipophil als Amiodaron ist und kein Jod enthält (Abb. 39.8), besitzt kaum die für Amiodaron typischen unerwünschten Wirkungen, führt allerdings nicht selten zu Leberschädigungen und scheint insbesondere bei Patienten mit Herzinsuffizienz eine erhöhte Morbidität und Mortalität hervorzurufen.

Vernakalant scheint nach bisherigen Erfahrungen relativ gut vertragen zu werden. Es kommt nicht selten zu schlechten Geschmacksempfindungen (Dysgeusie) sowie Niesen. Außerdem wird über das Auftreten von Parästhesien, Übelkeit sowie Hypotonie berichtet.

Klinische Anwendung. Ähnlich wie für einige Klasse-I-Antiarrhythmika wurde auch für das (+)-Enantiomer von **Sotalol** gezeigt, dass der Einsatz nach Myokardinfarkt bei ventrikelgeschädigten Patienten zur Erhöhung der Mortalität führt. Die Gabe von Sotalol sollte daher besonders bei kardial vorgeschädigten Patienten sehr zurückhaltend erfolgen.

Amiodaron ist neben β-Adrenozeptor-Blockern eines der wenigen Antiarrhythmika, die auch bei ventrikulär geschädigten Patienten eingesetzt werden können. Sein wesentlicher Nachteil sind die teilweise gravierenden unerwünschten Wirkungen. Falls eine Pharmakotherapie erforderlich ist, gilt Amiodaron als eines der Mittel der Wahl zur akuten Therapie von supraventrikulären (z.B. Vorhofflimmern) und ventrikulären Herzrhythmusstörungen, auch bei Patienten, die gleichzeitig an einer linksventrikulären Dysfunktion leiden. Dabei sind regelmäßige Untersuchungen zur frühzeitigen Erkennung von evtl. auftretenden unerwünschten Wirkungen erforderlich.

Obwohl **Dronedaron** einige der typischen unerwünschten Wirkungen von Amiodaron nicht besitzt, ist derzeit unklar, inwiefern es einen therapeutischen Vorteil darstellt, da es zum einen weniger antiarrhythmisch wirkt als Amiodaron und zum anderen weitere unerwünschte Wirkungen besitzt (s.o.) Der klinische Stellenwert ist daher derzeit unklar.

Das noch recht neue Antiarrhythikum **Vernakalant** ist zugelassen für die rasche Konversion eines kürzlich aufgetretenen Vorhofflimmerns in den Sinus-Rhythmus bei erwachsenen Patienten.

Der Einsatz von **Ibutilid** kann zur Konversion von Vorhofflattern bei Patienten mit noch guter linksventrikulärer Funktion indiziert sein.

> **Steckbrief K⁺-Kanal-blockierende Antiarrhythmika (Klasse III)**
>
> **Wirkmechanismus:** Blockade repolarisierender K⁺-Kanäle und dadurch Verlängerung der Aktionspotenzialdauer sowie der Refraktärzeit, zusätzlich weitere Effekte auf verschiedene Kanäle und Rezeptoren
>
> **Pharmakokinetik:**
> - Amiodaron, Sotalol: Gute orale Bioverfügbarkeit, sehr lange Halbwertszeit von Amiodaron
> - Ibutilid: Nur parenterale Gabe möglich

> **Unerwünschte Wirkungen:**
> - Arrhythmien, negativ inotrope Effekte, Long-QT-Syndrom
> - **Amiodaron:** Schilddrüsenfunktionsstörungen, Ablagerungen in der Haut und der Cornea, interstitielle Lungenfibrose, zentralnervöse Störungen
> - **Dronedaron:** Leberschädigungen, kardiovaskuläre Komplikationen
> - **Vernakalant:** Dysgeusie, Niesen
>
> **Klinische Anwendung:** Während die Bedeutung von Sotalol rückläufig ist, spielt Amiodaron noch eine Rolle bei der akuten Therapie supraventrikulärer und ventrikulärer Herzrhythmusstörungen sowie auch bei Patienten mit linksventrikulärer Dysfunktion. Allerdings ist das ausgeprägte Nebenwirkungsspektrum von Amiodaron zu beachten. Der klinische Stellenwert von Dronedaron und Vernakalant ist derzeit noch unklar. Das parenteral zu verabreichende Ibutilid kann bei einigen Patienten mit Vorhofflattern zur Konversion eingesetzt werden.

39.3.3 Ca²⁺-Kanalblocker (Klasse IV)

Die Ca²⁺-Kanalblocker werden im Detail im ▶ Kap. 40 dargestellt. Neben ihrer Wirkung auf die glatte Muskulatur besitzen sie auch therapeutisch relevante kardiale Effekte. Diese beruhen auf einer Blockade von spannungsabhängigen Ca²⁺-Kanälen des L-Typs, die besonders im Erregungsbildungs- und Erregungsleitungssystem eine entscheidende Rolle bei der Auslösung des Aktionspotenzials (Phase 0) spielen. Im Gegensatz zu den Dihydropyridinen blockieren die **Phenylalkylamine** (z.B. Verapamil) sowie die **Benzothiazepine** (z.B. Diltiazem) nicht nur den Kanal in der glatten Muskulatur, sondern auch in den Herzmuskelzellen. Ähnlich wie die Blocker des spannungsabhängigen Na⁺-Kanals binden Verapamil und Diltiazem präferenziell an den offenen oder inaktivierten Zustand des kardialen L-Typ Ca²⁺-Kanals. Infolgedessen kommt es zu einem **negativ chronotropen, negativ dromotropen sowie negativ inotropen Effekt.** Vorsicht ist daher bei Patienten mit Herzinsuffizienz, Sinusbradykardie sowie AV-Überleitungsstörungen geboten.

🛑 Cave

Die gleichzeitige Gabe von Antagonisten des β-Adrenozeptors und Verapamil oder Diltiazem kann zu einer schweren Kardiodepression führen.

Ca²⁺-Kanal-blockierende Antiarrhythmika können bei supraventrikulären Tachykardien zur Senkung der Kammerfrequenz sowie zur Unterdrückung paroxysmaler supraventrikulärer Tachykardien eingesetzt werden.

> **Steckbrief Ca²⁺-Kanal-Blocker (Klasse IV)**
>
> **Wirkmechanismus:** Blockade kardialer L-Typ-Ca²⁺-Kanäle und dadurch negativ chronotrope, negativ dromotrope und negativ inotrope Effekte
>
> **Unerwünschte Wirkungen:** AV-Blockierungen, Blutdruckabfall, gastrointestinale und neurologische Beschwerden
>
> **Interaktionen:** β-Blocker (synergistische Wirkung)
>
> **Klinische Anwendung:** Kardial wirksame Ca²⁺-Kanalblocker (z.B. Verapamil und Diltiazem) können bei supraventrikulären Tachykardien eingesetzt werden
>
> **Kontraindiaktionen:** Herzinsuffizienz, höhergradige AV-Blockierungen, Sinusknotensyndrom

39.3.4 β-Adrenozeptor-Antagonisten

Die pharmakologischen Eigenschaften der β-Adrenozeptor-Antagonisten werden ausführlich im ▶ Kap. 27 beschrieben. Die antiarrhythmischen Effekte der β-Blocker tragen möglicherweise zu den günstigen Wirkungen beim Einsatz in der Behandlung von Herzinsuffizienz, koronarer Herzkrankheit sowie der arteriellen Hypertonie bei. Die β-Adrenozeptor-Antagonisten sind die einzige Gruppe von Antiarrhythmika, für die eine Senkung der Gesamtmortalität bei Patienten mit Erkrankungen des kardiovaskulären Systems nachgewiesen worden ist. Sie sind besonders geeignet, Herzrhythmusstörungen zu behandeln, die durch eine gesteigerte Aktivierung des sympathischen Systems bzw. durch vermehrte Freisetzung von Katecholaminen ausgelöst oder verstärkt wurden. Durch Antagonismus an kardialen β-Adrenozeptoren kommt es zu einem **negativ chronotropen, negativ dromotropen** sowie **negativ inotropen Effekt.** Eine gezielte Anwendung von β-Adrenozeptor-Antagonisten im Rahmen der Behandlung von Rhythmusstörungen kann bei verschiedenen Formen supraventrikulärer Tachykardien indiziert sein.

39.3.5 Digitalis-Glykoside

Digitalisglykoside (▶ Kap. 36) führen durch Sensibilisierung des Barorezeptorenreflexes zur vermehrten parasympathischen Aktivierung des Herzens. In der Folge kommt es zu einem negativ chronotropen sowie negativ dromotropen Effekt. Aufgrund dieser Eigenschaften sind Digitalisglykoside zur Behandlung supraventrikulärer Tachykardien eingesetzt worden. Ihre klinische Bedeutung als Antiarrhythmika ist sehr gering.

39.3.6 Atropin

Atropin (▶ Kap. 27) oder das verwandte Ipratropiumbromid wirken antagonistisch an muskarinergen Rezeptoren und bewirken dadurch eine Abschwächung parasympathischer Ein-

flüsse auf das Herz. Als Folge kommt es zu einem positiv chronotropen und positiv dromotropen Effekt. Diese Wirkung wird zur kurzfristigen Akutbehandlung von bradykarden Rhythmusstörungen genutzt.

39.3.7 Adenosin

Adenosin wirkt über A₁-Adenosin-Rezeptoren im Bereich des Sinus- und AV-Knotens. Die Wirkung ähnelt der einer kurzfristigen parasympathischen Aktivierung über M₂-muskarinische Rezeptoren. A₁-Rezeptoren koppeln ebenfalls über das G-Protein G_i inhibierend an die Adenylylcyclase sowie stimulierend an den K⁺-Kanal (GIRK). Als Folge kommt es nach Adenosingabe zu einem **negativ chronotropen und negativ dromotropen Effekt.** Adenosin, das intravenös gegeben werden muss, hat eine extrem kurze Plasmahalbwertszeit von weniger als 10 Sekunden, da es sehr rasch über Transporter in verschiedenste Zellen des Blutes sowie in Endothelzellen aufgenommen und anschließend durch Deamidierung abgebaut wird. Nach i.v. Gabe von Adenosin kann es zu transienten Asystolien kommen. Daneben treten häufig kurzfristige Dyspnoen, Bronchospasmen, Übelkeit sowie Schwindel auf. Die i.v. Injektion von Adenosin als Bolus (meist 6–12 mg) kann zur **Akuttherapie supraventrikulärer Tachykardien** indiziert sein.

> **Steckbrief Adenosin**
>
> **Wirkmechanismus:** Aktivierung von A₁-Adenosin-Rezeptoren im Herzvorhof mit negativ chronotropen und negativ dromotropen Effekten
>
> **Pharmakokinetik:** Nach i.v. Gabe sehr kurze Plasmahalbwertszeit (weniger als 10 s) wegen rascher Aufnahme in diverse Blutzellen und nachfolgender Deamidierung
>
> **Unerwünschte Wirkungen:** Dyspnoe, Bronchospasmen, Übelkeit, Schwindel, Flush
>
> **Klinische Anwendung:** Für die Akuttherapie supraventrikulärer Tachykardien geeignetes Notfallmedikament, i.v. Applikation erforderlich
>
> **Kontraindiaktionen:** AV-Block II. oder III. Grades, Sick-Sinus-Syndrom, Vorhofflimmern und -flattern

39.4 Andere Kardiaka mit Wirkung auf kardiale Kanäle

39.4.1 Ivabradin

Wirkprinzip. Ivabradin ist ein **Blocker des I_f-Kanals,** der für die spontane diastolische Depolarisation des Membranpotenzials im Bereich der Schrittmacherzellen im Sinusknoten verantwortlich ist und eine zentrale Rolle bei der Regulation der Herzfrequenz spielt. Je höher die Herzfrequenz ist, desto stärker ist der blockierende und damit herzfrequenzsenkende Effekt von Ivabradin. Im Durchschnitt kommt es zur **Senkung der Herzfrequenz** um etwa 10 Schläge/min. Die Erregungsweiterleitung sowie die myokardiale Kontraktilität bleiben unbeeinflusst. Aufgrund des isoliert negativ chronotropen Effekts kommt es zur **Verminderung des Sauerstoffverbrauchs des Myokards** sowie zur verbesserten Koronarperfusion in der Diastole. Ivabradin ist daher für die Behandlung der chronischen koronaren Herzkrankheit (KHK) zugelassen, wenn β-Adrenozeptor-Antagonisten nicht gegeben werden können (▶ Kap. 40.4).

Pharmakokinetik. Ivabradin wird nahezu vollständig nach oraler Gabe resorbiert. Aufgrund eines nicht unerheblichen First-Pass-Effektes beträgt die Bioverfügbarkeit ca. 40%. Ivabradin wird durch CYP3A4 metabolisiert. Der entstehende Metabolit wird renal eliminiert.

Unerwünschte Wirkungen. Nicht selten kommt es zu **Sehstörungen** mit reversibler Lichtempfindlichkeit, umschriebenen Lichtphänomenen und Verschwommensehen, die auf einer Blockade des in der Retina vorkommenden I_f-Kanals beruhen. In der Regel sind die Sehstörungen nur geringgradig und werden von den Patienten toleriert. Gelegentlich kommt es zu **Obstipation** oder **Diarrhö** sowie zu kardialen unerwünschten Wirkungen wie **Bradykardien, ventrikulären Extrasystolen** oder selten zu einem **AV-Block 1. Grades.**

Interaktion. Pharmaka, die zu einer CYP3A4-Inhibition oder -Induktion führen, beeinflussen die Elimination von Ivabradin.

Klinische Anwendung. Patienten mit chronischer koronarer Herzkrankheit, bei denen β-Adrenozeptor-Antagonisten kontraindiziert sind. Therapeutischer Nutzen derzeit noch unklar.

Kontraindikationen. Schwangerschaft und Stillzeit.

Steckbrief Ivabradin
Wirkmechanismus: Blockade des I_f-Kanals mit negativ chronotropem Effekt
Pharmakokinetik: Bioverfügbarkeit 40%, Metabolisation durch CYP3A4, renale Elimination des Metaboliten
Klinische Anwendung: Chronische KHK-Patienten, bei denen β-Adrenozeptor-Antagonisten kontraindiziert sind; Stellenwert unklar
Kontraindikationen: Schwangerschaft und Stillzeit

Weiterführende Literatur

Clancy CE, Kass RS (2005) Inherited and acquired vulnerability to ventricular arrhythmias: cardiac Na$^+$ and K$^+$ channels. Physiol Rev 85:33-47

Dobrev D, Nattel S (2010) New antiarrhythmic drugs for treatment of atrial fibrillation. Lancet 375:1212-1223

Iqbal MB, Taneja AK, Lip GYH, Flather M (2005) Recent developments in atrial fibrillation. BMJ 330:238-243

Keating MT, Sanguinetti MC (2001) Molecular and cellular mechanisms of cardiac arrhythmias. Cell 104:569-580

Nattel S, Carlsson L (2006) Innovative approaches to anti-arrhythmic drug therapy. Nat Rev 5:1034-1048

Page RL, Roden DM (2005) Drug therapy for atrial fibrillation: where do we go from here? Nat Rev 4:899-910

Roden DM (2004) Drug-induced prolongation of the QT interval. N Engl J Med 350:1013-1022

Roden DM, Balser JR, George Jr AL, Anderson ME (2002) Cardiac ion channels. Annu Rev Physiol 64:431-475

Sanguinetti MC, Bennett PB (2003) Antiarrhythmic drug target choices and screening. Circ Res 93:491-499

The Cardiac Arrhythmia Suppression Trial (CAST) Investigators, Preliminary report: Effect of encainide and flecainide on mortality in a randomized trial of arrhythmia suppression after myocardial infarction. N Engl J Med 1989; 321:406-412

Pharmakologische Beeinflussung der glatten Muskulatur

S. Offermanns

❯ ❯ Einleitung

Die glatte Muskulatur spielt eine wichtige Rolle in verschiedenen Organsystemen, insbesondere den Wänden der Blutgefäße. Zum Verständnis der pharmakologischen Beeinflussungsmöglichkeiten wird kurz auf die Physiologie der glatten Gefäßmuskulatur und auf die Mechanismen der Tonusregulation eingegangen. Im Kapitel werden die wichtigsten Pharmakagruppen dargestellt, die auf die Gefäßmuskulatur wirken und die bei verschiedenen kardiovaskulären Erkrankungen wie der arteriellen Hypertonie (▶ Kap. 38) sowie zur Prophylaxe der Angina pectoris zum Einsatz kommen.

40.1 Basale Prinzipien der Tonusregulation glatter Muskeln

Lernziele
- **Kontraktionsfördernde Signalwege:**
  - Ca²⁺-abhängige Aktivierung der Myosin-Leichtketten-Kinase (MLCK)
  - Ca²⁺-unabhängige Rho/Rho-Kinase-abhängige Hemmung der Myosin-Phosphatase
- **Relaxierende Signalwege:**
  - Vermehrte Bildung der zyklischen Nukleotide cAMP und cGMP
- **Rezeptor-vermittelte Tonusreaktion**

Die glatte Muskulatur ist wesentlicher Bestandteil der Wand der meisten Hohlorgane. Die Peristaltik des Magen-Darm-Traktes, die Aufrechterhaltung des adäquaten Gefäßtonus sowie die Wehentätigkeit des Uterus beruhen auf der Aktivität glatter Muskelzellen. Je nach Organsystem unterscheidet sich die Morphologie und Regulation der glatten Muskulatur, aber auch innerhalb eines Organs kommen verschiedene Typen glatter Muskulatur vor. Von anderen Muskeltypen unterscheidet sich die glatte Muskelzelle durch eine deutlich langsamere Kontraktion und Relaxation sowie durch die Fähigkeit, unter relativ geringem Energieaufwand langanhaltende Kontraktionen (Tonuserhöhungen) durchzuführen. Prinzipiell besitzt die glatte Muskulatur die Fähigkeit zur spontanen Erregungsbildung, welche z.B. in der glatten Muskulatur des Magen-Darm-Traktes besonders stark ausgeprägt ist.

Störungen des Tonus oder der Aktivität glatter Muskeln sind die Ursache einer Reihe von Erkrankungen wie z.B. kardiovaskuläre Erkrankungen (koronare Herzkrankheit oder arterielle Hypertonie), gastrointestinale Erkrankungen, die mit einer veränderten Peristaltik einhergehen (Diarrhö, Obstipation), oder Erkrankungen der Atemwege, die zu einem erhöhten Atemwegswiderstand führen (Asthma bronchiale, chronisch obstruktive Lungenerkrankungen). Ein Ansatzpunkt für die Behandlung dieser Krankheiten ist die pharmakologische Beeinflussung des Tonus der glatten Muskulatur.

40.1.1 Kontraktionsfördernde Signalwege

Der Tonus der glatten Muskulatur hängt weitgehend vom **Phosphorylierungszustand der leichten Kette des Myosins (MLC)** ab (◻ Abb. 40.1). Je höher der Phosphorylierungsgrad der MLC, desto stärker interagiert Myosin unter ATP-Spaltung zyklisch mit den Aktinfilamenten und desto höher ist der Tonus der glatten Muskulatur. Umgekehrt führt eine Verringerung des Phosphorylierungsausmaßes der MLC zu einer geringeren kontraktilen Aktivität und damit zu einer Abnahme des Tonus der glatten Muskulatur (Relaxation). Die Phosphorylierung der MLC wird dynamisch reguliert. Dabei stehen sich die Aktivitäten einer **Myosin-Leichtketten-Kinase (MLCK)**, die MLC phosphoryliert, sowie einer **Myosin-Phosphatase**, die phosphoryliertes Myosin dephosphorylieren kann, gegenüber. Wesentlicher Aktivierungsmechanismus der MLCK ist eine Erhöhung der intrazellulären Ca²⁺-Konzentration, die zur Bildung eines Ca²⁺-Calmodulin-Komplexes führt, der in der Lage ist, durch direkte Bindung an MLCK das Enzym zu stimulieren. Ein Anstieg der Ca²⁺-Konzentration in der glatten Muskelzelle führt somit zur Tonuserhöhung, eine Abnahme der Ca²⁺-Konzentration zur Relaxation. Ein Anstieg der freien Ca²⁺-Konzentration kann einerseits durch einen transmembranären Einstrom über Ca²⁺- oder andere Kationen-Kanäle erfolgen, die z.B. infolge einer Depolarisation geöffnet werden. Zum anderen führen eine Fülle von Mediatoren über die Aktivierung von G_q/G_{11}-gekoppelten Rezeptoren durch Phospholipase-C-vermittelte Inositol-1,4,5-Trisphosphat-(IP$_3$)-Bildung zu einer Freisetzung intrazellulär gespeicherten Kalziums.

Neben der **Ca²⁺-abhängigen Regulation** des Tonus glatter Muskeln über die Beeinflussung der MLCK-Aktivität existiert ein zweiter **Ca²⁺-unabhängiger Regulationsmechanismus** unter Vermittlung der Myosin-Phosphatase. Zentraler Mediator dieses Regulationsweges ist die **kleine GTPase RhoA**. RhoA stimuliert im aktiven Zustand eine **Rho-Kinase (ROCK)**, die in der Lage ist, die Myosin-Phosphatase zu phosphorylieren und dadurch zu inhibieren. Die Aktivierung von RhoA führt also durch eine Verminderung der Myosin-Phosphatase-Aktivität ebenfalls zur vermehrten Phosphorylierung der MLC. Voraussetzung dafür ist, dass die MLCK auch unter basalen Bedingungen eine gewisse Grundaktivität besitzt. Die Aktivität von RhoA wird wiederum durch eine Reihe von kontraktionsfördernden Stimuli, die über G-Protein-gekoppelte Rezeptoren wirken, gesteigert. Hierbei sind die Proteine der Familie G_{12}/G_{13} beteiligt, die nach Aktivierung unter Vermittlung eines Rho-spezifischen Guanin-Nukleotid-Austauschfaktors RhoA aktivieren können.

Die duale Regulation des Phosphorylierungszustandes der MLC durch einen Ca²⁺-abhängigen, MLCK-vermittelten Signalweg auf der einen Seite, sowie durch einen Ca²⁺-unabhängigen, Rho/Rho-Kinase-vermittelten Weg auf der anderen Seite kann durch verschiedene Hormone und Neurotransmitter parallel induziert werden, indem die entsprechenden Rezeptoren an G-Proteine der G_q/G_{11}-Familie auf der einen Seite sowie an die Proteine der G_{12}/G_{13}-Familie auf der anderen Seite koppeln (◻ Abb. 40.1).

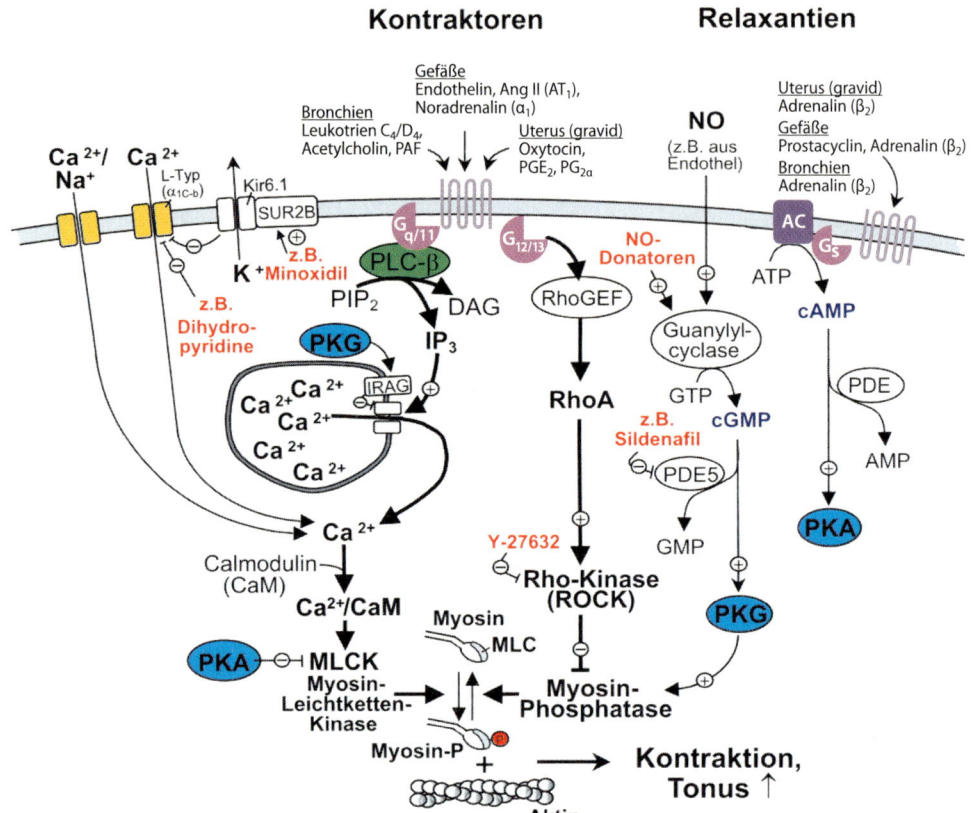

Abb. 40.1 Intrazelluläre Mechanismen der Regulation des Tonus glatter Muskeln. IP_3, Inositol-1,4,5-trisphosphat; PKG/PKA, cGMP- und cAMP-abhängige Kinasen; PDE, Phosphodiesterasen; PIP_2, Phosphatidylinositol-Bisphosphat; DAG, Diacylglycerol; IRAG, IP_3-receptor-associated G-kinase substrate; PLC-β, phospholipase-C β; MLC, leichte Kette des Myosin. Einige Beispielpharmaka, die in die zellulären Prozesse der Tonusregulation glatter Muskeln eingreifen, sind rot dargestellt

40.1.2 Relaxierende Signalwege

Die wichtigsten Mediatoren einer Relaxation glatter Muskeln sind die intrazellulär gebildeten zyklischen Nukleotide **cAMP** und **cGMP**, die durch Hormone oder Neurotransmitter, die G-Protein-vermittelt die Adenylyl Cyclase aktivieren bzw. durch NO, das direkt die Guanylylcyclase aktivieren kann, gebildet werden (■ Abb. 40.1).

Sowohl cAMP als auch cGMP vermindern den Tonus glatter Muskelzellen, indem sie Ca^{2+}-abhängige sowie Ca^{2+}-unabhängige Kontraktionsmechanismen durch Aktivierung der Proteinkinase A (PKA) bzw. der Proteinkinase G (PKG) beeinflussen. Es ist gezeigt worden, dass die PKG z. B. in der Lage ist, die Myosin-Phosphatase zu phosphorylieren und dadurch zu aktivieren, während die PKA die MLCK phosphorylieren und dadurch hemmen kann.

40.1.3 Rezeptor-vermittelte Modulation des Tonus der glatten Muskulatur

Eine Fülle von lokal und systemisch wirksamen Mediatoren, aber auch viele Pharmaka, beeinflussen den Tonus der glatten Muskulatur über G-Protein gekoppelte Rezeptoren. Physiologische Stimuli, die den Tonus erhöhen, wirken dabei üblicherweise auf Rezeptoren, die an G_q/G_{11} und in vielen Fällen auch an G_{12}/G_{13} gekoppelt sind (■ Abb. 40.1). Relaxierende Faktoren, die den Tonus vermindern, wirken durch Aktivierung von G_s-gekoppelten Rezeptoren über die Erhöhung der intrazellulären cAMP-Konzentration. Pharmakologisch lässt sich über Rezeptoren der Tonus glatter Muskelzellen vielfältig modulieren. Eine Relaxation wird ausgelöst durch Agonisten an G_s-gekoppelten Rezeptoren sowie durch Antagonisten an G_q/G_{11}-gekoppelten Rezeptoren. Für das zweitgenannte Wirkprinzip ist die Anwesenheit des endogenen Liganden erforderlich. Eine pharmakologische, Rezeptor-vermittelte Kontraktion kann durch Agonisten an G_q/G_{11}-gekoppelten Rezeptoren sowie durch Antagonisten an G_s-gekoppelten Rezeptoren ausgelöst werden (■ Tab. 40.1).

Tab. 40.1 Pharmakologische Beeinflussung des Tonus der glatten Muskulatur über G-Protein-gekoppelte Rezeptoren

Wirkung/Prinzip	Rezeptor	Pharmakon (Beispiel)	Spezifische glatte Muskulatur	Erwünschte Wirkung
Relaxation durch Antagonismus an G_q/G_{11}-gekoppelten Rezeptoren	α_1-adrenerg	Prazosin	Gefäß	totaler peripherer Widerstand ↓
		Tamsulosin	M. sphinter vesicae	Verbesserung des Harnabflusses
	Angiotensin II (AT$_1$)	Losartan	Gefäß	totaler peripherer Widerstand ↓
	muskarinerg (v.a. M$_3$)	Ipratropium (unselektiv)	Bronchien	Atemwegswiderstand ↓
		Butyl-Scopolamin (unselektiv)	Magen-Darm-Trakt, Gallenwege, Harnwege	Lösung von spastischen Kontraktionen, Relaxation
		Tropicamid (unselektiv)	M. sphinkter pupillae	Mydriasis
		Solifenacin (M$_3$)	M. detrusor vesicae	Verminderung des Harndrangs
	Oxytocin-Rez.	Atosiban	Uterus	Wehenhemmung
	Endothelin (ET$_A$)	Sitaxentan	Pulmonalgefäße	Widerstand im Lungenkreislauf
Relaxation durch Agonismus an G_s-gekoppelten Rezeptoren	β_2-adrenerg	Fenoterol	Bronchien	Atemwegswiderstand ↓
			Uterus	Wehenhemmung
	Prostazyklin-Rezeptor (IP)	Iloprost	Gefäße	Dilatation
Kontraktion durch Agonismus an G_q/G_{11}-gekoppelten Rezeptoren	M$_3$-muskarinerg	Bethanechol (unselektiv)	M. detrusor vesicae	Blasenentleerung ↑
		Pilocarpin (unselektiv)	M. sphincter pupillae	Miosis
	Prostaglandin E$_2$ (EP2)	Dinoproston	Uterus	Uteruskontraktion
	Vasopression V$_1$-Rezeptor	Terlipressin (prodrug)	Gefäß	Vasokonstriktion

40.2 Der Gefäßtonus und seine Regulation

Lernziele

- **Nervale Regulation des Gefäßtonus**
  - Sympathische Innervierung (Noradrenalin), parasympathische Innervation (meist nitrerge Mechanismen)
- **Regulation durch zirkulierende Hormone**
  - Katecholamine, Angiotensin II, natriuretische Peptide
- **Endothel-abhängige Tonusregulation**
  - Vasodilatatorische Mediatoren: Stickstoffmonoxid (NO), Prostazyklin (PGI$_2$), EDHF (Endothelium-derived hyperpolarizing factor)
  - Vasokonstriktorische Mediatoren: Endothelin-1, Urotensin-II

Der Tonus der Blutgefäße ist eine der wesentlichen Größen bei der Aufrechterhaltung und Regulation kardiovaskulärer Funktionen. Die Regulation des Tonus in verschiedenen Bereichen des Gefäßsystems stellt sicher, dass eine adäquate Durchblutung verschiedener Gewebe auch unter sich ändernden Bedingungen gewährleistet ist. Darüber hinaus ist der Tonus besonders der Widerstandsgefäße entscheidend für die Aufrechterhaltung des arteriellen Blutdruckes. Blutgefäße besitzen einen basalen Tonus, auch »Ruhetonus« genannt, der von der glatten Muskulatur des Gefäßes ausgeht. Die isometrische Kontraktion der glatten Gefäßmuskulatur steht dabei im Gleichgewicht mit der durch den Blutdruck erzeugten aufweitenden Kraft. Der Ruhetonus setzt sich zusammen aus dem **myogenen Tonus,** also einer direkt durch Dehnung der glatten Muskelzellen ausgelösten Kontraktion, sowie aus einer nervalen Komponente, die aus einem **vasokonstriktorischen Einfluss sympathisch-adrenerger Nervenfasern** in der Gefäßwand besteht. Die Modulation des Ruhetonus erfolgt zum einen durch eine Reihe **zirkulierender Hormone,** zum anderen durch **lokale Prozesse,** insbesondere unter **Vermittlung des Gefäßendothels.**

40.2.1 Nervale Regulation des Gefäßtonus

Insbesondere das **arterielle Gefäßsystem** wird ausgiebig von **postganglionären sympathischen Nervenfasern** innerviert, die zwischen der Adventitia und Media ein dichtes Netzwerk terminaler Nervenfasern mit zahlreichen Varikositäten bilden. Die Innervationsdichte durch das sympathische System ist im Bereich **venöser Gefäße** deutlich **schwächer ausgeprägt.** Durch das sympathische System wird in den verschiedenen Gefäßgebieten ein unterschiedlich starker nerval vermittelter Tonus induziert. Diese Tonusregulation durch das autonome Nervensystem ist besonders stark in Gefäßgebieten mit stark schwankenden Durchblutungsanforderungen, wie der Skelettmuskulatur, dem Gastrointestinaltrakt, der Haut oder der Leber. **Wesentlicher Mediator** des sympathisch induzierten Tonus ist **Noradrenalin,** das aus den Varikositäten nach Aktivierung freigesetzt wird und insbesondere über G_q/G_{11}-gekoppelte α_1-adrenerge Rezeptoren auf den glatten Gefäßmuskelzellen zu einer Tonuserhöhung führt. Das **parasympathische System** spielt **nur im Bereich der Genitalorgane** und der **Hirnhautgefäße** eine wesentliche funktionelle Bedeutung bei der Tonusregulation. Die Stimulation postganglionärer nitrerger parasympathischer Nerven im Bereich der Corpora cavernosa des Penis führt durch Freisetzung von NO zur arteriolären Dilatation und somit zur Erektion (◨ Abb. 40.7).

40.2.2 Modulation des Gefäßtonus durch zirkulierende Hormone

Der Tonus der Gefäßmuskulatur wird durch verschiedene systemisch wirksame Hormone beeinflusst. Neben dem durch sympathische Nervenendigungen freigesetzten **Noradrenalin** kann der Tonus der Gefäßmuskeln auch durch das im Nebennierenmark sezernierte systemisch wirkende **Adrenalin** beeinflusst werden:

- **Adrenalin** führt in niedrigen Konzentrationen in einigen Geweben wie der Skelettmuskulatur, der Leber und dem Myokard zur Dilatation. Dies beruht auf dem Vorkommen von β-adrenergen Rezeptoren (vor allem β_2) im Bereich dieser Gefäßgebiete, die aufgrund der hohen Affinität von Adrenalin für β-adrenerge Rezeptoren bereits bei niedrigen Konzentrationen aktiviert werden und über eine G_s-vermittelte Erhöhung der cAMP-Konzentration zur Relaxation führen. In hohen Konzentrationen führt Adrenalin dann über die Aktivierung von α_1-adrenergen Rezeptoren in allen Gefäßgebieten zur Vasokonstriktion.
- **Noradrenalin,** das eine höhere Affinität für α_1-adrenerge Rezeptoren besitzt, führt sowohl in niedrigen als auch in hohen Konzentrationen immer zu einer Vasokonstriktion.

Das Renin-Angiotensin-System, das sowohl lokal als auch systemisch wirksam ist, spielt eine wichtige Rolle bei der Regulation des Gefäßtonus. **Angiotensin II** ist ein **starker Vasokonstriktor,** der sowohl direkt als auch indirekt wirkt (▸ Kap. 38.1.3).

Wichtige **systemisch wirksame Vasodilatatoren** sind die **natriuretischen Peptide ANP und BNP**, die nach Dehnung der Herzvorhöfe aus Vorhofmyozyten freigesetzt werden. Die Wirkung dieser beiden natriuretischen Peptide wird durch transmembranäre Rezeptoren vermittelt, deren zytoplasmatischer Teil eine Guanylylcyclase-Aktivität besitzt. Aktivierung des Rezeptors führt zu einer Steigerung dieser enzymatischen Aktivität mit der Folge einer vermehrten cGMP-Bildung. Die Aktivierung vaskulärer Rezeptoren führt zur Vasodilatation, während die Aktivierung von natriuretischen Peptidrezeptoren in der Niere zur vermehrten Natriurese führt.

40.2.3 Modulation des vaskulären Tonus durch das Endothel

Das Gefäßendothel spielt eine entscheidende Rolle bei der Regulation des Gefäßtonus, indem es eine Fülle **vasokonstriktorischer** sowie **vasodilatatorischer Mediatoren** bildet (◨ Abb. 40.2). Endotheliale Faktoren, die eine Vasodilatation hervorrufen, sind insbesondere Stickstoffmonoxid (NO), Prostazyklin (PGI_2) sowie der noch nicht sicher identifizierte »Endothelium-derived hyperpolarizing factor« (EDHF). Vasokonstriktorische Mediatoren des Endothels sind die im Endothel gebildeten Peptide Endothelin-1 und Urotensin-II.

Endothelzellen bilden bereits unter Ruhebedingungen mittels der endothelialen NO-Synthase (eNOS oder NOS3) **Stickstoffmonoxid (NO)**. Diese basale NO-Bildung wird vornehmlich durch die vom vorbeiströmenden Blut hervorgerufene Schubspannung ausgelöst (◨ Abb. 40.2). Das kurzlebige Gas NO diffundiert rasch in die glatte Gefäßmuskulatur und führt dort durch Aktivierung der zytosolischen Guanylylcyclase zu einer Erhöhung der intrazellulären cGMP-Konzentration mit der Folge einer Relaxation der glatten Gefäßmuskulatur.

❯ Die basale NO-Freisetzung aus dem Endothel ist ein wichtiger Mechanismus, der einer durch das sympathische Nervensystem vermittelten Vasokonstriktion entgegenwirkt.

Eine Erhöhung der intrazellulären Ca^{2+}-Konzentration in Endothelzellen durch Aktivierung G_q/G_{11}-gekoppelter Rezeptoren kann ebenfalls zu einer Steigerung der NO-Bildung führen.

Das im Endothel überwiegend über die Cyclooxygenase-2 (COX-2) gebildete **Prostacyclin (PGI_2)** wirkt ebenfalls vasodilatatorisch durch Aktivierung des G_s-gekoppelten PGI_2-Rezeptors auf glatten Gefäßmuskelzellen. Sowohl endothelial gebildetes NO als auch PGI_2 spielen nicht nur eine Rolle als Vasodilatatoren, sondern auch als antithrombotische Faktoren des Endothels, indem sie die Funktion von Thrombozyten inhibieren.

Der durch verschiedene Stimuli im Endothel gebildete **Endothelium-derived hyperpolarizing factor (EDHF)** führt zur verminderten Erregbarkeit der glatten Muskulatur und fördert damit ebenfalls eine Vasodilatation u.a. in kleineren

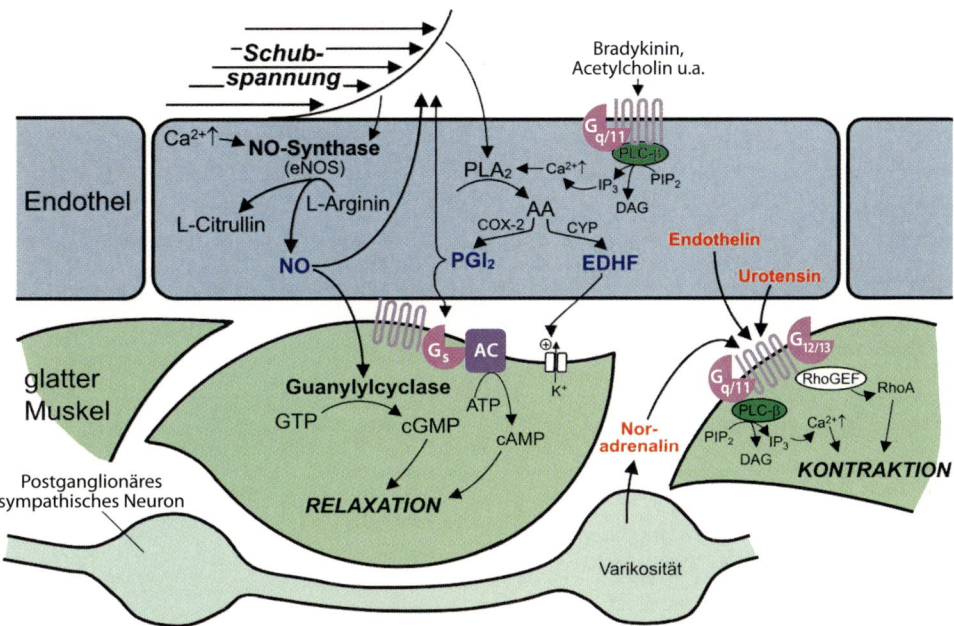

Abb. 40.2 Nervale sowie Endothel-abhängige Regulation des Tonus glatter Gefäßmuskeln. Dargestellt sind einige wichtige relaxierende Faktoren (blau) sowie kontrahierende Faktoren (rot). NO, Stickstoffmonoxid; PGI$_2$, Prostacyclin; EDHF, »endothelium-derived hyperpolarizing factor«; PLA2, Phospholipase A2; AA, Arachidon-säure; COX-2, Cyclooxygenase-2; CYP, Cytochrom-P450-Monooxygenase; AC, Adenylylcyclase; RhoGEF, Rho-Guaninnukleotid-Austauschfaktor; IP$_3$, Inositol-1,4,5-Trisphosphat; DAG, Diacylglycerol; PIP2, Phosphatidylinositol-Bisphosphat. Für weitere Details siehe Text

arteriellen Gefäßen. Die molekulare Identität von EDHF ist z.Z. noch unklar.

Neben verschiedenen vasodilatatorischen Mediatoren bildet das Endothel auch einige vasokonstriktorische Peptide. **Endothelin-1,** das aus einer Vorstufe in Endothelzellen proteolytisch gebildet wird, führt insbesondere über ET$_A$-Rezeptoren auf der glatten Gefäßmuskulatur durch Aktivierung G$_q$/G$_{11}$- sowie G$_{12}$/G$_{13}$-vermittelter Signaltransduktionswege zur **Vasokonstriktion. Urotensin II** wirkt ebenfalls über einen G-Protein-gekoppelten Rezeptor vasokonstriktorisch.

40.3   Pharmaka

> **Lernziele**
> - **NO-Donatoren** (organische Nitrate, Molsidomin, Nitroprussid-Natrium)
> - **Calciumkanalblocker** (Dihydropyridine, Phenylalkylamine, Benzothiazepine)
> - **Phosphodiesterase-5-Hemmer**
> - **K$^+$-Kanal-Öffner**
> - **Dihydralazin, Hydralazin**
> - **Endothelin-Rezeptor-Antagonisten**

40.3.1 NO-Donatoren

Unter dem Begriff NO-Donatoren (auch Nitrovasodilatatoren) fasst man eine Gruppe von Pharmaka zusammen, aus denen nach Aufnahme in den Körper über verschiedene Mechanismen Stickstoffmonoxid (NO) freigesetzt wird. Die klinisch bedeutsamsten NO-Donatoren sind die **organischen Nitrate,** die enzymatisch zu NO metabolisiert werden. Daneben spielen Substanzen wie **Molsidomin** und **Nitroprussid-Natrium,** die teilweise nach Metabolisierung NO freisetzen, eine Rolle.

Organische Nitrate und Molsidomin

Das am längsten verwendete organische Nitrat ist das **Glyceroltrinitrat** (auch Nitroglycerin), das 1846 von dem Turiner Arzt Ascanio Sobrero synthetisiert wurde. Die Einführung der sublingualen Gabe von Glyceroltrinitrat zur Behandlung akuter pektanginöser Attacken geht auf William Murrell (1857) zurück. Es sollte mehr als 100 Jahre dauern, bis der genaue Wirkmechanismus organischer Nitrate aufgeklärt wurde. Heute werden neben Glyceroltrinitrat die organischen Nitrate **Isosorbiddinitrat (ISDN), Isosorbidmononitrat (ISMN)** sowie **Pentaerythrityltetranitrat** klinisch als Antianginosa eingesetzt (◻ Abb. 40.3). Alle organischen Nitrate relaxieren die großen Gefäße, insbesondere die großen Hohlvenen. Dieser Effekt beruht auf der Fähigkeit der glatten Gefäßmuskulatur, organische Nitrate zu NO zu metabolisieren. Die Bildung von NO erfolgt dabei enzymatisch v. a. in Mitochon-

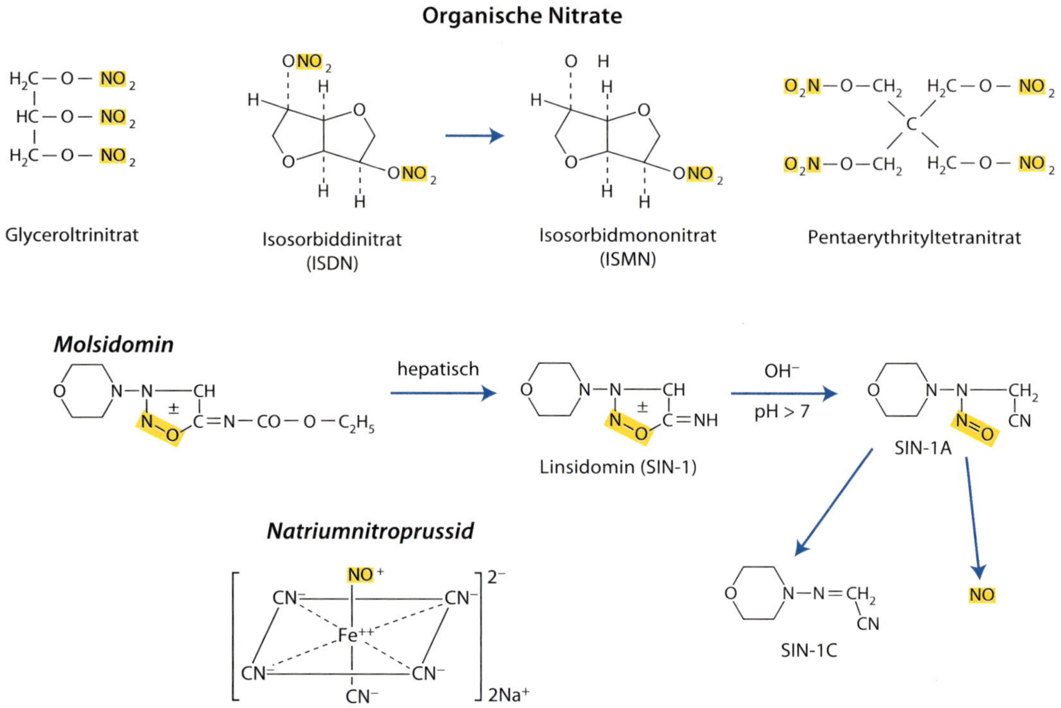

Organische Nitrate

Glyceroltrinitrat

Isosorbiddinitrat (ISDN)

Isosorbidmononitrat (ISMN)

Pentaerythrityltetranitrat

Molsidomin

hepatisch

Linsidomin (SIN-1)

SIN-1A

Natriumnitroprussid

SIN-1C

NO

◘ **Abb. 40.3 NO-Donatoren.** Die organischen Nitrate setzen nach Metabolisation in der glatten Muskulatur NO frei. Isosorbiddinitrat (ISDN) wird zu Isosorbidmononitrat (ISMN) abgebaut. Molsidomin wird in der Leber zu Linsidomin (SIN-1) metabolisiert, bei pH-Werten über 7 ist SIN-1-instabil und es entsteht unter Ringöffnung SIN-1A, aus dem dann ebenfalls spontan SIN-1C sowie NO entstehen. Die als NO aus den NO-Donatoren abgegebenen Gruppen sind gelb markiert

drien oder dem endoplasmatischen Retikulum (◘ Abb. 40.4). Das durch enzymatische Umsetzung der Nitratreste gebildete NO führt daraufhin in den glatten Gefäßmuskelzellen direkt zur Aktivierung der löslichen Guanylylcyclase. Das als Folge gebildete cGMP ruft daraufhin eine Gefäßrelaxation hervor. Im Gegensatz zu den organischen Nitraten wird NO aus **Molsidomin** nicht enzymatisch freigesetzt (◘ Abb. 40.3 und ◘ Abb. 40.4).

■ ■ ■ **Verwendung von Glyceroltrinitrat als Sprengstoff**
Reines Glyceroltrinitrat ist unter normalen Bedingungen eine farb- und geruchlose, ölige Flüssigkeit, die bereits durch eine geringe Aktivierungsenergie (Erschütterung, Hitze) im Rahmen einer stark exothermen Reaktion vollständig in gasförmige Produkte umgesetzt wird. Diese Eigenschaft führte zum Einsatz von Glyceroltrinitrat als Sprengstoff, wobei es anfangs immer wieder zu Explosionsunfällen beim Umgang mit dem Nitrat kam. Durch Mischung von Nitroglycerin mit Natriumcarbonat (Soda) und dem mikroporösen Kieselgur stellte Alfred Nobel erstmals 1867 den sehr viel sichereren und einfach zu handhabenden Sprengstoff Dynamit her.

Für die klinische Anwendung wird Glyceroltrinitrat meist als etwa 1%-ige alkoholische Lösung zubereitet, deren Explosionsneigung extrem gering ist.

Wirkungen. In therapeutischen Dosen führen NO-Donatoren zur Relaxation der großen Gefäße. Therapeutisch bedeutend ist besonders die **Relaxation der großen venösen Kapazitätsgefäße.** Aber auch die großen Arterien inklusive der koronaren Kollateralen werden relaxiert. Kleinere Gefäße sowie arterielle Widerstandsgefäße erschlaffen erst bei sehr viel höheren Dosen. Insbesondere infolge der Relaxation großer venöser Gefäße (venöses Pooling) kommt es zur **Senkung der Vorlast** mit **Abnahme des linksventrikulären enddiastolischen Drucks.** Die dadurch verringerte Wandspannung führt einerseits zu einem **verminderten O$_2$-Verbrauch** des Herzens, andererseits **bessert sich die Innenschichtdurchblutung,** da der Koronarwiderstand durch die geringere Wandspannung sinkt. Dadurch, dass unter therapeutischen Dosen die Nachlast unbeeinflusst bleibt, während die Vorlast sinkt, **erhöht sich der koronare Perfusionsdruck,** was ebenfalls zur Verbesserung der Durchblutung endokardnaher Bereiche des Herzmuskels führt. Der direkt **dilatierende Effekt** von organischen Nitraten **auf die großen Koronargefäße** ist insbesondere im Bereich von partiellen Stenosen günstig wirksam und führt zur Verbesserung des koronaren Blutflusses. In fortgeschrittenen Stadien einer koronaren Herzkrankheit kommt zusätzlich günstig zum Tragen, dass NO-Donatoren auch zur **Hemmung der Thrombozytenaktivierung** durch das freigesetzte NO führen können (▶ Kap. 41).

Pharmakokinetik. Glyceroltrinitrat unterliegt einem sehr hohen First-Pass-Effekt, so dass es sublingual oder intravenös verabreicht werden muss. Nach sublingualer Gabe werden maximale Plasmakonzentrationen nach wenigen Minuten erreicht, allerdings hält die Wirkung nur etwa 30 Minuten an, da Glyceroltrinitrat sehr rasch eliminiert wird (Plasma-HWZ:

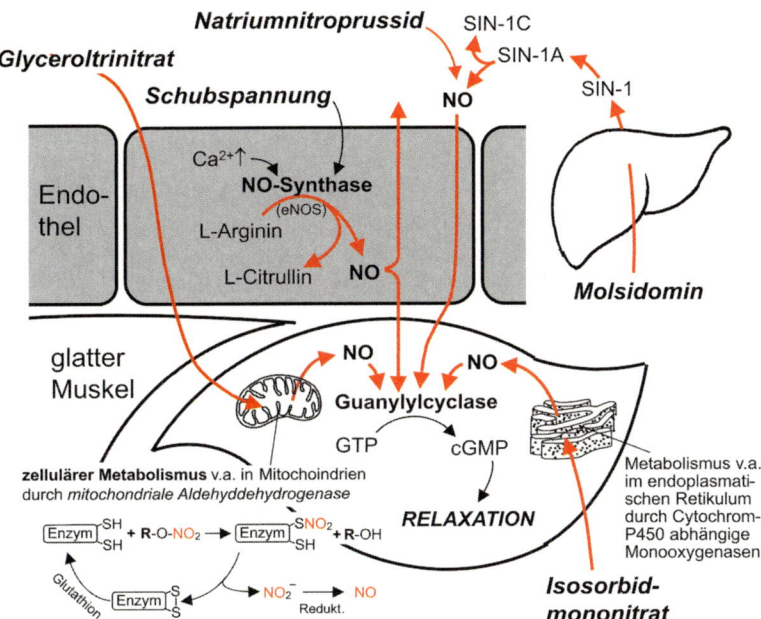

Abb. 40.4 Mechanismen der NO-Freisetzung aus NO-Donatoren. Während Natriumnitroprussid an der Zelloberfläche spontan zerfällt und NO freisetzt, wird Molsidomin zunächst hepatisch zu SIN-1 metabolisiert, das über mehrere Zwischenstufen spontan zerfällt wobei NO anfällt. Die für die glattmuskuläre NO-Bildung relevante Metabolisation von niedrigen Dosen von Glyceroltrinitrat und Pentaerythrityltetranitrat erfolgt wahrscheinlich durch die mitochondriale Aldehyddehydrogenase. Nach Bildung eines Intermediates kommt es unter Oxidation des SH-Gruppen-haltigen Enzyms zur Bildung von Nitrit, das dann weiter zu NO reduziert wird. Isosorbidmononitrat wird wahrscheinlich vornehmlich im endoplasmatischen Retikulum durch Cytochrom-P450 abhängige Monooxygenasen u.a. zu NO metabolisiert. eNOS, endotheliale NO-Synthase (auch NOS3)

1–3 min). **ISDN** und **ISMN** werden nach oraler Gabe gut resorbiert. ISDN wird überwiegend während der ersten Leberpassage zu ISMN metabolisiert (■ Abb. 40.3). ISMN hat eine Plasma-HWZ von etwa 5 Stunden. Die Wirkung tritt nach oraler Gabe binnen 10–30 Minuten ein, wobei ISDN schneller wirkt als ISMN. Aufgrund der größeren Lipophilie kann ISDN auch alternativ zu Glyceroltrinitrat zur Anfallskupierung sublingual verabreicht werden. **Molsidomin** wird nach oraler Gabe gut resorbiert und in der Leber zu Linsidomin (SIN-1) deazetyliert, aus dem dann NO freigesetzt wird (■ Abb. 40.3). Die Plasma-HWZ von Molsidomin beträgt 1–2 Stunden.

Toleranzentwicklung

 Cave

Die wiederholte Gabe von organischen Nitraten führt bereits innerhalb eines Tages zur Ausbildung einer Toleranz gegenüber den hämodynamischen Effekten dieser Pharmaka.

Dieses **ausgeprägte Toleranzphänomen** wurde bereits wenige Jahre nach Einführung von Glyceroltrinitrat in die Therapie beschrieben. Die Mechanismen der Toleranzentwicklung gegenüber organischen Nitraten sind bisher nicht vollständig geklärt. Es werden verschiedene Mechanismen diskutiert:

– Die **mitochondriale Aldehyddehydrogenase** setzt Glyceroltrinitrat zu Nitrit um, aus dem dann NO entsteht. Das im Rahmen dieser Reaktion oxidierte Enzym muss, um erneut aktiv sein zu können, in einem weiteren Schritt durch z.B. Glutathion reduziert werden (■ Abb. 40.4). **Eine Erschöpfung der für die Reaktivierung des Enzyms notwendigen endogenen Thiole** könnte für die Toleranzentwicklung verantwortlich sein. In diesem Falle wäre die verminderte Biotransformation zu NO die Ursache der Toleranzentwicklung.

– Ein weiterer Mechanismus besteht möglicherweise in der **vermehrten Bildung von Superoxid-Radikal-Anionen (O_2^-)**. O_2^- reagiert mit NO unter Bildung von $ONOO^-$ (Peroxynitrit). Peroxynitrit hemmt u.a. die Guanylylcyclase sowie die Proteinkinase G (PKG). Darüber hinaus führt O_2^- zu einer Hemmung der mitochondrialen Aldehyddehydrogenase.

– Schließlich beruht die zeitabhängige Toleranzentwicklung gegenüber organischen Nitraten auch auf **neurohormonalen Gegenregulationsmechanismen** wie einer vermehrten Aktivierung des sympathischen Systems und des Renin-Angiotensin-Aldosteron-Systems.

❯ In der Praxis macht man sich die rasche Reversibilität des Toleranzphänomens zunutze. Ein nitratfreies Intervall, z.B. während der Nacht, stellt die Wirksamkeit organischer Nitrate im Rahmen der Intervalltherapie wieder her.

Eine Toleranzentwicklung ist unter Gabe von Molsidomin möglicherweise weniger stark ausgeprägt. Überzeugende Studien zu diesem möglichen therapeutischen Vorteil liegen jedoch nicht vor.

Unerwünschte Wirkungen. Die häufigste unerwünschte Wirkung nach Gabe von NO-Donatoren sind teilweise starke **vasomotorische Kopfschmerzen**, die allerdings im Verlauf mehrerer Tage zurückgehen und durch einschleichende Dosierung abgeschwächt auftreten. Insbesondere höhere Dosen, die auch zur Relaxation kleinerer arterieller Gefäße führen, können zur **orthostatischen Hypotension,** zum Blutdruckabfall mit **Reflextachykardie,** zu **Hautrötung (Flush)** und zu **Schwindel** führen.

Interaktionen. Eine ausgeprägte pharmakodynamische Interaktion besteht mit den **Phosphodiesterase-5-Inhibitoren** (Sildenafil, Vardenafil, Tadalafil). Durch Hemmung des cGMP-Abbaus werden die hämodynamischen Effekte von NO-Donatoren, die durch eine vermehrte cGMP-Bildung hervorgerufen werden, potenziert.

> ❗ **Cave**
>
> Die gleichzeitige Gabe von NO-Donatoren und PDE-5-Hemmern kann zu sehr starken Blutdruckabfällen führen. Todesfälle sind beschrieben worden.

Kontraindikationen. Bei Patienten mit **Kreislaufschock** oder **symptomatischer Hypotonie** sollten NO-Donatoren zurückhaltend eingesetzt werden.

 Amylnitrit

Amylnitrit ist eine flüchtige Substanz aus der Gruppe der NO-Donatoren und wurde Mitte des 19. Jahrhunderts vorübergehend zur Behandlung von Angina pectoris eingesetzt. Aufgrund der kurzen Wirkdauer sowie des schlecht zu steuernden Effektes hielt es sich jedoch nicht sehr lange in der Klinik und wurde bald durch Glyceroltrinitrat abgelöst. Seit den 60er Jahren des 20. Jahrhunderts erleben Amylnitrit sowie verwandte Substanzen (Butyl-, Oktyl-, Isobutylnitrit) eine gewisse Renaissance als Rauschmittel. Die meist illegal gehandelten Substanzen werden umgangssprachlich als »Poppers« bezeichnet. Der Name geht auf das typische Geräusch beim Aufbrechen der mit Amylnitrit gefüllten Glasampullen zurück. Heute wird Amylnitrit meist in verschraubbaren Glasgefäßen mit bunten Aufdrucken in Umlauf gebracht. Die Inhalation der flüchtigen Substanz führt schnell zu einem wenige Minuten anhaltendem Rauschzustand, der wahrscheinlich auf einem zerebralen Sauerstoffmangel infolge des rasch einsetzenden Blutdruckabfalls mit Minderperfusion beruht. Die damit einhergehende Entspannung und Enthemmung wird beim Einsatz als Aphrodisiakum genutzt. Unerwünschte Wirkungen (z.B. Kopfschmerzen oder Kreislaufkollaps) entsprechen denen anderer NO-Donatoren. Bei gleichzeitiger Gabe von PDE-5-Hemmern (Sildenafil etc.) ist die Kreislaufwirkung potenziert und es kann zu lebensbedrohlichen Blutdruckabfällen kommen.

Klinische Anwendung. Das Haupteinsatzgebiet der organischen Nitrate ist die koronare Herzkrankheit. Glyceroltrinitrat sowie Isosorbiddinitrat können zur **Kupierung** von **Angina-pectoris-Anfällen** eingesetzt werden. Dazu werden die Substanzen als Spray oder Zerbeißkapsel sublingual bzw. buccal appliziert. Die Wirkung tritt nach wenigen Minuten ein.

Um eine Reduzierung der Häufigkeit von Angina Pectoris-Anfällen zu erreichen, können organische Nitrate im Rahmen einer Intervalltherapie verabreicht werden. Für eine **langfristige Anfallsprophylaxe** kommen die oral verabreichbaren Wirkstoffe ISDN, ISMN sowie Pentaerythrityltetranitrat in Frage. Glyceroltrinitrat kann als Pflaster auch in der Intervalltherapie bei leichten Formen der stabilen Angina pectoris eingesetzt werden. Auf ein **nitratfreies Intervall ist zur Verminderung der Toleranzentwicklung** zu achten. Die Wirkungen von Molsidomin sind vergleichbar denen der organischen Nitrate. Es kann zur Anfallsprophylaxe bei koronarer Herzkrankheit als Mittel der 2. Wahl eingesetzt werden. Bei einem **akuten Koronarsyndrom** wird Glyceroltrinitrat als Teil der Basistherapie sublingual oder intravenös verabreicht.

Nitroprussidnatrium

Nitroprussidnatrium (auch Natriumnitroprussid) ist eine instabile Substanz, aus der rasch NO freigesetzt wird. Im Gegensatz zu den organischen Nitraten und Molsidomin führt Nitroprussidnatrium zur Dilatation von venösen und arteriellen Gefäßen, inklusive der arteriellen Widerstandsgefäße. Infolgedessen nehmen sowohl die Vor- als auch die Nachlast des Herzens ab. Der Effekt ist vergleichsweise stark, hält aber aufgrund der kurzen Plasma-HWZ (3–4 min) nur kurz an. Nitroprussidnatrium wird ausschließlich intravenös gegeben und eignet sich zur gut steuerbaren Senkung des Blutdrucks. Die Anwendung ist beschränkt auf spezielle Indikationen. Die Gabe von Nitroprussidnatrium sollte nur kurzfristig (bis zu 2 Tage) erfolgen. Aus Nitroprussidnatrium werden nach i.v. Gabe Cyanidionen freigesetzt, die zu einer Hemmung der Atmungskette führen können. Die Dosis an Nitroprussidnatrium, die infundiert werden kann, ist dadurch beschränkt. Cyanidionen (CN^-) können durch gleichzeitige Gabe von Natriumthiosulfat entgiftet werden.

> **Steckbrief NO-Donatoren**
>
> **Wirkmechanismus:** Auslösung einer Gefäßrelaxation durch Freisetzung von Stickstoffmonoxid (NO) und Aktivierung der cGMP-Bildung durch die Guanylylcyclase in der glatten Gefäßmuskulatur.
>
> **Pharmakokinetik:**
> - **Glyceroltrinitrat:** Hoher First-Pass-Effekt, keine orale Gabe möglich, schnelle Wirkung nach sublingualer Gabe, Wirkdauer ca. 30 min
> - **ISDN, ISMN:** Gute Resorption nach oraler Gabe, ISDN wird rasch zu ISMN metabolisiert, Plasma-HWZ: 5 Std.
> - **Molsidomin:** Hepatische Metabolisation zu Linsidomin, das spontan unter Bildung von NO zerfällt.
>
> **Unerwünschte Wirkungen:** Vasomotorische Kopfschmerzen, orthostatische Hypotension, Reflextachykardie, Hautrötung, Schwindel; außerdem rasche Toleranzentwicklung bei organischen Nitraten
> **Interaktionen:** PDE-5-Hemmer
> ▼

Klinische Anwendung: Zur Akutbehandlung der Angina pectoris (Glyceroltrinitrat, ISDN) sowie zur Anfallsprophylaxe (ISDN, ISMN). Wegen der Toleranzentwicklung ist ein nitratfreies Intervall (z.B. zur Nacht) anzustreben. Molsidomin ist Mittel der Reserve zur Anfallsprophylaxe der Angina pectoris; Einsatz zur Überbrückung des nitratfreien Intervalls möglich.

Kontraindikationen: Hypotonie, hypertrophe obstruktive Kardiomyopathie

40.3.2 Calciumkanalblocker

Zellen besitzen in ihrer Plasmamembran verschiedene Kanäle, die den Einstrom von Ca^{2+}-Ionen aus dem Extrazellularraum zulassen. Eine wichtige Gruppe stellen die **spannungsabhängigen Ca^{2+}-Kanäle** dar, die auf eine Depolarisation der Plasmamembran mit einer Kanalöffnung reagieren. Diese weit verbreitet exprimierte Kanal-Familie besteht aus verschiedenen Subtypen, die sich in ihren physiologischen und pharmakologischen Eigenschaften unterscheiden (◘ Tab. 40.2):

- **T-Typ-Ca^{2+}-Kanäle** werden schon durch eine geringgradige Depolarisation bei relativ negativem Membranpotenzial aktiviert. Allerdings besitzen sie eine sehr geringe Einzelkanalleitfähigkeit, und es kommt sehr rasch zur Inaktivierung, so dass der durch sie getragene Strom transient ist. T-Typ-Ca^{2+}-Kanäle spielen eine Rolle bei der Erregungsbildung im Herzen sowie im Nervensystem, indem sie an der Erzeugung von Aktionspotenzialen beteiligt sind und repetitive Erregungsbildung kontrollieren können.

- **N-Typ-, P/Q-Typ- und R-Typ-Ca^{2+}-Kanäle** benötigen zur Öffnung relativ starke Depolarisationen und inaktivieren deutlich langsamer als T-Typ Ca^{2+}-Kanäle. Diese Kanalgruppe wird primär in Neuronen exprimiert und spielt eine wichtige Rolle bei der Ca^{2+}-vermittelten Freisetzung von Neurotransmittern. Verschiedene präsynaptische Rezeptoren können unter Vermittlung von G-Proteinen der G_i/G_o-Familie diese Kanäle hemmen.

- **L-Typ-Ca^{2+}-Kanäle** öffnen ebenfalls erst bei starker Depolarisation und besitzen eine langsame Inaktivierungskinetik. L-Typ-Ca^{2+}-Kanäle besitzen die größte Einzelkanalleitfähigkeit. Sie sind maßgeblich am Einwärtsstrom von Ca^{2+}-Ionen in der glatten Gefäßmuskelzelle, der Herzmuskelzelle sowie in neuroendokrinen Zellen (z.B. β-Zellen des Pankreas) beteiligt. In der glatten Gefäßmuskulatur tragen Ca^{2+}-Kanäle zum großen Teil den für die Ca^{2+}-abhängige Kontraktion notwendigen Calciumeinstrom. Im Erregungsbildungs- und Leitungssystem des Herzens vermitteln L-Typ Ca^{2+}-Kanäle ganz wesentlich die Phase 0 des Aktionspotenzials. Im Arbeitsmyokard sind L-Typ-Ca^{2+}-Kanäle an der Ausbildung der Plateauphase beteiligt und vermitteln den für die elektromechanische Kopplung erforderlichen Einstrom von Ca^{2+}. Die durch β-Adrenozeptoren vermittelte Erhöhung der Inotropie wird zumindest teilweise durch die cAMP-abhängige Phosphorylierung des L-Typ-Ca^{2+}-Kanals und den dadurch hervorgerufenen verstärkten Ca^{2+}-Einstrom bewirkt.

◘ **Tab. 40.2** Spannungsabhängige Ca^{2+}-Kanäle

Unterform	Porenbildende $α_1$-Untereinheit	Vorkommen	Funktion/Modulation	Blocker
L-Typ	$Ca_v1.1$ ($α_{1S}$)	Skelettmuskel (T-Tubuli)	Exzitations-Kontraktions-Kopplung	Dihydropyridine, Phenylalkylamine, Benzothiazepine (v.a. $Ca_v1.2$)
	$Ca_v1.2a$ ($α_{1C-a}$)	Kardiomyozyt	Kontraktion, Erregung	
	$Ca_v1.2b$ ($α_{1C-b}$)	Glatter Muskel	Kontraktion	
	$Ca_v1.2c$ ($α_{1C-c}$)	Neurone		
	$Ca_v1.3$ ($α_{1D}$)	Neuroendokrine Zellen	Hormonfreisetzung	
	$Ca_v1.4$ ($α_{1F}$)	Retina	Transmitterfreisetzung	
P/Q-Typ	$Ca_v2.1$ ($α_{1A}$)	Nervenendigungen, Dendriten	Neurotransmitterfreisetzung, dendritische Ca^{2+}-Transienten (Gβγ ↓)	ω-Agatoxin IVA
N-Typ	$Ca_v2.2$ ($α_{1B}$)	Nervenendigungen, Dendriten	Neurotransmitterfreisetzung, dendritische Ca^{2+}-Transienten (Gβγ ↓)	W-Conotoxin GVIA
R-Typ	$Ca_v2.3$ ($α_{1E}$)	Neuronale Somata, Dendriten	repetitive Aktivität (Gβγ ↓)	SNX-482
T-Typ	$Ca_v3.1$ ($α_{1G}$)	Neuronale Somata, Dendriten, Kardiomyozyten	Schrittmacheraktivität, repetitive Aktivität	Mibefradil
	$Ca_v3.2$ ($α_{1H}$)			
	$Ca_v3.3$ ($α_{1I}$)			

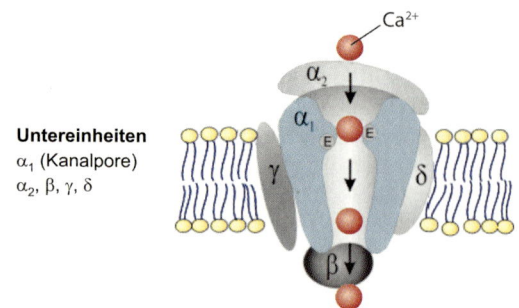

Abb. 40.5 Aufbau des L-Typ-Ca^{2+}-Kanals

> Die klinisch eingesetzten Calciumkanalblocker führen in den therapeutischen Dosen ausschließlich zur Blockade von L-Typ Ca^{2+}-Kanälen.

Wie andere spannungsabhängige Kationenkanäle existieren Ca^{2+}-Kanäle in mindestens 3 Zuständen:

– Einem **Ruhezustand,** der bei negativen Membranpotenzialen wie dem Ruhemembranpotenzial stabilisiert wird und in dem der Kanal geschlossen ist.
– Der **geöffnete Zustand** wird durch Depolarisation induziert.
– Die Kanäle bleiben jedoch nur vorübergehend geöffnet und werden im Verlauf einer anhaltenden Depolarisation durch Übergang in einen **inaktiven Zustand** geschlossen.

Wenn die Zelle repolarisiert, geht der inaktivierte Kanal wieder in den Ruhezustand zurück und kann erneut durch Depolarisation geöffnet werden.

Die bisher biochemisch charakterisierten Spannungs-abhängigen Calciumkanäle stellen komplexe Proteine dar, die aus mehreren Untereinheiten bestehen (Abb. 40.5). Die wesentlichen pharmakologischen und elektrophysiologischen Eigenschaften des Kanals werden durch die den Kanal bildende α$_1$-Untereinheit vorgegeben, über die Funktion der anderen Untereinheiten (β, α$_2$δ und γ) ist weniger bekannt.

Es werden 3 chemische Gruppen von Calcium-Kanalblockern unterschieden (Abb. 40.6):

– **Dihydropyridine** (z.B. Nifedipin)
– **Phenylalkylamine** (z.B. Verapamil)
– **Benzothiazepine** (z.B. Diltiazem)

Diese Calciumkanalblockergruppen binden mit hoher Affinität reversibel an den Kanal in der Nähe der Kanalpore, allerdings unterscheiden sich die Dihydropyridine von den beiden anderen Gruppen hinsichtlich des Blockademechanismus sowie des Wirkprofils.

Dihydropyridine

Wirkprinzip. Die Dihydropyridine binden bevorzugt an den inaktivierten Zustand des Kanals, der durch sie stabilisiert wird. Für die Bindung an den Kanal ist eine Kanalöffnung nicht erforderlich. In therapeutischer Dosierung haben die Dihydropyridine vor allen Dingen einen Effekt auf die glatte

Gefäßmuskulatur, besonders der Arterien und Arteriolen inklusive der Koronararterien, in denen sie eine Relaxation hervorrufen. Die Wirkung auf den Herzmuskel ist sehr gering ausgeprägt. Diese »**Gefäßselektivität**« beruht zum einen darauf, dass die durch Dihydropyridine beeinflusste porenbildende α$_1$-Untereinheit des Kanals in der glatten Gefäßmuskulatur aufgrund alternativen Splicings sich von der Isoform im Herzen unterscheidet (Tab. 40.2). Die glattmuskuläre Form zeigt eine höhere Sensitivität gegenüber Dihydropyridinen, und der das Dihydropyridin bindende inaktivierte Zustand des Kanals liegt bevorzugt in der arteriellen Gefäßmuskulatur vor, in der es im Gegensatz zum Herzmuskel zu lang anhaltenden Depolarisationen kommt.

Wirkungen. Die Gabe von Dihydropyridinen führt zur raschen Blutdrucksenkung, wobei es insbesondere bei Gabe schnell anflutender Dihydropyridine (z.B. Nifedipin) zu raschen Gegenregulationsmechanismen wie einer Reflextachykardie sowie einer Aktivierung des Renin-Angiotensin-Systems kommt. Neuere Dihydropyridine besitzen eine langsamer einsetzende Wirkung sowie längere Plasmahalbwertszeiten, sodass diese Gegenregulationsprozesse weniger stark ausgeprägt sind (Tab. 40.3 und Tab. 40.4).

Phenylalkylamine und Benzothiazepine

Vertreter. **Verapamil** sowie das aktivere **Methoxy-Verapamil (Gallopamil)** sind die einzigen zugelassenen Phenylalkylamine. Phenylalkylamine binden vor allen Dingen dann, wenn sich der Kanal im offenen Zustand befindet. Bindung von Phenylalkylaminen führt zur Sperrung der Kanalpore. Die Bindung von Phenylalkylaminen fördert den Übergang in den inaktiven Zustand und verzögert die Reaktivierung des Kanals. Damit bleibt der Kanal länger refraktär, so dass das Ausmaß des durch L-Typ Ca^{2+}-Kanäle vermittelten Ca^{2+}-Einstroms mit zunehmender Stimulationsfrequenz ansteigt. Die Eigenschaften des Benzothiazepins **Diltiazem** ähneln sehr stark denen der Phenylalkylamine.

> Im Gegensatz zu den Dihydropyridinen wirken Phenylalkylamine und Bezothiazepine sowohl auf die glatte Gefäßmuskulatur als auch auf das Herz.

Im Bereich der Gefäße sind sie ebenfalls relaxierend. Im Herzen wirken sie durch Angriff am Sinusknoten, AV-Knoten sowie am Arbeitsmyokard negativ chronotrop, negativ dromotrop bzw. negativ inotrop (Tab. 40.4).

Unerwünschte Wirkungen. Alle L-Typ-Ca^{2+}-Kanalblocker führen zu unerwünschten vaskulären Effekten wie **vasomotorischen Kopfschmerzen, Flush, Wärmegefühl/Hitzewallungen, orthostatische Hypotonie** und **Schwindel.** Zu den typischen unerwünschten Wirkungen der Dihydropyridine gehören **periphere Ödeme** (Knöchelödeme) aufgrund einer präkapillaren Gefäßdilatation mit gesteigerter Flüssigkeitsfiltration ins Interstitium (Therapie: Kompressionsstrümpfe, Diuretika meistens nicht wirksam). Die durch ältere, schnell anflutende Dihydropyridine häufig ausgelöste **Reflextachykardie** ist bei neueren, langsam anflutenden Dihydropyridi-

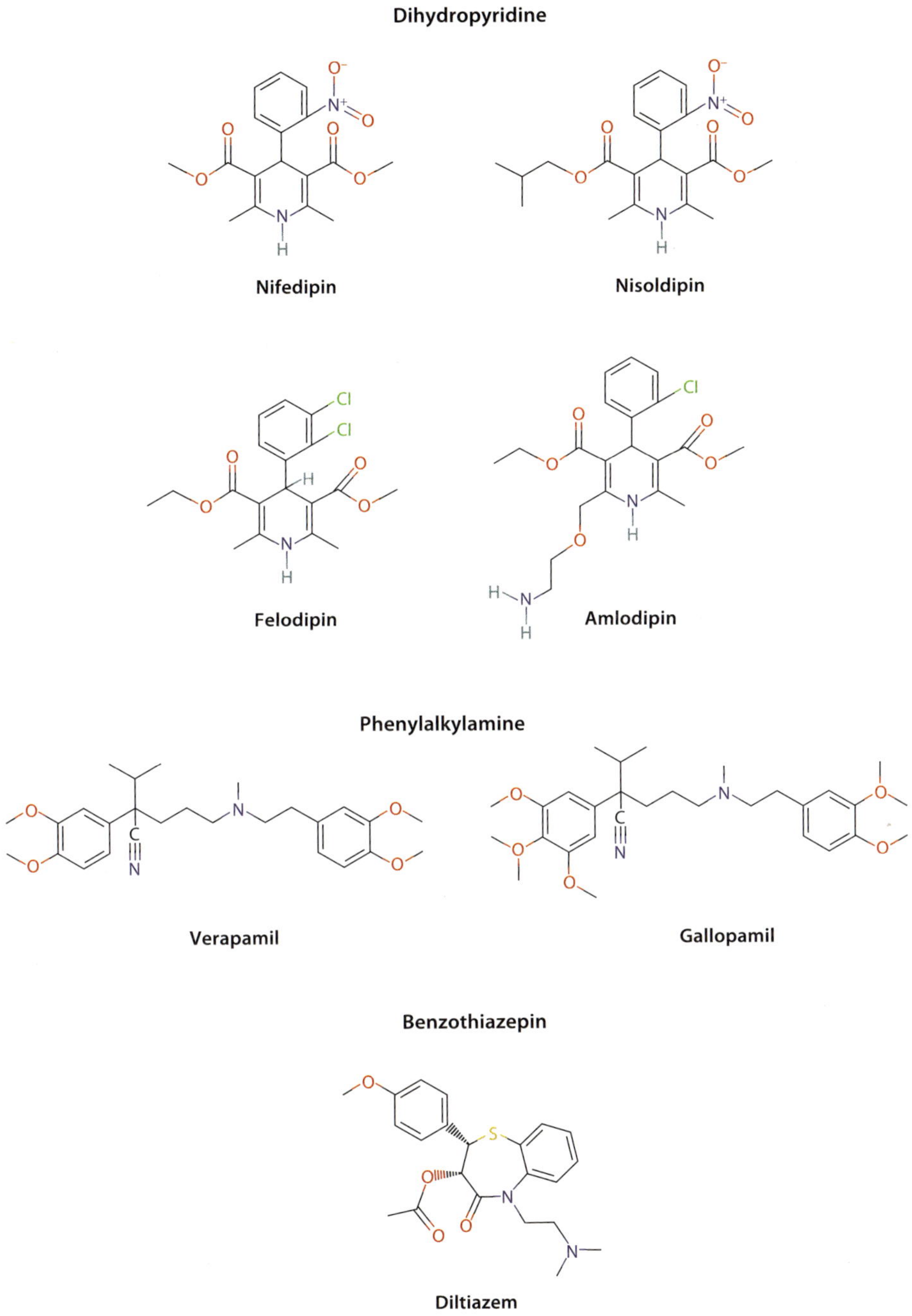

Dihydropyridine

Nifedipin

Nisoldipin

Felodipin

Amlodipin

Phenylalkylamine

Verapamil

Gallopamil

Benzothiazepin

Diltiazem

◻ **Abb. 40.6 Calciumkanalblocker**

nen geringer ausgeprägt. Eine **Obstipation** kann insbesondere durch Verapamil hervorgerufen werden.

Verapamil, Gallopamil und Diltiazem können aufgrund ihrer kardialen Wirkung zu einer **Bradykardie, einem AV-Block** sowie zu ausgeprägten **negativ inotropen Effekten** führen.

Interaktionen. Die gleichzeitige Gabe von Phenylalkylaminen und Benzothiazepinen mit anderen negativ inotrop,

negativ chronotrop oder negativ dromotrop wirkenden Pharmaka (Antiarrhythmika, Digitalisglykoside, β-Blocker) kann zu additiv sich verstärkenden Effekten führen.

❗ **Cave**

Die Kombination von Verapamil, Gallopamil oder Diltiazem mit β-Blockern ist daher kontraindiziert.

◻ Tab. 40.3 Pharmakokinetik von Ca^{2+}-Kanalblockern

Klasse	Substanz	Orale Bioverfügbarkeit (%)	Zeit bis zum Erreichen des max. Plasmaspiegels (h)	Plasmahalbwertszeit (h)
Dihydropyridine	Nifedipin	50–65	0,5 (unretardiert) 3 (Retardform)	2-3
	Nitrendipin	20–30	1,5-2	8-12
	Nisoldipin	4–8	1-2	8-15
	Felodipin	15	1,5 (unretardiert) 4 (Retardform)	20–25
	Amlodipin	65–80	6–10	35–50
	Nimodipin	10	1	1–2
	Nilvadipin	60–70	1–2	15–20
	Isradipin	20	1–2	8
	Lacidipin	10	1–2	13–19
	Lercanidipin	10	1–3	8–10
	Nicardipin	<30	1–2	8
Phenylalkylamine	Verapamil	25	1	5
	Gallopamil	20	1	6–7
Benzothiazepin	Diltiazem	45–55	2–3	3–6

◻ Tab. 40.4 Kardiovaskuläre Effekte von Ca^{2+}-Kanalblockern

	Dihydropyridine	Phenylalkylamine	Benzothiazepine
Peripherer arterieller Widerstand	↓	↓	↓
AV-Überleitungsgeschwindigkeit	–/(↑)	↓	(↓)
Inotropie	–/(↑)	(↓)	(↓)
Herzfrequenz	↑	–	–
Blutdruck	↓	↓	↓

Klinische Anwendung

Dihydropyridine. Im Rahmen der **Basistherapie der arteriellen Hypertonie** stellen Dihydropyridine ein Mittel der ersten Wahl dar, wenn Diuretika, β-Blocker oder ACE-Hemmer nicht ausreichend wirksam sind oder nicht verwendet werden können. Dihydropyridine eignen sich besonders zur Behandlung der Hypertonie bei Patienten mit koronarer Herzkrankheit oder Asthma bronchiale. Die lang wirksamen Dihydropyridine sollten bevorzugt eingesetzt werden.

❗ Cave

Nicht retardiertes Nifedipin ist nur bei einem hypertensiven Notfall indiziert.

Durch Senkung der Nachlast und die dadurch verbesserte Ventrikelentleerung führen Dihydropyridine zu einer Verminderung des myokardialen O_2-Verbrauchs und können auch im Rahmen der **Intervalltherapie der koronaren Herzkrankheit** eingesetzt werden. Allerdings weisen klinische Studien darauf hin, dass die Gabe von schnell wirkendem Nifedipin bei Patienten mit koronarer Herzkrankheit zu einer erhöhten Mortalität führt. Ursache dafür ist möglicherweise die durch einen raschen Blutdruckabfall ausgelöste Aktivierung des Sympathikus mit Reflextachykardie und verminderter Koronardurchblutung.

Welchen Stellenwert die neueren lang wirkenden und langsam anflutenden Dihydropyridine im Rahmen der Intervalltherapie bei Patienten mit koronarer Herzkrankheit besitzen, ist gegenwärtig unklar. Bei Patienten mit akutem Koronarsyndrom sind Calciumkanalblocker kontraindiziert. Aufgrund ihres stark vasorelaxierenden Effektes sind Dihydropyridine Mittel der Wahl bei der Behandlung rein **vasospastischer Formen der Angina** (z.B. Prinzmetal-Angina).

Phenylalkylamine, Benzothiazepine. Verapamil, Gallopamil und Diltiazem werden ebenfalls als **Antihypertensiva** sowie zur **Intervalltherapie bei koronarer Herzkrankheit** eingesetzt. Die Verminderung des myokardialen O_2-Verbrauchs bei KHK-Patienten wird durch die negativ chronotrope und negativ inotrope Wirkung verstärkt. Aufgrund seines negativ chronotropen und negativ dromotropen Effektes wird besonders Verapamil als Klasse IV-Antiarrhythmikum zur Behandlung von supraventrikulären Tachykardien eingesetzt.

> In der glatten Gefäßmuskulatur ist die Phosphodiesterase-5 (PDE-5) die wichtigste cGMP-abbauende Phosphodiesterase-Isoform.

Das Ziel der Entwicklung von PDE-5-Hemmern war die Herstellung vasodilatatorischer Pharmaka als Alternative zu den organischen Nitraten. Die ersten klinischen Untersuchungen zeigten sehr bald, dass diese Pharmaka nur einen geringen systemischen Effekt hatten. Als Nebenbefund fand sich jedoch, dass PDE-5-Hemmer einen ausgeprägten erektionsfördernden Effekt besitzen, der vor allem im Zusammenhang mit sexueller Stimulation auftritt. Dieser Effekt führte binnen weniger Jahre zur weit verbreiteten Anwendung von PDE-5-Hemmern bei verschiedenen Formen der erektilen Dysfunktion.

Wirkprinzip. Die reflektorisch sowie vor allem psychogen ausgelöste Erektion wird durch Aktivierung postganglionärer parasympathischer nitrerger Neurone vermittelt. Diese Neurone ziehen aus den parasympathischen Ganglien der Beckenregion über den N. cavernosus zu den Schwellkörpern und setzen dort nach Aktivierung NO frei. Die durch NO induzierte Bildung von cGMP über die Guanylylcyclase führt in der glatten Muskulatur der Arterien und Sinusoide des Schwellkörpergewebes zur Dilatation und damit zur Erektion des Gliedes (■ Abb. 40.7). Die vermehrte Füllung der Sinusoide bewirkt passiv durch Zusammenpressen der Venen beim Durchtritt durch die Tunica albuginea zudem eine Verminderung des venösen Abflusses (■ Abb. 40.7).

Da die PDE-5 das wichtigste cGMP-abbauende Enzym in der glatten Muskulatur des Schwellkörpergewebes ist, führt deren Hemmung zum beträchtlichen Anstieg der cGMP-Konzentration in der glatten Muskulatur der Schwellkörper. Dies ist allerdings nur dann der Fall, wenn gleichzeitig die Bildung von cGMP über parasympathisch vermittelte NO-Bildung gesteigert wird. Dies erklärt, weshalb PDE-5-Hemmer ihre **erektionsfördernde Wirkung** in der Regel nur **im Rahmen einer sexuellen Stimulation** (die mit vermehrter Aktivierung NO-bildender parasympathischer Nerven einhergeht) ausüben.

Die derzeit klinisch eingesetzten PDE-5-Hemmer **Sildenafil, Vardenafil** und **Tadalafil** besitzen strukturelle Ähnlichkeiten mit cGMP (■ Abb. 40.8) und hemmen die PDE-5, indem sie mit cGMP um die Substratbindungsstelle des Enzyms konkurrieren. Sildenafil führt in therapeutischen Dosen auch zu einer gewissen Hemmung der in der Retina vorkommenden PDE-6, während die neueren PDE-5-Hemmer offensichtlich eine höhere Selektivität aufweisen.

Pharmakokinetik. Die klinisch eingesetzten PDE-5-Hemmer werden rasch enteral resorbiert und erreichen maximale Plasmaspiegel nach 0,5–2 h (Sildenafil, Vardenafil) bzw. 0,5–10 h (Tadalafil). Eine Einnahme sollte bei allen Hemmern mindestens 1 Stunde vor der erwünschten Wirkung erfolgen. Gleichzeitige Nahrungsaufnahme verzögert Resorption und Wirkung. Am stärksten unterscheiden sich die drei PDE-5-Hemmer hinsichtlich ihrer Halbwertszeit und damit ihrer

---

Steckbrief Calciumkanalblocker

Wirkmechanismus: Relaxation glatter Gefäßmuskulatur durch Blockade von L-Typ-Ca^{2+}-Kanälen (Dihydropyridine, Phenylalkylamine und Benzothiazepine). Phenylalkylamine und Benzothiazepine wirken auch auf kardiale L-Typ-Ca^{2+}-Kanäle mit vor allem negativ dromotropen Effekten.

Pharmakokinetik: In der Regel gute orale Bioverfügbarkeit, unterschiedliche Plasmahalbwertszeiten

Unerwünschte Wirkungen:
- Vasomotorische Kopfschmerzen, Hautrötung (Flush), Wärmegefühl, Hitzewallungen, orthostatische Hypotonie, Schwindel, Ödeme (v.a. durch Dihydropyridine), evtl. Reflextachykardie (v.a. Dihydropyridine)
- Obstipation (v.a. Verapramil)
- Negativ chrono-, dromo- und inotrope Effekte (Phenylalkylamine, Benzothiazepine)

Interaktionen: Verstärkung kardialer Effekte von Phenylalkylaminen und Benzothiazepinen durch Antiarrhythmika, Digitalisglykoside oder Betablocker

Klinische Anwendung: Mittel der Wahl bei der Behandlung der arteriellen Hypertonie, wenn Diuretika, ACE-Hemmer oder Betablocker nicht ausreichend wirksam sind oder nicht verwendet werden können. Mittel der Reserve bei der Intervalltherapie der KHK nach Betablockern und NO-Donatoren. Bei Einsatz von Dihydropyridinen sollten Substanzen mit langsamem Wirkungseintritt verwendet werden. Verapamil ist ein Mittel der Wahl zur Behandlung supraventrikulärer Tachykardien.

40.3.3 Phosphodiesterase-5-Hemmer

Bedeutung. Zyklisches GMP (cGMP), dessen Synthese besonders durch Stickstoffmonoxid (NO) sowie durch das atriale natriuretische Peptid (ANP) gesteigert wird, ist ein wesentlicher Mediator der Relaxation der glatten Muskulatur. Für die Regulation der Relaxation durch cGMP ist nicht nur die Synthese von cGMP wichtig, sondern auch der Abbau von cGMP durch Phosphodiesterasen. Die Hemmung von Phosphodiesterasen erhöht die zelluläre Konzentration von cGMP und verstärkt damit den relaxierenden Effekt.

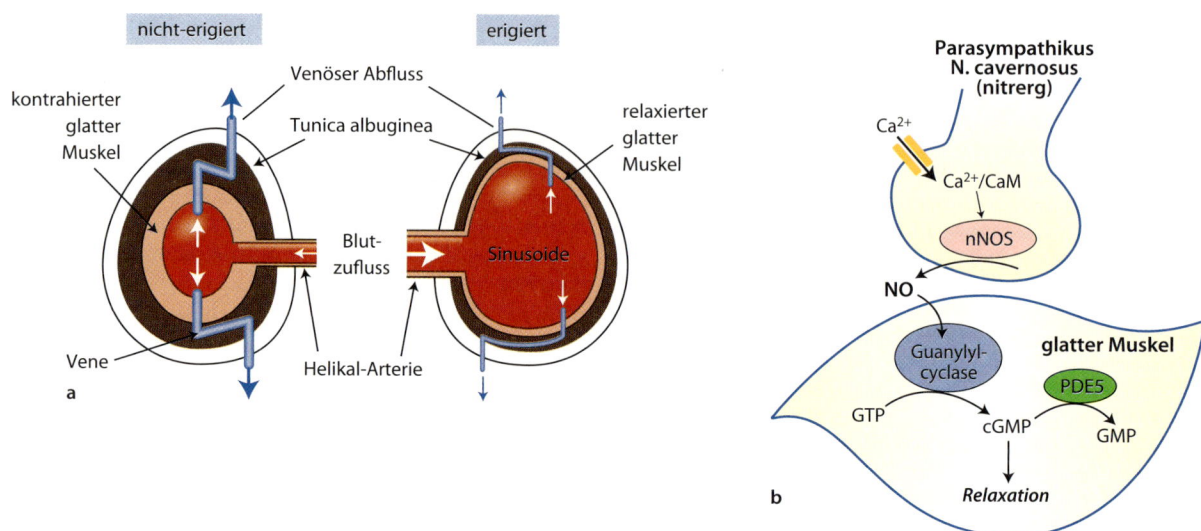

🔲 **Abb. 40.7a, b Mechanismus der Peniserektion. a** Veränderung des Blutflusses im Penis bei Erektion (s. Text). **b** Mechanismus der NO-vermittelten Relaxation der glatten Muskulatur des Schwellkör-

pers. CaM = Calmodulin; nNOS = neuronale NO-Synthase; PDE5 = Phosphodiesterase Typ 5

🔲 **Abb. 40.8 Struktur von cGMP sowie der klinisch eingesetzten Phosphodiesterase-5-Hemmer Sildenafil, Vardenafil und Tadalafil**

cGMP   **Sildenafil**

Vardenafil   **Tadalafil**

Wirkdauer. Während die Plasma-HWZ von Sildenafil und Vardenafil ca. 4 Stunden beträgt, liegt die Plasma-HWZ von Tadalafil bei 17 Stunden. Die Ausscheidung der PDE-5-Hemmer erfolgt vornehmlich durch hepatische Metabolisation, v. a. durch CYP3A4 sowie in geringerem Umfang auch durch CYP2C9.

Unerwünschte Wirkungen. Die häufigsten unerwünschten Wirkungen von PDE-5-Hemmern beruhen auf ihrer vasodi-latatorischen Wirkung, die sich in Form von **Kopfschmerzen, Schwindel, Flush, Dyspepsie** sowie **Kongestion der Nasen-schleimhäute** manifestiert.

Unter der Gabe von **Sildenafil** und **Vardenafil** sind **Stö-rungen des Farbensehens** beobachtet worden, die wahr-scheinlich auf einer Hemmung der PDE-6-Isoform in der Retina beruhen.

Interaktionen

 Cave
Bei gleichzeitiger Gabe von NO-Donatoren, z.B. orga-nische Nitrate, Molsidomin oder Amylnitrit (»Poppers«) wird die Wirkung von PDE-5-Hemmern potenziert und es kann zu lebensbedrohlichen Hypotonien kommen.

Klinisch relevante Blutdruckabfälle sind auch bei gleichzeitiger Gabe von PDE-5-Hemmern und α_1-adrenergen Rezeptorblockern beschrieben worden.

Klinische Anwendung. Haupteinsatzgebiet der PDE-5-Hemmer ist die Behandlung der **erektilen Dysfunktion.** Seit kurzem sind **Sildenafil** und **Tadalafil** auch für die Behandlung der **pulmonalen Hypertonie** zugelassen.

Kontraindikationen. Bei **Patienten mit vorgeschädigtem Herzen** ist das kardiale Risiko im Rahmen sexueller Aktivitäten bei gleichzeitiger Einnahme von PDE-5-Hemmern möglicherweise erhöht.

Steckbrief Phosphodiesterase-5-Hemmer

Wirkmechanismus: Vasodilatation durch verminderten Abbau von cGMP

Pharmakokinetik: Gute enterale Resorption, Plasma-HWZ: 4 h (Sildenafil, Vardenafil) bzw. 17 h (Tadalafil); vor allem hepatische Metabolisation

Unerwünschte Wirkungen: Kopfschmerzen, Schwindel, Hautrötung (Flush), Dyspepsie, Kongestion der Nasenschleimhäute, Hypotonie, Störungen des Farbensehens

Interaktionen: NO-Donatoren

Klinische Anwendung: Gute Wirkung bei erektiler Dysfunktion, Einsatz bei pulmonaler Hypertonie möglich

Kontraindikation: Patienten mit vorgeschädigtem Herz

40.3.4 Öffner ATP-sensitiver K⁺-Kanäle (K_{ATP}-Kanäle)

Bedeutung. ATP-sensitive K⁺-Kanäle (K_{ATP}-Kanäle) werden durch intrazelluläres ATP geschlossen und durch ADP geöffnet. Sie koppeln dadurch den metabolischen Zustand der Zelle an das Membranpotenzial sowie die Exzitabilität der Zelle. Zwei Gruppen von Pharmaka üben ihre Wirkung durch Regulation von K_{ATP}-Kanälen aus:

- Sulfonylharnstoff-Derivate schließen den Kanal. Sie werden als orale Antidiabetika eingesetzt (▶ Kap. 54).
- K_{ATP}-Kanalöffner, die als Vasodilatatoren eingesetzt werden.

Die selektive pharmakologische Beeinflussbarkeit von K_{ATP}-Kanälen wird dadurch ermöglicht, dass sich die Zusammensetzung des Kanals in verschiedenen Zellen unterscheidet (◘ Abb. 54.8 in ▶ Kap. 54).

Wirkprinzip. Der ATP-sensitive K⁺-Kanal in der glatten Gefäßmuskulatur spielt eine wichtige Rolle bei der Tonusregulation glatter Gefäßmuskeln. Unter ischämischen Bedingungen, unter denen es zum Anstieg der zellulären ADP-Konzentration kommt, führt die dadurch ausgelöste Öffnung des Kanals zur Hyperpolarisation der Zelle. Dies hat zur Folge, dass weniger Calcium durch spannungsabhängige Ca²⁺-Kanäle in die Zelle fließt. Durch die Abnahme des glattmuskulären Tonus

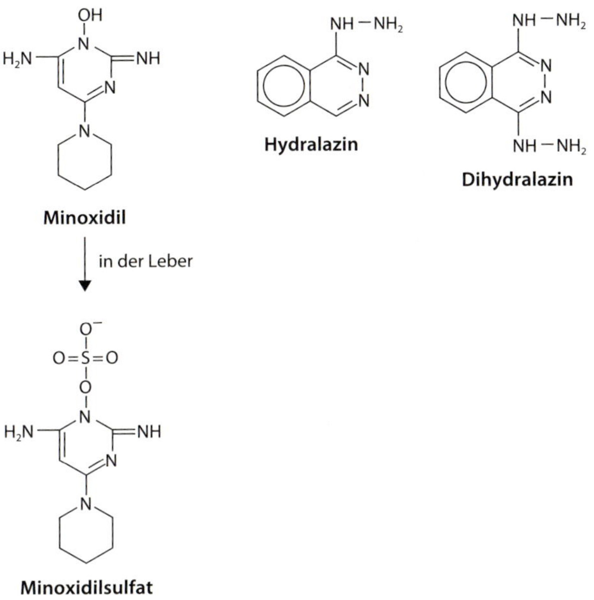

◘ **Abb. 40.9 Struktur von Minoxidil, Hydralazin und Dihydralazin.** Minoxidil ist ein Prodrug, das in der Leber in das aktive Minoxidilsulfat umgesetzt wird

kommt es zur Vasodilatation. Pharmakologische Kaliumkanalöffner wirken auf vergleichbare Weise durch Bindung an die SUR2B-Untereinheit vasodilatatorisch. Für den klinischen Einsatz sind zugelassen: **Minoxidil** (◘ Abb. 40.9), **Nicorandil** (Österreich und Schweiz) sowie **Pinacidil** (einige EU-Länder). Eine neue Gruppe von Kaliumkanalöffnern mit einer Benzopyran-Struktur, z.B. **Cromakalim,** mit deutlich größerer Selektivität für den glattmuskulären K_{ATP}-Kanal ist entwickelt worden, hat bisher jedoch keinen Eingang in die klinische Anwendung gefunden.

❯ Kaliumkanalöffner besitzen einen ausgeprägten blutdrucksenkenden Effekt aufgrund einer Verminderung des peripheren Gefäßwiderstandes.

Darüber hinaus sind sie starke Koronardilatatoren.

Pharmakokinetik. Minoxidil ist selbst nicht aktiv, sondern wird durch hepatische Sulfatierung in den wirksamen Metaboliten Minoxidilsulfat umgewandelt. Minoxidil erreicht bereits 1 Stunde nach oraler Gabe maximale Plasmakonzentrationen und besitzt eine Plasma-HWZ von ca. 4 Stunden Aufgrund der Bildung des aktiven Metaboliten ist der Wirkbeginn jedoch verzögert und die Wirkdauer deutlich länger.

Unerwünschte Wirkungen. Aufgrund der Abnahme des peripheren Gefäßwiderstandes kommt es nach Gabe von Minoxidil zum **reflektorischen Anstieg des Sympathikotonus mit Tachykardie** sowie zur **Aktivierung des Renin-Angiotensin-Aldosteron-Systems mit Natrium- und Wasserretention.** Insbesondere bei Patienten mit bestehender Herzinsuffizienz können **Perikardergüsse** auftreten. Aufgrund von Veränderungen der myokardialen Repolarisation werden häufig **EKG-Veränderungen** beobachtet. Nach längerer Einnahme kommt es bei nahezu allen Patienten zum **vermehrten Haarwuchs (Hypertrichose)** im Bereich des Gesichts, des Rückens sowie der Extremitäten, der insbesondere bei weiblichen Patienten problematisch ist.

Klinische Anwendung. Kaliumkanalöffner sind **Reserve-Antihypertensiva**, deren Einsatz erwogen werden kann, wenn mit Dreifachkombinationen anderer Antihypertensiva keine ausreichende Senkung des Blutdrucks erreicht wird. Aufgrund der reflektorischen Aktivierung des Sympathikus sowie der Natrium- und Wasserretention müssen die Patienten **zusätzlich** stets mit **β-Blockern oder α₂-Agonisten** sowie **Diuretika** behandelt werden. Minoxidil ist aufgrund seiner haarwuchssteigernden Wirkung zur topischen Anwendung als Haarwuchsmittel bei Männern mit androgenetischer Alopezie zugelassen. Trotz des gesicherten haarwuchssteigernden Effektes ist das kosmetische Resultat meist wenig eindrucksvoll.

Steckbrief K⁺-Kanal-Öffner

Wirkmechanismus: Vasorelaxation durch Auslösung einer Hyperpolarisation nach Öffnung ATP-sensitiver K⁺-Kanäle in der glatten Gefäßmuskulatur

Pharmakokinetik: Minoxidil wirkt über die Bildung eines aktiven Metaboliten

Unerwünschte Wirkungen: Reflektorische Aktivierung des Sympathikus sowie des Renin-Angiotensin-Aldesteron-Systems, EKG-Veränderungen, vermehrter Haarwuchs

Klinische Anwendung: Mittel der Reserve bei anders nicht zu behandelnder Hypertonie. Gleichzeitige Gabe von Diuretika und Betablockern/Antisympathotonika erforderlich.

40.3.5 Dihydralazin, Hydralazin

(Di-)Hydralazin (◘ Abb. 40.9) führt aufgrund einer Dilatation von Arteriolen und kleinen Arterien zur **Abnahme des peripheren Gefäßwiderstandes**. Dadurch kommt es zur Aktivierung des Sympathikus sowie des Renin-Angiotensin-Aldosteron-Systems mit der Folge einer erhöhten Herzfrequenz und Kontraktilität sowie einer vermehrten Natrium- und Wasserretention.

Pharmakokinetik. (Di-)Hydralazin wird nach oraler Gabe rasch resorbiert, unterliegt jedoch durch **rasche Acetylierung in Darm und Leber** einem First-Pass-Effekt. Die systemische Bioverfügbarkeit ist relativ gering und erreicht etwa 15% bei Schnell-Acetylierern und 35% bei Langsam-Acetylierern. Der antihypertensive Effekt hält für 6–8 Stunden an.

Unerwünschte Wirkungen. Bei der heutzutage üblichen Dosierung von max. 50–100 mg/Tag sind unerwünschte Wirkungen wie **Kopfschmerzen, Übelkeit, Flush, Tachykardie, Diarrhö** sowie **Angina pectoris** beobachtet worden. Vorsicht ist insbesondere bei Patienten mit bestehender KHK geboten. Bei Langzeittherapie entwickeln bis zu 20% aller Patienten ein **Lupus-erythematodes-ähnliches Syndrom,** das mit der Bildung von antinukleären Antikörpern verbunden ist.

Klinische Anwendung. Hydralazin und Dihydralazin sind Mittel der Reserve zur **Behandlung einer Hypertonie**. Der **Einsatz** sollte immer **zusammen mit β-Blockern und Diuretika** erfolgen, um der durch (Di-)Hydralazin ausgelösten Sympathikusaktivierung sowie Salz- und Wasserretention entgegenzuwirken. Dihydralazin kann zur Behandlung eines **ausgeprägten Schwangerschaftshypertonus im 3. Trimenon** eingesetzt werden.

Steckbrief Dihydralazin und Hydralazin

Wirkmechanismus: Unklar

Pharmakokinetik: Relativ hoher First-Pass-Effekt

Unerwünschte Wirkungen:
- Kopfschmerzen, Übelkeit, Hautrötung (Flush), Tachykardie, Diarrhö, evtl. Angina pectoris
- bei Langzeittherapie: Lupus-erythematodes-ähnliches Syndrom

Klinische Anwendung: Mittel der Reserve zur Behandlung des Bluthochdrucks, insbesondere der Schwangerschaftshypertonie

Kontraindikationen: Lupus erythematodes, Aortenaneurysma, Herzklappenstenosen, hypertrophe Kardiomyopathie

---

40.3.6 Endothelin-Rezeptor-Antagonisten

Wirkprinzip. Endothelin-1 ist die vornehmliche Endothelin-Isoform, die im Gefäßendothel gebildet wird. Endothelin wirkt über ET_A- und ET_B-Rezeptoren. Während die glatte Gefäßmuskulatur sowohl ET_A- als auch ET_B-Rezeptoren exprimiert, deren Aktivierung zu einer Vasokonstriktion führt, finden sich auf Endothelzellen lediglich ET_B-Rezeptoren, deren Aktivierung zur Freisetzung vasodilatierender Mediatoren wie NO oder Prostacyclin führt. Der direkte vasokonstriktorische Effekt von Endothelin überwiegt allerdings. Antagonisten von ET_A- und/oder ET_B-Rezeptoren wurden für die Behandlung der arteriellen Hypertonie entwickelt. Obwohl diese Antagonisten in der Lage sind, erhöhte Blutdruckwerte zu senken, erwiesen sie sich etablierten Antihypertensiva gegenüber nicht als vorteilhaft.

> Das Einsatzgebiet der Endothelin-Rezeptor-Antagonisten beschränkt sich auf die Behandlung der pulmonalen Hypertonie.

Für diese Indikation stehen der nichtselektive ET_A-/ET_B-Rezeptor-Antagonist **Bosentan** sowie der selektive ET_A-Rezeptor-Antagonist **Ambrisentan** zur Verfügung.

40

Pharmakokinetik. Alle Endothelin-Rezeptor-Antagonisten besitzen eine relativ gute Bioverfügbarkeit und werden u.a. durch CYP2C9 sowie CYP3A4 metabolisiert. Die Plasmahalbwertszeit liegt bei ca. 5 h (Bosentan) und 15 h (Ambrisentan).

Unerwünschte Wirkungen. Relativ häufig kommt es unter der Therapie mit Endothelin-Rezeptor-Antagonisten zum Auftreten von **Kopfschmerzen** oder **Hautrötungen (Flush).** Gelegentlich wird über das Auftreten von **Ödemen, Kongestionen der Nasenschleimhaut** sowie **Erhöhungen der Leberenzyme** im Blut berichtet. Aufgrund von Lebertoxizität musste 2010 der ET_A –Rezeptor Antagonist Sitaxentan vom Markt genommen werden.

Interaktionen. Andere Pharmaka, die durch CYP2C9 und CYP3A4 verstoffwechselt werden, oder diese Enzyme induzieren bzw. hemmen. Bei gleichzeitiger Gabe von Warfarin, das durch CYP2C9 verstoffwechselt wird oder Ethinylestradiol (orale Kontrazeptiva), das durch CYP3A4 verstoffwechselt wird, kann es zu Interaktionen kommen.

Klinische Anwendung. Behandlung der pulmonalen Hypertonie.

Kontraindikationen. Schwangerschaft

Steckbrief Endothelin-Rezeptor-Antagonisten

Wirkmechanismus: Vasodilatation durch Blockade von ET_A- und/oder ET_B-Rezeptoren
Pharmakokinetik: Gute Bioverfügbarkeit, Metabolisation durch CYP2C9 und CYP3A4, Plasmahalbwertszeit: 5–15 h
Interaktionen: Mit Induktoren und Inhibitoren von CYP2C9 und CYP3A4
Klinische Anwendung: Behandlung der pulmonalen Hypertonie
Kontraindikationen: Schwangerschaft

40.4 Pharmakotherapie der stabilen Angina pectoris

Fallbeispiel

Ein 54-jähriger Büroangestellter stellt sich bei seinem Hausarzt vor, da er seit einigen Wochen bei leichten körperlichen Anstrengungen Schmerzen hinter dem Brustbein verspürt. Die Beschwerden seien mit dem Gefühl von Brustenge verbunden. Wenige Minuten nach einer körperlichen Anstrengung (z.B. Treppenlaufen) klängen die Schmerzen wieder ab. In Ruhe sind niemals Beschwerden aufgetreten. Der übergewichtige Patient (Größe 174 cm, Gewicht 102 kg) gibt an, täglich 10–15 Zigaretten zu rauchen und in Maßen Alkohol zu sich zu nehmen. Bei der körperlichen Untersuchung wird liegend ein Blut-

▼

---

druck von 167/98 mmHg und eine Herzfrequenz von 74 Schlägen/min gemessen, ansonsten ist der körperliche Untersuchungsbefund unauffällig. Im Rahmen der Routinelabordiagnostik zeigt sich eine leichte Erhöhung der Blutglucosekonzentration (6,2 mmol/l) sowie der LDL-Cholesterinkonzentration (5,8 mmol/l). Ein wenige Tage später durchgeführtes Belastungs-EKG erhärtet die Diagnose einer stabilen Angina pectoris.

40.4.1 Definition

Die koronare Herzkrankheit (KHK) ist eine progressiv verlaufende Erkrankung, der eine **Atherosklerose der Koronararterien** zugrundeliegt. Im Frühstadium der atherosklerotischen Veränderungen sind in der Regel noch keine klinischen Symptome vorhanden. Wenn in fortgeschrittenen Stadien jedoch ein Missverhältnis zwischen Sauerstoffbedarf und Sauerstoffangebot im Herzmuskel auftritt, kommt es zunächst im Rahmen von Belastungen oder einer Kälteexposition zu Ischämien im Herzmuskel, welche sich klinisch als Angina pectoris äußern.

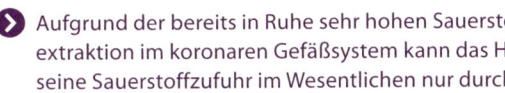 Aufgrund der bereits in Ruhe sehr hohen Sauerstoffextraktion im koronaren Gefäßsystem kann das Herz seine Sauerstoffzufuhr im Wesentlichen nur durch eine Erhöhung der Koronardurchblutung steigern.

Aus diesem Grunde führt die Atherosklerose der Koronararterien, die mit einer verminderten Dilatationsfähigkeit der Koronargefäße einhergeht, schon recht früh zur klinisch manifesten Minderversorgung. Es wird davon ausgegangen, dass eine Verengung einer großen Koronararterie um 50–75% zu belastungsabhängigen Beschwerden führt. Diese im Rahmen definierter Belastungssituationen auftretende Angina pectoris wird als »stabile« Angina pectoris bzw. »stabile« KHK bezeichnet. Dabei ist zu berücksichtigen, dass Diabetiker oder ältere Patienten häufig unter asymptomatischen Ischämien, sog. »stummen« Ischämien leiden. Nehmen die Beschwerden an Intensität und Häufigkeit zu und treten sie auch in Ruhe auf, so spricht man von einer »instabilen« Angina pectoris bzw. einer »instabilen« KHK. Nach neueren pathophysiologischen Vorstellungen liegt einer akuten Verschlechterung meist die Ruptur einer atherosklerotischen Plaque zugrunde. Die Plaque-Ruptur führt durch Aktivierung hämostatischer Mechanismen zu einer Thrombusbildung. Treten Angina pectoris Beschwerden über einen Zeitraum von mehr als 20 Minuten in Ruhe auf, so spricht man von einem »akuten Koronarsyndrom«, das als Notfall zu behandeln ist (▶ Kap. 41).

40.4.2 Therapie

Ziele der Behandlung der »stabilen« Angina pectoris sind:
- Steigerung der Lebensqualität durch Akutbehandlung von Angina-pectoris-Beschwerden sowie deren Prophylaxe.

- Behandlung der zugrunde liegenden Atherosklerose mit dem Ziel einer Prävention der Folgeerkrankungen der KHK, wie dem Myokardinfarkt und der Herzinsuffizienz.
- Unabhängig von der Akutbehandlung und Prophylaxe von Angina-pectoris-Anfällen sowie der Prävention der KHK ist bei Patienten mit stabiler Angina pectoris eine koronare Revaskularisation durch perkutane Koronarangiographie oder koronare Bypass-Operation in Erwägung zu ziehen.

Behandlung des akuten Angina-pectoris-Anfalls

Mittel der Wahl zur Kupierung eines akuten Angina-pectoris-Anfalls ist **Glyceroltrinitrat,** das in einer Dosis von 0,4–0,8 mg sublingual als Spray, Zerbeißkapsel oder Tropfen verabreicht wird. Eine Wirkung ist binnen weniger Minuten zu erwarten. Alternativ kann auch **Isosorbiddinitrat (ISDN)** sublingual als Spray (1,25 mg/Sprühstoß) oder Tablette (5–10 mg) verabreicht werden. Der Wirkungseintritt von ISDN ist gegenüber dem von Glyceroltrinitrat etwas verzögert. Bei ausgeprägter Hypotonie (systolischer Blutdruck ≤90 mmHg) sowie in Kombination mit Phosphodiesterase-5-Hemmern sind Nitrate kontraindiziert. Unerwünschte Wirkungen treten vor allem infolge einer möglichen Blutdrucksenkung (z.B. Schwindel, Benommenheit) sowie aufgrund einer möglichen Dilatation kranialer Gefäße (Kopfschmerzen) auf.

Prophylaxe von Angina-pectoris-Anfällen

Neben den medikamentösen und nichtmedikamentösen Maßnahmen im Rahmen der Primär- und Sekundärprävention (▶ Kap. 40.4.3) dienen die **Verfahren der koronaren Revaskularisation** der Prophylaxe. Ein wichtiges Ziel der Behandlung einer bestehenden koronaren Herzkrankheit ist außerdem die **Senkung der Anfallshäufigkeit.** Im Rahmen dieser Anfallsprophylaxe wird eine **Intervalltherapie** mit Pharmaka durchgeführt, die in der Lage sind, das Missverhältnis zwischen O_2-Angebot und -Bedarf in dem von der Minderversorgung betroffenen Herzbereich zu beseitigen. Für diese Intervalltherapie können **β-Rezeptorenblocker, NO-Donatoren** (organ. Nitrate, Molsidomin) sowie evtl. **Ca^{2+}-Kanalblocker** oder **I_f-Kanalblocker** eingesetzt werden.

Pharmaka zur Behandlung der stabilen Angina pectoris

β-Rezeptorenblocker. β-Rezeptorenblocker senken den myokardialen O_2-Bedarf durch Antagonismus der chronotropen und inotropen Sympathikuswirkung am Herzen. Es kommt dadurch zur Verminderung der Angina-pectoris-Symptome sowie zur Verbesserung der Belastungstoleranz. Bei Postinfarktpatienten führt die Gabe von β-Rezeptoren zur Reduktion der kardiovaskulären Morbidität und Mortalität.

> Aufgrund dieses höchstwahrscheinlich auch bei Patienten mit stabiler KHK wirksamen prognostischen Vorteils und der guten symptomatischen Wirkung werden β-Rezeptorenblocker als Arzneimittel der ersten Wahl bei der Behandlung der stabilen KHK angesehen.

Folgende $β_1$-Rezeptorenblocker sollten bevorzugt werden:
- Atenolol: 1×50–100 mg/Tag
- Bisoprolol: 1×5–10 mg/Tag
- Metoprolol: 2×50–100 mg/Tag

Die Dosierung sollte so eingestellt werden, dass die Ruhe-Herzfrequenz auf 55-60 Schläge/min reduziert wird. Mögliche Kontraindikationen (AV-Block, Bradykardie, Sick-Sinus-Syndrom, Asthma bronchiale, Depression) sind zu beachten. Das Absetzen von β-Rezeptorenblockern sollte ausschleichend erfolgen.

Ca^{2+}-Kanalblocker. Ca^{2+}-Kanalblocker können zur Verbesserung der Belastungstoleranz sowie zur Reduzierung von Angina-pectoris Anfällen führen. Die Wirkung beruht dabei auf einer Verringerung der Herzkontraktilität (Phenylalkylamine, Benzothiazepine) sowie auf einer Verringerung der Nachlast (alle Klassen von Ca^{2+}-Kanalblockern). Kurzwirksame Ca^{2+}-Kanalblocker haben in einigen Studien ungünstige Wirkungen gezeigt. Deshalb sollten entweder langwirkende Ca^{2+}-Kanalblocker oder »retardierte« Formen kurzwirkender Ca^{2+}-Kanalblocker eingesetzt werden.

> Da kein günstiger Effekt auf Morbidität und Mortalität für Ca^{2+}-Kanalblocker durch Studien belegt ist, sind sie Mittel der zweiten Wahl zur Prophylaxe von Angina pectoris Beschwerden.

In der Angina-pectoris-Anfallsprophylaxe können folgende Ca^{2+}-Kanalblocker eingesetzt werden:
- Dihydropyridine
  - Nifedipin retardiert: 2×20–40 mg/Tag
  - Felodipin retardiert: 1×5–10 mg/Tag
  - Amlodipin: 1×5–10 mg/Tag
- Nicht-Dihydropyridine
  - Verapamil retardiert: 2×120–240 mg/Tag
  - Diltiazem retardiert: 2×120–180 mg/Tag

Dihydropyridine können ggf. in Kombination mit β-Rezeptorenblockern gegeben werden, wenn mit diesen allein keine ausreichende Verbesserung der Symptomatik erzielt werden kann.

Cave
Die Gabe von Ca^{2+}-Kanalblockern vom Verapamil- oder Diltiazem-Typ zusammen mit β-Rezeptorenblockern ist wegen der Gefahr lebensbedrohlicher bradykarder Rhythmusstörungen kontraindiziert.

Nitrate. Langwirkende Nitrate können zur Verbesserung der Symptomatik und Belastungstoleranz bei Angina pectoris eingesetzt werden.

> Im Gegensatz zu β-Rezeptorenblockern ist eine Reduktion der kardiovaskulären Morbidität und Mortalität durch Nitrate nicht belegt. Langwirkende Nitrate stellen daher für die Prophylaxe von Angina pectoris Anfällen ebenfalls Therapeutika der zweiten Wahl dar.

40

Bei Kontraindikationen für β-Rezeptorenblocker können langwirkende Nitrate alternativ verabreicht werden. Ebenso sind langwirksame Nitrate bei unzureichender Wirkung von β-Rezeptorenblockern als Zusatztherapie geeignet. Bei Therapie mit organischen Nitraten ist das mögliche Auftreten einer Nitrattoleranz zu berücksichtigen. Durch Einhaltung eines nitratfreien Intervalls von 8–12 h/Tag (z.B. zur Nacht) kann die Toleranzentwicklung weitgehend vermieden werden. Für die Intervalltherapie können folgende Nitrate eingesetzt werden:

- Isosorbiddinitrat (ISDN): 2× 20-60 mg/Tag
- Isosorbidmononitrat (ISMN): 2×20–40 mg/Tag
- Pentaerythrityltetranitrat (PETN): 2×50–120 mg/Tag

Kontraindikationen wie ausgeprägte Hypotonie, hypertrophische obstruktive Kardiomyopathie (HOCM), Aortenstenose sowie die Gabe von Hemmern der Phosphodiesterase 5 sind zu berücksichtigen.

Molsidomin. In der Wirkung ist Molsidomin mit den Nitraten vergleichbar, wobei eine Toleranzentwicklung nicht gesichert ist. Ebenso wie für Nitrate bestehen auch für Molsidomin keine Hinweise auf eine Reduktion der kardiovaskulären Morbidität und Mortalität. Molsidomin kann evtl. zur Überbrückung der Nitratpause alternierend zu Nitraten in folgenden Dosierungen gegeben werden:

- Molsidomin: 2–3×1-4 mg/Tag
- Molsidomin retardiert: 1–2×8 mg/Tag

I$_f$-Kanal-Blocker (Ivabradin). Aufgrund des isoliert negativ chronotropen Effekts durch Blockade des Schrittmacherkanals kommt es zur Verminderung des Sauerstoffverbrauchs des Myokards sowie zur verbesserten Koronarperfusion in der Diastole. Ivabradin ist daher zugelassen für die Behandlung der KHK, wenn β-Adrenozeptor-Antagonisten nicht gegeben werden können (► Kap. 39). Ivabradin ist somit ein Mittel der Reserve, dosiert wird Ivabradin mit 2×5 mg/Tag.

40.4.3 Primär- und Sekundärprävention der koronaren Herzkrankheit

Der Patient mit stabiler KHK befindet sich in einem fortgeschrittenen Stadium einer Atherosklerose der Koronarien und höchstwahrscheinlich auch weiterer arterieller Gefäße. Die weitere Prognose für den Verlauf der Erkrankung hängt von verschiedenen Risikofaktoren wie arterieller Hypertonie, Hypercholesterinämie, Diabetes mellitus, Zigarettenrauchen und evtl. einer genetischen Disposition ab.

> ❯ Neben der symptomatischen Behandlung der Beschwerden des Patienten sowie der Durchführung einer Anfallsprophylaxe ist die Prävention eines kardiovaskulären Ereignisses ein wichtiges Behandlungsziel.

Für die günstige Beeinflussung der Risikofaktoren kommen sowohl nichtmedikamentöse als auch medikamentöse Verfahren in Frage. Folgende Kriterien sind bei der Behandlung zu berücksichtigen:

- **Thrombozyten-Funktionshemmer:** Patienten mit stabiler KHK sollten mit Thrombozyten-Funktionshemmern behandelt werden. Bei Patienten mit hohem kardiovaskulärem Risiko ist eine Verminderung der Morbidität und Mortalität gesichert. Mittel der ersten Wahl ist Acetylsalicylsäure (ASS) in niedriger Dosierung (► Kap. 41). Bei Unverträglichkeit oder Kontraindikation kann alternativ Clopidogrel gegeben werden. Die Gabe von Thrombozyten-Funktionshemmern erfolgt, sofern keine Kontraindikation vorliegt, lebenslang.
- **Rauchen:** Das Zigarettenrauchen ist ein ganz wesentlicher Risikofaktor für die Entwicklung und Progression einer Atherosklerose. Damit verbunden ist eine erhöhte Gesamtletalität sowie ein vermehrtes Auftreten kardiovaskulärer Ereignisse (► Kap. 43, 72). Die Aufgabe des Rauchens ist deshalb eine der wichtigsten Einzelmaßnahmen bei rauchenden Patienten mit atherosklerotischen Gefäßerkrankungen.
- **Ernährung:** Eine fettarme, ballaststoffreiche Ernährung mit reichlich Gemüse und Obst sowie möglichst wenig gesättigten Fetten beeinflusst die Mortalität und Reinfarktrate bei Postinfarktpatienten günstig. Eine entsprechende Ernährung ist höchstwahrscheinlich auch im Rahmen der Primärprophylaxe sinnvoll.
- **Körperliche Aktivität:** Die regelmäßige körperliche Aktivität ist ein generell günstiger Prognosefaktor für kardiovaskuläre Erkrankungen. Eine Verbesserung der Angina-pectoris-Symptomatik ist bei trainierten Patienten mit stabiler Angina pectoris durch Studien belegt.
- **Übergewicht:** Bei Patienten mit Übergewicht ist die Inzidenz für kardiovaskuläre Risikofaktoren wie Hypertonie, Diabetes mellitus und Hyperlipidämie erhöht. Darüber hinaus scheint die Adipositas ein unabhängiger Risikofaktor für kardiovaskuläre Erkrankungen zu sein. Eine Gewichtsreduktion ist Teil der präventiven Behandlungsstrategie.
- **Arterielle Hypertonie:** Bei allen Patienten mit KHK muss der Blutdruck regelmäßig kontrolliert werden und eine arterielle Hypertonie ist ggf. zu behandeln (► Kap. 38). Ziel der Therapie ist die Senkung des Ruheblutdruckes auf Werte <130/80 mmHg.
- **Hyperlipidämie:** Bei Patienten mit KHK ist ein LDL-Cholesterin <100 mg/dl anzustreben. Bei nicht ausreichender Wirksamkeit von diätetischen Maßnahmen, sind Statine die Therapie der ersten Wahl (► Kap. 43).
- **Diabetes mellitus:** Ein evtl. bestehender Diabetes mellitus muss konsequent eingestellt werden (► Kap. 54).

Weiterführende Literatur

Andersson KE (2011) Mechanisms of penile erection and basis for pharmacological treatment of erectile dysfunction. Pharmacol Rev 63: 811-859

Arzneimittelkommission der Deutschen Ärzteschaft (2004) Koronare Herzkrankheit. Arzneiverordnung in der Praxis 31, Sonderheft 1:1. Aufl.

Brayden JE (2002) Functional roles of K_{ATP} channels in vascular smooth muscle. Clin Exp Pharmacol Physiol 29:312-316

Catterall WA, Striessnig J, Snutch TP, Perez-Reyes E (2003) International Union of Pharmacology. XL. Compendium of voltage-gated ion channels: calcium channels. Pharmacol Rev 55:579-581

Daiber A, Wenzel P, Oelze M, Münzel T (2008) New insights into bioactivation of organic nitrates, nitrate tolerance and cross-tolerance. Clin Res Cardiol 97:12-20

Fung H-L (2004) Biochemical mechanism of nitroglycerin action and tolerance: is this old mystery solved? Annu Rev Pharmacol Toxicol 44:67-85

Pfisterer ME, Zellweger MJ, Gersh BJ (2010) Management of stable coronary artery disease. Lancet 375:763-772

Somlyo AP, Somlyo AV (2003) Ca^{2+} sensitivity of smooth muscle and nonmuscle myosin II: modulated by G proteins, kinases, and myosin phosphatase. Physiol Rev 83:1325-1358

Stasch JP, Hobbs AJ (2009) NO-independent, haem-dependent soluble guanylate cyclase stimulators. Handb Exp Pharmacol: 277-308

40

Pharmaka, die in die Hämostase eingreifen

S. Offermanns

❯ ❯ Einleitung

In diesem Kapitel werden die wichtigsten Eigenschaften der Thrombozytenaktivierung (primäre Hämostase) und Fibrinbildung (sekundäre Hämostase) sowie ihre Rolle bei der Entstehung von Thrombosen erklärt, sowie die Wirkweise der Pharmaka, die diese beeinflussen: Pharmaka zur Hemmung der Thrombozytenfunktion und der Fibrinbildung (Antikoagulanzien) sowie Pharmaka zur Auflösung von Fibrin (Fibrinolytika). Die klinische Anwendung dieser Substanzen wird am Beispiel der Behandlung des akuten Koronarsyndroms sowie der tiefen Beinvenenthrombose erläutert.

41.1   Physiologie und Pathophysiologie der Hämostase

Lernziele

Hämostase
- **Auslöser:** Schädigung des Endothels
- **Primäre Hämostase:** Bildung von Thrombozytenaggregaten (primärer Verschluss der Gefäßläsion innerhalb weniger Sekunden)
- **Sekundäre Hämostase:** Reaktion des plasmatischen Gerinnungssystems (Bildung von Fibrinsträngen zur Verstärkung des primären Thrombus innerhalb weniger Minuten)
- **Kontrolle der Blutgerinnung:**
  - Hemmung der Thrombozytenaktivität durch das Endothel und antikoagulatorische Mechanismen
  - fibrinolytischen Systeme

Die Hämostase wird durch **Schädigungen des vaskulären Endothels** ausgelöst. Eine solche Läsion entsteht entweder durch direkte Verletzung des Gefäßes oder durch vaskuläre Erkrankungen, die die Integrität des Endothels beeinträchtigen. Sobald Blut mit dem subendothelialen Bindegewebe in Kontakt kommt, wird der Prozess der Hämostase in Gang gesetzt, den man in eine primäre und eine sekundäre Komponente unterteilt (❑ Abb. 41.1):

- **Primäre Hämostase:** im Bereich vaskulärer Verletzungen bilden sich Thrombozytenaggregate. Die Bildung eines Thrombozytenpfropfes vollzieht sich dabei binnen weniger Sekunden nach einer Verletzung des Endothels und ist der primäre Mechanismus, der einen akuten Blutverlust über verletzte Kapillaren, kleine Arteriolen und Venolen stoppt.
- **Sekundäre Hämostase:** Sie basiert auf einer Reaktion des plasmatischen Gerinnungssystems, die in der Bildung von Fibrin resultiert. Die effiziente Bildung von Fibrinsträngen, die den primären hämostatischen Pfropf verstärken, dauert wenige Minuten. Die sekundäre Hämostase ist im Rahmen der Verletzung größerer Gefäße von großer Bedeutung und stellt sicher, dass die Blutung auch dauerhaft gestillt wird.

Auch wenn die primäre und sekundäre Hämostase in der Regel als getrennte Vorgänge dargestellt werden, so handelt es sich um funktionell eng miteinander verknüpfte Systeme. Aktivierte Thrombozyten sind beispielsweise in der Lage, die plasmatische Gerinnung zu beschleunigen, während umgekehrt die Produkte der plasmatischen Gerinnung, insbesondere Thrombin, zur Verstärkung der Thrombozytenaktivierung führen.

Es gibt verschiedene **antikoagulatorische Mechanismen**, die die Gerinnungsfähigkeit des Blutes streng kontrollieren und sicherstellen, dass unter normalen Bedingungen keine Blutgerinnung stattfindet. Beeinträchtigungen der natürlichen Balance zwischen den pro- und antikoagulatorischen Systemen aufgrund erworbener oder genetischer Faktoren können einerseits zu **thrombotischen Erkrankungen** (z.B. Herzinfarkt, Hirninfarkt, Venenthrombose, Lungenembolie), andererseits zu **Blutungskrankheiten** (hämorrhagischen Diathesen) führen.

41.1.1 Primäre Hämostase (Thrombozytenaktivierung)

Das intakte Endothel der Blutgefäße verfügt über verschiedene Mechanismen, die eine Aktivierung von Thrombozyten verhindern. Ist die Integrität des Endothels jedoch durch eine Verletzung der Gefäßwand oder einen fortgeschrittenen atherosklerotischen Prozess unterbrochen, so kommen die Thrombozyten des Blutes in Kontakt mit der subendothelialen extrazellulären Matrix, und der Prozess der Thrombozytenaktivierung wird in Gang gesetzt.

Thrombozytenadhäsion

Am Beginn steht die **Thrombozytenadhäsion** an das Subendothel unter Vermittlung des **von-Willebrand-Faktors** (vWF), der im Bereich verletzter Blutgefäße an subendothelial gelegenes Kollagen bindet (❑ Abb. 41.1). Diese Interaktion über den thrombozytären Rezeptor GPIb-IX-V ist nicht besonders stabil und dient wahrscheinlich vornehmlich der Abbremsung und Anlagerung vorbeiströmender Thrombozyten, v.a. im Bereich von Verletzungen im arteriellen System, in dem die Flussgeschwindigkeiten hoch sind. Eine stabile Adhäsion von Thrombozyten wird durch das extrazelluläre Matrixprotein **Kollagen** induziert, das über den thrombozytenspezifischen Rezeptor Glykoprotein VI (GPVI) zur Aktivierung von Thrombozyten führt. Dadurch werden verschiedene Adhäsionsmoleküle wie die Integrine α2β1 und αIIbβ3 auf Thrombozyten in die Lage versetzt, Kollagen, aber auch andere Matrixproteine wie Fibronectin oder Laminin zu binden und damit eine stabile Interaktion der Thrombozyten mit subendothelialen Oberflächen zu ermöglichen.

Mediatoren der Thrombozytenaktivierung

Die **Rekrutierung weiterer Thrombozyten** aus dem Blutstrom erfolgt durch **diffusible Mediatoren**, die von bereits an der verletzten Gefäßwand adhärierten und dadurch aktivierten Thrombozyten gebildet werden (❑ Abb. 41.1). Sie ha-

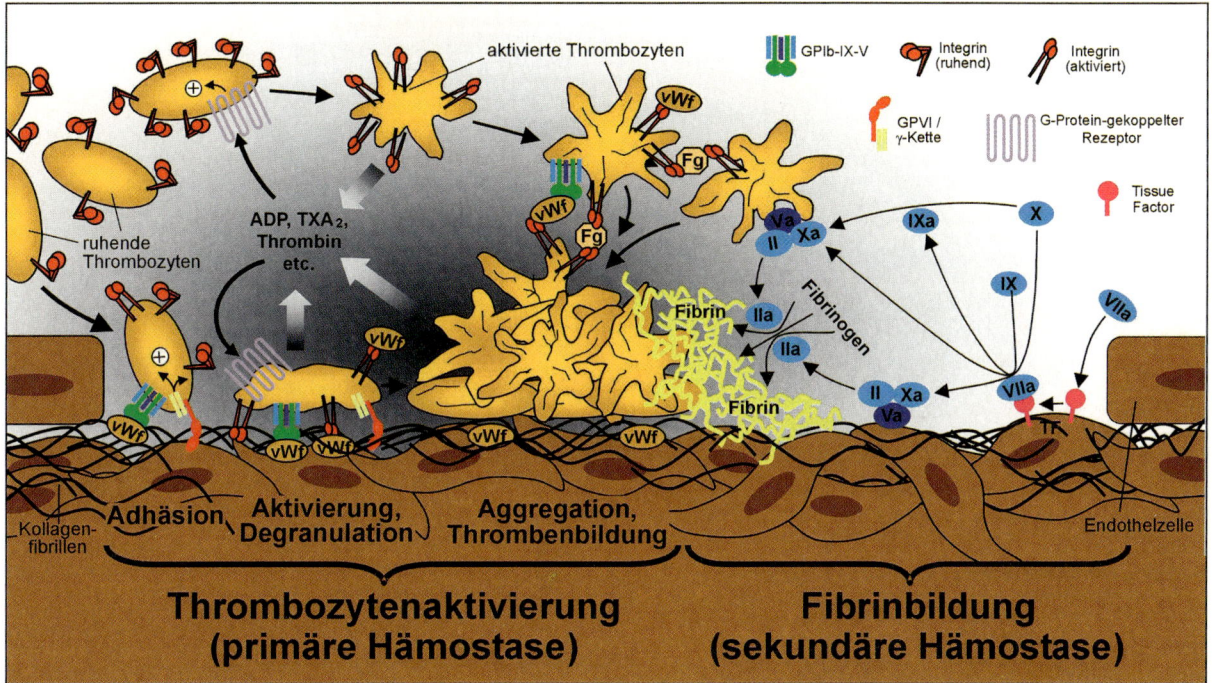

■ **Abb. 41.1 Die normale Hämostase.** Nach einer Verletzung des vaskulären Endothels werden die Prozesse der primären Hämostase (Thrombozytenaktivierung) sowie der sekundären Hämostase (Fibrinbildung über das Koagulationssystem) ausgelöst (Details siehe Text)

ben im Allgemeinen eine recht kurze Wirkdauer und werden nach Sekunden bis Minuten abgebaut oder zerfallen spontan, wodurch der Effekt dieser Thrombozytenaktivatoren lokal begrenzt bleibt. Diese Mediatoren führen durch autokrine und parakrine Wirkung über die Bindung an spezifische G-Protein-gekoppelte Rezeptoren zur lokalen Thrombozytenaktivierung (■ Abb. 41.2).

ADP ist in großen Mengen in sog. »Dense«-Granula von Thrombozyten intrazellulär gespeichert und wird durch Exozytose dieser Granula freigesetzt. ADP aktiviert zwei verschiedene G-Protein-gekoppelte Rezeptoren auf Thrombozyten, $P2Y_1$, der an die Proteine G_q/G_{11} gekoppelt ist, sowie $P2Y_{12}$, der an das G-Protein G_i gekoppelt ist.

Die Freisetzung von **Thromboxan A_2 (TXA_2)** erfolgt hingegen durch Neubildung in aktivierten Thrombozyten. Entscheidender Schritt ist dabei die nach Thrombozytenaktivierung und Erhöhung der intrazellulären Ca^{2+}-Konzentration erfolgende Bildung von Arachidonsäure durch die Phospholipase A_2. Arachidonsäure wird in Thrombozyten umgehend durch die Cyclooxygenase-1 (COX-1) und die Thromboxansynthase zu TXA_2 metabolisiert und von den aktivierten Thrombozyten dann an die Umgebung abgegeben (■ Abb. 41.2). TXA_2 aktiviert einen spezifischen Rezeptor aus der Gruppe der Prostanoid-Rezeptoren, TP, der an die G-Proteine G_q/G_{11} sowie G_{12}/G_{13} koppelt und auf Thrombozyten exprimiert ist.

Thrombin (Faktor IIa) entsteht zum einen als wesentliches Zwischenprodukt der plasmatischen Gerinnungskaskade, zum anderen wird Thrombin auch auf der Oberfläche aktivierter Thrombozyten gebildet (■ Abb. 41.2). Während des Thrombozytenaktivierungsprozesses kommt es durch die Exozytose von thrombozytären Granula zur Exposition verschiedener Gerinnungsfaktoren, insbesondere des aktivierten Faktor V (Va) auf der Thrombozytenoberfläche. Zusammen mit anionischen Phospholipiden der Thrombozytenmembran bindet der Faktor Va den Faktor Xa, der nun effizient die proteolytische Bildung von Thrombin aus Prothrombin katalysiert. Thrombin schließlich aktiviert Thrombozyten ebenfalls über zwei G-Protein-gekoppelte Rezeptoren, die proteaseaktivierten Rezeptoren 1 und 4 (PAR-1 und PAR-4), die an die G-Proteine G_q/G_{11}, G_{12}/G_{13} sowie G_i gekoppelt sind.

Die Aktivierung von Thrombozyten durch diffusible Mediatoren führt zur Induktion verschiedener Signaltransduktionswege, die in der vollständigen Aktivierung der Thrombozyten und der Ausbildung eines Thrombozytenaggregats resultieren.

Degranulation und Aggregation von Thrombozyten

Während der ruhende Thrombozyt eine diskoide Form besitzt, nimmt er nach der Aktivierung eine runde Form an und bildet Pseudopodien aus (■ Abb. 41.1). Dies geschieht durch eine sehr rasche Umorganisation des Aktin- und Tubulin-Zytoskeletts. Parallel dazu kommt es zur Freisetzung von thrombozytären Granula (**Degranulation**) (■ Abb. 41.2). Die sog. »Dense«-Granula enthalten vor allem niedermolekulare Substanzen (ATP, ADP, GTP, GDP, Phosphat, divalente Kationen oder Serotonin), während die sog. α-Granula ver-

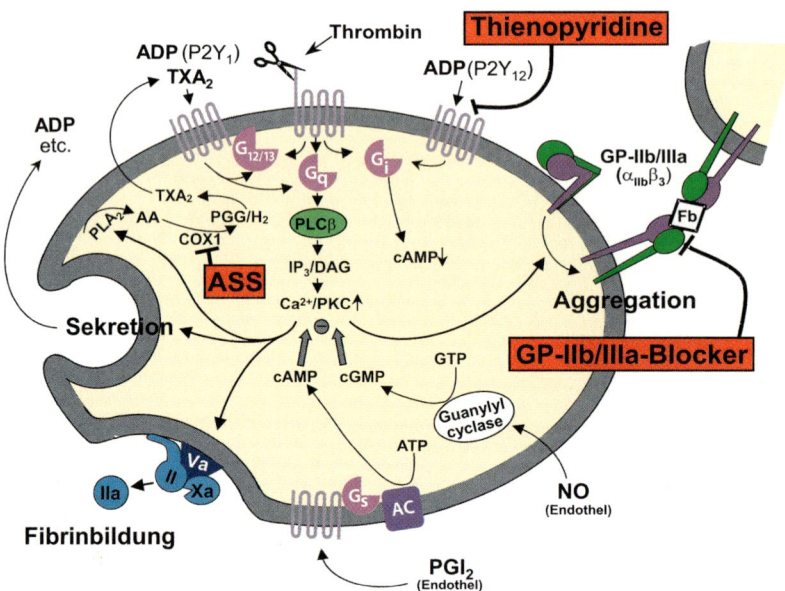

◘ Abb. 41.2 Mechanismen der Thrombozytenaktivierung und -hemmung sowie Angriffsorte von Thrombozytenfunktionshemmern. Nach der initialen Aktivierung durch Kollagen erfolgt die weitere Aktivierung und Rekrutierung von Thrombozyten in den Thrombus über diffusible Mediatoren wie ADP, das durch Degranulation aus Thrombozyten freigesetzt wird, durch Thromboxan A$_2$ (TXA$_2$) sowie Faktor IIa (Thrombin), die über spezifische G-Protein-gekoppelte Rezeptoren zu einer vollständigen Thrombozytenaktivierung führen. Die Aktivierung umfasst die Degranulation (Sekretion), die Aggregation durch Aktivierung des Fibrinogen (Fb)/von-Willebrand-Faktor-Rezeptors GPIIb/IIIa, Exposition von Faktor Va und Ausbildung eines Prothrombinasekomplexes (Fibrinbildung) sowie u.a. Aktivierung

der Phospholiphase A$_2$ (PLA$_2$) mit nachfolgender Bildung von TXA$_2$ über Cyclooxygenase-1 (COX-1) und die Thromboxan A$_2$-Synthetase. Wesentliche Inhibitoren der Thrombozytenaktivierung sind die im Endothel synthetisierten Mediatoren Stickstoffmonoxid (NO) sowie Prostazyklin (PGI$_2$). Während NO über Aktivierung der Guanylylcyclase zu einer vermehrten Bildung von cGMP führt, induziert PGI$_2$ durch Aktivierung eines G$_s$-gekoppelten Rezeptors und einer Aktivierung der Adenylylcyclase eine vermehrte Generierung von cAMP. Beide zyklischen Nukleotide führen über verschiedene Mechanismen zur Hemmung der Signaltransduktionsprozesse, die durch Thrombozytenaktivatoren in Gang gesetzt werden

schiedene Lipide und Proteine enthalten (z.B. Plättchenfaktor 4, Thrombospondin, »platelet-derived growth factor« (PDGF) sowie verschiedene Gerinnungsfaktoren, insbesondere Faktor V).

Schließlich kommt es im Verlauf der Thrombozytenaktivierung durch Aktivierung von Adhäsionsmolekülen der Gruppe der Integrine. Das in diesem Zusammenhang wichtigste Integrin ist das **Glykoprotein IIb/IIIa (GPIIb/IIIa)**, das auch als **Integrin αIIbβ3** bezeichnet wird und mit 50–70.000 Molekülen pro Thrombozyt eines der häufigsten Membranproteine des Thrombozyten ist. Kommt es nach der Thrombozytenaktivierung zur Aktivierung des Integrins, so werden insbesondere Fibrinogen und vWF mit hoher Affinität gebunden (◘ Abb. 41.2). Da Fibrinogen und vWF jeweils zwei Bindungsstellen für Integrin αIIbβ3 besitzen, führt ihre Bindung zu einer Kreuzvernetzung von Thrombozyten. Diese Vernetzung von aktivierten Thrombozyten ist die Grundlage der **Thrombozytenaggregation.** Mit der anschließend stattfindenden Stabilisierung des Aggregats ist die thrombozytenabhängige primäre Hämostase abgeschlossen.

41.1.2 Sekundäre Hämostase (Fibrinbildung)

Koagulationskaskade

Die Blutgerinnung beruht auf einer Kaskade proteolytischer Prozesse, die zur Bildung von Thrombin (Faktor IIa) führen. Thrombin ist in der Lage, das lösliche Protein Fibrinogen in das unlösliche Fibrin umzusetzen, das unter Ausbildung von Polymeren zu einer Gerinnung des Blutes führt (◘ Abb. 41.3). Unter normalen Bedingungen wird das System der Koagulation durch eine Fülle antikoagulatorischer Mechanismen im Plasma sowie an der Endotheloberfläche in Schach gehalten. Kommt es jedoch zur Verletzung der Gefäßwand und damit zu einer Läsion des Endothels, so wird die Koagulationskaskade in Gang gesetzt.

Die kritische Komponente bei der Auslösung der Gerinnungskaskade ist der sog. »**tissue factor**« **(TF)**. TF ist ein Membranprotein, das konstitutiv auf den meisten Zellen exprimiert wird, die normalerweise nicht direkt mit dem Blut in Kontakt kommen (z.B. Fibroblasten, glatte Muskelzellen, Monozyten). Wird das Endothel eines Blutgefäßes zerstört, kommt Blut in Kontakt mit dem auf subendothelialen Zellen exprimierten TF.

TF ist in der Lage, die Protease **Faktor VII** zu binden (◘ Abb. 41.3). Etwa 1% des im Plasma vorhandenen Faktor VII liegt bereits in aktivierter Form (Faktor VIIa) vor. Nur der

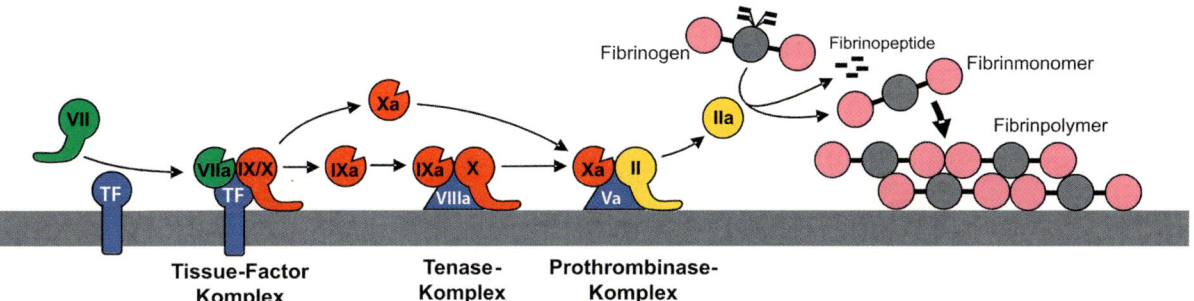

Abb. 41.3 Mechanismus der durch Tissue factor ausgelösten Fibrinbildung (Details siehe Text)

Komplex aus TF und Faktor VIIa ist enzymatisch aktiv. TF-gebundener Faktor VII kann jedoch über einen Autoaktivierungsmechanismus durch den TF-VIIa-Komplex aktiviert werden (■ Abb. 41.3). Der Faktor-VIIa-TF-Komplex bindet zwei Substrate, **Faktor IX** und **Faktor X**. Die Spaltung dieser beiden Proteine führt zur Bildung der beiden zellgebundenen Serinproteasen, Faktor IXa und Faktor Xa (■ Abb. 41.3).

Auf der Oberfläche negativ geladener Phospholipide bildet der Faktor Xa dann zusammen mit dem **Co-Faktor Va** sowie mit **Prothrombin (Faktor II)** den sog. **Prothrombinasekomplex**, der in der Lage ist, Prothrombin in **Thrombin (Faktor IIa)** umzuwandeln. Der durch den Faktor-VIIa-TF-Komplex gebildete **Faktor IXa** verstärkt die initiale Aktivierung der Gerinnungskaskade indem er zur Bildung von Faktor Xa beiträgt. Faktor IXa bildet dazu einen Komplex mit **Co-Faktor VIIIa**, den sog. **Tenasekomplex**, der sehr effizient Faktor X zu Xa umsetzen kann (■ Abb. 41.3).

Das Hauptsubstrat des durch den Xa-Va-Prothrombinasekomplex gebildeten Thrombins ist **Fibrinogen**. Thrombin spaltet aus Fibrinogen mehrere Peptide ab, was zur **Bildung von Fibrinmonomeren** führt. Diese Monomere sind dann in der Lage, spontan zu polymerisieren (■ Abb. 41.3). Der finale Schritt der Fibrinbildung erfolgt durch eine Transamidase, den **Faktor XIIIa**. Faktor XIIIa wird unter dem Einfluss von Thrombin in Anwesenheit von Ca^{2+} aus Faktor XIII proteolytisch gebildet. Die **kovalente Kreuzvernetzung des Fibrinpolymers** durch Faktor XIIIa führt zur mechanischen Stabilisierung des Moleküls, das nun eine anhaltende Blutstillung gewährleistet und gleichzeitig die Initiierung von Reparaturvorgängen ermöglicht.

Die Beteiligung aktivierter Thrombozyten an der Fibrinbildung

Wie schon angedeutet, sind die Prozesse der Fibrinbildung über die Koagulationskaskade sowie die Thrombozytenadhäsion und -aktivierung in vielfältiger Weise miteinander verknüpft. Im Rahmen ihrer Aktivierung sezernieren Thrombozyten Ca^{2+}, Fibrinogen und andere Faktoren, die die Prozesse der Koagulation unterstützen. Außerdem exponieren Thrombozyten durch ihre Degranulation sowohl Faktor Va als auch anionische Phospholipide auf ihrer Oberfläche. Damit schaffen sie ein ideales Milieu für die Bildung des Prothrombinasekomplexes, indem sich Faktor Xa sowie Faktor II (Prothrom-

bin) anlagern und somit auf der Oberfläche aktivierter Thrombozyten Thrombin gebildet wird, das nun seinerseits die Fibrinbildung auslösen kann. Gleichzeitig wirkt Thrombin jedoch auch auf Thrombozyten selbst, indem es den Protease-aktivierten Rezeptor aktiviert.

Posttranslationale γ-Carboxylierung der Faktoren II, VII, IX und X

Eine wesentliche Voraussetzung für die Funktion der proteolytisch aktiven Faktoren VIIa, IXa, Xa und IIa im Zusammenspiel mit den Co-Faktoren TF, VIIIa und Va ist ihre Fähigkeit, unter Vermittlung von Ca^{2+}-Ionen an Phospholipidoberflächen zu binden (■ Abb. 41.3). Diese Bindung wird durch die γ-Carboxylierung von Glutamatresten im Bereich des C-Terminus der Faktoren VII, IX, X und II ermöglicht (► Kap. 41.2.2, ■ Abb. 41.15). Diese posttranslationale Modifikation erfolgt Vitamin-K-abhängig in der Leber, dem Syntheseort der Faktoren. Die γ-Carboxyglutamatreste binden unter Vermittlung von Ca^{2+} an anionische Phospholipide, die auf der Oberfläche aktivierter Zellen exponiert sind.

41.1.3 Antihämostatische Regulationsmechanismen

Ohne effektive Kontrollmechanismen würden die durch eine Fülle von Verstärkungsprozessen gekennzeichneten Vorgänge der Hämostase sehr leicht zur überschießenden Thrombozytenaktivierung und Fibrinbildung führen. Dies hätte beispielsweise nach einem Gefäßwanddefekt den kompletten Verschluß des Gefäßes zur Folge. Ebenso könnten aktivierte Thrombozyten oder Gerinnungsfaktoren mit dem Blutstrom aus dem Bereich einer Gefäßverletzung in andere Gefäßgebiete transportiert werden und dort unerwünschte Blutgerinnselbildungen auslösen. Das Endothel verfügt ebenso wie das Plasma über vielfältige antihämostatische Mechanismen, die derartige Prozesse verhindern können (■ Abb. 41.4).

Hemmung der Thrombozytenfunktion durch intaktes Endothel

Endothelzellen synthetisieren unter dem Einfluss der auf sie einwirkenden Scherkräfte des fließenden Blutes **Stickstoffmonoxid (NO)** sowie **Prostacyclin (PGI$_2$)** (► Kap. 40). Sowohl

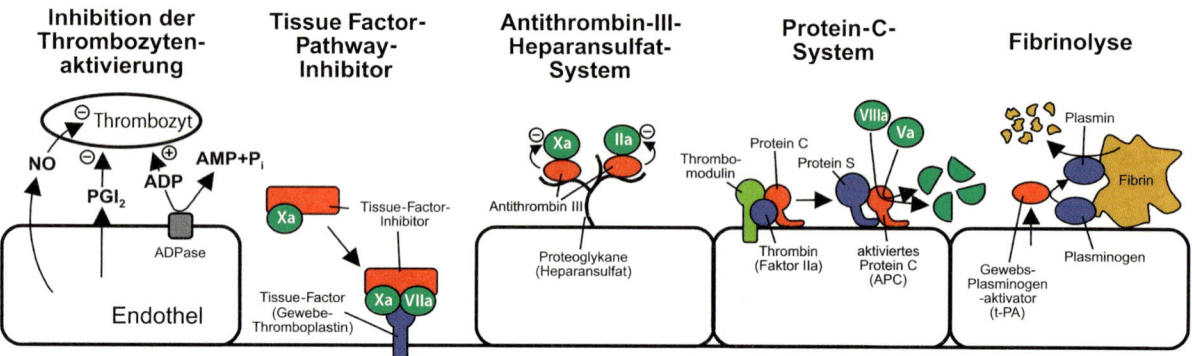

Abb. 41.4 Antihämostatische Eigenschaften des Endothels. NO, Stickstoffmonoxid; PGI$_2$, Prostaglandin I$_2$, Prostazyklin; ADP/AMP, Adenosin-Diphosphat / Monophosphat. Für Einzelheiten siehe Text

NO als auch PGI$_2$ besitzen eine sehr kurze Halbwertszeit, können jedoch auf endothelnahe Thrombozyten hemmend einwirken. NO aktiviert die lösliche Guanylylcyclase in Thrombozyten; dies führt zur Bildung von cGMP. PGI$_2$ aktiviert auf der Thrombozytenoberfläche einen spezifischen G-Protein-gekoppelten Rezeptor (IP-Rezeptor), der über das G-Protein G$_s$ stimulatorisch an die Adenylylcyclase gekoppelt ist, und eine Erhöhung der thrombozytären cAMP-Konzentration hervorruft. Beide zyklischen Nukleotide, cGMP und cAMP, führen zu einer Hemmung der Thrombozytenaktivierung (◘ Abb. 41.2). Schließlich exprimieren intakte Endothelzellen auf ihrer Oberfläche **Nukleotidasen.** Diese Enzyme sind in der Lage, die von Thrombozyten freigesetzten aktivierenden Nukleotide ATP und ADP zu spalten und damit zu inaktivieren.

Hemmung der Fibrinbildung durch intaktes Endothel

Tissue factor pathway inhibitor (TFPI) ist ein in Endothelzellen synthetisiertes Protein, das Faktor Xa bindet und inaktiviert. Der TFPI/Faktor-Xa-Komplex ist zudem in der Lage, den TF-VIIa-Komplex zu binden und zu inaktivieren. TFPI kann somit den Koagulationsprozess in seiner Anfangsphase blockieren. In der Leber wird **Antithrombin III** synthetisiert, das im Blut zirkuliert und in der Lage ist, die aktiven Enzyme Faktor IIa (Thrombin) und Faktor Xa zu hemmen. Die physiologische Rolle von Antithrombin III besteht darin, den Koagulationsprozess auf den Bereich einer vaskulären Schädigung zu begrenzen und freigesetzte Faktoren zu inaktivieren. Die effiziente Inhibition der Faktoren durch Antithrombin III wird durch die Bindung von Heparansulfat ermöglicht, das an der Oberfläche von Endothelzellen vorkommt (◘ Abb. 41.4). Dieser Mechanismus ist die molekulare Basis für den Einsatz von Heparin und seinen Abkömmlingen im Rahmen der antikoagulatorischen Therapie (► Kap. 41.2.2).

Das **Protein-C-System** wird durch Thrombin aktiviert. Thrombin bindet dazu an **Thrombomodulin (TM)** auf der Oberfläche von Endothelzellen. TM bewirkt, dass Thrombin nach seiner Bindung nicht mehr Fibrinogen spaltet, sondern ein effektiver Aktivator von **Protein C** wird (◘ Abb. 41.4). Das auf diesem Wege proteolytisch **aktivierte Protein C (APC)** bildet nun einen Komplex mit **Protein S.** Dieser Komplex ist in der Lage, die aktivierten Co-Faktoren VIIIa und Va durch Proteolyse zu inaktivieren. Durch Inaktivierung von VIIIa und Va wird letztlich im Sinne einer negativen Rückkopplung die Bildung von Thrombin inhibiert. Die physiologische Bedeutung dieses Mechanismus wird verdeutlicht durch das gehäufte Auftreten von Thrombosen bei Patienten, die eine Punktmutation im Gen des Faktor V tragen (Faktor V-Leiden). Die Faktor V-Leiden-Mutation führt dazu, dass das Faktor Va-Molekül nicht mehr durch aktiviertes Protein C (APC) gespalten werden kann. Protein C und Protein S werden ebenso wie die Gerinnungsfaktoren II, VII, IX und X posttranslational durch γ-Carboxylierung von Glutamatresten modifiziert.

Fibrinolyse

Auch nach erfolgter Fibrinbildung besitzt das Endothel Mechanismen, die eine Verlegung des Gefäßlumens verhindern. In diesem Falle können durch das Endothel fibrinolytische Prozesse in Gang gesetzt werden, die zu einer Auflösung des Fibringerinnsels führen. Eine zentrale Rolle im Rahmen des fibrinolytischen Systems nimmt das Enzym **Plasmin** ein. Seine Vorstufe, das Plasminogen, wird in der Leber synthetisiert und ist zunächst inaktiv. Plasminogen wird durch Plasminogenaktivatoren wie den aus Endothelzellen freigesetzten »**tissue plasminogen activator« (t-PA)** oder **Urokinase-Plasminogenaktivator (u-PA)** aktiviert (◘ Abb. 41.4). Plasmin ist dann in der Lage, Fibrinogen oder Fibrin proteolytisch in lösliche Fragmente zu spalten. Sowohl t-PA als auch Urokinase werden therapeutisch zur Auflösung von frischen Thromben eingesetzt.

41.1.4 Thrombose

Drei prinzipielle pathologische Mechanismen können zu einer Thrombose führen. Sie wurden bereits von Rudolf Virchow beschrieben und werden als **Virchow-Trias** bezeichnet:
- Gefäßwandverletzung
- veränderter Blutfluss
- erhöhte Gerinnungsneigung

Das hämostatische System ist unter normalen Bedingungen so eingestellt, dass es nur dann voll in Gang gesetzt wird, wenn eine Gefäßverletzung mit der Gefahr von Blutverlust eintritt. Kommt es ohne Gefäßverletzung mit Blutverlust zur Aktivierung des hämostatischen Systems mit Thrombozytenaktivierung und Fibrinbildung, so entwickelt sich eine Thrombose. Im arteriellen System besteht die Hauptgefahr einer Thrombose in einer Minderversorgung des durch das thrombosierte Gefäß versorgten Gewebes mit der Folge einer Ischämie bzw. eines **Infarktes.** Die Hauptgefahr eines Thrombus im venösen System besteht in der Loslösung von Thrombusmaterial, das dann als Embolus in die Lungenstrombahn gelangt und dort zu einer **Lungenembolie** führen kann.

Gefäßwandverletzung

Eine Verletzung oder eine funktionelle Störung der Gefäßwand ist die häufigste Ursache für die Bildung von Thromben im arteriellen Gefäßsystem.

Der **arteriellen Thrombose** liegt meist eine **atherosklerotische Veränderung des Gefäßendothels** zugrunde. Insbesondere die **Ruptur einer atherosklerotischen Plaque** führt zur Exposition einer hochgradig thrombogenen Oberfläche, auf der es zur raschen Aktivierung von Thrombozyten sowie zur Bildung von Fibrin über die Koagulationskaskade kommt.

Der Bildung eines arteriellen Thrombus muss aber nicht immer ein morphologischer Defekt des Endothels zugrunde liegen. Auch **schwere Funktionsstörungen des Endothels,** wie sie im Rahmen von Vaskulitiden oder bereits in früheren Stadien der Atherosklerose vorkommen, können zur pathologischen Aktivierung des hämostatischen Systems führen.

Veränderungen des Blutflusses

Veränderungen des normalen Blutflusses wie Turbulenzen oder eine starke **Herabsetzung der Strömungsgeschwindigkeit** bis hin zur Stase können vor allem im **venösen Gefäßsystem** zur **Thrombosebildung** führen. Stase oder Turbulenzen führen zu einer Störung des laminaren Blutflusses und bringen Thrombozyten in Kontakt mit dem Endothel. Außerdem wird durch eine Verringerung des Blutflusses die Verdünnung von lokal gebildeten, aktiven Gerinnungsfaktoren sowie der Zufluss von antithrombotischen Faktoren reduziert. Darüber hinaus führen Turbulenzen und Stase zur Funktionsstörung von Endothelzellen mit der Folge einer verminderten antithrombotischen Aktivität. Typische Krankheitsbilder sind z.B. **tiefe Beinvenenthrombosen** bei **immobilisierten Patienten** oder **Thromben im linken Vorhof bei Vorhofflimmern.**

Erhöhte Koagulabilität

Auch eine insgesamt erhöhte Gerinnungsneigung mit oder ohne einen der vorher genannten Faktoren kann zu Thrombosen führen. Eine erhöhte Gerinnungsneigung des Blutes findet sich gelegentlich bei **Tumorerkrankungen,** im Rahmen eines **nephrotischen Syndroms** oder in der **Spätphase der Schwangerschaft.** Verschiedene **genetische Defekte** können zu einer Hyperkoagulabilität führen. Mit am häufigsten ist die Faktor-

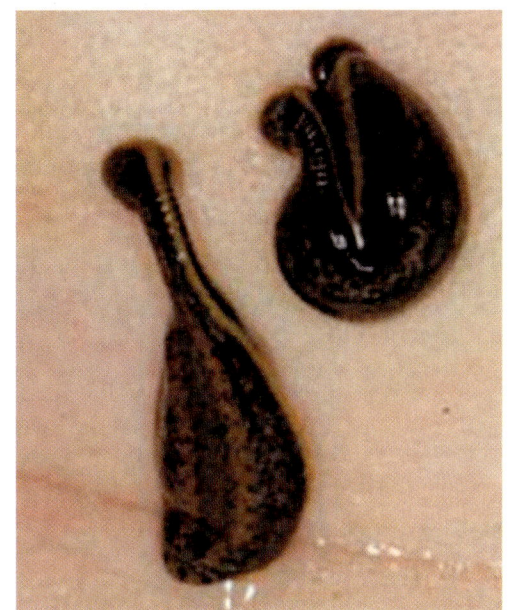

◘ Abb. 41.5 Hirudo medicinalis

V-Leiden-Mutation (s.o.). Eine Erniedrigung der Plasmaspiegel von Gerinnungsfaktoren (z.B. Fibrinogen, Faktor VII, Faktor VIII, Faktor X) sowie eine Erhöhung der Plasmaspiegel von antihämostatischen Faktoren (z.B. Protein S, Antithrombin III) kann unter der Therapie mit **östrogenhaltigen Präparaten** im Rahmen der oralen Kontrazeption sowie der postmenopausalen Hormonersatztherapie beobachtet werden.

▪▪▪ Gerinnungshemmende Mechanismen blutsaugender Organismen

Blutsaugende Organismen (Hämatophagen) zeichnen sich dadurch aus, dass sie sich durch Blut meist warmblütiger Wirtstiere ernähren. Um die Gerinnung des Blutes während des Saugvorganges sowie während des Verdauungsvorganges zu verhindern, produzieren sie in ihren Speicheldrüsen eine erstaunliche Fülle biologisch aktiver Faktoren, die das hämostatische System des Wirts blockieren oder die wirtseigenen fibrinolytischen Systeme aktivieren. Einige dieser Faktoren sind bereits in die Therapie eingeführt worden (Hirudin). Andere Faktoren wirken über Prinzipien, die möglicherweise in Zukunft für die antithrombotische oder fibrinolytische Therapie genutzt werden können.

Blutegel

Der Blutegel *Hirudo medicinalis* (◘ Abb. 41.5) produziert in seiner Speicheldrüse das Protein Calin (65 kDa), das durch Bindung an den thrombozytären Kollagenrezeptor Integrin α2β1 (GPIa-IIa) die Adhäsion von Thrombozyten an Kollagen blockiert. Hirudin ist ein bereits klinisch eingesetzter Thrombin-Inhibitor. Das ebenfalls in der Speicheldrüse gebildete Enzym Destabilase führt zu einer Depolymerisation von Fibrin.

Zecken

Die zu den Spinnentieren gehörenden Zecken produzieren z.B. Palladipin, das den thrombozytären Kollagenrezeptor GPVI blockiert. TAP (tick anticoagulant peptide) wirkt als Inhibitor von Faktor Xa. Die

▼

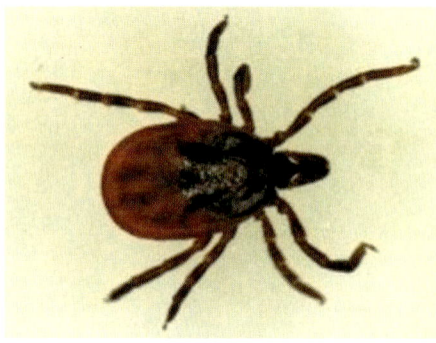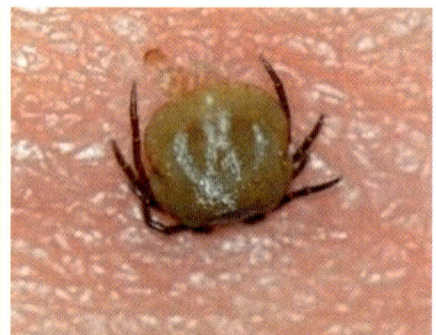

◨ **Abb. 41.6 Ixodes ricinus**

Aktivität von Faktor IIa (Thrombin) wird durch verschiedene Proteine wie Ornithodorin, Savigin sowie Ixin inhibiert. Letzterer Thrombin-Inhibitor wird von der Zeckenspezies *Ixodes ricinus* (◨ Abb. 41.6), dem Überträger der Frühsommer-Meningo-Enzephalitis (FSME) sowie der Borreliose gebildet.

Insekten

Verschiedene blutsaugende Insekten wie Wanzen, Tierläuse, Flöhe, Mücken oder Fliegen besitzen Stechapparate, mit Hilfe derer sie Blut von Wirtstieren aufsaugen können. Sie verfügen über eine Vielzahl von Mechanismen zur Gerinnungshemmung. Krankheiten übertragende Stechmücken wie Mosquitos vom Typ *Aedes aegypti* (◨ Abb. 41.7) bilden verschiedene Faktor-Xa-Inhibitoren. Die Anopheles-Mücke produziert Anophelin, einen Inhibitor von Faktor IIa (Thrombin), und die Tsetse-Fliege bildet ebenfalls einen Inhibitor von Faktor IIa, den Tsetse-Thrombin-Inhibitor (TTI).

Vampir-Fledermäuse

Die südamerikanische Vampirfledermaus *Desmodus rotundus* ist das einzige Säugetier, das sich ausschließlich vom Blut anderer Tiere ernährt. Der Speichel von Vampir-Fledermäusen enthält das Protein »Desmodus salivary plasminogen activator« (DSPA), das Strukturverwandtschaft mit tPA besitzt und Plasminogen in Plasmin umwandeln kann. Im Speichel der Vampirfledermaus wurde ebenfalls ein 80-kDa-Protein gefunden, dass die Faktoren IXa und Xa inhibiert und »Draculin« genannt wird.

41.2   Pharmaka

Lernziele

Thrombozytenfunktionshemmer
- Acetylsalicylsäure
- ADP-(P2Y$_{12}$)-Rezeptor-Antagonisten: Thienopyridine (Clopidogrel, Prasugrel), Ticagrelor
- GPIIb/IIIa-Inhibitoren: Abciximab, Eptifibatid, Tirofiban

Antikoagulanzien
- Aktivatoren von Antithrombin III (Heparine, Pentasaccharide)
- Vitamin-K-Reduktase-Hemmer (Cumarinderivate)
- Direkte Inhibitoren des Thrombins (Hirudine, Argatroban, Dabigatranetexilat)
- Direkte Faktor-Xa-Inhibitoren (Rivaroxaban, Apixaban)

Fibrinolytika
- Streptokinase, t-PA und Analoga

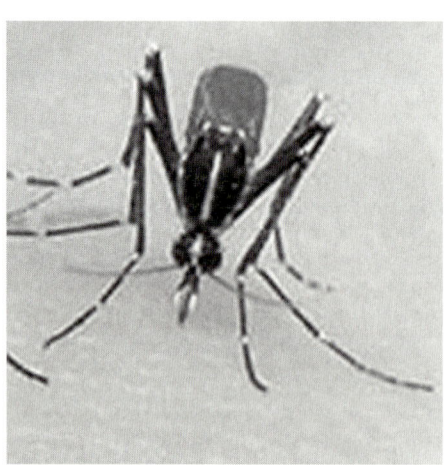

◨ **Abb. 41.7 Aedes aegypti**

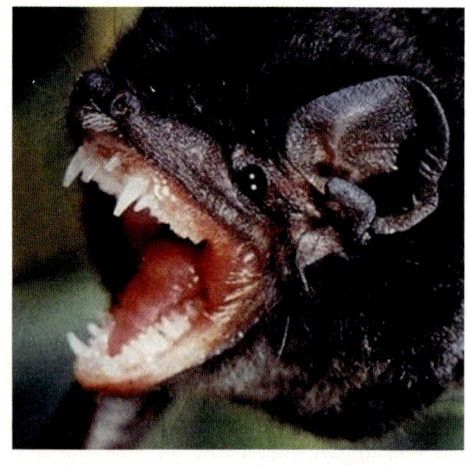

◨ **Abb. 41.8 Desmodus rotundus**

41.2.1 Thrombozytenfunktionshemmer

Thrombozytenfunktionshemmer wie Acetylsalicylsäure oder Thienopyridine werden sowohl im Rahmen der Prophylaxe thrombotischer Erkrankungen als auch bei akuten Gefäßverschlüssen eingesetzt, während GPIIb/IIIa-Inhibitoren ausschließlich in akuten oder subakuten Situationen zur Anwendung kommen. Darüber hinaus hat der Einsatz von Thrombozytenfunktionshemmern die Verfahren der interventionellen Kardiologie revolutioniert, indem sie das Risiko von Restenosierungen und Thrombosen im Rahmen angioplastischer Verfahren deutlich reduziert haben.

Acetylsalicylsäure

Bedeutung. Acetylsalicylsäure (ASS) ist der klinisch am längsten etablierte Thrombozytenfunktionshemmer. ASS ist aufgrund seiner relativen Sicherheit, der in großen Studien nachgewiesenen Wirkung sowie aufgrund der geringen Kosten ein wichtiger Pfeiler der **Sekundärprophylaxe thromboembolischer Erkrankungen.**

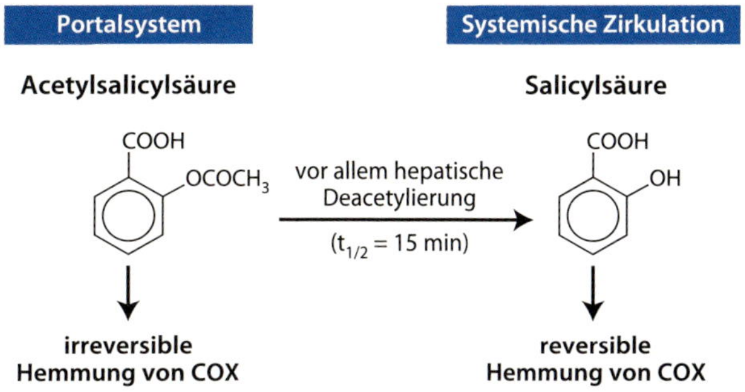

Wirkprinzip. Acetylsalicylsäure hemmt in Thrombozyten die Bildung von TXA_2, eines Mediators der Thrombozytenaktivierung (◘ Abb. 41.2).

ASS interferiert mit der Biosynthese von Prostanoiden indem sie einen Serin-Rest (S530) der Cyclooxygenase-1 (COX-1) irreversibel acetyliert. Die Acetylierung verhindert, dass COX-1 sein Substrat Arachidonsäure binden kann. In Thrombozyten wird das Produkt von COX-1, Prostaglandin H_2 (PGH_2), rasch weiter durch die Thromboxan-A_2-(TXA_2-)Synthase in TXA_2 umgesetzt, das als wichtiger auto- und parakrin wirkender, verstärkender Mediator fungiert. Obwohl COX-1 ein sehr weit verbreitet exprimiertes Enzym ist, ist die thrombozytäre COX-1 besonders empfindlich gegenüber dem hemmenden Effekt selbst niedriger Dosen von oral gegebener Acetylsalicylsäure. Die für die Thrombozytenhemmung erforderlichen Dosen liegen weit unter denen, die für die analgetischen oder antiphlogistischen Wirkungen von Acetylsalicylsäure erforderlich sind.

> ❯ Eine komplette Inaktivierung der thrombozytären COX-1 kann bereits mit täglichen Dosen von 100–200 mg Acetylsalicylsäure erreicht werden.

Die hohe Sensitivität von Thrombozyten gegenüber Acetylsalicylsäure hat mindestens zwei Ursachen:
– Thrombozyten besitzen keinen Kern und sind daher nicht in der Lage, die durch Acetylierung irreversibel gehemmte COX-1 zu resynthetisieren, sodass der Effekt von Acetylsalicylsäure über die gesamte Lebenszeit von Thrombozyten, also etwa 10 Tage, wirksam ist.
– ASS weist zudem eine besondere Pharmakokinetik auf, die zu einer präferentiellen irreversiblen Hemmung der thrombozytären COX-1 führt. Acetylsalicylsäure in relativ niedrigen Dosen wird nach oraler Gabe fast vollständig bei der ersten Passage der Leber zu Salicylsäure deacetyliert. Salicylsäure bindet zwar ebenfalls an COX-1 und hemmt das Enzym, führt aber aufgrund der fehlenden

| **Portalsystem** | | **Systemische Zirkulation** |

◘ **Abb. 41.9 Metabolisation von Acetylsalicylsäure zu Salicylsäure.** In niedrigen Konzentrationen wird Acetylsalicylsäure bereits während der ersten Leberpassage fast vollständig deacetyliert, sodass in der systemischen Zirkulation im Wesentlichen nur Salicylsäure vorliegt. Eine irreversible Hemmung der COX durch Acetylsalicylsäure kann daher nur im Portalsystem erfolgen, während die systemisch verfügbare Salicylsäure zu einer lediglich reversiblen Hemmung der COX führt

Fähigkeit zur Acetylierung nicht zur irreversiblen Hemmung des Enzyms (◘ Abb. 41.9). Während ihrer Passage durch das Portalsystem sind Thrombozyten der relativ hohen präsystemischen Konzentration von Acetylsalicylsäure ausgesetzt und es kommt zur irreversiblen Hemmung der thrombozytären COX-1.

Aufgrund dieser Mechanismen wirkt niedrig dosierte Acetylsalicylsäure relativ selektiv auf Thrombozyten.

Unerwünschte Wirkungen. Unerwünschte Wirkungen, insbesondere Blutungen und relative Kontraindikationen entsprechen denen bei hoher Dosierung von Acetylsalicylsäure (► Kap. 24 und ► Kap. 27), allerdings sind die Risiken bei der niedrigen Dosierung im Rahmen der Thrombozyten-Funktionshemmung deutlich geringer.

Klinische Anwendung. Acetylsalicylsäure hat einen nachgewiesenen günstigen Effekt im Rahmen der Behandlung **akuter thrombotischer Erkrankungen des arteriellen Systems.** ASS verringert die Mortalität von Patienten mit akutem Koronarsyndrom, Myokardinfarkt sowie Hirninfarkt.

Bei Patienten, die bereits einen Verschluss koronarer, zerebraler oder peripherer Gefäße erlitten haben, ist die Gabe niedrig dosierter Acetylsalicylsäure (75–160 mg/Tag) als **Sekundärprophylaxe** indiziert.

Unklarheit besteht zurzeit noch darüber, in welchem Ausmaße Acetylsalicylsäure als **Primärprophylaxe** eingesetzt werden sollte. Es gibt klare Hinweise darauf, dass Patienten, die bisher keine arteriellen Gefäßverschlüsse erlitten haben, und die dennoch deutlich erhöhte Risikofaktoren aufweisen, von einer primärprophylaktischen Behandlung mit niedrig dosierter ASS profitieren.

Einige wenige Patienten (<10%) sprechen nicht auf ASS an. Bei diesen **Non-Responder-Patienten** sollte die Behandlung auf ein **Thienopyridin** (z.B. Clopidogrel) umgestellt werden. Bei niedriger Dosierung von ASS selten auftretende gastrointestinale Störungen können gut mit Protonenpumpen-Hemmern behandelt werden.

> **Steckbrief Acetylsalicylsäure**
>
> **Wirkmechanismus:** Hemmung der Thrombozytenaggregation durch irreversible Hemmung von COX-1, dadurch Inhibierung der Bildung von TXA_2 (verstärkender Mediator der Thromozytenaggregation) in Thrombozyten
>
> **Unerwünschte Wirkungen und Kontraindikationen:** Blutungen bei niedriger Dosierung selten. (höhere Dosierung: ► Kap. 24 und ► Kap. 27)
>
> **Klinische Anwendung:** Sekundärprophylaxe koronarer und zerebrovaskulärer Ereignisse. Ein Nutzen im Rahmen der Primärprophylaxe wird diskutiert.

ADP-Rezeptor ($P2Y_{12}$)-Antagonisten

Vertreter. Neben TXA_2 ist Adenosindiphosphat (ADP) der zweite wichtige, von Thrombozyten freigesetzte Mediator, der über einen positiven Feedback-Mechanismus die Thrombozytenaktivierung verstärkt (■ Abb. 41.1 und ■ Abb. 41.2). Die Thienopyridine **Clopidogrel, Prasugrel** sowie **Ticlopidin** hemmen die ADP-induzierte Thrombozytenaktivierung durch **Blockade des Thrombozyten-spezifischen ADP-Rezeptors $P2Y_{12}$**. Allen Thienopyridinen ist gemeinsam, dass sie **Prodrugs** darstellen und in der Leber durch verschiedene CYP-Enzyme in aktive Metabolite umgesetzt werden. Diese können eine kovalente Bindung mit dem extrazellulären Teil des $P2Y_{12}$-Rezeptors eingehen und den Rezeptor dadurch irreversibel blockieren. Im Falle von **Clopidogrel** entsteht v.a. durch CYP2C19 über 2-Oxo-Clopidogrel ein kurzlebiger aktiver Metabolit (■ Abb. 41.10), der eine reaktionsfähige SH-Gruppe trägt, die kovalent den extrazellulären Teil des Rezeptors modifiziert und dadurch dessen Aktivierung durch ADP blockiert. Bestimmte genetische Varianten von CYP2C19 führen dazu, dass Clopidogrel in einem geringeren Umfang in die aktive Form überführt wird und damit weniger gut wirksam ist. **Prasugrel** wird durch CYP3A4 und CYP2B6 und **Ticlopidin** durch CYP3A4 in die aktive Form umgewandelt. Aufgrund der notwendigen Metabolisierung setzt der Effekt der Thienopyridine erst mit einer gewissen Verzögerung ein, bei Standarddosierung beträgt diese etwa 2 Tage. Ähnlich wie der thrombozytenfunktionshemmende Effekt von Acetylsalicylsäure ist der Effekt von Thienopyridinen durch die irreversible Hemmung des ADP-Rezeptors $P2Y_{12}$ lang anhaltend und kann erst durch Neubildung von Thrombozyten aufgehoben werden.

Ticagrelor ist ein neuartiger $P2Y_{12}$-Rezeptor-Antagonist, der im Gegensatz zu den Thienopyridinen kein Prodrug ist, sondern direkt und reversibel den $P2Y_{12}$-Rezeptor auf Thrombozyten blockiert. Aufgrund dieses Wirkmechanismus tritt der Effekt von Ticagrelor schneller ein, und die Wirkung lässt nach Absetzen im Vergleich zu Thienopyridinen schneller nach. Dies führt in der Regel zu einer besseren Steuerbarkeit der Therapie, könnte jedoch bei unzuverlässiger Einnahme

auch von Nachteil sein. Auch die Notwendigkeit einer 2x täglichen Gabe von Ticagrelor im Gegensatz zu Clopidogrel und Prasugrel, die 1x täglich gegeben werden müssen, ist nachteilig.

Unerwünschte Wirkungen. Unter Therapie mit $P2Y_{12}$-Antagonisten kann es zu **Blutungen** kommen. Insbesondere **Ticlopidin** verursacht eine Reihe **unerwünschter Wirkungen** wie Übelkeit, Diarrhö sowie selten auftretende, jedoch schwere Neutropenien. Die neueren Thienopyridine Clopidogrel und Prasugrel sowie Ticagrelor besitzen deutlich weniger unerwünschte Wirkungen. Unter Ticagrelor ist über das Auftreten von Dyspnoe berichtet worden.

Interaktionen. Einige Protonenpumpenhemmer wie **Omeprazol**, die ebenso wie Clopidogrel durch CYP2C19 verstoffwechselt werden, können bei gleichzeitiger Gabe zur verminderten Bildungen des aktiven Clopidogrelmetaboliten führen und dadurch die Wirkung von Clopidogrel abschwächen. Die Plasmakonzentration von Ticagrelor kann bei gleichzeitiger Anwendung starker CYP3A4-Inhibitoren ansteigen und bei gleichzeitiger Gabe starker CYP3A4-Induktoren abfallen.

Klinische Anwendung. Clopidogrel und Prasugrel können vorübergehend beim **akuten Koronarsyndrom** sowie im Rahmen **koronarer Interventionen** eingesetzt werden. Insbesondere bei koronaren Interventionen mit Implantation von medikamentenbeschichteten Stents scheint die Gabe für ca. 12 Monate zusammen mit niedrig dosierter Acetylsalicylsäure vorteilhaft zu sein. Um den Wirkungseintritt zu beschleunigen wird üblicherweise eine einmalige **Anfangsdosis** von 300 mg Clopidogrel bzw. 60 mg Prasugrel gegeben, gefolgt von einer **Erhaltungsdosis** von 75 mg/Tag Clopidogrel bzw. 10 mg/Tag Prasugrel. Clopidogrel kann auch im Rahmen der Sekundärprophylaxe arterieller thrombotischer Erkrankungen eingesetzt werden. Allerdings scheint die Wirksamkeit nicht signifikant höher zu sein als die von Acetylsalicylsäure.

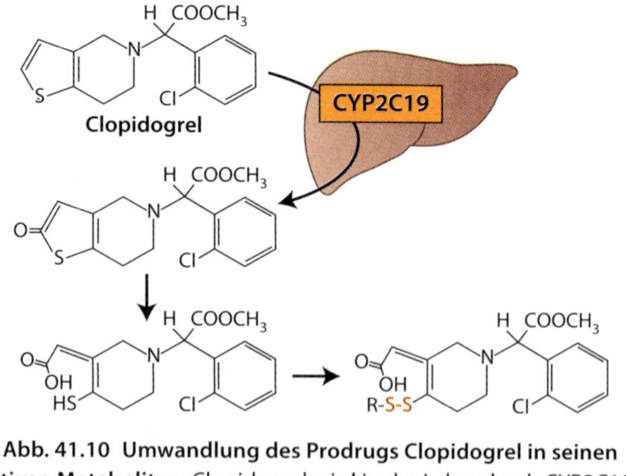

■ **Abb. 41.10 Umwandlung des Prodrugs Clopidogrel in seinen aktiven Metaboliten.** Clopidogrel wird in der Leber durch CYP2C19 in 2-Oxo-Clopidogrel umgewandelt, aus dem ein kurzlebiger Metabolit entsteht, der über eine reaktive SH-Gruppe eine kovalente Verbindung mit dem ADP-Rezeptor $P2Y_{12}$ (R) auf Thrombozyten eingeht

Aufgrund der langjährigen Erfahrung mit Acetylsalicylsäure sowie den geringen Kosten einer ASS-Prophylaxe bleibt Clopidogrel **Mittel der zweiten Wahl bei der Sekundärprophylaxe**. Der klinische Stellenwert von Ticagrelor ist derzeit noch unklar.

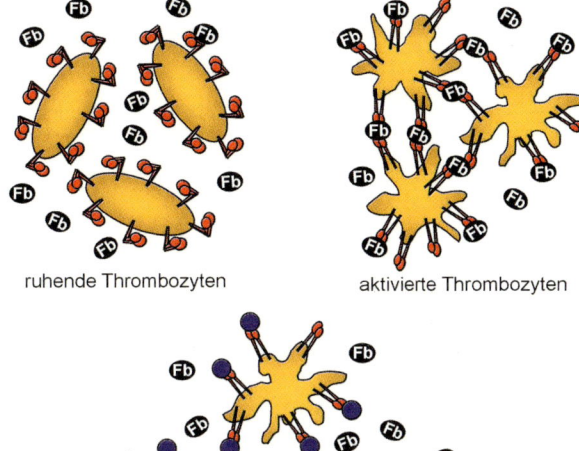

ruhende Thrombozyten   aktivierte Thrombozyten

Effekt von GPIIb/IIIa Antagonisten

□ Abb. 41.11 Wirkungsweise von GPIIb/IIIa Inhibitoren. In der finalen Phase der Thrombozytenaktivierung kommt es zur »Inside-out-Aktivierung« von Integrin αIIbβ3 (GPIIb/IIIa) (rot), das daraufhin in der Lage ist, Fibrin (Fb) oder von-Willebrand-Faktor (vWF) zu binden. Da sowohl Fibrinogen als auch vWF jeweils zwei aktivierte Integrinmoleküle binden können, kommt es zur raschen Vernetzung (Aggregation) von Thrombozyten. GPIIb/IIIa-Inhibitoren (blaue Kugeln) blockieren die extrazellulären Bindungsstellen von Integrin αIIbβ3 und verhindern die Bindung von Fibrinogen oder vWF

> **Steckbrief P2Y$_{12}$-Rezeptor Antagonisten**
>
> **Wirkmechanismus und Pharmakokinetik: Die Thienopyridine** Clopidogrel und Prasugrel sind Prodrugs, die in der Leber in aktive Metabolite umgesetzt werden. Diese modifizieren den thrombozytären ADP-Rezeptor P2Y$_{12}$ kovalent und wirken dadurch antagonistisch. Bei Standarddosierung setzt der Effekt mit einer Verzögerung von etwa 2 Tagen ein. Ticagrelor blockiert direkt P2Y$_{12}$-Rezeptoren und weist dadurch einen deutlich schnelleren Wirkungseintritt sowie eine deutlich schnellere Abnahme der Wirkung nach Absetzen auf.
>
> **Unerwünschte Wirkungen:** Blutungen; Clopidogrel und Prasugrel sind dem Ticlopidin aufgrund des ansonsten günstigeren Nebenwirkungsprofils (v.a. keine Neutropenie) vorzuziehen. Ticagrelor: auch Dyspnoe.
>
> **Klinische Anwendung:** Clopidogrel ist Mittel der Reserve zur Sekundärprophylaxe kardiovaskulärer Ereignisse. Darüber hinaus werden Clopidogrel und Prasugrel vorübergehend bei akutem Koronarsyndrom sowie im Rahmen koronarer Interventionen eingesetzt. Zur letzteren Indikation ist auch Ticagrelor zugelassen, dessen klinischer Stellenwert noch nicht geklärt ist.
>
> **Kontraindikationen:** Blutungen, Kinder und Jugendliche, schwere Leberstörungen

GPIIb/IIIa (Integrin αIIbβ3)-Inhibitoren

Bedeutung. Glykoprotein IIb/IIIa (Integrin αIIbβ3) ist ein dimeres Protein aus der Gruppe der Integrine, das spezifisch auf Thrombozyten exprimiert wird und nach Aktivierung als Rezeptor für Fibrinogen und von-Willebrand-Faktor fungiert (► Kap. 42.1.1). Durch Bindung dieser divalenten Liganden kommt es zur Vernetzung (Aggregation) von Thrombozyten. Eine Inhibition der Bindung von Fibrinogen an GPIIb/IIIa blockiert die Aggregation von aktivierten Thrombozyten (□ Abb. 41.11). GPIIb/IIIa-Inhibitoren sind sehr effiziente Thrombozytenaggregationshemmer. Die initialen Prozesse der Thrombozytenaktivierung bleiben jedoch unbeeinflusst.

Vertreter. Gegenwärtig werden 3 GPIIb/IIIa-Inhibitoren klinisch eingesetzt (□ Tab. 41.1):

- **Abciximab** ist das F$_{ab}$-Fragment eines humanisierten monoklonalen Antikörpers, der die IIIa(β3)-Untereinheit mit sehr hoher Affinität bindet. Abciximab hat keine absolute Spezifität für das Integrin αIIbβ3 (GPIIb/IIIa), sondern bindet auch an andere Integrine, wie z.B. den Vitronectin-Rezeptor (Integrin αVβ3). Nach intravenöser Gabe fallen die Plasmaspiegel von freiem Abciximab sehr schnell ab, die Plasmahalbwertszeit beträgt 30 Minuten.

Allerdings kann der mit sehr hoher Affinität an Thrombozyten gebundene Antikörper zwischen Thrombozyten ausgetauscht werden, und Abciximab kann selbst 2 Wochen nach einmaliger Gabe noch im Blut nachgewiesen werden. Nach Gabe einer Standarddosis (0,25 mg/kg als Bolus, gefolgt von 0,125 µg/kg/min für 12 h) wird eine Inhibition von etwa 80% aller GPIIb/IIIa-Moleküle auf Thrombozyten erreicht. Nach Beendigung der Gabe bleibt die Thrombozytenfunktion aufgrund der nur sehr langsamen Dissoziation von Abciximab für 12–24 Stunden gehemmt.

- **Eptifibatid** ist ein synthetisches zyklisches Peptid, bestehend aus 7 Aminosäuren, das selektiv die Fibrinogen-/von-Willebrand-Faktor-Bindungsstelle von Integrin αIIbβ3 blockiert. Es hat eine Strukturverwandtschaft mit dem Schlangengift Barbourin, das ebenfalls αIIbβ3 blockiert. Die Affinität von Eptifibatid für αIIbβ3 ist deutlich geringer als die von Abciximab, seine Wirkdauer wird daher von der Plasmahalbwertszeit (2–2,5 h) bestimmt. Die Ausscheidung erfolgt renal.

- **Tirofiban** ist ein spezifischer, nichtpeptidischer αIIbβ3-Antagonist mit hoher Affinität. Ähnlich wie Eptifibatid besitzt Tirofiban eine relativ kurze Halbwertszeit und Wirkdauer (ca. 2 h). Die Ausscheidung erfolgt ebenfalls renal.

◻ Tab. 41.1 Pharmakologische Eigenschaften von GPIIb/IIIa-Inhibitoren

	Abciximab	Eptifibatid	Tirofiban
Molekulargewicht (Da)	50.000	800	500
Integrin-selektivität	αIIbβ3, αVβ3	αIIbβ3	αIIbβ3
Affinität für αIIbβ3 (K_D, nmol/l)	5	120	15
Plasma-HWZ	0,5 h	2–2,5 h	2 h
Wirkdauer	12–24 h	2–2,5 h	2 h
Elimination	Proteolyse/renal	v.a. renal	v.a. renal

Unerwünschte Wirkungen. Die wichtigste unerwünschte Wirkung nach Gabe von GPIIb/IIIa-Inhibitoren sind **Blutungen,** die aufgrund der geringen therapeutischen Breite leicht auftreten können. Besonders gefährdet sind Patienten, die bereits mit Antikoagulanzien (z.B. Heparin) behandelt werden. Vor Gabe eines GPIIb/IIIa-Inhibitors muss in diesem Falle die Heparindosis reduziert werden. Gelegentlich kommt es unter der Therapie mit GPIIb/IIIa-Inhibitoren zum Auftreten einer **Thrombozytopenie.** Im Falle von Blutungen kann die Wirkung von Eptifibatid und Tirofiban aufgrund ihrer kurzen Wirkdauer durch Unterbrechung der Zufuhr beendet werden. Die relativ lange Wirkdauer von Abciximab kann im Falle von Blutungskomplikationen die Transfusion von Thrombozytenkonzentraten erfordern.

Klinische Anwendung. Die gegenwärtig verfügbaren GPIIb/IIIa-Inhibitoren müssen parenteral verabreicht werden. Dies schränkt ihren Einsatz auf bestimmte klinische Situationen ein. Ein wichtiges Einsatzgebiet von GPIIb/IIIa-Inhibitoren ist die Thromboseprophylaxe im Rahmen **koronarer Interventionen** wie der perkutanen transluminalen Koronarangioplastie (PTCA) sowie dem **koronaren Stenting.** Verschiedene Studien weisen darauf hin, dass Abciximab den beiden anderen GPIIb/IIIa-Inhibitoren überlegen ist. Die Gabe von GPIIb/IIIa-Inhibitoren ist auch in fortgeschrittenen Stadien des **akuten Koronarsyndroms** indiziert (▸ Kap. 41.3.1).

41

Steckbrief GPIIb/IIIa-Inhibitoren

Wirkstoffe:
- Abciximab (F_{ab}-Fragment eines humanisierten monoklonalen Antikörpers)
- Eptifibatid (synthetisches zyklisches Peptid)
- Tirofiban (nichtpeptidische niedermolekulare Substanz)

▼

Wirkmechanismus: Blockierung der Vernetzung (Aggregation) von Thrombozyten durch Bindung an das Glykoprotein IIb/IIIa (Integrin αIIbβ3) auf Thrombozyten

Unerwünschte Wirkungen: Gefahr von Blutungen durch eine geringe therapeutische Breite, gelegentliches Auftreten von Thrombozytopenien

Klinische Anwendung: Beschränkung auf Spezialindikationen wie das akute Koronarsyndrom sowie koronare Interventionen (parenterale Gabe)

Kontraindikationen: Blutungen, Traumata, Schwangerschaft, Stillzeit

41.2.2 Antikoagulanzien

Als Antikoagulanzien werden Pharmaka bezeichnet, die die zur Fibrinbildung führenden Prozesse der plasmatischen Gerinnung hemmen. Neben den Thrombozytenfunktionshemmern stellen sie die zweite Gruppe antithrombotischer Pharmaka dar. Antikoagulanzien werden zur Prävention und Behandlung arterieller und venöser Thrombosen eingesetzt. Die gegenwärtig klinisch verwendeten Antikoagulanzien können vier grundsätzlichen Wirkprinzipien zugeordnet werden:
- Aktivatoren von Antithrombin III (Heparine, Pentasaccharide)
- Vitamin-K-Reduktase-Hemmer (Cumarinderivate)
- direkte Faktor-IIa-(Thrombin-)Inhibitoren (Hirudine, Argatroban, Dabigatranetexilat)
- direkte Faktor-Xa-Inhibitoren (Rivaroxaban, Apixaban)

Antithrombin-III-Aktivatoren

Wirkmechanismen. Antithrombin III (ATIII) ist ein Glykoprotein, das in der Leber synthetisiert wird und im Plasma in einer Konzentration von 2,5 µM zirkuliert. ATIII ist Teil des physiologischen antikoagulatorischen Systems, indem es die proteolytische Aktivität, vor allem der Gerinnungsfaktoren Thrombin (Faktor IIa) sowie Faktor Xa inhibiert. ATIII hemmt vornehmlich freie aktive Gerinnungsfaktoren, während z.B. fibringebundenes Thrombin resistent gegenüber ATIII ist. Die inhibitorische Aktivität von ATIII allein ist nicht sehr hoch. Sie kann jedoch durch verschiedene Glucosaminoglucane wie Heparin, das vor allen Dingen in sekretorischen Granula von Mastzellen vorkommt, deutlich gesteigert werden. Die Interaktion von ATIII mit Heparin erfolgt über eine spezifische Pentasaccharidsequenz, die 3-O-sulfatierte Glucosaminreste enthält (◻ Abb. 41.12).

Unfraktionierte Heparine sowie niedermolekulare Heparine, die unter physiologischen Bedingungen wahrscheinlich keine Rolle als ATIII-Aktivator spielen, werden als Antikoagulanzien eingesetzt. Darüber hinaus sind seit kurzem auch **synthetische Pentasaccharide** für die antikoagulatorische Therapie verfügbar (◻ Tab. 41.2).

Unfraktioniertes Heparin. Heparin wird aus tierischen Geweben wie der Darmmukosa des Schweins oder der Rinder-

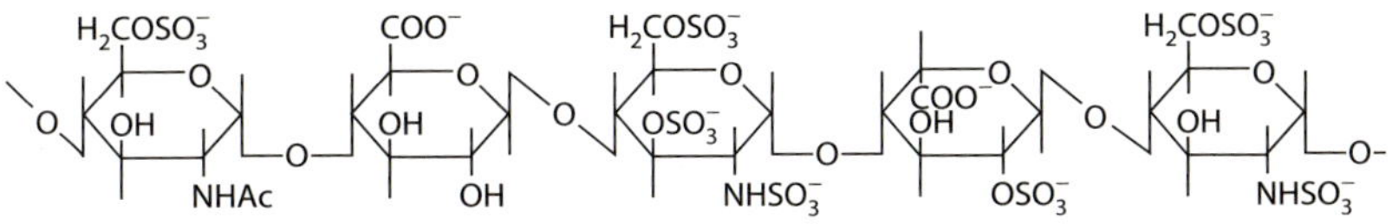

$H_2COSO_3^-$　　COO$^-$　　$H_2COSO_3^-$　　　　　　$H_2COSO_3^-$

N-Acetyl-
Glucosamin-6-
O-Sulfat　　**Glucuron-**
säure　　**N-, 3-O-, 6-O-**
Glucosamin-
Trisulfat　　**Iduronsäure-**
2-O-Sulfat　　**N-, 6-O-**
Glucosamin-
Disulfat

Abb. 41.12 Struktur der spezifischen Pentasaccharidsequenz von Antithrombin-III-Aktivatoren

lunge gewonnen. Unfraktioniertes Heparin stellt ein inhomogenes Gemisch negativ geladener sulfatierter Glucosaminoglucane, bestehend aus ca. 15–150 Hexose-Einheiten, dar. Heparin besteht bis zu einem Drittel aus ATIII-bindenden **Pentasaccharidsequenzen** (◐ Abb. 41.12). Die Pentasaccharidsequenz induziert nach Bindung an ATIII eine Konformationsänderung, die zu einer beschleunigten Inaktivierung von Faktor Xa führt (◐ Abb. 41.13).

❯ Die Fähigkeit von Heparin, ATIII-abhängig den Faktor Xa zu inhibieren, beruht allein auf der Pentasaccharidsequenz und ist unabhängig von der Gesamtanzahl der Monosaccharid-Einheiten. Für die ATIII-abhängige Inhibition von Faktor IIa durch Heparin ist hingegen neben der Pentasaccharidsequenz eine Kettenlänge von mind. 18 Monosaccharid-Einheiten erforderlich.

Dies beruht darauf, dass Faktor IIa zunächst an negative Bereiche des Heparins außerhalb der Pentasaccharidsequenz binden muss, bevor er durch ATIII gehemmt werden kann. Thrombin gleitet dann entlang der Monosaccharidkette des Heparins und wird schließlich durch ATIII, dass durch die Pentasaccharidsequenz aktiviert worden ist, inhibiert (◐ Abb. 41.13).

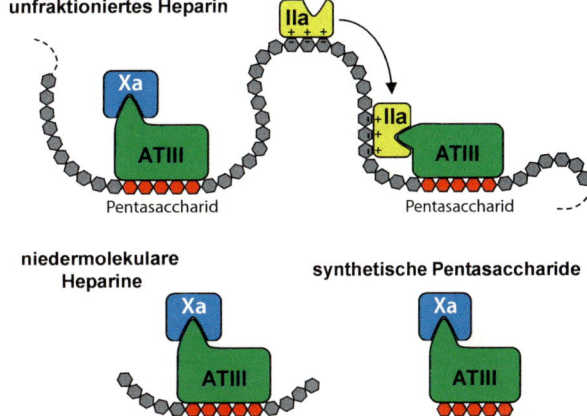

unfraktioniertes Heparin

niedermolekulare Heparine　　**synthetische Pentasaccharide**

Abb. 41.13 Mechanismus der Antithrombin-III-(ATIII-)vermittelten Inhibition von Faktor Xa und Faktor IIa (Thrombin) durch Heparine und Abkömmlinge. Unfraktioniertes Heparin führt zur direkten ATIII-vermittelten Inhibition von Faktor Xa sowie von Faktor IIa (Thrombin) unter Vermittlung zusätzlicher Monosaccharid-Einheiten, siehe Text. Die kurze Kette niedermolekularer Heparine sowie synthetischer Pentasaccharide erlaubt lediglich die ATIII-vermittelte Hemmung von Faktor Xa, nicht jedoch von Faktor IIa

Tab. 41.2 Pharmakologische Eigenschaften von Antithrombin-III-Aktivatoren

	Unfraktioniertes Heparin	Niedermolekulare Heparine	Synthetische Pentasaccharide (Fondaparinux)	Heparinoide (z.B. Danaparoid)
Hexoseeinheiten/Molekulargewicht (Da)	20–100/6.000–30.000	10–15/3.000–7.000	5/1.728	15–20/5.500
Relative Hemmung der aktiven Gerinnungsfaktoren Xa u. IIa	IIa = Xa 1:1	IIa <Xa 1:3	nur Xa	IIa << Xa
Applikation	s.c. und i.v.	s.c. und i.v.	s.c.	s.c. und i.v.
Bioverfügbarkeit (nach s.c.-Gabe)	30%	>90%	>95%	>95%
Plasma-HWZ	1–2 h	2–5 h	18 h	24 h
Elimination	v.a. durch das RES*	v.a. renal	v.a. renal	v.a. renal
Gabe zur Thromboseprophylaxe	2–3 × tägl.	1–2 × tägl.	1 × tägl.	2 × tägl.

* RES: retikuloendotheliales System

> ❯ Unfraktioniertes Heparin hemmt Faktor Xa und Faktor IIa (Thrombin) in vergleichbarem Ausmaß.

Niedermolekulares Heparin. Niedermolekulares Heparin wird aus unfraktioniertem Heparin durch chemische oder enzymatische Spaltung sowie nachfolgende Fraktionierung gewonnen und enthält kürzere Polysaccharid-Ketten mit durchschnittlich etwa 15 Monosaccharideinheiten.

> ❯ Während die Anti-Xa-Aktivität durch die verkürzte Kettenlänge unbeeinflusst bleibt, ist die Anti-IIa-Aktivität aufgrund der geringeren Kettenlänge um das 2–4-fache reduziert.

Neben der päferentiellen Wirkung auf Faktor Xa besitzen niedermolekulare Heparine (Enoxaparin, Nadroparin, Dalteparin, Certoparin, Tinzaparin, Reviparin u.a.) im Gegensatz zu unfraktioniertem Heparin eine veränderte Pharmakokinetik sowie ein verringertes Risiko für unerwünschte Wirkungen.

Synthetische Pentasaccharide. Auf der Basis der für die ATIII-Aktivierung verantwortlichen Pentasaccharidsequenz wurden synthetische Pentasaccharidanaloga hergestellt (z.B. Fondaparinux), deren Faktor-Xa-Selektivität noch stärker ausgeprägt ist. Außerdem zeichnen sich synthetische Pentasaccharide durch eine **längere Plasmahalbwertszeit** sowie durch ein **geringeres Risiko für unerwünschte Wirkungen** aus.

Heparinoide. Heparinoide sind niedermolekulare Heparin-ähnliche Polysaccharide tierischer (Danaparoid) oder planzlicher Herkunft (z.B. Pentosanpolysulfat). Sie hemmen ATIII-abhängig Faktor Xa und können bei Heparinunverträglichkeit eingesetzt werden.

Pharmakokinetik. ATIII-Aktivatoren werden nach oraler Gabe nicht resorbiert und können deshalb nur parenteral verabreicht werden. Die Gabe erfolgt durch subkutane Injektion, Heparin kann auch intravenös gegeben werden. **Unfraktioniertes Heparin** wirkt bei intravenöser Verabreichung sofort, die Wirkung nach subkutaner Gabe ist verzögert (1–2 h), und die Bioverfügbarkeit beträgt nur etwa 30%. Die **Plasmahalbwertszeit** von unfraktioniertem Heparin beträgt je nach Dosis etwa **1-2 h.** Unfraktioniertes Heparin wird nach Bindung an Endothelzellen, Makrophagen sowie an Plasmaproteine überwiegend über das retikuloendotheliale System abgebaut. Nur ein kleiner Teil wird unverändert renal ausgeschieden. **Niedermolekulare Heparine** besitzen nach subkutaner Applikation eine Bioverfügbarkeit von mehr als 90%. Die Elimination erfolgt überwiegend durch renale Ausscheidung.

> ❯ Durch höhere Bioverfügbarkeit und renale Elimination ist die Plasmahalbwertszeit und damit Wirkdauer von niedermolekularen Heparinen im Gegensatz zum unfraktionierten Heparin um das 2–3-fache länger.

Bei subkutaner Gabe im Rahmen einer Thromboseprophylaxe müssen niedermolekulare Heparine daher lediglich 1–2-

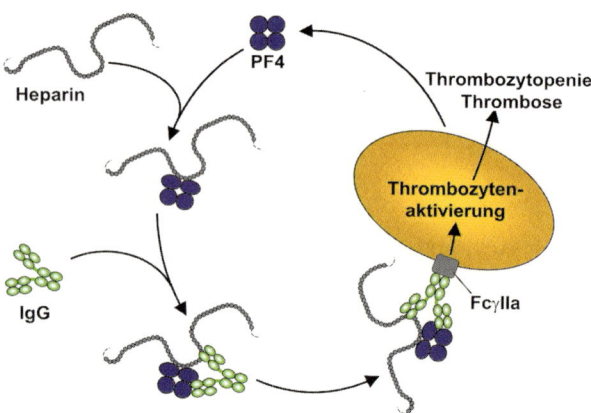

◻ Abb. 41.14 Pathomechanismus der Heparin-induzierten Thrombozytopenie Typ II. Heparin kann mit Plättchenfaktor 4 (PF4) Komplexe bilden, in denen es durch kleine Konformationsänderungen zur Ausbildung verschiedener Neoepitope kommt, die durch spezifische IgG-Antikörper erkannt werden. Multimolekulare PF4/Heparin/IgG-Komplexe binden an der Oberfläche von Thrombozyten über den Fc-Anteil des IgG-Moleküls an den thrombozytären FcγIIa-Rezeptor mit der Folge der Aktivierung der Thrombozyten. Die vermehrte Freisetzung von PF4 im Rahmen der Thrombozytenaktivierung kann diesen Prozess verstärken

mal täglich verarbreicht werden, während bei Gabe von unfraktioniertem Heparin 2–3 tägliche Subkutaninjektionen erforderlich sind.

Fondaparinux, ein synthetisches Pentasaccharid, ist nach subkutaner Gabe fast vollständig bioverfügbar und erreicht bereits nach 30 Minuten therapeutische Plasmaspiegel. Fondaparinux wird vollständig über die Niere ausgeschieden, die Plasmahalbwertszeit beträgt etwa 18 Stunden. Im Rahmen einer Thromboseprophylaxe ist daher nur eine subkutane Gabe pro Tag notwendig.

Unerwünschte Wirkungen. Alle ATIII-Aktivatoren können aufgrund ihres antikoagulatorischen Effektes zu **Blutungen** führen. Bei wenigen der behandelten Patienten kommt es zu **heparininduzierten Thrombozytopenien (HIT)**. Die häufigere Form **(HIT Typ I)** setzt innerhalb der ersten Tage einer Therapie ein und führt zu einem leichten, reversiblen Abfall der Thrombozytenkonzentration (um 20–30%). Die seltenere und potenziell lebensbedrohliche Form **(HIT Typ II)** tritt zwischen dem 5. und 11. Tag der Heparinbehandlung auf und kann zum drastischen Abfall der Thrombozytenkonzentration führen. Die HIT Typ II beruht auf der Bildung von multimolekularen Komplexen aus Heparin und dem tetrameren Plättchenfaktor 4 (PF4) (◻ Abb. 41.14). In diesen Komplexen exponiert PF4 ein normalerweise unzugängliches Epitop, das eine humorale Immunantwort hervorrufen kann. Immunkomplexe, bestehend aus IgG, Heparin und PF4 aktivieren dann den FcγIIa-Rezeptor auf Thrombozyten und führen dadurch zur Aktivierung und Aggregation von Thrombozyten, was einen Abfall der Thrombozytenzahl im Blut zur Folge hat (◻ Abb. 41.14). Aufgrund der Thrombo-

41

zytenaktivierung kommt es bei einem Teil der Patienten zu schweren thromboembolischen Komplikationen. Sowohl venöse Thrombosen mit der Gefahr von Lungenembolien, als auch akute arterielle Gefäßverschlüsse mit zerebrovaskulären Insulten, Nekrosen an den Akren oder Hautnekrosen können auftreten.

> Die HIT II tritt unter der Therapie mit niedermolekularen Heparinen deutlich seltener auf und wird nach Gabe von synthetischen Pentasacchariden nicht beobachtet.

Nach langfristiger Gabe hoher Dosen von überwiegend unfraktioniertem Heparin wird das gelegentliche Auftreten von **Osteoporosen** beobachtet. In vereinzelten Fällen sind unter Heparin-Therapie ein **reversibler Haarausfall** sowie **allergische Reaktionen** beschrieben worden.

Maßnahmen beim Auftreten unerwünschter Wirkungen. Beim Vorliegen **leichter heparininduzierter Blutungen oder Thrombozytopenien** reicht in der Regel das **Absetzen** der Heparintherapie aus. Bei **schweren Blutungen** kann der Effekt von Heparin sehr rasch durch **intravenöse Gaben von Protamin** aufgehoben werden. Protamin stellt eine Mischung von polykationischen Proteinen aus der Samenflüssigkeit des Lachses dar, die mit den polyanionischen unfraktionierten und niedermolekularen Heparinen einen Komplex bilden und dadurch den antikoagulatorischen Effekt neutralisieren. Da Protamin allergische Reaktionen hervorrufen kann und bei zu hoher Dosierung selbst antikoagulatorisch wirksam ist, sollte die **minimal notwendige Dosis** von Protamin verabreicht werden. Um 100 IE Heparin zu neutralisieren, wird etwa 1 mg Protamin benötigt, das langsam i.v. (max. 50 mg über 10 min) gegeben wird. Für **Fondaparinux** steht kein spezifisches Antidot zur Verfügung.

Klinische Anwendung

Unfraktioniertes Heparin. Unfraktioniertes Heparin ist indiziert zur Prophylaxe und Therapie der tiefen Venenthrombose und der Lungenembolie, zur Therapie arterieller Thrombosen und Embolien sowie im Rahmen einer Antikoagulation bei extrakorporaler Zirkulation (Hämodialyse, Herz-Lungen-Maschine). Außerdem wird unfraktioniertes Heparin als Begleittherapie bei der Thrombolyse sowie zur Therapie eines akuten Myokardinfarktes eingesetzt.

Niedermolekulare Heparine. Grundsätzlich unterscheiden sich die Indikationen für den Einsatz niedermolekularer Heparine nicht von denen unfraktionierten Heparins. Klinische Vorteile niedermolekularer Heparine sind die lange Wirkung mit der Möglichkeit der lediglich einmal täglichen Gabe sowie die fehlenden Notwendigkeit einer intensiven Überwachung der Therapie. Auch wenn die Kosten niedermolekularer Heparine höher sind, setzen sie sich zunehmend durch. Nachteile sind die aufwändigere laborchemische Kontrolle der Wirkung sofern notwendig sowie die fehlende Hemmbarkeit durch Protamin bei eventueller Überdosierung.

Fondaparinux. Der Einsatz von Fondaparinux ist zurzeit auf die peri- und postoperative Thromboseprophylaxe im Rahmen orthopädischer Operationen und anderer Operationen mit besonders hohem postoperativem Thromboserisiko beschränkt. Außerdem kann es bei besonders gefährdeten internistischen Patienten sowie bei Heparinunverträglichkeit als Alternative zu niedermolekularen Heparinen gegeben werden.

Therapiekontrolle. Die Überwachung der Therapie mit **unfraktioniertem Heparin** kann durch Bestimmung der **aktivierten partiellen Thromboplastinzeit (aPTT oder PTT)** erfolgen. Dazu wird der intrinsische Weg der plasmatischen Gerinnung durch oberflächenaktive Substanzen und Phospholipide aktiviert. Gemessen wird der Zeitpunkt der Fibrinbildung.

Die Bestimmung der aPTT ist zur Bestimmung des Effektes einer Therapie mit niedermolekularem Heparin nicht geeignet. In der Regel ist eine Kontrolle der Therapie mit **niedermolekularen Heparinen** wegen der besseren Vorhersehbarkeit der Effekte (bessere Bioverfügbarkeit; längere Plasmahalbwertszeit) nicht nötig. Bei Risikopatienten oder Patienten mit ausgeprägter Niereninsuffizienz kann die gerinnungshemmende Wirkung von niedermolekularem Heparin mittels der Bestimmung **der Anti-Faktor-Xa-Aktivität** bestimmt werden.

Steckbrief Antithrombin-III-Aktivatoren

Wirkstoffe:
- Unfraktioniertes Heparin
- Niedermolekulares Heparin
- Fondaparinux (synthetisches Pentasaccharid)
- Heparinoide

Wirkmechanismus: Hemmung aktiver Gerinnungsfaktoren durch Aktivierung von Antithrombin III
- unfraktioniertes Heparin hemmt die Faktoren IIa und Xa
- niedermolekulare Heparine und Heparinoide hemmen vorwiegend Faktor Xa
- synthetische Pentasaccharide wie Fondaparinux hemmen ausschließlich Faktor Xa

Pharmakokinetik: Parenterale Gabe
- Bioverfügbarkeit nach s.c. Gabe:
  - unfraktionierte Heparine 30%,
  - niedermolekulare Heparine, Heparinoide und Fondaparinux mehr als 90%
- Plasmahalbwertszeit:
  - unfraktioniertes Heparin 1–2 h
  - niedermolekulares Heparin 2–5 h
  - Fonaparinux 18 h

▼

Unerwünschte Wirkungen:
- Blutungen
- Selten: Heparininduzierte Thrombozytenpenie (HIT):
  - HIT Typ I (häufigere Form) setzt innerhalb der ersten Tage einer Therapie ein, in der Regel harmlos.
  - HIT Typ II (seltenere Form) tritt zwischen dem 5. und 11. Tag der Heparinbehandlung auf, potenziell lebensbedrohlich, allerdings bei Therapie mit niedermolekularen Heparinen deutlich seltener und kein Vorkommen bei Gabe von Fondaparinux

Klinische Anwendung: Zur Thromboseprophylaxe und Behandlung akuter Thrombosen. Aufgrund längerer Wirkdauer, besserer Steuerbarkeit und selteneren Auftretens unerwünschter Effekte werden niedermolekulare Heparine den unfraktionierten Heparinen meist vorgezogen.
Kontraindikationen: Blutungen, Blutungsneigung

Vitamin-K-Reduktase-Hemmer (Cumarinderivate)

Geschichte. Anfang der 20er Jahre des vergangenen Jahrhunderts kam es in einigen Gegenden Kanadas sowie der Vereinigten Staaten zum Auftreten schwerer, häufig tödlicher Blutungen bei Rindern, die mit verfaultem Klee gefüttert worden waren. Als Ursache dieser als »**Sweet-Clover-Disease**« bezeichneten Erkrankung wurde daraufhin Dicumarol identifiziert, das in verdorbenem Klee aus Cumarinen entsteht und die Gerinnungsfähigkeit des Blutes herabsetzt. Dicumarol interferiert dabei mit der Vitamin-K-abhängigen Synthese von Gerinnungsfaktoren. Bereits kurz nach der Entdeckung des antikoagulatorischen Effektes von Dicumarol wurde der mögliche therapeutische Nutzen von Cumarinderivaten diskutiert. Die in der Folgezeit synthetisch hergestellten Cumarinderivate wurden jedoch zunächst v.a. als Rodentizide (z.B. **Rattengift**) eingesetzt, eine Anwendung, die bis heute von Bedeutung ist. Die systematische Testung der antikoagulatorischen Wirkung von Cumarinderivaten zu therapeutischen Zwecken beim Menschen begann erst, als Berichte bekannt wurden, dass Patienten, die in suizidaler Absicht hohe Dosen an Cumarinderivaten eingenommen hatten, diese überlebt hatten.

Vertreter. Seit den 1950er Jahren stellen die oral verabreichbaren Cumarinderivate **Warfarin** und **Phenprocoumon** (◘ Abb. 41.15) die wesentlichen Pfeiler der antikoagulatorischen Langzeittherapie zur Prävention thrombotischer Erkrankungen dar. Im mitteleuropäischen Raum kommt hauptsächlich Phenprocoumon zur Anwendung. In den angelsächsischen Ländern ist dagegen Warfarin verbreiteter.

Wirkprinzip. Cumarinderivate wirken aufgrund ihrer Strukturähnlichkeit mit Vitamin K als **kompetitive Inhibitoren der Vitamin-K-Epoxid-Reduktase** (◘ Abb. 41.15). Die Inhibition des Enzyms führt zur Abnahme der aktiven reduzierten Form von Vitamin K und zum vermehrten Anfall von Vitamin-K-

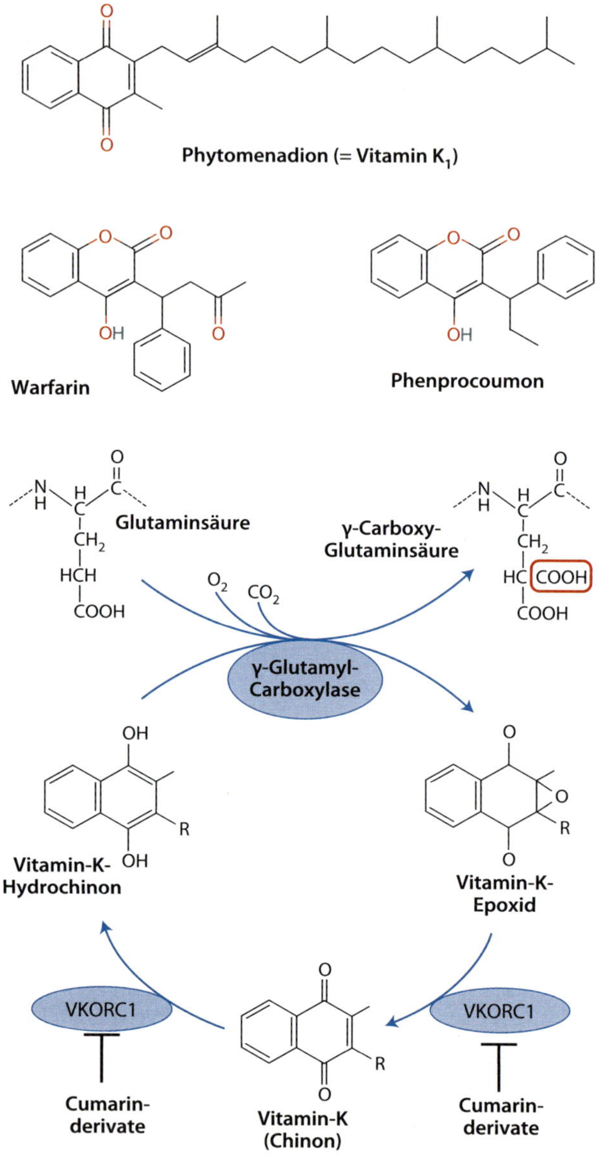

◘ **Abb. 41.15 Vitamin-K-Zyklus und Struktur von Warfarin und Phenprocoumon.** Die posttranslationale γ-Carboxylierung von Glutamatresten durch das Enzym γ-Glutamyl-Carboxylase in der Leber erfolgt unter Verbrauch von O_2 und CO_2. Wesentlicher Co-Faktor des Enzyms Glutamat-Carboxylase ist reduziertes Vitamin K, das nach Beteiligung an der Reaktion in die oxydierte Form des Vitamin-K-Epoxids umgewandelt wird. Um für eine weitere Reaktion zur Verfügung zu stehen, muss Vitamin-K-Epoxid durch den Vitamin-K-Epoxid-Reduktase-Komplex (VKOR) wieder in die reduzierte Hydrochinon-Form umgewandelt werden. Cumarinderivate hemmen aufgrund ihrer Strukturähnlichkeit zu Vitamin K das Enzym Vitamin-K-Reduktase

Epoxid. Unter dem Einfluss von Cumarinderivaten werden in der Leber aufgrund der fehlenden γ-Carboxylierung **physiologisch inaktive Gerinnungsfaktoren II, VII, IX, X sowie Protein C und Protein S gebildet**. Die γ-Carboxylierung von Glutamatresten dieser Faktoren ist für die Ca^{2+}-abhängige Bindung der Faktoren an negativ geladene Phosphplipid-Oberflächen im Rahmen der sekundären Hämostase notwendig. Da die Aktivität bereits gebildeter carboxylierter Faktoren nicht beeinflusst wird, ist der maximale antikoagulatorische Effekt abhängig von der biologischen Halbwertszeit der Vitamin-K-abhängigen Gerinnungsfaktoren und setzt erst nach 1–2 Tagen ein. Die Vitamin-K-abhängigen Gerinnungsfaktoren besitzen Plasmahalbwertszeiten von 6–50 Stunden (◘ Abb. 41.16).

Das antikoagulatorisch wirksame **Protein C** hat eine relativ kurze Halbwertszeit von ca. 6 Stunden. Nach Gabe von Cumarinderivaten sinkt daher die Konzentration von aktivem Protein C relativ schnell ab (◘ Abb. 41.16), so dass es in der initialen Phase einer Therapie mit Cumarinderivaten zum erhöhten Thromboserisiko kommt. In der Anfangsphase einer oralen Antikoagulation mit Cumarinderivaten muss deshalb ein schnell wirkendes Antikoagulanzium wie Heparin koappliziert werden, um die verzögert einsetzende antikoagulatorische Wirkung von Cumarinderivaten zu überbrücken und dem durch den raschen Abfall der Protein-C-Plasmakonzentration bedingten erhöhten Thromboserisiko entgegenzuwirken.

Pharmakokinetik. Phenprocoumon und Warfarin werden rasch und nahezu **vollständig nach oraler Gabe resorbiert** und zu mehr als 90% an Plasmaproteine gebunden. Cumarinderivate werden durch CYP-Enzyme (v.a. CYP2C9) **in der Leber metabolisiert** und zum überwiegenden Teil nach Glucuronidierung renal ausgeschieden. Phenprocoumon besitzt eine Plasmahalbwertszeit von 6 Tagen, Warfarin von ca. 40 Stunden. Daraus ergibt sich eine **Wirkdauer von 6–10 Tagen für Phenprocoumon** sowie von **2–6 Tagen für Warfarin**.

Unerwünschte Wirkungen. Aufgrund des sehr stark ausgeprägten antikoagulatorischen Effektes von Cumarinderivaten sind **Blutungen** die mit Abstand häufigste unerwünschte Wirkung. Blutungen können durch absolute oder relative Überdosierung von Cumarinderivaten ausgelöst werden oder im Rahmen von Arzneimittelinteraktionen auftreten. Bestimmte genetische Varianten von CYP2C9 sowie der Untereinheit 1 des Vitamin-K-Epoxid-Reduktase-Komplexes (VKORC1) erhöhen die Empfindlichkeit für Vitamin-K-Reduktase-Hemmer. Träger dieser Varianten neigen eher zu Blutungskomplikationen. Inwiefern eine genetische Testung in Zukunft sinnvoll ist, ist derzeit offen. Häufig sind Blutungen in den ableitenden Harnwegen sowie im Bereich des Gastrointestinaltraktes.

❗ Cave

Eine besondere Gefahr stellen intrakranielle Hämorrhagien dar.

Eine seltene, vor allen Dingen in den ersten Tagen der Therapie auftretende unerwünschte Wirkung sind **Nekrosen der**

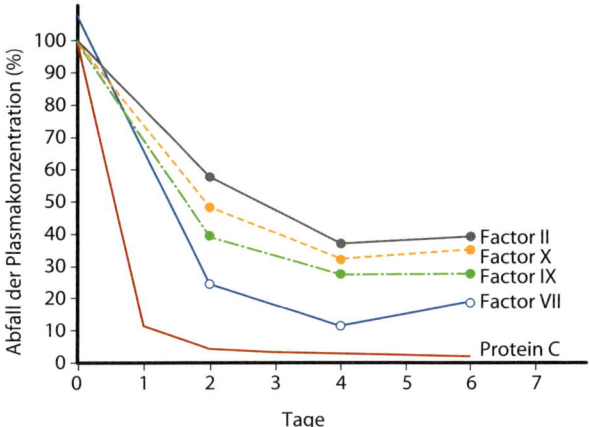

◘ **Abb. 41.16 Abfall der Plasmaspiegel funktionsfähiger Vitamin-K-abhängig gebildeter Koagulationsfaktoren nach Hemmung der γ-Carboxylierung**

Haut oder des Unterhautfettgewebes (Cumarinnekrosen), die v.a. in Arealen mit reichlich subkutanem Fettgewebe (Bauch, Mammae, Gesäß, Oberschenkel) auftreten. Diese Läsionen werden durch eine Thrombosierung von Kapillaren sowie kleinen venösen Gefäßen verursacht. Erstes Anzeichen einer sich entwickelnden Cumarinnekrose sind schmerzhafte Hautrötungen während der ersten Tage einer Therapie. Als Ursache von Cumarinnekrosen wird eine vorübergehende Hyperkoagulabilität aufgrund des raschen Abfalls des antikoagulatorisch wirksamen Protein C angenommen.

Diverse weitere unerwünschte Wirkungen wie eine passagere **Erhöhung der Transaminasewerte, gastrointestinale Störungen** sowie **Haarausfall** werden gelegentlich beschrieben und sind reversibel.

Sowohl Phenprocoumon als auch Warfarin sind plazentagängig und können eine spezifische **Embryopathie** hervorrufen. Cumarininduzierte Embryopathien treten in der 6.–12. Schwangerschaftswoche auf. Auch in späteren Phasen der Schwangerschaft können Entwicklungsstörungen auftreten. Cumarinderivate sind daher während der gesamten Schwangerschaft kontraindiziert.

Phenprocoumon, nicht jedoch Warfarin geht in geringer Menge in die Muttermilch über. Mögliche Blutungskomplikationen beim Säugling können durch Vitamin-K-Verabreichung (Phytomenadion) vermieden werden.

Die **Therapie** mit Cumarinderivaten kann **bei Überdosierungserscheinungen** unterbrochen werden. Beim Auftreten leichter Blutungen (z.B. Zahnfleischbluten) reicht in der Regel das **Absetzen oder die Reduktion der Dosis** über 1–2 Tage. Bei ausgeprägteren, aber nicht lebensbedrohlichen Blutungen sollte **Vitamin K_1 (Phytomenadion)** entweder oral oder intravenös, verabreicht werden. Die Wirkung setzt nach mehreren Stunden ein.

Treten unter der Therapie mit Cumarinderivaten lebensbedrohliche Blutungen auf, müssen die fehlenden Gerinnungsfaktoren umgehend substituiert werden.

Kontraindikationen. Cumarinderivate sind kontraindiziert bei Vorliegen eines **erhöhten Blutungsrisikos** sowie in der **Schwangerschaft**.

■■■ **Kontrolle der Therapie mit Cumarinderivaten**
Aufgrund der langen Halbwertszeit von Cumarinderivaten sowie der geringen therapeutischen Breite kann es im Rahmen einer oralen antikoagulatorischen Langzeittherapie leicht zu einem Über- oder Unterschreiten des therapeutisch gewünschten gerinnungshemmenden Effektes kommen. Als Maß hierfür wird die Thromboplastin-Zeit (PT, auch »Quick-Wert«, Prothrombin-Zeit) bestimmt. Dabei wird die Gerinnungszeit eines Citratplasmas nach Zugabe von Ca^{2+} sowie Gewebsthromboplastin bestimmt. Die aus verschiedenen Geweben und Spezies gewonnenen Gewebethromboplastinpräparationen stellen letztlich den »tissue factor« zur Verfügung, der in Anwesenheit von Ca^{2+}-Ionen die Koagulationskaskade unter Beteiligung der Vitamin-K-abhängigen Gerinnungsfaktoren VII, IX, X und II induziert. Die Prothrombin-Zeit stellt dabei die Gerinnungszeit dar. In der Vergangenheit wurde die gemessene Gerinnungszeit in Prozent zum Normalwert ausgedrückt (sog. Quick-Wert). Da die von den verschiedenen Herstellern verwendeten Gewebethromboplastin-Präparate eine unterschiedliche Zusammensetzung besitzen und aus verschiedenen Organen gewonnen werden, sind die mit verschiedenen Reagenzien ermittelten Quick-Werte in der Regel nicht vergleichbar. Es wurde daher zur Standardisierung die INR (International Normalised Ratio) eingeführt. Dazu werden die verschiedenen Gewebethromboplastin-Reagentien mit einem Referenz-Thromboplastin der WHO verglichen und daraus ein sog. International Sensitivity Index (ISI) bestimmt. Die INR wird nun ermittelt, indem man den Quotienten aus der Prothrombin-Zeit des Patientenplasmas und der Prothrombin-Zeit eines Plasmapools von gesunden Personen unter Berücksichtigung des Gewebethromboplastin-spezifischen ISI-Wertes berechnet. Je nach gewünschtem Ausmaß des antikoagulatorischen Effektes liegt der therapeutische INR-Zielbereich zwischen 2,0 und 4,5.

Interaktionen

❯ Eine Fülle von Interaktionen zwischen Cumarinderivaten und anderen Pharmaka, die die Wirkung von Cumarinen verstärken oder abschwächen können, sind beschrieben worden.

Ein verminderter Effekt von Cumarinderivaten kann auf einer Verminderung der Resorption durch gleichzeitige Gabe von **Colestyramin** hervorgerufen werden. Durch Pharmaka, die zu einer Induktion der hepatischen Enzymexpression führen, z.B. **Barbiturate, Rifampicin, Phenytoin** oder **Alkohol**, kann der Abbau von Cumarinderivaten beschleunigt sein. Die antikoagulatorische Wirkung von Cumarinderivaten kann auch durch eine besonders **Vitamin-K-reiche Ernährung** (z.B. Kohl, Spinat) herabgesetzt sein.
Umgekehrt kann eine **Vitamin-K-arme Ernährung** (z.B. postoperative Patienten) den Effekt der Cumarinderivate verstärken. Eine Hemmung der Biotransformation von Cumarinderivaten in der Leber kann durch typische Enzyminhibitoren wie **Cimetidin, Amiodaron, Erythromycin, Metronidazol** u.a. hervorgerufen werden.

❯ Die Blutungsneigung unter Therapie mit Cumarinderivaten kann durch die gleichzeitige Gabe von anderen Antikoagulanzien, Thrombozytenfunktionshemmern sowie nichtsteroidalen Antiphlogistika gesteigert werden.

Klinische Anwendung. Die orale Therapie mit Cumarinderivaten wird bei einer langfristig notwendigen Herabsetzung der Gerinnungsfähigkeit des Blutes durchgeführt, z.B. zur **Prophylaxe von venösen Thrombosen** und der **Lungenembolie.** Außerdem werden Cumarinderivate angewendet:
— zur Prävention thromboembolischer Komplikationen bei Vorhofflimmern
— bei Herzklappenersatz
— bei Kardiomyopathien
— bei hereditären Thrombophilien

In der Regel sollte das Ausmaß der Antikoagulation im Bereich einer INR zwischen 2,0 und 3,0 liegen. Bei schweren, rezidivierenden Thromboembolien oder Herzklappenersatz mit Klappen der ersten Generation ist eventuell eine INR zwischen 3,0 und 4,5 erforderlich.

❯ Grundsätzlich gilt bei der Therapie mit Cumarinderivaten, dass bei jeder Änderung des Medikamentenregimes eine engmaschige Kontrolle des Gerinnungsstatus und eventuelle Dosisanpassung erfolgen sollte.

Steckbrief Vitamin-K-Reduktase-Hemmer
Wirkstoffe: Warfarin und Phenprocoumon
Wirkmechanismus: Blockade der posttranslationalen γ-Carboxylierung der in der Leber gebildeten Gerinnungsfaktoren II, VII, IX, X sowie von Protein C und Protein S. Die Gerinnungsfaktoren sind bei fehlender γ-Carboxylierung physiologisch inaktiv.
Pharmakokinetik: Orale Gabe; Metabolisierung in der Leber (CYP2C9); renale Elimination
— Phenprocoumon: Plasmahalbwertszeit von 6 Tage, Wirkdauer 6–10 Tage

Unerwünschte Wirkungen:
— Häufigste Nebenwirkung: Blutungen
— Cave: geringe therapeutische Breite, Wirkung kann individuell stark schwanken.

Interaktionen: Interaktionen treten mit einer Vielzahl von Pharmaka auf
Klinische Anwendung: Orale Langzeitantikoagulation. Zu Beginn der Therapie besteht die Gefahr einer vorübergehenden Hyperkoagulabilität aufgrund des relativ raschen Abfalls der Konzentration an aktivem Protein C. Dem kann durch vorübergehende Gabe von Heparin entgegen gewirkt werden.
Kontraindikationen: erhöhtes Blutungsrisiko, Schwangerschaft

41

Direkte Thrombininhibitoren

Thrombin (Faktor IIa) besitzt eine zentrale Stellung im hämostatischen System sowie bei der Entstehung von Thrombosen. Es ist das entscheidende Enzym, das Fibrinogen in Fibrin umwandelt. Außerdem ist es durch Aktivierung proteaseaktivierter Rezeptoren an der Ausbildung von Thrombozytenaggregaten beteiligt. Die Hemmung der proteolytischen Aktivität von Thrombin hat daher einen ausgeprägten antikoagulatorischen Effekt. Es gibt 2 Klassen von parenteral zu verabreichenden direkten Thrombininhibitoren:

– **Hirudin** und seine Abkömmlinge
– **Argatroban** als niedermolekularer Thrombininhibitor

Seit kurzem stehen darüber hinaus auch oral verabreichbare Thrombininhibitoren wie **Dabigatranetexilat** zur Verfügung.

Hirudine

Wirkprinzip. Hirudin ist ein aus 65 Aminosäuren bestehendes Protein, das in der Speicheldrüse des Blutegels *Hirudo medicinalis* gebildet wird. Es bindet mit sehr hoher Affinität an Thrombin und bildet einen quasi undissoziierbaren 1:1-Komplex mit Thrombin, der die Aktivität des Thrombins vollständig blockiert. Die sehr selektive **Hemmung des Thrombins** durch Hirudin ist **unabhängig von Antithrombin III**. Im Gegensatz zu Heparinen hemmt Hirudin nicht nur freies, sondern auch fibringebundenes Thrombin. Die klinisch eingesetzten, als rekombinante Proteine hergestellten Hirudinanaloga **Lepirudin, Desirudin** und **Bivalirudin** unterscheiden sich vom nativen Hirudin nur unwesentlich.

Pharmakokinetik. Hirudine werden nach oraler Gabe nicht resorbiert. Nach subkutaner Gabe erfolgt eine nahezu vollständige Aufnahme, maximale Plasmaspiegel werden nach 1–2 Stunden erreicht. Hirudine werden zu einem großen Teil unverändert über die Niere ausgeschieden. Bei Patienten mit Niereninsuffizienz muss die Dosis entsprechend angepasst werden.

Unerwünschte Wirkungen. Vor allem **Blutungen,** deren Risiko bei gleichzeitiger Gabe anderer Antikoagulanzien oder Thrombozytenfunktionshemmer erhöht ist.

Klinische Anwendungen. Der Einsatz von Hirudinen **beschränkt sich auf besondere klinische Situationen.** Hirudine könne zur Prophylaxe postoperativer venöser Thrombosen bei Hochrisikopatienten (z.B. bei bekannter Thrombophilie, nach Hüftgelenkersatz) indiziert sein. Lepirudin kann alternativ zu Heparinen bei HIT II gegeben werden. Bivalirudin kann als Alternative zu Heparin bei perkutanen Koronarinterventionen eingesetzt werden. Die Kontrolle des gerinnungshemmenden Effektes erfolgt durch Bestimmung der aPTT. Dabei wird eine Verlängerung der aPTT auf das 1,5- bis 3-fache des Normalwertes empfohlen.

 Cave
Es steht kein Antidot für Hirudine zur Verfügung.

Argatroban

Argatroban ist ein niedermolekulares Derivat des Arginins und blockiert die enzymatische Aktivität von Thrombin durch Bindung an das aktive Zentrum des Enzyms. Argatroban muss als i.v. Infusion (initial 2 µg/kg/min) verabreicht werden, wobei nach 1–2 Stunden mit einer ausreichenden therapeutischen Wirkung gerechnet werden kann. Die Substanz wird hepatisch durch CYP3A4 metabolisiert und vorwiegend biliär ausgeschieden. Die Halbwertszeit beträgt 45 Minuten. Bei Leberfunktionsstörungen ist aufgrund einer verringerten Metabolisation eine Dosisanpassung erforderlich. Argatroban ist zur Antikoagulation bei Erwachsenen mit heparininduzierter Thrombozytopenie Typ II zugelassen.

Orale, niedermolekulare Thrombininhibitoren

Vertreter. Trotz langjähriger Versuche ist es erst in jüngster Zeit gelungen, synthetische, niedermolekulare Thrombininhibitoren zu erzeugen, die auch oral verabreicht werden können. Seit 2008 steht **Dabigatranetexilat** als oral einsetzbarer direkter Thrombininhibitor zur Verfügung, der reversibel sowohl freies, als auch gebundenes Thrombin hemmt. Mit Routinetests wie der Bestimmung der aPTT oder der INR lässt sich der Effekt von Dabigatranetexilat nicht überwachen.

 Cave
Ein Antidot gegen den aktiven Metaboliten Dabigatran ist nicht verfügbar.

Pharmakokinetik. Dabigatranetexilat ist ein **Prodrug,** aus dem nach Resorption aus dem Darm im Plasma sowie in der Leber durch Esterasen das aktive Dabigatran entsteht. Die Wirkung setzt rasch ein. Die Bioverfügbarkeit von Dabigatranetexilat beträgt etwa 6%. Dabigatran wird zum Teil glucuronidiert, 80% werden unverändert über die Nieren ausgeschieden, die **Plasmahalbwertszeit** beträgt **14–17 Stunden.**

Unerwünschte Wirkungen. Am häufigsten werden **Blutungen** sowie **gastrointestinale Störungen** wie Übelkeit, Erbrechen oder Obstipation beobachtet. Daneben ist über Schlafstörungen, das Auftreten peripherer Ödeme sowie über Wundheilungsstörungen berichtet worden.

Interaktionen. Chinidin erhöht die Dabigatran-Plasmaspiegel, **andere Antikoagulanzien** wirken synergistisch und erhöhen die Blutungsneigung, ebenso **nichtsteroidale Antirheumatika** und verwandte Substanzen.

Kontraindikationen. Beim Vorliegen **akuter Blutungen** sowie bei Patienten mit schwerer **Niereninsuffizienz** (Gefahr der Wirkungsverstärkung wegen verminderter Ausscheidung) sowie stark **beeinträchtigter Leberfunktion** sollte Dabigatranetexilat nicht eingesetzt werden.

Klinische Anwendung. Dabigatranetexilat ist zur **Prophylaxe venöser Thromboembolien** nach orthopädischen Operationen oder bei Vorhofflimmern zugelassen.

Steckbrief Direkte Thrombininhibitoren

Wirkstoffe:
- Hirudin und Abkömmlinge
- Argatroban
- Orale Thrombininhibitoren (Dabigatranetexilat)

Wirkmechanismus: Hemmung der Aktivität von Thrombin

Pharmakokinetik: Parenterale Gabe (außer Dabigatranetexilat); nahezu unveränderte renale Elimination
- Cave: Anpassung der Dosis bei Niereninsuffizienz

Unerwünschte Wirkungen: Blutungen

Klinische Anwendung:
- Reservemittel für besondere Indikationen (Hochrisikopatienten, z.B. Post-OP-Thrombose bei Thrombophilie)
- Ersatzmittel für Heparine bei Auftreten einer Heparin-induzierten Thrombozytopenie Typ II
- Der orale Thrombininhibitor Dabigatranetexilat kann zur Prophylaxe von Thromboembolien nach orthopädischen Operationen sowie bei Patienten mit Vorhofflimmern eingesetzt werden, das Indikationsgebiet wird möglicherweise in Zukunft noch erweitert werden.

Kontraindikationen: Blutungen, Niereninsuffizienz (Dabigatran)

Direkte Faktor-Xa-Inhibitoren

Vertreter. Mit **Rivaroxaban** und **Apixaban** stehen seit kurzem die ersten oral einsetzbaren Faktor-Xa-Inhibitoren zur Verfügung. Sie hemmen Faktor Xa reversibel und blockieren dadurch die Gerinnungskaskade. Im Gegensatz zu niedermolekularen Heparinen und Fondaparinux hemmen sie Faktor Xa auch in Thromben sowie im Prothrombinasekomplex unabhängig von Antithrombin-III. Die Hemmung von Faktor Xa hat möglicherweise Vorteile gegenüber einer Hemmung von Faktor IIa (Thrombin), da Thrombin verschiedene andere Funktionen im Rahmen von Gerinnungs- und Entzündungsprozessen besitzt. Die Wirkung von Faktor-Xa-Inhibitoren kann durch Bestimmung der INR, der aktivierten partiellen Thromboplastinzeit (aPTT) sowie der Anti-Xa-Aktivität kontrolliert werden. Eine routinemäßige Überwachung scheint jedoch nicht erforderlich zu sein. Ein spezifisches gegen Faktor Xa-Inhibitoren gerichtetes Antidot existiert nicht, die Wirkung kann jedoch durch Gabe von aktiviertem Faktor VII zum Teil aufgehoben werden.

Pharmakokinetik. Die Bioverfügbarkeit liegt bei 50% (Apixaban) bzw. 60–100% (Rivaroxaban). Beide Substanzen werden überwiegend durch CYP3A4 sowie CYP2J2 metabolisiert. Die Plasmahalbwertszeit beträgt 8–12 Stunden, die Ausscheidung erfolgt sowohl renal als auch über den Stuhl.

Unerwünschte Wirkungen. Wichtigste unerwünschte Wirkung sind **Blutungen,** die ähnlich häufig auftreten wie nach

Gabe äquivalenter Dosen von niedermolekularen Heparinen. Anstiege der Plasmaspiegel von Leberenzymen können unter der Therapie auftreten.

Interaktionen. Bei gleichzeitiger Gabe von **CYP3A4-Inhibitoren** sowie anderer in die Gerinnungsprozesse eingreifender Pharmaka kann das Blutungsrisiko nach Gabe von Rivaroxaban und Apixaban erhöht sein. Mit einer Wirkungsabschwächung ist bei gleichzeitiger Gabe von **CYP3A4-Induktoren** zu rechnen.

Klinische Anwendung. Orale Faktor Xa-Inhibitoren sind zur **Prophylaxe von Thromboembolien** bei Erwachsenen nach Hüft- oder Kniegelenkersatz zugelassen. Verschiedene Studien haben bisher eine den niedermolekularen Heparinen äquivalente Wirkung gezeigt, wobei die Rate relevanter Blutungskomplikationen möglicherweise etwas höher ist. Der wesentliche Vorteil von Rivaroxaban gegenüber niedermolekularen Heparinen ist die orale Anwendbarkeit. Eine Ausweitung des Einsatzgebietes dieser noch neuen Pharmakagruppe erscheint möglich. Inwiefern Vorteile gegenüber Vitamin-K-Reduktase-Hemmern unter Berücksichtigung von Kosten und Nutzen bestehen, ist zur Zeit noch unklar.

41.2.3 Fibrinolytika

Bedeutung des fibrinolytischen Systems und Wirkstoffe

Das **fibrinolytische System** spielt eine wichtige Rolle bei der Kontrolle der normalen Fibrinbildung sowie bei der Auflösung eines Fibringerinnsels im Rahmen physiologischer Heilungsprozesse. Wichtigster Effektor des fibrinolytischen Systems ist das **Plasmin,** ein proteolytisches Enzym, das Fibrin effizient spalten kann (◘ Abb. 41.17). Plasmin wird aus einer inaktiven Vorstufe, dem Plasminogen, durch Proteolyse freigesetzt. Plasminogen kommt in relativ hoher Konzentration (2,2 µM) im Plasma vor und wird vor allem durch 2 Proteasen aktiviert:

- Gewebe-Plasminogen-Aktivator (t-PA)
- Urokinase-Plasminogen-Aktivator (u-PA)

Der Gewebe-Plasminogen-Aktivator (t-PA) wird von Endothelzellen beispielsweise bei Stase freigesetzt und ist in der Lage, fibringebundenes Plasminogen in Plasmin umzuwandeln (◘ Abb. 41.17). Die t-PA-vermittelte Plasminogenaktivierung ist vor allem an der Auflösung von Fibrin in der Zirkulation beteiligt. Im Gegensatz dazu spielt u-PA eine Rolle bei der Aktivierung von zellgebundenem Plasminogen und nachfolgender Auflösung von Fibrin im Gewebe, z.B. im Rahmen von Wundheilungsprozessen, aber auch beim invasiven Wachstum von Tumorzellen.

Das fibrinolytische System wird auf 2 Ebenen inhibiert (◘ Abb. 41.17):

- Plasminogenaktivator-Inhibitoren (PAI-1, PAI-2), die t-PA und u-PA effizient inhibieren.
- α_2-Antiplasmin, das mit Plasmin einen Komplex bildet.

41

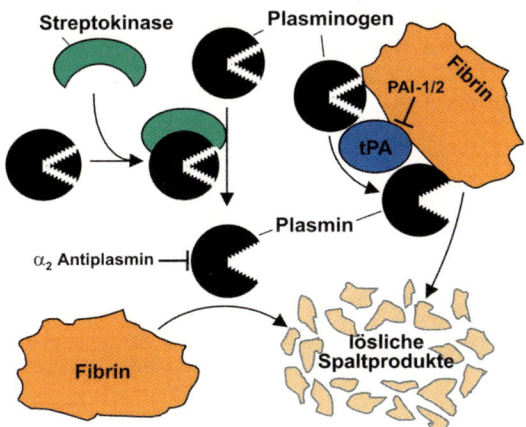

Während α_2-Antiplasmin freies Plasmin sehr schnell und irreversibel bindet und inaktiviert, hat es kaum einen Einfluss auf fibringebundenes Plasmin.

> Die Steigerung der Bildung von Plasmin durch Fibrinolytika ist ein wichtiges therapeutisches Prinzip zur Auflösung frisch gebildeter Thromben im arteriellen und venösen System.

Von klinischer Bedeutung sind insbesondere der rekombinant hergestellte **Gewebeplasminogenaktivator (t-PA)** sowie der bakterielle Plasminogenaktivator **Streptokinase.** Während Streptokinase freies sowie fibringebundenes Plasminogen aktiviert, führt t-PA vorzugsweise zu einer Aktivierung von fibringebundenem Plasminogen (■ Abb. 41.17), sodass bei Behandlung mit t-PA bei vorsichtiger Dosierung eine lokale Thrombolyse erzielt werden kann, während eine systemische Fibrinolyse weitgehend vermieden wird.

Streptokinase

Streptokinase ist ein 47 kDa großes Protein, das von β-hämolysierenden Streptokokken gebildet wird. Streptokinase besitzt keine intrinsische enzymatische Aktivität. Die Plasminbildung erfolgt, indem Streptokinase einen 1:1-Komplex mit Plasminogen bildet. In diesem Komplex kommt es zu einer Konformationsänderung des Plasminogens, wodurch die proteolytisch aktive Domäne exponiert wird und freie Plasminogenmoleküle in Plasmin umgesetzt werden können (■ Abb. 41.17).

Streptokinase muss intravenös gegeben werden, die Plasmahalbwertszeit beträgt 40–80 Minuten. Das Ausmaß der Wirkung wird beeinflusst durch das interindividuell schwankende Vorkommen von Anti-Streptokinase-Antikörpern. Entsprechende Antikörpertiter bestehen bei vielen Patienten aufgrund von früheren Streptokokkeninfektionen (oder früherer Streptokinasebehandlungen). Wenn Streptokinase in den üblicherweise recht hohen Dosen verabreicht wird, reichen die vorhandenen Antikörper allerdings in der Regel nicht aus, die Wirkung von Streptokinase einzuschränken. Selten kommt es nach Gabe von Streptokinase zu allergischen Reaktionen.

Gewebeplasminogenaktivator (t-PA)

Der Plasminogenaktivator (t-PA) ist eine aus 527 Aminosäuren bestehende Protease. In Abwesenheit von Fibrin ist t-PA ein nur sehr schwacher Plasminogenaktivator. Nach Binding an Fibrin führt t-PA jedoch zur starken Plasminbildung aus ebenfalls fibringebundenem Plasminogen (■ Abb. 41.17). Die hohe Affinität von t-PA zum fibringebundenen Plasminogen führt zur effektiven lokalen Fibrinolyse, während die systemische Plasminbildung bei niedrigen t-PA-Dosen gering ist. Der überwiegende Teil des plasmatischen t-PA ist durch Bindung an Plasminogenaktivator-Inhibitor-1 (PAI-1) inaktiviert.

In der Therapie eingesetzte Gewebeplasminogenaktivatoren sind:

- **Alteplase (t-PA)** wird rekombinant hergestellt und ausschließlich i.v. appliziert. Die Plasmahalbwertszeit beträgt lediglich 5–10 Minuten. Die rasche Elimination von t-PA erfolgt überwiegend durch endozytotische Aufnahme über den Mannoserezeptor in Endothelzellen sowie durch den »LDL-receptor-related-protein«-(LRP)Rezeptor in Hepatozyten. Alteplase wird üblicherweise zur Auflösung von Thromben als Bolus (z.B. 15 mg), gefolgt von einer 30-minütigen Infusion (0,75 mg/kg Körpergewicht) verabreicht.
- **Reteplase (r-PA)** ist eine Deletionsmutante von t-PA, deren Bindung an den Mannose- sowie den LRP-Rezeptor deutlich herabgesetzt ist. Aufgrund der verringerten hepatischen Elimination besitzt Reteplase eine längere Halbwertszeit (15–18 min) und wird im Gegensatz zu Alteplase überwiegend über die Niere ausgeschieden. Die längere Plasmahalbwertszeit hat den Vorteil, dass Reteplase 2-mal im Abstand von 30 Minuten intravenös injiziert werden kann, sodass eine Infusion nicht notwendig ist. Die Affinität von Reteplase zu Fibrin ist geringer als die von Alteplase, sodass Reteplase tiefer in das Fibringerinnsel eindringen soll.
- **Tenecteplase (TNK-t-PA)** ist eine weitere rekombinant hergestellte Form des Gewebeplasminogenaktivators, bei der Punktmutationen an mehreren Stellen eingefügt worden sind. Dies hat zur Folge, dass Tenecteplase resistent ist gegen die Hemmung durch PAI-1. Außerdem ist die LRP-Rezeptor-vermittelte hepatische Aufnahme deutlich verzögert. Die Halbwertszeit von Tenecteplase beträgt nach i.v. Gabe 15–19 Minuten. Tenecteplase wird zur Thrombolyse üblicherweise einmalig als Bolus intravenös verabreicht.

Weitere Fibrinolytika

Bei **APSAC** (p-anisoylierter Plasminogen-Streptokinase-Aktivator-Komplex) handelt es sich um einen Komplex aus Streptokinase und Lys-Plasminogen. Das aktive Zentrum des Plasminogens ist durch Acylierung blockiert. Der blockierende Acyl-Rest wird in vivo hydrolysiert, und der Komplex wird dadurch aktiviert. Dadurch soll die Bindung an Fibrin vor der Aktivierung des Komplexes ermöglicht werden und eine gewisse Spezifität für fibringebundenes Plasmin erreicht werden. In der Praxis zeigte sich APSAC gegenüber Streptokinase als Fibrinolytikum nicht überlegen.

Urokinase ist ein aus menschlichem Urin oder Nierenzellkulturen isolierter, oder alternativ gentechnologisch hergestellter Urokinase-Typ-Plasminogenaktivator. Ebenso wie Streptokinase besitzt Urokinase keine Fibrinspezifität. Die Kosten sind jedoch gegenüber denen einer Streptokinasebehandlung deutlich höher.

Unerwünschte Wirkungen und Kontraindikationen

Wichtigste **unerwünschte Wirkung** von Fibrinolytika sind **Blutungen.** Die gleichzeitige Gabe von Antikoagulanzien oder Thrombozytenfunktionshemmern kann das Risiko für Blutungen weiter erhöhen. Aufgrund dieses Risikos muss vor Gabe eines Fibrinolytikums streng auf mögliche Kontraindikationen geachtet werden.

Kontraindikationen für eine fibrinolytische Therapie sind:

- kürzlich zurückliegende Operationen sowie Biopsien, Punktionen von Arterien, schwere Verletzungen oder kardiopulmonale Reanimationen
- schwere gastrointestinale Blutungen innerhalb der letzten 3 Monate
- Hypertonie (diastolischer Druck >110 mmHg)
- aktive Blutungen oder hämorrhagische Erkrankungen
- kürzlich zurückliegende zerebrovaskuläre Ereignisse oder aktive intrakraniale Prozesse
- Aortenaneurysma
- akute Perikarditis
- Schwangerschaft und Stillzeit
- konsumierende Allgemeinerkrankungen, Malignome

Klinische Anwendung

Fibrinolytika werden eingesetzt zur **Thrombolyse** im Rahmen der Behandlung eines **akuten Myokardinfarkts,** bei Thrombosen im Rahmen der **peripheren arteriellen Verschlusskrankheit,** bei **akutem Hirninfarkt,** bei tiefen **Venenthrombosen** und **Lungenembolien.** Generell gilt, dass die Behandlung so schnell wie möglich nach dem akuten Ereignis zu beginnen ist, z.B. sollten Fibrinolytika

- bei Herzinfarkt innerhalb von 12 Stunden nach Symptombeginn sowie
- bei einem Hirninfarkt innerhalb von 3 (evtl. auch 4,5) Stunden nach Symptombeginn

gegeben werden. Typische Dosierungen sind in ◻ Tab. 41.3 aufgeführt.

◻ **Tab. 41.3** Dosierung von Fibrinolytika

Fibrinolytikum	Dosierung
Streptokinase (Standardvorgehen)	Initial: 250.000 IE i.v. über 20-30 min Erhaltungsdosis: 100.000 IE/h i.v.
Streptokinase (Kurzzeitlyse, z.B. nach Myokardinfarkt)	1,5 Mio IE i.v. über 30–60 min
Alteplase (akuter Myokardinfarkt)	15 mg i.v. Bolus, danach 0,75 mg/kg über 30 min, danach 0,5 mg/kg über 60 min i.v. (max. 100 mg)
Reteplase (akuter Myokardinfarkt)	2×10 IE i.v. im Abstand von 30 min
Tenecteplase (akuter Myokardinfarkt)	0,5 mg/kg als Bolus i.v. (max. 50 mg)

Steckbrief Fibrinolytika

Wirkstoffe:
- Streptokinase
- Gewebeplasminogen-Aktivator (t-PA) und Varianten

Wirkmechanismus: Auflösung von Fibrinthromben durch indirekte (Streptokinase) oder direkte (t-PA) Aktivierung von Plasmin

Pharmakokinetik: Intravenöse Gabe
- **t-PA:** Neuere gentechnisch hergestellte Varianten wie Reteplase oder Tenecteplase besitzen eine längere Plasmahalbwertszeit als Alteplase (t-PA) (>15 min versus 5–10 min)
- **Streptokinase:** Plasmahalbwertszeit 40–80 min

Unerwünschte Wirkungen: Blutungsrisiko ist relativ hoch, Allergisierung durch Streptokinasegabe

Klinische Anwendung: Mittel der Wahl zur Behandlung akuter thrombotischer arterieller Verschlüsse, wobei Verabreichung der Fibrinolytika möglichst rasch nach dem akuten Ereignis (z.B. innerhalb von 12 Stunden nach Herzinfarkt) erfolgen muss.

Kontraindikationen:
- Kürzlich zurückliegende OPs, Blutungen, schwere Verletzungen
- Hypertonie (RR diast. >110 mmHg)
- Hämorrhagische Erkrankungen
- Kürzlich zurückliegende zerebrovaskuläre Ereignisse oder aktive intrakraniale Prozesse
- Aortenaneurysma
- Akute Perikarditis
- Schwangerschaft und Stillzeit
- Konsumierende Allgemeinerkrankungen, Malignome

41

41.3   Pharmakotherapie

Fallbeispiel

Ein 52-jähriger Unternehmer verspürt morgens kurz nach dem Aufstehen plötzlich starke stechende Schmerzen im Brustkorb mit Ausstrahlung in die linke Schulter und linke Hand. Anfangs kann er kaum durchatmen. Er leidet unter Übelkeit und Schwindel. Nach ca. 20 Minuten bessern sich die Beschwerden. Auf dem Weg zur Arbeit treten jedoch erneut starke pektanginöse Beschwerden auf. Nach Erreichen des Arbeitsplatzes fühlt sich der Mann zunehmend schlechter, Schweiß steht ihm auf der Stirn. Er klagt erneut über Übelkeit und Schwindel. Nachdem die starken Beschwerden über eine halbe Stunde angehalten haben und die Kollegen zunehmende Atemnot bemerken, wird der Notarzt gerufen. Dieser trifft kurze Zeit später ein und findet einen mittlerweile nur noch mit mäßigen Schmerzen behafteten Patienten vor, Blutdruck 165/100 mmHg, Herzfrequenz 110/min. Nach Aufzeichnung eines EKGs wird die Diagnose »akutes Koronarsyndrom« gestellt, die notfallmäßige Einlieferung in das nächstgelegene Krankenhaus mit kardiologischer Spezialabteilung wird vorbereitet und die Akuttherapie eingeleitet.

41.3.1   Akutes Koronarsyndrom – Myokardinfarkt

Definition

Leitsymptom des akuten Koronarsyndroms ist der **akute Thoraxschmerz,** der **länger als 20 Minuten** anhält. Die Diagnosesicherung und Risikostratifizierung erfolgt mittels laborchemischer Untersuchung sowie EKG-Untersuchung. Das **akute Koronarsyndrom** umfasst verschiedene klinische Manifestationsformen einer schweren Myokardischämie, wie die **instabile Angina pectoris** oder den **Myokardinfarkt.** Einer solchen Ischämie liegt in der Regel die Ruptur einer atherosklerotischen Plaque mit nachfolgender Bildung eines thrombozytenreichen Thrombus zugrunde. In welcher Form sich das akute Koronarsyndrom manifestiert, hängt davon ab, ob der Thrombus das Koronargefäß nur partiell oder komplett verschließt. Der vollständige Verschluss des Gefäßes führt in der Regel zum akuten Myokardinfarkt, während bei der instabilen Angina pectoris noch eine Restperfusion vorliegt (◘ Abb. 41.18).

Pathogenese

Die atherosklerotische Plaque besteht aus zwei Hauptkomponenten (▸ Kap. 43), einem lipidreichen Kern sowie einer aus Bindegewebe bestehenden Kappe. Kommt es zur **Ruptur der atherosklerotischen Plaque,** werden diverse Lipide, glatte Muskelzellen, Makrophagen und Kollagenfasern exponiert, die zusammen eine sehr thrombogene Oberfläche bilden. Insbesondere Kollagenfasern induzieren die Aktivierung und Aggregation von Thrombozyten. Glatte Muskelzellen und

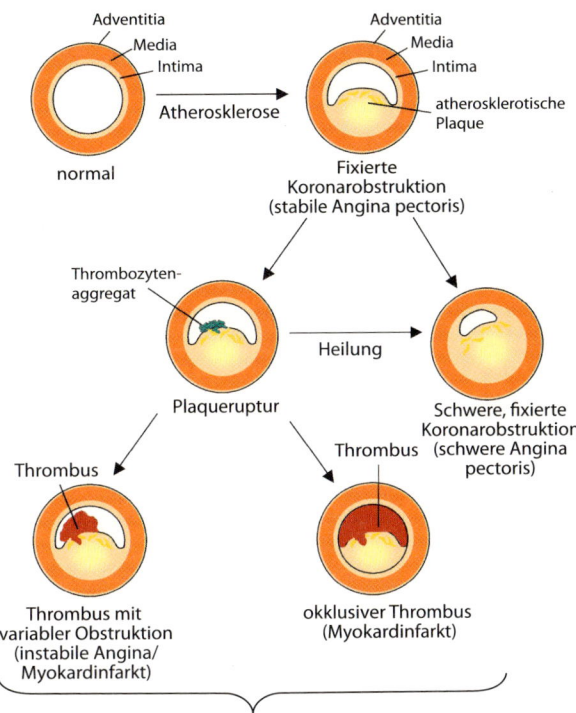

◘ **Abb. 41.18 Progressive Entwicklung einer atherosklerotischen Läsion im Koronarsystem.** Diese beginnt mit einer stabilen Plaque, die typischerweise für eine stabile Angina pectoris verantwortlich ist. Nach Plaqueruptur kommt es zur Bildung eines arteriellen Thrombus, der durch weitgehende oder vollständige Verlegung des Gefäßlumens zum Bild eines akuten Koronarsyndroms führt

Makrophagen, die den »tissue factor« auf ihrer Oberfläche exprimieren, führen durch Interaktionen mit dem Faktor VIIa zur Initiation der Koagulationskaskade. Dies führt mit der Unterstützung durch die prokoagulatorische Aktivität der aktivierten Thrombozyten zur raschen Bildung von Thrombin und Fibrin. Aufgrund der Aktivierung antithrombotischer und thrombolytischer Prozesse wird in einigen Fällen das Wachstum des intrakoronaren Thrombus gestoppt und eine Verlegung des Gefäßes verhindert. In diesen Fällen treten die klinischen Zeichen einer Ischämie auf, die Restperfusion verhindert jedoch das Auftreten von Myokardnekrosen. Kommt es hingegen zur Okklusion des Koronargefäßes, so sind neben den klinischen Zeichen einer Ischämie auch die laborchemischen Parameter, die eine Nekrose anzeigen, positiv.

Risikostratifizierung

Bei Patienten mit Verdacht auf ein akutes Koronarsyndrom sollte schnellstmöglich eine **EKG- und Laboruntersuchung** durchgeführt werden, um das individuelle Risiko einzuschätzen und die weitere Behandlungsstrategie festzulegen (◘ Abb. 41.19). Die ST-Streckenhebung im EKG zeigt einen vollen Koronararterienverschluss an. Bei kleineren Infarkten kann die ST-Streckenhebung jedoch auch fehlen. Das Vorliegen einer Myokardnekrose kann durch Bestimmung der ins Plasma übertretenden kardialen Proteine und Enzyme (Troponin, Myoglobin, Creatinkinase, CK-MB) nachgewiesen werden.

> Der Bestimmung von Troponin T und Troponin I kommt beim akuten Koronarsyndrom besondere Bedeutung zu.

Diese laborchemischen Parameter zeigen die größte Sensitivität und Spezifität und weisen bereits kurze Zeit nach einem kardialen Ischämieereignis mit Zelluntergang erhöhte Werte auf. Basierend auf den Ergebnissen der EKG-Untersuchung sowie der Bestimmung von Troponin T/I wird das akute Koronarsyndrom in 3 Entitäten eingeteilt:

- **Instabile Angina pectoris:** Keine ST-Streckenhebungen und kein Anstieg von Troponin I oder Troponin T
- **NSTEMI** = »non ST-segment-elevation myocardial infarction« (Nicht-ST-Hebungsinfarkt): Anstieg von Troponin I oder Troponin T, keine ST-Streckenhebungen
- **STEMI** = »ST-segment-elevation myocardial infarction« (Herzinfarkt mit ST-Hebung): Troponin-T/I- und Enzymveränderungen sowie infarkttypische EKG-Veränderungen

Eine Sonderform stellt die Prinzmetal-Angina/»variant angina« dar. Es handelt sich um eine Angina pectoris mit reversibler ST-Streckenhebung ohne positive Labormarker. Ursache ist in der Regel das Auftreten passagerer Koronarspasmen, häufig im Bereich vorhandener Koronarstenosen.

Medikamentöse Therapie

Das **Therapieziel** ist die Senkung des kardialen O_2-Bedarfs und die Vorbeugung eines weiteren Wachstums des Thrombus (Basistherapie) sowie eine rasche Reperfusion des verschlossenen Herzgefäßes (Reperfusionstherapie).

Akutes Koronarsyndrom

Bei Patienten mit der klinischen Symptomatik eines akuten Koronarsyndroms sind als Basistherapie folgende pharmakologische Sofortmaßnahmen indiziert:

- **Sauerstoff** über Nasensonde/Maske (4–8 l/min)
- **Glyceroltrinitrat:** 0,2–1,2 mg sublingual evtl. wiederholt; u.U. Infusion 1–6 mg/h bei schwerer Linksherzinsuffizienz (**Cave:** RR <90 mmHg)
- **Acetylsalicylsäure** zur Hemmung der Thrombozytenaggregation; 500 mg i.v., danach 100 mg/Tag p.o. falls Patient nicht bereits oral behandelt wird
- **Clopidogrel** 300–600 mg p.o.
- **Heparin** (unfraktioniert oder niedermolekular) zur Antikoagulation, z.B. Heparin 70 U/kg i.v. (max. 5000 U) oder Enoxaparin 30 mg i.v. + 1 mg/kg s.c., danach Erhaltungsdosis
- ggf. **Betablocker,** insbesondere bei erhöhten Blutdruckwerten und Tachykardien, z.B. 5 mg Metoprolol i.v., danach p.o. Gabe fortsetzen; Kontraindikationen beachten: z.B. Asthma bronchiale, AV-Block, Lungenödem, Hypotonie
- ggf. **Diazepam** zur Sedierung (5 mg i.v.)
- ggf. **Morphin** zur Schmerzbehandlung, 3–5 mg langsam i.v., evtl. wiederholt

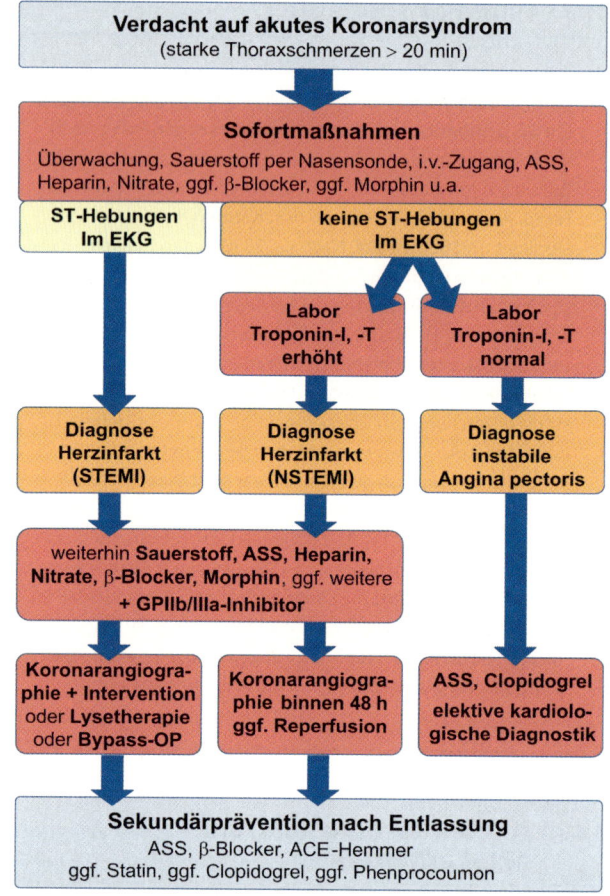

Abb. 41.19 Diagnostik und therapeutisches Vorgehen bei akutem Koronarsyndrom

- ggf. **Atropin** bei vagaler Reaktion, 0,5 mg i.v.
- ggf. **Antiemetika** (Metoclopramid) bei Übelkeit/Erbrechen

Instabile Angina pectoris

Liegt keine persistierende ST-Streckenhebung im EKG vor und ist der Troponin-Test zweimal bei Aufnahme und 6–12 Stunden später negativ, so wird unter Fortsetzung der Basistherapie eine Stabilisierung des Patienten angestrebt und danach eine Koronarangiographie durchgeführt.

NSTEMI

Keine ST-Streckenhebung, aber erhöhte Troponin-Werte. Es wird die Diagnose Nicht-ST-Hebungsinfarkt gestellt und zusätzlich mit GP-IIb/IIIa-Inhibitoren (Abciximab, Tirofiban oder Eptifibatid) behandelt. Außerdem wird innerhalb von 48 Stunden eine Koronarangiographie durchgeführt und ggf. eine Reperfusionsbehandlung eingeleitet.

STEMI

ST-Streckenhebung sowie positive Laborparameter. Bei allen Patienten mit einem Myokardinfarkt ist innerhalb von 12 Stunden eine Reperfusionstherapie (mittels PTCA evtl.

auch innerhalb von 24 h) indiziert. Dabei ist die primäre Katheterintervention (akut-PTCA mit oder ohne Stentimplantation) die bevorzugte Behandlungsstrategie. Voraussetzung dafür ist die Einweisung oder Verlegung in ein kardiologisches Zentrum, das die Katheterintervention routinemäßig durchführt. Selbst bei einem Zeitintervall von 2 Stunden bis zur perkutanen Katheterintervention ist ein deutlicher Vorteil gegenüber einer konservativen Therapie mit Fibrinolytika gegeben.

Reperfusionstherapie
Konservative Reperfusionstherapie
Die Wirksamkeit der Fibrinolyse bei ST-Streckenhebungsinfarkt ist bis zur 12. Stunde nach Symptombeginn belegt und strikt zeitabhängig. Die fibrinolytische Therapie sollte so schnell wie möglich erfolgen, da insbesondere in den ersten 2–4 Stunden nach Symptombeginn ein exponentieller Wirksamkeitsverlust der Lysetherapie zu verzeichnen ist. Die Kontraindikationen einer fibrinolytischen Therapie sind dabei zu beachten (▶ Kap. 41.2.3). Die im Rahmen der Basistherapie durchgeführte Antikoagulation mittels Heparin sollte sichergestellt sein und mindestens 2 Tage nach erfolgreicher Reperfusion fortgesetzt werden.

Zur **Lysetherapie** stehen die Fibrinolytika **Streptokinase, Alteplase, Reteplase** und **Tenecteplase** zur Verfügung. Mit allen Fibrinolytika kann eine Rekanalisation erzielt werden, und in allen Fällen ist eine deutliche Verbesserung der Prognose von Herzinfarktpatienten bei ausreichend früher Behandlung nachgewiesen. Für Streptokinase sprechen im Vergleich zu den anderen Fibrinolytika die relativ niedrigen Kosten. Die tPA-basierten Fibrinolytika Alteplase, Reteplase und Tenecteplase haben gegenüber Streptokinase den Vorteil einer höheren Effektivität. Aufgrund der verlängerten Halbwertszeit haben Reteplase (Gabe als Doppelbolus) und Tenecteplase (Gabe als Einzelbolus) gegenüber Alteplase (Gabe als Initialbolus mit anschließender Infusion) den zusätzlichen Vorteil der leichteren Applizierbarkeit.

Perkutane transluminale koronare Angioplastie (PTCA)/Stentimplantation
Pathophysiologische Überlegungen sowie mehrere Studien sprechen dafür, dass durch begleitende Gabe eines GP-IIb/IIIa-Antagonisten im Rahmen einer PTCA (vorzugsweise Abciximab) die Restenoserate im Rahmen einer perkutanen Koronarintervention verringert wird.

Therapie von Komplikationen
Zu den wesentlichen Komplikationen in der Frühphase nach Herzinfarkt zählen **Rhythmusstörungen** und eine **akute Linksherzinsuffizienz:**
- **Rhythmusstörungen:** Durch frühzeitige Gabe von Betablockern unter Beachtung der Kontraindikationen kann das Risiko für Rhythmusstörungen gesenkt werden.
- **Sinusbradykardie:** Atropin 0,5 mg i.v; die Verfahren der elektrischen Kardioversion bzw. Defibrillation sind indiziert, wenn der Patient infolge einer ventrikulären Tachykardie hämodynamisch instabil wird oder Kammerflimmern entwickelt.

- Bei **anhaltenden ventrikulären Tachykardien** und bei **refraktärem Kammerflimmern trotz Defibrillation** ist die intravenöse Gabe von Amiodaron (300–900 mg i.v. Bolus) indiziert.
- Bei **supraventrikulärer Tachykardien** mit hämodynamischer Beeinträchtigung kann Adenosin intravenös gegeben werden.
- Bei **tachyarrhythmischem Vorhofflimmern** ist evtl. die Therapie mit Betablockern bzw. entsprechender Dosiserhöhung notwendig, um die Kammerfrequenz zu verlangsamen.

Sekundärprävention
Unmittelbar nach der Akutphase eines Myokardinfarktes beginnt die Sekundärprophylaxe, in der neben einer Reihe allgemeinmedizinischer Maßnahmen folgende Pharmaka zur Anwendung kommen:
- **Thrombozytenfunktionshemmer: Acetylsalicylsäure:** ASS 100 mg/d lebenslang. Bei Unverträglichkeit von ASS Clopidogrel (75 mg/d). Es gibt Hinweise darauf, dass die Gabe von **Clopidogrel** zusätzlich zu ASS für max. 9–12 Monate nach einem Infarkt insbesondere bei Patienten, die sich einer Koronarintervention unterzogen haben, prognostisch günstig ist.
- **ACE-Hemmer:** Die infolge eines Herzinfarktes auftretenden strukturellen Umbau- und Anpassungsvorgänge des Myokards (»remodeling«) stellen nach neueren pathophysiologischen Vorstellungen den ersten Schritt in Richtung einer Entwicklung einer Herzinsuffizienz dar. ACE-Hemmer scheinen diese Prozesse zu verlangsamen, ihre prognostisch günstige Wirkung im Rahmen der Sekundärprävention ist durch verschiedene Studien sehr gut belegt (▶ Kap. 37). Diese Effekte sind insbesondere für **Captopril, Enalapril, Lisinopril, Ramipril** sowie **Trandolapril** nachgewiesen, stellen jedoch höchstwahrscheinlich einen Klasseneffekt der ACE-Hemmer dar. Bei Unverträglichkeit gegenüber ACE-Hemmern (z.B. Reizhusten) oder Kontraindikationen können alternativ **Angiotensin-II-(AT$_1$-)Rezeptorantagonisten** eingesetzt werden.
- **Betablocker:** Die prognostisch günstige Wirkung von Betablockern mit präferentieller Wirkung auf β_1-Rezeptoren ist gut belegt. Die Gründe für diese günstige Wirkung sind eine Senkung der Häufigkeit arrhythmiebedingter plötzlicher Todesfälle sowie eine Senkung des Reinfarktrisikos (▶ Kap. 26). Bei Patienten mit manifester Herzinsuffizienz ist durch die Gabe von Betablockern ein zusätzlicher günstiger Effekt zu erwarten. Insbesondere für **Carvedilol, Metoprolol** und **Bisoprolol** ist ein entsprechender Effekt nachgewiesen.
- **Evtl. Cholesterinsynthesehemmer:** Die Senkung der LDL-Cholesterinkonzentration auf subnormale Werte scheint einen günstigen Effekt auf die Häufigkeit von Reinfarkten zu besitzen. Neben der generellen Senkung der Cholesterinkonzentration im Plasma wird u.a. eine Plaquestabilisierung als möglicher Mechanismus diskutiert. Derzeit gilt, dass die LDL-Cholesterinkonzentration im Plasma auf Werte <100 mg/dl gesenkt werden sollte.

- **Evtl. Antikoagulanzien:** Bei einigen Patienten kann die vorübergehende Gabe von Antikoagulanzien (z.B. Phenoprocoumon) zusätzlich zu Thrombozytenfunktionshemmern indiziert sein.

41.3.2 Tiefe Beinvenenthrombose

Fallbeispiel

Eine 54-jährige Frau stellt sich bei ihrem Arzt vor, da sie seit 4 Tagen ziehende Schmerzen im Bereich der linken Wade verbunden mit einem Spannungsgefühl hat. Die Beschwerden nehmen ab, wenn sie das Bein in Horizontallage bringt. Der linke Unterschenkel erscheint deutlich geschwollen (Umfangsdifferenz) und ist überwärmt. Die klinischen Zeichen nach Meyer (Wadendruckschmerz), Homans (Waden- bzw. Kniekehlenschmerz bei passiver Dorsalflexion des Fußes) und Payr (Fußsohlendruckschmerz) sind positiv. Mittels B-Bild-Kompressionssonographie wird eine proximale, linksseitige tiefe Beinvenenthrombose diagnostiziert.

Der tiefen Beinvenenthrombose liegt eine intravasale Gerinnung von Blutbestandteilen in den tiefen venösen Gefäßen des Beines bzw. Beckens zugrunde. Die Ursachen sind vielfältig. Häufig findet sich eine Immobilisation mit verändertem Blutfluss bis hin zur Stase. Auch eine erhöhte Koagulabilität aufgrund angeborener Störungen der Hämostase (z.B. Faktor-V-Leiden) können eine tiefe Beinvenenthrombose begünstigen. Unter Therapie mit Östrogenen (z.B. Ovulationshemmern) besteht ein erhöhtes Thromboserisiko, das insbesondere durch gleichzeitiges Rauchen potenziert wird.

Die akute Gefahr einer tiefen Beinvenenthrombose besteht in der Loslösung von Thrombusmaterial mit nachfolgender Lungenembolie. Längerfristig führt die tiefe Beinvenenthrombose zur chronisch-venösen Insuffizienz mit Ausbildung eines postthrombotischen Syndroms.

> Initiales Ziel der Therapie einer tiefen Beinvenenthrombose ist die Senkung der akuten Mortalität und Morbidität durch Verhütung einer Lungenembolie sowie die Verhinderung von Thrombosewachstum und Frührezidiven.

Dazu wird eine initiale Antikoagulation durchgeführt, die nach der akuten Phase in eine Langzeitantikoagulation zur Sekundärprophylaxe überführt wird. Eine Thrombolyse mittels Fibrinolytika in der akuten Phase ist nur in bestimmten Fällen indiziert.

Initiale Antikoagulation

Zur initialen Antikoagulation wird eine Therapie mit **niedermolekularem Heparin** oder **Fondaparinux** durchgeführt (Tab. 41.4). Durch Studien und Metaanalysen ist belegt, dass niedermolekulare Heparine für die Therapie einer tiefen Venenthrombose mindestens ebenso effektiv sind wie unfrak-

Tab. 41.4 Dosierung niedermolekularer Heparine bzw. Fondaparinux zur Akutbehandlung der Venenthrombose

Substanz	Dosierung
Certoparin	8.000 IE, 2 × tägl. s.c.
Dalteparin	200 IE/kg, 1 × tägl. s.c.
Enoxaparin	100 IE/kg, 2 × tägl. s.c.
Nadroparin	85 IE/kg, 2 × tägl. s.c.
Reviparin	87,5 IE/kg, 2 × tägl. s.c.
Tinzaparin	175 IE/kg, 1 × tägl. s.c.
Fondaparinux	5–10 mg, 1 × tägl. s.c.

tioniertes Heparin. Aufgrund der besseren Steuerbarkeit der Therapie ist eine Laborkontrolle bei der Therapie mit niedermolekularen Heparinen in der Regel nicht erforderlich. Beim Vorliegen einer Niereninsuffizienz besteht evtl. die Gefahr einer Kumulation. Die Behandlung erfolgt ebenfalls über mehrere Tage, wobei ab dem 1. oder 2. Tag überlappend mit oralen Antikoagulanzien thepapiert wird (s.u.).

Vor Beginn der Therapie mit Heparinen und 5–7 Tage nach Beginn der Therapie sollte die Thrombozytenzahl bestimmt werden. Bei längerer Therapie ist eine regelmäßige Kontrolle erforderlich. Bei Abfall der Thrombozytenzahl um mindestens 50% des Ausgangswertes ist an eine HIT Typ II zu denken. Bei entsprechendem Verdacht ist Heparin unverzüglich abzusetzen und durch ein anderes Antikoagulanz (z.B. direkte Thrombininhibitoren) zu ersetzen.

Sekundärprophylaxe

Um ein Thromboserezidiv im Anschluss an die initiale Antikoagulation mit Heparinen zu vermeiden, wird eine Sekundärprophylaxe mit oralen Antikoagulanzien durchgeführt. In Mitteleuropa kommt in der Regel **Phenprocoumon** zur Anwendung, in angelsächsischen Ländern vorwiegend **Warfarin**. Ziel der Therapie ist die längerfristige Herabsetzung der Koagulationsneigung. Der therapeutische Zielbereich der INR liegt meist zwischen 2,0 und 3,0. Am ersten oder zweiten Tag einer akuten Antikoagulation wird die Therapie mit oralen Antikoagulanzien begonnen. Aufgrund der langen Halbwertszeit von Phenprocoumon wird die Behandlung mit relativ hohen Dosen zur Aufsättigung begonnen. In der Folge wird dann die Erhaltungsdosis ermittelt. Die Dosis im Rahmen der Aufsättigung während der ersten Behandlungstage ist abhängig von der Thromboplastinzeit (INR). Bei normaler INR werden an den ersten beiden Tagen 12–18 mg Phenprocoumon gegeben. Am dritten und vierten Tag werden in Abhängigkeit von der INR 1,5–3 mg verabreicht. Die tägliche Erhaltungsdosis liegt meist bei 1,5–3 mg, kann jedoch interindividuell zwischen 1 und 6 mg/Tag schwanken.

Aufgrund des verzögerten Wirkbeginns macht sich eine Dosisänderung erst 3–4 Tage später im Koagulationstest bemerkbar. Die INR sollte anfangs täglich, danach alle 2–4 Wochen bestimmt werden. Die initiale Antikoagulation mit Heparin wird zunächst fortgesetzt. Ist bei überlappendem Einsatz von Heparinen und Phenprocoumon die INR an zwei aufeinanderliegenden Tagen im Zielbereich, so wird das Heparin abgesetzt. Die weitere Dosierung des oralen Antikoagulans erfolgt durch Bestimmung der Thromboplastinzeit, standardisiert nach INR. Auf die mögliche Beeinflussung der Wirkung von oralen Antikoagulanzien durch Änderungen der Diät oder durch andere Pharmaka ist zu achten. Die **Dauer der Sekundärprophylaxe** durch orale Antikoagulanzien richtet sich nach der klinischen Situation:

- mindestens 3 Monate: bei distalen Thrombosen sowie bei sekundären Thrombosen, die durch einen behandelbaren Risikofaktor ausgelöst wurden
- mindestens 6 Monate: Standardbehandlung
- 1 Jahr oder länger: bei Rezidivthrombose sowie beim Vorliegen schwerer Risikofaktoren

Rekanalisationstherapie mit Fibrinolytika

Eine fibrinolytische Therapie bei tiefer Beinvenenthrombose muss im Einzelfall abgewogen werden, da der Nutzen nicht notwendigerweise die Gefahren (besonders Blutungen) übersteigt. Eine fibrinolytische Therapie kann indiziert sein bei einer **ausgeprägten Mehretagenthrombose** sowie einer **proximalen tiefen Beinvenenthrombose,** die nicht älter als 7–10 Tage ist und mit massiver Schwellung einhergehen. Auch die **Phlegmasia coerulea dolens** gilt als Indikation für eine Fibrinolysetherapie. Die Kontraindikationen einer systemischen Fibrinolysetherapie sind zu beachten. Für die systemische Fibrinolyse bei tiefer Beinvenenthrombose können **Streptokinase** sowie **tPA** angewendet werden.

Dosierung der Streptokinase:
- Initial 250.000 IE über 30 min i.v., anschließend 100.000 IE/h für 3 Tage (max. 6 Tage)
- Alternativ evtl. 9 Mio. IE über 6 h (ultrahohe Streptokinase-Kurzzeitlyse)

Bei der **Kurzzeitlyse** erfolgt eine Heparin- und überlappende orale Antikoagulanzientherapie im Anschluss. Bei **mehrtägiger Standardlyse** beginnt die Heparintherapie bereits während der Lysetherapie nach Normalisierung der initial erhöhten PTT.

Weiterführende Literatur

Arepally GM, Ortel TL (2010) Heparin-induced thrombocytopenia. Annu Rev Med 61:77-90

Bates SM, Ginsberg JS (2004) Treatment of deep-vein thrombosis. N Engl J Med 351:268-277

Hankey GJ, Eikelboom JW (2006) Aspirin resistance. Lancet 367:606

Jonas DE, McLeod HL (2007) Genetic and clinical factors relating to warfarin dosing. TIPS 30:365-366

Michelson AD (2010) Antiplatelet therapies for the treatment of cardiovascular disease. Nat Rev Drug Discov 9:154-169

Paikin JS, Eikelboom JW, Cairns JA, Hirsh J (2010) New antithrombotic agents – insights from clinical trials. Nat Rev Cardiol 7:498-509

Patrono C, Garcia Rodriguez LA, Landolfi R, Beigent C (2005) Low-dose aspirin for the prevention of atherothrombosis. NEJM 353:2373

Schulman S (2003) Care of patients receiving long-term anticoagulant therapy. N Engl J Med 349:675-683

Simon T, Verstuyft C, Mary-Krause M, Quteineh L, et al. (2009) Genetic determinants of response to clopidogrel and cardiovascular events. NEJM 360:363-375

van der Worp HB and van Gijn J (2007) Acute ischemic stroke. NEJM 357:572

Pharmaka, die in die Blutbildung eingreifen

M. Freissmuth

⟫ ⟩ Einleitung

Einige Anämien lassen sich durch eine kausale Pharmakotherapie beeinflussen, insbesondere diejenigen, die aus einem Mangel an **Eisen, Folsäure** oder **Vitamin B$_{12}$** resultieren. Deren rationaler Einsatz wird in diesem Kapitel erläutert. **Erythropoetin** ist der spezifische Wachstumsfaktor, der in der Niere produziert wird; er steht in mehreren Versionen rekombinant zur Verfügung und kann bei renalen Anämien und mit großer Vorsicht bei Tumor-assoziierten Anämien eingesetzt werden. Weitere **Wachstumsfaktoren** bzw. davon abgeleitete Moleküle stehen zur Verfügung, um die Granulopoese (G-CSF, Filgrastim) und Thrombopoese (vom Thrombopoetin abgeleitetes Romiplostim und Eltrombopag) zu steigern.

Für die Erythropoese werden 3 essenzielle Faktoren gebraucht: Eisen, Vitamin B$_{12}$ und Folsäure sowie ein in der Niere gebildetes Hormon, das Erythropoetin (◘ Abb. 42.1).

42.1 Eisen

Lernziele

- **Eisenstoffwechsel:** intestinale Resorption, Transport, Regulation der zellulären Versorgung
- **Therapie der Eisenmangelanämie:** diagnostische Kriterien, Vorgangsweise
- **Eisenvergiftung/Eisenüberladung:** Symptome, Verlauf, Therapie

---

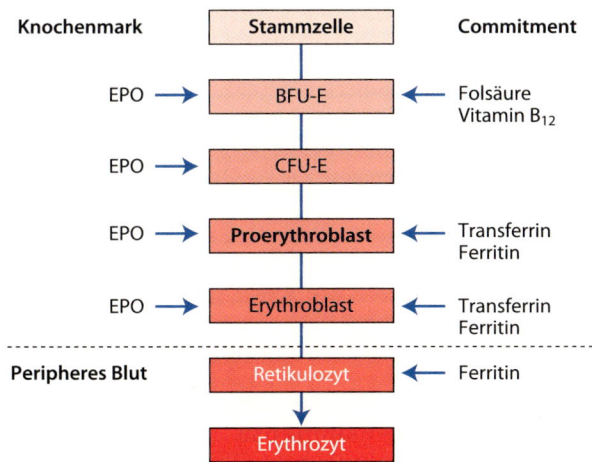

◘ **Abb. 42.1 Erythropoese.** Schematischer Überblick über die zellulären Stadien in der Erythropoese und deren Abhängigkeit von Erythropoetin, Folsäure, Vitamin B12 und Eisen (in Form von zirkulierenden Transferrin bzw. gespeichertem Ferritin). Der Begriff »Commitment« fasst die Wachstumsfaktor-abhängigen Schritte zusammen, die die Differenzierung der hämatopoetischen Stammzelle in die Vorläuferzellen (»Precursers«) der roten Reihe steuern. BFU-E = burstforming unit-erythroid; CFU-E = colony-forming unit-erythroid; EPO = Erythropoetin

Eisen kommt in der Natur in zwei- oder dreiwertiger Form vor (Fe^{2+} = Ferrosalze; Fe^{3+} = Ferrisalze). Es gilt: – abgesehen von exotischen Bakterien – **ohne Eisen kein Leben.** Eisen ist daher ein essenzielles Element; freies Eisen ist extrem giftig (▶ Abschn. 42.1.3); deshalb muss Eisen im Organismus immer in gebundener Form weitergereicht werden. Die hohe Toxizität von freiem Eisen lässt sich auch an der Komplexkonstante von Transferrin für Fe^{3+} ablesen; sie beträgt bei physiologischem pH 10^{19}–10^{20} M^{-1} (M = mol/l). Mit anderen Worten: Man müsste 2 Mol Eisen und 2 Mol Transferrin in 10^{19}–10^{20} l Wasser lösen, dann wäre je ein Mol frei und ein Mol gebunden. Es ist offensichtlich, das 10^{19} Liter ein ziemlich großes Volumen ist (das Volumen aller Ozeane wird auf $1,56{\times}10^{18}$ l geschätzt). Die hohe Toxizität von freiem Eisen kann aus dem Umstand abgelesen werden, dass ein solcher evolutionärer Druck in Richtung einer extrem hohen Bindungsaffinität herrscht.

Eisenpools beim Menschen und Tagesbedarf

- **Hämoglobin-Eisen:** O$_2$-Transport (Hämoglobin enthält ca. 3 g)
- **»Funktionseisen«:** ca. 0,5 g (abhängig von Muskelmasse); Myoglobin (80–95% dieses Pools) dient der Sauerstoffaufnahme im Muskel; daneben ist Fe^{2+}/Fe^{3+} in Enzymen der mitochondrialen Atmungskette (Cytochrom c), in Enzymen der Biotransformation von Fremdstoffen (Cytochrom-P-450-abhängige Monoxygenasen) und vielen anderen Enzymen (z.B. NO-Synthasen, lösliche Guanylylcyclasen) vorhanden
- **»Depoteisen«:** ca. 0,3 g bei der Frau, 0,8 g beim Mann; ist vor allem in den Zellen des retikuloendothelialen Systems wird Fe^{3+} in einem Komplex mit Ferritin gespeichert
- **»Transporteisen«:** ca. 6 mg; im Blut wird Fe^{3+} an das Transportprotein Transferrin gebunden (dieses ist normal zu 30–60% gesättigt)

Tagesbedarf: Richtwert ca. **1 mg** (entspricht ca. 10% der zugeführten Menge bei »ausgewogener« Ernährung)
Erhöhter Bedarf:
- bei raschem Wachstum = Pubertät 1–2 mg/d
- mentruierende Frauen: 1–2 mg/d
- Frauen in der Schwangerschaft 2–5 mg/d

42.1.1 Eisenresorption und Eisentransport

Eisen ist in der Natur fast immer Mangelware. Daher existiert ein effizienter Aufnahmemechanismus. Es bestand aber kein evolutionärer Druck, einen Mechanismus für die Ausscheidung zu finden, der über den Eisenverlust durch Abschilferung des intestinalen Epithels (und der Keratinozyten der Haut) hinausgeht. **Gefährlich** ist daher auch die **(iatrogene) Eisenüberladung**, die sich als (primäre und sekundäre) Hämochromatose manifestiert.

■■■ **Schutz gegen zu viel Eisen: De(s)feroxamin, ein natürliches Antidot**

Es gibt in der Natur Ausnahmesituationen, wo Leben in Gegenwart eines Überschusses von Eisen gedeiht. Das sind Pilze (Flechten etc.), die auf eisenhaltigem Gestein wachsen. Diese müssen sich vor zuviel Eisen schützen; daher habe sie einen Komplexbildner entwickelt, der freies Eisen chelieren kann – **De(s)feroxamin**. Diese Substanz wird auch zur Therapie von akuten Eisenvergiftungen (betrifft meist Kleinkinder, die die Eisentabletten der Mutter schlucken) oder von Eisenüberladungen (Hämochromatose) verwendet (Desferal®).

Aufnahme von Eisen in die Dudenalmukosa

Es gibt 3 Aufnahmemechanismen (von denen nur zwei quantitative für die Eisenversorgung relevant sind):

- Aufnahme mittels **DCT1/DMT1-Transporter:** Im oberen Dünndarm sitzt an der luminalen Membran ein Transporter, der Fe^{2+} und H^+ zusammen transportiert (Co-Transport unter Nutzung des H^+-Gradienten). Dieser Transporter wird als **DCT1/DMT1** (divalent cation transport-1/ divalent metal ion transporter-1) bezeichnet (◘ Abb. 42.2). DCT1/DMT1 kann auch andere Ionen transportieren, z.B. giftige Schwermetalle wie Pb^{2+} (Blei) und Cd^{2+} (Cadmium), die auf diesem Weg resorbiert werden. DCT1/ DMT1 ist auch ident mit Nramp-2 (natural resistance-associated macrophage protein 2). Ebenso sitzt an der luminalen Membran eine (hämhaltige) **Ferri-Reduktase** (auch als duodenales Cytochrom b5 = dcytb bezeichnet), die das überwiegend als Fe^{3+} vorkommende Nahrungseisen zu Fe^{2+} reduziert. DCT1/DMT1 transportiert nur Fe^{2+}. Daher enthalten die am Markt angebotenen Eisentabletten typischerweise zweiwertige Eisensalze ($FeSO_4$), denen oft reduzierende Verbindungen wie Vitamin C zugesetzt sind. Tatsächlich ist dies aber in der Regel nicht notwendig. (Pointiert gesagt: Bei ausreichender Salzsäure und dank der Reduktase kann man auch Eisenfeilspäne als Eisenquelle nutzen.) Das Nahrungseisen liegt meist in komplexierter Form vor. Die **Salzsäure** des Magens ist notwendig, um
    - Eisen aus Liganden freizusetzen und
    - die Protonen für den Co-Transport über DCT1/DMT1 (divalent cation transport-1/divalent metal ion transporter-1) zur Verfügung zu stellen.
- Separater Transportmechanismus für **Hämeisen** (◘ Abb. 42.2): Der (molekular nicht identifizierte) Hämrezeptor/ Hämtransporter und die luminale Membran der intestinalen Epithelzellen nimmt den Komplex aus Häm und Eisen auf; Häm wird durch die Hämoxygenase-1 (HO-1) im endoplasmatischen Retikulum degradiert – es entsteht CO, Porphobilinogen und Fe^{2+} – und das daraus freigesetzte Eisen fließt in den zellulären Eisenpool ein; das betrifft auch die Rückkopplung (s. unten). Mit anderen Worten: Wenn viel Hämeisen zur Verfügung steht, wird weniger Eisen über DMT1/DCT1 transportiert. Der Protonen-gekoppelte Folattransporter (PCFT: proton-coupled folate transporter) kann auch Häm transportieren. Es ist unklar, ob dieser Transporter der physiologische Hämtransporter ist.

- Separater Transportmechanismus für Fe^{3+} (Mobilferrin-Integrin-Paraferritin-Mechanismus): Die Bedeutung dieses Transportweges für die Eisenhomöostase ist unklar. Die darüber aufgenommenen Mengen von Eisen sind aber nicht groß; er dürfte daher für die quantitative Betrachtung nicht wichtig sein.

Eisen ist leicht zu oxidieren (es rostet). Das aus Fe^{2+} entstehende Fe^{3+} steht auch deshalb nicht mehr für die Resorption zur Verfügung, weil es mit Hydroxyl-Ionen (OH^-) und anderen Liganden (insbesondere aus Pflanzen stammenden Phytatsäuren) schwerlösliche Komplexe bildet. Daraus ergeben sich folgende Überlegungen, die für das Verständnis und die Praxis relevant sind:

- Die Resorption ist im Wesentlichen auf die Duodenalmukosa beschränkt, denn der alkalische Pankreassaft (viele OH^--Ionen!) puffert die H^+-Ionen rasch zurück.
- Auf nüchternen Magen erfolgt die Resorption besser.
- Erkrankungen, die mit eingeschränkter Salzsäureproduktion einhergehen oder die die Dünndarmschleimhaut beeinträchtigen, prädisponieren zum Eisenmangel. Bei Helicobacter-pylori-Befall kann zum Beispiel eine chronische Antrumsgastritis (Gastritis Typ B) entstehen, die mit verminderter Salzsäureproduktion (Achlorhydrie) einhergeht und dadurch kann sich bei den betroffenen Patienten eine Eisenmangelanämie entwickeln. Bei oraler Eisensubstitution imponieren sie als Therapieversager, die orale Zufuhr von Eisen kann erst dann den Eisenmangel korrigieren, wenn das Bakterium eradiziert worden ist.
- Präparate von Eisensalzen werden am besten vertragen, die nicht sofort das Eisen im Magen freisetzen (Magenschmerzen durch lokale Reizung!), sondern erst verzögert im Dünndarm.
- Pflanzliches Eisen ist schlecht bioverfügbar. Eine vegetarische Ernährung begünstigt daher das Auftreten eines Eisenmangels, bei ausreichender Zufuhr proteinreicher Pflanzen (Hülsenfrüchte) stehen aber ausreichend resorbierbare Eisenkomplexe zur Verfügung.

Ca^{2+} hat einen gewissen hemmenden Effekt auf die intestinale Eisenresorption – wahrscheinlich über einen intrazellulär vermittelten, regulatorischen Effekt auf den Transportvorgang –, der aber nur bei Zufuhr großer Mengen von Calcium gleichzeitig mit Eisen relevant ist (wird meist überbewertet).

Transepithelialer Transport von Eisen durch die Duodenalmukosa

Befindet sich Fe^{2+} in der intestinalen Epithelzelle, sind folgende 2 Wege möglich:

- Fe^{2+} kann an mukosales Transferrin und niedermolekulare Liganden gebunden durchgereicht werden und über den basolateralen Transporter Ferroportin-1 (IREG-1 = iron-regulated gene-1) exportiert werden (◘ Abb. 42.2). In diesem Zustand ist es (wahrscheinlich noch) in 2-wertiger Form. Auf der Außenseite der Zelle wird es durch **Hephaestin** – ein kupferhaltiges Protein, das homolog zu

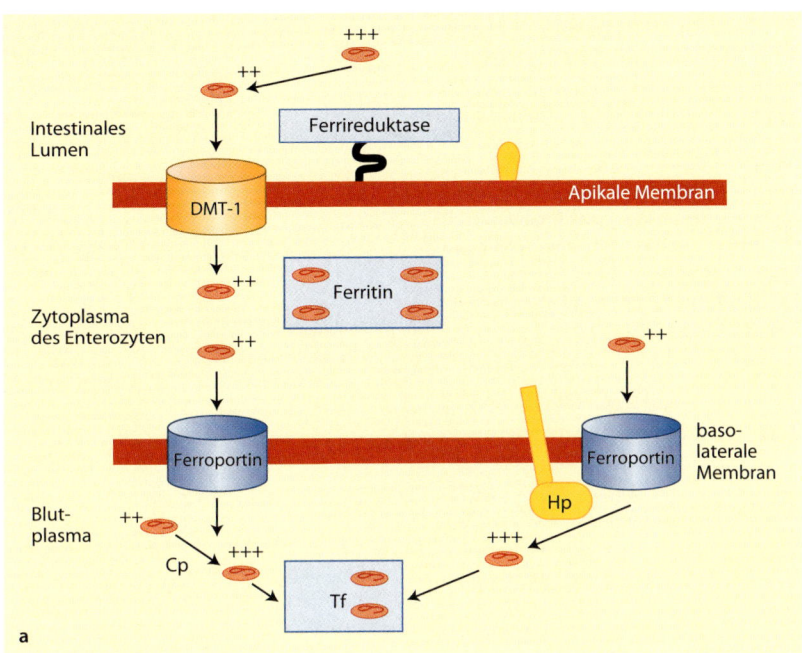

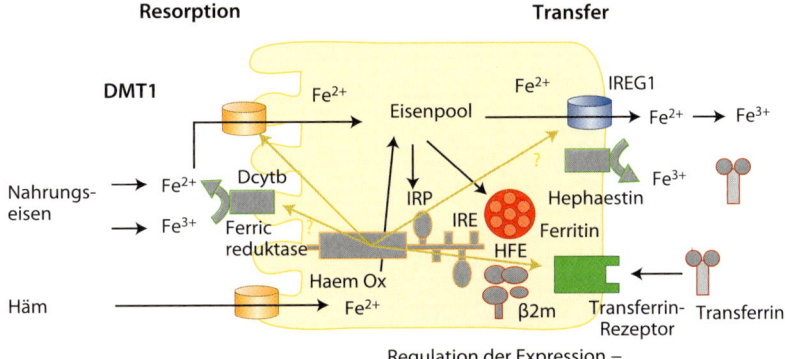

◘ Abb. 42.2a, b Schematische Darstellung des DCT1-abhängigen Eisentransports durch die duodenalen Epithelzellen (Enterozyten). a Dreiwertiges Eisen (rotes Kügelchen/Fe^{3+}) wird an der luminalen Zelloberfläche durch die Ferrireduktase (duodenales Cytochrom b5 = dcytb) zum zweiwertigen Fe^{2+} reduziert und über die apikale Oberfläche durch DMT1/DCT1 transportiert. In der Zelle kann Eisen im Ferritin gespeichert oder über die basolaterale Membran durch Ferroportin-1 (= IREG1, iron-regulated gene-1). Die Beladung von Transferrin bedarf Hephaestin (Hp), das Fe^{2+} an den Enterozyten zu Fe^{3+} oxidiert. Bei anderen Zellen kooperiert Ferroportin-1 mit der löslichen Ferroxidase Coeruloplasmin (Cp), um Transferrin mit Fe^{3+} zu beladen. Neben dem DCT1/DMT1-vermitteltem Fe^{2+}-Transport existiert auch ein Hämtransport (in **b** dargestellt); der Hämring wird durch die Hämoxigenase geöffnet (Haem Ox in b) und das frei werdende Eisen dem Eisenpool zugeführt. **b** Zusammenhang zwischen Eiseninflux an der apikalen Seite (links in der Abbildung), dem basolateralen Transport über Ferroprotin-1/IREG1-Transport und der intrazellulären Regulation der Translation durch IRPs (iron-regulated proteins), die in den Kryptenzellen stattfindet. Der intrazelluläre Eisenpool ist gefüllt, wenn die Sättigung von zirkulierendem Transferrin hoch ist. Daher wird viel Eisen über den Transferrinrezeptor-1, das einen Komplex mit HFE bildet, aufgenommen. Wenn in den Kryptenzellen der Eisenpool gefüllt ist, kommt es zum Abbau von IRP2 und zur Eisenbeladung von IRP1, das dann nicht mehr an Iron-responsive Elements (IRE's) in der 3'- und der 5'-Region von mRNAs binden kann. In Abwesenheit von IRP's sind die mRNAs von DCT1/DMT1, Transferrin-Rezepor-1 (TfR1) und Ferroportin-1/IREG1 (und möglicherweise der Ferrireduktase) instabil (sie werden durch Bindung der IRP's an die 3'-Region stabilisiert) und werden rasch abgebaut. Hingegen wird die mRNA in Abwesenheit von Ferritin vermehrt translatiert, weil das 5'-gelegene IRE nicht mehr besetzt ist und damit das Einfädeln der mRNA am Ribosom nicht mehr blockieren kann

Coeruloplasmin ist – zu Fe^{3+} oxydiert. Diese Reaktion ist notwendig, weil Apotransferrin nur dreiwertiges Eisen gut bindet (Transferrin, das kein Eisen enthält wird Apotransferrin genannt).

■■■ **Bedeutung von Coeruloplasmin**

Coeruloplasmin spielt auch eine Rolle bei der Beladung von Apotransferrin durch Eisen, vermutlich dann, wenn das Eisen aus den Speicherzellen (Zellen des retikuloendothelialen Systems) abgegeben wird. Tatsächlich haben Patienten, die an einem Mangel an Coeruloplasmin leiden (Morbus Wilson), meist eine milde Anämie, die aber klinisch nicht im Vordergrund steht.

— Fe^{2+} kann auf ein Ferritinmolekül treffen und dort eingefangen werden (◘ Abb. 42.2). Das ist immer dann der Fall, wenn der Organismus ausreichend mit Eisen versorgt ist. Dann enthält die Epithelzelle viel Ferritin und transportiert wenig Eisen (weil wenig Transporter-DCT1/DMT1 synthetisiert werden). Der sog. »Mukosablock«, der den Organismus vor Eisenüberladung schützt, setzt sich aus zwei Komponenten zusammen: Ferritin ist hoch und fängt resorbiertes Eisen ab; hohes Eisen in der Epithelzelle vermindert den Transport. Der Mechanismus, der dieser Rückkopplung zugrunde liegt, ist wahrscheinlich primär über Regulation der Translation, analog demjenigen für Transferrinrezeptoren und Ferritin (◘ Abb. 42.2b).

Anpassung des Eisentransports an den Bedarf

Mit der Nahrung werden 10 (bis 50) mg Eisen pro Tag zugeführt. Davon wird aber nur 10% (1–2 mg) resorbiert. Im Eisenmangel kann die Resorption bis auf 50% der zugeführten Menge steigen. Weil es keinen Ausscheidungsmechanismus für Eisen gibt, muss die Aufnahme an den Bedarf angepasst werden. Mit anderen Worten: Das Dünndarmepithel muss eine Rückmeldung über den Eisenbeladungszustand des Organismus erhalten. Zwei Mechanismen sind bekannt, die die Eisenresorption an den Eisenbedarf anpassen: Kryptenprogrammierung und das Peptid Hepcidin.

Kryptenprogrammierung. Einblicke in den Mechanismus der Kryptenprogrammierung kommen von der Untersuchung der primären Hämochromatose. Bei dieser (relativ häufigen) Erkrankung verhält sich das Dünndarmepithel so, als ob der Organismus im Eisenmangel lebt. Daher betreibt er exzessive Eisenaufnahme. Bei der häufigsten Form wird ein mutiertes und daher defektes HFE-Protein synthetisiert. Physiologischerweise bindet HFE an den Transferrinrezeptor-1 (TfR1). Mit dem Transferrinrezeptor-1 nehmen die Epithelzellen in den Krypten Transferrin auf. Zu diesem Zeitpunkt transportieren sie noch kein Eisen und wenn der Organismus ausreichend mit Eisen versorgt ist, zirkuliert viel eisengesättigtes Transferrin. Die Epithelzellen werden deshalb auch viel Eisen aufnehmen. Wenn viel Eisen in der Zelle ist, sind die eisenbindenden Proteine IRP-1 (iron-regulated protein-1) und IRP-2 mit Eisen gesättigt. Sie können in dieser Form nicht an die mRNA binden, die TfR1, DMT1/DCT1 und Ferroportin-1

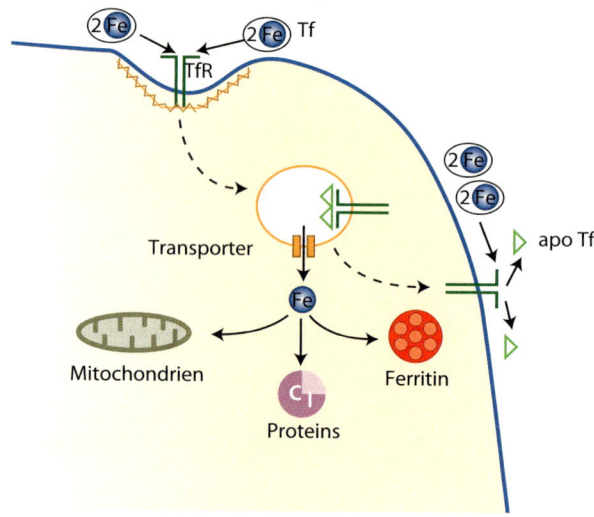

◘ **Abb. 42.3 Schematische Darstellung der zellulären Eisenaufnahme über Internalisierung des Transferrinrezeptors.** Transferrin (Tf) bindet an den dimerischen Transferrinrezeptor-1 (TfR-1) oder Transferrinrezeptor-2. Es entsteht ein Komplex 2Tf:2TfR. Dieser wird in die Zelle aufgenommen, indem sich unter den Rezeptoren eine ummantelte Vertiefung (= coated pit) bildet. Der Mantel besteht aus dem Protein Clathrin. Aus dem »Clathrin-coated-pit« wird ein Vesikel gebildet, das in die Zelle aufgenommen wird (= endosomales Vesikel). Dieses enthält eine Protonenpumpe, die unter ATP-Verbrauch (daher H+-ATPase genannt) H+-Ionen in das Vesikel pumpen kann. Dadurch sinkt die Affinität von Transferrin für Eisen, es dissoziiert und wird mit DCT1/DMT1 aus dem Vesikel in das Zytoplasma gepumpt. Dort kann es in Proteine inkorporiert, in Ferritin gespeichert oder in Organellen (insbesondere Mitochondrien) aufgenommen werden. Das von Eisen befreite Apotransferrin (apoTf) wird mit dem Transferrinrezeptor in den Vesikeln wieder an die Plasmamembran gebracht und dort freigesetzt

codieren (◘ Abb. 42.4). Die mRNA wird rasch abgebaut. Die Zellen synthetisieren daher nur geringe Mengen von DMT1/DCT1 und Ferroportin (und TfR1). Innerhalb von wenigen Tagen wandern die Epithelzellen im Rahmen der ständig stattfindenden Regeneration des Darmepithels aus den Lieberkühn-Krypten an die Oberfläche der Dünndarmzotten und beginnen Eisen aufzunehmen. Wenn sie selbst viel Eisen enthalten – weil sie es mit Transferrin aufgenommen haben –, und deshalb wenig DCT1/DMT1 gebildet haben, werden sie als Oberflächenzellen wenig Eisen resorbieren. Da die Wanderung der Epithelzellen von den Krypten an die Oberfläche einige Tage dauert, kann dieses System nur sehr langsam auf eine Veränderung der Bedingungen reagieren.

Hepcidin. Eisen ist auch für Bakterien ein essenzieller Wachstumsfaktor. Als unspezifische Abwehrmaßnahme ist daher das Absenken des verfügbaren Eisens sinnvoll. Für die rasche Regulation des Eisenspiegels existiert daher ein zweiter Mechanismus: Die Leber synthetisiert das Peptid Hepcidin (z.B. als Reaktion auf einen Interleukin-6-Anstieg) und sezerniert dieses ins Blut. Hepcidin bindet an Ferroportin-1 (IREG-1) der resorbierenden (= Oberflächen-)Darmepithelzellen so-

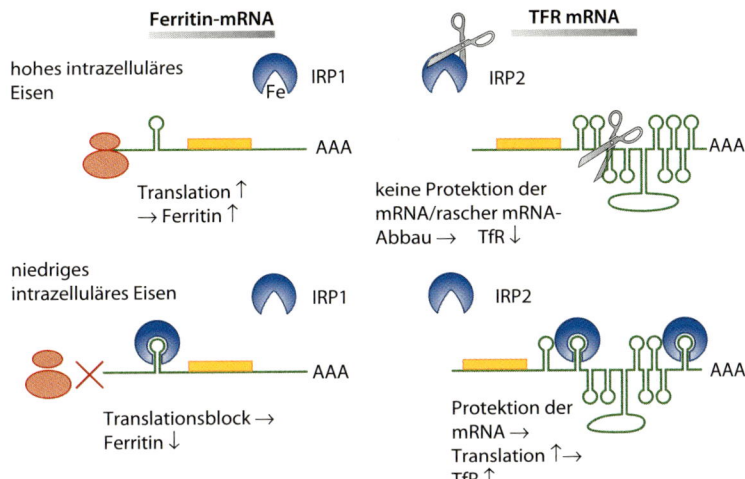

Ferritin-mRNA

hohes intrazelluläres Eisen — IRP1 (Fe)

Translation ↑
→ Ferritin ↑

niedriges intrazelluläres Eisen — IRP1

Translationsblock →
Ferritin ↓

TFR mRNA

IRP2

keine Protektion der mRNA/rascher mRNA-Abbau → TfR ↓

IRP2

Protektion der mRNA →
Translation ↑→
TfR ↑

■ Abb. 42.4 Eisen-induzierte Regulation der mRNA-Translation und mRNA-Stabilität. Die mRNA für Ferritin und Transferrinrezeptor sind Beispiele für gegensinnige Regulation. Bei hohen intrazellulären Eisenspiegeln kann IRP1 (iron-regulated Protein-1) nicht an RNA binden bzw. wird IRP2 rasch abgebaut. Dann wird das IRE (Iron-responsive Element mit »stem-loop«-Struktur = doppelsträngige RNA mit einer Schleife) am 5′-Ende der Ferritin-mRNA nicht besetzt, das Ribosom kann einfädeln und die Ferritin mRNA effizient translatie-ren. Hingegen trägt die mRNA für Transferrinrezeptor-1 (TFR mRNA) IRE's am 3′-Ende der mRNA (d.h. jenseits der grau symbolisierten ko-dierenden Sequenz). Wenn diese IRE's nicht besetzt sind, wird die mRNA rasch abgebaut. Im unteren Teil ist die Situation im Eisenman-gel dargestellt: Die Besetzung des IRE in der mRNA für Ferritin führt zu einem Translationsblock, so dass die Ferritinspiegel sinken. Hin-gegen wird die mRNA für Transferrin stabilisiert; die Expression von Transferrinrezeptoren nimmt zu

wie von Makrophagen und Leberzellen. Der Ferroportin-1/Hepcidin-Komplex wird internalisiert und degradiert (Down-Regulation). Daher kann nur noch wenig Eisen aus den Speichern (Leber, Makrophagen) abgegeben bzw. aus der Nahrung aufgenommen werden. Bei Eisenmangel, Anämie oder Hypoxie ist die Synthese von Hepcidin reduziert, Ferroportin-1 befindet sich vermehrt an der Zellmembran und es wird mehr Eisen an Transferrin abgegeben.

Transferrin-vermittelter Eisentransport und Eisenspeicher

Transferrin (Apotransferrin ist Transferrin ohne Eisen): ist ein β1-Glykoprotein; (MW 76.000) und bindet bis zu 2 Mol Fe^{3+}/mol. Tranferrin ist der wichtigste Eisentransporter. Fast alle Zellen exprimieren Tranferrinrezeptoren. Der Mechanismus, wie Transferrin über seinen Rezeptor aufgenommen wird, war allgemein entscheidend für das Verständnis der Rezeptor-vermittelten Endozytose (■ Abb. 42.3).

Intrazellulär wird Eisen zu **Ferritin,** das aus 24 Untereinheiten besteht, die sich zu einem Wall bzw. einer Kugel zusammenlagern, in deren Mitte bis zu 4000 Fe^{3+}-Moleküle (in komplexierter Form) akkumulieren können. **Hämosiderin** entspricht aggregiertem Ferritin, das wahrscheinlich aus inkomplettem lysosomalem Abbau stammt, und lässt sich histologisch mit Berliner Blau anfärben. Ferritin wird ubiquitär synthetisiert. Die Kontrolle der Syntheserate unterliegt einer Rückkopplung durch Fe^{3+}, das an die RNA-bindenden Proteine bindet IRP1 und IRP2 (iron-regulated Protein-1 und iron-regulated Protein-2) (■ Abb. 42.4).

42.1.2 Therapie des Eisenmangels

Ein **Eisenmangel** kann hervorgerufen werden durch:

- **Verlust** durch chronische Blutungen (meist Uterus oder gastrointestinal bedingt z.B. durch Ulcus, Gastritis, Tumor, Einnahme von Aspirin oder anderer nichtsteroidaler Antiphlogistika etc.)
- **erhöhten Bedarf** bei Schwangerschaft (typischerweise wird Eisen prophylaktisch gegeben)
- **erniedrigte Zufuhr** durch Mangelernährung – in vielen Teilen der Welt wird der Eisenbedarf durch Nahrung nicht gedeckt, in Mitteleuropa durch Fehlernährung oder bei vegetarischer (Veganer) Ernährung, weil pflanzliches Eisen für die Aufnahme nur in sehr beschränktem Maße zur Verfügung steht (Ausnahme: Hülsenfrüchte); Malabsorption (z.B. bei Sprue/Zöliakie, Achylie)

> Die Ursache einer Eisenmangelanämie muss immer identifiziert werden, eine Blutungsquelle ist stets auszuschließen.

Diagnostik bei Eisenmangelanämie
Die Diagnose wird aus folgender Befundkonstellation gesichert:
- **MCV↓, MCH↓:** mikrozytäre, hypochrome Anämie, d.h. das mittlere korpuskuläre Volumen (MCV) ist erniedrigt (<80 fl), das mittlere korpuskuläre Hämoglobin ist ebenfalls erniedrigt (<28 pg).
▼

— **Ferritin↓; Transferrinsättigung↓ <10%:** Wenn das Plasmaferritin (das im Gleichgewicht mit dem zellulären Ferritin steht) auf Werte <12 ng/m (12 µg/l) erniedrig ist, beweist dieser Befund den Eisenmangel (Plasmaferritin = sensitivster Parameter). Werte von Ferritin zwischen 12 und 20 ng/m. sprechen für einen latenten Eisenmangel.

Während einer **Infektion** ist ein passagerer Anstieg von Ferritin (und Transferrinsättigung) möglich. Trotz bestehenden Eisenmangels können die Laborwerte daher (im unteren Normbereich) liegen – dies lässt sich durch Bestimmung von CRP (C-reaktives Protein) ausschließen. Eine **mikrozytäre, hypochrome Anämie** kann auch dann vorliegen, wenn die Eisenverwertung supprimiert ist (auch als sideroachrestische Anämie bezeichnet). Dies tritt oft bei chronischen Entzündungen und bei Tumor-assoziierten Anämien auf. Transferrin ist ein essenzieller Wachstumsfaktor für alle Zellen; Tumorzellen haben also ein Interesse (= Vorteil), den Erythrozytenvorstufen im Knochenmark das Eisen vorzuenthalten (z.B. durch Sekretion entsprechender Zytokine). In diesem Fall ist die Gabe von Eisensalzen sinnlos oder sogar kontraproduktiv. (Pointiert gesagt: Man »füttert« dann den Tumor mit Eisen!) Außerdem wird die Diagnose der Grunderkrankung verschleppt.

> **! Cave**
> Ohne gesicherte Diagnose – keine Therapie mit Eisen.

Wenn die Diagnose Eisenmangelanämie gesichert ist, kann die Therapie eingeleitet werden. Der Eisenfehlbestand (ΔFe) kann aus der empirische Formel geschätzt werden:

$$\Delta Fe\ (g) = \frac{Hb_{soll}\ (g/dl) - Hb_{aktuell}\ (g/dl)}{4}$$

$$Hb = Hämoglobin$$

Die **Zufuhr von Eisen** erfolgt durch die **perorale Gabe** von 100–200 mg/d zweiwertigen Eisensalzen, z.B. $Fe(II)SO_4$ in 1–(2–4) Dosen. Bei der Berechnung der Dosis kann von einer mittleren Resorption von ca. 30% der zugeführten Menge ausgegangen werden; am Anfang ist sie höher und sinkt im Laufe der Therapie ab. Hat z.B. eine Patientin einen $Hb_{aktuell}$-Wert von 9 g/dl (bei einem Sollwert von 13 g/dl), beträgt der Eisenfehlbestand 1 g. Diese Menge wird mit 3 multipliziert, um die Resorptionsquote zu berücksichtigen, sodass der Patientin insgesamt 3 g zugeführt werden müssen. Wenn dies über einen Zeitraum von 3 Wochen geschieht, ergibt sich eine Tagesdosis von 150 mg Eisen. Bei der Patientin kann nach 5–7 Tagen eine Kontrolle durchgeführt werden. Der erste Parameter für ein Ansprechen der Therapie ist das Ansteigen der Retikulozyten. Wenn die Patientin nach 3 Wochen zur Kontrolle kommt, sollten sich hingegen alle Parameter normalisiert haben. Wenn das Plasmaferritin noch unter der

Norm ist (<20 ng/ml), sollte die Therapie mit niedriger Dosis fortgesetzt werden, bis die Eisenspeicher gefüllt sind.

Wegen der lokalen Reizwirkung sind Präparate, die das Eisen langsam freisetzen, für Patienten angenehmer. Auf nüchternen Magen ist die Resorption höher, aber der Magen schmerzt stärker. Daher ist es sinnvoll, die Patienten auf eine gewisse Flexibilität bei der Einnahme hinzuweisen: Einnahme mehrmals am Tag kann besser sein, zu den Mahlzeiten ebenfalls – besser eine etwas herabgesetzte Resorption als ein Verlust der Compliance wegen der Schmerzen.

Nebenwirkungen der Therapie mit Eisensalzen. Sodbrennen, Nausea, Magenschmerzen, Durchfall/Verstopfung (je nachdem wie die Darmflora das Eisen aushält); Schwarzfärbung des Stuhls (nicht zu verwechseln mit einer Darmblutung!). Sehr selten bei langdauernder Therapie ist eine Hämochromatose (vermutlich heterozygot).

Die **intravenöse Gabe** von Eisensalzen (als Fe(III)-Hydroxid-Saccharat-Komplex oder als Fe(III)-Hydroxid-Dextran-Komplexe ist **a priori nur selten indiziert** (z.B. Dialysepatienten oder bei entzündlichen Darmerkrankungen) und kann bei unkritischer Vorgangsweise extrem **gefährlich** sein: Temperaturanstieg, metabolische Azidose, Schock, Gerinnungsstörungen, Leber- und Nierenversagen. Die Transferrinsättigung sollte bekannt sein, die **Tagesmaximaldosis** (200 mg/d; nicht öfter als 3-mal pro Woche; typische Tagesdosis = 100 mg/d) sind unbedingt einzuhalten. Zunächst muss eine Testdosis appliziert werden (25 mg) und auf Zeichen einer anaphylaktoiden Reaktion gewartet werden; die Applikation muss sehr langsam erfolgen.

42.1.3 Eisenvergiftung und Eisenüberladung

Bei oraler Zufuhr einer großen Menge von Eisensalzen kann es zur **Eisenvergiftung** kommen. Dies betrifft meist kleine Kinder, die die Eisentabletten der Mutter (möglicherweise noch aus der Schwangerschaft) entdecken und schlucken. Daher sollten Patientinnen instruiert werden, Eisensalze unerreichbar von Kleinkindern aufzuheben bzw. übriggebliebene Tabletten zu entsorgen. Die Vergiftung nimmt einen typischen Verlauf:

— Zuerst treten nach etwa 1–6 Stunden Verätzungen im Magen und Dünndarm mit profusen Blutungen auf mit den damit verbundenen Komplikationen (Erbrechen, Durchfall, Schock, Koma).

— Nach etwa 6–24 Stunden folgt die resorptive Phase der Vergiftung: Temperaturanstieg, metabolische Acidose, Schock, Gerinnungsstörungen, Leber- und Nierenversagen.

— Die Folgen wenn dies überlebt wird, sind Vernarbungen im Magen und Dünndarm mit entsprechenden Beschwerden.

Abgesehen von der symptomatischen Therapie ist die parenterale Administration von **Desferoxamin** (20–60 mg/kg) dann indiziert, wenn Anzeichen einer resorptiven Vergiftung (Azidose, Lethargie) bzw. mehrere röntgendichte Verschattungen in der Übersichtsaufnahme des Abdomens bestehen.

Bei **primärer und sekundärer Hämochromatose** ist die überschüssige Menge an Eisen gefährlich. Typische Ursachen für **übermäßige Eisenzufuhr** sind **wiederholte Transfusionen** von roten Blutkörperchen wie sie im Rahmen einer Thalassämie (oder anderer chronischer Anämien) notwendig werden. Bei diesen Patienten kann der Plasmaferritinspiegel über 1000 ng/ml steigen. **Desferoxamin** ist die etablierte Therapie. Der Nachteil von Desferoxamin besteht darin, dass es nur eine geringe orale Bioverfügbarkeit hat und daher parenteral, d.h. subkutan (s.c.) appliziert werden muss. Als Alternativen wurden daher **zwei oral bioverfügbare Eisenchelatoren** entwickelt: Deferipron und Deferasirox. **Deferipron** hat eine kurze Halbwertszeit (2–3 Stunden) und muss daher in 3 Einzeldosen verabreicht werden. Bei 0,8% der Behandelten kommt es zur gravierenden Leukopenie bzw. Agranulozytose. Die Patienten müssen deshalb über die Warnsymptome der Agranulozytose instruiert und vor allem am Anfang der Therapie die Leukozytenzahlen engmaschig kontrolliert werden. **Defrasirox** hat eine deutlich längere Halbwertszeit (8–15 Stunden) und kann daher einmal täglich oral eingenommen werden. Unerwünschten Wirkungen sind Übelkeit und Durchfall (bis zu Ulzerationen und Blutungen im oberen Gastrointestinaltrakt) sowie Hautausschläge. Die Nierenfunktion muss kontrolliert werden (Serumkreatinin kann ansteigen), ebenso die Leberfunktion, weil Fälle von Leberversagen beobachtet wurden (wobei der Kausalzusammenhang unklar ist).

42.2 Folsäure und Vitamin B$_{12}$

Lernziele

Folsäure und Vitamin B$_{12}$:
- Intestinale Resorption
- Biochemische Kooperation

Therapie der makrozytären Anämie:
- Diagnostische Kriterien
- Vorgehensweise

Pharmaka, die mit dem Folattransport interferieren bzw. als Antagonisten wirken

---

Folsäure und Vitamin B$_{12}$ (Cobalamin) werden für die enzymatische Übertragung von C1-Bruchstücken benötigt, bei Abwesenheit von Cobalamin kann intrazellulär ein Mangel an aktiver Folsäure entstehen. Der Folsäuremangel führt wie der Mangel an Vitamin B$_{12}$ zur makrozytären Anämie. Beim Vitamin-B$_{12}$-Mangel kommt noch eine Degeneration der Markscheiden im Zentralnervensystem dazu, die funikuläre Myelose. In der Schwangerschaft begünstigt der Mangel an Folsäure das Auftreten von Fehlbildungen, insbesondere Neuralrohrdefekte (Spina bifida, Myelomenigozele etc.).

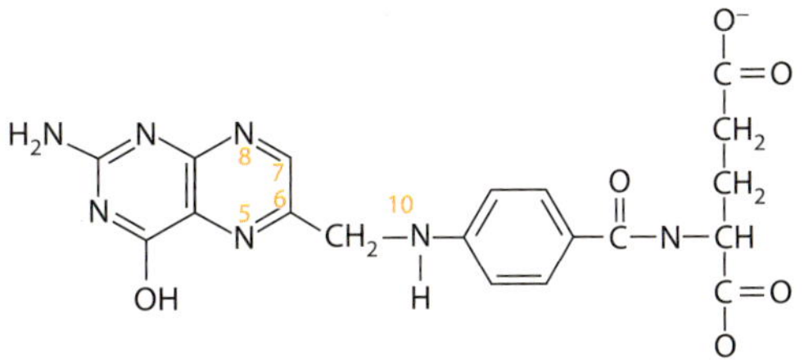

Pteridin   para-Aminobenzoesäure   Glutamat

Pteroylsäure

Abb. 42.5 Formelbild der Folsäure in monoglutamoylierter Form

42.2.1 Folsäure

Aufnahme und Transport von Folsäure

Folsäure besteht aus einem Pteridinring, der mit para-Aminobenzoesäure (PABA: 4-Aminobenzoesäure) verknüpft ist (Pteroylsäure), die wiederum mit einem Glutamatrest konjugiert ist (**Abb. 42.5**). Folat muss mit der Diät zugeführt werden, weil menschliche (und tierische) Zellen weder PABA synthetisieren noch den ersten Glutamatrest an die Pteroylsäure koppeln können. Der **tägliche** Bedarf liegt bei 0,2 mg; in der **Schwangerschaft** sollte die zugeführte Menge bei >0,4 mg liegen.

Folate liegen in der Nahrung als Polyglutamate vor. Diese werden am Bürstensaum des Darmepithels durch eine Carboxypetidase in die Monoglutamatform überführt Drei Aufnahmemechanismen sind bekannt, die für den Transport von Folsäure über die Plasmamembran sorgen:
- 1 **Proton-gekoppelter Folattransporter** (PCFT: proton-coupled folate transporter),
- 1 **Transporter für reduziertes Folat** (RFC/RFT: reduced folate carrier/transporter) und
- 3 **Folatrezeptor-Isoformen**

sowie 1 Transporter, der für die mitochondriale Aufnahme zuständig ist.

Die **intestinale Resorption** von Folat (als Monoglutamat) wird durch **den Proton-gekoppelte Folattransporter** (PCFT) vermittelt, der alternativ auch als Häm-Carrier fungieren kann, aber eine höhere Affinität für Folatmonoglutamat hat. Das cotransportierte Ion ist H$^+$ (pH Optimum 4–5,5). Daher ist der Folattransport auf das Duodenum und obere Jejunum beschränkt. Ein kleiner Teil von Folsäure wird auch über Diffusion resorbiert. Bei hohen Dosen (im Milligramm-Bereich) reicht diese Diffusion als Resorptionsmechanismus aus. Das aufgenommene Folat gelangt zunächst in die Leber (wo 10–20% der Körper im vorhandenen Menge gespeichert vorliegt). Aus der Leber kann Folat in die Galle (ca. 80–100 µg/d zirkulieren durch einen enterohepatischen Kreislauf) bzw. ins Blut abgegeben werden. Im Blut liegt Folat vor allem als N^5-Methyl-Tetrahydrofolsäure (N^5-THF) vor. Diese Form ist das präferentielle Substrat für **RFC**, den **Transporter für reduziertes Folat**. Dieser Transporter fungiert als Antiport (das physiologische Anion, das im Antiport aus der Zelle transportiert

a

b

◄ ☐ **Abb. 42.6a, b N5,N10-Tetrahydrofolat-abhängige Synthese von dTMP aus dUMP und Folsäurezyklus. a** Die Thymidylatsynthase katalysiert die Übertragung der Methylengruppe gemeinsam mit einem H-Atomen von N5,N10-Methylentetrahydrofolsäure auf dUMP. Das entstehende Difydrofolat kann durch die NADPH-abhängige Dihydrofolatreduktase wieder zu Tetrahydrofolsäure reduziert werden. Durch Übertragung der endständigen Hydroxymethylgruppe von Serin (Ser) auf Tetrahydrofolsäure (durch die Serin-Hydroxymethyltransferase) wird wieder N5,N10-Methylen-Tetrahydrofolsäure nachgeliefert; es entsteht Glycin (Gly). **b** Schematische Darstellung des Folsäurezyklus: Dihydrofolat (DHF) wird durch die Dihydrofolatreduktase (DHFR) mit NADPH+H+ zu Tetrahydrofolat (THF) reduziert und kann dann durch die Serinhydroxymethyltransferase (SHMT) mit einem C1-Bruchstück beladen werden; es entsteht N5,N10-Methylen-Tetrahydrofolat. Dieses kann entweder für die Synthese von Thymidylatsynthase (TS) verwendet oder durch die Methylentehydrofolat-Reduktase (MTHFR) zu N5-Methyl-tetrahydrofolat reduziert werden. Die oxidierte Form (N10-Formyl-Tetrahydrofolat) dient als C1-Donor im zweiten und vierten Schritt der Purinde-novo-Synthese. Diese kann ausschließlich in Gegenwart von Vitamin B_{12} (B_{12}) durch die Methioninsynthase (MS) verwertet werden, in dem die Methylgruppe auf Homocystein übertragen wird, wodurch Methionin entsteht und Tetrahydrofolat regeneriert wird. Methionin steht in der aktivierten Form (als S-Adenosyl-Methionin: SAM) ebenfalls als Methylgruppen-Donor (z.B. zur DNA-Methylierung) zur Verfügung. Das Reaktionsprodukt ist S-Adenosyl–Homocystein (SAH)

aufnehmen. Die Übertragung dieser C1 ist in mehr als 20 biosynthetischen Reaktionen erforderlich. Für das Verständnis der klinischen Auswirkung des Folsäuremangels ist die Rolle von Folsäure bei der Synthese von Purinen und Pyrimidinen entscheidend. Exemplarisch ist die Synthese von dTMP aus dUMP durch die Thymidylatsynthese dargestellt (☐ Abb. 42.6). Dafür wird N^5,N^{10}-methylen-THF benötigt. N^5,N^{10}-Methylen-THF ist aber auch ein Substrat für die MTHFR (Methylen-THF-Reduktase). Dieser Schritt ist quasi irreversibel, d.h. das Gleichgewicht liegt auf der Produktion von N^5-Methyl-THF. N^5-Methyl-THF kann nur in Gegenwart von Vitamin B_{12} regeneriert werden. Die Methyl-Gruppe wird durch die Methioninsynthase auf Homocystein übertragen (wodurch Methionin entsteht). In Abwesenheit von Vitamin B_{12} verschwindet daher Folsäure in den N^5-Methyl-THF-Pool, aus dem THF ohne Cobalamin nicht regeneriert werden kann (N^5-Methyl-THF-Trap). Daher ist die klinische Manifestation des Folsäuremangels ebenso wie bei Vitamin-B_{12}-Mangel eine makrozytäre, hyperchrome Anämie.

Diagnostik, Therapie und Prävention des Folsäuremangels und Arzneimittelwechselwirkungen

Die **Diagnose** wird durch den Nachweis einer Anämie **mit erhöhtem MCV** (>100 fl) und **erhöhtem MCH** (>32 pg) gesichert. Im Knochenmarkausstrich sieht man statt Normoblasten **Megalobasten,** und als Ausdruck der ineffizienten Erythropoese kommt es zu einem hohen Zellzerfall, sodass die LDH (Lactatdehydrogenase) im Plasma drastisch erhöht ist. Der Nachweis eines erniedrigten Folsäurespiegels beweist den Folsäuremangel.

wird, ist nicht bekannt) und hat nur eine niedrige Affinität (aber eine hohe Kapazität). Als Alternative kann Folat an hochaffine Rezeptoren gebunden werden. Diese werden internalisiert, im Endosom wird der pH-Wert gesenkt, so dass der Proton-gekoppelte Folattransporter PCFT Folat aus dem Endosom in das Zytoplamsa transportieren kann. Das Zusammenspiel erfolgt daher analog der endosomalen Aufnahme von Eisen über den Transferrinrezeptor sowie den Transport von Eisen über die endosomale Membran durch DCT1 (► Abschn. 42.1.1 und ☐ Abb. 42.2). Im Zellinneren wird Folat wird polyglutamoyliert, so dass eine Diffusion aus der Zelle verhindert werden kann.

Folsäure als Co-Faktor im Intermediärmetabolismus

Tetrahydrofolsäure kann am N^5 und N^{10} C1-Bruchstücke (Methyl-, Methylen-, Formyl-, Formyliminogruppen etc.)

Alimentärer Folsäuremangel ist selten und bedarf einer deutlichen Fehlernährung. Die **häufigste Ursache** für einen **Folsäuremangel** ist **chronischer Alkoholkonsum.** Die chronische Exposition mit Alkohol unterdrückt die Expression von Folatrezeptoren und Folattransportern im renalen Tubulusepithel und von Transportern im intestinalen Epithel, so dass es zu einer geringeren Resorption aus dem Darm und einer reduzierten renalen Konservierung von Folat kommt.

Zahlreiche Arzneimittel (z.B. Antiepileptika wie Phenytoin, Phenobarbital, Carbamazepin, Valproinsäure) hemmen die intestinale und/oder zelluläre Folsäureaufnahme (z.B. Reduktion der Expression von RFC). Daher sollte unter der Therapie das Blutbild kontrolliert werden (das trifft auch dann zu, wenn die Substanzen als Stimmungsstabilisatoren (mood stabilizers) verwendet werden. Orale Kontrazeptiva unterdrücken den intestinalen Folattransport.

In der Schwangerschaft ist der Folsäurebedarf erhöht, weil die Zahl der proliferierenden Zellen sehr hoch ist. Daher wurde in den USA eine Folsäuresubstitution (im Mehl) durchgeführt. Der Nachteil an dieser Vorgangsweise ist der Umstand, dass damit die Symptome des Vitamin-B$_{12}$-Mangels verschleiert werden. In Europa besteht daher die Empfehlung, während der Schwangerschaft 0,4 mg Folsäure zusätzlich zu jener Menge zu administrieren, die über die Nahrung aufgenommen wird. Damit sollte die Inzidenz von Neuraldefekten auf die Hälfte gesenkt werden. Es ist offensichtlich, dass bei Patientinnen mit Epilepsie in der Schwangerschaft eine hohe Dosis von Folsäure (5 mg/d) sinnvoll ist.

Eine akute Toxizität hoher Folatdosen ist nicht bekannt. Einer Folatsubstitution wurde eine Schutzwirkung gegen die Entwicklung diverser Krebsarten zugeschrieben. Tatsächlich hat aber eine große prospektive Studie gezeigt, dass bei Männern die zusätzliche Gabe von Folsäure das Risiko erhöht, an einem Prostatakarzinom zu erkranken. Daher ist eine unkritische Gabe von Folsäure (auch in Multivitaminpräparaten, orthomolekularer Medizin etc.) abzulehnen.

Die Wirkung von Folsäure wird durch Folsäureantagonisten aufgehoben. Dazu gehören Methotrexat, Permetrexed und Raltitrexed, die gezielt als Antagonisten an humanen Folsäure-bindenden Enzymen entwickelt worden sind (▶ Kap. 61.2.2). Daneben gibt es Substanzen, die als Folsäureantagonisten bei Erkrankungen mit Protozoen (Pyrimethamin) oder Bakterien (Trimethoprim) entwickelt worden sind (▶ Kap. 57.5.2). Hier kann sich bei hochdosierter, langer Therapie eine makrozytäre Anämie entwickeln. Eine Blutbildkontrolle ist daher indiziert.

Als Derivat von Folsäure steht auch Folinsäure (Leucovorin, Calciumfolinat) zur Verfügung: Dieses ist N5-Formyl-Tetrahydrofolsäure. Folinsäure bedarf keiner Reduktion durch die Dihydrofolatredukatse und kann daher als C1-Donator auch dann wirken, wenn z.B. die Dihydrofolatreduktase durch Methotrexat gehemmt ist. Damit ist eine gewisse Purin- und Pyrimidin-Synthese möglich, sodass die Proliferationshemmung antagonisiert werden kann (siehe auch Leucovorin-Rescue; ▶ Kap. 61.2.2).

42.2.2 Vitamin B$_{12}$ (Cobalamin)

Aufnahme und Transport von Vitamin B$_{12}$

Vitamin B$_{12}$ liegt in der Nahrung (meist) als **Cyanocobalamin** vor. Daneben gibt es noch Hydroxycobalamin und (das instabile) Aquocobalamin. Cobalamin wird ausschließlich durch Bakterien synthetisiert. Die Zufuhr erfolgt primär über Fleisch bzw. bei vegetarischer Ernährung durch die Bakterien, die das Gemüse kontaminieren. Der tägliche Bedarf beträgt ca. 3–5 μg. Cobalamin wird im Magen aus den Nahrungsproteinen freigesetzt und temporär an R-Proteine gebunden. Im Duodenum werden diese R-Proteine verdaut, Cobalamin bindet an den **Intrinsic Factor,** der von den Belegzellen des Magens sezerniert wird. Dieser Komplex (Cobalamin/Intrinsic-Factor-Complex) interagiert mit Rezeptoren an der apikalen Membran von Darmepithelzellen im distalen Ileum. Auf der basolateralen Seite gelangt Cobolamin über einen unbekannten Mechanismus in den extrazellulären Raum und wird überwiegend an Transcobalamin II gebunden. In dieser Form zirkuliert es im Blut.

In der Leber wird Cobalamin überwiegend als 5'-Deoxyadenosylcobalamin an Proteine gebunden gespeichert. Bei ausreichender Zufuhr enthält die Leber 2–5 mg Cobalamin, d.h. den Bedarf von mehreren Jahren. Daher sind Mangelerkrankungen, die sich aus diätetischen Gründen ergeben, selten.

Bedeutung des Cobalamins für die Regeneration von Folat und im Fettsäureabbau

Cobalamins wird für die Regeneration von Folat und im Fettsäureabbau gebraucht, woraus sich die Symptome des Cobalaminmangels erklären lassen. Wie schon beschrieben kann N^5-Methyltetrahydrofolat in Abwesenheit von Vitamin B$_{12}$ nicht in Tetrahydrolat (THF) umgewandelt werden (siehe N^5-Methyltetrahydrofolat-Trap; ◻ Abb. 42.6). Vitamin B$_{12}$ ist der essenzielle Co-Faktor der Methioninsynthase, die die Methylgruppe zunächst auf Methylcobalamin und in weiterer Folge auf Homocystein überträgt. Cobalamin wird noch für eine zweite klinisch relevante Reaktion gebraucht, nämlich für den Abbau ungeradzahliger Fettsäuren bzw. einiger Aminosäuren (Valin, Isoleucin, Threonin). Als metabolischer Zwischenschritt entsteht in diesem Abbauweg **Methylmalonyl-CoA,** das durch die Methylmalonyl-Co-Mutase zu Succinyl-CoA umgelagert wird. Dieser Schritt benötigt Deoxyadenosyl-Cobalamin. Methylmalonyl-CoA konkurriert um Malonyl-CoA in der Fettsäuresynthese und wird stattdessen in die Fettsäuren eingebaut, sodass verzweigte Fettsäuren entstehen. Es ist wahrscheinlich und plausibel, dass diese verzweigten Fettsäuren die Struktur die Myelinschicht stören. Bei dieser Reaktion spielt Folsäure keine Rolle.

Aus dieser Betrachtung lässt sich erklären, dass es beim Vitamin-B$_{12}$-Mangel

- zur makrozytären (megaloblastären) Anämie kommen muss (ebenso wie bei Folsäuremangel),
- zusätzlich neurologische Symptome auftreten können (funikuläre Myelose: Beginn in den Funiculi laterales, den aufsteigenden Bahnen im Rückenmark, die aber nach

rostral fortschreitet; die klinische Symptomatik beginnt daher mit Parästhesien; in weiterer Folge treten Lähmungserscheinungen auf; im Spätstadium können sich auch Persönlichkeitsveränderungen einstellen),

- zur Maskierung der Symptome der makrozytären Anämie kommen kann, wenn ausreichende Mengen an Folsäure zugeführt werden.

> Bei einer makrozytären Anämie muss gesichert sein, dass kein Vitamin-B$_{12}$-Mangel vorliegt, bevor Folsäure administriert wird. Folsäure beseitigt nur die Anämie, nicht aber die funikuläre Myelose, die sich schleichend einstellen und bis zu einem irreversiblen Schaden fortschreiten kann.

Die **Ursachen** für einen **Vitamin-B$_{12}$-Mangel** sind Gastritiden, die mit einem Mangel an Intrinsic Factor einhergehen oder mit einer herabgesetzten Freisetzung von Vitamin B$_{12}$ aus den Nahrungsproteinen. Bei streng vegetarischer Ernährung ist auch ein Vitamin-B$_{12}$-Mangel möglich. Erkrankungen, die das terminale Ileum befallen (z.B. Morbus Crohn = Ileitis terminalis) verhindern die Resorption (dazu zählt auch der Fischbandwurm). Lachgas (Stickoxydul) bindet an Co(I) in Methyl-Cobalamin und inaktiviert dieses irreversibel. Bei chronischer Exposition (u.a. Missbrauch von Lachgas) kann sich ein Vitamin-B$_{12}$-Mangelzustand entwickeln. Die klassische Form des Vitamin-B$_{12}$-Mangels ist die **Anämia perniciosa,** eine Autoimmunerkrankung, bei der die Belegzellen der Magenschleimhaut zerstört werden, sodass Intrinsic Factor nicht mehr zur Verfügung steht. Diagnostisch verwertbar sind – abgesehen von der makrozytären Anämie und der erhöhten LDH – auch die Vitamin-B$_{12}$-Spiegel im Blut und die Konzentration von Methylmalonsäure und Homocystein im Blut. Beweisend für eine Vitamin-B$_{12}$-Resorptionsstörung ist der Schilling-Test (der aber heute obsolet ist).

Die **Therapie** erfolgt in schweren Fällen intramuskulär, die Empfehlungen sind variabel, z.B. 1 mg/d für 7 Tage, im Anschluss daran wöchentlichen Injektionen über 1 Monat und danach monatliche Injektionen. Entscheidend ist die Verlaufskontrolle. Innerhalb von 5 Tagen muss die Retikulozytenzahl dramatisch ansteigen. Unterbleibt dieser Anstieg, so kann auch ein Eisenmangel vorliegen, z.B. bei einer bestehenden atrophen Gastritis (ohne H$^+$ kein Eisentransport über DCT1/DMT1, ▶ Abschn. 42.1.1). Der Eisenmangel kann sich auch mit Verzögerung manifestieren; es bedarf daher auch einer Kontrolle der Ferritinspiegel. Bei leichten Fällen reicht eine orale Substitution mit 1 mg/d Cobalamin p.o. aus.

Mittel der Wahl bei der **Therapie einer Cyanidvergiftung** sind Hydroxy- bzw. Aquocobalamin. Bis zu einer Dosis von 5 g wird Hydroxycobalamin ohne relevante unerwünschte Wirkungen vertragen, es kann daher bei Verdacht auf Cyanidvergiftung administriert werden (▶ Kap. 64.2.2). Nachteilig ist seine geringe Stabilität (es muss frisch gelöst werden) und der hohe Preis.

42.3 Erythropoetin und seine Derivate

> **Lernziele**
> - Regulation, Angriffspunkt, Signalübertragung
> - Erythropoetin-Derivate
> - Einsatzgebiete, Vorsichtsmaßnahmen

42.3.1 Regulation der Erythropoetinsynthese

Erythropoetin ist ein Protein aus 165 Aminosäuren, das extensiv glykosiliert ist und daher ein Molekulargewicht von 34 kDa hat. Die Glykosilierung

- ist heterogen (d.h. jede Präparation von Erythropoetin enthält ein Gemisch von unterschiedlich stark glykosilierten Proteinen),
- unterscheidet sich je nach Zelltyp, in der Erythropoetin produziert wird und
- beeinflusst die Halbwertszeit im Organismus.

Erythropoetin wird **endogen** vor allem in der **Niere** produziert (kleine Mengen auch in der Leber). Die zelluläre Quellen sind die peritubulären interstitiellen Zellen, die auf **Abfall des Sauerstoffpartialdrucks** mit einer Stabilisierung des Transkriptionsfaktors HIF1α (hypoxia-inducible factor-1α) reagieren: Bei normalem pO$_2$ wird HIF1α hydroxyliert, an das von-Hippel-Lindau-Protein gebunden und ubiquitiniert. Die Ubiquitinylierung leitet die Zerstörung durch das Proteasom ein. Unter hypoxischen Bedingungen kann HIF1α aber in den Kern transloziert werden und gemeinsam mit der HIFβ-Untereinheit an den Promoter des Erythropoetingens binden und die mRNA induzieren, die Prä-Pro-Erythropoetin codiert. Dieses wird zu Erythropoetin prozessiert und extensiv glykosiliert.

Erythropoetin hat eine charakteristische Struktur (ein Bündel aus 4 α-Helices von denen je zwei antiparallel verlaufen; ◘ Abb. 42.7b). Seine nächsten Verwandten sind Wachstumshormon/STH, Prolaktin, Leptin, G-CSF (granulocyte colony stimulating factor = Filgrastim), GM-CSF (etwas weiter entfernte Verwandte sind Interleukine wie IL-2 bis IL-7, IL-10 und IL-13).

Erythropoetin löst seine Effekte über den Erythropoetinrezeptor aus (◘ Abb. 42.7a). Dieser liegt als inaktives Homodimer vor; die Januskinase-2 (JAK2) ist an den intrazellulären C-Terminus des Rezeptors gebunden. Nach Besetzung des Rezeptors durch Erythropoetin kommt es zur Aktivierung die Transkriptionsfaktoren der STAT-Familie (vor allem STAT5); in weiterer Folge wird auch das GTP-bindende Protein RAS aktiviert, das ein Wachstumssignal über die Kaskade der Mitogen-aktivierten Protein-Kinase-(MAP Kinase-)Kaskade weiterleitet. Daneben wird über RAS auch die Phosphatidylinositol-3-Kinase (PI3K) aktiviert und diese aktiviert einen antiapoptotischen Signalweg, wodurch das Überleben der Zellen gefördert wird. Erythropoetin beeinflusst vor allem Zellen im Stadium CFU-E (colony forming unit-erythroid),

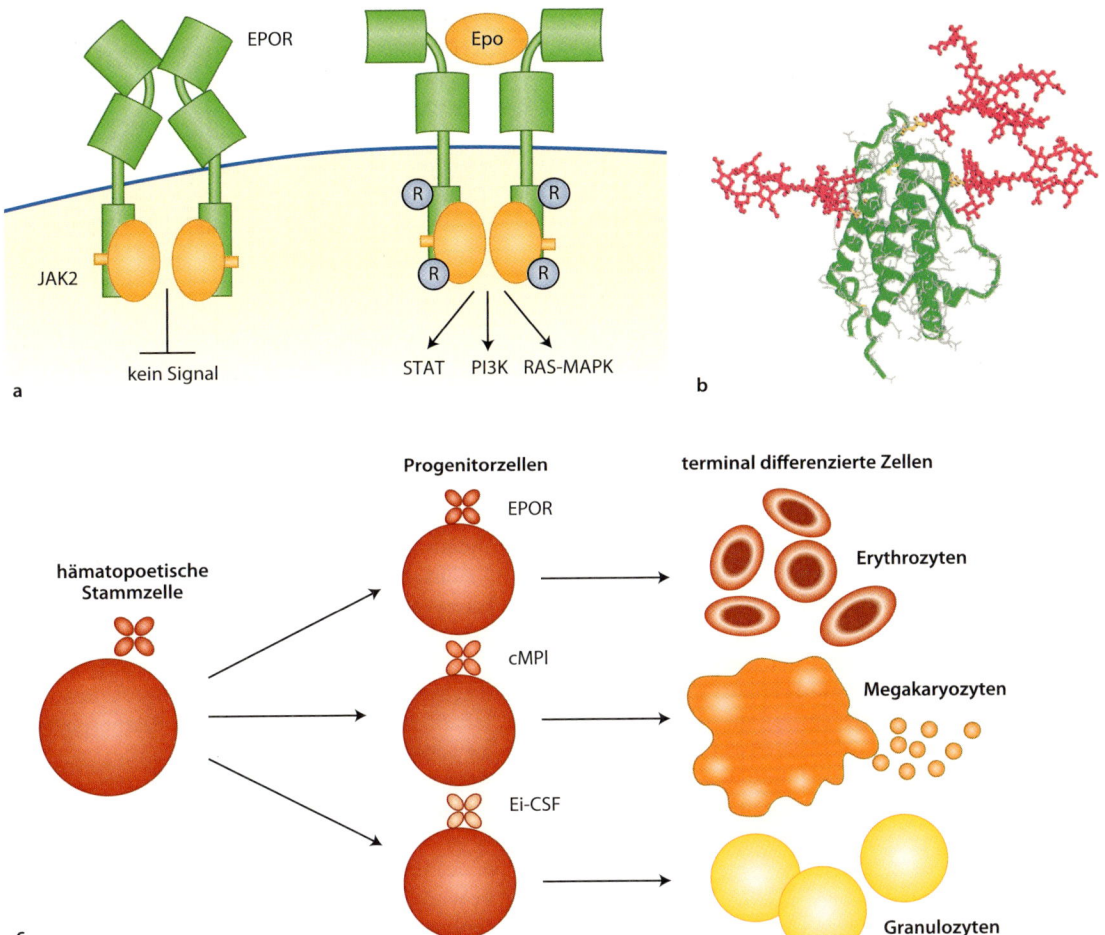

a

b

c

☐ **Abb. 42.7a, b Regulation der Erythropoetinsynthese.** Besetzung des Erythropoetin-Rezeptors durch Erythropoetin (**b**) löst eine intrazelluläre Signakaskade aus (**a**), die das Überleben von erythrozytären Vorstufen und damit ihre Vermehrung fördert (**c**). **a** Auch im inaktiven Zustand ist die Januskinase-2 (JAK2) mit dem Erythropoetin-Rezeptor (EPOR) assoziiert. Monomeres Erythropoetin (Epo) bindet an den dimeren Rezeptor und löst intrazellulär eine Aktivierung von JAK2 aus; die Kinase phosphoryliert zunächst sich selbst und dann STAT-Moleküle (signal transducer and amplifier of transcription). Daneben wird das kleine G-Protein RAS aktiviert, dass die Kaskade der Mitogen-aktivierten Proteinkinase (MAP-Kinase) und die PI3-Kinase (PI3K) stimuliert. Diese Signalwege verhindern die

Apoptose und stimulieren das Wachstum der Zellen. **b** Erythropoetin besteht aus einem Bündel von 4 α-Helices und ist an 4 Stellen glykosiliert. Die Peptidkette ist blau, die Zuckerketten sind rot dargestellt. c Hämatopoetische Stammzellen werden durch eine Kombination von Gewebehormonen und Wachstumsfaktoren entweder ruhend gehalten oder zur asymmetrischen Selbstteilung mit Selbsterneuerung oder (zur Differenzierung angeregt. Die terminale (lineage-specific) Differenzierung wird durch den jeweiligen spezifischen hämatopoetischen Wachstumsfaktor stimuliert, nämlich entlang der roten Reihe durch Erythropoetin, zu Megakaryozyten durch Thrombopetin (über seinen Rezeptor c-MPI) und zu neutrophilen Granulozyten durch G-CSF (Filgrastim)

für die Erythropoetin essenziell ist, und die Zellen im Stadium BFU-E (burst forming unit-erythroid) (☐ Abb. 42.1). Das Überleben der hämatopoetischen Stammzellen und ihre Selbsterneuerung wird hingegen durch andere Wachstumsfaktoren gesteuert, insbesondere durch SCF (stem cell factor), der Ligand der Tyrosinkinase c-kit und Thrombopoetin, das an seinen Rezeptor, die Tyrosinknase c-Mpl, bindet sowie Wnt-Peptide, die an hepathelikale Frizzled-Rezeptoren binden (☐ Abb. 42.7c). Die Differenzierung, das Überleben und das Wachstum der frühen Vorstufen werden durch zahlreiche Interleukine (vor allem IL-3, IL-6, IL-9 und IL-11) gesichert.

42.3.2 Erythropoetinderivate und ihr therapeutischer Einsatz

Das therapeutisch eingesetzte Erythropoetin wird rekombinant in CHO-Zellen (chinese hamster ovary cells) hergestellt. Diese Fibroblastenzellllinie wird primär deshalb eingesetzt, weil sie als erste verwendet wurde und mittlerweile gut charakterisiert ist. Das Glykosylierungsmuster des in CHO-Zellen hergestellten Erythropoetins unterscheidet sich deutlich von demjenigen, das endogen produziert wird. Deshalb kann rekombinantes Erythropoetin mit isoelektrischer Fokussierung nachgewiesen werden (z.B. im Harn von Radfahrern, Langstreckenläufern, Schilangläufern etc.). Die Glykosylierung beeinflusst die biologische Halbwertszeit, die bei Erythropoetin nach intravenöser Applikation im Mittel zwischen 4–8 Stunden liegt. Bei subkutaner Halbwertszeit wird Erythropoetin langsam resorbiert (c_{max} wird nach 12–15 Stunden erreicht), die Bioverfügbarkeit beträgt nur 20% und der Abfall der Plasmakonzentration erfolgt aufgrund der verzögerten Anflutung langsam, sodass eine apparente Halbwertszeit von ca. 24 Stunden erfolgt.

Es ist offensichtlich, dass die Wirkdauer länger als die Halbwertszeit ist, weil die Dauer der therapeutischen Wirkung primär von der Lebensdauer der Erythrozyten bestimmt ist. Die Halbwertszeit kann verlängert werden, wenn:

- das Ausmaß der Glykosylierung erhöht wird: Darbapoetin/NESP (new erythroid stimulating protein), in dem zwei zusätzliche Glykoylierungsstellen für N-gekoppelte Glykosilierung eingeführt worden sind, hat nach intravenöser Verabreichung eine Halbwertszeit von ca. 24 Stunden;
- Erythropoetin mit Polyethylenglykol modifiziert wird (PEGylierung): das Molekulargewicht von CERA (continuous erythropoetin receptor activator) ist durch PEGylierung (von Aminogruppen) auf 66 kDa erhöht; die Halbwertszeit ist auf 133 Stunden verlängert. Nach subkutaner Applikation liegt die Bioverfügbarkeit bei ~50–60%, c_{max} wird nach ~90 Stunden erreicht (weil die Absorption rascher läuft als die Elimination, ändert sich nach s.c. Applikation die apparente Halbwertszeit nicht). PEGyliertes Erythopoetin hat eine niedrigere Affinität für den Erythopoetinrezeptor, sodass es rasch vom Rezeptor dissoziiert und nicht im selben Ausmaß internalisiert wird. Die klinische Bedeutung ist unklar. PEGyliertes Erythropoetin ist derzeit nur für die Therapie der renalen Anämie zugelassen, aber **nicht** für die Tumor-assoziierte Anämie (weil in klinischen Studien eine beschleunigte Tumorprogression unter PEGyliertem Erythropoetin beobachtet wurde; ein Umstand der zum Abbruch der Studien geführt hatte).

Die zugelassenen **Indikationen** umfassen die Anämie bei chronischer Niereninsuffizienz (dialysepflichtiges Stadium und Prädialysestadium), Tumor-assoziierte Anämie (und zur Gewinnung von Eigenblut vor elektiven operativen Eingriffen). Erythropoetin und seine Derivate werden nach Wirkung (ca. 80–120 U/kg) dosiert. Das therapeutische Ziel ist es, den Hämoglobinspiegel zwischen 10–12 g/dl zu halten. Gefährlich ist ein rascher Hämoglobinanstieg. Daher sollte bei Erythropoetin der Anstieg unter 2 g/dl/Woche liegen, bzw. bei Darbapoetin und PEGyliertem Erythropetin unter 1 g/dl/Woche. Dementsprechend sollte die Kontrollen anfangs wöchentlich, danach alle 14 Tage durchgeführt werden. Begleitend muss der Eisenstoffwechsel (Transferrinsättigung, Ferritin) überwacht werden, weil die Verfügbarkeit von Eisen das Ansprechen auf die Erythropoetintherapie begrenzt (Plasmaferritin sollte über 100 ng/ml liegen).

Die **unerwünschten Wirkungen** der Therapie mit Erythropoetin sind:

- **Hypertonie** (bei 20–30% der Behandelten): Daher sind regelmäßige Blutdruckkontrollen notwendig. Der Blutdruckanstieg ist nicht nur auf die Zunahme der Blutviskosität zurückzuführen. Erythropoetin stimuliert die Proliferation von glatten Gefäßmuskeln und begünstigt die vasokonstriktorischen Antworten.
- **Thrombosen**
- **Zerebrale Krampfanfälle:** Meist treten Grand-mal-Symptome auf; der Mechanismus ist unklar, evtl. zerebrale Ischämie durch Mikrothrombosen oder Hypertonie-assoziierte Vasospasmen.
- **Beschleunigtes Tumorwachstum:** Seit 2008 ist bekannt, dass die Administration von Erythropoetin die Progression bei vielen Tumoren begünstigt; dazu gehören u.a. Brustkrebs, Lymphome, Zervixkarzinom, Tumoren im Kopf und Halsbereich (head and neck tumours) und das nichtkleinzellige Bronchialkarzinom. Eine mögliche Erklärung ist die »illegitime« Expression von Rezeptoren: Innerhalb eines Tumors können einzelne Zellen durch Verlust der transkriptionellen Repression auch Rezeptoren exprimieren, die im gesunden Gewebe nicht vorkommen. Wenn dieser Rezeptor einen Wachstumsvorteil verschafft, setzt sich die Tumorzellpopulation durch. Die illegitime Expression von Erythropoetinrezeptoren verschafft dann einen Vorteil, wenn Erythorpoetin großzügig administriert wird.
- **Aplasie der roten Blutkörperchen (pure red cell aplasia):** Bei subkutaner Administration von Erythropoetin ist als seltene Komplikation (27/100.000 Behandlungsjahre) das Auftreten von neutralisierenden Antikörpern beobachtet worden. Ursächlich soll die Bildung von Erythropoetinaggregaten beteiligt sein, die eine Immunantwort auslösen. Die Antikörper erkennen alle Formen von Erythropoetin, sodass die Erythropoese sistiert; die Patienten sind von Transfusionen abhängig.

42.4   G-CSF, GM-CSF und Thrombopoetin

Lernziele

- **G-CSF/Filgrastim:** Derivate und rationale Anwendung
- **Thrombopoetin:** Anwendung von Romiplostin

42.4.1 G-CSF und seine Derivate

G-CSF (Granulocyte colony-stimulating Factor, früher auch als Colony-stimulating Factor 3 = CSF3 bezeichnet) ist ebenso wie GM-CSF ein Zytokin, das in seiner Struktur Erythropoetin sehr ähnlich ist (siehe Bündel aus 4α-Helices; ◻ Abb. 42.7b). G-CSF bindet an den G-CSF-Rezeptor (CD114); im Gegensatz zur Interaktion von Erthyropoetin mit dem Erythropoetinrezeptor binden 2 Moleküle G-CSF und ein Rezeptordimer. Die intrazellulären Signalwege sind ähnlich wie beim

Erythropoetinrezeptor. Der G-CSF-Rezeptor wird auf hämatopoetischen Stammzellen und den Vorstufen der Granulozytenreihe (und auf neuronalen Prekursoren) exprimiert. G-CSF stimuliert die Freisetzung von hämatopoetischen Stammzellen aus dem Knochenmark (und kann daher für die Mobilisation von Stammzellen experimentell verwendet werden). Die klinisch derzeit relevante Wirkung ist die beschleunigte Reifung und Ausschwemmung von neutrophilen Granulozyten, die auch eine erhöhte antimikrobielle Aktivität haben.

G-CSF wird endogen auf 2 Wegen produziert, und zwar von Endothelzellen und von Makrophagen und anderen Immunzellen, die von Pathogenen bzw. deren Bruchstücken stimuliert worden sind. G-CSF ist ein Glykoprotein, das in 2 Formen vorliegt: einer Form mit 174 und einer mit 180 Aminosäuren. Rekombinant wird die Form mit 174 Aminosäuren hergestellt; nach Expression in Bakterien liegt sie als unglykosiliertes Filgrastim vor. Auch für Filgrastim ist der Patentschutz abgelaufen, und es gibt bereits zwei Biosimilare. Zur Verlängerung der Wirkdauer liegt auch eine N-terminal PEGylierte Form vor, die um 20 kDa größer ist als das Ausgangsmolekül. Die in CHO-Zellen hergestellte Form, Lenugrastim, ist glykosyliert. Unterschiede zwischen Lenugrasuim und Filgrastim sind bisher nicht beobachtet worden.

Die **Halbwertszeit** von **Filgrastim** ist nach intravenöser Applikation 3,5 Stunden. Nach s.c. Administration werden maximale Plasmaspiegel nach 8 Stunden erreicht. Bei PEGyliertem Filgrastim ist die Halbwertszeit auf 33 Stunden verlängert. Nach s.c. Gabe wird c_{max} nach 72 Stunden erreicht. Die übliche **Dosierung** ist 5–12 µg/kg Körpergewicht (Filgrastim) bzw. 6 mg PEgyliertes Filgrastim.

Therapeutisches Ziel ist die Erhöhung der neutrophilen Granulozyten. Die Therapieschemata variieren, typischerweise wird die Applikation frühestens 24 Stunden nach Applikation einer zytotoxischen Chemotherapie verabreicht und (bei Filgrastim) so lange mit täglichen Injektionen fortgesetzt, bis der Nadir (Tiefpunkt) des Granulozytenabfalls überwunden wird. Bei PEGyliertem Filgrastim genügt eine einmalige Gabe.

Die **häufigste Nebenwirkung** bei Filgrastim und PEGyliertem Filgrastim sind Knochenschmerzen (26%) und Muskelschmerzen (10%). Daneben können unspezifische Symptome auftreten (Schwindel, Übelkeit, Fieber bei 1–10%). Bei folgenden Laborparametern kommt es u.a. zur Erhöhung: γ-Glutamyltranspeptidase, alkalische Phosphatase (Knochen), Lactatdehydrogenase (LDH) und Harnsäure. Sehr selten (<0,01%) kann es zu neutrophilen Infiltraten in der Lunge bzw. der Haut kommen (Sweet-Syndrom).

42.4.2 Thrombopoetinrezeptoragonisten

Das Glykoprotein Thrombopoetin (TPO oder auch MGDF: Akronym, abgeleitet von megakaryocyte growth and development factor) besteht aus 332 Aminosäuren; die aminoterminale Hälfte (ca. 160 Aminosäuren) ist der des Erythropoetin sehr ähnlich. Thrombopoetin wird vor allem in der Leber (aber auch in der Niere und im Knochenmark) gebildet und bindet an den Thrombopoetinrezeptor c-mpl: Akronym, abgeleitet von cellular equivalent of myeloproliferative leukemia virus oncogene). Der Rezeptor wird nicht nur auf Megakaryozyten und Thrombozyten exprimiert, sondern auch auf hämatopoetischen Stammzellen. Es gibt einen einfachen Regelkreis: Wenn viele Thrombozyten im Blut zirkulieren wird zirkulierendes Thrombopoetin verstärkt gebunden, wodurch seine freie Konzentration sinkt und die Megakaryopoese abnimmt.

Thrombopenien mit Thrombozytenzahlen <50 G/l (<50,000/µl) sind potenziell lebensgefährliche Zustandsbilder. Derzeit stehen in Europa zwei zugelassene Substanzen zur Verfügung, die den Thrombopoetinrezeptor stimulieren können: das **Fusionsprotein Romiplostim** und der **niedermolekulare Agonist Eltrombopag** (Abb. 42.8).

Romiplostim ist ein Fusionsprotein: vier Peptidfragmente, die den Thrombopoetinrezeptor stimulieren können, sind an ein F_c-Fragment eines humanen IgG_1 fusioniert (»Peptibody«; Abb. 42.8b). Dieser Umstand verhindert, dass Antikörper, die gegen Romiplostim gerichtet sind, auch das endogene Thrombopoetin neutralisieren können. Damit wird verhindert, dass ein Zustand entsteht, der der »pure red cell aplasia« bei Erythropoetin entspricht (s.o.). Durch die Fusion an das F_c-Fragment ist eine lange Halbwertszeit gewährleistet, weil die C_H2-(constant homology-2)Domäne des F_c-Teils für eine Bindung an den neonatalen F_c-Rezeptor (F_cR_n) sorgt. Dadurch wird Romiplostim endozytotisch in Zellen aufgenommen (z.B. Endothelzellen). Der F_cR_n-Rezeptor steuert die internalisierten endozytotischen Vesikeln in den rezirkulierenden Modus (recycling pathway), sodass Romiplostim wieder in den Extrazellularraum gelangt. Daraus resultiert die **relativ lange Halbwertszeit,** im Mittel von 3,5 Tagen. Die Halbwertszeit wird auch durch die Anzahl von Thrombopoetinrezeptoren auf den Plättchen bestimmt, sodass die Variabilität bei Patienten groß ist (1–34 Tagen). Romiplostim wird subkutan einmal/Woche appliziert; c_{max} wird nach subkutaner Applikation nach ca. 14 Stunden erreicht. Die initiale Dosis liegt typischerweise bei 1 µg/kg/Woche; die Dosis kann unter Kontrolle der Thrombozytenzahl bis maximal 10 µg/kg gesteigert werden. Der Vorteil von Romiplostin liegt darin, dass fast 90% der Behandelten ohne begleitende Glucocorticoidtherapie auskommen. Die **unerwünschten Wirkungen** lassen sich einteilen in banale, häufige (Kopfschmerz, Erschöpfung, Nasenbluten, Gelenksschmerzen, Durchfall, Bauchschmerzen) und potenziell gefährliche: Es besteht das Risiko einer Myelofibrose. Tatsächlich wurde bei ca. 4% der Patienten eine Anhäufung von Retikulin im Knochenmark beobachtet. Diese Beobachtung ist ein Grund zur Vorsicht, weil auch andere Zellen den Thrombopoetinrezeptor exprimieren und weil das virale Äquivalent (v–mpl) ein Onkogen ist. Ein myelodysplastisches Syndrom wird daher auch derzeit als Kontraindikation für Romiplostim eingestuft. Ein weiteres Problem ist der Umstand, dass nach Absetzen von Romiplostim die Thrombozytenzahl unter den ursprünglichen Ausgangswert fallen kann. Derzeit ist Romiplostim für die Therapie der idiopathischen thrombopenischen Purpura zugelassen (die durch eine Splenektomie nicht beseitigt werden kann).

Eltrombopag ist ein Agonist am Thrombopoetinrezeptor (Abb. 42.8a). Es bindet aber an einer anderen Stelle als

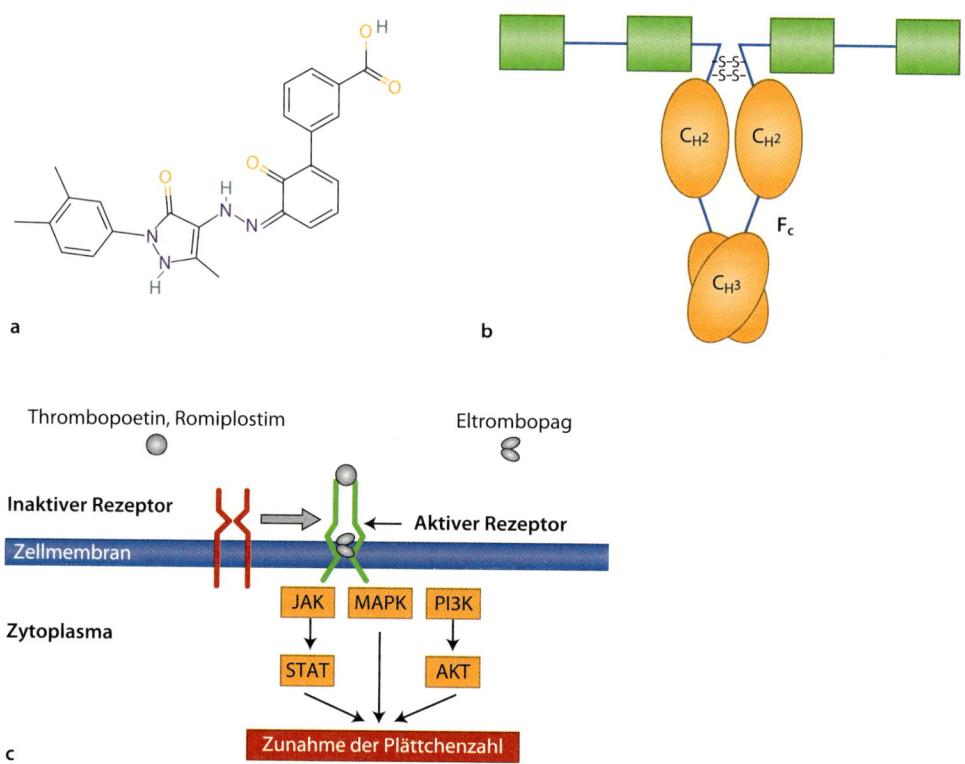

a

b

c

◼ **Abb. 42.8a–c Stimulation des Thrombopetinrezeptors durch Romiplostim und Elthrombopag. a** Formelbild von Eltrombopag. **b** Schematische Darstellung von Romiplostim. Romiplostim ist ein »Peptibody«: Das Fc-Fragment von IgG1 (rot, mit konstanten Homologiedomänen 2, C$_H$2 und 1 C$_H$3) ist über verbindende (»linker«) Peptidsequenzen (hier als Strich symbolisiert) mit je 2 Peptiden verbunden, die an den Thrombopoetinrezeptor binden (blaue Quadrate). **c** Romiplostim (und Thrombopoetin) binden an die extrazelluläre Domäne des Thrombopoetinrezeptors (c-Mpl). Eltrombopag bindet im Transmembranbereich. Nach Ligandenbindung wird die intrazelluläre Signalkaskade stimuliert, zunächst wird die Januskinase (JAK) aktiviert und die Bindung von STAT und STAT verstärkt. Der phosphorylierte Thrombopoetinrezeptor kann auch andere Adapter binden, das ermöglicht die Aktivierung der MAP Kinase-Kaskade. Diese ist Voraussetzung für die nukläre Polyploidie und die Endomitose bei Megakaryozyten. Die Aktivierung der PI3-Kinase (PI3K: Phosphatidylinositol-3-kinase) führt zur Stimulation der AKT-Kinase, die das Überleben der Vorläuferzellen sichert

Thromboplastin, nämlich im Bereich der Transmembrandomäne. Elthrombopag erhöht bei Gesunden als auch bei Personen mit ITP und mit Hepatitis C die Thrombozytenzahl. Bei chronischen Lebererkrankungen tragen verschiedene Faktoren zur Abnahme der Thrombozytenzahl bei (u.a. verminderte Produktion von Thrombopoetin in der Leber, Hypersplenismus). Die Gabe von Interferon-β kann die Thrombozytenzahl weiter senken; damit begrenzt die Thrombopenie eine effektive Therapie.

Nach oraler Gabe wird c_{max} nach 2–6 Stunden erreicht; die Halbwertszeit von Eltrombopag liegt zwischen 21 und 32 Stunden (bei gesunden Probanden). Angaben zur oralen Bioverfügbarkeit und Verteilungsvolumen stehen nicht zur Verfügung. Eltrombopag wird extensiv metabolisiert (oxidiert, gespalten; an Glucuronsäure und Glutathion konjugiert). Nur 20% der Substanz wird unverändert ausgeschieden. Die Metaboliten erscheinen primär im Stuhl (ca. 60%). Derzeit gibt es keinen Hinweis auf ein Potenzial für Arzneimittelinteraktionen – nach 7-tägiger Gabe von 75 mg/d Eltrompopag war der Spiegel typischer Substrate von CY-P3A4, CYP1A2, CYP2C9 und CYP2C19 bei Probanden unverändert.

Die **wichtigste unerwünschte Wirkung** ist das Risiko einer verschlechterten Leberfunktion, deshalb werden monatliche Kontrollen der Leberfunktion sowie ein Therapieabbruch bei einem persistierenden Anstieg der Transaminasen >3 (oberer Normwert) bzw. concomitanten Anstieg des Bilirubins oder anderer Hinweise auf eine Heapatotoxizität empfohlen. Retikulinablagerungen finden sich auch im Knochenmark (siehe Romiplostim). Daneben bestehen unspezifische Symptome (Kopfschmerz, Mundtrockenheit, Übelkeit, Glieder- bzw. Gelenksschmerzen). Linsentrübungen sind beobachtet worden; der Kausalzusammenhang ist unklar (die Patienten hatten vorher auch Glucocorticoide erhalten).

Derzeit laufen klinischen Studien, die die therapeutische Wirksamkeit von Romiplostim und Eltrombopag bei Thrombopenien unter zytotoxischer Chemotherapie belegen sollen. Rekombinant hergestelltes Interleukin-11 (Oprelvekin) ist in den USA (aber nicht in Europa) für diese Indikation zugelassen worden.

42

Weiterführende Literatur

Blank U, Karlsson G, Karlsson S (2008) Signaling pathways governing stem-cell fate. Blood 111:492-503

Bennett CL, Cournoyer D, Carson KR, Rossert J, Luminari S, Evens AM, Locatelli F, Belknap SM, McKoy JM, Lyons EA, Kim B, Sharma R, Costello S, Toffelmire EB, Wells GA, Messner HA, Yarnold PR, Trifilio SM, Raisch DW, Kuzel TM, Nissenson A, Lim LC, Tallman MS, Casadevall N (2005) Long-term outcome of individuals with pure red cell aplasia and antierythropoietin antibodies in patients treated with recombinant epoetin: a follow-up report from the Research on Adverse Drug Events and Reports (RADAR) Project. Blood 106:3343-3347

Cersosimo RJ (2009) Romiplostim in chronic immune thrombocytopenic purpura. Clin Ther 31:1887-1907

Crichton RR, Wilmet S, Legssyer R, Ward RJ (2002) Molecular and cellular mechanisms of iron homeostasis and toxicity in mammalian cells. J Inorg Biochem 91:9-18

Figueiredo JC, Grau MV, Haile RW, Sandler RS, Summers RW, Bresalier RS, Burke CA, McKeown-Eyssen GE, Baron JA (2009) Folic acid and risk of prostate cancer: results from a randomized clinical trial. J Natl Cancer Inst. 101:432-435

Ikeda Y, Miyakawa Y (2009) Development of thrombopoietin receptor agonists for clinical use. J Thromb Haemost 7 Suppl 1:239-244

Muñoz M, Villar I, García-Erce JA (2009) An update on iron physiology. World J Gastroenterol 15: 4617-4626

Rice L (2009) Treatment of immune thrombocytopenic purpura: focus on eltrombopag. Biologics 3:151-157

Qiu A, Jansen M, Sakaris A, Min SH, Chattopadhyay S, Tsai E, Sandoval C, Zhao R, Akabas MH, Goldman ID (2006) Identification of an intestinal folate transporter and the molecular basis for hereditary folate malabsorption. Cell 127:917–928

Zhao R, Min SH, Wang Y, Campanella E, Low PS, Goldman ID (2009) A role for the proton-coupled folate transporter (PCFT-SLC46A1) in folate receptor-mediated endocytosis. J. Biol. Chem. 284:4267-4274

Pharmaka zur Beeinflussung des Lipidstoffwechsels

S. Offermanns

> > **Einleitung**

Lipide wie Triglyzeride oder Cholesterin müssen über das Blut und die extrazelluläre Flüssigkeit in alle Körpergewebe transportiert werden. Dem steht die schlechte Wasserlöslichkeit der Lipide entgegen. Außer den an Albumin gebundenen freien Fettsäuren werden Lipide im Blut als Lipoproteine transportiert. Störungen des Lipidstoffwechsels, die mit Hypercholesterinämie und Hypertriglyzeridämie einhergehen, sind wichtige Risikofaktoren für die Entwicklung atherosklerotischer Gefäßveränderungen. Das vorliegende Kapitel beschreibt die wichtigsten Aspekte des Lipoproteinstoffwechsels und seiner Störungen sowie die verfügbaren Pharmaka zur Behandlung von Hyperlipidämien. Abschließend wird das pharmakotherapeutische Vorgehen bei der Behandlung von Hypercholesterinämien erläutert.

43.1 Lipoprotein-Metabolismus

Lernziele

Lipoprotein-Metabolismus
- Transport von Nahrungslipiden
- Transport hepatischer Lipide
- HDL-Metabolismus und reverser Cholesterintransport
- Regulation des zellulären Cholesterinmetabolismus
- Fettstoffwechselstörungen

Lipoproteine sind große Komplexe, die dem Transport von Lipiden im Plasma, der Lymphe sowie in der interstitiellen Flüssigkeit dienen. Sie bestehen aus einem hydrophoben Kern, der Triglyzeride und Cholesterinester enthält (◻ Abb. 43.1). Dieser Kern wird umhüllt durch amphiphile Lipide (Phospholipide), nichtverestertes Cholesterin sowie von Proteinen (sog. Apolipoproteine). Aufgrund ihrer relativen Dichte können die Lipoproteinkomplexe des Plasmas in verschiedene Gruppen unterteilt werden (◻ Abb. 43.1; ◻ Tab. 43.1). Während Chylomikronen die mit Abstand größten Lipoproteine sind, nimmt die Lipoproteingröße von den »very low density lipoproteins« (VLDL) über die »intermediate density lipoproteins« (IDL) und die »low density lipoproteins« (LDL) bis hin zu den »high density lipoproteins« (HDL) weiter ab. Die verschiedenen Lipoproteine unterscheiden sich in ihren Funktionen, die u.a. auch durch die spezifische Ausstattung mit Apolipoproteinen bestimmt wird. Apolipoproteine werden für die Generierung von Lipoproteinen sowie für die Aufrechterhaltung ihrer Struktur benötigt. Einige Apolipoproteine sind zudem enzymatisch aktiv und spielen eine wichtige Rolle im Rahmen des Lipoprotein-Metabolismus. Schließlich vermitteln Apolipoproteine die Bindung und Interaktion von Lipoproteinen mit bestimmten Rezeptorstrukturen auf der Zelloberfläche.

Im Wesentlichen sind 3 Hauptwege des Lipoprotein-Transports und -Metabolismus zu unterscheiden (◻ Abb. 43.2):
- **Transport von Nahrungslipiden:** Aufnahme von Nahrungslipiden aus dem Darm und ihre Verpackung in Chylomikronen sowie deren Transport über das Lymphsystem und das Blut zur Leber.
- **Transport hepatischer Lipide** über VLDL-, IDL- und LDL-Lipoproteine
- **HDL-Metabolismus,** der den reversen Cholesterintransport von peripheren Zellen zurück zur Leber vermittelt.

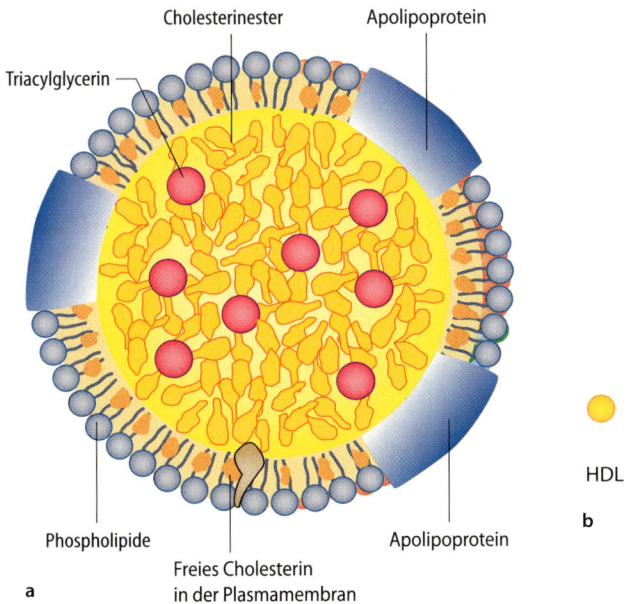

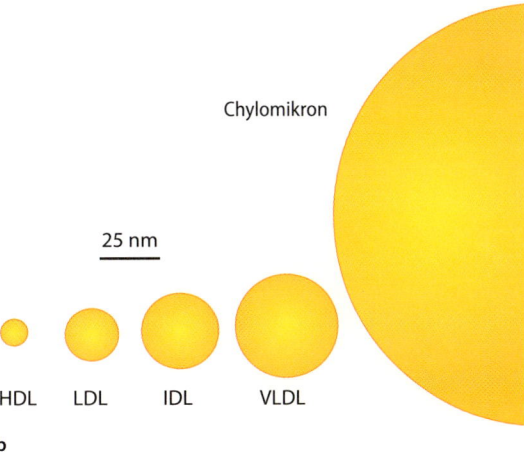

◻ **Abb. 43.1a, b Struktur von Lipoproteinen. a** Zusammensetzung von Lipoproteinen. **b** Relative Größe verschiedener Lipoproteine

Tab. 43.1 Plasma-Lipoproteine

Typ	Bildungsort	Lipide	Apolipo-proteine	Dichte (g/ml)	Größe (nm)	Plasmakon-zentration	Masse (MDa)
Chylomikronen	Darmepithel	85% TG	B48, AI, AIV (E, CI, CII, CIII)	<0,95	100–1000	<1 nM	>150
VLDL	Leber	55% TG 20% Chol.	B100, E, CI, CII, CIII	<1,006	40–50	10–100 nM	5–100
IDL	(aus VLDL)	25% TG 35% Chol.	B100, E	1,006–1,019	25–30		3,5
LDL	(aus IDL)	5% TG 60% Chol.	B100	1,019–1,063	20–25	1 µM	2,5
HDL	Plasma	5% TG 20% Chol.	AI, AII, CI, CII, CIII, E	1,063–1,21	6–10	5–10 µM	0,2–0,4

43.1.1 Transport von Nahrungslipiden

Etwa 20–40% der täglich aufgenommenen Kalorien bestehen aus Lipiden. Im Durchschnitt nimmt ein Erwachsener täglich etwa 70 g Triglyzeride sowie etwa 250 mg Cholesterin auf. Die Spaltprodukte der Triglyzeride bilden zusammen mit Gallensäuren Mizellen, die die Voraussetzung für die Resorption von Cholesterin und fettlöslichen Vitaminen sind. Der genaue Mechanismus der Aufnahme von mizellären Lipiden über die intestinale Bürstensaummembran ist nur ansatzweise bekannt. Offensichtlich werden die einzelnen Bestandteile der Mizellen über spezifische Transportmechanismen resorbiert. Cholesterin wird beispielsweise nach Bindung an ein spezifisches Cholesterin-Transportprotein (Niemann-Pick C1-like Protein), das durch den Cholesterin-Resorptionshemmer Ezetimib gehemmt wird (▶ Kap. 43.2.1), von Enterozyten aufgenommen. Nach Aufnahme in die intestinalen Zellen werden die freien Fettsäuren zu Triglyzeriden reverestert und zusammen mit Phospholipiden sowie ebenfalls verestertem Cholesterin sowie dem im Darmepithel gebildeten Apolipoprotein ApoB-48 in **Chylomikronen** verpackt. Chylomikronen gelangen über das Lymphsystem in die systemische Zirkulation. Vor allen Dingen in den Kapillaren des Fettgewebes sowie des Skelettmuskels kommt es durch das auf der luminalen Seite der Kapillaren lokalisierte Enzym **Lipoprotein-Lipase** zur Spaltung von Triglyzeriden aus Chylomikronen in freie Fettsäuren und Glyzerin (▶ Abb. 43.2). Die freien Fettsäuren werden von den entsprechenden Geweben aufgenommen. Vor allem das Fettgewebe speichert die freien Fettsäuren wiederum nach Überführung in Triglyzeride. Einige freie Fettsäuren binden an Albumin und werden in andere Gewebe, insbesondere die Leber transportiert. Durch die Abgabe von Lipiden verringert sich die Größe der Chylomikronen und es entstehen kleinere sog. **Chylomikronen-Restkörper,** die rasch von der Leber unter Vermittlung von ApoE aufgenommen werden. Die endozytotische Aufnahme von Chylomikron-Restkörpern erfolgt über das »**LDL-receptor like protein« (LRP).**

43.1.2 Transport hepatischer Lipide

Während die Versorgung der Peripherie mit Triglyzeriden nach den Mahlzeiten vornehmlich durch Chylomikronen erfolgt, wird die Versorgung zwischen den Mahlzeiten bzw. im Hungerzustand durch **VLDL-Partikel,** die von der Leber sezerniert werden, sichergestellt. Die in der Leber zu Triglyzeriden veresterten Fettsäuren stammen dabei überwiegend aus dem Fettgewebe, wo sie im Hungerzustand durch Aktivierung der Lipolyse freigesetzt werden und an Albumin gebunden zur Leber gelangen. VLDL-Partikel zeichnen sich durch das Apolipoprotein ApoB-100 aus, das in der Leber zusammen mit hepatisch hergestellten Triglyzeriden, Cholesterinestern und Phospholipiden zu VLDL-Partikeln assembliert wird. Nach der Freisetzung in das Plasma nehmen VLDL-Partikel zusätzlich Apolipoproteine der C-Serie sowie ApoE auf. Ähnlich wie Chylomikronen werden die Triglyzeride von VLDL vor allem im Fettgewebe und in der Muskulatur durch die Lipoprotein-Lipase hydrolysiert (▶ Abb. 43.2). Dadurch nimmt die Größe der VLDL-Partikel ab und ihr relativer Anteil an Cholesterin erhöht sich. Die dadurch entstehenden Partikel werden »IDL« genannt. IDL, auch als VLDL-Restkörper bezeichnet, werden zum Teil von der Leber über den LDL-Rezeptor durch Bindung an ApoE endozytotisch aufgenommen. Zum Teil werden die IDL-Partikel durch die hepatische Lipase zu **LDL-Partikeln** umgewandelt. Im Rahmen dieser Umwandlung in LDL-Partikel wird ein Großteil der Triglyzeride hydrolysiert, und verschiedene Apolipoproteine mit Ausnahme von ApoB-100 werden auf andere Lipoproteine transferiert. LDL-Partikel sind dadurch relativ reich an Cholesterin, und etwa 70% des Plasmacholesterins befindet sich in der LDL-Fraktion, die der **Versorgung von Zellen mit Cholesterin** dient. Der überwiegende Teil der LDL-Partikel wird über den **LDL-Rezeptor** in der Leber sowie in peripheren Zellen aufgenommen.

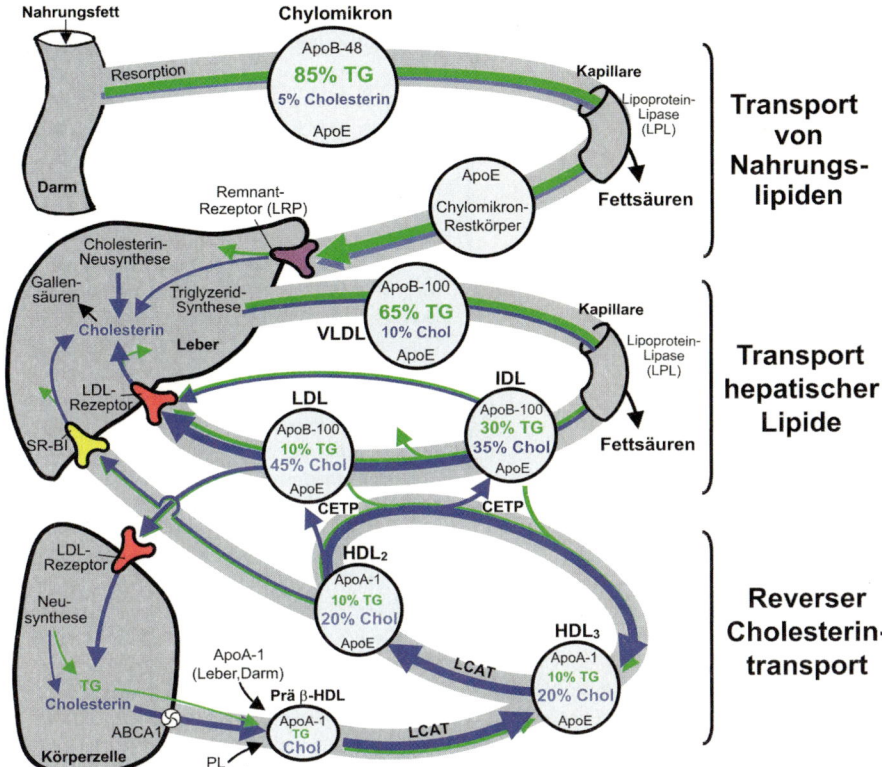

☐ Abb. 43.2 Schematische Darstellung der wichtigsten Lipid-Transportsysteme. Die Transportwege von Cholesterin und Triglyzeriden sind blau bzw. grün dargestellt. TG = Triglyzeride; ApoE = Apolipoprotein E; ApoB-48 = Apolipoprotein B-48; ApoB-100 = Apolipoprotein B-100; ApoA-1, Apolipoprotein A-1; PL = Phospholipide; LCAT = Lecithin-Cholesterin-Acyltransferase; CETP = Cholesterinester-Transfer-Protein; SR-B1 = Scavenger-Rezeptor B1

43.1.3 HDL-Metabolismus und reverser Cholesterintransport

Während alle Zellen des Körpers prinzipiell in der Lage sind Cholesterin zu synthetisieren, besitzen nur Leberzellen die Fähigkeit, Cholesterin abzubauen und über die Galle auszuscheiden. Die Ausscheidung erfolgt dabei nach Umwandlung von Cholesterin in Gallensäuren. In der Körperperipherie anfallendes Cholesterin wird über einen HDL-vermittelten Prozess, der auch als **»reverser Cholesterintransport«** bezeichnet wird, zur Leber transportiert. Der Metabolismus von HDL-Partikeln ist sehr komplex und nicht vollständig geklärt. Das wesentliche Apolipoprotein von HDL-Partikeln, ApoAI, wird in der Leber sowie im Darm synthetisiert und bildet zusammen mit Phospholipiden sog. **»Prä-β-HDL-Partikel«** (☐ Abb. 43.2). Diese Partikel nehmen relativ schnell nichtverestertes Cholesterin und weitere Phospholipide von peripheren Zellen auf. Für die Ausschleusung von Cholesterin aus peripheren Zellen ist ein **energieabhängiges Transportsystem (ABCA1)** verantwortlich. Nachdem HDL-Partikel Cholesterin aufgenommen haben, wird dieses durch die **Lecithin-Cholesterin-Acyltransferase (LCAT)** verestert. LCAT ist ein Plasmaenzym, das an HDL-Partikel assoziiert vorliegt. Mit zunehmendem Gehalt an Cholesterinestern nehmen HDL-Partikel weitere

Apolipoproteine und Lipide von Chylomikronen sowie VLDL auf. HDL-Partikel transportieren Cholesterin über einen direkten sowie einen indirekten Weg zur Leber. Der direkte Transport erfolgt über den **hepatischen »Scavenger«-Rezeptor (SR-BI)**. SR-BI bindet HDL-Partikel und vermittelt den selektiven Transfer insbesondere von Cholesterin aus HDL-Partikeln in die Leber. Daneben existiert ein indirekter Weg von HDL-Cholesterin zur Leber, indem Cholesterinester von HDL-Partikeln in ApoB-enthaltende Lipoproteine (Chylomikronen, VLDL, IDL) transferiert werden. Dieser Transfer erfolgt im Austausch gegen Triglyzeride unter Vermittlung des **Cholesterinester-Transferproteins (CETP).** Die vermehrt in HDL-Partikeln durch CETP-vermittelten Lipidaustausch angereicherten Triglyzeride werden durch die hepatische Lipase hydrolysiert, es entstehen kleinere HDL-Partikel.

43.1.4 Regulation des zellulären Cholesterinmetabolismus

Sowohl ein Mangel als auch ein Überschuss an Cholesterin führt zu massiven Störungen der Zellfunktion. Zellen haben daher Mechanismen entwickelt, um die Aufnahme und Synthese von Cholesterin, aber auch von anderen Lipiden, an den

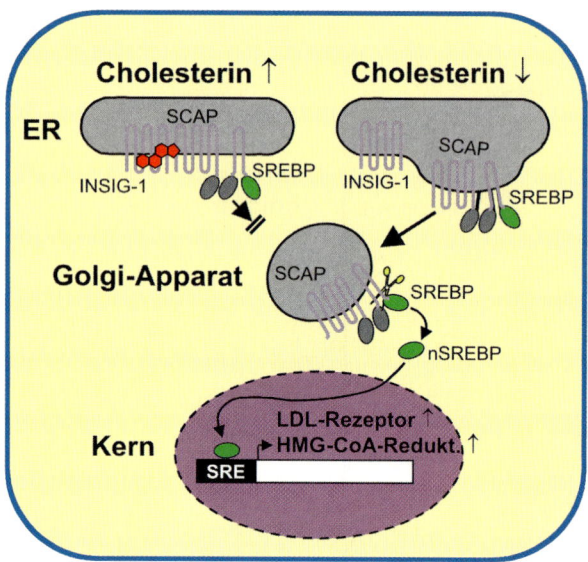

Abb. 43.3 Regulation des zellulären Cholesterin-Stoffwechsels durch das »Sterol regulatory element-binding protein« (SREBP). Wenn die zellulären Cholesterin-Spiegel hoch sind, wird der Komplex aus SREBP und SCAP (SREBP-cleavage-activating protein) durch das Protein INSIG-1 unter Vermittlung von Cholesterin (rot) im endoplasmatischen Retikulum (ER) gehalten. Fällt die zelluläre Cholesterinkonzentration ab, so dissoziiert INSIG-1 vom SCAP/SREBP-Komplex und SCAP/SREBP gelangt durch vesikulären Transport in den Golgi-Apparat. Im Golgi-Apparat kommt es zur sequenziellen proteolytischen Spaltung von SREBP durch spezifische Proteasen, und die N-terminale Domäne von SREBP (nSREBP, grün) wird freigesetzt. Freigesetztes nSREBP transloziert in den Kern, wo es durch Bindung an »Sterol regulatory elements« (SREs) die Transkription verschiedener Gene (z. B. LDL-Rezeptor; HMG-CoA-Reduktase) kontrolliert. Die vermehrte Bildung von LDL-Rezeptoren sowie von HMG-CoA-Reduktase führt dann durch Erhöhung der Cholesterinaufnahme bzw. -neusynthese zum Anstieg der zellulären Cholesterinkonzentration. Das transkriptionell aktive SREBP-Fragment wird recht schnell Ubiquitin-vermittelt proteosomal abgebaut. Dadurch wird sichergestellt, dass das System schnell auf sich ändernde Konzentrationen von intrazellulärem Cholesterin reagieren kann.

jeweiligen Bedarf anzupassen. Im Falle des Cholesterins ist seit Jahrzehnten bekannt, dass die Cholesterinsynthese einer negativen Feedback-Regulation durch Cholesterin selbst unterliegt. Wenn die zellulären Cholesterinspiegel ansteigen, wird die Expression des LDL-Rezeptors sowie von Enzymen der Cholesterinsynthese gedrosselt. Umgekehrt wird insbesondere die Expression des LDL-Rezeptors bei zellulärem Cholesterinmangel gesteigert. Die Regulation der LDL-Rezeptor-Expression durch zelluläres Cholesterin wird durch sog. »Sterol regulatory element-binding proteins« (SREBP) vermittelt (■ Abb. 43.3).

> Die Erhöhung der LDL-Rezeptor-Expression infolge der Abnahme der zellulären Cholesterinkonzentration liegt den lipidsenkenden Effekten verschiedener Pharmaka, insbesondere der Statine, zugrunde (► Kap. 43.2.3).

In der Leber wird der Cholesterinstoffwechsel nicht nur über die Synthese und zelluläre Aufnahme geregelt, sondern auch über die Umwandlung von Cholesterin in Gallensäuren, die dann über einen aktiven Transport in die Gallenkapillaren der Leber ausgeschieden werden können (■ Abb. 43.4).

■■■ Phytosterine

Pflanzen enthalten dem Cholesterin ähnliche Phytosterine, von denen β-Sitosterin sowie Campesterin die häufigsten sind. Phytosterine unterscheiden sich vom tierischen Cholesterin durch eine zusätzliche Methyl- oder Ethyl-Seitengruppe (■ Abb. 43.5) und sind hauptsächlich in fettreichen Pflanzenteilen wie pflanzlichen Ölen, Samen, Nüssen etc. enthalten. Obwohl die Gesamtmenge an Phytosterinen in der Nahrung etwa gleich hoch ist wie die von Cholesterin, liegen die Plasmakonzentrationen von Phytosterinen vergleichsweise sehr niedrig. Dies beruht zum einen auf der geringeren Resorption von Phytosterinen. Cholesterin und Phytosterine werden mittels des gleichen Transportproteins, des Niemann-Pick-C1-like-1-(NPC1L1-)Protein, aufgenommen (■ Abb. 43.5), die Resorptionsquote des tierischen Cholesterins beträgt jedoch etwa 50%, während Campesterin zu etwa 10% und β-Sitosterin nur zu 4% resorbiert werden.

Neben der gegenüber Cholesterin schlechteren Resorption von Phytosterinen ist ein zweiter Mechanismus sehr wichtig für die sehr geringe Bioverfügbarkeit von Phytosterinen. Phytosterine, die in die Enterozyten gelangt sind, werden zum überwiegenden Teil sofort wieder durch einen aktiven, ATP-verbrauchenden Transportmechanismus aus den Enterozyten in das Darmlumen zurücktransportiert. Diese aktive Transportpumpe wird durch die Transporter-Proteine ABCG5 und ABCG8 gebildet. Auch Cholesterin wird in den Enterozyten zu einem gewissen Teil über ABCG5/ABCG8 wieder in das Darmlumen zurückgepumpt. Allerdings führt die Acyl-CoA-Cholesterin-Acyl-Transferase 2 (ACAT2) zur raschen Umwandlung von Cholesterin in Cholesterinester, die nicht mehr über ABCG5/ABCG8 ausgeschleust werden können, sondern zusammen mit Fettsäuren und ApoB-48 in Chylomikronen verpackt werden.

Durch das Zusammenspiel dieser aktiven und passiven Transportmechanismen besitzt der Körper ein sehr effizientes System zur differenziellen Aufnahme von tierischen und pflanzlichen Sterinen. Die Bedeutung dieses Systems wird verdeutlicht durch die Folgen einer genetisch bedingten Störung der Ausschleusung von Phytosterinen. Patienten, die eine inaktivierende Mutation des ABCG5-oder des ABCG8-Gens tragen, leiden an einer Erkrankung, die als »Phytosterinämie« oder »Sitosterinämie« bezeichnet wird. Personen mit dieser Erkrankung nehmen bis zu 60% der Phytosterine aus der Nahrung auf. In der Folge kommt es zu einer massiven Akkumulation sowohl von Phytosterinen als auch von Cholesterin mit Ablagerungen in verschiedenen Organen. Die Patienten entwickeln dadurch typische Zeichen einer Sterin-Akkumulation wie Xanthome und können schon in frühen Lebensjahren aufgrund einer frühzeitigen Atherosklerose kardiovaskuläre Erkrankungen erleiden.

43.1.5 Fettstoffwechselstörungen

Veränderungen der Konzentrationen von Lipiden und Lipoproteinen im Plasma können Folge einer Vielzahl von Störungen sein und stellen zunächst einmal nur ein Symptom dar. Fettstoffwechselstörungen können grob in 3 Gruppen eingeteilt werden:

— **Hypercholesterinämien,** bei denen insbesondere das LDL-Cholesterin erhöht ist.

43

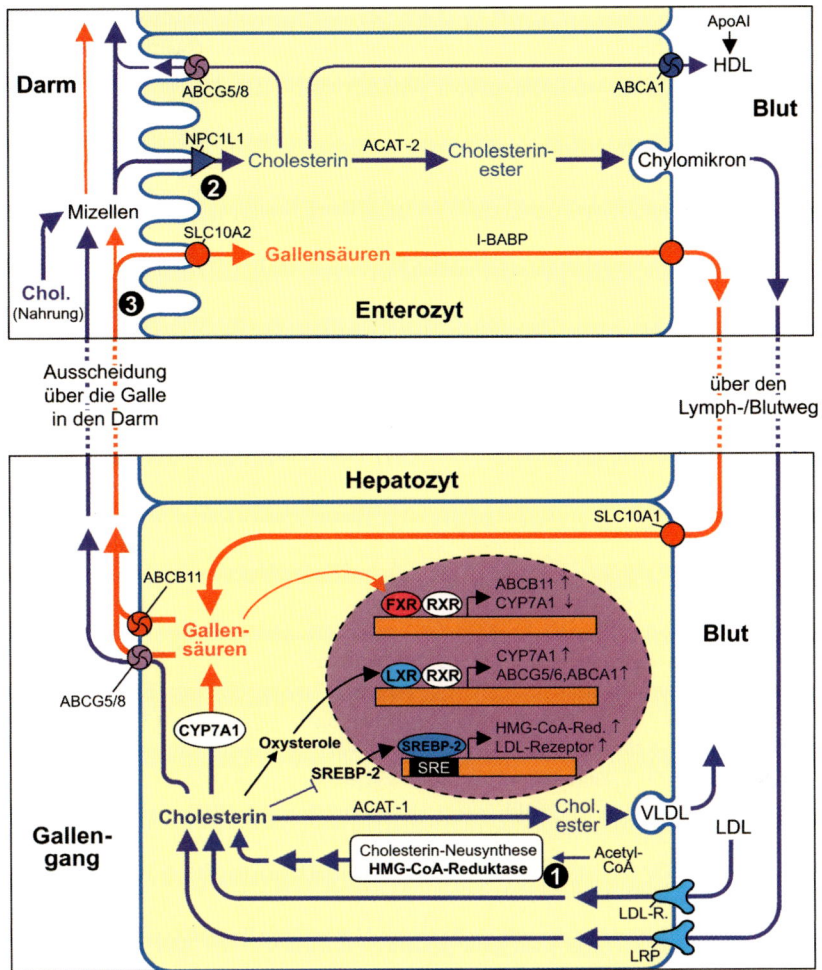

○ **Abb. 43.4 Regulation des Transports von Cholesterin (blau) und Gallensäuren (rot) in Enterozyten und Hepatozyten.** Mit der Galle ausgeschiedenes Cholesterin sowie Gallensäuren bilden zusammen mit dem Nahrungscholesterin Mizellen, aus denen ca. 50% des Cholesterins über den in der Bürstensaummembran der Enterozyten sich befindenden Sterol-Transporter »Niemann-Pick C1-like 1 protein« (NPC1L-1) aufgenommen wird. Der überwiegende Teil des resorbierten Cholesterins wird durch die Acyl-CoA-Cholesterin-Acyl-Transferase 2 (ACAT2) in Cholesterinester umgewandelt und in Chylomikronen verpackt. Ein kleiner Teil des Cholesterins wird zum einen über die Transportpumpe ABCG5/8 in das Darmlumen zurücktransportiert und zum anderen über die Transportpumpe ABCA1 in das Blut transportiert, wo Cholesterin zusammen mit ApoAI HDL-Partikel bildet. Die in Chylomikronen verpackten Cholesterinester werden über den Lymph- und Blutweg in den Körper und schließlich zur Leber transportiert. Die Gallensäuren werden aus dem Darm teilweise über den Transporter SLC10A2 resorbiert und ebenfalls über den Blutweg zur Leber zurücktransportiert. Die Aufnahme der Gallensäuren in den Leberzellen erfolgt über den Transporter SLC10A1. Das Cholesterin der Leberzellen entsteht entweder durch Neusynthese oder wird durch Aufnahme von LDL-Partikeln bzw. Chylomikronenrestkörpern aufgenommen. Je nach Stoffwechselsituation wird das hepatische Cholesterin entweder nach Veresterung und Verpackung in VLDL-Partikeln an das Blut zur Versorgung der Peripherie abgegeben, oder nach Umwandlung in Gallensäuren durch CYP7A1 über die Transportpumpe ABCB11 in die Galle ausgeschleust. Ein Teil des Cholesterins kann direkt über die Transportpumpe ABCG5/8 biliär aus-

geschieden werden. Der hepatische Cholesterin- und Gallensäurenstoffwechsel wird durch verschiedene transkriptionelle Regulationsprozesse gesteuert. Eine Erhöhung der hepatischen Gallensäurekonzentration führt zur Aktivierung des nukleären Rezeptors FXR, der als Dimer mit RXR zu einer vermehrten Bildung der Transportpumpe ABCB11 sowie zu einer verminderten Bildung des Enzyms CYP7A1 führt. Infolgedessen nimmt die zelluläre Gallensäurekonzentration ab. Umgekehrt führt ein Abfall der hepatischen Gallensäurekonzentration zu einer verminderten Aktivierung von FXR und damit zu einer vermehrten Bildung von Gallensäuren sowie zu einer verminderten Ausschleusung. Steigt die hepatische Cholesterinkonzentration an, so wird über die Hemmung des SREBP-vermittelten Mechanismus (○ Abb. 43.3) die Bildung und Aufnahme von Cholesterin über die HMG-CoA-Reduktase bzw. den LDL-Rezeptor vermindert. Über die vermehrte Bildung von Oxysterolen kommt es darüber hinaus zur Aktivierung des nukleären Rezeptors LXR, der als Dimer mit RXR zu einer vermehrten Synthese des Enzyms CYP7A1 sowie der Transportpumpen ABCG5/8 sowie ABCA1 führt und somit die vermehrte Ausschleusung von Cholesterin sowie die vermehrte Umwandlung in Gallensäuren zur Folge hat. Ein Abfall der Cholesterinkonzentration führt über verminderte Bildung von Oxysterolen zu einer verminderten LXR-Aktivierung sowie zu einer Enthemmung des SREBP-vermittelten Regulationsmechanismus. Statine vermindern durch Hemmung der HMG-CoA-Reduktase die hepatische Cholesterin-Neusynthese (1), während Ezetimib durch Blockade von NPC1L1 die Cholesterinresorption hemmt (2). Anionenaustauscherharze senken die Cholesterinspiegel durch Bindung von Gallensäuren im Darmlumen (3)

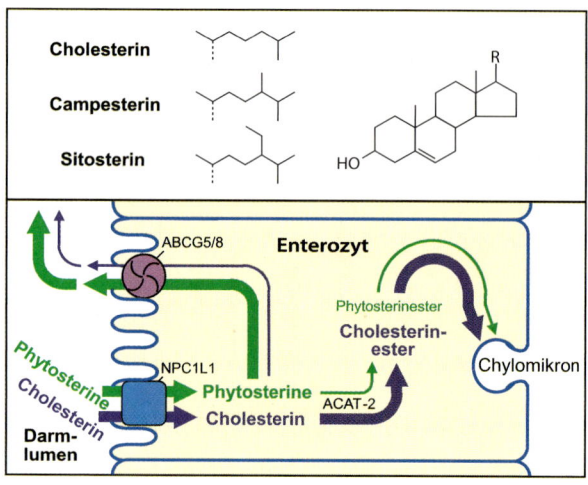

Abb. 43.5 Resorption von Phytosterinen

– **Kombinierte Hyperlipidämien** mit erhöhten Triglyzerid- und Cholesterinwerten.
– **Hypertriglyzeridämien,** bei denen meistens VLDL-Lipoproteine sowie Chylomikronen erhöht sind.

> Da insbesondere LDL eine Schlüsselrolle bei der Entstehung und Progredienz der Atherosklerose besitzt, stellen erhöhte LDL-Cholesterin-Werte, vor allem dann, wenn sie zusätzlich mit erniedrigten HDL-Cholesterin-Werten vergesellschaftet sind, ein Risiko für das Auftreten kardiovaskulärer Erkrankungen dar.

Die Ursachen von Fettstoffwechselstörungen sind vielfältig. Häufig liegen sog. »reaktiv-physiologische Formen« vor, bei denen aufgrund einer ungünstigen Ernährung sowie aufgrund eines ungünstigen Lebensstils Hypertriglyzeridämien, Hypercholesterinämien oder kombinierte Hyperlipidämien auftreten können. Nicht selten sind diese Formen mit **primären (hereditären) Fettstoffwechselstörungen** oder mit **sekundär-symptomatischen Fettstoffwechselstörungen** vergesellschaftet.

Die primären Hyperlipoproteinämien (◻ Tab. 43.2) können sich als Hypercholesterinämie, Hypertriglyzeridämie oder als kombinierte Hyperlipidämie manifestieren. Neben diversen eher seltenen Formen spielen insbesondere die sog. **»polygene« Hypercholesterinämie** sowie die **familiäre kombinierte Hyperlipidämie** mengenmäßig eine wichtige Rolle.

Sekundär-symptomatische Fettstoffwechselstörungen beruhen auf einer definierten Grunderkrankung oder auf der Einnahme bestimmter Pharmaka und können durch erfolgreiche Behandlung der Grundkrankheit oder andere Maßnahmen normalisiert werden. Im Rahmen eines **Diabetes mellitus Typ 2**, eines **nephrotischen Syndroms**, bei Patienten mit **metabolischem Syndrom**, nach **Alkoholabusus** sowie in der **Schwangerschaft** können Hypertriglyzeridämien und Hypercholesterinämien isoliert oder kombiniert auftreten. Eine sekundäre isolierte Hypercholesterinämie wird bei **Cholestase** oder im Rahmen einer **Hypothyreose** beobachtet. Bei **Niereninsuffizienten mit Hämodialyse**, bei Therapie mit **Glucocorticoiden, Thiaziden, β-Adrenozeptor-Blockern, Kontrazeptiva** oder im Rahmen der **postmenopausalen Hormonbehandlung** können Hypertriglyzeridämien auftreten.

◻ **Tab. 43.2** Primäre Hyperlipoproteinämien

Bezeichnung	Häufigkeit	Typ (nach Frederickson)	Erhöhtes Lipoprotein/ Lipid	KHK-Risiko
Hypercholesterinämie				
»Polygene« Hypercholesterinämie«	sehr häufig	IIa	LDL/Chol.	variabel (weitere Risikofaktoren)
Familiäre Hypercholesterinämie	heterozygot: 1.500	IIa	LDL/Chol.	sehr hoch
	homozygot: 1:1 Mio.	IIa	LDL/Chol.	extrem hoch
Kombinierte Hyperlipidämie				
Familiäre kombinierte Hyperlipidämie	1:50–200	IIb	LDL/VDL Chol./TG	hoch
Typ-III-(Remnant-)Hyperlipoproteinämie	1:5.000–10.000	III	Remnants Chol./TG	hoch
Hypertriglyzeridämie				
Familiäre Hypertriglyzeridämie	relativ selten	IV	VLDL/TG	gering
Chylomikronen-Syndrom	selten	I	Chylom./TG	variabel, aber: Pankreatitisrisiko

43

43.2 Lipidsenkende Pharmaka

┌─ Lernziele ──────────────────────────────────┐

Lipid-senkende Pharmaka
- Cholesterin-Resorptionshemmer
- Anionenaustauscher-Harze
- HMG-CoA-Reduktase-Hemmer (Statine)
- Nikotinsäure
- Fibrate

└───┘

Die abnormale Erhöhung der Plasma-Lipidwerte ist zunächst einmal keine Erkrankung per se, sondern ein Symptom, dessen Ursache abgeklärt werden muss. In vielen Fällen kann eine erfolgreiche Behandlung durch Veränderung der Lebensweise (Ernährung, Bewegung etc.) erfolgen. Insbesondere bei Hypercholesterinämien, die mit einem erhöhten Risiko für kardiovaskuläre Erkrankungen einhergehen, ist jedoch häufig eine unterstützende Pharmakotherapie erforderlich. **Anionenaustauscher-Harze** und **Cholesterin-Resorptionshemmer** verringern die Aufnahme von Gallensäuren bzw. Cholesterin aus dem Darm, wähern **HMG-CoA-Reduktase-Hemmer (Statine)** die Cholesterin-Neusynthese v.a. in der Leber hemmen. Etwas komplexer und nicht vollständig verstanden sind die Wirkmechanismen von **Fibraten** und **Nikotinsäure,** die sowohl die Cholesterin- als auch Triglyzerid-Plasmakonzentration senken. ▫ Tab. 43.3 zeigt vergleichend den Effekt der klinisch eingesetzten Lipidsenker auf die Plasmakonzentrationen von LDL-Cholesterin, HDL-Cholesterin und Triglyzeriden.

43.2.1 Cholesterin-Resorptionshemmer

Cholesterin wird aus dem Darmlumen nach Bindung an das »Niemann-Pick C1-like 1 Protein« (NPC1L1) auf der Bürstensaum-Membran endozytotisch in Enterozyten aufgenommen (▫ Abb. 43.4). **Ezetimib** (▫ Abb. 43.6) **blockiert die Endozytose des Cholesterin/NPC1L1-Komplexes** und bewirkt dadurch eine selektive Hemmung der Cholesterin-Resorption, wodurch sowohl die Aufnahme von Cholesterin aus der Nahrung als auch die Aufnahme von biliär ausgeschiedenem Cholesterin (enterohepatischer Kreislauf des Cholesterins)

Ezetimib

Ezetimib-Glucuronid

▫ **Abb. 43.6** Struktur von Ezetimib sowie seines aktiven Metaboliten Ezetimib-Glucuronid

um mehr als 50% gehemmt wird. Dies hat zur Folge, dass die Cholesterinkonzentration in den Leberzellen absinkt. Über den SREBP-Weg (▫ Abb. 43.3) kommt es dadurch zur vermehrten Expression von LDL-Rezeptoren in Hepatozyten. Trotz der ebenfalls gesteigerten Cholesterin-Neusynthese in der Leber nimmt die Konzentration von Gesamt-Cholesterin sowie von LDL-Cholesterin im Plasma ab.

Unter Ezetimib-Therapie sinkt die LDL-Cholesterin-Plasmakonzentration um etwa 20%. Dieser Effekt wird begleitet von einem leichten Anstieg der HDL-Cholesterinkonzentration sowie von einer Abnahme der Triglyzerid-Plasmakonzentration um etwa 10%.

Pharmakokinetik. Oral verabreichtes Ezetimib wird **sehr gut resorbiert** und im Dünndarm sowie in der Leber zur

▫ **Tab. 43.3** Effekte verschiedener Lipid-senkender Pharmaka auf die Konzentration von Plasma-Cholesterin und -Triglyzeriden

Pharmakon	LDL-Cholesterin (in %)	HDL-Cholesterin (in %)	Triglyzeride (in %)
Statine	20–55 ↓	5–10 ↑	7–25 ↓
Anionenaustauscher	10–20 ↓	3–5	-
Cholesterinresorptionshemmer (Ezetimib)	15–20 ↓	(↑)	(↓)
Fibrate	5–20 ↓	10–20 ↑	20–50 ↓
Nikotinsäure	5–25 ↓	15–35 ↑	20–50 ↓

aktiven Form glukuronidiert (Abb. 43.6). Ezetimib-Glucuronid wird von der Leber über die Galle wieder in den Darm sezerniert und unterliegt einem **enterohepatischen Kreislauf**. Entsprechend ist die Halbwertszeit von Ezetimib und seinem Metaboliten mit etwa 20 Stunden relativ lang. Der überwiegende Teil von Ezetimib wird über den Stuhl ausgeschieden.

Unerwünschte Wirkungen. Bis auf **Transaminaseanstiege,** insbesondere bei gleichzeitiger Gabe von Statinen, sind bisher keine nennenswerten unerwünschten Wirkungen beschrieben worden.

Klinische Anwendung. Die Gabe von Ezetimib zusätzlich zu Statinen hat in mehreren klinischen Studien bisher keine Hinweise auf einen Zusatznutzen von Ezetimib erbracht. Ezetimib ist daher lediglich ein Reservemittel bei Unverträglichkeit gegenüber anderen cholesterinsenkenden Pharmaka. Aufgrund der relativ langsamen Ausscheidung reicht die Gabe von Ezetimib 1-mal pro Tag aus.

> **Steckbrief Cholesterin-Resorptionshemmer**
> **Wirkmechanismus:** Blockade der enteralen Cholesterinresorption durch Hemmung des Cholesterin-Transportproteins NPC1L1
> **Pharmakokinetik:** Gute enterale Resorption, enterohepatischer Kreislauf, Plasma-HWZ 20 h
> **Unerwünschte Wirkungen:** Anstieg der Transaminase-Werte im Blut
> **Klinische Abwendung:** Mittel der Reserve
> **Kontraindikationen:** Aktive Lebererkrankungen

43.2.2 Anionenaustauscher

Die Anionenaustauscher **Colestyramin, Colestipol** und **Colesevelam** sind stark positiv geladen und **binden nach oraler Gabe im Darmlumen die negativ geladenen Gallensäuren.** Aufgrund ihrer Größe werden Anionenaustauscher nicht resorbiert, sondern gelangen zusammen mit den gebundenen Gallensäuren mit dem Stuhl zur Ausscheidung. Normalerweise werden 95% der Gallensäuren aus dem Darm reabsorbiert. Die Unterbrechung dieses enterohepatischen Kreislaufs durch Anionenaustauscher-Harze führt zur Abnahme der Gallensäurekonzentration in der Leber. Das hat eine erhöhte Expression des Enzyms CYP7A1 zur Folge, das Cholesterin in Gallensäuren umwandelt. Die Expression von CYP7A1 wird normalerweise durch Gallensäuren über den nukleären Rezeptor FXR supprimiert (Abb. 43.4). Die vermehrte Umwandlung von hepatischem Cholesterin in Gallensäuren führt zur Abnahme der hepatischen Cholesterinkonzentration, und es kommt, ähnlich wie durch Ezetimib, zu einer vermehrten Expression von LDL-Rezeptoren. Die LDL-Cholesterin-Plasmakonzentration sinkt unter Therapie mit Anionenaustauschern um 10–20%.

Unerwünschte Wirkungen. Unter der Therapie mit Anionenaustauschern kommt es häufig zu unerwünschten **gastrointestinalen Effekten** wie Obstipation, Völlegefühl, Übelkeit, Meteorismus oder Sodbrennen. Eine Störung der Resorption fettlöslicher Vitamine tritt selten und nur bei sehr hohen Dosen auf.

Wechselwirkungen

> Bei gleichzeitiger Gabe mit Colestyramin oder Colestipol vermindert sich die Resorption anderer Pharmaka wie Digitalisglycoside, Cumarin-Derivate, Thiazide, Tetracycline sowie von Schilddrüsenhormonen.

Dieser Effekt kann umgangen werden, indem diese Pharmaka 1 Stunde vor oder 3-4 Stunden nach Anionenaustauscher-Gabe verabreicht werden.

Klinische Anwendung. Aufgrund der häufigen unerwünschten Wirkungen ist die Bedeutung von Anionenaustauschern stark rückläufig. Sie stellen **Reservemittel** bei Patienten mit behandlungsbedürftiger Hypercholesterinämie dar, wenn andere Maßnahmen nicht ausreichend sind.

> **Steckbrief Anionenaustauscher**
> **Wirkmechanismus:** Bindung von Gallensäuren im Darmlumen, Steigerung der Gallensäureausscheidung, vermehrte hepatische Umwandlung von Cholesterin in Gallensäuren und Anstieg der Expression von LDL-Rezeptoren
> **Unerwünschte Wirkungen:** Obstipation, Völlegefühl, Übelkeit, Meteorismus, Sodbrennen
> **Interaktionen:** Verminderung der Resorption anderer gleichzeitig gegebener Pharmaka (z.B. Digitalisglycoside, Cumarin-Derivate, Thiazide, Tetracycline, Schilddrüsenhormon)
> **Klinische Abwendung:** Reservemittel bei Patienten mit behandlungsbedürftiger Hypercholesterinämie
> **Kontraindikationen:** Darmverschluss, Gallengangsverschluss

---

43.2.3 HMG-CoA-Reduktase-Inhibitoren (Statine)

Statine **inhibieren die Biosynthese von Cholesterin** in einem frühen Stadium, indem sie die Umwandlung von HMG-CoA zu Mevalonsäure durch das Enzym HMG-CoA-Reduktase kompetitiv hemmen. Die Bildung von Mevalonat durch HMG-CoA-Reduktase ist der geschwindigkeitsbestimmende Schritt der Cholesterinbiosynthese (Abb. 43.7). Mitte der 1970er Jahre wurde erstmals ein effizienter Inhibitor der HMG-CoA-Reduktase beschrieben. Es handelte sich um die aus dem Pilz *Penicillium citrinium* isolierte Substanz Mevastatin (auch Compactin genannt). Aufgrund starker hepatotoxischer Effekte gelangte Mevastatin jedoch nie zur klinischen Anwendung. Im Jahre 1979 gelang dann die Isolation von Mevinolin (später **Lovastatin** genannt) aus dem Pilz *Aspergillus*

43

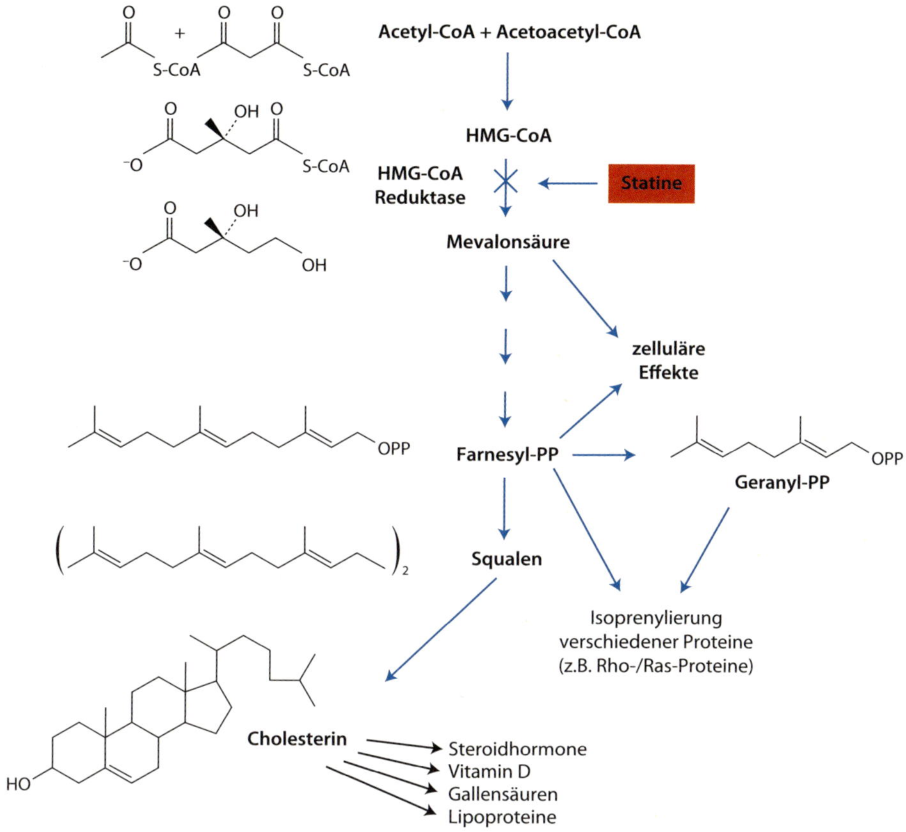

■ **Abb. 43.7 Biosyntheseweg des Cholesterins.** Das geschwindig-keitsbestimmende Enzym HMG-CoA-Reduktase setzt Hydroxy-Me-thylglutaryl-CoA in Mevalonsäure um und kann durch Statine kom-petitiv gehemmt werden. Cholesterin ist nicht nur ein wichtiger Be-standteil von biologischen Membranen, sondern fungiert auch als Vorstufe einer Reihe von Hormonen und Co-Faktoren. Verschiedene Intermediate des Cholesterin-Biosyntheseweges wie Mevalonsäure

oder Farnesyl-Pyrophosphat besitzen selber zelluläre Effekte. Farne-syl-Pyrophosphat dient zudem als Vorstufe für die Isoprenylierung verschiedener Proteine, die bei Signalweiterleitungsprozessen in der Zelle eine Rolle spielen. Der auf diese Proteine übertragene Isopren-rest fungiert dabei meist als Lipidanker, der z.B. die Membranasso-ziation einiger Proteine ermöglicht

terreus (■ Abb. 43.8). Lovastatin ist deutlich besser verträglich als Mevastatin und wurde als erstes Statin Ende der 1980er Jahre zur Behandlung von Hypercholesterinämien zugelas-sen. Neben den von Lovastatin abgeleiteten Statinen **Simva-statin** und **Pravastatin** werden mittlerweile auch mehrere vollsynthetische HMG-CoA-Reduktase-Hemmer (**Atorvasta-tin, Fluvastatin, Rosuvastatin**) klinisch angewendet.

❯ Statine stellen die wichtigsten Pharmaka im Rahmen der Behandlung von Hypercholesterinämien dar und sind von großer Bedeutung bei der Prophylaxe kardio-vaskulärer Erkrankungen.

Alle Statine wirken durch eine reversible Hemmung der HMG-CoA-Reduktase, indem sie mit einer Seitenkette an das aktive Zentrum des Enzyms binden. Aufgrund der im Ver-gleich zum Substrat HMG-CoA deutlich ausgeprägteren In-teraktion der Statine mit der HMG-CoA-Reduktase sind die Statine in der Lage, das Substrat vom Enzym zu verdrängen. Die halbmaximale inhibitorische Konzentration der meisten Statine liegt im Bereich zwischen 5 und 25 nM, während das

natürliche Substrat HMG-CoA erst in mikromolaren Kon-zentrationen an das Enzym bindet.

Durch Hemmung der Cholesterinsynthese insbesondere in der Leber fällt die hepatische Cholesterinkonzentration ab und es kommt über den SREBP-Weg (■ Abb. 43.3) zur In-duktion der Expression des LDL-Rezeptors. Folge ist ein **ver-mehrter Einbau** von **LDL-Rezeptoren** in die **Plasmamem-bran der Hepatozyten** sowie eine **vermehrte Aufnahme von LDL-Partikeln aus dem Plasma**. Auf diese Weise kompensiert die Leberzelle die Inhibition der zellulären Neusynthese von Cholesterin. Unter der Gabe von HMG-CoA-Reduktase-Hemmern kann es dosisabhängig zur Reduktion des Gesamt-cholesterins sowie des LDL-Cholesterins im Plasma um bis zu 50% kommen. Die Triglyzerid-Plasmakonzentration kann ebenfalls um bis zu 25% sinken, die HDL-Cholesterin-Plas-makonzentration steigt meist nur geringgradig an (5–10%).

Einige unerwünschte Wirkungen von Statinen, aber mög-licherweise auch ein Teil der erwünschten Wirkungen, beruht offensichtlich nicht auf der Senkung der Cholesterin-Plasma-konzentration.

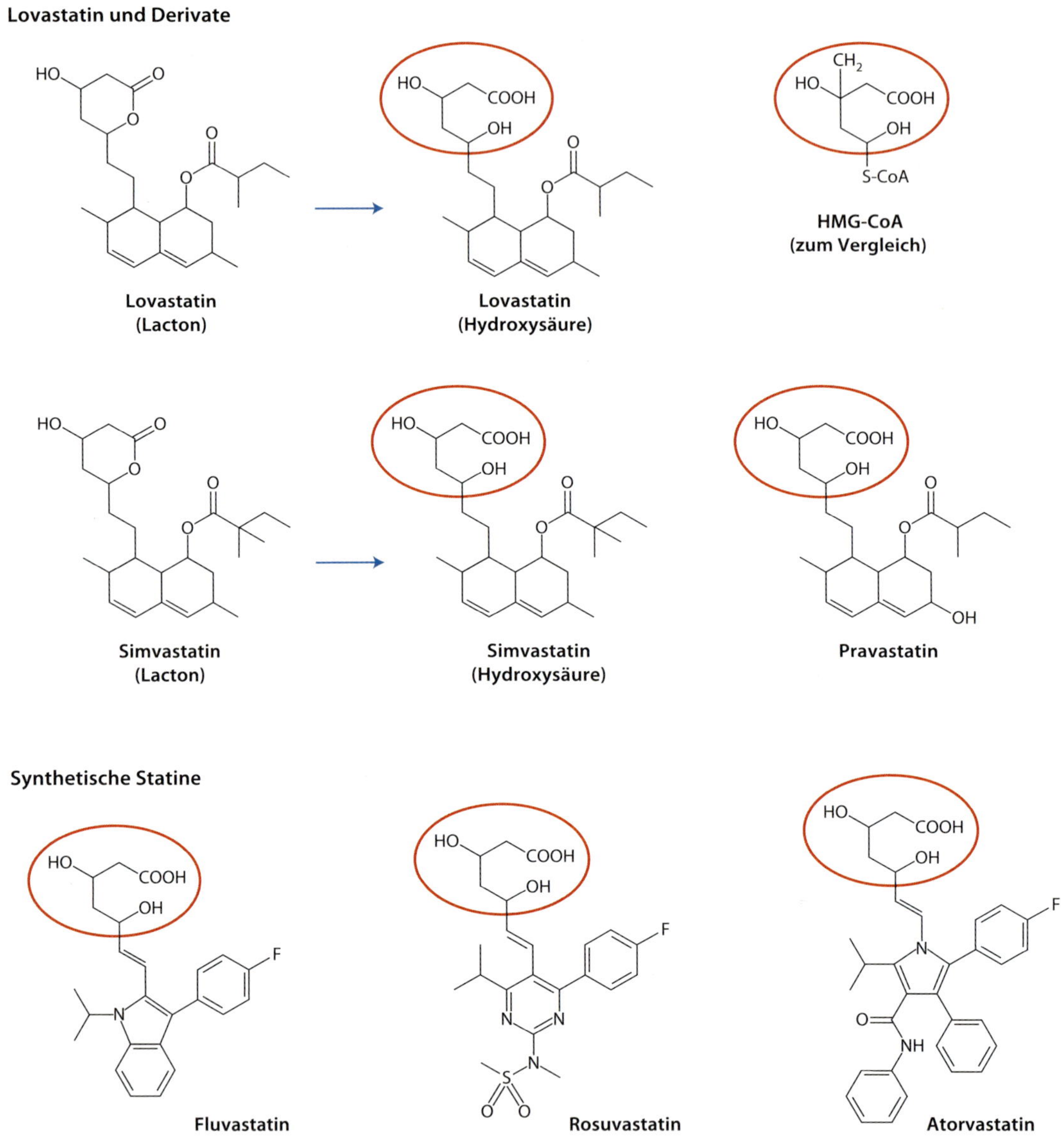

Lovastatin und Derivate

Synthetische Statine

■ **Abb. 43.8 Struktur von HMG-CoA-Reduktase-Hemmern sowie des HMG-CoA-Reduktase-Substrates Hydroxy-Methylglutaryl-CoA** (HMG-CoA). Strukturähnlichkeiten der Statine mit HMG-CoA sind rot markiert

❯ Durch die Hemmung der Mevalonsäure-Synthese durch Statine wird nicht nur die Bildung von Cholesterin gehemmt, sondern auch die Bildung einer Vielzahl von Intermediaten des Cholesterin-Biosyntheseweges (■ Abb. 43.7).

So fungieren **Farnesylpyrophosphat** sowie **Geranylpyrophosphat** als **Vorstufen für Lipidanker einer Reihe wichtiger Proteine**, wie kleinen GTP-bindenden Proteinen der Ras- und Rho-Familie sowie γ-Untereinheiten heterotrimerer Proteine, die wichtige Funktionen im Rahmen zellulärer Signaltransduktionsprozesse besitzen. Es gibt Hinweise darauf, dass die Hemmung dieser Prozesse unter Statintherapie antiproliferative, antithrombotische sowie antiinflammatorische Ef-

fekte besitzt. **Farnesylpyrophosphat** ist darüber hinaus **Zwischenprodukt der Synthese** einer großen Zahl von körpereigenen Substanzen wie **Dolichol oder Ubichinon (Coenzym Q)**. Letzteres spielt eine wichtige Rolle bei der Energiegewinnung in Mitochondrien.

Pharmakokinetik. HMG-CoA-Reduktase-Hemmer werden nach oraler Gabe **relativ gut resorbiert**. Lovastatin und Simvastatin stellen Prodrugs dar. Sie besitzen einen Lactonring, der bei der ersten Passage der Leber in die offene Form einer Hydroxysäure überführt wird (■ Abb. 43.8). Die meisten Statine werden über den organischen Anionen-Transporter OATP1B1 in die Leber aufgenommen. Die systemische Bioverfügbarkeit von Lovastatin und Simvastatin ist sehr gering

Tab. 43.4 Pharmakokinetische Eigenschaften von HMG-CoA-Reduktase-Hemmern

Pharmakon	Prodrug	Resorptions-quote (%)	Bioverfügbar-keit (%)	Plasma-HWZ (h)	Metabolismus	Elimination (hepatisch/renal)
Lovastatin	ja (Lacton)	30	<5	1,5	CYP3A4	80/10
Simvastatin	ja (Lacton)	70	<5	3	CYP3A4	80/13
Pravastatin	nein	34	17	3	–	70/20
Fluvastatin	nein	98	25	1	CYP2C9 CYP3A4	93/6
Atorvastatin	ja	90	25	14	CYP3A4	90/2
Rosuvastatin	nein	20	20	20	CYP2C9	90/5
Pitavastin	nein	80	50	11	CYP2C9	90/5

(ca. 5%), da ebenfalls bei der ersten Leberpassage bereits mehrere weitere Metabolite gebildet werden, die zusammen mit der aktiven Form überwiegend biliär ausgeschieden werden. **Da der Hauptangriffsort der Cholesterinbiosynthese-Hemmung in der Leber liegt, ist die geringe Bioverfügbarkeit nicht von Nachteil.** Die Bioverfügbarkeit der neueren Statine liegt im Bereich von 10–30% (**Tab. 43.4). Auch Atorvastatin stellt ein Prodrug dar, aus dem bei der ersten Leberpassage 2 aktive Metabolite gebildet werden (**Abb. 43.8). Mit Ausnahme von Pravastatin werden die Statine durch hepatische Enzyme der CYP-Familie metabolisiert. Während Lovastatin, Simvastatin und Atorvastatin vornehmlich durch CYP3A4 metabolisiert werden, erfolgt der Abbau von Fluvastatin und Rosuvastatin vornehmlich über CYP2C9. Die Plasmahalbwertszeiten der Statine liegen im Bereich weniger Stunden, mit Ausnahme von Atorvastatin und Rosuvastatin, deren Plasmahalbwertszeiten deutlich länger sind (**Tab. 43.4).

▪▪▪ Der Fall »Lipobay«
Im Jahre 1997 wurde durch die Firma Bayer das hochlipophile und potente Statin Cerivastatin unter dem Namen »Lipobay« eingeführt. Nach nur 4 Jahren musste diese Substanz aufgrund eines erhöhten Auftretens tödlicher unerwünschter Wirkungen vom Markt genommen werden. Während generell unter der Therapie mit Statinen in bis zu 0,19 Fällen auf 1 Mio. Verschreibungen tödliche Fälle von Myopathie mit Rhabdomyolyse beobachtet werden, führten Berechnungen der Rate tödlicher Rhabdomyolysen für Cerivastatin zu einer deutlich höheren Rate (3,16 Todesfälle pro 1 Mio. Verschreibungen).

Wie lässt sich erklären, weshalb Cerivastatin die Rate extrem seltener unerwünschter Wirkungen erhöht? Bei der Markteinführung von Cerivastatin war zunächst angenommen worden, dass die höhere Bioverfügbarkeit sowie die vergleichsweise hohe Potenz von therapeutischem Vorteil seien. Diese Eigenschaften stellten sich im Nachhinein jedoch als Nachteil heraus. Die meisten Statine haben eine systemische Bioverfügbarkeit von max. 25%. Cerivastatin besitzt hingegen eine Bioverfügbarkeit von 60%. Während eine hohe Bioverfügbarkeit bei den meisten Pharmaka erwünscht ist, ist dies für die Cholesterin-senkende Wirkung der Statine, die primär durch ihre Wirkung in der Leber zustande kommt, nicht erforderlich. Eine hohe Bioverfügbarkeit führt im Falle der Statine eher zu einer relati-

ven Verstärkung der meist unerwünschten extrahepatischen Effekte. Neben diesen pharmakokinetischen Eigenschaften zeichnet sich Cerivastatin gegenüber den anderen Statinen durch eine sehr hohe Potenz aus. Die halbmaximale Hemmkonzentration (IC$_{50}$-Wert) liegt bei Cerivastatin mit 1 pM sehr niedrig, und Cerivastatin ist somit etwa 200-fach potenter als beispielsweise Lovastatin. Betrachtet man nun die hohe systemische Bioverfügbarkeit zusammen mit der sehr hohen Potenz von Cerivastatin, so wird verständlich, dass es unter Cerivastatin sehr viel leichter zu extrahepatischen unerwünschten Wirkungen wie Myopathie und tödlicher Rhabdomyolyse kommen konnte. Diese auch unter Cerivastatin immer noch sehr seltenen Nebeneffekte wurden durch gleichzeitige Gabe anderer Pharmaka (z.B. Fibraten) sowie durch eine »aggressive« cholesterinsenkende Therapie mit relativ hohen Statin-Dosen zusätzlich begünstigt.

Der Fall »Lipobay« zeigte, dass eine zunächst beeindruckende Verbesserung der pharmakokinetischen und pharmakodynamischen Eigenschaften eines Wirkstoffes nicht zwangsläufig mit einer Verbesserung der klinischen Wirkung und Anwendungssicherheit einhergeht.

Unerwünschte Wirkungen. Die HMG-CoA-Reduktase-Hemmer werden in der Regel sehr gut vertragen, und es kommt nur selten zu unerwünschten Wirkungen. Bei bis zu 10% aller Patienten kann es zu meist leichten **unspezifischen Muskelbeschwerden** ohne Erhöhung muskelspezifischer Enzyme kommen (Statin-Myalgie). Seltener gehen diese Beschwerden mit einer **Erhöhung muskelspezifischer Enzyme** wie der Kreatin-Kinase einher. Das dann vorliegende **Myopathie-Syndrom** geht mit ziehenden Muskelschmerzen einher und tritt mit einer Häufigkeit von ca. 1% auf. In der Regel muss die Therapie mit HMG-CoA-Reduktase-Hemmern dann abgebrochen werden. Einem Myopathie-Syndrom kann vorgebeugt werden durch Kontrollen der Kreatin-Kinase-Plasmakonzentration zu Beginn der Therapie sowie im mehrmonatigen Abstand danach. In sehr seltenen Fällen (<1 zu 1 Mio.) kommt es unter der Therapie mit Statinen zum massiven Untergang von Skelettmuskelzellen (**Rhabdomyolyse**), der in der Regel zu einem akuten Nierenversagen führt und nicht selten letal endet. Die seltenen Rhabdomyolysen werden meistens in Zusammenhang mit der Gabe weiterer Pharmaka beobachtet.

Eine mögliche Ursache für die Schädigung der Skelettmuskulatur unter Statintherapie ist die Hemmung der Synthese von Ubichinon (Coenzym Q) durch HMG-CoA-Reduktase-Hemmer.

Bei 2–5% der mit Statin behandelten Patienten treten leichtere **gastrointestinale Störungen** wie **Diarrhö, Meteorismus, abdominelle Schmerzen** oder **Obstipation** auf. Ebenso kann eine **Erhöhung der Transaminasen** (vor allem der GPT) vorkommen. Bei einem Teil der Patienten muss die Therapie abgebrochen werden. Es empfiehlt sich, unter der Therapie mit Statinen die Transaminasewerte etwa vierteljährlich zu kontrollieren.

Interaktionen

 Bei gleichzeitiger Gabe von HMG-CoA-Reduktase-Hemmern und Fibraten ist das Risiko für das Auftreten von Myopathien und Rhabdomyolysen erhöht.

Der Interaktion mit Fibraten liegt höchstwahrscheinlich ein additiver Effekt auf den Stoffwechsel von Muskelzellen zugrunde.

Simvastatin, Lovastatin und Atorvastatin, die über CYP3A4 abgebaut werden, weisen eine Fülle von Interaktionen mit anderen **CYP3A4-metabolisierten Pharmaka** sowie mit Inhibitoren des Enzyms auf. Dazu gehören **Makrolid-Antibiotika** (v.a. Erythromycin, Clarithromycin), **Azol-Antimykotika** (v.a. Ketoconazol, Itraconazol), **Verapamil, HIV-Protease-Inhibitoren** (v.a. Ritonavir, Indinavir) und **Ciclosporin**. In diesen Fällen empfiehlt sich das Ausweichen auf renal eliminierte (Pravastatin) oder über andere CYP-Enzyme metabolisierte Statine (Fluvastatin, Rosuvastatin).

Klinische Anwendung. HMG-CoA-Reduktase-Hemmer sind **Mittel der Wahl zur Behandlung einer Hypercholesterinämie** wenn nichtpharmakologische Maßnahmen (insbesondere Diät) keine ausreichende Wirkung haben. Die Bedeutung der Senkung von Cholesterinwerten durch Statine im Rahmen der Primär- und Sekundärprävention kardiovaskulärer Erkrankungen ist durch verschiedene Studien sehr gut belegt (▶ Kap. 43.3). Im Großen und Ganzen werden Statine sehr gut vertragen. Bei der einmal täglich erforderlichen Einnahme ist die Compliance relativ gut. Die Gabe erfolgt üblicherweise am Abend, im Falle von Lovastatin zur Abendmahlzeit.

Kontraindikationen. Bei **Erkrankungen der Leber, der Skelettmuskulatur** sowie während der **Schwangerschaft** und **Stillzeit** sind HMG-CoA-Reduktase-Hemmer kontraindiziert.

Steckbrief HMG-CoA-Reduktase-Inhibitoren (Statine)

Wirkmechanismus: Hemmung der hepatischen Cholesterinsynthese mit nachfolgender Induktion der Expression von LDL-Rezeptoren und dadurch vermehrter Cholesterinaufnahme durch die Leber

▼

Pharmakokinetik: Bioverfügbarkeit 5–30%; Plasmahalbwertszeit 1–20 h; Metabolisation durch Enzyme der CYP-Familie: meist primär hepatische Elimination
Unerwünschte Wirkungen: Gastrointestinale Störungen, Erhöhung der Transaminasewerte im Blut, unspezifische Muskelbeschwerden, selten: Myopathie
Interaktionen: Erhöhtes Myopathierisiko bei gleichzeitiger Gabe von Fibraten, Interaktion mit anderen über CYP3A4 metabolisierten Pharmaka
Klinische Anwendung: Mittel der Wahl zur Senkung erhöhter Cholesterinwerte bei Hyperlipoproteinämien
Kontraindikationen: Erkrankung der Leber, der Skelettmuskulatur; Schwangerschaft und Stillzeit

---

43.2.4 Nikotinsäure

Neben seiner Bedeutung als Vitamin der B-Reihe besitzt Nikotinsäure in vergleichsweise hohen (pharmakologischen) Dosen auch Effekte auf den Lipidstoffwechsel, die bereits in den 1950er Jahren beschrieben worden sind. Nach oraler Gabe von Nikotinsäure kommt es binnen weniger Tage zu einer deutlichen (bis zu 50%) **Abnahme der Triglyzerid-Plasmaspiegel** sowie zu einer **moderaten Abnahme der Cholesterin-Plasmaspiegel**. Während die LDL-Cholesterin-Plasmakonzentration nur vergleichsweise gering gesenkt wird, **nimmt** die **HDL-Cholesterin-Plasmakonzentration um bis zu 30% zu**. Insbesondere letzterer Effekt zeichnet Nikotinsäure gegenüber anderen Lipidsenkern aus (◘ Tab. 43.3).

Der genaue Wirkmechanismus von Nikotinsäure ist bisher nicht vollständig geklärt. Eine wichtige Rolle kommt jedoch dem von Adipozyten und Immunzellen exprimierten **G-Protein-gekoppelten Rezeptor HCA$_2$ (auch GPR109A)** zu, der durch Nikotinsäure aktiviert wird. Aktivierung von HCA$_2$ (GPR109A) führt über das G-Protein G$_i$ und die Hemmung der Adenylylcyclase zum Abfall der intrazellulären cAMP-Konzentration und dadurch zur **Hemmung der Lipolyse** (◘ Abb. 43.9). Dadurch kommt es zu einer Abnahme der Plasmakonzentration von freien Fettsäuren, die Triglyzerid-Synthese in der Leber nimmt ab und es wird weniger VLDL und konsekutiv LDL gebildet. Während der Rezeptor GPR109A mit großer Wahrscheinlichkeit die Effekte von Nikotinsäure auf die Triglyzerid-Plasmakonzentration sowie auf die LDL-Cholesterin-Plasmakonzentration vermittelt, ist unklar, inwiefern dieser Rezeptor auch an der Erhöhung der HDL-Cholesterin-Konzentration beteiligt ist. Möglicherweise liegt der Erhöhung der HDL-Cholesterinkonzentration nach Nikotinsäuregabe ein verminderter Austausch von Triglyzeriden aus LDL- und VLDL-Partikeln gegen Cholesterinestern aus HDL-Partikeln über das Cholesterinester-Transfer-Protein (CETP) zugrunde (◘ Abb. 43.2 und ◘ Abb. 43.9). Neuere Befunde sprechen dafür, dass Nikotinsäure direkte anti-atherosklerotische Effekte besitzt, die durch den Rezeptor HCA$_2$ (GPR109A) auf Immunzellen vermittelt werden.

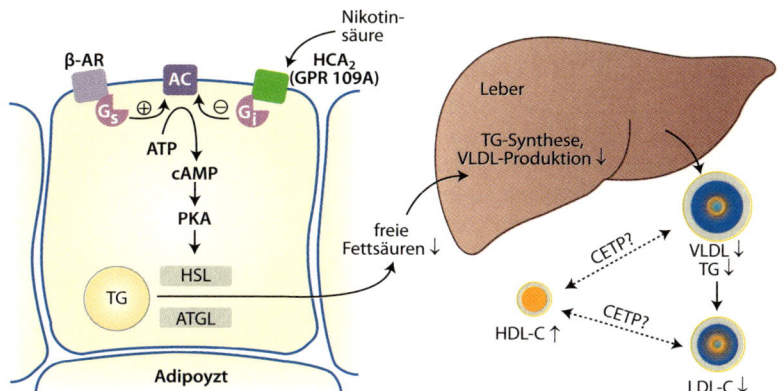

◘ Abb. 43.9 Wirkmechanismus von Nikotinsäure. Nikotinsäure aktiviert einen G_i-gekoppelten Rezeptor (GPR109A/HCA$_2$) auf Fettzellen, über den es zur Hemmung der Adenylylcyclase (AC)-Aktivität führt. Durch Verringerung der intrazellulären cAMP-Spiegel kommt es über eine verminderte Aktivierung der Proteinkinase A (PKA) zu einer Abschwächung der PKA-vermittelten Aktivierung der Triglyzeridlipase (HSL, ATGL) und damit zur Hemmung der Lipolyse in Adipozyten. Das verringerte Angebot an freien Fettsäuren führt in der Leber zur Herabsetzung der Triglyzeridsynthese und einer verringerten Bildung von VLDL-Partikeln, was schließlich in einer Erniedrigung der LDL-Plasma-Konzentration resultiert. Der Mechanismus der Nikotinsäure-induzierten Erhöhung der HDL-Cholesterin-Plasmakonzentration ist unklar. Möglicherweise ist ein vermehrter Austausch von Cholesterinestern gegen Triglyzeride durch das Cholesterinester-Transfer-Protein (CETP) daran beteiligt. TG = Triglyzeride; FFA = freie Fettsäuren; β-AR = β-adrenerge Rezeptoren

Pharmakokinetik. Nach oraler Gabe wird Nikotinsäure rasch resorbiert, die Plasmahalbwertszeit beträgt etwa 1 Stunde. Nikotinsäure wird überwiegend hepatisch nach Umwandlung in Nikotinamid methyliert oder direkt an Glyzin konjugiert. Die Metabolite von Nikotinsäure werden renal ausgeschieden. Bei hohen Dosen und nach Sättigung der metabolischen Kapazität wird Nikotinsäure auch unverändert renal eliminiert.

Unerwünschte Wirkungen. Die im Rahmen der praktischen Anwendung von Nikotinsäure wichtigste unerwünschte Wirkung ist eine kurze Zeit nach der Einnahme auftretende starke **Hautrötung (Flush)**, die mit einem **Wärmegefühl** und nicht selten erheblichen **Missempfindungen** (Brennen, »Kribbeln« etc.) einhergeht. Dieses von den Patienten oft als unangenehm empfundene Phänomen hält ein bis zwei Stunden an und ist voll reversibel. Bei wiederholter Einnahme von Nikotinsäure kommt es binnen einiger Tage zu einer Toleranz. Es gibt Hinweise darauf, dass verzögert resorbierte Darreichungsformen von Nikotinsäure eine geringere Flush-Symptomatik hervorrufen. Das Auftreten eines Nikotinsäure-induzierten Flushs beruht auf der Aktivierung des Nikotinsäure-Rezeptors auf epidermalen Langerhans-Zellen und Keratinozyten, die daraufhin die Prostanoide PGD$_2$ und PGE$_2$ produzieren und freisetzen. Das Flush-Phänomen kann durch Prämedikation mit Cyclooxygenase-Hemmern abgeschwächt werden. Seit kurzem ist der PGD$_2$-Rezeptor-(DP$_1$)-Antagonist **Laropiprant** als Mittel zur Verminderung des Nikotinsäure-induzierten Flush zugelassen.

Neben dem bei nahezu allen Patienten beobachteten Flush kann es zu **gastrointestinalen Beschwerden** (Diarrhö, Übelkeit, Oberbauchbeschwerden) kommen. Bei Dauertherapie können eine **Abnahme der Glucosetoleranz,** ein **Anstieg der Transaminasen** sowie eine **Hyperurikämie** auftreten. Letzterer

Effekt wird bei entsprechend disponierten Patienten beobachtet und beruht wohl auf der Tatsache, dass Nikotinsäure als Gegen-Ion für den Harnsäure-Rücktransport aus dem Tubuluslumen über den Transporter URAT1 (▶ Kap. 56) fungiert.

Klinische Anwendung. Nikotinsäure stellt ein **Mittel der Reserve** zur Behandlung von Hypercholesterinämien dar. Es gibt neuere Hinweise, die dafür sprechen, dass Patienten, die unter einer Therapie mit Statinen eine niedrige HDL-Cholesterin-Plasmakonzentration aufweisen, von einer zusätzlichen Nikotinsäure-Gabe profitieren.

Steckbrief Nikotinsäure

Wirkmechanismus: Hemmung der Lipolyse durch Aktivierung des Rezeptors HCA$_2$ (GPR109A) auf Adipozyten

Pharmakokinetik: Gute Resorption nach oraler Gabe; Plasmahalbwertszeit ca. 1 h; teilweise hepatische Metabolisation; vornehmlich renal ausgeschieden

Unerwünschte Wirkungen: Flush, gastrointestinale Beschwerden, Anstieg der Transaminasewerte, Verringerung der Glucosetoleranz, evtl. Hyperurikämie

Klinische Anwendung: Mittel der Reserve bei Patienten mit behandlungsbedürftiger Hypercholesterinämie oder kombinierter Hypertriglyzerid- und Hypercholesterinämie (insbesondere bei niedrigen HDL-Cholesterin-Plasmaspiegeln)

Kontraindikationen: Leberfunktionsstörungen, Gicht

43.2.5 Fibrate

Fibrate werden vor allen Dingen bei schweren Formen der Hypertriglyzeridämie eingesetzt. Für die Therapie stehen **Bezafibrat, Fenofibrat** (◨ Abb. 43.10), **Etofibrat** sowie **Gemfibrozil** zur Verfügung. Fibrate üben ihre Wirkung durch **Aktivierung** des **nukleären Rezeptors »Peroxisomen-Proliferator-aktivierter Rezeptor α« (PPARα)** aus (◨ Abb. 43.11). Die physiologischen Agonisten von PPARα sind Fettsäuren. PPARα wird vornehmlich in der Leber, aber auch in anderen Geweben wie der Herz- oder Skelettmuskulatur exprimiert, wo der Rezeptor eine wichtige Rolle bei der Regulation der Fettsäure-Oxidation spielt.

Unter physiologischen Bedingungen ist dies z.B. im Hungerzustand der Fall. Die im Hungerzustand durch Stimulation der Lipolyse in Fettzellen vermehrt gebildeten Fettsäuren gelangen in die Leber, wo sie PPARα aktivieren. Die Aktivierung von PPARα führt zur vermehrten Expression von Fettsäuretransportierenden Proteinen sowie von mehreren Enzymen, die an der β-Oxidation von Fettsäuren beteiligt sind. Die PPARα-Aktivierung im Hungerzustand spielt offensichtlich eine wichtige Rolle bei der Umstellung des hepatischen Lipidmetabolismus auf die vermehrte Bildung von Ketonkörpern aus Fettsäuren.

Fibrate führen durch Aktivierung von PPARα und Steigerung der hepatischen β-Oxidation von Fettsäuren zu einer Reduktion der Bildung von VLDL-Partikeln in der Leber. Gleichzeitig steigt die Aktivität der Lipoprotein-Lipase und damit die periphere Verwertung von Triglyzeriden aus VLDL-Partikeln an. In der Folge kommt es zur **Abnahme der Triglyzerid-Plasmakonzentration** um **bis zu 50%.** Unter Therapie mit Fibraten kann ein **leichter Abfall der Gesamt- und LDL-Cholesterin-Plasmakonzentration** beobachtet werden (10–20%). Der Mechanismus dieses Effektes ist ungeklärt. Die **HDL-Cholesterin-Plasmakonzentration steigt an** (10–20%), was auf eine vermehrte Bildung von Apolipoproteinen AI und AII in der Leber zurückgeführt wird.

Pharmakokinetik. Fibrate werden nach oraler Gabe nahezu vollständig resorbiert. Die Plasmahalbwertszeiten liegen zwischen 1,5 Stunden (Gemfibrozil) und 24 Stunden (Fenofibrat). Der überwiegende Teil der Fibrate wird nach Glucuronidierung renal ausgeschieden. Die Ausscheidung ist bei Patienten mit Niereninsuffizienz vermindert.

Unerwünschte Wirkungen. Fibrate werden in der Regel relativ gut vertragen. **Gastrointestinale Beschwerden** sowie ein **Anstieg der Transaminasen** werden gelegentlich beobachtet. Ein erhöhtes Risiko für das **Auftreten von Gallensteinen** ist beschrieben worden. Unter Monotherapie kommt es eher selten zu Myalgien und Myopathien. Das **Myopathie-Risiko** steigt jedoch bei gleichzeitiger Gabe von Statinen. Insbesondere unter Gabe hoher Dosen von HMG-CoA-Reduktase-Hemmern und Fibraten sind schwere Formen der Myopathie bis hin zur Rhabdomyolyse beobachtet worden (s. HMG-CoA-Reduktase-Hemmer). Des Weiteren werden unter Fi-

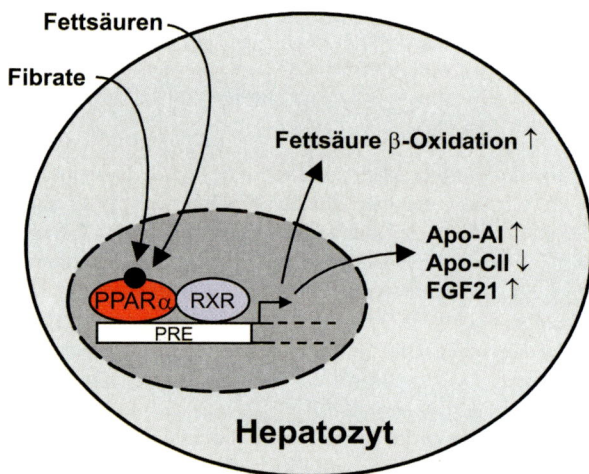

◨ **Abb. 43.10 Struktur von Bezafibrat und Fenofibrat**

◨ **Abb. 43.11 Mechanismus der Wirkung von Fibraten.** Fibrate wirken agonistisch am nukleären Rezeptor PPARα, der vornehmlich in Hepatozyten exprimiert ist und normalerweise durch freie Fettsäuren aktiviert wird. Aktivierter PPARα induziert als Dimer mit RXR die vermehrte Expression verschiedener hepatischer Proteine. In der Folge kommt es zur Aktivierung der Fettsäureoxidation in der Leber, zur Steigerung der Expression von ApoAI und ApoAII sowie zur verminderten Expression von ApoCII. Außerdem wird vermehrt Fibroblast Growth Factor 21 (FGF21) gebildet, der die Insulinsensitivität erhöht, und dadurch die Glucoseaufnahme in verschiedene Gewebe (z.B. Fettgewebe) verbessert

brattherapie gelegentlich Potenzstörungen, Kopfschmerzen, Schwindel und Schlafstörungen beobachtet.

Interaktionen

❯ Ein erhöhtes Myopathierisiko besteht bei gleichzeitiger Gabe von Statinen.

Fibrate können durch Verdrängung aus der Plasma-Eiweißbindung zu einer Wirkungsverstärkung von Phenprocoumon führen.

43

Klinische Anwendung. Fibrate können bei behandlungsbedürftigen Hypertriglyzeridämien gegeben werden. Neuere Fibrate wie Bezafibrat oder Fenofibrat besitzen im Vergleich zu Clofibrat eine stärkere LDL-Cholesterin-senkende und HDL-Cholesterin-erhöhende Wirkung und sind Reservemittel bei kombinierten Hypertriglyzeridämien und Hypercholesterinämien.

Kontraindikationen. Aufgrund der bei eingeschränkter Nierenfunktion verminderten Ausscheidung sind Fibrate bei Patienten mit **Niereninsuffizienz** kontraindiziert. Eine Kontraindikation besteht außerdem während der **Schwangerschaft** und **Stillzeit**.

Steckbrief Fibrate

Wirkmechanismus: Aktivierung des Peroxisomen-Proliferator-aktivierten Rezeptor α (PPARα), Abnahme der Triglyzerid- und Cholesterin-Plasmakonzentration, leichter Anstieg der HDL-Cholesterinplasmakonzentration

Pharmakokinetik: Gute Resorption nach oraler Gabe; unterschiedliche Plasmahalbwertszeiten; vornehmlich renale Ausscheidung

Unerwünschte Wirkungen: Gastrointestinale Beschwerden, Anstieg der Transaminasen

Interaktionen: Erhöhung des Myopathierisikos bei gleichzeitiger Gabe von Statinen

Klinische Anwendung: Reservemittel zur Therapie schwerer Formen der Hypertriglyzeridämie sowie kombinierter Hypertriglyzerid- und Hypercholesterinämien

Kontraindikationen: Niereninsuffizienz, Schwangerschaft, Stillzeit

---

43.3 Pharmakotherapie der Hypercholesterinämie im Rahmen der Prävention kardiovaskulärer Erkrankungen

---

Fallbeispiel

Ein 62-jähriger Patient stellt sich zur Routineuntersuchung in einer hausärztlichen Praxis vor. Anamnestisch gibt er einen Herzinfarkt vor 6 Jahren an. Der Patient hat bis vor 6 Jahren sehr stark geraucht, seitdem habe er den Konsum von Zigaretten massiv reduziert, die Blutdruckwerte sind normal. Der Patient wird zurzeit mit Acetylsalicylsäure (100 mg/Tag), Enalapril (1×10 mg/Tag) sowie mit Metoprolol (2×50 mg/Tag) behandelt. Er ist adipös und weist einen Body-Mass-Index von 31 kg/m² auf. Die Laboruntersuchung zeigt deutlich erhöhte Blutfettwerte: Gesamt-Cholesterin 245 mg/dl, LDL-Cholesterin 172 mg/dl, HDL-Cholesterin 42 mg/dl, Triglyzeride 145 mg/dl. Außerdem findet sich eine erhöhte Nüchtern-Blutglucose-Konzentration. Im Rahmen der Sekundärprophylaxe wird der Patient nochmals eingehend diätetisch beraten, es wird

▼

eine Abklärung des möglichen Diabetes mellitus verabredet und es wird umgehend eine Cholesterin-senkende Pharmakotherapie eingeleitet. Zielwert der therapeutischen Maßnahmen ist die Senkung des LDL-Cholesterins auf Werte von <100 mg/dl. Eine eingehende Risikobewertung wird angestrebt, um zu prüfen, ob gegebenenfalls eine Senkung der LDL-Cholesterin-Werte auf <70 mg/dl angestrebt werden soll.

43.3.1 Bedeutung der Hypercholesterinämie für die Entstehung und Progression einer Atherosklerose

Häufige Erkrankungen wie die koronare Herzkrankheit, der ischämische Schlaganfall oder die periphere arterielle Verschlusskrankheit beruhen auf einer atherosklerotischen Gefäßveränderung. In den letzten Jahrzehnten konnten verschiedene Risikofaktoren für die Entwicklung einer Atherosklerose identifiziert werden. Dabei zeigte sich, dass insbesondere die Hypercholesterinämie ein wesentlicher Risikofaktor ist, der die Entwicklung einer Atherosklerose begünstigt. Dies wird durch epidemiologische Untersuchungen sowie pathogenetische Überlegungen gestützt. In den 1990er Jahren konnte die wichtige Rolle der Hypercholesterinämie im Rahmen der Atherosklerose durch eine Reihe von klinischen Studien abgesichert werden, die zeigten, dass die Senkung der Cholesterin-Plasmakonzentration mittels Gabe von HMG-CoA-Reduktase-Hemmern mit einem verminderten Risiko für kardiovaskuläre Erkrankungen einhergeht.

Pathogenese der Atherosklerose

Trotz der großen klinischen Bedeutung der Atherosklerose sind die ihr zugrundeliegenden pathophysiologischen Mechanismen noch nicht vollständig verstanden. Es handelt sich bei der Atherosklerose um ein komplexes Geschehen im Bereich der inneren Schichten der arteriellen Gefäßwand (◻ Abb. 43.12), das üblicherweise über Jahrzehnte langsam progredient verläuft, ehe es zu einer klinischen Symptomatik kommt. Als eine sehr frühe Manifestationsform werden die sog. »fatty streaks« angesehen, die durch einen lokalen Anstieg des Lipoproteingehalts in der Intima hervorgerufen werden. Ursache für die **Akkumulation** v.a. von **LDL-Partikeln im subendothelialen Raum der Intima** sind zum einen Störungen der endothelialen Funktion, die mit einer vermehrten Permeabilität für Lipoproteine einhergehen. Zum anderen kommt es zur erhöhten Retention von Lipoproteinen in der Intima aufgrund einer verstärkten Interaktion zwischen Lipoproteinen und Komponenten der extrazellulären Matrix. Von besonderer Bedeutung für die weitere Pathogenese der Atherosklerose ist die nun einsetzende **chemische Modifikation von LDL-Partikeln.** Diese Modifikation besteht vor allem aus der Oxidation von Lipid- und Proteinbestandteilen der Lipoproteine. Bei diabetischen Patienten spielt möglicherweise zusätzlich die nichtenzymatische Glykierung von Apolipo-

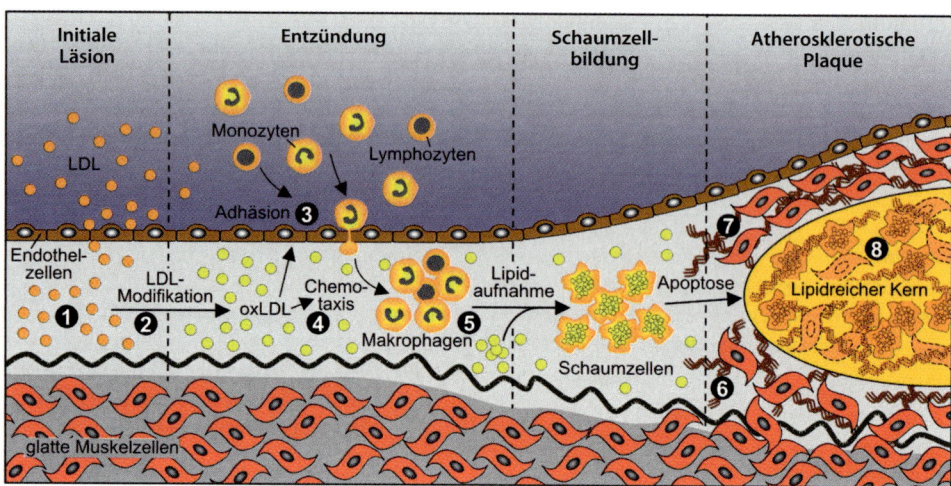

◻ **Abb. 43.12 Schematische Darstellung der Entwicklung einer atherosklerotischen Plaque.** Initial kommt es zur vermehrten Retention von LDL und anderer Lipoproteine im subendothelialen Bereich der Intima durch Interaktion mit der extrazellulären Matrix (1). Nach Modifikation der Lipoproteine durch Oxidation und Glykierung (2) entstehen oxidierte Formen von LDL (oxLDL). Unter dem Einfluss von oxLDL kommt es zur vermehrten Expression von Adhäsionsmolekülen in Endothelzellen (3) sowie zur vermehrten Bildung chemotaktischer Faktoren wie Monocyte Chemotactic Protein-1 (MCP-1) (4) sowie von Wachstumsfaktoren wie Macrophage Colony-stimulating Factor (M-CSF). Diese entzündlichen Prozesse haben die Rekrutierung v.a. von Monozyten in die Gefäßwand zur Folge. Monozyten differenzieren lokal in Makrophagen, die aggregiertes oxLDL durch spezifische Rezeptoren erkennen und aufnehmen (5). Dies führt zur Bildung sog. »Schaumzellen«. Makrophagozytäre Schaumzellen setzen eine Reihe von Mediatoren und Proteinen frei, die mit dazu beitragen, dass glatte Muskelzellen aus der Media in die Intima wandern und dort proliferieren (6). Glatte Muskelzellen in der Intima produzieren extrazelluläre Matrix, die in der sich bildenden atherosklerotischen Plaque akkumuliert (7). Aus untergegangenen Zellen und extrazellulären Lipiden bildet sich in der atherosklerotischen Plaque ein lipidreicher Kern (8), der zum Lumen des Gefäßes hin von einer fibrösen »Kappe«, bestehend aus glatten Muskelzellen und extrazellulärer Matrix, abgegrenzt wird

proteinen eine Rolle. Die **oxidativ modifizierten LDL-Partikel (oxLDL)** spielen eine wichtige Rolle bei der Induktion entzündlicher Prozesse in der Gefäßwand. So führt oxLDL zur vermehrten Expression von Leukozytenadhäsionsmolekülen auf Endothelzellen. In der Folge kommt es zum **Einwandern vor allem von Monozyten und Lymphozyten in** das sich **entwickelnde Atherom.** Neben der **vermehrten Adhäsion von Leukozyten** führt oxLDL auch zur vermehrten Bildung von **chemotaktischen Faktoren** wie »Monocyte chemoattractant protein 1« (MCP1). Die auf diesem Wege in die Intima eingewanderten **Monozyten** differenzieren **zu Makrophagen, die Lipoprotein** über einen Rezeptor-vermittelten Mechanismus **aufnehmen.** Während dies einerseits ein Mechanismus der Entfernung von LDL aus der Intima darstellt, führt eine zu starke Lipidakkumulation zur Überbeanspruchung dieses Mechanismus. Folge davon ist die **Bildung** von sog. »**Schaumzellen«,** die zu einem großen Teil durch Apoptose absterben. Die zurückbleibenden Zellreste und Lipide bilden das lipidreiche Zentrum einer dann schon fortgeschrittenen atherosklerotischen Plaque. Die Aufnahme von modifizierten Lipoproteinen durch Makrophagen führt zur Bildung einer Reihe von Mediatoren und Wachstumsfaktoren, die eine wichtige Rolle bei der weiteren Progression der Atherosklerose spielen. So kommt es durch diese Faktoren zur **Einwanderung von glatten Muskelzellen aus der Media** des Gefäßes. Die eingewanderten Muskelzellen proliferieren und zeigen eine **verstärkte Produktion von extrazellulärer Matrix,** die in der

atherosklerotischen Plaque akkumuliert. Im voll ausgebildeten Zustand besteht die **atherosklerotische Plaque** aus dem **lipidreichen Zentrum,** das von einer **fibrösen Kappe,** bestehend aus Bindegewebe und glatter Muskulatur, gegen das Lumen abgegrenzt wird. Die dadurch bedingte Einschränkung des Gefäßlumens kann bereits zu klinisch relevanten Stenosen führen. Ein akutes Geschehen wird durch die Ruptur einer Plaque, meist durch Einriss der fibrösen Kappe, ausgelöst. Durch Eröffnen des lipidreichen Zentrums einer atherosklerotischen Plaque werden eine Fülle prothrombotischer Stimuli exponiert, die zu einer raschen arteriellen Thrombose führen können (▶ Kap. 41).

Indikationsstellung für eine cholesterinsenkende Therapie

Während die Bedeutung einer Hypercholesterinämie als wichtiger Risikofaktor für kardiovaskuläre Erkrankungen seit geraumer Zeit bekannt ist und immer wieder bestätigt wurde, herrschte lange Zeit Unklarheit über die Grenzwerte der Cholesterin-Plasmakonzentration, die eine Behandlung erfordern. Die Auswertung aufwendiger epidemiologischer Untersuchungen hat gezeigt, dass die Definition eines generellen Grenzwertes nicht möglich ist. Die **LDL-Cholesterin-Plasmakonzentration muss** vielmehr **in Abhängigkeit von der Gesamtrisiko-Konstellation** des Patienten bewertet werden. Eine derartige Risikoermittlung basiert auf einer Reihe von Einzeldaten, die zu einem Gesamtrisiko beitragen. Neben der

43

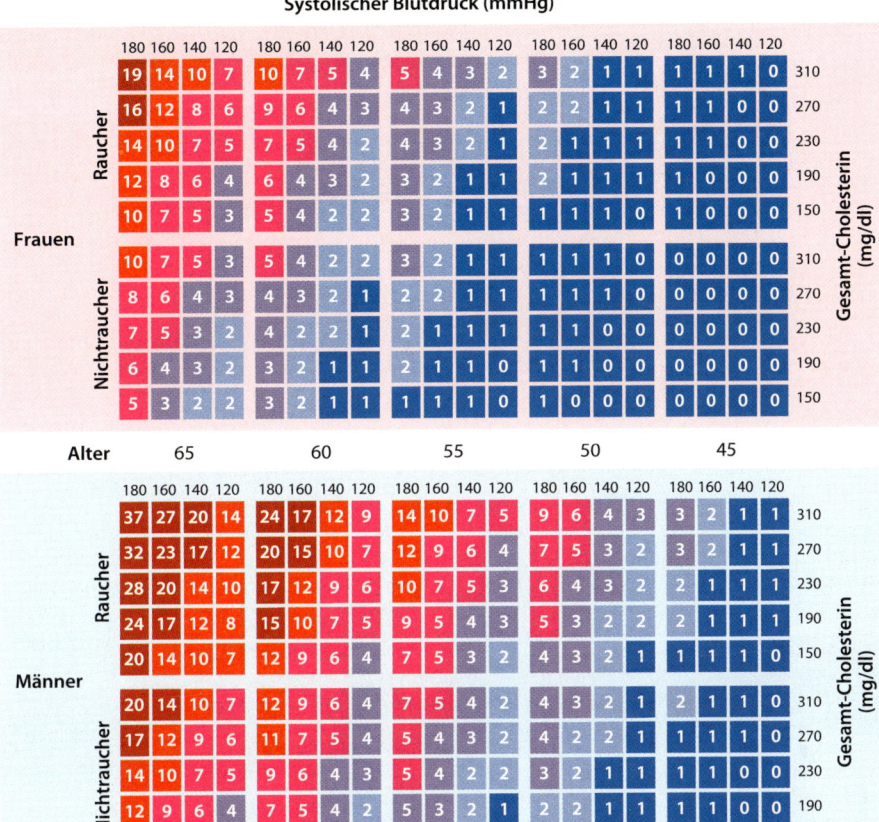

Abb. 43.13 10-Jahres-Risiko für tödliche Herz-Kreislauf-Erkrankungen in der deutschen Bevölkerung gemäß SCORE-Deutschland. Dargestellt ist das 10-Jahres-Risiko (%) an einer kardiovaskulären Erkrankung zu versterben in Abhängigkeit von Geschlecht, Alter, systolischem Blutdruck, Gesamt-Cholesterin sowie Raucherstatus

Höhe der LDL-Cholesterin-Plasmakonzentration sind die folgenden wesentlichen Risikofaktoren identifiziert worden:

- **Zigarettenrauchen**
- **Hypertonie** (>140/90 mmHg oder bestehende antihypertensive Therapie)
- **HDL-Cholesterin** <40 mg/dl
- **Familienanamnese für KHK** (KHK bei männlichen Verwandten 1. Grades <55 Jahre oder bei weiblichen Verwandten 1. Grades <65 Jahre)
- **Alter** (Männer ≥45 Jahre; Frauen ≥55 Jahre)

Ziel einer cholesterinsenkenden Therapie ist die Prävention kardiovaskulärer Erkrankungen durch Verminderung der Progression einer Atherosklerose. Dabei wird grundsätzlich zwischen einer Primärprävention und einer Sekundärprävention unterschieden. Die **Primärprävention** erfolgt bei Patienten, die bisher keine kardiovaskulären Vorerkrankungen und keinen Diabetes mellitus hatten, während die **Sekundärprävention** Patienten betrifft, die bereits eine kardiovaskuläre Erkrankung (KHK, periphere arterielle Verschlusskrankheit, Bauchaortenaneurysma, Karotisstenose) oder einen Diabetes mellitus haben. Patienten mit einer kardiovaskulären Erkran-

kung bzw. einem Diabetes mellitus haben damit automatisch ein hohes Risiko. Entsprechend sind die LDL-Cholesterin-Grenzwerte bei diesen Patienten relativ niedrig (**Tab. 43.5**). In der Regel wird ein LDL-Cholesterin von ≤100 mg/dl angestrebt. Untersuchungen der jüngsten Zeit zeigen, dass einige Hochrisikopatienten sogar von einer weitergehenden Senkung des LDL-Cholesterins auf Werte von ≤70 mg/dl profitieren. In der Regel müssen sowohl nichtpharmakologische als auch pharmakologische Maßnahmen ergriffen werden.

Im Rahmen der **Primärprävention** erfolgt die Risikoeinstufung unter Berücksichtigung verschiedener Risikofaktoren. So kann zum einen die Anzahl der Risikofaktoren bestimmt werden. Eine etwas **genauere Risikoeinschätzung kann durch Bestimmung des individuellen 10-Jahres-Risikos für den Tod an kardiovaskulären Erkrankungen** erfolgen. Aufgrund epidemiologischer Untersuchungen, die Alter, Geschlecht, systolischen Blutdruck, Gesamt-Cholesterin-Plasmakonzentration sowie die Raucheranamnese berücksichtigen, kann das individuelle 10-Jahres-Risiko ermittelt werden. Hierzu stehen verschiedene Verfahren zur Verfügung wie die Sheffield-Tabellen, der »New Zealand KHK risk benefit guide« oder der Procam-Algorithmus (**Abb. 43.13**). Soll bei

Tab. 43.5 LDL-Cholesterin-Zielwerte und empfohlene LDL-Cholesterin-Grenzwerte für die Einleitung nicht-pharmakologischer und pharmakologischer Therapiemaßnahmen in Abhängigkeit vom individuellen Gesamtrisiko (Adult Treatment Panel [ATP III] of the National Cholesterol Education Program [2004])

Risikokategorie	Zielwert für LDL-Cholesterin (mg/dl)	LDL-Cholesterin-Grenzwert für nichtmedikamentöse Maßnahmen (mg/dl)	LDL-Cholesterin-Grenzwert für Pharmakotherapie (mg/dl)
Hohes Risiko bestehende kardiovaskuläre Erkrankung[1] oder: manifester Diabetes mellitus oder: 10-Jahres-Risiko[2]: >20%	<100 optional: <70[3]	≥100	≥100
Mäßig hohes Risiko keine KHK aber: ≥2 Risikofaktoren[4] oder 10-Jahres-Risiko: 10–20%	<130	≥130	≥130
Mäßiges Risiko ≥2 Risikofaktoren oder 10-Jahres-Risiko: <10%	<130	≥130	≥160
Niedriges Risiko 0–1 Risikofaktor	<160	≥160	≥190

[1] KHK, periphere arterielle Verschlusskrankheit, Bauchaortenaneurysma, Karotisstenose bzw. TIA oder Apoplex.
[2] 10-Jahres-Risiko für Versterben aufgrund einer kardiovaskulären Erkrankung.
[3] Bei sehr hohem Risiko wird optional eine Senkung des LDL-Cholesterins auf <70 mg/dl empfohlen.
[4] s. Abschn. 43.3.1

einem Patienten, der bisher keine kardiovaskulären Erkrankungen oder Diabetes mellitus gehabt hat, entschieden werden, ob im Rahmen einer Primärprävention eine cholesterinsenkende Therapie erforderlich ist, so sollte das 10-Jahres-Risiko entsprechend bestimmt werden und der Patient einer **Risikokategorie (hoch, mäßig hoch, mäßig oder gering)** zugeordnet werden (**Tab. 43.5**). Entsprechend allgemein akzeptierter, evidenzbasierter Leitlinien ergibt sich aus der Risikokategorie ein LDL-Cholesterin-Zielwert, der möglichst unterschritten werden sollte. Außerdem kann der Grenzwert, ab dem eine nichtmedikamentöse oder medikamentöse Therapie eingeleitet werden sollte, abgelesen werden (**Tab. 43.5**).

43.3.2 Therapie einer behandlungsbedürftigen Hypercholesterinämie

Die Lipidsenkung ist eine wichtige, jedoch nicht die einzige Maßnahme, mit der sich das Risiko für kardiovaskuläre Ereignisse verringern lässt. Gerade in Grenzfällen im Rahmen der Prävention spielen besonders nichtmedikamentöse Maßnahmen zur Beeinflussung von Risikofaktoren eine sehr wichtige Rolle.

Nichtmedikamentöse Maßnahmen

Diese Maßnahmen gehen überwiegend mit der Notwendigkeit einer Veränderung des Lebensstils einher und stellen daher in ihrer Umsetzung häufig für Patient und behandelnden

Arzt eine Herausforderung dar. Trotzdem scheint aus vielerlei Gründen die Umstellung auf eine gesunde Lebensweise die mit Abstand sinnvollste Präventionsstrategie zur Vermeidung kardiovaskulärer Erkrankungen zu sein. Im Einzelnen werden insbesondere folgende Maßnahmen empfohlen:

- Ernährungsumstellung auf mediterrane Kost mit hohem Anteil an ungesättigten Fettsäuren
- regelmäßige körperliche Aktivität
- ggf. Gewichtsreduktion
- ggf. Einstellen des Zigarettenrauchens

Medikamentöse Maßnahmen

HMG-CoA-Reduktase-Hemmer. Je höher das Risiko des Patienten für kardiovaskuläre Ereignisse ist, desto eher wird es notwendig sein, eine medikamentöse Therapie zur Senkung erhöhter LDL-Cholesterinwerte einzuleiten. Mittel der Wahl sind dabei die HMG-CoA-Reduktase-Hemmer (Statine), mit denen eine Senkung des LDL-Cholesterin-Wertes um über 30% erreicht werden kann:

- Simvastatin: 10–80 mg/d
- Pravastatin: 10–40 mg/d
- Lovastatin: 10–80 mg/d
- Fluvastatin: 10–80 mg/d
- Atorvastatin: 5–80 mg/d
- Rosuvastatin: 10–40 mg/d

In der Regel wird die Therapie mit der niedrigsten Dosis des jeweiligen Statins begonnen. Für Simvastatin und Pravastatin ist ein günstiger Langzeiteffekt am besten belegt. Nach 4–6

Wochen kann das Ausmaß der LDL-Cholesterin-Senkung beurteilt werden. Die Einnahme erfolgt 1-mal täglich am Abend. Sollte der LDL-Cholesterin-Zielwert nicht erreicht werden, so wird die Dosis erhöht. Nach weiteren 6 Wochen wird nochmals der Therapieerfolg überprüft. Wird der Zielwert immer noch nicht erreicht, so sollte eine Zusatztherapie erwogen werden.

> Stets sollte die medikamentöse Therapie durch nichtmedikamentöse Maßnahmen begleitet werden.

Alle 4–6 Monate empfiehlt sich eine Überprüfung des Therapieerfolges. Auch sollte in regelmäßigen Abständen die Indikation der cholesterinsenkenden Therapie überprüft werden, da sich Risikofaktoren wie Übergewicht oder Hypertonie ändern können.

An eine regelmäßige Kontrolle der Serum-Kreatin-Kinase-Werte ist aufgrund des möglichen Auftretens einer Myopathie zu denken. Bei Überschreiten des Normwertes um das 3-fache wird ein Absetzen des Statins empfohlen. Auch die Leberenzyme sollten in regelmäßigen Abständen kontrolliert werden. Auf mögliche Wechselwirkungen und Kontraindikationen ist zu achten.

Anionenaustauscher-Harze. Ist eine Therapie mit HMG-CoA-Reduktase-Hemmern kontraindiziert oder alleine nicht ausreichend, so kann alternativ oder zusätzlich ein Anionenaustauscher-Harz gegeben werden:
- Colestyramin: 16–22 g/d
- Colestipol: 5–30 g/d
- Colesevelam: 2,5–3,75 g/d

Die Tagesdosis sollte auf 2–3 Einzeldosen verteilt werden, die jeweils vor den Mahlzeiten mit reichlich Flüssigkeit (>120 ml) eingenommen werden. Bei Kindern (6–12 Jahre) beträgt die Dosis 80 mg/kg KG. Die Patienten sind darauf vorzubereiten, dass es unter der Therapie mit Anionenaustauscher-Harzen zu unerwünschten, aber in der Regel ungefährlichen Wirkungen wie Völlegefühl, Meteorismus, Obstipation sowie einem unangenehmen Geschmacksempfinden kommen kann.

Nikotinsäure (Niacin). Als Alternative oder Zusatztherapie insbesondere bei Patienten mit niedrigen HDL-Cholesterinwerten und/oder zusätzlicher Hypertriglyzeridämie kann Nikotinsäure gegeben werden. Üblicherweise werden initial 2-mal täglich 150 mg verabreicht, und die Dosis wird dann bis zum Erreichen des gewünschten Effekts in wöchentlichen Intervallen auf 1–1,5 g gesteigert. Insbesondere initial treten in der Regel unerwünschte Wirkungen wie Flush und Wärmegefühl auf, die die Compliance ungünstig beeinflussen. Das Auftreten eines Flushs kann durch Prämedikation mit Acetylsalicylsäure oder durch Gabe einer langsam resorbierten Zubereitungsform von Nikotinsäure verringert werden. Seit kurzem steht darüber hinaus ein Kombinationspräparat bestehend aus Nikotinsäure und dem Flush-vermindernden PGD_2-Rezeptor-Antagonisten Laropiprant zur Verfügung.

Fibrat. Als weitere Alternative insbesondere bei Patienten, die eine kombinierte Hypercholesterinämie und Hypertriglyzeridämie haben, kommen Fibrate in Frage:
- Bezafibrat: 3×200 mg/d oder 1×400 mg/d (retardiert)
- Fenofibrat: 3×100 mg/d
- Gemfibrozil: 2×400 mg/d oder 1×900 mg/d (retardiert)
- Etofibrat: 1–2×500 mg/d

Das Ausmaß der unerwünschten Wirkungen ist in der Regel tolerabel. Auf mögliche Arzneimittelwechselwirkungen ist zu achten.

Ezetimib. Als Reservemittel steht der Cholesterin-Resorptionshemmer Ezetimib (1×10 mg/d) zur Verfügung. In der Regel erfolgt die Gabe zusammen mit einem Statin. Eine regelmäßige Kontrolle der Leberwerte ist unter der Therapie erforderlich.

Weiterführende Literatur

Armitage J, The safety of statins in clinical practice, LANCET 370, 1781-1790 (2007)

Brewer HB, Increasing HDL cholesterol levels, N Engl J Med 350, 1491-1494 (2004)

Chapman MJ, Redfern JS, McGovern ME, Giral P (2011) Optimal pharmacotherapy to combat the atherogenic lipid triad. Curr Opin Cardiol 26: 403-411

Degoma EM, Rader DJ (2011) Novel HDL-directed pharmacotherapeutic strategies. Nat Rev Cardiol 8: 266-277

Ge L, Wang J, Qi W, Miao HH, Cao J, Qu YX, Li BL, Song BL (2008) The cholesterol absorption inhibitor ezetimibe acts by blocking the sterol-induced internalization of NPC1L1. Cell Metab 7(6): 508-519

Gille A, Bodor ET, Ahmed K, Offermanns S (2008) Nicotinic acid: pharmacological effects and mechanisms of action. Ann Rev Pharmacol Toxicol 48: 79-106

Grundy SM, Cleeman JI, Merz CNB, Brewer HB Jr, Clark LT, Hunninghake DB, Pasternak RC, Smith SC Jr, Stone NJ, for the Coordinating Committee of the National Cholesterol Education Program, Implications of recent clinical trials for the National Cholesterol Education Program Adult Treatment Panel III Guidelines, Circulation 110, 227-239 (2004)

Liao JK, Laufs U, Pleiotropic effects of statins, Annu Rev Pharmacol Toxicol 45, 89-118 (2005)

Linsel-Nitschke P, Tall AR, HDL as a target in the treatment of atherosclerotic cardiovascular disease, Nat Rev Drug Disc 4, 193-205 (2005)

Respiratorisches System

Pharmaka mit Wirkung auf das respiratorische System

S. Offermanns

>> > Einleitung

Lunge und Atemwege sind ein lebenswichtiges Organsystem, das dem Gasaustausch dient. Aufgrund ihrer exponierten Lage sind die Atemwege sehr häufig von Infektionen mit verschiedenen, vor allem viralen und bakteriellen Erregern betroffen. Daneben sind obstruktive Ventilationsstörungen wie das Asthma bronchiale sowie die sog. chronisch obstruktive Lungenkrankheit (chronic obstructive pulmonary disease: COPD) die klinisch bedeutsamsten Krankheitsbilder im Bereich des respiratorischen Systems.

44.1 Obstruktive Ventilationsstörungen

> **Lernziele**
>
> **Asthma bronchiale:** Anfallsartig auftretende Atemnot mit episodischem Verlauf, häufig mit allergischer Komponente, bronchialer Hyperreaktivität und variabler Obstruktion.
>
> **Chronisch obstruktive Lungenkrankheit (COPD):** Progrediente Atemnot mit persistierender Bronchialobstruktion meist auf der Basis einer chronischen Bronchitis.

44.1.1 Asthma bronchiale

Das Asthma bronchiale ist eine chronisch entzündliche Erkrankung der Atemwege, deren Leitsymptom in der **anfallsweise auftretenden Atemnot** aufgrund einer **reversiblen Bronchialobstruktion** besteht. Die Bronchialobstruktion ist die Folge einer **chronisch entzündlichen Veränderung der Atemwege,** die mit einer **erhöhten bronchialen Reaktivität** auf verschiedenste Reize einhergeht. Es können **allergische** (extrinsic asthma) Formen und **nichtallergische** (intrinsic asthma) **Formen** unterschieden werden. Das allergische Asthma beginnt meist im Kindesalter, während nichtallergische Formen sich erst im mittleren Lebensalter entwickeln. Die Prävalenz des Asthma bronchiale liegt bei 5% im Erwachsenenalter und bei bis zu 10% im Kindesalter mit weltweit zunehmender Tendenz.

Die Pathogenese des Asthma bronchiale ist nur ansatzweise geklärt. Eine genetische Disposition gilt als sehr wahrscheinlich, ebenso scheint die kindliche Exposition gegenüber Allergenen, Noxen und Infektionserregern für die Wahrscheinlichkeit des Auftretens einer Asthma-bronchiale-Erkrankung von Bedeutung zu sein.

Pathophysiologie des allergischen Asthma

Die meisten Asthmatiker leiden an einem primär allergischen Asthma und weisen erhöhte IgE-Konzentrationen im Serum auf. Die bronchiale Schleimhaut von Patienten mit allergischem Asthma bronchiale ist charakterisiert durch das Vorhandensein aktivierter T-Lymphozyten. Diese T-Lymphozy-

ten gehören dem **Th2-Zelltyp** an, der ein charakteristisches Repertoire an Zytokinen produziert. Dazu gehören die Interleukine IL-4, IL-5, IL-9 und IL-13. Wie es zur Aktivierung von T-Zellen und zur Bildung von Th2-Zellen kommt, ist im Einzelnen nicht klar. Die Aktivierung von CD4-Zellen durch Allergene, die von Antigen-präsentierenden Zellen exponiert werden, scheint jedoch sehr wahrscheinlich (**◘** Abb. 44.1). Aktivierte Th2-Zellen führen nun zur Stimulation von 2 prinzipiellen Immunmechanismen, die für die Chronifizierung sowie für die Auslösung akuter Asthmaanfälle von Bedeutung sind, die Rekrutierung und Aktivierung von eosinophilen Granulozyten sowie die Ausbildung einer **IgE-vermittelten Immunantwort vom »Sofort-Typ« (Typ I).** Insbesondere IL-4 und IL-13 führen dazu, dass B-Zellen sich in IgE-synthetisierende Plasmazellen differenzieren. IgE-Moleküle werden dann durch IgE-Rezeptoren auf Mastzellen und eosinophilen Granulozyten gebunden. Nach Inhalation eines entsprechenden Antigens (Allergens) kommt es zur Aktivierung des IgE-Rezeptors $Fc\varepsilon RI$ und damit zur Freisetzung verschiedener Mediatoren, insbesondere aus Mastzellen. Die durch **Degranulation von Mastzellen** freigesetzten Mediatoren **Histamin, Leukotrien-B4** (LTB_4) sowie **Leukotrien-C$_4$** (LTC_4) und **Leukotrien-D$_4$** (LTD_4) sind sehr starke Bronchokonstriktoren. Durch die Bildung von IL-5 und GM-CSF (granulocyte macrophage colony-stmulating factor) kommt es zur Rekrutierung und Aktivierung von eosinophilen Granulozyten in der Bronchialschleimhaut. Aktivierte eosinophile Granulozyten bilden bronchokonstriktorische Leukotriene und setzen verschiedene granuläre Proteine frei, die zu einer Epithelschädigung führen. Die Entzündungsreaktion wird u.a. durch IL-1 und TNF-α aus Makrophagen und Mastzellen weiter aufrecht erhalten.

Medikamenteninduziertes Asthma

Verschiedene **Cyclooxygenase-Inhibitoren** können bei entsprechend prädisponierten Personen ein Asthma auslösen, das auf einer pseudoallergischen Reaktion beruht. Bei diesen Patienten liegt üblicherweise ein nichtallergisches Asthma vor, bei dem Allergien oder IgE-Antikörper gegen Umweltantigene nicht nachweisbar sind. Es kommt bei diesen Patienten durch die Hemmung der Prostaglandinbildung durch Inhibition insbesondere von COX-1 zu einer vermehrten Bildung von bronchokonstriktorischen Leukotrienen in der Bronchialwand. Darüber hinaus liegt möglicherweise auch eine erhöhte Reagibilität gegenüber dem bronchokonstriktorischen Leukotrieneffekt vor (▶ Kap. 24.2.1).

Patienten mit Neigung zu asthmatischer Bronchialkontraktion zeigen häufig eine bronchokonstriktorische Reaktion auf **β-Adrenozeptor-Antagonisten.** β-Adrenozeptor-Antagonisten (Betablocker) sind daher bei Asthmapatienten kontraindiziert. Auch β$_1$-selektive Antagonisten können bei entsprechend höheren Dosen Bronchokonstriktionen bei diesen Patienten auslösen.

Die Behandlung des Asthma bronchiale erfolgt vornehmlich pharmakotherapeutisch durch Glucocorticoide und Bronchodilatatoren wie β$_2$-Adrenozeptor-Agonisten, Parasympatholytika oder Theophyllin (▶ Kap. 44.3).

44

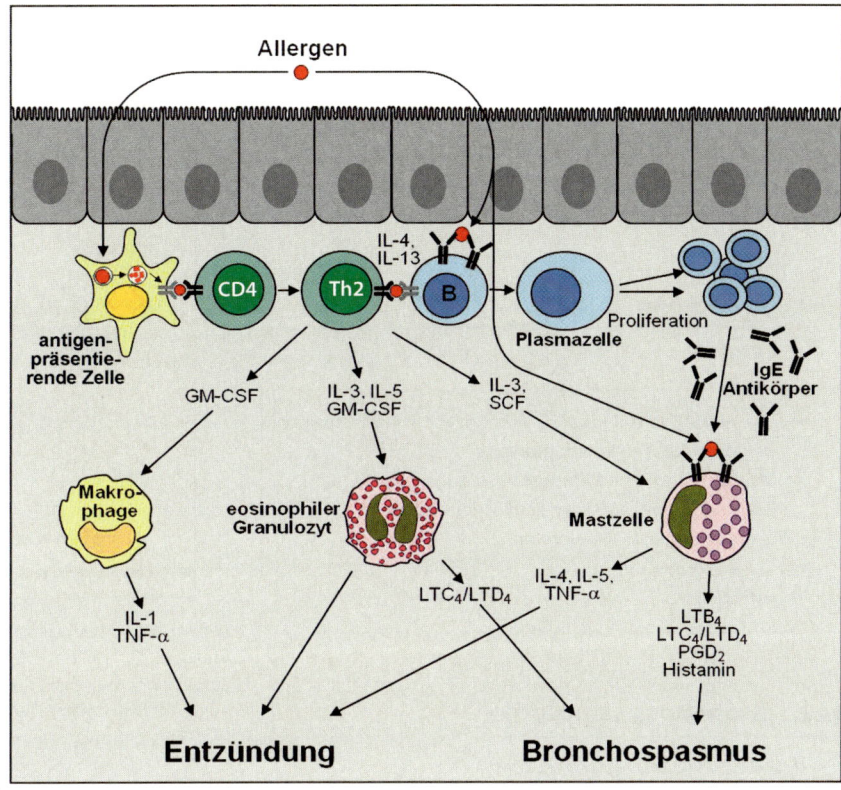

■ Abb. 44.1 Pathomechanismen des allergischen Asthma bronchiale

44.1.2 Chronisch obstruktive Lungenkrankheit (COPD)

Von der chronisch obstruktiven Lungenerkrankung (chronic obstructive pulmonary disease: COPD) sind etwa 5% der erwachsenen Bevölkerung betroffen. Eine wesentliche Ursache für diese entzündliche Erkrankung der Atemwege ist das **Zigarettenrauchen** (▶ Kap. 72). Typischer Vorläufer einer COPD ist die chronische Bronchitis, die nach Definition der WHO vorliegt, wenn beim Patienten an mindestens 3 aufeinanderfolgenden Monaten während 2 Jahren Husten mit oder ohne Auswurf vorlag. Wenn es im weiteren Verlauf neben der bronchialen Hypersekretion zu einer obstruktiven Bronchiolitis kommt, so liegt meistens bereits eine **irreversible Einengung der Atemwege** vor. Während anfangs Schleimüberproduktion, ziliäre Dysfunktion und ein erhöhter Atemwegswiderstand im Vordergrund stehen, kommt es im fortgeschrittenen Verlauf zu erheblichen **strukturellen Veränderungen der Lunge** mit Störungen des Gasaustausches sowie der Entwicklung einer **pulmonalen Hypertonie** mit **Cor pulmonale**. Die Patienten sind durch akute Exazerbationen durch bakterielle oder virale Infektionen sowie durch Luftverunreinigungen gefährdet.

Pathophysiologisch handelt es sich bei der COPD um eine chronische entzündliche Erkrankung, die durch **häufige Einatmung von Schadstoffen** sowie durch eine **chronische Infektion der Atemwege** ausgelöst und unterhalten wird. Typischerweise finden sich in den entzündeten Atemwegen und

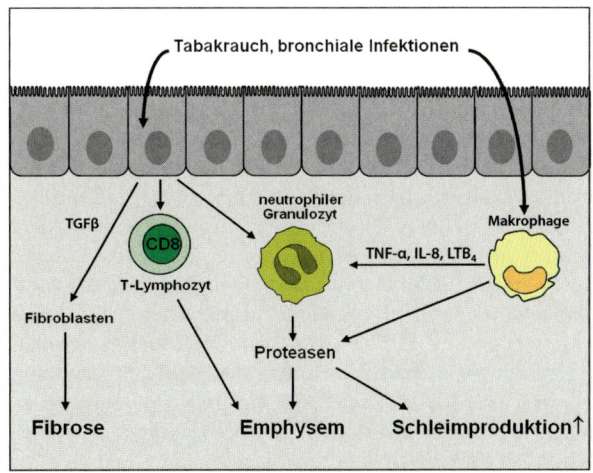

■ Abb. 44.2 Pathomechanismen der COPD. TGF = »transformating growth factor«; TNF = Tumornekrosefaktor; LTB$_4$ = Leukotrien-B$_4$; IL-8 = Interleukin-8

im Lungengewebe neutrophile Granulozyten, Makrophagen sowie CD8$^+$ T-Lymphozyten. Eine besondere Bedeutung für das Fortschreiten des Krankheitsprozesses wird der **Freisetzung verschiedener Proteasen** durch neutrophile Granulozyten und monozytäre Zellen zugeschrieben (■ Abb. 44.2). Insbesondere Elastasen sowie Matrixmetalloproteasen scheinen an der **progredienten Schädigung** des Lungenparenchyms bei COPD-Patienten beteiligt zu sein. Ebenso sind **reaktive Sauerstoffradikale** in die Pathophysiologie der COPD involviert worden.

Die medikamentöse Therapie der COPD zielt vor allem auf die Behandlung der Symptome. Die Entwöhnung vom Tabakrauchen ist die wichtigste Maßnahme zur langfristigen Behandlung (► Kap. 72).

44.2   Pharmaka

> **Lernziele**
>
> ▬ **Bronchospasmolytika:** β_2-Adrenozeptor-Agonisten, Theophyllin, Parasympatholytika
> ▬ **Antientzündliche Pharmaka:** Glucocorticoide, Degranulationshemmer, Leukotrien-Rezeptor-Antagonisten, PDE4-Hemmer
> ▬ **Expektoranzien**
> ▬ **Antitussiva**

44.2.1 Bronchospasmolytika

β_2-Adrenozeptor-Agonisten

Die pharmakologischen Eigenschaften und Wirkmechanismen von β-Adrenozeptor-Agonisten werden im ► Kap. 26.4.1 beschrieben. Die folgende Darstellung beschränkt sich auf den Einsatz von β_2-Adrenozeptor-Agonisten im Rahmen obstruktiver Ventilationsstörungen.

Obwohl die glatte Muskulatur des Bronchialsystems kaum sympathisch innerviert wird, weist sie eine große Zahl β_2-adrenerger Rezeptoren auf, deren Aktivierung zu einer Relaxation der glatten Bronchialmuskulatur führt. Diesen Mechanismus hat man sich bei der Entwicklung von β_2-Adrenozeptor-Agonisten, die in der Regel inhalativ verabreicht werden, zunutze gemacht. Entsprechend ihrer Wirkdauer können die β_2-Adrenozeptor-Agonisten in 2 Gruppen, die **kurz wirksamen** sowie **lang wirksamen** β_2-Adrenozeptor-Agonisten unterteilt werden (❏ Tab. 44.1). Während die kurz wirksamen Agonisten als Bedarfstherapeutika zur akuten Behandlung bei Beschwerden eingesetzt werden, finden die lang wirksamen Agonisten Anwendung zur prophylaktischen Behandlung obstruktiver Ventilationsstörungen.

Wirkprinzip. Der direkt bronchospasmolytische Effekt der β_2-Adrenozeptor-Agonisten beruht auf der durch das G-Protein G_s vermittelten Aktivierung der Adenylylcyclase. Der daraus resultierende Anstieg der intrazellulären cAMP-Konzentration führt über die Aktivierung der Proteinkinase A zur **Relaxation der glatten Bronchialmuskulatur,** ähnlich wie in der glatten Gefäßmuskulatur (❏ Abb. 44.3 und ► Kap. 40). Darüber hinaus hemmen β_2-Adrenozeptor-Agonisten die Funktion verschiedener Immunzellen, was zu einer **Verringerung der Freisetzung inflammatorischer Mediatoren** führt.

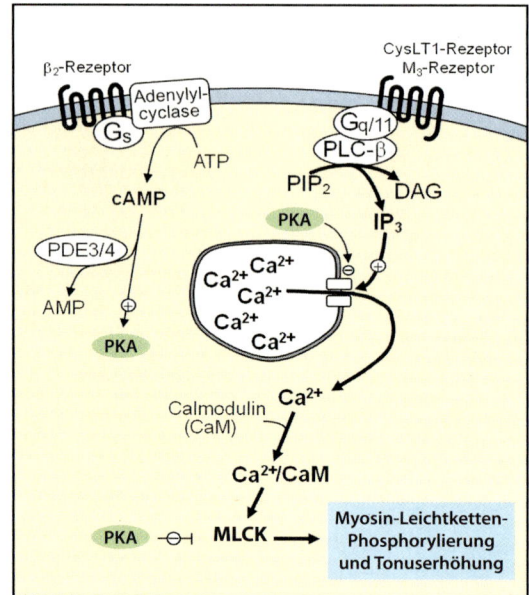

❏ **Abb. 44.3 Mechanismen der Regulation des Bronchialmuskeltonus.** G_q/G_{11}-gekoppelte Rezeptoren wie der Leukotrienrezeptor CysLT1 oder der muskarinerge M_3-Rezeptor vermitteln eine Erhöhung des Bronchialmuskeltonus durch Erhöhung der intrazellulären Ca^{2+}-Konzentration. Dabei führt die Aktivierung der Phospholipase C- (PLC-β) durch G_q/G_{11} zur Bildung von Diazylglyzerol (DAG) und Inositol-1,4,5-Triphosphat (IP_3) aus Phosphatidylinositolbisphophat (PIP_2). IP_3 setzt dann aus intrazellulären Speichern Ca^{2+} frei. Ca^{2+} aktiviert zusammen mit Calmodulin (CaM) die Myosin-Leichtketten-Kinase (MLCK) und steigert dadurch den Tonus. Eine Erhöhung der intrazellulären cAMP-Konzentration durch Aktivierung von β_2-Adrenozeptoren (vermehrte cAMP-Synthese) oder durch Hemmung von Phosphodiesterasen (PDE3/4) führt zur Hemmung der Ca^{2+}–abhängigen Tonuserhöhung über die Aktivierung der Proteinkinase A (PKA). PKA hemmt die Ca^{2+}-Freisetzung aus intrazellulären Speichern sowie die Aktivierung der MLCK

Auch die Verbesserung der normalen Bronchialreinigung durch **Anregung der Flimmerbewegung der Zilien des Bronchialepithels** trägt wahrscheinlich zum therapeutischen Nutzen der β_2-Adrenozeptor-Agonisten bei.

❯ Kurz-wirksame β_2-Adrenozeptor-Agonisten sind die am besten wirkenden Pharmaka zur Aufhebung einer Bronchokonstriktion und stellen daher das bevorzugte Pharmakon für die rasche Linderung der Symptome einer Bronchialkonstriktion dar.

Pharmakokinetik. Die bronchodilatorische Wirkung der β_2-Adrenozeptor-Agonisten setzt wenige Minuten nach inhalativer Gabe ein. Der wesentliche Unterschied zwischen den verschiedenen Pharmaka dieser Gruppe besteht in ihrer Wirkdauer (❏ Tab. 44.1). Während Salbutamol, Fenoterol und Terbutalin als kurz wirkende Agonisten 4–6 h lang wirken, hält die Wirkung von Salmeterol und Formoterol nach inhalativer Gabe etwa 12 h lang an. Die unterschiedliche Wirkdauer nach inhalativer Gabe korreliert mit der Lipophilie der

◘ Tab. 44.1 β₂-Adrenozeptor-Agonisten

Pharmakon	Wirkdauer nach inhalativer Gabe (h)	Bioverfügbarkeit nach oraler Gabe (%)	Anwendung
Kurz wirksam			
Fenoterol	3–5		inhalativ
Salbutamol	3–6	25	inhalativ/oral
Terbutalin	3–6	12	inhalativ/oral
Tulobuterol	3–6		oral
Reproterol	4–6		i.v.
Lang wirksam			
Bambuterol	24	10	oral
Clenbuterol	14	100	oral
Formoterol	12		inhalativ
Salmeterol	12		inhalativ
Indacaterol	24		inhalativ

Substanzen. So sind Formoterol und Salmeterol eher lipophil, was die Präsenz der Substanzen am Wirkort verlängert. Einige β₂-Adrenozeptor-Agonisten können auch oral verabreicht werden (◘ Tab. 44.1). Die systemische Therapie sollte jedoch auf Ausnahmefälle beschränkt bleiben. Nach inhalativer Gabe können je nach Qualität des Aerosols sowie der Inhalationstechnik bis zu 90% der applizierten Dosis in den Magen-Darm-Trakt geraten. Aufgrund der in den meisten Fällen (◘ Tab. 44.1) geringen Bioverfügbarkeit kommt jedoch nur ein kleiner Teil systemisch zur Wirkung.

Unerwünschte Wirkungen. Nach inhalativer Gabe führen β₂-Adrenozeptor-Agonisten deutlich seltener zu unerwünschten Wirkungen als nach oraler Gabe. Zu den typischen unerwünschten Wirkungen gehören **Tremor, Unruhe** und **Tachykardie**. Durch Steigerung der Glykogenolyse in der Leber kann es zur **Hyperglykämie** kommen. Gelegentlich werden **Hypokaliämien** aufgrund einer verstärkten K⁺-Aufnahme in die Skelettmuskulatur beobachtet.

Interaktion. Durch Gabe von **β-Adrenozeptor-Antagonisten** kann die Wirkung von β₂-Adrenozeptor-Agonisten vermindert oder aufgehoben werden.

Klinische Anwendung. Kurz wirksame β₂-Adrenozeptor-Agonisten sind **Mittel der Wahl zur symptomatischen Behandlung bei obstruktiven Ventilationsstörungen**, insbesondere dem Asthma bronchiale. **Lang wirksame Substanzen** werden hingegen **zur Prophylaxe** von Asthmaanfällen sowie bei der COPD eingesetzt. Die Substanzen sollten vorzugsweise inhalativ angewendet werden, um die Wahrscheinlichkeit von sys-

temischen unerwünschten Wirkungen zu minimieren. Die ambulante inhalative Anwendung durch den Patienten muss sorgfältig erklärt und trainiert werden, um eine optimale Wirkung zu erreichen. Bei zu häufiger Anwendung kommt es zu einer Desensitisierung des β-adrenergen Rezeptorsystems und damit zu einer Wirkungsabschwächung.

Lang wirksame β₂-Adrenozeptor-Agonisten sollten bei Asthma bronchiale stets zusammen mit inhalativen Glucocorticoiden eingesetzt werden.

Kontraindikationen. Aufgrund der Möglichkeit kardialer unerwünschter Wirkungen muss bei oraler Anwendung bei Patienten mit **Hyperthyreose, arterieller Hypertonie, koronarer Herzkrankheit, Herzrhythmusstörungen** oder **hypertropher Kardiomyopathie** die Indikation überdacht werden.

Steckbrief β₂-Adrenozeptor-Agonisten

Wirkmechanismus: Bronchospasmolytischer Effekt durch Aktivierung von β₂-Adrenozeptoren der glatten Bronchialmuskulatur, Steigerung der Bronchialreinigung durch Stimulation der Zilienbewegung des Bronchialepithels, Hemmung der Mediatorfreisetzung aus Immunzellen
Pharmakokinetik: Wirkdauer nach inhalativer Gabe: 3–6 h (kurz wirksame β₂-Adrenozeptor-Agonisten) bzw. 12–24 h (lang wirksame β₂-Adrenozeptor-Agonisten)
Unerwünschte Wirkungen: Nach inhalativer Gabe deutlich seltener als nach oraler Gabe: Tremor, Unruhe, Tachykardie, Hyperglykämie
Klinische Anwendung:
- Kurz wirksame β₂-Adrenozeptor-Agonisten: Symptomatische Behandlung obstruktiver Ventilationsstörungen
- Lang wirksame β₂-Adrenozeptor-Agonisten: Prophylaxe von obstruktiven Ventilationsstörungen

Kontraindikationen: Hyperthyreose, arterielle Hypertonie, KHK, Herzrhythmusstörungen, hypertrophe Kardiomyopathie

---

■■■ β₂-Adrenozeptor-Agonisten bei Doping und Kälbermast
Ein anaboler Effekt entsteht bei der Anwendung von β₂-Adrenozeptor-Agonisten in Dosen, die über den in der Asthmatherapie eingesetzten Dosiswerten liegen. Ursache dafür ist die Anwesenheit von β₂-Adrenozeptoren in der Skelettmuskulatur. Durch Aktivierung von β₂-Rezeptoren kommt es sowohl zum Anstieg der Proteinsynthese als auch zur Verminderung der Proteindegradation in der Skelettmuskulatur. Darüber hinaus gibt es Hinweise darauf, dass die Aktivierung von β₂-Rezeptoren in der Skelettmuskulatur zu einer relativen Vermehrung von Typ-II-Muskelfasern führt. Es wird immer wieder diskutiert, β₂-Adrenozeptor-Agonisten zur Behandlung von Muskelschwäche oder Muskelverlust z.B. im Rahmen schwerer konsumierender Erkrankungen einzusetzen. Inwiefern dies angesichts der zu erwartenden unerwünschten Wirkungen praktikabel ist, bleibt fraglich. Es verwundert hingegen nicht, dass insbesondere gut oral bioverfügbare β₂-Adrenozeptor-Agonisten (z.B. Clenbuterol) bei der Kälbermast sowie von Kraftsportlern als Dopingmittel eingesetzt werden.

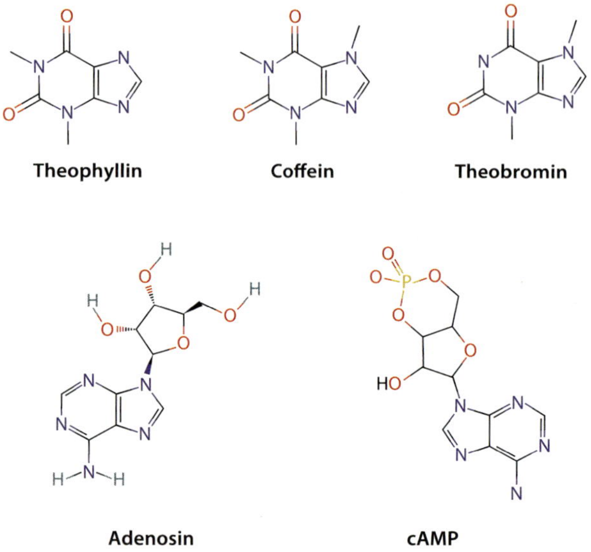

Abb. 44.4 Struktur der Methylxanthine Theophyllin, Coffein, Theobromin sowie der strukturverwandten Substanzen Adenosin und cAMP

Theophyllin

Definition. Theophyllin gehört zur Gruppe der Methylxanthine und hemmt in hohen Konzentrationen (500 μM) verschiedene Phosphodiesterasen (**Abb. 44.4**).

Bedeutung. In der glatten Bronchialmuskulatur sowie in Immunzellen führt die Hemmung von verschiedenen Phosphodiesterase-Isoformen zum Anstieg der cAMP-Konzentration (**Abb. 44.3**). Dieser Wirkmechanismus erklärt die Effekte, die denen der β_2-Adrenozeptor-Agonisten vergleichbar sind: Bronchospasmolyse, Hemmung der Mediatorfreisetzung aus Immunzellen, Steigerung der mukoziliären Clearance.

> Schon bei geringen Konzentrationen führt Theophyllin zur Blockade von Adenosin-A_1- und A_2-Rezeptoren.

Möglicherweise beruht ein Teil der antiasthmatischen Effekte des Theophyllins auf einer Blockade von A_1-Adenosin-Rezeptoren.

Pharmakokinetik. Nach oraler Gabe wird Theophyllin gut resorbiert.

> Ein Problem sind die interindividuell sehr stark schwankenden Plasmahalbwertszeiten des Theophyllins, die von genetischen Faktoren sowie Umweltfaktoren stark beeinflusst werden.

Während die Plasmahalbwertszeit bei kleinen Kindern 3–5 h beträgt, liegt sie bei Erwachsenen bei etwa 8 h. Raucher haben eine verkürzte Plasmahalbwertszeit, während sie bei älteren Patienten sowie bei Patienten mit Herz- oder Leberinsuffizienz deutlich ansteigen kann. Theophyllin wird in der Leber durch das Enzym CYP1A2 metabolisiert.

Unerwünschte Wirkungen. Während die therapeutisch erwünschten Plasmaspiegel im Bereich von 5–15 μg/ml liegen, kommt es ab Plasmakonzentrationen von 20 μg/ml zu unerwünschten Wirkungen wie **Übelkeit** und **Erbrechen, Kopfschmerzen, Unruhe, Schlafstörungen, gastrointestinalen Störungen, gesteigerte Diurese, Tachykardie, Tremor** sowie bei starken Überdosierungen auch **Krampfanfällen** und **ventrikulären Arrhythmien**.

Interaktionen. Zu einer Erhöhung der Theophyllin-Plasmaspiegel kommt es durch **Makrolide, Allopurinol, Furosemid, Gyrasehemmer**. Die Theophyllin-Plasmaspiegel können erniedrigt sein durch Enzyminduktion (CYP1A2) bei **starken Rauchern** sowie bei gleichzeitiger Gabe von **Barbituraten, Rifampicin, Phenytoin** oder **Carbamazepin**.

Klinischer Einsatz. Theophyllin wird in **fortgeschrittenen Stadien des Asthma bronchiale** sowie der COPD (▶ Kap. 44.3 und ▶ Kap. 44.4) eingesetzt. Aufgrund der **geringen therapeutischen Breite** und der interindividuell stark schwankenden Plasmaspiegel kommt es unter Therapie mit Theophyllin sehr leicht zu unerwünschten Wirkungen.

> Es ist empfehlenswert, die Plasmaspiegel zu Beginn der Therapie und später in regelmäßigen Abständen zu überprüfen.

Bei älteren Patienten muss mit einer verminderten, bei starken Rauchern mit einer erhöhten Elimination gerechnet werden. Verschiedene Pharmaka haben ebenfalls Einfluss auf den Abbau von Theophyllin.

Kontraindikationen. In der **Schwangerschaft** sollte Theophyllin zurückhaltend eingesetzt werden. Ansonsten gelten **kardiale Erkrankungen** wie Rhythmusstörungen oder frische Herzinfarkte, **schwere Hypertonien, Krampfleiden** oder **Hyperthyreose** als Kontraindikationen für den Einsatz von Theophyllin.

Steckbrief Theophyllin

Wirkmechanismus: Blockade von Adenosinrezeptoren sowie in höheren Konzentrationen auch Hemmung von Phosphodiesterasen
Pharmakokinetik: Gute Resorption nach oraler Gabe, Metabolisation über CYP1A2, interindividuell stark schwankende Plasmahalbwertszeiten
Unerwünschte Wirkungen: Geringe therapeutische Breite! Bei leichter Überdosierung: Übelkeit, Erbrechen, Kopfschmerzen, Unruhe, Schlafstörungen, gastrointestinale Störungen, Tachykardie, Tremor, seltener Krampfanfälle und ventrikuläre Arrhythmien
Interaktionen: Beeinflussung der Theophyllin-Plasmaspiegel durch vielfältige enzyminduzierende und enzymhemmende Pharmaka, verstärkter Abbau bei starken Rauchern durch Enzyminduktion
Klinische Anwendung: Fortgeschrittene Stadien des Asthma bronchiale und der COPD
Kontraindikationen: Schwangerschaft, kardiovaskuläre Erkrankungen, Hyperthyreose, Epilepsie

44

■ ■ ■ Methylxanthine

Als Methylxanthine fasst man Coffein, Theophyllin sowie Theobromin (◘ Abb. 44.4) zusammen, die in unterschiedlicher Menge in verschiedenen Pflanzen wie der Kaffee-, Tee-, Cola- oder Kakaopflanze vorkommen. Den höchsten Methylxanthingehalt weist dabei die Kaffeepflanze auf. Im Gegensatz zum therapeutisch eingesetzten Theophyllin werden die methylxanthinhaltigen Pflanzenextrakte in Form von Kaffee und Tee vor allem wegen ihrer psychostimulierenden Wirkung genossen. Die nach Trinken einer Tasse Kaffee erreichte Koffein-Plasmakonzentration (ca. 10 μM) ist nicht ausreichend, um eine nennenswerte Hemmung der Phosphodiesterase hervorzurufen. Die Wirkungen von gemäßigtem Kaffeekonsum beruhen daher im Wesentlichen auf einer Blockade von Adenosinrezeptoren. Sowohl die erwünschten (psychostimulierenden) Effekte als auch die weniger erwünschten Effekte wie Herzklopfen oder vermehrte Diurese beruhen dabei vorwiegend auf einer Blockade von A_1-Rezeptoren.

Muscarinrezeptor-Antagonisten (Parasympatholytika)

Bedeutung. Muscarinrezeptor-Antagonisten werden seit langer Zeit zur Behandlung obstruktiver Ventilationsstörungen eingesetzt. Diese Substanzen werden in ▶ Kap. 26 behandelt. Derzeit stehen zur inhalativen Anwendung bei obstruktiven Ventilationsstörungen **Ipratropiumbromid** sowie **Tiotropiumbromid** zur Verfügung. Beide Substanzen leiten sich vom Atropin ab (◘ Abb. 44.5), stellen jedoch quarternäre Stickstoffverbindungen dar, die nach oraler Einnahme sehr schlecht resorbiert werden.

Wirkprinzip. Die inhalativen Muscarinrezeptor-Antagonisten wirken langsamer und schwächer als die β_2-Adrenozeptor-Agonisten. Ihre Wirkung beruht auf einer **Blockade von M_3-Rezeptoren, die bronchokonstriktorische Effekte des Parasympathikus vermitteln** (◘ Abb. 44.3). Tiotropiumbromid hat eine etwa 10-fach höhere Affinität zum Rezeptor als Ipratropiumbromid. Dadurch dass Tiotropiumbromid zudem vergleichsweise langsam vom Rezeptor abdissoziiert, ist die Wirkdauer relativ lang, und Tiotropiumbromid muss im Gegensatz zu Ipratropiumbromid nur 1-mal täglich verabreicht werden.

Pharmakokinetik. Die Bronchospasmolyse nach Inhalation ist ein lokaler Effekt. Nach inhalativer Gabe kann ein Großteil der Substanz in den Magen-Darm-Trakt gelangen, wovon jedoch nur ein Bruchteil resorbiert wird. Der überwiegende Teil wird mit dem Stuhl ausgeschieden.

Unerwünschte Wirkungen. Typische anticholinerge Effekte können auftreten. So kommt es häufiger zu **Mundtrockenheit**, seltener zu **Akkomodationsstörungen, Obstipation, Tachykardie** oder **Miktionsstörungen.**

Klinische Anwendung. Muscarinrezeptor-Antagonisten sind Mittel der Wahl bei der Behandlung der chronisch obstruktiven Lungenerkrankung (COPD) und Mittel der Reserve zur Behandlung des Asthma bronchiale.

Tiotropiumbromid muss im Gegensatz zu Ipratropiumbromid nur 1-mal täglich inhalativ appliziert werden.

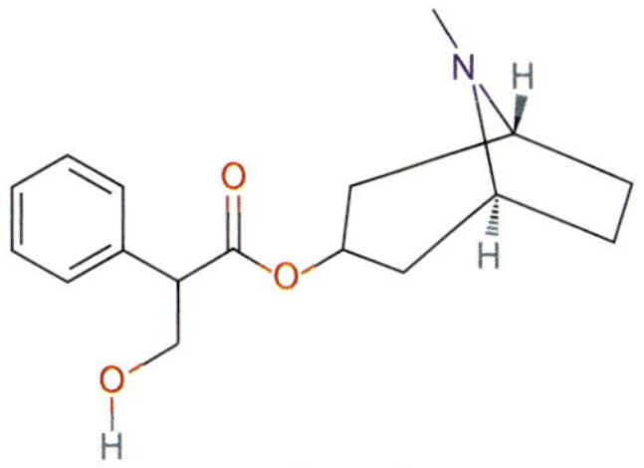

Atropin

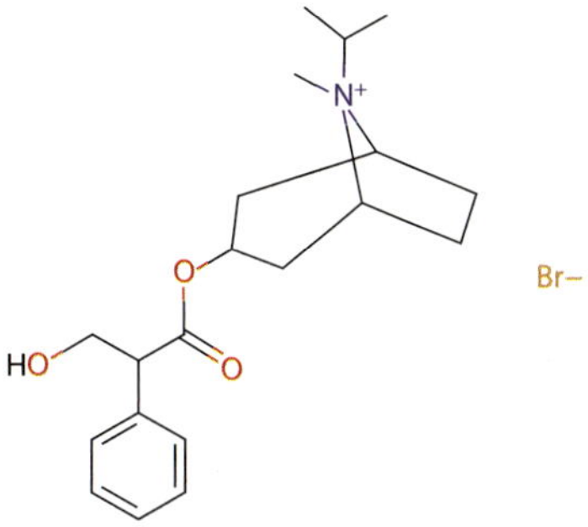

Ipratropiumbromid

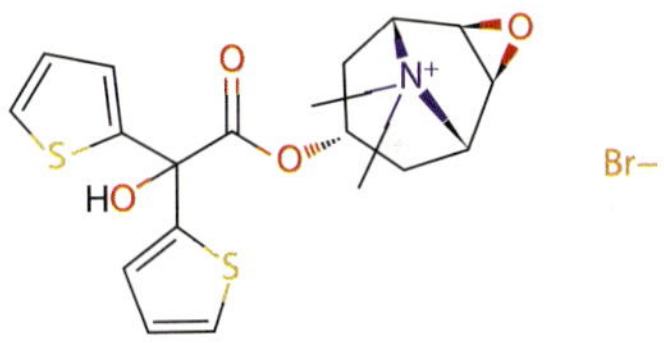

Tiotropiumbromid

◘ **Abb. 44.5 Struktur inhalativer Muscarinrezeptor-Antagonisten sowie von Atropin**

Kontraindikationen. Kontraindikationen für den Einsatz von Anticholinergika sind das **Engwinkelglaukom, Prostataadenom, Stenosen im Gastrointestinaltrakt, Tachyarrhythmien.**

Steckbrief Muscarinrezeptor-Antagonisten

Wirkmechanismus: Bronchodilatorischer Effekt v.a. durch Blockade von M_3-Rezeptoren auf der glatten Bronchialmuskulatur

Unerwünschte Wirkungen: Mundtrockenheit, seltener Akkomodationsstörungen, Obstipation, Tachykardie oder Miktionsstörungen

Klinische Anwendung: Mittel der Wahl bei COPD, Mittel der Reserve bei Asthma bronchiale

---

Leukotrien-Rezeptor-Antagonisten

Bedeutung. Leukotrien-C_4 und Leukotrien-D_4 werden durch die Lipoxygenase aus Arachidonsäure hergestellt und spielen beim Asthma bronchiale als Mediatoren eine wichtige Rolle, indem sie über die Aktivierung von Cysteinyl-Leukotrien-Rezeptoren (CysLT-Rezeptoren) zu einer vermehrten Schleimproduktion, Ödembildung sowie Bronchokonstriktion führen. Der **CysLT$_1$-Rezeptor-Antagonist Montelukast** blockiert die Effekte von Leukotrienen am CysLT$_1$-Rezeptor. Die Substanz hat sowohl **bronchospasmolytische** als auch **antiinflammatorische Effekte,** beide Wirkkomponenten sind jedoch deutlich schwächer ausgeprägt als die der β$_2$-Adrenozeptor-Agonisten bzw. der Glucocorticoide. **Montelukast** wird daher nur als Zusatzmedikament bei mittelschweren bis schweren Formen des Asthma bronchiale eingesetzt.

Pharmakokinetik. Montelukast wird nach oraler Gabe gut resorbiert, die Bioverfügbarkeit beträgt etwa 70 %, die Plasmahalbwertszeit 3–5 Stunden. Montelukast wird überwiegend hepatisch durch CYP3A4, CYP2A6 sowie CYP2C9 metabolisiert.

Unerwünschte Wirkungen. Montelukast wird im Allgemeinen gut vertragen. Gelegentlich werden Kopfschmerzen, Bauchschmerzen oder Husten beobachtet. In Einzelfällen ist über das Auftreten eines Churg-Strauss-Syndroms (granulomatöse Vaskulitis mit Lungeninfiltraten, Leukozytose, Eosinophilie sowie Kardiomyopathie) berichtet worden.

Klinische Anwendung. Zusatzmedikation zur prophylaktischen Behandlung von Asthma bronchiale, kein Monotherapeutikum. Wirksamkeit deutlich geringer als die der Glucocorticoide sowie der β$_2$-Adrenozeptor-Agonisten.

Steckbrief Leukotrien-Rezeptor-Antagonisten
Wirkmechanismus: Bronchospasmolytischer und antiinflammatorischer Effekt durch Blockade von Leukotrien CysLT$_1$-Rezeptoren
Unerwünschte Wirkungen: Selten
Klinische Anwendung: Zusatzmedikament zur Prophylaxe des Asthma bronchiale

---

44.2.2 Antientzündliche Pharmaka

Glucocorticoide

Die Glucocorticoide werden ausführlich im ▶ Kap. 49 dargestellt. Glucocorticoide spielen eine wichtige Rolle bei der Behandlung des Asthma bronchiale, wobei inhalative Anwendungsformen bereits bei leichtem bis mittelschwerem Asthma zur Anwendung kommen. Erst bei fortgeschrittenem Asthma bronchiale werden Glucocorticoide auch oral eingesetzt. Die folgende Darstellung beschränkt sich auf die inhalativ angewendeten Glucocorticoide.

> Inhalative Glucocorticoide spielen eine zentrale Rolle bei der antientzündlichen Dauertherapie des Asthma bronchiale.

◘ Tab. 44.2 Inhalative Glucocorticoide

Glucocorticoid	Bioverfügbarkeit nach oraler Gabe (in %)
Beclometasondipropionat	10
Budesonid	10
Ciclesonid	<1
Fluticason-17-propionat	<1
Mometasonfuroat	<1

Wirkprinzip. Neben ihrer antientzündlichen und antiallergischen Wirkung verbessern Glucocorticoide die mukoziliäre Clearance und fördern die Wirksamkeit von β$_2$-Adrenozeptor-Agonisten durch Erhöhung der Expression von β$_2$-Adrenozeptoren. Die Wirkung der inhalativen Glucocorticoide setzt erst mit einer Verzögerung von Tagen bis Wochen ein, der Erfolg der Behandlung hängt von der korrekten Inhalationstechnik ab.

Pharmakokinetik. Die inhalativen Glucocorticoide sind relativ lipophil, wodurch zum einen die Penetration der Bronchialschleimhaut begünstigt wird, zum anderen die Bioverfügbarkeiten nach oraler Gabe gering ist (◘ Tab. 44.2). Bei Beclomethasondipropionat und Ciclesonid handelt es sich um Pro-Drugs, die durch Esterasen der Lunge in die Wirkform überführt werden.

Unerwünschte Wirkungen. Bei sachgerechter inhalativer Anwendung ist das Risiko für systemische unerwünschte Wirkungen sehr gering. Allerdings sind auch bei sachgerechter inhalativer Anwendung besonders die Mundhöhle und der Rachenraum der Wirkung von Glucocorticoiden ausgesetzt. Aufgrund des immunsuppressiven Effekts von Glucocorticoiden kommt es gelegentlich zum Auftreten einer **oralen Candidiasis,** die mit Antimykotika (z.B. Nystatin) behandelt werden kann. Ein oraler Candida-Befall kann durch Inhalation unmittelbar vor den Mahlzeiten sowie durch Ausspülen des Mundes nach der Inhalation vermieden werden. Gelegentlich kommt es bei inhalativer Daueranwendung zu **Heiserkeit** aufgrund von Veränderungen der Kehlkopfschleimhaut sowie der Kehlkopfmuskulatur.

Kontraindikationen. Bei **Mykosen und bakteriellen Infektionen der Atemwege** sowie beim Vorliegen einer **Lungentuberkulose** sind inhalative Glucocorticoide kontraindiziert. In der **Schwangerschaft** und **Stillzeit** sollten inhalative Glucocorticoide zurückhaltend eingesetzt werden.

Klinische Anwendung. Mittel der Wahl zur inhalativen Basistherapie bei Asthma bronchiale. Keine Wirkung im akuten Anfall, aber nachgewiesene Verminderung der Progression der Erkrankung sowie Prophylaxe von akuten Asthmaanfäl-

44

len. Voraussetzung für eine optimale Behandlung mit inhalativen Glucocorticoiden ist die korrekte Anwendung von Dosieraerosolen oder Pulverinhalaten, die vom Patienten erlernt werden muss. Bei der Behandlung der COPD sind Glucocorticoide bei einem Teil der Patienten im fortgeschrittenen Stadium indiziert (► Kap. 44.4).

> **Steckbrief inhalative Glucocorticoide**
> **Wirkmechanismus:** Lokaler antiinflammatorischer Effekt und Verbesserung der Wirksamkeit von β_2-Adrenozeptor-Agonisten
> **Unerwünschte Wirkungen:** Gelegentlich orale Candidiasis oder Heiserkeit
> **Klinische Anwendung:** Mittel der Wahl zur inhalativen Basistherapie des Asthma bronchiale und bei einem Teil der COPD-Patienten

Degranulationshemmer

Cromoglicinsäure und **Nedocromil** können prophylaktisch als Antiallergika eingesetzt werden.

Wirkprinzip. Ihre Wirkung beruht auf einer **Hemmung der Freisetzung von Mediatoren aus Mastzellen.** Darüber hinaus wurden verschiedene andere Effekte auf inflammatorische Zellen und Mediatoren beschrieben. Der molekulare Wirkmechanismus ist nicht vollständig geklärt. Die volle Wirkung setzt erst nach 1- bis 2-wöchiger Therapie ein. Die Gabe erfolgt mehrmals täglich inhalativ.

Pharmakokinetik. Beide Substanzen sind sehr polar und entfalten ihre Wirkung vornehmlich lokal. Der in den Magen-Darm-Trakt gelangende Teil der inhalierten Dosis wird nicht resorbiert und nahezu vollständig mit dem Fäzes ausgeschieden.

Unerwünschte Wirkungen. Im Allgemeinen werden Degranulationshemmer nach inhalativer Einnahme gut vertragen. **Selten** kommt es zu **lokalen Reizungen** im Bereich des Respirationstraktes, die mit vorübergehenden bronchospastischen Zuständen einhergehen können.

Klinische Anwendung. Degranulationshemmer sind zur **Prophylaxe von Asthmaanfällen** geeignet, die **durch Allergene ausgelöst werden.** Außerdem werden sie zur Prophylaxe einer allergischen Rhinitis und Konjunktivitis eingesetzt. Die Wirkung bei der Asthmabehandlung ist im Vergleich zu der von Glucocorticoiden schwächer ausgeprägt. Der Einsatz erfolgt daher **vornehmlich bei Kindern,** da bei diesen Glucocorticoide nur sehr zurückhaltend gegeben werden sollten. Für eine gute prophylaktische antiasthmatische Wirkung ist die inhalative Gabe 4-mal täglich erforderlich.

> **Steckbrief Degranulationshemmer**
> **Wirkmechanismus:** Hemmung der Freisetzung von Mediatoren aus Mastzellen, molekularer Wirkmechanismus unklar
> **Unerwünschte Wirkungen:** Selten Reizungen im Bereich des Respirationstraktes
> **Klinische Anwendung:** Prophylaxe von allergisch bedingten Asthmaanfällen v.a. bei Kindern, allergischer Rhinitis und Konjunktivitis

Anti-IgE-Antikörper

Aufgrund der zentralen Bedeutung von allergischen IgE-vermittelten Reaktionen beim Asthma bronchiale kann in schweren fortgeschrittenen Stadien auch der Anti-IgE-Antikörper **Omalizumab** (► Kap. 24.3.3) eingesetzt werden. Die klinische Bedeutung dieses neuen Wirkprinzips ist derzeit noch unklar.

Die sehr kostspielige Anwendung bleibt auf Patienten mit schwersten Formen allergischen Asthmas, bei denen andere Therapeutika wirklos bleiben, beschränkt.

Phosphodiesterase-4-Hemmer

Für die Behandlung von Patienten mit schwerer oder sehr schwerer chronisch obstruktiver Lungenerkrankung (COPD) ist seit kurzem der Phosphodiesterase-4(PDE4)-Hemmer **Roflumilast** zugelassen.

Wirkprinzip. Die von Roflumilast gehemmte Isoform 4 der Phosphodiesterasen wird von verschiedenen Entzündungszellen wie Makrophagen, neutrophilen und eosinophilen Leukozyten exprimiert. Eine Expression findet sich auch in Lunge, Gehirn, Leber und Nieren. Für die erwünschten therapeutischen Effekte steht eine **antientzündliche Wirkung** im Vordergrund, die auf einer Hemmung des Abbaus von cAMP in Immunzellen beruht. Ein bronchodilatorischer Effekt aufgrund der Hemmung von PDE4 im Bronchalsystem ist sehr gering und therapeutisch unbedeutend.

Pharmakokinetik. Roflumilast wird **nach oraler Gabe gut resorbiert** und besitzt eine Bioverfügbarkeit von 80%. Die Substanz wird **durch CYP3A4 sowie CYP1A2 metabolisiert** und es entsteht unter anderem ein **aktiver Metabolit**, das Roflumilast-N-Oxid. Die **Plasmahalbwertszeit** beträgt **17 Stunden**, die des aktiven Metaboliten 30 Stunden; die Ausscheidung erfolgt überwiegend renal.

Interaktionen. Bei gleichzeitiger Gabe von Hemmern oder Induktoren von CYP3A4 oder CYP1A2 ist mit Wechselwirkungen zu rechnen.

Unerwünschte Wirkungen. Relativ häufig kommt es zu **Magen-Darm-Beschwerden** wie **Durchfall** und **Übelkeit.** Außerdem werden **Gewichtsverlust, Schwindel, Kopfschmerzen, Schlafstörungen** sowie **seltener Angstzustände** und **Depressionen** unter der Gabe von Roflumilast beobachtet.

Im Tierversuch ergaben sich Hinweise auf ein mögliches karzinogenes Risiko.

Klinische Anwendung. Neues Wirkprinzip als Zusatzmedikation zu Bronchodilatoren bei Patienten mit schweren oder sehr schweren Formen der COPD. Der klinische Stellenwert ist derzeit unklar. Mit diversen unerwünschten Wirkungen ist zu rechnen.

Steckbrief Phosphodiesterase-4-Hemmer

Wirkmechanismus: Vorwiegend antiinflammatorische Wirkung aufgrund der Hemmung verschiedener Entzündungszellen

Pharmakokinetik: Abbau durch CYP3A4 und CYP1A2, Plasma-HWZ 17 h (aktiver Metabolit: 30 h)

Unerwünschte Wirkungen: Magen-Darm-Beschwerden, Gewichtsverlust, psychische Störungen, Kopfschmerzen, Schwindel; im Tierversuch erhöhtes Karzinomrisiko

Klinische Anwendung: Zusatzmedikation bei der Behandlung schwerer Formen der COPD, klinischer Stellenwert derzeit unklar

---

44.2.3 Expektoranzien

Als Expektoranzien werden Substanzen bezeichnet, die das Aushusten von Bronchialsekret erleichtern sollen, indem sie das Sekret verflüssigen (**Sekretolytika**), die Viskosität des Bronchialschleims verringern (**Mukolytika**) oder den Abtransport vom Bronchialsekret fördern (**Sekretomotorika**). Die beste sekretomotorische Wirkung besitzen die β_2-Adrenozeptor-Agonisten sowie Theophyllin, indem sie die Zilientätigkeit anregen.

Als Mukolytika werden **Bromhexin** und sein aktiver Metabolit **Ambroxol** sowie Acetylcystein eingesetzt. Bromhexin und Ambroxol sollen den Abbau saurer Mucopolysaccharide des Bronchialschleims durch Aktivierung entsprechender Enzyme fördern. **Acetylcystein** wirkt durch Spaltung von Disulfidbrücken von Proteinanteilen des Bronchialschleims.

Verschiedene ätherische Öle werden eingesetzt, um die Bronchialsekretion zu stimulieren und so das Sekret zu verflüssigen.

Generell gilt, dass für keines der Expektoranzien ein therapeutischer Nutzen nachgewiesen werden konnte. Eine ausreichende Flüssigkeitszufuhr scheint die beste Maßnahme zu sein, um bei trockenem Husten das Aushusten von Bronchialschleim und -sekret zu fördern.

44.2.4 Antitussiva

Der Hustenreflex ist unter normalen Bedingungen ein Schutzreflex, der durch Reizung der Bronchialschleimhäute ausgelöst wird und dazu dient, Fremdkörper zu entfernen. Husten kann auch als unerwünschte Wirkung z.B. von ACE-Inhibitoren auftreten (▶ Kap. 37). Der Einsatz von hustenhemmenden Substanzen (Antitussiva) ist in den meisten Fällen nicht sinnvoll. Bei sehr trockener Schleimhaut, bestimmten entzündlichen Prozessen oder neoplastischen Veränderungen, bei denen der Hustenreflex keine Schutzfunktion mehr erfüllt, kann hingegen der Einsatz von Antitussiva gerechtfertigt sein und zur Linderung der Beschwerden beitragen.

Die meisten Antitussiva wirken zentral und beruhen auf der Aktivierung von μ-Opioidrezeptoren. Eingesetzt werden daher sehr schwachwirkende Opioide bzw. Opiate wie z.B. **Codein,** das nach Demethylierung in Morphin umgesetzt wird, sowie **Dihydrocodein** oder **Hydrocodon.** Die erforderlichen Dosen von schwachwirkenden Opioiden als Antitussiva liegen deutlich unter den analgetischen Dosen. So führt bereits die Gabe von 10–20 mg Codein zu einem nachweisbaren antitussiven Effekt, während diese Dosis ohne analgetische Wirkung ist.

Dextromethorphan ist ein nichtopioides Antitussivum, das antagonistisch an NMDA-Rezeptoren wirkt und nach oraler Gabe durch CYP2D6 zum aktiven Metaboliten demethyliert wird.

Noscapin, ein dem Papaverin verwandter Bestandteil des Opiums, wirkt ebenfalls antitussiv ohne Beeinflussung von Opioidrezeptoren. Der genaue Wirkmechanismus ist nicht bekannt.

Daneben existiert eine Reihe synthetischer Antitussiva wie **Pentoxyverin, Butamirat** oder **Benproperin,** die offensichtlich nicht zentral wirksam sind, deren antitussive Wirkung jedoch nur gering ausgeprägt ist.

44.3 Pharmakotherapie des chronischen Asthma bronchiale

Fallbeispiel

Eine 21-jährige Frau wird von einer Bekannten notfallmäßig in das Krankenhaus gebracht. Die Patientin hat deutliche Dyspnoe, ist somnolent und weist eine Zyanose auf. Die Begleitperson berichtet, dass die Patientin vor etwa 1½ Stunden eine zunehmende Atemnot entwickelt hat. Eine ähnliche Atemnotepisode war bereits vor mehreren Tagen aufgetreten, hatte sich dann jedoch von selbst gebessert. Die Patientin leide seit mehreren Tagen an einer Erkältung mit Husten und Auswurf. Bei der Untersuchung fallen eine Tachykardie sowie eine Dyspnoe mit in- und exspiratorisch auskultierbarem Giemen und Brummen über beiden Lungen auf. Der Klopfschall ist über beiden Lungen sonor. Anamnestisch berichtet die Patientin über Heuschnupfen in der Jugend sowie über ein allergisches Asthma bronchiale, das sich in den letzten 3 Jahren zunehmend entwickelt habe.

44.3.1 Definition

Das Asthma bronchiale ist eine häufige chronisch entzündliche Erkrankung der Atemwege (▶ Kap. 44.1.1). Die Diagnos-

☐ Tab. 44.3 Differenzialdiagnose von Asthma und COPD

Merkmal	Asthma bronchiale	COPD
Alter bei Erstdiagnose	variabel, häufig: Kindheit, Jugend	meist 6. Lebensdekade
Tabakrauchen	kein direkter Kausalzusammenhang; Verschlechterung durch Tabakrauchen möglich	direkter Kausalzusammenhang sehr häufig
Hauptbeschwerden	anfallsartig auftretende Atemnot	Atemnot bei Belastung
Verlauf	variabel, episodisch	progredient
Allergie	häufig	selten
Bronchialobstruktion	variabel	persistierend
bronchiale Hyperreaktivität	regelhaft	vorhanden möglich
Ansprechen auf Glucocorticoide	regelhaft vorhanden	gelegentlich

tik stützt sich auf die typischen klinischen Symptome sowie den Nachweis einer reversiblen Atemwegsobstruktion, wobei die Erkrankung differenzialdiagnostisch insbesondere zur COPD abgegrenzt werden muss (☐ Tab. 44.3).

44.3.2 Medikamentöse Therapie

Die Therapie des chronischen Asthma bronchiale gelingt selten im Sinne einer kausalen Behandlung, die die auslösenden Faktoren, insbesondere Allergene beseitigt. Wesentlicher Pfeiler der Therapie ist die Pharmakotherapie, die in Abhängigkeit des Schweregrades der Asthmaerkrankung durchgeführt wird.

Der Schweregrad einer Asthmaerkrankung wird in 4 Stufen gemessen, wobei die Einteilung nach der Symptomatik sowie nach objektivierbaren Lungenfunktionsparametern vorgenommen wird (► Stufentherapie des chronischen Asthma bronchiale). Als Funktionsparameter wird meist die **forcierte exspiratorische 1-Sekunden-Kapazität (FEV$_1$)** bestimmt, die den nach maximaler Inspiration innerhalb der ersten Sekunde ausgeatmeten prozentualen Volumenanteil des gesamten ausgeatmeten Volumens darstellt.

Bedarfsmedikation

Bei allen Schweregraden des Asthma bronchiale können bei Bedarf kurzwirksame β_2-Adrenozeptor-Agonisten inhalativ verabreicht werden. Der Patient wird angewiesen, den kurzwirksamen β_2-Adrenozeptor-Agonisten beim Auftreten von Atembeschwerden in Form von 1–2 Inhalationen einzusetzen.
Als Pharmaka kommen infrage:
- Fenoterol
- Salbutamol
- Terbutalin

Dauertherapie

Eine Dauertherapie neben der Bedarfstherapie wird nur bei einem persistierenden Asthma bronchiale durchgeführt und richtet sich nach dem Schweregrad des Asthmas (► Stufentherapie des chronischen Asthma bronchiale)

Inhalative Glucocorticoide. Inhalative Glucocorticoide sind die **Basis der Dauertherapie des Asthma bronchiale** und werden ab Stufe 2 in ansteigenden Dosen gegeben (☐ Tab. 44.4). Der Nutzen eines frühzeitigen Einsatzes von inhalativen Glucocorticoiden zur Linderung der Symptomatik sowie zur Verringerung der Progression der Erkrankung ist gut

☐ Tab. 44.4 Tagesdosen inhalativer Glucocorticoide in Abhängigkeit vom Schweregrad der Erkrankung (Erwachsene)

Inhalatives Glucocorticoid	Niedrige Dosis (in μg) (z.B. Stufe 2)	Mittlere Dosis (in μg) (z.B. Stufe 3)	Hohe Dosis (in μg) (z.B. Stufe 4)
Beclomethasondipropionat	≤500	≤1000	≤2000
Budesonid	≤400	≤800	≤1600
Ciclesonid	80	160	>160
Fluticason-17-propionat	≤250	≤500	≤1000
Mometasonfuroat	200	400	800

belegt. Inhalative Glucocorticoide werden üblicherweise 2-mal täglich, bei Einsatz sehr hoher Dosen bis zu 4-mal täglich, eingesetzt. Die Dosen richten sich nach dem Schweregrad der Erkrankung.

Langwirksame β$_2$-Adrenozeptor-Agonisten. Die inhalativ einsetzbaren langwirksamen β$_2$-Adrenozeptor-Agonisten Formoterol und Salmeterol stellen ab einem **mittelgradig persistierenden Asthma (Stufe 3) Mittel der Wahl zur Kombination mit inhalativen Glucocorticoiden** dar. Langwirksame β$_2$-Adrenozeptor-Agonisten sollten stets zusammen mit inhalativen Glucocorticoiden eingesetzt werden. Es existieren Kombinationspräparate, die inhalative Glucocorticoide zusammen mit langwirksamen β$_2$-Adrenozeptor-Agonisten enthalten. Diese Kombinationspräparate sind bei stabiler Einstellung der Pharmakotherapie durchaus erwägenswert, da sie sich günstig auf die Compliance auswirken. Die eingesetzten Dosen liegen bei:

- **Formoterol:** 6–48 mg/d (max. 72 mg/d)
- **Salmeterol:** 100 mg/d (max. 200 mg/d)

Theophyllin. Theophyllin kann in Stufe 3 und 4 zusätzlich zu inhalativen Glucocorticoiden gegeben werden (▶ Stufentherapie des chronischen Asthma bronchiale) Im Allgemeinen ist die Wirkung des Theophyllins weniger stark ausgeprägt als die von kurz- und langwirksamen β$_2$-Adrenozeptor-Agonisten. Für die Dauerbehandlung wird üblicherweise eine Zubereitungsform mit verzögerter Wirkstofffreisetzung (Retardpräparat) eingesetzt. Die relativ lange Wirkdauer könnte Vorteile bei der Behandlung nächtlicher Asthmabeschwerden haben. Zu beachten ist die geringe therapeutische Breite. Theophyllin wird oral 1-mal bis maximal 3-mal täglich in Dosen von 200–1200 mg/d eingesetzt. Entscheidend ist das Erreichen eines therapeutischen Plasmaspiegels von etwa 10 µg/ml. Bei sehr hohen Plasmakonzentrationen von über 20 µg/ml ist mit deutlichen unerwünschten Wirkungen zu rechnen.

Degranulationshemmer. Die Degranulationshemmer sind deutlich schwächer antiinflammatorisch wirksam als die inhalativen Glucocorticoide. Da Glucocorticoide im Kindesalter zurückhaltend eingesetzt werden sollten, stellen die Degranulationshemmer jedoch im Kindesalter eine Alternative zu inhalativen Glucocorticoiden bei leichtem persistierendem allergischem Asthma (Stufe 2) dar (▶ Stufentherapie des chronischen Asthma bronchiale). Die Substanzen werden bis zu 4-mal täglich inhalativ in den folgenden Dosen verabreicht:

- **Cromoglicinsäure:**
  - 4×2 mg/d (bei Anwendung als Dosieraerosol)
  - 4×20 mg/d (bei Anwendung als Pulver)
- **Nedocromil:** 2–4×4 mg/d (bei Anwendung als Dosieraerosol)

Leukotrien-Rezeptor-Antagonist. Ab Stufe 3 des chronischen Asthma bronchiale kann **Montelukast** oral in einer Dosis von 10 mg/d (bei Erwachsenen) gegeben werden. Der klinische Nutzen dieser Zusatztherapie ist allerdings gering.

Orale Glucocorticoide. Orale Glucocorticoide können bei akuten Exazerbationen von mittelgradig bis schwer persistierendem Asthma vorübergehend (max. 14 Tage) eingesetzt werden. Üblicherweise kommt **Prednisolon** in einer Dosis von 0,5–2 mg/kg Körpergewicht zum Einsatz.

Stufentherapie des chronischen Asthma bronchiale

Stufe 1 (leicht intermittierendes Asthma)
- **Symptome:**
  - ≤2× pro Woche; nachts: ≤2× pro Monat
  - FEV$_1$ >80% des Sollwertes
- **Bei Bedarf:** Kurzwirksamer β$_2$-Adrenozeptor-Agonist inhalativ
- **Dauertherapie:** Keine

Stufe 2 (leicht persistierendes Asthma)
- **Symptome:**
  - <1× pro Tag bis >2× pro Woche
  - Nachts >2× pro Monat
  - FEV$_1$ ≥80% des Sollwertes
- **Bei Bedarf:** Kurzwirksamer β$_2$-Adrenozeptor-Agonist inhalativ
- **Dauertherapie:** Glucocorticoid inhalativ niedrig dosiert
- **Alternativ v.a. bei Kindern:** Degranulationshemmer oder Leukotrienrezeptor-Antagonist

Stufe 3 (mittelgradig persistierendes Asthma)
- **Symptome:**
  - Täglich
  - Nachts ≥1× pro Woche
  - FEV$_1$ >60%, <80% des Sollwertes
- **Bei Bedarf:** Kurzwirksamer β$_2$-Adrenozeptor-Agonist inhalativ
- **Dauertherapie:**
  - Glucocorticoid inhalativ niedrige/mittlere Dosis
  - **plus:** langwirksamer β$_2$-Adrenozeptor-Agonist (LABA)
  - **Alternativ statt LABA:**
    - Glucocorticoid inhalativ in höherer Dosis
    - oder Montelukast
    - oder Theophyllin

Stufe 4 (schwer persistierendes Asthma)
- **Symptome:**
  - Ständig
  - Nachts häufig
  - FEV$_1$ ≤60% des Sollwertes
- **Bei Bedarf:** Kurzwirksamer β$_2$-Adrenozeptor-Agonist inhalativ
- **Dauertherapie:**
  - Glucocorticoid inhalativ hohe Dosis **plus**
  - langwirksamer β$_2$-Adrenozeptor-Agonist **plus:**
    - ggf. orales Gucocorticoid
    - ggf. Theophyllin
    - ggf. Omalizumab (bei allergischem Asthma)

44

Pharmakotherapie des Asthmaanfalls (Nationale Versorgungsleitlinie, Stand 2009)

Mittelschwerer Anfall bei Erwachsenen

- **Symptome:**
  - Sprechen normal
  - Atemfrequenz <25/min
  - Herzfrequenz <110/min
- **Initialtherapie:**
  - 2–4 Hübe kurzwirksamer β_2-Adrenozeptor-Agonist, ggf. wiederholen
  - 25–50 mg Prednisolon oral

Schwerer Anfall bei Erwachsenen

- **Symptome:**
  - Sprechdyspnoe
  - Atemfrequenz >25/min
  - Herzfrequenz >110/min
- **Initialtherapie:**
  - Sauerstoff 2–4 l/min über Nasensonde
  - 2–4 Hübe kurzwirksamer β_2-Adrenozeptor-Agonist, ggf. wiederholen
  - 50–100 mg Prednisolon
  - Krankenhauseinweisung
- **Weitere Maßnahmen im Krankenhaus bzw. bei unzureichender Wirkung der Initialtherapie**
  - Ipratropiumbromid 0,5 mg durch Vernebelung
  - β_2-Adrenozeptor-Agonist parenteral
  - 50–100 mg Prednisolon i.v.
  - Theophyllin 5 mg/kg Körpergewicht i.v.

44.4 Pharmakotherapie der chronisch obstruktiven Lungenerkrankung (COPD)

Fallbeispiel

Ein 66-jähriger Patient sucht die Hausarztpraxis auf, da er seit mehreren Wochen an zunehmender Atemnot leidet, die ihn zeitweilig in Angst und Erregung versetzt. Starken Husten mit Auswurf am Morgen nach dem Aufstehen habe der Patient schon seit mind. 20 Jahren, seit etwa 10 Jahren leide er immer wieder unter Atemnot. Seit der Jugendzeit raucht der Patient bis zu 20 Zigaretten täglich. Die körperliche Untersuchung zeigt eine schwere Dyspnoe in Ruhe sowie eine Zyanose. Der glockenförmige Thorax weist einen hypersonoren Klopfschall über beiden Lungen auf. Zusätzlich ist ein Giemen und Brummen sowohl exspiratorisch als auch inspiratorisch über beiden Lungen zu hören.

44.4.1 Definition

Die chronisch obstruktive Lungenerkrankung (COPD) zeichnet sich durch eine nicht voll reversible Obstruktion des Bronchialsystems aus und entwickelt sich über einen langen Zeitraum, meist auf der Basis einer chronischen Bronchitis aufgrund von Zigarettenrauchen. Die Diagnose wird anhand von Anamnese, typischer Symptomatik und Lungenfunktionsparameter gestellt.

44.4.2 Medikamentöse Therapie

Die COPD wird je nach ihrem Schweregrad in verschiedene Stadien eingeteilt (▶ Stufentherapieschema). Die pharmakotherapeutischen Maßnahmen sind abhängig vom Schweregrad.

Muscarinrezeptor-Antagonisten

Eine Reihe von klinischen Studien haben Hinweise dafür erbracht, dass **inhalative Muscarinrezeptor-Antagonisten** – anders als beim Asthma bronchiale – bei der COPD mindestens so gut bronchodilatorisch wirksam sind wie die kurzwirksamen β_2-Adrenozeptor-Agonisten. Die Substanzen sind ab Stadium I bei Bedarf und ab Stadium II als Dauertherapie indiziert. In Kombination mit β_2-Adrenozeptor-Agonisten sollen die bronchodilatorischen Effekte additiv sein. Als inhalative Muscarinrezeptor-Antagonisten stehen zur Verfügung:

- Tiotropiumbromid (1-mal täglich)
- Ipratropiumbromid (2–4-mal täglich)

Kurzwirksame β_2-Adrenozeptor-Agonisten

Kurzwirksame β_2-Adrenozeptor-Agonisten sind zur Bedarfstherapie alternativ zu inhalativen Muscarinrezeptor-Antagonisten ab Stadium I indiziert. Die einsetzbaren Substanzen und Dosen sind die gleichen wie bei der Behandlung des chronischen Asthma bronchiale (▶ Kap. 44.3.2).

Langwirksame β_2-Adrenozeptor-Agonisten

Langwirksame β_2-Adrenozeptor-Agonisten sind alternativ zu inhalativen Muscarinrezeptor-Antagonisten zur Dauertherapie der COPD ab Stadium II einsetzbar. Die verwendbaren Substanzen und Dosen sind die gleichen wie bei der Behandlung des chronischen Asthma bronchiale (▶ Kap. 44.3.2).

Theophyllin

Theophyllin kann ab Stadium II der COPD zusammen mit oder alternativ zu langwirksamen β_2-Adrenozeptor-Agonisten oder Muscarinrezeptor-Antagonisten im Rahmen einer Dauertherapie eingesetzt werden.

Inhalative Glucocorticoide

Der Einsatz von inhalativen Glucocorticoiden ist ab Stadium III der COPD indiziert. Allerdings scheint nur ein kleiner Teil der COPD-Patienten von der Gabe inhalativer Glucocorticoide zu profitieren. Eine Kontrolle des individuellen Therapieeffektes ist unbedingt erforderlich.

Stufentherapie der chronisch obstruktiven Lungenerkrankung (COPD)

Stadium 0   **Risikogruppe:** Chronische Symptome (Husten, Auswurf), normale Spirometrie
Pharmakotherapie: Keine
Andere Maßnahmen: Vermeidung von Risikofaktoren (ggf. Raucherentwöhnung)

Stadium I   **Leichtgradig:** FEV_1 >80%, mit oder ohne Symptome
Bei Bedarf: Kurzwirksame β_2-Adrenozeptor-Agonisten inhalativ und/oder inhalative Muscarinrezeptor-Antagonisten

Stadium II   **Mittelgradig:** FEV_1 <80%, >50%, mit oder ohne Symptome
Bei Bedarf: Kurzwirksame β_2-Adrenozeptor-Agonisten inhalativ und/oder inhalative Muscarinrezeptor-Antagonisten
Dauertherapie: Langwirksame β_2-Adrenozeptor-Agonisten inhalativ und/oder Muscarinrezeptor-Antagonisten inhalativ und/oder Theophyllin

Stadium III   **Schwer:** FEV_1 <50%, >30%, mit oder ohne Symptome
Bei Bedarf: Kurzwirksame β_2-Adrenozeptor-Agonisten inhalativ und/oder inhalative Muscarinrezeptor-Antagonisten
Dauertherapie: Langwirksame Bronchodilatatoren (einzeln oder in Kombination: β_2-Adrenozeptor-Agonisten, Muscarinrezeptor-Antagonisten, Theophyllin) plus inhalatives Glucocorticoid (wenn wiederholt Exazerbationen auftreten; Therapieeffekt vorausgesetzt)

Stadium IV   **Sehr schwer:** FEV_1 <30%
Pharmakotherapie: Wie bei Stadium III
Zusätzlich: Ggf. Langzeit-Gabe von O_2; evtl. chirurgische Therapie

Weiterführende Literatur

Adcock IM, Caramori G, Chung KF (2008) New targets for drug development in asthma. Lancet 327: 1073-1087

Barnes PJ (2006) Corticosteroids: The drugs to beat. European Journal of Pharmacology 533: 2-14

Broadley KJ (2006) β-Adrenoceptor responses of the airways: For better or worse? European Journal of Pharmacology 533: 15-27

Cosio MG, Saetta M, Agusti A (2009) Immunologic aspects of chronic obstructive pulmonary disease. NEJM 360: 2445-2454

Dahlén S-E (2006) Treatment of asthma with antileukotrienes: First line or last resort therapy? European Journal of Pharmacology 533: 40-56

Fanta CH (2009) Asthma. NEJM 360: 1002-1014

Pavord ID, Chung KF (2008) Management of chronic cough. Lancet 371: 1375-1384

Strunk RC, Bloomberg GR (2006) Omalizumab for asthma. NEJM 354: 2689-2695

Sutherland ER, Cherniack RM (2004) Management of chronic obstructive pulmonary disease. NEJM 350: 2689-2697

Vogelmeier C, Hederer B, Glaab T, Schmidt H, Rutten-van Molken MP, Beeh KM, Rabe KF, Fabbri LM (2011) Tiotropium versus salmeterol for the prevention of exacerbations of COPD. N Engl JMed 364: 1093-1103

Pharmaka
mit Wirkung auf den
Magen-Darm-Trakt

Die Magenfunktion beeinflussende Pharmaka

S. Offermanns

Einleitung

Erkrankungen des Magens wie gastroduodenale Ulzera oder die gastroösophageale Refluxkrankheit sind in der klinischen Praxis sehr häufig. Die Pharmakotherapie spielt für ihre Behandlung eine zentrale Rolle. Voraussetzung für das Verständnis der Pharmakawirkungen von z.B. Antazida, Protonenpumpenhemmern und Histamin-H$_2$-Rezeptor-Antagonisten sind Kenntnisse über Mechanismen der Regulation der Magenfunktion. Der klinische Einsatz dieser Pharmaka wird am Beispiel der Behandlung der gastroduodenalen Ulkuskrankheit dargestellt.

45.1 Regulation der Magenfunktion

Lernziele

Magenfunktion
Hauptfunktion:
Bildung von 2–3 l Magensaft täglich durch die Magenschleimhaut. Daran sind die folgenden Zellen beteiligt:
- Parietalzellen (Belegzellen): Salzsäure, Intrinsic Factor
- Hauptzellen: Pepsinogen
- Nebenzellen: Schleim, Bicarbonat

Regulation der Magensäuresekretion: In Abhängigkeit vom Zeitpunkt der Nahrungsaufnahme unterscheidet man 3 Phasen:
- kephale Phase
- gastrale Phase
- intestinale Phase

Regulation der Parietalzelle: Wichtigste Stimuli: Acetylcholin, Histamin und Gastrin.
Schutz der Magenschleimhaut vor Eigenverdauung:
Nebenzellen produzieren einen bicarbonathaltigen Schleim, der die Oberfläche der Magenschleimhaut vor den aggressiven Bestandteilen des Magensaftes schützt. Wichtige Stimuli: Acetylcholin sowie der Prostanoide PGE$_2$ und PGI$_2$.

45.1.1 Magenfunktion und ihre Regulation

Im Magen verweilen die geschluckten Speisen für 1–5 Stunden, bevor der Speisebrei portionsweise in das Duodenum entleert wird. Während des Aufenthaltes im Magen kommt es zur Durchmischung und Homogenisierung des Speisebreis (Chymus), die Salzsäure des Magensaftes tötet Mikroorganismen ab und denaturiert Nahrungsproteine, die daraufhin leicht von Proteasen gespalten werden können. Die im Magensaft enthaltenen Proteasevorstufen (Pepsinogene) werden durch die Salzsäure in aktive Proteasen überführt. Die **Magenschleimhaut sezerniert täglich 2–3 l Magensaft,** der neben Salzsäure und Pepsinogenen Schleim, Bicarbonat sowie den Intrinsic-Faktor enthält. Die einzelnen Bestandteile des

Magensaftes werden durch verschiedene Zellen des Schleimhautepithels gebildet. Das Oberflächenepithel, das hauptsächlich aus **Nebenzellen** besteht, erzeugt **Schleim und Bicarbonat,** während die in den tubulären Drüsen im Fundus- und Korpusabschnitt gelegenen **Parietalzellen (Belegzellen)** und **Hauptzellen Salzsäure** bzw. **Pepsinogene** sezernieren. Das Epithel des Antrums enthält **G-Zellen,** die **Gastrin** produzieren und an das Blut abgeben, sowie **D-Zellen,** die **Somatostatin** produzieren. Während die Schleim- und Bicarbonatsekretion kontinuierlich erfolgt, unterliegt die Salzsäure- und Pepsinogensekretion einer ausgeprägten Regulation (□ Abb. 45.1).

Im Rahmen der Nahrungsaufnahme wird die Sekretion von Magensaft durch nervale und hormonale Mechanismen reguliert. Zwischen den Mahlzeiten im nüchternen Zustand sezerniert die Magenschleimhaut nur etwa 10% des maximalen Sekretvolumens. Die Steigerung der Magensaftsekretion während der Nahrungsaufnahme beginnt bereits vor dem Essen und hält über die Mahlzeit hinaus an. Dabei unterscheidet man eine kephale, gastrale und intestinale Phase, die sich jeweils zeitlich überschneiden (□ Abb. 45.1).

Die **kephale Phase** wird durch mit dem Essen verbundene Reize wie Geruch, Geschmack oder die bloße Vorstellung ausgelöst. Dabei kommt es zur Aktivierung des N. vagus. Vagale Fasern stimulieren die Salzsäureproduktion direkt oder indirekt durch Stimulation der Gastrinfreisetzung im Antrum. Vermittelt wird die Gastrinfreisetzung durch das Gastrin-Releasing-Peptid (GRP), das von postganglionären Neuronen freigesetzt wird. Gelangt Nahrung in den Magen, beginnt die **gastrale Phase.** Durch lokale Dehnung der Magenwand kommt es reflektorisch über afferente und efferente Fasern des N. vagus zur Sekretionssteigerung. Insbesondere Eiweißabbauprodukte wie Peptide und Aminosäuren führen zur Steigerung der Gastrinfreisetzung aus G-Zellen des Antrums. Sinkt der pH-Wert im Antrum auf <3, so kommt es zur vermehrten Freisetzung von Somatostatin aus D-Zellen. Somatostatin wirkt im Sinne einer negativen Rückkopplung parakrin hemmend auf die Gastrinfreisetzung aus G-Zellen. Nach Übertritt des Chymus in das Duodenum beginnt die **intestinale Phase** und die Magensaftsekretion wird durch bisher nicht genau identifizierte Faktoren weiterhin stimuliert. Tritt jedoch vermehrt saurer (pH <4) sowie stark fetthaltiger Chymus in das Duodenum über, so kommt es zur vermehrten Freisetzung von enteralen Hormonen wie Sekretin oder »gastric inhibitory peptide« (GIP). Sekretin und GIP stellen wichtige Inhibitoren der Magensaftsekretion dar.

45.1.2 Parietalzellen und ihre Regulation

Die Parietalzellen der tubulären Drüsen der Magenschleimhaut sind durch das Vorhandensein intrazellulärer Canaliculi geprägt, die an der apikalen Seite in das Drüsenlumen münden. Außerdem besitzen sie zahlreiche Tubulovesikel, in deren Membran sich die protonentransportierende H$^+$/K$^+$-ATPase (Protonenpumpe) befindet. Die H$^+$/K$^+$-ATPase transportiert unter Energieverbrauch aktiv Protonen im Austausch gegen K$^+$-Ionen in das Vesikellumen (□ Abb. 45.2). Nach Stimula-

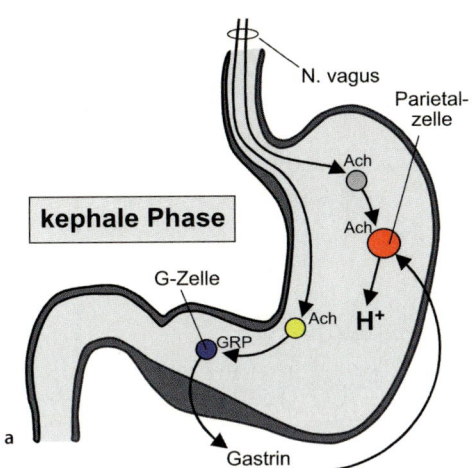

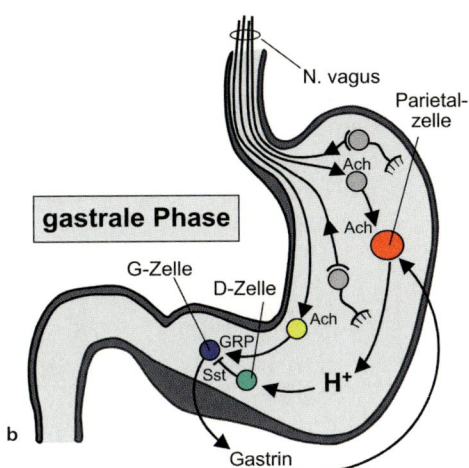

◻ Abb. 45.1a, b Regulation der Säuresekretion des Magens.
a Kephale Phase der Regulation. Die Aktivierung von Geschmacks-
und Geruchsrezeptoren sowie der Gedanke an eine Nahrungsaufnahme führen unter Vermittlung des Hypothalamus zur Aktivierung
vagaler Kerngebiete in der Medulla. Dies führt über den N. vagus zur
vermehrten Stimulation der Magensaftsekretion. Einige Fasern führen direkt über die Aktivierung postganglionärer cholinerger Neurone zur Aktivierung von Parietalzellen (rot). Andere Fasern stimulieren
im Antrum postganglionäre Neurone (gelb), die Gastrin-Releasing-
Peptid (GRP) freisetzen, das wiederum die Freisetzung von Gastrin
aus G-Zellen (blau) steigert. Gastrin wird daraufhin in die systemische Zirkulation freigesetzt und erreicht darüber die Schleimhaut des
Corpus, wo es zu einer vermehrten Sekretion führt. **b** Regulation in

der gastralen Phase. Die gastrale Phase wird durch die Anwesenheit
von Nahrung im Magen initiiert. Die dadurch ausgelöste Dehnung
der Magenwand im Fundus, Corpus und Antrum führt zur Aktivierung afferenter Nervenfasern, die im Bereich vagaler Kerngebiete
umgeschaltet werden. Im Rahmen eines vagovagalen Reflexes
kommt es zur vermehrten Aktivierung efferenter vagaler Fasern, und
die Magensaftsekretion nimmt weiter zu. Die Freisetzung von Gastrin aus antralen G-Zellen wird durch Eiweißabbauprodukte gesteigert. Ein starker Abfall des pH-Wertes im Antrum führt zur vermehrten Freisetzung von Somatostatin (Sst) aus D-Zellen (grün), das
inhibitorisch auf Gastrin-freisetzende G-Zellen wirkt und damit die
weitere Steigerung der Magensaftsekretion inhibiert. Ach = Acetylcholin

tion der Parietalzellen fusionieren diese Vesikel mit den
Membranen der intrazellulären Canaliculi. Dadurch kommt
es zur Freisetzung von Protonen in das Magenlumen sowie
zum Einbau der H^+/K^+-ATPase in die Membran der Canaliculi, sodass die Protonenpumpe nun Protonen direkt in das
Magenlumen transportiert. Nach Beendigung der Stimula-
tionsphase der Parietalzellen wird die H^+/K^+-ATPase in die
intrazellulären Vesikel zurückverlagert. Die wichtigsten Stimulatoren der Säureproduktion, das von postganglionären
parasympathischen Neuronen freigesetzte **Acetylcholin** sowie das aus den G-Zellen des Antrums in die Blutbahn freigesetzte **Gastrin** wirken teils direkt, teils indirekt stimulierend auf die Parietalzellen ein. Die direkte Stimulation erfolgt
über muskarinische M_3-Rezeptoren sowie CCK_B-Rezeptoren
(◻ Abb. 45.2). Der größere Teil der stimulatorischen Wirkung
erfolgt jedoch indirekt durch Stimulation der Freisetzung von
Histamin aus ECL-Zellen (enterochromaffin-like cells), die
sich in unmittelbarer Nähe der Parietalzellen in der Magenschleimhaut befinden. Das aus ECL-Zellen freigesetzte **Histamin** ist der wichtigste Stimulator der Parietalzellen und wirkt
über Histamin H_2-Rezeptoren (◻ Abb. 45.2). Die Translokation der H^+/K^+-ATPase-haltigen Vesikel wird sowohl durch
cAMP (nach H_2-Rezeptoraktivierung) sowie durch einen Anstieg der intrazellulären Ca^{2+}-Konzentration (nach Aktivierung von M_3- bzw. CCK_B-Rezeptoren) stimuliert.

45.1.3 Protektive Funktionen der Magen-
schleimhaut

Die Magenschleimhaut schützt sich gegen die schädigende
Wirkung von Salzsäure und Proteasen im Magenlumen durch
eine bicarbonathaltige Schleimschicht. Die Bildung von Bicarbonat und Schleim durch das Oberflächenepithel des
Magens wird durch Acetylcholin aus den postganglionären
parasympathischen Nervenendigungen sowie durch die **Prostaglandine PGE_2 und PGI_2** gesteigert. Prostaglandine hemmen darüber hinaus die Säuresekretion der Parietalzellen und
fördern die Durchblutung der Magenschleimhaut.

> Eine Hemmung der Prostaglandinbildung durch
> Cyclooxygenase-Inhibitoren kann zu Erosionen und
> Ulzera der Magenschleimhaut führen.

Die Bildung von Prostaglandinen in der Magenschleimhaut
erfolgt vornehmlich durch das **Isoenzym 1 der Cyclooxygenase (COX-1)**. Im Rahmen einer Gastritis sowie bei einer
Infektion durch *Helicobacter pylori* kommt es jedoch auch zu
einer vermehrten Expression von **COX-2,** deren Funktion unter diesen Bedingungen ebenfalls zur Protektion der Magenschleimhaut beiträgt.

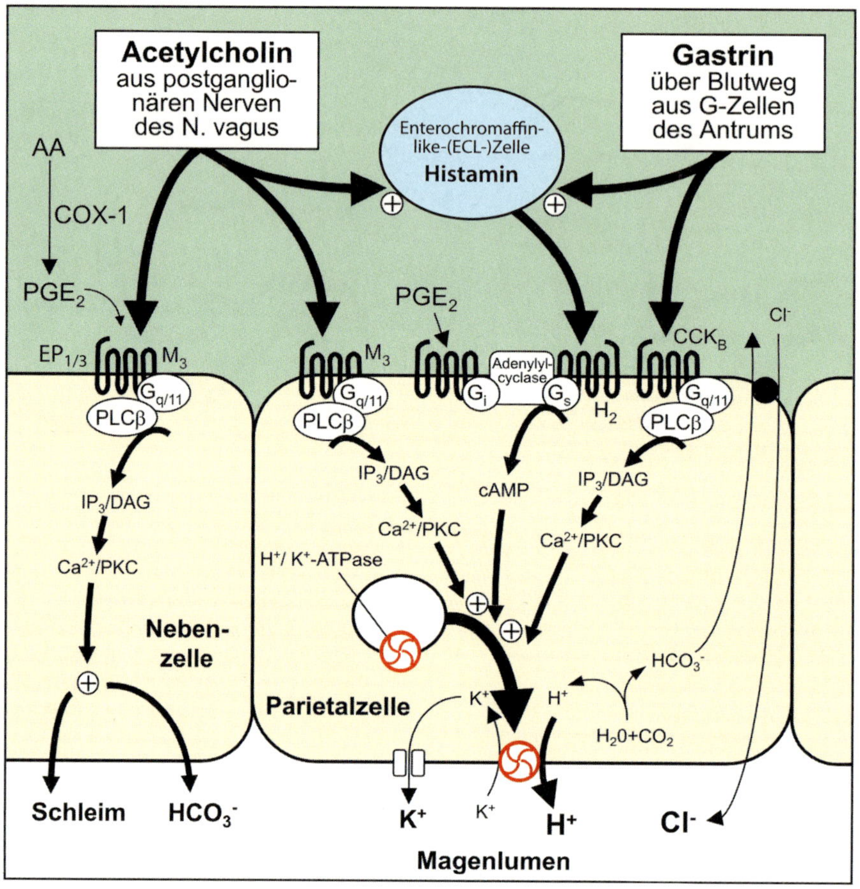

45

◘ Abb. 45.2 Regulation der Parietalzellfunktion in der Magen-schleimhaut. Die Insertion von H$^+$/K$^+$-ATPase(rot)-haltigen Vesikeln in die Plasmamembran der Canaliculi der Parietalzellen wird durch Stimulation des N. vagus über Acetylcholin sowie durch Gastrin, das aus den G-Zellen des Antrums stammt, stimuliert. Sowohl Acetylcho-lin als auch Gastrin können Parietalzellen direkt über die G$_q$/G$_{11}$-ge-koppelten M$_3$- bzw. CCK$_B$-Rezeptoren stimulieren. Über G$_q$/G$_{11}$ kommt es zur Aktivierung der Phospholipase Cβ (PLCβ) und nachfolgend zu Freisetzung von Ca^{2+}. Daneben führen Gastrin und Acetylcholin in-direkt durch Aktivierung von Enterochromaffin-like-Zellen (ECL-Zel-len) zur Freisetzung von Histamin in der Magenschleimhaut. Hista-min führt über einen parakrinen Mechanismus durch G$_s$-gekoppel-ten Histamin-H$_2$-Rezeptoren zur Stimulation der Vesikeltransloka-tion. Dieser Effekt wird durch die G$_s$-vermittelte Aktivierung der Adenylyl-Cyclase und die dadurch vermehrte Bildung von cAMP ausgelöst. Wesentliche protektive Funktionen der Magenschleim-haut bestehen in der Bildung von Schleim und Bicarbonat (HCO$_3^-$), die durch lokal produzierte Prostaglandine, vor allem Prostaglandin E$_2$ (PGE$_2$) stimuliert werden. PGE$_2$ führt darüber hinaus zur Inhibition der Parietalzellen. PGE$_2$ wirkt über EP$_1$- und EP$_3$-Rezeptoren (EP$_{1/3}$). COX-1 = Cyclooxygenase-1; DAG = Diacylglyzerol; IP$_3$ = Inositol-1,4,5-trisphosphat; PKC = Proteinkinase C; AA, Arachidonsäure

45.2   Pharmaka

> **Lernziele**
> - **Antazida:** Aluminiumhydroxid, Magnesiumhyroxid, Calciumcarbonat, Schichtgitter-Antazida
> - **Protonenpumpenhemmer:** Omeprazol, Esomepra-zol, Pantoprazol, Lansoprazol, Rabeprazol
> - **Histamin-H$_2$-Antagonisten:** Cimetidin, Ranitidin, Famotidin, Nizatidin, Roxatidin
> - **Misoprostol, Pirenzepin, Sucralfat**

45.2.1 Antazida

Vertreter. Zu den heute üblicherweise eingesetzten Antazida gehören **Aluminiumhydroxid, Magnesiumhydroxid, Calciumcarbonat, Kombinationen von Magnesiumhydroxid** und **Aluminiumhydroxid** sowie die sog. **»Schichtgitter-Antazida«**.

Die Antazida sind in der Regel schwache Basen, sodass nach dem Kontakt mit der Salzsäure des Magens schwerlös-liche Salze entstehen, die nur in geringen Mengen resorbiert werden. Nur bei lang andauernder und hochdosierter Ein-nahme besteht die Gefahr einer Hypermagnesiämie oder Aluminiumintoxikation, insbesondere bei gestörter Nieren-funktion. Die Wirkstärke von Antazida wird meist durch die Neutralisationskapazität angegeben. In der Regel wird pro

Dosis eine Menge von Antazidum verabreicht, die in der Lage ist, ca. 50 mval Salzsäure zu neutralisieren.

Bedeutung. Die Bedeutung der Antazida ist seit der Einführung von Protonenpumpenhemmern und H$_2$-Rezeptorantagonisten deutlich rückläufig. In der Behandlung der Ulkuskrankheit spielen sie keine Rolle mehr. Antazida werden im Rahmen der Selbstmedikation häufig zur schnellen Schmerzlinderung bei leichten Refluxbeschwerden mit Sodbrennen sowie bei Hyperazidität eingesetzt.

Aluminiumhydroxid. Unter dem Einfluss von Salzsäure bildet sich aus Aluminiumhydroxid im Magen Aluminiumchlorid, das im Darm zu basischen Aluminiumsalzen umgesetzt wird. Die **Wirkung** von Aluminiumhydroxid **setzt langsam ein.** Unter Gabe von Aluminiumhydroxid kommt es tendenziell zur **Obstipation.** Durch die Bildung von Aluminiumphosphatsalzen kann es zur vermehrten Ausscheidung von Phosphat mit der Folge eines **Phosphatmangelsyndroms** kommen. Bei **langandauernder Einnahme** von Aluminiumhydroxid besteht **bei dialysepflichtigen Patienten** die Gefahr des Auftretens einer **Aluminiumenzephalopathie** durch Einlagerung von Aluminium. Der Phosphatverlust kann eine Osteomalazie zur Folge haben.

Magnesiumhydroxid. Magnesiumhydroxid führt zur recht **schnellen Neutralisierung nach oraler Gabe.** Aufgrund ihrer osmotischen Wirkung besitzen magnesiumhaltige Antazida **laxierende Eigenschaften.** Die geringfügige Resorption von Magnesiumionen kann bei niereninsuffizienten Patienten zur **Hypermagnesieämie** führen.

Calciumcarbonat. Calciumcarbonat besitzt eine **hohe Neutralisationskapazität** und **wirkt relativ rasch.** Allein genommen besitzt es **obstipierende Eigenschaften.** Calciumhaltige Antazida können aufgrund einer gewissen Resorption bei chronischer Niereninsuffizienz zu einer **Hyperkalzämie** führen.

Kombinationen von Magnesiumhydroxid und Aluminiumhydroxid. Die gleichzeitige Gabe von Magnesium- und Aluminiumhydroxid stellt eine **sinnvolle Kombination** dar. Die schnelle Wirkung von Magnesiumhydroxid ergänzt sich sehr gut mit der langandauernden Wirkung von Aluminiumhydroxid. Darüber hinaus heben sich die laxierende Wirkung von Magnesiumhydroxid sowie die obstipierende Wirkung von Aluminiumhydroxid weitgehend auf.

Schichtgitter-Antazida. **Magaldrat** (Aluminium-Magnesium-Hydroxid-Sulfat) sowie **Hydrotalcit** (Aluminium-Magnesium-Carbonat-Hydroxid) sind Komplexverbindungen mit einer definierten Kristallstruktur. Sie bestehen aus einer Magnesium-Hydroxid-Matrix, in der Magnesiumionen zum Teil durch Aluminiumionen ersetzt sind. In den Zwischenschichten befinden sich Anionen wie Carbonat (Hydrotalcit) oder Sulfat (Magaldrat). Die Schichtgitter-Antazida besitzen eine hohe Pufferkapazität, während das Ausmaß ihrer Wirkung weniger stark ist als das der Aluminium- oder Magnesiumhy-

droxide. Möglicherweise kommt es dadurch zu einer weniger stark ausgeprägten gegenregulatorischen Säuresekretion des Magens (Rebound-Effekt).

Interaktionen. Aufgrund ihrer vielfältigen Wirkungen im Lumen des Gastrointestinaltraktes kann es unter Gabe von Antazida zu ausgeprägten Wechselwirkungen mit anderen Pharmaka kommen. Meist kommt es zu einer Abnahme der Bioverfügbarkeit durch Adsorption oder Bindung der Pharmaka an das Antacidum oder Teile des Antacidums. Klinisch relevante Interaktionen sind für **Tetrazykline, Gyrasehemmer, Isoniazid** sowie **Digoxin** beschrieben worden.

 Grundsätzlich sollten Antazida zur Vermeidung von Interaktionen frühestens 2 Stunden nach Einnahme eines anderen Medikamentes angewendet werden.

Klinische Anwendung. Die überwiegend im Rahmen der Selbstmedikation verwendeten Antazida sollten in einer Einzeldosis von 30–50 mval Neutralisationskapazität eingesetzt werden. Die Wirkung ist am längsten, wenn sie ca. 2 Stunden nach einer Mahlzeit eingenommen werden. In der Regel werden Antazida bis zu 4-mal täglich verabreicht, ggf. müssen Dosis und Dosierintervall den subjektiven Beschwerden des Patienten angepasst werden.

Steckbrief Antazida

Wirkstoffe:
- Aluminiumhydroxid, Magnesiumhydroxid, Calciumcarbonat
- Kombination von Magnesiumhydroxid und Aluminiumhydroxid
- Schichtgitter-Antazida

Wirkmechanismus: Bildung schwer löslicher Salze mit der Magensäure, die dadurch neutralisiert wird
Unerwünschte Wirkungen: Selten, laxierende Wirkung (Magnesiumhydroxid), obstipierende Wirkung (Aluminiumhydroxid, Calciumcarbonat)
Interaktionen: Abnahme der Bioverfügbarkeit durch Bindung an das Antacidum, z.B.: Tetrazykline, Gyrasehemmer, Isoniazid, Digoxin; Antazida daher frühestens 2 Std. nach Tabletteneinnahme anwenden.
Klinische Anwendung: Meistens im Rahmen einer Selbstmedikation zur symptomatischen Behandlung leichter Refluxbeschwerden und Sodbrennen. Keine Bedeutung bei der Behandlung der Ulkuserkrankung.
Kontraindikation: Längere Anwendung bei Niereninsuffizienz

45.2.2 Protonenpumpenhemmer

 Die Hemmung der H$^+$/K$^+$-ATPase (Protonenpumpe) stellt das wirksamste Prinzip zur Inhibition der Säuresekretion der Magenschleimhaut dar.

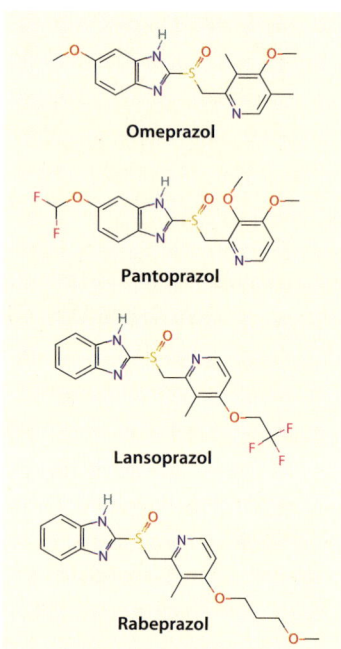

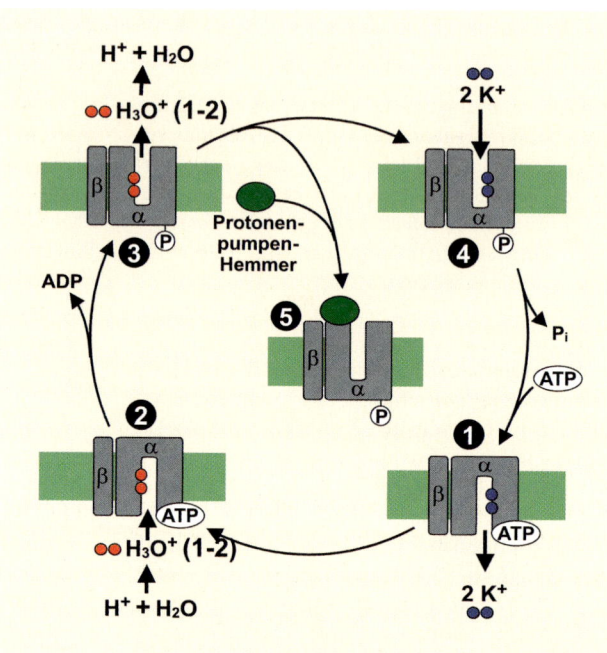

Abb. 45.3a, b Protonenpumpenhemmer. a Struktur von Protonenpumpenhemmern. **b** Arbeitsmodell der H+/K+-ATPase und ihre Blockade durch Protonenpumpenhemmer. Die gastrale H+/K+-ATPase gehört zur Gruppe der P2-Typ-ATPasen und koppelt die zyklische Phosphorylierung und Dephosphorylierung seiner α-Untereinheit an den Auswärts- bzw. Einwärtstransport von Wasserstoffionen und Kaliumionen. Der Wasserstoff wird dabei in Form von Oxonium transportiert, wobei 1–2 Oxoniumionen gegen 2 K+-Ionen transportiert werden. Nachdem 2 K+-Ionen auf der Innenseite der Plasmamembran freigesetzt worden sind (1), kommt es nach Bindung von ATP zur Bindung von Oxoniumionen (2). Dies hat die Hydrolyse von ATP zur Folge, was zu einer Konformationsänderung und Phosphorylierung der α-Untereinheit der Protonenpumpe führt (3). Die Oxoniumionen können nun in den Extrazellularraum gelangen, was durch Abnahme der Bindungsaffinität an die α-Untereinheit begünstigt wird. Nach Bindung von 2 K+-Ionen kommt es erneut zur Konformationsänderung (4), die mit einer Dephosphorylierung der α-Untereinheit einhergeht und zum Ausgangszustand (1) führt. Protonenpumpenhemmer führen nach Umwandlung in ein Sulfenamid zur kovalenten Modifikation von Cysteinresten im Bereich des extrazellulären Anteils der α-Untereinheit der Protonenpumpe. Die kovalente Modifikation erfolgt bevorzugt an den phosphorylierten Zustand der Pumpe (3) und führt zur irreversiblen Blockade des Transportzyklus (5)

Die zur Verfügung stehenden Protonenpumpenhemmer **Omeprazol, Pantoprazol, Lansoprazol, Rabeprazol** sowie **Esomeprazol** (Abb. 45.3) weisen keine klinisch relevanten Unterschiede auf. Aufgrund eines asymmetrisch substituierten Schwefelatoms liegen die Protonenpumpenhemmer als Racemate vor. Eine Ausnahme stellt Esomeprazol dar, das S-Enantiomer des Omeprazol. In entsprechenden Dosen gegeben, unterscheiden sich die Protonenpumpenhemmer im Ausmaß ihrer Wirkung nicht. Die tägliche Säureproduktion sowohl unter basalen als auch unter stimulierten Bedingungen kann bis auf unter 5% reduziert werden.

Protonenpumpenhemmer sind **Prodrugs** die im sauren Milieu (pH <4,0) der sekretorischen Canaliculi der Parietalzellen in die aktive Form umgesetzt werden. Nach der Resorption im Darm gelangen die Protonenpumpenhemmer über die systemische Zirkulation in die Parietalzellen und akkumulieren in den sekretorischen Vesikeln und Canaliculi. Dort entsteht durch Protonierung ein tetrazyklisches **Sulfenamid,** das nicht mehr membrangängig ist und eine kovalente Bindung mit SH-Gruppen von Cysteinresten auf der luminalen Seite der H+/K+-ATPase eingeht (Abb. 45.3 und Abb. 45.4).

Diese kovalente Modifikation führt zur irreversiblen Inaktivierung der Protonenpumpe (Abb. 45.2 und Abb. 45.3) Erst durch Neusynthese der H+/K+-ATPase binnen 1–2 Tagen nimmt die Säuresekretion wieder zu.

Pharmakokinetik. Aufgrund ihrer Instabilität im sauren Milieu müssen Protonenpumpenhemmer **in Magensaft-resistenter Form verabreicht** werden, um eine Protonierung bereits im Magenlumen zu vermeiden. Nach Erreichen des Dünndarms werden die Protonenpumpenhemmer relativ rasch resorbiert, ihre Plasmahalbwertszeit liegt im Bereich von 1–3 Stunden. Aufgrund des Wirkmechanismus ist die Wirkdauer jedoch deutlich länger. Ein nicht unerheblicher Anteil der oral zugeführten Protonenpumpenhemmer wird in der Leber durch **CYP2C19 sowie CYP3A4 in inaktive Metabolite umgewandelt.** Das Racemat Omeprazol wird überwiegend durch CYP2C19 abgebaut, während das S-Enantiomer Esomeprazol auch durch CYP3A4 verstoffwechselt wird. Aus diesem Unterschied in der Metabolisierung resultiert eine etwas höhere Bioverfügbarkeit sowie eine etwas längere Plasmahalbwertszeit für Esomeprazol im Vergleich zu Ome-

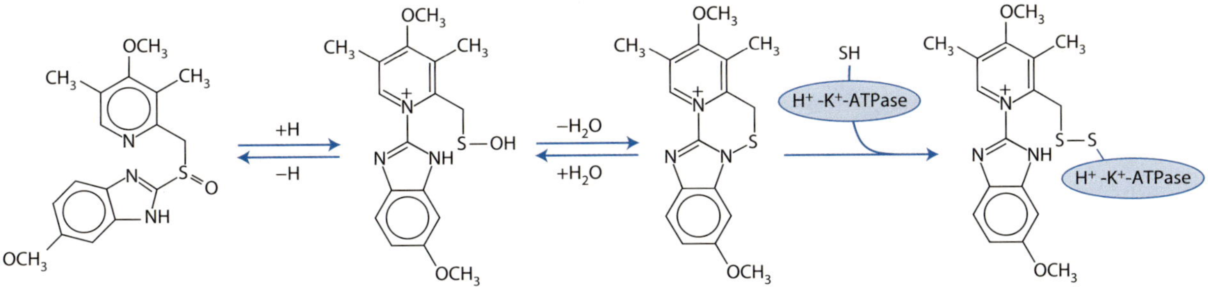

Abb. 45.4 Aktivierung des Prodrugs Omeprazol zu einem Sulfenamid in Gegenwart von Protonen in den sekretorischen Vesikeln und Canaliculi der Parietalzelle. Das im neutralen pH stabile Omeprazol wird bei einem pH-Wert von <4 in Sulfensäure bzw. Sulfenamid umgewandelt

prazol. Für die klinisch erwünschte Wirkung scheint dieser Unterschied jedoch bedeutungslos zu sein. Störungen der Leberfunktion führen zu einer verminderten Elimination von Protonenpumpenhemmern. Die in der Leber gebildeten inaktiven Metabolite werden vornehmlich renal eliminiert.

Eine maximale Hemmung der Säuresekretion wird bei 1-mal täglicher Gabe der Standarddosis nach 2–5 Tagen erreicht.

Unerwünschte Wirkungen. Protonenpumpenhemmer werden in der Regel gut vertragen, gelegentlich kommt es zu gastrointestinalen unerwünschten Wirkungen wie **Übelkeit, Durchfall, Obstipation** oder **Oberbauchbeschwerden.** Seltener wird über **Kopfschmerzen** berichtet. Unter Therapie mit Protonenpumpenhemmern kommt es zu einer gegenregulatorischen **Hypergastrinämie.** Anfängliche Befürchtungen, dass es dadurch zur Hyperplasie oder gar Entartung der Zielzellen des Gastrins in der Magenschleimhaut kommen kann, haben sich nicht bestätigt. Protonenpumpenhemmer können im Rahmen kurzfristiger Anwendungen als **relativ sichere Pharmaka** angesehen werden.

Studien der letzten Jahre legen allerdings den Verdacht nahe, dass eine **Langzeitbehandlung mit Protonenpumpeninhibitoren** über Monate oder Jahre dosisabhängig **mit Risiken verbunden** ist. So können akute interstitielle **Nephritiden** und **Störungen des Knochenstoffwechsels** mit vermehrten Frakturen beobachtet worden. Außerdem steht die Langzeitanwendung im Verdacht, das **Risiko für bakterielle Darm- und Lungeninfektionen** durch bakterielle Besiedelung im oberen Gastrointestinaltrakt zu erhöhen.

> Eine Langzeittherapie mit Protonenpumpenhemmern sollte besonders bei älteren Menschen nur bei eindeutiger Indikation und unter besonderen Vorsichtsmaßnahmen erfolgen.

Interaktionen. Insbesondere unter Gabe von Omeprazol und Esomeprazol ist die Elimination von Pharmaka, die ebenfalls durch CYP2C19 metabolisiert werden, wie z.B. **Diazepam** oder **Phenytoin** verzögert. Die Wirkung von **Clopidogrel**, das durch CYP2C19 in die aktive Form überführt wird, kann durch Omeprazol abgeschwächt werden. Alle Protonen-

pumpeninhibitoren können durch die Erhöhung des intragastralen pH-Wertes die Absorption und damit **Bioverfügbarkeit anderer Medikamente, z.B. Azol-Antimykotika, Ampicillin, Digoxin, Indinavir, Vitamin B$_{12}$** und **Eisen** besonders bei Langzeitanwendung beeinflussen.

Klinische Anwendung. Protonenpumpenhemmer sind **Mittel der Wahl** bei der Behandlung von **Ulcus duodeni** und **ventriculi, gastroösophagealer Refluxkrankheit** (GERD bzw. Refluxösophagitis, ▶ Exkurs) sowie des **Zollinger-Ellison-Syndroms.** Sie werden außerdem zusammen mit Antibiotika zur **Helicobacter-pylori-Eradikation** eingesetzt.

Protonenpumpenhemmer können auch zur **Prophylaxe von gastroduodenalen Ulzera** eingesetzt werden, wobei die Indikation für eine prophylaktische Gabe sehr streng zu stellen ist. Es kommen hierfür nur Risikopatienten infrage (Alter >65 Jahre, Ulkusanamnese, Helicobacter-pylori-Besiedelung, Antikoagulanzientherapie, längere Behandlung mit Cyclooxygenasehemmern oder Glucocorticoiden) sowie sehr schwer kranke Patienten (Intensivpatienten, Leber- und Niereninsuffizienz).

> Die Wirkung von Protonenpumpenhemmern ist am stärksten, wenn die Parietalzellen maximal aktiviert sind. Sie sollten daher 30 min vor oder mit einer Mahlzeit eingenommen werden.
>
> Die gute Verträglichkeit von Protonenpumpenhemmern bei kurzfristigem Einsatz sollte nicht zur unkritischen Dauerbehandlung oder Prophylaxe ohne eindeutige Indikation verleiten, da die Langzeitbehandlung mit noch nicht geklärten Risiken behaftet sein kann.

Steckbrief Protonenpumpenhemmer

Wirkmechanismus und Pharmakokinetik: Protonenpumpenhemmer sind Prodrugs, die nach Resorption im Dünndarm über den Blutweg zu den Parietalzellen gelangen. Dort akkumulieren sie in den sekretorischen Vesi-

▼

keln und Canaliculi und werden unter dem Einfluss des sauren pH-Wertes in die aktive Form umgewandelt, die eine kovalente Bindung mit der H^+/K^+-ATPase (Protonenpumpe) eingeht und die Pumpe dadurch irreversibel blockiert. Protonenpumpenhemmer, die nicht in den Parietalzellen verbleiben, werden hepatisch metabolisiert (CYP2C19, CYP3A4) und danach renal ausgeschieden.

Unerwünschte Wirkungen: Bei Kurzzeitanwendung gute Verträglichkeit, selten Kopfschmerzen, Übelkeit, Durchfall, Obstipation oder Oberbauchbeschwerden. Bei **Langzeitanwendung** möglicherweise Risiken, z.B. Störungen des Knochenstoffwechsels, erhöhtes Risiko für Darm- und Lungeninfektionen.

Interaktionen: Hemmung der Elimination von Pharmaka, die über CYP2C19 abgebaut werden.

Klinische Anwendung: Mittel der Wahl zur Behandlung von Ulcus duodeni und ventriculi, gastroösophageale Refluxkrankheit und des Zollinger-Ellison-Syndroms. Mittel der Wahl zusammen mit Antibiotika zur Eradikation einer Helicobacter-pylori-Besiedlung des Magens. Prophylaxe einer Ulkuserkrankung bei Risikopatienten (Alter >65 Jahre, Intensivpatienten, Ulkusanamnese, Therapie mit Antikoagulanzien, Cyclooxygenasehemmern oder Glucocorticoiden).

▪▪▪ Gastroösophageale Refluxkrankheit

Die Refluxkrankheit (engl. GERD = gastroesophageal reflux disease) ist eine sehr häufige Funktionsstörung, deren Prävalenz mit steigendem Alter zunimmt und die häufig einen chronisch rezidivierenden Verlauf nimmt. Die Refluxkrankheit beruht auf einem gestörten Verschlussmechanismus des unteren Ösophagussphinkters. Der Rückfluss des sauren Mageninhalts in den Ösophagus führt typischerweise zu Sodbrennen, Druckgefühl, Aufstoßen und Schluckbeschwerden. Langfristig können sich Ulzerationen sowie metaplastische Veränderungen im Bereich des Ösophagusepithels (Barret-Syndrom) entwickeln. Neben allgemeinen Maßnahmen sollten Pharmaka vermieden werden, die den Tonus des unteren Ösophagussphinkters verringern, wie z.B. Anticholinergika, Betarezeptorenblocker, Calciumkanalblocker, Nitrate oder Theophyllin. Bei der Behandlung der Refluxkrankheit sind Protonenpumpeninhibitoren Mittel der ersten Wahl, da sie die höchsten und schnellsten Abheilungsraten aufweisen. Bei leichteren Refluxbeschwerden ohne Beeinträchtigung der Ösophagusschleimhaut können auch Prokinetika oder Antazida gegeben werden.

45.2.3 Histamin-H₂-Antagonisten

Wirkprinzip. Histamin-H_2-Rezeptor-Antagonisten blockieren die Wirkung von Histamin an den H_2-Rezeptoren der basolateralen Membran der Parietalzellen.

❯ Die maximale Wirkung von Histamin-H_2-Rezeptor-Antagonisten ist im Vergleich zu Protonenpumpenhemmern geringer.

Während die basale Säuresekretion um etwa 90% reduziert werden kann, hemmen sie die stimulierte Säuresekretion nach Nahrungsaufnahme nur um etwa 50%. **Cimetidin**, das Ende der 1970er Jahre in die Therapie eingeführt worden ist, zeichnet sich durch eine Reihe unerwünschter Wirkungen und Interaktionen aus, die bei neueren H_2-Antagonisten wie **Ranitidin, Famotidin, Roxatidin** und **Nizatidin** (◻ Abb. 45.5) nicht beobachtet werden.

Pharmakokinetik. H_2-Rezeptor-Antagonisten werden nach oraler Gabe rasch resorbiert, ihre Plasmahalbwertszeit liegt zwischen 1,5 und 4 Stunden. Ein kleiner Anteil (ca. 10–30%) wird hepatisch metabolisiert. Die Metaboliten sowie die unveränderten H_2-Rezeptor-Antagonisten werden renal eliminiert.

Unerwünschte Wirkungen. H_2-Rezeptor-Antagonisten werden in der Regel gut vertragen. In seltenen Fällen kommt es zu **Kopfschmerzen, Diarrhö, Obstipation, Schwindel, Müdigkeit** oder **Übelkeit**. Sehr selten werden zentrale Effekte wie **Verwirrung** oder **Halluzinationen** beobachtet. Auch unter H_2-Rezeptor-Antagonisten tritt eine sekundäre Hypergastrinämie auf. Im Gegensatz zu Protonenpumpenhemmern führt die Hypergastrinämie zum Wirkungsverlust der H_2-Rezeptor-Antagonisten (Toleranzentwicklung).

Cimetidin wirkt in hohen Dosen als Antagonist am Androgenrezeptor und inhibiert den Abbau von Östradiol. Aufgrund dieser **spezifischen Cimetidin-Effekte** kann es unter Therapie mit Cimetidin bei Frauen zur **Galaktorrhö** sowie bei Männern zur **Gynäkomastie** und **Impotenz** kommen.

Interaktionen. **Cimetidin** hemmt verschiedene Enzyme, die Arzneimittel in der Leber metabolisieren (z.B. CYP1A2, CYP2C9 oder CYP2D6). Dadurch kann es zur Verlängerung oder Verstärkung der Wirkung verschiedener Pharmaka wie z.B. **Antikoagulanzien** (z.B. Warfarin), **Theophylin, Phenytoin** oder **Benzodiazepinen** kommen.

❯ Cimetidin ist wegen der unerwünschten Wirkungen und Interaktionen obsolet.

Klinische Anwendung. H_2-Histamin-Rezeptor-Antagonisten sind **Mittel der zweiten Wahl nach Protonenpumpenhemmern** zur Senkung der Säuresekretion des Magens im Rahmen der Behandlung von Ulcus duodeni und ventriculi, Refluxösophagitis sowie des Zollinger-Ellison-Syndroms. Ihr klinischer Stellenwert ist seit Einführung der Protonenpumpenhemmer stark rückläufig. In der Regel wird die gesamte Tagesdosis abends vor dem Schlafengehen eingenommen.

Kontraindikationen. In der **Schwangerschaft** und **Stillzeit** sowie **bei Kindern** ist die Indikation streng zu stellen.

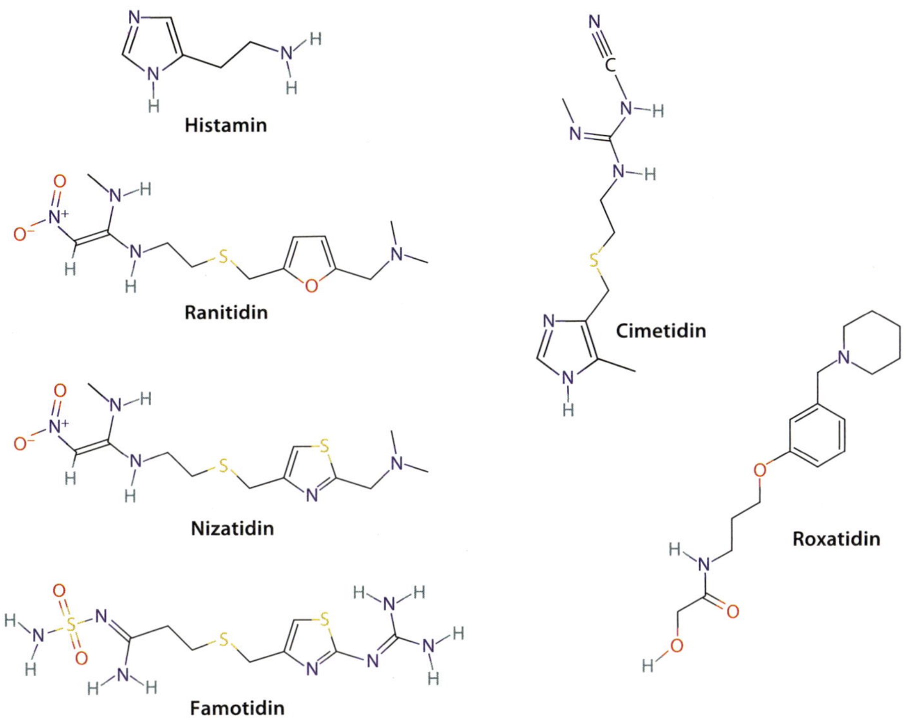

Abb. 45.5 Struktur von Histamin-H$_2$-Antagonisten

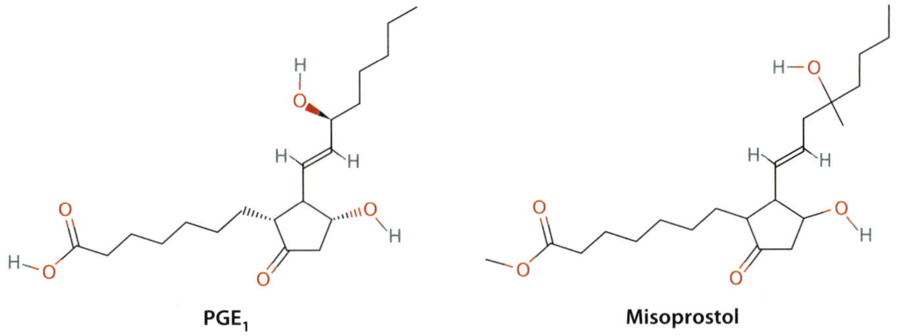

Abb. 45.6 Struktur von Prostaglandin E$_1$ und Misoprostol

Steckbrief Histamin-H$_2$-Rezeptorantagonisten

Wirkmechanismus: Hemmung der histaminvermittelten Regulation der Säureproduktion durch Parietalzellen, Wirkung schwächer als die der Protonenpumpenhemmer
Unerwünschte Wirkungen: Relativ gute Verträglichkeit mit Ausnahme von Cimetidin, das zu Galaktorrhö (bei Frauen) sowie Gynäkomastie und Impotenz (bei Männern) führen kann
Klinische Anwendung: Mittel der 2. Wahl nach Protonenpumpenhemmern zur Reduktion der Säuresekretion des Magens

45.2.4 Misoprostol

Wirkprinzip. Misoprostol (■ Abb. 45.6) ist ein stabiles Analogon des Prostaglandin E$_1$ (PGE$_1$), das wie PGE$_1$ die Schleim- und Bicarbonatsekretion der Magenschleimhaut steigert und zur leichten Hemmung der Säuresekretion führt. Nach oraler Gabe wird Misoprostol rasch und nahezu vollständig resorbiert, die Plasmahalbwertszeit des aktiven Metaboliten Misoprostolsäure beträgt 20–40 Minuten.

Unerwünschte Wirkungen. Unter Gabe von Misoprostol kommt es häufig zu **Diarrhö, Übelkeit, Kopfschmerzen, Benommenheit** und **Bauchschmerzen,** seltener zu Menstruationsstörungen.

Klinische Anwendung. Aufgrund seiner schleimhautprotektiven Eigenschaften kann Misoprostol zur **Prophylaxe** von **Schleimhautschädigungen** bei der **Therapie mit Cyclooxygenasehemmern** eingesetzt werden. Wegen der häufigen unerwünschten Wirkungen sowie der Tatsache, dass Protonenpumpenhemmer zur Prophylaxe ebenso gut geeignet sind, ist die klinische Bedeutung von Misoprostol stark rückläufig.

Kontraindikationen. In der **Schwangerschaft** und **Stillzeit** sowie bei **Vorliegen entzündlicher Darmerkrankungen** ist Misoprostol kontraindiziert.

Steckbrief Misoprostol

Wirkmechanismus: Stabiles Analogon des Prostaglandin E_1, Steigerung der Schleim- und Bicarbonatsekretion sowie Hemmung der Säuresekretion im Magen
Unerwünschte Wirkungen: Häufig Diarrhö, Übelkeit, Kopfschmerzen, Benommenheit, Bauchschmerzen
Klinische Anwendung: Mittel der Reserve zur Prophylaxe von Schleimhautläsionen unter Therapie mit Cyclooxygenasehemmern
Kontraindikationen: Schwangerschaft, bei entzündlichen Darmerkrankungen

---

45.2.5 Weitere magenwirksame Pharmaka

Pirenzepin

Pirenzepin ist ein **Antagonist an Muscarinrezeptoren** mit einer gewissen Selektivität für M_1-Rezeptoren. Es hemmt über den Antagonismus an M_1-Rezeptoren an vagalen Ganglienzellen sowie an M_3-Rezeptoren an den Parietalzellen die Säuresekretion des Magens. Die Wirksamkeit ist jedoch deutlich geringer als die der Protonenpumpenhemmer und H_2-Rezeptor-Antagonisten. Unter der Therapie mit Pirenzepin kommt es zu typischen anticholinergen Effekten wie z.B. Mundtrockenheit, Akkomodationsstörungen, Tachykardie sowie Obstipation. Der klinische Stellenwert ist gering.

Sucralfat

Sucralfat ist ein **wasserunlöslicher Alluminiumhydroxid-Zucker-Komplex,** der im sauren Milieu des Magens eine gelartige Schicht bildet, die die Magenschleimhaut gegenüber aggressiven Faktoren wie Salzsäure und Pepsin schützt. Angesichts wirksamerer Pharmaka stellt Sucralfat ein obsoletes Therapieprinzip dar.

45.3   Pharmakotherapie

45.3.1 Gastroduodenale Ulkuskrankheit

Fallbeispiel

Ein 55-jähriger Patient berichtet über seit Jahren bestehende rezidivierende Oberbauchbeschwerden mit epigastrischen Schmerzen, Sodbrennen und saurem Aufstoßen. Seit etwa 2 Monaten haben die Beschwerden zugenommen und werden gelegentlich durch Übelkeit begleitet. Wegen der Beschwerden habe er in den letzten Wochen kaum noch essen können. Er habe an Gewicht abgenommen. Akuter Grund seiner Vorstellung sei, dass er seit 3 Tagen eine Schwarzfärbung des Stuhls beobachtet habe. Auf Nachfrage gibt der Patient an, täglich 15–20 Zigaretten zu rauchen und gelegentlich Alkohol zu konsumieren. Wegen einer schlecht heilenden Sportverletzung nehme er seit mehreren Wochen täglich Schmerzmittel ein. Bei der körperlichen Untersuchung fallen eine Blässe der Haut sowie eine leichte Tachykardie auf. Die Laboruntersuchung bestätigt das Vorliegen einer Anämie. Die Ösophagogastroduodenoskopie bestätigt den Verdacht des Vorliegens eines Ulkus. Im Bereich des Bulbus duodeni befindet sich ein 1,5 cm großes Ulkus, dessen Grund mit Hämatin bedeckt ist. Eine aktive Blutung besteht nicht mehr. Der Urease-Schnelltest an endoskopisch-bioptisch gewonnenem Material aus der Antrumregion ist positiv für das Vorliegen einer Helicobacter-pylori-Infektion. Die Schmerzmittel aus der Gruppe der Cyclooxygenasehemmer werden abgesetzt, und eine Helicobacter-pylori-Eradikationstherapie wird begonnen.

Definition. Das Ulcus duodeni et ventriculi ist ein umschriebener Substanzdefekt der Magen- oder Duodenalschleimhaut, der durch die Muscularis mucosa hindurch bis zur Submukosa reicht und mit Narbenbildung verheilen kann.

Pathogenese. Pathophysiologisch liegt der gastroduodenalen Ulkuserkrankung ein Ungleichgewicht zwischen aggressiven und protektiven Faktoren der Magen- und Duodenalschleimhaut zugrunde. Etwa 10% aller Erwachsenen erkranken mindestens einmal im Leben an einem gastroduodenalen Ulkus. Die Inzidenz liegt bei 200/100.000 jährlich, wobei das Ulcus duodeni 75% und das Ulcus ventriculi 25% der Fälle ausmacht. Während das Ulcus ventriculi gleichhäufig bei Männern und Frauen vorkommt, ist die Inzidenz des Ulcus duodeni bei Männern 3-fach höher.

Ursachen. Die zwei häufigsten Ursachen für die Entwicklung gastroduodenaler Ulzera sind:
- Besiedlung des Magens mit Helicobacter pylori
- Einnahme von Cyclooxygenasehemmern

Die **Besiedlung** des Magens mit **Helicobacter pylori** findet sich bei etwa 50% aller gesunden Erwachsenen und geht meist

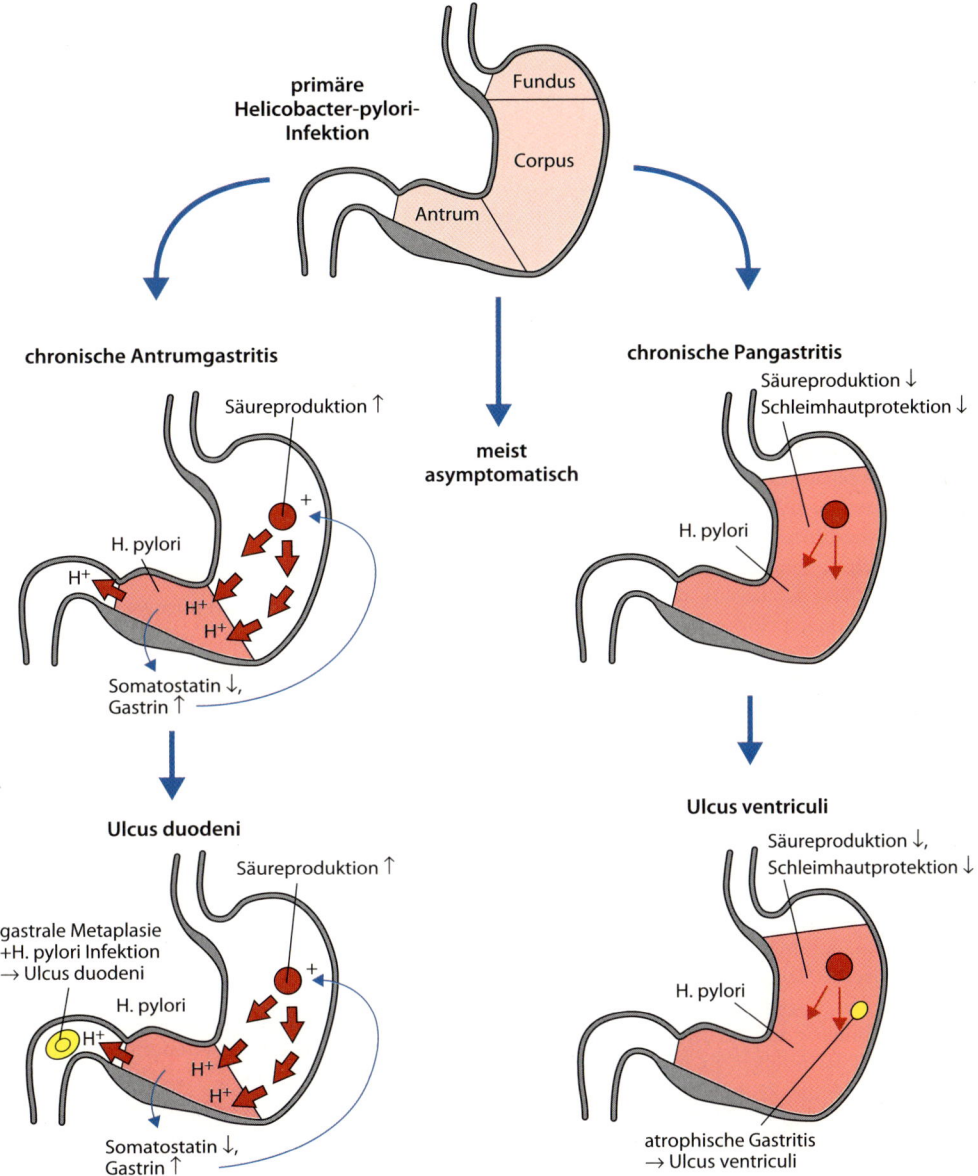

Abb. 45.7 Verlaufsformen nach primärer Helicobacter-pylori-Infektion

ohne Krankheitssymptome einher (Abb. 45.7). Auf dem Boden einer Helicobacter-pylori-Besiedlung kann sich jedoch eine chronische Gastritis, die sog. Helicobacter-pylori-(HP-)Gastritis, entwickeln, die dann zur Bildung von Ulzera der Magen- und Duodenalschleimhaut führen kann (Abb. 45.7). 99% aller Patienten mit Ulcus duodeni und 75% aller Patienten mit Ulcus ventriculi sind Helicobacter-pylori-positiv.

In Abhängigkeit davon, welche Bereiche des Magens von der HP-Gastritis erfasst sind, kann es zu unterschiedlichen Krankheitsverläufen kommen (Abb. 45.7). Eine **HP-Gastritis im Bereich des Antrums (Antrumgastritis)** führt zu einer verminderten Produktion von Somatostatin in den D-Zellen des Antrums, was eine vermehrte Freisetzung von Gastrin aus G-Zellen zur Folge hat. Dadurch kommt es zu einer vermehrten Steigerung der Sekretion von Magensäure aus den Parietalzellen im Bereich des Korpus und Fundus.

> Die HP-Antrumgastritis geht in der Regel mit einer Hypersekretion von Magensäure einher.

Dies führt zu einer vermehrten Säurebelastung des proximalen Duodenums und kann eine gastrale Metaplasie, typischerweise im Bereich des Bulbus duodeni, induzieren (Abb. 45.7). Diese metaplastischen Areale werden dann durch Helicobacter pylori besiedelt, wodurch die Resistenz gegenüber Magensäure abnimmt und schließlich ein **Ulcus duodeni** entstehen kann.

Erfasst hingegen die **HP-Gastritis** den Bereich des **Korpus und Fundus des Magens (Pangastritis)**, in dem sich die Hauptmasse der Parietalzellen befindet, so kommt es zu einer Verminderung der Magensäuresekretion. Trotz der Hyposekretion von Magensäure kann es zur Entstehung eines **Ulcus ventriculi** kommen, da durch die Helicobacter-pylori-Infektion auch die protektiven Funktionen wie die Bicarbonatsekretion und Schleimbildung durch die Nebenzellen durch die Helicobacter-pylori-Infektion vermindert sind.

Die längerfristige hochdosierte Gabe von **nichtsteroidalen Antiphlogistika** aus der Gruppe der **Cyclooxygenasehemmer** führt zur **Suppression der Bildung schleimhautprotektiver Prostaglandine wie PGE_2 und PGI_2**. Durch die Veränderung der Schleim- und Bicarbonatsekretion wird die Schleimhaut vulnerabler gegenüber den aggressiven Eigenschaften der Magensäure. Das Risiko für das Auftreten einer gastrointestinalen Komplikation unter COX-Hemmer-Therapie steigt mit zunehmendem Alter, bei Ulkuserkrankungen in der Vorgeschichte, kardiovaskulären Erkrankungen sowie bei gleichzeitiger Einnahme von Glucocorticoiden oder Antikoagulanzien. Es gibt Hinweise darauf, dass das Risiko bei Vorliegen einer Helicobacter-pylori-Infektion ebenfalls erhöht ist. Bei **Patienten mit Ulkusanamnese** kommt es unter einer typischen antiphlogistischen Dosierung von COX-Hemmern bei 20% der Patienten innerhalb von 6 Monaten zu schwerwiegenden **gastrointestinalen Komplikationen.**

Die ursprüngliche Hoffnung, dass vornehmlich die Inhibition der Cyclooxygenase-Isoform 1 (COX-1) mit einer Verminderung der Schleimproduktion einhergeht, während die Hemmung der Isoform COX-2 diese unerwünschten Effekte nicht besitzt, haben sich leider nicht bestätigt. Das Isoenzym COX-2 wird im Rahmen von entzündlichen und reparativen Prozessen vermehrt in der Magenschleimhaut exprimiert und ist möglicherweise in Heilungsprozesse involviert. Inwiefern COX-2-Hemmer Vorteile gegenüber unselektiven COX-Hemmern im Hinblick auf das Auftreten gastroduodenaler Ulzera besitzen, ist fraglich. Es bestehen allerdings Hinweise darauf, dass sich das Risiko gastrointestinaler Nebenwirkungen zwischen verschiedenen Cyclooxygenasehemmern unterscheidet.

45.3.2 Klinische Formen gastroduodenaler Ulzera

Ulcus duodeni und Ulcus ventriculi unterscheiden sich in ihrer Pathogenese. So weisen Patienten mit einem **Ulcus duodeni** stets eine **Helicobacter-pylori-Besiedlung des Antrums** mit **Hyperazidität** auf. Diese vermehrte Säureproduktion ist entscheidend für die Entwicklung duodenaler Ulzera. Dagegen weisen Patienten mit **Ulcus ventriculi** meist eine normale, häufig jedoch auch eine verminderte Säureproduktion auf. Eine entscheidende Rolle im Rahmen der Pathogenese des Ulcus ventriculi spielt die **Verminderung von protektiven Funktionen** im **Korpusbereich** durch Infektion mit Helicobacter pylori und/oder Einwirkung hochdosierter Cyclooxygenasehemmer. Das Vorhandensein von Magensäure

ist jedoch stets eine Voraussetzung für die Entwicklung von Ulzera.

Unabhängig von der Lokalisation des Ulkus spielt für die Pharmakotherapie gastroduodenaler Ulzera die Frage eine entscheidende Rolle, inwiefern eine Besiedlung des Magens mit Helicobacter pylori vorliegt oder nicht. Außerdem muss berücksichtigt werden, ob das Ulkus unter Therapie mit COX-Hemmern aufgetreten ist. Entsprechend bietet sich für die Therapie die folgende Einteilung an:
- Helicobacter-pylori-positives Ulkus
- Helicobacter-pylori-negatives Ulkus unter COX-Hemmer-Therapie
- Helicobacter-pylori-negatives Ulkus ohne weitere Risikofaktoren

45.3.3 Therapie gastroduodenaler Ulzera

> **Übersicht Therapie gastroduodenaler Ulzera**
> - **Helicobacter-pylori-positive Ulzera:** Eradikationstherapie
> - **Helicobacter-pylori-negatives Ulkus unter COX-Hemmer-Therapie:** Monotherapie mit Protonenpumpenhemmer (alternativ: H_2-Rezeptor-Antagonisten)
> - **Helicobacter-pylori-negatives Ulkus ohne weitere Risikofaktoren:** Abklärung der Ursache, parallel symptomatische Therapie mit Protonenpumpenhemmer

Neben der Linderung der Symptome gastroduodenaler Ulzera (besonders der Schmerzen) zielt die Behandlung auch auf die Vermeidung von Komplikationen ab.

❯ Die häufigsten Komplikationen gastroduodenaler Ulzera sind Blutungen, gefolgt von Perforationen der Magenwand und Penetrationen in umliegende Organe.

Helicobacter-pylori-positive Ulzera

Bei jedem Patienten mit Ulcus ventriculi und Ulcus duodeni mit nachgewiesener Helicobacter-pylori-Infektion ist eine **Eradikationstherapie** indiziert, die zu einer dauerhaften Heilung führt. Ohne Eradikation des Erregers liegt das Rezidivrisiko beim Ulcus duodeni bei 80% und beim Ulcus ventriculi bei 60%. Eine asymptomatische Helicobacter-pylori-Infektion stellt nach derzeitigem Kenntnisstand keine Indikation für eine Eradikationstherapie dar. Die Eradikation erfolgt mittels einer **Kombinationsgabe von 2 Antibiotika** sowie **1 Protonenpumpenhemmer** als sog. »**Tripeltherapie**« über **7 Tage**. Zwei Tripeltherapie-Schemata sind in ihrer Wirksamkeit durch Studien gut belegt. Die Gabe der 2 Dosen erfolgt üblicherweise vor dem Frühstück sowie vor dem Abendessen. Bei einem aktiven Ulkus kann der Protonenpumpenhemmer noch 2–4 Wochen lang weiter gegeben werden.

Tripeltherapie

Schema I
Täglich über 7 Tage in 2 Dosen (früh und abends)
1. **Protonenpumpenhemmer**
   - Omeprazol 2×20 mg oder
   - Esomeprazol 2×20 mg oder
   - Lansoprazol 2×30 mg oder
   - Pantoprazol 2×40 mg oder
   - Rabeprazol 2×20 mg
2. **Amoxicillin** 2×1000 mg
3. **Clarithromycin** 2×500 mg

Schema II
Täglich über 7 Tage
1. **Protonenpumpenhemmer** wie in Schema I
2. **Metronidazol** 2×400 mg
3. **Clarithromycin** 2×250 mg

Der Behandlungserfolg soll 4–6 Wochen nach der Therapie durch Gastroskopie verbunden mit einem Helicobacter-pylori-Nachweisverfahren überprüft werden. Die Tripeltherapie führt in etwa 90% der Fälle zu einer erfolgreichen Eradikation. Mit Antibiotika allein, auch bei Einsatz synergistischer Kombinationen, kommt es nur bei etwa 20% der Fälle zu einer erfolgreichen Eradikation. Die Wirksamkeit der Antibiotika wird durch Protonenpumpenhemmer verstärkt, da besonders Clarithromycin und Amoxicillin bei weniger sauren pH-Werten eine deutlich bessere Wirksamkeit besitzt. Die Kombination von 2 Antibiotika vermindert das Risiko einer Resistenzentwicklung. Ein zunehmendes Problem stellen Helicobacter-pylori-Stämme dar, die gegen Metronidazol und Clarithromycin resistent sind.

Ist die Tripeltherapie nicht erfolgreich, so besteht die Indikation für eine **Quadrupeltherapie**, die über 10 Tage durchgeführt wird. Neben 2 antibakteriellen Substanzen sowie einem Protonenpumpenhemmer kommt im Rahmen der Quadrupeltherapie Bismutsalz zur Anwendung, das ebenfalls antibakteriell gegen Helicobacter pylori wirkt.

Quadrupeltherapie
1. **Protonenpumpenhemmer** wie bei der Tripeltherapie
2. **Tetracyclin** 4×500 mg
3. **Metronidazol** 3×400 mg
4. **Bismutcitratkomplex** 4×120 mg

Ist auch unter einer Quadrupeltherapie die Eradikationsbehandlung erfolglos gewesen, so kommen **Reservetherapien** zur Anwendung, z.B.:
- hochdosierte Zweier-Kombination über 14 Tage (Omeprazol 3×40 mg + Amoxicillin 3×1000 mg)
- Tripeltherapie-Schemata über 7 Tage, z.B.:
  - Esomeprazol 2×20 mg + Amoxicillin 2×1000 mg + Rifabutin 2×150 mg oder
  - Esomeprazol 2×40 mg + Amoxicillin 2×1000 mg + Levofloxacin 2×500 mg).

Helicobacter-pylori-negatives Ulkus unter COX-Hemmer-Therapie

Tritt ein gastroduodenales Ulkus im Rahmen einer Behandlung mit COX-Hemmern auf, so sollten diese, wenn möglich, abgesetzt werden. Das weitere Vorgehen ist vom Helicobacter-pylori-Infektionsstatus abhängig. Beim Vorliegen einer Helicobacter-pylori-Infektion erfolgt eine Eradikationsbehandlung. Bei Helicobacter-pylori-negativen Ulzera wird eine **Monotherapie mit Säuresekretionshemmern** über einen Zeitraum von 6–8 Wochen durchgeführt.

Monotherapie mit Säuresekretionshemmern

1. Wahl: Protonenpumpenhemmer (morgens)
- Omeprazol 20 mg
- Esomeprazol 20 mg
- Pantoprazol 40 mg
- Lansoprazol 30 mg
- Rabeprazol 20 mg

Bei unzureichendem Therapieerfolg kann die Dosis der Protonenpumpenhemmer verdoppelt werden.

2. Wahl: H_2-Rezeptor-Antagonisten (abends)
- Ranitidin 300 mg
- Famotidin 40 mg
- Nizatidin 300 mg

Ulkusprophylaxe bei langfristiger COX-Hemmer-Therapie

Müssen Patienten über einen längeren Zeitraum mit COX-Hemmern behandelt werden, sollte bei Vorhandensein folgender Risikofaktoren eine Ulkusprophylaxe durchgeführt werden.
- Lebensalter über 65 Jahre
- Ulzera in der Anamnese
- Bestehende Helicobacter-pylori-Infektion
- Gleichzeitige Therapie mit Glucocorticoiden oder Antikoagulanzien

Prinzipiell kann die Langzeitgabe von allen COX-Hemmern (auch von selektiven COX-2-Hemmern) gastroduodenale Ulzera hervorrufen. Es gibt allerdings Hinweise darauf, dass das Risiko für einzelne Pharmaka unterschiedlich ist. So gehen Ibuprofen und COX-2-Hemmer mit einem eher geringen Risiko, Piroxicam und Indometacin mit einem besonders hohen Risiko einher. Diclofenac und Naproxen besitzen ein mittleres Risiko. Die Gabe von niedrigdosierter Acetylsalicylsäure, z.B. im Rahmen einer Sekundärprävention kardiovaskulärer Erkrankungen, besitzt ein geringeres Risiko, kann jedoch bei gleichzeitiger Gabe antiphlogistischer Dosen anderer COX-Hemmer deren Risiko verstärken.

Die **Prophylaxe** wird in der Regel **mit Protonenpumpenhemmern** in der Standarddosierung durchgeführt. Das PGE_1-Analogon Misoprostol (2–4×200 μg/Tag) hat ebenfalls prophylaktische Wirkung, ist jedoch den Protonenpumpenhemmern nicht überlegen und besitzt deutlich ausgeprägtere unerwünschte Wirkungen.

Helicobacter-pylori-negatives Ulkus ohne weitere Risikofaktoren wie COX-Hemmer-Therapie

Entstehen Ulzera in Abwesenheit der wichtigsten Risikofaktoren (Helicobacter-pylorus-Infektion, Langzeittherapie mit COX-Hemmern), müssen seltenere Ursachen wie z.B. ein Zollinger-Ellison-Syndrom ausgeschlossen werden. Die **Therapie** der Wahl sind **Protonenpumpenhemmer** in der Standarddosierung.

Therapie eines blutenden Ulkus

Stark blutende Ulzera stellen eine akute Gefährdung des Patienten dar. Im Vordergrund stehen die **Substitution des Blutverlustes** sowie die **lokale Blutstillung** im Rahmen endoskopischer Verfahren. Die Blutstillung kann durch Umspritzen des blutenden Ulkus mit Epinephrin oder durch Fibrinkleber erfolgen. Zusätzlich wird die parenterale Gabe von **Protonenpumpenhemmern** (z.B. Omeprazol 40 mg i.v.) empfohlen. Je nach Helicobacter-pylori-Infektionsstatus schließt sich eine orale Eradikationsbehandlung oder Säuresekretionshemmergabe an.

Weiterführende Literatur

Chong E, Ensom MH (2003) Pharmacogenetics of the proton pump inhibitors: a systematic review. Pharmacotherapy 4: 460-471

Munson K, Garcia R, Sachs G (2005) Inhibitor and ion binding sites on the gastric H,K-ATPase. Biochemistry 44: 5267-5284

Olbe L, Carlsson E, Lindberg P, (2003) A proton-pump inhibitor expedition: The case histories of Omeprazole and Esomeprazole. Nat Rev Drug Discov 2: 132-139

Xuebiao Y, Forte JG (2003) Cell biology of acid secretion by the parietal cell. Annu Rev Physiol 65: 103-131

Hawkey CJ, Langman MJ (2003) Non-steroidal anti-inflammatory drugs: overall risks and management. Complementary roles for COX-2 inhibitors and proton pump inhibitors. Gut 52: 600-608

Lind T, Mégraud F et al. (1999) The MACH2 study: Role of Omeprazole in eradication of Helicobacter pylori with 1-week triple therapies. Gastroenterology 116: 248-253

McColl KEL (2010) Heliobacter pylori Infection. N Engl J Med 362: 1597-1604

Misselwitz B, Kaiser P, Bauerfeind P, Vavricka SR (2011) Neue Möglichkeiten der Heliobacter-pylori-Behandlung mit Antibiotika. Dtsch Med Wochenschr 136: 1479-1484

Wallace JL (2008) Prostaglandins, NSAIDs, and Gastric Mucosal Protection: Why Doesn't the Stomach Digest Itself? Physiol Rev 88: 1547-1565

Die Magen-Darm-Motilität beeinflussende Pharmaka

S. Offermanns

Einleitung

Die autonome Regulation der Magen-Darm-Motilität ist äußerst komplex und wird durch das enterische Nervensystem vermittelt. Störungen der Motilität treten sehr häufig auf, sind jedoch meist in Form von Übelkeit, Erbrechen, Diarrhö oder Obstipation nicht lebensbedrohlich.

46.1 Regulation der gastrointestinalen Motilität

> **Lernziele**
> - Motilitätsmuster
> - Interdigestive motorische Aktivität
> - Darmnervensystem (Regulation der Motilität und Sekretion)
> - Darmmuskulatur (Peristaltik)

Die gastrointestinale Motilität ist von einer erstaunlichen Komplexität geprägt und weist nach Nahrungsaufnahme und im Nüchternzustand unterschiedliche Muster auf. In der Verdauungsphase nach einer Nahrungsaufnahme treten typische **postprandiale Motilitätsmuster** auf. Neben der propulsiven Peristaltik kommt es in der Postprandialphase zu einer Durchmischung des Speisebreis mit den Verdauungssäften durch kurze zirkuläre Kontraktionen der Ringmuskulatur sowie durch Pendelbewegungen des Darmrohrs.

Nachdem der Speisebrei in die unteren Abschnitte des Dünndarms gelangt ist, setzt die **interdigestive motorische Aktivität** ein. Nach einer Ruhepause kommt es zum sog. »wandernden myoelektrischen Motorkomplex«, der im Antrum des Magens beginnt und durch starke Einschnürungen gekennzeichnet ist, die über den gesamten Dünndarm bis zum Ileum laufen. Durch diese propulsive Peristaltik werden Nahrungsreste, Bakterienansammlungen und andere Fremdkörper nach distal befördert und der Magendarmtrakt dadurch gereinigt.

Die gastrointestinale Motilität sowie die Sekretion von Verdauungsenzymen werden durch das **Darmnervensystem** reguliert, das bei Menschen aus etwa 10^8 Neuronen besteht. Die Zellkörper der Neurone des Darmnervensystems liegen im Plexus myentericus (Auerbach) sowie im Plexus submucosus (Meissner). Das Darmnervensystem ist in der Lage, die Motilität, Sekretion und lokale Durchblutung weitgehend autonom zu regulieren. Das zentrale Nervensystem greift nur modulatorisch durch sympathische und vor allen Dingen parasympathische Einflüsse in die Aktivität des Darmnervensystems ein.

Große Bedeutung für die Kontraktion der Darmmuskulatur sowie für die propulsive Peristaltik besitzen **cholinerge Neurone des Darmnervensystems.** Neben Acetylcholin spielen auch Tachykinine wie die **Substanz P** eine Rolle bei der Auslösung von Kontraktionen der Darmmuskulatur. Die wichtigsten relaxierenden Mediatoren sind neben **Stickstoffmonoxid (NO)** das **vasoaktive intestinale Peptid (VIP)** sowie **ATP.**

Das aus enterochromaffinen Zellen der Darmmucosa sowie zu einem geringen Ausmaß auch aus serotoninergen Neuronen des Darmnervensystems freigesetzte **Serotonin** hat vielfältige Effekte auf die Motilität des Darms. Die Aktivierung von 5-HT$_4$-Rezeptoren auf cholinergen Nervenendigungen führt zu einer vermehrten Freisetzung von Acetylcholin und steigert dadurch die Motilität. Die Aktivierung von 5-HT$_3$-Rezeptoren auf vagalen Afferenzen und motorischen Nervenzellen verstärkt ebenfalls die gastrointestinale Motilität und kann darüber hinaus zu Übelkeit und Erbrechen führen. Verschiedene Neurone des Darmnervensystems setzen als Haupt- oder Co-Transmitter Opioide wie **Enkephalin** oder **Dynorphin** frei, die ihre Wirkung über μ- und δ-Rezeptoren ausüben. Opioide wirken hemmend auf die Darmmotorik sowie auf die Sekretion. Die Darmmotilität wird darüber hinaus durch eine Reihe von intestinalen Peptiden wie **Cholezystokinin, Gastrin, Somatostatin** oder **Motilin,** die vor allem aus endokrinen Zellen des Gastrointestinaltraktes freigesetzt werden, moduliert. Motilin führt durch Aktivierung des Motilinrezeptors zur Steigerung der Darmaktivität mit propulsiver Peristaltik. Einige Makrolidantibiotika wie Erythromycin und in einem geringerem Ausmaß Clarithromycin und Roxithromycin sind Agonisten am Motilinrezeptor. Dies erklärt die unter Gabe von Erythromycin nicht selten zu beobachtenden gastrointestinalen unerwünschten Wirkungen.

■■■ **Reizdarmsyndrom**
Das Reizdarmsyndrom, auch als irritables Kolon (irritable bowel syndrome) bezeichnet, ist eine der häufigsten funktionellen Magen-Darm-Beschwerden in der Gastroenterologie. Die Patienten klagen über teilweise krampfartige abdominale Schmerzen sowie eine Störung der Darmmotorik, die mit Diarrhö, aber auch mit Obstipation einhergehen kann. Die Pathophysiologie des Reizdarmsyndroms ist weitgehend unklar, die funktionelle Störung von motorischen und sensorischen Funktionen im Gastrointestinalbereich wird nicht selten durch psychische Faktoren mit beeinflusst. Die therapeutischen Möglichkeiten sind bisher eher unbefriedigend. In einigen Fällen kann die Symptomatik durch diätetische Maßnahmen, physikalische Maßnahmen sowie durch eine einfühlsame Patientenführung verbessert werden. Die Gabe von Laxanzien und Antidiarrhoika sowie von Spasmolytika (z.B. Butylscopolamin oder Mebeverin) ist gelegentlich erforderlich. Bei vorherrschender Schmerz- und Diarrhösymptomatik haben in ausgewählten Fällen auch Antidepressiva einen therapeutischen Stellenwert. 5-HT$_4$-Rezeptoragonisten scheinen vor allen Dingen bei Patientinnen mit einem Reizdarmsyndrom und Obstipation zur Linderung der Beschwerden zu führen, während 5-HT$_3$-Rezeptorantagonisten die Symptomatik bei Patientinnen mit diarrhöbetontem Reizdarmsyndrom verbessern.

46.2 Pharmaka

> **Lernziele**
> - Prokinetika
> - Antiemetika
> - Antidiarrhoika
> - Laxanzien

46.2.1 Prokinetika

Als Prokinetika bezeichnet man Pharmaka, die die physiologische propulsive Darmmotorik verstärken. Prokinetika werden zur Behandlung von Übelkeit und Erbrechen im Rahmen von gastrointestinalen Motilitätsstörungen sowie zur symptomatischen Behandlung von Gastroparesen, z.B. bei Diabetikern eingesetzt. Der Einsatz bei der Behandlung der gastroösophagealen Refluxkrankheit ist rückläufig, da diese durch Säuresekretionshemmer deutlich besser behandelbar ist.

Die Stimulation cholinerger Erregung im Magen-Darm-Trakt durch Gabe von direkten oder indirekten Parasympathomimetika ist aufgrund der vielfältigen unerwünschten Wirkungen weitgehend verlassen worden. Die wichtigsten Prokinetika im klinischen Einsatz sind **Metoclopramid** und **Domperidon** (☐ Abb. 46.1), die indirekt zu einer Steigerung der cholinergen Aktivität im Darmnervensystem führen. Cisaprid, das durch Aktivierung von Serotonin 5-HT$_4$-Rezeptoren auf parasympathischen Nervenendigungen zur Steigerung der Acetylcholinfreisetzung führt, musste aufgrund seiner arrhythmogenen unerwünschten Wirkungen vom Markt genommen werden. Die kardialen Arrhythmien resultierten aus einer Verlängerung des QT-Intervalls aufgrund einer Hemmung des HERG-K$^+$-Kanals.

Metoclopramid

Wirkprinzip. Die Wirkungen von Metoclopramid beruhen auf einer Beeinflussung verschiedener Rezeptorsysteme. So wirkt Metoclopramid als **Agonist an 5-HT$_4$-Rezeptoren,** über die es die Freisetzung von Acetylcholin aus cholinergen Nervenendigungen im Gastrointestinaltrakt steigert. Daneben ist Metoclopramid ein **Antagonist an D$_2$-Rezeptoren.** Die Blockade von D$_2$-Rezeptoren führt ebenfalls zu einer vermehrten Acetylcholinfreisetzung aus myenterischen Motorneuronen. Metoclopramid blockiert auch D$_2$-Rezeptoren im zentralen Nervensystem. Dies hat einen antiemetischen Effekt durch **Blockade von D$_2$-Rezeptoren** in der Area postrema zur Folge, führt jedoch auch zu unerwünschten Wirkungen (s.u.). In hohen Dosen führt Metoclopramid zu einer **Blockade von 5-HT$_3$-Rezeptoren**, was zusätzlich zum antiemetischen Effekt beiträgt. Metoclopramid wirkt vor allen Dingen auf den oberen Gastrointestinaltrakt, wo es den Tonus des Ösophagussphinkters erhöht und zur Steigerung der aboralen Peristaltik, zur Tonussteigerung im Antrum sowie zur Erschlaffung des Pylorus führt.

Pharmakokinetik. Metoclopramid wird nach oraler Gabe schnell resorbiert, allerdings beträgt die Bioverfügbarkeit aufgrund einer präsystemischen Elimination etwa 60%. Nach oraler Gabe tritt die Wirkung nach 30–60 Minuten ein. Eine schnellere Wirkung kann durch intravenöse Gabe (1–3 min) oder intramuskuläre Gabe (10–15 min) erzielt werden. Metoclopramid wird in der Leber sulfatiert und glucuronidiert und überwiegend renal ausgeschieden. Die Plasmahalbwertszeit beträgt 4–6 Stunden.

Metoclopramid

Domperidon

Prucaloprid

☐ **Abb. 46.1** Struktur von Metoclopramid und Domperidon

Unerwünschte Wirkungen. Metoclopramid ist zentralgängig und führt daher aufgrund seiner antidopaminergen Wirkkomponente zu **extrapyramidalmotorischen Effekten.** Neben parkinsonoiden Symptomen kann auch ein dystonisch-dyskinetisches Syndrom auftreten. Nach langfristiger Gabe hoher Dosen sind auch Spätdyskinesien beschrieben worden. Die extrapyramidalen Effekte von Metoclopramid treten insbesondere bei hohen Dosen, z.B. nach intravenöser Gabe, auf. Die Behandlung erfolgt mit Anticholinergika. Neben den exprapyramidalmotorischen unerwünschten Wirkungen kommt es nach wiederholter Gabe gelegentlich zur **Hyperprolaktinämie** aufgrund einer Blockade des inhibitorischen Effektes von Dopamin auf die Prolaktinfreisetzung mit der Folge von Gynäkomastie, Galaktorrhö oder Zyklusstörungen.

Klinische Anwendung. Metoclopramid wird als Prokinetikum bei der **diabetischen Gastropathie,** der **gastroösophagealen Refluxerkrankung** sowie bei verschiedenen Formen von **Übelkeit** und **Erbrechen** eingesetzt. Bei längerer Therapie sollte die orale Dosis etwa 3- bis 4-mal täglich eine halbe Stunde vor den Mahlzeiten eingenommen werden.

46

Steckbrief Metoclopramid

Wirkmechanismus: Verstärkung der propulsiven Darm-motorik sowie antiemetischer Effekt durch Agonismus an 5-HT$_4$-Rezeptoren sowie Antagonismus an D$_2$- und 5-HT$_3$-Rezeptoren
Pharmakokinetik: Bioverfügbarkeit nach oraler Gabe 60%, Plasmahalbwertszeit 4–6 h
Unerwünschte Wirkungen: Extrapyramidalmotorische Effekte, Hyperprolaktinämie
Klinische Anwendung: Mittel der Wahl bei Motilitäts-störungen im oberen Gastrointestinaltrakt

Domperidon

Im Gegensatz zu Metoclopramid ist Domperidon ausschließlich ein **D$_2$-Rezeptor-Antagonist,** der jedoch nicht zentralgängig ist und dadurch keine exprapyramidalmotorischen Effekte besitzt. Ähnlich wie Metoclopramid beschleunigt es die Magenentleerung.

Domperidon wird nach oraler Gabe gut resorbiert, besitzt jedoch aufgrund eines intensiven Metabolismus eine Bioverfügbarkeit von lediglich etwa 15%. Die Plasmahalbwertszeit beträgt 8–16 Stunden und kann bei Niereninsuffizienz ansteigen. Im Vergleich zu Metoclopramid ist die Wirkung etwas schwächer. Dafür sind extrapyramidalmotorische unerwünschte Wirkungen unter Domperidon deutlich seltener als unter der Gabe von Metoclopramid.

 Domperidon ist ein Mittel der Reserve.

Prucaloprid

Seit kurzem ist der relativ selektive **5-HT$_4$-Rezeptor-Agonist Prucaloprid** (◾ Abb. 46.1) zur Therapie chronischer Obstipationen bei Frauen zugelassen. Auch wenn Prucaloprid im Gegensatz zu Cisaprid keine Verlängerung der QT-Zeit hervorrufen soll, wird empfohlen, den Wirkstoff zurückhaltend bei entsprechend gefährdeten Patientinnen einzusetzen. Ansonsten wird unter Therapie mit Prucaloprid über das Auftreten von Kopfschmerzen, Bauchschmerzen, Übelkeit und Durchfall berichtet.

46.2.2 Antiemetika

Bedeutung des Brechreflexes

Der Brechreflex ist ein Schutzreflex, der dazu führt, dass Speisen, die z.B. übel riechen oder die nach Aufnahmen in den Körper Toxine freisetzen, wieder aus dem Körper entfernt werden. Der Brechreflex kann jedoch auch durch eine Fülle anderer Faktoren ausgelöst werden, und es kann notwendig sein, den Brechreflex durch Verwendung antiemetischer Pharmaka zu unterdrücken.

Der Brechreflex wird durch das Brechzentrum im Hirnstamm koordiniert, wobei insbesondere Neurone im Bereich der Formatio reticularis lateralis sowie der Nucleus tractus solitarii und die Chemorezeptortriggerzone in der Area pos-

trema von Bedeutung sind (◾ Abb. 46.2). Erbrechen kann ausgelöst werden durch **Noxen** und **Toxine im Magen-Darm-Trakt,** die zu einer Aktivierung von viszeralen Afferenzen führen, die über den N. vagus sowie über die Nn. splanchnici in den Hirnstamm geleitet werden. Chemorezeptoren in der Schleimhaut des Gastrointestinaltraktes werden beispielsweise durch bakterielle Toxine aktiviert. Im Rahmen der Behandlung mit Zytostatika sowie im Rahmen der Bestrahlungsbehandlung von Tumorpatienten kommt es zur massiven Freisetzung von Serotonin aus enterochromaffinen Zellen der Darmschleimhaut. Serotonin bewirkt durch Aktivierung von 5-HT$_3$-Rezeptoren eine Stimulation afferenter Nervenfasern, die über den N. vagus zum Nucleus tractus solitarii ziehen. Noxen und Toxine, die in das **Blut** gelangt sind, können Erbrechen durch Aktivierung im Bereich der Chemorezeptortriggerzone in der Area postrema auslösen. In dieser Region ist die Blut-Hirn-Schranke aufgehoben, sodass auch Toxine, die nicht zentralgängig sind, wirksam werden können. Bei **Reizung des Vestibularapparates** im Rahmen von Kinetosen kann es ebenfalls zur Aktivierung des Brechzentrums kommen. Auch höhere Hirnzentren, insbesondere der **Cortex** und das **limbische System** sind in der Lage, das Brechzentrum zu aktivieren. Das während der Schwangerschaft häufig zu beobachtende morgendliche Erbrechen (Vomitus matutinus oder Hyperemesis gravidarum) ist wahrscheinlich auf eine hormonelle Stimulation des Brechzentrums zurückzuführen.

An der Regulation des Brechzentrums sowie der peripheren Prozesse, die zu einer Aktivierung des Brechzentrums führen, sind eine Fülle von Transmittern beteiligt (◾ Abb. 46.2). Die meisten Antiemetika wirken durch eine Blockade der Wirkung einzelner Transmittersysteme. Da bestimmte Transmitter bei bestimmten Formen des Erbrechens von besonderer Bedeutung sind, sind bestimmte Antiemetika für bestimmte Formen des Erbrechens besonders geeignet (◾ Abb. 46.2; ◾ Tab. 46.1).

Erbrechen auslösende Pharmaka

Unter der Therapie mit **Digitalisglycosiden** kommt es besondes bei Überdosierung durch eine direkte Wirkung auf Chemorezeptoren in der Area postrema der Medulla oblongata zur Auslösung von Übelkeit und Erbrechen. **Dopamin-Agonisten** und **Opiate/Opioide** führen vor allem zu Beginn der Therapie über die Aktivierung von Dopamin-D$_2$-Rezeptoren, bzw. δ-Opioid-Rezeptoren im Bereich der Chemorezeptortriggerzone sowie des Nucleus tractus solitarii zum Erbrechen. Die gravierendsten Formen von medikamenteninduziertem Erbrechen werden nach Gabe einiger **Zytostatika** beobachtet. Bei zytotoxischen Chemotherapien und Bestrahlungen zur Therapie von Tumorerkrankungen treten Nausea und Emesis fast immer auf. Zu den hochemetogenen Zytostatika gehören **Cisplatin, Cyclophosphamid,** aber auch **Dacarbazin, Cytarabin, Carmustin** und **Lomustin.** Insbesondere das durch Cisplatin ausgelöste Erbrechen stellt häufig ein klinisches Problem dar. Es tritt üblicherweise in zwei Phasen auf, als Frühemesis, die innerhalb von 24 Stunden nach Verabreichung auftritt, sowie als auch Spätemesis, die später als 24 Stunden nach Gabe des Zytostatikums auftritt und teilwei-

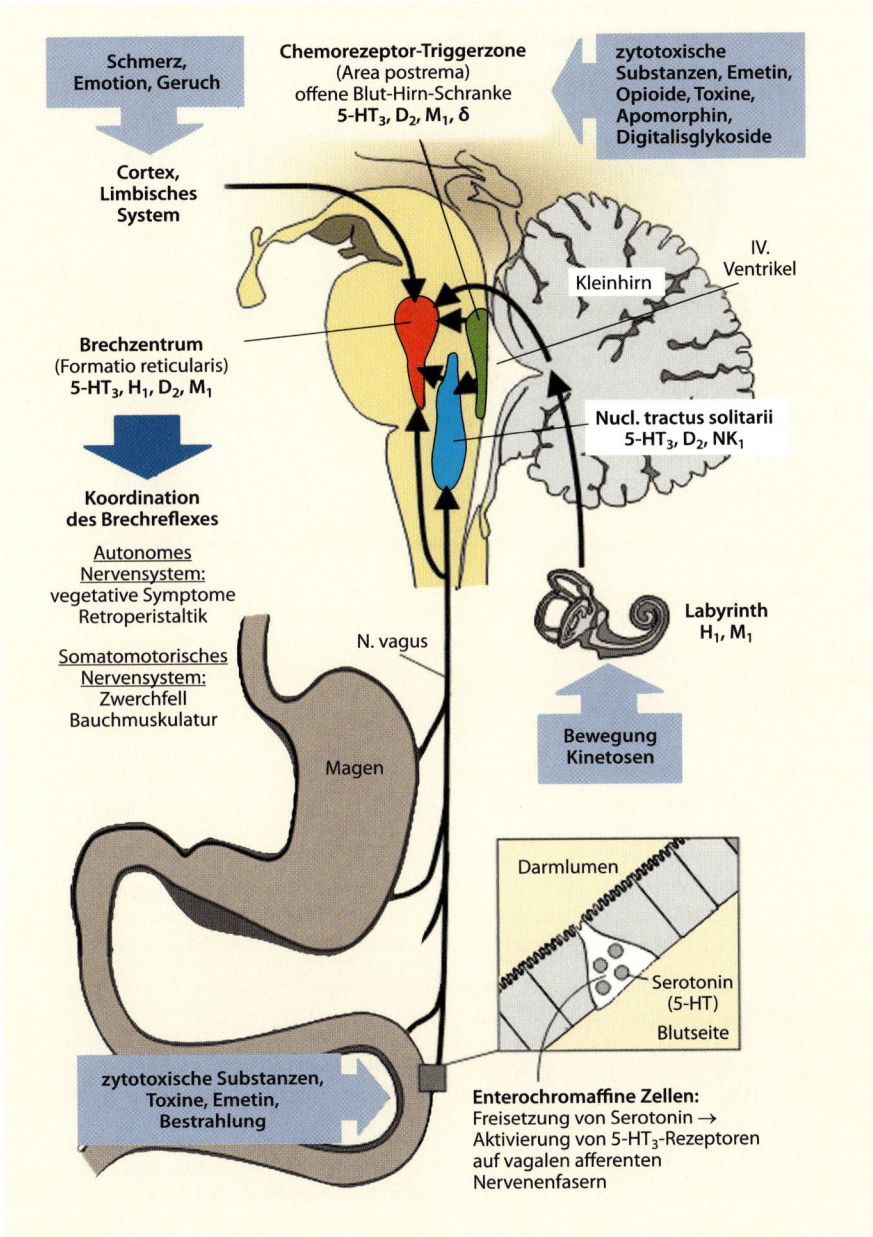

Abb. 46.2 Wirkweisen emetogener Stimuli. Der durch verschiedene Mechanismen auslösbare Brechreflex wird durch das Brechzentrum in der Formatio reticularis (rot) koordiniert. Das Brechzentrum erhält verschiedene afferente Einflüsse aus dem Cortex sowie dem limbischen System, der Chemorezeptor-Triggerzone (grün), aus dem peripheren Nervensystem, über den Nucleus tractus solitarii (blau) sowie über das Kleinhirn aus dem Innenohr. Für die verschiedenen Formen des Erbrechens sind in der Regel typische afferente Wege verantwortlich, die bestimmte Neurotransmittersysteme involvieren

se mehrere Tage anhält. Der **Frühemesis** liegt eine Freisetzung von Serotonin aus den enterochromaffinen Zellen der intestinalen Schleimhaut zugrunde, während die Ursachen der **Spätemesis** unklar sind.

Einige Pharmaka sind in der Vergangenheit auch zur Auslösung von Erbrechen nach Intoxikationen eingesetzt worden. So führt die orale Aufnahme von **Ipecacuanha-Sirup,** der die Alkaloide **Emetin** und **Cephaelin** enthält, zur Auslösung von Erbrechen. Emetin aktiviert sensorische Neurone des Vagus und Sympathikus im Bereich des Magens und wirkt zudem zentral durch Aktivierung der Chemorezeptortriggerzone. Ein Erbrechen kann auch induziert werden durch Gabe des Dopamin D_2-Rezeptor-Agonisten **Apomorphin,** der durch Aktivierung der Rezeptoren im Bereich der Chemorezeptor-

◘ Tab. 46.1 Typische Indikationen für einzelne Antiemetika

Art des Erbrechens	Pharmaka
Zytostatikainduziertes Erbrechen	5-HT$_3$-Antagonisten Glucocorticoide + evtl. NK$_1$-Antagonisten
Bestrahlungsinduziertes Erbrechen	5-HT$_3$-Antagonisten Glucocorticoide
Postoperatives Erbrechen	Dopaminantagonisten H$_1$-Antagonisten 5-HT$_3$-Antagonisten Glucocorticoide
Kinetosen	H$_1$-Antagonisten Anticholinergika
Hyperemesis gravidarum	evtl. H$_1$-Antagonisten

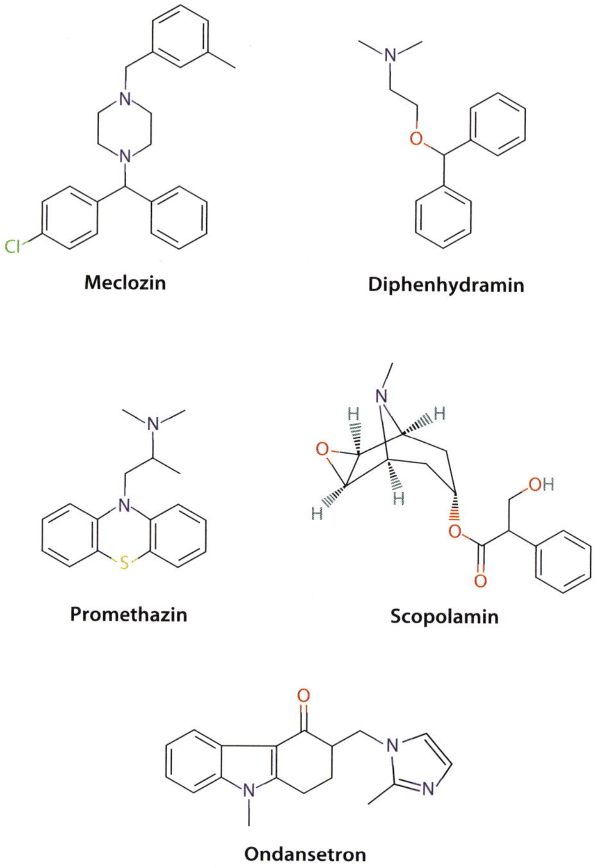

Meclozin   Diphenhydramin   Promethazin   Scopolamin   Ondansetron

◘ Abb. 46.3 Struktur von Antiemetika aus der Gruppe der zentralgängigen Histamin H$_1$-Rezeptor-Antagonisten, Muscarin-Rezeptor-Antagonisten sowie Serotonin 5-HT$_3$-Rezeptor-Antagonisten

triggerzone wirkt. Die Anwendung von Emetika ist kaum noch indiziert, da andere Verfahren der Giftelimination genauso wirksam und ungefährlicher sind.

Bedeutung und Indikationen der Antiemetika

Eine pharmakologische Behandlung von Erbrechen ist nur bei schweren langanhaltenden Formen indiziert. Typische Anwendungsgebiete sind das Erbrechen im Rahmen der Zytostatikabehandlung, nach Strahlentherapie, im Rahmen von Gastroenteritiden, bei Kinetosen sowie postoperativ (◘ Tab. 46.1). Bei einer schweren Hyperemesis gravidarum kann ebenfalls an eine antiemetische Behandlung gedacht werden. Prinzipiell wirken Antiemetika besser prophylaktisch als therapeutisch.

Histamin-H$_1$-Rezeptor-Antagonisten

Verschiedene Histamin-H$_1$-Rezeptor-Antagonisten sind geeignet für die Behandlung von Übelkeit im Rahmen von Kinetosen, Morbus Menière, Hyperemesis gravidarum sowie postoperativ. Bei der Prophylaxe von Kinetosen sind sie Mittel der Wahl. Zur prophylaktischen Gabe bei zu erwartender Kinetose sollten H$_1$-Antagonisten z.B. 1 Stunde vor Antritt einer Reise gegeben werden. Für die Wirkung ist die Zentralgängigkeit der Substanzen erforderlich. Als besonders wirksam haben sich zentralgängige Antihistaminika mit zusätzlicher antimuskarinerger Wirkung erwiesen (z.B. **Meclozin, Promethazin** oder **Diphenhydramin**) (◘ Abb. 46.3). Zu den wichtigsten unerwünschten Wirkungen der zentralgängigen Antihistaminika gehören ein sedierender Effekt sowie gelegentlich Akkomodationsstörungen.

Eine Besonderheit stellt **Betahistin** dar, das ein partieller Agonist an Histamin-H$_1$-Rezeptoren und ein Antagonist an Histamin-H$_3$-Rezeptoren ist. Betahistin wird nicht primär als Antiemetikum eingesetzt. Aufgrund eines möglichen günstigen Effektes auf die Durchblutung im Bereich des vertebrobasilären Stromgebietes und des Innenohres wird es bei einigen Formen des vestibulär bedingten Schwindels und Übelkeit

(z.B. Morbus Menière) eingesetzt. Der therapeutische Nutzen ist nur unzureichend belegt. Gelegentlich kommt es zu Magenunverträglichkeiten und Kopfschmerzen.

■■■ Die Seekrankheit wird behandelbar

Die ersten in den 1940er Jahren zur Behandlung von Heuschnupfen und Urtikaria entwickelten Antihistaminika hatten aufgrund ihrer Zentralgängigkeit auch sedierende Effekte. Eine amerikanische Firma in Chicago, die G.D. Searle & Company, führte deshalb eine Kombination des Antihistaminikums Diphenhydramin mit dem schwachen Stimulanz 8-Chlorotheophyllinat ein. Bei der klinischen Testung des entstehenden Salzes Dimenhydrinat berichtete eine Patientin, die unter Urtikaria litt, nicht nur über einen antiallergischen Effekt, sondern dass sie außerdem unter dem Einfluss von Dimenhydrinat beim Fahren mit der lokalen Straßenbahn seit Jahren zum ersten Mal keine Übelkeit verspürt habe. Nachfolgende Untersuchungen an weiteren Patienten, die unter der Reisekrankheit (Kinetose) litten, bestätigten diesen Effekt von Dimenhydrinat. Die Firma Searle organisierte daraufhin einen größeren klinischen Versuch. Am 27. November 1947 startete das Truppentransportschiff *General Ballou* von New York nach Bremerhaven mit 1366 Soldaten an Bord. Während der Überfahrt auf unruhiger See wurde ein Teil der Soldaten mit täglich 4×100 mg Dimenhydrinat behandelt, der andere Teil mit einem ▼

Placebo. Lediglich 4% der mit Dimenhydrinat behandelten Soldaten klagten über Seekrankheit, während unter den mit Placebo Behandelten 25% seekrank wurden. Bei fast allen seekranken Soldaten besserte sich der Zustand binnen weniger Stunden nach Behandlung mit Dimenhydrinat. Die einzige unerwünschte Wirkung war eine leichte Sedierung. Mittels dieser ungewöhnlichen klinischen Prüfung wurde die Prophylaxe und Behandlung von Kinetosen durch zentralgängige Antihistaminika etabliert, und Dimenhydrinat ist auch heute noch eines der am meisten bei dieser Indikation eingesetzten Pharmaka.

Muscarin-Rezeptor-Antagonisten

Zentralgängige Muscarin-Rezeptor-Antagonisten wie **Scopolamin** (⊡ Abb. 46.3) sind besonders für die Behandlung von Übelkeit und Erbrechen im Rahmen von Kinetosen, Morbus Menière sowie bei postoperativem Erbrechen wirksam und stellen Mittel der Reserve dar. Die Wirkung bei Kinetosen wird auf eine Blockade von muskarinischen Acetylcholinrezeptoren im N. vestibularis zurückgeführt. Scopolamin wird vorzugsweise transdermal verabreicht. Mit anticholinergen unerwünschten Wirkungen wie **Mundtrockenheit, Akkomodationsstörungen** und **Sedierung** muss gerechnet werden.

Dopamin-D_2-Rezeptor-Antagonisten

Verschiedene D_2-Rezeptor-Antagonisten aus der Gruppe der **Phenothiazine** (z.B. Perphenazin), aus der Gruppe der **Butyrophenone** (z.B. Droperidol, Haloperidol) sowie aus der Gruppe der **Prokinetika** (Domperidon, Metoclopramid) können als Antiemetika verwendet werden. Sie wirken durch Blockade von D_2-Rezeptoren in der Area postrema. Sie haben keine Wirkung auf Übelkeit und Erbrechen im Rahmen von Kinetosen, können jedoch bei postoperativem Erbrechen sowie bei Erbrechen infolge von Chemotherapie und Radiotherapie wirksam sein. Die meisten D_2-Rezeptor-Antagonisten sind zentralgängig und können zu **extrapyramidalen motorischen Störungen** führen. Domperidon ist eine Ausnahme und hat diese unerwünschten Wirkungen nicht. Es ist darüber hinaus besonders für die Behandlung von Übelkeit und Erbrechen im Rahmen einer Dopamin-Rezeptor-Antagonisten-Therapie bei Morbus Parkinson hilfreich, da es die zentralen erwünschten Effekte von Dopamin-Rezeptor-Antagonisten nicht beeinflusst. Die antihistaminergen und antimuskarinergen Eigenschaften vieler dieser Dopamin-Rezeptor-Antagonisten tragen ebenfalls zu den antiemetischen Effekten bei.

Serotonin-5-HT_3-Rezeptor-Antagonisten

5-HT_3-Rezeptoren finden sich auf den afferenten vagalen Nervenfasern im Gastrointestinaltrakt, im Nucleus tractus solitarii sowie in der Area postrema. Insbesondere das durch Zytostatika und Bestrahlung ausgelöste Erbrechen beruht auf einer Freisetzung von Serotonin aus enterochromaffinen Zellen der Dünndarmschleimhaut, das daraufhin über 5-HT_3-Rezeptoren vagale Afferenzen stimuliert. Anfang der 1990er Jahre wurden daher erstmals 5-HT_3-Rezeptor-Antagonisten in die Therapie des zytostatikainduzierten Erbrechens eingeführt, die seitdem Mittel der Wahl zur Prophylaxe der Frühemesis unter Gabe hochemetogener Zytostatika sind. Neben **Ondansetron** (⊡ Abb. 46.3) stehen mittlerweile eine Reihe weiterer 5-HT_3-Rezeptor-Antagonisten wie **Tropisetron, Dolasetron, Granisetron** oder **Palonosetron** zur Verfügung. 5-HT_3-Rezeptor-Antagonisten sind insbesondere wirksam zur Unterdrückung der Frühemesis im Rahmen einer Zytostatikabehandlung oder Radiotherapie. Üblicherweise werden 5-HT_3-Rezeptor-Antagonisten 1-mal täglich oral oder als Kurzinfusion verabreicht. 5-HT_3-Rezeptor-Antagonisten werden in der Regel gut vertragen, gelegentlich kommt es zu **unerwünschten gastrointestinalen Wirkungen** wie **Obstipation** oder **Diarrhö** sowie zu **Kopfschmerzen**.

NK$_1$-Rezeptor-Antagonisten

Substanz P, ein Peptid aus der Gruppe der Tachykinine, spielt sowohl peripher als auch zentral eine Rolle bei der Induktion von Erbrechen, indem es agonistisch auf NK$_1$-Rezeptoren wirkt. Der NK$_1$-Rezeptor-Antagonist **Aprepitant** kann zur Prävention des durch Zytostatika ausgelösten Erbrechens eingesetzt werden. Es wirkt insbesondere auf die späte Phase des zytostatikainduzierten Erbrechens (Spätemesis) und lässt sich daher sehr gut mit 5-HT_3-Rezeptor-Antagonisten, die vor allem auf die frühe Phase (Frühemesis) wirken, kombinieren. Aprepitant besitzt eine orale Bioverfügbarkeit von ca. 70% und eine Plasmahalbwertszeit von ca. 10 Stunden. Aprepitant wird vornehmlich hepatisch durch CYP3A4 metabolisiert. Bei Gabe von anderen Pharmaka, die ebenfalls über CYP3A4 metabolisiert werden, muss mit Interaktionen gerechnet werden. Aprepitant induziert zudem die Expression von CYP2C9. Mit **Fosaprepitant-Dimeglumin** steht ein i.v. verabreichbares Prodrug von Aprepitant zur Verfügung, das im Vergleich zu Aprepitant einen schnelleren Wirkungseintritt aufweist.

Cannabinoide

Dronabinol (Δ^9-Tetrahydrocannabinol), der aktive Wirkstoff von Cannabis sowie synthetische Cannabinoide wie **Nabilon** und **Levonantradol** sind für die Behandlung von Übelkeit und Erbrechen z.B. im Rahmen einer Chemotherapie verwendbar. Sie wirken durch Cannabinoid CB$_1$-Rezeptoren. Allerdings kommt es zu einer Reihe unerwünschter Wirkungen wie **Müdigkeit, Schwindel** oder **Verwirrtheit**. In Deutschland ist Dronabinol nach dem Betäubungsmittelgesetz verkehrs- und verordnungsfähig. Es gibt jedoch keine cannabinoidhaltigen Fertigarzneimittel. Dronabinol kann daher lediglich als Rezeptur, d.h. nach individueller Herstellung, verordnet werden. Alternativ kann es über Apotheken importiert werden. Der klinische Nutzen im Vergleich zu anderen Antiemetika zur Behandlung von chemotherapieinduziertem Erbrechen ist unklar.

46.2.3 Antidiarrhoika

Pathophysiologie der Diarrhö

Die Diarrhö ist ein Symptom verschiedener Erkrankungen des Darms und zeichnet sich durch einen erhöhten Wassergehalt des Stuhls, einer Stuhlmenge von mehr als 250 g/d sowie breiig/wässrigen Stuhlgang mit einer Frequenz von >3-mal täglich aus. **Chronische Diarrhöen,** die z.B. bei chronisch-entzündlichen Darmerkrankungen oder bei Reizdarmsyndrom auftreten, machen die Behandlung der Grunderkrankung erforderlich. Die häufigsten Ursachen für **akute Diarrhöen** sind Infektionen mit Viren (z.B. Rotaviren bei Säuglingen und Kleinkindern), Bakterien sowie die Einwirkung von bakteriellen Toxinen. Darüber hinaus stellt die Diarrhö nicht selten eine unerwünschte Wirkung von Pharmaka dar (z.B. magnesiumhaltige Antazida, Antibiotika, Laxanzien oder Zytostatika). Die meisten akuten Diarrhöen sind selbstlimitierend und bedürfen keiner weiteren diagnostischen Abklärung. Bei Fieber, blutigen Durchfällen oder Durchfällen, die länger als eine Woche anhalten, muss eine diagnostische Abklärung erfolgen. Gegebenenfalls erfolgt eine antibiotische Behandlung.

Symptomatische Maßnahmen bei akuter Diarrhöe

Die wichtigste symptomatische Maßnahme zur Behandlung akuter Diarrhöen besteht in der **Rehydratationstherapie** mittels einer **Elektrolyt-Glucose-Lösung.** Gemäß den Empfehlungen der WHO werden z.B. 3,5 g NaCl, 1,5 g KCl, 2,5 g $NaHCO_3$ und 20 g Glucose in einem Liter Wasser oral verabreicht. Die Rehydratationstherapie macht sich zunutze, dass in den meisten Fällen akuter Diarrhöen der Na^+/Glucose-Kotransport im Dünndarmepithel intakt ist. Die Aufnahme von Natriumionen und Glucose führt sekundär zur Resorption von Wasser und anderen Elektrolyten und dadurch kann einer Dehydratation des Patienten entgegengewirkt werden. Nur selten ist die intravenöse Zufuhr von Elektrolyten und Flüssigkeit notwendig.

Für die symptomatische Behandlung unkomplizierter akuter Diarrhöen stehen darüber hinaus das Opioid **Loperamid** sowie der Enkephalinasehemmer **Racecadotril** (◘ Abb. 46.4) zur Verfügung.

Loperamid

Wirkprinzip. Loperamid ist ein Opioid, das durch **Aktivierung von μ-Opioidrezeptoren im Darm** die propulsive Peristaltik hemmt. Die dadurch bedingte verlängerte Passagezeit führt zur Steigerung der Resorption von Wasser und Elektrolyten. Loperamid hemmt zudem die im Rahmen von infektiös oder toxisch bedingten Diarrhöen auftretende Steigerung der Sekretion von Wasser und Elektrolyten in das Darmlumen.

Pharmakokinetik. Oral verabreichtes Loperamid entfaltet seine Wirkung lokal im Darm. Circa 70% des oral verabreichten Loperamids kann aus dem Darm resorbiert werden. Aufgrund eines ausgeprägten **First-Pass-Effektes** gelangt es jedoch nur in geringen Mengen in die systemische Zirkulation. Loperamid ist nicht zentralgängig, da es durch einen aktiven Transportmechanismus nach Aufnahme in die Endothelzellen der Hirnkapillaren wieder zurück in das Blut befördert wird. Im Gegensatz zu den meisten anderen Opioiden besitzt Loperamid daher in therapeutischen Dosen bei Erwachsenen keine Wirkungen im Bereich des zentralen Nervensystems. Die Plasmahalbwertszeit beträgt 11–15 Stunden.

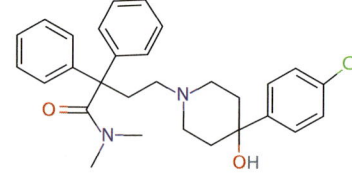

Loperamid

Racecadotril

◘ **Abb. 46.4** Struktur von Loperamid und Racedadotril

Unerwünschte Wirkungen. Loperamid wird in der Regel gut vertragen. Gelegentlich treten **Obstipation,** seltener **Bauchkrämpfe** und **Übelkeit** auf. Bei Kindern kann es insbesondere bei hoher Dosierung zu einem paralytischen Ileus sowie zu zentralnervösen Wirkungen kommen. Eine Intoxikation kann mit Naloxon behandelt werden.

Kontraindikationen

> Bei schweren Darmerkrankungen, Diarrhöen mit Fieber und blutigem Stuhl, in der Schwangerschaft und Stillzeit sowie bei Kindern unter 2 Jahren ist Loperamid kontraindiziert.

Klinische Anwendung. Sofern keine kausale Therapie möglich ist, kann Loperamid bei akuten und chronischen Diarrhöen kurzfristig (1–2 Tage) eingesetzt werden. Die Behandlung ist rein symptomatisch. Die mögliche Hemmung der Elimination von Erregern durch Loperamidgabe kann nachteilig sein.

Steckbrief Loperamid

Wirkmechanismus: Hemmung der propulsiven Peristaltik durch Aktivierung von μ-Opioid-Rezeptoren im Darm

Pharmakokinetik: Ausgeprägter First-Pass-Effekt, sehr geringe systemische Wirkung nach oraler Gabe, nicht zentralgängig

Unerwünschte Wirkungen: Obstipation, seltener Bauchkrämpfe und Übelkeit

Kontraindikationen: Schwere Darmerkrankungen, Diarrhöen mit Fieber und blutigem Stuhl, Schwangerschaft, Stillzeit, Kinder unter 2 Jahren

Klinische Anwendung: Kurzfristiger Einsatz bei akuten oder chronischen Diarrhöen

Racecadotril

Wirkprinzip. Racecadotril wird nach oraler Gabe durch Esterasen in den aktiven Metaboliten **Thiorphan** umgewandelt. Thiorphan **hemmt Enkephalinasen** und verstärkt dadurch die Wirkung endogener Enkephaline in Gastrointestinaltrakt. Die lokal vermehrt anfallenden endogenen Enkephaline führen über δ-Opioidrezeptoren zur Verminderung der Sekretion von Elektrolyten und Wasser.

Pharmakokinetik. Racecadotril wird rasch nach oraler Gabe resorbiert. Der aktive Metabolit Thiorphan ist nicht zentralgängig und wird nach Metabolisation überwiegend renal ausgeschieden. Die Halbwertszeit beträgt etwa 3 Stunden.

Unerwünschte Wirkungen. Gelegentlich kommt es unter Anwendung von Racecadotril zur Obstipation.

Klinische Anwendung. Racecadotril kann zur symptomatischen Behandlung bei Säuglingen, die älter als 3 Monate sind, und Kindern mit akuter Diarrhö eingesetzt werden, wenn orale Rehydratationsmaßnahmen allein nicht ausreichend wirksam sind und keine Kontraindikationen bestehen.

Kontraindikationen. Racecadotril ist bei **Säuglingen unter 3 Monaten**, bei **schweren Darmerkrankungen** sowie **Infektionen mit invasiven Erregern** kontraindiziert.

> **Steckbrief Racecadotril**
> **Wirkmechanismus:** Antidiarrhoischer Effekt durch Verminderung des Abbaus endogener Enkephaline im Darm
> **Pharmakokinetik:** Gute Resorption nach oraler Gabe, keine Zentralgängigkeit, Plasma-HWZ ca. 3 h
> **Unerwünschte Wirkungen:** Selten Obstipation
> **Klinische Anwendung:** Symptomatische Behandlung akuter Diarrhöen bei Säuglingen älter als 3 Monate und Kindern, wenn andere Maßnahmen nicht wirksam oder kontraindiziert sind
> **Kontraindikationen:** Schwere Darmerkrankungen, Infektionen mit invasiven Erregern, Säuglinge unter 3 Monaten

46.2.4 Laxanzien

Bedeutung. Laxanzien sind Abführmittel, die bei Obstipation eingesetzt werden. Unter einer Obstipation versteht man eine Verringerung der Stuhlgangfrequenz auf <3×/Woche für einen Zeitraum von >6 Monaten. Letztendlich spielt das subjektive Befinden des Patienten eine wichtige Rolle bei der Stellung der Diagnose einer Obstipation. Die Obstipation kann vielfältige Ursachen haben. So kann sie das Symptom **schwerwiegender organischer Darmerkrankungen** wie chronisch-entzündliche Darmerkrankungen, Kolonkarzinom oder Divertikulitis sein. Derartige Erkrankungen sollten unbedingt vor einer medikamentösen Behandlung der Obstipation aus-

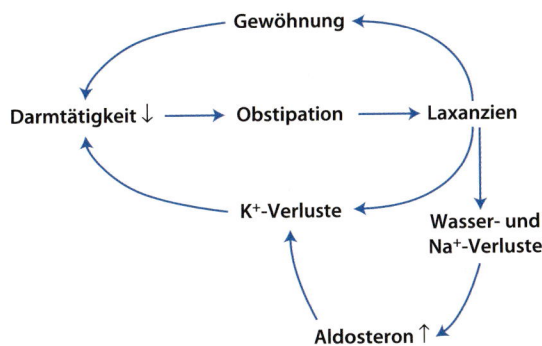

Abb. 46.5 Circulus vitiosus im Rahmen eines Laxanzienabusus

geschlossen werden. Eine Verlangsamung der Transitzeit kann durch **verschiedene funktionelle Störungen** bedingt sein. So können verschiedene **psychische Erkrankungen**, das **Reizdarmsyndrom** sowie generell **fehlerhafte Ernährung und Lebensgewohnheiten** zur Symptomatik einer Obstipation führen. Auch verschiedene **Pharmaka** wie Opioide, trizyklische Antidepressiva, Anticholinergika, Antiparkinsonmittel, aluminiumhaltige Antazida, Clonidin oder Calciumkanalblocker können eine Obstipation hervorrufen oder verstärken. Die häufigsten Formen von Obstipation beruhen auf funktionellen Störungen infolge fehlerhafter Ernährung oder ungünstiger Lebensgewohnheiten. In diesen Fällen kann sehr häufig auf den Einsatz abführender Arzneimittel (Laxanzien) verzichtet werden. Die Umstellung der Ernährung auf faserreiche Kost, ausreichende Flüssigkeitszufuhr sowie vermehrte körperliche Bewegung sind zur Behandlung dieser auch als »habituelle Obstipation« bezeichneten Funktionsstörung häufig ausreichend.

Wirkprinzip. Die Laxanzien werden gemäß ihrer Wirkungsweise in Gruppen unterteilt:
- Füll- und Quellmittel
- Gleitmittel
- osmotisch wirkende Abführmittel
- stimulierende Laxanzien
- Rizinusöl
- 5-HT$_4$-Rezeptoragonisten (▶ Kap. 46.2.1)

> Der Einsatz von Laxanzien sollte grundsätzlich so kurz wie möglich erfolgen und auf maximal wenige Wochen begrenzt sein.

Bei länger dauernder Anwendung besteht die Gefahr eines gesteigerten intestinalen Wasser- und Elektrolytverlustes. In der Folge kommt es zu einer vermehrten Freisetzung von Aldosteron, wodurch die renale Kaliumausscheidung gesteigert wird. Der dadurch zusätzlich verstärkte Verlust von Kaliumionen führt zur Verminderung der Darmtätigkeit und befördert damit eine Obstipation. Aufgrund dieses Circulus vitiosus (▶ Abb. 46.5) im Rahmen eines Laxanzienmissbrauchs kann es durch die Laxanziengabe selbst zur Aufrechterhaltung einer Obstipation kommen.

Quell- und Ballaststoffe

Durch Zufuhr von pflanzlichen Fasern, die nicht im Darm abgebaut werden können und unter Wasseraufnahme im Darmlumen aufquellen, vergrößert sich das Volumen des Darminhaltes. Die Dehnung der Darmwand führt reflektorisch zur Auslösung propulsiver Peristaltik und Defäkation. Als Quell- und Ballaststoffe können **Weizenkleie, Leinsamen** oder **Flohsamen** (Psyllium) eingesetzt werden. Wichtig ist, dass die **Verabreichung mit einer ausreichenden Flüssigkeitsmenge** erfolgt, um einer Verkleisterung des Darminhalts mit der Gefahr eines Darmverschlusses vorzubeugen. Der Einsatz von Quell- und Ballaststoffen ist ansonsten nebenwirkungsarm. Eine Wirkung setzt in der Regel nach 10–20 Stunden ein.

Gleitmittel

Als Gleitmittel werden detergensähnliche oder ölige, nicht resorbierbare Substanzen verwendet, die den Faeces gleitfähiger machen sollen und dadurch die Darmpassage verbessern. Die Anwendungsmöglichkeiten sind begrenzt. Zum Einsatz kommen das Detergens **Docusat-Natrium** oder **Paraffinöl**. Die Wirkung ist oft nicht sehr stark ausgeprägt. Bei Resorption oder Aspiration von Paraffinöl besteht die Gefahr von Ablagerungen im Körper bzw. von Lipidpneumonien, außerdem ist die Resorption fettlöslicher Vitamine bei chronischer Einnahme vermindert. **Glycerin** kann rektal als Klysma oder Suppositorium zur Auslösung der Defäkation eingesetzt werden.

Osmotische Laxanzien

Wirkprinzip. Durch Gabe niedermolekularer, nichtresorbierbarer Substanzen kommt es zur osmotischen Retention von Flüssigkeit im Darmlumen, wodurch eine Eindickung des Faeces verhindert und die Darmpassage erleichtert wird.

Vertreter. Die Gabe von anorganischen Salzen (**salinische Abführmittel**) in isotoner Lösung hat einen laxierenden Effekt. Zur Anwendung kommen **Na_2SO_4 (Glaubersalz)** oder **$MgSO_4$ (Bittersalz)**. Da SO_4^{2-}-Anionen kaum resorbierbar sind, binden sie osmotisch im Darmlumen Flüssigkeit, die Gabe salinischer Abführmittel kann binnen weniger Stunden zu einer wässrigen Stuhlentleerung führen.

Die **Zuckeralkohole Sorbitol** und **Mannitol**, die nicht resorbiert werden können, wirken als osmotische Abführmittel. Sorbitol kann beispielsweise als Einlauf zur Reinigung des Enddarms verabreicht werden.

Auch die **nichtresorbierbaren Zucker Lactulose** (◻ Abb. 46.6) **und Lactitol** finden als osmotische Laxanzien Anwendung. Nicht selten kommt es unter Gabe von Lactulose und Lactitol zu abdominellen Schmerzen und Flatulenz. Beide Zucker werden im Kolon durch Bakterien in Milch- und Essigsäure abgebaut. Die dadurch hervorgerufene Absenkung des pH-Wertes im Darmlumen macht man sich zur Senkung erhöhter Ammoniakspiegel bei der hepatischen Enzephalopathie zunutze. Der niedrige pH-Wert führt dazu, dass das resorbierbare und toxische Ammoniak (NH_3) in nichtresorbierbares NH_4^+ umgewandelt wird.

◻ Abb. 46.6 Struktur von Rizinolsäure, Bisacodyl, Natriumpicosulfat und Lactulose

Auch höhermolekulare Substanzen mit sehr hoher Wasserbindungskapazität wie **Polyethylenglykole**, die kaum resorbiert werden, können als osmotische Laxanzien eingesetzt werden.

Stimulierende Laxanzien

Wirkprinzip. Im Gegensatz zu den anderen Abführmitteln führen stimulierende Laxanzien zu einer Irritation und Reizung des Darmepithels. Dadurch nimmt die Resorption von Natrium und Wasser ab (**antiresorptive Wirkung**). Darüber hinaus können sie die Sekretion von Elektrolyten und Wasser in das Darmlumen fördern (**sekretagoge Wirkung**). Folge dieser Wirkungen ist die Aufweichung des Faeces sowie die Steigerung von propulsiver Peristaltik und Defäkation.

Vertreter. Anthrachinone sind pflanzliche Bestandteile, die in den Blättern und Früchten der Sennapflanze, der Rinde des Faulbaumes, den Wurzeln des Rhabarbers oder in den Blättern der Aloe vorkommen. Anthrachinone besitzen verschiedene Zuckerreste und werden erst im Dickdarm durch die Einwirkung von Glykosidasen und Reduktasen in die aktiven Formen wie Anthrone oder Anthranole umgewandelt. Die Wirkung setzt im Dickdarm mit einer Latenz von etwa 6–10 Stunden ein. Ein kleiner Anteil der Anthrachinone wird resorbiert und mit dem Urin, der sich dunkel verfärben kann, ausgeschieden. **Diphenolmethanderivate** sind synthetische Wirkstoffe, aus denen im Darm Diphenole entstehen, die im Dickdarm laxierende Wirkungen besitzen. **Bisacodyl** (◨ Abb. 46.6) wird im Dünndarm zu Desacetylbisacodyl hydrolysiert und resorbiert. Nach hepatischer Konjugation mit Glucuronsäure wird es biliär in den Darm sezerniert und im Dickdarm wiederum in die Wirkform, das Desacetylbisacodyl, umgewandelt. Aufgrund der Leberpassage setzt die laxierende Wirkung erst mit einer Verzögerung von 8–12 Stunden nach oraler Gabe ein. **Natriumpicosulfat** (◨ Abb. 46.6), ein Schwefelsäureester des Bisacodyls, wird kaum resorbiert. Im Dickdarm wird es in die gleiche Wirkform wie die des Bisacodyls umgesetzt.

Rizinusöl

Rizinusöl besteht zu 80–85% aus dem Triglycerid der Rizinolsäure (◨ Abb. 46.6) und wird im Dünndarm durch Lipasen gespalten. Die dadurch freigesetzte Rizinolsäure wirkt vor allem im Dünndarm stark motilitätssteigernd, indem sie direkt Prostaglandin E_2-Rezeptoren vom Typ EP_3 in der glatten Muskulatur der Darmwand aktiviert. Aufgrund der teilweise sehr starken Wirkung sowie des unangenehmen Geschmacks wird Rizinusöl kaum noch als Laxanzium verwendet.

Weiterführende Literatur

Field M (2003) Intestinal ion transport and the pathophysiology of diarrhea. J Clin Invest 111 (7): 931-943
Hansen MB (2003) The enteric nervous system I: Organisation and classification. Pharmacology & Toxicology 92: 105-113
Hansen MB (2003) The enteric nervous system II: Gastrointestinal functions. Pharmacology & Toxicology 92: 249-257
Hansen MB (2003) The enteric nervous system III: A target for pharmacological treatment. Pharmacology & Toxicology 93: 1-13
Hesketh, PJ (2008) Chemotherapy-induced nausea and vomiting. NEJM 358: 2482-2494
Mertz HR (2003) Irritabe bowel syndrome. NEJM 349: 2137-2146
Niebyl JR (2010) Clinical practice. Nausea and vomiting in pregnancy. N Engl J Med 363: 1544-1550
Salazar-Lindo E, Santisteban-Ponce J Chea-Woo E, Gutierrez M (2005) Racecadotril in the treatment of acute watery diarrhea in children. NEJM 343: 463-467
Shawcross D, Jalan R (2005) Dispelling myths in the treatment of hepatic encephalopathy. Lancet 365: 431-433
Toda N, Herman AG (2005) Gastrointestinal function regulation by nitrergic efferent nerves. Pharmacological Reviews 57: 315-338

Pharmaka für chronisch-entzündliche Darmerkrankungen

S. Offermanns

Einleitung

Zu den chronisch entzündlichen Darmerkrankungen im engeren Sinne gehören der Morbus Crohn und die Colitis ulcerosa. Beide Erkrankungen gehen mit einer erheblichen Beeinträchtigung der Lebensqualität einher.

47.1 Ursachen und Pathomechanismen

> **Lernziele**
> - Morbus Crohn
> - Colitis ulcerosa
> - Ätiologie

Beim **Morbus Crohn** handelt es sich um eine segmental diskontinuierlich auftretende Entzündung aller Wandschichten des gesamten Gastrointestinaltraktes, wobei häufig das terminale Ileum und das proximale Kolon beteiligt sind. Klinisch zeichnet sich der Morbus Crohn typischerweise durch Abdominalschmerzen und Durchfälle, meist ohne Blut, aus. Nicht selten treten tastbare Resistenzen im rechten Unterbauch auf. Extraintestinale Symptome im Bereich der Haut, der Augen sowie der Gelenke sind bei Morbus Crohn häufig. Typische Komplikationen sind Fisteln, Fissuren, Abszesse, Darmstenosen sowie ein Malabsorptionssyndrom. In Spätstadien kommt es selten zur Amyloidose sowie zu Karzinomen. Der Verlauf ist schubweise mit Auftreten von Rezidiven.

Die **Colitis ulcerosa** ist eine chronische Entzündung, die auf die Schleimhautschichten des Dickdarms beschränkt ist und sich kontinuierlich unter Ausbildung von Ulzerationen ausbreitet. Blutig-schleimige Durchfälle sind das Leitsymptom der Colitis ulcerosa, extraintestinale Symptome sind seltener als bei Morbus Crohn, typische Komplikationen sind Blutungen sowie eine toxische Kolondilatation (toxisches Megakolon) mit Peritonitis und Perforationsgefahr. Das Karzinomrisiko ist höher als beim Morbus Crohn. Auch die Colitis ulcerosa nimmt einen chronisch-rezidivierenden Verlauf.

Die Inzidenz beider Erkrankungen liegt bei ca. 3–4/ 100.000 pro Jahr mit einem Inzidenzgipfel zwischen dem 20. und 40. Lebensjahr. Die Prognose ist bei guter Behandlung bezüglich der Lebenserwartung günstig. Allerdings ist der Leidensdruck der Patienten häufig groß. Beim Auftreten von Komplikationen steigt das Letalitätsrisiko.

Die **Ätiologie** der chronisch entzündlichen Darmerkrankungen ist unklar. Gegenwärtig wird davon ausgegangen, dass die chronisch entzündlichen Darmerkrankungen auf einer inadäquaten und deutlich gesteigerten Immunantwort der Darmschleimhaut auf die normalen Bestandteile der mukosalen Mikroflora beruhen. Dabei spielen eine genetische Disposition, umweltbedingte Faktoren mit Veränderung der luminalen Darmflora sowie eine gestörte Immunregulation eine wichtige Rolle.

Für das Vorliegen **genetischer Faktoren** spricht eine familiäre Häufung der Erkrankung. Etwa 25% der Patienten mit Morbus Crohn tragen eine Mutation im Gen NOD-2, das für einen intrazellulären Rezeptor für Bakterienprodukte kodiert, der wahrscheinlich für die normale Immunität gegenüber bakteriellen Pathogenen mitverantwortlich ist.

Für die Bedeutung von **Umweltfaktoren** spricht die deutliche Zunahme der Inzidenz in Westeuropa während der letzten Jahrzehnte. Dabei scheint die bakterielle Darmflora eine noch nicht geklärte Rolle zu spielen.

In der Pathogenese der chronisch entzündlichen Darmerkrankungen spielt die chronisch erhöhte, vor allem T-Zell-vermittelte **Immunantwort der Darmschleimhaut** eine entscheidende Rolle. Bei Morbus-Crohn-Patienten kommt es zu einer vermehrten Bildung von Interleukin-12 sowie von Interleukin-13 durch antigenaktivierte mononukleäre Zellen. Dies führt zu einer persistierenden Aktivierung von T-Helferzellen vom Typ 1 (Th1-Helferzellen) mit erhöhter Produktion von Interferon und Tumor-Nekrose-Faktor-α (TNFα). Im Gegensatz dazu scheint bei der Colitis ulcerosa eine präferentielle Aktivierung von Th2-Helferzellen vorzuliegen.

47.2 Pharmakotherapie

Eine ursächliche Behandlung der chronisch entzündlichen Darmerkrankungen ist nicht möglich. Neben diätetischen und symptomatischen Maßnahmen stellt die medikamentöse Therapie zur Beeinflussung immunologischer Prozesse den Hauptpfeiler der Therapie akuter Schübe und chronischer Verlaufsformen der chronisch entzündlichen Darmerkrankungen dar. Zur Anwendung kommen im Wesentlichen 4 Substanzgruppen:

- 5-Aminosalicylsäure (5-ASA) und 5-ASA-Derivate
- Glucocorticoide
- Immunsuppressiva und
- Anti-TNF-α-Antikörper

Beim **Morbus Crohn** sind Glucocorticoide die wirksamsten Pharmaka bei aktiver Erkrankung; in der Rezidivprophylaxe spielen sie keine Rolle. Insbesondere bei geringer Aktivität der Erkrankung ist auch Mesalazin wirksam. Bei schwereren Verlaufsformen kommen meist zusätzlich zu Glucocorticoiden Immunsuppressiva (Azathioprin, 6-Mercaptopurin, Methotrexat) sowie TNFα-Hemmstoffe (Infliximab, Adalimumab) zur Anwendung. Bei sezernierenden Fisteln können Metronidazol oder Ciprofloxacin gegeben werden. Die Rezidivprophylaxe erfolgt bevorzugt mit Immunsuppressiva.

Die Standardtherapie der **Colitis ulcerosa** besteht in der Gabe von Mesalazin und Glucocorticoiden. Bei schwerer therapierefraktärer Erkrankung können Ciclosporin A oder seltener TNFα-Hemmstoffe eingesetzt werden; häufig ist in diesen Fällen eine Kolektomie zu erwägen. Mittel der Wahl zur Rezidivprophylaxe ist Mesalazin.

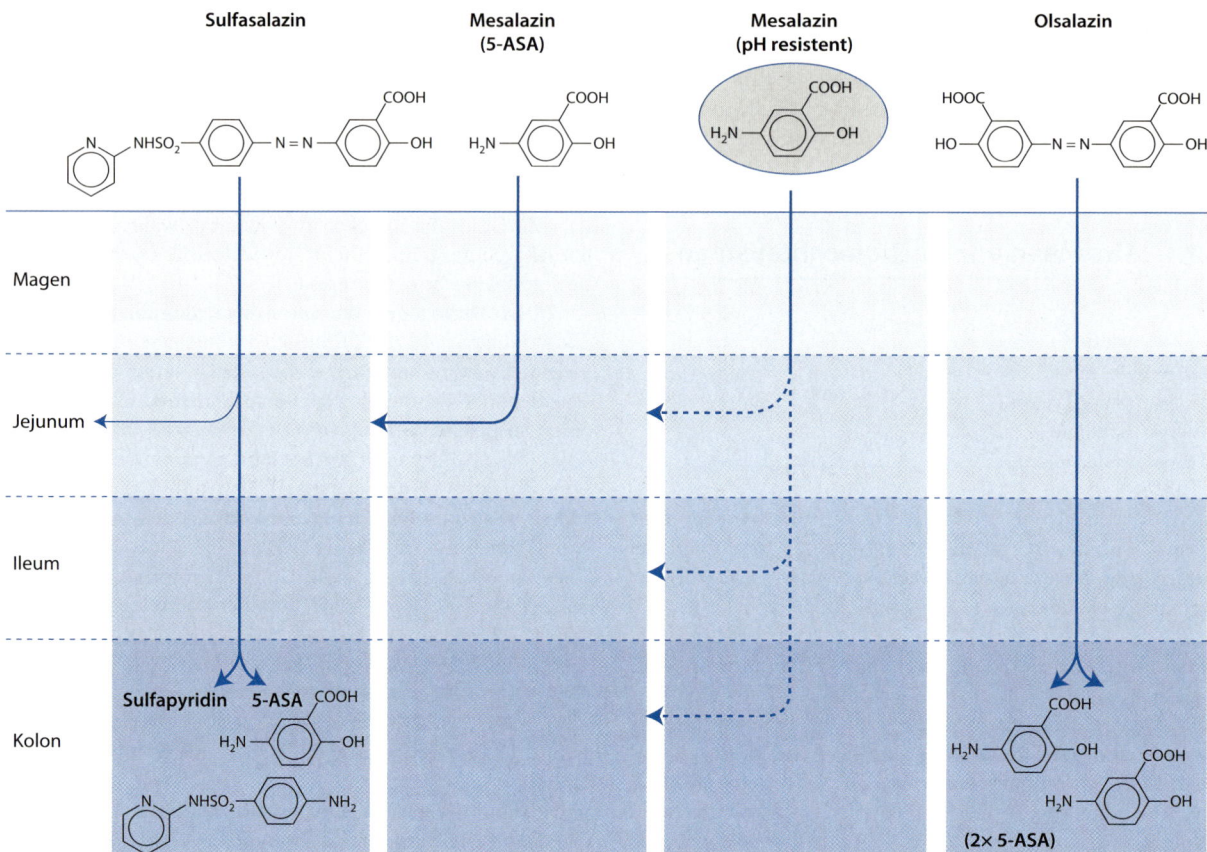

Abb. 47.1 Struktur und Freisetzungswege von oral verabreichten Aminosalicylaten. Sulfasalazin wird zu etwa 25% im Dünndarm resorbiert, der überwiegende Teil wird im Kolon in Sulfapyridin und die aktive Komponente Mesalazin (5-Aminosalicylsäure = 5-ASA) gespalten. Mesalazin (5-ASA) erreicht nach oraler Gabe nicht das Kolon, sondern wird fast vollständig im Dünndarm resorbiert. Durch bestimmte galenische Zubereitungen kann die Resorption von 5-ASA verzögert werden und eine Freisetzung in unteren Dünndarmabschnitten oder im Kolon erreicht werden. Olsalazin wird im Kolon in 2 Moleküle 5-ASA gespalten

47.2.1 Aminosalicylate

Vertreter. **Sulfasalazin** (Abb. 47.1) wird nach oraler Gabe im Dickdarm durch bakterielle Azoreduktasen in das Sulfonamid Sulfapyridin sowie in die eigentliche Wirksubstanz **5-Aminosalicylsäure (Mesalazin)** gespalten. Durch die Bindung an Sulfapyridin, das selbst keine therapeutische Wirkung besitzt, wird die Resorption von Mesalazin in den oberen Darmabschnitten verhindert, sodass Mesalazin an seinem eigentlichen Wirkort im Bereich des terminalen Ileums und im Bereich des Kolons gelangen kann. Mesalazin kann auch direkt verabreicht werden, allerdings ist dazu eine besondere galenische Zubereitungsform erforderlich, die eine Resorption in den oberen Abschnitten des Magen-Darm-Traktes verhindert. Dazu werden Mesalazin-haltige Tabletten mit einem Überzug versehen, der sich beispielsweise erst bei einem pH-Wert von 6 oder 7 im proximalen Ileum bzw. im distalen Ileum und Kolon auflöst. **Olsalazin** (Abb. 47.1) ist eine Azoverbindung aus zwei Molekülen Mesalazin, die ähnlich wie Sulfasalazin im Kolon durch bakterielle Enzyme in die eigentliche Wirkform Mesalazin gespalten wird. Die therapeutische Wirkung der Aminosalicylate ist bei Colitis ulcerosa gut belegt, bei Morbus Crohn ist die Wirksamkeit fraglich.

Wirkmechanismus. Der Wirkmechanismus von Mesalazin ist nicht genau bekannt. Obwohl es sich um ein Salicylat handelt, führt es nicht zu einer Hemmung von Cyclooxygenasen. Die antiinflammatorische Wirkung beruht möglicherweise auf einer Hemmung der Produktion von Interleukin-1, Interleukin-6 und TNF-α. Auch eine Hemmung der Leukotrienbildung über die 5-Lipoxygenase, eine Inaktivierung freier toxischer O_2-Radikale sowie eine Hemmung des Transkriptionsfaktors NF-κB sind beschrieben worden.

Pharmakokinetik. **Sulfasalazin** wird zu 20–30% nach oraler Gabe im Dünndarm resorbiert und vornehmlich biliär ausgeschieden. Das nach bakterieller Spaltung im Dickdarm freigesetzte Sulfapyridin wird überwiegend resorbiert und in der Leber acetyliert, hydroxyliert sowie glukuronidiert. Die Ausscheidung erfolgt überwiegend renal. Patienten mit verminderter Acetylierungskapazität (Langsamacetylierer) weisen höhere Plasmaspiegel und stärkere unerwünschte Wirkungen auf.

Mesalazin, das aus Sulfasalazin im Dickdarm freigesetzt wird oder in besonderer galenischer Zubereitung die unteren Darmabschnitte erreicht, wird zu etwa 25% im Kolon resorbiert und nach Acetylierung renal ausgeschieden.

Unerwünschte Wirkungen. Unerwünschte Wirkungen des **Sulfasalazins** beruhen vornehmlich auf dem sehr gut resorbierten lipophilen Sulfapyridin und werden insbesondere bei Langsamacetylierern beobachtet. Typisch sind Kopfschmerzen, Übelkeit, verschiedene allergische Reaktionen sowie eine reversible Oligospermie. Bei lang anhaltender Gabe kann es durch Hemmung der Folsäureresorption zu einem Folsäuremangel kommen.

Mesalazin wird deutlich besser vertragen; selten kommt es zu Kopfschmerzen, Übelkeit oder allergischen Exanthemen. Interstitielle Nephritiden sind in einigen Fällen beschrieben worden. Bei Gabe von **Olsalazin** kommt es nicht selten zusätzlich zu Durchfällen.

Klinische Anwendung. **Mesalazin** und **Sulfasalazin** sind Mittel der Wahl bei der Behandlung einer leichten bis mittelschweren **Colitis ulcerosa.** Dabei wird Mesalazin in der Regel aufgrund der geringeren unerwünschten Wirkungen bevorzugt. Die Anwendung kann zudem zur Rezidivprophylaxe erfolgen. Die Gabe zur Behandlung des **Morbus Crohn** ist nicht gesichert. Eventuell ist ein Therapieversuch bei leichten bis mäßigen Verlaufsformen des Morbus Crohn gerechtfertigt. Sulfasalazin wird auch im Rahmen der Behandlung der **rheumatoiden Arthritis** angewendet.

Steckbrief Aminosalicylate

Wirkmechanismus: Antiinflammatorischer Effekt, dessen Mechanismus nicht genau bekannt ist

Unerwünschte Wirkungen:
- **Sulfasalazin:** Kopfschmerzen, Übelkeit, allergische Reaktionen
- **Mesalazin und Olsalazin:** Wie Sulfasalazin, jedoch seltener; bei Gabe von Olsalazin evtl. auch Durchfälle

Klinische Anwendung: Mittel der Wahl zur Behandlung der Colitis ulcerosa, evtl. auch bei rheumatoider Arthritis und Morbus Crohn

---

47.2.2 Glucocorticoide

Aufgrund ihrer antiinflammatorischen Wirkungen können Glucocorticoide (► Kap. 49) bei chronisch-entzündlichen Darmerkrankungen eingesetzt werden. Zur Anwendung kommen orale oder parenterale Formen, z.B. **Prednisolon** oder **Methylprednisolon** oder topisch anzuwendende Formen von **Betamethason** oder **Hydrocortison** als Klysma oder als visköser Schaum. Beim Morbus Crohn können sie bei der Mehr-

zahl der Patienten eine Remission induzieren. Die Wirksamkeit ist im Vergleich zu Sulfasalazin oder Mesalazin deutlich höher. Bei oraler oder parenteraler Anwendung müssen häufig Dosen weit oberhalb der Cushing-Schwellendosis verabreicht werden, sodass mit vielfältigen unerwünschten Wirkungen zu rechnen ist (► Kap. 49). Die Gabe von nebenwirkungsärmeren topischen Steroiden wie **Budesonid** kann von Vorteil sein. Budesonid wird nach Resorption zum überwiegenden Teil in der Leber zu inaktiven Metaboliten umgewandelt, die vornehmlich renal ausgeschieden werden. Systemische unerwünschte Wirkungen sind unter der Gabe von Budesonid deutlich geringer ausgeprägt.

Eines der größten Probleme im Rahmen der Glucocorticoidgabe bei chronisch-entzündlichen Darmerkrankungen ist die sog. »Steroidabhängigkeit«, die darin besteht, dass relativ hohe Dosen von Glucocorticoiden zur Aufrechterhaltung einer stabilen Remission gegeben werden müssen. Auch **Glucocorticoidresistenzen** werden häufig beobachtet. Indiziert sind Glucocorticoide beim Versagen einer Therapie mit Aminosalicylaten oder beim Vorliegen eines schweren Krankheitsschubes. Beim Nichtansprechen auf Glucocorticoide oder bei chronisch aktiven Verlaufsformen sollten Glucocorticoide durch Immunsuppressiva ersetzt werden.

47.2.3 Immunsuppressiva

Immunsuppressiva (► Kap. 26) stellen bei fortgeschrittenen Verlaufsformen chronisch-entzündlicher Darmerkrankungen eine wichtige Therapieoption dar. Mittel der Wahl sowohl bei Morbus Crohn als auch bei Colitis ulcerosa ist **Azathioprin.** Immunsuppressiva der zweiten Wahl sind **Methotrexat** beim Morbus Crohn und **Cyclosporin A** bei der Colitis ulcerosa.

47.2.4 Anti-TNF-α-Antikörper

Infliximab ist ein humanisierter monoklonaler Antikörper gegen TNFα (► Kap. 25), der bei einem therapieresistenten Morbus Crohn eingesetzt werden kann und bereits bei einmaliger intravenöser Gabe bei einem Drittel der Patienten mit therapierefraktärem aktivem Morbus Crohn eine deutliche Besserung hervorruft. Die Wirkung beruht auf der Inaktivierung von TNFα, einem wichtigen Mediator der bei Morbus Crohn typischen TH_1-Helferzell-Immunantwort.

Unerwünschte Wirkungen. Bei Behandlung mit Infliximab kann es zu unerwünschten Wirkungen wie Überempfindlichkeitsreaktionen bis hin zum anaphylaktischen Schock sowie zu einer verminderten Infektabwehr kommen. Die Folgen einer Langzeittherapie sind zurzeit nicht vollständig beurteilbar. Bei Patienten mit aktiver oder latenter Tuberkulose, schweren Infektionen und Herzinsuffizienz (NYHA III oder IV) ist Infliximab kontraindiziert.

47

Pharmakotherapie der Colitis ulcerosa

Akuter Schub

- **Schweregrad gering bis mäßig** (blutige Durchfälle <6/d; Temperatur <38 °C; Krankheitsgefühl: gering bis deutlich):
- **Mesalazin**
  - 3-4,8 g/d oral (bei ausgedehnter Kolitis)
  - 1 g/d topisch (bei distaler Kolitis)
  - ggf. zusätzlich Glucocorticoide, z.B.
    - Prednisolon 40–60 mg/d oral (bei ausgedehnter Kolitis)
    - oder Budesonid 2 mg/d topisch (bei distaler Kolitis)
- **Schweregrad schwer bis fulminant** (blutige Durchfälle >6/d; Temperatur >38 °C; schweres Krankheitsgefühl):
  - **Glucocorticoide** (systemisch), z.B. Prednisolon 40–100 mg/d oral oder i.v.
  - **Mesalazin** (wie oben)
  - evtl. **Ciclosporin A** (4 mg/kg/d i.v.)
  - selten Anti-TNFα-Antikörper

Rezidivprophylaxe/Remissionserhalt

- **Mesalazin** (1,5 g/d oral) für mind. 2 Jahre
- oder Sulfasalazin (2 g/d oral)
- oder Olsalazin (1 g/d oral)
- bei distalem Befall auch topische Gabe
- bei Versagen: Azathioprin (2–2,5 mg/kg/d)

Pharmakotherapie Morbus Crohn

Akuter Schub

- Leichte Entzündungsaktivität:
  - **topische Glucocorticoide**
  - z.B. Budesonid (9 mg/d)
  - evtl. **Mesalazin** (4 g/d)
- Mäßige Entzündungsaktivität:
  - **Glucocorticoide**
    - entweder Budesonid (9 mg/d topisch)
    - oder Prednison/Prednisolon (1 mg/kg/d systemisch)
  - ggf. **Antibiotika**
  - evtl. **Immunsuppressiva oder Anti-TNFα-Antikörper** (s.u.)
- Hohe Entzündungsaktivität:
  - **Glucocortidoide**
    - Prednison/Prednisolon (1 mg/kg/d systemisch)
  - evtl. **Immunsuppressiva**
    - Azathiprin (2–2,5 mg/kg/d)
    - oder 6-Mercaptopurin (1 mg/kg/d)
    - oder Methotrexat (15–25 mg/Woche)

▼

- evtl. **Anti-TNFα-Antikörper,** z.B.
  - Infliximab (5 mg/kg i.v., Wiederholung nach 2 und 6 Wochen, danach alle 8 Wochen)
  - oder Adalimumab (160 mg initial, nach 2 Wochen 80 mg, danach 40 mg alle 2 Wochen)

Rezidivprophylaxe/Remissionserhalt

- **Immunsuppressiva** für mind. 4 Jahre
  - Azathiprin (2–2,5 mg/kg/d)
  - oder 6-Mercaptopurin (1 mg/kg/d)
- bei Versagen **Anti-TNFα-Antikörper**

Weiterführende Literatur

Abraham C, Cho JH (2009) Inflammatory Bowel Disease. N Engl J Med 361: 2066-2078

Akobeng AK, Gardener E (2005) Oral 5-aminosalicylic acid for maintenance of medically-induced remission in Crohn's Disease. Cochrane Database Syst Rev 1: CD003715

Akobeng AK, Zachos M (2004) Tumor necrosis factor-alpha antibody for induction of remission in Crohn's disease. Cochrane Database Syst Rev 1: CD003574

Bouma G and Strober W (2003) The immunological and genetic basis of inflammatory bowel disease. Nat Rev Immunol 3: 521-533

Korzenik JR, Podolsky DK (2006) Evolving knowledge and therapy of inflammatory bowel disease. Nat Rev Drug Duscov 5: 197-209

Otley A, Steinhart AH (2005) Budesonide for induction of remission in Crohn's disease. Cochrane Database Syst Rev 4: CD000296

Peyrin-Biroulet L, Desreumaux P, Sandborn WJ, Colombel J-F (2008) Crohn's disease: beyond antagonists of tumour necrosis factor. LANCET 372: 67-81

Strober W, Murray PJ, Kitani A, Watanabe T (2006) Signaling pathways and molecular interactions of NOD1 and NOD2. Nat Rev Immunol 6: 9-20

Pharmaka mit Wirkung auf hormonelle und metabolische Systeme

Hypothalamus-Hypophysen-System

S. Offermanns

Einleitung

Das Hypothalamus-Hypophysen-System verbindet das zentrale Nervensystem mit dem endokrinen System. Aufgrund dieser Funktion wird es auch als neuroendokrines System bezeichnet. Der Hypothalamus ist zentral in die Regulation einer Reihe physiologischer Prozesse wie Wachstum, Metabolismus, Reaktion auf Stress, Reproduktion, Osmoregulation sowie zirkadiane Rhythmik involviert. Diese basalen Funktionen sind entscheidend an der Erhaltung der Homöostase beteiligt, indem sie die physiologischen Vorgänge des Körpers mit den Umweltbedingungen in Einklang bringen. Um diese zentrale Funktion auszuüben, fungiert der Hypothalamus als ein integratives Zentrum, das eine Fülle von Steuerungssignalen aus nahezu allen Bereichen des sensorischen und autonomen Systems erhält. Die nur in Ansätzen verstandene Verarbeitungsleistung des Hypothalamus führt zu den hypothalamischen Steuerungssignalen in Form der Freisetzung von Neurotransmittern und Neurohormonen, die vor allem auf Teile des zentralen Nervensystems sowie auf die Hypophyse wirken. Im vorliegenden Kapitel werden die pharmakologisch relevanten Hypothalamus-/Hypophysen-Hormone und ihre Analoga sowie einige Rezeptorantagonisten dargestellt.

48.1   Das neuroendokrine System

> **Lernziele**
> ▬ Neuroendokrine Zellen
> ▬ Hypophysen-Hormone
> ▬ 3 Stufen des neuroendokrinen Systems
> ▬ Regulation

Im Hypothalamus gibt es verschiedene Gruppen von sogenannten **neuroendokrinen Zellen,** die im Gegensatz zu Neuronen ihre Transmitter nicht im Bereich von synaptischen Verbindungen ausschütten, sondern diese direkt in die Blutzirkulation freisetzen. Während einige Gruppen neuroendokriner Zellen des Hypothalamus wie z.B. Oxytocin- oder Vasopressin (ADH)-produzierende Zellen diese Mediatoren im Bereich des Hypophysen-Hinterlappens in die systemische Zirkulation abgeben, werden die meisten anderen Mediatoren in ein Portalsystem sezerniert, durch das sie die Zellen des Hypophysen-Vorderlappens erreichen (◘ Abb. 48.1). Dort führen diese Mediatoren entweder zur Hemmung oder Stimulation der Freisetzung von Hypophysen-Vorderlappen-Hormonen (Wachstumshormon, TSH, Prolactin, FSH, LH, ACTH).

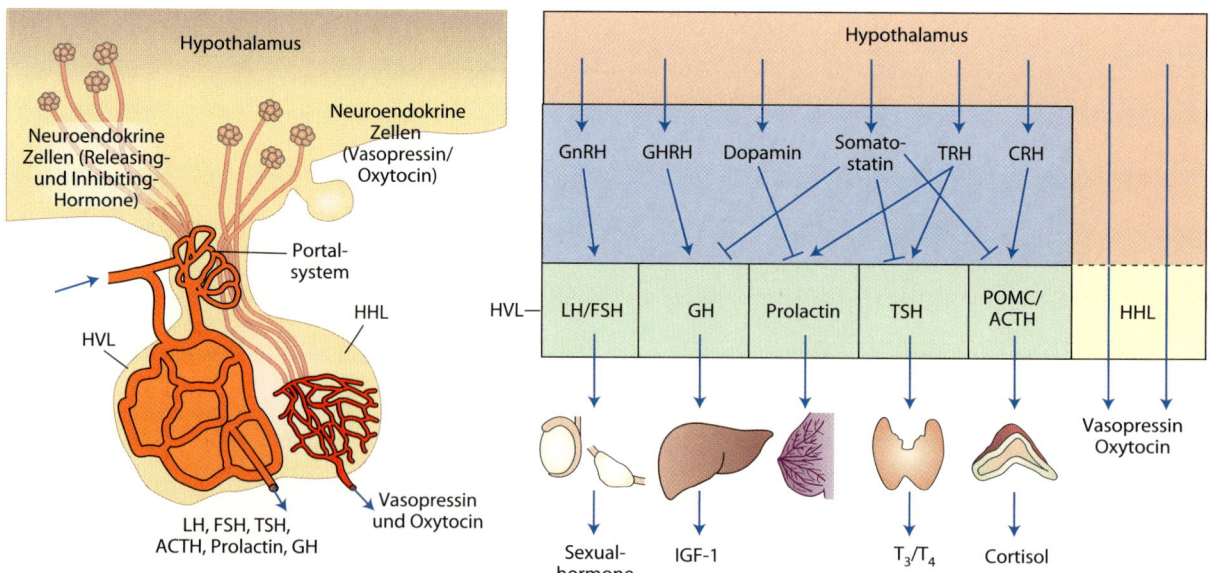

◘ **Abb. 48.1a, b Hypothalamisch-hypophysäres System. a** neuroendokrine Zellen des Hypothalamus setzen Hormone in das hypothalamisch-hypophysäre Portalsystem frei (links) oder geben Hormone direkt nach Projektion in den Hypophysen-Hinterlappen (HHL) in die systemische Zirkulation ab (rechts). Über das Portalsystem werden endokrine Zellen des Hypophysen-Vorderlappens (HVL) reguliert. **b** Übersicht über die hypothalamischen und hypophysären Hormone sowie die Hormone der peripheren Zielorgane des hypo-thalamisch-hypophysären Systems. LH = luteinisierendes Hormon; FSH = Follikel-stimulierendes Hormon; TSH = Thyroidea-stimulierendes Hormon; ACTH = adrenocorticotropes Hormon; GH = growth hormone; GnRH = Gonadotropin-Releasing Hormon; GHRH = growth hormone releasing hormone; TRH = Thyreotropin-releasing hormone; CRH = Corticotropin-releasing hormone; IGF-1 = Insulin-like growth factor

Die unter dem stimulierenden (releasing) oder inhibierenden Einfluss hypothalamischer Hormone im Hypophysen-Vorderlappen freigesetzten **Hypophysenhormone** bewirken ihrerseits in ihren peripheren Zielorganen die Freisetzung von Hormonen und Mediatoren (◘ Abb. 48.1).

Das neuroendokrine System weist eine **komplexe Regulation** auf. So wird die Bildung und Freisetzung der hypothalamischen Hormone durch eine Fülle von Einflüssen reguliert und ihre Freisetzung weist in vielen Fällen eine rhythmische bzw. pulsatile Form auf. Daneben existieren multiple **Rückkopplungsmechanismen,** indem die in den peripheren Organen unter dem Einfluss von Hypophysen-Vorderlappen-Hormonen gebildeten Hormone meist hemmend, in einigen Fällen auch stimulierend auf die Freisetzung von Hormonen in der Hypophyse sowie im Hypothalamus wirken können.

48.2 Wirkstoffe und Wirkstoffgruppen

Lernziele

- Thyroliberin (TRH) und Thyreotropin (TSH)
- Corticoliberin (CRH) und Corticotropin (ACTH)
- Gonadoliberin (GnRH) und Gonadotropine (LH/FSH)
- Somatoliberin (GHRH), Somatostatin und Somatotropin (Wachstumshormon)
- Prolactin
- Oxytocin
- Vasopressin (antidiuretisches Hormon, ADH)

48.2.1 Thyroliberin (TRH) und Thyreotropin (TSH)

Das von hypothalamischen Neuronen produzierte **Thyreotropin-releasing-Hormon (TRH),** auch Thyroliberin genannt, wird in das portale Gefäßsystem der Hypophyse ausgeschüttet. Über die Aktivierung eines spezifischen G-Protein-gekoppelten Rezeptors auf TSH-produzierenden Zellen des Hypophysen-Vorderlappens stimuliert es die Ausschüttung des **Thyreoidea-stimulierenden Hormons (TSH = Thyreotropin).** TSH wirkt auf die Schilddrüse und induziert dort die vermehrte Synthese und Ausschüttung der Schilddrüsenhormone **Thyroxin (T$_4$)** und **Trijodthyronin (T$_3$).** Die Schilddrüsenhormone wirken im Sinne einer negativen Rückkopplung hemmend auf die TRH-Freisetzung im Hypothalamus sowie auf die TSH-Freisetzung in der Hypophyse (◘ Abb. 48.2).

TRH, das neben der TSH-Freisetzung auch die Prolactin-Sekretion steigert, ist ein Tripeptid, das durch Zyklisierung des N-terminalen Glutamat-Restes sowie durch Amidierung des C-Terminus vor einer raschen Proteolyse geschützt ist. Durch Aktivierung eines G$_{q/11}$-gekoppelten Rezeptors auf TSH-produzierenden Zellen des Hypophysen-Vorderlappens kommt es zur Stimulation der TSH-Freisetzung. TRH wird im Rahmen der **Diagnostik von Schilddrüsenerkran-**

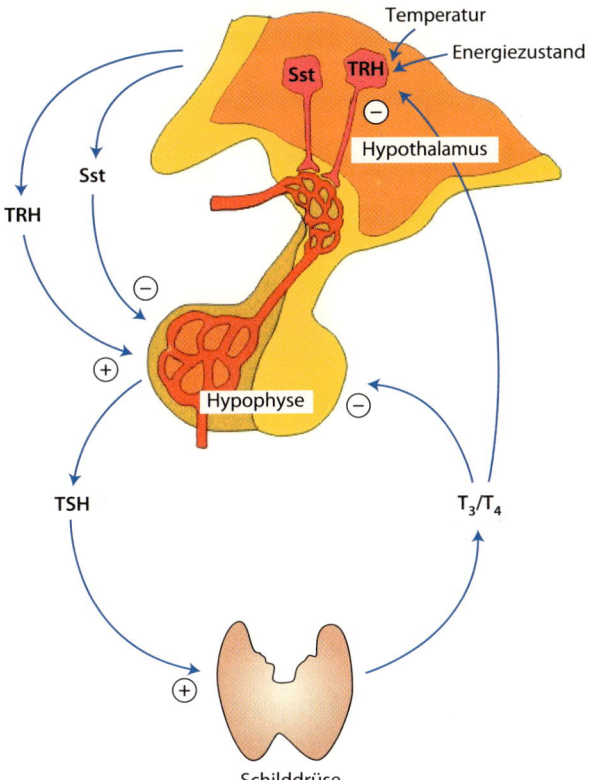

◘ **Abb. 48.2 Regulation der Schilddrüsenhormonsekretion.** Die Sekretion des Thyreoidea-stimulierenden Hormons (TSH = Thyreotropin) aus dem Hypophysen-Vorderlappen unterliegt einer positiven bzw. negativen Regulation durch Thyreotropin-releasing-Hormon (TRH) sowie Somatostatin, die beide im Hypothalamus gebildet werden. TSH fördert die Bildung und Freisetzung von Schilddrüsenhormon, das im Sinne einer negativen Rückkopplung die Freisetzung von TRH und TSH inhibiert. Sst = Somatostatin; T$_3$/T$_4$ = Trijodthyronin/Thyroxin

kungen eingesetzt. Es kann i.v., i.m., oral oder nasal gegeben werden. Zu einem definierten Zeitpunkt nach TRH-Applikation wird die TSH-Konzentration im Blut bestimmt. Bei Patienten mit primärer Hypothyreose führt die TRH-Gabe zum überschießenden Anstieg von TSH, während bei einer Insuffizienz der Hypophyse ein TSH-Anstieg ausbleibt.

TSH ist ein Glykoprotein, das aus einer α- und einer β-Untereinheit besteht. Nach Freisetzung aus der Hypophyse beträgt die **Plasmahalbwertszeit etwa 1 Stunde.** TSH aktiviert auf den Zellen des Follikelepithels der Schilddrüse einen G-Protein-gekoppelten Rezeptor und führt dadurch zur Steigerung der Aufnahme von Jod durch die Schilddrüse sowie zur vermehrten Synthese und Freisetzung von T$_4$ und T$_3$. Ein erheblicher Teil der autonomen Adenome der Schilddrüse beruht auf einer somatischen Mutation des TSH-Rezeptors, die zu einer konstitutiven Aktivierung des Rezeptors führt. Die Bestimmung der TSH-Plasmakonzentration spielt eine wichtige Rolle in der **Schilddrüsen-Funktionsdiagnostik.** Eine Unterfunktion der Schilddrüse geht mit erhöhten TSH-

48

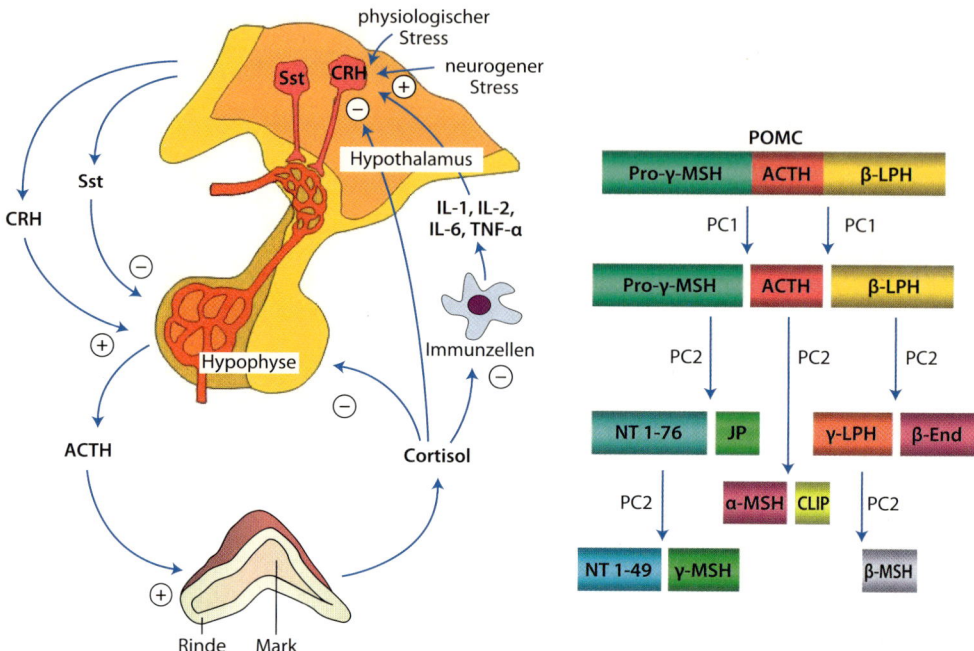

Abb. 48.3a, b Regulation der CRH-ACTH-Glucocorticoid-Achse.
a Die Freisetzung von ACTH aus corticotropen Zellen des Hypophysen-Vorderlappens wird primär durch CRH stimulatorisch reguliert. CRH wird unter dem Einfluss verschiedener Faktoren aus dem Hypothalamus freigesetzt. ACTH fördert die Freisetzung von Glucocorticoiden aus der Zona fasciculata der Nebennierenrinde. Glucocorticoide wie Cortisol wirken inhibitorisch auf die CRH- und ACTH-Freisetzung. IL-1 = Interleukin-1; IL-2 = Interleukin-2; IL-6 = Interleukin-6; TNF-α = Tumornekrosefaktor-α. **b** Prozessierung des Proopiomelanocortin-Genproduktes (POMC) durch die Proconvertasen PC1 und PC2 zu ACTH und anderen Peptiden (Melanozyten-stimulierendes Hormon [MSH], β-Endorphin [β-End] u.a.)

Werten einher, während eine Überfunktion der Schilddrüse zu einer Suppression der TSH-Freisetzung führt. **Gentechnisch hergestelltes TSH** wird **gelegentlich für diagnostische Zwecke** eingesetzt. Durch Gabe von TSH und die dadurch ausgelöste verstärkte Jodaufnahme durch die Schilddrüse kann unter bestimmten Bedingungen bei thyreoidektomierten Patienten mittels Radiojod-Szintigraphie Schilddrüsenrestgewebe nachgewiesen werden.

48.2.2 Corticoliberin (CRH) und Corticotropin (ACTH)

Corticotropin-releasing-Hormon (CRH), auch Corticoliberin genannt, wird in Zellen des Nucleus paraventricularis des Hypothalamus gebildet und in das hypophysäre Pfortadersystem ausgeschüttet. CRH bewirkt durch Aktivierung spezifischer Rezeptoren auf ACTH-bildenden Zellen des Hypophysen-Vorderlappens eine vermehrte Freisetzung von **adrenocorticotropem Hormon (ACTH)**, das nach Freisetzung in die systemische Zirkulation insbesondere die Glucocorticoid-Freisetzung aus den Zellen der Zona fasciculata der Nebennierenrinde stimuliert. Die CRH-ACTH-Glucocorticoid-Achse wird im Wesentlichen auf dreierlei Wegen reguliert:

- durch den tageszeitlichen Rhythmus der basalen Aktivität des Systems

- durch eine negative Rückkopplung durch die Glucocorticoide der Nebennierenrinde
- durch eine massive Aktivierung des Systems unter Stress (▫ Abb. 48.3)

Unter dem Einfluss des **Tag-Nacht-Rhythmus** kommt es zu einer tageszeitlich stark schwankenden Aktivierung des Systems mit maximalen ACTH- und Glucocorticoid-Plasmawerten in den Morgenstunden. Unter normalen Bedingungen stellen die in der Nebennierenrinde gebildeten Glucocorticoide durch Hemmung der Bildung und Freisetzung von CRH im Hypothalamus sowie von ACTH in der Hypophyse den **negativen Rückkopplungsmechanismus** dar. Unter **Stressbedingungen** kann dieser negative Rückkopplungsmechanismus jedoch durchbrochen werden, und es kommt zur starken Aktivierung mit deutlich ansteigenden Glucocorticoid-Plasmakonzentrationen.

CRH ist ein Peptid bestehend aus 41 Aminosäuren, das unter dem Einfluss verschiedener neuronaler Einflüsse sowie der peripheren Glucocorticoid-Spiegel gebildet wird und durch Aktivierung eines G_s-gekoppelten Rezeptors stimulierend auf die Freisetzung von ACTH aus der Hypophyse wirkt. CRH wird **diagnostisch** im Rahmen des CRH-Testes zur **Differenzialdiagnose des Morbus Cushing** eingesetzt. Vor und zu definierten Zeitpunkten nach der i.v. Gabe von CRH wird dabei die ACTH-Plasmakonzentration bestimmt. Ein ACTH-Anstieg bleibt aus bei Schädigung der adrenocorticotropen

Zellen der Hypophyse sowie bei längerfristiger Suppression des endogenen CRH-ACTH-Systems (z.B. bei hochdosierter Glucocorticoid-Therapie oder Cortisol-produzierenden Tumoren). Bei einem zentralen (hypothalamisch bedingten) Cushing-Syndrom kommt es hingegen zu einem überschießenden ACTH- und Cortisol-Anstieg. Gelegentlich werden nach i.v. Gabe von CRH ein flüchtiges Wärmegefühl im Bereich des Kopfes und Oberkörpers sowie transitorische Geruchs- und Geschmacksmissempfindungen beobachtet.

ACTH, bestehend aus 39 Aminosäuren, wird als Teil eines größeren Vorläuferproteins, des sogenannten »Proopiomelanocortins« (POMC) synthetisiert (◨ Abb. 48.3). Die Freisetzung von ACTH aus POMC erfolgt durch proteolytische Spaltung. Neben ACTH werden eine Reihe anderer biologisch aktiver Peptide aus POMC gebildet wie β-Endorphin, Lipotropine sowie das Melanozyten-stimulierende Hormon (MSH). ACTH bewirkt durch Aktivierung des G_s-gekoppelten MC_2-Rezeptors einen Anstieg der intrazellulären cAMP-Konzentration in den Zellen der Nebennierenrinde. Hauptwirkung ist vor allen Dingen die Steigerung der Bildung und Freisetzung von Glucocorticoiden in der Zona fasciculata. ACTH wird im Rahmen der **Diagnostik von Nebennierenrindenfunktionsstörungen** eingesetzt. Zur Anwendung kommt dabei **Tetracosactid**, das aus den ersten 24 Aminosäuren des ACTH besteht und vollständig biologisch aktiv ist.

48.2.3 Gonadoliberin (GnRH) und Gonadotropine (LH/FSH)

Gonadoliberin

Das Gonadoliberin-Gonadotropin-System ist ein zentraler Regulator der Sexualfunktionen. **GnRH (Gonadotropin-Releasing-Hormon = Gonadoliberin)** wird durch spezialisierte neuroendokrine Zellen des Hypothalamus gebildet und in das hypophysäre Portalsystem sezerniert. In den Zellen des Hypophysen-Vorderlappens führt es zur Stimulation der Freisetzung von **Follikel-stimulierendem Hormon (FSH)** sowie von **luteinisierendem Hormon (LH)**. LH und FSH wirken insbesondere auf die Gonaden und steuern dort die generativen Funktionen wie Spermatogenese und Follikelreifung. Darüber hinaus sind sie die wichtigsten Stimulatoren der Sexualhormonsynthese und -freisetzung. Die Freisetzung von GnRH und damit die Stimulation der LH/FSH-Freisetzung erfolgt nicht kontinuierlich, sondern pulsatil, und das gesamte System unterliegt einer komplexen Regulation durch negative und positive Rückkopplungs-Mechanismen (◨ Abb. 48.4).

Die intermittierende Freisetzung von GnRH wird durch den sogenannten »Pulsgenerator« im Hypothalamus kontrolliert. Die Aktivität des Pulsgenerators ist in der fetalen Zeit hoch und nimmt dann während des ersten Lebensjahres ab. Erst mit Beginn der Pubertät nimmt die Amplitude und Frequenz der pulsatilen GnRH-Freisetzung wieder zu. Die intermittierende Freisetzung von GnRH mit Frequenzen von 0,5–1-mal pro Stunde ist eine Voraussetzung für die geregelte Synthese und Freisetzung der Gonadotropine LH und FSH. Bei kontinuierlicher Gabe von GnRH oder eines Analogons kommt

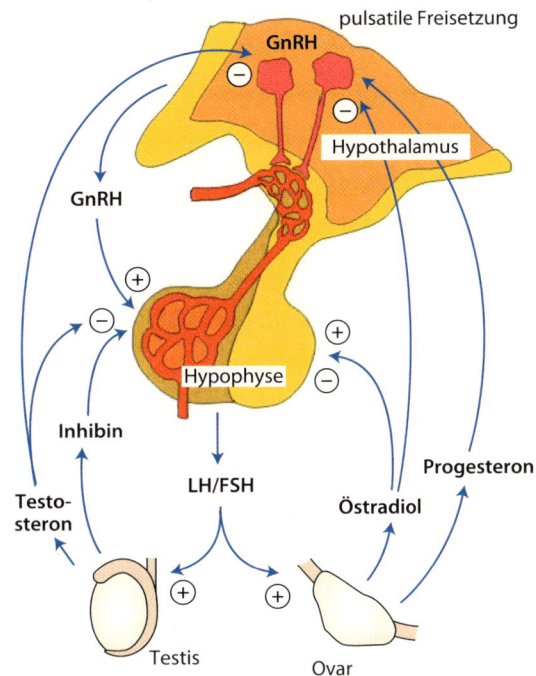

◨ **Abb. 48.4 Regulation der Hypothalamus-Hypophysen-Gonaden-Achse.** Das hypothalamische Freisetzungshormon Gonadoliberin (GnRH) wird in pulsatiler Form freigesetzt und reguliert die Synthese und Freisetzung der beiden Gonadotropine LH und FSH sowohl bei Männern als auch bei Frauen. Die unter dem Einfluss von Gonadotropin aus den Gonaden freigesetzten Sexualhormone führen auf dem Wege einer negativen Rückkopplung zur Verminderung der GnRH- sowie LH/FSH-Freisetzung. Eine Ausnahme bildet die positive Rückkopplung in der präovulatorischen Phase der Frau, bei der die sehr hohen Östrogenkonzentrationen zur Stimulation der GnRH- sowie Gonadotropin-Freisetzung führen. Insbesondere die FSH-Sekretion wird durch Inhibine, die in den Gonaden gebildet werden, inhibitorisch reguliert

es zu einer Desensitisierung von hypophysären GnRH-Rezeptoren. Dieses Prinzip macht man sich bei der Gabe von langwirkenden GnRH-Analoga zur Suppression der Gonadotropin-Freisetzung zunutze (s.u.). GnRH wirkt über einen $G_{q/11}$-gekoppelten Rezeptor stimulierend auf die Synthese und Freisetzung von LH und FSH im Hypophysen-Vorderlappen.

GnRH-Rezeptor-Agonisten

GnRH-Rezeptor-Agonisten (◨ Abb. 48.5) führen je nach Applikationsmodus und Substanz entweder zu einer Stimulation oder zu einer Hemmung der Freisetzung von Gonadotropinen. Die Gabe von GnRH oder eines kurzwirksamen Analogons einmalig oder in intermittierender, die physiologische Rhythmik imitierenden Weise, steigert die LH/FSH-Freisetzung. Wird hingegen GnRH oder ein GnRH-Analogon kontinuierlich verabreicht, kommt es sehr rasch zur Desensitisierung von GnRH-Rezeptoren, und nach einer kurzfristigen initialen Stimulation der LH/FSH-Freisetzung nimmt die Gonadotropinsekretion ab. Die Folge ist eine deutlich verminderte Bildung von Sexualhormonen in den Gonaden.

48

◘ **Abb. 48.5 Struktur von GnRH und Analoga.** Dargestellt ist die Aminosäuresequenz von GnRH sowie von verschiedenen agonistischen und antagonistischen Analoga. Die gegenüber GnRH veränderten Aminosäuren und Seitenketten sind rot markiert. Cpa = Chlorphenylalanyl; Pal = 3-Pyridylalanyl; Cit = Citrullin

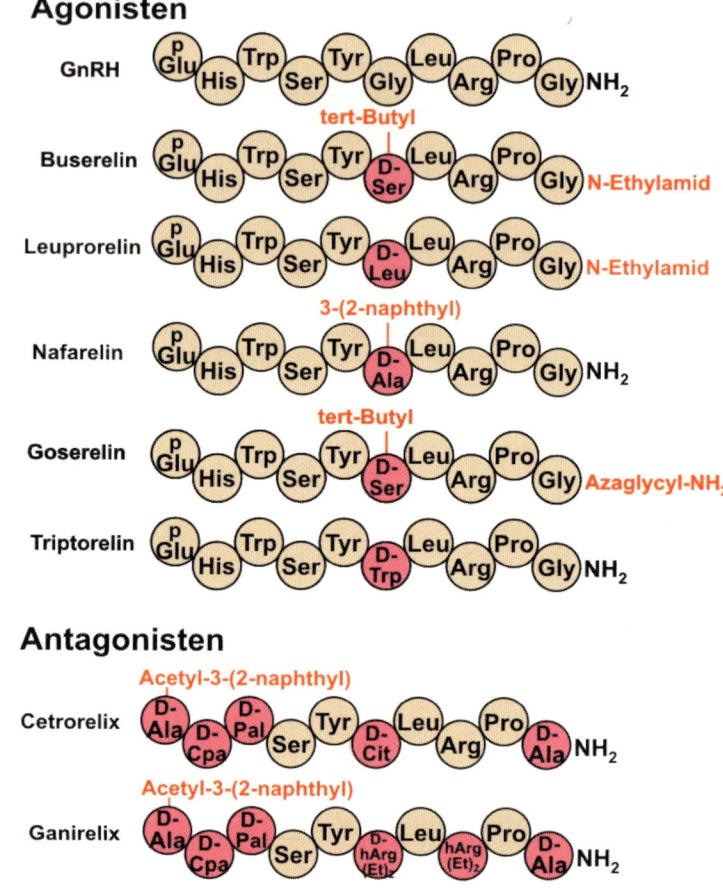

Man spricht bei dieser Wirkung auch von einer »chemischen Kastration«. Die Plasmahalbwertszeit von GnRH ist mit 4 Minuten relativ kurz. Durch Modifikation der Peptidsequenz in Position 6 und 10 ist es gelungen, die Wirksamkeit am Rezeptor sowie die Wirkdauer zu steigern. Diese länger und stärker wirkenden GnRH-Analoga, z.B. **Buserelin** (Plasma-HWZ: 90 min), **Leuprorelin** (Plasma-HWZ: 180 min), **Nafarelin** (Plasma-HWZ: 180 min) oder **Goserelin** (Plasma-HWZ: 120–240 min) eignen sich insbesondere für die Dauertherapie zur Senkung der LH/FSH- und Sexualhormon-Freisetzung. Seit kurzem steht ein implantierbares Hydrogel-Reservoir mit dem synthetischen GnRH-Rezeptor-Agonisten **Histrelin** zur Verfügung, das eine Applikation einmal jährlich ermöglicht.

Diagnostischer und therapeutischer Einsatz. Um zu überprüfen, ob die hypophysäre Freisetzung von Gonadotropinen durch GnRH stimulierbar ist, erfolgt die Gabe von GnRH im Rahmen des **diagnostischen GnRH-Tests.**

Bei **hypothalamisch bedingten Fertilitätsstörungen** kann GnRH in Form von Pulsen alle 90 oder 120 Minuten gegeben werden. Im Gegensatz zu der Therapie mit Gonadotropinen ist das Risiko für eine Überstimulation der Ovarialfunktion offensichtlich verringert.

Die Suppression der Gonadotropin-Sekretion durch **kontinuierliche Gabe langwirksamer GnRH-Analoga** macht

man sich bei der Therapie des **Prostatakarzinoms** zunutze. Die Senkung der Testosteronspiegel führt zu einer Reduktion der Progredienz der Erkrankung. Auch andere Erkrankungen wie die **Endometriose**, die **Pubertas praecox**, **bestimmte Formen von Mammakarzinomen** sowie der **Uterus myomatosus** können mit langwirkenden GnRH-Analoga behandelt werden. Im Rahmen der prämenopausalen Anwendung kann es bei Frauen zu klimakterischen Beschwerden kommen. Das Osteoporoserisiko ist erhöht.

> **Steckbrief GnRH und GnRH-Analoga**
>
> **Wirkmechanismus:** Durch kontinuierliche Gabe von GnRH-Analoga rasche Desensitisierung von GnRH-Rezeptoren mit nachfolgender Hemmung der Gonadotropin-Sekretion und verminderter Bildung von Sexualhormonen in den Gonaden
>
> **Pharmakokinetik:** Plasmahalbwertszeit 1,5–4 h
>
> **Klinische Anwendung:** Mittel der Wahl zur chemischen Kastration bei fortgeschrittenem Prostatakarzinom. Anwendung auch bei Endometriose, Myomen, Mammakarzinom bei prämenopausalen Frauen sowie kurzfristig im Rahmen der Sterilitätsbehandlung der Frau bei anovulatorischen Zyklen.

GnRH-Rezeptor-Antagonisten

Durch weitergehende Modifikation der GnRH-Struktur ist es gelungen, **GnRH-Rezeptor-Antagonisten** wie **Cetrorelix, Ganirelix, Abarelix** oder **Degarelix** mit teilweise sehr langen Plasmahalbwertszeiten zu generieren (◘ Abb. 48.5). Gegenüber den lang-wirksamen GnRH-Rezeptor-Agonisten kann durch Gabe eines Antagonisten eine schnellere Suppression der Gonadotropin- und Sexualhormonfreisetzung erreicht werden. Der möglicherweise zusätzliche klinische Nutzen ist zurzeit noch unklar.

Gonadotropine

Gonadotropine sind ebenso wie das in der menschlichen Plazenta gebildete humane Choriongonadotropin (hCG) Glykoproteine. Sie bestehen aus einer α- und einer β-Untereinheit. Die α-Untereinheit von LH, FSH, hCG und TSH ist identisch, während die β-Untereinheit spezifisch für die einzelnen Hormone ist. Die Plasmahalbwertszeiten der Gonadotropine liegen bei 12 Stunden (LH), 24 Stunden (FSH) und ca. 30 Stunden (hCG). Während die Wirkungen von LH und hCG durch den LH-Rezeptor vermittelt werden, besitzt FSH einen eigenen Rezeptor. LH- und FSH-Rezeptoren gehören zur Gruppe der G-Protein-gekoppelten Rezeptoren, ihre Aktivierung führt über das G-Protein G$_s$ zur Stimulation der Adenylylcyclase.

Die physiologischen Effekte der Gonadotropine sind geschlechtsspezifisch. **Beim Mann** wirkt LH primär auf die Leydig-Zellen des Hodens und stimuliert dort die Synthese von Androgenen. Das dadurch gebildete Testosteron fördert die Gametogenese und ist für die Aufrechterhaltung der sekundären Geschlechtsmerkmale des Mannes sowie der Libido erforderlich. FSH wirkt vor allem auf Sertoli-Zellen des Hodens und stimuliert dort die Synthese von Faktoren, die für die Spermienreifung notwendig sind. Die physiologischen Wirkungen der Gonadotropine **bei der Frau** sind vielfältiger und hängen vom Lebensalter sowie vom Stadium des Ovulationszyklus ab. FSH fördert das Wachstum und die Reifung ovarieller Follikel und stimuliert die Produktion von Estradiol. LH ist verantwortlich für die Auslösung der Ovulation und fördert in der zweiten Phase des Zyklus die Synthese von Progesteron im Corpus luteum (► Kap. 50).

Klinischer Einsatz von Gonadotropinen. Gonadotropine werden zunehmend in rekombinanter Form hergestellt und vor allem im Bereich der Reproduktionsendokrinologie eingesetzt. Im Rahmen der Behandlung von Frauen mit **Anovulation** werden LH und FSH in individueller Dosierung zur Stimulation der Follikelreifung verwendet. Die vollständige Ausreifung des Follikels und die Induktion einer Ovulation erfolgen mit hCG. In ähnlicher Weise werden FSH und hCG für die **Auslösung einer Ovulation zur Gewinnung von Eizellen bei In-vitro-Fertilisationen** verwendet. Bei **Männern mit gestörter Fertilität** aufgrund eines **Gonadotropinmangels** hat sich die kombinierte Gabe von FSH und hCG bewährt. hCG findet auch bei der Therapie des **Kryptorchismus** Verwendung. Eine mehrwöchige Behandlung mit hCG kann bei ausreichend früh eingesetzter Therapie zum Descensus testis führen.

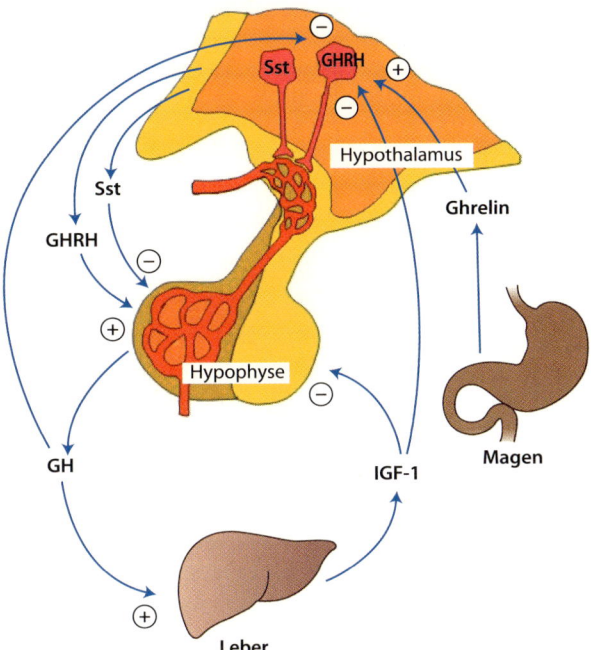

◘ **Abb. 48.6 Freisetzung und Wirkung von Wachstumshormon.** Die Freisetzung von Wachstumshormon aus dem Hypophysen-Vorderlappen wird im Wesentlichen durch die beiden hypothalamischen Faktoren Somatoliberin (GHRH) sowie Somatostatin (Sst) reguliert. Somatostatin wirkt zusätzlich inhibitorisch auf die Freisetzung von GHRH. Die meisten Effekte von Wachstumshormon werden indirekt durch die Freisetzung von Insulin-like growth factor-1 (IGF-1) vermittelt. Sowohl IGF-1 als auch Wachstumshormon hemmen die Freisetzung von GHRH. IGF-1 hemmt zudem die Freisetzung von Wachstumshormon aus dem Hypophysen-Vorderlappen

Bei Einsatz von Gonadotropinen zur Auslösung einer Ovulation besteht die Gefahr der Überstimulation der Ovarien. Folge kann die Entwicklung großer Zysten sein. Im Rahmen der Behandlung einer Anovulation mit Gonadotropinen ist die Wahrscheinlichkeit von Mehrlingsschwangerschaften erhöht.

48.2.4 Somatoliberin (GHRH), Somatostatin und Somatotropin (Wachstumshormon)

Die im Hypothalamus gebildeten Neurohormone **Somatoliberin (GHRH: growth hormone releasing hormone)** sowie **Somatostatin** werden in das Portalsystem der Hypophyse ausgeschüttet und führen in den somatotropen Zellen des Hypophysen-Vorderlappens zur Stimulation bzw. Hemmung der Freisetzung von **Wachstumshormon (GH: Somatotropin)** (◘ Abb. 48.6). Wachstumshormon beeinflusst die Aktivität einer Vielzahl von Körperzellen teilweise direkt, teilweise durch Stimulation der Bildung von **Insulin-like growth factor-1 (IGF-1)**. Die Aktivität des Somatoliberin-Somatotropin-Systems ist in der Kindheit hoch und steigt zur Pubertät wei-

▣ Abb. 48.7 Struktur von Somatostatin, Octreotid und Lanreotid. Dargestellt ist die Aminosäuresequenz von Somatostatin, Octreotid und Lanreotid. Die für die Rezeptorbindung wichtigen Aminosäuren sind rot markiert

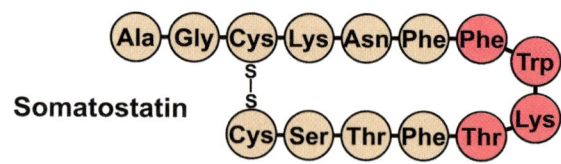

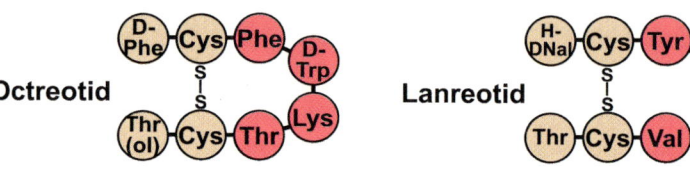

ter an, danach fallen GHRH und Wachstumshormonspiegel wieder ab. Wachstumshormon wird dabei in Form irregulärer Pulse abgegeben, wobei die Amplitude der sekretorischen Pulse nachts am höchsten ist. Das hypothalamisch-hypophysäre System der Wachstumshormonfreisetzung unterliegt ebenfalls diversen regulatorischen negativen Rückkopplungsmechanismen (▣ Abb. 48.6).

Somatoliberin (GHRH)

GHRH wird vor allen Dingen in den Zellen des Nucleus arcuatus gebildet und stimuliert die Freisetzung von Wachstumshormon aus dem Hypophysen-Vorderlappen durch Aktivierung eines G_S-gekoppelten spezifischen Rezeptors. Das aus 44 Aminosäuren bestehende GHRH-Peptid wird zur Unterscheidung eines hypophysär und hypothalamisch bedingten Wachstumshormonmangels **diagnostisch eingesetzt.** Vor und 15–45 min nach i.v. Injektion von GHRH wird die Wachstumshormon-Plasmakonzentration bestimmt. Bei normaler Stimulierbarkeit der Wachstumshormonfreisetzung kann ein hypophysär bedingter Wachstumshormonmangel ausgeschlossen werden.

Somatostatin

Das primär im Nucleus paraventricularis gebildete **Somatostatin hemmt** neben der Sekretion von Wachstumshormon auch **die Freisetzung von TSH und ACTH.** Darüber hinaus inhibiert Somatostatin die Freisetzung einer Reihe peripherer Hormone wie **Glucagon, Insulin, Gastrin u.a.** Die Bildung von Somatostatin ist nicht auf die Zellen des Hypothalamus beschränkt. Somatostatin wird in einer Reihe anderer Regionen des **zentralen und peripheren Nervensystems,** im **Darm,** in den **Langerhans-Inseln des Pankreas** sowie anderen Organen gebildet. Neben der inhibitorischen Regulation der Freisetzung hypophysärer Hormone spielt Somatostatin eine wichtige Rolle bei der Regulation der Funktion des Magen-Darm-Traktes, indem es die Freisetzung einer Fülle von Verdauungshormonen wie Gastrin, Sekretin, Cholezystokinin hemmt. Somatostatin wirkt **vasokonstriktorisch im Bereich des Splanchnicus,** ein Effekt, den man sich therapeutisch zu Nutze macht (s.u.). Die diversen Wirkungen von Somatostatin werden durch 5 verschiedene G_i/G_o-gekoppelte Rezeptoren (SSTR1-5) vermittelt. Für die Inhibition der Wachs-

tumshormonfreisetzung durch Somatostatin sind vor allem die Rezeptoren SSTR2 und SSTR5 verantwortlich. Somatostatin führt darüber hinaus auch zur Hemmung der GHRH-Freisetzung durch hypothalamische Zellen. Die synthetischen Somatostatin-Analoga **Octreotid** und **Lanreotid** (▣ Abb. 48.7) wirken als Somatostatin-Rezeptor-Agonisten. Im Vergleich zu der mit wenigen Minuten relativ kurzen Halbwertszeit von Somatostatin ist die Halbwertszeit von Octreotid und Lanreotid deutlich länger (120 bzw. 90 min). Darüber hinaus weisen beide Analoga eine Selektivität für SSTR2- und SSTR5-Rezeptoren auf.

Klinischer Anwendung. Somatostatin und/oder Octreotid können aufgrund ihres vasokonstriktorischen Effektes im Splanchnicus-Bereich zur Senkung des portalen Druckes eingesetzt werden. Dies macht man sich z.B. bei der Therapie einer **schweren Ulkusblutung** sowie bei der Behandlung von **Ösophagusvarizenblutungen** zu Nutze. Die Gabe erfolgt i.v. Der klinische Stellenwert dieser Behandlung ist umstritten. Octreotid und Lanreotid werden zur Behandlung der **Akromegalie** sowie zur symptomatischen Behandlung von **endokrin aktiven Tumoren des Gastrointestinaltrakts** (z.B. Karzinoide, VIPome, Glucagonome) eingesetzt. Für die Langzeitanwendung stehen s.c. verabreichbare Depotformen zur Verfügung.

Unerwünschte Wirkungen. Insbesondere Somatostatin führt zur Hemmung der Freisetzung von Glucagon und Insulin, und entsprechend kann es zu **Störungen der Blutzuckerkontrolle** kommen. Unter Octreotid werden Störungen der Blutzuckerregulation seltener beobachtet, allerdings können diverse **unerwünschte gastrointestinale Effekte** wie Übelkeit oder Diarrhö auftreten.

Wachstumshormon (GH)

Wachstumshormon wird von den somatotropen Zellen, die etwa 40% der hormonbildenden Zellen des Hypophysen-Vorderlappens ausmachen, sezerniert. Das sezernierte Wachstumshormon ist ein Gemisch von Proteinen, unter denen die Hauptform 191 Aminosäuren besitzt und 2 Disulfid-Brücken aufweist. Die peripheren Wirkungen des Wachstumshormons werden durch Aktivierung des **Wachstumshormonrezeptors,**

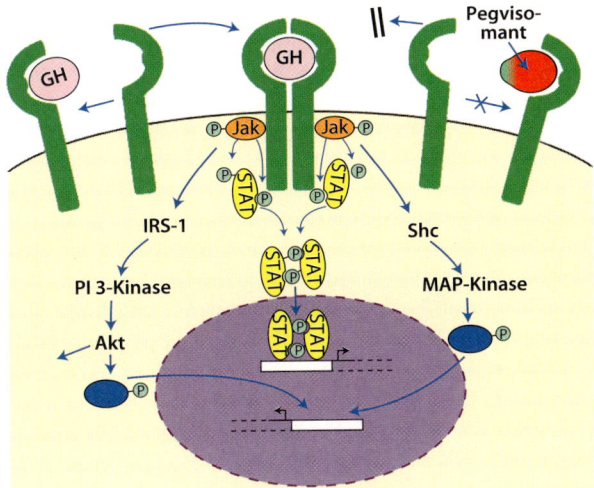

Abb. 48.8 Mechanismus der Wirkung von Wachstumshormon und Wachstumshormonrezeptor-Antagonisten. Die Bindung von Wachstumshormon (GH) an 2 Rezeptormoleküle führt zu deren Dimerisierung. Dies hat die Phosphorylierung von JAK2 zur Folge. Die sich daran anschließende Tyrosinphosphorylierung von zytoplasmatischen Proteinen wie STAT5 oder Shc führt zur Auslösung der zellulären Effekte des Wachstumshormons. Pegvisomant, eine mutierte Form von Wachstumshormon, ist in der Lage, an ein Rezeptormonomer zu binden. Durch Mutation der zweiten Bindungsstelle kommt es jedoch nicht zur Dimerisierung und damit Aktivierung des Rezeptors. Pegvisomant konkurriert mit Wachstumshormon um die Bindung am Rezeptor, besitzt jedoch keine intrinsische Aktivität und ist somit ein kompetitiver Antagonist am Wachstumshormon-Rezeptor

der weit verbreitet exprimiert wird, ausgelöst. Der Wachstumshormonrezeptor gehört zur Klasse der Zytokinrezeptoren. Wachstumshormon besitzt 2 Bindungsstellen für den Rezeptor, durch die es 2 Wachstumshormon-Rezeptor-Moleküle binden kann und dadurch eine Rezeptordimerisierung auslöst. Durch die Wachstumshormon-induzierte Dimerisierung des Rezeptors kommt es zur Aktivierung der Rezeptor-assoziierten Tyrosinkinase **Januskinase 2 (JAK2)**. JAK2 transphosphoryliert zum einen die JAK2 des anderen Rezeptormonomers, zum anderen kommt es zur Tyrosinphosphorylierung zytoplasmatischer Proteine, die an der Signalweiterleitung beteiligt sind. Zu diesen Substraten gehören das **Signal transducers and activators of transcription protein 5 (STAT5)**, das Adapterprotein Shc sowie Insulin-Rezeptor-Substratproteine (IRS-Proteine) (Abb. 48.8). Die wachstumsfördernden Effekte des Hormons werden durch Induktion der Bildung des **Insulin-like growth factor 1 (IGF-1)** vermittelt. Während Wachstumshormon die IGF-1-Freisetzung in vielen Geweben fördern kann, beruht der Hauptanteil des zirkulierenden IGF-1 auf der Wachstumshormon-induzierten IGF-1-Bildung in der Leber. Einige Effekte des Wachstumshormons wie die Steigerung der Lipolyse in Adipozyten sowie die Stimulation der Gluconeogenese in der Leber erfolgen unabhängig von IGF-1. IGF-1 aktiviert in nahezu allen Geweben den IGF-Rezeptor Typ-1, der wie der Insulin-Rezeptor zur Gruppe der Rezeptor-Tyrosinkinasen gehört. IGF-1 ist zudem neben dem

Wachstumshormon selbst ein wichtiger Regulator der negativen Rückkopplung im Wachstumshormonsystem.

Klinische Anwendung. Gentechnisch hergestelltes **Wachstumshormon** wird zur Behandlung des **hypophysären Minderwuchses bei Kindern** angewendet. In seltenen Fällen ist die Gabe auch bei Erwachsenen mit nachgewiesenem Wachstumshormonmangel indiziert. Die Therapie erfolgt in Form täglicher subkutaner Injektionen.

Zunehmend wird die nicht zugelassene Anwendung von Wachstumshormonen zur »Anti-Aging-Therapie« von älteren Patienten beobachtet. Der Bezug erfolgt u.a. über zweifelhafte Internetquellen. Es liegen keine Studiendaten zu Risiken und Wirkungen vor.

Unerwünschte Wirkungen. Im Rahmen der Behandlung des kindlichen hypophysären Minderwuchses sind unerwünschte Wirkungen z.B. ein **Papillenödem, Kopfschmerzen** oder **Übelkeit,** selten wird aufgrund der metabolischen Effekte von Wachstumshormon ein **diabetogener Effekt** beobachtet. Bei Anwendung im Erwachsenenalter kann es zur **Wasserretention** mit Ausbildung peripherer Ödeme, Arthralgien oder Myalgien kommen.

🛑 **Cave**
Bei Patienten mit Tumoren ist die Anwendung von Wachstumshormon kontraindiziert.

Wachstumshormon-Rezeptor-Antagonisten

Durch gentechnische Veränderung der beiden Rezeptorbindungsstellen des Wachstumshormonmoleküls ist es gelungen, den Wachstumshormon-Rezeptor-Antagonisten **Pegvisomant** zu synthetisieren. Pegvisomant besitzt an der Bindungsstelle 1 mehrere Mutationen, die die Affinität erhöhen, während eine Mutation im Bereich der Bindungsstelle 2 die Affinität zum zweiten Wachstumshormon-Rezeptor-Molekül stark herabsetzt. Durch zusätzliche Konjugation an Polyethylenglykol ist die Plasmahalbwertszeit von Pegvisomant um das Mehrfache gegenüber Wachstumshormon verlängert und beträgt 3–7 Tage. Durch die unterschiedliche Veränderung der Affinität der beiden Bindungsstellen bleibt eine Dimerisierung und Aktivierung des Rezeptors aus (Abb. 48.8).

Pegvisomant stellt ein neues Prinzip in der Therapie der **Akromegalie** dar. Pegvisomant ist indiziert, wenn andere nichtmedikamentöse oder medikamentöse Maßnahmen keine ausreichende Wirkung zeigen. Die bisherigen klinischen Daten deuten darauf hin, dass Pegvisomant relativ gut vertragen wird.

48.2.5 Prolactin

Prolactin ist ein Peptidhormon, das strukturelle Ähnlichkeit zum Wachstumshormon aufweist, und durch lactotrophe Zellen des Hypophysen-Vorderlappens gebildet wird. Im Gegensatz zu anderen Hormonen des Hypophysen-Vorderlappens erfolgt die **Regulation der Prolactin-Freisetzung**

48

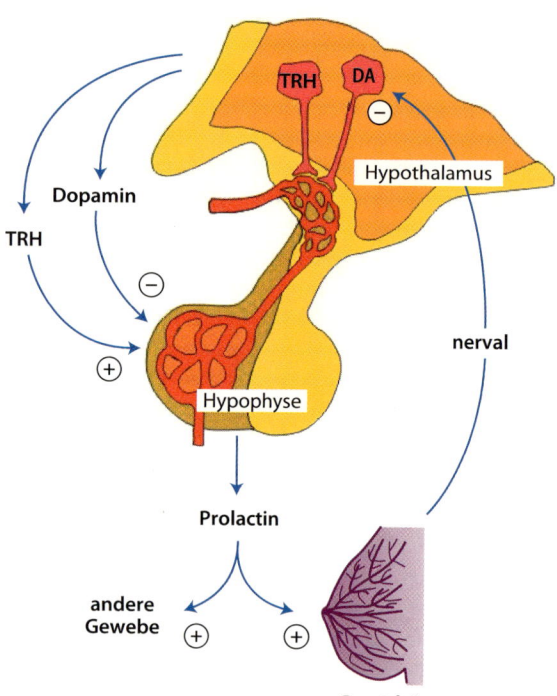

□ Abb. 48.9 Regulation der Prolactin-Freisetzung. Die Freisetzung von Prolactin aus Zellen des Hypophysen-Vorderlappens steht primär unter einer inhibitorischen Kontrolle durch Dopamin (DA), das von hypothalamischen Neuronen gebildet wird. Unter bestimmten Bedingungen kann die Prolactin-Freisetzung auch durch TRH stimuliert werden. Prolactin wirkt auf eine Vielzahl von Geweben. Das wichtigste Zielgewebe ist die weibliche Brustdrüse. Saugreize im Bereich der Brustdrüse führen zur Steigerung der Prolactin-Freisetzung

überwiegend durch inhibitorische Steuerung durch den Hypothalamus. Der wesentliche Regulator der Prolactin-Freisetzung ist **Dopamin**, das von hypothalamischen Zellen in das Portalsystem der Hypophyse freigesetzt wird und über **D_2-Rezeptoren** die Prolactin-Freisetzung hemmt (□ Abb. 48.9). TRH kann unter bestimmten Bedingungen die Prolactin-Sekretion steigern, es ist jedoch unklar, ob dieser Mechanismus unter physiologischen Bedingungen von Bedeutung ist. Während der Fetalperiode wird Prolactin in der Hypophyse gebildet und freigesetzt. Diese Aktivität nimmt jedoch nach der Geburt rasch ab und die physiologischen Prolactin-Spiegel bei Mann und Frau sind sehr niedrig. Im Verlaufe einer Schwangerschaft nimmt die Prolactin-Freisetzung deutlich zu und erreicht gegen Ende der Schwangerschaft ein Maximum. Wird nach der Entbindung gestillt, werden die erhöhten Prolactin-Spiegel aufrecht erhalten. Das Milchsaugen des Säuglings ist der wesentliche Reiz für die Prolactin-Bildung und -Freisetzung während der Stillzeit (□ Abb. 48.9).

Prolactin übt seine Wirkung durch Aktivierung des **Prolactin-Rezeptors** aus, der ebenso wie der Wachstumshormonrezeptor zur Klasse der Zytokin-Rezeptoren gehört und an den Jak/STAT-Signalweg gekoppelt ist. Prolactin spielt eine wichtige Rolle bei der Induktion des Wachstums und der Differenzierung des Brustdrüsenepithels während der Schwan-

gerschaft und Stillzeit. Die Ausbildung einer laktierenden Mamma ist zusätzlich jedoch abhängig von der Stimulation durch Östrogene, Progesteron, Wachstumshormon und anderen Faktoren.

Die häufigste Ursache für eine pathologische Erhöhung der Prolactin-Sekretion mit Hyperprolactinämie sind **Prolactin-sezernierende Adenome** des Hypophysen-Vorderlappens (Prolactinome). **Hyperprolactinämie** kann auch unter der **Therapie mit Dopaminrezeptor-Antagonisten,** z.B. Neuroleptika, auftreten. Folgen einer unphysiologischen Prolactin-Freisetzung sind Galactorrhoe, Amenorrhoe und Infertilität bei der Frau sowie Libidoverlust, Impotenz und Infertilität beim Mann.

Therapie der Wahl bei Prolactin-sezernierenden Adenomen (Prolactinomen) ist die Gabe von **Dopamin-D_2-Rezeptor-Agonisten.** Es kommen hierbei Bromocriptin oder das länger-wirkende Cabergolin zur Anwendung. Die Therapie mit Dopamin-D_2-Rezeptor-Agonisten erfolgt einschleichend und muss in der Regel über einen langen Zeitraum aufrechterhalten werden. Die **Hemmung der Prolactin-Freisetzung durch Dopamin-D_2-Rezeptor-Agonisten** kann auch zur pharmakologischen Induktion des **Abstillens** genutzt werden.

48.2.6 Oxytocin

Oxytocin ist ein zyklisches Nonapeptid, das sich in zwei Aminosäuren von Vasopressin unterscheidet. Es wird im Nucleus supraopticus und im Nucleus paraventricularis des Hypothalamus gebildet. Die Axone der Oxytocin-produzierenden neuroendokrinen Zellen ziehen durch den Hypophysenstiel in den Hypophysen-Hinterlappen, wo Oxytocin in die Zirkulation freigesetzt wird.

> Die wichtigsten Stimuli für die Freisetzung von Oxytocin sind die Dilatation von Cervix und Vagina gegen Ende der Schwangerschaft und während des Geburtsvorganges sowie der Saugreiz an der weiblichen Mamma.

Das aus dem Hypophysen-Hinterlappen freigesetzte **Oxytocin wirkt** unter physiologischen Bedingungen insbesondere **auf den Uterus sowie auf die Brustdrüse.** Die Wirkung von Oxytocin wird durch einen G_q/G_{11}-gekoppelten Rezeptor ausgelöst, der auf glatten Muskelzellen des graviden Uterus sowie des Milchgangepithels der Brustdrüse exprimiert wird. Die während des dritten Schwangerschaftstrimesters zunehmende spontane motorische Aktivität des Uterus wird durch Oxytocin stimuliert. Die Expression von Oxytocin-Rezeptoren im Uterus wird gegen Ende der Schwangerschaft durch Östrogen gesteigert und durch Gestagene vermindert. Welchen Stellenwert Oxytocin im Vergleich zu anderen uteruskontrahierenden Substanzen peripartal hat, ist zurzeit unklar. Die durch Oxytocin ausgelöste Kontraktion des Myoepithels der Brustdrüse fördert die Milchejektion aus den Alveolen der Brustdrüse in die Ausführungsgänge. Beim Mann sind keine physiologischen Oxytocin-Funktionen bekannt.

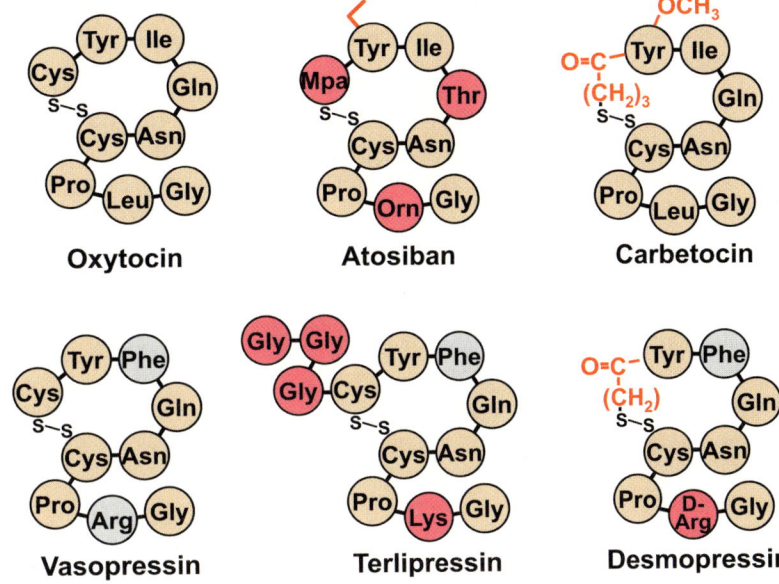

Abb. 48.10 Struktur von Oxytocin, Vasopressin und Analoga. Dargestellt ist die Aminosäuresequenz von Oxytocin und seinem Analogon Atosiban, das antagonistisch am Oxytocin-Rezeptor wirkt, sowie von Vasopressin und seinen als Agonisten wirkenden Analoga Terlipressin und Desmopressin. Die gegenüber Oxytocin und Vasopressin abweichenden jeweiligen Aminosäuren und Seitengruppen sind rot markiert. Unterschiede zwischen Oxytocin und Vasopressin sind grau markiert

Durch Modifikation des Oxytocinmoleküls an mehreren Positionen (Abb. 48.10) ist es gelungen, synthetische Agonisten und Antagonisten des Oxytocin-Rezeptors zu entwickeln (Abb. 48.10). Das **Oxytocin-Analogon Carbetocin** zeichnet sich durch eine gegenüber Oxytocin deutlich verlängerte Plasmahalbwertszeit aus (ca. 40 min). Der kompetitive **Oxytocin-Rezeptor-Antagonist Atosiban** besitzt eine Plasmahalbwertszeit von 1,5–2 Stunden.

Klinische Anwendung. Oxytocin kann i.m. oder i.v. zur **Induktion oder Verstärkung der Wehentätigkeit** verabreicht werden. Unmittelbar nach der Geburt findet Oxytocin Verwendung zur Behandlung einer **postpartalen Uterusatonie** sowie zur **Förderung der Ablösung und Ausstoßung der Plazenta**. Insbesondere nach Kaiserschnitt kann **Carbetocin** zur Verstärkung der postpartalen Uteruskontraktion eingesetzt werden. Durch die Gabe von Oxytocin bzw. Carbetocin postpartal kann der mit dem Geburtsvorgang verbundene Blutverlust der Mutter reduziert werden. Bei **ausbleibender oder mangelhafter Milchejektion** kann Oxytocin nasal in Form eines Sprays gegeben werden. Die Indikation für die präpartale Anwendung von Oxytocin ist streng zu stellen, da es bei Überdosierung leicht zu einer zu starken Uteruskontraktion mit eventuellen Gefahren für das Kind kommen kann.

Der Oxytocin-Rezeptor-Antagonist **Atosiban** ist als Wehenhemmer entwickelt worden. Klinische Untersuchungen haben allerdings keinen wesentlichen Vorteil gegenüber β_2-Adrenozeptor-Agonisten für das Kind nachweisen können, auch wenn das Ausmaß kardialer unerwünschter Wirkungen gegenüber β_2-Agonisten reduziert ist.

48.2.7 Vasopressin (ADH)

Vasopressin (ADH: antidiuretisches Hormon) ist ein dem Oxytocin sehr ähnliches zyklisches Nonapeptid, das von neuroendokrinen Zellen des Hypothalamus im Nucleus supraopticus wie im Nucleus paraventricularis gebildet wird und wie Oxytocin im Hypophysen-Hinterlappen in die Zirkulation freigesetzt wird. Die **Ausschüttung von Vasopressin (ADH)** wird durch **Osmorezeptoren im Hypothalamus reguliert.** Eine Abnahme des osmotischen Druckes im Plasma führt zur Ausschüttung des Hormons.

Auch die **Abnahme des Druckes in zentralen Bereichen des Gefäßsystems** führt zur Ausschüttung von Vasopressin (ADH). Die dafür verantwortlichen **Barorezeptoren** befinden sich im Carotis-Sinus und im Aorten-Sinus.

Darüber hinaus wird die Hormonfreisetzung auch durch Druckrezeptoren im Bereich der Pulmonalvenen sowie im linken Vorhof geregelt. Ein Abfall von Druck und Volumen führt zur Ausschüttung von Vasopressin, während ein Anstieg von Blutdruck bzw. Plasmavolumen die Ausschüttung verringert. Auch psychische Reize, starker Stress oder Schmerzen führen zu einer Stimulation der Vasopressin-Ausschüttung, während Alkohol hemmend wirkt.

Vasopressin übt seine peripheren Wirkungen durch Aktivierung von G-Protein-gekoppelten Rezeptoren aus. **V_{1a}- und V_{1b}-Rezeptoren** koppeln an die G_q/G_{11}-Proteine, während der **V_2-Rezeptor** das G-Protein G_s aktiviert. In niedrigen bis mittleren Konzentrationen führt Vasopressin durch Aktivierung von **V_2-Rezeptoren auf den Epithelzellen der Sammelrohre** der Niere zu einem vermehrten Einbau von Wasserkanälen (Aquaporin-2) in die apikale Membran, wodurch die **Wasserrückresorption** zunimmt (▶ Kap. 38). Dieser antidiuretische Effekt spielt eine wichtige Rolle bei der **Regulation des Wasserhaushalts.** In höheren Konzentrationen bewirkt Vasopressin (ADH) über **Aktivierung von V_{1a}-Rezeptoren** eine **Vasokonstriktion** vor allen Dingen im Bereich des Splanchnicus, der Haut sowie der Skelettmuskulatur. In sehr hohen Konzentrationen bewirkt Vasopressin (ADH) durch Aktivierung von **V_2-Rezeptoren auf Endothelzellen** eine **vermehrte Freisetzung des von-Willebrand-Faktors sowie des Gerinnungsfaktors VIII** und steigert damit die Gerinnungsfähigkeit des Blutes.

Vasopressin-Rezeptor-Agonisten

Vasopressin (ADH) besitzt eine Plasmahalbwertszeit von lediglich etwa einer Minute. Durch Modifikation des Vasopressin-Moleküls sind Vasopressin-Analoga entwickelt worden, die deutlich längere Plasmahalbwertszeiten besitzen und zudem eine gewisse Rezeptorselektivität aufweisen (◘ Abb. 48.10). **Desmopressin** ist ein Agonist an V_2-Rezeptoren, während es antagonistisch auf V_{1a}-Rezeptoren wirkt. Die Potenz von Desmopressin an V_2-Rezeptoren ist etwas geringer als die von Vasopressin. Die Plasmahalbwertszeit beträgt ca. 3 Stunden. **Terlipressin** und **Felypressin** sind Agonisten mit bevorzugter Wirkung an V_1-Rezeptoren. Terlipressin ist ein inaktives Prodrug, aus dem protrahiert Lysin-Vasopressin freigesetzt wird.

Klinische Anwendung. Die wichtigste Indikation des **Desmopressins** ist der **Diabetes insipidus centralis**, der auf einem Mangel an Vasopressin beruht. Die Therapie mit Desmopressin erfolgt durch 2-mal tägliche Gabe intranasal, i.v., s.c. oder i.m. Desmopressin kann auch zur unterstützenden Behandlung einer primären **Enuresis nocturna** gegeben werden. Die Behandlung erfolgt durch intranasale Gabe vor dem Zubettgehen. Bei Patienten, die an milden Formen der **Hämophilie A** oder des **von-Willebrand-Jürgens-Syndrom** leiden, kann man sich die stimulierende Wirkung von Vasopressin auf die Freisetzung des von-Willebrand-Faktors und des Faktors VIII zunutze machen. Desmopressin muss in diesen Fällen relativ hoch dosiert werden. Das Verfahren ist nur für wenige Tage anwendbar, da es nach ca. einer Woche zum Wirkungsverlust kommt.

Terlipressin ist im Rahmen der Behandlung einer akuten **Ösophagusvarizenblutung** indiziert, wenn andere Maßnahmen nicht ausreichend wirksam sind. Die Gabe von Terlipressin führt durch Vasokonstriktion im Gebiet des Splanchnicus zur Senkung des Drucks im Bereich der Pfortader. **Felypressin** findet als vasokonstriktorischer Zusatz zu Lokalanästhetika Verwendung.

Unerwünschte Wirkungen. Bei Überdosierung von **Desmopressin** besteht die Gefahr einer zu starken **Wasserretention mit Hyponatriämie**. Bei Gabe von **Terlipressin** kann es infolge der Vasokonstriktion zu **Hautblässe, Blutdruckanstieg** und seltener auch zu **Myokardischämien** kommen. Gelegentlich treten eine erhöhte Darmmotilität mit abdominellen Krämpfen, Übelkeit, Diarrhö sowie Spasmen der Uterusmuskulatur auf.

Vasopressin-(ADH-)Rezeptor-Antagonisten

Seit kurzem ist mit **Tolvaptan** ein selektiver V_2-Rezeptor-Antagonist für die Behandlung einer Hyponatriämie beim Syndrom der inadäquaten Sekretion des antidiuretischen Hormons (SIADH) zugelassen. Das SIADH geht mit einer zu hohen ADH-Sekretion einher, deren Wirkung auf die Wasserrückresorption in den distalen Abschnitten der Nierentubuli durch den V_2-Rezeptor-Antagonisten gehemmt wird.

Weiterführende Literatur

Biermansz NR, Romijn JA, Pereira AM and Roelfsema F (2005) Current pharmacotherapy for acromegaly: a review. Expert Opin Pharmacother 14: 2393-405

Gotzsche PC, Hrobjartsson A (2005) Somatostatin analogues for acute bleeding oesophageal varices. Cochrane Database Syst Rev 1: CD000193

Decaux G, Soupart A, Vassart G (2008) Non-peptide arginine-vasopressin antagonists: the vaptans. Lancet 371:1624-1632

Drake WM and Trainer PJ (2003) Clinical use of pegvisomant for treatment of acromegaly. Treat Endocrinol 2:369-374

Goffin V, Bernichtein S, Touraine P, Kelly AP (2005) Development and potential clinical uses of human prolactin receptor antagonists. Endocrine Reviews 26:400-422

Labrie F, Bélanger A et al. (2005) Gonadotropin-releasing hormone agonists in the treatment of prostate cancer. Endocrine Reviews 26:361-379

Pawlikowski M and Melen-Mucha G (2004) Somatostatin analogs – from new molecules to new applications. Curr Opin Pharmacol 6:608-613

Surya SK and Barkan AL (2005) GH receptor antagonist: mechanism of action and clinical utility. Rev Endocr Metab Disord 1:5-13

Tsatsaris V, Carbonne B, Cabrol D (2004) Atosiban for preterm labour. Drugs 64 (4):375-382

Glucocorticoide

S. Offermanns

Einleitung

Die Glucocorticoide gehören zusammen mit den Mineralocorticoiden zu den sog. Corticosteroiden, die in der Nebennierenrinde gebildet werden. Cortisol ist das Hauptglucocorticoid der Nebennierenrinde. Darüber hinaus sind eine Reihe synthetischer Glucocorticoide entwickelt worden, die in der Pharmakotherapie von Bedeutung sind. Glucocorticoide werden zum einen zur Substitution bei Mangel an endogenen Glucocorticoiden eingesetzt. Zum anderen spielen insbesondere die antiinflammatorischen und immunsuppressiven Effekte der körpereigenen und synthetischen Glucocorticoide eine wichtige Rolle bei der Behandlung zahlreicher Erkrankungen.

49.1 Synthese und Wirkungen von Glucocorticoiden

> **Lernziele**
>
> **Synthesewege**
> - Störungen der Glucocorticoid-Synthese
> - Inhibitoren der Glucocorticoid-Synthese
>
> **Wirkungen von Glucocorticoiden**
> - Glucocorticoid-Rezeptor (Transaktivierung, Transrepression), nichtgenomische Effekte von Glucocorticoiden
> - Mineralocorticoid-Rezeptor-vermittelte Effekte von Glucocorticoiden
> - Effekte von Glucocorticoiden auf den Stoffwechsel, den Wasser- und Elektrolythaushalt, das zentrale Nervensystem, das kardiovaskuläre System, das Blutbild, die Skelettmuskeln und Knochen sowie antiinflammatorische und immunsuppressive Wirkungen und Regulation der Hypothalamus-Hypophysen-Nebennierenrinden-Achse

49.1.1 Synthesewege

Glucocorticoide werden vornehmlich in der Zona fasciculata der Nebennierenrinde aus Cholesterin gebildet (◘ Abb. 49.1). Der wesentliche geschwindigkeitsbestimmende Schritt der Synthese ist die Umwandlung von Cholesterin in Pregnenolon durch die Cholesterin-Desmolase (CYP11A1). An der weiteren Synthese der Steroidhormone der Nebennierenrinde sind Enzyme aus der Gruppe der Cytochrom-P_{450}-Monooxygenasen (CYP) sowie der Dehydrogenasen beteiligt. Unter dem Einfluss der 3-β-Hydroxy-Steroid-Dehydrogenase (3-β-HSD) sowie der spezifisch in der **Zona fasciculata** exprimierten 17α-Hydroxylase (CYP17) wird Pregnenolon zu 17α-Hydroxy-Progesteron umgesetzt. 17α-Hydroxy-Progesteron wird dann durch die 21-Hydroxylase (CYP21) sowie die 11β-Hydroxylase (CYP11B1) zum aktiven Glucocorticoid Cortisol umgesetzt. Unter normalen Bedingungen produziert die Nebennierenrinde täglich 10–20 mg Cortisol, die Plasmakonzentrationen liegen je nach Tageszeit zwischen 100 und 500 nM. Cortisol (Hydroxy-Cortison) wird durch die 11β-Hydroxy-Steroid-Dehydrogenase Typ 2 (11β-HSD Typ 2) in einigen peripheren Geweben in das inaktive Cortison umgewandelt. Umgekehrt führt die 11β-HSD Typ 1, die beispielsweise in der Leber exprimiert wird, zur Aktivierung des inaktiven Cortisons (◘ Abb. 49.1).

In der **Zona glomerulosa**, in der CYP17 nicht exprimiert ist, wird Pregnenolon über Progesteron und 11-Desoxycorticosteron sowie Corticosteron durch das Glomerulosa-spezifische Enzym 18-Hydroxy-Steroid-Dehydrogenase (CYP11B2) zum Mineralocorticoid Aldosteron umgewandelt. Die Tagesproduktion von Aldosteron beträgt etwa 100 μg, die Plasmakonzentration von Aldosteron liegt mit ca. 300 pM deutlich unter der von Cortisol.

Die Synthese von Cortisol wird ganz wesentlich durch **ACTH** und damit durch die **Hypothalamus-Hypophysen-Nebennierenrinden-Achse** reguliert. Das von der Nebennierenrinde freigesetzte Cortisol wirkt im Sinne einer negativen Rückkopplung inhibierend auf die Freisetzung von CRH sowie ACTH im Hypothalamus bzw. Hypophysen-Vorderlappen. Dabei kommt es in den frühen Morgenstunden zu einer Aktivierung der CRH- und konsekutiv der ACTH-Freisetzung. Die Cortisol-Plasmakonzentration weist daher in den Morgenstunden ein Maximum auf. Danach fällt die Plasmakonzentration wieder ab und erreicht zwischen 0 und 3 Uhr ein Minimum (◘ Abb. 49.2). Die **zirkadiane Rhythmik der Cortisolproduktion** ist stabil und passt sich dem Tag-Nacht-Rhythmus an.

Unter starken Stressbedingungen wie Infektionen, Traumata, schweren Erkrankungen, Operationen etc. kommt es zur starken Steigerung der ACTH-Freisetzung (► Kap. 48). Die durch Erhöhung der Cortisol-Freisetzung hervorgerufenen metabolischen, antientzündlichen und immunsuppressiven Effekte stellen einen wichtigen Mechanismus dar, über den der Körper in Stresssituationen die Homöostase sicherstellt.

Störungen der Glucocorticoid-Synthese

Langfristige **Steigerungen der Glucocorticoid-Synthese** sind die Ursache des endogenen **Cushing-Syndroms,** das meist durch ein ACTH-produzierendes Hypophysen-Adenom oder durch ektope ACTH-Sekretion ausgelöst wird. Seltenere Ursachen des endogenen Cushing-Syndroms sind Adenome oder Karzinome der Nebennierenrinde.

Eine **Verminderung der Glucocorticoid-Synthese** tritt im Rahmen einer chronischen Unterfunktion der Nebennierenrinde **(Morbus Addison)** auf, die in der Regel auf einer Immunadrenalitis beruht. Eine genetisch bedingte Störung der Synthese von Cortisol ist die Ursache für das **adrenogenitale Syndrom,** bei dem aufgrund einer angeborenen Störung der Aktivität eines der 5 Enzyme der adrenalen Cortisol-Synthese ein Cortisolmangel entsteht, der zur vermehrten ACTH-Freisetzung führt. In Abhängigkeit vom Enzymdefekt ist parallel auch die Bildung von Mineralocorticoiden gestört, und es kommt zur vermehrten Bildung von Androgen-Vorstufen, die zur Hyperandrogenämie führen. Die häufigste Form des

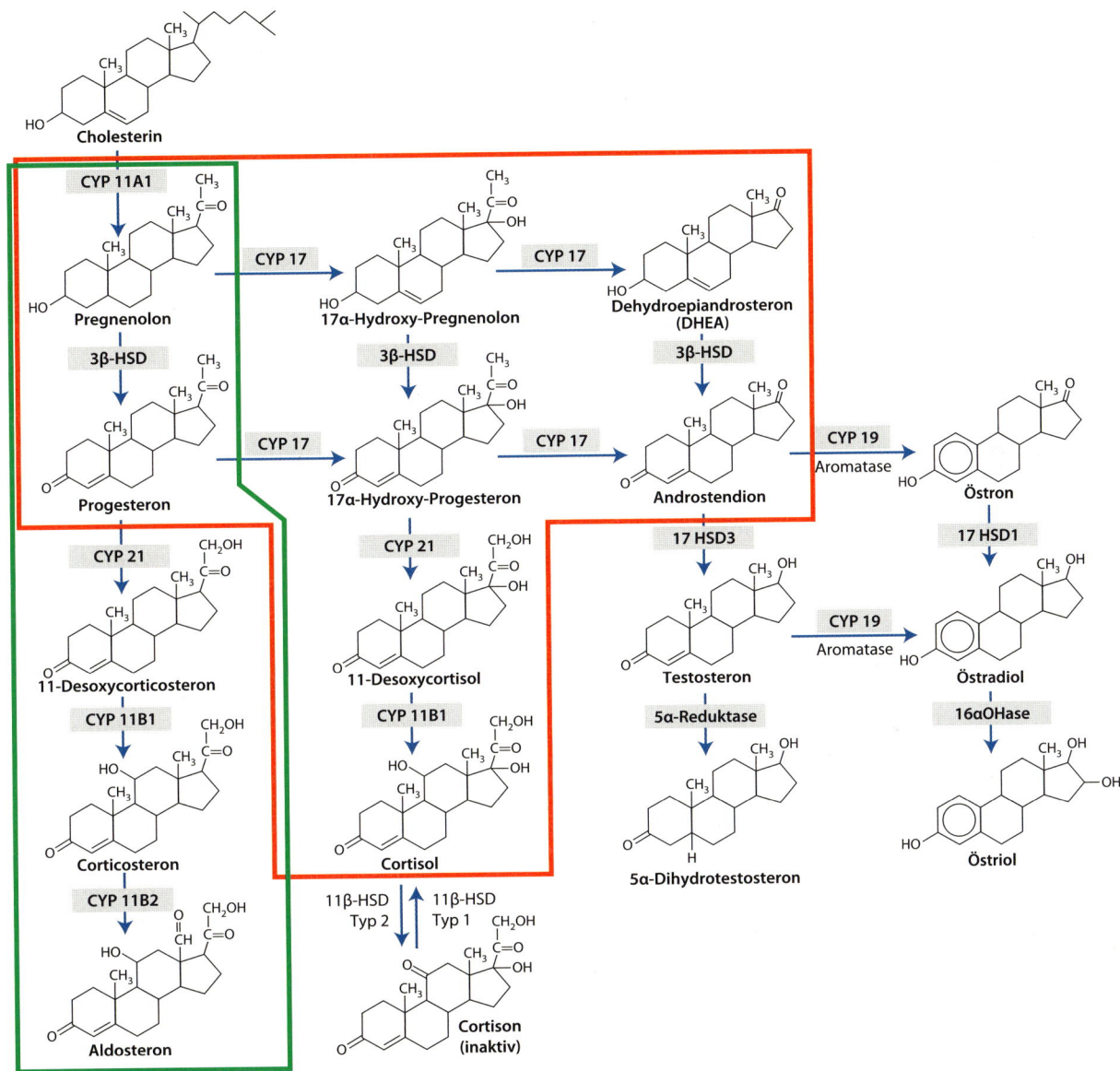

○ Abb. 49.1 Corticosteroidsynthese in der Nebennierenrinde. Dargestellt sind die in der Nebennierenrinde stattfindenden Synthesewege mit den daran beteiligten Enzymen und Zwischenprodukten. Grün umrandet sind die in der Zona glomerulosa stattfindenden Syntheseschritte, während die in der Zona fasciculata und in der Zona reticularis ablaufenden Syntheseschritte rot umrandet sind.

Die 3β-HSD wird in der Zona reticularis nicht exprimiert, und es entsteht vornehmlich DHEA. CYP11A1 = Cholesterin-Desmolase; CYP17 = 17α-Hydroxylase/17,20-Lyase; 3β-HSD = 3β-Hydroxy-Steroid-Dehydrogenase; CYP21 = 21-Hydroxylase; CYP11B1 = 11β-Hydroxylase; CYP11B2 = 18-Hydroxy-Steroid-Dehydrogenase (Aldosteron-Synthase)

adrenogenitalen Syndroms ist der Defekt der 21-Hydroxylase (CYP21), der etwa 90% aller Fälle ausmacht.

Inhibitoren der Glucocorticoid-Synthese

Verschiedene Pharmaka hemmen Enzyme der Steroidsynthese in der Nebennierenrinde und finden Anwendung im Bereich der Diagnostik und Therapie. **Metyrapon** ist ein Inhibitor der 11β-Hydroxylase (CYP11B1). Unter normalen Bedingungen kommt es nach Gabe von Metyrapon zu einem Abfall der Cortisol-Plasmakonzentration. Die dadurch ausgelöste ACTH-Freisetzung führt zu einem massiven Anstieg der Vorstufen und CYP11B1-Substrate 11-Desoxycorticosteron und 11-Desoxycortisol. Bleibt dieser Anstieg aus, so weist dies auf eine Störung im Bereich der Hypothalamus-Hypophysen-Nebennierenrinden-Achse hin. Neben seiner diagnostischen Bedeutung kann Metyrapon auch zur Behandlung eines Hypercortisolismus beispielsweise aufgrund eines Nebennierenrindentumors eingesetzt werden.

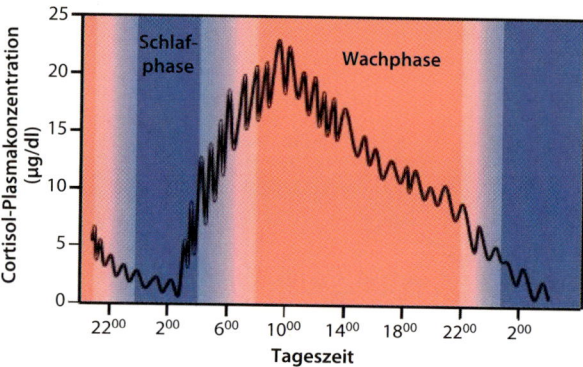

Abb. 49.2 Zirkadianer Verlauf der Glucocorticoid-Plasmaspiegel

Das Antimykotikum **Ketoconazol** führt in sehr hohen Dosen zu einer effektiven Inhibition der Steroid-Synthese durch Hemmung der 17α-Hydroxylase (CYP17) sowie der Cholesterin-Desmolase (CYP11A1). **Etomidat** hemmt die 11β-Hydroxylase und **Aminoglutethimid** hemmt die Cholesterin-Desmolase (CYP11A1), die 11β-Hydroxylase (CYP11B1) sowie zusätzlich die Aromatasen (CYP19), die Androgene in Östrogene umwandeln. Diese Steroid-Synthesehemmer können zur Inhibition der Cortisol-Synthese bei anders nicht zu behandelndem Cushing-Syndrom eingesetzt werden. Aminoglutethimid wird zusätzlich zur Hemmung der peripheren Östrogen-Produktion bei Östrogen-abhängigem Mammakarzinom eingesetzt.

49.1.2 Wirkungen von Glucocorticoiden

Wesentlicher Mediator der Glucocorticoid-Effekte ist der **Glucocorticoid-Rezeptor**, der zur Gruppe der nukleären Rezeptoren gehört. Ein Teil der Glucocorticoid-Wirkungen wird jedoch auch über den **Mineralocorticoid-Rezeptor** vermittelt.

Glucocorticoid-Rezeptor

Der Glucocorticoid-Rezeptor liegt in der inaktiven, nicht Liganden-gebundenen Form im Zytosol der Zelle in einem Komplex mit mehreren Proteinen (Hitzeschock-Proteine u. a.) vor, und gelangt nach Bindung eines Agonisten in den Zellkern, wo er als Transkriptionsfaktor fungiert und die Transkription bestimmter Gene direkt oder indirekt beeinflusst (Abb. 49.3).

Induktion der Gentranskription (Transaktivierung). Der klassische Transaktivierungsmechanismus des Liganden-gebundenen Glucocorticoid-Rezeptors beruht auf der **Bindung des homodimeren Rezeptors** an eine spezifische DNA-Sequenz, das **Glucocorticoid-Response-Element (GRE)**, das sich im Bereich regulatorischer Abschnitte von Zielgenen der Glucocorticoid-Wirkung befindet. Die Bindung des Glucocorticoid-Rezeptor-Dimers führt zur Rekrutierung einer Reihe von Co-Aktivatoren, zu denen die Histon-Acetyltransferase

(HAT) sowie verschiedene Mitglieder des Chromatin-Remodelling-(CRM-)Komplexes gehören. Die dadurch hervorgerufene Acetylierung von Histonen sowie die Reorganisation der Chromatinstruktur erlaubt nun die Bindung des Polymerase-II-Holoenzyms, wodurch die Transkription der jeweiligen Zielgene gesteigert wird. Diese Transaktivierung durch direkte Bindung des Liganden-aktivierten Glucocorticoid-Rezeptors an spezifische DNA-Elemente liegt beispielsweise den **Glucocorticoid-induzierten Stoffwechseleffekten** zugrunde (Abb. 49.3).

Inhibition der Gentranskription (Transrepression). Ein Großteil der Effekte der Glucocorticoide wird durch eine Hemmung der Transkription bestimmter Gene hervorgerufen. Dies beruht zum Teil darauf, dass die Bindung des Glucocorticoid-Rezeptor-Homodimers an die spezifischen DNA-Bindungsstellen in einigen Fällen auch zu einer Transrepression führt. Dies ist beispielsweise bei der **Regulation der Aktivität des Pro-Opiomelanocortin-(POMC-)Gens**, das u.a. auch für das corticotrope Hormon ACTH codiert, der Fall. Die Expression des POMC-Gens in Zellen des Hypophysen-Vorderlappens wird durch Glucocorticoide im Rahmen der negativen Rückkopplung gehemmt.

Eine Hemmung der Gentranskription durch Glucocorticoide kann auch dadurch verursacht werden, dass der Liganden-gebundene Glucocorticoid-Rezeptor meistens als Monomer indirekt Transkriptionsprozesse beeinflusst. **So ist der Glucocorticoid-Rezeptor in der Lage, mit Transkriptionsfaktoren wie AP-1 und NF-κB zu interagieren und die transaktivierende Funktion dieser Faktoren zu inhibieren** (Abb. 49.3 und Abb. 49.6). Derartige DNA-bindungsunabhängige Transrepressionseffekte liegen beispielsweise zum großen Teil den **antiinflammatorischen Effekten** der Glucocorticoide zugrunde.

Nichtgenomische Effekte von Glucocorticoiden. In den letzten Jahren wurden vermehrt Hinweise dafür gefunden, dass Glucocorticoide auch sehr rasche Wirkungen haben, die offensichtlich nicht durch Veränderung der Gentranskription ausgelöst sein können. Die genauen Mechanismen dieser Effekte sind nicht genau bekannt. In vielen Fällen erscheint der Effekt jedoch durch den Liganden-aktivierten Glucocorticoid-Rezeptor auf zytosolischer Ebene vermittelt zu sein.

Die Rolle des Mineralocorticoid-Rezeptors im Rahmen der Glucocorticoid-Wirkung

Seit langem ist bekannt, dass Cortisol sowie einige synthetische Glucocorticoide auch mineralocorticoide Wirkungen haben.

> Während Aldosteron ausschließlich den Mineralocorticoid-Rezeptor aktiviert, ist Cortisol in der Lage, sowohl den Glucocorticoid- als auch den Mineralocorticoid-Rezeptor zu aktivieren.

Der Effekt von Cortisol auf den Mineralocorticoid-Rezeptor wird jedoch dadurch sehr stark abgeschwächt, dass in Zellen,

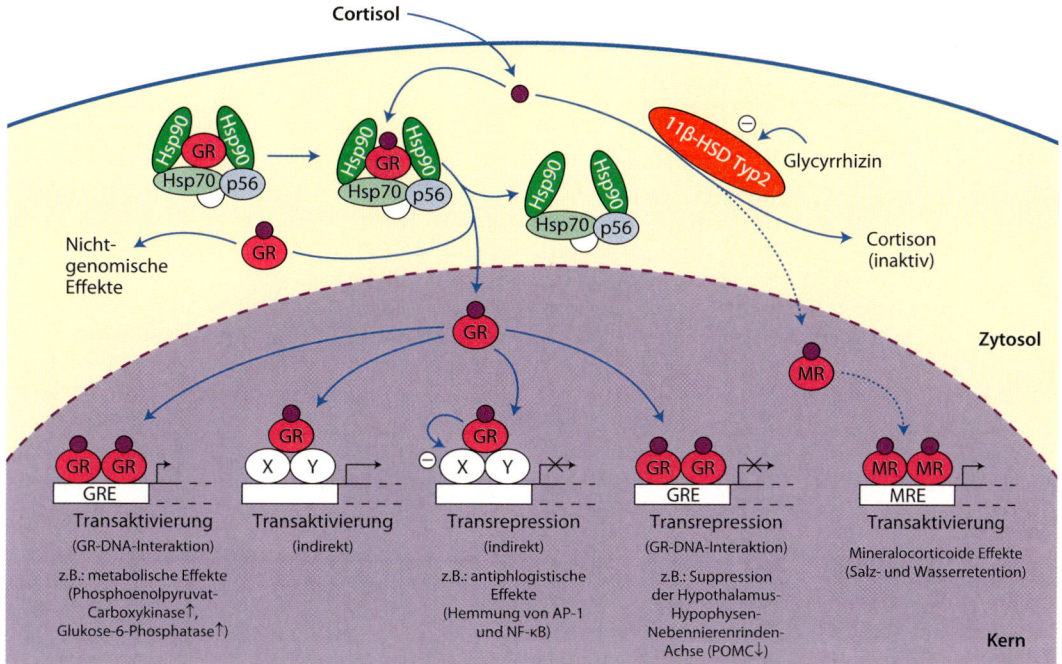

Abb. 49.3 Regulation der Gentranskription über Glucocorticoid-Rezeptoren. Der ruhende Glucocorticoid-Rezeptor (GR) liegt im Plasma als Komplex mit Hitzeschock-Proteinen (HSP70, HSP90) sowie weiteren Proteinen wie Immunophilinen vor. Die Bindung eines Glucocorticoid-Agonisten (z. B. Cortisol) führt zur Konformationsänderung des Rezeptors. In der Folge kommt es zur Dissoziation des zytosolischen Komplexes, und der Rezeptor transloziert in den Zellkern, wo er entweder als Dimer an spezifische Glucocorticoid-Rezeptor-Erkennungssequenzen (GRE, glucocorticoid response element) bindet, oder (in der Regel als Monomer) mit anderen Transkriptionsfaktoren interagiert. Bindung des Rezeptordimers an die GRE führt meist zur Stimulation der Transkription spezifischer Gene (Transaktivierung). In einigen Fällen führt das Glucocorticoid-Rezeptor-Dimer jedoch auch zur Transrepression. Die Interaktion des Glucocorticoid-Rezeptors mit anderen Transkriptionsfaktoren (AP-1, NF-κB) führt in der Regel zur Inhibition der transaktivierenden Wirkung dieser Faktoren. Cortisol besitzt auch eine Affinität für den Mineralocorticoid-Rezeptor. Allerdings ist die daraus resultierende mineralocorticoide Wirkung in der Regel gering ausgeprägt, da in Mineralocorticoid-Rezeptor-haltigen Zellen das Enzym 11β-HSD Typ 2 exprimiert wird, das Cortisol in das inaktive Cortison umwandelt. Die 11β-HSD Typ 2 wird durch Glycyrrhizin gehemmt (▶ Kap. 38). Über bisher nicht genau bekannte Mechanismen können Glucocorticoide auch nicht-genomische Effekte auslösen, die durch den Liganden-aktivierten Glucocorticoid-Rezeptor auf zytosolischer Ebene vermittelt werden. MR = Mineralocorticoid-Rezeptor, MRE = Mineralcorticoid response element

die den Mineralocorticoid-Rezeptor exprimieren (Epithelzellen der Niere, des Kolons oder der Speicheldrüsen), das Enzym 11β-Hydroxy-Steroid-Dehydrogenase Typ 2 (11β-HSD Typ 2) hoch exprimiert ist.

> 11β-HSD Typ 2 führt zur sehr effizienten Umwandlung von Cortisol in das inaktive Cortison. Der Mineralocorticoid-Rezeptor wird dadurch weitgehend gegen den Einfluss von Cortisol abgeschirmt.

Dies macht verständlich, weshalb Cortisol trotz seiner gegenüber Aldosteron etwa 1000-fach höheren Plasmakonzentration nur sehr geringe mineralocorticoide Effekte besitzt.

> Bei unphysiologischen Anstiegen der Cortisol-Konzentration sind die mineralocorticoiden Effekte jedoch zunehmend stärker ausgeprägt.

Unter den synthetischen Glucocorticoiden besitzen einige Substanzen noch partielle mineralocorticoide Eigenschaften (z.B. Prednisolon), während andere keine mineralocorticoiden Effekte mehr aufweisen (z.B. Dexamethason).

Effekte von Glucocorticoiden

Stoffwechseleffekte. Glucocorticoide besitzen ausgeprägte Effekte auf den Kohlenhydrat-, Protein- sowie Lipid-Stoffwechsel, die unter Stresssituationen sicherstellen sollen, dass die auf Glucose angewiesenen lebenswichtigen Organe wie das Gehirn und das Herz vor einer Nährstoffminderversorgung geschützt sind. In der Leber führen Glucocorticoide unter anderem durch Aktivierung der Transkription des Phosphoenolpyruvat-Carboxykinase-Gens (PEPCK) zu einer **Steigerung der Gluconeogenese.** Außerdem wird die **Speicherung** der **Glucose in Form von Glykogen gefördert.** Die Synthese von Glucose erfolgt aus Aminosäuren und Glycerol, die durch den Protein- bzw. Lipidabbau in der Muskulatur bzw. im Fettgewebe entstehen. Die **Glucoseaufnahme in periphere Zellen** sowie die **Insulinempfindlichkeit nehmen** eher **ab**, und die Glucose-Plasmakonzentration steigt.

> Bei prädiabetischen oder diabetischen Patienten muss unter der Therapie mit Glucocorticoiden mit einer Verschlechterung der Glucosetoleranz gerechnet werden.

Im Bereich des **Proteinstoffwechsels** wirken Glucocorticoide generell **katabol,** es kommt zum Abbau von Muskelmasse, zur Osteoporose sowie zu einer negativen Stickstoffbilanz.

Glucocorticoide **fördern die Wirkung von Katecholaminen und Wachstumshormon auf die Lipolyse** im Fettgewebe. In der Folge kommt es zum Anstieg der freien Fettsäuren im Plasma. Neben diesen akuten metabolischen Effekten führen Glucocorticoide nach langfristiger Anwendung zur **charakteristischen Umverteilung** des **Fettgewebes.** Während es zum Verlust von Fettgewebe an den Extremitäten kommt, wird vermehrt Fett im Bereich des Stamms, des Gesichts und des Nackens eingelagert. Diese auch als »**Stammfettsucht**« bezeichnete Umverteilungsstörung ist eines der charakteristischen Merkmale des **Cushing-Syndroms.** Die Ursachen für die durch Glucocorticoide ausgelöste Stammfettsucht sind nicht klar. Offenbar liegen diesem Effekt Unterschiede zwischen Adipozyten in der Peripherie und im Bereich des Stammes bzw. Kopfes zugrunde.

Wasser- und Elektrolythaushalt. Endogene Glucocorticoide können in hohen Konzentrationen zur Aktivierung des Mineralocorticoid-Rezeptors führen. Es kommt dadurch zur vermehrten **Reabsorption von Natrium,** während die **renale Ausscheidung von Kalium und Protonen zunimmt.**

Zentrales Nervensystem. Glucocorticoide haben vielfältige Effekte auf das zentrale Nervensystem. Patienten mit Glucocorticoid-Mangel können verschiedene psychiatrische Symptome wie Depressionen oder Apathie aufweisen. Bei pathologisch oder pharmakologisch erhöhten Glucocorticoid-Konzentrationen können ebenfalls verschiedene psychiatrische Symptome auftreten (siehe unerwünschte Wirkungen).

Kardiovaskuläres System. Glucocorticoide **erhöhen die Wirkung** von verschiedenen **Vasokonstriktoren an der glatten Gefäßmuskulatur.** Durch Aktivierung des Mineralocorticoid-Rezeptors können Cortisol und einige synthetische Glucocorticoide zur vermehrten **Natrium- und Wasserretention** führen. Die Glucocorticoid-induzierte Hypertonie ist eine typische unerwünschte Wirkung, die offensichtlich sowohl durch Glucocorticoid- als auch durch Mineralocorticoid-Rezeptoren vermittelt wird.

Blutbild. Glucocorticoide besitzen vielfältige Effekte auf die Verteilung von Leukozyten.

> ❯ Erhöhte Glucocorticoid-Konzentrationen führen zu einer Zunahme der Thrombozyten- sowie der Granulozytenzahl im Blut. Die Zahl der zirkulierenden Lymphozyten, Monozyten sowie eosinophilen und basophilen Granulozyten nimmt hingegen ab.

Bei einigen lymphatischen Neoplasien kommt es unter der Gabe von Glucocorticoiden zu einem therapeutisch günstigen Effekt, der auf der Fähigkeit von Glucocorticoiden beruht, **Apoptose in Lymphozyten** zu induzieren.

Skelettmuskel und Knochen. Für die normale Funktion der Skelettmuskulatur sind Glucocorticoide erforderlich. Unter dem Einfluss erhöhter Glucocorticoid-Spiegel kommt es aufgrund der katabolen Wirkung von Glucocorticoiden zur **Muskelatrophie,** die auch als Steroidmyopathie bezeichnet wird. Pharmakologische Dosen von Glucocorticoiden führen **bei Heranwachsenden** zur **Verminderung des Knochenwachstums. Bei Erwachsenen** kann es unter langfristiger Therapie mit Glucocorticoiden zur **Osteoporose** kommen (siehe unerwünschte Wirkungen).

Antiinflammatorische und immunsuppressive Wirkungen. Die Fähigkeit von Glucocorticoiden, antientzündlich und immunsuppressiv zu wirken, wird in der Therapie einer Reihe von Erkrankungen genutzt. Auch unter physiologischen Bedingungen scheinen Glucocorticoide diesen Effekt zu besitzen, der jedoch unter dem Einsatz pharmakologischer Dosen deutlich verstärkt ist.

> ❯ Glucocorticoide hemmen sowohl die frühen Symptome einer Entzündung wie Ödeme, Gefäßdilatation oder Leukozytenemigration als auch die langfristigen Folgen einer Entzündung wie Fibroblasten- und Bindegewebeproliferation.

Sowohl die antiinflammatorischen als auch die immunsuppressiven Effekte der Glucocorticoide beruhen auf der **Hemmung von Transkriptionsfaktoren,** die die Wirkung zentraler Mediatoren der Entzündung wie Interleukin-1, $TNF\alpha$ oder Lipopolysaccharid vermitteln. Der aktivierte Glucocorticoid-Rezeptor ist in der Lage, die Aktivität von NF-κB zu inhibieren und dadurch die **Expression von NF-κB-abhängig exprimierten inflammatorischen Proteinen zu hemmen.** Zu diesen inflammatorischen Proteinen gehören zelluläre Proteine wie die Cyclooxygenase-2, die induzierbare NO-Synthase oder verschiedene Adhäsionsmoleküle sowie Entzündungsmediatoren wie Interleukin, $TNF\alpha$, Chemokine sowie hämatopoetische Wachstumsfaktoren (◻ Abb. 49.4).

Regulation der Hypothalamus-Hypophysen-Nebennierenrinden-Achse. Zu den Wirkungen der Glucocorticoide gehört auch die negative Beeinflussung der Synthese und Freisetzung von CRH und ACTH im Rahmen der **negativen Rückkopplung in der Hypothalamus-Hypophysen-Nebennierenrinden-Achse,** die unter physiologischen Bedingungen für die Aufrechterhaltung normaler Cortisol-Plasmakonzentrationen erforderlich ist. Unter exogener Zufuhr von Cortisol oder synthetischen Glucocorticoiden führen diese Effekte zu einer Suppression der normalen Regulation der Glucocorticoid-Synthese (siehe unerwünschte Wirkungen).

■ ■ ■ Ein Wundermedikament
Ende der 1930er Jahre gelang dem amerikanischen Biochemiker **Edward Calvin Kendall** (1886–1972) sowie dem Schweizer Chemiker **Tadeus Reichstein** (1897–1996) die Identifizierung einer Reihe von Steroiden aus der Nebennierenrinde, darunter auch das später »Cortison« genannte Glucocorticoid. Etwa zu dieser Zeit machte ein

▼

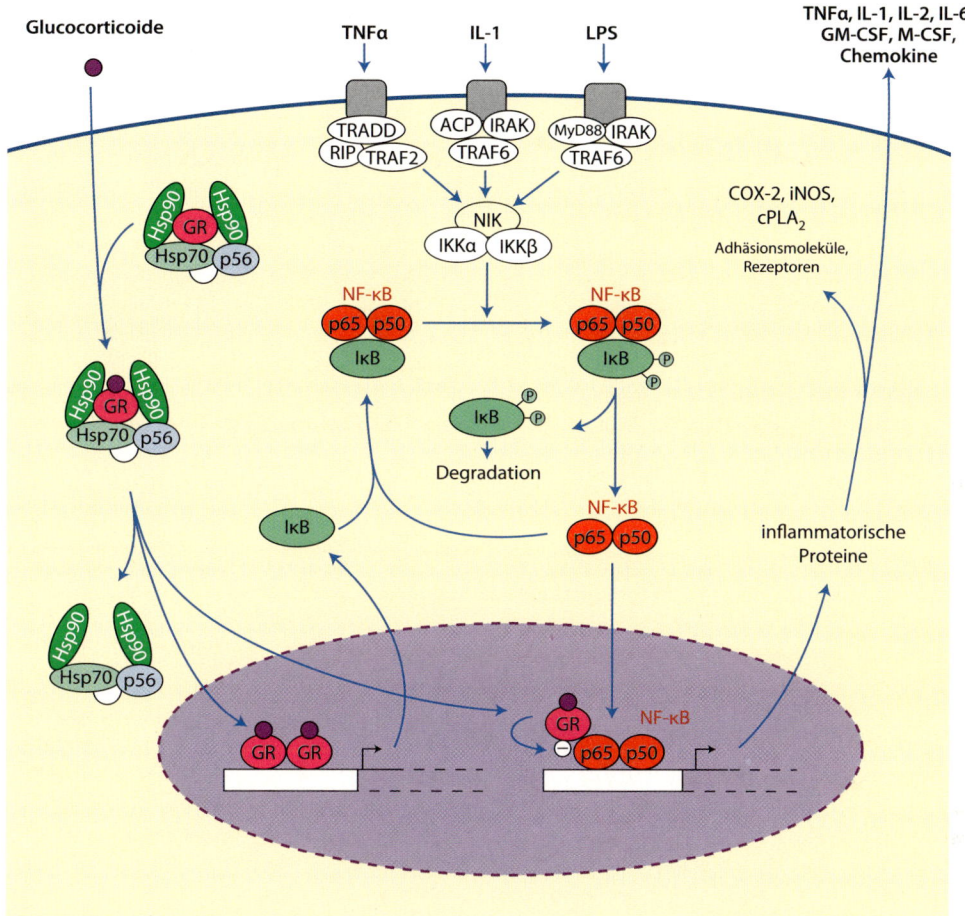

■ **Abb. 49.4 Mechanismen der Hemmung des Transkriptionsfaktors NF-κB durch Glucocorticoide.** Ein wesentlicher Teil der antiphlogistischen und immunsuppressiven Wirkung der Glucocorticoide wird durch die Glucocorticoid-Rezeptor-abhängige Hemmung des Transkriptionsfaktors NF-κB vermittelt. NF-κB ist ein zentraler Faktor, der die Effekte verschiedener entzündlicher Mediatoren wie TNFα, Interleukin-1 oder Lipopolysaccharid mediiert. Unter normalen Bedingungen kommt es nach Aktivierung der Rezeptoren dieser inflammatorischen Stimuli zur Aktivierung einer Kinase (IKK), die IκB (grün) phosphoryliert. IκB ist ein Inhibitor des Transkriptionsfaktors NF-κB (rot). Phosphorylierung von IκB führt zu dessen proteolytischem Abbau. Der dadurch freigesetzte Transkriptionsfaktor NF-κB, der aus den beiden Untereinheiten P65 und P50 besteht, transloziert nun in den Zellkern und steigert durch Bindung an spezifische DNA-Sequenzen die Transkription inflammatorischer Zielgene, die für diverse inflammatorische Proteine kodieren. Der Liganden-aktivierte Glucocorticoid-Rezeptor (GR) steigert als Dimer die Expression des NF-κB-Inhibitors IκB und fördert dadurch die Retention von NF-κB im Zytosol. Darüber hinaus ist der monomere Liganden-aktivierte Glucocorticoid-Rezeptor in der Lage, direkt mit NF-κB im Zellkern zu interagieren und die transaktivierende Aktivität von NF-κB zu hemmen

Kollege von Kendall, der ebenfalls an der Mayo-Klinik tätige Arzt **Philip Showalter Hench** (1896–1965), interessante Beobachtungen bei der Behandlung von Patienten mit rheumatischen Beschwerden. In einer Reihe von Fällen fiel ihm auf, dass sich die rheumatischen Symptome vorübergehend besserten, wenn zusätzliche Erkrankungen wie Hepatitis aufgetreten oder chirurgische Eingriffe erfolgt waren. Ebenso besserte sich das Krankheitsbild während einer Schwangerschaft. Unter der Vorstellung, dass möglicherweise die unter Stressbedingungen vermehrt gebildeten Nebennierenrindenhormone für die Besserung der rheumatischen Beschwerden verantwortlich waren, begann er in den 1940er Jahren das von Kendall isolierte Cortison bei rheumatischer Arthritis einzusetzen. Die dramatische Verbesserung der Symptomatik der von Hench behandelten Patienten schien an ein Wunder zu grenzen und stellte alle bis dahin verfügbaren Behandlungsoptionen in den Schatten. Über ihre spektakulären Behandlungserfolge berichteten Kendall und Hench 1948/49, und binnen kurzer Zeit wurde Cortison weltweit als neues »Wundermittel« gefeiert und bei der Behandlung verschiedener entzündlich-rheumatischer Erkrankungen erfolgreich eingesetzt. Bereits im Jahre 1950 wurden Kendall, Hench und Reichstein für ihre bahnbrechenden Entdeckungen mit dem Nobelpreis ausgezeichnet. Auch nach über 60 Jahren stellen Glucocorticoide noch immer wichtige Arzneimittel bei der Behandlung zahlreicher chronisch-entzündlicher Erkrankungen dar.

▼

49.2 Synthetische Glucocorticoide

> **Lernziele**
> - Prednison/Prednisolon
> - Fluorierte Derivate
> - Synthetische Glucocorticoide zur inhalativen Anwendung

Ausgehend von der Struktur des Cortisols wurden verschiedene synthetische Glucocorticoide hergestellt. Dabei ist es bisher nicht gelungen, die antiinflammatorischen Effekte von den Stoffwechseleffekten oder den supprimierenden Effekten auf die Hypothalamus-Hypophysen-Nebennierenrinden-Ach-se zu separieren. Die mineralocorticoide Wirkung ist jedoch bei den synthetischen Glucocorticoiden reduziert oder ganz aufgehoben.

49.2.1 Prednison/Prednisolon

Durch Einfügung einer Doppelbindung zwischen C-1 und C-2 entstehen aus Cortison und Cortisol die synthetischen Glucocorticoide **Prednison** und **Prednisolon,** deren glucocorticoide Potenz etwa 4-fach erhöht ist, während die mineralocorticoide Aktivität reduziert ist (◘ Abb. 49.5). Dadurch sind insbesondere bei höherer Dosierung die Natriumretention, Ödembildung und Hypokaliämie vermindert. Prednisolon besitzt pharmakokinetische Vorteile gegenüber Predni-

Freiname	Relat. Antiphlog. Wirkung	Mineralo-corticoid-Wirkung	Cushing-Schwellen-Dosis	Biolog. HWZ
Cortison (selbst inaktiv)	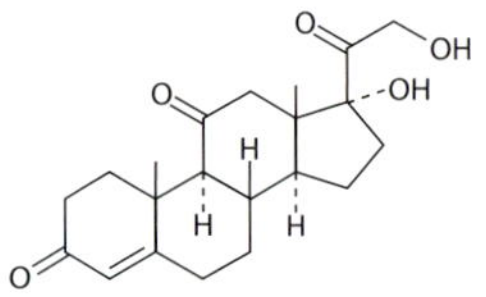 0,8	0,8	30 mg	8–12 h
Hydrocortison (Cortisol)	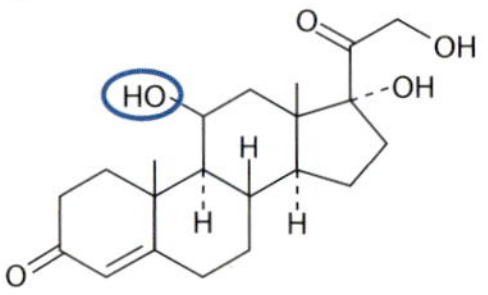 1	1	30 mg	8–12 h
Prednison (inaktiv)	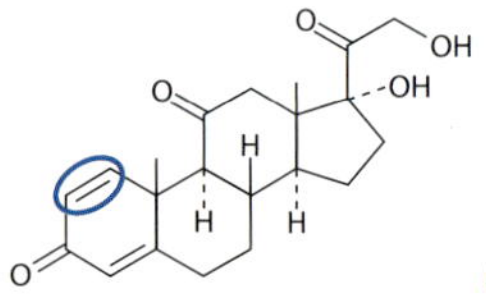 4	0,6	7,5 mg	12–36 h
Prednisolon	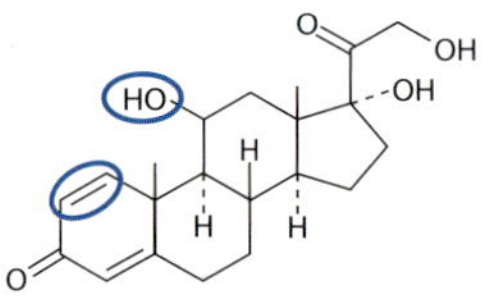 4	0,6	7,5 mg	12–36 h
Methyl-Prednisolon	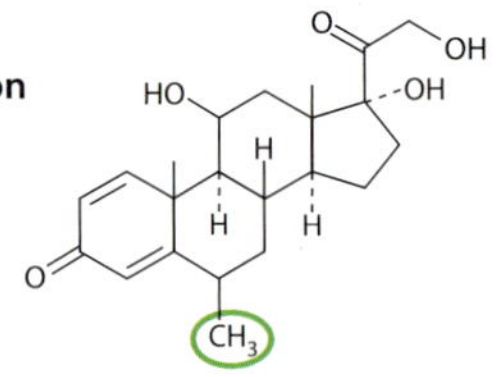 5	0	6 mg	12–36 h
Triamcinolon	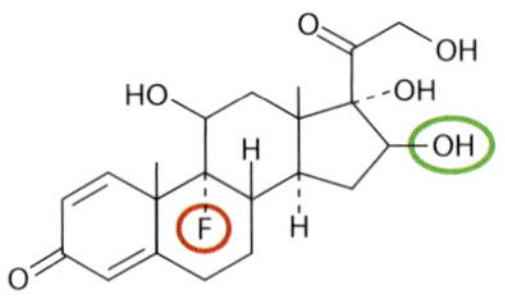 6	0	6 mg	12–36 h
Fluocortolon	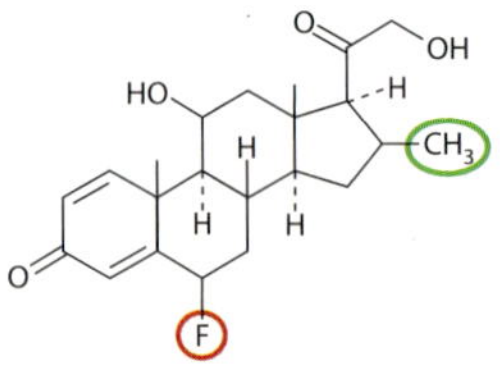 5	0	1,5 mg	36–72 h
Dexamethason	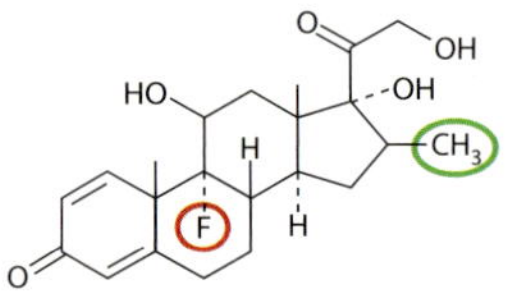 30	0	1,5 mg	36–72 h
Betamethason	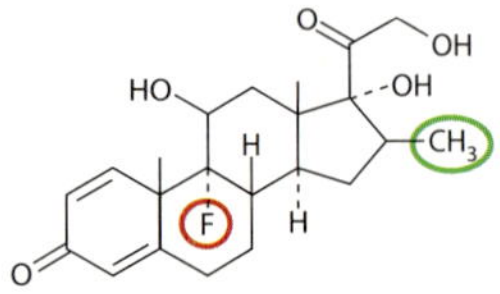 30	0	1 mg	36–72 h

◘ **Abb. 49.5 Struktur von Cortison, Cortisol und synthetischen Glucocorticoiden.** Für die systemisch eingesetzten Glucocorticoide ist die relative glucocorticoide und relative mineralocorticoide Potenz (Cortisol = 1), die biologische Wirkdauer sowie die Cushing-Schwellendosis aufgeführt

son, das selbst inaktiv ist und erst durch die 11β-HSD-Typ-1 in der Leber in die aktive Form umgewandelt werden muss. Prednisolon wirkt rascher und besitzt eine höhere orale Bioverfügbarkeit als Prednison. Durch Methylierung an C-6 ist aus Prednisolon **Methyl-Prednisolon** hergestellt worden, dessen glucocorticoide Wirkung weiter verstärkt ist, während es keine nennenswerte mineralocorticoide Wirkung mehr besitzt.

49.2.2 Fluorierte Derivate

Durch Fluorierung von Prednisolon an C-6 und vor allen Dingen an C-9 erhöht sich die Potenz weiter. Wird diese Halogensubstitution kombiniert mit einer Methylierung oder Hydroxylierung an C-16, erhält man Glucocorticoide mit praktisch aufgehobener mineralocorticoider Wirkung. Die wichtigsten Vertreter dieser Gruppe sind **Triamcinolon, Fluocortolon, Dexamethason** und **Betamethason** (◻ Abb. 49.5).

49.2.3 Synthetische Glucocorticoide zur inhalativen Anwendung

Eine Reihe von synthetischen Glucocorticoiden wurde für die inhalative Therapie z.B. bei Asthma bronchiale hergestellt (▶ Kap. 44). Ziel war es dabei, hochpotente Glucocorticoide mit hoher Lipophilie für die lokale Wirkung bei reduzierter systemischer Bioverfügbarkeit zu erhalten. **Beclometason-Dipropionat** ist an den Hydroxyl-Gruppen C-17 und C-21 verestert. Das nach lokaler Spaltung der Ester-Bindung an C-21 entstehende Beclometason-17-Monoproprionat besitzt eine sehr hohe Potenz am Glucocorticoid-Rezeptor. Weitere Vertreter der Gruppe der inhalativen Glucocorticoide sind **Budesonid, Flunisolid, Ciclesonid** und **Fluticason** (◻ Abb. 49.6).

49.3 Pharmakokinetik

Die **systemisch eingesetzten Glucocorticoide** werden nach oraler Gabe gut resorbiert und besitzen eine ausreichend hohe Bioverfügbarkeit. Die meisten Glucocorticoide besitzen eine hohe Plasma-Eiweißbindung. Während Cortisol und Prednisolon an das spezifische Glucocorticoid-Transportprotein Transcortin binden, weisen die meisten anderen Glucocorticoide eine unspezifische Bindung an Albumin auf.

Der **Metabolismus von Glucocorticoiden** ist vielfältig. Die Prodrugs Cortison und Prednison werden durch die 11β-HSD Typ-1 in die aktiven Formen Cortisol bzw. Prednisolon sehr rasch umgewandelt. 11β-HSD Typ 1 wird insbesondere in der Leber, aber auch in anderen Geweben wie dem Fettgewebe, der Lunge und den Gonaden exprimiert. Die mineralocorticoide Wirkung von Cortisol und Prednisolon wird durch die in Mineralocorticoid-Rezeptor exprimierenden Zellen ebenfalls vorhandene 11β-HSD Typ 2, die Cortisol und Prednisolon in Cortison und Prednison umwandelt, gering gehalten. In der Leber werden Cortisol und Prednisolon in ver-

Beclometason-Dipropionat

Fluticason   **Budesonid**

◻ **Abb. 49.6** Struktur von synthetischen Glucocorticoiden zur inhalativen Anwendung

schiedene Metabolite umgewandelt, die daraufhin nach Glukuronidierung oder Sulfatierung renal ausgeschieden werden.

Die **Plasmahalbwertszeiten** der systemisch gegebenen Glucocorticoide liegen zwischen 1,6 Stunden (Cortisol), 3 Stunden (Prednisolon) und 4,5 Stunden (Dexamethason). Die für die klinische Anwendung wichtigere Größe ist jedoch die biologische Wirkdauer, die aufgrund des Wirkmechanismus deutlich länger ist. Die biologischen Halbwertszeiten liegen bei 8–12 Stunden (Cortison/Cortisol), 12–36 Stunden (Prednison/Prednisolon, Methylprednisolon, Triamcinolon) und 36–72 Stunden (Fluocortolon, Dexamethason, Betamethason) (◻ Abb. 49.5).

Die **inhalativen Glucocorticoide** Budesonid, Beclometason, Flunisolid und Fluticason werden nach systemischer Aufnahme sehr rasch in inaktive Metabolite, vor allem in der Leber, umgewandelt. Dieser rasche Metabolismus führt zu einem günstigen Verhältnis zwischen starken lokalen Wirkungen und geringen systemischen Wirkungen.

49.4 Unerwünschte Wirkungen

Bei einer Substitutionstherapie mit Glucocorticoiden treten bei richtiger Dosierung keine unerwünschten Wirkungen auf. Bei **Gabe supraphysiologischer Dosen von Glucocorticoiden mit Überschreiten der sog. Cushing-Schwelle** (◻ Abb. 49.5) ist mit **unerwünschten Wirkungen** zu rechnen. Das Ausmaß der unerwünschten Wirkungen ist **abhängig von der Höhe der Dosis sowie** von der **Dauer der Therapie.** Eine einmalige, auch sehr hohe Dosis, hat in der Regel keine unerwünschten Wirkungen. Die zu tolerierenden unerwünschten Wirkungen sind gegen den Nutzen der Glucocorticoid-Therapie abzuwägen. Abgesehen von den mineralocorticoiden Effekten unterscheiden sich die unerwünschten Wirkungen der verschiedenen klinisch eingesetzten Glucocorticoide nicht wesentlich.

Suppression der Hypothalamus-Hypophysen-Nebennieren-rinden-Achse. Bei länger anhaltender Therapie mit Glucocorticoiden kommt es je nach Dosis und Therapiedauer zu einer ausgeprägten Hemmung der endogenen Produktion und Freisetzung von CRH und ACTH. Dies hat zur Folge, dass die **Bildung endogener Glucocorticoide stark reduziert oder vollständig aufgehoben** ist. Während dies unter der Therapie zunächst folgenlos ist, kann es bei zu raschem Absetzen der exogenen Glucocorticoidzufuhr zu einer klinisch apparenten **Nebennierenrindeninsuffizienz** führen, da die physiologische Regulation der Glucocorticoid-Bildung erst mit einer gewissen Verzögerung wieder einsetzt. Das dann auftretende **Glucocorticoid-Entzugssyndrom** ist geprägt von Fieber, Myalgien, Arthralgien und allgemeiner Schwäche. Häufig sind diese Symptome schwer von einem Wiederaufflammen der durch die Glucocorticoide behandelten Grunderkrankung zu unterscheiden.

> ❗ **Cave**
> Glucocorticoide sollten deshalb nach Gabe über mehr als 1 Woche nie abrupt abgesetzt werden.

Erhöhte Infektanfälligkeit. Aufgrund des immunsuppressiven und antiphlogistischen Effektes ist das Infektionsrisiko unter Glucocorticoid-Therapie erhöht. Es kann sowohl zu einer **Exazerbation bestehender Infektionen** (latente Tuberkulose, virale oder Pilzinfektionen) kommen, als auch zur **Neuinfektion** mit verschiedenen Erregern.

Störungen der Wundheilung. Aufgrund der antiproliferativen sowie antiphlogistischen Effekte der Glucocorticoide kann es zu Störungen der Wundheilung kommen. Die unter Glucocorticoid-Therapie gelegentlich beobachtete Ausbildung von **Ulcera duodeni oder ventriculi** wird auf diesen Mechanismus zurückgeführt. Glucocorticoide scheinen weniger an der Entstehung von Ulzera beteiligt zu sein als an einer Störung ihrer Abheilung. Patienten, die andere ulzerogene Pharmaka wie Cyclooxygenase-Hemmer einnehmen, sind besonders gefährdet.

Osteoporose. Unter Langzeittherapie mit Glucocorticoiden kann es zur Ausbildung einer Osteoporose mit einem erhöhten Risiko für Knochenfrakturen kommen. Die Ursachen dafür sind komplex und resultieren aus einer Reihe additiver Effekte. So inhibieren Glucocorticoide die Knochenbildung durch **Suppression der Aktivität, Differenzierung und Proliferation von Osteoblasten.** Außerdem vermindern Glucocorticoide die Ca^{2+}-Resorption im Darm und steigern die renale Ca^{2+}-Ausscheidung. Die dadurch gesteigerte Parathormonfreisetzung führt zu einem **Anstieg der Knochenresorption durch Osteoklasten.**

Myopathie. Die katabolen Effekte von Glucocorticoiden am Skelettmuskel führen zur **Muskelatrophie,** die an den proximalen Extremitäten und im Bereich des Schulter- und Beckengürtels besonders ausgeprägt ist. Der Glucocorticoidinduzierten Myopathie kann durch körperliches Training entgegengewirkt werden.

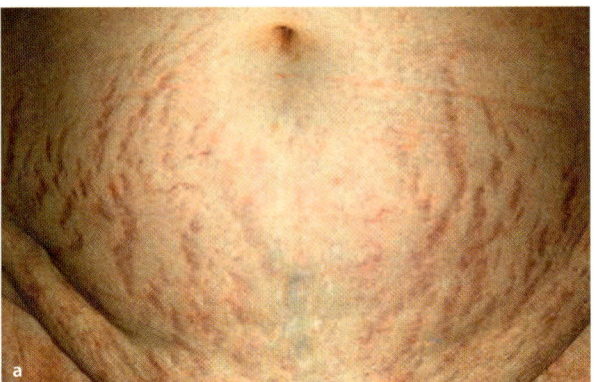

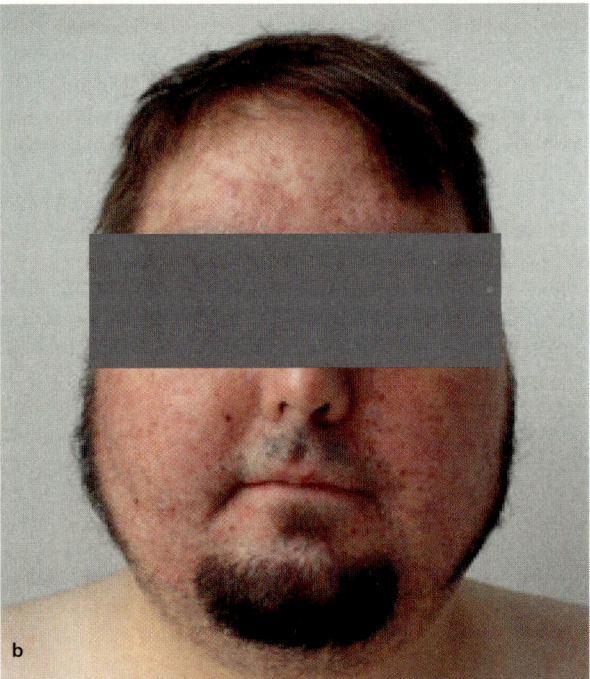

◻ **Abb. 49.7a, b** Striae distensae (a) und typische Facies bei Cushing-Syndrom (b)

Psychische Störungen. Aufgrund der zentralnervösen Effekte von Glucocorticoiden können diverse Störungen wie **Schlaflosigkeit, Antriebsstörungen, Nervosität,** aber auch **Euphorie** oder **Depression** auftreten. Psychiatrische Symptome unter Glucocorticoid-Therapie scheinen bei Frauen häufiger aufzutreten. Selten werden schwere **Psychosen** beobachtet.

Ophthalmologische Komplikationen. Unter langanhaltender systemischer Glucocorticoid-Therapie kann es zum Auftreten von **Katarakten** kommen. Aufgrund morphologischer und funktioneller Änderungen im Bereich des trabekulären Netzwerkes können Glucocorticoide zur Verminderung des Kammerwasserabflusses führen und dadurch **Glaukome** hervorrufen.

Hautveränderungen. Die topische, aber auch die systemische Anwendung von Glucocorticoiden induziert eine Reihe unerwünschter Wirkungen im Bereich der Haut. Die wichtigste unerwünschte Wirkung ist die **Hautatrophie.** Außerdem kann es zu **Hypertrichosen, Striae distensae** (◘ Abb. 49.7), **Veränderungen der Pigmentierung, Akne** sowie **Teleangiektasien** kommen.

Iatrogenes Cushing-Syndrom. Bei Gabe supraphysiologischer Dosen von Glucocorticoiden treten die Symptome des Cushing-Syndroms auf: **Fettverteilungsstörungen** (◘ Abb. 49.7), **Hypertonie, Schwäche, Müdigkeit, Persönlichkeitsveränderungen, Hirsutismus, Amenorrhö.** Bei synthetischen Glucocorticoiden mit reduzierter oder fehlender mineralocorticoider Wirkung ist die **Natriumretention mit Ödemen, Hypertonie** und die Neigung zur **Hypokaliämie** weniger stark ausgeprägt. Eine Hypertonie kann jedoch auch durch synthetische Glucocorticoide ohne nachweisbare mineralocorticoide Wirkung hervorgerufen werden. Durch die **Verminderung der Glucosetoleranz** unter Glucocorticoid-Gabe kann sich ein manifester Diabetes mellitus **(Steroiddiabetes)** entwickeln. Bei bestehendem Diabetes muss mit einer Verschlechterung der Stoffwechsellage gerechnet werden.

Wachstumshemmung bei Kindern. Unter der Therapie mit Glucocorticoiden kann es zur Retardierung des Wachstums bei Kindern kommen. Ursache dafür ist wahrscheinlich der generelle katabole Effekt von Glucocorticoiden.

Unerwünschte Wirkungen inhalativer Glucocorticoide. Die systemischen unerwünschten Wirkungen treten unter sachgemäßer Therapie mit inhalativen Glucocorticoiden in der Regel nicht auf. Es kann jedoch zu lokalen Reaktionen im Bereich der oberen Atemwege durch Deposition inhalativer Glucocorticoide kommen. Durch Schwächung der lokalen Abwehrmechanismen kann ein oropharyngealer Befall mit Candida **(Soormykose)** auftreten. Prophylaktisch werden Mundspülungen und Zähneputzen nach Inhalation empfohlen. Die Deposition von inhalativen Glucocorticoiden im Mund- und Rachenbereich kann durch Verwendung großvolumiger Spacer verringert werden. Durch Wirkungen im Bereich des Pharynx und Larynx kann es zu Symptomen wie **Hustenreiz, Halskratzen** und **Heiserkeit** kommen.

49.5   Interaktionen

Colestyramin kann bei gleichzeitiger Gabe von Glucocorticoiden zu einer Verminderung der Resorption führen. Nahezu alle Glucocorticoide werden zumindest teilweise über CYP3A4 abgebaut. Es kann zur Beschleunigung des Abbaus durch CYP3A4-Enzyminduktoren wie **Carbamazepin, Barbituraten, Phenytoin, Rifampicin** oder **Hyperforin** (Johanniskraut) kommen. Bei gleichzeitiger Gabe von Glucocorticoiden mit mineralocorticoider Wirkung und **Thiaziden** oder **Schleifendiuretika** besteht eine erhöhte Gefahr für das Auftreten von Hypokaliämien. Glucocorticoide verringern die Wirkung von **Antidiabetika.** Bei gleichzeitiger Gabe von Glucocorticoiden und **nichtsteroidalen Antiphlogistika** (Cyclo-

oxygenase-Hemmer) ist die Gefahr des Entstehens schwerer Magen- oder Duodenalulzera erhöht.

49.6   Klinische Anwendung

Substitutionstherapie. Bei einer primären oder sekundären Nebennierenrindeninsuffizienz sowie beim adrenogenitalen Syndrom muss die fehlende endogene Bildung von Cortisol substituiert werden. Mittel der Wahl ist Cortisol, das in Dosen von 10–30 mg/Tag gegeben wird. Bei Nebennierenrindeninsuffizienz und adrenogenitalem Syndrom mit Salzverlust muss zusätzlich ein Mineralocorticoid, in der Regel Fludrocortison, gegeben werden.

Systemische Therapie. Eine Fülle von sehr unterschiedlichen Erkrankungen kann durch eine systemische Therapie mit Glucocorticoiden behandelt werden (◘ Tab. 49.1). In der Regel wirken die Glucocorticoide bei diesen Erkrankungen nicht kausal, sondern symptomatisch, stellen aber in vielen Fällen eine der wichtigsten Therapieoptionen dar. **Das Glucocorticoid der Wahl ist in den meisten Fällen einer systemischen Therapie Prednisolon,** das gegenüber Cortisol eine weniger stark ausgeprägte mineralocorticoide Wirkung besitzt und eine mittellange Wirkdauer hat. Im Gegensatz zu den fluorierten Glucocorticoiden, die noch potenter sind und länger wirken, kann mit Prednisolon bei länger dauernder Anwendung eine zirkadiane Gabe erfolgen.

> Wenn sehr hohe Dosen von Glucocorticoiden erforderlich sind, empfiehlt sich die Gabe von hochpotenten, längerwirkenden synthetischen Glucocorticoiden, z.B. Dexamethason.

In den meisten Fällen erfolgt die Therapie über einen längeren Zeitraum. Beim anaphylaktischen Schock wird jedoch Prednisolon im Rahmen der Notfalltherapie einmalig in einer relativ hohen Dosis (100–200 mg) i.v. gegeben.

Lokale inhalative Therapie. Glucocorticoide stellen Basistherapeutika bei der Behandlung des Asthma bronchiale sowie häufig indizierte Therapeutika bei fortgeschrittener chronisch obstruktiver Lungenerkrankung dar (► Kap. 44).

Lokale kutane Therapie. Bei verschiedenen dermatologischen Erkrankungen wie der atopischen Dermatitis, Ekzemen, Psoriasis oder Kontaktdermatitiden werden Glucocorticoide aufgrund ihrer antiphlogistischen und antiproliferativen Wirkung lokal eingesetzt. Neben Cortisol, Prednisolon, Betamethason und Dexamethason werden auch eine Reihe weiterer synthetischer Glucocorticoide, die ausschließlich für die lokale kutane Anwendung zugelassen sind, verwendet.

Dosierung von Glucocorticoiden. Grundsätzlich ist bei der Dosierung von Glucocorticoiden die **Cushing-Schwellendosis** des jeweiligen Glucocorticoids zu beachten. Das Überschreiten dieser Dosis führt zu unerwünschten Wirkungen, die gegen die erwünschten Wirkungen abgewogen werden

◻ Tab. 49.1 Indikationen für Glucocorticoide

Systemisch	▪ Substitutionstherapie bei Nebennierenrindeninsuffizienz oder adrenogenitalem Syndrom
	▪ Rheumatologie (z.B. rheumatoide Arthritis, rheumatisches Fieber, Polymyalgia rheumatica, Kollagenosen, Vaskulitiden)
	▪ allergische Erkrankungen (z.B. anaphylaktischer Schock, allergisches Asthma, Quincke-Ödem, Urticaria, allergische Rhinitis)
	▪ hämatologische Erkrankungen (z.B. erworbene hämolytische Anämie, autoimmune Thrombozytopenie)
	▪ dermatologische Erkrankungen (z.B. diverse großflächige Dermatitiden)
	▪ gastroenterologische Erkrankungen (z.B. Morbus Crohn, Colitis ulcerosa)
	▪ nephrologische Erkrankungen (z. B. nephrotisches Syndrom)
	▪ pneumologische Erkrankungen (z.B. Asthma bronchiale, chronisch obstruktive Lungenerkrankung, Sarkoidose)
	▪ onkologische Erkrankungen (z.B. akute lymphatische Leukämie, Lymphome)
	▪ neurologische Erkrankungen (z.B. Hirnödem, Multiple Sklerose)
	▪ ophthalmologische Erkrankungen (z.B. Uveitis, Skleritis)
	▪ Transplantationen (Verhinderung der Abstoßung)
Lokal	▪ pulmonologische Erkrankungen (Asthma bronchiale)
	▪ diverse dermatologische Erkrankungen
	▪ ophthalmologische Erkrankungen (z.B. bestimmte Formen von Keratitis, Blepharitis)
	▪ gastroenterologische Erkrankungen (Morbus Crohn, Colitis ulcerosa)
	▪ rheumatologische Erkrankungen (Arthritiden)

müssen. Auch bei Überschreiten der Cushing-Schwellendosis sollten die kurz- und mittellang wirkenden Glucocorticoide (Cortisol, Prednisolon) morgens zwischen 6 und 8 Uhr eingenommen werden, um die normale **zirkadiane Glucocorticoid-Bildung** zu imitieren. Bei höheren Dosen sowie bei Anwendung von langwirkenden Glucocorticoiden (z.B. Dexamethason) ist die zirkadiane Therapie nicht mehr möglich. In diesem Falle wird die Tagesdosis in der Regel auf 2 bis 4 Einzelgaben verteilt. Stets ist zu prüfen, ob das Glucocorticoid lokal verabreicht werden kann.

 Cave
Nach Beendigung der Therapie (>1 Woche) muss die Dosis schrittweise reduziert werden, um ein Glucocorticoid-Entzugssyndrom zu vermeiden.

Eine kurzfristige Therapie bis zu etwa einer Woche, auch hochdosiert, kann ohne Ausschleichen abrupt beendet werden. Die Geschwindigkeit der Dosisreduktion ist abhängig von der Dauer der Therapie sowie der Dosis. Üblicherweise wird die Dosis um jeweils ca. 20% der therapeutischen Dosis reduziert. Jeder Reduktionsschritt wird je nach Dauer der ursprünglichen Therapie für wenige Tage bis zu 1–2 Monaten aufrechterhalten. Das ausschleichende Absetzen von Glucocorticoiden dient neben dem Vermeiden eines Glucocorticoid-Entzugs auch der Verhinderung eines Wiederaufflammens der durch die Glucocorticoide behandelten Grunderkrankung.

49.7   Kontraindikationen

Für die Substitutionstherapie bestehen bei sachgemäßer Durchführung keine Kontraindikationen. Bei der Therapie mit supraphysiologischen Dosen von Glucocorticoiden müs-

sen wegen der vielfältigen unerwünschten Wirkungen diverse Kontraindikationen berücksichtigt werden. Es handelt sich dabei um relative Kontraindikationen, da aufgrund der wichtigen therapeutischen Bedeutung der Glucocorticoide häufig auch gravierende unerwünschte Wirkungen in Kauf genommen werden müssen.

Zu den **relativen Kontraindikationen** gehören: **Ulkus-Anamnese** sowie **bestehende Ulzera, Osteoporose, Psychosen, Infektionen, Schwangerschaft/Stillzeit, Glaukom, Hypertonie, Diabetes mellitus** sowie die **Behandlung im Kindesalter** (Wachstumshemmung).

Steckbrief Glucocorticoide

Wirkmechanismus: Multiple Effekte durch Aktivierung von Glucocorticoid-Rezeptoren. In pharmakologischen Dosen erwünscht: antiphlogistische, immunsuppressive Effekte

Unerwünschte Wirkungen: Suppression der Hypothalamus-Hypophysen-Nebennierenrinden-Achse, erhöhte Infektanfälligkeit, Störungen der Wundheilung (cave: Magen-Darm-Ulzera), Osteoporose, Wachstumshemmung bei Kindern, Myopathie, evtl. psychische Störungen (Schlaflosigkeit, Antriebsstörungen, Nervosität, Euphorie, Depressionen, selten Psychosen), ophthalmologische Komplikationen (Katarakt, Glaukom), Hautveränderungen (Atrophie, Hypertrichose, Pigmentveränderungen, Akne, Teleangiektasien), Cushing-Syndrom (Fettverteilungsstörungen, Hypertonie, Schwäche, Müdigkeit, Persönlichkeitsveränderungen, Hirsutismus, Amenorrhö, Natriumretention mit Ödemen, Hypertonie, Hypokaliämie, verminderte Glucosetoleranz)

Interaktionen: Antidiabetika (Wirkungsverminderung), nichtsteroidale Antiphlogistika (erhöhte Gefahr von Magen- und Duodenalulzera)

Klinische Anwendung: Substitutionstherapie; systemische oder lokale pharmakologische Therapie bei diversen chronisch entzündlichen Erkrankungen, Leukämien, Lymphomen, Hirnödem, Autoimmunerkrankungen, nach Organtransplantationen

Relative Kontraindikationen: Ulkus-Anamnese, bestehende Ulzera, Osteoporose, Psychosen, Infektionen, Schwangerschaft/Stillzeit, Glaukom, Hypertonie, Diabetes mellitus, Kinder

Weiterführende Literatur

Buttgereit F, Burmester G-R, Lipworth BJ (2005) Optimised glucocorticoid therapy: the sharpening of an old spear. Lancet 365:801-803

De Bosscher K, Van Craenenbroeck K, Meijer OC, Haegeman G (2008) Selective transrepression versus transactivation mechanisms by glucocorticoid receptor modulators in stress and immune systems. Eur J Pharmacol 583: 290-302

Newton R, Holden NS (2007) Separating transrepression and transactivation: a distressing divorce for the glucocorticoid receptor? Mol Pharmacol 72:799-809

Norman AW, Mizwicki MT, Norman DP (2004) Steroid-hormone rapid actions, membrane receptors and a conformational ensemble model. Nat Rev Drug Discov 3:27-41

Rhen T, Cidlowski JA (2005) Antiinflammatory action of glucocorticoids – new mechanism for old drugs. NEJM 353:1711-1723

Rosen J, Miner JN (2005) The search for safer glucocorticoid receptor ligands. Endocrine Reviews 26:452-464

Weinstein RS (2011) Clinical practice. Glucocorticoid-induced bone disease. N Engl J Med 365: 62-70

Sexualhormone

S. Offermanns

Einleitung

Die Sexualhormone von Mann und Frau spielen eine zentrale Rolle bei der Ausbildung und Aufrechterhaltung der reproduktiven Funktion. Sie werden vor allem in den Gonaden aber auch in anderen Geweben aus Cholesterin synthetisiert und gehören zur Gruppe der Steroidhormone. Sexualhormone besitzen eine Fülle von Wirkungen, die durch spezifische Rezeptoren aus der Gruppe der nukleären Rezeptoren vermittelt werden. Östrogene, Gestagene und Androgene sowie synthetisch hergestellte Derivate spielen eine wichtige Rolle bei der Therapie und Prophylaxe zahlreicher Erkrankungen. Auch bei gesunden Personen werden Sexualhormone zum Beispiel im Rahmen der hormonalen Kontrazeption eingesetzt.

50.1 Synthese und Funktion

> **Lernziele**
>
> Synthese der Sexualhormone
> Physiologische Funktionen der Sexualhormone
> - bei der Frau
> - beim Mann

Die Bildung von Sexualhormonen unterscheidet sich naturgemäß zwischen Mann und Frau und weist im Verlaufe des Lebens starke Schwankungen auf (■ Abb. 50.1).

Die Synthese von Sexualhormonen nimmt bei der Frau während der Pubertät unter dem Einfluss vermehrt freigesetzter Gonadotropine zu und bleibt bis zur Menopause auf einem hohen Niveau. Bei der geschlechtsreifen Frau sind die Ovarien der Hauptbildungsort der zirkulierenden **Östrogene.** An der Bildung von Östrogenen im Ovar sind 2 Zelltypen beteiligt, Theka-Zellen und Granulosa-Zellen. **Theka-Zellen** verstoffwechseln unter dem Einfluss des Gonadotropins LH Cholesterin über die Enzyme CYP11A1, 3β-Hydroxy-Steroid-Dehydrogenase (3β-HSD) sowie CYP17 zu den Androgenen Androstendion und in geringeren Mengen auch Testosteron (■ Abb. 50.2 und ■ Abb. 50.3). Diese Östrogen-Vorstufen gelangen dann über die Basalmembran der Follikel in die **Granulosa-Zellen**, die das **Enzym CYP19 (Aromatase)** enthalten, das in der Lage ist, den Ring A des Steroidmoleküls zu aromatisieren. Die Aromatase-Aktivität der Granulosa-Zellen wird durch das Gonadotropin FSH stimuliert, und es entstehen Östron sowie das **Haupt-Östrogen Östradiol**. Zirkulierendes Östradiol wird zum Teil in der Leber durch das Enzym 16α-Hydroxylase in das weniger aktive Östriol umgewandelt. Verschiedene Organe wie Fettgewebe, Leber, Muskel, Knochen oder das zentrale Nervensystem können lokal Östrogene aus Androgenen bilden. **In der Schwangerschaft** werden große Mengen **Östron und Östriol in der Plazenta aus Dehydroepiandrosteron (DHEA) gebildet**, das von der fetalen Nebennierenrinde synthetisiert wird. Nach der **Menopause**, in der die ovarielle Östrogensynthese abnimmt, werden die deutlich niedrigeren zirkulierenden Östrogenmengen im Stroma des Fettgewebes sowie in anderen peripheren Organen gebildet. Dabei entsteht vor allem Östron aus DHEA, das von der Nebennierenrinde freigesetzt wird.

Das Gestagen **Progesteron** wird bei der geschlechtsreifen Frau vornehmlich durch das **Corpus luteum** in der zweiten Hälfte des weiblichen Zyklus unter dem Einfluss von LH gebildet. Im Fall einer Schwangerschaft wird die Progesteron-

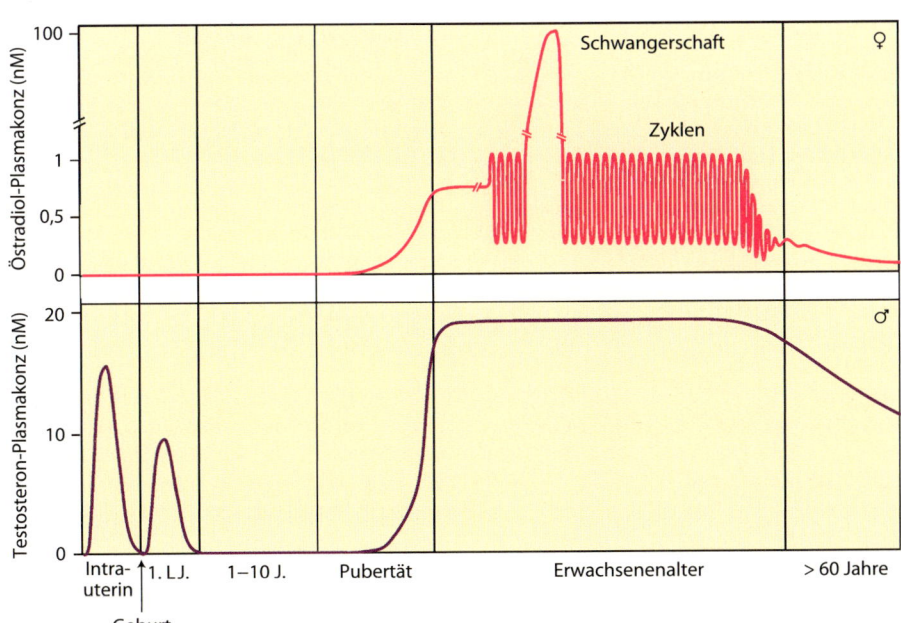

■ **Abb. 50.1 Verlauf der Östradiol- und Testosteron-Plasmakonzentration in verschiedenen Lebensphasen bei der Frau (oben) und beim Mann (unten)**

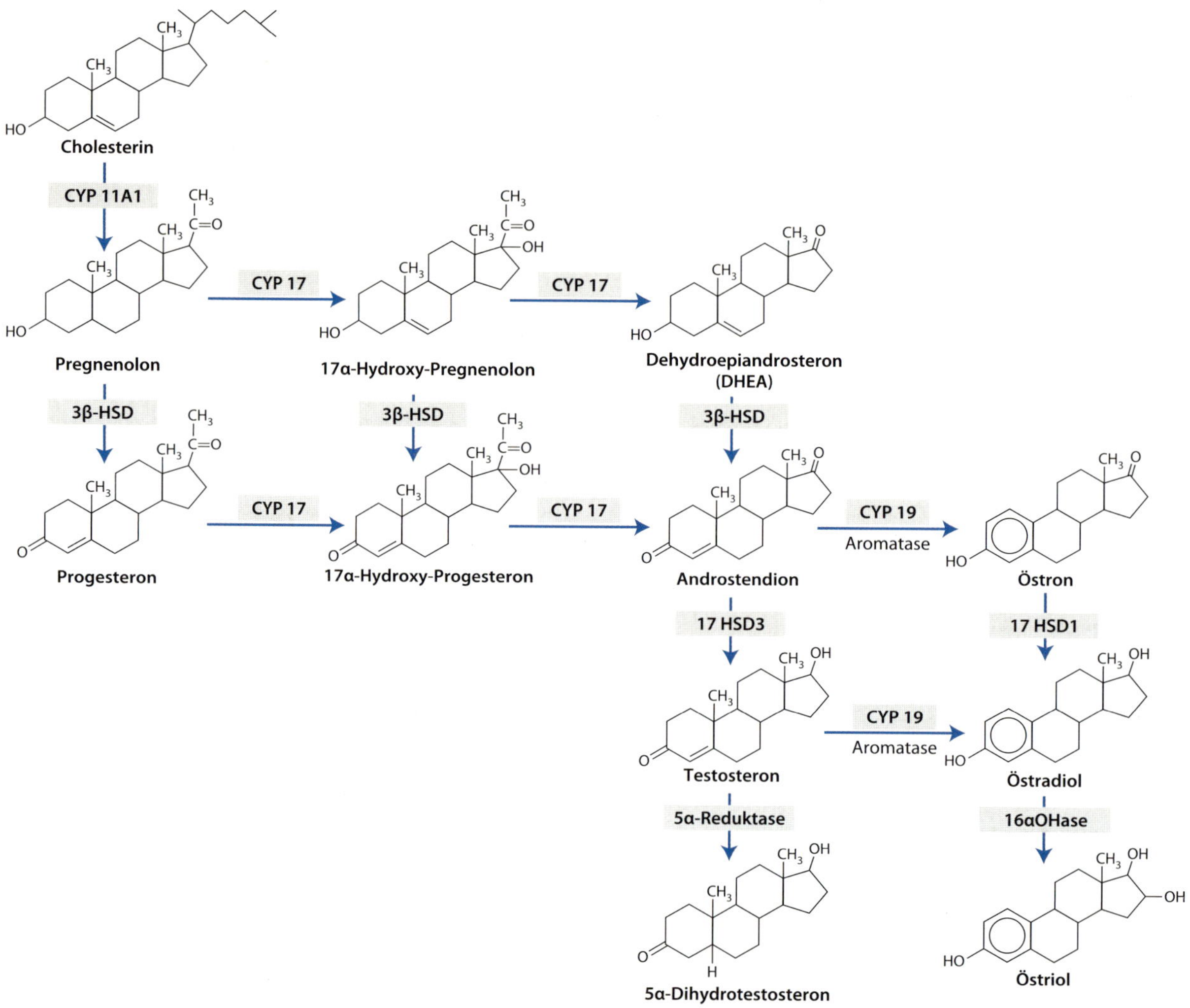

Abb. 50.2 Sexualhormonsynthese. Sie nimmt ihren Ausgang von Cholesterin, das über den LDL-Rezeptor in die Sexualhormon-produzierenden Zellen aufgenommen wird. Der geschwindigkeitsbestimmende Schritt der Synthese ist die Abspaltung der Seitenkette des Cholesterins durch die Cholesterin-Desmolase (Cyp11A1). Das in diesem Schritt gebildete Pregnenolon wird durch die 3β-Hydroxy-Steroid-Dehydrogenase (3β-HSD) zum Gestagen Progesteron umgesetzt. Pregnenolon und Progesteron sind die Vorstufen der Androgene Dehydroepiandrosteron (DHEA) und Androstendion, die durch die 17α-Hydroxylase/17,20-Lyase (CYP17) gebildet werden. Andro-stendion wird durch die 17-Hydroxy-Steroid-Dehydrogenase 3 (17HSD3) zu Testosteron umgewandelt. Testosteron wird in peripheren Geweben durch die 5α-Reduktase in das aktivere 5α-Dihydrotestosteron umgesetzt. Androstendion und Testosteron sind die wichtigsten Vorstufen der Östrogene, sie werden durch die Aromatase (CYP19) in die Östrogene Östron bzw. Östradiol umgesetzt. Östron kann durch die 17-Hydroxy-Steroid-Dehydrogenase-1 (17HSD1) in Östradiol umgewandelt werden. Insbesondere in der Leber wird zirkulierendes Östradiol durch die 16α-Hydroxylase zu Östriol metabolisiert

synthese im Corpus luteum durch das vom Trophoblasten freigesetzte humane Choriongonadotropin (hCG) stimuliert. In den ersten Monaten der Schwangerschaft steigt die Progesteronsynthese in der **Plazenta**, die dann bis zur Geburt große Mengen Östrogen und Progesteron bildet.

Hauptbildungsort des **Testosterons** im Mann sind die **Leydig-Zellen des Hodens**. Die für die männliche Geschlechtsausbildung wichtige fetale Testosteronbildung sinkt nach der Geburt auf niedrige Werte und steigt unter dem Einfluss der Gonadotropine während der Pubertät stark an (▪ Abb. 50.1). Die Androgensynthese in den Leydig-Zellen

wird vor allem durch LH gesteuert. In einer Reihe peripherer Organe **wird Testosteron in das aktivere 5α-Dihydrotestosteron durch die 5α-Reduktase umgewandelt** (▪ Abb. 50.17). Kleine Mengen von Testosteron werden auch im Mann durch CYP19 in den Hoden, der Leber sowie im Fettgewebe in Östradiol verstoffwechselt.

Der **Abbau der körpereigenen Sexualhormone erfolgt vorwiegend in der Leber.** Das wichtigste hepatische Stoffwechselprodukt der Östrogene ist Östriol, während Progesteron stufenweise v.a. in Pregnandiol umgewandelt wird. Testosteron wird in der Leber durch Oxidation an C-17 in die inaktiven Metabolite Androsteron und Etiocholanolon überführt. Die **Metabolite** der Sexualhormone werden zu einem großen Teil nach Glucuronidierung bzw. Sulfatierung **renal ausgeschieden**.

50.1.1 Physiologische Funktionen der Sexualhormone bei der Frau

Östrogene spielen eine wichtige Rolle bei der Entwicklung des weiblichen, aber auch des männlichen Organismus. Bei der Frau sind vor allem Östrogene für die **Veränderungen während der Pubertät** verantwortlich. Östrogene führen zum Wachstum und zur Entwicklung der Vagina, des Uterus sowie der Eileiter und sind an der Ausbildung der weiblichen Brüste beteiligt. Sie stimulieren das Knochenwachstum und sind für den Epiphysenschluss am Ende der Pubertät verantwortlich. Bei der geschlechtsreifen Frau steuern Östrogene und Gestagene die **zyklischen Veränderungen des Reproduktionstraktes** und weisen einen typischen Konzentrationsverlauf währen des weiblichen Zyklus auf (◘ Abb. 50.3).

In der ersten Hälfte des Zyklus, der follikulären Phase, reift im Ovar ein Follikel heran. Gesteuert wird diese Entwicklung durch die pulsatile Freisetzung von GnRH aus dem Hypothalamus mit einer Frequenz von etwa 1-mal pro Stunde (▶ Kap. 48). Die dadurch ausgelöste ebenfalls pulsatile Freisetzung von LH und FSH fördert die Heranreifung des Follikels sowie die zunehmende Bildung von Östrogen. LH wirkt dabei vornehmlich auf Theka-Zellen, in denen es über einen G_s-gekoppelten Rezeptor die Metabolisation von Cholesterin zu den Androgenen Androstendion und Testosteron fördert. Der eigentliche Bildungsort der Östrogene in der follikulären Phase sind die Granulosa-Zellen, die in dieser Phase jedoch keine direkte Blutversorgung besitzen und auf die Versorgung mit Androstendion und Testosteron durch die Theka-Zellen angewiesen sind (◘ Abb. 50.3). Insbesondere unter dem Einfluss von FSH kommt es in den Granulosa-Zellen zur Bildung von Östrogenen aus Androgenen durch die Aromatase (CYP19). Die in der follikulären Phase zunehmend ansteigenden Östrogenspiegel führen zunächst über den Mechanismus einer negativen Rückkopplung zur Verminderung der Gonadotropinfreisetzung in der Hypophyse.

Gegen Mitte des Zyklus, wenn die Östradiolspiegel deutlich angestiegen sind, tritt jedoch über einen bisher nicht genau verstandenen Mechanismus für kurze Zeit eine positive Rückkopplung auf. Die erhöhten Östrogenspiegel hemmen nun nicht länger die Gonadotropinfreisetzung, sondern führen zur kurzfristigen Steigerung der Freisetzung von LH und FSH, deren Plasmaspiegel für etwa einen Tag deutlich ansteigen. Dieser kurzfristige Gonadotropinanstieg führt zur Ausreifung des Follikels und dessen Ruptur mit nachfolgender Ovulation. Aus dem rupturierten Follikel entwickelt sich nach Einsprossen neuer Blutgefäße das Corpus luteum, dessen Zellen nun zunehmende Mengen an Progesteron bilden. Bildungsort ist vornehmlich die Granulosa-Zelle, die nun direkt aus dem Blut Cholesterin aufnehmen kann und dieses unter dem Einfluss von FSH und LH zu Progesteron umwandelt

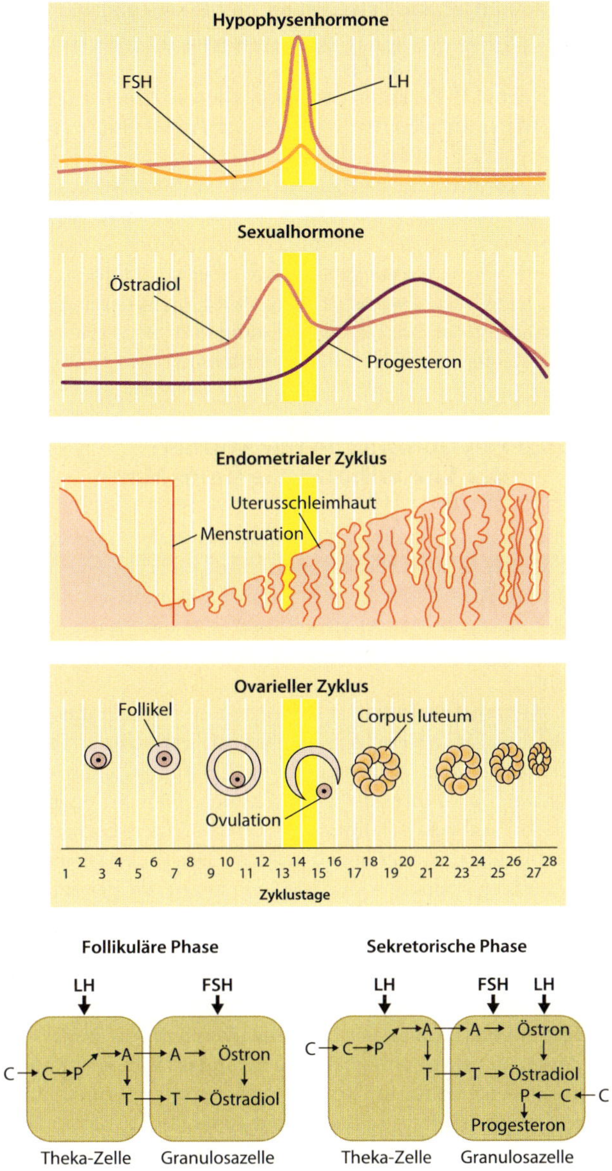

◘ **Abb. 50.3 Hormonale Regulation des weiblichen Zyklus.** Dargestellt sind die Plasmakonzentrationen von Östradiol, Progesteron, LH und FSH sowie die Veränderungen des ovariellen Follikels sowie des Endometriums über einen vierwöchigen Zyklus. C = Cholesterin; P = Progesteron/Pregnenolon; A = Androstendion; T = Testosteron

(◘ Abb. 50.3). Zusätzlich bilden die Granulosa-Zellen weiterhin Östrogene aus den in den Theka-Zellen synthetisierten Vorstufen.

Tritt keine Schwangerschaft ein, so stellt das Corpus luteum nach etwa 10 Tagen seine Funktion langsam ein, es kommt zum Abfall der Östrogen- und Progesteronspiegel. Da das Endometrium nur unter hohen Progesteronspiegeln existieren kann, führt das Absinken der Progesteronspiegel zur regressiven Veränderung des Endometriums, das schließlich im Rahmen der Menstruationsblutung abgestoßen wird.

Kommt es zur Befruchtung und Einnistung der ovulierten Eizelle, so bildet der heranreifende Trophoblast nach wenigen Tagen humanes Choriongonadotropin (hCG), das über den LH-Rezeptor das Corpus luteum zu vermehrter und weiter anhaltender Synthese und Freisetzung von Progesteron führt. Durch die hCG-Wirkung bleibt die gegen Ende der lutealen Phase auftretende Endometriumsregression und daraus resultierende Menstruationsblutung aus. Während der ersten Schwangerschaftswochen nimmt die Bildung von hCG weiter zu, wodurch die Progesteronbildung im Corpus luteum weiter gesteigert wird. Im weiteren Verlauf übernimmt die Plazenta die Bildung von Östrogenen und Progesteron, deren Plasma-Konzentrationen weiter ansteigen.

50.1.2 Physiologische Funktionen der Sexualhormone beim Mann

Beim Mann ist die Bildung von Testosteron durch die fetalen Hoden bereits **in der Embryonalzeit** von entscheidender Rolle für die Ausbildung der primären männlichen Geschlechtsmerkmale. Ein Mangel an Testosteron während des ersten Trimesters führt zu einer inkompletten sexuellen Differenzierung.

Während der Pubertät kommt es unter dem Einfluss von FSH und LH in den Leydig-Zellen zur vermehrten Testosteronproduktion. Testosteron und FSH führen dann unter anderem durch ihre Effekte auf Sertoli-Zellen zur Spermiogenese. Parallel dazu kommt es zu den charakteristischen Veränderungen der inneren und äußeren Geschlechtsorgane, die Talgdrüsenproduktion der Haut nimmt zu, die sekundären Geschlechtsmerkmale (z.B. Haarwuchs, Veränderung des Larynx) bilden sich heraus. Testosteron fördert zunächst das Knochenwachstum, gegen Ende der Pubertät führt die Veränderung im Bereich der Epiphyse unter dem Einfluss von Testosteron zum Sistieren des Knochenwachstums. Ein Testosteronmangel vor oder während der Pubertät führt zum eunuchoiden Habitus mit verzögertem Epiphysenschluss, Ausbleiben des Stimmbruches, fehlender männlicher Behaarung, verminderter Knochendichte und Muskulatur sowie fehlender Ausreifung der äußeren Genitale und ausbleibender Libidoentwicklung.

Beim erwachsenen Mann ist die Bildung von Testosteron Voraussetzung für die Aufrechterhaltung der Libido. Bei langfristigem ausgeprägtem Testosteronmangel kommt es zur Atrophie der akzessorischen Geschlechtsdrüsen wie Prostata und Samenblase.

Mit zunehmendem Alter sinken beim Mann die Testosteronplasmakonzentrationen, allerdings verlaufen diese Veränderungen deutlich weniger ausgeprägt und langsamer als bei der Frau.

50.2   Östrogene

> **Lernziele**
> — Östrogenwirkungen
> — Östrogen-Rezeptor
> — Natürliche und synthetische Östrogene
> — Selektive Östrogen-Rezeptor-Modulatoren (SERMs)
> — Östrogen-Rezeptor-Antagonisten
> — Aromatase-Inhibitoren

50.2.1 Östrogenwirkungen

Östrogene besitzen Wirkungen auf nahezu alle Zellen des weiblichen und des männlichen Organismus. Die wichtigsten physiologischen und pharmakologischen Effekte von Östrogenen können unterteilt werden in Wirkungen
— im Bereich der Geschlechtsorgane und
— im Bereich anderer Organe.

Östrogenwirkung im Bereich der Geschlechtsorgane

Bei der geschlechtsreifen Frau spielen Östrogene in allen Phasen des Zyklus eine wichtige Rolle bei der Aufrechterhaltung der reproduktiven Funktionen. Die zunehmende Bildung von Östrogenen im Ovar während der follikulären Phase führt im Bereich des weiblichen Reproduktionstraktes zu den typischen Veränderungen, die die Befruchtung der ovulierten Eizelle sowie die nachfolgende Implantation ermöglichen. Östrogene **stimulieren die Proliferation und Differenzierung des Endometriums,** das während der follikulären Phase des Zyklus heranwächst und durch das Vorhandensein länglicher Drüsen sowie charakteristischer Gefäße (Spiralarterien) gekennzeichnet ist. Typischerweise führen Östrogene insbesondere in der follikulären Phase im Endometrium, aber auch in anderen Geweben zur **Induktion der Expression von Progesteron-Rezeptoren.** Dies ist ein wichtiger Mechanismus, der es diesen Geweben erlaubt, in der zweiten (lutealen) Phase des Zyklus auf die erhöhten Progesteronspiegel zu reagieren. Östrogene stimulieren darüber hinaus die Proliferation und Differenzierung der **Eileiter** und fördern deren Kontraktilität. Unter dem Einfluss von Östrogenen kommt es zur **Zunahme des zervikalen Sekrets,** das dünnflüssig ist und die Aszension von Spermien begünstigt. Das **Vaginalepithel** zeigt unter dem Einfluss von Östrogenen eine Zunahme kernloser pyknotischer Zellen.

Im Falle einer Schwangerschaft sind die in großen Mengen durch die Plazenta gebildeten Östrogene für die Aufrechterhaltung der Schwangerschaft von Bedeutung. Außerdem fördern sie das Wachstum der Brustdrüsen, die dadurch auf die Laktation vorbereitet werden.

Östrogenwirkungen außerhalb des Reproduktionstraktes

Östrogene fördern die **Zunahme der Knochenmasse.** Aufgrund dieses Effektes begünstigen die nach der Menopause abfallenden Östrogenspiegel die Entwicklung einer Osteoporose bei Frauen. Der fördernde Effekt von Östrogenen auf die Knochenmasse beruht auf Effekten der Östrogene auf Osteoblasten. Unter dem Einfluss von Östrogenen ist die Lebensdauer von Osteozyten aufgrund einer Östrogen-abhängigen Inhibition apoptotischer Prozesse verlängert, und es kommt zur vermehrten Bildung von Kollagen, Osteocalcin, Osteopontin und anderer knochenspezifischer Proteine. Östrogene führen indirekt zu einer Hemmung der Osteoklastenaktivität, indem sie in Osteoblasten die Bildung von Osteoklasten-aktivierenden Faktoren (Interleukin-1, Interleukin-6, Tumor-Nekrose-Faktor-α) hemmen, während die Bildung von Osteoklasten-inhibierenden Faktoren (Insulin-like growth factor, Bone-morphogenetic protein-6, Transforming growth factor-β u.a.) gesteigert werden. Die Aktivierung von Osteoklasten durch Bindung des osteoblastären Proteins RANK-L an den Rezeptor RANK auf Osteoklasten wird durch Östrogene ebenfalls gehemmt, indem Östrogene die osteoblastäre Bildung von Osteoprotegerin (OPG) steigern, das RANK-L bindet und dadurch die Aktivierung von RANK blockiert (▶ Kap. 52).

Östrogene besitzen **Effekte auf das Gerinnungssystem,** indem sie die hepatische Bildung von diversen Faktoren des Gerinnungssystems beeinflussen. Unter dem Einfluss von Östrogenen nimmt die Bildung der Faktoren II, VII, IX, X und XII zu, während die Bildung der antikoagulatorischen Faktoren Protein C, Protein S sowie Antithrombin III abnimmt. Darüber hinaus finden sich auch Effekte im Bereich des fibrinolytischen Systems, das leicht aktiviert wird. Die Veränderung des Gerinnungssystems durch Östrogene liegt höchstwahrscheinlich den beobachteten unerwünschten Wirkungen im Bereich des hämostatischen Systems mit einer Erhöhung des Thromboembolierisikos (s.u.) zugrunde.

Östrogene führen zu **Veränderungen des Lipidmetabolismus.** Die Triglyzeridplasmaspiegel steigen unter Östrogengabe, während die Cholesterinspiegel tendenziell sinken. Dabei nehmen die HDL-Cholesterinplasmaspiegel zu, während die LDL-Cholesterinspiegel abnehmen. Der günstige Effekt von Östrogenen auf das HDL/LDL-Cholesterinverhältnis führte u.a. zu der Hypothese, dass die Gabe von Östrogenen nach der Menopause zur Verringerung kardiovaskulärer Erkrankungen führt. Durch große internationale Studien konnte in den letzten Jahren allerdings gezeigt werden, dass die postmenopausale Hormongabe keinen günstigen Effekt auf das kardiovaskuläre Risiko hat.

50.2.2 Östrogen-Rezeptor

Die Effekte von Östrogenen werden vornehmlich durch Östrogen-Rezeptoren vermittelt, die zur Gruppe der nukleären Rezeptoren gehören und somit Östrogen-regulierte Transkriptionsfaktoren darstellen. Der **Östrogen-Rezeptor** kommt in zwei Formen, **ERα** und **ERβ** vor, die durch unterschiedliche Gene kodiert werden (◻ Abb. 50.4). ERα ist ein stärkerer Aktivator der Transkription als ERβ und wird in mehr Geweben exprimiert als ERβ. Inwiefern ERα und ERβ, die Dimere bil-

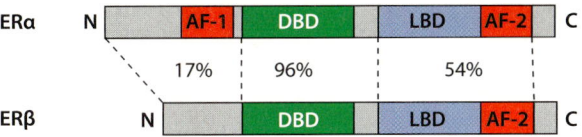
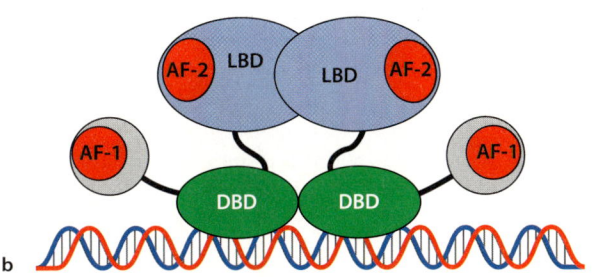

◻ **Abb. 50.4a, b** Struktur der Östrogen-Rezeptoren ERα und ERβ. **a** Die hochhomologe DNA-Bindungsdomäne (DBD) liegt im mittleren Bereich des Rezeptor-Proteins. N-terminal schließt sich eine hochvariable Region an, die u.a. die Aktivierungsfunktion 1 (AF-1) trägt, die für die Liganden-unabhängige Transaktivierung verantwortlich ist. Die Liganden-Bindungsdomäne (LBD) befindet sich in der C-terminalen Hälfte des Rezeptorproteins. Neben der Liganden-Bindung ist sie für die Dimerisierung des Rezeptors verantwortlich. Außerdem trägt sie die Aktivierungsfunktion 2 (AF-2), die für die Liganden-abhängige Transaktivierung verantwortlich ist. **b** Modell des Östrogen-Rezeptors ERα Homodimers gebunden an DNA

den können, unterschiedliche physiologische oder pharmakologische Funktionen besitzen, ist zur Zeit noch unklar.

Östrogen-Rezeptoren besitzen typische Domänen (◻ Abb. 50.4). Die **DNA-Bindungsdomäne** (DBD) enthält eine als »Zink-Finger-Domäne« bezeichnete Region, die für die hochaffine Bindung an die DNA-Doppelhelix verantwortlich ist. Die DNA-Bindungsdomäne der Östrogen-Rezeptoren bindet mit hoher Spezifität an das sogenannte Östrogen-Response-Element (ERE) (◻ Abb. 50.5), das nur wenige Basen-Paare lang ist und sich durch eine typische Sequenz auszeichnet. Die **Liganden-Bindungsdomäne (LBD)** bindet Östrogene und vermittelt die Liganden-abhängige Dimerisierung des Rezeptors. Außerdem vermittelt sie die Liganden-abhängige Transaktivierung. Die transaktivierende Funktion des Östrogen-Rezeptors wird durch die beiden **Domänen AF-1** und **AF-2 (Aktivierungsfunktion-1/-2)** vermittelt. Während AF-1 im Bereich des N-Terminus liegt und Liganden-unabhängig ist, liegt AF-2 in der Liganden-Bindungsdomäne und wird durch Bindung eines agonistischen Liganden aktiviert. Die Interaktion von AF-1 und AF-2 mit verschiedenen Co-Regulatoren führt schließlich zur Initiation der Transkription durch den RNA-Polymerase-II-Komplex.

In Abhängigkeit vom Zell-Typ und weiterer Faktoren liegt der Östrogen-Rezeptor in Abwesenheit eines Liganden vornehmlich im Cytosol oder im Kern als Komplex mit einer Reihe von Proteinen vor. Die Bindung von Agonisten führt zur Dissoziation dieses Komplexes, und der Rezeptor kann nun in den Kern gelangen, wo er nach Dimerisierung an die Östrogen-Response-Elemente der DNA bindet. Sowohl

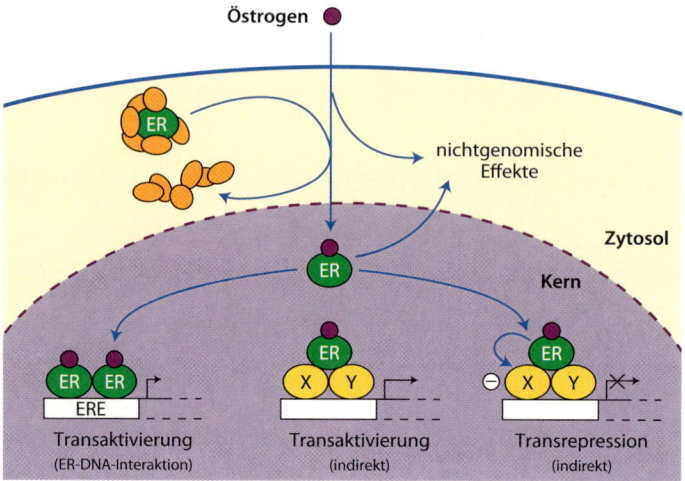

Abb. 50.5 Regulation der Gentranskription über Östrogen-Rezeptoren. Der ruhende Östrogen-Rezeptor (ER) liegt im Kern oder im Zytoplasma als Komplex mit Hitzeschockproteinen vor. Die Bindung eines Agonisten wie Östradiol führt zur Konformationsänderung, die mit der Dissoziation des Komplexes einhergeht. Der Liganden-aktivierte Rezeptor bindet nun als Dimer an spezifische DNA-Erkennungssequenzen und führt zur vermehrten Transkription von gewebespezifischen Zielgenen (Transaktivierung). In einigen Fällen kommt es auch zu einer Hemmung der Gentranskription (Transre-

pression). Neben der direkten Interaktion mit der genomischen DNA über das Östrogen-Response-Element (ERE) kann der Östrogen-Rezeptor transkriptionelle Prozesse auch durch Bindung an andere Transkriptionsfaktoren (X, Y) beeinflussen. Es gibt darüber hinaus Hinweise darauf, dass der Östrogen-Rezeptor durch verschiedene Protein-Kinasen phosphoryliert werden kann und dadurch seine Aktivität ändert. Ein Teil der Östrogenwirkungen wird möglicherweise auch durch Aktivierung eines membranären Rezeptors aus der Gruppe der G-Protein-gekoppelten Rezeptoren hervorgerufen

Homo- als auch Heterodimere von ERα oder ERβ können Zell-abhängig gebildet werden. Nach Bindung des Östrogen-Rezeptors an die DNA im Bereich der Promotorregion von Zielgenen kommt es über die AF-1- und AF-2-Interaktionsdomänen zur Rekrutierung einer Kaskade von Co-Aktivatoren (Abb. 50.5). Die Co-Aktivatoren besitzen entweder selber enzymatische Aktivität und sind an der Umstrukturierung des Chromatins beteiligt, oder sie besitzen eine »Brückenfunktion«, indem sie die Interaktion des Rezeptorkomplexes mit dem RNA-Polymerase-II-Initiationskomplex oder anderen Co-Faktoren vermitteln (Abb. 50.5).

Neben der Transaktivierung durch direkte DNA-Bindung kann der Östrogen-Rezeptor auch indirekt durch Bindung an andere Transkriptionsfaktoren wie Sp-1 oder AP-1 transkriptionelle Prozesse beeinflussen. Darüber hinaus gibt es Hinweise darauf, dass der Östrogen-Rezeptor auch Liganden-unabhängig über eine Phosphorylierung durch verschiedene Kinasen aktiviert werden kann. Zudem wurde ein G-Protein-gekoppelter Rezeptor (GPR30) beschrieben, der durch Östradiol aktiviert werden kann und möglicherweise die in der Vergangenheit beschriebenen schnellen Effekte von Östrogenen vermittelt.

Die Bindung von **Antagonisten** an die Liganden-Bindungsdomäne des Östrogen-Rezeptors führt ebenfalls zur Konformationsänderung des Rezeptors, die mit einer Dimerisierung einhergeht. Der Rezeptor ist nun jedoch nicht mehr in der Lage, Co-Aktivatoren zu binden. Stattdessen interagiert der Rezeptor nach Antagonistbindung mit verschiedenen Co-Repressoren, die verhindern, dass sich der Transkriptionsapparat ausbilden kann (Abb. 50.10).

Eine Sonderform von Liganden sind die **selektiven Östrogen-Rezeptor-Modulatoren (SERM)**. Diese Liganden besitzen sowohl agonistische als auch antagonistische Eigenschaften am Östrogen-Rezeptor. Die selektive Modulation beruht darauf, dass SERMs die AF2-Funktion der Liganden-Bindungsdomäne blockieren, während die AF1-Funktion im Bereich des N-Terminus unbeeinflusst bleibt (Abb. 50.4 und Abb. 50.10). In Abhängigkeit von Co-Faktoren ist in einigen Zellen die Aktivierung sowohl von AF-1 als auch von AF-2 für eine optimale Transaktivierung notwendig. In anderen Zellen reicht jedoch die Aktivierung von AF-1 aus. SERMs verhalten sich jedoch nicht identisch, sondern weisen teilweise andere Muster von agonistischer und antagonistischer Aktivität auf. Dies spricht dafür, dass einige SERMs Gewebe-abhängig unterschiedliche Co-Aktivatoren bzw. Co-Repressoren rekrutieren können.

▪▪▪ Xenoöstrogene/Phytoöstrogene

Für die Bindung von Östrogenen an ihren Rezeptor ist der phenolische Ring A des Steroidmoleküls von großer Bedeutung. In der Umwelt finden sich eine Fülle von nichtsteroidalen Verbindungen mit Phenolgruppen, die mit geringer Affinität an den Östrogenrezeptor binden können. Als Xenoöstrogene im engeren Sinne bezeichnet man einige rein synthetische Substanzen wie das Pestizid o,p'-DDT, den chemischen Weichmacher Bisphenol A oder verschiedene andere industrielle Chemikalien wie polychlorierte Biphenyle (Abb. 50.6). Im weiteren Sinne werden zu den Xenoöstrogenen auch die Phytoöstrogene gezählt, die über die Nahrung in den menschlichen Organismus gelangen können. Dazu gehören beispielsweise die Isoflavonoide Genistein und Daidzein, die in Sojabohnen und Klee vor-

▼

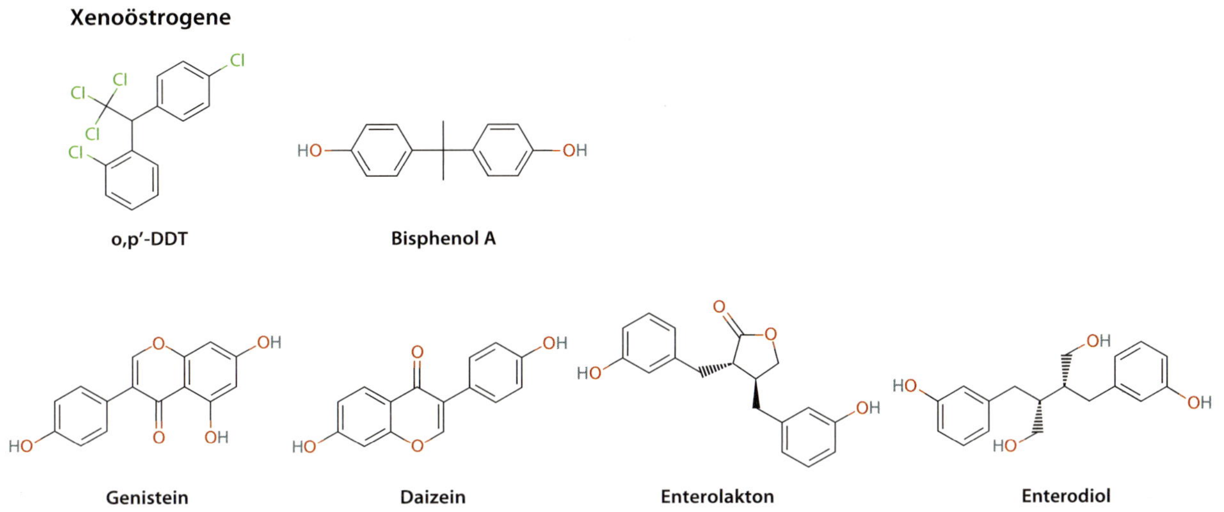

Xenoöstrogene

o,p'-DDT

Bisphenol A

Genistein

Daizein

Enterolakton

Enterodiol

Abb. 50.6 Strukturen von: o,p'-DDT, Bisphenol A, Genistein, Daidzein, Enterolakton und Enterodiol

kommen oder die in grünem Tee und verschiedenen Gemüsesorten enthaltenen Lignane Enterolakton und Enterodiol.

Während die endogenen Östrogene im nanomolaren Bereich an den Östrogenrezeptor binden, ist die Affinität des Rezeptors für Xeno- und Phytoöstrogene deutlich geringer. Diese wirken normalerweise erst im mikro- bis millimolaren Konzentrationsbereich. Unter normalen Bedingungen ist die Belastung der Nahrung mit Xenoöstrogenen und Phytoöstrogenen so gering, dass mit keinen Störwirkungen gerechnet werden muss. Trotzdem stellt die Anreicherung von Xenoöstrogenen ein Risiko dar. Mögliche schädigende Wirkungen wie eine Erhöhung der Inzidenz von Brust- und Prostatatumoren, verminderte Spermienproduktion sowie eine Verringerung der Fortpflanzungsfähigkeit bei Menschen und Tieren sollten in der Zukunft sorgfältig beobachtet werden. Verschiedene Präparate, die Phytoöstrogene enthalten, werden auf dem frei verkäuflichen Markt für die Behandlung von Wechseljahresbeschwerden angeboten. Klinische Belege für einen Nutzen gibt es allerdings nicht. Da höchstwahrscheinlich unerwünschte Wirkungen auftreten, die denen der Östrogengabe in der Menopause ähneln, erscheint das Risiko einer Einnahme von Phytoöstrogenen sehr schwer kalkulierbar. Angesichts des fehlenden Wirksamkeitsnachweises sollte betroffenen Frauen von der Einnahme dringend abgeraten werden.

50.2.3 Natürliche und synthetische Östrogene

Die natürlich vorkommenden Östrogene Östradiol, Östriol und Östron werden nach oraler Gabe zwar gut resorbiert, weisen jedoch einen hohen First-pass-Effekt auf. Aus diesem Grunde wurden Substanzen entwickelt, die weniger rasch metabolisiert werden.

Die Ethinylierung von Östradiol in Position C-17 führt zur Hemmung des First-Pass-Metabolismus und erhöht die orale Bioverfügbarkeit. **Ethinylestradiol** und sein 3-Methylether **Mestranol** (Abb. 50.7), sind die am häufigsten verordneten oralen Östrogene vor der Menopause und spielen insbesondere als Östrogenkomponente im Rahmen der hormonellen Kontrazeption eine große Rolle. Mestranol wird hepatisch zu Ethinylestradiol metabolisiert.

»**Konjugierte Östrogene**« werden aus dem Harn trächtiger Stuten gewonnen und eignen sich auch zur oralen Östrogenbehandlung. Es handelt sich dabei um eine Mischung sulfatierter Östrogene wie Östradiol und Östron, aber auch equiner Formen wie Equilin und Equilenin (Abb. 50.7).

Die Veresterung der Hydroxylgruppe an der Position C-17 oder C-3 mit Fettsäuren oder Benzoesäure führt zu Östrogenen, die als Depotpräparate injiziert werden können. Die wichtigsten Vertreter dieser Gruppe sind das **Östradiol-Benzoat** und das **Östradiol-Valerat**.

Neben ihren pharmakokinetischen Eigenschaften unterscheiden sich die verschiedenen klinisch eingesetzten Östrogene vor allem durch ihre Potenz. **Ethinylestradiol** ist deutlich potenter als die konjugierten Östrogene. Ethinylestradiol besitzt außerdem eine deutlich längere Plasmahalbwertszeit nach oraler Gabe als die anderen Östrogene. Die Plasmahalbwertszeit beträgt zwischen 13 und 27 Stunden. Der primäre Abbauweg von Ethinylestradiol erfolgt über 2-Hydroxylierung unter Beteiligung von CYP3A4 sowie nachfolgender Methylierung. Die oral eingesetzten **konjugierten Östrogene** werden nach Dekonjugation in den tieferen Darmabschnitten resorbiert. Vollsynthetische Östrogene mit sehr guter oraler Wirksamkeit wie z.B. Diethylstilbestrol sind entwickelt worden. Ihre Struktur weist kein Steroidgerüst mehr auf, sie wirken jedoch auch auf Östrogen-Rezeptoren. Diethylstilbestrol musste bereits vor einigen Jahren aus dem Handel genommen werden (siehe Exkurs). **Diethylstilbestrol-Diphosphat** (Fosfestrol) wird jedoch noch zur Behandlung des Prostatakarzinoms verwendet.

▪▪▪ Diethylstilbestrol

Auf der Suche nach neuen, synthetischen Östrogenen mit besserer oraler Bioverfügbarkeit gelang 1938 die Herstellung von Diethylstilbestrol, das in den späten 1940er Jahren in die klinische Anwendung gelangte (Abb. 50.8). Diethylstilbestrol wurde vor allem in den USA für mehr als 2 Jahrzehnte zur Behandlung des Abortus immi-

▼

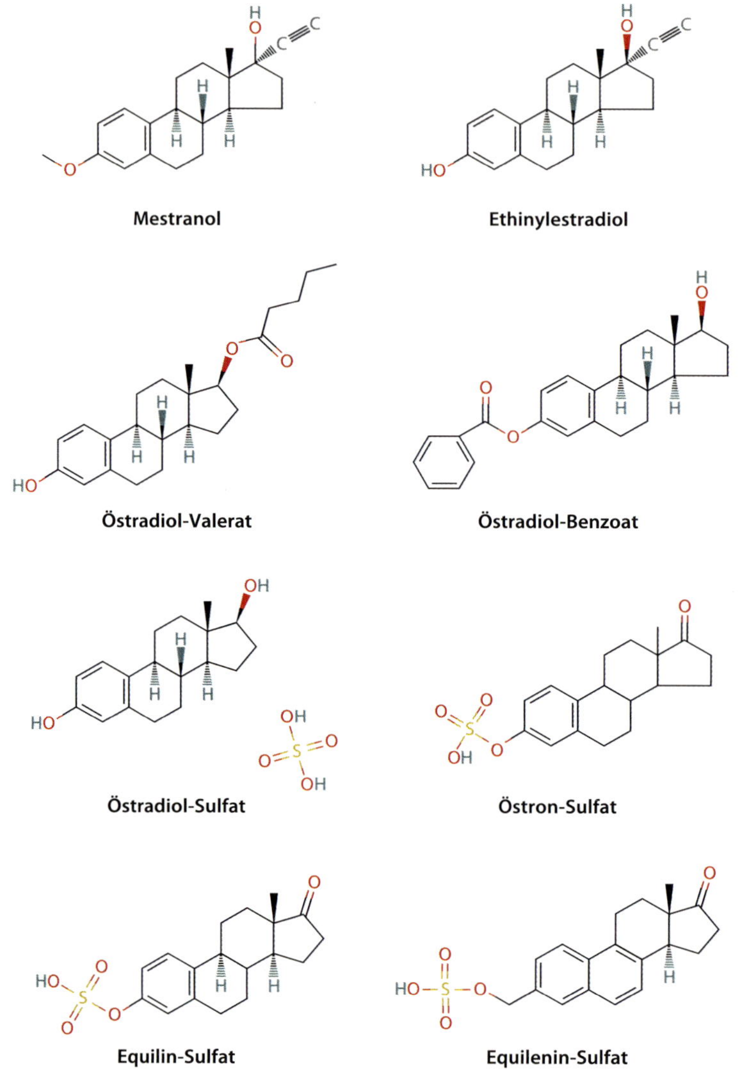

50

Mestranol

Ethinylestradiol

Östradiol-Valerat

Östradiol-Benzoat

Östradiol-Sulfat

Östron-Sulfat

Equilin-Sulfat

Equilenin-Sulfat

◼ Abb. 50.7 Struktur endogener sowie synthetischer Östrogene

nens bei mehreren Millionen Schwangeren angewendet. Ende der 1960er Jahre mehrten sich Berichte, dass insbesondere die Töchter von Müttern, die in der Schwangerschaft mit Diethylstilbestrol behandelt worden waren, eine seltene Form von Adenokarzinomen der Vagina und der Zervix bereits in jungen Lebensjahren (max. Inzidenz ca. 20 Jahre) entwickeln. Die Inzidenz wurde auf 0,1–1 pro 1.000 geschätzt. Neben dem Auftreten vaginaler und zervikaler Karzinome finden sich mit niedriger Inzidenz verschiedene Störungen im Bereich des Reproduktionstraktes sowohl bei Männern als auch von Frauen, deren Mütter mit Diethylstilbestrol behandelt worden waren.

Während natürliche Östrogene in der Plazenta metabolisiert werden, gelangt Diethylstilbestrol ungehindert in die fetale Zirkulation. Diethylstilbestrol greift über die Aktivierung des Östrogenrezeptors in Wachstums- und Differenzierungsprozesse im Bereich des sich entwickelnden Reproduktionstraktes ein. So beeinträchtigt Diethylstilbestrol bei der Frau die normale Differenzierung des Müller-Ganges sowie die Regression des Urnierenganges (Wolff-Gang).

▼

Im Rahmen dieser Beeinflussung kommt es offensichtlich in einigen Fällen zu langfristigen zellulären Veränderungen bis hin zur malignen Entartung.

Schon bald nach Einführung von Diethylstilbestrol stellte sich zudem heraus, dass eine erwünschte Wirkung für dieses Pharmakon (Verminderung der Fehlgeburtsrate) nicht nachgewiesen werden konnte.

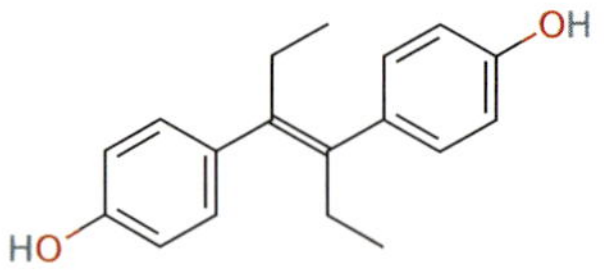

Diethylstilbestrol

◼ Abb. 50.8 Struktur von Diethylstilbestrol

Unerwünschte Wirkungen. Die Gabe von Östrogenen kann eine Reihe unerwünschter Wirkungen hervorrufen. Dies ist insbesondere dann von Bedeutung, wenn Östrogene bei prinzipiell gesunden Frauen eingesetzt werden. Im Einzelfall müssen Nutzen und Risiko gegeneinander abgewogen werden.

Metabolische und kardiovaskuläre Effekte. Östrogene haben einen günstigen Effekt auf das Profil der Plasmalipoproteine. Große Studien, die den Langzeiteffekt einer Östrogengabe nach der Menopause untersucht haben, konnten jedoch keinen Hinweis auf einen günstigen Effekt von Östrogenen und/oder Gestagenen auf das kardiovaskuläre Risiko nachweisen. Bei der postmenopausalen Östrogengabe ist das kardiovaskuläre Risiko insbesondere bei Vorliegen weiterer Risikofaktoren (Rauchen, Hypertonie, Diabetes etc.) sogar erhöht. Dies beruht möglicherweise darauf, dass Östrogene die Plasmakonzentration verschiedener Gerinnungsfaktoren beeinflussen können und dadurch ein **erhöhtes Thromboembolierisiko** entsteht.

Tumorerkrankungen. Die alleinige Gabe von Östrogenen z.B. in der Postmenopause führt zur Endometriumhyperplasie, die mit einem deutlich erhöhten Risiko für das Auftreten von **Endometriumkarzinomen** einhergeht. Dieser Effekt kann jedoch durch die gleichzeitige Gabe von Gestagenen unterbunden werden. Die Co-Applikation von Östrogen und Gestagen ist daher mittlerweile Standard.

In zwei großen, randomisierten Studien zur Klärung des Nutzens einer Hormongabe nach der Menopause wurde eine signifikante Zunahme von Brusttumoren beobachtet. Für das erhöhte **Brusttumorrisiko** scheint jedoch weniger die Östrogenkomponente als die Gestagenkomponente verantwortlich zu sein. Die Einnahme von Östrogenen im Rahmen der hormonalen Kontrazeption ist nach gegenwärtigem Stand der Kenntnis nicht mit einem erhöhten Brusttumorrisiko verbunden.

Andere unerwünschte Wirkungen. Zu Beginn einer Östrogentherapie kann es zu **Übelkeit** und **Erbrechen** kommen. Diese Wirkungen sind jedoch mit zunehmender Therapiedauer rückläufig. Unter der Gabe von Östrogenen wird gelegentlich eine **Wasserretention** beobachtet, die zu Ödemen führen kann.

Interaktionen. Induktoren von CYP3A4 können zu einem vermehrten Abbau von Östrogenen, insbesondere Ethinylestradiol führen. Dazu gehören **Barbiturate, Carbamazepin, Hyperforin** (Johanniskraut), **Phenytoin, Rifampicin** oder **Griseofulvin.** Die Resorption von Östrogenen wird durch die Gabe von **Aktivkohle** vermindert. Unter Therapie mit **Antibiotika** kann es zu Unterbrechungen des enterohepatischen Kreislaufs und damit zu einer verstärkten Ausscheidung von Hormonmetaboliten kommen.

Klinische Anwendung. Östrogene sind **Bestandteil der meisten oralen Kontrazeptiva.** In der Regel wird Ethinylestradiol in einer niedrigen Dosis eingesetzt. Das zweite große Einsatz-

gebiet der Östrogene ist die **postmenopausale Hormongabe.** Hierbei werden insbesondere konjugierte Östrogene angewendet. Große klinische Studien haben in den letzten Jahren jedoch eindeutig belegt, dass die Risiken einer postmenopausalen Hormongabe den Nutzen in der Regel übersteigen.

❯ Die postmenopausale Hormongabe gilt daher mit wenigen Ausnahmen als obsolet.

Kontraindikationen. Zu den Kontraindikationen für Östrogene gehören **schwere Lebererkrankungen, das Vorliegen Östrogen-abhängiger Tumoren, Endometriose** sowie ein **erhöhtes Thromboembolierisiko.**

Bei **schweren klimakterischen Beschwerden** können Östrogene, gegebenenfalls kombiniert mit Gestagenen, vorübergehend gegeben werden. Bei verschiedenen Zuständen, die mit **Ovarialinsuffizienz** und **Östrogenmangelzuständen** einhergehen, kommen Östrogene lokal oder systemisch zur Anwendung.

Steckbrief Östrogene

Wirkmechanismus: Aktivierung von Östrogen-Rezeptoren

Unerwünschte Wirkungen: Metabolische und kardiovaskuläre Effekte, erhöhtes Thromboembolierisiko, erhöhtes Endometriumkarzinomrisiko bei alleiniger Gabe in der Postmenopause, Übelkeit und Erbrechen, Wasserretention

Interaktionen: Inhibitoren und Induktoren von CYP3A4 (Ethinylestradiol)

Klinische Anwendung: Bestandteil der meisten oralen Kontrazeptiva, postmenopausale Hormongabe (strenge Indikationsstellung), Ovarialinsuffizienz, Östrogenmangelzustände

Kontraindikationen: Schwere Lebererkrankungen, Vorliegen Östrogen-abhängiger Tumoren, Endometriose, erhöhtes Thromboembolierisiko

---

50.2.4 Selektive Östrogen-Rezeptor-Modulatoren (SERMs)

Selektive Östrogen-Rezeptor-Modulatoren sind synthetische, nichtsteroidale Substanzen, die gewebeabhängig agonistisch oder antagonistisch den Östrogen-Rezeptor beeinflussen. Die klinisch eingesetzten SERMs **Tamoxifen, Toremifen, Raloxifen** und **Clomifen** (◻ Abb. 50.9) besitzen ein gewebeabhängig unterschiedliches Spektrum an agonistischen und antagonistischen Effekten (◻ Tab. 50.1). Während alle SERMs antiöstrogen am Brustgewebe wirken und das Wachstum von östrogen-Rezeptor-positiven Brustkrebszellen hemmen, verhält sich Raloxifen am Knochengewebe agonistisch, Tamoxifen wirkt nur sehr schwach agonistisch und Toremifen besitzt keine agonistische Wirkung am Knochen. Am Endometrium wirkt Tamoxifen schwach agonistisch, während Raloxifen keine agonistische Wirkung hat. Bei Clomifen überwiegen grundsätzlich die antiöstrogenen Wirkungen.

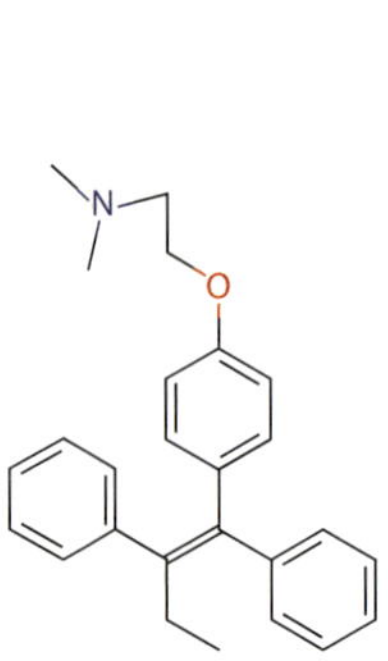

Tamoxifen

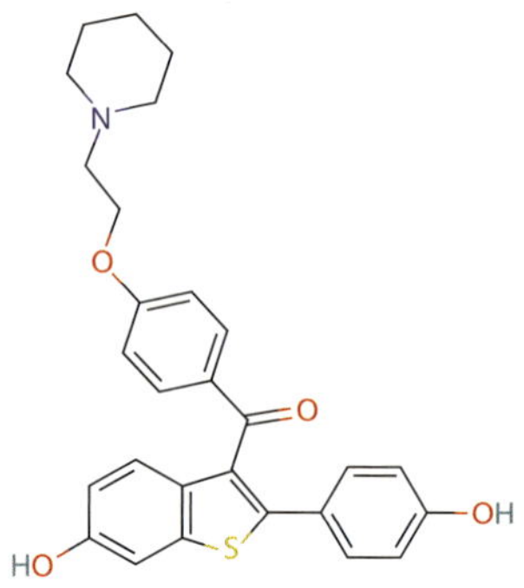

Raloxifen

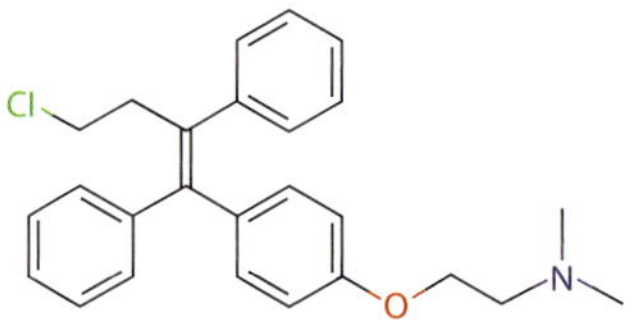

Toremifen

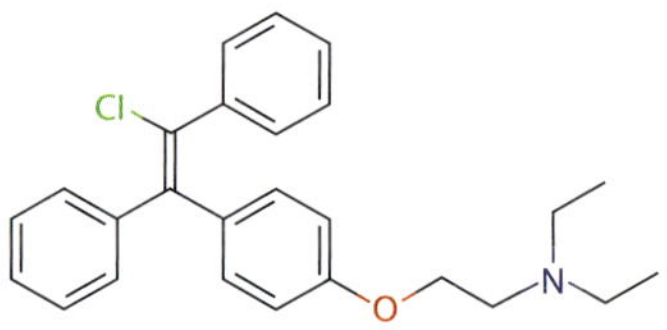

Clomifen

Abb. 50.9 Struktur von selektiven Östrogen-Rezeptor-Modulatoren

Die Ursache für diese gewebespezifischen Wirkungen liegt darin, dass SERMs unterschiedliche Effekte auf den Liganden-abhängigen Transaktivierungsbereich AF-2 haben. Dabei wird der AF-2-Bereich der Liganden-Bindungsdomäne durch die verschiedenen SERMs in unterschiedlichen Konformationen stabilisiert (■ Abb. 50.4 und ■ Abb. 50.10). Die SERM-spezifischen Konformationen des AF-2-Bereichs besitzen unterschiedliche Affinitäten für verschiedene Co-Regulatoren. In Abhängigkeit von der gewebespezifischen Expression von Co-Aktivatoren und Co-Repressoren kommt es dadurch zur gewebespezifisch ausgeprägten agonistischen bzw. antagonistischen Wirkung auf den Östrogen-Rezeptor.

Tamoxifen

Tamoxifen besitzt eine gegenüber Östradiol deutlich niedrigere Affinität für die Rezeptoren ERα und ERβ. Dies hat zur Folge, dass relativ hohe Dosen von Tamoxifen eingesetzt werden müssen. Aufgrund der ausgeprägten antiöstrogenen Wirkung am Brustgewebe wird Tamoxifen zur **adjuvanten oder palliativen Therapie des fortgeschrittenen Mammakarzinoms** eingesetzt. Voraussetzung ist, dass die Tumoren Östrogen-Rezeptor-positiv sind.

Tamoxifen wird gut resorbiert und **teilweise in aktive Metabolite** (u.a. durch CYP2D6) **hepatisch umgesetzt**. Bei Patienten mit reduzierter CYP2D6-Aktivität aufgrund eines entsprechenden Genotyps oder wegen gleichzeitiger Einnahme von CYP2D6-hemmenden Pharmaka (z.B. Fluoxetin oder Paroxetin) kann die Wirkung durch verminderte Bildung des aktiven Metaboliten **Endoxifen** abgeschwächt sein. Aufgrund eines enterohepatischen Kreislaufs hält die Wirkung von Tamoxifen relativ lange an. Die Plasmahalbwertszeit beträgt initial 7–14 Stunden.

Aufgrund des agonistischen Effektes am Endometrium werden gelegentlich **Endometriumhyperplasien** unter der Therapie mit Tamoxifen beobachtet. Des Weiteren werden

Tab. 50.1 Aktivitäten verschiedener Östrogenrezeptor-Liganden in ausgewählten Geweben

Ligand	Knochen	Brustdrüse	Kardiovaskuläres System	Uterus
Östradiol	+ + +	+ + +	+ + +	+ + +
Tamoxifen	+	–	+	+
Raloxifen	+ +	–	+	–
Fulvestrant	–	–	–	–
+ = agonistische Aktivität; – = antagonistische Aktivität				

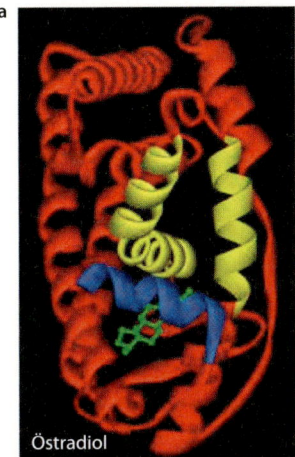

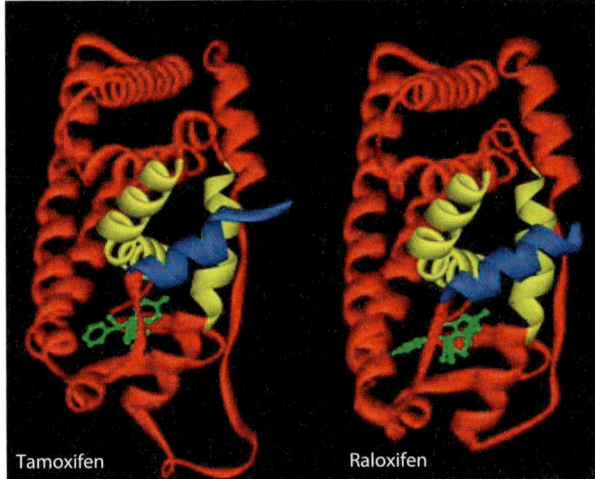

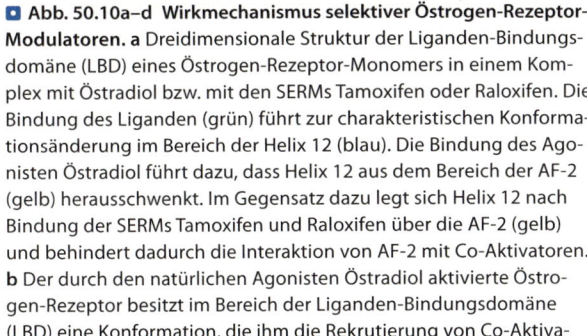

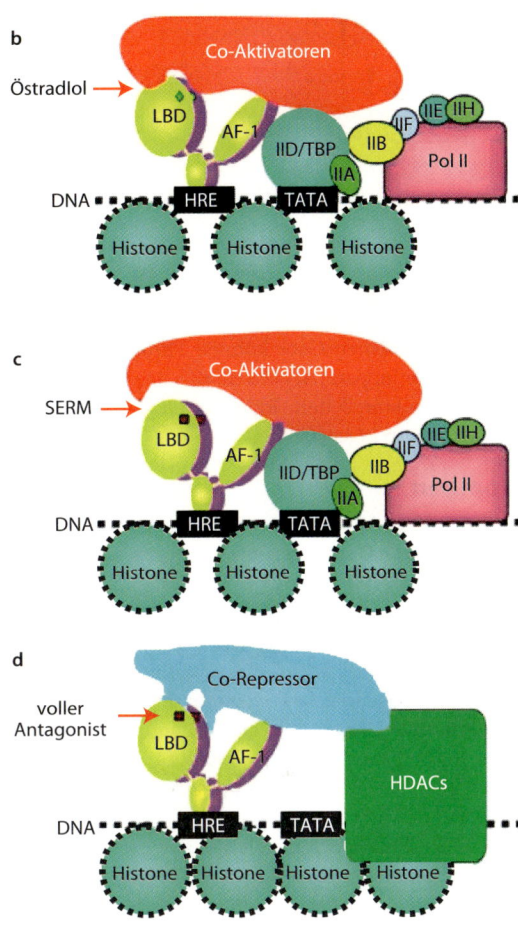

Abb. 50.10a–d Wirkmechanismus selektiver Östrogen-Rezeptor-Modulatoren. a Dreidimensionale Struktur der Liganden-Bindungsdomäne (LBD) eines Östrogen-Rezeptor-Monomers in einem Komplex mit Östradiol bzw. mit den SERMs Tamoxifen oder Raloxifen. Die Bindung des Liganden (grün) führt zur charakteristischen Konformationsänderung im Bereich der Helix 12 (blau). Die Bindung des Agonisten Östradiol führt dazu, dass Helix 12 aus dem Bereich der AF-2 (gelb) herausschwenkt. Im Gegensatz dazu legt sich Helix 12 nach Bindung der SERMs Tamoxifen und Raloxifen über die AF-2 (gelb) und behindert dadurch die Interaktion von AF-2 mit Co-Aktivatoren. **b** Der durch den natürlichen Agonisten Östradiol aktivierte Östrogen-Rezeptor besitzt im Bereich der Liganden-Bindungsdomäne (LBD) eine Konformation, die ihm die Rekrutierung von Co-Aktiva-

toren über AF-2 sowie AF-1 erlaubt. Unter Vermittlung der Co-Aktivatoren kommt es zur Förderung der Bildung des Initiationskomplexes der Transkription sowie der Rekrutierung der RNA-Polymerase II. **c** Selektive Östrogen-Rezeptor-Modulatoren (SERMs) führen zur Konformation der Liganden-Bindungsdomäne, in der AF-2 blockiert ist. AF-1 ist jedoch weiterhin in der Lage, gewebeabhängig Co-Aktivatoren zu binden. In Abhängigkeit der gewebespezifisch exprimierten Co-Aktivatoren führen SERMs zu agonistischen bzw. antagonistischen Effekten. **d** Volle Antagonisten führen zu einer Konformation der Liganden-Bindungsdomäne, die die Dimerisierung behindert und zu einer Rekrutierung von Co-Repressoren führt. Dies verhindert die Assoziation von AF-1 mit Koaktivatoren und führt zur Rekrutierung von Histon-Deacetylasen (HDACs)

Hitzewallungen, gastrointestinale Beschwerden und **Flüssigkeitsretention** unter Tamoxifen-Therapie beobachtet.

Toremifen

Toremifen besitzt ähnliche Eigenschaften wie Tamoxifen und kann beim Östrogen-Rezeptor-positiven metastasierenden Mammakarzinom bei postmenopausalen Frauen eingesetzt werden. Toremifen wird schnell resorbiert, die Halbwertszeit beträgt ca. 5 Tage.

Raloxifen

Raloxifen besitzt eine deutlich höhere Affinität für Östrogen-Rezeptoren. Aufgrund des agonistischen Effekts am Knochengewebe ist Raloxifen zur **Prophylaxe und Therapie der postmenopausalen Osteoporose** indiziert. Vorteilhaft ist dabei, dass Raloxifen keine Endometriumhyperplasie hervorruft und darüber hinaus das Mammakarzinomrisiko senkt. Die orale Bioverfügbarkeit von Raloxifen beträgt trotz guter Resorption aufgrund einer raschen hepatischen Glucuronidierung nur etwa 2%. Die Plasmahalbwertszeit beträgt etwa 24 Stunden.

Fulvestrant

🔲 **Abb. 50.11** Struktur des Östrogen-Rezeptor-Antagonisten Fulvestrant

Unter Raloxifen-Gabe können Thromboembolien, Ödeme sowie Retinopathien auftreten.

Das strukturell dem Raloxifen verwandte **Bazedoxifen** bestizt gleiche Eigenschaften.

Clomifen

Das vorwiegend antagonistisch wirkende Clomifen wird zur **Auslösung von Ovulationen bei Kinderwunsch und anovulatorischen Zyklen** eingesetzt. Dabei macht man sich zunutze, dass Clomifen die inhibitorischen Östrogeneffekte auf die Hypothalamus-Hypophysen-Achse blockiert und dadurch den natürlichen negativen Rückkopplungsmechanismus endogener Östrogene auf die Hypophysenfunktion aufhebt. Die dadurch ausgelöste gesteigerte Gonadotropin-Ausschüttung führt zur Follikelreifung und Ovulation. Clomifen wird nach oraler Gabe gut resorbiert und besitzt eine Plasmahalbwertszeit von 5–7 Tagen.

Unter Clomifen-Behandlung kann es zur ovariellen Hyperstimulation mit Reifung mehrerer Follikel sowie Mehrlingsschwangerschaften kommen. Gelegentlich treten Ovarialzysten auf.

> **Steckbrief selektive Östrogen-Rezeptor-Modulatoren (SERMs)**
>
> **Wirkmechanismus:** Unterschiedliches Spektrum an agonistischen und antagonistischen Effekten am Östrogen-Rezeptor
>
> **Klinische Anwendung:** Je nach Wirkspektrum z.B. fortgeschrittenes Mammakarzinom (Tamoxifen) oder postmenopausale Osteoporose (Raloxifen)

50.2.5 Östrogen-Rezeptor-Antagonisten

Das Östradiol-Derivat **Fulvestrant** (🔲 Abb. 50.11) bindet mit hoher Affinität an den Östrogen-Rezeptor und wirkt als kompetitiver Östrogen-Rezeptor-Antagonist. Der Fulvestrant-Rezeptor-Komplex wird im Zytoplasma abgebaut und es kommt zu einer Down-Regulation von Östrogen-Rezeptoren. Fulvestrant kann bei lokal fortgeschrittenem oder metastasiertem Östrogen-Rezeptor-positiven Mammakarzinom bei postmenopausalen Frauen eingesetzt werden, wenn eine Therapie mit anderen Antiöstrogenen (z.B. Tamoxifen) ohne Erfolg war.

Formestan   **Exemestan**

Anastrozol   **Letrozol**

🔲 **Abb. 50.12** Struktur von Aromatase-Inhibitoren

Fulvestrant erreicht etwa eine Woche nach i.m. Injektion maximale Plasmaspiegel, der Abbau erfolgt in der Leber durch CYP3A4, die Plasmahalbwertszeit beträgt etwa 40 Tage.

50.2.6 Aromatase-Inhibitoren

Durch Aromatase-Inhibitoren kann die Synthese endogener Östrogene blockiert werden. Aromatase-Hemmer (🔲 Abb. 50.12) können zur adjuvanten Therapie des metastasierenden Östrogen-Rezeptor-positiven Mammakarzinoms eingesetzt werden, wenn Tamoxifen nicht gegeben werden kann. Sie senken die Östrogenspiegel postmenopausaler Frauen durch Hemmung der extraovariellen Östrogensynthese in peripheren Geweben einschließlich dem Mammatumorgewebe (🔲 Abb. 50.13). **Formestan** muss parenteral durch i.m. Injektion verabreicht werden, **Exemestan** sowie die nichtsteroidalen Aromatase-Hemmer **Anastrozol** und **Letrozol** können oral gegeben werden. Die Plasmahalbwertszeiten der Aromatase-Inhibitoren liegen im Bereich von 1–2 Tagen.

Aufgrund des Abfalls der zirkulierenden Östrogenspiegel treten häufig Hitzewallungen, Müdigkeit und Schlaflosigkeit auf. Die möglichen Langzeiteffekte auf den Knochenstoffwechsel sowie das kardiovaskuläre Risiko aufgrund der Veränderungen der Plasmalipide sind unklar.

50.3   Gestagene

> ─ **Lernziele** ──────────────────────────
> ▬ Wirkung von Gestagenen
> ▬ Progesteron-Rezeptor
> ▬ Natürliche und synthetische Gestage
> ▬ Selektive Progesteron-Rezeptor-Modulatoren (SPRM)
> ▬ Progesteron-Rezeptor-Antagonisten

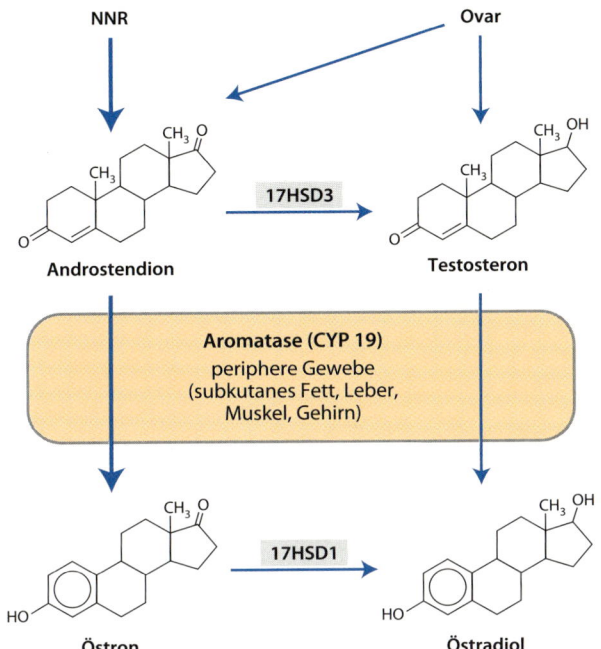

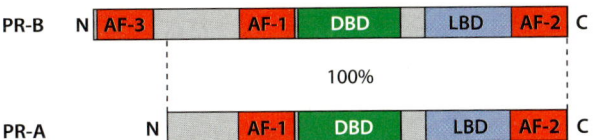

Abb. 50.14 Struktur des Progesteron-Rezeptors. Die Progesteron-Rezeptor-Subtypen A und B werden durch dasselbe Gen kodiert. Die DNA-Bindungsdomäne (DBD) liegt im mittleren Bereich des Rezeptorproteins. N-terminal schließt sich eine Region an, die u.a. die Aktivierungsfunktion 1 (AF-1) trägt. Der N-Terminus des PR-B-Rezeptors ist länger als der von PR-A und trägt zudem eine weitere Aktivierungsfunktion (AF-3). Die Liganden-Bindungsdomäne (LBD) befindet sich in der C-terminalen Hälfte des Rezeptorproteins. Sie vermittelt die Dimerisierung des Rezeptors und trägt die Aktivierungsfunktion 2 (AF-2), die für die Liganden-abhängige Transaktivierung verantwortlich ist

Abb. 50.13 Östrogenbildung bei postmenopausalen Frauen.
NNR = Nebennierenrinde

Das physiologische Gestagen Progesteron wird bei der geschlechtsreifen Frau vornehmlich in der zweiten Zyklushälfte vom Corpus luteum gebildet. Daneben spielen die Plazenta sowie im geringen Ausmaß die Nebennierenrinde als Orte der Progesteronsynthese eine Rolle. Wie die Östrogene besitzt auch Progesteron vielfältige Effekte, die in den meisten Fällen im Zusammenwirken mit Östrogenen ausgelöst werden.

50.3.1 Wirkung von Gestagenen

Gestagenwirkungen im Bereich der Geschlechtsorgane

Die Bildung von Progesteron durch das Corpus luteum **in der zweiten Hälfte des weiblichen Zyklus** führt zur **Herabsetzung der Frequenz der GnRH-Freisetzung** aus dem Hypothalamus und **unterdrückt die LH-Ausschüttung** aus der Hypophyse. Progesteron besitzt **am Endometrium einen antiproliferativen Effekt** und wirkt in der zweiten Zyklushälfte dem durch Östrogene verursachten Aufbau des Endometriums entgegen. Progesteron fördert die Umwandlung des unter dem Einfluss von Östrogenen proliferierten Endometriums in ein sekretorisches Endometrium, das durch zunehmende Glykogeneinlagerungen, die Ausbildung von Drüsen sowie die Entwicklung von Spiralarterien geprägt ist. Unter dem Einfluss von Progesteron **nimmt die Viskosität des zervikalen Sekrets zu**, wodurch die Penetrationsfähigkeit für Spermien herabgesetzt ist. Das Vaginalepithel weist unter dem Einfluss von Progesteron **vermehrt kernhaltige Zellen** auf. Die Effekte des Progesterons im Bereich der weiblichen Geschlechtsorgane fördert in der zweiten Zyklushälfte im Fal-

le einer erfolgreichen Befruchtung der ovulierten Eizelle die Einnistung des sich entwickelnden Blastozysten in das Endometrium und vermindert die Zugänglichkeit des Uteruslumens über die Cervix.

Kommt es **zu keiner Schwangerschaft**, so führen die mit Involution des Corpus luteum abnehmenden Progesteronpiegel zur Auslösung der Menstruationsblutung.

Kommt es **zur Schwangerschaft**, so spielt das zunächst im Corpus luteum, später von der Plazenta gebildete Progesteron im Zusammenwirken mit Östrogenen eine wichtige Rolle bei der **Aufrechterhaltung der Schwangerschaft.** Zusammen mit Östrogenen **fördert Progesteron das Wachstum der Brustdrüse.**

Gestagenwirkungen außerhalb der Geschlechtsorgane

Gestagene besitzen einen Effekt auf die Temperaturregulation des Körpers. Unter dem Einfluss von Progesteron kommt es durch Effekte im Hypothalamus zur **Erhöhung der Körpertemperatur** um ca. 0,6 °C.

Progesteron hat vielfältige metabolische Effekte, die jedoch nur geringgradig ausgeprägt sind. Allerdings können stärker wirkende, synthetische Gestagene zur **Verminderung der Glucosetoleranz** sowie zum **Anstieg der LDL-Cholesterin-** und zur **Verminderung der HDL-Cholesterin-Plasmakonzentrationen** führen.

50.3.2 Progesteron-Rezeptor

Progesteron und synthetische Gestagene üben ihre Effekte durch Aktivierung von Progesteron-Rezeptoren aus, die zur Gruppe der nukleären Rezeptoren gehören. Ähnlich wie der Östrogen-Rezeptor, existiert der Progesteron-Rezeptor in zwei Formen, **PR-A** und **PR-B** (Abb. 50.14). Allerdings entstehen die beiden Progesteron-Rezeptoren aus demselben Gen. PR-A zeichnet sich gegenüber PR-B durch einen deutlich kürzeren N-Terminus aus. Es gibt Hinweise darauf, dass PR-A vor allen Dingen die inhibitorischen Effekte von Proge-

Progesteronderivate

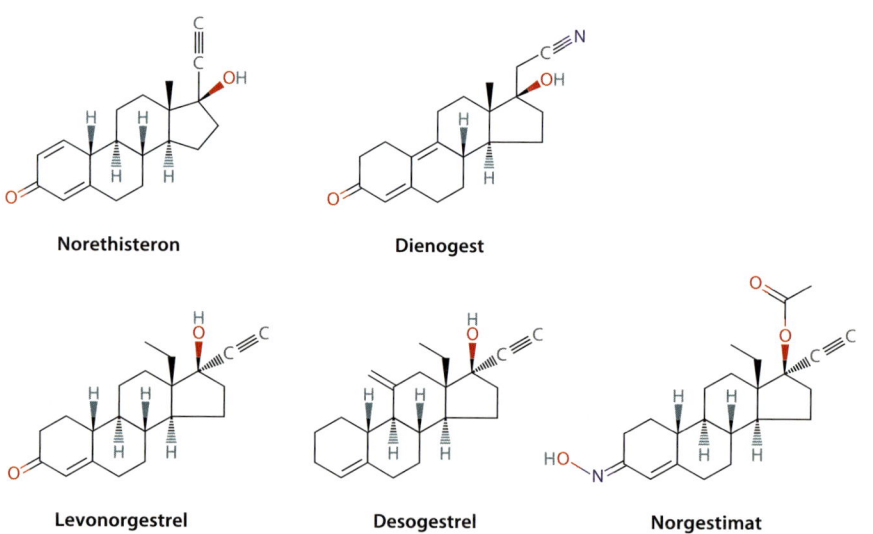

Progesteron **Cyproteronacetat** **Chlormadinonacetat** **Drospirenon**

Medroxprogesteronacetat **Medrogeston** **Dydrogesteron**

Nortestosteron-Derivate

Norethisteron **Dienogest**

Levonorgestrel **Desogestrel** **Norgestimat**

◘ **Abb. 50.15 Struktur endogener sowie synthetischer Gestagene**

steron z.B. im Bereich des Endometriums vermittelt, während PR-B die stimulatorischen Effekte von Progesteron beispielsweise im Bereich der Brustdrüse mediiert.

Progesteron-Rezeptoren besitzen wie die Östrogen-Rezeptoren eine **DNA-Bindungsdomäne** (DBD), eine **Liganden-Bindungsdomäne** (LBD) sowie die **Aktivierungsfunktionen-1 und -2** (AF-1, AF-2). Der gewebeabhängig im Zytoplasma oder im Kern in einem Komplex mit weiteren Proteinen vorliegende ruhende Progesteron-Rezeptor dissoziiert nach Bindung eines Agonisten aus seinem Komplex und bindet als Homo- oder Hetero-Dimer an spezifische DNA-Sequenzen

im Bereich von Promotoren der Progesteronzielgene. Die weitere Regulation der transkriptionellen Aktivität erfolgt in ähnlicher Weise wie durch den Östrogen-Rezeptor (◘ Abb. 50.5).

50.3.3 Natürliche und synthetische Gestagene

Progesteron ist wie die Östrogene aufgrund eines ausgeprägten First-pass-Effektes nach oraler Gabe kaum wirksam. Die Plasmahalbwertszeit ist zudem mit 5 Minuten sehr kurz. Für den klinischen Einsatz sind daher eine Reihe synthetischer Gestagene mit deutlich höherer Bioverfügbarkeit und längerer Wirkdauer entwickelt worden, die sich entweder vom Progesteron oder vom Nortestosteron ableiten (◘ Abb. 50.15).

Progesteronderivate

Ausgehend von Progesteron bzw. 17α-Hydroxy-Progesteron kann durch Modifikation an der Position C-17 durch Einführung einer Doppelbindung zwischen C-6 und C-7 sowie durch Einfügung einer Methylgruppe bzw. eines Chloratoms in 6-Stellung eine längere Wirkdauer sowie eine bessere orale Bioverfügbarkeit erreicht werden. Einige dieser Progesteronderivate wie **Chlormadinonacetat, Drospirenon** und insbesondere **Cyproteronacetat** weisen zudem antiandrogene Eigenschaften auf. Weitere Vertreter dieser Gruppe sind **Medroxyprogesteronacetat, Medrogeston** und **Dydrogesteron.**

Nortestosteronderivate

Die zweite große Gruppe von synthetischen Gestagenen leitet sich vom Testosteron ab. Durch Verlust der C-19-Methyl-Gruppe nehmen die androgenen Eigenschaften ab, während die gestagenen Eigenschaften zunehmen. Durch Ethinylierung an C-17 nimmt die hepatische Metabolisation ab und die orale Bioverfügbarkeit steigt. Diese Substanzen, zu denen neben **Norethisteron Dienogest** und **Lynestrenol** gehören, zeichnen sich noch durch geringe Restaktivitäten am Androgenrezeptor aus. Dabei wirken Norethisteron und Lynestrenol schwach agonistisch, während Dienogest schwach antagonistisch wirkt. Lynestrenol ist ein Prodrug, das zu Norethisteron metabolisiert wird.

Durch Austausch der 13-Methyl-Gruppe von Norethisteron gegen eine 13-Ethyl-Gruppe erhält man Norgestrel, das eine höhere Selektivität für den Progesteronrezeptor besitzt und keine nennenswerte androgene Wirkung mehr hat. Neben dem aktiven Isomer des Norgestrels, **Levonorgestrel,** gehören **Norgestimat, Gestoden** sowie **Desogestrel** in diese Gruppe, die auch als »dritte Generation« bezeichnet wird und häufig als gestagene Komponente in den oralen Kontrazeptiva Verwendung findet. Desogestrel ist selbst inaktiv und wird durch Hydroxylierung an C-3 im Dünndarm sowie in der Leber in die aktive Form 3-Ketodesogestrel umgewandelt. Auch Norgestimat ist ein Prodrug, das vornehmlich über den aktiven Metaboliten Levonorgestrel-3-oxime zu Levonorgestrel umgewandelt wird.

Unerwünschte Wirkungen

Bei der häufigen Kombinationsgabe von Gestagenen und Östrogenen ist die für die unerwünschten Wirkungen verantwortliche Komponente nicht immer eindeutig identifiziert. Neuere Untersuchungen weisen darauf hin, dass das im Rahmen der postmenopausalen Hormongabe erhöhte Mammakarzinomrisiko durch die Gestagenkomponente verursacht wird. Gestagene, die sich vom Nortestosteron ableiten und androgene Restaktivitäten besitzen, können zur Gewichtszunahme und Androgenisierung führen.

Interaktionen

Der Abbau von synthetischen Gestagenen kann durch **verschiedene Enzyminduktoren** (Barbiturate, Rifampicin, Phenytoin oder Carbamazepin) beschleunigt sein.

Klinische Anwendung

Die häufigste Indikation für Gestagene ist die **hormonelle Kontrazeption** sowie die postmenopausale Hormongabe. Im Rahmen der hormonellen Kontrazeption wird Gestagen entweder kombiniert mit Östrogen oder allein als sog. »Minipille« eingesetzt. Gestagenhaltige Präparate werden außerdem häufig für die Langzeitkontrazeption eingesetzt. Auch die sog. postkoitale Kontrazeption (»Pille danach«) kann durch synthetische Gestagene erfolgen.

Im Falle einer **postmenopausalen Hormongabe** muss die Gabe von Östrogenen durch Gestagengabe begleitet sein, um bei Frauen mit Uterus eine Endometriumhyperplasie zu vermeiden.

Weitere Indikationsgebiete sind die **Polymenorrhö, Dysmenorrhö** und **Endometriose.** In **fortgeschrittenen Stadien des Mamma- und Endometriumkarzinoms** kommen Gestagene zur palliativen Behandlung zur Anwendung. Bei **Patientinnen mit Androgenisierungserscheinungen** können Gestagene mit antiandrogener Wirkung (Chlormadinonacetat, Dienogest oder Cyproteronacetat) gegeben werden.

Kontraindikationen

In der **Schwangerschaft** sind Gestagene mit androgenen oder antiandrogenen Eigenschaften kontraindiziert, da es zu Beeinflussungen der geschlechtlichen Entwicklung kommen kann. Ansonsten gelten die gleichen Kontraindikationen wie für Östrogene, insbesondere **Lebererkrankungen** und **thromboembolische Erkrankungen.**

> **Steckbrief Gestagene**
>
> **Wirkmechanismus:** Diverse Effekte durch Aktivierung von Progesteron-Rezeptoren
> **Unerwünschte Wirkungen:** Erhöhtes Mammakarzinomrisiko bei Gabe im Rahmen der postmenopausalen Hormongabe
> **Klinische Anwendung:** Meist in Kombination mit Östrogenen; häufigste Anwendungsgebiete sind die hormonale Kontrazeption sowie die vorübergehende Gabe in der Postmenopause; Nutzen-Risiko-Verhältnis bei langfristiger Gabe in der Menopause ungünstig
> **Kontraindikationen:** Schwangerschaft, Lebererkrankungen, thromboembolische Erkrankungen

50.3.4 Selektive Progesteron-Rezeptor-Modulatoren (SPRM)

Ulipristalacetat bindet mit hoher Affinität an Progesteronrezeptoren und wirkt dort antagonistisch sowie partial-agonistisch. Die Substanz ist als **Notfallkontrazeptivum** zugelassen und kann bis zu 5 Tagen nach einem ungeschützten Ge-

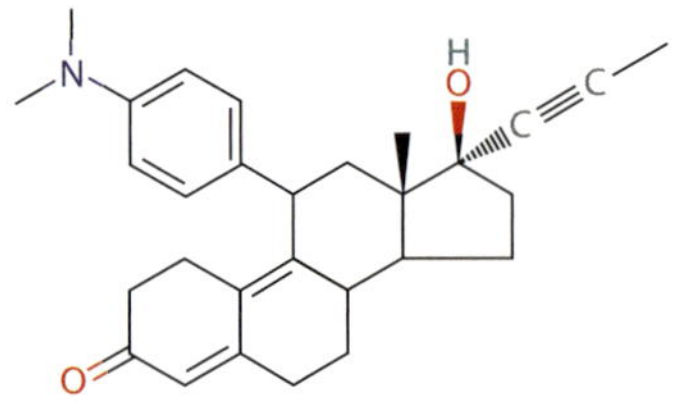

Abb. 50.16 Struktur von Mifepriston

schlechtsverkehr verabreicht werden. Die Wirkung beruht vor allem auf der Hemmung oder Verzögerung der Ovulation. Eine Beeinflussung des Endometriums trägt wahrscheinlich zur Wirkung bei. Ulipristalacetat ist auch ein Antagonist an Glucocorticoid-Rezeptoren.

Ulipristalacetat wird nach oraler Gabe gut resorbiert und überwiegend durch CYP3A4 metabolisiert; die Plasmahalbwertszeit beträgt 32 Stunden. Nach der Gabe von Ulipristalacetat kann es zu Kopfschmerzen, Übelkeit/Erbrechen, Schwindel und Bauchschmerzen kommen.

50.3.5 Progesteron-Rezeptor-Antagonisten

Mit **Mifepriston (RU486)** (◘ Abb. 50.16) steht ein Derivat des 19-Nortestosterons mit antigestagenen Eigenschaften zur Verfügung. Im engeren Sinne handelt es sich bei Mifepriston um einen selektiven Progesteron-Rezeptor-Modulator (SPRM), wobei die antigestagenen Eigenschaften klar im Vordergrund stehen. Mifepriston ist seit 1999 in Deutschland zur Vorbereitung und **Induktion eines Abortes bis zum 49. Tag nach Beginn der letzten Regelblutung** zugelassen. Üblicherweise wird Mifepriston dazu oral einmalig verabreicht. Zwei Tage danach erfolgt die Gabe von Prostaglandin-E-Analoga zur Förderung der Uteruskontraktion. Durch die Blockade der wachstumsfördernden und kontraktionshemmenden Effekte von Progesteron auf das Endometrium sowie das Myometrium löst die Gabe des Progesteron-Rezeptor-Antagonisten einen Abort aus. Nach Mifepriston-Gabe kann es zu Blutungen, schmerzhaften Uteruskontraktionen, Übelkeit, Erbrechen, Durchfall oder Kopfschmerzen kommen.

50.4 Androgene

> **Lernziele**
> - Bildung von Androgenen
>   - Testosteron
> - Natürliche und synthetische Androgene
> - Anabolika
> - Androgen-Rezeptor-Antagonisten
> - 5α-Reduktase-Inhibitoren

Hauptbildungsort der Androgene sind die Leydig-Zwischenzellen des Hodens, daneben aber auch die Nebenniere und das Ovar. **Testosteron** ist das vorwiegend zirkulierende Androgen des Mannes. Die vielfältigen Effekte des Testosterons werden zum Teil nach Umwandlung durch das Enzym 5α-Reduktase in **Dihydrotestosteron** sowie nach Umwandlung durch die Aromatase (CYP19) in **Östradiol** hervorgerufen (◘ Abb. 50.17). Testosteron und Dihydrotestosteron wirken auf den Androgen-Rezeptor, der wie die anderen Sexualhormonrezeptoren zur Gruppe der nukleären Rezeptoren gehört. Nach Liganden-Bindung dimerisiert der Androgen-Rezeptor und wirkt im Kern als Transkriptionsfaktor, der sowohl transaktivierende, als auch transreprimierende Eigenschaften besitzt.

Die Umwandlung von Testosteron in Dihydrotestosteron erfolgt in einigen Zielzellen, die das Enzym **5α-Reduktase** exprimieren. Die 5α-Reduktase Typ I findet sich in der Leber, den Sebozyten der Haut sowie im Knochen, während die 5α-Reduktase Typ II in Geweben des Urogenitaltraktes wie den Nebenhoden und der Prostata sowie in den Haarfollikeln der Haut exprimiert wird (◘ Abb. 50.17). Dihydrotestosteron besitzt eine höhere Affinität für den Rezeptor als Testosteron. Die Expression von 5α-Reduktase führt somit durch die Umwandlung des Testosterons in seinen potenteren Metaboliten Dihydrotestosteron zu einem verstärkten Effekt.

Insbesondere die Leber und das Fettgewebe sind in der Lage, durch das Enzym **Aromatase (CYP19)** Testosteron in Östradiol umzuwandeln, das einige Effekte des Testosterons vermittelt (◘ Abb. 50.17).

Testosteronwirkungen, die durch Dihydrotestosteron vermittelt werden

In Geweben mit 5α-Reduktase-Expression wird die Testosteronwirkung im Wesentlichen durch Umwandlung in Dihydrotestosteron vermittelt. Dies trifft z.B. für die Differenzierung und Ausreifung der äußeren männlichen Genitale zu. Auch die Aufrechterhaltung der Funktion der akzessorischen Geschlechtsdrüsen (Prostata, Samenblase) wird durch Dihydrotestosteron mediiert. Die geschlechtsspezifische Förderung des Haarwuchses sowie die Entwicklung einer androgenetischen Alopezie werden ebenfalls durch Dihydrotestosteron vermittelt.

Testosteroneffekte durch direkte Androgen-Rezeptor-Aktivierung

Die Ausbildung der inneren männlichen Genitale und die damit verbundene Geschlechtsausbildung während der intrauterinen Entwicklung wird durch Testosteron direkt hervorgerufen. Auch die Testosteron-bedingte Förderung des Skelettmuskelwachstums sowie die Förderung der Erythropoese stellt eine direkte Testosteronwirkung dar.

Testosteronwirkungen, die durch Östradiol vermittelt werden

Neuere Befunde sprechen dafür, dass einige Testosteroneffekte durch Umwandlung von Testosteron in Östradiol hervorgerufen werden. Dies trifft beispielsweise für den durch Testoste-

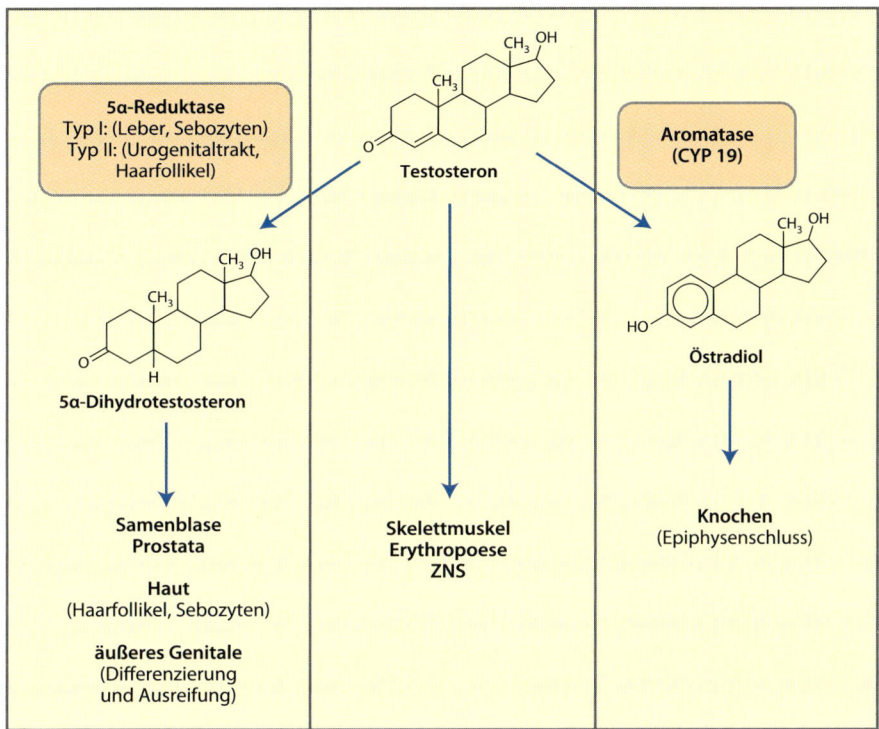

Abb. 50.17 Direkte Testosteronwirkungen und Wirkungen, die durch Dihydrotestosteron oder Östradiol vermittelt werden

ron ausgelösten Schluss der Epiphysenfugen gegen Ende der Pubertät zu. Möglicherweise wird auch die Aufrechterhaltung der männlichen Libido durch Östradiol vermittelt.

50.4.2 Natürliche und synthetische Androgene

Testosteron selbst wird nach oraler Gabe nahezu vollständig bei der ersten Leberpassage inaktiviert. Es kann jedoch in Form eines Testosteronpflasters oder in Gelform transdermal oder intramuskulär appliziert werden.

Durch Veresterung der 17α-Hydroxyl-Gruppe des Testosteron mit Fettsäuren sind deutlich lipophilere Derivate wie **Testosteron-Enantat** oder **Testosteron-Undecanoat** hergestellt worden (▫ Abb. 50.18). Testosteron-Undecanoat kann oral verabreicht werden, da es aufgrund seiner starken Lipophilie unter Umgehung der Leber über die Lymphe in den Blutkreislauf gelangt. Testosteron-Enantat kann als Depot-Androgen verwendet werden, indem es intramuskulär injiziert wird. Die Wirkung hält über 2–3 Wochen hin an.

Unerwünschte Wirkungen

Bei Gabe im Rahmen einer Substitutionstherapie sind keine systemischen unerwünschten Wirkungen zu erwarten. Allerdings kann es bei **transdermaler Applikation** zu **lokalen Störungen wie Akne, Seborrhö oder Alopezie** kommen. Bei hochdosierter Langzeittherapie, die zu unphysiologisch hohen Plasmaspiegeln führt, werden **Wasserretention** und

Störungen des Elektrolythaushalts beobachtet. Durch Suppression der Hypothalamus-Hypophysen-Gonaden-Achse kommt es zur **Hemmung der Spermatogenese**. Unklar ist, wie sich eine Testosteronlangzeitbehandlung auf das kardiovaskuläre Erkrankungsrisiko auswirkt.

Klinische Anwendung

Hauptindikation für Testosteron und seine Ester ist der **primäre oder sekundäre Hypogonadismus** beim Mann.

Bei gesunden Männern sinken die Testosteron-Plasmaspiegel im Alter langsam und kontinuierlich ab und liegen im Alter von 75 Jahren bei etwa 40% der Werte junger Männer. Dies hat zur Folge, dass Muskelmasse, Knochendichte und Sexualfunktion abnehmen. Durch **Androgensubstitution im Alter** kann dieser Prozess verlangsamt werden. Es ist allerdings unklar, welche mittelfristigen Folgen eine Androgensubstitution im Alter hat. Insbesondere muss damit gerechnet werden, dass beispielsweise das Wachstum subklinischer Prostatakarzinome gesteigert wird. Welchen Einfluss die Androgensubstitution auf kardiovaskuläre Erkrankungen sowie die Häufigkeit von Knochenfrakturen besitzt, ist zurzeit unklar. Eine routinemäßige Androgensubstitution im Alter kann nicht empfohlen werden.

Kontraindikationen

Androgene sind kontraindiziert bei Patienten mit **Tumoren der Prostata** (Prostatahyperplasie bzw. Prostatakarzinom). Mit wenigen Ausnahmen (z.B. progressives Mammakarzinom) sind Androgene bei der **Frau** kontraindiziert.

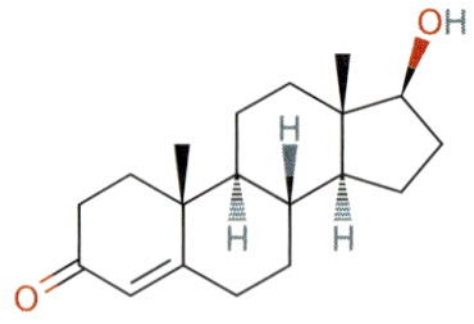

Abb. 50.18 Struktur von Androgenen

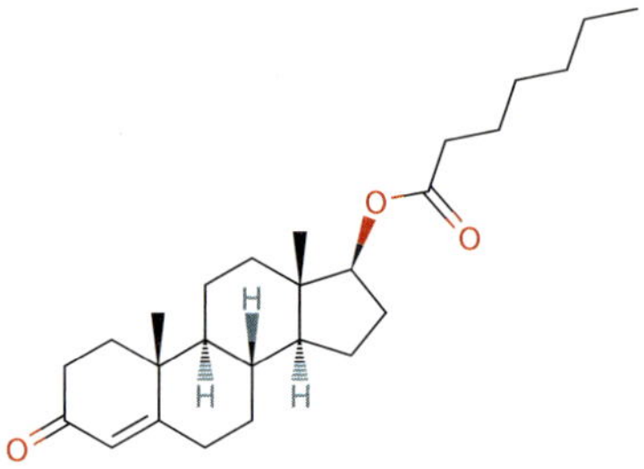

Steckbrief Androgene

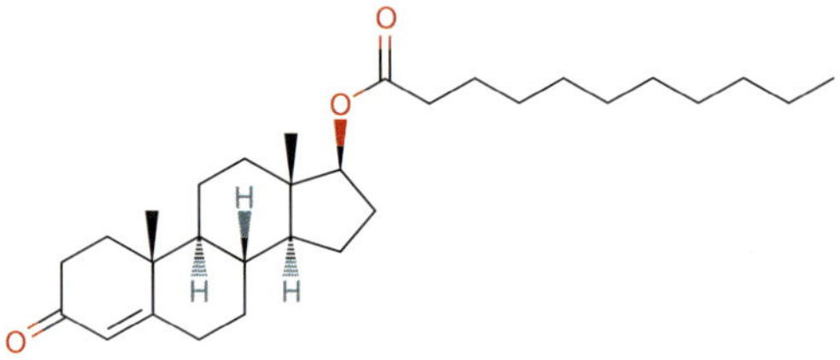

Wirkmechanismus: Diverse Effekte durch Aktivierung von Androgen-Rezeptoren direkt bzw. nach Umwandlung durch 5α-Reduktase sowie teilweise durch Aktivierung von Östrogen-Rezeptoren nach Umwandlung durch Aromatase

Unerwünschte Wirkungen:

- Hemmung der Spermatogenese, Wasserretention, Störungen des Elektrolythaushaltes; Akne, Seborrhö, Alopezie
- Bei **hochdosierter Gabe** oder **Gabe von Anabolika:** Leberfunktionsstörungen, Linksherzhypertrophie, erhöhtes kardiovaskuläres Risiko, psychische Veränderungen, Virilisierungserscheinungen bei Frauen, beschleunigter Epiphysenschluss bei Heranwachsenden

Klinische Anwendung: Primärer oder sekundärer Hypogonadismus beim Mann, Androgensubstitution im Alter (Nutzen-Risiko-Verhältnis unklar)

Kontraindikationen: Tumoren der Prostata

50.4.3 Anabolika

Einige synthetische Androgene weisen im Gegensatz zum Testosteron eine relativ stärkere anabole Wirkung auf. Allerdings sind die anderen androgenen Effekte auch weiterhin bei dieser Substanzgruppe vorhanden. Möglicherweise beruht der relativ verstärkte anabole Effekt bei einigen Anabolika darauf, dass diese Substanzen vornehmlich direkt auf den Androgen-Rezeptor wirken, während die Dihydrotestosteron-abhängigen Effekte abgeschwächt sind (◘ Abb. 50.17). So wurde für bestimmte Anabolika gezeigt, dass sie durch die 5α-Reduktase kaum bzw. in weniger aktive Metabolite umgewandelt werden.

Die erste als Anabolikum eingesetzte Verbindung war **19-Nortestosteron (Nandrolon)** (◘ Abb. 50.19), von dem weitere Anabolika abgeleitet wurden. Die Einfügung einer weiteren Doppelbindung zwischen C-1 und C-2 sowie die Substitution im Ring A des Steroidmoleküls führt zu weiteren anabolen Verbindungen (z.B. **Metenolon** oder **Clostebol**). Die Alkylierung in Position 17α führt zu anabolen Verbindungen, die nur noch einen geringen First-Pass-Effekt aufweisen (z.B. **Stanozolol, Oxandrolon, Danazol**).

Klinische Anwendung

In der Vergangenheit wurden Anabolika klinisch zur Förderung der Rekonvaleszenz bei konsumierenden Erkrankungen eingesetzt. Auch die durch Anabolika hervorgerufene Steigerung der Hämatopoese hat man sich z.B. zur Behandlung der aplastischen Anämie zu Nutze gemacht. Aufgrund der unklaren Wirkung sowie unerwünschter Wirkungen sind diese Anwendungen jedoch wieder verlassen worden.

Der durch Anabolika verursachte zusätzliche Muskelaufbau bei gleichzeitigem körperlichem Training hat zum weitverbreiteten **missbräuchlichen Einsatz bei Leistungssportlern (Doping) und Bodybuildern** geführt. Häufig werden dabei mehrere Präparate (»Stacking«) in extrem hohen Dosierungen unkontrolliert in Zyklen von 6–12 Wochen Dauer mit auf- und absteigenden Dosierungen (»Pyramiding«) eingesetzt. Ein besonders trauriges Kapitel ist die Verabreichung von Anabolika an junge Leistungssportlerinnen.

Der Einsatz von Anabolika geht mit einer Reihe unerwünschter Wirkungen einher. So führen insbesondere die 17α-alkylierten Verbindungen zu **Leberfunktionsstörungen.** Es besteht der begründete Verdacht, dass Anabolika zu einer **Linksherzhypertrophie** sowie zur **Steigerung des kardiovaskulären Risikos** führen. **Stimmungsschwankungen, Depressionen** und **aggressives Verhalten** werden häufig beobachtet. Ebenfalls häufig treten unter Gabe von Anabolika **Akne, Seborrhö** und eine **Wasserretention** auf. Die andro-

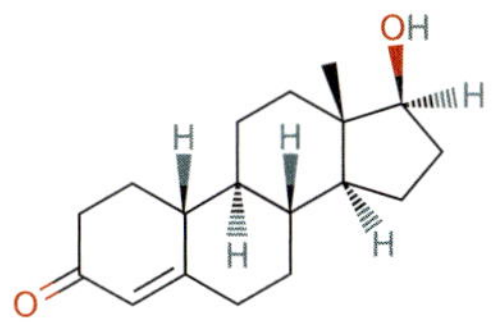

19-Nortestosteron
(Nandrolon)

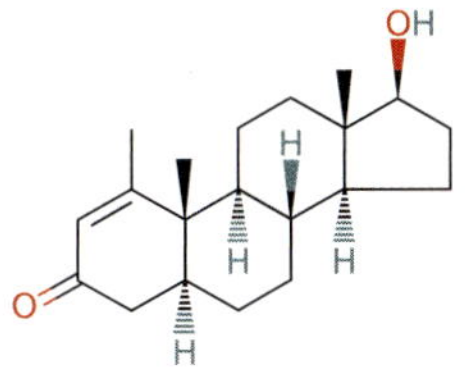

Metenolon

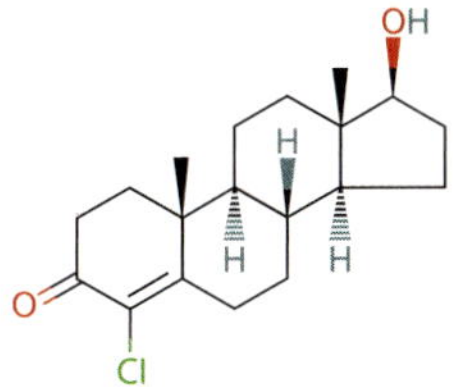

Clostebol

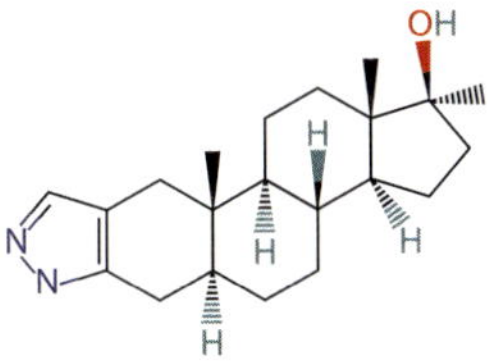

Stanozolol

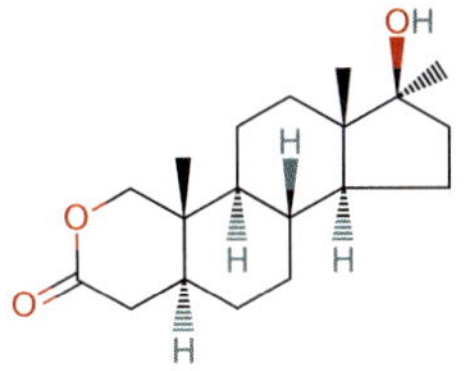

Oxandrolon

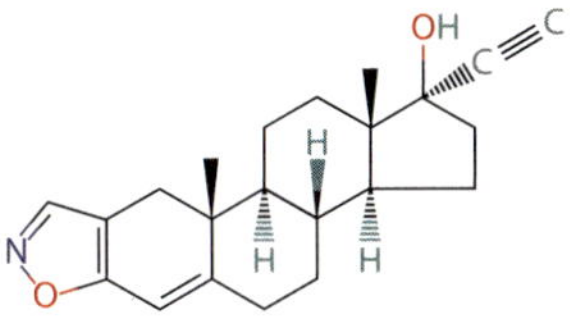

Danazol

Abb. 50.19 Struktur von Anabolika

genen Wirkungen der Anabolika führen **bei Frauen** zur **Virilisierung** mit teilweise **irreversiblen Veränderungen der Stimme, Klitoriswachstum** und **Hirsutismus.** In höheren Dosierungen treten **Zyklusstörungen** und **Amenorrhö** auf. Bei Männern kommt es zur **Störung der Spermatogenese** bis hin zur **Azoospermie.** Die Anwendung **bei Heranwachsenden** führt zur **Beschleunigung des Epiphysenschlusses.**

50.4.4 Androgen-Rezeptor-Antagonisten

Bei einigen Erkrankungen ist es wünschenswert, die Effekte von Androgenen zu hemmen. Neben den 5α-Reduktase-Hemmern sind dafür Androgen-Rezeptor-Antagonisten entwickelt wor-

den. Die nichtsteroidalen Androgen-Rezeptor-Antagonisten **Flutamid** und **Bicalutamid** (Abb. 50.20) sind potente Antagonisten am Androgen-Rezeptor. Sie führen jedoch zur Steigerung der Gonadotropin-Freisetzung und müssen daher in der Regel zusammen mit GnRH-Analoga eingesetzt werden. Flutamid hat eine Plasmahalbwertszeit von 5–6 Stunden und muss 3-mal täglich appliziert werden, während Bicalutamid deutlich länger wirkt und nur 1-mal täglich angewendet werden muss.

Die antiandrogene Wirkung einiger synthetischer Gestagene wie **Cyproteronacetat, Chlormadinonacetat** und **Dienogest** kann in Kombination mit Östrogenen bei Frauen mit Virilisierungserscheinungen eingesetzt werden. Androgen-Rezeptor-Antagonisten werden darüber hinaus bei der Behandlung des fortgeschrittenen Prostatakarzinoms verwendet.

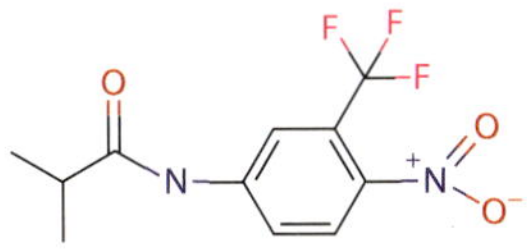

Flutamid

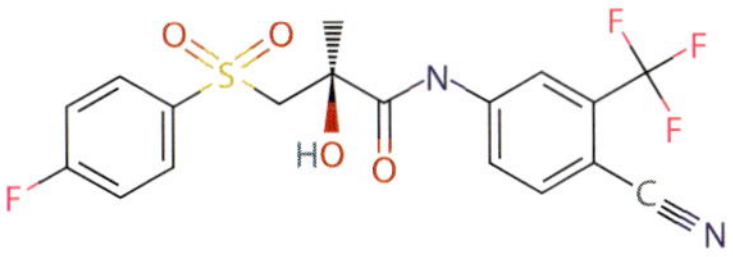

Bicalutamid

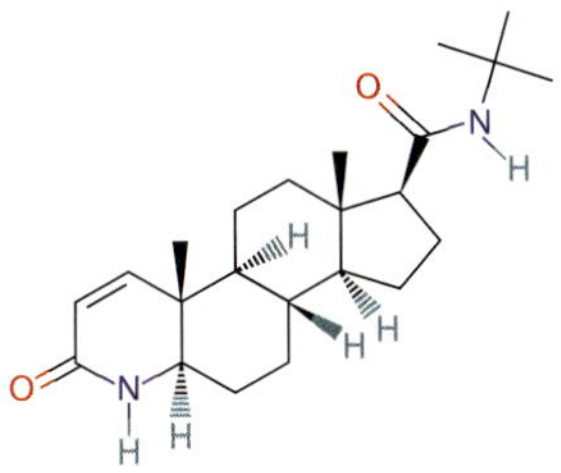

Finasterid

Abb. 50.20 Struktur von Androgen-Rezeptor-Antagonisten und 5α-Reduktase-Inhibitoren

50.4.5 5α-Reduktase-Inhibitoren

Finasterid (◘ Abb. 50.20) ist ein Inhibitor der 5α-Reduktase Typ II und hemmt dadurch die Umwandlung von Testosteron zu Dihydrotestosteron v.a. in den urogenitalen Geweben des Mannes (◘ Abb. 50.17). **Dutasterid** ist ein unselektiver Hemmer der 5α-Reduktase. 5α-Reduktase-Hemmer haben keinen Einfluss auf die Testosteroneffekte in Muskeln und Knochen. Die negative Rückkopplung durch Testosteron im Bereich der Hypothalamus-Hypophysen-Gonaden-Achse bleibt erhalten. Haupteinsatzgebiet ist die **benigne Prostatahyperplasie**. Die Wirksamkeit bei dieser Indikation ist durch Studien gut belegt. Finasterid kann auch zur Behandlung einer **androgenetischen Alopezie** im Frühstadium eingesetzt werden.

50.5   Pharmakotherapie

50.5.1 Hormontherapie im Klimakterium

Das Klimakterium, auch als die »Wechseljahre« bezeichnet, ist eine natürliche Lebensphase, in die der Zeitpunkt der letzten Regelblutung, die Menopause, fällt. Die Menopause tritt in der Regel zwischen dem 45. und 55. Lebensjahr mit einem Mittelwert im Alter von 50–52 Jahren ein. Die mit der Pubertät einsetzenden zyklischen hormonellen Schwankungen sistieren, und die Östrogenkonzentration sinkt auf einen Basalwert ab, der nach der Menopause vorwiegend auf der extraovariellen Bildung im Fettgewebe sowie in der Nebennierenrinde beruht. Etwa 1–2 Jahre vor der Menopause nimmt die Zykluslänge vornehmlich durch eine Verlängerung der Follikelphase zum Teil erheblich zu. Mit sinkenden Östrogenspiegeln steigt insbesondere die FSH-Konzentration: 1–3 Jahre nach der Menopause sind die FSH-Konzentrationen um das 10–20-fache höher als bei jungen Frauen, während die Erhöhung der LH-Spiegel geringergradig ausfällt. Mit fortschreitendem Lebensalter fallen die Plasmakonzentrationen der beiden Gonadotropine langsam wieder ab. Das Absinken der Östrogenspiegel um die Menopause geht häufig mit vasomotorischen Symptomen einher, die als sog. »Hitzewallungen«

imponieren. Diese vorübergehenden Beschwerden stellen aus medizinischer Sicht das Leitsymptom des Klimakteriums dar.

Hormontherapie im Klimakterium

Zur **Behandlung vasomotorischer Symptome im Klimakterium** werden seit geraumer Zeit Östrogenpräparate eingesetzt. Aufgrund von Beobachtungsstudien galt die Hormongabe auch nach der Menopause als aussichtsreiches Verfahren zur Prophylaxe von Osteoporose, koronarer Herzkrankheit sowie altersbedingter Hirnleistungsstörungen. Bis vor wenigen Jahren wurden im deutschsprachigen Raum etwa 40–50% aller Frauen im Alter von 50–59 Jahren mit Hormonen behandelt. Durch neuere randomisierte Studien ist jedoch der Nutzen einer postmenopausalen Hormontherapie sehr stark in Frage gestellt worden. Nach der im Jahre 2002 veröffentlichten Woman's Health Initiative (WHI) Studie, die an 16608 Frauen durchgeführt wurde, ist das gesundheitliche Risiko insgesamt deutlich höher als der Nutzen einer kombinierten Östrogen-Gestagen-Gabe. So zeigte sich ein erhöhtes Risiko unter Hormongabe für das Auftreten von Brustkrebs, koronare Herzkrankheit, Schlaganfall und Lungenembolie. Eine Risikosenkung war für Oberschenkelfrakturen sowie für das Auftreten eines kolorektalen Karzinoms zu beobachten. Die Lebenserwartung unterschied sich zwischen unbehandelten und hormonbehandelten postmenopausalen Frauen nicht (◘ Tab. 50.2). Die im Jahre 2003 publizierte britische Million-Women-Studie bestätigte das erhöhte Brustkrebsrisiko nach mehrjähriger Hormonbehandlung.

> ❯ Es muss heute davon ausgegangen werden, dass eine postmenopausale Hormongabe mit einem ungünstigen Nutzen-Risiko-Verhältnis einhergeht.

Diese Befunde haben in den letzten Jahren zum grundsätzlichen Umdenken über Sinn und Nutzen einer postmenopausalen Hormongabe geführt.

Nutzen einer Hormontherapie

Behandlung menopausaler Symptome. Zu den häufigsten Beschwerden der Wechseljahre zählen die **Hitzewallungen**, die auf einer veränderten Thermoregulation beruhen. Nach

◘ **Tab. 50.2** Gesamtbewertung des Risikos einer kombinierten Gabe von Östrogenen und Gestagenen in der Postmenopause nach der WHI-Studie (2002)

Ereignis	Relatives Risiko im Vergleich zu Placebo	Risiko pro 10.000 Frauen pro Jahr	Nutzen pro 10.000 Frauen pro Jahr
Herzinfarkt	1,29	+7 Fälle	–
Brustkrebs	1,26	+8 Fälle	–
Schlaganfall	1,41	+8 Fälle	–
Thromboembolie	2,13	+18 Fälle	–
Dickdarmkrebs	0,63	–	-6 Fälle
Hüftfrakturen	0,66	–	-5 Fälle
Sterblichkeit insgesamt	0,98		

gegenwärtigen Vorstellungen führt der Östrogenabfall im Hypothalamus zur Enthemmung der Freisetzung von Transmittern wie Noradrenalin und Dopamin. In der Folge kommt es zu vasomotorischen Störungen, die den Hitzewallungen zugrunde liegen. Das Ausmaß der vasomotorischen Beschwerden schwankt interindividuell teilweise recht stark. Etwa zwei Drittel aller Europäerinnen sind in der Phase der Wechseljahre in unterschiedlichem Ausmaße von Hitzewallungen betroffen. Unbehandelt bilden sich die Beschwerden im Verlaufe von einigen Jahren zurück. Durch Studien ist sehr gut belegt, dass oral oder parenteral verabreichte Östrogene bzw. Östrogen-Gestagen-Kombinationen das Ausmaß von Hitzewallungen vermindern können. Für den Einsatz von Phytoöstrogenen liegen keine überzeugenden Studienergebnisse vor.

Neben den Hitzewallungen stellen **Symptome im Bereich des Urogenitaltraktes** die häufigsten Beschwerden in den Wechseljahren dar. Inwiefern diese Symptome auf den Östrogenabfall zurückzuführen sind oder Ausdruck allgemeiner Alterungsprozesse sind, ist im Einzelfall zurzeit unklar. Im Vordergrund steht die vaginale Atrophie mit ihren Folgen wie Trockenheit, Dyspareunie, Juckreiz und rezidivierende Harnwegsinfekte. Urogenitale Symptome manifestieren sich im Gegensatz zu Hitzewallungen häufig erst einige Jahre nach der Menopause und haben, wenn einmal vorhanden, die Tendenz zuzunehmen. Das Fortschreiten einer vaginalen Atrophie im Alter kann durch eine lokale oder systemische Östrogen- bzw. Östrogen-Gestagen-Therapie verringert werden. Eine lokale Östrogentherapie ist der systemischen Therapie nicht unterlegen. Bei lokaler Östrogengabe muss auch bei Frauen mit Uterus keine parallele Gabe von Gestagenen erfolgen. Aus den bisherigen Studienergebnissen ergibt sich kein eindeutiger Hinweis darauf, dass die postmenopausale Hormongabe zur Verminderung des Auftretens rezidivierender Harnwegsinfekte sowie von Inkontinenz führt.

Osteoporoseprophylaxe. Die Gabe von Östrogenen bzw. Östrogen-Gestagen-Kombinationen nach der Menopause führt zum Anstieg der Knochendichte. Bei entsprechend disponierten Frauen kann dieser Effekt zur Prophylaxe einer Osteoporose genutzt werden. Die WHI-Studie hat gezeigt, dass die tägliche Gabe von konjugierten equinen Östrogenen und Medroxyprogesteronacetat zur signifikanten **Senkung der Häufigkeit von Knochenfrakturen** führt. Angesichts der Risiken einer postmenopausalen Hormongabe ist zurzeit unklar, welche Frauen von diesem Effekt profitieren und in welchem Zeitrahmen die Behandlung erfolgen sollte.

Verschiedene andere Symptome wie Nervosität, Depression, Schlafstörungen, Beeinträchtigung kognitiver Funktionen sowie Demenzentwicklung treten gehäuft bei älteren Menschen und somit auch bei postmenopausalen Frauen auf. Trotz anfänglicher Hoffnungen ließ sich in klinischen Studien bisher nicht nachweisen, dass diese Symptome durch eine Hormongabe gebessert werden. Groß angelegte Studien haben mittlerweile klar belegt, dass eine Östrogentherapie kein Mittel zur Prävention oder Therapie einer Altersdemenz darstellt, und auch nicht zur Verbesserung kognitiver Leistungen geeignet ist.

Risiken einer postmenopausalen Hormongabe

Tumorerkrankungen. Für verschiedene Karzinome ist ein erhöhtes Risiko durch Östrogen- bzw. Östrogen-Gestagen-Behandlung belegt, für andere ist es wahrscheinlich oder kann zurzeit nicht ausgeschlossen werden. Einzig das Kolonkarzinom zeigt eine verminderte Häufigkeit unter Therapie mit Hormonen.

Umfangreiche Studienuntersuchungen haben eindeutig belegt, dass die postmenopausale Hormongabe mit einem **erhöhten Risiko für das Mammakarzinom** einhergeht. Das Risiko steigt dabei mit Dauer der Hormongabe.

Die alleinige Gabe von Östrogenen führt zur Hyperplasie des Endometriums sowie zum erhöhten Risiko für das Auftreten eines **Endometriumkarzinoms**. Bei Frauen mit Uterus muss daher ein systemisch verabreichtes Östrogen stets mit einem Gestagen kombiniert werden, um das Endometriumkarzinomrisiko zu minimieren. Dazu ist die Gabe eines Gestagens für mindestens 12–14 Tage eines 28-tägigen Behandlungszyklus mit Östrogenen erforderlich. Eine kontinuierliche Gabe von Gestagen und Östrogen scheint bezüglich des Endometriumkarzinomrisikos noch sicherer zu sein.

Für verschiedene, seltener vorkommende Tumoren wie das **Ovarialkarzinom**, das **Gallenblasenkarzinom** sowie für die **nichtfollikulären Non-Hodgkin-Lymphome** ist in kleineren Studien ein erhöhtes Auftreten unter postmenopausaler Hormongabe beobachtet worden. Weitere Studien sind in diesen Fällen erforderlich, um eine genauere Risikoabschätzung durchführen zu können.

In groß angelegten randomisierten Studien zeigte sich, dass Östrogen-Gestagen-Kombinationen möglicherweise das **Risiko kolorektaler Karzinome senken** könnten. Worauf dieser Effekt beruht ist unklar. Angesichts der vielfältigen Risiken einer Hormongabe leitet sich daraus allein jedoch keine Indikation ab.

Kardiovaskuläre Erkrankungen. Die bekannten Veränderungen des Gerinnungssystems unter Östrogengabe lassen eine **Erhöhung des Thromboembolierisikos** unter Östrogengabe erwarten. So treten venöse Thromboembolien bei postmenopausalen Frauen signifikant häufiger auf, wenn diese mit Hormonen behandelt werden. Nach der WHI-Studie ist das relative Risiko etwa verdoppelt. Weitere Faktoren wie eine genetische Disposition (z.B. Faktor-V-Leiden-Mutation), Immobilisation oder ausgeprägte Adipositas führen zu einem zusätzlich gesteigerten Risiko. Auf das erhöhte Risiko für Thromboembolien ist wohl auch zurückzuführen, dass unter Hormongabe das **Risiko für Schlaganfälle steigt.**

Aufgrund überwiegend theoretischer Überlegungen nahm man für geraume Zeit an, dass die Gabe von Hormonen in der Postmenopause das Risiko für das Auftreten von Herzinfarkten senkt. Verschiedene Metaanalysen sowie die WHI-Studie zeigten jedoch, dass es unter Östrogen-Gestagen-Gabe **häufiger zu Herzinfarkten** kommt, und Östrogen-Gestagen-Kombinationen damit nicht für eine Primärprävention geeignet sind. Die umfangreich angelegte HRES-Studie zeigte 1998, dass Östrogene auch nicht im Sinne einer Sekundärprävention der koronaren Herzkrankheit wirksam sind. Diese Ergebnisse wurden seither mehrfach bestätigt. Aufgrund dieser Befunde stellen das Vorliegen eines hohen kardiovaskulären Risikos sowie manifeste kardiovaskuläre Erkrankungen eine Kontraindikation für die postmenopausale Hormongabe dar.

Indikationen

Aufgrund der Ergebnisse großer, randomisierter Studien der letzten Jahre ist es zum radikalen Umdenken bezüglich des klinischen Stellenwertes einer postmenopausalen Hormongabe gekommen.

> Aufgrund der nicht unerheblichen Risiken einer Hormongabe muss die Indikationsstellung sehr sorgfältig erfolgen.

Grundsätzlich ist zu berücksichtigen, dass das Klimakterium und die Menopause physiologische Prozesse darstellen, die zunächst einmal keiner Therapie bedürfen. Ein nicht unerheblicher Teil der Frauen hat während des Klimakteriums keine oder nur geringe Beschwerden. Die Indikation zur Hormonbehandlung während des Klimakteriums sowie postmenopausal ist in Abhängigkeit verschiedenster Faktoren gemeinsam mit der zu behandelnden Frau zu stellen.

Klimakterische Beschwerden. Besteht im Rahmen klimakterischer Beschwerden ein sehr hoher Leidensdruck, so sollten zunächst andere Faktoren, die für das subjektive Krankheitsempfinden mit verantwortlich sein können, überprüft werden. Außerdem sind die Frauen über die Risiken einer Hormongabe aufzuklären. Sollte eine Hormongabe gewünscht sein und keine Kontraindikationen vorliegen, so sollte eine Behandlung möglichst kurz erfolgen, mit dem Ziel, die Symptome auf ein subjektiv erträgliches Maß zu reduzieren. Bei primären Beschwerden im Urogenitalbereich ist eine topische Applikation zu erwägen.

Osteoporoseprophylaxe. Östrogene bzw. Östrogen-Gestagen-Kombinationen können heute nur noch als Mittel der Reserve zur Prophylaxe bzw. Therapie einer Osteoporose angesehen werden. Neben nichtmedikamentösen Maßnahmen stellen die Gabe von Calcium und Vitamin D_3, Bisphosphonaten sowie Raloxifen Mittel der ersten Wahl dar (▶ Kap. 52).

Auswahl von Präparaten

Für die postmenopausale Hormongabe stehen verschiedene Therapeutika zur Verfügung (◻ Tab. 50.3). Eine systemische Behandlung mit Östrogenen allein kann nur bei Frauen ohne Uterus durchgeführt werden. Bei Frauen mit Uterus muss eine Östrogen-Gestagen-Kombination gegeben werden, um das Endometriumkarzinomrisiko gering zu halten. Die Gabe kann sequentiell oder kontinuierlich erfolgen. Bei sequenzieller Gabe kommt es am Ende eines Behandlungszyklus zur Entzugsblutung, die bei kontinuierlicher Anwendung von Östrogen/Gestagen ausbleibt. Neben den oral verabreichbaren Darreichungsformen stehen auch transdermale Systeme zur Verfügung. Die lokale Behandlung urogenitaler Symptome kann durch Östrogenpräparate in Gelform erfolgen.

Kontraindikationen

Östrogen-abhängige Tumoren wie Mammakarzinome und Endometriumkarzinome, Lebertumoren und schwere Leberfunktionsstörungen. Schwere Stoffwechselstörungen. Erhöhtes Risiko für kardiovaskuläre Erkrankungen. Zustand nach Herzinfarkt oder Schlaganfall; angeborene Fettstoffwechselstörungen, diverse gynäkologische Erkrankungen.

50.5.2 Hormonale Kontrazeption

Unter der hormonalen Kontrazeption versteht man die Herbeiführung einer vorübergehenden funktionellen Sterilität durch Verabreichung von Sexualhormonen. Ziel dieser bisher nur bei Frauen angewandten Methode ist die Verhütung einer Schwangerschaft. Die hormonale Kontrazeption beruht auf den Wirkungen von Östrogenen und Gestagenen, die überwiegend als Kombination beider Komponenten, seltener als Gestagen allein zur Anwendung kommen. Die Entwicklung synthetischer Sexualhormone, die eine gute orale Bioverfügbarkeit aufweisen, ermöglichte in den 1950er Jahren die Entwicklung des Konzepts der hormonalen Kontrazeption. Um 1960 wurde in den meisten westlichen Ländern das erste hormonale Kontrazeptivum auf den Markt gebracht. Die sogenannte »Pille« enthielt 0,15 mg Mestranol und 9,85 mg Norethisteron. Diese relativ hohen Östrogen- und Gestagendosen wurden nach Entwicklung weiterer synthetischer Sexualhormonen schrittweise reduziert und in Form diverser Dosierungsschemata angewendet.

Formen hormonaler Kontrazeption

Östrogen-Gestagen-Kombinationspräparate. Die am häufigsten verwendeten hormonalen Kontrazeptiva enthalten eine **Kombination aus Östrogen und Gestagen,** wobei beide Komponenten entweder über den gesamte Einnahmezyklus hinweg konstant bleiben (Einphasen-Kombinationspräparate) oder in ihren Dosen im Verlauf des artifiziellen Zyklus modifiziert werden (Zweiphasen- bzw. Dreiphasen-Kombinationspräparate oder Sequenz-Präparate) (◻ Abb. 50.21). Die Wirkung der Kombinationspräparate beruht im Wesentlichen auf einer **Hemmung der Ausschüttung von Gonadotropinen** auf der Ebene des **Hypothalamus sowie der Hypophyse.** So führen Gestagene zur Verringerung der Frequenz von GnRH-Pulsen. Auf der Ebene der Hypophyse führen insbesondere Östrogene zur Hemmung der FSH-Freisetzung während der follikulären Phase des Zyklus, ein Effekt, der wesentlich zur gestörten follikulären Entwicklung unter Gabe hormonaler Kontrazeptiva beiträgt. Die Gestagen-Komponente führt zur Hemmung der LH-Freisetzung sowie zur Unterdrückung des LH-Gipfels in der Zyklusmitte. Folge dieser Eingriffe in die Regulation der Hypothalamus-Hypophysen-Gonaden-Achse ist eine sehr effiziente **Hemmung der Ovulation.** Aus diesem Grunde werden die hormonalen Kontrazeptiva aus der Gruppe der Kombinationspräparate auch als »Ovulationshemmer« bezeichnet. Neben der Ovulationshemmung besitzen Kombinationspräparate **zusätzliche Ef-**

■ Tab. 50.3 Häufig verwendete Therapeutika

	Darreichungsform/geringste verfügbare Tagesdosis	Applikationsschema*
Östrogene/Einzelsubstanzen		
Östradiol	transdermal: 25 µg	sequenziell, kontinuierlich
	Gel: 0,5 mg	sequenziell, kontinuierlich
Konjugierte equine Östrogene	oral: 0,3 mg	sequenziell, kontinuierlich
Östradiol (valerat)	oral: 1 mg	sequenziell, kontinuierlich
Östriol	oral: 1 mg	sequenziell, kontinuierlich
Östrogen-Gestagen-Kombinationen		
Östradiolvalerat + Norethisteronacetat	oral: 1 mg + 1 mg	sequenziell
Östradiol + Norethisteronacetat	oral: 1 mg + 0,5 mg	kontinuierlich
Östradiol + Norethisteronacetat	transdermal: 50 µg + 250 µg	sequenziell
Östradiol + Norethisteronacetat	transdermal: 50 µg + 250 µg	kontinuierlich
konjugierte equine Östrogene + Medrogeston	oral: 0,3 mg + 5 mg	sequenziell
Östradiol + Dydrogesteron	oral: 1 mg + 10 mg	sequenziell
Östradiolvalerat + Östriol + Levonorgestrel	oral: 1 + 2 + 0,25 mg	sequenziell
Östradiolvalerat + Medroxyprogesteronacetat	oral: 1/1,25 mg + 5 mg	sequenziell
Östradiol + Dydrogesteron	oral: 1 mg + 5 mg	kontinuierlich
Gestagene (Einzelpräparate, nur oral verfügbar)		
Chlormadinonacetat	2 mg	sequenziell, kontinuierlich
Dydrogesteron	10 mg	sequenziell, kontinuierlich
Lynestrenol	5 mg	sequenziell, kontinuierlich
Medroxyprogesteronacetat	2,5 mg	sequenziell, kontinuierlich
Norethisteronacetat	1 mg	sequenziell, kontinuierlich
Progesteron	100 mg	sequenziell, kontinuierlich

* Kontinuierliche Anwendung Östrogen + Gestagen: bei Frauen, die keine Entzugsblutungen akzeptieren
** Bei Frauen mit Uterus erforderlich; mindestens 10, besser 12–14 Tage/Behandlungsmonat (oder Zyklus) oder jeden Tag (kontinuierlich)

fekte, die eine **Konzeption erschweren.** So führen Gestagene zur **Veränderung des Zervikalsekretes,** das die Aszension von Spermien erschwert. Außerdem verhindern sie durch **Veränderungen im Bereich des Endometriums** die Implantation und beeinflussen den Eitransport in den Tuben negativ. Hauptwirkmechanismus und Ursache für die sehr gute Wirkung von hormonalen Kontrazeptiva ist jedoch die Ovulationshemmung.

Als **Östrogen-Komponente** der Kombinationspräparate kommt in den meisten Fällen Ethinylestradiol zur Anwendung. Es sollten nach Möglichkeit Präparate verwendet werden, die weniger als 50 µg Ethinylestradiol enthalten. Für die **Gestagen-Komponente** kommen verschiedene synthetische Gestagene in Frage (■ Abb. 50.21; ■ Tab. 50.4). Gegebenenfalls

kann man sich bei der Auswahl der Gestagen-Komponente eine antiandrogene Wirkkomponente (z.B. Cyproteronacetat oder Dienogest) zunutze machen.

Kombinationspräparate werden üblicherweise täglich über einen Zeitraum von 21 Tagen eingenommen. Daran schließt sich eine 7-tägige Hormon-freie Periode an. Meistens werden Kombinationspräparate als 28-Tage-Packung gegeben, wobei die Tabletten der letzten 7 Tage keinen Wirkstoff enthalten (■ Abb. 50.21).

Die abgestuften Kombinationspräparate unterscheiden sich von den Einphasen-Kombinationspräparaten dadurch, dass die Dosis der Östrogen- und Gestagen-Komponente über den Verlauf des Einnahmezyklus variiert wird. Derartige Zweiphasen- und Dreiphasen-Kombinationspräparate oder

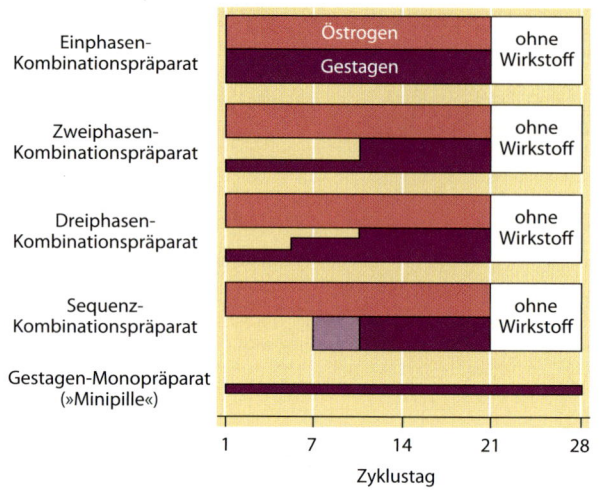

Einphasen-Kombinationspräparat

Zweiphasen-Kombinationspräparat

Dreiphasen-Kombinationspräparat

Sequenz-Kombinationspräparat

Gestagen-Monopräparat (»Minipille«)

Östrogen — Gestagen — ohne Wirkstoff

Zyklustag 1 7 14 21 28

Abb. 50.21 Typische Dosierschemata hormonaler Kontrazeptiva

Sequenz-Präparate (◻ Abb. 50.21; ◻ Tab. 50.4) haben das Ziel, den natürlichen Verlauf der Hormonspiegel während des weiblichen Zyklus noch besser nachzuahmen.

Gestagen-Monopräparate (»Minipille«). Mit dem Ziel, die Hormonbelastung durch hormonale Kontrazeptiva zu minimieren, sind Präparate entwickelt worden, die **niedrigdosierte Gestagene** enthalten. Der antikonzeptive Effekt niedrigdosierter Gestagene beruht im Wesentlichen auf einer **Veränderung** des **Zervikalsekrets**, des **Endometriums** sowie der **Tubenmotilität**. Bei einem Teil der behandelten Frauen wird allerdings auch die Ovulation durch niedrigdosierte Gestagene gehemmt. Wesentlicher Nachteil der niedrigdosierten Gestagene ist die geringere kontrazeptive Sicherheit im Vergleich zu Kombinationspräparaten (◻ Tab. 50.5). Niedrigdosierte Gestagene werden üblicherweise **kontinuierlich ohne Einnahmepause täglich eingenommen** (◻ Abb. 50.21).

◻ Tab. 50.4 Häufig verordnete hormonale Kontrazeptiva

Präparat	Zusammensetzung	Dauer (Tage)
Einphasenpräparate	Geringer Östrogenanteil:	
	▬ Ethinylestradiol 20 µg + Levonorgestrel 100 µg	21
	▬ Ethinylestradiol 20 µg + Desogestrel 150 µg	
	Mittlerer Östrogenanteil:	21
	▬ Ethinylestradiol 30 µg + Levonorgestrel 125–150 µg	21
	▬ Ethinylestradiol 30 µg + Norethisteron 500 µg	21
	▬ Ethinylestradiol 30 µg + Dienogest 2 mg	21
	▬ Ethinylestradiol 30 µg + Chlormadinon 2 mg	21
	▬ Ethinylestradiol 30 µg + Drospirenon 3 mg	21
	▬ Ethinylestradiol 35 µg + Norgestimat 250 µg	21
Zweiphasen-Präparate	Ethinylestradiol 50 µg + Chlormadinon (1 mg/2 mg)	11/10
	Ethinylestradiol 40 µg + Desogestrel (25 µg/125 µg)	7/15
Dreiphasen-Präparate	Ethinylestradiol (35/40/30 µg) + Desogestrel 50/100/150 µg)	6/5/10
	Ethinylestradiol (30/40/40 µg) + Levonorgestrel (50/75/125 µg)	6/5/10
Transdermale Präparate	Ethinylestradiol 20 µg + Norelgestromin 150 µg	21
Vaginale Präparate	Ethinylestradiol 15 µg + Etonogestrel 120 µg/d	21
Gestagenmonopräparate	Levonorgestrel 30 µg (Minipille)	35
	Desogestrel 75 µg	28
Depotgestagene	Medroxyprogesteronacetat 150 mg/3 Monate	3 Jahre
	Etonogestrel 65–25 µg/d (65 mg Implantat)	
Notfallkontrazeptiva	Levonorgestrel 1,5 mg	1×
	Ulipristalacetat 30 mg	1×

◻ Tab. 50.5 Sicherheit verschiedener hormonaler Kontrazeptiva

Methode	Pearl-Index[1]
Ovulationshemmer (Kombinationspräparate)	0,1–1,0
Minipille	0,5–3,0
Dreimonatsspritze	0,3–1,5
Gestagenhaltiges intrauterines Pessar (IUP)	0,1
Subdermales Gestagenimplantat	0,0
Postkoitale Kontrazeption	Versagerquote: 1–3%[2]

[1] Der Pearl-Index gibt die ungewollten Schwangerschaften pro 100 Frauenjahre bei den verschiedenen kontrazeptiven Methoden an. Dabei ist zu berücksichtigen, dass auch Anwendungsfehler, z. B. Vergessen der Pille, in den Pearl-Index eingehen.

[2] Für die postkoitale Kontrazeption kann kein Pearl-Index angegeben werden. Es wird stattdessen die Versagerquote in % angegeben.

Depotpräparate. Ein längerfristiger Konzeptionsschutz kann durch Depotpräparate erzielt werden. Dabei handelt es sich um **höherdosierte Gestagene**, die i.m. injiziert werden, oder in Form spezieller Zubereitungen subkutan implantiert werden (◻ Tab. 50.4). Die Wirkung beruht sowohl auf einer Hemmung der Ovulation als auch auf den Effekten der Gestagene im Bereich von Zervix, Endometrium und Tuben. Die Wirkdauer beträgt in der Regel mehrere Monate.

Notfall-Kontrazeptiva. Die Gabe hochdosierter Gestagene kann auch genutzt werden, um nach einem ungeschützten Geschlechtsverkehr eine Konzeption zu verhindern. Für dieses auch als »Pille danach« bezeichnete Prinzip wird in der Regel **Levonorgestrel** in einer Dosis von 1,5 mg oral spätestens 72 Stunden postkoital eingesetzt. Im Vergleich zu den früher eingesetzten Östrogen-Gestagen-Kombinationen zur Notfall-Kontrazeption besitzt hochdosiertes Levonorgestrel eine geringere Versagerquote und löst seltener Übelkeit oder Erbrechen aus. Nach erfolgter Notfall-Kontrazeption sollte eine konventionelle hormonale Kontrazeption fortgesetzt werden, um die Sicherheit des kontrazeptiven Effektes zu erhöhen.

Seit kurzem steht als Alternative zu Levonorgestrel der selektive Progesteron-Rezeptor-Modulator **Ulipristalacetat** als Notfall-Kontrazeptivum zur Verfügung. Er wird einmalig spätestens 5 Tage postkoital in einer Dosis von 30 mg oral eingesetzt. Derzeit ist noch unklar, inwiefern Ulipristalacetat gegenüber Levonorgestrel hinsichtlich der Zuverlässigkeit als Notfall-Kontrazeptivum sowie im Hinblick auf unerwünschte Wirkungen vorteilhaft ist.

Erwünschte Wirkungen

Neben der primär erwünschten kontrazeptiven Wirkung besitzen hormonale Kontrazeptiva unter bestimmten Bedingungen günstige Effekte. So bessern sich unter Gabe hormonaler Kontrazeptiva die Beschwerden von Patientinnen mit Dysmenorrhö oder mastopathischen Beschwerden. Eine Senkung des Risikos für Endometrium- und Ovarialkarzinome unter hormonalen Kontrazeptiva ist gut belegt.

Unerwünschte Wirkungen

Hormonale Kontrazeptiva können eine Reihe unerwünschter Wirkungen besitzen, die im Einzelfall im Verhältnis zum Nutzen abgewogen werden müssen. Viele dieser unerwünschten Wirkungen sind Dosis-abhängig und treten bei den heute verwendeten niedrigdosierten Präparaten deutlich seltener auf. Bei Beachtung der Kontraindikationen gilt die Anwendung hormonaler Kontrazeptiva als relativ risikoarm.

Kardiovaskuläre Effekte. Selten kommt es unter Gabe hormonaler Kontrazeptiva zu thromboembolischen Komplikationen (z.B. tiefe Beinvenenthrombosen, Lungenembolie, Zerebralgefäßthrombosen). Ursache dafür sind höchstwahrscheinlich die Effekte der Östrogen-Komponente auf das Gerinnungssystem. Bei gesunden jungen Frauen ist das Risiko für thromboembolische Erkrankungen sehr gering. Das Risiko steigt jedoch mit dem Alter sowie mit dem Vorhandensein weiterer Risikofaktoren wie Rauchen oder hereditäre Störungen des Gerinnungssystems (z.B. Vorliegen einer Faktor V-Leiden-Mutation). Neuere hormonale Kontrazeptiva mit einem Ethinylestradiol-Gehalt von <50 µg scheinen ein deutlich geringeres Risiko zu besitzen, thromboembolische Erkrankungen auszulösen.

Kohlenhydrat- und Fettstoffwechsel. Unter Gabe von hormonalen Kontrazeptiva kann es zu einem Anstieg der Triglycerid-Plasmaspiegel kommen. Insbesondere für Gestagenbetonte Präparate ist eine Verminderung von HDL-Cholesterin-Plasmaspiegeln beschrieben worden. Die Effekte sind bei gesunden Frauen, die niedrigdosierte hormonale Kontrazeptiva einnehmen, sehr gering.

Unter der Therapie mit hormonalen Kontrazeptiva kann es zur Verschlechterung der Glucosetoleranz bei entsprechend disponierten Frauen kommen. Bei manifestem Diabetes mellitus muss mit Stoffwechselentgleisungen gerechnet werden.

Teratogenität. Für das Vorliegen teratogener Effekte von hormonalen Kontrazeptiva gibt es keine Hinweise. Bei Eintritt einer Schwangerschaft unter Gabe hormonaler Kontrazeptiva sollten diese sofort abgesetzt werden.

Tumorrisiko. Es gibt gesicherte Daten dafür, dass das Risiko für ein Endometrium- sowie Ovarialkarzinom durch hormonale Kontrazeptiva gesenkt wird. Nach derzeitigem Kenntnisstand kann davon ausgegangen werden, dass die Einnahme oraler Kontrazeptiva nicht mit einem erhöhten Brustkrebsrisiko assoziiert ist.

Weitere unerwünschte Wirkungen. Unter Gabe hormonaler Kontrazeptiva kann es zu allgemeinen Symptomen wie **Müdigkeit, depressive Verstimmung, Gewichtszunahme, Wasserretention, Ödemen, Appetitsteigerung, Übelkeit, Erbrechen** oder **Kopfschmerzen** kommen. Einige dieser Symptome bessern sich nach einigen Zyklen der Anwendung. Zu **Durchbruchblutungen** kommt es insbesondere in den ersten Zyklen, vor allem bei Anwendung von Präparaten mit niedriger Östrogendosis. Gelegentlich kommt es zu **Mastodynie, zervikaler Hypersekretion** (meist durch die Östrogen-Komponente) oder zu Gestagen-bedingten Symptomen wie z.B. **trockene Scheide** oder **Verminderung der Libido.**

Interaktionen

Der Abbau von Östrogenen und Gestagenen wird durch eine Vielzahl von anderen Pharmaka durch Enzyminduktion in der Leber beschleunigt. Zu diesen die kontrazeptive Sicherheit beeinträchtigenden Pharmaka gehören **Barbiturate, Carbamazepin, Rifampicin, Phenylbutazon, Hyperforin** (Johanniskraut-Präparate), **Phenytoin** sowie **Griseofulvin.** Bei gleichzeitiger Gabe von **Antibiotika** kann es zu Veränderungen der Darmflora kommen, die die Resorption und/oder die enterohepatische Zirkulation von Steroiden vermindern.

Kontraindikationen

Angesichts der Tatsache, dass hormonale Kontrazeptiva in den meisten Fällen gesunden Frauen verabreicht werden, müssen auch geringgradige Risiken sehr ernst genommen werden. Die meisten Kontraindikationen ergeben sich aus den kardiovaskulären und hepatischen Nebenwirkungen hormonaler Kontrazeptiva.

Kontraindikationen bestehen bei:
- thromboembolischen Prozessen (auch in der Anamnese)
- schweren Leberfunktionsstörungen (Hepatitiden, primäre Leberzirrhose, Schwangerschaftsikterus, Lebertumoren etc.)
- Hypertonie
- schweren Fettstoffwechselstörungen
- Diabetes mellitus mit Gefäßveränderungen
- Mammatumoren
- Uterustumoren
- Herpes gestationis
- Otosklerose
- Genitalblutungen unklarer Genese

Eine sehr strenge Indikationsstellung muss besonders bei Frauen erfolgen, bei denen weitere Risikofaktoren für thromboembolische Erkrankungen vorhanden sind. Zu diesen **relativen Kontraindikationen** gehören zum Beispiel:
- Alter >40 Jahre
- Hypertonie
- Herzerkrankungen
- starke Adipositas
- Zigarettenrauchen
- Migräne

Praktische Anwendung

Bei Erstverordnung eines hormonalen Kontrazeptivums sollte grundsätzlich ein **niedrigdosiertes Kombinationspräparat** eingesetzt werden. Die Verordnung von höherdosierten Präparaten ist nur bei entsprechender Zusatzindikation zu rechtfertigen. Vor der Erstverordnung muss durch Erhebung einer gründlichen Eigen- und Familienanamnese sowie durch körperliche Untersuchung das **Vorliegen von Kontraindikation ausgeschlossen** werden. Bei der Erhebung der Eigen- und Familienanamnese ist besonders auf das Vorkommen von Thrombosen, Embolien, Bluthochdruck, Lebererkrankungen, Fettstoffwechselstörungen sowie Zigarettenkonsum zu achten. Insbesondere bei auffälliger Anamnese sollten **Laboruntersuchungen** (Blutzucker, Lipide, Gerinnungsparameter) durchgeführt werden.

Die **Einnahme** hormonaler Kontrazeptiva sollte aus Gründen der Compliance **immer zur gleichen Tageszeit** erfolgen. Dies minimiert zudem das Auftreten von Konzentrationsschwankungen. Das Beachten der regelmäßigen täglichen Einnahme ist v.a. bei Gabe der Minipille von großer Bedeutung.

Der Konzeptionsschutz ist bei **Einnahmefehlern** besonders in der ersten Einnahmewoche gefährdet. Wurde während der ersten Zyklushälfte eine **Pille vergessen,** so sollte die Einnahme nach 12 Stunden nachgeholt, bzw. am folgenden Tag eine Pille zusätzlich eingenommen werden. Wurde die Einnahme an 2 aufeinander folgenden Tagen vergessen, so sind zusätzliche kontrazeptive Maßnahmen erforderlich. Ein neuer Zyklus mit zusätzlichen kontrazeptiven Maßnahmen muss gestartet werden, wenn 3 oder mehr Pillen vergessen worden sind.

Verhalten bei Erbrechen. Wenn innerhalb von 3–4 Stunden nach Einnahme eines Dragees Erbrechen auftritt, sollte die Gabe sobald wie möglich wiederholt werden. Bei Erbrechen sowie bei schwerer Diarrhö über mehr als 24 Stunden wird wie bei vergessenen Pillen verfahren.

Kontrollen. Frauen, die hormonale Kontrazeptiva einnehmen, sollten regelmäßig (alle 6–12 Monate) untersucht werden. Zu den Routineuntersuchungen gehören die Blutdruckmessung, gynäkologische Untersuchung mit Zellabstrich, Urinanalyse, Leberpalpation sowie Brustuntersuchung. Bei Frauen über 35 Jahren sollten zusätzlich die Glucosewerte im Blut sowie die Lipid-Plasmawerte bestimmt werden.

Absetzen hormonaler Kontrazeptiva. Sollten unter Gabe hormonaler Kontrazeptiva Symptome auftreten, die auf eine kardiovaskuläre oder hepatische Störung hinweisen, so sind die Präparate sofort abzusetzen. Zu diesen Symptomen gehören:
- Symptome von Venenthrombosen
  - akute Sehstörungen
  - migräneartige Kopfschmerzen
  - starke Beinschmerzen
  - sensorische Ausfälle
  - epileptische Reaktionen

- **stärkere Blutdruckanstiege**
- **koronare Symptome**
  - Angina pectoris
  - Myokardinfarkt
- **Leberfunktionstörungen**
  - Hepatitis
  - Ikterus
  - Gallensteinkoliken

Nach eingetretener Schwangerschaft, 6 Wochen vor einer geplanten Operation sowie bei einer längeren Immobilisation sind hormonale Kontrazeptiva abzusetzen.

Weiterführende Literatur

Arzneimittelkommission der Deutschen Ärzteschaft (2003) Hormontherapie im Klimakterium, AVP - Therapieempfehlungen der Arzneimittelkommission der Deutschen Ärzteschaft

Edwards DP (2005) Regulation of signal transduction pathways by estrogen and progesterone. Annu Rev Physiol 67:335-376

Gustafsson J-A (2003) What pharmacologists can learn from recent advances in estrogen signalling. Trends in Pharmacol Sci 24:479-485

Hickey M, Davis SR, Sturdee DW (2005) Treatment of menopausal symptoms: what shall we do now? Lancet 366:409-421

Marchbanks PA, McDonald JA et al. (2002) Oral contraceptives and the risk of breast cancer. NEJM 346:2025-2032

Million Women Study Collaborators (2003) Breast cancer and hormone-replacement therapy in the Million Women Study. Lancet 362:419-427

Petitti DB (2003) Combination estrogen-progestin oral contraceptives. NEJM 349:1443-1450

Riggs BL, Hartmann LC (2003) Selective estrogen-receptor modulators – mechanism of action and application to clinical practice. NEJM 348:618-629

Sjöqvist F, Garle M, Rane A (2008) Use of doping agents, particularly anabolic steroids, in sports and society. Lancet 371:1872-1882

Smith IE, Dowsett M (2003) Aromatase inhibitors in breast cancer. NEJM 348:2431-2442

Schilddrüse

M. Freissmuth

Thyroxin (T4) und Trijodthyronin (T3) sind die Hormone, die von den Follikelepithelzellen der Schilddrüse gebildet werden und in Follikel gespeichert werden. Diese Hormone sind für die normale Entwicklung (Körperwachstum, Reifung des Gehirns) im Kleinkindesalter essentiell; sie werden auch für die Regulation aller Organfunktionen im Erwachsenenalter gebraucht, weil ohne sie andere Hormone nicht wirken (»permissive Wirkung«). Die C-Zellen der Schilddüse produzieren darüber hinaus Calcitonin, das an der Regulation des Calciumspiegels beteiligt ist (▶ Kap. 55). Über- und Unterfunktionen der Schilddrüse sind häufige Erkrankungen. Von medizinischem Interesse sind daher sowohl die Substitution von Schilddrüsenhormonen als auch die pharmakologische Hemmung deren Synthese durch Thyreostatika. Daneben gibt es noch einige Pharmaka, die mit der Schilddrüsenfunktion oder mit der Bindung von Schilddrüsenhormonen an deren nukleäre Rezeptoren interferieren können.

51.1 Synthese und Wirkungen von Schilddrüsenhormonen

— Lernziele —
- Synthese der Schilddrüsenhormone
- Regulation der Schilddrüsenhormonsekretion
- Wirkungen von Schilddrüsenhormonen

51.1.1 Synthese der Schilddrüsenhormone

Ein Blick auf das Formelbild legt nahe, dass die Synthese von Thyroxin (T4) und Trijodthyronin (T3) von der Aminosäure Tyrosin und Jod ausgeht (▶ Abb. 51.1). Dazu braucht die Schilddrüse (▶ Abb. 51.2):
- **Jod:** Die tägliche Zufuhr sollte >150 μg beim Erwachsenen betragen. In Gebieten, in denen kein Zugang zu Meeresnahrung besteht wird dieser Wert meist nicht erreicht (Endemiegebiete, in denen früher der endemische Kretinismus verbreitet war). In Österreich wurde die Zugabe von Natrium oder Kalium-Jodat (»Jodierung« des Speisalzes: 20 mg Jod/kg NaCl) zum Speisesalz durch den Psychiater Julius Wagner von Jauregg eingeführt und ist ebenso wie in der Schweiz gesetzlich verankert. In Deutschland ist Speisesalz mit und ohne Jodzusatz im Handel.
- **Jodid-Transporter:** Einen basolateralen, aktiven Transportmechanismus, den Jodid-Transporter, der durch den durch den Na^+-Gradienten (NIS: Na^+/I^--Symport) getrieben wird. Dieser Transporter führt zur Anreicherung von Jodid in der Schilddrüse (zu mehr als 20- bis 50-fach über die Plasmakonzentration). Der Jodid-Transporter reichert auch die radioaktiven Isotope »Radiojod« (^{131}I, bzw. [125]I etc.) an. Er wird kompetitiv durch andere Anionen blockiert, dazu gehören Perchlorat (ClO_4^-, das eine gewisse therapeutischen Stellenwert hat), Thiocyanat (das

in der Nahrung vorliegt und strumigen = goitrogen wirken kann) und Pertechnat (das sich für die szintigraphische Darstellung der Schilddrüse eignet). Durch einen raschen intrathyroidalen Anstieg von Jodid kommt es zur Hemmung des Jodidtransports (Wolff-Chaikoff-Effekt). Diese Hemmung ist passager, nach ca. 15 Tagen ist der Effekt in der Regel nicht mehr nachweisbar; die Mechanismen, die diesem »Escape«-Phänomen zugrunde liegen, sind nur zum Teil geklärt.

Der Jodid-Transporter wird auch in Speichel- und Schweißdrüsen und den Drüsen bzw. Epithelien des Atemtrakts exprimiert. Diese Gewebe sind beim Jodismus betroffen. Mögliche Symptome sind Jodakne, Jodschupfen, geschwollene Speicheldrüsen (wie bei Mumps), metallischer Geschmack im Mund und bronchiale Hypersekretion. Es ist auch naheliegend, dass die Brustdrüse einen Jodid-Transporter exprimieren muss, um die adäquate Versorgung von Säuglingen mit der Muttermilch zu garantieren.
- **Apikaler Ionen-Transporter:** Dieser Transporter ist Pendrin. Er transportiert Jodid in das kolloidale Lumen.
- **Thyreoidale Peroxidase (TPO):** TPO ist ein membranständiges Enzym, dessen katalytisches Zentrum zum Kolloid gewandt ist. Dieses Enzym aktiviert (= oxidiert) Jodid durch Wasserstoffperoxid. Diese Oxidation ist für die Zelle gefährlich, daher besteht auch die Notwendigkeit sie in

L-Thyroxin (T4)

L-Trijodthyronin (T3)

L-Tyrosin (p-Hydroxyphenylalanin)

◻ **Abb. 51.1 Thyroxin und Trijodthyronin und Tyrosin**

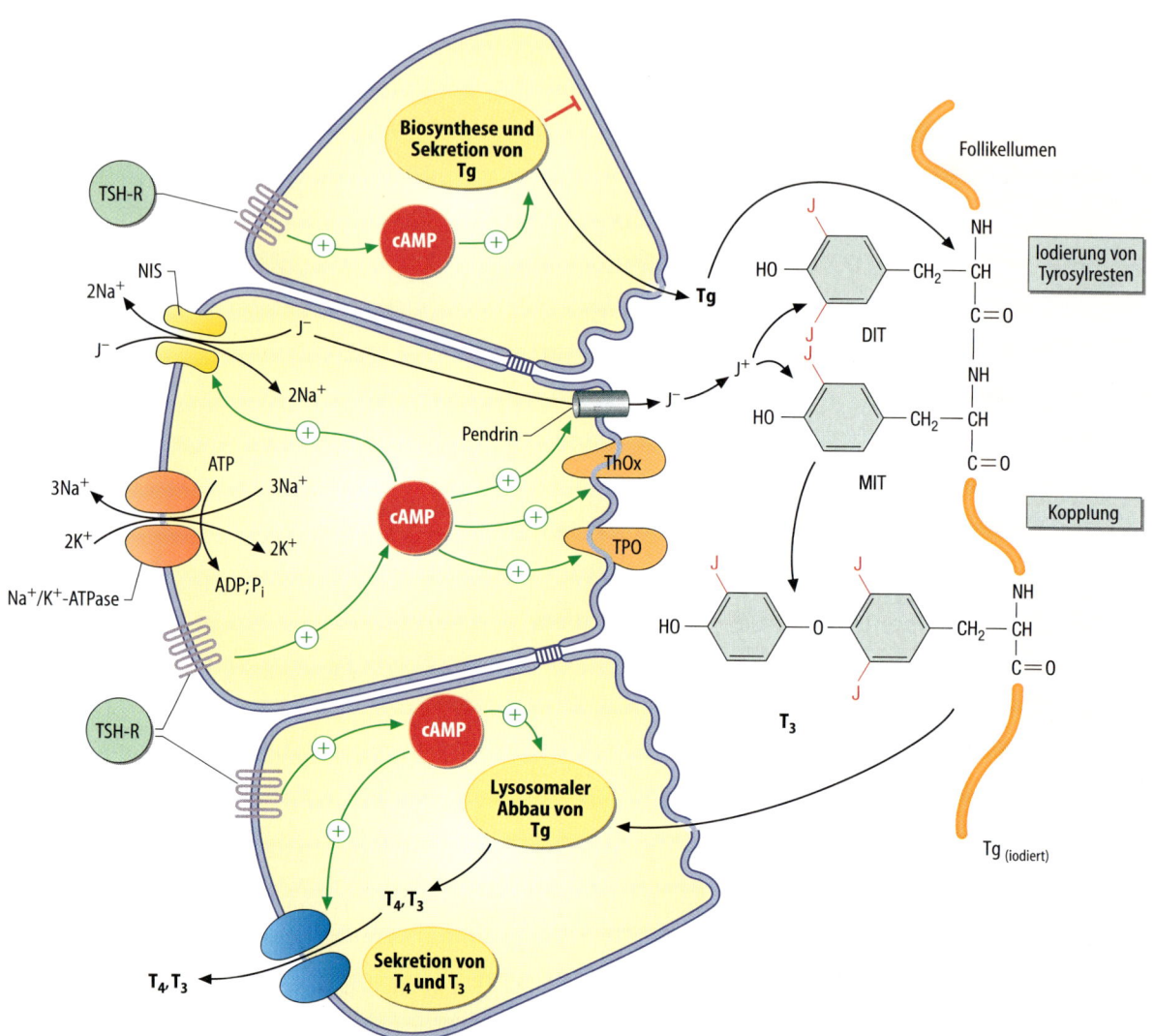

Abb. 51.2 Synthese und Freisetzung von Schilddrüsenhormonen. Schematische Darstellung der Schritte, die in der Follikelepithelzelle bzw. im Kolloid für die Synthese und Freisetzung von Schilddrüsenhormonen notwendig sind: (a) = Jodidtransport; (b) = Jodinierung; (c) = Kopplung; (d) = Kolloidresorption; (e) = Proteolyse; (f) Dejodinierung von DIT/MIT; (g) Dejodierung von T4 zu T3. NIS = Natrium-Iodid-Symport; P = Pendrin (apikaler Anionentransporter); TPO = thyroidale Peroxidase

einem separaten Kompartiment, nämlich dem Kolloid, durchzuführen. Die thyroidale Peroxidase katalysiert den Einbau des oxidierten Jods (I⁺ oder IOH) in Tyrosinreste auf Thyreoglobulin, sodass Mono-Jodtyrosin (MIT) und Di-Jodtyrosinreste (DIT) entstehen. Diese werden in einem zweiten Schritt durch die thyroidale Peroxidase gekoppelt: Ein mono- oder ein dijodinierter phenolischer Ring wird über eine Etherbindung mit dem Di-Jodtyrosylrest verknüft, sodass T3 oder T4, entsteht. Die thyroidale Peroxidase ist der Angriffspunkt der vom Thioharnstoff abgeleiteten Thyreostatika (Thionamide): Propylthioracil (PTU), Thiamazol und Carbimazol.

— **Thyreoglobulin (TG):** TG ist ein sehr großes Protein, das ins Follikellumen sezerniert und dort gespeichert wird. Nach Stimulation der Schilddrüse wird Thyreoglobulin pinozytotisch in die Follikelepithelzelle aufgenommen, vollständig proteolysiert, sodass pro Molekül ca. 5 Moleküle T4 entstehen (in der Regel entsteht weniger). Dieser Schritt kann durch Lithium (das daher strumigen wirkt) und durch Jodid blockiert werden. Die Hemmung durch Jodid ist passager und die Grundlage für das früher durchgeführte präoperative »Plummern« (nach Henry Stanley **Plummer:** Gabe von hochdosierten Jodverbindungen zur raschen Reduktion der Hyperthyreose). T4 kann bereits in der Schilddrüse durch die 5'-Dejodase in T3 umgewandelt werden; der überwiegende Anteil von T3 entsteht aber außerhalb der Schilddrüse. Die aus dem Thyreoglobulin freigesetzten MIT-und DIT-Reste werden in der Schilddrüse dejodiert, um das freigesetzte Jodid wieder für die Synthese zu gewinnen.

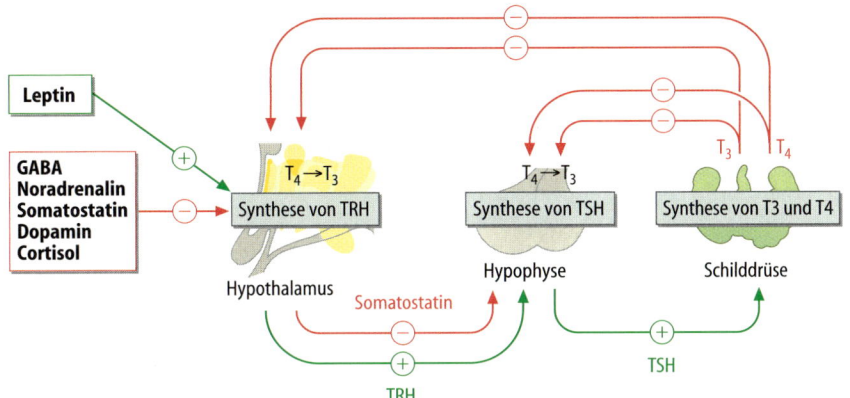

Abb. 51.3 Die hypothalamisch-hypophysäre-glanduläre Achse und der Regelkreis in der Kontrolle der Schilddrüsenhormonkonzentration: TRH → TSH → T4 → T3: Ein wichtiger Rückkopplungsmechanismus ist auf hypophysärem Niveau, nämlich die Hemmung der Synthese der TSH-β-Untereinheit durch eine hohe freie T3-Konzentration. Daher unterbleibt bei Gabe von TRH im TRH-Stimulationstest auch ein deutlicher Anstieg von TSH, wenn eine Hyperthyreose vorliegt. Auf hypothalamischem Niveau werden verschiedene Signale integriert, um die Synthese und Freisetzung von TRH zu regulieren, nämlich durch Hormone (Leptin stimuliert und Glukocorticoige hemmen TRH-Freisetzung) und Neurotransmitter/Neuropeptide (GABA, Noradrenalin, Dopamin, Somatostatin und Dopamin)

51.1.2 Regulation der Schilddrüsenhormonfunktion

Die Produktion von T4 und T3 wird durch das im Hypophysen-Vorderlappen gebildete TSH (Thyroidea-stimulierendes Hormon) gesteuert. Die Freisetzung von TSH wird über das hypothalamische Tripeptid TRH (Thyreotropin-releasing hormone, Thyreoliberin, Protirelin) stimuliert (◨ Abb. 51.3). Entscheidend ist hier der Umstand, dass die Rückkopplung durch freies T3 sowohl auf hypothalamischem (Unterdrückung der Transkription der mRNA, die den TRH-precursor codiert) als auch auf hypophysärem Niveau stattfindet. TSH ist (wie die anderen Proteohormone LH, FSH und HCG) ein Dimer aus (gemeinsamer) α-Kette und (spezifischer) β-Kette. Die β-Isoform des Schilddrüsenhormonrezeptor (T3-Rβ) bindet an den Promoter der β-Kette von TSH und reprimiert in Gegenwart von T3 die Transkription von TSH-β. Dieser Umstand wird bei unklarer Befundlage genutzt: Im TRH-Stimulationstest unterbleibt bei Gabe von TRH ein deutlicher Anstieg von TSH, wenn eine Hyperthyreose vorliegt.

TSH interagiert mit einem G-Protein-gekoppelten Rezeptor, dem TSH-Rezeptor, der alle wichtigen Funktionen der Schilddrüse kontrolliert. Viele der Effekte, die der TSH-Rezeptor auslöst, lassen sich auf die G_s-abhängige die Aktivierung der Adenylylcyclase zurückführen; darüber hinaus aktiviert der TSH-Rezeptor viele andere G-Proteine und deren Signalwege. Dementsprechend löst eine TSH-Rezeptor kurzfristig Effekte die Freisetzung von Schilddrüsenhormonen; langfristige Effekte, die eine konzertierte Stimulation vieler Signalwege brauchen, sind Wachstum der Follikelepithelzellen und Zunahme der Vaskularisation der Schilddüse. Der TSH-Rezeptor kann durch Punktmutationen aktiviert werden: die Mutationen führen dazu, dass der Rezeptor auch in Abwesenheit von TSH aktiv ist (Liganden-unabhängig = »konstitutiv aktiv«). Diese somatischen Mutationen werden im Laufe des Lebens erworben; sie sind die Grundlage für zu-

mindest die Hälfte der Fälle von autonomen Adenomen. Bei der Basedow-Erkrankung werden Autoantikörper (TRAK) gebildet, die an den TSH-Rezeptor binden und diesen stimulieren (TRAK: TSH-Rezeptorantikörper, früher auch als LATS: »long acting thyroid stimulator« bezeichnet).

Störungen im Regelkreis und damit in der Kontrolle sind die häufigste Ursachen für Schilddrüsenerkrankungen dar. Dementsprechend orientiert sich die Diagnostik der Schilddrüsenüber- und -unterfunktion (Hyperthyreose, Hypothyreose) am Verständnis des Regelkreises. Einige diagnostisch nützliche Parameter sind in ◨ Tab. 51.1 zusammengefasst.

51.1.3 Kinetik der Schilddrüsenhormone T3 und T4

Die Schilddrüsenhormone zirkulieren im Blut in gebundener Form; Proteine, die im Plasma T4 und T3 binden, sind Thyroxin-bindendes Globulin (TBG: T3, T4), Transthyretin (Thyroxin-bindendes Präalbumin) und Albumin. Die ausgeprägte Proteinbindung führt dazu, dass freies T4 (fT4) 0,05% des Gesamt-T4 und freies T3 (fT3) 0,5% des Gesamt-T3 betragen. Die hohe Proteinbindung hat 2 Konsequenzen:

- Die Bestimmung der Gesamtkonzentration (frei und gebunden) kann irreführend sein, weil die Bindungskapazität variieren kann: Die Expression von TBG wird durch Östrogen gesteigert (auch durch akute Hepatitis, biliäre Zirrhose, akute intermittierende Porphyrie) bzw. durch Androgene, Glucocorticoide bzw. beim nephrotischen Syndrom und Akromegalie gesenkt. Durch die homöostatische Rückkopplung bleibt die freie Hormonkonzentration konstant.
- Die Halbwertszeit der Schilddrüsenhormone ist sehr lang: Für T4 beträgt die Halbwertszeit im Mittel 4–8 Tage, für T3 0,5–2 Tage; in der Hypo- und Hyperthyreose sind diese Werte deutlich verlängert bzw. verkürzt. Als Richtwert kann gelten, dass die Hypothyreose die Halbwertszeit ver-

◘ Tab. 51.1 Nützliche laborchemische Parameter für die Diagnostik von Schilddrüsenerkrankungen

Parameter	Auswertung
TSH-Konzentration (sensitivster und spezifischer Parameter)	zu niedrig: Hyperthyreose (selten: hypophysäre Insuffizienz) zu hoch: Hypothyreose (selten: TSH-om → Hyperthyreose)
T4 und T3	Interpretation mit Index für freien Anteil (fT4/fT3)
Thyreoglobulin	nur sehr geringe Mengen im Plasma; Marker bei Karzinomnachsorge
Antikörper gegen TPO	nachweisbar z.B. bei Morbus Basedow (aber auch bei anderen Thyroiditiden)
TRAK (Stimulierende Antikörper gegen TSH-Rezeptor)	bei Morbus Basedow
SHBG (Sexualhormon-bindendes Globulin)	erhöht bei Hyperthyreose

doppelt, die Hyperthyreose den Wert auf die Hälfte verkürzt. Die Darstellung ist eine Vereinfachung. Tatsächlich ist die Kinetik der Elimination zumindest biexponentiell, und die Phasen werden unterschiedlich von Hypo- und Hyperthyreose beeinflusst. Das hängt auch mit dem komplexen Metabolismus zusammen.

Der **Metabolismus** von T4 liefert durch **5'-Dejodierung** (am ersten phenolischen Ring) durch 5'-Dejo(in)dasen T3; ca. 75% des zirkulierenden T3 entsteht aus dieser peripheren Konversion. Eine geringe Aktivität der Typ-I-5'-Dejod(in)ase wird in der Neugeborenenperiode und bei Mangelernährung beobachtet. Das Enzym wird darüber hinaus durch einige Pharmaka gehemmt, insbesondere durch Propylthiouracil, Dexamethason und Propranolol. Diese Hemmung ist nur von untergeordneter Bedeutung; sie ist aber die (theoretische, empirisch nicht gesicherte) Grundlage für den Einsatz dieser Substanzen bei der thyreotoxischen Krise, ein Zustand, der heutzutage nur sehr selten beobachtet wird. Darüber hinaus wird die 5'-Dejodase auch durch Jod-haltige Arzneimittel (Amiodaron, Iopamidol etc. gehemmt).

Alternativ kann T4 auch durch **5-Dejodierung** (am 2. Tyrosinring von T4) zu **r(eversem)T3** umgesetzt werden; rT3 ist inaktiv. In der Leber werden T4 an Glucuronsäure bzw. T3 an aktivierte Schwefelsäure gekoppelt; die Metaboliten werden biliär ausgeschieden. Dementsprechend unterliegen **T3** und **T4** einem **enterohepatischen Kreislauf**. In der Niere werden T4 und T3 oxidativ zu Tetrajod-, Trijodessigsäure desaminiert und decarboxyliert. Diese Verbindungen sind nur schwache Agonisten. Sie wurden gelegentlich missbräuchlich zur Gewichtsreduktion verwendet (u.a. als Doping bei Sportarten mit Gewichtslimits).

Weil der **freie Anteil von T3 höher** ist und weil **T3 eine ca. 10-fache höhere Affinität** zu den Schilddrüsenhormonrezeptoren als T4 hat, wird **T3 als die eigentliche Wirkform** der Schilddrüsenhormone betrachtet. Dennoch gibt es keinen gesicherten Grund T3 zu administrieren (s. unten).

T4 und T3 erreichen intrazellulär höhere Konzentration als im Plasmawasser. Diese **intrazelluläre Anreicherung** beruht auf Transportvorgängen: Es sind mehr als 10 Transporter bekannt, die die Aufnahme von T4 und T3 vermitteln können. T3 und T4 sind sehr lipophil und permeieren leicht über Zellmembranen; es ist daher verblüffend, dass zusätzliche Transportvorgänge notwendig sind.

51.1.4 Wirkungen der Schilddrüsenhormone T3 und T4

Die Rezeptoren für T3/T4 sind Liganden-abhängige Transkriptionsfaktoren (◘ Kap. 3.2.5); es existieren zwei Formen (nämlich T3-Rα und T3-Rβ), von denen jede Form in mindestens 2 Spleißvarianten vorliegt. Im Gegensatz zum Glucocorticoid-Rezeptor liegen T3-Rα und T3-Rβ im Zellkern vor und sind dort an die entsprechende Promoterregion der DNA gebunden; in ◘ Abb. 51.4 als HRE (Hormon-responsives Element) bezeichnet. Die Rezeptoren liegen meist in heterodimerer Form vor, wobei der dimerische Partner meist ein Rezeptor für 9-cis-Retinsäure (RXR) ist (T3-Rβ kann aber auch Homodimere bilden bzw. mit Retinsäurerezeptoren RAR dimerisieren). Die Bindung von T3 an T3-Rα und T3-Rβ führt zur vermehrten Transkription von mRNA (z.B. der 5'-Dejodase Typ I durch T3-Rβ1 in der Leber). Die Anwesenheit von 9-cis-Retinsäure ist dafür nicht Voraussetzung. Allerdings gibt es auch zahlreiche Beispiele, wo die Bindung von T3 zur Unterdrückung der Transkription führt (z.B. TSH-β-Kette).

Andere Angriffspunkte sollen ebenfalls existieren, wie z.B. ein Angriffspunkt an den Mitochondrien (die möglicherweise eine Spleißvariante von T3-Rα ist. Darüber hinaus sollen T3 und T4 auch nichtgenomische Effekte auslösen können, wobei postuliert wird, dass Integrine (αvβ3-Isoform) als Membranrezeptoren für T3 funktionieren.

T3/T4 werden für die **peri- und postnatale Entwicklung** gebraucht; in Abwesenheit von Schilddrüsenhormonen ist das Wachstum von Axonen und der Dendritenbäume verzögert. T3/T4 induzieren u.a. auch direkt die Expression des basischen Myelinproteins (MBP: myelin basic protein) und beeinflussen damit auch die Ausbildung der Markscheiden. Wenn T3/T4 in der perinatalen und frühkindlichen Phase fehlt, tritt (endemischer) Kretinismus auf, der mit Zwergwuchs, Intelligenzdefekten, motorischen Koordinationsstörungen und (eventuell) Schwerhörigkeit einhergeht (es ist bezeichnend, dass die Jodierung des Speisesalzes durch einen Psychiater eingeführt wurde). Die Defekte sind irreversibel:

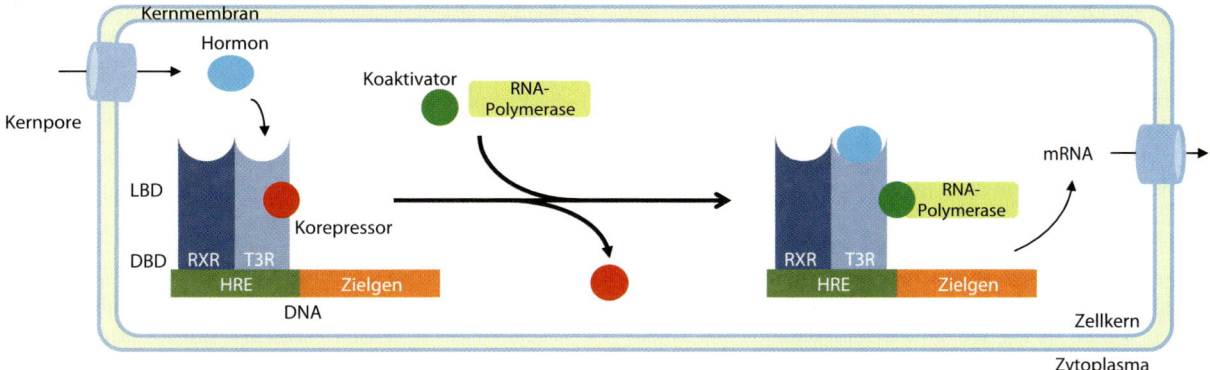

Abb. 51.4 Transkriptionelle Kontrolle durch Schilddrüsenhormonrezeptoren (T3R): Die Rezeptoren liegen mit ihrem dimerischen Partner (meist ein Rezeptor für 9-cis-Retinsäure RXR) permanent im Zellkern vor: sie sind mit Ihrer DNA-bindenden Domäne (DBD) und an die Promoterregion (HRE, Homon-responsives Element) gebunden. In der vorliegenden Darstellung ist die transkriptionelle Aktivierung nach Besetzung des Rezeptors durch T3 gezeigt; die Aktivierung des Rezeptors führt zum Austausch von Korepressoren durch Koaktivatoren, zur Rekrutierung weiterer Faktoren mit Assemblierung der aktivierten mRNA-Polymerase (Pol-II) und zur verstärkten Transkription von mRNA

Sie lassen sich durch spätere Administration von T4 nicht mehr beseitigen. Dieser Umstand ist die rationale Grundlage für das Screening von Neugeborenen (Nachweis von T4 im Nabelschnurvenenblut).

Im Erwachsenenalter kontrollieren T4/T3 viele **metabolische Vorgänge:** Sie steuern **Grundumsatz** und **Wärmeproduktion,** z.T. über gesteigerte Expression der Na$^+$/K$^+$-ATPase. Die **Glucoseresorption im Darm** wird ebenso wie der **periphere Glucoseumsatz** gesteigert. Der Lipidstoffwechsel wird sowohl über geänderte Genexpression im Fettgewebe als auch über Effekte in der Leber vermittelt. Bei einer Hypothyreose sind die Plasmaspiegel von LDL-Cholesterin erhöht. Dies wird mit einer verringerten Expression von LDL-Rezeptoren in Zusammenhang gebracht. In der Leber ist vor allem T3-Rβ1 exprimiert. Dieser Umstand ist deshalb von Interesse, weil die meisten Effekte im Organismus durch T3R-α vermittelt werden und die hypophysäre Rückkopplung durch T3-Rβ2 kontrolliert wird. Ein Agonist, der selektiv für T3-Rβ1 ist, ist daher als potenzieller LDL-Cholesterinsenker ein Kandidat für ein Arzneimittelentwicklungsprogramm.

In Abwesenheit von T3/T4 nimmt die Wirkung anderer Hormone ab (diese »permissive« Wirkung kann durch die große Zahl von Genen erklärt werden, die unter der direkten und indirekten transkriptionellen Kontrolle durch T3/T4 stehen). Umgekehrt steigert eine Hyperthyreose die Empfindlichkeit des Organismus vor allem für die Adrenalin- und Noradrenalinwirkungen, die über β-adrenerge Rezeptoren vermittelt werden. Im Gen, das β1-adrenerge Rezeptoren codiert, findet sich ein (atypisches) regulatorisches Element, das sowohl durch T3R-α als auch durch T3-Rβ aktiviert werden kann. Dementsprechend gehören zu den **Leitsymptomen der Hyperthyreose:** Tachykardie, Herzhypertrophie, Zunahme des Schlagvolumens, Abfall des peripheren Widerstand, Tremor als Ausdruck gesteigerter adrenerger Erregbarkeit der Skelettmuskulatur, Hitzeintoleranz, Agitiertheit und Schlafstörungen. Die Hemmung der thyroidalen Peroxidase durch Thyreostatika führt zum verzögerten Abfall von T3 und T4. Bis dieser Effekt einsetzt, lassen sich die Symptome, die von manchen Patienten als quälend empfunden werden, durch Administration eines β-Blockers beseitigen. Die Schlaflosigkeit kann die passagere Gabe eines Benzodiazepins rechtfertigen.

51.2 Grundlagen der Pharmakotherapie

51.2.1 Substitution von Jod

Ein **Jodmangel** führt zunächst zu einer **euthyreoten Struma.** In diesem Fall ist eine Jodsubstitution sinnvoll. In der Schwangerschaft sollte eine tägliche Jodzufuhr von 0,2 mg angestrebt werden.

Bei **Unfällen von Atomreaktoren** können zahlreiche Radionuklide freigesetzt werden; von Jod gibt es mehrere radioaktive Isotope (z.B. ^{131}I, ^{125}I). Um deren Anreicherung in der Schilddrüse zu verhindern, ist die möglichst **frühzeitige Gabe von 130 mg Kaliumjodid** (entsprechend 100 mg Jodid) indiziert. Diese Maßnahme verdünnt die spezifische Aktivität der aufgenommenen Radionuklide und beugt dem Risiko von Schilddrüsenkarzinomen vor. Sie ist nur sinnvoll bei **Personen bis zum 40. Lebensjahr.** In der darüber liegenden Altersgruppe ist das Risiko von Jod-induzierten Hyperthyreosen (und der daraus resultierenden Morbidität) höher als das Risiko ein Schilddrüsenkarzinom zu entwickeln. Die Dosierung ist bei Kindern unter 12 Jahren 50 mg Jodid, bei Kleinkindern und Säuglingen von 3 Monaten bis 3 Jahren 25 mg, unter 3 Monaten 12,5 mg Jodid. Bei Fortdauer der Exposition kann es notwendig sein die Dosierung zu wiederholen; bei Schwangeren und stillenden Müttern wird nur eine einmalige Gabe von 100 mg Jodid empfohlen (um eine Jod-induzierte Hypothyreose beim Kind zu verhindern).

Bei einer **Hyperthyreose** im Rahmen eines Morbus Basedow kann der Wolff-Chaikoff-Effekt ausgenutzt und Jod in hoher Dosierung administriert werden (»Plummern«). Die Jod-induzierte Hemmung der Schilddrüsenhormonfreisetzung tritt rasch auf (innerhalb von 24 Stunden), erreicht nach ca. 10 Tagen ihr Maximum und lässt dann nach (► Abschn.

51.1.1). Der Vorteil liegt in der raschen Unterdrückung der Schilddrüsenfunktion und in der Abnahme der Schilddrüsendurchblutung. der Nachteil ist die Gefahr der Jodtoxizität. Ein weiteres Risiko ist die Verstärkung einer Hyperthyreose. Die Aktivität von autonomen Adenomen kann durch die Verfügbarkeit von Jod begrenzt sein. Wenn in dieser Situation Jod zugeführt wird, nimmt die Ausschüttung von T4/T3 zu (Struma basedowificata). Daher muss eine thyroidale Autonomie vor dem »Plummern« ausgeschlossen werden bzw. die Diagnose Morbus Basedow gesichert sein. Die minimal erforderliche Dosis liegt bei 5 mg/d Jod. Typischerweise werden Dosen von 20–30 mg Jod 3*/d in Kombination mit einem Thioharnstoffderivat (Thiamazol, Proyplthiouracil) in der präoperativen Vorbereitung administriert. Plummern ist heute weitgehend verlassen. Chronische Gabe hoher Dosen von Jod kann zum Jodismus führen, dessen Leitsymptome sind Schnupfen, Kopfschmerz (auf Grund einer Sinusitis), Parotisschwellung, Gingivitis und Jodakne.

51.2.2 Substitution mit Schilddrüsenhormonen bei Hypothyreose

Außer der auf Jodmangel zurückzuführenden Hypothyreose ist eine Hormonsubstitution bei Hypothyreose jeder Genese indiziert. In der Regel reicht die Gabe von T4 vollkommen aus, weil T4 im Organismus in T3 umgewandelt wird. Wiederholt wurde Hinweisen nachgegangen, dass die zusätzliche Administration von T3 einen Vorteil brächte, weil

- die Wirkung rascher eintritt und
- sich Stimmung und kognitive Leistungen rascher bessern.

Diese Vorteile lassen sich in Metaanalysen klinischer Studien nicht statistisch sichern. Umgekehrt lässt sich auch argumentieren, dass die Zufuhr relativ hoher Mengen von T3 die endogene Regulation der Dejodasen (z.B. rT3-Anstieg im Fieber) außer Kraft setzt. Jedenfalls rechtfertigt die derzeitige Datenlage die Gabe von T4, und es gibt kein stichhaltiges Argument für die zusätzliche Administration einer Kombination von T3 und T4 (die auch teurer ist).

Die **Erhaltungsdosis** entspricht **100–200 µg/d T4** (Euthyrox®, Neothyron®, Thyrex®). Das therapeutische **Ziel** ist die **Euthyreose** (die sich anhand der Normalisierung des TSH-Wertes ablesen lässt). Zu beachten ist, dass die **Bioverfügbarkeit** von T4 im Mittel bei 80% liegt und bei gleichzeitiger **Nahrungsaufnahme** deutlich herabgesetzt (d.h. halbiert) sein kann. Daher sollten Patienten angewiesen werden, die Tablette in der Früh 1 Stunde vor dem Frühstück einzunehmen. Die Bioverfügbarkeit von T3 liegt zwischen 90 und 100%.

Bei **Hypothyreose** sollte die **Dosierung einschleichend** erfolgen, beginnend mit 25–50 µg/d und in wöchentlichen Abständen um 50 µg/d.

> ❗ **Cave**
> Bei älteren Patienten mit koronarer Herzkrankheit und bei lang bestehender Hypothyreose (Myxödem) sollte die initiale Dosierung bei 12,5 µg/d liegen und die Intervalle der Dosissteigerung bis zur vollen Dosis ausgeweitet werden.

Bei **Kindern** ist ein rascher Wirkungseintritt erwünscht, auch weil dadurch die Gefährdung des Herzens durch die Thyreotoxikose geringer ist. Kinder benötigen eine relativ höhere Dosis. Richtwerte sind:

- ca. 8 µg/kg bis zum 3. Lebensjahr
- 4 µg/kg bis zum 12. Lebensjahr

Die Initialdosis beträgt typischerweise 50 µg/d.

Bei Patienten, die an differenzierten (papillären und follikulären) **Schilddrüsenkarzinomen** leiden, wird im Rahmen der Nachbehandlung (nach Chirurgie oder Radiojodausschaltung) eine hochdosierte Therapie mit T4 durchgeführt. Das **Ziel** ist die vollständige **Suppression von TSH,** um den damit verbundenen Wachstumsstimulus zu beseitigen.

■■■ Einsatz von rTSH in der Karzinomnachsorge
Mittlerweile steht rekombinant hergestelltes TSH (rTSH; Thyrogen) zur Verfügung. Dieses wir in der Karzinomnachsorge eingesetzt, um eine nachteilige Konsequenz der Suppressionstherapie mit T4 zu beseitigen: Wenn T4 hochdosiert appliziert wird, lassen sich Tumorreste bzw. metastatische Absiedelungen schlecht szintigraphisch darstellen. Ebenso nehmen die Tumorzellen Radiojod nicht auf, weil in Abwesenheit von TSH die Expression des Na^+/I^--Symporters gering ist. Durch zwei- bis dreimalige intramuskuläre Gabe von rTSH im Abstand von 24 Stunden werden die Tumorzellen ausreichend stimuliert, sodass nach weiteren 24 Stunden Schilddrüsenrestgewebe szintigraphisch dargestellt werden kann bzw. durch Gabe von 100 mCi Radiojod (^{131}I) ausgeschaltet werden kann. Die Gabe von rTSH führt beim Vorliegen von Schilddrüsenrestgewebe auch zum Anstieg des zirkulierenden Thyreoglobulin (auf Werte >2 ng/ml). Diese Vorgangsweise erspart dem Patientin das mehrwöchige Absetzen von T4 und die damit verbundene passagäre Hypothyreose.

Interaktionen. Das Ionenaustauscherharz Cholestyramin bindet T4 und T3 unterbricht deren enterohepatischen Kreislauf. Es sollte zeitlich versetzt (4 Stunden) eingenommen werden, eine Dosisanpassung kann notwendig werden. Östrogene erhöhen den gebundenen Anteil; auch hier kann eine Dosisanpassung notwendig werden. Acetylsalicylsäure setzt T4 aus der Plasmaproteinbindung frei. Daher sind andere COX-Hemmer vorzuziehen.

51.2.3 Thyreostatika, Hemmstoffe der TPO und des Jodidtransports

Thioharnstoffderivate Propylthiouracil, Thiamazol, Carbimazol
Die Derivate des Thioharnstoffs Propylthiuoracil, Thiamazol (Methimazol) und Carbimazol (▪ Abb. 51.5) werden auch als **Thionamide** bezeichnet. Sie **hemmen** die **thyroidale Peroxidase (TPO)** (▪ Abb. 51.2). Die Hemmung ist komplex, weil sie von der Jodidkonzentration abhängt. Bei niedrigen Jodidkonzentration lässt sich eine irreversible Hemmung beobachten; bei höheren Jodidkonzentration ist die Hemmung reversibel und kompetitiv; die Thionamide werden dabei auch von der Peroxidase umgesetzt. Unter Bedingungen, wie sie gewöhnlich in der Schilddrüse herrschen, überwiegt die reversible Hemmung. Allerdings hält die hemmende Wirkung auch

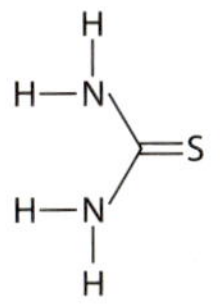

◘ Abb. 51.5 Thioharnstoff und die Thioharnstoffderivate (Thionamide) Propylthiouracil, Thiamazol und Carbimazol

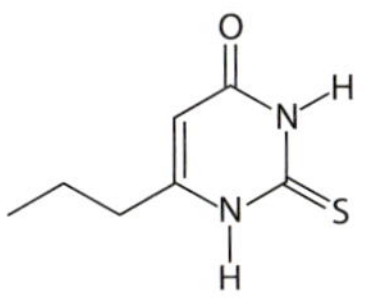

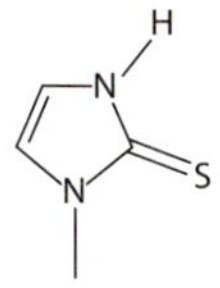

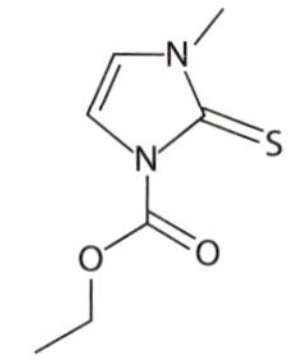

dann deutlich länger an als sich von der Halbwertszeit erwarten lässt, weil die Thionamide in der Schilddrüse akkumulieren. Dies erklärt auch den Umstand, dass eine einmalige Verabreichung von Thiamazol oder Carbimazol ausreicht. Thiamazol ist ca. 10-fach potenter als Propylthiouracil. Aus dieser Betrachtung ist ersichtlich, dass die individuelle Empfindlichkeit sehr unterschiedlich sein kann. Die Dosierungsrichtlinien gehen von einer geringen Jodversorgung aus, wie sie für den zentraleuropäischen Raum typisch ist. Initial wird die Therapie daher mit einer höheren Dosierung begonnen und nach ca. 1 Woche auf eine Erhaltungsdosis reduziert (◘ Tab. 51.2). Der Wirkungseintritt ist verzögert, weil auch bei vollständiger Hemmung der thyroidalen Peroxidase weder die zirkulierende Menge an T3/T4 noch die im Kolloid gespeicherte Menge an T3/T4 beeinflusst werden kann. Die Dosierung orientiert sich bei Dauertherapie am TSH-Wert.

Pharmakokinetik. Thiamazol und Carbimazol werden rasch und vollständig resorbiert (c_{max} wird nach 0,4–1 h erreicht). Die Elimination erfolgt durch hepatischen Metabolismus (durch Schwefeloxidation und Konjugation an Glucuronsäure). Die Metaboliten werden zu 70% renal eliminiert. Bei eingeschränkter Leberfunktion ist die Halbwertszeit von Thiamazol verlängert. Carbimazol ist das das Carbethoxy-Derivat von Thiamazol: **In vitro** hemmt es die TPO mit vergleichbarer Affinität wie Thiamazol; **in vivo** wird Carbimazol nach Resorption rasch und vollständig in Thiamazol umgewandelt, sodass Carbimazol als Prodrug aufzufassen ist. Die Halb-

wertszeit von Propylthiouracil ist deutlich kürzer als die von Thiamazol. Der Vorteil von PTU vor Propylthiouracil liegt in der Hemmung der 5'-Dejodase, wodurch auch die periphere Konversion von T3 gehemmt wird. Damit wird sein präferentieller Einsatz bei einer thyreotoxischen Krise gerechtfertigt.

Thiamazol gelangt durch die Plazenta und in die Muttermilch; hingegen ist bei Propylthiouracil die Konzentration in der Milch niedriger als im Plasma der Mutter. Die bevorzugte Anwendung von Propylthiouracil in der Schwangerschaft wurde mit seinem geringen Eindringen über die Plazenta gerechtfertigt; diese Annahme hielt einer Überprüfung nicht stand. Weiterhin wurde die Anwendung von Propylthiouracil in der Schwangerschaft damit begründet, dass es die TPO in der kindlichen Schilddrüse kürzere Zeit hemmt. Auch dafür fehlt der direkte Nachweis. In jeden Fall ist die Betreuung einer Schwangeren bzw. einer stillenden Mutter mit Hyperthyreose eine Herausforderung: Eine kindliche Hypothyreose muss vermieden werden, eine Suppression der Schilddrüsenfunktion setzt auch in utero einen strumigenen Stimulus, der resultierende Kropf kann zu einem Geburtshindernis werden (weil das Kind den Kopf im Geburtskanal nicht beugen kann).

Unerwünschte Wirkungen. Die wichtigste unerwünschte Wirkung ist die **Agranulozytose.** Diese tritt im Gegensatz zur ebenfalls vorkommenden reversiblen Leukopenie schlagartig auf. Typischerweise tritt sie 2–6 Wochen nach Therapiebeginn auf; die Inzidenz liegt bei ca. 1/500. Der zugrundeliegende Mechanismus lässt sich nachvollziehen, wenn man berücksichtigt, dass Thioharnstoffderivate Substrate der TPO sind und daher auch von der Myeloperoxidase umgesetzt werden können. Dabei können Reaktionsprodukte in Proteine der neutrophilen Granulozyten inkorporiert werden und eine Immunantwort auslösen, die erst nach einem entsprechenden Intervall manifest werden kann. Diese Patienten müssen über die Warnsymptome aufgeklärt werden (Fieber, Krankheitsgefühl, Halsschmerzen, Schluckbeschwerden). Die **reversible Form der Leukopenie** setzt langsamer ein und lässt sich durch periodische Kontrolle der Leukozytenzahl verfolgen. Die Therapie ist bei Absinken der neutrophilen Granulozyten unter 2 G/l abzubrechen. Die häufigste Nebenwirkung (1/10) sind Hautausschläge mit Juckreiz und Urticaria. Diese sind oft selbstlimitierend und zwingen bei leichter Ausprägung nicht unmittelbar zum Therapieabbruch. Bei zu hoher Dosierung (und überschießender Hemmung der TPO) kann es zur Struma kommen.

◘ Tab. 51.2 Pharmakokinetik und Dosierung von Thyreostatika

Thyreostatikum	Halbwertszeit (in h)	Initialdosis	Erhaltungsdosis
Propylthiouracil (PTU)	2	160 (bis 300) mg/d in 3–4 Einzeldosen	20–40 (bis 80) mg/d
Thiamazol (= Methimazol)	3–6	40 mg/d in 1–2 Einzeldosen	2,5 (bis 5–20) mg/d
Carbimazol	3–6	40 (bis-60) mg/d	2,5 (bis 5–20) mg/d

Perchlorat als Hemmer des Jodidtransports

Perchlorat blockiert die Jodidaufnahme durch den basolateralen Natrium-Jodid-Symport (Abb. 51.2). Es wird rasch (c_{max} nach 15 min) und vollständig resorbiert. und mit einer Halbwertszeit von 4–6 Stunden renal eliminiert. Es sind relativ hohe Dosen und kurze Dosierungsintervalle erforderlich; die Initialdosierung liegt bei 900–1500 mg/d in 3–5 Einzeldosen; die Erhaltungsdosis liegt bei 100–400 mg/d in 1–2 Einzeldosen. Perchlorat reichert sich in der Schilddrüse an. Im Vergleich zu Thioharnstoffen liegt der Vorteil in einem kausalen Ansatz bei eine Jod-induzierten Hyperthyreose. Der Nachteil liegt darin, dass eine Radiojodausschaltung erst nach einem Intervall von einigen Wochen nach Gabe von Perchlorat erfolgen kann. Perchlorat, das in konzentrierter Lösung vermarktet wird, muss verdünnt eingenommen werden, weil es sonst die Magenschleimhaut reizt und zu Übelkeit führt. Darüber hinaus kann Perchlorat eine aplastische Anämie, Leukopenie und Thrombopenie auslösen. Bei überschießender Hemmung der Jodidaufnahme wirkt Perchlorat strumigen. Bei Gabe von Perchlorat ist präoperatives »Plummern« mit Jod unmöglich.

Indikationen der TPO-Hemmer und von Perchlorat

In der Regel wird Thionamiden der Vorzug gegeben. Perchlorat wird aufgrund der in den 1960er Jahren beobachteten fatal verlaufenden aplastischen Anämien seltener eingesetzt.

- **Präoperative Behandlung bei Hyperthyreosen jeder Genese:** Das Ziel ist die Operation in der Euthyreose. Bei Hyperthyreosen, die aus einer thyroidalen Autonomie resultieren, wird eine dauerhafte Sanierung durch Operation oder Radiojodausschaltung angestrebt.
- **Behandlung des Morbus Basedow:** Sie ist die Domäne der Thyreostatika. Diese Erkrankung betrifft überwiegend junge Frauen; diesen kann ein einjähriger medikamentöser Therapieversuch angeboten werden (als Alternative zur Operation, die eine Narbe hinterlässt, bzw. zur Radiojodausschaltung, die z.B. in den USA die Norm ist, der aber die meisten Personen in Europa mit radiophober Skepsis begegnen). Bei 20–30% lässt sich mit Thionamiden eine Remission erzielen. (Die postulierte immunmodulatorische Wirkung der Thionamide ließ sich in therapeutischen Dosen nicht nachweisen.)
- Eine **Jod-induzierte Thyreotoxikose** kann bei vorbestehender Autonomie durch Zufuhr von Jod oder jodhaltigen Verbindungen (Röntgenkontrastmittel, Amiodaron) ausgelöst werden. Hier werden in der Regel höhere Dosen von Thionamiden benötigt. Alternativ kann auch Natriumperchlorat verabreicht werden.
- Die **thyreotoxische Krise** ist heutzutage selten; die häufigste Ursache war die inadäquate präoperative Vorbereitung bzw. Narkoseführung. Bei diesem intensivmedizinischen Notfall ist die TPO-Hemmung von untergeordneter Bedeutung, weil sie das zirkulierende T3/T4 nicht beeinflusst. Im Vordergrund steht die Gabe von Glucocorticoiden und β-adrenergen Blockern.

51.2.4 Pharmaka, die mit der Schilddrüsenfunktion interferieren

Glucocorticoide

In hohen Dosen können Glucocorticoide auf 3 Ebenen interferieren: Sie

- hemmen die TRH-vermittelte TSH-Inkretion,
- senken die Produktion von TBG und
- steigern die Produktion von rT3 (Typ 3 = 5'-Dejodase).

Glucocorticoide können außerdem die Bildung von T3 aus T4 (Typ 1 5'-Dejodase) hemmen.

Amiodaron und Röntgenkontrastmittel

Amiodaron und Röntgenkontrastmittel können als Jodquelle dienen und damit eine Hyperthyreose bei latenter Autonomie auslösen. Unter Dauertherapie mit Amiodaron treten Schilddrüsenfunktionsstörungen bei bis zu 18% der Patienten auf. Bei der Amiodaron-induzierten Thyreotoxikose (AIT, die in Endemiegebieten häufiger ist) lassen sich 2 Typen unterscheiden:

- **AIT1:** Diese tritt bei einer abnormen Schilddrüse auf und kann daher mit Thyreostatika behandelt werden.
- **AIT2:** Diese kommt bei normaler Schilddrüse vor und entspricht einer Amiodaron-induzierten destruktiven Thyroiditis (wird mit Glucocorticoiden behandelt).

Darüber hinaus kann Amiodaron Symptome einer Hypothyreose auslösen, dies wird auf eine persistierende intrathyroidale Hemmung der Hormonsynthese zurückgeführt (durch einen fehlenden »Escape« aus dem Wolff-Chaikoff Effekt). Amiodaron und manche Röntgenkontrastmittel Hemmen auch die Typ 1 5'-Dejodase, wodurch weniger T4 in T3 konvertiert wird, rT3 ansteigt und die Diagnostik der Schilddrüsenhormonparameter erschwert wird. Der Metabolit von Amiodaron Desethylamiodaron ist ein niederaffiner Inhibitor an T3-Rezeptoren.

Interferone

Unter Therapie mit Typ-I-Interferon (α- und β-Interferonen) werden häufig Thyroiditiden (Hashimoto, Morbus Basedow, destruktive Thyroiditis) beobachtet, die bei bis zu 15% der Patienten klinisch manifest werden. Ursächlich kommt bei den Autoimmunthyroiditiden (Hashimoto, Morbus Basedow) die verstärkte Expression von MHC-Klasse-I-Molekülen dafür in Frage, die das Auftreten von Autoimmunphänomenen in der Schilddrüse begünstigt.

Lithium

Lithium hemmt über einen ungeklärten Mechanismus die TSH-induzierte cAMP-Akkumulation und die Kolloidresorption. Im Rahmen einer stimmungsstabilisierenden Therapie mit Lithium kann sich zunächst eine euthyreote Struma und in weiterer Folge eine Hypothyreose entwickeln. Vor Beginn und unter einer Lithiumtherapie sollte daher periodisch der Halsumfang und TSH-Wert gemessen werden. Bei Anstieg von TSH ist eine Gabe von T4 indiziert.

Weiterführende Literatur

Bizhanova A, Kopp P (2008) The Sodium-Jodide Symporter NIS and Pendrin in Jodide Homeostasis of the Thyroid. Endocrinology 150:1084-1090

Flamant F, et al. (2006) International Union of Pharmacology. LIX. The Pharmacology and Classification of the Nuclear Receptor Superfamily: Thyroid Hormone Receptors. *Pharmacological Reviews* 58:705-711

Gauthier et al. (1999) Different functions for the thyroid hormone receptors TRα and TRβ in the control of thyroid hormone production and post-natal development. The EMBO Journal 18:623-631

Hermann M, Richter B, Roka R, Freissmuth M (1994) Thyroid surgery in untreated severe hyperthyroidism: perioperative kinetics of free thyroid hormones in the glandular venous effluent and peripheral blood. Surgery 115:240-245

Taurog A, Dorris ML (1989) A reexamination of the proposed inactivation of thyroid peroxidase in the rat thyroid by propylthiouracil. Endocrinology 124:3038-3042

Ca^{2+}- und Knochenstoffwechsel

S. Offermanns

❯❯ Einleitung

Ca²⁺- und Knochenstoffwechsel sind eng miteinander verbunden. Störungen des Ca²⁺-Stoffwechsels gehen in der Regel mit Störungen des Knochenstoffwechsels einher. Der Knochenstoffwechsel kann jedoch auch unabhängig von Störungen des Ca²⁺-Stoffwechsels pathologisch verändert sein. Medizinisch bedeutsam ist die im Alter zunehmend auftretende Verringerung der Knochenmasse, die als Osteoporose bezeichnet wird. In den letzten Jahren sind enorme Fortschritte im Verständnis der Biologie des Knochenstoffwechsels gemacht worden, die zur Entwicklung neuer Pharmaka geführt haben. Im vorliegenden Kapitel werden die Grundlagen des Ca²⁺- und Knochenstoffwechsels dargestellt und die wichtigsten Pharmaka, die diese Prozesse beeinflussen, beschrieben.

52.1 Regulation des Ca²⁺- und Knochenstoffwechsels

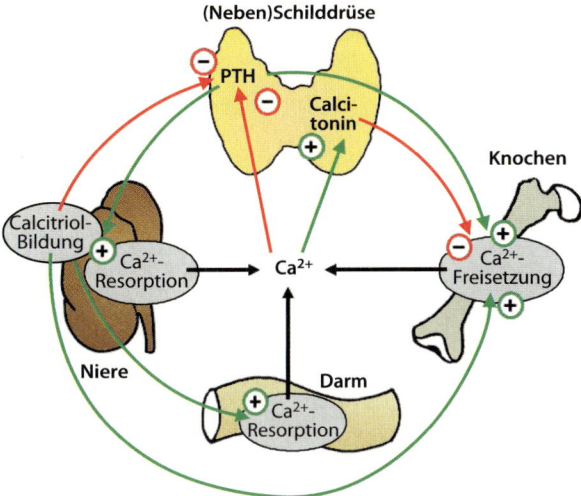

❑ **Abb. 52.1** Calciumhomöostase und ihre Regulation durch Parathormon (PTH), 1,25 Dihydroxycholecalciferol (Calcitriol) und Calcitonin

┌─ Lernziele ─
Regulation des Ca²⁺- und Knochenstoffwechsels
- Parathormon
- Calcitriol (Vitamin D)
- Calcitonin
- Regulation des Knochenstoffwechsels
- Osteoporose
└─

Der menschliche Organismus enthält etwa 1 kg Calcium. Davon sind mehr als 99% in Form sog. Hydroxylapatitkristalle ($Ca_{10}[PO_4]_6[OH]_2$) im Knochen gebunden. Es dient dort der mechanischen Stabilität des Knochens und kann bei Bedarf zur Aufrechterhaltung der Calciumkonzentration in der extrazellulären Flüssigkeit mobilisiert werden.

❯ Täglich werden etwa 250–500 mg Calcium zwischen der extrazellulären Flüssigkeit und dem Knochen ausgetauscht, ein Prozess, der durch die geregelte Aktivität von Osteoblasten und Osteoklasten vermittelt wird.

Die Konzentration von ionisiertem Calcium in der extrazellulären Flüssigkeit muss dabei in einem engen Bereich konstant gehalten werden, da Calcium eine wichtige Rolle bei verschiedenen Funktionen wie der neuromuskulären Aktivität, der Sekretion oder der intrazellulären Signalweiterleitung spielt. Die **intrazelluläre freie zytosolische Calciumkonzentration** liegt im Bereich von etwa 100 nM und ist damit **etwa 10.000-fach niedriger als die Konzentration des ionisierten Calciums im Blut** sowie in der extrazellulären Flüssigkeit (1,1–1,3 mM).

Dieser steile Konzentrationsgradient über die Plasmamembran aller Zellen erlaubt einen sehr raschen Calciumeinstrom über verschiedene membranäre Calciumkanäle, ein Prozess, der durch verschiedene Hormone und Transmitter zur Regulation zellulärer Funktionen ausgelöst werden kann. Die **Kon-**

zentration des ionisierten Calciums im Plasma wird im Wesentlichen durch **3 Hormone** reguliert: **Parathormon, Vitamin-D (Calcitriol) und Calcitonin,** die vor allen Dingen auf Darm, Knochen und Niere wirken (❑ Abb. 52.1).

52.1.1 Parathormon (PTH)

Parathormon ist ein Polypeptid, das aus 84 Aminosäuren besteht und in der Nebenschilddrüse gebildet wird. Bei einer normalen Calciumkonzentration im Extrazellularraum ist die Freisetzung von PTH supprimiert.

❯ Die Hemmung der PTH-Freisetzung erfolgt durch Ca²⁺, das den sog. »Ca²⁺-sensing-Rezeptor« (CaSR) auf den Zellen der Nebenschilddrüse aktiviert.

Der CaSR gehört zur Gruppe der G-Protein-gekoppelten Rezeptoren, und seine Aktivierung durch Ca²⁺ führt über G-Proteine der G_q/G_{11}-Familie über einen bisher nicht genau verstandenen Mechanismus zur Suppression der PTH-Freisetzung (❑ Abb. 52.5).

❯ Fällt die Ca²⁺-Konzentration im Plasma unter den Normwert ab, so wird die Freisetzung von PTH aus den Zellen der Nebenschilddrüse durch die fehlende Aktivierung des Ca²⁺-Rezeptors enthemmt, und PTH wird in das Blut ausgeschüttet.

Die wesentliche Funktion von PTH ist die Aufrechterhaltung der Ca²⁺-Konzentration in der extrazellulären Flüssigkeit. Dazu wirkt es direkt auf den Knochenstoffwechsel sowie die Niere. Die Wirkungen von PTH werden durch den G-Protein-gekoppelten **PTH-Rezeptor** vermittelt. Im Bereich des Knochens **bewirkt PTH eine Aktivierung von Osteoklasten,** was zur verstärkten Knochenresorption und damit zur ver-

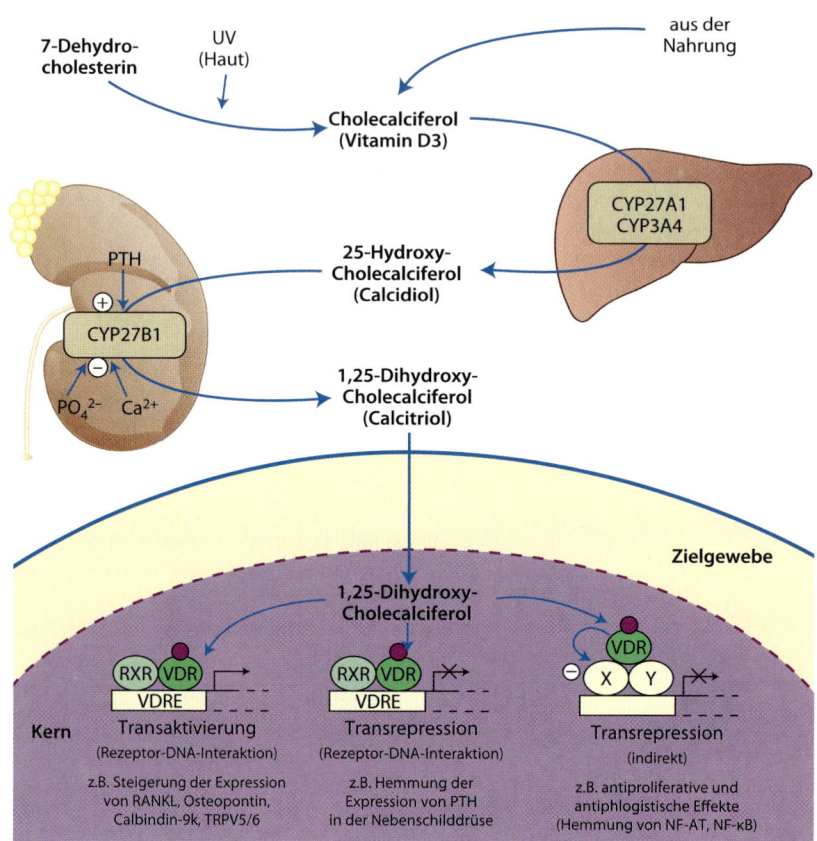

Abb. 52.2 Bildung und Wirkung von aktivem Vitamin-D (1,25 Dihydroxy-Cholecalciferol/Calcitriol). Aktives Vitamin D kann vom Organismus selbst aus 7-Dehydrocholesterin, das unter dem Einfluss von UV-Licht in der Haut zu Cholecalciferol umgewandelt wird, gebildet werden. Cholecalciferol als Vorstufe von aktivem Vitamin D wird auch durch die Nahrung aufgenommen. Cholecalciferol wird in der Leber durch die Enzyme CYP27A1 und CYP3A4 zu 25-Hydroxycholecalciferol umgewandelt, das dann in der Niere insbesondere durch CYP27B1 in 1,25-Dihydroxy-Cholecalciferol und damit in die aktive Form umgesetzt wird. Die Umwandlung in der Niere wird durch PTH, Ca²⁺ sowie PO₄²⁻ reguliert. 1,25 Dihydroxy-Cholecalciferol (Calcitriol) übt seine Wirkung durch Bindung an den nukleären Rezeptor VDR aus. VDR bildet Dimere mit RXR. Diese Heterodimere können durch direkte Interaktion mit der DNA über das Vitamin-D-Response Element (VDRE) die Aktivität von transkriptionalen Prozessen steigern oder hemmen

mehrten Freisetzung von Ca²⁺ in das Blut führt. PTH wirkt dabei nicht direkt auf Osteoklasten, die keine PTH-Rezeptoren besitzen, sondern **aktiviert Osteoklasten indirekt,** indem es **Osteoblasten** zur **vermehrten Bildung des Osteoklasten-Differenzierungsfaktors RANKL anregt** (Abb. 52.3). RANKL ist ein Membranprotein, das den auf Osteoklastenvorläuferzellen exprimierten Rezeptor RANK aktiviert. In der Folge kommt es zur Differenzierung der Vorläuferzelle in einen aktiven Osteoklasten. Die gesteigerte Osteoklastenaktivität führt zum verstärkten Knochenabbau sowie zur Calciumimmobilisierung.

In der **Niere** führt **PTH** zur

- Steigerung der Calciumreabsorption,
- Hemmung der tubulären Reabsorption von Phosphat und
- Stimulation der Umwandlung von 25-Dihydroxycholecalciferol (Calcidiol) in das aktive Hormon 1,25-Dihydroxycholecalciferol (Calcitriol).

Die **Förderung der Ca²⁺-Reabsorption** in der Niere erfolgt in distalen Abschnitten des Nephrons und führt zusammen mit der Mobilisation von Calcium im Knochen sowie der vermehrten Calciumaufnahme über den Darm (durch Calcitriol) zum **Anstieg der Ca²⁺-Plasmakonzentration.** Die **Hemmung der Reabsorption von Phosphat** erfolgt hingegen in proximalen Abschnitten des Nephrons und beruht auf einer vermehrten Internalisierung des luminalen Phosphattransporters NPT2a. Da die Calcium- und Phosphatkonzentrationen durch das Löslichkeitsprodukt von Calciumphosphat bestimmt werden, führt die vermehrte Phosphatausscheidung durch die Niere indirekt zur Mobilisierung von Calcium und trägt ebenfalls zur Erhöhung der Plasmakonzentration bei. Die vermehrte Bildung von Calcitriol in der Niere unter dem Einfluss von PTH beruht auf der vermehrten Expression des Emzyms 1α-Hydroxylase (CYP27B1), das Calcidiol (25-Hydroxycholecalciferol) in Calcitriol (1,25-Dihydroxy-Cholecalciferol) umwandelt (Abb. 52.2).

52.1.2 Calcitriol (Vitamin D)

Calcitriol (1,25-Dihydroxy-Cholecalciferol) ist ein Hormon, das in die Calciumhomöostase eingreift, aber auch verschiedene andere Funktionen besitzt. Bei ausreichender Lichteinwirkung werden vom Körper selbst ausreichende Mengen Calcitriol gebildet (◻ Abb. 52.2). Die endogene Synthese beginnt mit der Bildung von 7-Dehydrocholesterol aus Squalen. **7-Dehydrocholesterol** wird unter dem Einfluss von ultraviolettem Licht in der Haut in **Cholecalciferol** (Vitamin D$_3$/Calciol) umgewandelt. Cholecalciferol wird dann in der Leber zu **25-Hydroxycholecalciferol** (Calcidiol) umgesetzt, das dann in der Niere in die aktive Form **1,25-Dihydroxy-Cholecalciferol** (Calcitriol) überführt wird (◻ Abb. 52.2).

Calcitriol beeinflusst die Ca²⁺-Homöostase vor allem durch Wirkungen im Bereich des Darms sowie des Knochens. Darüber hinaus wirkt Calcitriol auf verschiedene andere Gewebe wie Epithelien oder Zellen des Immunsystems. Auch Muskelzellen und neuronale Zellen können durch Calcitriol beeinflusst werden. Die zellulären Effekte von Calcitriol beruhen auf der Aktivierung des **Vitamin-D-Rezeptors (VDR)**, der zur Gruppe der nukleären Rezeptoren gehört (◻ Abb. 52.2). VDR **bildet dabei Heterodimere mit dem Retinoid-X-Rezeptor (RXR)**. Unter dem Einfluss von Calcitriol kommt es vor allem im Duodenum zur vermehrten Resorption von Ca²⁺. Der transzelluläre Transport von Ca²⁺ wird durch die vermehrte Expression apikaler Ca²⁺-Kanäle (TRPV5/6) sowie des zytosolischen Ca²⁺-bindenden Proteins Calbindin und durch vermehrte Bildung des basalen Na⁺/Ca²⁺-Austauschers (NCX1) verstärkt. In einigen Fällen kommt es nach Aktivierung von VDR jedoch auch zur verminderten Expression. So führt Calcitriol in der Nebenschilddrüse im Sinne eines negativen Rückkopplungsmechanismus zur verminderten Expression von PTH. VDR kann nach Aktivierung durch Calcitriol darüber hinaus mit anderen Transkriptionsfaktoren wie NF-AT oder NF-κB interagieren und deren Funktion hemmen (◻ Abb. 52.2).

> Unter dem Einfluss physiologischer Dosen von Calcitriol kommt es zur vermehrten Mobilisation von Ca²⁺ aus dem Knochen, während hohe Dosen zum erhöhten Knochenumsatz führen.

Calcitriol bewirkt dabei die **Rekrutierung von Osteoklastenvorläufern** zu den Resorptionsbereichen und **fördert deren Differenzierung zu Osteoklasten**. Ähnlich wie die Wirkung von PTH erfolgt die Wirkung von Calcitriol auf Osteoklasten indirekt über die Aktivierung von Osteoblasten, in denen Calcitriol die Expression von RANKL steigert (◻ Abb. 52.3).

52.1.3 Calcitonin

Während PTH und Calcitriol die wesentlichen Regulatoren des Ca²⁺-Stoffwechsels sind, fungiert **Calcitonin** als **ein Modulator,** der bei einer **Hyperkalzämie** zur **raschen Senkung der Plasmakonzentration von Ca²⁺** führt. Calcitonin, das in den C-Zellen der Schilddrüse gebildet wird, ist ein Peptidhormon, das aus 32 Aminosäuren besteht. Wesentlicher Regulator der Calcitoninsynthese und -freisetzung ist die Plasma-Ca²⁺-Konzentration. Ein **Anstieg der Ca²⁺-Konzentration** auf **übernormale Werte** führt zur **Freisetzung von Calcitonin.** Die Wirkung von Calcitonin, die insbesondere am Knochen ansetzt, wird durch einen G-Protein-gekoppelten Rezeptor vermittelt. Der wichtigste Effekt des Calcitonins besteht in einer **direkten Hemmung der Osteoklastenaktivität,** die zur Verringerung der Ca²⁺-Konzentration im Plasma führt.

52.1.4 Regulation des Knochenstoffwechsels

Der **Knochen** ist ein sehr **dynamisches Gewebe,** das einem **ständigen Umbau unterliegt** (◻ Abb. 52.3). Neben seiner Funktion im Rahmen der Körperstabilisierung spielt der Knochen auch eine sehr wichtige Rolle als **Reservoir für Calcium, Magnesium, Phosphor, Natrium und andere Ionen.** Die wichtigsten extrazellulären Bestandteile des Knochens sind das Hydroxylapatit, das etwa 60–70% des Knochens ausmacht, sowie organische Bestandteile, insbesondere Kollagen Typ I. Die organische Matrix des Knochens wird durch **Osteoblasten** synthetisiert und sezerniert. Osteoblasten entstehen aus mesenchymalen Vorläuferzellen. Die aktiven Osteoblasten finden sich auf der Oberfläche von neu gebildetem Knochen. Nach der Sekretion organischer Matrix kommt es zu deren Mineralisierung, und der Osteoblast wird zum Osteozyt, der häufigsten Zellform des Knochens. Auch die Mineralisierung wird durch Enzyme, die von Osteoblasten gebildet werden, gefördert.

Die Resorption von Knochen wird vornehmlich durch **Osteoklasten** durchgeführt. Osteoklasten sind multinukleäre Zellen, die durch Fusion von Vorläuferzellen entstehen, die wiederum aus dem hämatopoetischen System abstammen. Die Entwicklung und Differenzierung von Osteoklasten unterliegen einer komplexen Regulation, wobei insbesondere die durch Osteoblasten gebildeten Faktoren **Macrophage colony-stimulating factor (M-CSF)** sowie **RANKL** eine wichtige Rolle spielen. RANKL führt dabei im Rahmen einer Zell-Zell-Interaktion zur Aktivierung seines Rezeptors RANK auf Osteoklastenvorläufern. Die Wirkung von RANK kann durch **Osteoprotegerin** gehemmt werden. Osteoprotegerin ist ein lösliches Protein, das mit RANK um die Bindung an RANKL konkurriert. Die Regulation der Osteoklastenfunktion durch Hormone erfolgt meist indirekt über die Bildung von M-CSF sowie RANKL in Osteoblasten. Die Anzahl von Osteoklasten und deren Aktivität wird durch **PTH** sowie durch **Calcitriol** gesteigert, während **Östrogene** die Bildung und Aktivität von Osteoklasten verringern. Im Gegensatz zu PTH, Calcitriol und Östrogenen wirkt **Calcitonin** direkt auf Osteoklasten und hemmt deren Funktion. Die Resorption von Knochen durch Osteoklasten findet in lakunären Bereichen des Knochens statt. Die Osteoklasten heften sich unter Vermittlung von Integrinen an die Knochenmatrix und führen durch Sekretion von Protonen, Chlorid und Proteasen zu einer Auflösung der Knochenmatrix.

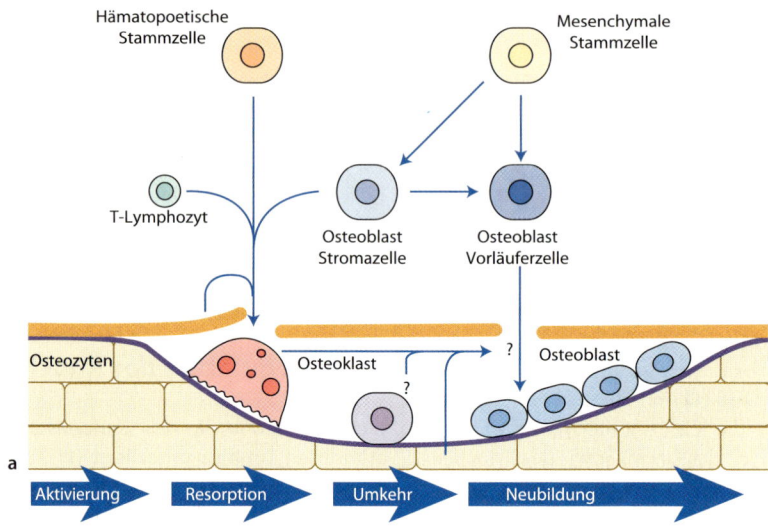

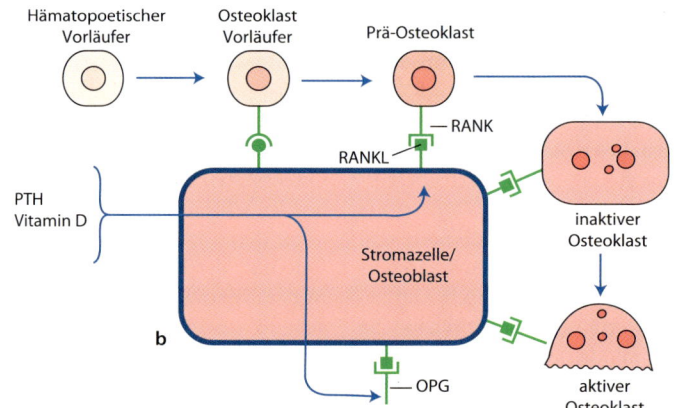

□ **Abb. 52.3a, b Knochenumbau. a** Der physiologische Zyklus des Knochenumbaus. Osteoklastenvorläufer werden zu Osteoklasten, die eine Knochenresorption bewirken und die Ausbildung von Lakunen zur Folge haben. Nach Beendigung der Resorptionsphase und einer kurzen Reversionsphase beginnt die Bildungsphase, die durch die Rekrutierung von Osteoblasten initiiert wird. Osteoblasten führen dann zur Deposition neuer Knochenmasse und damit zur Wiederherstellung der Integrität des Knochens. **b** Regulation der Osteoklastenbildung und -aktivität. Während der physiologischen Umbau-vorgänge kommt es zu einer engen Interaktion von Zellen der osteoblastären und der osteoklastären Linie. Unter dem Einfluss von M-CSF, das von Osteoblasten stammt, kommt es zur Differenzierung und Proliferation von hämatopoetischen Vorläuferzellen, die dann als Präosteoklasten den Rezeptor RANK exprimieren. Die weitere Differenzierung der Zellen in Osteoklasten wird durch Stimulation von RANK durch den auf Osteoblasten exprimierten Liganden RANKL befördert. Die Interaktion zwischen RANK und RANKL kann durch Osteoprotegerin (OPG) blockiert werden

❯ Der ständige Umbau des Knochens erfolgt in einem zyklischen Prozess, der mehrere Monate dauert.

Dabei beginnt der Umbauprozess an der Knochenoberfläche, indem es durch physikalische oder biochemische Signale zur Rekrutierung von Osteoklastenvorläuferzellen und deren Fusion in aktive Osteoklasten kommt, die zur Resorption der Knochenmatrix führen (□ Abb. 52.3). Nach Beendigung der Resorptionsphase kommt es zur Einwanderung von Osteoblastenvorläufern, die sich in reife Osteoblasten differenzieren und nun beginnen, den resorbierten Knochen durch neue Knochenmatrix zu ersetzen. Dabei kommt es zu-nächst zur Bildung von Osteoid, das vor allem aus organischen Bestandteilen besteht und nachfolgend mineralisiert wird (□ Abb. 52.3).

52.1.5 Osteoporose

Die Osteoporose resultiert aus einem **Ungleichgewicht von Knochenaufbau und Knochenabbau.** Durch ein Überwiegen des Knochenabbaus kommt es zur Osteoporose, die durch eine verminderte Knochenfestigkeit charakterisiert ist. Klinisch manifestiert sich die fortgeschrittene Osteoporose in

Form von Knochenschmerzen sowie Knochenfrakturen ohne adäquates Trauma. Nach dem 40. Lebensjahr kommt es physiologischerweise zur langsamen Verminderung der Knochenmasse, wobei dieser Prozess bei Männern von einem ca. 30% höherem Ausgangswert ausgeht. Insbesondere nach der Menopause kann bei Frauen der Knochenabbau soweit beschleunigt sein, dass eine klinisch manifeste Osteoporose auftritt. In fortgeschrittenem Alter (>70 Jahre) tritt auch bei Männern gelegentlich eine Osteoporose auf.

> Die postmenopausale sowie die senile Osteoporose gehören zu den primären Formen der Osteoporose und machen die überwiegende Mehrzahl der Osteoporosen aus. Sekundäre Formen der Osteoporose sind hingegen vergleichsweise selten.

Sekundäre Formen der Osteoporose können **endokrine Erkrankungen** wie einen Hyperkortisolismus oder einen Hypergonadismus zur Ursache haben, oder auf **Malabsorptionssyndromen** mit verminderter Zufuhr von Calcium und/oder Vitamin D beruhen. Auch länger andauernde **Immobilisation** führt zur Osteoporose. Schließlich kommt es im Rahmen einer **Langzeittherapie mit Glucocorticoiden** (▶ Kap. 49) **oder Heparin** (▶ Kap. 41) zu osteoporotischen Veränderungen des Knochens.

Sekundäre Formen der Osteoporose werden durch Behandlung der Grunderkrankung vermieden bzw. therapiert. Alle Formen der Osteoporose können durch eine ausreichende Zufuhr von Calcium und Vitamin D sowie durch ausreichende Bewegung günstig beeinflusst werden. Bei hohem Risiko für die Entwicklung einer primären Osteoporose sowie bei manifester primärer Osteoporose ist eine medikamentöse Behandlung indiziert.

52.2 Pharmaka, die in den Ca²⁺- und Knochenstoffwechsel eingreifen

---

┌─ **Lernziele** ─────────────────────

Pharmaka, die primär den Ca2⁺-Stoffwechsel beeinflussen
- Vitamin D
- Calcium
- Cinacalcet

Pharmaka, die primär den Knochenabbau hemmen
- Bisphosphonate
- Östrogene/SERMs
- Calcitonin
- Anti-RANKL-Antikörper (Denosumab)

Pharmaka, die v. a. den Knochenanbau steigern
- Parathormon (PTH)
- Fluoride
- Strontiumranelat

└─────────────────────────────────

Der Ca²⁺- und Knochenstoffwechsel kann auf verschiedene Weise pharmakologisch beeinflusst werden. Dabei bestehen intensive Wechselwirkungen zwischen diesen beiden Prozessen, sodass die meisten Pharmaka sowohl den Ca²⁺- als auch den Knochenstoffwechsel beeinflussen. Auch wenn eine exakte Unterteilung der Pharmaka nach primären Wirkungen nicht möglich ist, werden die im Folgenden dargestellten Wirkstoffe in 3 Gruppen unterteilt:

– Pharmaka, die primär den **Ca²⁺-Stoffwechsel beeinflussen** (Vitamin D und Derivate, Ca²⁺, Cinacalcet)
– Pharmaka, die primär den **Knochenabbau hemmen** (Bisphosphonate, Östrogene/SERMs, Calcitonin, Anti-RANKL-Antikörper [Denosumab])
– Pharmaka, die v.a. den **Knochenanbau fördern** (PTH und Derivate, Fluoride, Strontiumranelat)

52.2.1 Pharmaka, die den Ca²⁺-Stoffwechsel beeinflussen

Vitamin D

Cholecalciferol ist das gebräuchlichste Vitamin-D-Präparat (◘ Abb. 52.4), das häufig in Kombination mit Ca²⁺ zur Rachitisprophylaxe und -behandlung, bei Hypoparathyreoidismus oder im Rahmen der Osteoporoseprophylaxe und Basistherapie der Osteoporose eingesetzt wird. Kann Cholecalciferol aufgrund einer Störung der Leber- oder Nierenfunktion nicht in das aktive 1,25-Dihydroxy-Cholecalciferol umgewandelt werden, so können **Calcidiol** (25-Hydroxy-Cholecalciferol) oder **Alfacalcidol** (1α-Hydroxy-Cholecalciferol) angewendet werden. Auch das aktive 1,25-Dihydroxy-Cholecalciferol **(Calcitriol)** steht für die systemische Therapie zur Verfügung (◘ Abb. 52.4). **Dihydrotachysterol** ist ein synthetisches Derivat von Vitamin D und muss, um wirksam zu werden, in der Leber in Position 25 hydroxyliert werden. Im Gegensatz zu Cholecalciferol besitzt es eine schnellere Wirkung und eine kürzere Wirkdauer und ist daher besser kontrollierbar. Zwei weitere Analoga des Calcitriols, **Calcipotriol** und **Tacalcidol** werden nur topisch zur Behandlung der Psoriasis eingesetzt, während das synthetische Vitamin-D-Analogon **Paricalcitol** per infusionem zur Prävention oder Therapie eines sekundären Hyperparathyreoidismus bei chronischer Niereninsuffizienz verwendet werden kann.

Pharmakokinetik. Vitamin D und seine Derivate werden nach oraler Gabe relativ gut resorbiert. Die Plasmahalbwertszeit von Cholecalciferol beträgt etwa 4–5 Tage, während die Plasmahalbwertszeiten von Calcitriol, Calcidiol, Alfacalcidol und Dihydrotachysterol deutlich kürzer sind.

Unerwünschte Wirkungen. Die therapeutische Breite von Vitamin D und seinen Derivaten ist nicht allzu groß. Abhängig von Dosis und Behandlungsdauer kann es zu schweren und lang anhaltenden **Hyperkalzämien** mit **Übelkeit, Erbrechen, psychischen Symptomen, Bewusstseinsstörungen** und **Herzrhythmusstörungen** kommen. Insbesondere bei länger bestehenden Hyperkalzämien ist die Fähigkeit der Nie-

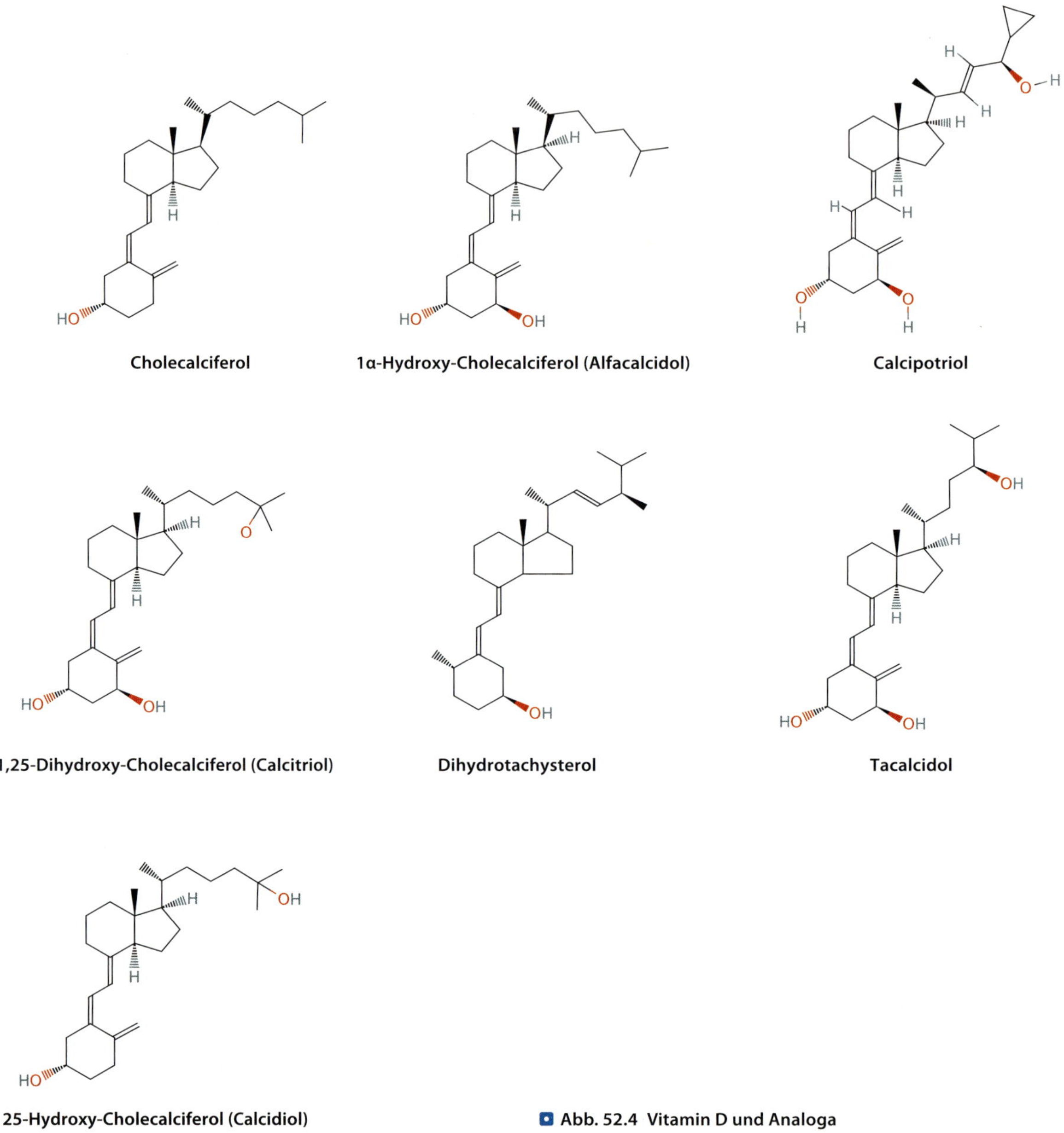

Cholecalciferol

1α-Hydroxy-Cholecalciferol (Alfacalcidol)

Calcipotriol

1,25-Dihydroxy-Cholecalciferol (Calcitriol)

Dihydrotachysterol

Tacalcidol

25-Hydroxy-Cholecalciferol (Calcidiol)

◘ **Abb. 52.4 Vitamin D und Analoga**

re zur Konzentrierung von Urin eingeschränkt mit der Folge von **Polyurie** und **Polydipsie**. Im weiteren Verlauf kommt es zur **Nierensteinbildung**.

Interaktionen. Die gleichzeitige Gabe von **Thiaziden** erhöht das Risiko für das Auftreten einer Hyperkalzämie. Einige Antiepileptika wie **Phenytoin** sowie **Barbiturate** führen zur Induktion des Abbaus von Vitamin D und steigern dadurch den Bedarf. **Colestyramin** kann zur Verringerung der Resorption von Vitamin D führen.

Klinische Anwendung. Vitamin D wird meist zusammen mit Calcium im Rahmen der **Rachitisprophylaxe** bei Schwangeren, stillenden Frauen sowie Säuglingen eingesetzt. Vitamin D wird ebenfalls meist zusammen mit Calcium zur Behandlung der **Osteoporose** verwendet. Der Nutzen ist dabei allerdings eher gering. Weitere Indikationsgebiete von Vitamin D und Derivaten sind die Behandlung von **Hypokalzämien** sowie verschiedenen Formen des **Hypoparathyreoidismus**. Bei Patienten mit Niereninsuffizienz sollten Calcitriol oder Alfacalcidol eingesetzt werden, da eine physiologische Aktivierung von 25-Hydroxy-Cholecalciferol in der Niere nicht mehr stattfinden kann.

Unabhängig von ihren Effekten auf Ca²⁺- und Knochenstoffwechsel besitzen aktive Vitamin-D-Formen auch antiproliferative und immunmodulatorische Effekte. Dies macht man sich im Rahmen der topischen Anwendung von Calcipotriol und Tacalcidol zur Behandlung der **Psoriasis** zunutze.

> **Steckbrief Vitamin D und Analoga**
> **Wirkmechanismus:** Agonistische Wirkung am Vitamin-D-Rezeptor
> **Unerwünschte Wirkungen:** Hyperkalzämien mit Übelkeit, Erbrechen, psychischen Symptomen, evtl. Bewusstseinsstörungen und Herzrhythmusstörungen; Polyurie, Polydipsie, nach chronischem Einsatz: Nierensteinbildung
> **Klinische Anwendung:** Meist zusammen mit Ca²⁺ zur Prophylaxe und Behandlung von Rachitis und Osteoporose

Calcium

Der Bedarf an Calcium liegt bei Erwachsenen im Bereich von 1–1,5 g/Tag. Dieser Bedarf wird durch eine normale Ernährung in der Regel abgedeckt. Bei ernährungsbedingten Ca²⁺- und Vitamin-D-Mangelzuständen sowie im Rahmen der Prophylaxe und Basistherapie der Osteoporose und bei verschiedenen Formen der Hypokalzämie werden Calciumsalze meist zusammen mit Vitamin D eingesetzt. Dabei kommen Calciumcarbonat, Calciumgluconat, Calciumaspartat, Calciumlactogluconat und andere Salze zur Anwendung. Eine besondere Form der Calciumgabe ist akut notwendig bei tetanischen Anfällen, z. B. im Rahmen einer Hyperventilationstetanie.

Nach oraler Gabe wird Ca²⁺ im Darm Vitamin-D-abhängig resorbiert, die Ausscheidung erfolgt renal.

Cinacalcet

Cinacalcet wird auch als **Calcimimetikum** bezeichnet, da es die stimulatorische **Wirkung von Ca²⁺ am Calcium-sensing-Rezeptor (CaSR)** insbesondere an den Zellen der Nebenschilddrüse **verstärkt** und dadurch bei gleichbleibender Ca²⁺-Plasmakonzentration den inhibitorischen Effekt auf die PTH-Sekretion verstärkt. Cinacalcet wirkt dabei nicht als Agonist am CaSR, sondern bindet unabhängig von Ca²⁺ an den Rezeptor und erhöht dadurch die Sensitivität des Rezeptors gegenüber Ca²⁺. Cinacalcet ist somit ein **positiver Modulator des Ca²⁺-Rezeptors** (■ Abb. 52.5). Ein wichtiger Vorteil dieses Wirkmechanismus besteht darin, dass Cinacalcet den Parathormonspiegel senkt, ohne die Serumspiegel von Calcium und Phosphat zu erhöhen. Haupteinsatzgebiete von Cinacalcet sind der sekundäre Hypoparathyreoidismus bei terminaler Niereninsuffizienz sowie eine Hyperkalzämie bei Nebenschilddrüsenkarzinom.

Pharmakokinetik. Cinacalcet wird relativ gut nach oraler Gabe resorbiert, die Bioverfügbarkeit liegt bei etwa 75%. Die Elimination erfolgt vorwiegend durch Umwandlung in inaktive Metabolite durch CYP3A4 und CYP1A2. Die Metabolite werden renal eliminiert, die Plasmahalbwertszeit beträgt 30–40 Stunden.

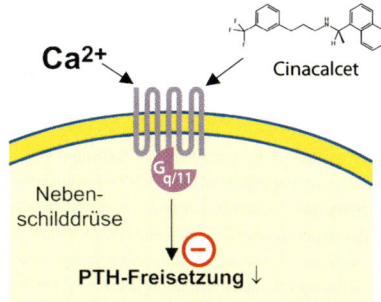

■ **Abb. 52.5** Cinacalcet und seine Wirkung als positiver Modulator des Calcium-Sensing-Rezeptors an den Zellen der Nebenschilddrüse

Unerwünschte Wirkungen. Bei unsachgemäßer Anwendung oder Überdosierung kann es zu **Hypokalzämien** kommen. Die Gefahr von Hypokalzämien kann durch einschleichende Dosissteigerung vermindert werden.

Interaktionen. Die Dosis von Cinacalcet muss bei gleichzeitiger Gabe von CYP3A4-Hemmern und -Induktoren sowie bei CYP1A2-Hemmern und -Induktoren angepasst werden. Cinacalcet ist selbst ein Hemmer von CYP2D6.

Klinische Anwendung. Cinacalcet kann bei **sekundärem Hyperparathyreoidismus, schwerer Niereninsuffizienz** sowie **Hyperkalzämie bei Nebenschilddrüsenkarzinom** eingesetzt werden.

> **Steckbrief Cinacalcet**
> **Wirkmechanismus:** Positiver Modulator des Ca²⁺-Rezeptors auf Nebenschilddrüsenzellen, dadurch verstärkte Hemmung der PTH-Sekretion
> **Pharmakokinetik:** Bioverfügbarkeit 75%, vorwiegend hepatische Metabolisation, Plasmahalbwertszeit 30–40 h
> **Unerwünschte Wirkungen:** Hypokalzämien
> **Klinische Anwendung:** Sekundärer Hyperparathyreoidismus, schwere Niereninsuffizienz, Hyperkalzämie bei Nebenschilddrüsenkarzinom

52.2.2 Pharmaka, die den Knochenabbau hemmen

Bisphosphonate

Bisphosphonate besitzen Strukturverwandschaft mit Pyrophosphaten (■ Abb. 52.6). Mit divalenten Kationen wie Ca²⁺ bilden Bisphosphonate dreidimensionale Strukturen aus und haben dadurch eine **große Neigung, sich an die Dihydroxyapatit-haltige Knochenmatrix anzuheften.** Insbesondere im Bereich aktiver Umstrukturierungsprozesse reichern sich Bisphosphonate im Knochen an und können teilweise **im Knochen eingelagert** werden. Die antiresorptiven Eigenschaften der Bisphosphonate beruhen auf einer direkten **Hemmung der Osteoklastenaktivität.** Wenn der Knochen durch Osteo-

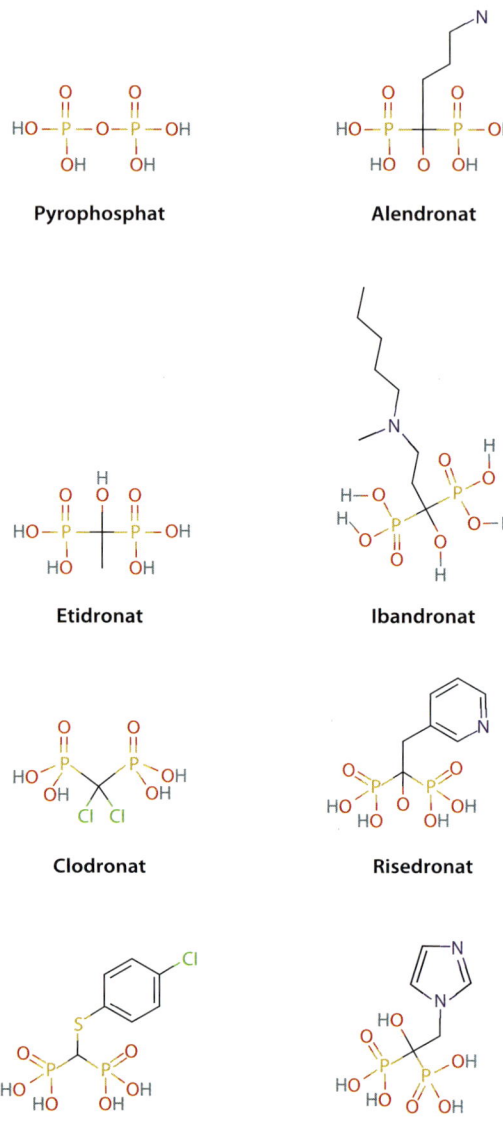

Abb. 52.6 Struktur von Pyrophosphat und Bisphosphonaten

kleinen GTP-bindenden Proteinen führt daraufhin zu einer Reihe von zellulären Signalverarbeitungsstörungen.

Zur Verfügung stehen:

- **Stickstoff-freie Bisphosphonate:** Etidronsäure, Clodronsäure und Tiludronsäure
- **Stickstoff-haltige Bisphosphonate:** Alendronsäure, Pamidronsäure, Ibandronsäure, Risedronsäure sowie Zoledronsäure

Pharmakokinetik. Die **Resorption** von Bisphosphonaten nach oraler Gabe **ist gering.** Die orale Bioverfügbarkeit liegt zwischen 0,3 und 6%. Etwa die Hälfte des resorbierten Anteils wird in den Knochen eingebaut, der restliche Anteil wird relativ rasch und unverändert renal ausgeschieden.

Unerwünschte Wirkungen. Aufgrund ihrer Säureeigenschaft können Bisphosphonate **lokale Schleimhautschäden** hervorrufen. Typischerweise treten **Entzündungen der Ösophagusschleimhaut,** eventuell auch der **Magenschleimhaut** auf. Bisphosphonate (insbesondere auch Alendronsäure) sollten zur Vermeidung von lokalen Schleimhautschäden daher mit viel Flüssigkeit und im Stehen eingenommen werden. Selten ist über das Auftreten von Kiefernekrosen vor allem in Verbindung mit der intravenösen Gabe bei Tumorpatienten berichtet worden.

Interaktionen. Nahrungsmittel mit hohem Ca^{2+}-Gehalt sowie Arzneimittel mit hohem Ca^{2+}-, Eisen- oder Magnesiumgehalt (Antazida) vermindern die Resorption von Bisphosphonaten. Nichtsteroidale Antiphlogistika erhöhen die Gefahr gastrointestinaler unerwünschter Wirkungen.

Klinische Anwendung. Das wichtigste Anwendungsgebiet der Bisphosphonate ist die Behandlung einer **manifesten Osteoporose.** Dabei kommen Etidronsäure, Alendronsäure, Ibandronsäure, Zoledronsäure sowie Risedronsäure zur Anwendung. Bisphosphonate können auch zur Behandlung des **Morbus Paget** eingesetzt werden (Etidronsäure, Tiludronsäure, Risedronsäure, Zoledronsäure sowie Pamidronsäure). Auch bei **Hyperkalzämien,** insbesondere bei **Tumor-induzierter Osteolyse,** kommen Bisphosphonate (Clodronsäure, Pamidronsäure, Ibandronsäure oder Zoledronsäure) zur Anwendung.

Die Gabe von Bisphosphonaten erfolgt über festgelegte Perioden täglich, wöchentlich oder monatlich. Bisphosphonate sollten nicht zusammen mit Antazida oder Calcium verabreicht werden. Die Einnahme hat stets mit einer ausreichenden Flüssigkeitsmenge zu erfolgen. Einige Bisphosphonate können auch i.v. verabreicht werden.

klasten abgebaut wird, werden die Bisphosphonate von den Osteoklasten aufgenommen. Die Hemmung der Osteoklastenaktivität durch Bisphosphonate beruht auf verschiedenen Mechanismen. Die älteren **Stickstoff-freien Bisphosphonate** werden zu nichthydrolysierbaren ATP-Analoga umgewandelt, die in den Osteoklasten akkumulieren und zur Induktion von Apoptose führen. Die deutlich potenteren neueren **Stickstoff-haltigen Bisphosphonate** wirken wahrscheinlich vornehmlich durch eine Hemmung der Cholesterinsynthese. Neben der verminderten Bildung von Cholesterin kommt es zu einem Mangel an Intermediaten des Cholesterinstoffwechsels, die zur Prenylierung verschiedener zellulärer Proteine benötigt werden. Die unzureichende Prenylierung von z.B.

Steckbrief Bisphosphonate

Wirkmechanismus: Einlagerung in Knochenmatrix und Hemmung der Osteoklastenaktivität nach Aufnahme durch Osteoklasten

Pharmakokinetik: Bioverfügbarkeit nach oraler Gabe gering, zu etwa 50% Einbau in den Knochen

▼

Unerwünschte Wirkungen: Lokale Schleimhautschäden (v.a. Ösophagusschleimhaut und Magenschleimhaut)
Klinische Anwendung: Therapie der manifesten Osteoporose, Morbus Paget, Tumor-induzierte Osteolysen
Kontraindikationen: Schwere Niereninsuffizienz, Schwangerschaft, Stillzeit

Östrogene/SERMs

Östrogene sowie selektive Östrogenrezeptormodulatoren (SERMs) können aufgrund ihrer antiresorptiven Eigenschaften bei Beachtung von Kontraindikationen und Risiken insbesondere bei der Behandlung der postmenopausalen Osteoporose vorübergehend eingesetzt werden (▶ Kap. 50).

Calcitonin

Calcitonin **wirkt direkt hemmend auf die Osteoklastenaktivität und senkt** zudem **die Plasma-Calciumkonzentration**. Da die antiresorptive Wirkung des Calcitonins der der Bisphosphonate unterlegen ist, spielt Calcitonin klinisch nur noch eine untergeordnete Rolle. Es kommt bei verschiedenen Formen der Hyperkalzämie sowie beim Morbus Paget zur Anwendung. Aufgrund eines zusätzlichen nicht genau verstandenen analgetischen Effektes wird es zur adjuvanten Therapie von akuten Knochenschmerzen zum Beispiel durch Tumor-bedingte Osteolyse oder nach frischen Wirbeleinbrüchen infolge einer Osteoporose eingesetzt.

Meist wird **synthetisches Lachs-Calcitonin** angewendet, das stärker wirkt. Auch **synthetisches humanes Calcitonin** kann verwendet werden. Calcitonin wird s.c. oder i.m. injiziert oder in Form eines Nasensprays angewendet. Die Plasmahalbwertszeit beträgt etwa 1 Stunde, die Wirkdauer einer Injektion 6–10 Stunden.

Anti-RANKL-Antikörper (Denosumab)

Seit 2010 steht **Denosumab**, ein Antikörper gegen den RANK-Liganden RANKL, für die Behandlung der postmenopausalen Osteoporose sowie zur Therapie von Knochenverlust unter Androgen-Entzugstherapie beim Prostatakarzinom des Mannes zur Verfügung. Da RANKL eine wichtige Rolle bei der Bildung von Osteoklasten und bei der Steuerung der Osteoklasten-Aktivität spielt (◘ Abb. 52.3), führt die Gabe des Anti-RANKL-Antikörpers Denosumab zu einer **Hemmung der Bildung und Funktion von Osteoklasten** und damit zu einem antiresorptiven Effekt.

Da RANKL auch eine wichtige Funktion im Immunsystem besitzt, kann es unter der Gabe von Denosumab zu schwerwiegenden **Infektionen** kommen. Außerdem werden **Hautschäden, Pankreatitiden, Katarakte** sowie **Hypokalzämien** beobachtet. Es gibt Hinweise, dass es unter der Behandlung mit Denosumab häufiger zu **malignen Neuerkrankungen** kommt.

Eine abschließende Bewertung des Nutzen-Risiko-Verhältnisses einer Therapie mit Denosumab ist derzeit nicht möglich, der klinische Stellenwert ist ungeklärt.

52.2.3 Pharmaka, die den Knochenanbau steigern

Parathormon (PTH)

Während die kontinuierliche Gabe von PTH, ähnlich wie im Rahmen eines primären Hyperparathyroidismus, zur Osteopenie führt, **fördert die intermittierende Gabe von PTH das Knochenwachstum**. Dieser schon seit Jahrzehnten bekannte paradoxe Effekt ist bis heute nicht genau verstanden, wird jedoch zur Behandlung der Osteoporose ausgenutzt. Zur Anwendung kommt das N-terminale Fragment PTH_{1-34}, das **Teriparatid** genannt wird. Die Wirkung von Teriparatid ist mit der des vollen PTH vergleichbar.

Teriparatid wird in der Regel 1-mal täglich s.c. gegeben. Teriparatid ist indiziert bei manifester Osteoporose mit hohem Frakturrisiko.

Fluoride

Die Gabe von Fluoriden führt zur Stimulation der Aktivität von Osteoblasten sowie zur daraus resultierenden Erhöhung der Knochendichte. Allerdings geht die Zunahme der Knochendichte nicht mit einer erhöhten Stabilität einher. Fluoride spielen daher in der Therapie der Osteoporose keine Rolle mehr. Ihre medizinische Bedeutung beschränkt sich auf die Kariesprophylaxe in Regionen mit niedriger Fluoridversorgung durch das Trinkwasser.

Strontiumranelat

Strontiumranelat führt zur **Stimulation der Knochenneubildung** sowie zur **Hemmung des Knochenabbaus**. Der genaue Wirkmechanismus ist bisher unklar. Strontiumranelat kann zur Behandlung der **postmenopausalen Osteoporose** eingesetzt werden.

Nach oraler Gabe liegt die Bioverfügbarkeit von Strontiumranelat bei 25%, die Plasmahalbwertszeit beträgt etwa 60 Stunden, die Ausscheidung erfolgt renal und biliär. Ein Teil des bioverfügbaren Strontiumranelats wird in den Knochen eingebaut.

Die Bioverfügbarkeit von Strontiumranelat kann durch Milch, Milchprodukte sowie Ca²⁺-haltige Arzneimittel und Antazida reduziert werden. Ein Abstand von mind. 2 Stunden sollte bei der gleichzeitigen Verabreichung von Strontiumranelat und derartigen Produkten berücksichtigt werden.

Unter Therapie mit Strontiumranelat kann es zu **Übelkeit, Diarrhö, Dermatitis, Ekzemen, Kopfschmerzen** und **Bewusstseinsstörungen** kommen. Über Krampfanfälle und eine erhöhte Inzidenz von venösen Thromboembolien sowie über schwere Überempfindlichkeitsreaktionen ist berichtet worden.

Die Einnahme erfolgt üblicherweise vor dem Zubettgehen, mindestens 2 Stunden nach dem Abendessen.

Weiterführende Literatur

AVP – Arzneiverordnung in der Praxis (2003) Arzneimittelkommission der Deutschen Ärzteschaft. Empfehlungen zur Therapie und Prophylaxe der Osteoporose. 1. Aufl. (AVP-Sonderheft Therapieempfehlungen)

Boyle WJ, Simonet WS, Lacey DL (2003) Osteoclast differentiation and activation, Nature 423, 337-342

Canalis E, Giustina A, Bilezikian JP (2007) Mechanisms of anabolic therapies for osteoporosis. NEJM 357:905-916

Favus MJ (2010) Bisohosphonates for Osteoporosis. NEJM 363, 2027-35

Kawai M, Modder UI, Khosla S, Rosen CJ (2011) Emerging therapeutic opportunities for skeletal restoration. Nat Rev Drug Discov 10: 141-156

Marie PJ (2006) Strontium ranelate: a dual mode of action rebalancing bone turnover in favour of bone formation. Current Opinion in Rheumatology 18:11-15

Plum LA, DeLuca HF (2010) Vitamin D, disease and therapeutic opportunities. Nat Rev Drug Discov 9: 941-955

Rachner TD, Khosla S, Hofbauer LC (2011) Osteoporosis: now and the future. Lancet 377: 1276-1287

Raisz LG (2005) Pathogenesis of osteoporosis: concepts, conflicts and prospects, JCI 115:3318-3325

Steddon SJ and Cunningham J (2005) Calcimimetics and calcilytics – fooling the calcium receptor, Lancet 365, 2237-2239

52

Retinoide

S. Offermanns

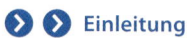

Einleitung

Als Retinoide im engeren Sinne bezeichnet man das Hormon Retinsäure sowie seine Derivate und synthetischen Analoga. Die Retinsäure ist eines der Endprodukte des Vitamin-A-Stoffwechsels und spielt eine wichtige Rolle bei der Regulation von Zellproliferation und Zelldifferenzierung, vor allem in epithelialen Geweben. Da nicht alle biologischen Wirkungen von Vitamin A durch die Retinsäure vermittelt werden, sind die Begriffe »Retinoide« und »Vitamin A« nicht identisch.

53.1   Grundlagen

> **Lernziele**
> ▬ Synthese von Retinsäure im Rahmen des Vitamin-A-Stoffwechsels
> ▬ Wirkungen von Retinsäure

53.1.1 Synthese von Retinsäure im Rahmen des Vitamin-A-Stoffwechsels

Die wichtigste endogene Retinsäureform, die **all-trans-Retinsäure,** wird nur zu einem geringen Anteil direkt aus der Nahrung aufgenommen. Die überwiegende Menge muss dem Körper in Form von Vorstufen zugeführt werden. Zu diesen Vorstufen gehören beispielsweise das **pflanzliche Provitamin β-Carotin** sowie die in tierischer Nahrung enthaltenen **Vitamin-A-Formen Retinol und Retinylester.** Die pflanzlichen Carotine werden als sehr lipophile Substanzen im Dünndarm zusammen mit anderen Lipiden resorbiert und in den Enterozyten in Abhängigkeit vom Bedarf in die Vitamin-A-Form **all-trans-Retinal** gespalten (◘ Abb. 53.1). Retinal kann zum Teil durch Aldehyd-Dehydrogenase in all-trans-Retinsäure umgesetzt werden. Der überwiegende Teil des all-trans-Retinals wird zu all-trans-Retinol reduziert.

> Retinol und die durch Veresterung mit Fettsäuren daraus entstehenden Retinsäureester sind wichtige Transport- und Speicherformen der Retinsäure.

Als Speicherorgane dienen die Ito-Zellen der Leber, der Hoden, die Retina sowie die Lunge. Bei Bedarf wird Retinol aus den Speichern freigesetzt. Der Transport von Retinol im Blut erfolgt in Form eines Komplexes mit dem Retinol-bindenden Protein (RBP) sowie mit Transthyretin. In der Zielzelle entsteht Retinsäure aus Retinsäureestern bzw. Retinol nach Umwandlung in all-trans-Retinal über das Enzym Alkohol-Dehydrogenase (ADH) (◘ Abb. 53.1).

Neben der all-trans-Retinsäure ist **all-trans-Retinal** ein wichtiges Produkt des Vitamin-A-Stoffwechsels. All-trans-Retinal wird nach Umwandlung in **11-cis-Retinal** in die retinalen **Lichtrezeptoren** Rhodopsin sowie Opsine eingebaut. In diesen zur Gruppe der G-Protein-gekoppelten Rezeptoren gehörenden Rezeptoren fungiert 11-cis-Retinal als konstitu-

tiver Ligand, der nach Lichteinwirkung in all-trans-Retinal isomeriert und dadurch den Rezeptor aktiviert.

53.1.2 Wirkungen von Retinsäure

Das im Rahmen einer **Vitamin-A-Hypovitaminose** zu beobachtende Spektrum an Defekten beruht auf dem Mangel an all-trans-Retinal und all-trans-Retinsäure. Während ein Mangel an all-trans-Retinal zur gestörten Dunkeladaptation und Nachtblindheit führt, hat ein Mangel an all-trans-Retinsäure Störungen der normalen Funktion der Schleimhäute, Störungen der Immunfunktion sowie während der Schwangerschaft Fehlbildungen des Embryos zur Folge. Im Bereich der Schleimhäute finden sich Hyperkeratosen und Ulzerationen, die zu Xerophthalmie sowie einer Atrophie der Schleimhäute des Respirations-, Urogenital- und Magen-Darm-Traktes führen. In der Folge kommt es zu Diarrhöen und schweren Entzündungen des Respirationstraktes.

Eine vermehrte Zufuhr von Vitamin A führt durch die vermehrte Bildung von Retinsäure zur **Hypervitaminose** mit diversen Störungen; beobachtet werden Kopfschmerzen, Übelkeit, Haarausfall, Hepatiden sowie diverse Veränderungen der Haut mit exfoliativer Dermatitis, trockener Haut und Cheilosis. Exzessive Zufuhr von Vitamin A bei schwangeren Frauen führt zu Fehlbildungen wie kraniofazialen Abnormalitäten und Herzfehlbildungen. Retinsäurederivate sowie synthetische Analoga zeigen häufig eine deutlich stärkere teratogene Wirkung.

> Retinsäure kann als ein lebenswichtiges Hormon angesehen werden, das sowohl in der embryonalen Entwicklung für die korrekte Morphogenese verschiedener Organe erforderlich ist, als auch eine wichtige Funktion bei der Aufrechterhaltung des Differenzierungszustandes von Epithelien sowie im Rahmen von Immunfunktionen hat.

Die biologischen Wirkungen der Retinsäure werden durch **Retinsäure-Rezeptoren** vermittelt, die zur Gruppe der nukleären Rezeptoren gehören. Es sind 3 Formen bekannt: **RARα, RARβ** und **RARγ,** die jeweils mit einem Mitglied der RXR-Familie von nukleären Rezeptoren Heterodimere bilden. Nach Bindung von Retinsäure an RAR kommt es zur Regulation der Expression verschiedener Gene (◘ Abb. 53.1). Die Aktivierung des RXR-RAR-Heterodimers durch Bindung von Retinsäure an RAR führt in den meisten Fällen zu einer Transaktivierung. RAR kann nach Bindung von Retinsäure auch zur indirekten Transrepression führen, indem es beispielsweise als Monomer an den aus den Untereinheiten Jun und Fos bestehenden Transkriptionsfaktor AP1 bindet und dessen transaktivierende Aktivität inhibiert (◘ Abb. 53.1). Welche genaue Rolle den einzelnen Subformen von RAR zukommt, ist zurzeit nicht bekannt. Es gibt Hinweise darauf, dass deren Funktionen teilweise überlappend sind. Sowohl RAR- als auch RXR-Formen können durch das all-trans-Retinsäure-Isomer **9-cis-Retinsäure** aktiviert werden.

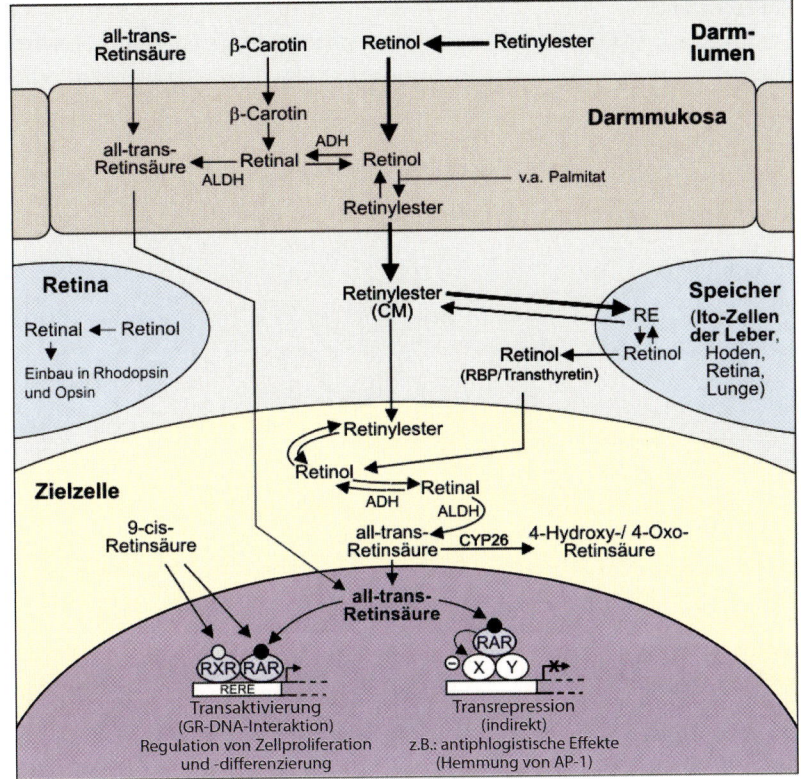

Abb. 53.1 Bildung und Wirkung von all-trans-Retinsäure. Als eines der Endprodukte des Vitamin-A-Stoffwechsels entsteht das Hormon all-trans-Retinsäure aus Vitamin A. All-trans-Retinsäure wird über das Enzym CYP26 zu 4-Hydroxy-Retinsäure sowie zu 4-Oxo-Retinsäure abgebaut. All-trans-Retinsäure übt seine Wirkung durch Bindung an den nukleären Rezeptor RAR aus. RAR bildet zum einen

Dimere mit dem Rezeptor RXR. Zum anderen kann RAR auch mit anderen Transkriptionsfaktoren in der Regel als Monomer interagieren. 9-cis-Retinsäure ist ein Agonist an RAR- sowie an RXR-Rezeptoren, während all-trans-Retinsäure lediglich RAR-Rezeptoren aktivieren kann. Die physiologische und pathophysiologische Bedeutung von 9-cis-Retinsäure ist zurzeit noch unklar. Für weitere Details siehe Text

53.2   Pharmakotherapie

Retinoide spielen besonders in der dermatologischen Pharmakotherapie eine wichtige Rolle. Bei der **Psoriasis,** die mit einer Verhornungsstörung einhergeht, kommt es unter der Gabe von Retinoiden zur Reduktion der Keratinisierung sowie zur Auflockerung der Hornschicht. Außerdem kommt dabei die antientzündliche Wirkung der Retinoide zum Tragen. Auch bei der **Behandlung der Akne** stellen Retinoide eine wichtige therapeutische Option dar, indem sie die Talgdrüsenaktivität hemmen und stark antikeratinisierend wirken. Eine weitere therapeutische Anwendung ist die Gabe von all-trans-Retinsäure bei der **Behandlung der akuten Promyelozyten-Leukämie (APL)**. Die APL beruht nicht selten auf einer Chromosomentranslokation, die zur Bildung eines Fusionsproteins aus dem Retinsäure-Rezeptor RARα sowie dem ebenfalls als Transkriptionsfaktor fungierenden PML führt. PML-RARα wirkt als dominant-negativer Inhibitor von Transaktivierungsprozessen. Dadurch kommt es zur Blockade der Expression von Genen, die für die normale Differenzierung der Promyelozyten benötigt werden. Dieser Differenzierungsblock kann durch Gabe von all-trans-Retinsäure aufgehoben werden.

In den 1960er Jahren wurde als erstes Retinoid **all-trans-Retinsäure (Tretinoin)** in die lokale Therapie eingeführt, kurz darauf gefolgt von dem all-trans-Retinsäure-Abkömmling **13-cis-Retinsäure (Isotretinoin)**, der v.a. systemisch verabreicht wird. Ein ebenfalls unselektiver oral verabreichter RAR-Agonist ist das **Acitretin**; während **9-cis-Retinsäure (Alitretinoin)** lokal und systemisch gegeben werden kann. Schließlich stehen neuere Retinoide mit einer gewissen Selektivität für die Rezeptor-Subtypen RARβ und RARγ wie **Adapalen** und **Tazaroten** zur Verfügung, die nur lokal eingesetzt werden.

Pharmakokinetik. Die oral verabreichbaren Retinoide all-trans-Retinsäure (Tretinoin), 13-cis-Retinsäure (Isotretinoin) sowie Acitretin werden aufgrund ihrer hohen Lipophilie sehr gut resorbiert. Die Resorption wird weiter durch fettreiche Mahlzeiten verbessert. Die Bioverfügbarkeit liegt im Bereich von 50–60%. 13-cis-Retinsäure wird zu 4-Oxo-Isotretinoin metabolisiert. Acitretin kann zum Teil in das ebenfalls wirksame Etretinat metabolisiert werden. Der wesentliche Metabolit ist 13-cis-Acitretin. Die Plasmahalbwertszeiten der oralen Retinoide liegen im Bereich von 0,5–5 Tagen. Ein Teil der

Provitamin

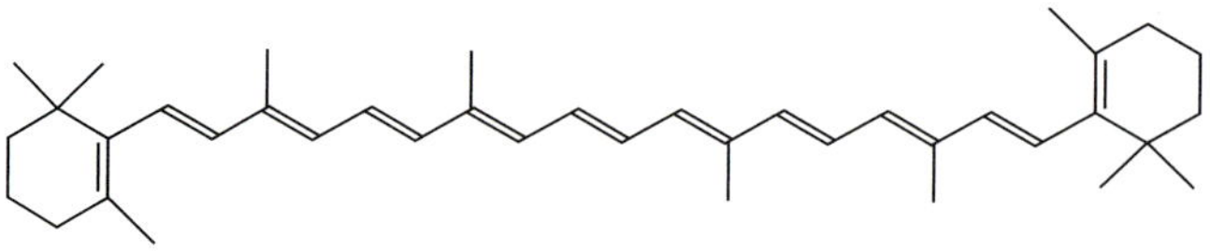

β-Carotin

Vitamin A

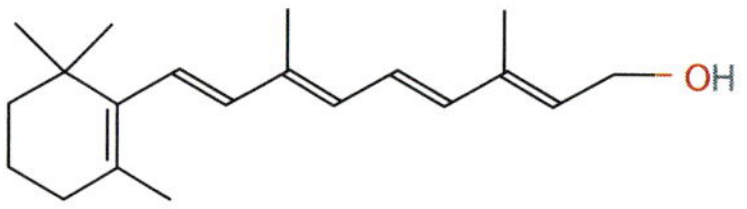

Retinol

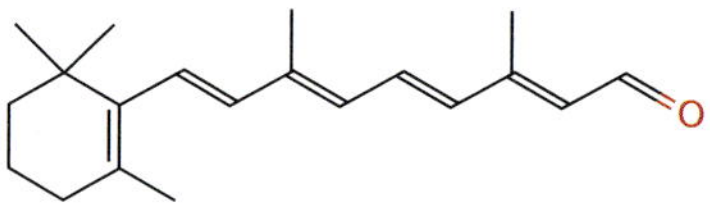

Retinal

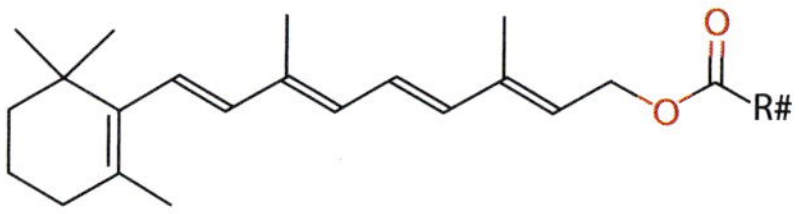

Retinylester

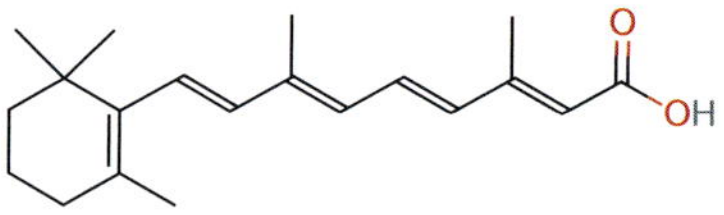

all-trans-Retinsäure (Tretinoin)

Retinoide

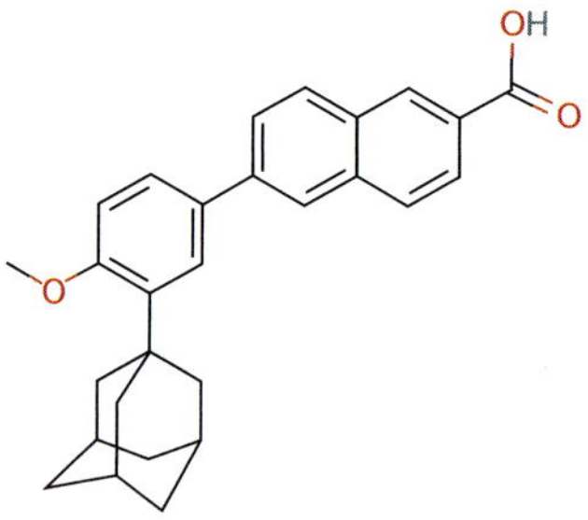

Adapalen

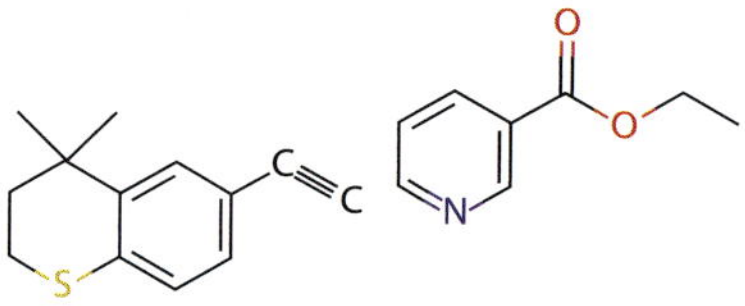

Tazaroten

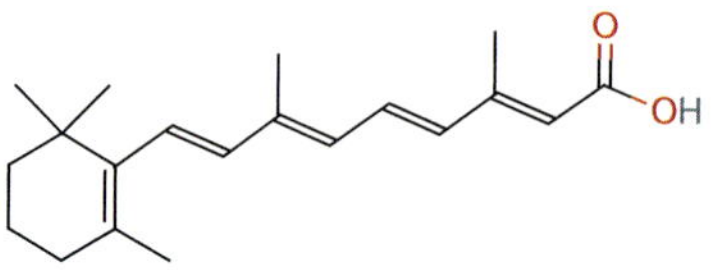

9-cis Retinsäure (Alitretinoin)

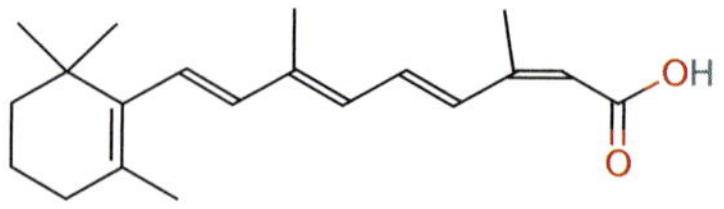

13-cis Retinsäure (Isotretinoin)

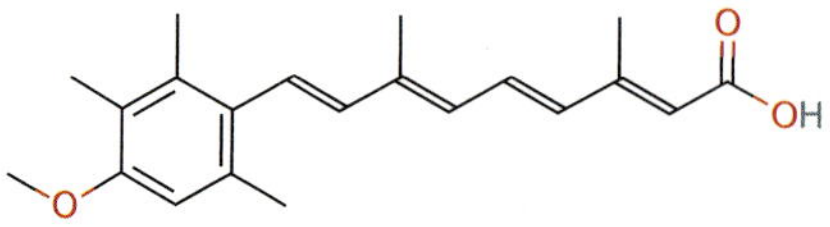

Acitretin

Abb. 53.2 Struktur von Vitamin-A und verschiedenen Retinoiden

Retinoide wird nach Glucuronidierung in der Leber über die Galle und den Darm eliminiert.

Unerwünschte Wirkungen. Unerwünschte Wirkungen sind unter der Therapie mit Retinoiden sehr häufig und können in der Regel nicht vermieden werden. **Bei topischer Anwendung** kommt es zu typischen **unerwünschten Wirkungen im Bereich der Haut.** Dazu gehören **Trockenheit, Rötung, Photosensibilisierung und Schuppung.** Charakteristisch ist eine **Cheilitis** bei systemischer Gabe.

Außerdem werden gelegentlich **Transaminasenanstiege** beobachtet sowie **Schmerzen im Bereich der Knochen** und der **Skelettmuskulatur.** Nicht selten findet sich bei prädisponierten Patienten ein **Anstieg der Blutplasmakonzentration von Triglyceriden und Cholesterin.** Retinoide gehören zu den am stärksten **teratogenen Pharmaka.** Die typische **Retinoid-Embryopathie,** die durch Thymusaplasie, kraniofaziale Defekte sowie Herz-, Skelett- und ZNS-Veränderungen geprägt ist, tritt typischerweise während des ersten Trimenons auf. Auch die topische Anwendung ist nicht ohne teratogenes Risiko.

❶ Cave

Retinoide sind daher in der Schwangerschaft sowie bei Frauen im gebärfähigen Alter ohne Schwangerschaftsprävention kontraindiziert.

Klinische Anwendung. Retinoide können lokal und systemisch bei schweren dermatologischen Erkrankungen wie der **Acne vulgaris** oder der **Psoriasis** eingesetzt werden. Außerdem kommt all-trans-Retinsäure bei der Therapie bei Patienten mit **Promyelozyten-Leukämie** zur Anwendung.

Kontraindikationen. Schwangerschaft stellt eine absolute Kontraindikation dar. Gebärfähige Frauen dürfen nur in Ausnahmefällen bei strenger Indikationsstellung und unter Berücksichtigung aller möglichen Vorsichtsmaßnahmen mit Retinoiden behandelt werden. Eine Therapie sollte stets unter Konzeptionsschutz erfolgen und 1 Monat vor der Therapie beginnen sowie während der Therapie und 1 Monat (Isotretinoin) bzw. 2 Jahre (Acitretin) nach Absetzen gewährleistet sein.

Steckbrief Retinoide

Wirkmechanismus: Förderung der epithelialen Differenzierung, Hemmung der Talgdrüsenproduktion sowie antiproliferative Effekte durch Aktivierung des Retinsäure-Rezeptors

Pharmakokinetik: Gute Resorption nach oraler Gabe, in der Regel hohe Bioverfügbarkeit, Plasmahalbwertszeit 1 bis mehrere Tage

Unerwünschte Wirkungen:

— Bei topischer Anwendung: Trockenheit, Rötung, Photosensibilisierung

— Bei systemischer Gabe: Cheilitis, Transaminasenanstiege, Knochen- und Muskelschmerzen, Hypertriglyzeridämie und Hypercholesterinämie, Teratogenität!

Klinische Anwendung: Behandlung dermatologischer Erkrankungen wie Acne vulgaris und Psoriasis sowie seltener Formen der akuten myeloischen Leukämie

Kontraindikation: Schwangerschaft

Weiterführende Literatur

Abu J, Batuwangala M, Herbert K, Symonds P (2005) Retinoic acid and retinoid receptors: potential chemopreventive and therapeutic role in cervical cancer. Lancet Oncol 6:712-720

Altucci L and Gronemeyer H, The promise of retinoids to fight again cancer, Nature Rev Cancer 1, 181-193 (2001)

Collins MD, Mao GE (1999) Teratology of retinoids. Annu Rev Pharmacol Toxicol 39:399-430

Ellis CN, Krach KJ (2001) Uses and complications of isotretinoin therapy. J Am Acad Dermatol 45:150-157

Dawson MI, Zhang X (2002) Discovery and design of retinoic acid receptor and retinoid X receptor class- and subtype-selective synthetic analogs of all-trans-retinoid acid and 9-cis-retinoic acid. Current Medical chemistry 9:623-637

Mark M, Ghyselinck NB, Chambon P (2006) Function of retinoid nuclear receptors: lesson from genetic and pharmacological dissectionc of the retinoic acid signalling pathway during mouse embryogenesis. Annu Rev Pharmacol Toxicol 46:451-480

Petkovich PM (2001) Retinoid acid metabolism. J Am Acad Dermatol 45:136-142

Ross SA, McCaffery PJ, Drager UC, De Luca LM (2000) Retinoids in embryonal development, Pharmacol Reviews 80:1021-1054

Antidiabetika

S. Offermanns

Die Behandlung des Diabetes mellitus zielt zum einen auf die Vermeidung der akuten Folgen einer erhöhten Blutglucosekonzentration. Zum anderen stellt sie eine Prophylaxe gegen die bei länger bestehendem Diabetes sich entwickelnden teilweise gravierenden Langzeitfolgen dar. Im vorliegenden Kapitel werden die physiologischen und pathophysiologischen Grundlagen der Stoffwechselregulation durch Insulin sowie die zur Behandlung des Diabetes verfügbaren Pharmaka dargestellt. Der praktische Einsatz von Antidiabetika wird am Beispiel der Behandlung des Typ-2-Diabetes mellitus verdeutlicht.

54.1 Regulation des Stoffwechsels durch Insulin

> **Lernziele**
>
> **Stoffwechselregulation durch Insulin**
> - Insulinsynthese und -freisetzung
> - Wirkungen von Insulin (Leber, Fettgewebe, Muskulatur)
> - Insulin-Rezeptor

54.1.1 Insulinsynthese und -freisetzung

Die in den β-Zellen des Pankreas synthetisierte Vorstufe des Insulins, das sog. **Prä-Pro-Insulin** trägt am N-Terminus ein Signalpeptid, das die Einschleusung der Insulinvorstufe in das raue endoplasmatische Retikulum vermittelt. Nach Abspaltung des Signalpeptids gelangt das **Pro-Insulin** in den Golgi-Apparat und von dort in die sekretorischen Granula. Im Golgi-Apparat sowie in den sekretorischen Granula erfolgt die Umwandlung von Pro-Insulin in **Insulin** durch proteolytische Abspaltung des **C-Peptids** (◘ Abb. 54.1). Das entstehende Insulin besteht aus der A- und B-Kette, die durch 2 Disulfidbrücken miteinander verbunden sind. Das C-Peptid verbleibt in den Granula und wird in äquimolaren Mengen zusammen mit Insulin in das Blut ausgeschüttet. Bei Patienten, die mit synthetischem Insulin behandelt werden, kann die Bestimmung der C-Peptid-Konzentration im Blut als Maß für die körpereigene Insulinausschüttung herangezogen werden.

Die **Freisetzung von Insulin** erfolgt **durch Exozytose der Insulin-haltigen Granula.** Analog zu anderen Prozessen der geregelten Exozytose wird dieser Vorgang vor allem durch einen Anstieg der intrazellulären Ca^{2+}-Konzentration ausgelöst.

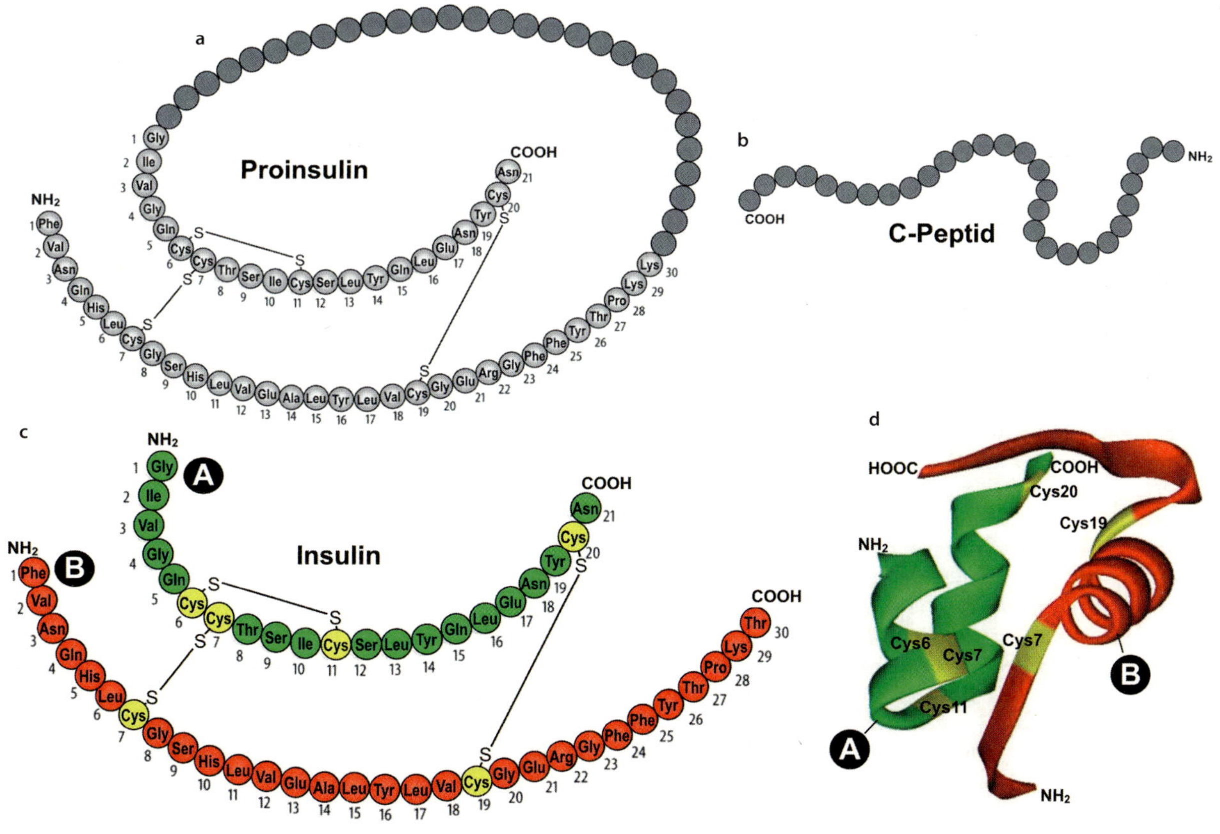

◘ **Abb. 54.1a-d Struktur und Prozessierung von Pro-Insulin.** Aus dem in den β-Zellen synthetisierten Prä-Pro-Insulin entsteht durch Abspaltung des Signalpeptids Proinsulin (**a**). Proinsulin wird durch proteolytische Abspaltung des 33 Aminosäuren langen C-Peptids (**b**) in Insulin (**c**) umgewandelt. Die A-Kette (21 Aminosäuren) und die B-Kette (30 Aminosäuren) des Insulins sind durch 2 Disulfidbrücken miteinander verbunden. Die A-Kette besitzt eine zusätzliche Disulfidbindung. Dreidimensionale Darstellung des Insulins (**d**) mit den Ketten A (grün) und B (rot) sowie den Disulfidbrücken-bildenden Cystein-Resten (gelb)

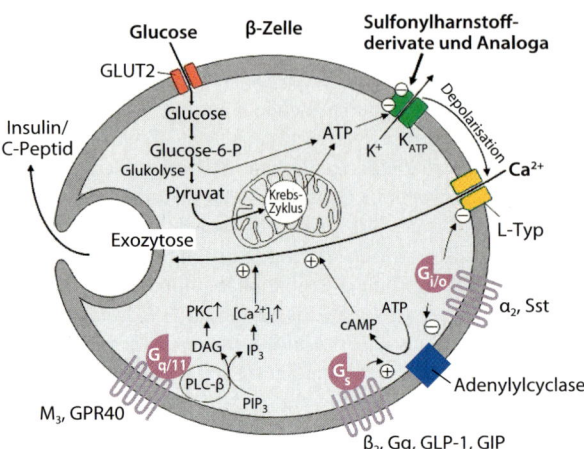

☐ Abb. 54.2 Regulation der Insulinfreisetzung aus β-Zellen. Das nach Glucoseaufnahme vermehrt entstehende ATP hemmt den K_{ATP}-Kanal. Die dadurch ausgelöse Depolarisation verursacht über die Öffnung von spannungsabhängigen Ca^{2+}-Kanälen einen Ca^{2+}-Einstrom. Folge davon ist die Freisetzung Insulin-haltiger Vesikel. Sulfonylharnstoffderivate und Analoga fördern die Insulinfreisetzung ebenfalls durch Hemmung des K_{ATP}-Kanals. Verschiedene Mediatoren modulieren die Freisetzung von Insulin. So führen Acetylcholin durch Aktivierung von M_3-Rezeptoren und freie Fettsäuren durch Aktivierung des Rezeptors GPR40 zur Freisetzung von intrazellulär gespeichertem Ca^{2+}. Auch ein Anstieg der intrazellulären cAMP-Konzentration durch Aktivierung G_s-gekoppelter Rezeptoren führt zu einer Verstärkung der Exozytose. Dazu gehören z.B. Rezeptoren für Glucagon (Gg), Glucagon-like peptide-1 (GLP-1), Gastric-inhibitory polypeptide (GIP) sowie der β_2-adrenerge Rezeptor. Die Insulinfreisetzung wird gehemmt durch Aktivierung G_i/G_o-gekoppelter Rezeptoren (z.B. Somatostatin(Sst)-Rezeptoren oder α_2-Adrenozeptoren)

❯ Der wichtigste Stimulus der Insulinfreisetzung aus β-Zellen ist ein Anstieg der Blutglucosekonzentration.

Glucose gelangt durch den Insulin-unabhängigen Glucosetransporter **GLUT2** in die β-Zelle und wird nach Aufnahme in die Zelle durch die Glucokinase zu Glucose-6-Phosphat phosphoryliert (☐ Abb. 54.2). Der Abbau von Glucose-6-Phosphat über die Glykolyse sowie den Krebs-Zyklus in den Mitochondrien führt zum Anstieg der zellulären ATP-Konzentration sowie zu einem Abfall der ADP-Konzentration. Die **Erhöhung des ATP/ADP-Quotienten** bewirkt eine **Schließung von ATP-sensitiven K^+-Kanälen (K_{ATP}).** K_{ATP}-Kanäle der β-Zelle bestehen aus 4 porenbildenden Untereinheiten (Kir 6.2) sowie aus 4 akzessorischen Untereinheiten (SUR1) (☐ Abb. 54.8). Die Bindung von ATP an die Kir 6.2-Untereinheit führt zur Schließung von K_{ATP}-Kanälen. Dadurch kommt es zur **Depolarisation der β-Zellen,** wodurch **spannungsabhängige Ca^{2+}-Kanäle vom L- und R-Typ geöffnet werden** (☐ Abb. 54.2). Der dadurch ausgelöste Einstrom von Ca^{2+} führt zu einem **Anstieg der intrazellulären Ca^{2+}-Konzentration** und zur **Auslösung der Exozytose** Insulin-haltiger Granula. Glucose steigert die Insulinfreisetzung nicht nur direkt nach Aufnahme in β-Zellen, sondern kann dies auch indirekt unter Vermittlung der intestinalen Hormone **Glucagon-like pepti-**

de-1 (GLP-1) sowie **Gastric-inhibitory polypeptide (GIP)** bewirken. Nach oraler Aufnahme von Glucose setzen K-Zellen im Epithel des oberen Dünndarms GIP und L-Zellen im Epithel des unteren Dünndarms GLP-1 frei. GIP und GLP-1 gelangen dann über den Blutweg zu den β-Zellen, wo sie nach Aktivierung G-Protein-gekoppelter Rezeptoren über das G-Protein G_s zu einem Anstieg der cAMP-Konzentration führen und dadurch die Glucose-induzierte Freisetzung von Insulin steigern (☐ Abb. 54.2).

Die durch Glucose direkt und indirekt ausgelöste Insulinsekretion wird durch eine Vielzahl von weiteren Hormonen, Transmittern und Nährstoffen moduliert. **Acetylcholin** und das **vasoaktive intestinale Peptid (VIP),** die von parasympathischen Nervenendigungen freigesetzt werden, stimulieren Sekretion und Synthese von Insulin, während das aus sympathischen Nervenenden freigesetzte Noradrenalin über α_2-adrenerge Rezeptoren die Insulinfreisetzung hemmt. Das in α-Zellen des Pankreas gebildete **Glucagon** steigert die Insulinfreisetzung, während das in den δ-Zellen des Pankreas gebildete **Somatostatin** die Insulinfreisetzung hemmt. Auch andere Nährstoffe beeinflussen die Insulinfreisetzung. So führen **freie Fettsäuren** zu einer verstärkten Insulinsekretion. Dies geschieht teils direkt über G-Protein-gekoppelte Rezeptoren (GPR40) auf β-Zellen, teils indirekt durch Stimulation der GLP-1-Freisetzung aus intestinalen Zellen über den G-Protein-gekoppelten Rezeptor GPR120.

Unter den sauren Bedingungen der Insulin-haltigen Granula liegt Insulin überwiegend als **Hexamer** vor. Nach Ausschüttung in das Blut der Portalvene erfolgt die Dissoziation in **monomeres Insulin.** Die pulsatil erfolgende basale Insulinfreisetzung wird nach einer Mahlzeit um ein Vielfaches gesteigert.

54.1.2 Wirkungen von Insulin

Insulin ist der wichtigste Regulator der Aufnahme, Umsetzung sowie Speicherung zellulärer Nährstoffe nach einer Mahlzeit. Es wirkt **anabol,** indem es die Aufnahme von Glucose, freien Fettsäuren und Aminosäuren in einigen Geweben steigert, die Umsetzung in Speicherformen wie Glykogen, Triglyzeride und Proteine fördert und den Abbau dieser Speicherformen hemmt. Die wichtigsten Zielorgane des Insulins sind die **Leber,** das **Fettgewebe** sowie die **Skelettmuskulatur** (☐ Tab. 54.1; ☐ Abb. 54.3).

Wirkungen auf die Leber

Etwa 50% des nach einer Mahlzeit sezernierten Insulins wird bei der ersten Passage in der Leber extrahiert, die andere Hälfte erscheint im peripheren Blut. **Glucose gelangt** zunächst Insulin-unabhängig **über den Glucose-Transporter GLUT2 in die Leber** und wird dort durch die Glucokinase in Glucose-6-Phosphat umgewandelt. Unter dem Einfluss von Insulin kommt es zur **Steigerung der Glykogen-Synthese durch Hemmung der Glykogen-Synthase Kinase 3 (GSK-3),** die die Glykogensynthase phosphoryliert und dadurch inhibiert. Parallel dazu wird der Glykogenabbau durch Inhibition der Glykogenphosphorylase gehemmt. Auch die **Gluconeoge-**

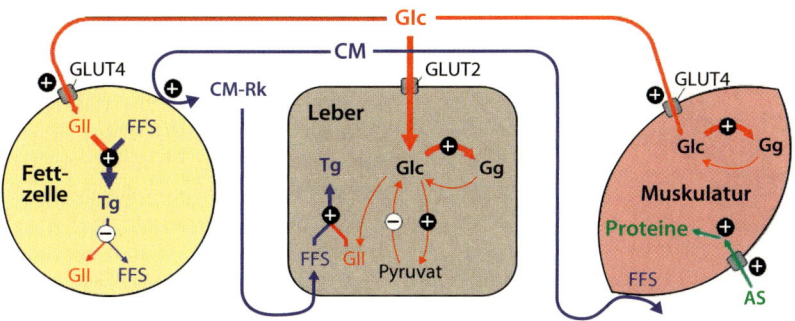

◘ Abb. 54.3 Haupteffekte des Insulins an seinen Zielorganen Leber, Fettgewebe und Muskulatur. Dargestellt sind die wichtigsten Stoffwechselwege in der Postprandialphase und ihre Beeinflussung durch Insulin. + = durch Insulin stimuliert; – = durch Insulin inhibiert;

Glc = Glucose; CM = Chylomikronen; CM-Rk = Chylomikronenrestkörper; TG = Triglyzeride; Gg = Glykogen; FFS = freie Fettsäuren; Gll = Glycerol; AS = Aminosäuren; GLUT2/GLUT4 = Glucose-Transporter 2/4

se wird gehemmt, indem Insulin die Transkription von Schlüsselenzymen der Gluconeogenese vermindert. Die **Glykolyse** wird hingegen **gesteigert.** Folge ist eine **Verminderung der Glucosebildung und -freisetzung**.

Wirkungen auf das Fettgewebe

Insulin **steigert die Aufnahme von Glucose** und **freien Fettsäuren.** Die Aufnahme von Glucose nimmt unter dem Einfluss von Insulin durch **vermehrten Einbau des Glucose-Transporters GLUT4 in die Plasmamembran** zu, die Freisetzung von freien Fettsäuren wird im Fettgewebe durch **Steigerung der Lipoprotein-Lipase-Aktivität** durch Insulin erhöht und die Aufnahme von freien Fettsäuren nimmt zu. Glucose und freie Fettsäuren stehen somit vermehrt für die Synthese von Triglyzeriden zur Verfügung. Die **Triglyzeridsynthese wird gesteigert,** während parallel die **Lipolyse gehemmt** wird.

Wirkungen auf die Muskulatur

Der größte Teil der nach einer Mahlzeit im Blut anfallenden Glucose wird Insulin-abhängig von der Skelettmuskulatur

aufgenommen. Die **Steigerung der Glucoseaufnahme durch Insulin** erfolgt wie im Fettgewebe durch vermehrten Einbau des Glucose-Transporters **GLUT4.** Die in den Skelettmuskel aufgenommene Glucose wird wie in der Leber durch **Stimulation der Glykogensynthese** und **Hemmung des Glykogenabbaus** in Form von Glykogen gespeichert.

54.1.3 Insulin-Rezeptor

Die Wirkungen des Insulins an seinen Zielorganen werden durch den Insulin-Rezeptor vermittelt, der zur Gruppe der **Rezeptor-Tyrosin-Kinasen** gehört. Der Rezeptor besteht aus 2 extrazellulären α-Untereinheiten sowie 2 β-Untereinheiten, die die Plasmamembran durchspannen und im intrazellulären Teil die Tyrosin-Kinase-Domäne tragen (◘ Abb. 54.4). Die Bindung von Insulin an den extrazellulären Teil des Rezeptors führt zur Konformationsänderung, die in einer **Autophosphorylierung des Rezeptors an eine Reihe von Tyrosin-Resten** resultiert. Die phosphorylierten Tyrosinreste der In-

Organ	Effekt	Mechanismus
Leber	Glykogensynthese ↑	Akt-abhängige Phosphorylierung und Inhibition der Glykogensynthase-Kinase 3 (GSK3)
	Gluconeogenese ↓ Glykolyse ↑	Akt-abhängige Hemmung der Phosphoenolpyruvat-Carboxykinase (PEPCK) und Glucose-6-Phosphatase; Induktion der Pyruvat-Kinase und Glycerinaldehyd-Dehydrogenase
Fettgewebe	Glucoseaufnahme ↑	Translokation GLUT4-haltiger Vesikel
	Triglyceridsynthese ↑ Trigyceridabbau ↓	Aktivierung der Lipoprotein-Lipase; Induktion der Fettsäuresynthese; Hemmung der Lipolyse durch Aktivierung der Phosphodiesterase (PDE3B) sowie Hemmung der Adenylyl-Cyclase (Laktat, HCA_1) → cAMP-Spiegel ↓
Skelettmuskel	Glucoseaufnahme ↑	wie Fettgewebe
	Glykogensynthese ↑	wie Leber
	Proteinsynthese ↑	Aktivierung von Aminosäureaufnahme, Stimulation der mRNA-Translation über p70S6-Kinase und Elongationsfaktor 4

◘ Tab. 54.1 Insulineffekte auf den Metabolismus von Leber, Fettgewebe und Muskel

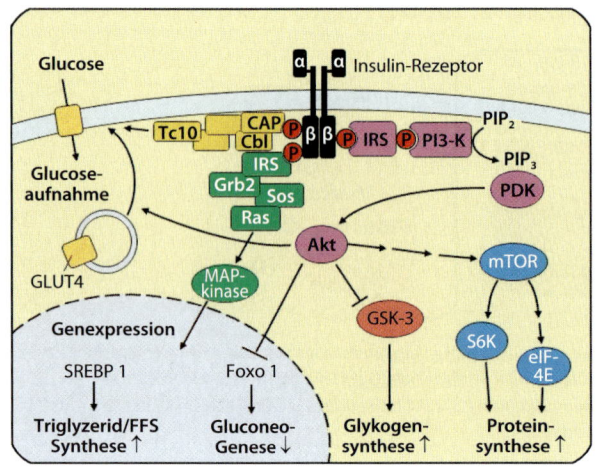

○ **Abb. 54.4** Der Insulin-Rezeptor und die durch ihn ausgelösten Signaltransduktionsprozesse. Siehe Text

sulin-Rezeptor-β-Untereinheit bilden nun **Andockstellen** für verschiedene zytoplasmatische Proteine, von denen die **Insulin-Rezeptor-Substrate (IRS)** die wichtigsten sind. Die Bindung von IRS an den autophosphorylierten Insulin-Rezeptor führt zur Phosphorylierung von IRS wiederum an Tyrosinresten, die dann ihrerseits als Andockstellen für weitere Proteine fungieren (○ Abb. 54.4). So bindet beispielsweise der Komplex aus Grb2 und dem Ras-aktivierenden Protein Sos an IRS, und es kommt über die Aktivierung von Ras zur **Stimulation des MAP-Kinase-Signalweges,** über den Insulin beispielsweise Zellwachstum und verschiedene transkriptionelle Prozesse beeinflusst. Der wichtigste durch IRS-Proteine aktivierte Effektor ist **Phosphatidylinositol-3-Kinase (PI3K)**, die nach Bindung an IRS Phospholipid-Substrate in der Plasmamembran zu Phosphatidylinositol-3-Phosphat (PIP$_3$) umwandeln kann. PIP$_3$ führt dann über die Rekrutierung von PDK-Kinasen zur **Phosphorylierung und Aktivierung der Serin/Threonin-Kinase Akt**. Akt ist ein zentraler Mediator der zellulären Effekte von Insulin (○ Abb. 54.4).

Die Phosphorylierung und **Hemmung der Glykogen-Synthase-Kinase-3 (GSK-3) durch Akt** führt zu einer verminderten Phosphorylierung und Hemmung der Glykogen-Synthase-Kinase durch GSK-3 und vermittelt damit den steigernden Effekt von Insulin auf die Glykogensynthese. Akt führt über die **Phosphorylierung von verschiedenen Transkriptionsfaktoren** zur Veränderung der Genexpression. So kommt es unter dem Einfluss von Akt beispielsweise zu einer verminderten Expression der gluconeogenetischen Enzyme Phosphoenolpyruvat Carboxykinase (PEPCK) und Glucose-6-Phosphatase. Umgekehrt kommt es zu einer vermehrten Expression der Fettsäuresynthase in Fettzellen. Die Aktivierung der Proteinsynthese erfolgt durch Akt über die **Stimulation der Aktivität der Serin/Threonin-Kinase »mammalian target of rapamycin« (mTOR)**. mTOR führt über die Phosphorylierung und Aktivierung der ribosomalen S6-Kinase sowie über die Aktivierung von Translations-Initiations-Faktoren zur Steigerung der Proteinsynthese.

Akt ist schließlich auch an der Insulin-induzierten **Steigerung der zellulären Glucoseaufnahme** beteiligt. Insbesondere in der Muskulatur sowie im Fettgewebe kommt es unter dem Einfluss von Akt zur vermehrten **Translokation von Glucose-Transporter-(GLUT4-)haltigen Vesikeln in die Plasmamembran.** Für die Insertion der GLUT4-haltigen Vesikel ist die Insulin-Rezeptor-abhängige Aktivierung eines weiteren Signalweges erforderlich. Dieser Signalweg wird über das Adapterprotein CAP induziert und resultiert in der Aktivierung der monomeren GTPase Tc10 (○ Abb. 54.4).

54.2 Diabetes mellitus

> **Lernziele**
> — Typ-1-Diabetes mellitus
> — Typ-2-Diabetes mellitus
> — Langzeitkomplikationen des Diabetes mellitus

Der Diabetes mellitus umfasst eine Reihe von Krankheitsentitäten. Die häufigsten Formen des Diabetes mellitus sind der Typ 1 und der Typ 2, die sich in Ätiologie, Pathogenese, klinischem Verlauf und Therapie deutlich unterscheiden. Zusammen mit den nichtdiagnostizierten Personen rechnet man mit einer Prävalenz des Diabetes mellitus von etwa 7–8% der Erwachsenenbevölkerung. Davon sind etwa 90% Typ-2-Diabetiker, während 5–8% einen Typ-1-Diabetes haben.

54.2.1 Typ-1-Diabetes mellitus

Die Mehrzahl der Typ-1-Diabetes-mellitus-Fälle resultieren aus einem **Zusammenspiel genetischer, immunologischer** sowie **umweltabhängiger Faktoren,** die zur **Zerstörung der β-Zellen des Pankreas** führen. In der Regel kann die progrediente Zerstörung der β-Zellen auf einen autoimmunologischen Prozess zurückgeführt werden, von dem man annimmt, dass er durch infektiöse oder umweltbedingte Stimuli ausgelöst wird und durch β-Zell-spezifische Proteine aufrechterhalten wird. Schon bevor der Typ-1-Diabetiker klinisch auffällig wird, lässt sich bei der Mehrzahl der Patienten das Auftreten autoimmunologischer Marker nachweisen. Mit zunehmender Zerstörung der β-Zellen nimmt die Insulinfreisetzung ab. Wenn etwa 80% der β-Zellen zerstört sind, kann eine normale Glucosetoleranz nicht mehr aufrechterhalten werden und der Typ-1-Diabetes mellitus wird klinisch apparent.

Das typische Manifestationsalter des Typ-1-Diabetes liegt zwischen dem 15. und 25. Lebensjahr. Nach der Erstmanifestation des Typ-1-Diabetes mellitus wird in der Regel eine Übergangsphase beobachtet, in der eine Kontrolle der Stoffwechsellage durch diätetische Maßnahmen oder geringe Insulindosen erreicht werden kann. Mit fortlaufender Zerstörung der noch vorhandenen β-Zellen versiegt die endogene Insulinproduktion jedoch zunehmend und die Patien-

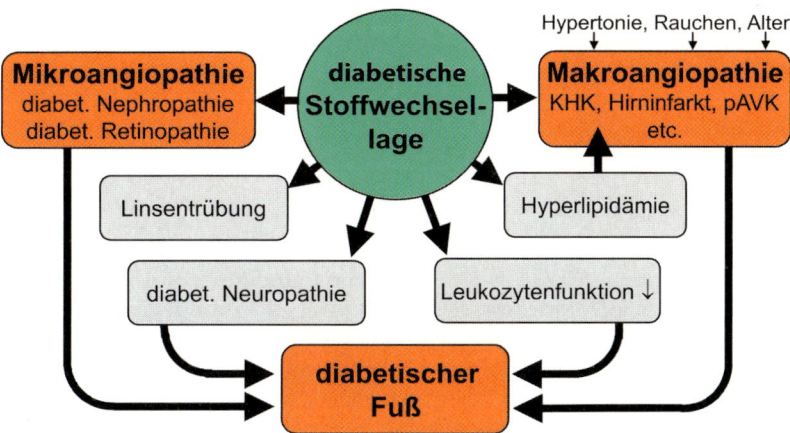

Abb. 54.5 Langzeitkomplikationen des Diabetes mellitus

ten weisen schließlich eine **komplette Insulindefizienz** auf, sodass sie **vollständig auf exogene Insulinzufuhr angewiesen** sind.

54.2.2 Typ-2-Diabetes mellitus

Der Typ-2-Diabetes mellitus geht einher mit:
- Resistenz gegenüber Insulin
- verminderter Insulin-Sekretion
- erhöhter hepatischer Glucoseproduktion

Der Typ-2-Diabetes mellitus resultiert meistens aus einem Zusammenspiel von **genetischer Prädisposition** und einem Lebensstil, der mit relativ **hoher Energiezufuhr bei vergleichsweise geringem Energieverbrauch (körperliche Aktivität)** verbunden ist. Letzteres wird insbesondere dadurch deutlich, dass die meisten Typ-2-Diabetiker übergewichtig sind und sich die Mehrzahl der Typ-2-Diabetes-Erkrankungen auf dem Boden eines metabolischen Syndroms entwickeln. Das **metabolische Syndrom** ist eine typische Wohlstandserkrankung, die mit den 4 Kardinalsymptomen
- **Übergewicht** (BMI >30 kg/m^2),
- **Dyslipidämie** (Triglyzeride erhöht, HDL-Cholesterin vermindert),
- **arterielle Hypertonie** sowie
- **Störung der Glucosetoleranz** einhergeht.

Bei den meisten Typ-2-Diabetes-Erkrankungen liegt **zunächst eine Insulinresistenz** vor, die anfangs durch eine **verstärkte Insulinproduktion und -freisetzung** durch die β-Zellen kompensiert werden kann. Typisch für dieses Stadium ist die **Hyperinsulinämie. Mit fortlaufender Dauer der Erkrankung** nimmt die Fähigkeit der β-Zellen zur Insulinproduktion jedoch stetig ab, und es entwickelt sich eine **gestörte Insulinsekretion.** Im fortgeschrittenen Stadium des Typ-2-Diabetes findet sich eine charakteristische Degeneration der β-Zellen des Pankreas. Die **Ursachen der Insulinresistenz** sind nicht genau geklärt. Es wird vermutet, dass insbesondere Defekte im Bereich der zellulären Signalweiterleitungsprozesse, die

durch Aktivierung des Insulinrezeptors in Gang gesetzt werden, ursächlich für die Insulinresistenz des Typ-2-Diabetikers sind (Abb. 54.4). Es gibt Hinweise darauf, dass **chronisch entzündliche Prozesse im Fettgewebe Übergewichtiger** sowie die insbesondere bei Übergewichtigen **erhöhten Plasmakonzentrationen an freien Fettsäuren** zu der Insulinresistenz beitragen. Freie Fettsäuren wirken beispielsweise inhibitorisch auf die Glucoseaufnahme und -verwertung durch den Skelettmuskel und fördern die Gluconeogenese in der Leber.

54.2.3 Langzeitkomplikationen des Diabetes mellitus

Neben den in der Frühphase des Diabetes mellitus beobachteten Symptomen einer gestörten Glucosetoleranz (Müdigkeit, Polyurie, Polydipsie, Gewichtsverlust etc.) spielen insbesondere die im Verlauf einer jahrelangen Erhöhung der Blutglucosekonzentration auftretenden diversen Komplikationen eine wichtige Rolle für die Morbidität und Mortalität von Patienten mit Diabetes mellitus.

> Das Ziel der Therapie des Diabetes mellitus ist die Beseitigung der Frühsymptome sowie die Prävention der Komplikationen.

Die **Komplikationen des Diabetes mellitus** sind vor allen Dingen Schädigungen des Gefäßsystems, wobei eine **Mikroangiopathie (z.B. Retinopathie, Nephropathie)** von einer **Makroangiopathie (Atherosklerose)** abgegrenzt werden kann (Abb. 54.5). Aufgrund dieser Komplikationen führt der Diabetes mellitus bei unzureichender Behandlung zu einem polymorbiden Zustand. Im Rahmen der Einschätzung des Gesamtrisikos für kardiovaskuläre Erkrankungen gilt der Diabetes mellitus als ein wesentlicher Risikofaktor (▶ Kap. 43).

Die chronische Hyperglykämie ist der entscheidende ätiologische Faktor, der zur Mikro- und Makroangiopathie führt, und umfangreiche klinische Studien haben mittlerweile nachweisen können, dass das Auftreten von Komplikationen durch eine adäquate Therapie deutlich verzögert werden kann. Die Mechanismen, über die eine Hyperglykämie zu den mikro-

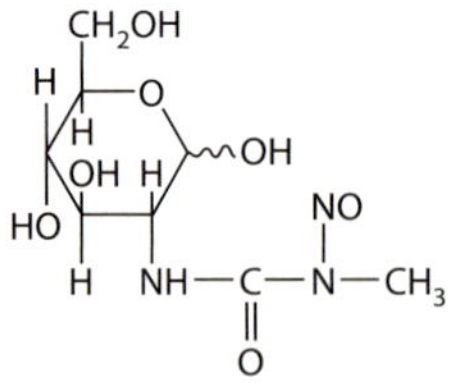

Abb. 54.6 Streptozotocin

und makrovaskulären Spätschäden des Diabetes mellitus führt, sind bisher nur ansatzweise verstanden.

Die bei einer Hyperglykämie im Körper stattfindenden nicht-enzymatischen Glykosylierungen (Glykierungen) von intra- und extrazellulären Proteinen führen zur Bildung sog. »**Advanced glycosylation endproducts« (AGEs)**. Es gibt Hinweise darauf, dass AGEs über zelluläre Schädigungen zu den mikro- und makrovaskulären Veränderungen führen. Auch eine **Aktivierung der Proteinkinase C (PKC)** ist mit der Pathogenese der diabetischen Spätkomplikationen in Zusammenhang gebracht worden. Schließlich ist auch eine **vermehrte Bildung von Sorbitol sowie von Fructose-6-Phosphat** als mögliche Ursache der diabetischen Spätkomplikationen beschrieben worden.

■ ■ ■ **Streptozotocin**

Streptozotocin (■ Abb. 54.6) ist ein Glucosamin-Nitrosoharnstoff-Derivat, das erstmals aus *Streptomyces achromogenes* gewonnen wurde. Bei Untersuchungen zur Antitumoraktivität dieser Substanz zeigte sich ein sehr starker diabetogener Effekt, der auf einer nahezu selektiven Schädigung und Zerstörung von β-Zellen des Pankreas beruht. Streptozotocin wird seither zur Auslösung eines experimentellen Diabetes in Tierversuchen verwendet. Die Substanz akkumuliert in β-Zellen und führt dort aufgrund ihrer chemischen Instabilität zur Bildung reaktiver Sauerstoffspezies. In der Folge kommt es zu ausgeprägten DNA-Strang-Brüchen, wodurch das DNA-Reparaturenzym Poly-(ADP-Ribose-)Polymerase (PARP) aktiviert wird. PARP katalysiert die kovalente Addition von ADP-Ribosegruppen an verschiedene nukleäre Proteine unter Verbrauch von NAD$^+$. Aufgrund des dadurch verursachten zellulären NAD$^+$-Mangels sinken die zellulären ATP-Spiegel und die β-Zelle stirbt. Da dieser toxische Effekt prinzipiell jede Zelle betreffen sollte, war lange Zeit unklar, weshalb Streptozotocin selektiv auf β-Zellen wirkt. Eine Erklärung für die β-Zellspezifische Wirkung von Streptozotocin gelang mit dem Nachweis, dass Streptozotocin den vor allem in β-Zellen hoch exprimierten Glucose-Transporter GLUT2 benutzt, um in die Zelle zu gelangen. Dies erklärt auch, weshalb hohe Konzentrationen von Streptozotocin zusätzlich Leber- und Nierenzellen, die ebenfalls GLUT2 exprimieren, schädigen.

Sulfonylharnstoff-Derivate

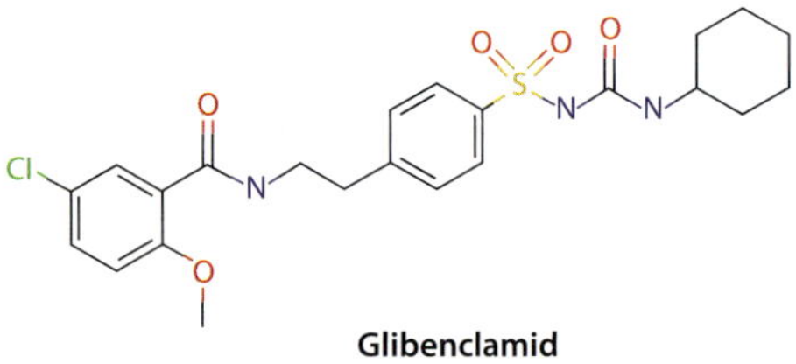

Glibenclamid

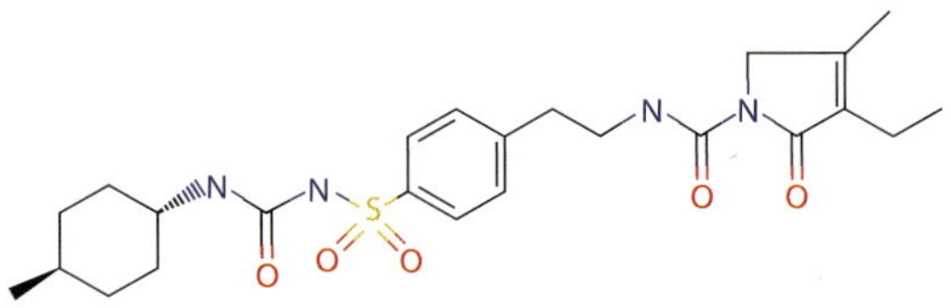

Glimepirid

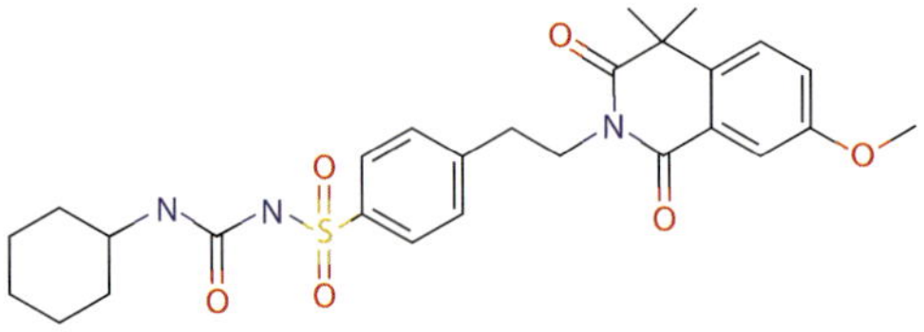

Gliquidon

Analoga (Glinide)

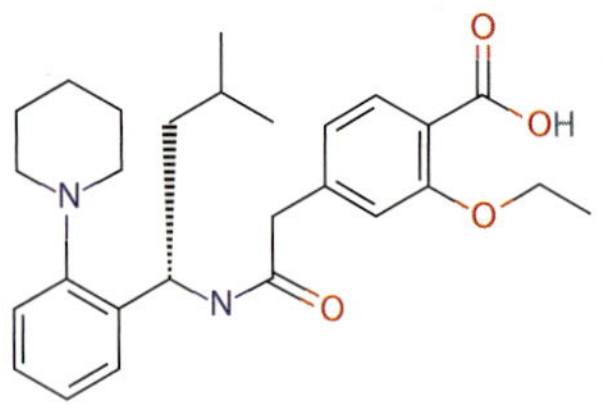

Repaglinid

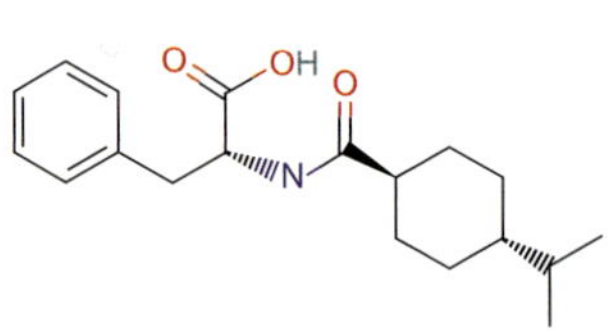

Nateglinid

Abb. 54.7 Struktur einiger klinisch eingesetzter Sulfonylharnstoff-Derivate und Analoga

54.3 Antidiabetika

Die Therapie des Diabetes mellitus beruht auf nichtmedikamentösen Maßnahmen (Ernährungsumstellung, vermehrte körperliche Bewegung) sowie auf einer medikamentösen Therapie. Die bei Diabetes mellitus eingesetzten Pharmaka können in die Gruppe der

- **parenteral** zu verabreichenden Insuline und Insulinanaloga sowie Glucagon-like-peptide-Rezeptor-Agonisten und
- **oral** zu verabreichenden Antidiabetika unterteilt werden. Die **oralen Antidiabetika** umfassen Sulfonylharnstoffderivate und ihre Analoga, Biguanide, PPAR-γ-Agonisten (Thiazolidindione, Glitazone), α-Glucosidase-Inhibitoren sowie Dipeptidylpeptidase-IV-Hemmer (Gliptine).

54.3.1 Sulfonylharnstoffderivate und Analoga

Ausgehend von der bereits 1930 gemachten Beobachtung, dass einige Sulfonamide eine blutzuckersenkende Wirkung besitzen, kam erstmals 1955 mit Carbutamid ein Sulfonylharnstoffderivat als antidiabetisches Medikament in den therapeutischen Einsatz. Durch umfangreiche synthetische Abwandlungen wurde eine Reihe optimierter Sulfonylharnstoffderivate entwickelt, die sich v.a. durch bessere pharmakokinetische Eigenschaften sowie durch eine höhere Potenz auszeichnen. Derzeit sind **Glibenclamid, Glibornurid, Gliclazid, Glimepirid, Gliquidon** und **Tolbutamid** im Handel (◘ Abb. 54.7).

Allen Sulfonylharnstoffderivaten ist gemeinsam, dass **sie an die SUR-1-Untereinheit des K_{ATP}-Kanals der β-Zellen des Pankreas binden** und dadurch **den Kanal schließen** (◘ Abb. 54.2 und ◘ Abb. 54.8). Die aus der Schließung des K_{ATP}-Kanals resultierende Membrandepolarisation führt zur Öffnung spannungsabhängiger Ca^{2+}-Kanäle, und der dadurch ausgelöste Ca^{2+}-Einstrom in die β-Zellen löst die Insulinsekretion aus. K_{ATP}-Kanäle bestehen aus der eigentlichen Kanalpore, die aus 4 Kir6.2-Untereinheiten besteht, sowie aus den 4 akzessorischen SUR-Untereinheiten (◘ Abb. 54.8). Die K_{ATP}-Kanäle verschiedener Gewebe unterscheiden sich in ihrer molekularen Zusammensetzung. Die Kanäle der β-Zelle bestehen

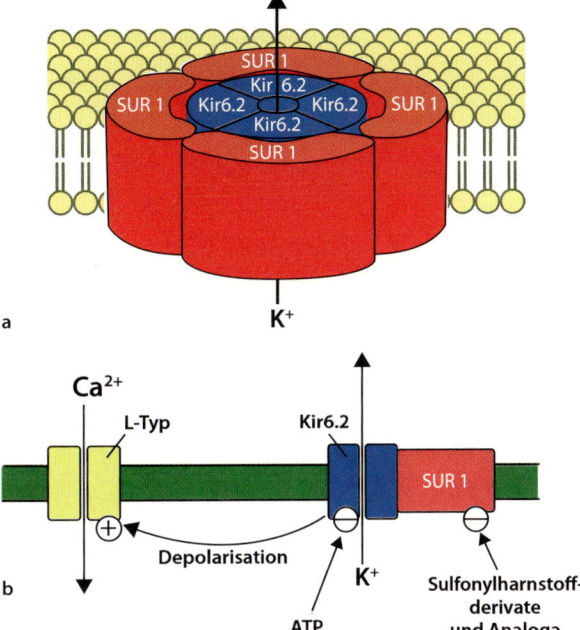

◘ **Abb. 54.8a, b Struktur und Funktion ATP-sensitiver K+-Kanäle.**
a Modell der Struktur des K_{ATP}-Kanals in β-Zellen. **b** Die Sulfonylharnstoffderivate und Analoga führen zur Inhibition des Kanals durch Bindung an die SUR1-Untereinheit. Die durch Hemmung des K_{ATP}-Kanals ausgelöste Depolarisation führt zur Öffnung von Spannungsabhängigen Ca^{2+}-Kanälen und damit zum transmembranären Ca^{2+}-Einstrom

aus Kir6.2- sowie SUR1-Untereinheiten und sind mit denen des Gehirns identisch. Kir6.2 und SUR2A bilden den Kanal im Herzen sowie in der Skelettmuskulatur, während der K_{ATP}-Kanal der glatten Muskulatur aus den Untereinheiten Kir6.1 und SUR2B besteht. Alle klinisch eingesetzten Sulfonylharnstoffderivate haben eine hohe **Selektivität für SUR1**. Aufgrund ihrer geringen Fähigkeit, die Blut-Hirn-Schranke zu überwinden, bleibt der zentrale K_{ATP}-Kanal durch sie unbeeinflusst. Die Sulfonylharnstoffderivate unterscheiden sich zum Teil wesentlich in ihrer Bindungsaffinität (Glibenclamid > Gliquidon > Glibornurid > Gliclazid > Tolbutamid), was sich in der jeweils erforderlichen Dosis niederschlägt. Die **Sulfonylharnstoffanaloga Repaglinid** und **Nateglinid** greifen ebenfalls am K_{ATP}-Kanal an, unterscheiden sich jedoch strukturell deutlich von den Sulfonylharnstoffderivaten (◘ Abb. 54.7).

> Der Wirkmechanismus der Sulfonylharnstoffderivate und ihrer Analoga macht verständlich, dass sie nur wirksam sind, wenn die körpereigene Insulinproduktion wenigstens teilweise noch erhalten ist.

Die Insulinfreisetzung wird dabei nicht nur bei einer Erhöhung der Blutglucosekonzentration stimuliert, sondern auch bei normo- oder hypoglykämischen Zuständen, was die **Gefahr von Hypoglykämien** unter Therapie mit Sulfonylharnstoffderivaten und Analoga mit sich bringt (s.u.).

◻ Tab. 54.2 Pharmakokinetik oraler Antidiabetika

Pharmakon	Bioverfügbarkeit (%)	Plasma-HWZ (h)	Plasmaproteinbindung (%)	Elimination renal/biliär (%)
Sulfonylharnstoffderivate				
Glibenclamid	99	2–4 (8-12)[1]	99	50/50
Glibornurid	95	5–10	96	65/35
Gliclazid	99	10	90	70/30
Glimepirid	99	5–8	99	50/50
Gliquidon	99	4–6	99	5/95
Tolbutamid	95	6–8	95	90/10
Sulfonylharnstoffanaloga				
Nateglinid	75	1,5	98	80/20
Repaglinid	65	1	98	8/92
Biguanide				
Metformin	55	2–5	5	renal
PPARγ-Agonisten				
Pioglitazon	>80	5–6	99	45/55
α-Glucosidasehemmer				
Acarbose	<2	–	–	renal
Miglitol	95	2–3	<4	renal
DPP-IV-Hemmer				
Sitagliptin	85	12		v.a. renal
Vidagliptin	85	2–3		v.a. renal
Saxagliptin	<75	3		70/30

Pharmakokinetik. Sulfonylharnstoffderivate und ihre Analoga werden nahezu vollständig nach oraler Gabe resorbiert und weisen eine **hohe Bioverfügbarkeit** auf (◻ Tab. 54.2). Nateglinid und Repaglinid werden besonders rasch resorbiert, weisen maximale Plasmakonzentrationen bereits innerhalb 1 Stunde auf und besitzen eine relativ kurze Halbwertszeit. Die Sulfonylharnstoffderivate erreichen maximale Plasmakonzentrationen 2–6 Stunden nach oraler Gabe und besitzen **Plasmahalbwertszeiten von mehreren Stunden** (◻ Tab. 54.2). Alle Substanzen werden **überwiegend metabolisiert,** wobei insbesondere die Metabolite von Glibenclamid und Nateglinid selbst noch wirksam sind.

Die Elimination der Sulfonylharnstoffderivate und ihrer Analoga erfolgt mit Ausnahme von Gliquidon und Repaglinid überwiegend renal.

Unerwünschte Wirkungen. Aufgrund ihrer Glucose-unabhängigen Wirkung auf die Insulinfreisetzung besteht die Gefahr der Auslösung von **Hypoglykämien.** Ursache sind meist Unregelmäßigkeiten im Diätplan, beispielsweise durch Aus-

lassen von Mahlzeiten. Unter der Therapie mit Sulfonylharnstoffderivaten und Analoga wird eine Tendenz zur **Gewichtszunahme** beobachtet. Seltenere unerwünschte Wirkungen sind **gastrointestinale Störungen, allergische Reaktionen** und **Blutbildveränderungen.** Unter Sulfonylharnstoffen kann es zum cholestatischen Ikterus kommen, und eine Erhöhung der Plasmakonzentration von Leberenzymen wird gelegentlich unter Gabe von Nateglinid und Repaglinid beobachtet.

Interaktionen. Erhöhte Gefahr von Hypoglykämien bei gleichzeitiger Gabe von **ACE-Hemmern, Salicylaten** und **β-Blockern;** verminderte Wirkung durch **Glucocorticoide, Thiazide, Schleifendiuretika.**

❶ Cave
β-Blocker kaschieren die Symptome einer Hypoglykämie (Palpitationen, Tremor, Hungergefühl).

Kontraindikationen. Typ-1-Diabetes, schwere **Nieren- und Leberfunktionsstörungen,** sowie **Stoffwechselstörungen im Verlaufe schwerer Infektionen, Operationen und Traumata.**

Aufgrund der Plazentagängigkeit sowie des Übertritts in die Muttermilch sind Sulfonylharnstoffderivate und Analoga während der **Schwangerschaft** und **Stillzeit** kontraindiziert.

Klinische Anwendung. Sulfonylharnstoffderivate und Analoga werden bei **Typ-2-Diabetikern** eingesetzt, **wenn nichtmedikamentöse Maßnahmen zu keiner ausreichenden Normalisierung der Glucoseplasmakonzentration** führen und die Patienten **normalgewichtig** sind. **Bei übergewichtigen Typ-2-Diabetikern** sind Sulfonylharnstoff-Derivate und Analoga **Mittel der zweiten Wahl,** wenn Biguanide nicht gegeben werden können oder nicht ausreichend wirksam sind. Die Behandlung mit Sulfonylharnstoffderivaten erfolgt initial zunächst einschleichend mit niedrigen Dosen zum Frühstück. Bei höherer Dosierung kann ein Teil der Dosis am Abend gegeben werden. Bei abendlicher Gabe muss auf das mögliche Auftreten nächtlicher Hypoglykämien geachtet werden. Die schnell- und kurzwirkenden Sulfonylharnstoffanaloga Nateglinid und Repaglinid werden üblicherweise vor den Hauptmahlzeiten verabreicht.

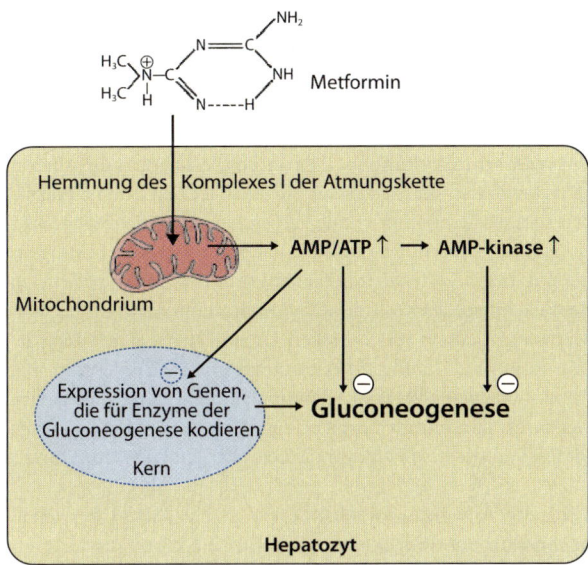

□ **Abb. 54.9 Modell der Wirkung von Metformin auf den Leberstoffwechsel.** Metformin wird von Leberzellen aufgenommen und gelangt in die Mitochondrien, wo es eine leichte Hemmung des Komplexes I der Atmungskette und als Folge einen Anstieg der zytosolischen AMP-Konzentration hervorruft. Dies führt über bisher nicht genau verstandene Mechanismen zur Hemmung der Gluconeogenese

---

Steckbrief Sulfonylharnstoffderivate und Analoga

Wirkmechanismus: Verstärkung der Glucose-induzierten Insulin-Freisetzung aus β-Zellen des Pankreas durch Hemmung des K_{ATP}-Kanals der β-Zellen
Pharmakokinetik: Hohe Bioverfügbarkeit, Plasmahalbwertszeiten mehrere Stunden, meist metabolisiert, Elimination mit Ausnahme von Gliquidon und Repaglinid überwiegend renal
Unerwünschte Wirkungen: Hypoglykämie, Tendenz zur Gewichtszunahme, gastrointestinale Störungen, allergische Reaktionen, Blutbildveränderungen
Interaktionen: Wirkungsverstärkung durch Salicylate, ACE-Hemmer, β-Blocker. Wirkungsverminderung durch Glucocorticoide, Thiazide, Schleifendiuretika; Kaschierung hypoglykämischer Symptome durch β-Blocker
Klinische Anwendung: Mittel der 2. Wahl zu Beginn der Pharmakotherapie des Typ-2-Diabetes mellitus
Kontraindikationen: Typ-1-Diabetes, Nieren- und Leberfunktionsstörungen, Stoffwechselstörungen im Rahmen schwerer Erkrankungen

---

54.3.2 Biguanide

Biguanide werden seit vielen Jahrzehnten als Antidiabetika eingesetzt. Allerdings erfolgte ihre Anwendung in der Vergangenheit zurückhaltend, da diese Substanzen gefährliche Laktatazidosen auslösen können. Von den verschiedenen Biguaniden konnte sich als einziges **Metformin** behaupten. In den letzten Jahren hat Metformin eine Renaissance erfahren, da klinische Studien eine sehr günstige Wirkung insbesondere bei übergewichtigen Typ-2-Diabetikern nachweisen konnten und zudem gezeigt wurde, dass Laktatazidosen bei Beachtung der Kontraindikationen sehr gut vermieden werden können. Im Gegensatz zu Sulfonylharnstoffderivaten besitzt Metformin keinen Einfluss auf die Insulinfreisetzung,

sondern **erhöht die Wirkung von Insulin am Zielgewebe.** Eine Beeinflussung der Blutglucosekonzentration wird bei Stoffwechselgesunden nicht beobachtet. Die günstige Wirkung beruht vor allem auf einer **Senkung der Glucoseabgabe der Leber durch Hemmung der hepatischen Gluconeogenese.** Möglicherweise kommt es zusätzlich zur Hemmung der intestinalen Glucoseresorption sowie zur Verbesserung der Insulin-abhängigen Glucoseaufnahme im Skelettmuskel. Neben der Senkung erhöhter Blutglucosewerte bei Diabetikern kommt es zur Abnahme der Triglyzeridplasmakonzentration sowie zum Anstieg des HDL-Cholesterins.

Der Wirkmechanismus von Metformin ist nicht vollständig geklärt. Metformin reichert sich zunächst in den Mitochondrien der Leber an und führt dort zur **Hemmung des Komplexes I der Atmungskette.** Dies führt zum **Anstieg der zytosolischen AMP-Konzentration** sowie des AMP/ATP-Konzentrationsverhältnisses in der Zelle (□ Abb. 54.9). Ein Anstieg der AMP-Konzentration führt über die Aktivierung der AMP-Kinase zur Hemmung der Gluconeogenese. Die Funktion der AMP-aktivierten Proteinkinase besteht unter normalen Bedingungen darin, einen Energiemangel in Form einer erhöhten zellulären AMP-Konzentration zu erkennen. Nach Aktivierung des Enzyms durch AMP kommt es durch Phosphorylierung einer Reihe von zellulären Enzymen und Transkriptionsfaktoren zur **verminderten Produktion von Glucose und Triglyzeriden.** Neuere Untersuchungen zeigen jedoch, dass Metformin auch in Abwesenheit von AMP-Kinase wirksam ist. Die Blutglucose-senkende Wirkung von Metformin setzt mit einigen Tagen Verzögerung ein.

Pharmakokinetik. Metformin wird unvollständig resorbiert, die Bioverfügbarkeit beträgt etwa 50%. Metformin wird mit einer Plasmahalbwertszeit von 2–5 Stunden unverändert über die Nieren ausgeschieden.

Unerwünschte Wirkungen. Die durch Metformin auslösbaren **Laktatazidosen** sind zwar selten, können jedoch lebensbedrohlich sein. Patienten mit renalen Ausscheidungsstörungen, Störungen der Leberfunktion sowie Patienten mit Erkrankungen, die mit einer Azidose einhergehen, sind besonders gefährdet. Bei Beachtung der Kontraindikationen ist die Anwendung von Metformin jedoch relativ sicher. Unter Therapie mit Metformin kommt es häufig zu **gastrointestinalen Störungen** wie Appetitlosigkeit, Übelkeit, Blähungen oder Durchfällen. Im Gegensatz zu Sulfonylharnstoffderivaten und Analoga führt Metformin nicht zu Hypoglykämien oder Gewichtszunahme.

Klinische Anwendung. Metformin ist das **Mittel der Wahl besonders bei übergewichtigen Typ-2-Diabetikern**, deren Blutglucosekonzentration durch nichtmedikamentöse Maßnahmen nicht befriedigend eingestellt werden kann.

Vorteilhaft gegenüber den Sulfonylharnstoffderivaten ist neben der fehlenden Gefahr von Hypoglykämien und Gewichtszunahme der zusätzlich günstige Effekt beim Vorliegen einer Hypertriglyzeridämie. Gastrointestinale unerwünschte Wirkungen können durch eine anfangs einschleichende Dosierung minimiert werden.

Kontraindikationen. Zu beachten sind folgende Kontraindikationen:

- schwere Nieren- und Leberfunktionsstörungen
- schwere kardiovaskuläre Erkrankungen
- Operationen
- azidotische Stoffwechselstörungen
- konsumierende und fieberhafte Erkrankungen
- Alkoholismus
- Pankreatitis
- Schwangerschaft

Steckbrief Metformin

Wirkmechanismus: Hemmung der hepatischen Gluconeogenese durch Hemmung des Komplexes I der Atmungskette und nachfolgendem Anstieg der AMP-Konzentration

Pharmakokinetik: Bioverfügbarkeit ca. 50%, Plasmahalbwertszeit 2–5 h, unveränderte renale Ausscheidung

Unerwünschte Wirkungen: Selten Laktatazidosen, ansonsten gastrointestinale Störungen

Klinische Anwendung: Mittel der Wahl zur Initialtherapie des Typ-2-Diabetes, wenn nichtmedikamentöse Maßnahmen unwirksam sind

Kontraindikationen: Schwere Nieren- und Leberfunktionsstörungen, schwere kardiovaskuläre Erkrankungen, Operationen, azidotische Stoffwechselstörungen, konsumierende und fieberhafte Erkrankungen, Alkoholismus, Pankreatitis, Schwangerschaft

---

54.3.3 PPARγ-Agonisten (Thiazolidindione, Glitazone)

Der Peroxisomen-Proliferator-aktivierte Rezeptor γ (PPARγ) gehört zur **Gruppe der nukleären Rezeptoren** und wird vornehmlich **von Fettzellen exprimiert.** Geringe Mengen von PPARγ finden sich auch in β-Zellen, Endothelzellen, Makrophagen sowie Nierenzellen. PPARγ bildet mit dem nukleären Rezeptor RXR Heterodimere, die an spezifische DNA-Abschnitte binden und dadurch die Transkription bestimmter Gene beeinflussen können (Abb. 54.11). Als endogene Liganden von PPARγ fungieren mehrfach ungesättigte Fettsäuren, 8-Hydroxyeicosatetraensäure (8-HETE) sowie das Prostaglandinderivat PGJ$_2$. PPARγ ist ein zentraler Regulator der Differenzierung von Präadipozyten in Adipozyten. Die Aktivierung von PPARγ führt darüber hinaus zur vermehrten Speicherung von Triglyzeriden in Fettzellen und senkt die Freisetzung von freien Fettsäuren und einigen Mediatoren aus Adipozyten.

Verschiedene Thiazolidindionderivate wurden als PPARγ-Agonisten entwickelt. **Troglitazon** und **Rosiglitazon** mussten jedoch wegen lebertoxischer Effekte bzw. wegen eines vermehrten Auftretens kardiovaskulärer Erkrankungen wieder vom Markt genommen werden. Als einziges Thiazolidindion war Ende 2011 noch **Pioglitazon** (Abb. 54.10) zugelassen. Allerdings wurde von verschiedenen Seiten vor der Anwendung von Pioglitazon wegen eines möglicherweise vermehrten Auftretens von Harnblasentumoren unter Therapie gewarnt.

> Der klinische Stellenwert der PPARγ-Agonisten vom Thiazolidindion-Typ ist aufgrund eines fraglichen Nutzen-Risiko-Verhältnisses unklar.

Unter der Therapie mit PPARγ-Agonisten kommt es zur **Sensitisierung der Insulinwirkung an der Leber, dem Fettgewebe und Skelettmuskel.** Die Plasmakonzentrationen von Glucose, freien Fettsäuren und Triglyzeriden sinken und die HDL-Cholesterin-Plasmakonzentration steigt an. Nach gegenwärtigen Vorstellungen üben die PPARγ-Agonisten ihre antidiabetische Wirkung im Wesentlichen über ihren Effekt auf Fettzellen aus (Abb. 54.11).

Durch **Steigerung der Lipogenese in Fettzellen** kommt es zur verminderten Freisetzung von freien Fettsäuren, die bei Typ-2-Diabetikern ursächlich an der gestörten Insulin-Sensitivität von Leber und Skelettmuskel beteiligt sind. PPARγ-Agonisten beeinflussen in Fettzellen die Bildung und Freisetzung verschiedener Mediatoren, die über den Blutweg den Metabolismus anderer Organe beeinflussen können. So hem-

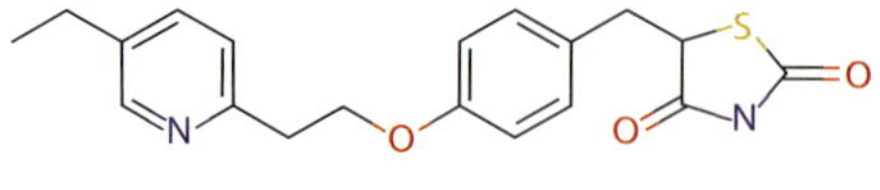

Pioglitazon

Abb. 54.10 Strukturformel des Thiazolidindion-Derivats Pioglitazon

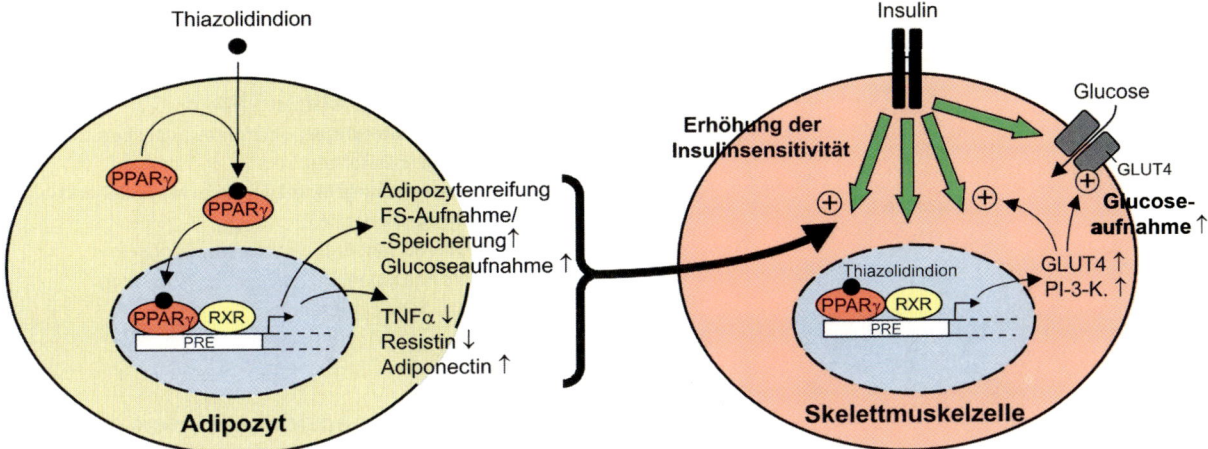

Abb. 54.11 Wirkmechanismus von PPARγ-Agonisten (siehe Text) GLUT4 = Glucose-Transporter 4; PI-3-K = Phosphatidylinositol-3-Kinase

men sie die Expression von TNFα und Resistin, die vor allem in der Skelettmuskulatur eine Insulinresistenz fördern. Die Bildung von Adiponectin, das die Fettsäureoxidation und Insulinsensitivität in Muskel und Leber erhöht, wird hingegen stimuliert.

Die Folge ist eine Reduktion der hepatischen Glucoseproduktion sowie eine vermehrten Aufnahme von Glucose in die Zellen der Skelettmuskulatur. Die antidiabetische Wirkung von PPARγ-Agonisten ist erst nach einigen Wochen voll ausgeprägt.

Pharmakokinetik. Pioglitazon wird nach oraler Gabe rasch resorbiert und besitzt eine **hohe Bioverfügbarkeit.** Die Substanz wird durch CYP3A4 und CYP2C9 umgesetzt. Die Metaboliten von Pioglitazon sind teilweise aktiv. Die Plasmahalbwertszeit liegt im Bereich von 3–6 Stunden, die **Elimination erfolgt sowohl renal als auch biliär** (Tab. 54.2).

Unerwünschte Wirkungen. Unter der Therapie mit Pioglitazon kann es aufgrund der gesteigerten Adipozytenreifung und Lipogenese zur **Gewichtszunahme** kommen. Hypoglykämien treten hingegen nicht auf. Gelegentlich werden **periphere Ödeme** und ein **Abfall der Hämoglobinkonzentration** beobachtet. Die letztgenannten unerwünschten Wirkungen beruhen auf einer vermehrten Salz- und Wasserresorption im Bereich der renalen Sammelrohre. **Bei langfristiger Einnahme steigt das Knochenfrakturrisiko.** Verschiedene Studien legen nahe, dass das **kardiovaskuläre Risiko** unter PPARγ-Agonisten **erhöht** ist. Unter Pioglitazon ist über ein vermehrtes Auftreten von Harnblasentumoren berichtet worden.

Klinische Anwendung. Aufgrund des Fehlens aussagekräftiger Langzeitstudien gelten PPARγ-Agonisten als **Reservemittel** zur oralen antidiabetischen Behandlung von Typ-2-Diabetikern, wenn Sulfonylharnstoffderivate und Metformin nicht ausreichend wirksam sind und eine Insulintherapie nicht indiziert ist. Das **Nutzen-Risiko-Verhältnis ist unklar.**

Kontraindikationen. Bei Gabe von Insulin sowie bei Patienten mit **Herzinsuffizienz** dürfen PPARγ-Agonisten nicht gegeben werden. Eine Kontraindikation besteht außerdem während der **Schwangerschaft und Stillzeit.**

> **Steckbrief PPARγ-Agonisten (Thiazolidindione, Glitazone)**
>
> **Wirkmechanismus:** Sensitisierung der Insulinwirkung an Leber, Fettgewebe und Skelettmuskel durch Aktivierung von PPARγ v.a. in Adipozyten
>
> **Pharmakokinetik:** Gute Bioverfügbarkeit, ausgeprägter Metabolismus, Plasmahalbwertszeiten 3–6 h, Elimination sowohl renal als auch biliär
>
> **Unerwünschte Wirkungen:** Gewichtszunahme, periphere Ödeme, Abfall der Hämoglobinkonzentration, vermehrte Salz- und Wasserretention; bei Langzeitanwendung: erhöhtes Knochenfrakturrisiko, erhöhtes kardiovaskuläres Risiko, erhöhtes Harnblasentumorrisiko
>
> **Klinische Anwendung:** Reservemittel zur Behandlung von Typ-2-Diabetikern, Nutzen-Risiko-Verhältnis unklar
>
> **Kontraindikationen:** Herzinsuffizienz, Schwangerschaft, Stillzeit

54.3.4 α-Glucosidase-Hemmer

Die α-Glucosidase-Hemmer **Acarbose** und **Miglitol** (Abb. 54.12) **hemmen im Darm die Freisetzung von Glucose** und **anderen Monosacchariden** und verzögern dadurch vor allem den postprandialen Blutglucoseanstieg. α-Glucosidasen befinden sich auf der luminalen Seite des Darmepithels und katalysieren den Abbau komplexer Kohlenhydrate und Disaccharide zu den entsprechenden Monosacchariden. Insbesondere Glucoamylase und Saccharase, die Glucose aus Stärke bzw. Saccharose freisetzen, werden durch Acarbose und Miglitol gehemmt. Miglitol hemmt zudem auch Maltase.

Acarbose

Miglitol

◻ **Abb. 54.12** Struktur der α-Glucosidase-Hemmer Acarbose und Miglitol

Pharmakokinetik. Acarbose ist ein N-Glykosid, das nach oraler Gabe zu weniger als 2% resorbiert wird. Unter dem Einfluss intestinaler Bakterien sowie durch Verdauungsenzyme wird Acarbose im Darm abgebaut. Die dabei gebildeten Metabolite werden zum Teil resorbiert.

Miglitol, ein Piperidin-Derivat, wird zu mehr als 70% resorbiert und mit einer Plasmahalbwertszeit von 2–3 Stunden weitgehend unverändert renal eliminiert.

Unerwünschte Wirkungen. Die unter Therapie mit Acarbose und Miglitol nicht resorbierten Kohlenhydrate werden zum Teil in den unteren Darmabschnitten durch residente Darmbakterien abgebaut. Infolge dessen kommt es häufig zu **gastrointestinalen Beschwerden** wie **Blähungen** und **Durchfall.**

Klinische Anwendung. Die Senkung postprandialer Plasmaglucosespitzen und die damit verbundene Verbesserung der Stoffwechsel-Situation bei Typ-2-Diabetikern ist durch Studien belegt. Trotzdem wird der **Wert dieses Therapieprinzips teilweise in Frage gestellt,** da die Effekte deutlich geringer ausgeprägt sind als unter Therapie mit anderen oralen Antidiabetika. α-Glucosidase-Hemmer können bei diätetisch nicht mehr einstellbaren Typ-2-Diabetikern in Form einer Erstbehandlung oder als **Zusatztherapie zu anderen oralen Antidiabetika** eingesetzt werden. Die gastrointestinalen unerwünschten Wirkungen, die bei einschleichender Dosierung reduziert sind, beeinträchtigen häufig die Compliance.

Kontraindikationen. Bei **chronischen Verdauungs- und Resorptionsstörungen, schwerer Niereninsuffizienz,** bei **Kindern** und **Jugendlichen** sowie in der **Schwangerschaft** und **Stillzeit** sind α-Glucosidase-Hemmer kontraindiziert.

Steckbrief α-Glucosidase-Hemmer

Wirkmechanismus: Verzögerte Freisetzung von Glucose und anderen Monosacchariden im Darm

Unerwünschte Wirkungen: Gastrointestinale Beschwerden (Blähungen, Durchfall)

Klinische Anwendung: Mittel der Reserve zur Behandlung von Typ-2-Diabetikern

Kontraindikationen: Chronische Verdauungs- und Resorptionsstörungen, Niereninsuffizienz, Kinder, Jugendliche, Schwangerschaft, Stillzeit

---

54.3.5 Dipeptidylpeptidase-IV-Hemmer

Nach der **Aufnahme von Nahrung** kommt es insbesondere im Dünndarm zur **Aktivierung enteroendokriner Zellen in der Darmschleimhaut.** Enteroendokrine Zellen vom L- und K-Typ setzen daraufhin vermehrt die Peptide »**Glucagon-like-peptide-1**« (GLP-1) und »**Glucose-dependent insulinotropic peptide**« (GIP) frei. Beide Peptide haben vielfältige Wirkungen. Der wichtigste Effekt besteht in einer Verstärkung der Glucose-induzierten Insulinfreisetzung durch Aktivierung von G_s-gekoppelten Rezeptoren auf den β-Zellen des Pankreas (◻ Abb. 54.2). Sowohl GLP-1 als auch GIP werden durch das Enzym **Dipeptidyl-Peptidase-IV** relativ rasch im Plasma abgebaut. In der Vorstellung, dass eine Verlängerung der Wirkdauer von GLP-1 und GIP die Insulinsekretion steigert, wurden Inhibitoren der DPP-IV entwickelt. Derzeit stehen aus dieser Gruppe von Pharmaka **Sitagliptin, Saxagliptin** und **Vidagliptin** für die klinische Anwendung zur Verfügung. Da diese Substanzen erst kürzlich zugelassen worden sind, ist der Stellenwert dieses relativ teuren Wirkprinzips derzeit noch unklar.

Pharmakokinetik. Sitagliptin, Saxagliptin und Vidagliptin werden nach oraler Gabe **gut resorbiert,** die Bioverfügbarkeit liegt **zwischen 75 und 85%.** Sitagliptin und Vidagliptin werden vornehmlich **unverändert renal ausgeschieden,** Saxagliptin wird **zum Teil auch hepatisch metabolisiert.** Die Plasmahalbwertszeit beträgt 2–3 Stunden (Vidagliptin, Saxagliptin) bzw. 12 Stunden (Sitagliptin).

Unerwünschte Wirkungen. Nach Gabe von DPP-IV-Hemmern kann es zu **Übelkeit** und **Erbrechen** sowie zum **Anstieg der Konzentration von Leberenzymen** im Plasma kommen. Gelegentlich ist über das Auftreten von **Pankreatitiden** unter DPP-IV-Hemmer-Therapie berichtet worden.

Klinischer Einsatz. DPP-IV-Hemmer (Gliptine) sind **Reservemittel** für die Behandlung von Typ-2-Diabetikern, wenn andere orale Diabetika unwirksam sind oder nicht gegeben werden können.

54.3.6 GLP-1-Rezeptor-Agonisten

Die Peptide **Exenatid und Liraglutid** besitzen Strukturverwandtschaft mit dem humanen GLP-1 und wirken als **Agonisten an GLP-1-Rezeptoren** in verschiedenen Organen. In β-Zellen des endokrinen Pankreas kommt es unter dem Einfluss von GLP-1-Rezeptor-Agonisten zu einer Verstärkung der Glucose-abhängigen Insulinsekretion. Daneben verzögern sie die Magenentleerung und scheinen den Appetit zu verringern.

Pharmakokinetik. Als Peptide müssen Exenatid und Liraglutid **parenteral verabreicht** werden. Die Halbwertszeit von Exenatid nach s.c. Gabe beträgt etwa 2 Stunden, während die Halbwertszeit von Liraglutid mit 11–15 Stunden deutlich länger ist. Beide Peptide werden vornehmlich renal ausgeschieden. Im Gegensatz zu GLP-1 werden sie nicht durch Dipeptidylpeptidase-IV gespalten.

Unerwünschte Wirkungen. Unter dem Einfluss von Exenatid und Liraglutid kommt es zu **gastrointestinalen** Störungen wie Übelkeit, Erbrechen und Durchfall. Gelegentlich wurde über das Auftreten von teilweise schweren **Pankreatitiden** berichtet. Des Weiteren kann es zur Bildung von inaktivierenden Antikörpern kommen.

Klinischer Einsatz. Exenatid und Liraglutid sind **Reservemittel** zur Behandlung von Typ-2-Diabetikern, wenn andere orale Antidiabetika unwirksam sind oder nicht gegeben werden können. Die Gabe erfolgt subkutan, 2-mal täglich morgens und abends vor den Mahlzeiten (Exenatid) bzw. 1-mal täglich (Liraglutid). Der klinische Stellenwert dieses relativ neuen und teuren Wirkprinzips ist derzeit noch nicht endgültig bewertbar.

Kontraindikationen. GLP-1-Rezeptoragonisten sollten nicht bei Typ-1-Diabetikern sowie bei Insulin-pflichtigen Typ-2-Diabetikern gegeben werden.

54.3.7 Insulin und Insulinanaloga

Schon wenige Jahre nach der erstmaligen Reinigung von Insulin durch Banting und Best im Jahre 1922 nahm aus tierischen Bauchspeicheldrüsen hergestelltes Insulin Einzug in die klinische Behandlung des Diabetes mellitus. Über viele Jahrzehnte ist Schweine- und Rinderinsulin verwendet worden. Heutzutage wird fast ausschließlich rekombinantes Humaninsulin für die Therapie des Diabetes mellitus verwendet.

Insulin besitzt eine molekulare Masse von 5,7 kD und besteht aus 2 Peptiden, die durch Disulfidbrücken miteinander verknüpft sind (◻ Abb. 54.1 und ◻ Abb. 54.13). Es hat eine globuläre Konformation und neigt bei leicht saurem pH sowie bei erhöhter Konzentration zur **Bildung von Dimeren sowie von Hexameren** (◻ Abb. 54.14). Insbesondere die Bildung von Hexameren wird durch Zinkionen gefördert. Die klinisch

◻ **Tab. 54.3** Charakteristika von typischen Humaninsulin-Zubereitungen sowie Insulinanaloga nach subkutaner Gabe

Insulin (Analogon)	Wirkbeginn (h)	Wirkungsmaximum (h)	Wirkdauer (h)
Kurz/ultrakurzwirksame Insuline			
Reguläres Insulin	0,5	2–4	5–8
Insulin lispro	0,25	1	2–4
Insulin aspart	0,25	1	2–4
Insulin glulisin	0,25	1	2–4
Mittellang/lang wirksame Insuline			
NPH-Insulin	1–2	4–8	16–20
Insulin-Zn^{2+}-Suspension	2–4	6–12	18–24
Insulin glargin	2–4	5–15	20–36
Insulin detemir	1–2	5–12	20

derzeit eingesetzten Insulinformen und -zubereitungen können in mehrere Gruppen eingeteilt werden.

Kurzwirksame/ultrakurzwirksame Insuline. **Reguläres Insulin** (auch »**Normalinsulin**« oder »**Altinsulin**«) besteht in der Regel aus rekombinantem Humaninsulin, das in neutraler Lösung durch Zusatz von geringen Zinkmengen als hexamerer Komplex vorliegt. Nach subkutaner Applikation dissoziiert der Komplex relativ rasch in Dimere und Monomere. Reguläres Insulin ist binnen 30 Minuten wirksam, und die Wirkung hält etwa 5–7 Stunden an (◻ Tab. 54.3). Um den Wirkbeginn von subkutan appliziertem Insulin weiter zu beschleunigen, wurden gentechnisch veränderte Insulinanaloga hergestellt. **Insulin lispro** weist beispielsweise einen Austausch der beiden vorletzten Aminosäuren der B-Kette Prolin 28 und Lysin 29 auf (◻ Abb. 54.13). Im **Insulinaspartat** ist hingegen der Prolinrest 28 der B-Kette gegen ein Aspartat ausgetauscht. In beiden Fällen führt die Veränderung am C-Terminus der B-Kette zu einer deutlich verringerten Assoziation der Monomere zu Hexameren (◻ Abb. 54.14). Dadurch kommt es nach subkutaner Applikation dieser Insulinanaloga zur schnelleren Dissoziation der Insulin-Hexamere und damit zum früheren Wirkbeginn (◻ Tab. 54.3). Die Wirkdauer ist ebenfalls reduziert. Ein zeitlicher Abstand zwischen der Applikation von Insulin und der Aufnahme von Essen ist bei den ultrakurzwirksamen Insulinanaloga nicht notwendig. Da dies gemäß neuerer Empfehlungen auch nicht bei Gabe von Normalinsulin erforderlich ist, bestehen keine wirklichen Vorteile für ultra-kurzwirksame Insuline.

Mittellang/lang wirksame Insuline. Das typische mittellang wirksame Insulin wird durch Mischung Zink-haltiger hexamerer Insulinkomplexe mit dem basischen Arginin-reichen

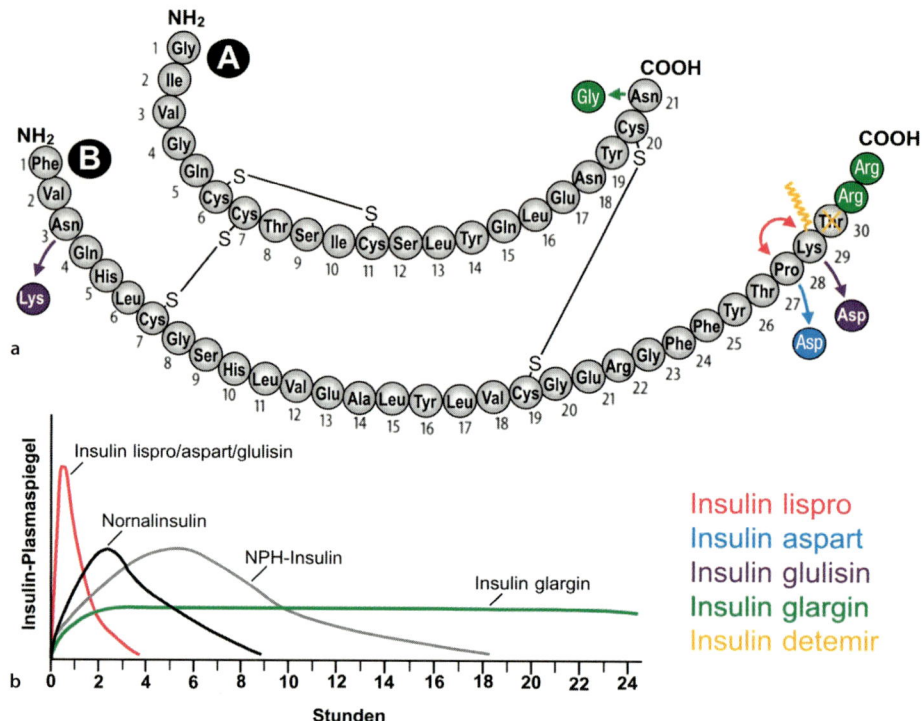

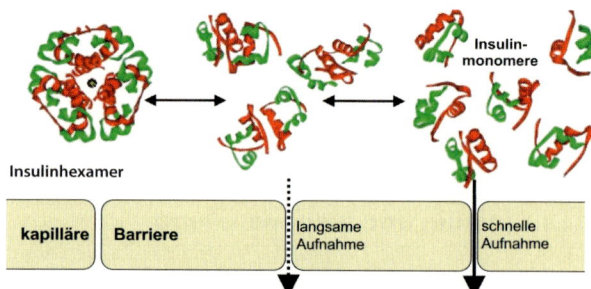

Abb. 54.13a, b Struktur von Insulin und einiger Insulinanaloga. **a** Insulin lispro weist einen Austausch der Aminosäuren 28 und 29 der B-Kette auf, während das ebenfalls ultrakurz wirkende Insulin aspart einen Austausch von Prolin 28 der B-Kette zu Aspartat und Insulin glulisin einen Austausch von Asparagin 3 und Lysin 29 der B-Kette zu Lysin bzw. Glutamat besitzt. Im sehr lang wirkenden Insulin glargin sind 2 zusätzliche Argininreste am C-Terminus der B-Kette angefügt. Außerdem ist der C-terminale Asparaginrest der A-Kette gegen Glycin ausgetauscht. Das ebenfalls lang wirkende Insulin detemir besitzt einen lipophilen Myristinsäurerest am Lysin 29 der B-Kette. Darüber hinaus ist die B-Kette um das C-terminale Lysin 30 verkürzt. **b** Zeitlicher Verlauf der Insulinplasmaspiegel nach subkutaner Gabe von Normalinsulin, NPH-Insulin sowie verschiedener Insulinanaloga

Peptid Protamin in einem neutralen Phosphatpuffer hergestellt. Dieses als **NPH-Verzögerungsinsulin** (neutrales Protamininsulin Hagedorn) bezeichnete Insulin führt aufgrund der Bildung von Protamin/Insulin-Hexamer-Komplexen zur deutlich verlangsamten Freisetzung von Insulin aus den Kristallen (**Abb. 54.14**) und besitzt einen deutlich verzögerten Wirkbeginn sowie eine verlängerte Wirkdauer (**Tab. 54.3**).

Eine ebenfalls verzögerte Wirkung weisen die Insulinanaloga **Insulin glargin** und **Insulin detemir** auf. Während normales Insulin aufgrund des Überwiegens saurer Aminosäuren einen isoelektrischen Punkt im Bereich von pH = 5,4 besitzt, führt die Einfügung zusätzlicher basischer Argininreste im Bereich des C-Terminus der B-Kette zur Verschiebung des isoelektrischen Punktes in den Bereich von pH = 7. Da die Löslichkeit eines Proteins an seinem isoelektrischen Punkt am niedrigsten ist, führt die Anhebung des isoelektrischen Punktes im Falle von Insulin glargin in den physiologischen Bereich zu einer Abnahme der Löslichkeit nach subkutaner Gabe. Im Falle von Insulin detemir wurde ein anderes Verfahren angewendet, um die Wirkdauer zu verlängern. Insulin detemir ist am C-Terminus der B-Kette mit Myristinsäure substituiert. Aufgrund dieser Verknüpfung mit einer Fettsäure ist Insulin detemir deutlich lipophiler und bindet unter anderem an Albumin. Die Verfügbarkeit von Insulin detemir

Abb. 54.14 Insulinresorption. Diffusion des Insulinhexamers (mit zentralem Zinkion) nach subkutaner Gabe in Insulindimere und Insulinmonomere. Die Diffusionsgeschwindigkeit ist abhängig von dem verwendeten Insulintyp bzw. der verwendeten Zubereitungsform. Während Insulinhexamere kaum über die Barriere der Kapillarwand diffundieren, sind Dimere zur mäßigen Diffusion befähigt. Erst die Insulinmonomere gelangen rasch aus dem subkutanen Depot in die Zirkulation

ist dadurch verzögert. Insulin glargin und Insulin detemir weisen eine langsamer einsetzende Wirkung nach subkutaner Gabe auf und haben eine verlängerte Wirkdauer (**Tab. 54.3**).

Besonders langwirkende Insuline können ebenfalls durch Applikation von Insulin-Zn^{2+}-Kristallen in saurer Lösung hergestellt werden. Diese langwirksamen Insulinformen spielen heutzutage kaum noch eine Rolle in der klinischen Anwendung.

Misch- bzw. Kombinationsinsuline. Um bei einmaliger Applikation die basale längerfristige Insulinzufuhr sicherzustellen und gleichzeitig den kurzfristig erhöhten Insulinbedarf im Rahmen der nachfolgenden Mahlzeit zu decken, werden Mischinsuline verabreicht, die aus einem mittellang wirksamen Insulin (meist NPH-Insulin) sowie aus Normalinsulin bestehen.

Pharmakokinetik

❯ Die unterschiedlichen Wirkungsverläufe der verschiedenen Insulinzubereitungsformen und der Insulinanaloga beruhen im Wesentlichen auf Unterschieden in ihrer Resorption nach subkutaner Gabe.

Insulin wird aus dem subkutanen Injektionsdepot passiv vor allem als Monomer durch die Poren des Kapillarendothels resorbiert (◘ Abb. 54.14).

❯ Neben der Zubereitungsform wird die Resorptionsgeschwindigkeit durch die Injektionsstelle beeinflusst.

Die Resorptionsgeschwindigkeit ist im Bereich des subkutanen Gewebes im Abdominalbereich höher als im Bereich der Oberschenkel. Eine Erhöhung der Durchblutung durch Wärmeapplikation oder Massage kann zu einer Steigerung der Resorption führen. Die **Plasmahalbwertszeit von Insulin** beträgt nur **wenige Minuten.** Insulin wird insbesondere durch die Leber, aber auch durch die Niere und den Skelettmuskel abgebaut. Die Wirkdauer von Insulin ist durch Bindung an den Rezeptor und die Auslösung der Rezeptorvermittelten zellulären Reaktionen deutlich länger. Eine **Ausnahme** stellt **Insulin detemir** dar, das aufgrund der Fettsäuremodifikation besonders an Albumin im Blut und im Zielgewebe gebunden wird und nur langsam aus dieser Bindung dissoziiert.

Unerwünschte Wirkungen

❯ Die wichtigste unerwünschte Wirkung einer Therapie mit Insulin ist das Auslösen einer Hypoglykämie.

Hypoglykämien treten auf bei Dosierungsfehlern, bei inadäquater Nahrungsaufnahme nach Insulingabe sowie bei erhöhtem Energieverbrauch, z.B. durch schwere körperliche Arbeit. Eine beginnende Hypoglykämie wird vom erfahrenen Diabetiker in der Regel rechtzeitig aufgrund der einsetzenden Symptome einer gegenregulatorischen Sympathikusaktivierung (Heißhunger, Kaltschweißigkeit, Herzrasen etc.) erkannt. Der Patient sollte darin geschult werden, der sich anbahnenden Hypoglykämie durch Zufuhr von schnell wirksamen Kohlenhydraten wie Traubenzucker entgegenzuwirken.

Die früher gelegentlich beobachteten **allergischen Reaktionen** werden beim heute üblichen Einsatz von Humaninsulin nur noch sehr selten beobachtet und werden meist durch Zusätze wie Konservierungsmittel oder Verzögerungs-

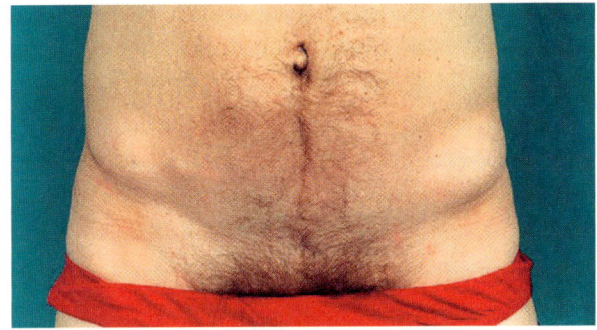

◘ Abb. 54.15 **Lipohypertrophie nach subkutaner Gabe von Insulin**

stoffe verursacht. Insulinanaloga führen zu keinem erhöhten Auftreten von allergischen Reaktionen. Ein generelles Problem der langfristigen Gabe von Insulin ist die Neigung zur **Gewichtszunahme,** die teilweise auf einer Steigerung des Appetits beruht. Gelegentlich wird an der Stelle der subkutanen Insulininjektion eine Atrophie oder Hypertrophie des subkutanen Fettgewebes, **Lipoatrophie** bzw. **Lipohypertrophie** (◘ Abb. 54.15), beobachtet. Diese unerwünschte Wirkung kann durch Wechsel der Injektionsstelle vermieden werden.

Untersuchungen von größeren Kollektiven Insulin-behandelter Patienten haben Hinweise darauf ergeben, dass das Insulinanalogon Insulin glargin möglicherweise zum erhöhten Auftreten von Tumorerkrankungen führt. Ursache dafür könnte die im Vergleich zu Insulin höhere Affinität zum Rezeptor des Insulin-ähnlichen Wachstumsfaktors I (IGF-I) sein. Eine abschließende Beurteilung des möglicherweise erhöhten Tumorrisikos unter Behandlung mit Insulin glargin steht derzeit noch aus.

Interaktionen. Die Wirkung von Insulin kann durch eine Reihe anderer Pharmaka beeinträchtigt werden. So führen beispielsweise **Salicylate** oder **ACE-Hemmer** zur Verstärkung der Wirkung, während **Glucocorticoide** oder Diuretika wie **Thiazide** und **Schleifendiuretika** zur Abschwächung der Insulinwirkung führen. **Äthanol,** das die Gluconeogenese hemmt, kann den Blutzucker-senkenden Effekt von Insulin verstärken. **β-Adrenozeptor-Antagonisten** (β-Blocker) können das Entstehen einer Hypoglykämie unter Insulintherapie fördern, indem sie die Effekte von Katecholaminen auf Gluconeogenese und Glykogenolyse hemmen und außerdem die Anzeichen einer beginnenden Hypoglykämie wie Heißhunger und Tremor (nicht jedoch Schwitzen) kaschieren.

Klinische Anwendung. Insulin ist die **Therapie der Wahl bei Typ-1-Diabetikern.** Die Insulinbehandlung von Typ-1-Diabetikern wird heutzutage in Form der sog. **intensivierten Insulintherapie** (Basis-Bolus-Therapie) durchgeführt (▶ Abschn. 54.4).

Bei **Typ-2-Diabetikern** ist Insulin **im fortgeschrittenen Stadium** indiziert, wenn mit einer Ernährungsbehandlung, Bewegungstherapie und mit oralen Antidiabetika keine befriedigende Einstellung der Stoffwechselsituation erzielt werden kann. Die Insulintherapie des Typ-2-Diabetikers kann ebenfalls in Form einer **intensivierten Insulintherapie** durchgeführt werden. Alternativ besteht die Möglichkeit zur sog. **konventionellen Insulintherapie**, die sich durch ein festgesetztes Schema von Insulingaben und Mahlzeiten auszeichnet (▶ Abschn. 54.4).

Die **Dosierung von Insulin** erfolgt traditionell **in Form von internationalen Einheiten (IE)**, die durch den blutzuckersenkenden Effekt von Insulinpräparaten im Tierversuch definiert wurden. Die normale Insulinproduktion einer gesunden Durchschnittsperson entspricht täglich etwa 20–40 IE. Unter basalen Bedingungen werden etwa 0,5–1 IE pro Stunde sezerniert, nach einer Mahlzeit kann die Insulinsekretion auf etwa 6 IE pro Stunde ansteigen. Bei Typ-2-Diabetikern, bei denen eine Insulinresistenz vorliegt, steigt der Insulinbedarf um das bis zu 4-fache an.

> **Steckbrief Insulin und Insulinanaloga**
>
> **Wirkmechanismus:** Aktivierung des Insulin-Rezeptors
> **Pharmakokinetik:** Die Einteilung der Insuline und Insulinanaloga erfolgt hinsichtlich ihres Wirkbeginns und ihrer Wirkdauer in kurz/ultrakurzwirksame Insuline (Wirkbeginn 15–30 min, Wirkdauer 2–8 h) und mittellang/langwirksame Insuline (Wirkbeginn 1–4 h, Wirkdauer 16–36 h).
> **Unerwünschte Wirkungen:** Hypoglykämie, allergische Reaktionen, Gewichtszunahme, Veränderung des subkutanen Fettgewebes am Injektionsort.
> **Interaktionen:** Verstärkende Wirkung durch Salicylate oder ACE-Hemmer, Abschwächung der Wirkung durch Glucocorticoide, Thiazide oder Schleifendiuretika. Beförderung von Hypoglykämien und Kaschierung hypoglykämischer Symptome durch β-Blocker.
> **Klinischer Einsatz:** Mittel der Wahl zur Behandlung von Typ-1-Diabetikern sowie von Typ-2-Diabetikern, die durch nichtmedikamentöse Maßnahmen und/oder orale Antidiabetika nicht zufriedenstellend eingestellt werden können. Gabe in der Regel in Form einer intensivierten Insulintherapie oder einer konventionellen Insulintherapie

54.4 Pharmakotherapie des Diabetes mellitus Typ 2

Die Mehrzahl der Diabetes-mellitus-Erkrankungen entfallen auf den Typ 2. Die **Prävalenz des Typ-2-Diabetes** beträgt in den entwickelten Ländern mittlerweile **über 5%**, und weltweit hat die Erkrankungshäufigkeit in den letzten Jahrzehnten dramatisch zugenommen.

Aufgrund seiner gravierenden Spätkomplikationen stellt der Diabetes mellitus ein erhebliches medizinisches, aber auch gesundheitspolitisches Problem dar. Die im Verlaufe einer Diabeteserkrankung sich einstellenden mikro- und makroangiopathischen Störungen führen zum **2- bis 4-fach erhöhten Risiko für kardiovaskuläre Erkrankungen.** Die **diabetische Retinopathie** und die **diabetische Nephropathie** gehören zu den häufigsten Ursachen der Erblindung bzw. der dialysepflichtigen chronischen Niereninsuffizienz.

Bei der Prophylaxe und Behandlung des Typ-2-Diabetes mellitus darf nicht vergessen werden, dass es sich beim Typ-2-Diabetes um eine Zivilisationserkrankung handelt, die sich auf der Basis einer **genetischen Disposition** aufgrund einer **ungünstigen Lebensweise** (insbesondere Bewegungsarmut, Überernährung) entwickelt.

54.4.1 Diagnostik

Ein Diabetes mellitus besteht bei einer Glucoseplasmakonzentration von

- nüchtern ≥7,0 mmol/l (≥125 mg/dl) bzw.
- 2 Stunden nach oraler Glucosebelastung (75 g Glucose) ≥11,1 mmol/l (≥200 mg/dl).

Eine verminderte Glucosetoleranz oder eine Störung der nüchternen Glucoseplasmakonzentration (◻ Tab. 54.4) stellt bei vielen Patienten eine Vorstufe des Diabetes mellitus dar.

Zur Diagnostik des Typ-2-Diabetes gehört die Abklärung einer möglichen Fettstoffwechselstörung sowie einer arteriellen Hypertonie, die häufig zusammen mit Übergewichtigkeit und gestörter Glucosetoleranz im Rahmen eines metabolischen Syndroms miteinander assoziiert vorliegen. Ebenso müssen zur weitergehenden **Abschätzung des Gesamtrisikos des Patienten** die Möglichkeit bestehender kardiovasku-

---

◻ **Tab. 54.4** Richtwerte für die Diagnostik eines Diabetes mellitus

Stadium	Nüchtern-Glucoseplasmakonzentration (venös)	Oraler Glucosetoleranztest*
Normal	<5,6 mmol/l (100 mg/dl)	<7,8 mmol/l (140 mg/dl)
Gestörte Glucosetoleranz	≥5,6 mmol/l (100 mg/dl) <7,0 mmol/l (125 mg/dl)	≥7,8 mmol/l (140 mg/dl) <11,1 mmol/l (200 mg/dl)
Diabetes mellitus	≥7,0 mmol/l (125 mg/dl)	≥11,1 mmol/l (200 mg/dl)

* Glucose-Plasmakonzentration 2 h nach Gabe von 75 g Glucose in 300 ml Wasser über 3–5 min

lärer Erkrankungen sowie bereits eingetretene Spätkomplikationen des Diabetes mellitus bei der Diagnostik berücksichtigt werden.

54.4.2 Therapie

Ziel der Therapie des Typ-2-Diabetes ist die Einstellung der Blutglucosekonzentration auf Normalwerte, um die Entwicklung von diabetischen Spätkomplikationen zu vermeiden und damit die Morbidität und Mortalität der Typ-2-Diabetes-Patienten zu verbessern. Die Behandlung erfolgt dabei im Sinne einer **Stufentherapie** (☐ Abb. 54.16).

Die Kontrolle der Stoffwechseleinstellung unter der Therapie kann kurzfristig durch den Patienten selbst mittels Blutzuckerbestimmung im Kapillarblut erfolgen. Zur Überprüfung des längerfristigen Therapieerfolges eignet sich die Bestimmung der nichtenzymatischen Glykosylierung (Glykierung) des Hämoglobins HbA_1, deren Ausmaß die durchschnittliche Glucoseplasmakonzentration über einen mehrwöchigen Zeitraum widerspiegelt. Die durch Zuckerreste modifizierte Form, HbA_{1c}, macht unter normalen Bedingungen 4–6% des Gesamt-HbA_1-Hämoglobins aus.

Neben der Normalisierung der Blutglucosekonzentration der Typ-2-Diabetes-Patienten muss darauf geachtet werden, dass **weitere Risikofaktoren für kardiovaskuläre Erkrankungen** (Hypertonie, Zigarettenrauchen, Hypercholesterinämie etc.) **vermieden oder behandelt** werden.

Nichtmedikamentöse Therapie

Die nichtmedikamentöse Therapie stellt einen **zentralen Pfeiler der Behandlung von Typ-2-Diabetes-mellitus-Patienten** dar. Eine ausgeprägte Schulung des Patienten inklusive Ernährungsberatung ist in allen Phasen der Therapie erforderlich. Durch verschiedene Studien konnte belegt werden, dass eine Änderung des Lebensstils die Entwicklung eines Typ-2-Diabetes aufhalten bzw. verzögern kann. Dazu gehören insbesondere eine **Verbesserung der Ernährungsgewohnheiten, regelmäßige körperliche Aktivität, Rauchverzicht** sowie **Einschränkung des Alkoholkonsums.** Die Umstellung des Patienten auf eine gesunde Lebensweise ist die wichtigste, aber auch schwierigste Aufgabe im Rahmen der Behandlung von Typ-2-Diabetikern.

> ❯ Grundsätzlich gilt, mit wenigen Ausnahmen, dass die Behandlung von Typ-2-Diabetes-Patienten zunächst mit nichtmedikamentösen Maßnahmen begonnen wird. Dazu gehören Schulung, Ernährungstherapie, Gewichtsreduktion und Bewegung.

Ziel ist die Senkung des HbA_{1c}-Wertes auf ≤6,5%. Liegt der HbA_{1c}-Wert nach 3-monatiger nichtmedikamentöser Therapie bei mehr als 6,5%, so besteht die Indikation zur Einleitung medikamentöser Maßnahmen.

Medikamentöse Maßnahmen

Aufgrund klinischer Studien gilt als gesichert, dass eine gute Einstellung der Blutglucosekonzentration sowie eine opti-

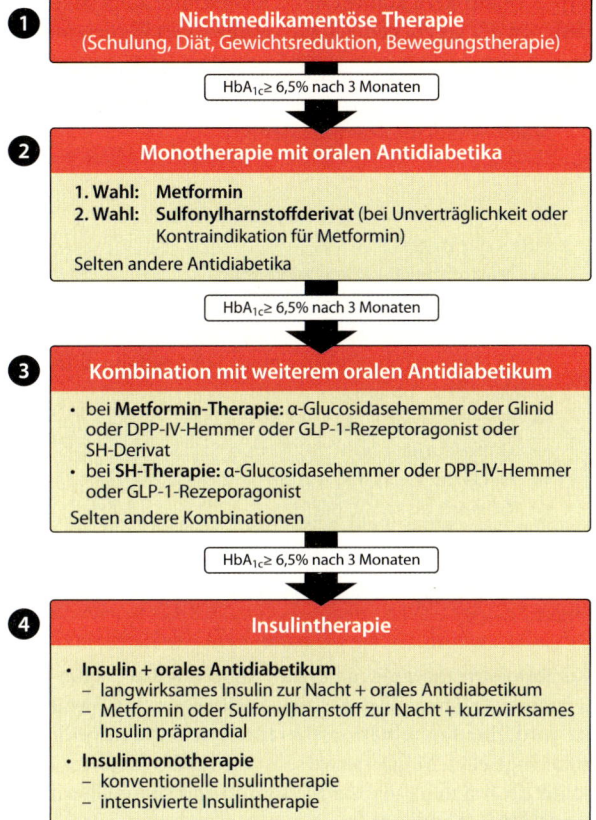

☐ **Abb. 54.16 Stufenplan der Therapie des Diabetes mellitus Typ 2.** Auf der Basis der Leitlinien der Arzneimittelkommission der Deutschen Ärzteschaft 2009

male Therapie weiterer kardiovaskulärer Risikofaktoren den Krankheitsverlauf sowie die Mortalität der Patienten günstig beeinflusst. Bei gleich guter Blutzuckereinstellung durch orale Antidiabetika und Insulin sollten vor allem aufgrund der besseren Compliance orale Antidiabetika dem Insulin als primäre Pharmakotherapie vorgezogen werden. Erst bei unzureichender Einstellung des Typ-2-Diabetikers mittels oraler Antidiabetika sollte Insulin zur Anwendung kommen. Pharmakotherapie der Wahl insbesondere bei adipösen Typ-2-Diabetikern ist Metformin.

Besonders bei älteren Diabetikern, bei solchen mit länger bestehendem Typ-2-Diabetes sowie bei bestehenden kardiovaskulären Begleiterkrankungen sollte das Erreichen der Zielwerte nicht allzu radikal verfolgt werden, da dies nach neueren Studien wahrscheinlich wegen der erhöhten Gefahr von Hypoglykämien mit einer höheren Sterblichkeit einhergehen kann. Bei diesen Patienten wird eine Senkung des HbA_{1c}-Wertes auf max. 8% empfohlen.

Monotherapie mit oralen Antidiabetika. Die in den letzten Jahren aktualisierten **Therapieempfehlungen** zur Therapie des Typ-2-Diabetes (☐ Abb. 54.16) stellen ein Stufenschema der Behandlung dar. Bei der individuellen Behandlung von

Typ-2-Diabetikern können sie als **Richtschnur** aufgefasst werden, von der gegebenenfalls auch abgewichen werden muss.

❯ Sind nichtmedikamentöse Maßnahmen unzureichend wirksam, so wird zunächst eine Monotherapie mit oralen Antidiabetika durchgeführt.

Monotherapie mit oralen Antidiabetika

Mittel der Wahl:
- **Metformin** (1–3×500–1000 mg/d)

Im Falle von Kontraindikationen für Metformin oder Metforminunverträglichkeit werden **Sulfonylharnstoffderivate bzw. Analoga** gegeben:
- **Glibenclamid:** 1–2×1,75–7,0 mg/d
- **Glibornurid:** 1–3×12,5-25 mg/d
- **Gliclazid:** 1×30–120 mg/d
- **Glimepirid:** 1×1–6 mg/d
- **Gliquidon:** 1–2 x 15-60 mg/d
- **Repaglinid:** 2–4×0,5–4 mg/d
- **Nateglinid:** 2–4×60–120 mg/d

Kombinationstherapie mit oralen Antidiabetika. Sollte nach 3-monatiger Therapie der HbA$_{1c}$-Wert höher als 6,5% liegen, so wird eine **Kombinationstherapie mit oralen Antidiabetika** eingeleitet. Möglicherweise ist die kardiovaskuläre Mortalität bei Kombination von Metformin und Sulfonylharnstoffen (Glibenclamid) erhöht.

Zusätzlich zu Sulfonylharnstoffderivaten können α-Glucosidase-Hemmer, Thiazolidindionderivate (Glitazone), Gliptine oder GLP-1-Rezeptor-Agonisten gegeben werden.

Kombinationstherapie mit oralen Antidiabetika (+ evtl. GLP-1-Rezeptor-Agonist)

Metformin kann kombiniert werden mit:
- **α-Glucosidase-Hemmer:**
  - Acarbose: 1–3×50–100 mg/d
  - Miglitol: 1–3×50–100 mg/d
- **DPP-IV-Hemmer (Gliptine):**
  - Sitagliptin: 1×100 mg/d
  - Vildagliptin: 2×50 mg/d
  - Saxagliptin: 1×5 mg/d
- **GLP-1-Rezeptor-Agonisten:**
  - Exenatid: 2×5–10 µg/d
  - Liraglutid: 1×0,6–1,8 mg/d
- **Thiazolidindionderivate (Glitazonen):**
  - Pioglitazon: 1×15–30 mg/d
- **Sulfonylharnstoffderivaten bzw. Analoga** (siehe oben)

Ist die Stoffwechseleinstellung nach 3-monatiger Kombinationstherapie mit oralen Antidiabetika weiterhin unbefriedigend (HbA$_{1c}$ >6,5%), so wird in der Regel eine Kombinationstherapie mit Insulin und oralen Antidiabetika durchgeführt.

Kombinationstherapie mit Insulin und oralen Antidiabetika. Die Therapie mit oralen Antidiabetika kann durch die **zusätzliche Gabe eines mittellang/lang wirksamen Insulins zur Nacht** ergänzt werden. **Alternativ** kann ein **kurzwirkendes Insulin vor den Mahlzeiten** verabreicht werden, während am Abend Metformin oder Sulfonylharnstoffderivate gegeben werden.

Im fortgeschrittenen Stadium des Typ-2-Diabetes wird eine derartige Insulin/orale Antidiabetika-Kombinationstherapie nicht mehr zu einer befriedigenden Stoffwechselsituation (HbA$_{1c}$ <6,5%) führen. Dann ist eine reine Insulintherapie indiziert.

Insulinmonotherapie. Ziel der Insulintherapie ist die möglichst optimale Nachahmung der physiologischen Insulinsekretion. Grundsätzlich können 2 Verfahren unterschieden werden:
- konventionelle Insulintherapie
- intensivierte Insulintherapie

Zu Beginn der Therapie muss zunächst der **Gesamt-Insulin-Tagesbedarf** abgeschätzt werden. Man geht dabei von einem Insulinbedarf von 0,5–1 IE Insulin/kg/d aus. Bei übergewichtigen Typ-2-Diabetikern mit Insulinresistenz kann der Bedarf auf bis zu 2 IE/kg/d ansteigen. Bei Infektionen ist der Insulinbedarf erhöht. Ein verminderter Bedarf besteht bei vorhandener endogener Insulinproduktion, körperlicher Aktivität oder verminderter Aufnahme von Kohlenhydraten.

Konventionelle Insulintherapie. In der Regel werden **täglich 2 Injektionen** eines **Mischinsulins** jeweils **vor dem Frühstück** und **vor dem Abendessen** vorgenommen. Das Mischinsulin besteht meist zu 30% aus Normalinsulin und zu 70% aus einem mittellang wirkenden Insulin (z.B. NPH-Insulin). Die Gesamt-Insulin-Tagesdosis wird in der Regel im Verhältnis 2:1 auf die morgendliche und die abendliche Gabe verteilt (◘ Abb. 54.17). Durch dieses starre Dosierschema ist es erforderlich, dass der Patient Zwischenmahlzeiten einnimmt und zu den Hauptmahlzeiten vorgegebene Kohlenhydratmengen aufnimmt.

❯ Das starre Schema von Insulinapplikation, Mahlzeiten und Zwischenmahlzeiten bei der konventionellen Insulintherapie kann den Patienten in seinen täglichen Freiheiten einschränken, stellt jedoch bei optimaler Einhaltung eine relativ sichere Therapie dar.

Die konventionelle Insulintherapie hat sich insbesondere bei schwer schulbaren Typ-2-Diabetikern bewährt.

Intensivierte Insulintherapie. Die Sicherstellung des basalen Insulinbedarfs erfolgt bei der intensivierten Insulintherapie durch 1- bis 3-malige Injektion eines verzögert wirkenden Insulins (z.B. NPH-Insulin). Zusätzlich spritzt sich der Patient vor den frei gewählten Mahlzeiten unter Berücksichtigung der Zwischenmahlzeiten ein kurzwirkendes Insulin (z.B. Normalinsulin). Der Diabetiker entscheidet also selbst, wann und wie viel er isst.

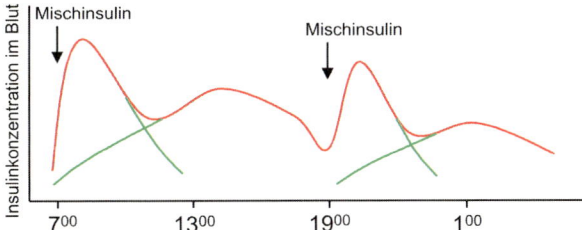

☐ Abb. 54.17 Konventionelle Insulintherapie. Verlauf der Insulin-plasmakonzentration über den Tag im Rahmen einer typischen konventionellen Insulintherapie mit zweimaliger Gabe eines Misch-insulins morgens und abends

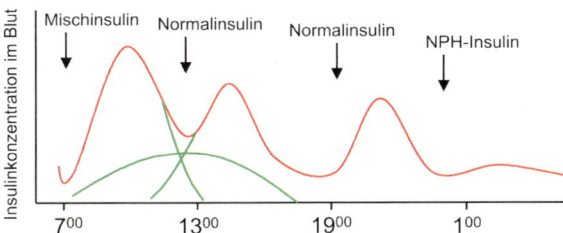

☐ Abb. 54.18 Intensivierte Insulintherapie. Verlauf der Insulinplas-makonzentration über den Tag im Rahmen einer typischen intensi-vierten Insulintherapie mit Gabe eines mittellang wirkenden Insulins morgens und zur Nacht sowie individuell gesteuerter Gaben von Normalinsulin

Diese Vorgehensweise wird auch als **Basis-Bolus-Konzept** bezeichnet (☐ Abb. 54.18). Der Basisbedarf kann dabei bis zu 50% des täglichen Gesamtinsulinbedarfs ausmachen und liegt etwa bei 0,35 IE/kg/d. Voraussetzung für die intensivierte Insulintherapie ist die mehrmals täglich vorzunehmende Blutzuckerselbstbestimmung sowie die Fähigkeit, die jeweilige Insulindosis auf der Basis der gemessenen Blutzuckerwerte und der geplanten Kohlenhydrataufnahme selbst festzulegen. Dies **erfordert eine intensive Schulung des Patienten.** Die Vorteile der intensivierten Insulintherapie bestehen darin, dass bei optimaler Durchführung eine weitgehend normale Stoffwechselsituation hergestellt werden und damit einer Entwicklung von Spätkomplikationen vorgebeugt werden kann. Darüber hinaus erlaubt die intensivierte Insulintherapie dem Patienten ein **hohes Maß an Freiheit bei der täglichen Lebensgestaltung.** Das **Hauptrisiko** der intensivierten Insulintherapie ist das häufige Auftreten von **Hypoglykämien,** die jedoch von erfahrenen Patienten aufgrund der vegetativen Symptomatik schnell erkannt, kontrolliert und behoben werden können.

> Die intensivierte Insulintherapie ist das Verfahren der Wahl bei allen Typ-1-Diabetikern und hat sich bei gut schulbaren Typ-2-Diabetikern bewährt.

Insulin-Pumpe. Eine Sonderform der intensivierten Insulintherapie ist die kontinuierliche subkutane **Insulininfusion** mittels einer **Insulin-Pumpe.** Dabei werden durch eine elek-tronisch regelbare Insulin-Pumpe über einen Subkutankathe-ter kurzwirksame Insuline appliziert. Eine Basalrate stellt dabei den Basisbedarf sicher. Zusätzlich kann der Patient zu den Mahlzeiten oder entsprechend der gemessenen Blutzucker-werte über die Pumpe Insulin-Boli applizieren. Eine Selbst-kontrolle des Blutzuckerspiegels sowie die Entscheidung über die zu applizierenden Insulindosen bleiben den Patienten aber auch bei diesem Verfahren nicht erspart.

Regeln zur Vermeidung von Hypoglykämien

Die häufigste unerwünschte Wirkung der Insulintherapie ist die Auslösung einer Hypoglykämie durch eine im Verhältnis zu Aufnahme bzw. Verbrauch von Kohlenhydraten **zu hohe Insulindosis.** Schwere Hypoglykämien können verhindert werden, indem der Patient angelernt wird, die **vegetativen Symptome einer sich entwickelnden Hypoglykämie frühzeitig zu erkennen** und die möglichen Ursachen wie körperliche Aktivität oder zu geringe Kohlenhydrataufnahme vorherzusehen. Bei niedrigen Blutzuckerwerten kann durch Einnahme schnell resorbierbarer Kohlenhydrate eine sofortige Besserung erreicht werden. Bei unregelmäßiger Nahrungsaufnahme, kohlenhydratreichen Mahlzeiten, Sport oder nach Alkoholgenuss sind **zusätzliche Blutzuckerkontrollen** empfehlenswert. **Bei der Gabe von β-Adrenozeptor-Blockern** sollte darauf hingewiesen werden, dass die vegetativen **Hypoglykämie-Symptome verschleiert sein können.**

Insbesondere **bei alten Patienten oder Patienten mit kardiovaskulären Vorerkrankungen** stellt das **Auftreten von Hypoglykämien** eine zusätzliche Gefährdung dar. Es kann bei diesen Patienten angebracht sein, von den Standardzielwerten (z.B. HbA$_{1c}$-Wert <6,5%) abzuweichen und eine weniger radikale Einstellung der Blutglucosespiegel anzustreben.

Probleme der Blutzuckereinstellung. Stark schwankende Blutzuckerwerte beruhen in der Regel auf Fehlern bei der Durchführung der Insulintherapie. Eine gute Compliance des Patienten vorausgesetzt, lässt sich eine optimale Durchführung der Therapie durch eine adäquate Schulung erreichen. **Nächtliche Hypoglykämien** können dadurch verursacht sein, dass die Insulinsensitivität in den frühen Morgenstunden besonders hoch ist. Dies hat dann zur Folge, dass die abendliche Gabe eines Verzögerungsinsulins nachts verstärkt ist. Durch die nächtliche Hypoglykämie kann es zur Auslösung einer morgendlichen Hyperglykämie kommen (Somogyi-Effekt, s. u.). Die nächtliche Hypoglykämie kann durch Verminderung der abendlichen Insulindosis, durch spätere Gabe der Abenddosis sowie durch eine zusätzliche Mahlzeit vor dem Schlafengehen verhindert werden.

Nicht selten treten **morgendliche Hyperglykämien** auf, die verschiedene Ursachen haben können und durch nächtliche Blutzuckerbestimmungen differenziert werden können. Ein **einfacher morgendlicher Mangel an Insulin** geht mit bereits erhöhten Blutzuckerwerten in der Nacht einher und kann durch Erhöhung der abendlichen Insulindosis vermieden werden. Morgendliche Hyperglykämien können **reaktiv infolge nächtlicher Hypoglykämien** auftreten (**Somogyi-Effekt**). Die nächtliche Unterzuckerung führt zur hormonellen Gegenregulation, die einen reaktiven Blutzuckeranstieg oder gar eine Hyperglykämie am Morgen zur Folge hat. Nicht selten berichten die Patienten nach einer nächtlichen Hypoglykämie am folgenden Morgen über nächtliches Schwitzen, Albträume oder Kopfschmerzen. Beim Vorliegen eines Somogyi-Effekts sollte die Insulindosis zur Nacht reduziert werden.

Eine morgendliche Hyperglykämie kann bei einigen Patienten durch den **erhöhten Insulinbedarf in der zweiten Nachthälfte** verursacht sein. In diesem Falle sind die Blutzuckerspiegel am Abend sowie in den frühen Morgenstunden normal, steigen dann jedoch teilweise drastisch an. Dieser morgendliche erhöhte Insulinbedarf wird als »**Dawn-Phänomen**« bezeichnet und kann durch Gabe eines stark verzögerten Insulins zur Nacht bzw. durch Hinausschieben der abendlichen Insulingabe vermieden werden. Idealerweise kommt in diesen Fällen eine Insulin-Pumpe zum Einsatz, mittels der die basale Insulingabe in den Morgenstunden erhöht werden kann.

Weiterführende Literatur

Arzneimittelkommission der Deutschen Ärzteschaft, Arzneiverordnung in der Praxis: Empfehlungen zur Therapie des Diabetes mellitus Typ 2, 2. Auflage, 2009

Diabetes Prevention Program Research Group (2002) Reduction in the incidence of type 2 diabetes with lifestyle intervention or metformin. N Engl J Med 346, 393-403

Drucker DJ (2007) The role of gut hormones in glucose homeostasis. J Clin Invest 117:24-32

Hirsch IB (2005) Insulin analogues. N Engl J Med 352:174-183

Holman RR et al. (2008) Long-term follow-up after tight control of blood pressure in type 2 diabetes. N Engl J Med 359:1565-1567

Kalender A, Selvaraj A, Kim SY, Gulati P, Brule S, Viollet B, Kemp BE, Bardeesy N, Dennis P, Schlager JJ, Marette A, Kozma SC, Thomas G (2010) Metformin, independent of AMPK, inhibits mTORC1 in a rag GTPase-dependent manner. Cell Metab 11: 390-401

Krentz AJ, Bailey CJ (2005) Oral antidiabetic agents. Current role in type 2 diabetes mellitus. Drugs 65:385-411

Nolan CJ, Damm P, Prentki M (2011) Type 2 diabetes across generations: from pathophysiology to prevention and management. Lancet 378: 169-181

White MF (2003) Insulin signaling in health and disease. Science 302:1710-1711

Yki-Järvinen H (2004) Thiazolidinediones. N Engl J Med 351:1106-1118

Adipositas

S. Offermanns

Einleitung

Die Fettleibigkeit (Adipositas, Obesitas) ist ein rasant zunehmendes medizinisches Problem in den entwickelten Ländern, dessen Behandelbarkeit mit pharmakologischen und nichtpharmakologischen Maßnahmen bisher sehr unbefriedigend ist. In dem vorliegenden Kapitel werden die Problematik der Adipositas dargestellt und die zugrundeliegenden Mechanismen beschrieben. Die zur Behandlung der Adipositas zugelassenen Pharmaka werden abschließend dargestellt.

55.1 Adipositas und Regulation der Energieaufnahme

> **Lernziele**
>
> **Adipositas**
> **Regulation der Energieaufnahme**
> ▬ Hypothalamische Regulation des Appetits
> ▬ Kurzfristige Regulation der Nahrungsaufnahme
> ▬ Langzeitregulation des Appetits

55.1.1 Adipositas

Bei einer Vermehrung der Fettmasse um mehr als 30% des Körpergewichtes bei Frauen bzw. mehr als 20% bei Männern spricht man von Adipositas. Durch die Bestimmung des Körpermassenindexes (**Body-Mass-Index: BMI**) kann indirekt die Fettmasse abgeschätzt werden. Der BMI wird durch Berechnung des Quotienten aus Körpergewicht (kg) und der Körpergröße^2 (m^2) ermittelt. Ein BMI von ≥30 wird allgemein als Kriterium für eine Adipositas angesehen, während ein BMI zwischen 25 und 30 als Übergewicht (Präadipositas) definiert ist. Die Prävalenz der Adipositas nimmt in den westlichen Industrieländern zu und beträgt bei den Erwachsenen zurzeit etwa 20–25%. Die medizinische Bedeutung der Adipositas beruht auf ihrer überhäufigen Vergesellschaftung mit anderen Gesundheitsproblemen. Sehr oft findet sich die Adipositas zusammen mit arterieller Hypertonie, Diabetes mellitus Typ 2 sowie Dyslipidämie. Treten diese Symptome zusammen auf, so spricht man von einem »**metabolischen Syndrom**«. Die Adipositas ist besonders ein **Risikofaktor für kardiovaskuläre Erkrankungen, verschiedene Krebsformen** sowie für **Erkrankungen des Bewegungsapparates** wie z.B. Arthrosen. Die Mortalität Adipöser mit einem BMI >35 kg/m^2 ist gegenüber normalgewichtigen Personen verdoppelt.

Zur Adipositas kommt es, wenn die Energieaufnahme den Energieverbrauch überschreitet. Dabei reicht bereits eine geringe Dysbalance in Aufnahme und Verbrauch von Energie aus, um über einen längeren Zeitraum eine Adipositas hervorzurufen. Es spricht sehr viel dafür, dass unter normalen Bedingungen die Nahrungsaufnahme sowie der Energieverbrauch des Körpers durch eine Reihe von Regulationsmechanismen präzise aufeinander abgestimmt werden.

> Von wenigen Ausnahmen abgesehen, beruht die Adipositas auf einer Kombination aus gesteigerter Nahrungsaufnahme und mangelnder körperlicher Aktivität.

Die in westlichen Gesellschaften vorherrschende ständige Verfügbarkeit von Nahrungsmitteln, verbunden mit der abnehmenden Notwendigkeit körperlicher Anstrengungen, ist eng verbunden mit dem Auftreten der Adipositas als einem Massenphänomen. Da im Verlaufe der Entwicklungsgeschichte des Menschen Nahrungsquellen meist limitiert waren, hat sich die Fähigkeit zum Speichern von Fett in Zeiten von Nahrungsüberschuss wahrscheinlich über einen langen Zeitraum als überlebenswichtige Körperfunktion herausgebildet. Diese auch als »**Thirfty-gene**«-**Hypothese** bezeichnete Annahme erklärt die große Anfälligkeit von Menschen in Zeiten von Nahrungsüberfluss, eine Adipositas zu entwickeln.

55.1.2 Regulation der Energieaufnahme

Die Regulation des Sättigungsgefühls und des Appetits ist der wichtigste Faktor für die Steuerung der Energieaufnahme des Körpers. Der Appetit wird durch kognitive und emotionale Faktoren beeinflusst. Darüber hinaus führen eine Reihe von nervalen und humoralen Signalen aus dem Gastrointestinaltrakt sowie vom Fettgewebe zur Beeinflussung des Appetits.

Hypothalamische Regulation des Appetits
Neben dem Hirnstamm spielt besonders der Hypothalamus eine wichtige Rolle bei der Regulation der Nahrungsaufnahme. Im Nucleus arcuatus des Hypothalamus existieren 2 Typen von Neuronen, die eine wichtige Rolle bei der Appetitregulation spielen (◘ Abb. 55.1). Der eine Typus exprimiert Proopiomelanocortin (POMC) sowie das »Cocain/Amphetamin related transcript« (CART). POMC ist die Vorstufe des durch CART/POMC-Zellen produzierten **α-Melanozytenstimulierenden Hormons (α-MSH)**. α-MSH ist ein wichtiger **appetithemmender (anorexigener) Mediator,** der verschiedene Neurone im Bereich des Nucleus paraventricularis des Hypothalamus durch Aktivierung von MC$_4$-Rezeptoren beeinflusst. Diese Zellen setzen anorexigene Hormone wie Corticotropin-releasing hormone (CRH), Oxytocin, Thyreotropin-releasing hormone (TRH) frei, die schließlich hemmend auf die Nahrungsaufnahme wirken (◘ Abb. 55.1). Die Aktivität von α-MSH-bildenden CART/POMC-Neuronen im Nucleus arcuatus wird insbesondere durch Leptin gesteigert. Von physiologischer Bedeutung ist dabei vor allem eine Verringerung der Leptinkonzentration aufgrund einer Verminderung der Fettgewebemasse, die zu einer verringerten Aktivierung des anorexigenen Weges führt und eine Steigerung der Nahrungsaufnahme zur Folge hat.

Eine zweite Gruppe von Zellen im Nucleus arcuatus synthetisiert **Neuropeptid Y (NPY)** sowie das **Agouti-releated protein (AgRP).** NPY und AgRP fungieren als **orexigene Mediatoren,** die appetitsteigernd wirken. AgRP hemmt als Antagonist am MC$_4$-Rezeptor die Bindung des anorexigenen

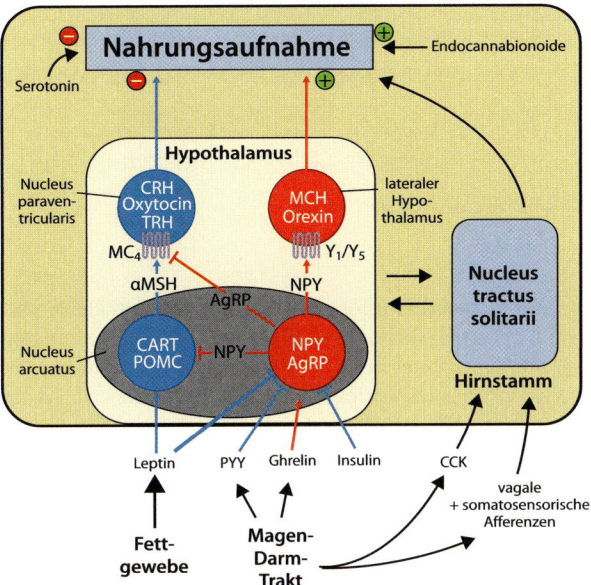

Abb. 55.1 Regulation der Nahrungsaufnahme über den Hypothalamus. Siehe Text. Blau = appetithemmende (anorexigene) Wege; rot = appetitsteigernde (orexigene) Wege

Stimulus α-MSH. NPY hemmt CART/POMC-Zellen im Nucleus arcuatus und führt über Y1/Y5-Rezeptoren zur Aktivierung von Zellen vor allen Dingen im lateralen Hypothalamus, die MCH sowie Orexin produzieren und an der Weiterleitung von appetitsteigernden Stimuli beteiligt sind. Dieser appetitsteigernde (orexigene) Weg wird durch Leptin, Insulin sowie Peptid YY_{3-36} (PYY) gehemmt und durch Ghrelin stimuliert.

Neben dem Hypothalamus spielt insbesondere der **Nucleus tractus solitarii** im Hirnstamm eine wichtige Rolle bei der Appetitregulation. Die während und nach Nahrungsaufnahme auftretende mechanische Reizung des Magen-Darm-Traktes führt zur Aktivierung vagaler und somatosensorischer Afferenzen, die auf den Nucleus tractus solitarii einwirken. Außerdem führt das vermehrt gebildete Cholecystokinin (CCK) über den Hirnstamm zur Auslösung eines Sättigungsgefühls sowie zur Appetithemmung. Hypothalamus und Hirnstamm stehen im Rahmen der Appetitregulation im funktionellen Kontakt. Die dieser Interaktion zugrundeliegenden Mechanismen sind nur ansatzweise bekannt. Ebenso ist nicht genau geklärt, wie die an der Appetitregulation beteiligten hypothalamischen Funktionen letztlich das Nahrungsaufnahmeverhalten beeinflussen. Aus vielfältigen pharmakologischen Untersuchungen ist bekannt, dass Serotonin vor allen Dingen über Aktivierung von $5\text{-}HT_{2C}$-Rezeptoren die Nahrungsaufnahme hemmt, während Endocannabinoide über Cannabinoid CB_1-Rezeptoren die Nahrungsaufnahme steigern (Abb. 55.1).

Kurzfristige Regulation der Nahrungsaufnahme

Während und nach einer Nahrungsaufnahme kommt es zur **mechanischen und chemischen Stimulation von afferenten**

vagalen und somatosensorischen Nervenfasern, die über den Nucleus tractus solitarii im Hirnstamm appetitzügelnd wirken. Darüber hinaus werden diverse Faktoren gebildet, die appetithemmend wirken und ein Sättigungsgefühl auslösen. Zu den humoralen Sättigungssignalen gehören **Cholezystokinin** (CCK) und **Peptid YY_{3-36}** (PYY_{3-36}), die aus Zellen des Gastrointestinaltraktes nach Nahrungsaufnahme vermehrt freigesetzt werden. Während CCK über den Hirnstamm wirkt, hemmt PYY_{3-36} die Freisetzung des appetitsteigernden NPY aus Zellen des Nucleus arcuatus. Auch **Insulin,** das während und nach einer Mahlzeit vermehrt ausgeschüttet wird, hemmt NPY/AgRP-Neurone. Nach Abschluss der Nahrungsaufnahme fällt die Aktivität dieser neuralen und humoralen Reize und damit das Sättigungsgefühl langsam ab. Mit zunehmender Esspause kommt es zur vermehrten Bildung appetitstimulierender, orexigener Faktoren. So bilden beispielsweise Zellen der Magenwand das Hormon **Ghrelin,** das vor einer Mahlzeit ansteigt und zu einer Aktivierung von NPY/AgRP-Neurone im Nucleus arcuatus führt und damit appetitstimulierend wirkt.

Langzeitregulation des Appetits

Schon seit langer Zeit gibt es Hinweise darauf, dass der Füllungszustand der Energiespeicher des Körpers direkten Einfluss auf den Appetit besitzt. Das Zytokin **Leptin** ist ein wesentlicher Mediator für diesen Regulationsmechanismus. Fettzellen produzieren und sezernieren Leptin in Abhängigkeit von ihrem Fettgehalt. Die Menge an Leptin im Plasma korreliert mit der Gesamtkörperfettmenge. Die Tatsache, dass Mäuse oder Menschen, denen das Leptingen bzw. das Gen des Leptin-Rezeptors fehlen, eine Hyperphagie mit schwerer Adipositas entwickeln, spricht dafür, dass Leptin ein wichtiger Regulator der Nahrungsaufnahme ist. Leptin wirkt auf Neurone im Nucleus arcuatus und führt damit zur vermehrten Bildung des Sättigungssignals α-MHC sowie zur verminderten Bildung von NPY (Abb. 55.1). Physiologisch scheint das Leptinsystem vor allem jedoch als Schutz gegen Unterernährung zu fungieren, sodass vor allem ein Abfall der Hormonspiegel Effekte hat (Anstieg des Hungergefühls). Die bei Adipösen zu beobachtenden hohen Leptinplasmakonzentrationen führen offensichtlich nicht zur ausreichenden Zügelung des Appetits. Auch die bisherigen Versuche einer therapeutischen Anwendung von Leptin bei Adipösen waren, abgesehen von sehr seltenen Formen einer Leptindefizienz, enttäuschend. Eine Erhöhung der Leptinplasmakonzentration führt offensichtlich zu einer Resistenz gegenüber dem Hormon.

55.2 Behandlung der Adipositas

Lernziele

— Nichtmedikamentöse Maßnahmen
— Medikamentöse Behandlung
  – Appetitzügler
  – Lipasehemmer

55.2.1 Nichtmedikamentöse Maßnahmen

Wichtigste Maßnahmen zur Behandlung einer Adipositas ist die Umstellung der Ernährungs- und Lebensgewohnheiten mit dem Ziel der Korrektur des Verhältnisses von Energieaufnahme und Energieverbrauch.

> Die Behandlung kann nur bei aktiver Teilnahme des Adipösen erfolgreich sein und beruht auf einer Ernährungsumstellung mit Kalorienreduktion, Bewegungstherapie und ggf. Verhaltenstherapie/ gruppendynamische Therapie.

Dabei ist nicht die Gewichtsreduktion durch gezielte diätetische Maßnahmen und Bewegungsprogramme das Problem, sondern das Halten des einmal erreichten Zielgewichtes. Nur bei grundsätzlicher Umstellung der Ess- und Lebensgewohnheiten kann ein lang anhaltender Behandlungserfolg erzielt werden.

55.2.2 Pharmakologische Maßnahmen zur Behandlung der Adipositas

Auch für die ergänzende Therapieoption einer medikamentösen Behandlung gilt, dass sie lediglich den Prozess einer Gewichtsreduktion unterstützen kann, nicht jedoch eine länger anhaltende Gewichtsnormalisierung bewirkt. Entsprechend kritisch wird der Einsatz von Pharmaka zur Gewichtsreduktion angesehen.

> Sowohl bei Appetitzüglern als auch bei Lipasehemmern handelt es sich um zweifelhafte Therapieprinzipien, es kommt bestenfalls zu kurzfristigen reversiblen Effekten. Außerdem ist zum Teil mit nicht unerheblichen unerwünschten Wirkungen zu rechnen.

Wahrscheinlich wird eine bei Adipositas sinnvolle Änderung von Ernährungs- und Lebensgewohnheiten durch Gabe von Appetitzüglern und Lipasehemmern eher erschwert.

Appetitzügler

Durch Einsatz von appetithemmenden Substanzen kann vorübergehend eine Gewichtsreduktion erzielt werden. Sehr oft steigt das Gewicht nach Beendigung der Einnahme von Appetitzüglern jedoch wieder an. In Anbetracht des geringen therapeutischen Nutzens sowie des teilweise nicht unerheblichen Risikos für unerwünschte Wirkungen ist von der Appetitzüglereinnahme abzuraten.

Indirekt wirkende Sympathomimetika wie Amphetamin sowie strukturell verwandte Substanzen, die vor allem die Freisetzung von Serotonin hervorrufen, sind in der Vergangenheit als Appetitzügler eingesetzt worden. Die appetithemmende Wirkung klingt jedoch nach wenigen Wochen aufgrund der raschen Toleranzentwicklung ab. Darüber hinaus treten eine Reihe unerwünschter Wirkungen auf. Dazu gehören ein zentral stimulierender Effekt, eine Erhöhung des Blutdrucks sowie euphorisierende Wirkungen, die ein erhebliches Abhängigkeitspotenzial mit sich bringen. Die vor allem Sero-

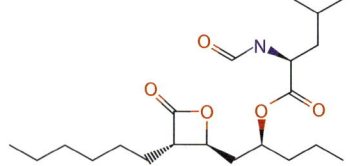

☐ **Abb. 55.2** Struktur von Orlistat

tonin freisetzenden Substanzen Fenfluramin und Dexfenfluramin mussten vor einigen Jahren vom Markt genommen werden, da es unter ihrer Anwendung zu Schädigungen der Herzklappen sowie der pulmonalen Gefäße mit der Folge einer pulmonalen Hypertonie kommt.

Der selektive Monoamin-Wiederaufnahmehemmer Sibutramin war für einige Jahre als Appetitzügler zugelassen. Ähnlich wie das Antidepressivum Venlafaxin hemmt Sibutramin die Wiederaufnahme von Noradrenalin und Serotonin in Synapsen des ZNS. Unter Sibutramin kommt es zur Appetithemmung und möglicherweise zusätzlich zur Steigerung der Thermogenese. Die Gabe von Sibutramin kann eine Adipositasbehandlung unterstützen. Ohne langfristige Änderung der Ernährungs- und Lebensgewohnheiten kommt es nach Absetzen von Sibutramin jedoch zur raschen Zunahme des Gewichtes. Wegen eines erhöhten Auftretens von kardiovaskulären Komplikationen wie Herzinfarkt und Schlaganfall unter Therapie mit Sibutramin ruht seit 2010 die Zulassung. Somit sind derzeit keine appetitzügelnden Pharmaka für die Adipositasbehandlung zugelassen.

Lipasehemmer

Die Spaltung von Triglyzeriden der Nahrung durch pankreatische Lipasen ist eine Voraussetzung für die Resorption aus dem Darm. Der Lipasehemmer **Orlistat** (☐ Abb. 55.2) bindet kovalent an Lipasen und führt zur irreversiblen Hemmung ihrer Enzymaktivität. Die nicht gespaltenen Triglyzeride werden dann über den Stuhl ausgeschieden. In therapeutischen Dosen führt Orlistat zu einer Ausscheidung von ca. 30% der mit der Nahrung zugeführten Triglyzeride. Mit Orlistat, das selbst so gut wie gar nicht resorbiert wird, kann eine gewichtsreduzierende Therapie unterstützt werden. Der therapeutische Nutzen ist jedoch gering, wenn keine grundsätzliche Umstellung der Ernährungs- und Lebensgewohnheiten des Patienten erreicht werden.

Aufgrund des Wirkmechanismus kommt es zu Symptomen einer Malabsorption mit Fettstühlen, Inkontinenz, Stuhldrang, Diarrhö und Flatulenz. Unter der Therapie mit Orlistat kann es zur verminderten Resorption von fettlöslichen Vitaminen kommen. Auch die Resorption verschiedener anderer Pharmaka (z.B. Ciclosporin) wird vermindert.

Weiterführende Literatur

Badman MK, Flier JS (2005) The gut and energy balance: visceral allies in the obesity wars. Science 307:1909-1914

Crowley VEF, Yeo GSH, O'Rahilly S (2002) Obesity therapy: altering the energy intake-and-expenditure balance sheet. Nature Rev Drug Discov 1:276-286

Filler JS (2004) Obesity wars: molecular progress confronts an expanding epidemic. Cell 116:337-350

Haslam DW, James WPT (2005) Obesity. Lancet 366:1197-1209

Ioannides-Demos LL, Proietto J, McNeil JJ (2006) Pharmacotherapy for obesity, Drugs 65:1391-1418

Park AJ, Bloom SR (2005) Neuroendocrine control of food intake. Current Opinion in Gastroenterology 21:228-233

Saper CB, Chou TC, Elmquist JK (2002) The need to feed: homeostatic and hedonic control of eating. Neuron 36:199-211

Vetter ML, Faulconbridge LF, Webb VL, Wadden TA (2010) Behavioral and pharmacologic therapies for obesity. Nat Rev Endocrinol 6:578-588

Wadden TA, Berkowitz RI et al. (2005) Randomized trial of lifestyle modification and pharmacotherapy for obesity. NEJM 353:2111-2120

Yanovski SZ, Yanovski JA (2002) Obesity. NEJM 346:591-602

Gichtmittel

S. Offermanns

Einleitung

In dem vorliegenden Kapitel werden zunächst die Physiologie und Pathophysiologie des Harnsäurestoffwechsels dargestellt, um danach die Wirkungsweise der wichtigsten zur Prophylaxe und Behandlung der Gichterkrankung eingesetzten Pharmaka zu beschreiben, dazu gehören: Urikostatika (v.a. der Xanthinoxidase-Hemmer Allopurinol, der die Synthese von Harnsäure inhibiert), Urikosurika (wie Benzbromaron oder Probenecid, die die renale Ausscheidung von Harnsäure steigern) sowie Pharmaka, die beim akuten Gichtanfall eingesetzt werden (nichtsteroidale Antiphlogistika oder Colchicin). Der klinische Einsatz dieser Pharmaka wird am Beispiel des akuten Gichtanfalls sowie seiner Langzeitprophylaxe erläutert.

56.1 Harnsäure und Gicht

Lernziele

Harnsäurestoffwechsel
- Harnsäurebildung
- Harnsäureausscheidung
- Normale Harnsäure-Plasmakonzentrationen
- Hyperurikämie/Gicht
  - Definition
  - Ursachen

56.1.1 Harnsäurestoffwechsel

Die Harnsäure ist das Endprodukt des Abbaus von Purinen, den Bestandteilen wesentlicher Komponenten der DNA und RNA sowie zellulärer Energieträger wie ATP. Der Abbau der Purine findet vor allem in der Leber, aber auch in Muskeln und im Dünndarm statt, wobei die **Xanthinoxidase** das entscheidende harnsäurebildende Enzym ist (◨ Abb. 56.1). Nach Abgabe der Harnsäure in das Blut erfolgt die Ausscheidung überwiegend über die Nieren, zum Teil (ca. ein Drittel) auch über den Darm. Harnsäure, die als schwache Säure (pKa 5,75) bei physiologischem pH-Wert vornehmlich in dissoziierter Form vorliegt, wird zu über 90% nach glomerulärer Filtration in der Niere im proximalen Tubulus wieder resorbiert. Die Rückresorption erfolgt durch den spezifischen **Harnsäuretransporter URAT1,** der in der apikalen Membran der proximalen Tubuluszellen lokalisiert ist (◨ Abb. 56.2). Interessanterweise besitzen außer den Menschen und anderen höheren Primaten nahezu alle anderen Säugetiere das Enzym Uricase, welches Harnsäure in das deutlich besser lösliche Allantoin umsetzt, das in diesen Spezies das Endprodukt des Purinstoffwechsels darstellt.

▶ Der sehr effiziente Reabsorptionsmechanismus für Harnsäure im proximalen Tubulus sowie das Fehlen eines Harnsäure-abbauenden Enzyms führen beim Menschen zu relativ hohen Harnsäureplasmakonzentrationen, die meist im Bereich von 250–350 µM liegen.

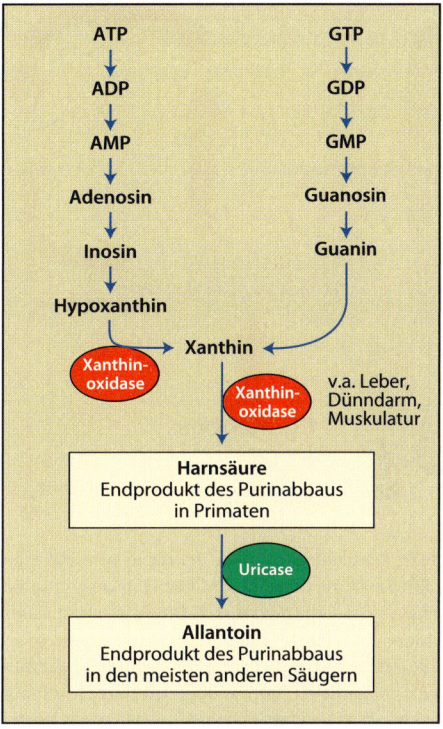

◨ **Abb. 56.1 Abbauweg der Purinnukleotide.** In Primaten, aber auch in Vögeln und einigen Reptilien stellt die durch die Xanthinoxidase aus Hypoxanthin bzw. Xanthin hergestellte Harnsäure das Endprodukt des Purinnukleotidabbaus dar. In den meisten Säugern wird die Harnsäure durch das Enzym Uricase zu Allantoin weiter verstoffwechselt

Offensichtlich bestand im Laufe der Entwicklung von höheren Primaten ein Vorteil darin, relativ hohe Harnsäureplasmakonzentrationen zu besitzen, möglicherweise aufgrund der antioxidativen Eigenschaften von Harnsäure. Unter den Lebens- und Ernährungsbedingungen der modernen Zivilisation bergen die hohen Harnsäureplasmakonzentrationen jedoch die Gefahr einer Hyperurikämie sowie der daraus resultierenden Gichterkrankung.

56.1.2 Hyperurikämie/Gicht

Definition. Von einer Hyperurikämie wird in der Regel gesprochen, wenn die Serumharnsäurespiegel über 380 µM (6,4 mg/dl) liegen, was in etwa der maximalen Löslichkeit der Harnsäure im Plasmawasser bei physiologischer Körpertemperatur und einem pH-Wert von 7,4 entspricht. Kommt es im Gewebe zum Ausfallen von Harnsäurekristallen, so entsteht ein **akuter Gichtanfall** oder eine **chronische Verlaufsform der Gicht.**

Ursachen und Symptome. Ursachen für eine Hyperurikämie können angeborene Störungen der renalen Harnsäureausscheidung sowie seltener eine angeborene Überproduk-

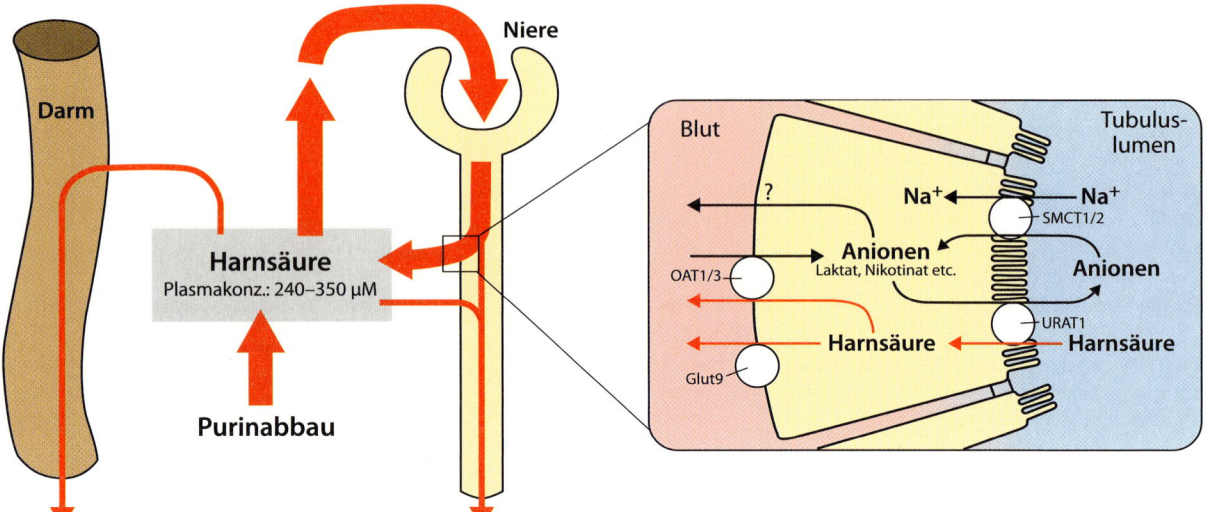

Abb. 56.2 Ausscheidungswege der Harnsäure. Harnsäure wird vor allen Dingen in der Leber, den Muskeln sowie im Dünndarm gebildet. Etwa 2/3 der täglichen Ausscheidung von Harnsäure erfolgt über die Nieren, während 1/3 über den Darm ausgeschieden wird. In der Niere wird der überwiegende Teil der glomerulär filtrierten Harnsäure im proximalen Tubulus über den Harnsäuretransporter URAT1 rückresorbiert. In sehr kleinem Ausmaße wird Harnsäure auch in das Tubuluslumen sezerniert. Der Transporter URAT1 vermit-telt die Aufnahme von Harnsäure über die apikale Membran im Austausch gegen verschiedene Anionen, die durch Vermittlung eines Na$^+$-gekoppelten Transporters über die apikale Membran oder alternativ über einen organischen Anionen-Transporter (OAT) über die basolaterale Membran in die Zelle gelangen. Die mittels URAT1 in die Tubuluszelle aufgenommene Harnsäure verlässt die Zelle wiederum vermittelt durch den Transporter OAT sowie über den Transporter Glut9

tion von Harnsäure (z.B. Lesch-Nyhan-Syndrom) sein. Eine vermehrte Harnsäurebildung findet sich typischerweise aufgrund des erhöhten Zellumsatzes bei Leukämien oder hämolytischen Anämien sowie unter der Therapie von Tumoren mit Zytostatika oder Strahlen. Die Harnsäureausscheidung kann vermindert sein bei Laktatazidose oder Ketoazidosen sowie unter dem Einfluss verschiedener Pharmaka wie Thiaziden, Schleifendiuretika, Salicylsäure oder Nikotinsäure.

Der **akute Gichtanfall** tritt in der Regel aus voller Gesundheit meist nachts auf und manifestiert sich typischerweise in einer **stark schmerzhaften Monarthritis,** sehr häufig des Großzehengrundgelenkes. Begleitet wird der akute Gichtanfall von **allgemeinen Entzündungszeichen.** Pathogenetisch liegt dem akuten Gichtanfall eine Ablagerung von Harnsäurekristallen im Synovialraum sowie periartikulär zugrunde. Das Vorliegen kristalliner Harnsäure stellt einen außerordentlich starken Entzündungsreiz dar, der zur massiven Aktivierung von Makrophagen, neutrophilen Granulozyten sowie zur Freisetzung verschiedener entzündlicher Mediatoren führt. Einige der Mechanismen der proinflammatorischen Wirkung von Harnsäurekristallen sind in den letzten Jahren entschlüsselt worden. Dabei zeigte sich, dass insbesondere das angeborene Immunsystem durch Harnsäurekristalle aktiviert wird (■ Abb. 56.3). So sind Harnsäurekristalle in der Lage, Toll-like-Rezeptoren zu aktivieren und nach Aufnahme in Makrophagen die Ausbildung sog. Inflammasomen zu fördern, die die Bildung von Interleukin-1β vermitteln (■ Abb. 56.3). Die starke proinflammatorische Wirkung von Harnsäurekris-tallen löst die hochakuten Symptome eines Gichtanfalls mit lokalen und systemischen Erscheinungen sowie starken Schmerzen aus.

Eine länger bestehende Hyperurikämie mit rezidivierenden Symptomen führt zum Bild der **chronischen Gicht,** die durch Harnsäureablagerungen (Tophi) in diversen Weichteilen geprägt ist und zu einer Nierenschädigung führt. Die chronische Gicht wird zunehmend seltener gesehen, da die meisten Formen der Hyperurikämie ausreichend gut behandelt werden können.

56.2 Pharmaka zur Behandlung von Gicht

> **Lernziele**
>
> **Gichtmittel**
> - **Urikostatika:** Pharmaka, die die Bildung von Harnsäure reduzieren (Xanthinoxidase-Hemmer, rekombinante Uratoxidase)
> - **Urikosurika:** Pharmaka, die die renale Ausscheidung von Harnsäure steigern (Benzbromaron, Probenecid)
> - **Colchicin**

Bei der Behandlung der Gicht muss zwischen den Maßnahmen zur Behandlung des akuten Anfalls sowie der Dauerbehandlung zur Senkung erhöhter Harnsäurespiegel unterschieden werden. Für die Dauerbehandlung stehen Mittel zur

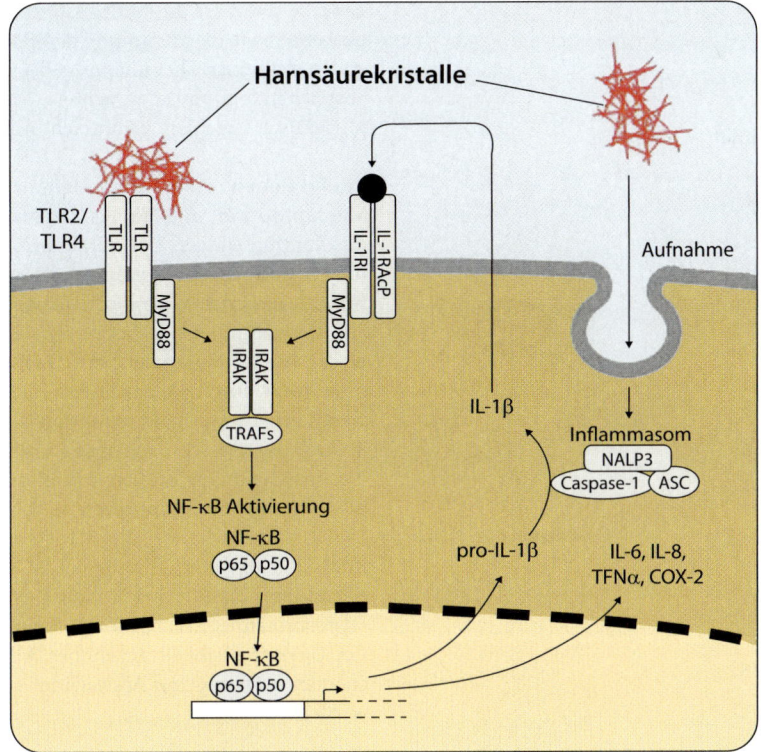

Abb. 56.3 Auslösung einer akuten Entzündung durch Harnsäurekristalle in Monozyten bzw. Synoviozyten des Gelenkes. Harnsäurekristalle können durch die Toll-like-Rezeptoren 2 und 4 (TLR2, TLR4), die normalerweise in die Auslösung einer angeborenen Immunantwort durch infektiöse Pathogene involviert sind, erkannt werden. Die Aktivierung von TLR2 und TLR4 stellt wahrscheinlich einen wesentlichen Auslöser der inflammatorischen Gewebereaktionen im Rahmen einer akuten Gichtarthritis dar. Nach Aktivierung von TLR2/TLR4 kommt es durch Vermittlung des Adaptorproteins MyD88 zur verstärkten Aufnahme von Harnsäurekristallen durch Phagozytose sowie zur Aktivierung des Transkriptionsfaktors NFκB sowie zur

Expression einiger proinflammatorischer Mediatoren. Die Aufnahme von Harnsäurekristallen fördert darüber hinaus die Assemblierung eines zytosolischen Proteinkomplexes, der als Inflammasom bezeichnet wird. Dieser Proteinkomplex, dessen Bildung durch das Gichtmittel Colchicin gehemmt werden kann, enthält unter anderem Caspase-1, die Pro-Interleukin-1β (pro-IL1β) in das biologisch aktive Interleukin-1β (IL-1β) umsetzt. IL-1β seinerseits führt über die Aktivierung seines Rezeptors autokrin und parakrin zur weiteren Steigerung der NF-κB-Aktivierung und somit zur positiven Verstärkung des inflammatorischen Geschehens

Senkung der Harnsäurebildung (**Urikostatika**) sowie Mittel zur Steigerung der Harnsäureausscheidung (**Urikosurika**) zur Verfügung. Die Behandlung des akuten Gichtanfalls erfolgt durch antientzündliche Pharmaka.

56.2.1 Urikostatika

Xanthinoxidase-Hemmer

Als Xanthinoxidase-Hemmer wird seit geraumer Zeit **Allopurinol** eingesetzt. Als Strukturanalogon von Hypoxanthin (Abb. 56.4) hemmt Allopurinol kompetitiv die Xanthinoxidase und damit die Bildung von Xanthin und Harnsäure. Ein Teil des Allopurinols wird durch die Xanthinoxidase zu dem ebenfalls inhibitorisch wirksamen **Oxipurinol** umgesetzt. Seit kurzem steht mit **Febuxostat** ein weiterer Xanthinoxidase-Hemmer zur Verfügung. Febuxostat ist im Gegensatz zu Allopurinol kein Purin-Derivat und hat möglicherweise eine stärkere maximale Wirkung. Durch die Hemmung der Xan-

thinoxidase kommt es zum vermehrten Anfall von Hypoxanthin und Xanthin, die besser wasserlöslich sind als Harnsäure und renal ausgeschieden werden können. Die Behandlung mit Allopurinol führt zur Auflösung von Harnsäureablagerungen (Tophi), und die Bildung von Harnsäuresteinen in der Niere ist inhibiert. Zu Beginn einer Behandlung mit Allopurinol ist durch die Mobilisation von Harnsäure aus dem Gewebe die Gefahr des Auftretens eines akuten Gichtanfalls erhöht.

Pharmakokinetik. Allopurinol und Febuxostat werden nach oraler Gabe gut resorbiert, die Bioverfügbarkeit liegt bei 70–90%. Allopurinol wird zu 10–30% unverändert mit dem Urin ausgeschieden, während etwa 70% nach Umwandlung zu Oxipurinol renal eliminiert werden. Febuxostat wird weitgehend über UDP-Glukuronyltransferasen und verschiedene CYP-Enzyme verstoffwechselt und im Anschluss hepatisch und renal ausgeschieden. Obwohl die Plasmahalbwertszeit von Allopurinol lediglich 1–2 Stunden beträgt, muss die Subs-

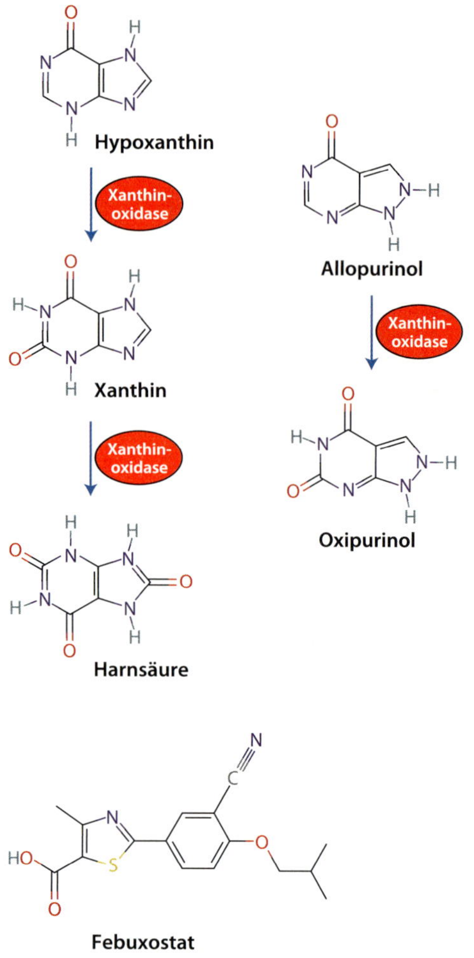

Abb. 56.4 Struktur der Xanthinoxidase-Hemmer Febuxostat und Allopurinol sowie des aktiven Allopurinol-Metaboliten Oxipurinol

tanz nur 1-mal täglich verabreicht werden, da der aktive Metabolit Oxipurinol eine deutlich längere Plasmahalbwertszeit (18–30 h) besitzt. Febuxostat besitzt eine Plasmahalbwertszeit von 5–8 Stunden.

Unerwünschte Wirkungen. Allopurinol und Febuxostat werden im Allgemeinen recht gut vertragen, nicht selten kommt es jedoch zu **Hypersensitivitätsreaktionen**, auch Monate oder Jahre nach Beginn einer Therapie mit Allopurinol. Am häufigsten sind dabei allergische Hautreaktionen. Vereinzelt ist über das Auftreten eines Steven-Johnson-Syndroms oder einer toxischen epidermalen Nekrolyse unter Allopurinolgabe berichtet worden. Gelegentlich kommt es zu **gastrointestinalen Störungen**. Seltener wurden generalisierte Beschwerden mit **Vaskulitis-ähnlichen Symptomen** und **Myalgien** unter der Therapie mit Allopurinol beobachtet.

> Zu Beginn einer Therapie kann es zur Auslösung eines akuten Gichtanfalls kommen.

Ursache dafür ist die Mobilisation von Harnsäure aus dem Gewebe sowie die Hemmung der Harnsäuresekretion. In der ersten Zeit einer Therapie mit Allopurinol ist daher auf eine ausreichende Diurese zu achten. Gegebenenfalls kann prophylaktisch Colchicin verabreicht werden.

Interaktionen. Allopurinol **hemmt die Inaktivierung von Mercaptopurin und seines Derivates Azathioprin** durch die Xanthinoxidase. Bei Verabreichung von Mercaptopurin oder Azathioprin bei Patienten, die unter Allopurinoltherapie stehen, muss daher die Dosis dieser beiden Antineoplastika auf die Hälfte bis ein Viertel reduziert werden. Der **Abbau oraler Antikoagulanzien wie Warfarin oder Phenprocoumon kann** durch gleichzeitige Gabe von Allopurinol **reduziert sein.** Allopurinol vermindert den Abbau von **Theophyllin. Urikosurika** wie Probenecid und Benzbromaron steigern die Ausscheidung von Oxipurinol und **vermindern** dadurch **die Wirkung von Allopurinol.**

Klinischer Einsatz. Allopurinol ist das **Mittel der Wahl** zur Behandlung einer Hyperurikämie sowie zur Prophylaxe einer Hyperurikämie z.B. bei Tumoren und Zytostatikatherapie. Bei Unverträglichkeit gegenüber Allopurinol oder unzureichender Wirkung von Allopurinol kann Febuxostat gegeben werden.

Kontraindikationen. Allopurinol sollte nur mit Vorsicht bei **eingeschränkter Nierenfunktion** sowie in der **Schwangerschaft** verabreicht werden.

Steckbrief Xanthinoxidase-Hemmer

Wirkstoffe: Allopurinol, Febuxostat

Wirkmechanismus: Hemmung des Schlüsselenzyms der Harnsäurebildung

Pharmakokinetik: Gute Bioverfügbarkeit, Metabolisation (Allopurinol in aktiven Metaboliten Oxipurinol), Plasmahalbwertszeit: Allopurinol 1–2 h, Oxipurinol 18–30 h, Febuxostat 5–8 h

Unerwünschte Wirkungen: Hypersensitivitätsreaktionen, gastrointestinale Störungen, Vaskulitis-ähnliche Symptome/Myalgien; **Cave:** Auslösung eines akuten Gichtanfalls zu Beginn der Therapie.

Interaktionen:

- Hemmung der Inaktivierung von Mercaptopurin und Azathioprin
- Reduktion des Abbaus von Vitamin-K-Reduktase-Hemmern sowie Theophyllin
- Urikosurika verringern die Wirkung von Allopurinol

Klinische Anwendung: Mittel der Wahl zur Behandlung und Prophylaxe einer Hyperurikämie

---

Rasbirucase

Rasbirucase ist ein rekombinantes Uratoxidase-Enzym, das die Oxidation von Harnsäure in das gut wasserlösliche Allantoin katalysiert. Das Enzym kann zur Prophylaxe und Therapie einer Hyperurikämie beim sog. Tumorlysesyndrom eingesetzt werden, wenn es im Rahmen eines hämatologischen Malignoms sowie einer Zytostatikatherapie zur massiven Tumorzellzerstörung mit der Gefahr eines raschen und starken Anstiegs der Plasmaharnsäurespiegel kommt. Das Enzym wird dazu z.B. unmittelbar vor Einleitung einer Chemotherapie 5–7 Tage lang täglich infundiert. Im Allgemeinen wird das Enzym gut vertragen, gelegentlich kommt es zum Auftreten allergischer Reaktionen.

56.2.2 Urikosurika

Pharmaka, die die renale Harnsäureausscheidung steigern, werden als Urikosurika bezeichnet. Es handelt sich dabei um eine chemisch heterogene Gruppe von Pharmaka, die in ausreichend hoher Dosierung gegeben, die tubuläre Rückresorption von Harnsäure aus dem Tubuluslumen durch den Harnsäuretransporter URAT1 blockieren. Urikosurika konkurrieren dabei mit Harnsäure um die Bindung an das Transportprotein. Während in deutschsprachigen Ländern **Benzbromaron** das am häufigsten eingesetzte Urikosurikum ist, wird in angelsächsischen Ländern das Urikosurikum **Probenecid** bevorzugt (◘ Abb. 56.5).

Pharmakokinetik. Benzbromaron wird nur unvollständig nach oraler Gabe resorbiert, allerdings wird die Resorptionsquote der mikronisierten Zubereitung deutlich verbessert. Probenecid wird nahezu vollständig resorbiert. Beide Urikosurika werden zum überwiegenden Teil hepatisch metabolisiert, Benzbromaron hat eine Plasmahalbwertszeit von 3–4 Stunden, Probenecid von 5–8 Stunden. Die Wirkdauer von Probenecid ist aufgrund aktiver Metabolite deutlich länger. Die Ausscheidung von Benzbromaron erfolgt primär biliär, die von Probenecid primär renal.

Unerwünschte Wirkungen. Der Einsatz von Urikosurika kann zu Beginn die Harnsäurekonzentration im Urin soweit erhöhen, dass die **Gefahr der Auskristallisation von Harnsäure in den Tubuli** und einer Anurie besteht. Diese Gefahr kann durch eine ausreichende Flüssigkeitszufuhr sowie eine Alkalisierung des Urins verringert werden. Zu den häufigsten unerwünschten Effekten einer Behandlung mit Urikosurika gehören **gastrointestinale Störungen** wie Übelkeit, Erbrechen oder Diarrhö. Selten kommt es zu **allergischen Reaktionen.** Für beide Pharmaka sind **Leberschädigungen** beschrieben worden.

Interaktionen. Urikosurika weisen diverse Interaktionen mit anderen Pharmaka auf. Benzbromaron und Probenecid **schwächen die Wirkung von Allopurinol ab,** indem sie die Ausscheidung des aktiven Allopurinolmetaboliten Oxipurinol erhöhen. Beide Pharmaka **hemmen die tubuläre Sekretion verschiedener organischer Säuren,** wobei Probenecid deutlich stärker wirkt und insbesondere die Ausscheidung von **Penicillin** sowie verschiedener nichtsteroidaler Antiphlo-

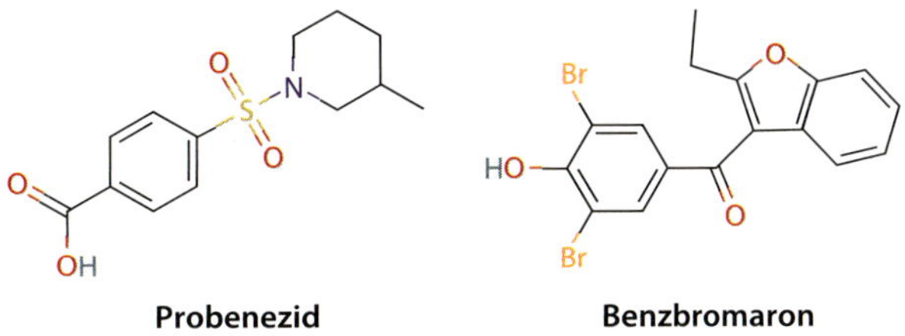

◘ **Abb. 56.5 Struktur der Urikosurika Benzbromaron und Probenecid**

gistika wie **Indometacin, Ketoprofen, Ketorolac** oder **Naproxen** hemmt.

Die Wirkung von Benzbromaron und Probenecid wird durch **Salicylate, Pyrazinamid** sowie **Sulfinpyrazon** abgeschwächt.

Klinischer Einsatz. Mittel der Reserve zur raschen Senkung erhöhter Harnsäurespiegel bei Patienten mit normaler Nierenfunktion.

Kontraindikationen. Urikosurika sollten nicht im **akuten Gichtanfall** verabreicht werden. Patienten mit **Niereninsuffizienz, Harnsäuresteinen** oder einer **Hyperurikämie aufgrund hämatologischer Erkrankungen oder Niereninsuffizienz** sollten Urikosurika nicht gegeben werden, da die Gefahr eines Ausfallens von Harnsäure im Tubuluslumen bzw. in den ableitenden Harnwegen besteht. Eine strenge Indikationsstellung sollte in der **Schwangerschaft** und **Stillzeit** erfolgen.

Steckbrief Urikosurika

Wirkstoffe: Benzbromaron und Probenecid
Wirkmechanismus: Hemmung der tubulären Resorption von Harnsäure über den Harnsäuretransporter URAT1
Unerwünschte Wirkungen: Gefahr der Auskristallisation von Harnsäure in den Tubuli, gastrointestinale Störungen, allergische Reaktionen, Leberschädigungen
Interaktionen:
- Abschwächung der Wirkung von Allopurinol
- Verringerung der Ausscheidung von Penicillin, Indometacin, Ketoprofen, Ketorolac, Naproxen u.a. nichtsteroidaler Antiphlogistika
- Salicylate, Pyrazinamid und Sulfinpyrazon schwächen die Wirkung von Urikosurika ab

Klinische Anwendung: Reservemittel zur Behandlung der Hyperurikämie bei Patienten mit normaler Nierenfunktion
Kontraindikationen:
- akuter Gichtanfall
- Niereninsuffizienz, Harnsäuresteine
- Hyperurikämie aufgrund hämatologischer Erkrankungen
- Schwangerschaft und Stillzeit

56.2.3 Colchicin

Colchicin ist das älteste Pharmakon zur Behandlung des akuten Gichtanfalls. Es ist ein Alkaloid aus der Herbstzeitlose (Colchicum autumnale), das sich zur symptomatischen Therapie der akuten Gichtarthritis eignet und in niedrigeren Dosen auch prophylaktisch eingesetzt werden kann. Der genaue Wirkmechanismus ist nur ansatzweise bekannt. Colchicin **wirkt inhibitorisch auf das Mikrotubulisystem** und **hemmt** dadurch die **Einwanderung von Leukozyten** in den entzündeten Gelenkbereich sowie die **phagozytotische Aktivität** von Leukozyten. Es ist des Weiteren **antimitotisch** wirksam. Außerdem wird durch Colchicin die Bildung von Interleukin-1β gehemmt, indem Colchicin die durch Harnsäurekristalle ausgelöste **Bildung und Aktivierung von Inflammasomen blockiert** (Abb. 56.3).

Pharmakokinetik. Colchicin wird nach oraler Gabe rasch resorbiert und reichert sich in den Zellen des Blutes und Knochenmarks an. Der überwiegende Teil von Colchicin wird in der Leber durch Metabolisation u.a. via CYP3A4 eliminiert. Ein Teil der oralen Dosis wird unverändert biliär und renal ausgeschieden. Es besteht ein enterohepatischer Kreislauf. Die Plasmahalbwertszeit beträgt mehrere Stunden, die Wirkung hält jedoch länger an.

Unerwünschte Wirkungen

 Die therapeutische Breite von Colchicin ist sehr gering. Mit unerwünschten Wirkungen ist in den üblichen Dosen stets zu rechnen.

Am häufigsten kommt es dabei zu **Störungen im Bereich des Gastrointestinaltraktes,** wobei insbesondere Durchfälle, aber auch Bauchschmerzen, Übelkeit und Erbrechen zu beobachten sind. Daneben kommt es zu **Störungen der Blutbildung** mit Leukopenien, seltener Anämie. In Einzelfällen sind Agranulozytosen und aplastische Anämien beschrieben worden. Häufig kommt es zur **Spermatogenesehemmung** mit Azoospermie sowie zur **Muskelschwäche,** selten **Myopathie** oder gar **Rhabdomyolyse.**

Interaktionen. Andere **Pharmaka, die über CYP3A4 metabolisiert werden** oder dieses Enzym hemmen, sollten nur mit Vorsicht zeitgleich mit Colchicin verabreicht werden, ebenso Pharmaka, die Myopathien auslösen können wie **Fibrate** oder **Statine** und andere Pharmaka.

Klinische Anwendung. Mittel der Reserve zur symptomatischen Behandlung von akuten Gichtanfällen bei ansonsten nicht zufriedenstellend behandelbarem Krankheitsverlauf.

Kontraindikationen. Colchicin sollte bei **Frauen in konzeptionsfähigem Alter** nur unter durchgreifendem Konzeptionsschutz eingesetzt werden. Colchicin ist in der **Schwangerschaft** und **Stillzeit** kontraindiziert.

 Männer sollten bis 6 Monate nach Absetzen keine Kinder zeugen.

Bei **Blutbildungsstörungen, Herz-Kreislauf-Erkrankungen, Lebererkrankungen** und **Nierenerkrankungen** sollte der Einsatz von Colchicin nur unter größter Vorsicht erfolgen.

Steckbrief Colchicin

Wirkmechanismus: Hemmung der phagozytotischen Aktivität und Migration von Leukozyten durch Beeinflussung des Mikrotubulisystems, Hemmung der Bildung von Inflammasomen und Interleukin-Produktion.

Pharmakokinetik: Gute Resorption, überwiegend hepatisch (u. a. durch CYP3A4) metabolisiert, enterohepatischer Kreislauf; Plasmahalbwertszeit mehrere Stunden, Wirkung hält jedoch länger an

Unerwünschte Wirkungen:
- Häufig: Durchfälle, Bauchschmerzen, Übelkeit, Erbrechen
- Störung der Blutbildung
- Störung der Spermatogenese
- Muskelschwäche, Myopathie, selten Rhabdomyolyse

Klinische Anwendung: Mittel der Reserve zur symptomatischen Behandlung von akuten Gichtanfällen

Kontraindikationen: Frauen im gebärfähigem Alter, Schwangerschaft, Stillzeit, Blutbildungsstörungen, Herz-Kreislauf-Erkrankungen, Lebererkrankungen, Nierenerkrankungen

---

56.3   Pharmakotherapie

Fallbeispiel

Ein 52-jähriger Mann wacht in den frühen Morgenstunden mit heftigen Schmerzen im Großzehengrundgelenk auf. Die Schmerzen nehmen in den darauffolgenden Stunden weiter zu; der Patient stellt sich am Morgen seinem Hausarzt vor. Lokal fällt ein gerötetes, geschwollenes und extrem schmerzhaftes Großzehengrundgelenk auf. Der Patient ist subfebril. Die Laboruntersuchung zeigt eine Leukozytose, einen Anstieg der Blutsenkungsgeschwindigkeit sowie eine Harnsäurekonzentration von 10 mg/dl (600 μM). Der Patient ist übergewichtig (105 kg bei einer Körpergröße von 185 cm). Die körperliche Untersuchung zeigt außer kleinen knotigen Veränderungen im Bereich der Ohrmuschel keine Auffälligkeiten. Auf Nachfrage gibt der Patient an, am Vorabend im Rahmen eines Betriebsfestes ausgiebig gegessen und Alkohol zu sich genommen zu haben. Es besteht eine leichte arterielle Hypertonie, die mit Hydrochlorothiazid (25 mg/d) gut eingestellt ist.

56.3.1 Akuter Gichtanfall

Das primäre Ziel der Akuttherapie des Gichtanfalls ist die Verminderung der entzündungsbedingten Schmerzen. Auch wenn bisher keine aussagekräftigen klinischen Studien zur Pharmakotherapie des akuten Gichtanfalls vorliegen, hat sich die Gabe **nichtsteroidaler Antirheumatika als Mittel der 1. Wahl** durchgesetzt. Empfohlen wird die Gabe über einen Zeitraum von 7 Tagen von

- Diclofenac (3×50 mg/d) oder
- Naproxen (2×250–500 mg/d) oder
- Ibuprofen (3×800 mg/d).

COX-2-Inhibitoren sind wahrscheinlich ebenso wirksam. Indometacin wird traditionell häufig eingesetzt, sollte aber aufgrund der zentralnervösen unerwünschten Wirkungen (Kopfschmerzen, Schwindel u.a.) als Reservemittel betrachtet werden. Auf mögliche unerwünschte Nebenwirkungen bzw. Kontraindikationen sollte beim Einsatz von Cyclo-oxygenase-Hemmern geachtet werden. Insbesondere Patienten mit Magen- oder Darmulzera in der Vorgeschichte sollten parallel mit Protonenpumpenhemmern behandelt werden.

Sind nichtsteroidale Antirheumatika nicht wirksam oder kontraindiziert, so können **orale Glucocorticoide** gegeben werden, z.B. Prednisolon 20–40 mg/d für 3 Tage, danach stufenweise Reduktion über mehrere Tage. Der Einsatz von Glucocorticoiden setzt eine gesicherte Diagnose inklusive des Ausschlusses einer infektiösen Ursache für die akute Arthritis voraus.

Colchicin wirkt in den meisten Fällen bei akutem Gichtanfall gut, stellt jedoch aufgrund der unerwünschten Wirkungen ein **Reservemittel** dar, das zum Einsatz kommt, wenn nichtsteroidale Antirheumatika kontraindiziert oder unzureichend wirksam sind. Üblicherweise wird die Therapie mit 1 mg Colchicin oral begonnen, gefolgt von 0,5–1 mg alle 2 Stunden. Die Maximaldosis pro Tag liegt bei 8 mg. Durchfall und Erbrechen treten in den meisten Fällen auf und schränken den Einsatz von Colchicin ein.

56.3.2 Langzeitprophylaxe

Um weitere Gichtanfälle zu vermeiden und die Langzeitfolgen einer Hyperurikämie zu vermeiden, sollten prophylaktische Maßnahmen eingeleitet werden. Am Wichtigsten sind dabei **nichtmedikamentöse Maßnahmen.** Dazu gehören:

- Gewichtsreduktion, falls erforderlich
- Umstellen auf purinarme Nahrung
- ggf. Vermeiden von Pharmaka, die die Harnsäureausscheidung hemmen (z.B. Thiaziddiuretika oder Acetylsalicylsäure)
- Reduktion des Alkoholkonsums

Medikamentöse Maßnahmen zur Prophylaxe können erforderlich sein, setzen aber unbedingt eine gesicherte Diagnose voraus. In jedem Fall muss die Entscheidung zur Langzeitbehandlung mit Urikostatika oder Urikosurika sorgfältig getroffen werden und gegen die möglicherweise auftretenden Wechselwirkungen und unerwünschten Effekte abgewogen werden.

Mittel der Wahl zur medikamentösen Senkung der Plasmaharnsäurespiegel ist die Gabe des Xanthinoxidase-Hemmers Allopurinol. **Allopurinol** wird 1-mal täglich am Morgen gegeben. Als Standarddosis gelten 300 mg/d, zur Erreichung der gewünschten Serumharnsäurewerte können jedoch geringere oder auch höhere Dosen (bis zu 800 mg) erforderlich sein. Zielwert ist eine Serumharnsäurekonzentration von <6 mg/dl (360 µM). Um das Risiko für das Auftreten von Harnsäuresteinen zu Beginn der Therapie zu reduzieren, sollte auf eine ausreichende Flüssigkeitszufuhr geachtet werden, evtl. kann eine einschleichende Dosierung mit anfangs 50–100 mg/d erfolgen. Bei Niereninsuffizienz muss die Allopurinol-Dosis reduziert werden. An mögliche Arzneimittelinteraktionen, z.B. mit Azathioprin, Mercaptopurin oder Cumarinderivaten muss gedacht werden.

Bei einer **Unverträglichkeit gegenüber Allopurinol** oder bei unzureichender Wirkung von Allopurinol kann alternativ der Xanthinoxidase-Hemmer **Febuxostat** gegeben werden. Die Standarddosis beträgt 1×80 mg, bei unzureichender Wirkung kann auf 120 mg täglich erhöht werden.

Urikosurika sind Mittel der Reserve und können nur bei normaler Nierenfunktion eingesetzt werden. Benzbromaron wird 1-mal täglich in ansteigenden Dosen von 50 mg bis zu 200 mg gegeben. Auf eine ausreichende Flüssigkeitszufuhr von mindestens 2 l/d sowie auf eine Harnneutralisierung ist zu achten, um die Bildung von Harnsäuresteinen zu vermeiden. Alternativ steht Probenecid zur Verfügung, das aufgrund seiner kurzen Halbwertszeit jedoch 2-mal täglich (Gesamtdosis 500–1000 mg) gegeben werden muss.

Gelegentlich wird die prophylaktische Gabe von nichtsteroidalen Antirheumatika oder Colchicin (0,5–1,5 mg/d) in den ersten Monaten einer harnsäuresenkenden Therapie empfohlen, um das Auftreten akuter Gichtanfälle zu vermeiden. Da auch unter niedriger Dosierung von Colchicin unerwünschte Wirkungen recht häufig sind, wird man in den meisten Fällen nichtsteroidale Antirheumatika bevorzugen.

Weiterführende Literatur

Becker MD et al. (2007) Febuxostat compared with Allopurinol in patients with hyperuricemia and gout. NEJM 353 (23):2450-2461

Burns CM, Wortmann RL (2011) Gout therapeutics: new drugs for an old disease. Lancet 377: 165-177

Feig DI, Kang D-H, Johnson RJ (2008) Uric acid and cardiovascular risk. NEJM 359:1811-1821

Neogi T (2011) Clinical practice. Gout. N Engl J Med 364: 443-452

Pope RM, Tschopp J (2007) The role of interleukin-1 and the inflammasome in gout. Arthritis & Rheumatism 56:3183-3188

Richette P, Bardin T (2010) Gout. Lancet 375:318-328

So A, Thorens B (2010) Uric acid transport and disease. J Clin Invest
    120:1791-1799

Taniguchi A, Kamatani N (2008) Control of renal uric acid excretion
    and gout. Curr Opin Rheumatol 20:192-197

Tausche AK, Lansen TL, Schröder HE, Bornstein SR, Aringer M, Müller-
    Ladner U (2009) Gout – Current diagnosis and treatment. Dtsch
    Arztebl Int 106:549-555

Terkeltaub R (2010) Update on gout: new therapeutic strategies and
    options. Nat Rev Rheumatol 6:30-38

56

Antiinfektiva

Antibakterielle Chemotherapie

M. Freissmuth

Einleitung

Bis in die 1950er Jahre waren bakterielle Infektionskrankheiten schlecht behandelbare, oft tödlich verlaufende Erkrankungen. Mittlerweile steht eine große Zahl von Antibiotika und antibakteriellen Chemotherapeutika zur Verfügung, sodass praktisch alle humanrelevanten Keime erfasst werden. Für den Umgang mit Antibiotika ist entscheidend, dass die Pharmaka ihren Angriffspunkt in den Bakterien haben. Angriffspunkte im menschlichen Organismus lösen die unerwünschten Wirkungen aus. Für ihren rationalen Einsatz müssen daher zu jeder Substanzgruppe folgende Parameter berücksichtigt werden: Angriffspunkt und Wirkungsmechanismus, Wirkungstyp, Wirkungsspektrum, Pharmakokinetik und Verträglichkeit. Mit dem verbreiteten Einsatz dieser Pharmaka haben sich auch Resistenzen ausgebreitet, daher muss auch die Resistenzlage berücksichtigt werden. Diese ändert sich laufend und variiert auch innerhalb von Europa.

57.1 Mikrobiologische Grundlagen

> **Lernziele**
> - Antibiose
> - Aufbau eines Bakteriums
> - Resistenzmechanismen
> - Wirkungsweise von Chemotherapeutika
> - Die Wirksamkeit von Chemotherapeutika begrenzende Resistenzmechanismen

57.1.1 Antibiose

Antibiose ist das Gegenteil von Symbiose und ein weit in der Natur verbreitetes Phänomen; Bakterien konkurrieren mit anderen Mikroorganismen um Nährstoffe; die meisten Bakterien haben den Vorteil, dass sie eine kurze Generationszeit haben (bei günstiger Nährstofflage und ausreichender Wärme können sich viele Bakterien innerhalb von 20–30 Minuten verdoppeln). Pilze teilen sich dagegen wesentlich langsamer, haben sich aber auf die Synthese ungewöhnlicher chemischer Verbindungen spezialisiert, mit denen sie ihre Feinde und Konkurrenten, vor allem die Bakterien vergiften. Antibiose wurde erstmals 1928 im Labor von Sir Alexander Fleming beobachtet: Er stellte fest, dass der Pilz Penicillium notatum ein Gift (Penicillin) abgibt, das Staphylococcus aureus abtötet.

Antibiose existiert seit dem Beginn des Lebens. Bakterien haben »gelernt«, sich gegen die Gifte zu wehren. Da Bakterien sich rasch teilen, treten immer wieder Mutationen auf, die es den Bakterien erlauben, gegen die Pilzgifte über unterschiedliche Mechanismen unempfindlich zu werden. Es finden sich in diesem evolutionären Wettlauf alle Elemente der Darwin'schen Evolution, nämlich Variation (innerhalb der Bakterienpopulation), evolutionärer Druck und Selektion (durch das Antibiotikum) und Vererbung an die

bakteriellen Tochterzellen. Durch den Einsatz von Antibiotika beim Menschen werden naturgemäß das Auftreten und die Verbreitung von **Resistenzen** begünstigt. Dies trifft natürlich nicht nur für die antibakterielle Therapie zu sondern auch für die Therapie anderer Parasiten zu (z.B. Infektionen mit Protozoen wie Malaria). Konzeptionell besteht auch kein Unterschied zwischen der Ausbildung von Resistenzen unter antibiotischer Therapie bei Infektionserkrankungen und einer zytostatischen Therapie bei einer Krebserkrankung (▶ Kap. 61). Da wir mit der antibiotischen Therapie an dem evolutionären Wettlauf aktiv teilnehmen, ergeben sich folgende Konsequenzen:

- Das klinisch relevante Spektrum an Keimen, die mit einem Antibiotikum tatsächlich bekämpft werden können, ändert sich mit der Zeit.
- Der unkritische Umgang mit Antibiotika erhöht den Selektionsdruck und fördert die Ausbreitung von resistenten Bakterien.
- Selbst bei optimal gestalteter antibakterieller Therapie sind die Entwicklung und Ausbreitung von Resistenzen unvermeidlich.

Der Begriff Antibiotika beschreibt streng genommen Substanzen, die von Mikroorganismen synthetisiert werden (z.B. Penicilline, Cephalosporine, Aminoglykoside). Oft werden diese semisynthetisch hergestellt, d.h. die Vorläufersubstanz wird durch den Mikroorganismus synthetisiert und weitere Modifikationen werden durch chemische Synthesereaktion in das Molekül eingeführt. Im Gegensatz dazu ist ein antibakterielles Chemotherapeutikum eine Substanz, die ausschließlich chemisch (von Menschenhand) synthetisiert worden ist (z.B. Sulfonamide, Metronidazol, Chinolone).

57.1.2 Aufbau eines Bakteriums

Im Gegensatz zu Eukaryonten haben Bakterien kein kompartimentalisiertes Zellinneres, d.h. weder Zellkern noch endoplasmatisches Retikulum, Golgi-Apparat, Mitochondrien etc. Die DNA liegt als ringförmiges Chromosomenäquivalent im Zellinneren vor (◨ Abb. 57.1). Da sie länger als das Bakterium ist, muss sie durch Gyrasen (DNA-Topoisomerasen) verdrillt werden. Daneben kann Erbinformation auch in kleineren DNA-Stücken vorliegen. Diese ringförmigen extrachromosomale DNA-Stücke werden auch als Plasmide bezeichnet. Plasmide übertragen oft Gene, die eine Antibiotikaresistenz vermitteln.

Das Zellinnere ist von einer Lipidmembran umschlossen (◨ Abb. 57.1). Um diese innere Membran liegt bei vielen Bakterien eine Zellwand; diese besteht aus einem quervernetzten Peptidoglykan, das als Murein bezeichnet wird (◨ Abb. 57.1). Diese Zellwand verleiht den Bakterien Festigkeit und ermöglicht es ihnen, eine charakteristische Form anzunehmen (rund stäbchenförmig, keulen-förmig, schraubenförmig).

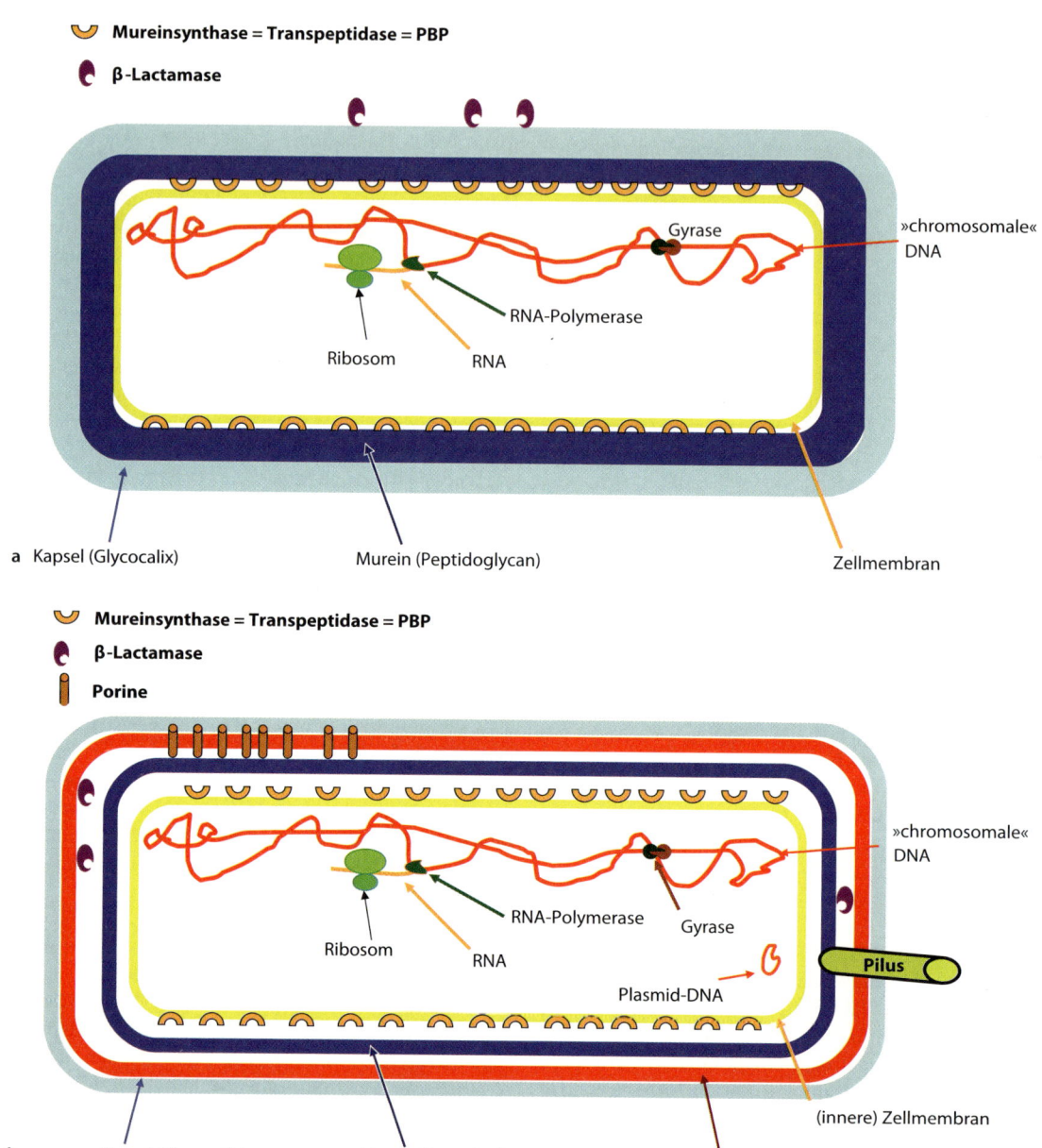

Abb. 57.1a, b Schematische Darstellung eines gramnegativen und grampositiven Bakteriums

57.1.3 Resistenzmechanismen

Die Entwicklung von Resistenz ist Ausdruck des evolutionären Wettlaufs, dem die Antibiose zugrunde liegt. Zu unterscheiden ist zwischen einer natürlichen und erworbenen Resistenz.

Natürliche Resistenz

Bakterien sind von vornherein gegen ein Antibiotikum resistent, wenn

- der Angriffspunkt fehlt, z.B. haben Mykoplasmen keine Zellwand (Murein) und sind daher resistent gegen β-Lac-

tamantibiotika (und alle Hemmer der Zellwandbiosynthese inkl. Fosfomycin),
- das Antibiotikum nicht gut eindringen kann, z.B. stellt bei vielen gramnegativen Bakterien die äußere Lipidmembran eine Barriere dar,
- das Bakterium über Pumpen verfügt, die das Antibiotikum sofort herauspumpen.

Ein Problemkeim ist z.B. Pseudomonas aeruginosa, der sowohl enge Porine aufweist, die viele β-Lactamantibiotika nicht hindurch lassen, als auch viele Effluxpumpen besitzt.

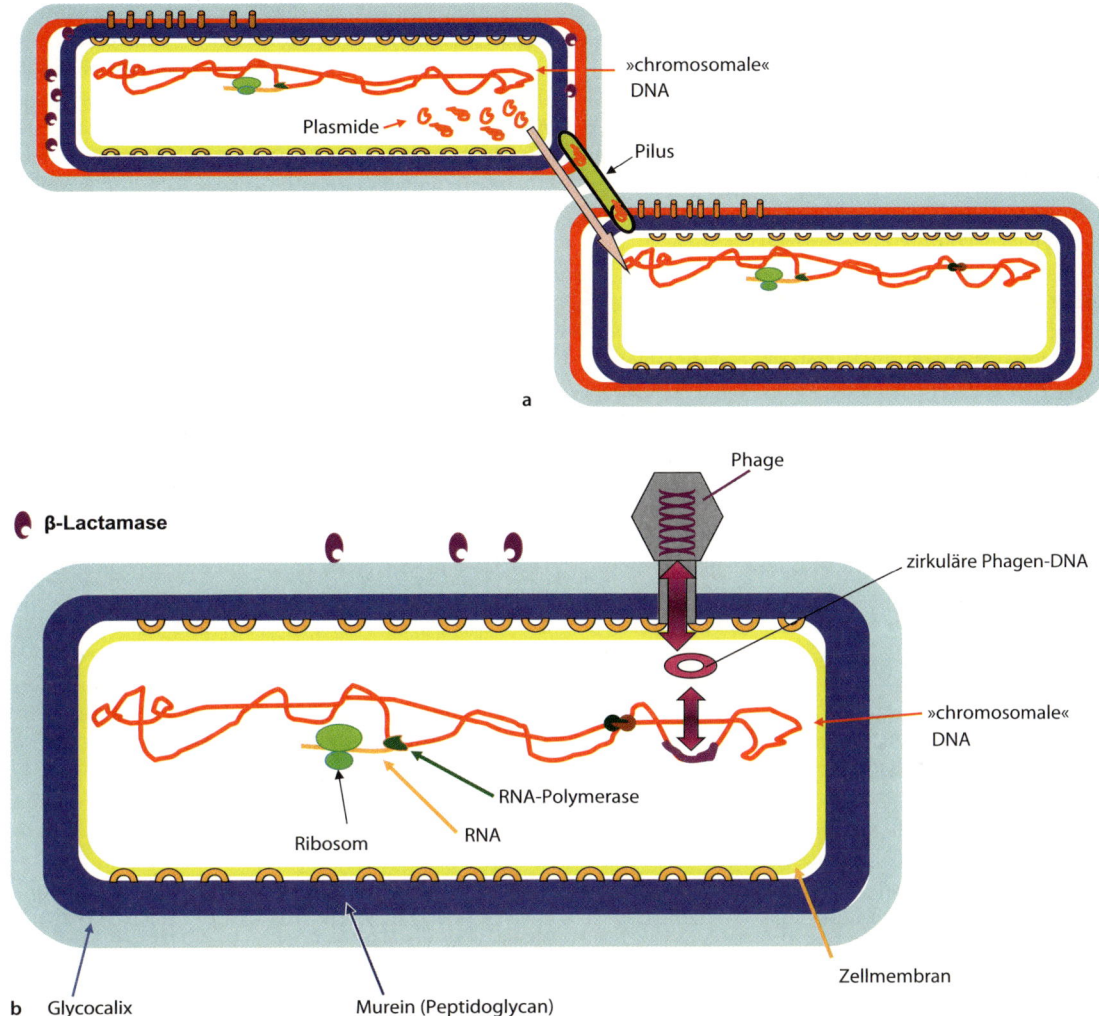

»chromosomale«
DNA

Plasmide

Pilus

a

Phage

β-Lactamase

zirkuläre Phagen-DNA

»chromosomale«
DNA

RNA-Polymerase

RNA

Ribosom

Zellmembran

b Glycocalix   Murein (Peptidoglycan)

◘ **Abb. 57.2a, b Schematische Darstellung verschiedener Mechanismen, die zur Entwicklung einer erworbenen Resistenz gegen Antibiotika führen. a** Plasmid-Transfer durch Konjugation zwischen 2 gramnegativen Stäbchen. **b** Phagentransduktion: Bakteriophagen heften sich spezifisch an eine Bakterienspezies (hier ein grampositives Bakterium) und injizieren ihre DNA in das Bakterium. Die Phagen-DNA kann extrachromosomal (als Plasmid, ringförmig dargestellt) vermehrt werden oder in das bakterielle Genom integriert werden. Diese DNA kann ein Resistenzgen codieren aber auch Pathogenitätsfaktoren (toxische Proteine)

Bakterien können passager unter Bedingungen leben, die einen Einstrom des Antibiotikums verhindern, z.B. gelangen Aminoglykoside nicht in anaerob wachsende Keime, weil unter anaeroben Bedingungen kein ausreichender Transmembrangradient aufgebaut wird. Das Innere des Bakteriums ist nicht ausreichend negativ, sodass die treibende Kraft für die Aufnahme des Aminoglykosids in die Zelle fehlt.

Erworbene Resistenz

Bakterien können genetische Information über verschiedene Mechanismen austauschen (◘ Abb. 57.2). Dies wurde bei einer Shigellenepidemie erstmals in den 1960er Jahren beobachtet. Die Keimisolate waren gegen mehrere Antibiotika resistent, u.a. auch gegen solche, die nicht zum Einsatz ge-

kommen waren. In diesem Fall wurde die Resistenz über Plasmide vermittelt.

Plasmid-vermittelte Resistenz. Bakterien können Plasmide durch Konjugation austauschen. Die Plasmid-DNA codiert auch Pilus-Proteine, diese erlauben das Anheften der Bakterien aneinander, die Plasmid werden über die Pili in die andere Bakterienzelle verschoben (◘ Abb. 57.2a). Beispiele für inaktivierende Enzyme sind β-Lactamasen, die den β-Lactamring hydrolytisch spalten und damit Penicilline und/oder Cephalosporine inaktivieren (Penicillinasen, Cephalosporinasen), bzw. Aminoglykosid-Phosphotransferasen: Die Phosphorylierung von Aminoglykosiden hebt deren Bindung an ribosomale RNA auf bzw. erleichtert ihre Entfernung aus den Bakterienzellen.

Phagen-vermittelte Transduktion. Phagen sind Viren, die Bakterien befallen. Sie können auch DNA-Abschnitte tragen, die inaktivierende Enzyme etc. codieren. Phagen sind spezifisch für eine Bakterienart (oft für einen Bakterienstamm). Die Phagen-DNA kann in die chromosomale DNA integriert werden (◘ Abb. 57.2b). Das klassische Beispiel für eine Phagen-vermittelte Resistenz sind die Penicillinase-bildenden Stämme von Staphylococcus aureus, bei denen die Penicillinase durch Phagentransduktion übertragen worden ist.

Horizontaler Gentransfer durch Transformation. Transformation beschreibt den Vorgang, bei dem DNA durch experimentelle Manipulation in ein Bakterium eingebracht wird und durch den sich die Bakterien äußerlich voneinander unterscheiden (ursprünglich raue und glatte Kolonien von Streptococcus pneumoniae).

Punktmutationen. Punktmutationen können schlagartig zur Resistenz führen, wenn sie das Zielenzym bzw. die Zielstruktur verändern, z.B. verhindert eine Mutation von ribosomaler RNA die Bindung von Streptomycin oder die Mutation der Gyrase (einer bakterielle Topoisomerase) verhindert die Bindung von Chinolonen.

57.1.4 Pharmakologische Grundlagen einer antibakteriellen Therapie

Bei der Auswahl eines Antibiotikums für eine Pharmakotherapie müssen verschiedene Faktoren abgewogen werden:

Der **Wirkungsmechanismus** bestimmt in der Regel das **Wirkungsspektrum**. Antibiotika können **bakterizide Effekte** auslösen, d.h. sie töten die Bakterien ab. Alternativ können Antibiotika **bakteriostatisch** wirken, d.h. sie unterdrücken das Keimwachstum reversibel. Wenn das Antibiotikum entfernt wird, können die Bakterien wieder wachsen. In vivo muss das Immunsystem die Bakterien beseitigen. Bei bakteriziden Antibiotika unterscheidet man 2 Gruppen:

- **Konzentrationsabhängige Bakterizide:** Bei Aminoglykosiden und die Gyrasehemmern ist das passagere Erzielen einer hohen Konzentration entscheidend. Diese Antibiotika sind auch in der Lage nicht proliferierende Keime zu töten, wenn eine ausreichende Konzentration im Bakterium erzielt wird. Hier ist es klinisch interessant zu wissen, wievielfach die Spitzenkonzentration c_{max} oder das Integral der Konzentrations-Zeit-Kurve (AUC: area under the curve) über der minimalen Hemmkonzentration (MHK, engl. MIC: minimal inhibitory concentration) liegt (C_{max}/MHK oder AUC/MHK).
- **Zeitabhängige Bakterizide:** β-Lactame töten primär proliferierende Keime; ruhende Keime werden schlecht erfasst. Eine Steigerung der Spitzenkonzentration ist weniger entscheidend als ein beständiger Spiegel; als Index wird die Zeit betrachtet, in der die Konzentration über der MHK liegt ($T_{>MHK}$).

Die **antibiotische Wirksamkeit** wird in der Regel mit der **minimalen Hemmkonzentration (MHK)** quantifiziert; das ist diejenige Konzentration, bei der die Keimvermehrung unterdrückt wird. In der klinischen Routinediagnostik wird ein **Antibiogramm** mittels eines Plattendiffusionstests erstellt.

Antibiotika sollen die Bakterien beseitigen. Effekte auf den menschlichen Organismus sind daher praktisch immer unerwünschte Arzneimittelwirkungen (UAW).

Die pharmakokinetischen Parameter sind oft entscheidend für die Auswahl des Antibiotikums. Das betrifft nicht nur das Dosierungsintervall (das in der Regel durch die Halbwertszeit bestimmt wird), sondern vor allem die Verteilung und das Permeationsverhalten der Substanzen. Es ist sinnlos eine Infektion durch einen intrazellulär lebenden Keim mit einem Antibiotikum zu behandeln, das kaum in Zellen eindringt (z.B. Aminoglykoside). Ebenso kann eine Meningitis nicht mit Substanzen behandelt werden, die die Blut-Hirn-Schranke schlecht überwinden können, weil sie durch das P-Glykoprotein aus dem Endothel sofort wieder ins Blut zurück gepumpt werden und bei höheren Konzentrationen im Gehirn neurotoxisch wirkt (z.B. Fluorchinolone, die Halluzinationen auslösen).

Arzneimittelinteraktionen auf pharmakokinetischer Basis treten bei Antibiotika auch auf; diese betreffen sowohl die Hemmung der CYP-Enzyme in der Leber (z.B. Makrolide) oder die Induktion von CYP-Enzymen (z.B. Rifampicin).

Wenn **Antibiotikakombinationen** (s. auch unten) verwendet werden, stellt sich die Frage, sie sich in ihrer Wirkung verstärken (synergistisch wirken) oder in ihrer Wirkung behindern.

57.1.5 Angriffspunkte von Antibiotika

Der Angriffspunkt der Substanzen ist die Grundlage der Klassifikation:

- **Oberfläche der bakteriellen Zelle:** Antibiotika und antibakterielle Chemotherapeutika wirken im Wesentlichen (direkt oder indirekt) auf die Oberfläche der bakteriellen Zelle, vor allem auf die Synthese der Zellwand (◘ Abb. 57.3). Die Zelloberfläche von Mikroorganismen unterscheidet sich zum Teil deutlich von Säugetierzellen. Bei Bakterien ist der wichtigste Angriffspunkt die Hemmung der Mureinsynthese. Mureinsynthesehemmer sind alle β-Lactamantibiotika: Penicilline, Cephalosporine, Carbapeneme, Monobactame und die Glykopeptidantibiotika sowie das Reserve-Antituberkulotikum D-Cycloserin bzw. sein Derivat Terizidon. Indirekt wirken Fosfomycin und die Antituberkulotika (Tuberkulostatika) Isoniazid, Pyrazinamid, Prothionamid und Ethambutol. Diese werden auch als Antimetaboliten bezeichnet. Daneben gibt es noch Antibiotika, die die Permeabilität der bakteriellen Zellmembran steigern. Dazu zählen z.B. Daptomycin.
- **Bakterielles Ribosom:** Aminoglykoside, Tetrazykline, Makrolide, Clindamycin, Streptogramine, Linezolid, Chloramphenicol, Fusidinsäure
- **Enzyme der Nukleinsäuresynthese** bzw. der **Nukleinsäurepackung:** Rifampicin und die Gyrasehemmer

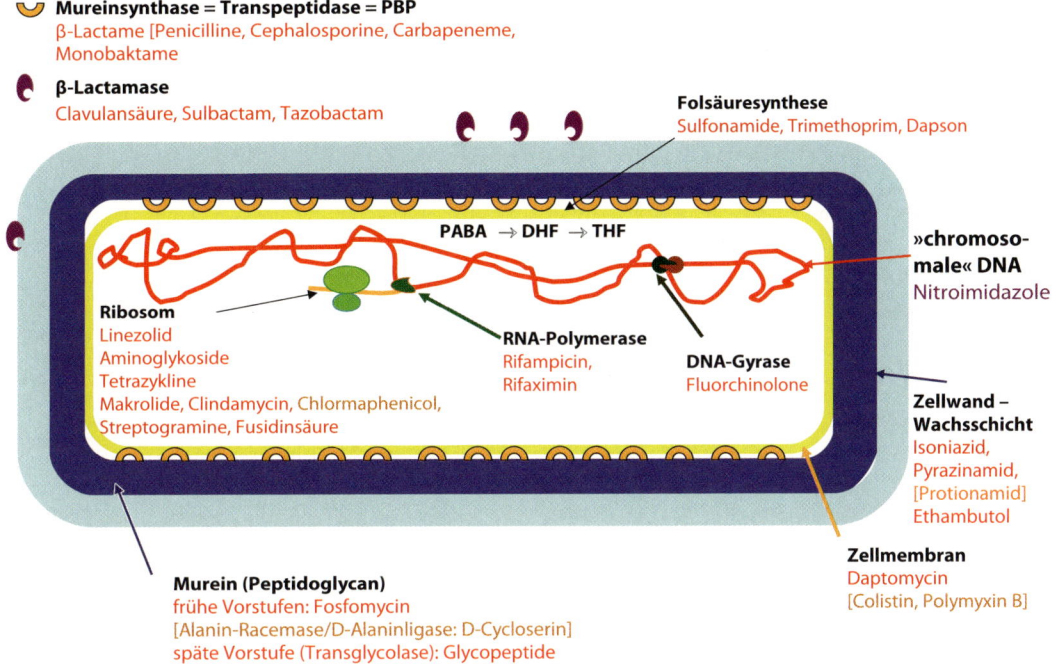

Mureinsynthase = Transpeptidase = PBP
β-Lactame [Penicilline, Cephalosporine, Carbapeneme, Monobaktame

β-Lactamase
Clavulansäure, Sulbactam, Tazobactam

Folsäuresynthese
Sulfonamide, Trimethoprim, Dapson

PABA → DHF → THF

»chromoso-male« DNA
Nitroimidazole

Ribosom
Linezolid
Aminoglykoside
Tetrazykline
Makrolide, Clindamycin, Chlormaphenicol,
Streptogramine, Fusidinsäure

RNA-Polymerase
Rifampicin,
Rifaximin

DNA-Gyrase
Fluorchinolone

Zellwand – Wachsschicht
Isoniazid,
Pyrazinamid,
[Protionamid]
Ethambutol

Zellmembran
Daptomycin
[Colistin, Polymyxin B]

Murein (Peptidoglycan)
frühe Vorstufen: Fosfomycin
[Alanin-Racemase/D-Alaninligase: D-Cycloserin]
späte Vorstufe (Transglycolase): Glycopeptide

Abb. 57.3 Angriffspunkte von Antibiotika und antibakteriellen Chemotherapeutika

57.2 β-Lactamantibiotika

Lernziele

Zu den β-Lactamantibiotika gehören:
- Penicilline
- Cephalosporine
- Monobactame
- Carbapeneme

Kontraindikationen für β-Lactamantibiotika

Die Bezeichnung β-Lactame leitet sich vom viergliedrigen β-Lactamring ab (◘ Abb. 57.4). Laktone sind intramolekulare Ester (Reaktionsprodukt einer Säure mit einem Alkohol). Als die Struktur von Penicillin geklärt war, wurde analog dazu der Ausdruck Lactam geprägt. Murein ist ein Peptidoglykan, das dem Bakterium eine mechanische Stabilität verleiht. Im Rahmen der Mureinsynthese muss die lineare Polypeptid-kette quernetzt werden. Dazu wird ein endständiges D-Alanin-D-Alanin-Dipeptid mit einem Glyzin quervernetzt. (◘ Abb. 57.5). Diese Reaktion wird von Transpeptidasen katalysiert. Der β-Lactamring sieht räumlich betrachtet dem D-Alanin-D-Alanin-Dipeptid sehr ähnlich, er wirkt daher als Substratanalogon. Die Transpeptidasen und andere Murein-synthetasen binden Penicilline (und andere β-Laktame); sie werden daher auch kollektiv als Penicillin-bindende Proteine (PBP) bezeichnet und in unterschiedliche Gruppen klassifi-ziert.

Der β-Lactamring ist – weil 4-gliedrig – instabil. Deshalb gehen β-Lactame leicht kovalente Bindungen ein. Das trifft auch für die Transpeptidase zu. Die Hemmung der Transpep-tidase ist irreversibel und daraus resultiert ein bakterizider Effekt. Dieser ist aber auf proliferierende Keime beschränkt, weil nur in wachsenden Keimen eine aktive Mureinsynthese stattfindet. Unter entsprechenden Bedingungen können ru-hende oder langsam wachsende Bakterien (»Persister«) dem bakteriziden Effekt entgehen (s. auch Depot-Penicilline).

57.2.1 Penicilline

Penicilline gehören zu den ältesten verwendeten Antibiotika. Wirkstoffe der Penicilline sind in ◘ Tab. 57.1 aufgeführt.

Tab. 57.1 Penicilline

Penicillin G (Depot-Penicillin)	Benzylpenicillin
Penicillin V G (Depot-Penicillin)	Phenoxymethylpenicillin
Isoxazolylpenicilline	Oxacillin, Dicloxacillin, Flucloxacillin
Aminopenicilline	Ampicillin, Amoxicillin
Carboxypenicilline	Carbenicillin, Ticarcillin
Acylureidopenicilline	Piperacillin, Azlocillin, Mezlocillin

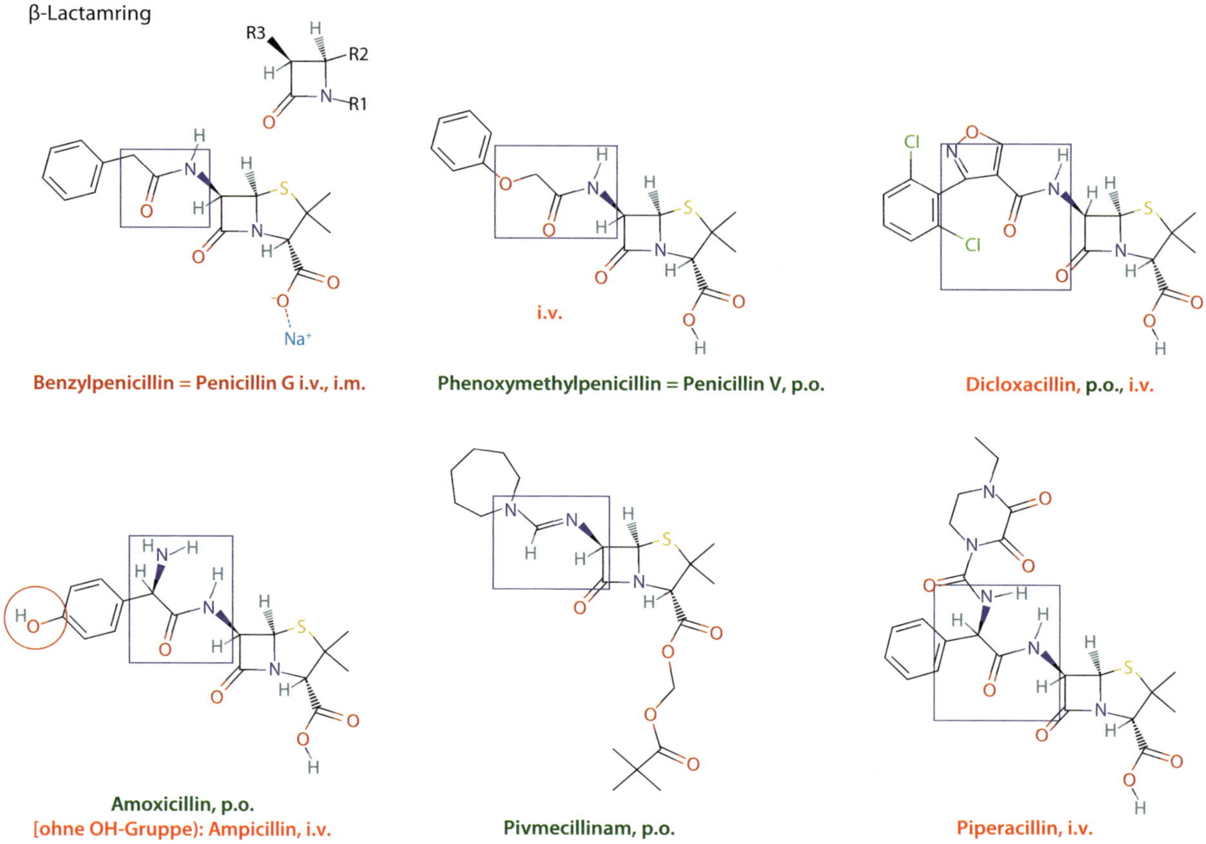

β-Lactamring

Benzylpenicillin = Penicillin G i.v., i.m.

Phenoxymethylpenicillin = Penicillin V, p.o.

Dicloxacillin, p.o., i.v.

Amoxicillin, p.o.
[ohne OH-Gruppe): Ampicillin, i.v.

Pivmecillinam, p.o.

Piperacillin, i.v.

▣ **Abb. 57.4 Strukturen von repräsentativen Penicillinen**

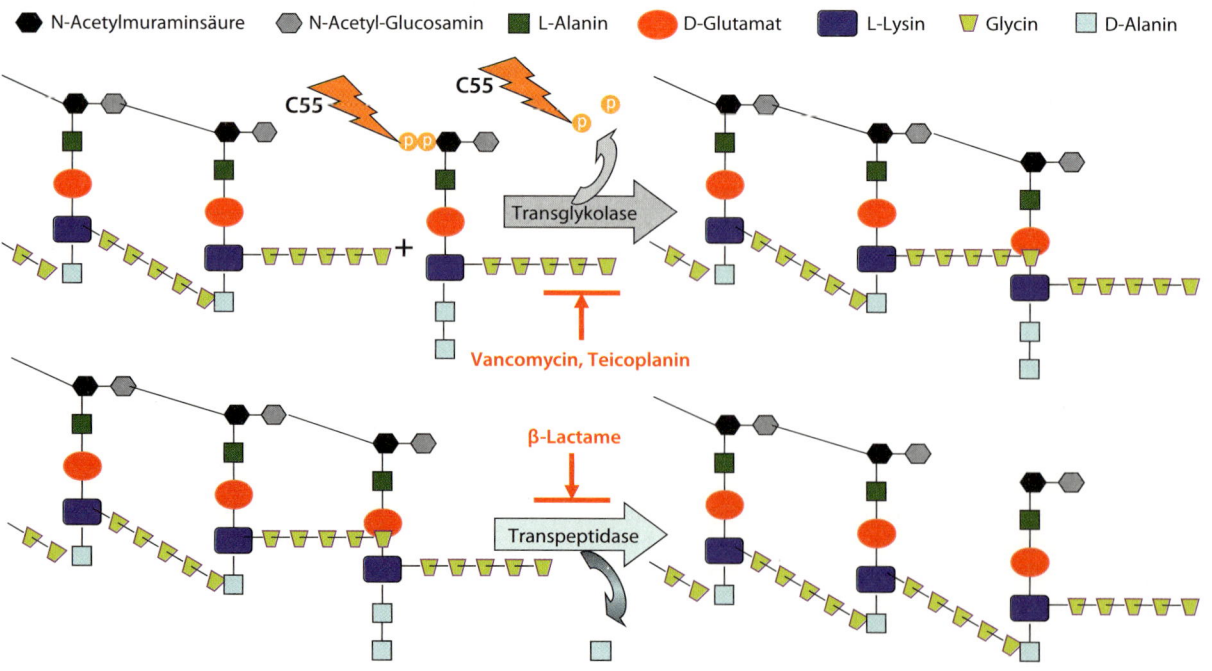

▣ **Abb. 57.5 Schematische Darstellung der letzten Schritte der Mureinsynthese – Angriffspunkt von Glykopeptiden (Vancomycin und Teicoplanin) und β-Lactamen**

Benzylpenicillin, das prototypische β-Lactamantibiotikum, ist das erste therapeutisch genutzte Penicillin. Da Benzylpenicillin ursprünglich nicht in reiner Form zur Verfügung stand, wurde es in internationalen Einheiten standardisiert: 1 Mega IE entspricht 0,6 g.

❯ Vorteil von Benzylpenicillin ist seine ausgezeichnete Verträglichkeit und hohe Wirksamkeit, sodass es in seinem Indikationsgebiet nach wie vor das Mittel der Wahl ist.

Steckbrief Benzylpenicillin als Referenz für andere β-Lactame
Wirkungsmechanismus: Hemmung der Mureinsynthese (Transpeptidasen – PBP1)
Wirkungstyp: Bakterizid auf proliferierende Keime
Wirkungsspektrum: Schmal (Schwerpunkt im grampositivem Bereich) z.B.
- grampositiv:
  - Streptococcus pyogenes und andere Streptococci
  - Streptococcus pneumoniae (Pneumokokken)
  - Enterococcus-Spezies
  - Corynebacterium diphtheriae
  - Listeria monocytogenes
- gramnegativ:
  - Neisseria meningitidis (»Meningokokken«)
  - Neisseria gonorrhoeae (Gonokokken)

Pharmakokinetik: Ausschließlich parenterale Gabe (i.v., i.m.); kleines Verteilungsvolumen (0,33 l/kg); hohe renale Clearance (0,6 l/min); kurze Verweildauer (Halbwertszeit: ca. 30 min); kaum Wechselwirkungen; Inkompatibilität bei Mischung mit Aminoglykosiden in der Infusion
Verträglichkeit: Ausgezeichnet
Unerwünschte Wirkungen: Bei hohen Dosen Neurotoxizität (generalisierte Krampfanfälle); häufig Allergie (wegen möglicher Sensibilisierung daher keine topische Anwendung)
Dosierung: 0,6 g (= 1 Mega IE) bis 4 g (und mehr) 3–4-mal/Tag

---

Nachteile von Benzylpenicillin sind:
- **Geringe orale Bioverfügbarkeit:** Benzylpenicillin ist nicht säurestabil, daher ist die orale Bioverfügbarkeit gering und die Resorption unverlässlich. Dieser Nachteil wurde durch die Entwicklung von »Oralpenicillinen« (**Penicillin V = Phenoxymethylpenicillin,** ◙ Abb. 57.4) behoben. Penicillin V hat eine orale Bioverfügbarkeit von ca. 60%. Sein Spektrum entspricht demjenigen von Benzylpenicillin (mit Ausnahme von Neisserien).
- **Sehr kurze Halbwertszeit:** Dieser Nachteil trifft für alle Penicilline zu (Halbwertszeiten in der Regel ca. 30 min bis 1 h). Die **Depot-Penicilline** unterscheiden sich in ihrer Freisetzungskinetik:

- **Procain- und Clemizol-Penicillin** werden relativ rasch freigesetzt, die Spiegel sind ca. 1 Tag lang im therapeutisch adäquaten Bereich; daher erfolgt die Injektion 1-mal pro Tag.
- **Benzathin-Penicillin** wird nur sehr langsam freigesetzt; dementsprechend sind die Spiegel sehr niedrig, aber für die für Rezidivprophylaxe des rheumatischen Fiebers für 3–4 Wochen ausreichend hoch (>0,01 mg/l).
- Dosierung:
  - Procain-/Benzathinpenicillingemisch: 1,2 Mega IE i.m. alle 3–14 Tage
  - Benzathinpenicillin: i.m. 1- bis 2-mal 2,4 Mega IE/Woche
- **Leichte Spaltbarkeit von der Penicillinase von Staphylokokken:** Die meisten Isolate von Staphyloccocus aureus (und fast alle Isolate von Staphylococcus epidermidis und Staphylococcus saprophyticus) sind gegen Benzylpenicillin unempfindlich. Die **Isoxazoylpenicilline Oxacillin, Dicloxacillin und Flucloxacillin** (◙ Abb. 57.4) sind aber resistent gegen die Spaltung durch die Penicillinase. Sie werden daher auch als **penicillinasefeste Penicilline** oder **Staphylokokkenpenicilline** bezeichnet. Sie haben eine höhere Plasmaproteinbindung (90%) als Benzylpenicillin und daher eine geringere Clearance (ca. 120 ml/min). Oxacillin hat eine geringere orale Bioverfügbarkeit als die beiden anderen.
  - Dosierung von Penicillinase-festen Penicillinen:
    - Dicloxacillin (p.o.): Kinder 30–100 mg/kg/d; Erwachsene 2–4 g/d oral (in 3 Einzeldosen)
    - Oxacillin/Flucloxacillin (i.v.): Kinder 40–100 mg/kg/d; Erwachsene 3–6 (–8) g in 3 (bis 4) Einzeldosen
- **Unwirksamkeit gegen gramnegative Stäbchen.**

Eine Erweiterung des Spektrums in dem gramnegativen Bereich wurde durch Einführung einer Aminogruppe plus einer phenolischen Hydroxylgruppe erzielt (**Aminopenicilline und Amidinopenicilline**):
- **Ampicillin** und **Amoxicillin** (◙ Abb. 57.4) dringen leichter durch die Porine in der äußeren Membran der gramnegativen Bakterien. Sie erfassen Escherichia coli, Proteus mirabilis, Haemophilus influenzae, Salmonellen, Shigellen. Durch Einführung einer Amidinogruppe (◙ Abb. 57.4, und Veresterung zur Erhöhung der Resorption) gelangt man zu **Pivmecillinam,** dessen Wirkspektrum ebenfalls im gramnegativen Bereich liegt.
  - Dosierung: Kinder 20–60 mg/kg/d; Jugendliche und Erwachsene 0,6–3,2 g/d in 3 Dosen
- **Acylureidopenicilline (und Carboxypenicilline):** Typische gramnegative Problemkeime, die durch Aminopenicilline nicht erfasst werden, sind Pseudomonas aerugonisa und andere Pseudmonas Species. Die **Carboxypenicilline** (Carbenicillin und dessen Nachfolger Ticarcillin) waren die ersten Penicilline, die Pseudomonas aerugonisa erfassten. Heute sind sie durch die **Acylureidopenicilline Piperacillin** (◙ Abb. 57.4) und **Mezlocillin** verdrängt worden, die gegen Pseudomonas- und Proteus-Spezies wirk-

samer sind. Acylureidopenicilline (Mezlocillin > Piperacillin) unterliegen auch einer quantitativ bedeutsamen
biliären Clearance.
  ▬ Dosierung:
    – Mezlocillin: Säuglinge 80–200 mg/kg/d; Kinder
      80–300 mg/kg/d; Erwachsene 6–12(–20) g/d in 3
      (bis 4) Dosen
    – Piperacillin: Kinder 300 mg/kg/d; Erwachsene 12–
      16 g in 3–4 Dosen

Alle Penicilline werden durch β-Lactamasen gespalten. Es
gibt viele verschiedene β-Lactamasen; sie können je nach
Substratpräferenz in Penicillinase und Cephalosporinasen
eingeteilt werden. (Die Penicillinasen der Staphylokokken
stellt eine Untergruppe dar). **Clavulansäure, Tazobactam
und Sulbactam** werden als **β-Lactamase-Hemmer** bezeichnet (◘ Abb. 57.6). Sie hemmen aber nur die verschiedenen
Plasmid-codierten β-Lactamasen, die primär als Penicillinasen fungieren. Gegen die chromosomal codierten (durch
Cephalosporine induzierten) β-Lactamasen mit breiter Spezifität und gegen Cephalosporinasen sind sie wenig effektiv.
Dementsprechend werden sie nur in Kombination mit Penicillinen verwendet. Sie besitzen auch einen β-Lactamring und
hemmen die Penicillinasen irreversibel.

Clavulansäure, Tazobactam und Sulbactam haben ähnliche Halbwertszeiten wie die Penicilline, mit denen sie kombiniert werden. **Clavulansäure** hat eine gute orale Bioverfügbarkeit; daher wird Clavulansäure mit Amoxicillin kombiniert. Tazobactam existiert in einer fixen Kombination mit
Piperacillin; diese Kombination steigert die Wirksamkeit und
erweitert das Spektrum. Allerdings gilt das nicht für Pseudomonas aeruginosa lacta. **Dosierung:**
  ▬ Clavulansäure: Säuglinge und Kinder 7,5–15 mg/kg/d;
    375 (–500) mg/d in 3 (–4) Dosen
  ▬ Sulbactam: Säuglinge und Kinder 50 mg/kg/d; Erwachse-
    ne 1,5–12 g/d in 3 (bis 4) Einzeldosen
  ▬ Tazobactam: Kinder 37,5 mg/kg; Erwachsene 1,5–2 g/d in
    3–4 Einzeldosen

Die pharmakokinetischen Unterschiede der Penicilline sind
gering. Charakteristisch ist die rasche Elimination (Halbwertszeit 30–70 min), die geringe Permeation in tiefe Kompartimente wie Knochen und das ZNS sowie die geringe intrazelluläre Konzentration.

57.2.2 Cephalosporine

Cephalosporine (◘ Abb. 57.7) haben denselben Wirkungsmechanismus wie Penicilline; sie werden üblicherweise in Generationen (3–4) oder in Gruppen (1–3) eingeteilt. Es existieren
in jeder Generation zahlreiche Vertreter, die sich nur in geringem Ausmaß unterscheiden. Es genügt daher auf prototypische Vertreter aus jeder Gruppe zu verweisen. Ein weiteres
Unterscheidungskriterium ist die orale Bioverfügbarkeit; in
jeder Gruppe gibt es Vertreter, die sich für die orale Gabe
eignen.

Cephalosporine der 1. Generation

Im Gegensatz zu Benzylpenicillin sind bereits die ersten
Vertreter der Cephalosporine nicht nur im grampositiven
sondern auch im gramnegativen Bereich aktiv. Prototypische
Vetreter sind heute **Cefazolin** für die intravenöse Therapie
sowie **Cefalexin** und **Cefaclor** (◘ Abb. 57.7) für die orale The-
rapie. Das Keimspektrum umfasst Streptokokken, Staphylo-
kokken (inklusive Penicillinasebildner). Im gramnegativen
Bereich erfassen sie E. coli und Klebsiella spp. und bis zu
einem gewissen Grad – vor allem Cefaclor – Haemophilus
influenzae, Moraxella catarrhalis und Proteus mirabilis.
Dosierung:
  ▬ Cefaclor: Säuglinge/Kinder 30 mg/kg/d; Erwachsene 1,5
    g/d in 3 Einzeldosen
  ▬ Cefalexin: Kinder 25–100 mg/kg/d; Erwachsene 1–4 g/d
    in 3 Einzeldosen
  ▬ Cefazolin: Säuglinge/Kinder 25–50 mg/kg/d; Erwachsene
    1,5–6 g/d in 3 Einzeldosen

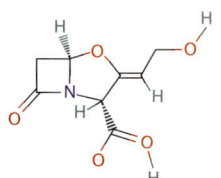
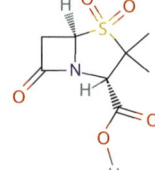
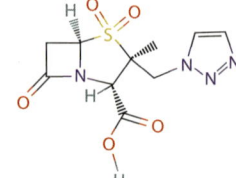

Clavulansäure (p.o.)   **Sulbactam (i.v.)**   **Tazobactam (i.v.)**

◘ **Abb. 57.6 Formelbilder der β-Lactamasehemmer.** Cefamandol,
Cefoperazon und Cefotetan haben eine Thiaterazol-Seitenkette
(blau eingekreist), die zur Alkoholunverträglichkeit führt. Die Substanzen in roter Schrift eignen sich für die intravenöse Gabe, Substanzen mit grüner Schrift für die orale Gabe

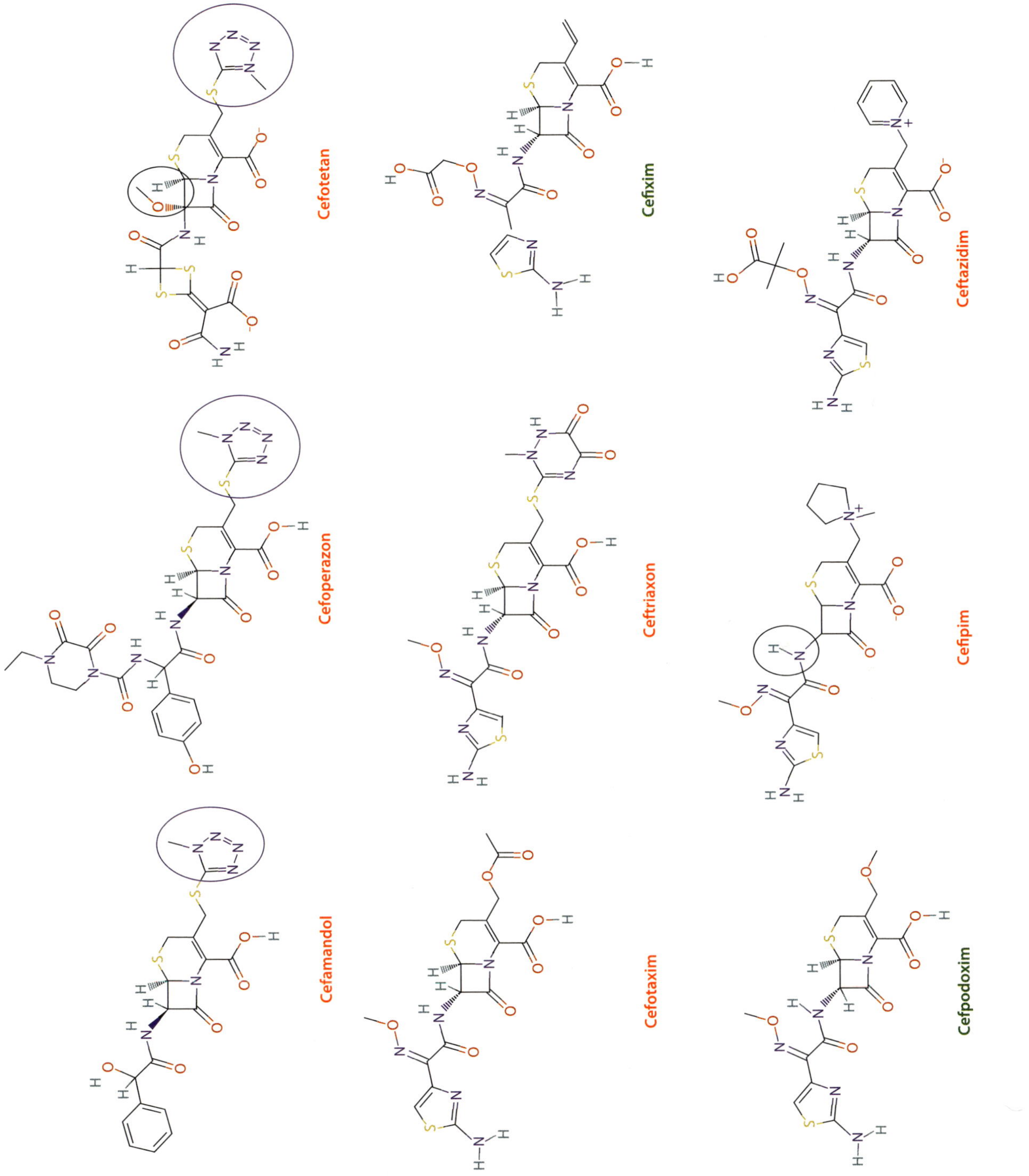

Abb. 57.6 (Fortsetzung)

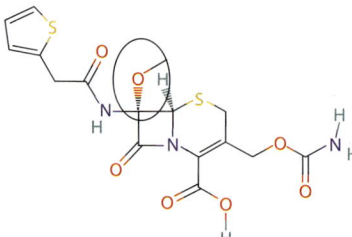

β-Lactamring

Cefazolin

Cefalexin

Cefaclor

Cefuroxim (p.o. als Axetil; i.v. als Salz)

Cefoxitin

Loracarbef

◘ Abb. 57.7 Formelbilder ausgewählter Cephalosporine. Im Gegensatz zu Penicillinen haben Cephalosporine einen 6-gliedrigen schwefelhaltigen Ring. Bei Loracarbef ist der Schwefel im Ringsystem durch einen Kohlenstoff ersetzt, sonst ist es mit Cefaclor identisch. Daher ist es chemisch kein Cephalosporin, sondern ein Carbacephen. Cefoxitin und Cefotetan (◘ Abb. 57.6) haben eine Metho-xygruppe am β-Lactamring (schwarz eingekreist). Sie werden sie auch als Cephamycine bezeichnet, um ihrem unterschiedlichen Ursprung Rechnung zu tragen, d.h. aus Stretomyces lactam durans statt aus Cephalosporium acremonium. Die Cephalosporine in roter Schrift eignen sich für die intravenöse Gabe, Substanzen mit grüner Schrift für die orale Gabe

Cephalosporine der 2. Generation

Vertreter für die **intravenöse Gabe** sind **Cefuroxim, Cefotiam, Cefamandol, Cefoperazon.** Vertreter für die **orale Darreichung** sind **Cefuroxim-Axetil, Loracarbef** (chemisch kein Cephalosporin sondern ein Carbacephen). Das Spektrum ist im gramnegativen Bereich auf E. coli, Klebsiella, Haemophilus influenzae, Proteus, Moraxella catarrhalis erweitert. Diese Erweiterung mit sicherer Wirkung auf Haemophilus influenzae und Moraxella catarrhalis ist z.B. für Infektionen im HNO-Bereich von Interesse (Otitis media, Sinusitis = Alternative zu Amoxicillin).

Cefoxitin und **Cefotetan** (chemisch Cephamycine; nur für die intravenöse Gabe) wird eine Sonderstellung eingeräumt, weil sie besonders gut wirksam bei Bacteroides fragilis und anderen Anaerobier sind (gut wirksam bei Infektionen, wo eine Beteiligung von gramnegativen Anaerobiern, z.B. Infektionen im kleinen Becken; Lungenabszesse).

Cefamandol, Cefoperazon und **Cefotetan** sind Bespiele für Vertreter, die eine N-Methyl-thiotetrazol-Seitenkette tragen. Diese Substanzen lösen eine Alkoholunverträglichkeit aus. Dafür reichen auch kleine Mengen Alkohol, z.B. in Hustensäften und Tinkturen.

Dosierung:
- Cefotiam, Cefoperazon, Cefamandol, Cefoxitin, Cefotetan: Säuglinge und Kinder 50 mg/kg/d; Jugendliche/Erwachsene 2–4 g (–8 g)/d in 3 Einzelgaben
- Cefuroxim: Säuglinge 100 mg/kg/d; Kinder 200 mg/kg/d; Erwachsene 3 g/d in 3 Einzeldosen

Cephalosporine der 3. Generation (Gruppe 3a)

Vertreter für die **intravenöse Gabe** sind **Ceftriaxon** und **Cefotaxim.** Im Vergleich zu Vertretern der 2. Generation werden zusätzlich weitere Enterobacteriaceae gut erfasst, z.B. Proteus, Serratia, Enterobacter, Providencia. Cepalosporine der 3. Generation wirken gut im grampositiven Bereich bei Streptokokken, sind variabel wirksam bei Staphylococcus aureus und gut wirksam bei Neisseria gonorrhoeae inklusive Penicillinase-Bildnern. Cefotaxim und Ceftriaxon dringen relativ gut ins ZNS ein und sind daher auch z. B. für die Therapie der durch Haemophilus influenzae ausgelösten Meningitis sinnvoll.

Vertreter für die **orale Gabe** sind **Cefpodoxim-Proxetil** und **Cefixim.**
Dosierung:
- Ceftriaxon: Säuglinge und Kinder 20–80 mg/kg/d; Jugendliche und Erwachsene 1–2 g/d (Einmalgabe)

57

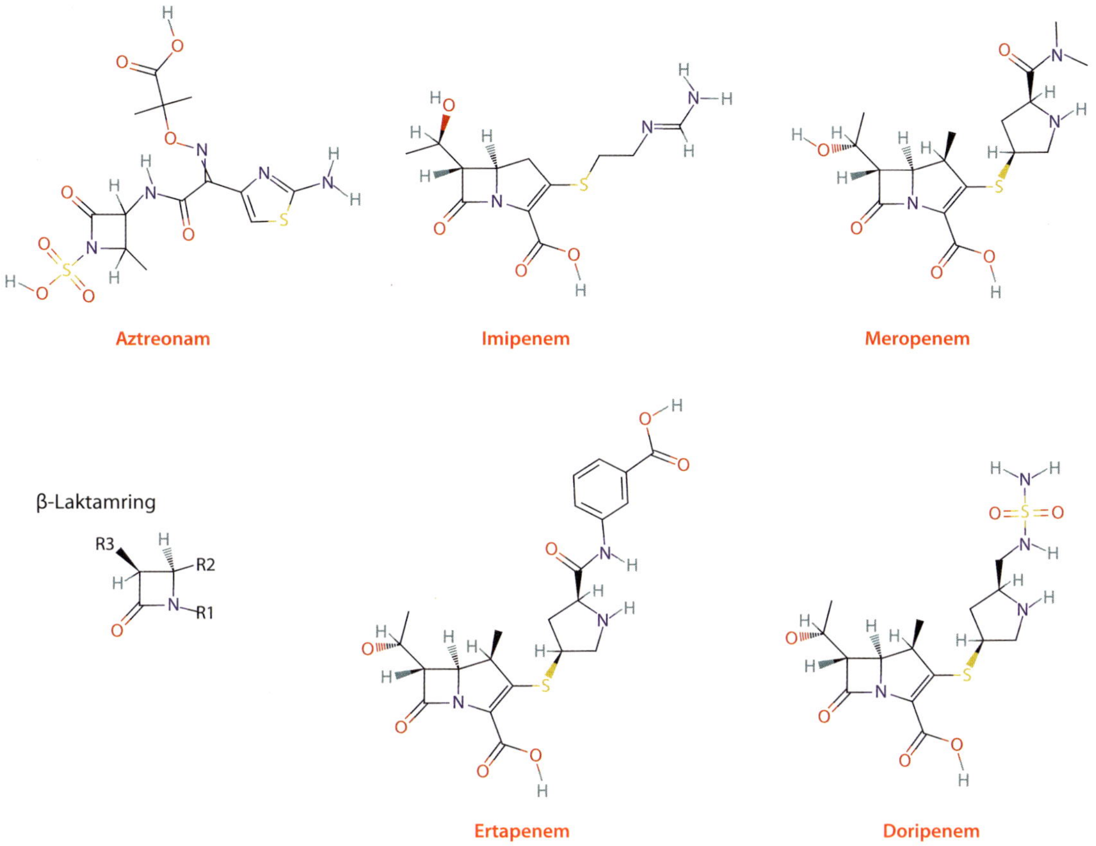

Aztreonam   **Imipenem**   **Meropenem**

β-Laktamring

Ertapenem   **Doripenem**

Abb. 57.8 Formelbilder von Aztreonam und der Carbapeneme.
Aztreonam fehlt der zweite Ring, daher die Bezeichnung ein Mono-
bactam. Im Gegensatz zu Penicillinen haben Carbapeneme in ihrem 5-gliedrigen Aufbau keinen Schwefel, aber eine ungesättigte Doppelbindung (daher der Name Carbapeneme). Alle Substanzen eignen sich nur für die parenterale (intravenöse) Gabe

---

- Cefotaxim: Säuglinge und Kinder 50–100 mg/kg/d; Jugendliche und Erwachsene 3–9 g/d in 3 Dosen
- Cefixim: Säuglinge und Kinder 8 mg/kg/d; Jugendliche
  und Erwachsene 0,4 g/d in 2 Dosen
- Cefpodoxim-Proxetil: Kinder 8–12 mg/kg/d; Jugendliche
  und Erwachsene 0,4–0,8 g/d in 2 Dosen

4. Generation (Gruppe 3b)

Vertreter für die **intravenöse Gabe** ist **Cefepim.** Cefepim
verhält sich wie Vertreter der 3. Generation, zeigt aber eine
höhere β-Lactamase-Resistenz. Es ist gut wirksam gegen
Pseudomonas aeruginosa. Bei anderen Pseudomonas-Spezies
ist **Ceftazidim** besser wirksam. **Dosierung:**
- Cefepim: Säuglinge (bis zum 2. Monat) 60 mg/kg/d; Kinder 100 mg/kg/d; Jugendliche und Erwachsene 1–4 g/d in
  2 Dosen
- Ceftazidim: Säuglinge (bis zum 2. Monat) 25–60 mg/kg/d;
  Kinder 30–100 mg/kg/d; Jugendliche und Erwachsene
  1–6 g/d in 2 Dosen

Ceftobiprol und **Ceftarolin** werden als **Cephalosporine der
5. Generation** bezeichnet; Sie wirken auch bei MRSA, weil sie
auch dessen hochmolekulares PBP hemmen können. Ceftobi-

prol ist derzeit (2011) in der Schweiz zugelassen, Ceftarolin in
den USA.

57.2.3 Monobactame (Aztreonam)

Aztreonam (**Abb. 57.8**) hat nur den 4-gliedrigen β-Lactamring und ist ausschließlich gegen aerob wachsende gramnegative Erreger wirksam (Prototyp: Pseudomonas aeruginosa;
andere Enterobacteriacea, Haemophilus influenzae). Es steht
nur zur parenteralen Applikation zur Verfügung. Seine Plasmahalbwertszeit liegt im Bereich von 1,5–2 Stunden. Es gibt
keinen Hinweis für eine Kreuzallergie zwischen den anderen
β-Lactamen und Aztreonam. **Dosierung:** Säuglinge 100 mg/
kg/d; Kinder 150 mg/kg/d; Jugendliche/Erwachsene 1,5–6 g
in 3 Einzeldosen

57.2.4 Carbapeneme (Imipenem,
Meropenem, Ertapenem, Doripenem)

Carbapeneme (**Abb. 57.8**) sind auch gegen Hydrolyse durch
ESBL (extended spectrum β-lactamases) sehr stabil. Dement-

sprechend haben sie ein sehr breites Wirkspektrum: Es umfasst alle zellwandbildenden Bakterien im grampositiven und gramnegativen Bereich.

Imipenem wird durch eine Dipeptidase (Dehydropeptidase I) hydrolysiert, die im renalen Bürstensaum der proximalen Tubulusepithelzellen sitzt. Durch Zugabe des Inhibitors **Cilastatin** wird diese gehemmt, sodass auch im Harn ein ausreichender Spiegel von Imipenem erzielt werden kann. Cilastatin schützt auch vor der Nephrotoxizität, die aus dem Metabolismus resultiert. **Meropenem, Doripenem** und **Ertapenem** sind stabiler und werden daher ohne Cilastatin verabreicht. Die Halbwertszeit von Imipenem (und von Cilastatin) sowie Meropenem und Doripenem liegt bei 1 Stunde. Ertapenem hat eine längere Halbwertszeit (4 Stunden).

Grundsätzlich resistent sind Enterococcus faecium sowie Stenotrophomonas maltophilia und viele Stämme von Burholderia cepacia (Problemkeime bei Patienten mit zystischer Fibrose) und MRSA.

> Carbapeneme sind für lebensbedrohliche Infektionen reserviert sowie für Infektionen, deren Erreger gegen andere β-Lactame resistent sind.

Dosierung (Anpassung an Kreatininclearance):

- Imipenem: Säuglinge/Kinder: 60 mg/kg/d in 4 Einzeldosen; Erwachsene 1,5–2 g/d in 3–4 Einzeldosen
- Meropenem: Säuglinge/Kinder: 30–120 mg/kg/d; Erwachsene 1,5–6 g in 3 Einzeldosen
- Ertapenem: Säuglinge (ab 3 Monaten)/Kinder: 30 mg/kg/d in 2 Einzeldosen; Erwachsene 1 g/d in 1 Einzeldosis
- Doripenem: 1,5 g/d in 3 Einzeldosen (nicht für Kinder geeignet)

57.2.5 Kontraindikationen für β-Lactamantibiotika

Die bedeutendste Kontraindikation ist eine **Allergie** (wichtig ist die anamnestische Frage danach). Die häufigste Allergie ist die Penicillinallergie. Kreuzallergien sind relativ selten (z.B. besteht bei ca. 5% der Patienten mit Penicillinallergie eine Kreuzallergie zu Cephalosporinen).

Bei hoher Dosierung von β-Lactamantibiotika besteht **Neurotoxizität** und es können generalisierte Krampfanfälle ausgelöst werden. Dies wird auf eine Blockade von GABA$_A$-Rezeptoren zurückgeführt. Da alle β-Lactame primär renal eliminiert werden, prädisponiert eine eingeschränkte Nierenfunktion zu Krämpfen.

Wenn β-Lactame in hoher Dosierung infundiert werden, kann es zur **Serumelektrolytverschiebung** kommen und es erscheinen hohe Konzentrationen als Natriumsalze im spätdistalen Tubulus, die zur Stimulation der Kaliumsekretion führen (▶ Kap. 38). Die Konzentration des Serumkaliums muss daher überwacht werden, weil eine ausgeprägte Hypokaliämie eintreten kann.

Bei β-Lactamen mit erweitertem Wirkungsspektrum (im gramnegativen Bereich), die auch einer ausreichenden biliären Clearance unterliegen, wird gelegentlich ein **Abfall der**

Vitamin K-abhängigen Gerinnungsfaktoren (II, VII, IX, X; ▶ Kap. 41.1.3) beobachtet. Ursache dafür und der daraus resultierenden Gerinnungsstörung wird darauf zurückgeführt, dass diejenigen Darmbakterien eliminiert werden, die an der Synthese von Vitamin K beteiligt sind (E. Coli, Bacteroides fragilis). Bei Carboxypenicillinen wurde auch eine erhöhte Blutungsneigung aufgrund einer Hemmung der Plättchenaggregation beobachtet.

57.3 Glykopeptidantibiotika: Vancomycin und Teicoplanin

Glykopeptide sind große hydrophile Moleküle, die die Zellwandsynthese hemmen (◘ Abb. 57.5). Sie binden an den Komplex aus Isopren-Lipid-Carrier (Bactoprenol) und der glykosilierten Peptidvorstufe, wobei das D-Alanin-D-Alanin-Dipeptid direkt kontaktiert wird (◘ Abb. 57.9). Sie hemmen den ersten Schritt der Peptidoglykanquervernetzung.

Wirkungsmechanismus. Aufgrund ihrer Größe und ihrer hydrophilen Eigenschaften können Glykopeptide nicht durch die Porine in der äußeren Membran gramnegativer Bakterien eindringen. Das Spektrum ist daher auf grampositive Bakterien beschränkt, umfasst aber wichtige Keime bei nosokomialen Infektionen: Staphylokokken (inklusive MRSA) und (Penicillin-resistente) Enterokokken.

Resistenzen entstehen durch Modifikation der Peptidquervernetzung im Murein. Wenn das terminale Alanin durch Serin (D-Alanin-D-Serin-Dipeptid) oder Lactat ersetzt wird, können Glykopeptide aufgrund der zusätzlichen Hydroxylgruppe nicht mehr binden (◘ Abb. 57.9). Typische Problemkeime sind VRE (Vancomycin-resistente Enterokokken). Die Resistenz kann durch Vancomycin induziert werden.

Pharmakokinetik. Glykopeptide können aufgrund ihrer chemischen Eigenschaften nicht oral resorbiert werden und dringen nur langsam ins Gewebe ein, erreichen aber für extrazellulär residierende Keime ausreichende Konzentrationen. Die Ausscheidung erfolgt durch glomeruläre Filtration (Daher: Bei eingeschränkter Nierenfunktion Anpassung der Dosis).

Die Plasmahalbwertszeit von Vancomycin liegt bei ca. 6 Stunden. Bei Teicoplanin ist die Plasmaproteinbindung wesentlich höher (etwa 90%), daher ist die Elimination verzögert, die Plasmahalbwertszeit beträgt 30–100 Stunden.

Unerwünschte Wirkungen. Vancomycin und Teicoplanin sind:

- nephrotoxisch, daher besondere Vorsicht bei Kombination mit Aminoglykosiden und anderen nephrotoxischen Verbindungen inkl. Schleifendiuretika; Kontrolle des Trogspiegels, Dosierung nach Kreatininclearance
- ototoxisch (oft irreversibel; Begin mit Tinnitus)
- lösen bei rascher intravenöser Injektion ein Red-Man-Syndrom aus: Rötung vor allem im Kopf-Hals-Schulter-Bereich (Flushzone; »red-neck«), Urtikaria, Blutdruckabfall und Kollaps (nicht allergisch bedingt, möglicherweise durch Mastzelldegranulation)

57

Vancomycin (i.v.) **Teicoplanin (i.v., i.m.)**

◧ Abb. 57.9 Formelbilder für Vancomycin und Teicoplanin. Der blaue Pfeil zeigt die Region an, wo das D-Alaninyl-D-Alanin-

Dopeptid gebunden wird. Der rote Pfeil zeigt auf die Fettsäure-seitenkette, die die Bindung von Teicoplanin an Albumin fördert

An der Injektionsstelle kann eine Phlebitis auftreten; allergische Exantheme sind selten.

Klinische Anwendung. Glykopeptide sind Reservemittel für (nosokomiale) Infektionen bei β-Lactamresistenz (z.B. MRSA) oder bei Allergie gegen β-Lactame. Vancomycin wird ausschließlich intravenös verabreicht. Teicoplanin kann intramuskulär gegeben werden. **Dosierung (Anpassung an die Kreatininclearance):**

- Teicoplanin: Loading Dose 6 mg/kg Tag 1, Fortsetzung mit 3–6 mg /kg ab Tag 2; Einmalgabe
- Vancomycin: Säuglinge 15 mg/kg/d; Kinder 40 mg/kg/d; Jugendliche/Erwachsene 2 g/d in 4 Einzeldosen

57.4 Fosfomycin

Wirkungsmechanismus. Fosfomycin ist ein Phoshoenolpyruvat-Analogon (◧ Abb. 57.10). Es hemmt die Pyruvyltransferase. Dieses Enzym katalysiert einen frühen Schritt der Mureinsynthese. Da diese Reaktion im Bakterium stattfindet, muss das Phosphoenolpyruvat in das Bakterium gelangen. Dies erfolgt durch einen Transporter, eine »Permease«, die aber nur gebildet wird, wenn Glucose-6-Phosphat im (extrazellulären Milieu) vorliegt. Das ist nur der Fall, wenn Zellen im Rahmen der Infektion untergegangen sind. Gleichzeitig begrenzt dieses Phänomen auch die Nützlichkeit von Fosfomy-

Fosfomycin **Phosphoenolpyruvat**

◧ Abb. 57.10 Vergleich der Struktur von Fosfomycin mit Phosphoenolpyruvat

cin, weil Resistenzen leicht auftreten können: Wenn Glucose-6-Phosphat nicht vorhanden ist, weil die Infektion sich bessert, sind die verbliebenen Keime automatisch resistent. Einige Bakterien erhalten in diesem Szenario die Gelegenheit andere Resistenzmechanismen zu erwerben. Daher ist es auch nur für die einmalige orale Gabe bei einem Harnweginfekt zugelassen (Fortsetzung der Therapie mit einem anderen Wirkstoff).

Wirkungsspektrum. Fosfomycin wirkt bakterizid auf proliferierende Keime. Das Wirkungsspektrum ist breit und schließt die meisten Erreger Harnweginfekten (z.B. E. coli, Proteus mirabilis, Enterokokken) ein, ist aber unwirksam gegen Pseudomonas und Zellwandlose.

Pharmakokinetik. Nach oraler Gabe liegt die Bioverfügbarkeit bei 30–50%. Fosfomycin ist kaum an Plasmaproteine ge-

Abb. 57.11 Struktur von Daptomycin, ein zyklisches Lipopeptid (i.v.)

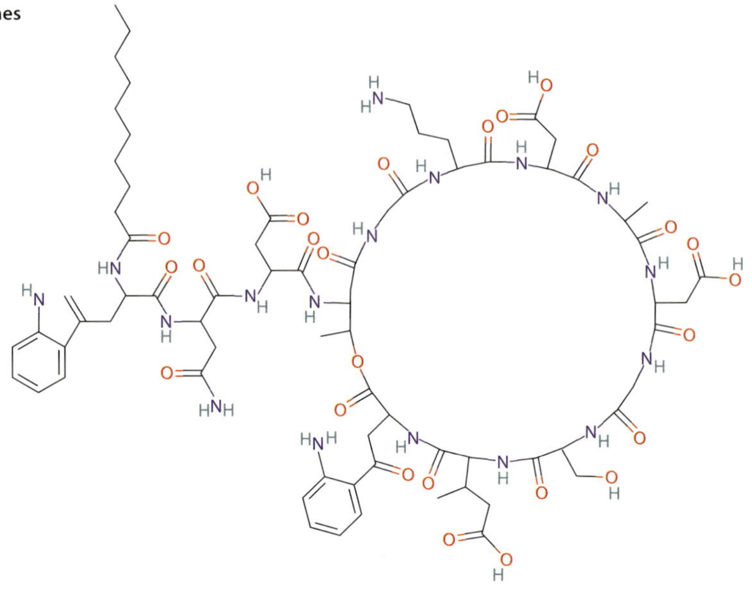

Daptomycin (i.v.)

bunden (<5%). Das Verteilungsvolumen beträgt 1,5–2,5 l/kg KG. Die Eliminationshalbwertszeit variiert zwischen 3–4 Stunden. Fosfomycin wird nicht metabolisiert und unverändert durch glomeruläre Filtration über den Urin ausgeschieden.

Unerwünschte Wirkungen. Fosfomycin ist ein gut verträgliches Antibiotikum, unerwünschte Wirkungen sind in der Regel banal (z.B. Kopfschmerzen oder Übelkeit). Selten treten Exantheme oder ein Transaminasenanstieg auf.

Klinische Anwendung. Fosfomycin ist ein Reservemittel bei Infektionen mit Staphylococcus aureus, wenn eine gute Gewebegängigkeit notwendig ist (Osteomyelitis, Abszess, Weichteilinfektion, Infektion eines zerebroventrikulären Shunts). Es ist auch für die einmalige orale Einnahme bei unkomplizierten Harnweginfekten zugelassen.

Dosierung:
- intravenös: Säuglinge 100–200 (bis 400) mg/kg/d; Kinder 4–8 g/d; Erwachsene 8–16 g/d in 2–3 Einzeldosen
- oral: 3 g Einmalgabe (gefolgt von Wechsel auf anderes Antibiotikum)

57.5 Lipopeptidantibiotika: Daptomycin

Wirkungsmechanismus. Das Lipopeptid Daptomycin bindet in Abhängigkeit von Calcium an die Membran von grampositiven Bakterien und erzeugt Poren. Dadurch bricht das Membranpotenzial der Bakterien zusammen. Dadurch wiederum sistiert mit einer zeitlichen Verzögerung die Protein- und Nukleinsäuresynthese, sodass die Bakterien sterben. Es ist unklar, wie diese Effekte zusammenhängen.

Wirkungsspektrum. Daptomycin wirkt auch bakterizid auf nichtproliferierende Keime. Das Wirkungsspektrum sind grampositive Keime (Staphylococcus aureus inkl. MRSA; Streptococcus pyogenes; Streptococcus agalactiae).

Pharmakokinetik. Daptomycin muss intravenös verabreicht werden, weil es nach oraler Gabe nicht resorbiert wird. Daptomycin unterliegt keinem nennenswerten Metabolismus, ist sehr stark an Plasmaprotein gebunden (90%) und hat ein Verteilungsvolumen von 0,1 l/kg. Die Clearance liegt bei 0,5–07 l/h, woraus eine Halbwertszeit von 7–10 Stunden resultiert. Der überwiegende Teil wird unverändert renal ausgeschieden.

Unerwünschte Wirkungen. Die bedeutendste Nebenwirkung ist die Myopathie mit Rhabdomyolyse. Gefährdet sind Patienten mit eingeschränkter Nierenfunktion und Patienten mit einer Co-Medikation (Statine, Fibrate, Ciclosporin A), die ebenfalls eine Rhabdomyolyse auslösen können. Außerdem treten abgesehen von unspezifischen Symptomen (Kopfschmerz, Übelkeit etc.) auch Pilzinfektionen gehäuft auf. Oft wird ein Anstieg der Transaminasen (Leberenzyme GOT/AST, GPT/ALT) beobachtet.

Klinische Anwendung. Komplizierte Weichteilinfektionen mit grampositiven Keimen (die auf andere Antibiotika nicht ansprechen). Derzeit liegt kein Nachweis durch eine klinische Studie vor, dass Daptomycin bei Infektionen durch Enterokokken wirksam ist. **Dosierung:** Erwachsene 4 mg/kg einmal pro Tag (für Kinder nicht zugelassen).

57.6 Aminoglykosid- und Makrolidantibiotika und ähnliche Wirkstoffe

Lernziele

Aminoglykoside
- Tobramycin, Streptomycin, Gentamicin, Amikacin Dibekacin, Netilmicin, Kanamycin

Tetrazykline
- Doxycyclin und Minocyclin

Makrolide
- Erythromycin, Clarithromycin, Azithromycin und Spriramycin

Ketolide
- Telithromycin

Clindamycin
Chloramphenicol
Streptogramine
- Quinupristin, Dalfopristin

Linezolid
Fusidinsäure
Mupirocin

Das bakterielle Ribosom ist ein Angriffspunkt vieler Antibiotika, die an unterschiedliche Stellen binden und damit unterschiedliche Reaktionen hemmen: Bildung des Initiationskomplexes (Streptomycin, Linezolid), Anheftung der tRNA (Tetrazykline), Ablesen der tRNA durch 16s rRNA (Aminoglykoside), Knüpfung der Peptidbindung, Translokation von der A-Stelle (Aminoacyl-tRNA-Anheftungsstelle) auf die P-Stelle (Peptidylstelle), Elongation, d.h. Vorwachsen der Peptidylkette durch den ribosomalen Peptidkanal (Makrolide, Clindamycin, Chloramphenicol, Streptogramine).

57.6.1 Aminoglykoside

Vertreter sind Tobramycin, Streptomycin, Gentamicin, Amikacin (■ Abb. 57.12), Dibekacin, Netilmicin, Kanamycin. Streptomycin wird nur noch für die Therapie der Tuberkulose bei resistenten Mykobakterien verwendet. Auch hier ist es weitgehend durch andere Aminoglykoside ersetzt worden.

Wirkungsmechanismus. Aminoglykoside binden direkt an die ribosomale RNA (in der 30S-Untereinheit des Ribosoms). Die ribosomale RNA decodiert die tRNA; durch die Bindung der Aminoglykoside kommt es nicht nur zur Hemmung der Translation sondern auch zu einem Fehlsteuerung (misreading); es werden die falschen Aminosäuren eingebaut, das entstehende Protein ist für die Zelle toxisch. Unter anderem steigt die Permeabilität der Bakterienmembran. Aminoglyko-

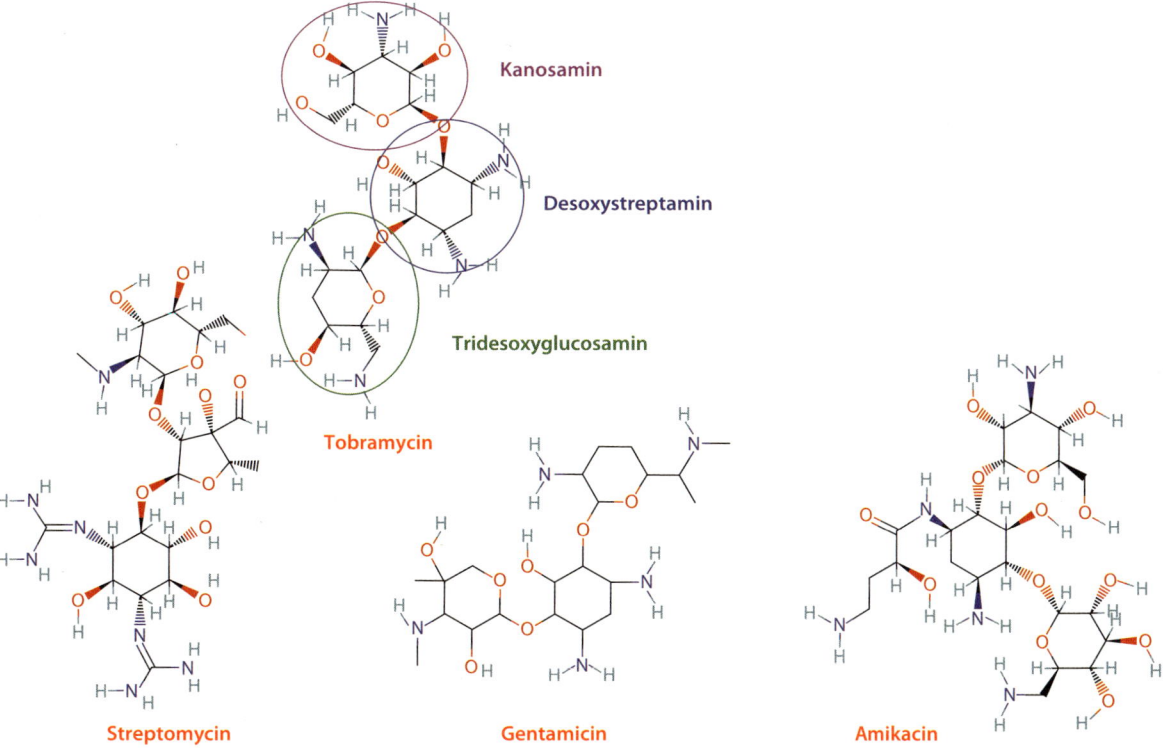

■ Abb. 57.12 Formelbilder der Aminoglykoside Tobramycin, Streptomycin, Gentamicin und Amikacin

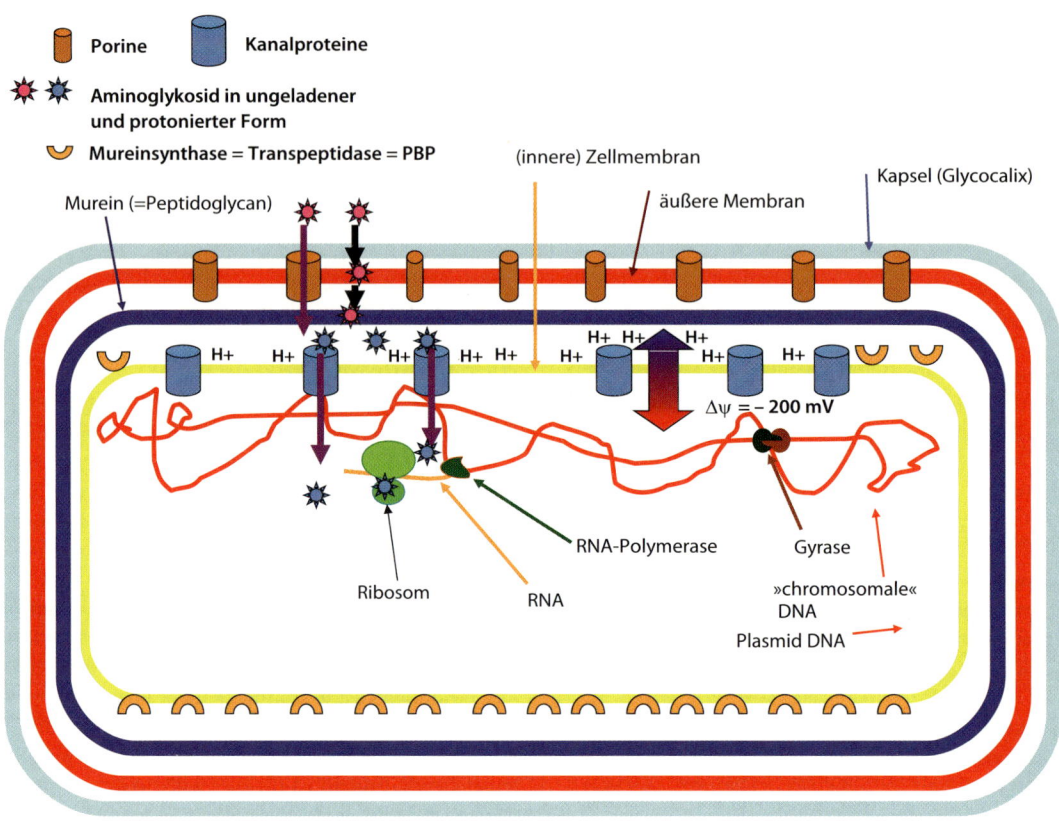

■ Abb. 57.13 Eindringen eines Aminoglykosids in ein gramnegatives Bakterium

side lösen daher eine Bakterizidie aus. Streptomycin hemmt auch die Bildung des Initiationskomplexes; Streptomycin wird nur noch für die Therapie der Tuberkulose (bei resistenten Mykobakterien verwendet). Auch hier ist es weitgehend durch andere Aminoglykoside ersetzt worden (z.B. Amikacin).

Wirkungsspektrum und Resistenz. Aminoglykoside dringen wie β-Lactame bei gramnegativen Bakterien durch die Porine der äußeren Membran in den periplasmatischen Raum ein (■ Abb. 57.13). Es muss aber noch einen zweiten Weg geben, weil auch Keime, deren Porine (experimentell) inaktiviert worden sind, Aminoglykosid-empfindlich bleiben. Dieser zweite Transportweg kann durch Magnesium blockiert werden, sodass von einer direkten Bindung an und einer Permeation durch die Lipopolysaccharidschicht ausgegangen werden kann. Wenn die Aminoglykoside im periplasmatischen Raum eingedrungen sind, nehmen sie ein Proton auf und werden durch das hohe Transmembranpotenzial (bis zu –200 mV) über die innere Membran in das Innere der Bakterien gerissen. Dieser Gradient setzt eine Translokation von H$^+$ über die innere Membran und daher einen aeroben Stoffwechsel voraus. Sowohl die Bildung von fehlerhaften Proteinen als auch die Akkumulation von Aminoglykosiden in den Bakterien tragen zum **postantibiotischen Effekt** bei. Der bakterizide Effekt bleibt bestehen, auch wenn keine wirksamen Amino-

glykosidspiegel mehr vorhanden sind. Daher werden Aminoglykoside trotz ihrer kurzen Halbwertszeit nur einmal täglich verabreicht.

Der Transport von Aminoglykosiden in das Bakterium versagt in anaerobem und saurem Milieu (z.B. im Harn oder im entzündeten Gewebe). Das **Spektrum** umfasst daher **aerobe, gramnegative Keime.** Im grampositiven Bereich sind manche Streptokokken wie S. aureus und Enterokokken empfindlich. Aminoglykoside erhöhen in vitro die Empfindlichkeit für β-Lactame und Glykopeptide (und umgekehrt). Daher werden sie auch traditionell in Kombination angewandt; es muss allerdings betont werden, dass in vielen Fällen der Beweis in einer klinischen Studie aussteht, dass diese Kombination effektiver ist als z.B. die alleinige Gabe des β-Lactams. Sie sind aber inkompatibel, bei Mischung in derselben Infusionslösung kommt es zur Inaktivierung.

Weil Aminoglykoside schlecht in menschliche Zellen eindringen, sind sie bei intrazellulär wachsenden Keimen unwirksam.

Es gibt zahlreiche Aminoglykosid-modifizierende Enzyme: Aminoglykosid-Phosphotransferasen, Aminoglykosid-Acetyltransferase und Aminoglykosid-Adenyltransferasen (die sich zum überwiegenden Teil im periplasmatischen Raum befinden). Durch diese Modifikationen werden die Aminoglykoside inaktiviert. Amikacin wird von vielen dieser Enzyme nicht erkannt. Es ist daher weniger empfindlich und kann als

Reservemittel eingesetzt werden. Daneben gibt es Punktmutationen in der ribosomalen S16-RNA und in assoziierten Proteinen, die die Bindung von Aminoglykosiden an das bakterielle Ribosom beseitigen.

Pharmakokinetik. Aminoglykoside werden i.v. oder i.m. verabreicht. Sie haben ein kleines Verteilungsvolumen (ca. 0,25 l/kg) und nur eine kurze Verweildauer. Die Ausscheidung erfolgt nahezu vollständig durch glomeruläre Filtration (ihre Clearance entspricht mit ca. 0,12 l/min) größenordnungsmäßig der glomerulären Filtrationsrate. Aminoglykoside permeieren schlecht ins Gewebe, sie dringen aber mit der Zeit in tiefe Kompartimente ein und reichern sich in manchen Zellen auch intrazellulär an. Bedeutsam ist dies vor allem in den Tubulusepithelzellen der Niere und in den Haarzellen des Innenohrs (die ebenfalls ein sehr negatives Ruhemembranpotenzial haben). Die Tagesdosis erfolgt als Einmalgabe, weil bei einmaliger Gabe die Nephrotoxizität weniger ausgeprägt ist und der postantibiotische Effekt für eine langdauernde Wirkung sorgt. Gefährlich für die intrazelluläre Akkumulation sind persistierende Spiegel: Aminoglykoside werden an der Bürstensaummembran mittels Rezeptor-vermittelter Endozytose durch Megalin aufgenommen. Die Rezeptor-vermittelte Endozytose ist rasch abgesättigt, die kurzzeitige Anwesenheit hoher Spiegel erhöht daher die Toxizität nicht. Wenn aber beständig ein niedriger Spiegel vorhanden ist, dann kann das proximale Tubulusepithel große Mengen über Endozytose akkumulieren.

Unerwünschte Wirkungen. Die wichtigsten unerwünschten Wirkungen betreffen Ototoxizität und Nephrotoxizität.
- **Ototoxizität:** Wenn die Haarzellen im Innenohr Aminoglykoside akkumulieren, kann es zu deren progressiven Untergang kommen, d.h. (meist irreversibler) Hörverlust (Beginn mit Tinnitus, und Hochtonschaden) und Störung des Gleichgewichtsapparates (Beginn mit Kopfschmerz, Übelkeit; Schwindelgefühl vor allem bei geschlossenen Augen; Gefühl, dass eine Bewegung nicht aufhört – Kinetosen durch Adaptation eher reversibel).
- **Nephrotoxizität:** 10–20% der Patienten entwickeln reversible Nierenschäden (Proteinurie, Verlust des Konzentrationsvermögens); ein massiver Nierenschaden ist bei insuffizienter Therapie möglich. Die Nephrotoxizität wird durch **andere potenziell nephrotoxische Pharmaka** verstärkt (Furosemid und andere Schleifendiuretika; Glykopeptide, siehe Vancomycin; Amphotericin B; Ciclosporin etc.).

Von untergeordneter Bedeutung ist, dass eine neuromuskuläre Blockade durch Hemmung der Transmitterfreisetzung (durch Ca^{2+}-Infusion antagonisierbar) ausgelöst wird, vor allem bei lokaler Instillation von Aminoglykosiden (z.B. in die Pleura). Naturgemäß sind Patienten mit Myasthenia gravis empfindlicher für die neuromuskuläre Blockade. Allergien sind selten.

Klinische Anwendung. Aminoglykoside haben eine geringe therapeutische Breite, ihr Indikationsgebiete sind lebensbedrohliche Infektionen, insbesondere Sepsis und Endokarditis (jeweils meist in Kombination mit β-Lactamen) und sie sind Reservemittel bei Infektionen mit Pseudomonas, Enterobacteriacea, Enterokokken und Staphylokokken. Streptomycin (und Kanamycin) werden auch zur Therapie von atypischen Mykobakteriosen verwendet (siehe Behandlung der Tuberkulose).

In manchen Fällen ist es erwünscht, die (aerobe) Keimzahl im Darm zu reduzieren (präoperativ bei elektiver Chirurgie, beim Coma hepaticum). Hier werden die Aminoglykoside Neomycin und Paromomycin verwendet. Die **Dosierung** richtet sich nach dem Körpergewicht und der Nierenfunktion (Kreatininclearance). Bei normaler Nierenfunktion:
- Gentamicin (Tobramycin, Netilmicin): 5 mg/kg
- Amikacin: 15 mg/kg

Die Dosisanpassung erfolgt linear mit der Kreatininclearance (Rückgang auf die Hälfte = Dosisreduktion um 50%). Da das Serumkreatinin aus dem Normalbereich erst verlässlich steigt, wenn die GFR und daher die Kreatininclearance um 50% gefallen sind, ist die Bestimmung der Kreatininclearance geboten; bei stark eingeschränkter Nierenfunktion, d.h. Kreatininclearance <25% wird das Dosierungsintervall verlängert. Eine Bestimmung der Talspiegel (trough level) ist in dieser Situation sinnvoll, insbesondere bei längerer Therapie (>4 Tage).

57.6.2 Tetrazykline

Die wichtigsten Vertreter sind Doxycyclin und Minocyclin. Ein Derivat von Minocyclin ist das Glycylcyclin Tigecyclin (◘ Abb. 57.14).

Wirkungsprinzip. Tetrazykline binden an die 30S-Untereinheit des Ribosoms und behindern die Bindung von tRNA an die A-Stelle. Sie wirken bakteriostatisch.

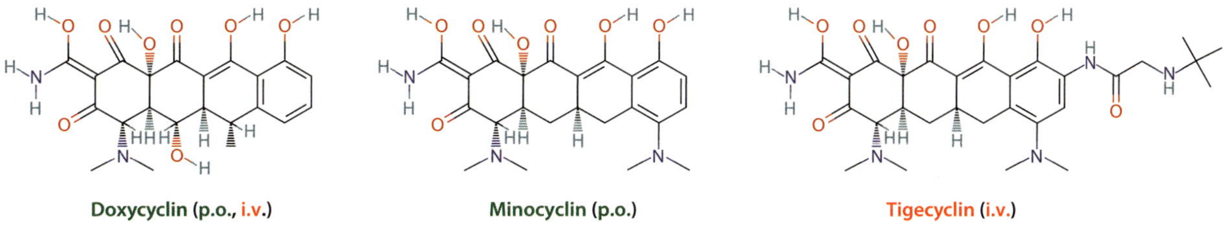

Doxycyclin (p.o., i.v.)   **Minocyclin (p.o.)**   **Tigecyclin (i.v.)**

◘ Abb. 57.14 Formelbilder für die Tetrazykline Doxycyclin und Minocyclin sowie das Glycylcyclin Tigecyclin

Tetrazykline waren ursprünglich Breitbandantibiotika; es gab kaum eine Keimgruppe, die nicht ins Spektrum von Tetrazyklinen gefallen ist. Bei den meisten grampositiven und gramnegativen Erregerstämmen sind jedoch Resistenzen weit verbreitet.

Tetrazykline sind nach wie vor aktiv gegen (relativ) seltene Erreger: Borrelien, Vibrio cholerae, Yersinien, Campylobacter, und gegen Aktinomyces und Propionibacterium acnes, Treponema; Plasmodien (Reservemittel bei Malaria) und gegen zellwandlose sowie intrazelluläre Keime wie Rickettsien, Chlamydien, Mykoplasmen, Legionella- und Brucella-Spezies.

Tigecyclin wurde mit dem Ziel entwickelt, ein Derivat zu finden, das nicht durch die bakteriellen Effluxpumpen aus dem Bakterium transportiert wird. Tigecyclin hat auch »das Spektrum der Tetrazykline zurückerobert«, es ist z.B. gegen MRSA, Vancomycin-resistente Enterokokken, ESBL-bildende Enterobacteriacea etc. aktiv. Tigecyklin ist aber unwirksam gegen Pseudomonas spp. oder Proteus spp.

Pharmakokinetik. Die älteren Analoga (Tetracyclin, Chlortetracyclin, Demeclocyclin) haben eine orale Bioverfügbarkeit von 30–60%; sie erzeugen oft Durchfall (breites Spektrum). Sie sind praktisch vollkommen durch Doxycyclin und Minocyclin verdrängt worden, deren orale Bioverfügbarkeit bei 90–100% liegt. Tetrazykline dringen gut ins Gewebe ein (Verteilungsvolumen von Doxycyclin und Minocyclin 0,7 und 1,3 l/kg). Tetrazykline akkumulieren in Knochen und Zahnschmelz, sie penetrieren gut in die Synovia, die Sinusmukosa, den zerebrospinalen Liquor, die Plazenta und in die Haut.

Minocyclin wird extensiv hepatisch metabolisiert (Hauptkomponente seiner Clearance). Doxycyclin wird unabhängig von der Nierenfunktion in inaktiver Form (Konjugat, Chelat) mit den Faeces ausgeschieden, daher hat es von allen Tetrazyklinen den geringsten Einfluss auf die Darmflora. Bei Enzyminduktion, z.B. durch Phenytoin oder Phenobarbital/Primidon ist die Halbwertszeit von Doxycyclin auf die Hälfte verkürzt. Die Halbwertszeit der Elimination beträgt für Minocyclin und Doxycyclin 16–18 Stunden, für die älteren Substanzen 6–12 Stunden. Die älteren Tetrazykline werden sowohl renal als auch biliär ausgeschieden und unterliegen einem enterohepatischen Kreislauf. **Tigecyclin** hat eine Halbwertszeit von 42 Stunden; es steht ausschließlich für die **parenterale Therapie** zur Verfügung. Sein Verteilungsvolumen liegt bei 7–9 l/kg. Es wird primär unverändert biliär über die Galle ausgeschieden ($Q_0 = 0{,}78$). Eine Dosisanpassung ist daher bei Niereninsuffizienz nicht notwendig. Bei stark eingeschränkter Leberfunktion (Child-Pugh-Stadium C) muss die Dosis erniedrigt werden.

Unerwünschte Wirkungen. Tetrazykline sind **lokal reizend.** Sie erzeugen bei oraler Gabe Übelkeit, Erbrechen, Sodbrennen und Magenschmerzen (die häufigste Nebenwirkung), deshalb sollten sie zu den Mahlzeiten eingenommen werden. Sie erzeugen aufgrund ihres breiten Spektrums und der daraus resultierenden Hemmung der physiologischen Darmflora Diarrhö bis zur pseudomembranösen Enterokolitis.

Tetrazykline sind **phototoxisch,** sie fluoreszieren im UV-Licht (man kann ihre Ablagerung in den Zähnen visualisieren). Da sie gut in die Haut eindringen, können sie eine Phototoxizität (Rötung, Blasenbildung) vermitteln (vor allem Doxycyclin). Ambulante Patienten müssen daher auf die Gefahr hingewiesen werden, z.B. bei Therapie einer Akne (Sonnenstudio!).

Tetrazykline **chelieren Calcium** und andere divalente (oder trivalente) Kationen. Bei Verabreichung vor **Abschluss der Dentition lösen sie Zahnschäden aus** (Schmelzverfärbung und hohe Kariesanfälligkeit). Außerdem lagern sie sich im Knochen ab und können dadurch das Knochenwachstum hemmen.

 Cave

Tetrazykline sind in der Schwangerschaft und bei Kindern bis zum Abschluss der Dentition (d.h. unter dem 10. Lebensjahr) kontraindiziert.

In hohen Dosen sind Tetrazykline **hepatotoxisch.** Tetrazykline können Kopfschmerzen, Ataxie (besonders bei Minocyclin, da ein höheres Verteilungsvolumen besteht) und einen Pseudotumor cerebri auslösen. In Kombination mit Vitamin-A-Säure (z.B. bei einer Aknetherapie) ist die Häufigkeit höher, weil Vitamin-A-Säure diesen Effekt auch auslösen kann.

Interaktionen. Tetrazykline sollen nicht gemeinsam mit Calcium- und Eisensalzen appliziert werden. Die Chelierung führt zur wechselseitigen Inaktivierung. Das gilt auch für Joghurt, Acidophilusmilch sowie andere Milchprodukte. Der Effekt ist bei Doxycyclin und Minocyclin allerdings gering.

Tetrazykline können die Wirkung von Vitamin-K-Antagonisten (Phenprocoumon etc.) verstärken, weil sie die Bakterien im Darm hemmen, die Vitamin K synthetisieren.

Die Östrogene Komponente der oralen Kontrazeptiva unterliegt einem enterohepatischen Kreislauf. Dieser kann durch Unterdrückung der Keimflora im Dickdarm unterbrochen sein, sodass die Verlässlichkeit der Kontrazeption abnimmt. Dies ist aber auch bei vielen anderen breit wirksamen Antibiotika möglich (z.B. Ampicillin).

Klinische Anwendung. Die (in Mitteleuropa) wichtigste Indikation für **Doxycyclin** und **Minocyclin** ist die Behandlung von Infektionen mit Mykoplasmen und Chlamydien, z.B. Infektion der Atemwege mit Mycoplasma pneumoniae und Chlamydia pneumoniae (Bronchitis, atypische Pneumonie); Urogenitalinfektionen mit Chlamydia trachomatis, Ureaplasma ueralyticum oder Mycoplasma hominis etc. Wegen ihrer Wirksamkeit auf Propionibacterium acnes sind sie auch indiziert bei der Behandlung der Akne vulgaris. Weitere Indikationen sind Borreliose, Milzbrand, Rickettsiosen, Q-Fieber, Brucellose, Tularämie, Pest, Cholera etc.

Tigecyclin ist für schwere Haut- und Weichteilinfektionen (z.B. diabetischer Fuß) und für intraabdominelle Infektionen zugelassen. Es ist ein Reservemittel, das nicht für banale Infekte verwendet werden darf.

57

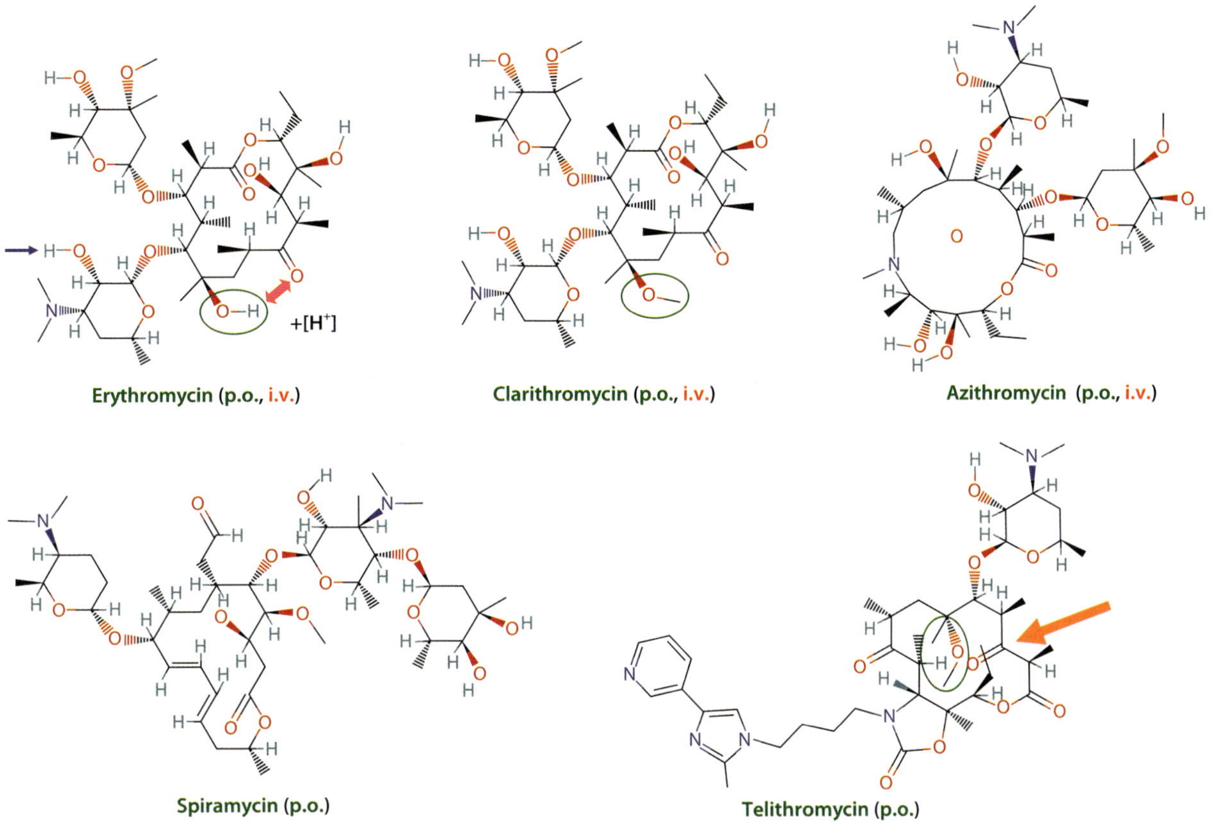

Erythromycin (p.o., i.v.)   **Clarithromycin (p.o., i.v.)**   **Azithromycin (p.o., i.v.)**

Spiramycin (p.o.)   **Telithromycin (p.o.)**

■ **Abb. 57.15** Formelbilder für die Makrolide Erythromycin, Clarithromycin, Azithromycin und Spiramycin sowie das Ketolid Telithromycin

Dosierung:

▬ Doxycyclin und Minocyclin: Kinder (>8 Jahre) 4 mg/kg/d; Jugendliche/Erwachsene <70 kg Tag 1 200 mg; ab Tag 2, 100 mg/d; 200 mg/1-mal pro Tag p.o. (es existieren auch i.v. Applikationsformen)

▬ Minocyclin bei Akne: 50 mg/2-mal pro Tag

▬ Tigecyclin: erste Dosis (loading dose) bei Erwachsenen 100 mg, danach 50 mg alle 12 Stunden; keine Erfahrung bei Kindern

57.6.3 Makrolid- und Ketolidantibiotika

Makrolide (Erythromycin, Roxythromycin, Clarithromycin, Azithromycin, Spiramycin) sind mit Zuckerresten substituierte makrozyklische Laktone (innere Ester), deren Ring aus 14–16 Atomen bestehen (■ Abb. 57.15).

Wirkungsmechanismus. Makrolide binden an die 50S-Untereinheit des Ribosoms und behindern die Bindung, d.h. die Rücktranslokation der wachsenden Peptidkette von der Akzeptorstelle (A-site) auf die Peptidylstelle (P-site oder Donorstelle). Dieser Effekt kommt wahrscheinlich indirekt zustande, weil Makrolide im ribosomalen Kanal binden, wo die wachsende Peptidkette durchgeschoben werden muss, um das Ribosom zu verlassen. Sie wirken bakteriostatisch. Das

Ketolid Telithromycin hat denselben Wirkungsmechanismus, bei manchen grampositiven Kokken (Pneumokokken) wird ein bakterizider Effekt beobachtet.

Wirkungsspektrum. Makrolide sind ursprünglich als Penicillinersatzmittel klassifiziert worden. Makrolide wirken z.B. gegen Neisseria gonorrhoeae (nicht Neisseria meningitidis), Pasteurella multocida, Bordetella pertussis, Campylobacter jejuni, Legionella pneumophila, Helicobacter pylori, Borrelien und Treponemen. Bei Haemophilus influenzae und Moraxella catarrhalis (Infekte in den oberen Atemwegen, Sinusitis, Otitis media) ist die Rangordnung der Potenz Azithromycin > Clarithromycin > Erythromycin. Gut wirksam sind Makrolide gegen zellwandlose Bakterien (Chlamydien, Mykoplasmen, Rickettsien). **Azithromycin** und **Clarithromycin** sind auch wirksam gegen Mycobacterium avium (atypische Mykobakteriose), Clarithromycin erfasst auch Mycobacterium leprae. Einige Protozoen werden ebenfalls gehemmt (Toxoplasma gondii, Plasmodien). Die Wirksamkeit gegen Toxoplasmose wird klinisch genutzt.

❯ Spiramycin ist das Mittel der Wahl zur Behandlung der akuten Toxoplasmose in der Schwangerschaft.

Das Spektrum von **Telithromycin** ist dem von Erythromycin vergleichbar und besonders im grampositiven Bereich aktiv und wirkt auch gegen Clarithromycin-resistente Keime.

Pharmakokinetik. Erythromycin ist säureempfindlich; es wird daher als Ester oder in einer säureresistenten Galenik zugeführt. Seine Bioverfügbarkeit liegt dann bei ca. 20–30%. Clarithromycin und Roxithromycin haben eine orale Bioverfügbarkeit von 50–60%, Azithromycin von 30–40% und Telithromycin von 60%.

Für die parenterale Therapie stehen intravenöse Zubereitungen von Erythromycin, Clarithromycin und Azithromycin zur Verfügung. Das Verteilungsvolumen liegt bei 0,8 l/kg für Erythromycin, 2,8 l/kg für Clarithromycin, 3,0 /kg für Telithromycin und 30 l/kg für Azithromycin.

Die **Halbwertszeiten** betragen für Erythromycin 1,5 Stunden, Clarithromycin 3,5 Stunden, Spiramycin 5 Stunden, Roxithromycin 12 Stunden und für Azithromycin 40 Stunden. Die lange Halbwertszeit und das große Verteilungsvolumen erlauben es bei Azithromycin die Dauer der Therapie auf 3 Tage zu beschränken.

Makrolide werden in der Leber metabolisiert (zum Teil oxidativ demethyliert): etwa die Hälfte erscheint unverändert in der Galle, nur ein kleiner Teil (ca. 10%) unverändert im Urin.

Interaktionen. Erythromycin und Clarithromycin bewirken eine ausgeprägte Hemmung von CYP3A4. Gefährlich sind daher z.B. Kombinationen mit Statinen, Ciclosporin und Ergotamin. Bei Roxithromycin ist eine Hemmung von CYP3A4 klinisch nachweisbar, aber nicht sehr ausgeprägt. Bei Azithromycin ist die CYP-Hemmung nicht nachweisbar. Telithromycin hemmt neben CYP3A4 auch CYP2D6. Telithromycin wird extensiv metabolisiert, die gleichzeitige Gabe eines CYP-Induktors (Rifampicin, Carbamazepin; Johanniskraut) führt zu subtherapeutischen Spiegeln und gilt als kontraindiziert.

Unerwünschte Wirkungen. Die häufigsten unerwünschten Wirkungen sind Bauchschmerzen und Blähungen. Dies ist in der Regel nicht auf eine Änderung der Darmflora zurückzuführen, sondern auf einen Agonismus am Motilinrezeptor, einem G-Protein-gekoppelten Rezeptor, der mit relativ hoher Affinität Makrolide bindet.

Selten wird vor allem bei intravenöser Injektion eine Verlängerung des QT-Intervalls beobachtet. Diese kann zu Arrhythmien (Torsades de pointes) führen. Ebenso wird selten nach Erythromycininjektion eine reversible Hörstörung beobachtet.

Telithromycin kann nicht mehr als gut verträglich eingestuft werden, da es außer den Makrolid-typischen gastrointestinalen Beschwerden häufig (d.h. in bis zu 10% der Behandelten) einen Transaminasenanstieg auslöst. Gelegentlich (<1%) kommt es zu Schläfrigkeit und selten zu einem vorübergehenden Bewusstseinsverlust. Daher wird die Einnahme am Abend empfohlen. Da Telithromycin die Symptome der Myasthenia gravis verschärfen kann, ist seine Anwendung bei dieser Erkrankung kontraindiziert.

Klinische Anwendung. Eine Alternative sind Makrolide bei einer Allergie oder Unverträglichkeit zu:

- Benzylpenicillin/Phenoxymethylpenicillin bei Angina tonsillaris, Erysipel, Scharlach, Prophylaxe des rheumatischen Fiebers; Syphilis; Gonorrhö
- Amoxicillin/Cefalexin bei Otitis media und Sinusitis

Mittel der ersten Wahl sind die Makrolide bei:
- Pneumonien durch Legionella pneumophila (in Kombination mit Rifampicin)
- interstitieller Pneumonie durch Mykoplasmen, Chlamydien (Rickettsien) und unspezifischer Urethritis durch Mykoplasmen, Chlamydien bzw. bei Trachom (Konjunktivitis durch Chlamydia trachomatis) als gleichwertige Alternative zu Tetrazyklinen
- Enteritis durch Campylobacter jejuni
- Helicobacter pylori: Clarithromycin (in Kombination mit Amoxicillin und/oder Metronidazol etc.)

Azithromycin und **Clarithromycin** sind die Mittel der Wahl bei Infektion mit Mycobacterium avium (bei Patienten mit AIDS), **Spiramycin** bei akuter Toxoplasmose in der Schwangerschaft (statt des Dihydrofolatreduktasehemmers Pyrimethamin). **Telithromycin** ist ein Reservemittel bei ambulant erworbenen (community-acquired) Pneumonien, Sinusitis, Rachenentzündung (Angina tonsillaris, Pharyngitis) und bei Exazerbation einer chronischen Bronchitis, die durch Makrolid-resistente Erreger hervorgerufen worden sind, wenn gleichzeitig eine Kontraindikation für die Anwendung eines Penicillins besteht. Dieses Indikationsgebiet ist relativ klein. **Dosierung:**

- Azithromycin: Kinder 10 mg/kg/d; Erwachsene 500 mg/d (Gesamtbehandlungsdauer 3 Tage)
- Erythromycin: Kinder 40 mg/kg/d; Erwachsene 1,5–4 g in 3–4 Einzeldosen
- Clarithromycin: Neugeborene 30 mg/kg/d; Säuglinge 15 mg/kg/d; Kinder 12,5 mg/kg/d; Erwachsene: 0,5–1 g/d in 2 Einzeldosen
- Roxithromycin: Kinder 5–8 mg/kg/d; Erwachsene 0,3 g/d in 2 Einzeldosen
- Spiramycin: Kinder 25–50 mg/kg/d; Erwachsene 1,5–2,5 g/d in 2 Einzeldosen
- Telithromycin: Jugendliche ab 12 Jahren und Erwachsene: 800 mg/d (1-mal pro Tag)

57.6.4 Clindamycin

Clindamycin ist der einzige klinisch relevante Vertreter der Lincosamide (◘ Abb. 57.16).

Wirkungsmechanismus. Die Bindungsstellen von Clindamycin und Makroliden sind überlappend, der Wirkungsmechanismus ist daher ähnlich. Der **Wirkungstyp** ist primär **bakteriostatisch** (bei sehr empfindlichen Spezies gibt es eine Bakterizidie). Es besteht auch eine Kreuzresistenz mit Makroliden.

Wirkungsspektrum. Clindamycin erfasst viele **grampositive Kokken** (Staphylococcus aureus, Streptococcus viridans,

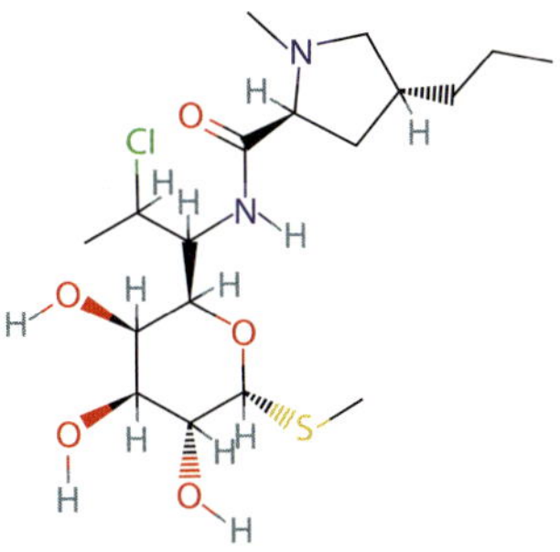

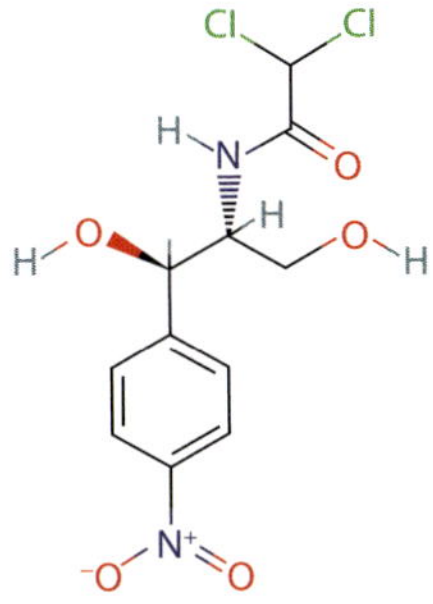

Abb. 57.16 Formelbilder für Clindamycin und Chloramphenicol

Streptococcus pyogenes, Streptococcus pneumoniae, Peptostreptokokken, Peptokokken). **Grampositive Stäbchen,** z.B. Propionibacterium acnes oder Clostridium perfringens werden ebenfalls erfasst. Im **gramnegativen Bereich** wirkt Clindamycin jedoch ausschließlich auf **Anaerobier** (z.B. Bacteroides fragilis, Fusobakterien). Clindamycin kann in Kombination mit Primaquine bei einer Pneumocystis-jiroveci-Lungenentzündung bzw. in Kombination mit Pyrimethamin bei einer Toxoplasma-gondii-Enzephalitis (bei AIDS-Patienten) verwendet werden. MRSA sind meist resistent gegen Clindamycin; es ist unwirksam gegen Enterokokken und gegen alle Clostridien (außer Clostridium perfringens).

Pharmakokinetik. Die orale Bioverfügbarkeit liegt bei 80%, die Halbwertszeit der Elimination bei 3 Stunden. Clindamycin unterliegt einem extensiven hepatischen Metabolismus (mit einem aktiven Metaboliten: N-Demethylclindamycin). Das Verteilungsvolumen liegt bei 1,1 l/kg; Clindamycin permeiert in die meisten Gewebe sehr gut. Die Konzentration in der Zerebrospinalflüssigkeit ist allerdings niedrig und reicht nur für die Therapie einer Toxoplasmose-Enzephalitis aus. Für die intravenöse Gabe liegt ein Phosphatester vor.

Wechselwirkungen. Durch einen unbekannten Mechanismus verstärkt Clindamycin die neuromuskuläre Blockade von Muskelrelaxanzien (z.B. Mivacurium, Atracurium, Suxamethonium). Das muss bei der Dosisfindung berücksichtigt werden. Die Gabe eines Makrolids kann die Resistenz gegen Clindamycin induzieren.

Unerwünschte Wirkungen. Die Verträglichkeit von Clindamycin muss als schlecht eingestuft werden. Bei 2–20% der Behandelten tritt Durchfall auf, der relativ häufig in eine pseudomembranöse Enterokolitis übergehen kann, weil Clindamycin die meisten grampositiven und gramnegativen Anaerobier im Darm sehr gut erfasst, aber Clostridium difficile nicht beeinflusst.

Allergien, Hautausschläge, Anstieg der hepatischen Transaminasen treten sehr selten auf.

Klinische Anwendung. Clindamycin ist indiziert
— bei bestehender Penicillinallergie bei Weichteilinfektionen (inkl. Erysipel) und Tonsillitis, Pneumonie, Lungenabszess,

— zur Prophylaxe einer Endokarditis bei zahnchirurgischen Eingriffen sowie bei Periodontitis/Periodontalabszessen,
— bei Osteomyelitis,
— bei Infektionen mit Anaerobierbeteiligung: Adnexitis/Infektionen des kleinen Beckens, Peritonitis, Aspirationspneumonie,
— in Kombination mit Primaquine bei Pneumocystis-jiroveci-Lungenentzündung bzw. in Kombination mit Pyrimethamin bei Toxoplasma-gondii-Enzephalitis (bei AIDS Patienten).

Dosierung: 8–40 mg/kg/d in 3–4 Einzeldosen.
Topisch ist Clindamycin als Lotion zur Therapie der Akne zugelassen, ebenso als Vaginalcreme zur Behandlung bakterieller Scheidenentzündungen.

57.6.5 Chloramphenicol

Chloramphenicol ist eine einfache Verbindung (■ Abb. 57.16), chemisch stabil und gut haltbar. Es hat günstige pharmakokinetische Eigenschaften. Der gravierende Nachteil besteht in dem Risiko einer aplastischen Anämie.

Wirkungsmechanismus. Der Wirkungsmechanismus von Clindamycin und Chloramphenicol ist ähnlich, weil die Bindungsstellen von Chloramphenicol mit derjenigen von Clindamycin überlappt. Es gibt daher keine Kreuzresistenz zwischen Chloramphenicol und Makroliden (▶ Abschn. 57.6.3). Der Wirkungstyp ist primär bakteriostatisch, bei sehr empfindlichen Spezies wie Haemophilus influenzae, Neisseria meningitidis und Streptococcus pneumoniae erzielt Chloramphenicol einen bakteriziden Effekt.

Wirkungsspektrum und Resistenz. Chloramphenicol erfasst sowohl die meisten grampositiven als auch gramnegativen Keime; es ist auch gut gegen gramnegative Anaerobier wirksam. Darüber hinaus wirkt es gut gegen zellwandlose Bakterien und gilt daher als Reservemittel für Rickettsiosen. Pseudomonas aeruginosa ist gegen Chloramphenicol resistent. Erworbene Resistenzen sind mittlerweile häufig bei (den außereuropäisch erworbenen) Salmonella typhi und Shigella spp. Die Resistenz wird durch eine Plasmid-codierte N-Acetyltransferase vermittelt.

Pharmakokinetik. Chloramphenicol wird bei oraler Zufuhr rasch resorbiert. Die orale Bioverfügbarkeit liegt bei 80%, nach intravenöser Gabe des Chloramphenicol-Succinatesters beträgt sie 70% (ein Teil des Succinats wird vor Hydrolyse über die Niere ausgeschieden). Die Plasmaproteinbindung liegt bei 60%. Chloramphenicol verteilt sich in alle Körperräume. Das Verteilungsvolumen liegt bei 0,6–1,0 l/kg. Chloramphenicol wird überwiegend hepatisch metabolisiert, der quantitativ wichtigste Metabolit ist das Glucuronid. Nur 5–15% der zugeführten Dosis erscheinen unverändert im Urin. Beim Erwachsenen liegt die Halbwertszeit der Elimination bei 4 Stunden. Die Konzentration in der zerebrospinalen Flüs-

■ **Abb. 57.17 Formelbilder für Quinupristin und Dalfopristin**

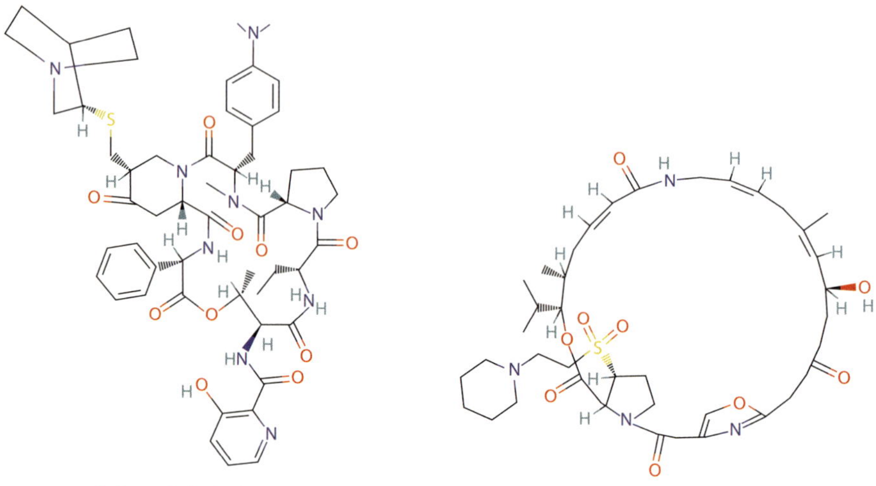

Quinupristin (i.v.)   Dalfopristin (i.v.)

sigkeit erreicht 50% der Plasmaspiegel, bei entzündeten Meningen werden Werte bis zu 100% der Plasmakonzentration beobachtet.

Bei Neugeborenen beträgt die Halbwertszeit >24 Stunden, bei Säuglingen im 1. Lebensmonat ca. 10 Stunden. Eine Dosisanpassung ist essenziell, weil sonst ein Grey-Baby-Syndrom ausgelöst wird.

Wechselwirkungen. Chloramphenicol kann den Abbau anderer Pharmaka durch CYP2C19 und CYP3A4 hemmen.

Unerwünschte Wirkungen. Die Verträglichkeit von Chloramphenicol wird wegen der Knochenmarksuppression als schlecht eingestuft. Es gibt 2 Formen: Die aplastische Anämie, die zwar selten auftritt, aber ohne Knochenmarktransplantation fatal verläuft, und die reversible Knochenmarktoxizität, d.h. eine Unterdrückung der Hämatopoese (bei Plasmakonzentrationen >25 µg/ml). Nach dem Absetzen von Chloramphenicol erholt sich das Blutbild innerhalb von 2–3 Wochen.

Bei Neugeborenen und Säuglingen kann es wegen der eingeschränkten Metabolisierung leicht zur Überdosierung kommen (Grey-Baby-Syndrom).

Selten kommen eine Einschränkung des Visus und/oder zentrale Skotome vor (Ausdruck einer Chloramphenicol-induzierten Optikusneuritis, die in sehr seltenen Fällen zur Erblindung fortschreiten kann). Daher muss Chloramphenicol abgesetzt werden, wenn Symptome einer Optikusneuritis oder einer peripheren Neuritis auftreten.

Wie alle Breitspektrumantibiotika kann Chloramphenicol Durchfall erzeugen.

Klinische Anwendung. Chloramphenicol ist in vielen europäischen Ländern nur für die topische Therapie zugelassen (Augensalbe; Ohrentropfen).

Chloramphenicol wird nur als Reservemittel verwendet, wenn andere Antibiotika versagen oder kontraindiziert sind, z.B. bei Meningitis durch Haemophilus influenzae, Streptococcus pneumoniae oder Neisseria meningitidis (statt z.B.

Cefotaxim bzw. Benzylpenicillin), bei Gehirnabszessen durch Bacteroides fragilis (statt z.B. Cefoxitin), Salmonella typhi (statt z.B. Amoxicillin, Ciprofloxacin), Rickettsieninfektionen (Flecktyphus, statt z.B. Doxycyclin). **Dosierung:** 50 (bis 100) mg/kg/d (aufgeteilt auf 3–4 Dosen), Säuglinge bis zur zweiten Lebenswoche 25 mg/kg/d (auf 4 Dosen aufgeteilt).

57.6.6 Streptogramine: Quinupristin und Dalfopristin

Streptogramine sind makrozyklische Laktone (■ Abb. 57.17), die semisynthetische Derivate von **Pristinamycinen** sind.

Wirkungsmechanismus. Quinupristin (ein Streptogramin B) besetzt dieselbe Bindungsstelle wie Makrolide und Clindamycin (daher gibt es auch eine Kreuzresistenz). Dalfopristin (ein Streptogramin A) bindet an die Peptidyl-tRNA (P-site, Donorstelle). Allein sind sie relativ schwach wirksam. In Kombination werden die Bindung und die Hemmung der Proteinsynthese deutlich gesteigert (100-fache Affinitätssteigerung). Daher liegen sie in einer fixen Kombination (Quinupristin: Dalfopristin = 30:70) vor. Die **Kombination** erzeugt einen **bakteriziden Effekt.**

Wirkungsspektrum und Resistenz. Quinupristin und Dalfopristin erfassen viele grampositive Keime. Klinisch relevant ist die Hemmung von Staphylococcus aureus (inkl. MRSA), Enterococcus faecium und Streptococcus pneumoniae. Primär resistent sind die meisten Enterobacteriacea, Pseudomonas spp. und **Enterococcus faecalis.**

Pharmakokinetik. Quinupristin und Dalfopristin sind nicht oral bioverfügbar und werden daher über eine Kurzinfusion (>1 h, sonst Thrombophlebitis) intravenös appliziert. Sie sind gut gewebegängig. Das Verteilungsvolumen beträgt 0,9 l/kg für Quinupristin und 0,7 l/kg für Dalfopristin. Die Halbwertszeit für beide Substanzen liegt bei ca. 1 Stunde. Die Elimina-

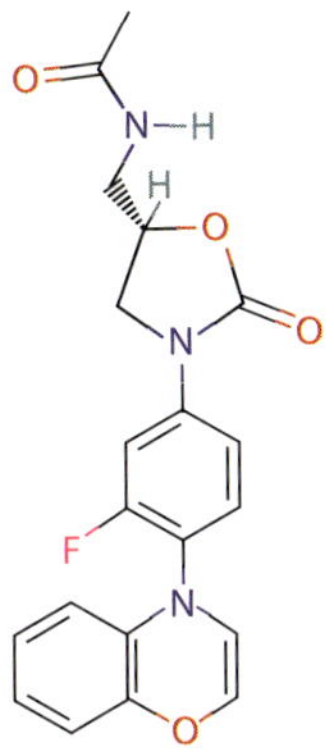

■ **Abb. 57.18** Formelbilder für das Oxazolidinon Linezolid, das Steroid Fusidinsäure und Mupirocin

Linezolid (p.o., i.v.)   Fusidinsäure (p.o., i.v., topisch)   Mupirocin (topisch)

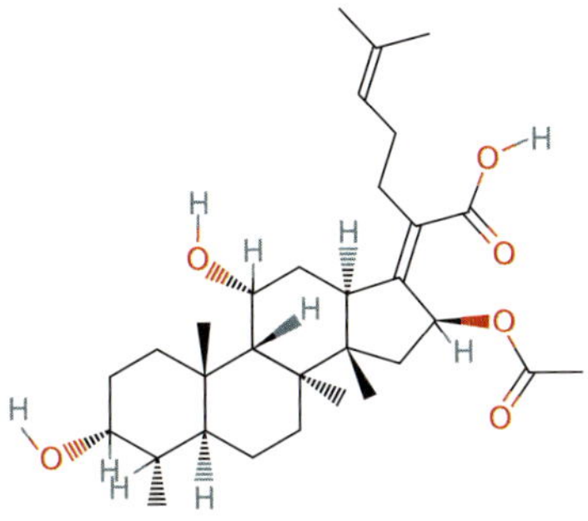

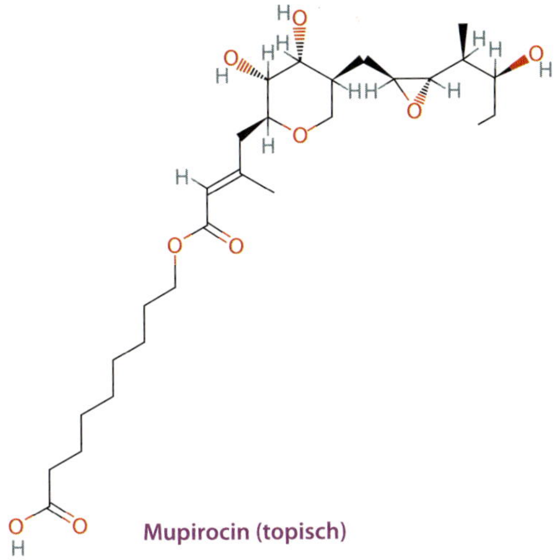

tion erfolgt durch hepatischen Metabolismus und Ausscheidung über die Galle.

Wechselwirkungen. Quinupristin und Dalfopristin hemmen den Abbau anderer Pharmaka durch CYP3A4.

Unerwünschte Wirkungen. Am häufigsten treten Schmerzen und eine Thrombophlebitis an der Injektionsstelle auf. Häufig sind auch Gelenk- und Muskelschmerzen, Übelkeit, Erbrechen und Durchfall. Selten kommt es zu Juckreiz und Hautausschlägen.

Klinische Anwendung. Quinupristin und Dalfopristin ist für die Behandlung von nosokomialen Pneumonien durch MRSA, von Infektionen durch Vancomycin-resistente Stämme von Enterococcus faecium und für Weichteil- und Hautinfektionen durch Staphylococcus aureus oder Streptococcus pyogenes. **Dosierung:** 3-mal 5–7,5 mg/kg/d als Kurzinfusion.

57.6.7 Linezolid

Linezolid (ein Oxazolidinon) ist synthetisch hergestellt und daher ein antibakterielles Chemotherapeutikum (■ Abb. 57.18).

Wirkungsmechanismus. Linezolid bindet an die Peptidyl-tRNA-Stelle (Donorstelle) der 50S-Untereinheit und bildet einen Initiationskomplex aus Ribosom und fMet-tRNA. Gegen sehr empfindliche Keime (Streptokokken) ist es bakterizid, bei Enterokokken und Staphylokokken ist es bakteriostatisch).

Wirkungsspektrum und Resistenzen. Linezolid wirkt ausschließlich im grampositiven Bereich: Staphylo-, Strepto- und Enterokokken (inkl. grampositive anaerobe Kokken); Corynebacterium spp. und Listeria monocytogenes. In vitro erfasst Linezolid auch Mycobacterium tuberculosis. Im gramnegati-

ven Bereich ist Linezolid inaktiv. Da sich der Wirkungsmechanismus von Linezolid von dem aller anderen Antibiotika und antibakteriellen Substanzen unterscheidet, gibt es keine Kreuzresistenzen und es wirkt auch bei MRSA, Penicillin-resistenten Streptokokken und Vancomycin-resistente Enterokokken (VRE). Resistenzen sind auf Mutationen des Gens der 23S rRNA (ribosomalen RNA) zurückzuführen.

Pharmakokinetik. Linezolid wird nahrungsunabhängig gut resorbiert (orale Bioverfügbarkeit = 100%). Die Proteinbindung ist gering und die Gewebegängigkeit gut (Verteilungsvolumen 0,6–0,7 l/kg). Der Abbau erfolgt durch Oxidation und Öffnung des endständigen Morpholinrings; diese Reaktion erfolgt nichtenzymatisch. Die Halbwertszeit liegt bei 5–7 Stunden.

Wechselwirkungen. Linezolid ist ein niederaffiner unselektiver MAO-Hemmer (MAO-A- und -B). Bei therapeutischen Dosen ist dieser Effekt unbedeutend, solange nicht exzessive Mengen von Tyramin-haltiger Nahrung gegessen werden. Patienten sollten angehalten werden, diese zu meiden (► Kap. 31). Eine Kombination mit MAO-Hemmern sollte vermieden werden. Bei bestehender Therapie mit einem Serotonin-Rückaufnahme-Inhibitor (SSRI) und anderen Substanzen, die den Serotonintransporter hemmen (trizyklischen Antidepressiva; Venalafaxin, Trazodon, Tramadol) oder Serotonin im synaptischen Spalt erhöhen (Mirtazapin), sollten Patienten auf die frühen Symptome hingewiesen werden bzw. dahingehend überwacht werden.

Unerwünschte Wirkungen. Am häufigsten treten Kopfschmerzen, Durchfall, Übelkeit und Erbrechen auf. Das Blutbild der Patienten muss kontrolliert werden, weil es unter Linezolid zur Myelosuppression (Anämie, Leukopenie, Thrombopenie) kommen kann. Eine Thrombozytopenie tritt insbesondere bei langer Therapiedauer häufig (2,5%) auf. Selten werden (reversible) Parästhesien und Visuseinschränkungen beobachtet (Neuropathie im peripheren Nervensystem bzw. N. opticus).

Klinische Anwendung. Linezolid sollte nur als Reservemittel verwendet werden, wenn resistente Keime vorliegen. Das gilt vor allem für die ambulant erworbene Pneumonie, auch wenn es für diese Indikation zugelassen ist. Linezolid ist besonders wertvoll für die Behandlung nosokomialer Pneumonien und für Weichteilinfektionen durch Staphylococcus aureus (inklusive MRSA), Weichteilinfektionen durch Penicillin-resistente Streptokokken und für Infektionen durch Enterokokken. **Dosierung:** Erwachsene 600 mg 2-mal/Tag; keine Daten für Kinder vorhanden.

57.6.8 Fusidinsäure

Fusidinsäure ist ein antibiotisch wirksames Steroid, das von verschiedenen Pilzen gebildet wird (◻ Abb. 57.18).

Wirkungsmechanismus. Fusidinsäure hemmt die Proteinsynthese, indem sie an den Elongationsfaktor G (EF-G) bindet. EF-G ist für die Rückführung der an der t-RNA hängenden Peptidkette von der Akzeptorstelle auf die Peptidyl-tRNA (Donorstelle) verantwortlich. Fusidinsäure verhindert die Freisetzung von EF-G und friert die Ribosomen damit in einem inaktiven Zustand ein. Fusidinsäure wirkt bakteriostatisch.

Wirkungsspektrum und Resistenz. Das Wirkungsspektrum ist schmal. Im grampositiven Bereich beschränkt es sich auf Staphylokokken, Corynebakterien und Clostridien (wirkt nicht auf Enterokokken und Streptokokken). Bei Staphylokokken sind Resistenzen überwiegend auf Mutationen in EF-G zurückzuführen.

Pharmakokinetik. Fusidinsäure wird vollständig (aber langsam) resorbiert (orale Bioverfügbarkeit = 90%). Die Proteinbindung ist hoch (95%) und die Gewebegängigkeit ausgezeichnet (inklusive Knochen, Sekret von Abszessen). Der Abbau erfolgt in der Leber, die Ausscheidung primär über die Galle. Die Halbwertszeit liegt bei 5–7 Stunden.

Wechselwirkungen. Interaktionen über CYP3A4 (z.B. Erhöhung der Statinspiegel, HIV-Proteaseinhibitoren, Ciclosporin).

Unerwünschte Wirkungen. Die Verträglichkeit von Fusidinsäure ist gut. Die wichtigste unerwünschte Wirkung ist die Hepatotoxizität (reversibler Anstieg von Transaminasen und Bilirubin).

Klinische Anwendung. Fusidinsäure ist für Infektionen durch Staphylococcus aureus (inkl. MRSA) indiziert. Es ist auch für die Therapie der durch Clostridium difficile ausgelösten pseudomembranösen Enterokolitis zugelassen. **Dosierung:** Kinder: 35 mg/kg KG in 3 Einzeldosen; 3-mal 500 mg/Tag für

Jugendliche ab 12 Jahren/Erwachsene (Erwachsene >70 kg: 4-mal 500 mg).

57.6.9 Mupirocin

Mupirocin (◻ Abb. 57.18) wird ausschließlich topisch in Salben verwendet.

Wirkungsmechanismus. Mupirocin hemmt die Proteinsynthese, indem es die Isoleucyl-tRNA-Synthase hemmt. Es wirkt bakterizid.

Wirkungsspektrum und Resistenzen. Mupirocin ist gegen viele grampositive (insbesondere Staphylokokken, Streptokokken, Enterococcus faecium; nicht Enterococcus faecalis) und einige gramnegative Bakterien (Neisserien, Bordetella pertussis, Moraxella catarrhalis, Haemophilus influenzae) wirksam.

Resistenzen entstehen durch Mutationen der Isoleucyl-tRNA Synthase bzw. Erwerb eines Plasmids, das eine modifizierte Version des Enzyms codiert. Dieses bindet Mupirocin nicht oder nur mit sehr niedriger Affinität.

Pharmakokinetik. Die Aufnahme durch die Haut oder die Schleimhäute ist gering. Nach Resorption wird Mupirocin rasch durch Hydrolyse inaktiviert.

Unerwünschte Wirkungen. Juckreiz an der Applikationsstelle. Ein Kontakt mit den Augenschleimhäuten sollte vermieden werden, da Mupirocin zu heftigem Brennen führt.

Klinische Anwendung. Die Mupirocin-Hautcreme (2%) ist zur Behandlung von oberflächlichen mit Staphylococcus aureus oder Streptococcus pyogenes infiziert Hautwunden indiziert. Die Mupirocin-haltige Nasensalbe (2%) ist für die Eradikation von MRSA aus dem Nasenraum vorgesehen. Diese Indikation ist umstritten.

57.7 Sulfonamide, Trimethoprim und Dapson

57.7.1 Sulfonamide

Die Entdeckung der Sulfonamide geht auf die Leistungsfähigkeit der deutschen chemischen Industrie zurück: Gerhard Domagk (Nobelpreis 1938) erkannte, dass der Farbstoff Prontosil rubrum Bakterien nicht nur selektiv anfärbte, sondern auch deren Wachstum hemmte. Sulfonamide waren die ersten antibakteriell wirksamen Substanzen, die in die klinische Therapie eingeführt wurden (1933, eine Dekade vor Benzylpenicillin). Von den antibakteriell wirksamen Sulfonamiden leiten sich auch die antidiabetisch wirksamen Sulfonylharnstoffe ab (▶ Kap. 54).

Die antibakteriell wirksamen Sulfonamide leiten sich vom para-Aminobenzosulfonamid ab (◻ Abb. 57.19). Aus der

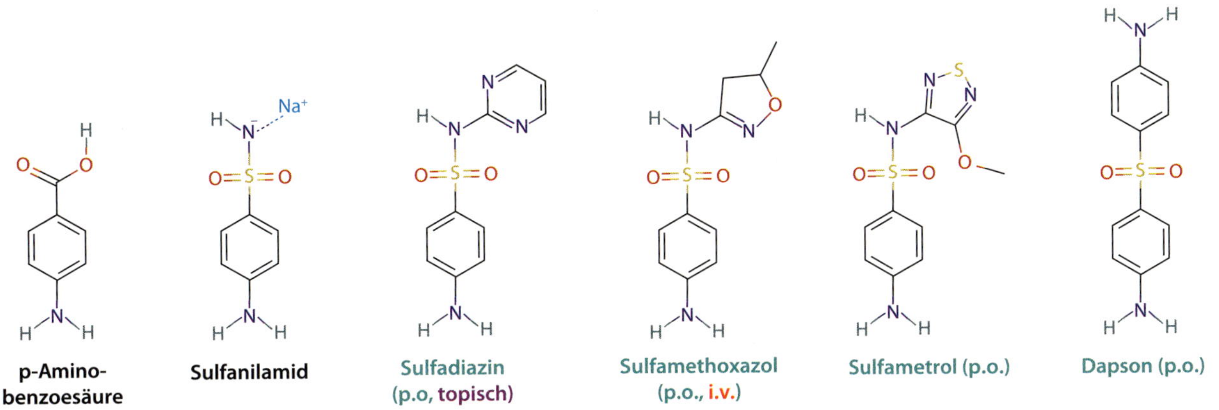

Abb. 57.19 Formelbilder für p(ara)-Aminobenzoesäure (PABA), Sulfonamide und Dapson. Sulfanilamid stellt die minimale antibakteriell wirksame Struktur dar, wird heute nicht mehr verwendet. Die Ähnlichkeit zur p-Aminobenzoesäure ist offensichtlich

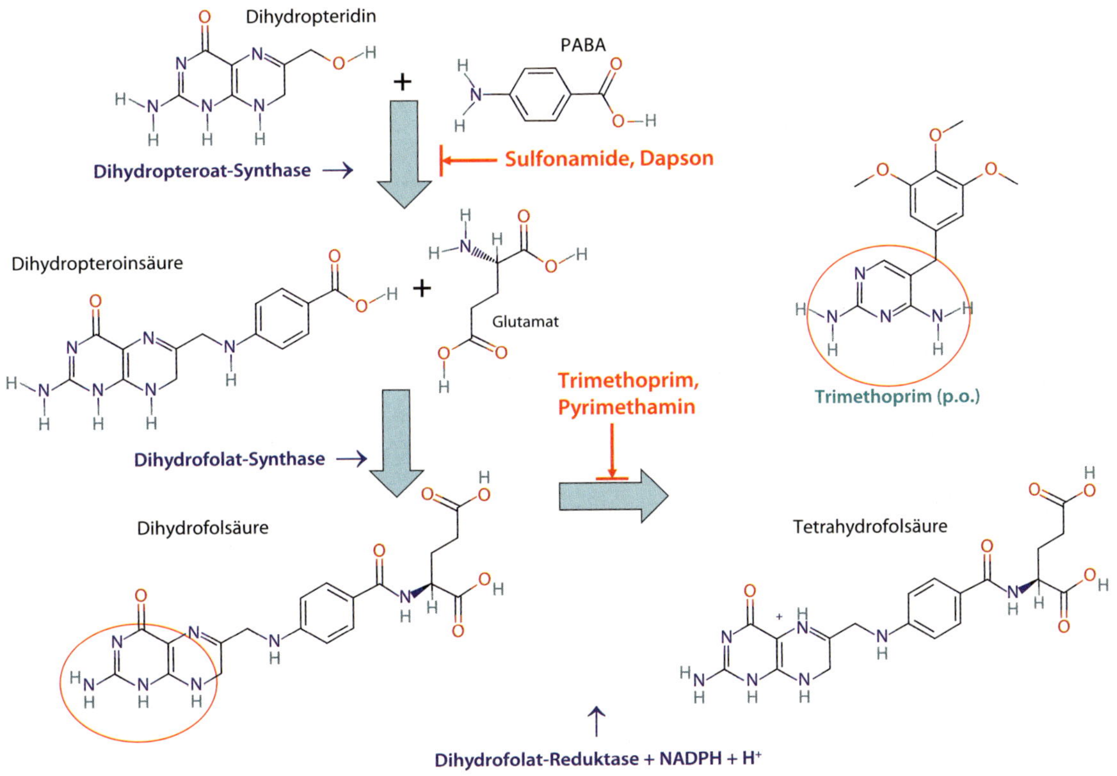

Abb. 57.20 Syntheseweg der Folsäure und Angriffspunkte für Sulfonamide, Trimethoprim und Dapson

großen Zahl der Sulfonamide sind derzeit für die Therapie beim Menschen **Sulfadiazin** (für die topische Therapie), **Sulfamathoxazol** und **Sulfametrol** verfügbar. Zahlreiche Sulfonamide werden in der Veterinärmedizin eingesetzt.

Wirkungsmechanismus. Im Gegensatz zum Menschen und anderen mehrzelligen Tieren können Bakterien Folsäure aus p-Aminobenzoesäure (PABA), Dihydropterin und Glutamat synthetisieren (■ Abb. 57.20). Sulfonamide wirken als Substratanaloga und besetzen kompetitiv die PABA-Bindungsstelle des Enzyms Dihydropteroinsäure-Synthase.

Manche Bakterien können auch Folsäure verwerten. Diese werden durch Sulfonamide nicht gehemmt. Aus der Hemmung der Folsäuresynthese resultiert eine Bakteriostase.

Wirkungsspektrum und Resistenzen. Sulfonamide hatten ein sehr breites Wirkungsspektrum, das sowohl grampositive als auch gramnegative Leitkeime erfasste und sich auf Zellwandlose sowie einige Protozoen (Toxoplasma gondii) und das derzeit als Pilz klassifizierte Pneumocystis jiroveci (früher carinii) erstreckte. Jedoch sind **Resistenzen** weit verbreitet, sodass der Einsatz stark eingeschränkt wurde. Gut wirksam sind sie bei den meisten Isolaten von Streptococcus pyogenes, Streptococcus pneumoniae, Haemophilus influenzae sowie Haemophilus ducreyi, Nocardia, Actinomyces, Yersinien, atypischen Mykobakterien (M. kansasii und M. scrofulaceum) und Chlamydia trachomatis. Bei Meningokokken, Shigellen, Escherichia coli sind **erworbene Resistenzen** weit verbreitet. Viele Anaerobier haben eine natürliche Resistenz. Die erworbene Resistenz kann entweder auf eine Mutation des Zielenzyms oder Plasmid-vermittelt durch Expression eines unempfindlichen Enzyms bzw. von Effluxpumpen oder eine erhöhte Synthese von PABA zurückgeführt werden.

Pharmakokinetik. Sulfadiazin und Sulfamethoxazol haben eine orale Bioverfügbarkeit von ca. 100%. Die Plasmaproteinbindung liegt bei 50–70%. Der ungebundene Teil verteilt sich frei. Das apparente Verteilungsvolumen liegt bei ca. 0,3 l/kg. Sie dringen auch gut in Zerebrospinalflüssigkeit ein, wobei die Spiegel zwischen 15% (Sulfamethoxazol) und 80% (ältere Sulfonamide) der Plasmaspiegel betragen können. Dieser Umstand hat an Bedeutung verloren, weil Neisseria meningitidis in vielen Fällen resistent ist. Die Halbwertszeit der Elimination für diese 3 Vertreter liegt bei 10–12 Stunden. Der **wichtigste Metabolisierungsweg** ist die **N-Acetylierung** in der **Leber.** Diese Modifikation senkt die Wasserlöslichkeit. Die Sulfonamide und ihre Metaboliten werden in der Niere im Tubuluslumen konzentriert und ausgeschieden. Sie neigen daher dazu auszukristallisieren. Diese Reaktion wird bei saurem pH begünstigt. Es ist daher notwendig, Patienten anzuweisen, 2 Liter Flüssigkeit pro Tag zu sich zu nehmen.

Wechselwirkungen. Die wichtigste Interaktion ist die Hemmung von CYP2C8 und CYP2C9. Die Folge kann eine Wirkungsverstärkung von z.B. Phenytoin, Rosiglitazon (CYP2C8) und Glimepirid (CYP2C9) sein.

Unerwünschte Wirkungen. Bei 1–2% der Behandelten treten **Übelkeit, Erbrechen** und **Anorexie** auf, die möglicherweise zentral ausgelöst sind. Seltener sind Kopfschmerzen und Verwirrtheitszustände. Bei zu geringer Volumenzufuhr besteht Nephrotoxizität. **Überempfindlichkeitsreaktionen** treten bei bis zu 2% der Patienten auf, die sich in vielgestaltigen Exanthemen mit Juckreiz manifestieren und auch innere Organe betreffen (Stevens-Johnson-Syndrom) oder zum Ablösen der Haut (toxische Epidermonekrolyse = Lyell-Syndrom) führen. Relativ häufig lösen Sulfonamide auch **Arzneimittelfieber** aus. Es besteht eine **Phototoxizität** mit **Erythemen,** daher Hinweis auf die Vermeidung von Sonnen-/UV-Exposition.

Selten sind toxische Effekte auf das Blutbild. Bei Glucose-6-Phosphat-Dehydrogenasemangel kann es zu einer hämolytischen Anämie kommen (Sulfonamide sind primäre aromatische Amine und daher potenzielle Met-Hämoglobin-Bildner, s. ▶ Kap. 64).

Bei **Neugeborenen** können Sulfonamide Bilirubin aus der Albuminbindung verdrängen und einen **Kernikterus** (mit Enzephalopathie) auslösen. Daher ist die Verabreichung von Sulfonamiden an Frauen kurz bzw. unmittelbar nach der Geburt kontraindiziert.

Klinische Anwendung. In den meisten Fällen ist eine Monotherapie mit Sulfonamide nicht mehr indiziert, sondern es wird eine Kombinationstherapie mit Trimethoprim durchgeführt (▶ Abschn. 57.7.2). Eine **Monotherapie** kann als Therapie bei bestehender Penicillinallergie zur Prophylaxe des rheumatischen Fiebers erwogen werden. Es ist offensichtlich, dass diese Therapie nicht die erste Wahl darstellt, weil im Rahmen der Langzeittherapie auch mit Überempfindlichkeitsreaktionen gegen das Sulfonamid zu rechnen ist. Diese treten typischer Weise innerhalb der ersten 8 Wochen auf. Ein **Sulfadiazin-Silber-Komplex** ist für die Behandlung von Brandwunden zugelassen. In (freier) Kombination mit Pyrimethamin wird Sulfadiazin für die Therapie der Toxoplasmose verwendet (nicht in der Schwangerschaft). **Dosierung:** Pyrimethamin Erstdosis (loading dose) 75 mg; danach 25 mg/d; Sulfadiazin 1 g/4-mal pro Tag.

57.7.2 Trimethoprim

Wirkungsmechanismus. Das Diaminopyrimidin Trimethoprim hemmt die bakterielle Dihydrofolat-Synthase (◨ Abb. 57.20) und wirkt bakteriostatisch. In Kombination mit einem Sulfonamid (Sulfamethoxazol oder Sulfametrol) ergibt sich ein synergistischer Effekt, weil die beiden Substanzen konsekutive Schritte im Syntheseweg der Tetrahydrofolsäure hemmen. Der Synergismus ist maximal, wenn das Konzentrationsverhältnis Trimethoprim zu Sulfamethoxazol 1:20 beträgt. Aufgrund der unterschiedlichen Pharmakokinetik, das Verteilungsvolumen von Trimethoprim ist ca. 6-mal größer als das von Sulfamethoxazol, wird das am ehesten bei einem Dosisverhältnis 1:5 erreicht. Diese fixe Kombination wird als **Cotrimoxazol** bezeichnet.

Wirkungsspektrum und Resistenz. Das Spektrum von Trimethoprim (grampositive und gramnegative Leitkeime, zellwandlose Bakterien) entspricht im Wesentlichen dem von Sulfonamiden. Enterokokken, Pseudomonas aeruginosa und Bacteroides fragilis sind resistent. Wegen der relativ schlechten Verträglichkeit der Sulfonamidkomponente wird Trimethoprim auch als Monotherapie, z.B. zur Therapie eines unkomplizierten Harnweginfekts verwendet. Allerdings sind mittlerweile Resistenzen sehr häufig.

Zu den empfindlichen Keinem zählen Chlamydien, Neisserien, Streptokokken, Staphylokokken, E. coli, Proteus und Enterobacter spp., Salmonellen, Shigellen, Klebsiellen (Pseudomonas pseudomallei, Serratia, Brucella abortus, Pasteurella haemolytica, Yersinien) und Nocardia asteroides.

Resistenzen gegen Trimethoprim wird unter anderem durch ein Plasmid vermittelt, das eine veränderte Dihydrofolat-Reduktase codiert. Bei Patienten, die hochdosiert Cotrimoxazol zur Prophylaxe einer Infektion mit Pneumocystis jiroveci erhalten, ist mit Ausbreitung dieser Resistenzen zu rechnen.

Pharmakokinetik. Die orale Bioverfügbarkeit von Trimethoprim ist hoch (ca. 70–100%) die Plasmaproteinbindung liegt bei 30–40%, das Verteilungsvolumen bei 1,6 l/kg, die Halbwertszeit bei 11 Stunden. Trimethoprim wird nur zum Teil hepatisch metabolisiert; seine Ausscheidung ist im sauren Urin beschleunigt. Bei eingeschränkter Nierenfunktion muss die Dosis reduziert werden.

Wechselwirkungen. Trimethoprim kann wie Sulfamethoxazol auch CYP2C8 und CYP2C9 hemmen. Unter Therapie mit ACE-Hemmern kann Trimethoprim die Neigung zur Hyperkaliämie verstärken (Mechanismus unbekannt). Substanzen, die eine Folsäuremangel erzeugen (Phenytoin, Ethanolabusus), begünstigen bei einer länger dauernden Therapie mit Trimethoprim das Auftreten einer makrozytären Anämie.

Unerwünschte Wirkungen. Abgesehen von banalen gastrointestinalen Beschwerden kann es zu Hautausschlägen kommen. Bei langdauernder Therapie in hoher Dosierung kann als Folge ein Folsäuremangel (megaloblastäre Anämie) auftreten. In der Kombination (Cotrimoxazol) ist die Inzidenz von Hautausschlägen 3-mal höher (ca. 6%) als bei der alleinigen Gabe eines Sulfonamids (2%).

Klinische Anwendung. Indikationen für Trimethoprim sind:
- **Harnweginfekte:** Die alleinige Gabe von Trimethoprim wurde einige Jahre als die Therapie der Wahl beim unkomplizierten Harnweginfekt betrachtet. Dies trifft aufgrund der verschlechterten Resistenzlage nicht mehr zu. Cotrimoxazol ist eine Alternative, wenn andere Mittel nicht vertragen werden bzw. nicht wirken.
- **Atemweginfekte:** Cotrimoxazol ist eine der Alternativen bei einer akuten Exazerbation einer chronischen Bronchitis und bei einer kindlichen Mittelohrentzündung bzw. einer Nebenhöhlenentzündung im Erwachsenenalter.
- **Darminfektionen:** Cotrimoxazol kann als Alternative zu Fluorchinolonen und Ampicillin für die Behandlung der bakteriellen Ruhr (Shigellen) oder für die Behandlung eines Typhus abdominalis (Salmonella typhi) als Alternative zu Ceftriaxon, Amoxicillin oder Fluorchinolonen eingesetzt werden.
- **Infektion durch Pneumocystis jiroveci:** Die bestehende Pneumonie erfordert eine hohe Dosis (Trimethoprim 15 mg/kg/d und Sulfamethoxazole 100 mg/kg/d 3–4 Einzeldosen). Für die Prophylaxe (bei AIDS bzw. neutropenischen Patienten) reichen niedrigere Dosen (Trimethoprim 320–400 mg/d und Sulfamethoxazol 1,6–2 g/d).
- **Nocardiose:** Die Therapie kann entweder mit hochdosierter Sulfonamidmonotherapie (6–8 g/d Sulfadiazin) oder mit Cotrimoxazol in Dosen durchgeführt werden, die therapeutisch gegen Pneumocystic jiroveci eingesetzt werden.

Dosierung:
- Trimethoprim: Kinder (6–12 Jahre) 200 mg/d; Jugendliche/Erwachsene 400 mg/d in 2 Einzeldosen
- Cotrimoxazol: Kinder Trimethoprim 8 mg/kg/d und Sulfamethoxazol 40 mg/kg/d in 2 Einzeldosen Jugendliche/Erwachsene: Trimethoprim 320 mg/d und Sulfamethoxazol 800 mg/kg in 2 Einzeldosen

57.7.3 Dapson

Wirkungsmechanismus. Dapson (4,4'-Diaminodiphenylsulfon) steht chemisch den Sulfonamiden nahe (◻ Abb. 57.19). Es hat auch denselben Wirkungsmechanismus (Hemmung der Dihydropteroat-Synthase, ◻ Abb. 57.20). Dapson ist (myko)bakteriostatisch.

Wirkungsspektrum. Dapson erfasst vor allem das Mycobacterium leprae; gegen Mycobacterium tuberculosis (und atypische Mykobakterien) ist es beschränkt wirksam, weil es nur im alkalischen Milieu wirkt. Bei Monotherapie im Rahmen der lepromatösen Lepra entwickelt sich rasch eine Resistenz.

Pharmakokinetik. Dapson wird rasch und vollständig resorbiert. Die Plasmaproteinbindung liegt bei ca. 70%, das Verteilungsvolumen bei etwa 1 l/kg und die Halbwertszeit bei 15–30 Stunden. Die Elimination erfolgt durch Glucuronidierung und Acetylierung in der Leber durch N-Acetyltransferase II. Bei einer täglichen Dosierung von 100 mg liegt auch bei Schnell-Acetylierern die Plasmakonzentration über 24 Stunden über der MHK.

Unerwünschte Wirkungen. Die Verträglichkeit ist gut, sodass Dapson über Jahre verabreicht werden kann. Am Anfang der Therapie können Appetitlosigkeit, Erbrechen und Kopfschmerzen auftreten. Neurotoxische Effekte (Visusverlust, Parästhesien) sind selten. Innerhalb der ersten 5 Wochen der Therapie kann eine »Sulfonreaktion« auftreten mit Schwellung der Leprome (analog zur Herxheimer-Jarisch-Reaktion bei Syphilis). Bei einer zu hohen Dosis (>200 mg/d) tritt eine Methämoglobinämie auf. Bei Glucose-6-Phosphat-Dehydrogenasemangel muss die Dosis auf 50 mg/d beschränkt bleiben.

Klinische Anwendung. Infektionen mit dem Mycobacterium leprae (in Kombination mit Rifampicin, Clofazimin und Thalidomid); Reservemittel bei Tuberkulosen. **Dosierung:** 50–100 mg/d (Beginn mit niedriger Dosierung zur Vermeidung der »Sulfonreaktion«).

57.8 Rifamycine (Rifampicin, Rifabutin, Rifaximin)

Rifamycine sind makrozyklische Antibiotika (◻ Abb. 57.21). Die Leitsubstanz Rifampicin (engl. Rifampin) ist ein semisynthetisches Derivat von Rifamycin B.

Rifampicin (p.o., i.v.)   **Rifabutin (p.o.)**   **Rifaximin (p.o.)**

⬛ **Abb. 57.21 Formelbilder für Rifampicin, Rifabutin und Rifaximin.** Die Pyridoimidazol-Struktur, mit rotem Kreis markiert, verhindert die Resorption

Wirkungsmechanismus. Rifampicin und die anderen Rifamycine hemmen die DNA-abhängige RNA-Polymerase vieler Bakterien (inklusive Mykobakterien). Die eukaryontische RNA-Polymerase wird von Rifampicin erst in sehr hohen Konzentrationen gehemmt. Rifamycine sind bakterizid. Rifampicin und Rifabutin erreichen auch intrazelluläre Keime.

Wirkungsspektrum und Resistenzen. **Rifampicin** erfasst die meisten grampositiven Bakterien (z.B. Staphylokokken, Enterokokken), viele gramnegative Bakterien (z.B. Neisseria meningitidis, Haemophilus influenzae, Legionella pneumophila, Helicobacter pylori, Escherichia coli, Pseudomonas, Proteus und Klebsiella spp.) sowie die wichtigsten Mykobakterien (M. tuberculosis, M. leprae, M. scrofulaceum, M. avium) mit Ausnahme von Mycobacterium fortuitum. **Rifabutin** hat ein ähnliches Spektrum wird aber ausschließlich für die Therapie der Mykobakteriosen verwendet. **Rifaximin** verbleibt im Darmlumen und erfasst die meisten pathogenen Darmbakterien (inkl. Clostridium difficile; Campylobacter jejuni, Escherichia coli, Salmonellen, Shigellen; Enterokokken, Streptokokken, Peptokokken, Bacillus cereus). Die **Resistenz gegen Rifampicin** wird durch eine Punktmutation in der RNA-Polymerase erworben. Bei Mykobakterien entwickelt sich die Resistenz in vitro rasch.

Pharmakokinetik

Rifampicin wird oral gut und vollständig resorbiert. Es unterliegt einem First-Pass-Metabolismus, der den deacetylierten Metaboliten liefert. Dieser ist auch aktiv. Sowohl Rifampicin als auch sein deacetylierter Metabolit unterliegen einem enterohepatischen Kreislauf. Der deacetylierte Metabolit wird aber schlechter rückresorbiert. Die Plasmaproteinbindung von Rifampicin liegt bei 60–90%. Trotz der hohen Plasmaproteinbindung verteilt sich Rifampicin in alle Gewebe und in die Körperflüssigkeiten; diese werden rot-orange verfärbt, ein Umstand, auf den Patienten hingewiesen werden müssen, weil sie sonst glauben, dass sie Blut im Urin haben, Blut schwitzen und weinen etc. Sein Verteilungsvolumen liegt bei 1 l/kg und die Halbwertszeit von Rifampicin bei 3–5 Stunden. Durch Enzyminduktion über PXR (▶ Kap. 2.1.4 und

▶ Abb. 2.23) wird die Halbwertszeit innerhalb von 1 Woche auf ca. die Hälfte verkürzt (1,5–2,5 h). **Rifabutin** wird wesentlich schlechter resorbiert, die Bioverfügbarkeit liegt bei ca. 15% mit hoher interindividueller Variabilität. Von Vorteil ist, dass Rifabutin ein wesentlich schwächerer Enzyminduktor ist. Rifaximin wird praktisch nicht resorbiert (≤1%).

Wechselwirkungen. Rifampicin ist ein sehr potenter Induktor von CYPs (vor allem CYP3A4 aber auch CYP2-Isomen) und auch von MDR-1/P-Glykoprotein (ABCB1). Die Halbwertszeit zahlreicher Pharmaka wird verkürzt. Klinisch wichtig ist u.a. der Umstand, dass die orale Kontrazeption mit Ethylestradiol nicht mehr sicher wirkt. Rifampicin beschleunigt den Abbau der HIV-Proteaseinhibitoren (Indinavir, Saquinavir etc., ▶ Kap. 59). Der Vorteil von Rifabutin liegt in einer geringeren Enzyminduktion. Das ist ein Argument, weshalb Rifabutin bei der Therapie von HIV-Erkrankten der Vorzug gegeben wird.

Unerwünschte Wirkungen. Selten treten Hautausschlag; Erbrechen und Übelkeit sowie ein grippeähnliches Syndrom mit Fieber und Gliederschmerzen auf (flu-like syndrome). Bei der Gabe hoher intermittierender Dosen können diese häufiger auftreten. Ähnliches gilt für die Hepatotoxizität. Ein Anstieg der Transaminasen ist bei niedrigen therapeutischen Dosen selten. **Rifabutin** löst zusätzlich eine reversible Entzündung der Aderhaut im Auge (Uveitis mit Rötung, Fremdkörpergefühl, Schmerzen, Verschwommensehen) aus. **Rifaximin** löst kaum unerwünschte Wirkungen aus (Blähungen).

Klinische Anwendung. **Rifampicin** ist gemeinsam mit Isoniazid die Säule der Therapie der Tuberkulose bzw. mit Dapson der Lepratherapie (▶ Abschn. 57.7.3). Rifampicin kann auch für die Expositionsprophylaxe bei Kontakt mit Meningokokken verwendet werden, ist jedoch weitgehend durch Ciprofloxacin oder Ceftriaxon verdrängt worden. Die Anwendung von Rifampicin geht mit Selektion resistenter Stämme einher. Gemeinsam mit Erythromycin ist Rifampicin die Therapie der Wahl bei Legionella pneumophila. Es ist ein Re-

Nalidixinsäure

Norfloxacin (p.o.)   **Ciprofloxacin (p.o., i.v.)**   **Enoxacin (p.o.)**

Ofloxacin (p.o., i.v.)
Levofloxacin (p.o., i.v.)   **Moxifloxacin (p.o., i.v.)**

⬛ **Abb. 57.22 Formelbilder für Fluorchinolone und Vergleich mit der Vorläufersubstanz Nalidixinsäure.** Levofloxacin ist das linksdrehende Enantiomer von Ofloxacin, der rote Kreis markiert die Methylgruppe am asymmetrischen C-Atom

servemittel bei Staphylokokken- und Enterokokkeninfektionen und für die Eradikation von Helicobacter pylori. **Rifaximin** ist für die Behandlung der (Escherichia-coli-induzierten) Reisediarrhö zugelassen, daneben noch für die pseudomembranöse Enterokolitis, zur Reduktion der Keimzahl bei hepatischer Enzephalopathie bzw. präoperativ bei elektiver Darmchirurgie, Divertikulose und bakterieller Überwucherung bei »blind loop-syndrome« (diese Zulassungen sind nicht in allen Ländern erteilt).

Dosierung:
- Rifampicin: Kinder 10 mg/kg/d, Erwachsene 600 mg/d in 1 Einzeldosis
- Rifabutin: Kinder 20–30 mg/kg/d in 3 Einzeldosen; Erwachsene 300–600 mg/d in 1 Einzeldosis
- Rifaximin: Kinder (2–12 Jahr) 10–40 mg/kg Körpergewicht; Erwachsene 0,8–1,2 g in 2–3 Einzeldosen

57.9 Fluorchinolone

Die Entdeckung der Gyrasehemmung geht auf Nalidixinsäure zurück, die als Nebenprodukt der Chloroquinsynthese gefunden wurde. Nalidixinsäure war mäßig wirksam als Mittel gegen Harnweginfekte. Durch konsequente Modifikation des Ringsystems wurde eine Reihe potenter Fluorchinolone entwickelt. Therapeutisch relevant sind derzeit Norfloxacin,

Ciprofloxacin, Ofloxacin und sein links drehendes Isomeres Levofloxacin sowie Moxifloxacin (⬛ Abb. 57.22).

Wirkungsmechanismus. Die DNA-Doppelhelix muss bei der Replikation und bei der RNA-Synthese geöffnet werden, um Platz für die Enzyme und den neu synthetisierten Strang zu schaffen. Dabei kommt es zur positiven Hyperspiralisierung. Zum Auseinanderweichen der 2 Stränge wird Topoisomerase II – bei Bakterien auch als Gyrase bezeichnet –, benötigt. Sie induziert eine negative Hyperspiralisierung der bakteriellen DNA und ermöglicht damit das Weiterwandern der DNA- und RNA-Polymerasen. Gyrasehemmer verhindern diese negative Hyperspiralisierung der DNA und blockieren damit die DNA-Replikation und Transkription (⬛ Abb. 57.23). Chinolone hemmen in gramnegativen Bakterien vor allem die Gyrase (Topoisomerase II). Die menschliche Topoisomerase II wird erst in Konzentrationen gehemmt, die 1000-fach höher liegt als die Hemmkonstante für bakterielle Enzyme. Fluorchinolone hemmen – vor allem bei grampositiven Keimen – auch die Topoisomerase IV, die gebraucht wird um nach abgeschlossener Replikation die ringförmigen bakteriellen Chromosomen zu trennen (⬛ Abb. 57.23).

Gyrasehemmer wirken bakterizid (auch auf ruhende Keime), wobei die erzielte Konzentration wichtiger als die Dauer der Einwirkung ist. Als Richtwert gilt, dass das Ver-

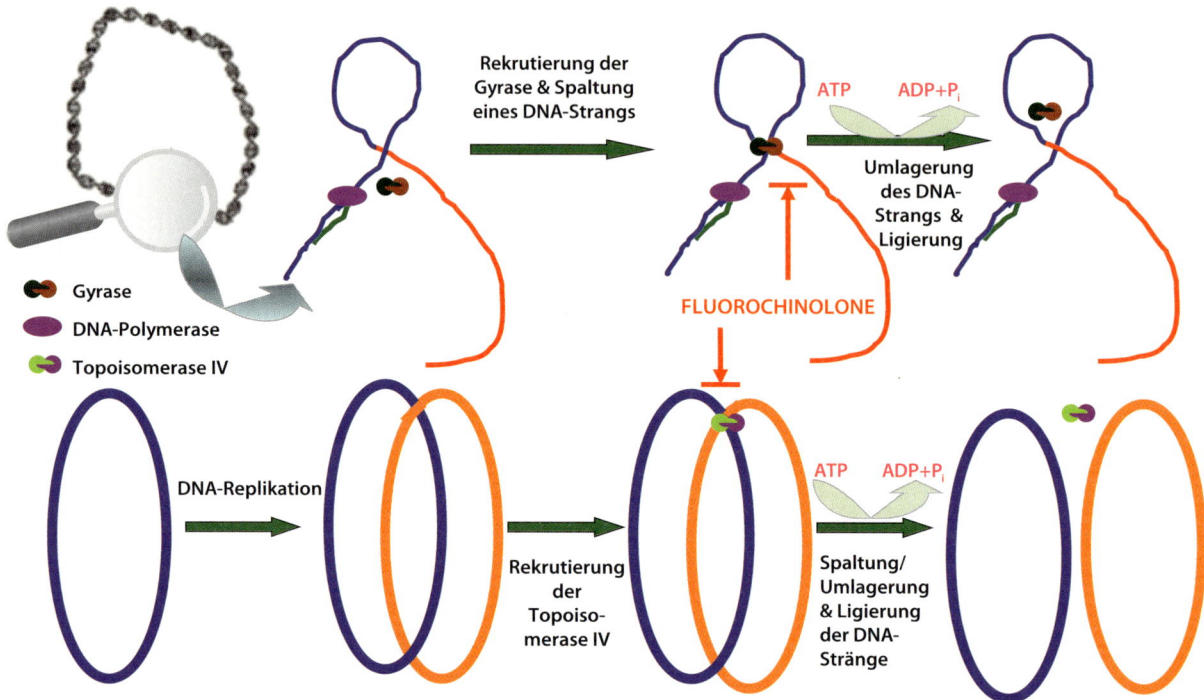

Abb. 57.23 Schematische Darstellung der Rolle der Topoisomerase II/Gyrase und Topoisomerase IV bei der DNA-Replikation.
Obere Reihe: Wenn die ringförmige bakterielle DNA repliziert werden soll, müssen die beiden Stränge vor der Replikationsblase zurückweichen und auseinandergehen. Dies erzeugt eine positive Hyperspiralisierung und führt zum Sistieren der Replikation. Die Topoisomerase II (Gyrase) wird rekrutiert, öffnet einen DNA-Strang, lässt den intakten durch die Lücke gleiten und schließt unter ATP-Verbrauch

mit ihrer Ligaseaktivität die Lücke. Untere Reihe: Bei der Replikation der ringförmigen bakteriellen DNA entstehen 2 ineinander verkettete Ringe. Um die DNA gleichmäßig auf die Tochterzellen aufzuteilen, öffnet die Topoisomerase IV einen Ring, zieht den intakten DNA-Doppelstrang durch die Lücke und schließt die Lücke unter ATP-Verbrauch. Fluorchinolone hemmen beide Enzyme je nach Spezies in unterschiedlichem Ausmaß. Dieses Schema ist stark vereinfacht

hältnis von AUC (der ungebundenen Fraktion) zu MHK 25 betragen sollte.

Wirkungsspektrum und Resistenzen. Die Fluorchinolone werden entsprechend ihrem Wirkungsspektrum in 4 Gruppen eingeteilt:

- **Gruppe I: Norfloxacin** wirkt primär auf gramnegative aerobe Keime: Neisserien, Haemophilus influenzae, Enterobakteriaceae (Escherichia coli, Klebsiella, Proteus, Shigellen, Salmonellen, Campylobacter jejuni). Im grampositiven Bereich ist es wirksam gegen Staphylokokken. Unwirksam ist Norfloxacin gegen Mykoplasmen (Ureaplasma), Chlamydien, Pseudomonas aeruginosa, Anaerobier und Mykobakterien.
- **Gruppe II: Ciprofloxacin, Ofloxacin, Enoxacin** wirken erweitert im gramnegativen auch auf Pseudomonas aeruginosa, Enterobacter, Legionella pneumophila, die Zellwandlosen Mycoplasma pneumoniae (nicht Ureaplasma urealyticum) und Chlamydien. Im grampositiven Bereich ist die Aktivität gegen Staphylokokken höher, ebenfalls erfasst wird Bacillus anthracis.
- **Gruppe III: Levofloxacin** kann doppelt so hoch wie razemisches Ofloxacin dosiert werden und hat damit eine hö-

here Aktivität gegen Anaerobier und gegen Zellwandlose (erfasst auch Ureaplasma).
- **Gruppe IV: Moxifloxacin** schließt die Lücke im grampositiven Bereich durch gute Aktivität gegen Streptococcus pyogenes, pneumoniae und Enterococcus faecalis. Moxifloxacin ist auch gegen Anaerobier wirksamer (z.B. Bacteroides fragilis). Die Aktivität gegen Pseudomonas ist geringer als die von Ciprofloxacin.

Eine Lücke von Fluorchinolonen bilden z.B. Treponema pallidum.

Die Fluorchinolone erfassen auch Mykobakterien (Mycobacterium tuberculosis, M. fortuitum, M. kansasii, und M. leprae). Phase-II-Studien zeigen, dass Moxifloxacin ähnlich wirksam ist wie Standardmittel (Isoniazid und Ethambutol bei Tuberkulose; Rifampicin bei Lepra).

Resistenzen entstehen durch Mutationen der Gyrase (A-Untereinheit) oder Topoisomerase IV oder durch Expression von Effluxpumpen. Resistenzen bilden sich sowohl im grampositiven Bereich (Staphylokokken, Streptococcus pneumoniae) als auch im gramnegativen Bereich (vor allem Pseudomonas). Zum Beispiel war Norfloxacin ein Mittel der 1. Wahl für die Therapie des (unkomplizierten) Harnweginfekts. Im Jahr 2009 waren 30% der bakteriellen Isolate aus Harnkulturen in Österreich gegen Norfloxacin resistent.

Pharmakokinetik. Norfloxacin hat eine orale Bioverfügbarkeit von ca. 30% und eine Halbwertszeit von etwa 3 Stunden. Es erreicht bei therapeutischen Dosen nur im Harn (und im Darm) ausreichende Spiegel.

Die orale Bioverfügbarkeit der anderen Fluorchinolone ist ausreichend bis hoch: Ciprofloxacin (60%), Ofloxacin (>90%), Levofloxacin (>90%), Enoxacin (>90%) und Moxifloxacin (90%). Die Plasmaproteinbindung liegt bei allen Fluorchinolonen zwischen 30 und 40%, das Verteilungsvolumen liegt bei etwa 2 l/kg. Die Halbwertszeiten betragen zwischen 3 Stunden (Ciprofloxacin), 5–7 Stunden (Enoxacin, Ofloxacin, Levofloxacin) und 12 Stunden (Moxifloxacin). Ciprofloxacin und Enoxacin werden ca. zur Hälfte hepatisch metabolisiert. Ofloxacin und Levofloxacin werden nahezu vollständig unverändert renal ausgeschieden. Moxifloxacin wird primär hepatisch zu Sulfonsäure und zum Glucuronid metabolisiert, die biliär ausgeschieden werden. Nur ein kleiner Teil gelangt von Moxifloxacin in den Harn. Dieser ist für die Therapie von Harnweginfekten in der Regel nicht ausreichend.

Fluorchinolone permeieren gut in die meisten Organe. Eine Ausnahme stellt das Gehirn dar: Die Konzentration der Fluorchinolone in der Zerebrospinalflüssigkeit erreicht ca. 10% der Plasmakonzentration; dazu kommt noch, dass Fluorchinolone eine ausgeprägte Neurotoxizität zeigen können. Daher werden sie nicht standardmäßig für die Therapie von Meningitiden verwendet. Im sauren pH nimmt die Wirkung von Fluorchinolonen ab, und sie sind bei Abszessbildung nicht mehr wirksam.

Wechselwirkungen. Fluorchinolone bilden Komplexe mit zweiwertigen (Ca^{2+}, Mg^{2+}, Fe^{2+}, Zn^{2+}) und dreiwertigen (Al^{3+}, Fe^{3+}) Metallionen, die die Resorption verhindern, daher sollte deren Einnahme anamnestisch erhoben werden bzw. auf einen zeitlichen Abstand von 2 Stunden zwischen den Einnahme hingewiesen werden.

Enoxacin > Ciprofloxacin hemmen CYP1A2, wodurch die Wirkung von Theophyllin (und Coffein) verstärkt wird. Das Risiko neurotoxischer Reaktionen wird durch COX-Hemmer (NSAR) erhöht.

Unerwünschte Wirkungen. Bis zu 15% der Patienten haben Bauchschmerzen und Übelkeit. Durchfall ist selten. **Neurotoxische Effekte** sind häufig (bis zu 10%). Sie manifestieren sich meist als Kopfschmerz und Schwindel. Bei älteren Patienten können Verwirrtheitszustände und Halluzinationen auftreten, NSAR und Theophyllin wirken begünstigend. Auch Krampfanfälle können ausgelöst werden. Die neurotoxischen Effekte entstehen, weil die Fluorchinolone die GABA-Bindungsstelle an den $GABA_A$-Rezeptoren besetzen. Durch NSAR (z.B. Diclofenac) wird diese Bindung verstärkt.

❯ Epilepsie ist eine Kontraindikation.

Fluorchinolone begünstigen **bei UV-Exposition eine Phototoxizität,** darauf sollten die Patienten hingewiesen werden.

Im Tierversuch wurde ein toxischer Effekt auf den Gelenkknorpel beobachtet, der vor allem bei heranwachsenden Tieren ausgeprägt war und auch die Wachstumsfuge betraf. Daraus wurde eine absolute Kontraindikation für die Anwendung bei Kindern und Jugendlichen (sowie in der Schwangerschaft) abgeleitet. Mittlerweile sind viele Kinder behandelt worden, u.a. Kinder mit zystischer Fibrose, bei denen Ciprofloxacin wegen seiner Wirksamkeit gegen Pseudomonas aeruginosa wertvoll ist. Bei Verabreichung von Fluorchinolonen in therapeutischen Dosen gab es keine Hinweise für eine Toxizität am Knorpel, daher ist das Kindes- und Jugendalter nur noch eine relative Kontraindikation.

Moxifloxacin führt zur Verlängerung des QTc-Intervalls (Frequenz-korrigierte QT-Zeit) und sollte daher nicht mit Arzneimitteln kombiniert werden, die die QT-Zeit verlängern. Liegt beim Patienten ein Long-QT-Syndrom vor, sollte Moxifloxacin nicht eingesetzt werden (▶ Kap. 39).

Klinische Anwendung. **Norfloxacin** kann angewendet werden bei:
- unkomplizierten Harnweginfekt (Resistenzsituation beachten)
- Prostatitis
- Darminfektionen

Einsatzgebiete von **Ciprofloxacin, Ofloxacin/Levofloxacin** sind:
- Harnweginfekt, Prostatitis, Neisseria gonorrhoeae (Alternative: Ceftriaxon) und andere sexuell übertragbare Erkrankungen (Ausnahme: Syphilis); bakterielle Durchfallerkrankungen inkl. Shigellose (bakterielle Ruhr); Typhus abdominalis
- Otitis media und Atemwegserkrankungen durch Haemophilus influenzae, Moraxella catarrhalis, S. aureus, M. pneumoniae, Chlamydia pneumoniae, Legionella pneumophila (Alternative: Erythromycin + Rifampicin; Azithromycin)
- Infektionen mit Pseudomonas aeruginosa (Ciprofloxacin)
- Osteomyelitis/diabetischer Fuß bei Mischinfektion mit Staphylococcus aureus und gramnegativen Stäbchen
- seltene Infektionserkrankungen wie Anthrax und Hasenpest (Tularämie)

Moxifloxacin/(Levofloxacin) kann angewendet werden bei:
- Atemweginfektionen durch Streptococcus pneumoniae
- Infektionen des kleinen Beckens (ohne Abszedierung)
- atypische Mykobakteriosen/Mycobacterium avium

Dosierung:
- Norfloxacin: 0,8–1,2 g/d in 2–3 Einzeldosen
- Ciprofloxacin: 0,2–1,5 g/d in 2 Einzeldosen (Kinder ab 5 Jahre 40 mg/kg/d)
- Ofloxacin: 0,1–0,6 g/d in 2 Einzeldosen
- Levofloxacin: 0,5–1 g/d in 2 Einzeldosen
- Moxifloxacin: 0,4 g/d 1-mal/Tag

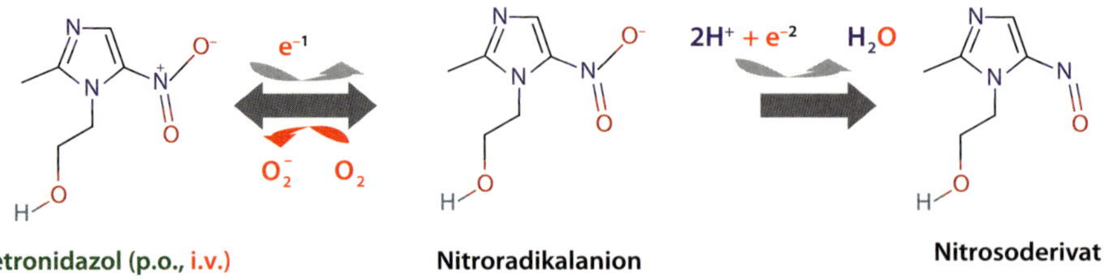

Abb. 57.24 Reaktionsschema der Umsetzung von Metronidazol zu seine aktivierten Metaboliten: Nitroradikalanion und Nitrosoderivat

57.10 Metronidazol

Metronidazol ist ein synthetisch hergestelltes antibakterielles Chemotherapeutikum (■ Abb. 57.24), das sich vom Antibiotikum Azomycin (2-Nitroimidazole) ableitet.

Wirkungsmechanismus. Metronidazol wird in anaerob wachsenden Bakterien und Protozoen durch Elektronentransfer zu einem Nitroradikalanion umgewandelt und in weiterer Folge zu einer Nitrosoverbindung reduziert (■ Abb. 57.24). Diese Verbindungen sind bakterizid, weil sie mit der DNA (und möglicherweise mit Proteinen) reagieren. In Gegenwart von Sauerstoff wird dieser Reaktionsweg unterdrückt bzw. das Nitrosoderivat reoxidiert. Daher ist auch in menschlichen Zellen nicht mit einem DNA-Schaden zu rechnen. Dies gilt auch für die Embryonal-/Fetalperiode.

Wirkungsspektrum und Resistenzen. Metronidazol erfasst die Protozoen Trichomonas vaginalis, Giardia lamblia und Entamoeba histolytica sowie Anaerobier im grampositiven (Clostridien, Peptostreptokokken, Peptokokken) und gramnegativen Bereich (Bacteroides spp. und Fusobacterium spp.), fakultative gramnegative Anaerobier (Gardnerella vaginalis) und mikroaerophile Keime (Helicobacter pylori) und Campylobacter spp. Im grampositiven Bereich sind nichtsporulierende Anaerobier (Actinomyces spp., Propionibakterien), fakultative Anaerobier (Streptokokken, Enterokokken) resistent. Alle aerob wachsenden Keime sind resistent (weil in Gegenwart von Sauerstoff die toxischen Metabolite nicht akkumulieren).

Erworbene Resistenzen gegen Metronidazol kommen sowohl bei Protozoen (Giardia lamblia, Trichomonas vaginalis) als auch bei Bakterien (inkl. Helicobacter pylori) vor. Sie können vermittelt werden durch:

- Änderungen in der Expression der (bioaktivierenden) Enzyme (PFOR: Pyruvat-Ferredoxin-Oxidoreduktase; NADPH-abhängige Nitroreduktase)
- Änderungen im intrazellulären Redox-Puffer mit Zunahme des pO_2
- Zunahme inaktivierender Reduktasen (die das Nitrosoderivat zum Hydroxylamin reduzieren)

Pharmakokinetik. Metronidazol kann oral, intravenös und topisch (Vaginalglobuli etc.) appliziert werden. Die orale Bioverfügbarkeit liegt bei 100%, die Proteinbindung ist vernachlässigbar, das Verteilungsvolumen beträgt 0,75 l/kg. Metronidazol permeiert gut in die Zerebrospinalflüssigkeit, in Knochen und Gelenke und in alle Körperflüssigkeiten. Die Halbwertszeit der Elimination beträgt 6–10 Stunden. Metronidazol wird extensiv hepatisch metabolisiert (Hydroxylierung der Methylgruppe, Oxidation der Alkoholgruppe zur Säure; Konjugation dieser Metaboliten an Glucuronsäure), nur ein kleiner Teil (10%) wird unverändert renal ausgeschieden.

> Bei deutlich eingeschränkter Leberfunktion muss die Dosis reduziert werden.

Wechselwirkungen. Die Oxidation von Metronidazol wird durch Enzyminduktoren (z.B. Rifampicin) beschleunigt und durch Enzymhemmung (Cimetidin) verzögert. Metronidazol hemmt die Aldehyd-Dehydrogenasen und erzeugt bei Einnahme von Alkohol ein Antabus-Syndrom (▶ Kap. 32); Patienten müssen explizit auf diese Gefahr hingewiesen werden.

Unerwünschte Wirkungen. Am häufigsten treten **Kopfschmerzen, Übelkeit** und ein **metallischer Geschmack im Mund** auf. Der Mund fühlt sich trocken an und die Papillen auf der Zunge können sich schwarz verfärben (schwarze Haarzunge). Der Urin kann sich rotbraun bis dunkel verfärben. Beides ist ungefährlich; Patienten müssen aber darüber aufgeklärt werden. Eine **Neurotoxizität** im zentralen (Krampfanfälle und Ataxie) oder peripheren Nervensystem (Parästhesien) ist selten. Beim Auftreten dieser Nebenwirkung muss Metronidazol sofort abgesetzt werden. Die einmal eingetretene Neuropathie ist nur langsam reversibel. **Überempfindlichkeitsreaktionen** (Ausschläge, Urtikaria, Stevens-Johnson-Syndrom, Leukopenien) sind ebenfalls selten.

Kontraindikationen. Das erste Trimenon einer Schwangerschaft ist eine relative Kontraindikation.

Klinische Anwendung. Einsatzgebiete von Metronidazol sind:

- **Infektion mit Trichomonas vaginalis:** Dosierung: 2 g in einer Einzeldosis oder 0,75 g/d in 3 Einzeldosen über 7 Tage (Behandlung aller Sexualpartner erforderlich)
- **Intestinale Amöbiasis/Leberabszess:** Dosierung: Kinder 35–50 mg/kg/d; Erwachsene 1,5–2,5 g/d in 3 Einzeldosen über 7–10 Tage
- **Infektion mit Giardia lamblia:** Kinder 15 mg/kg/d; Erwachsene 0,75 g/d in 3 Einzeldosen über 3–5 Tage

- **Infektion mit Helicobacter pylori:** Dosierung: in Kombination mit Amoxicillin und/oder Clarithromycin 1 g/d in 2 Einzeldosen
- **bakterielle Infektionen** mit empfindlichen Keimen (Weichteile, Knochen, kleines Becken, Bauchraum): Dosierung: Kinder 30,9 mg/k/d; Erwachsene 1,5–2 g/d in 3–4 Einzeldosen
- **pseudomembranöse Enterokolitis durch Clostridium difficile:** Dosierung: 0,75–1 g/d in 3 Einzeldosen über 1–2 Wochen

57.11 Auswahl einer antibakteriellen Therapie

In der klinischen Situation ist die entscheidende Frage: **Welches Antibiotikum wähle ich aus?** Für deren Beantwortung braucht man nicht nur die Informationen über die Antibiotika, sondern muss eine Verdachtsdiagnose stellen. In der Regel wird die Therapie begonnen, bevor der Keimnachweis und das Antibiogramm vorliegen. Die Auswahl der Therapie berücksichtigt die empirisch wahrscheinlichsten Keime (◘ Tab. 57.2), den Schweregrad des Zustandsbildes und den erwarteten Verlauf.

Einen Überblick über das Wirkspektrum der wichtigsten Antibiotika/antibakteriellen Chemotherapeutika gibt ◘ Tab. 57.3. Die Zusammenstellung ist eine Vereinfachung, weil z.B. Enterococcus faecium und Enterococcus faecalis sich in ihrer Empfindlichkeit deutlich unterscheiden können.

Nach dem Vorliegen des Antibiogramms wird die Therapie festgelegt. In der Praxis werden bei banalen Infekten nicht immer Antibiogramme durchgeführt. Dennoch muss man sich davon überzeugen, dass die Therapie wirkt. Als Faustregel kann gelten, dass eine antibiotische Therapie nach spätestens 2 Tagen zu einer deutlichen Verbesserung der klinischen Symptomatik (z.B. Abfiebern, Rückgang der Halsschmerzen bei Angina tonsillaris, die Dysurie beim Harnweginfekt etc.) führen muss. Wenn dies nicht der Fall ist, muss die Therapie reevaluiert und zumindest das Antibiotikum/antibakterielle Chemotherapeutikum gewechselt werden.

57.12 Mittel gegen Mykobakterien

57.12.1 Von Mykobakterien verursachte Erkrankungen

Mykobakterien erzeugen beim Menschen Tuberkulose (Mycobacterium tuberculosis), Lepra (Mycobacterium leprae) und sogenannte atypische Mykobakteriosen (z.B. durch M. avium, M. fortuitium, M. kansasii, M. marinum etc.). Gesunde Personen erkranken nicht an diesen atypischen Mykobakterien; sie sind vor allem bei der Patienten mit AIDS ein Problem.

Mykobakterien sind aus verschiedenen Gründen eine pharmakologische Herausforderung:
- Sie teilen sich relativ langsam (nur einmal in >15 Stunden statt in 20–30 min) und entziehen sich damit der Wirkung vieler Antibiotika, die keine beständigen Spiegel haben und nur auf proliferierende Keime wirken.
- Sie haben eine wächserne Hülle und leben intrazellulär in Phagosomen der Makrophagen, die sie umprogrammiert haben, um sich eine Nische zu schaffen. Damit existieren mehrere Permeationsbarrieren.

◘ Tab. 57.2 Beispiele für ambulant erworbene bakterielle Infektionserkrankungen in Mitteleuropa

Erkrankung	Häufigste Keime
Angina tonsillaris/Tonsillitis/Pharyngitis	Streptococcus pyogenes, Staphylococcus aureus
Sinusitis/Otitis media	Streptococcus pyogenes et pneumoniae, anaerobe Streptokokken, Moraxella catarrhalis, Haemophilus influenzae, Staphylococcus aureus, Chlamydia pneumoniae
akute Bronchitis	Haemophilus influenzae, Moraxella catarrhalis, Streptococcus pneumoniae, Staphylokokken, Mycoplasma pneumoniae, Chlamydia pneumoniae
Pneumonie	Streptococcus pneumoniae, Haemophilus influenzae, Mycoplasma pneumoniae/hominis, Chlamydien
Meningitis	Neisseria meningitidis (Meningokokken) – Kinder und jugendliche Erwachsene Streptococcus pneumoniae (Pneumokokken) – präferenziell ältere Personen Listerien (bei Immunsupprimierten, in der Schwangerschaft) Haemophilus influenzae (Kinder ohne Impfung) E. coli, Streptococcus agalactiae, Listeria-pseudomonas-Spezies (Neugeborene)
Harnweginfekt (Zystitis, Pyelonephritis, Prostatitis)	unkomplizierter Harnweginfekt: Escherichia coli, Staphylococcus saprophyticus komplizierter Harnweginfekt (Obstruktion; Auslassstörung): Klebsiellen, Proteus mirabilis, Enterococcus, Pseudomonas, Enterobacter
Urethritis	Neisseria gonorrhoeae (Gonokokken), Chlamydien, Mykoplasmen, (seltener: Trichomonas vaginalis)

◻ Tab. 57.3 Überblick über das Wirkungsspektrum der wichtigsten Antibiotikagruppen

	Strept/ Pneum	S. aureus	Entero-kokken	Gono-kokken	H. influ-enzae	E. coli	Proteus	P. aerug.	B. fragilis	Chlamy/ Mykop	Spiro/ Borr
PenicillinG	+++	–	–	++	–	–	–	–	–	–	+++
Flucloxacillin	++	+++	–	–	–	–	–	–	–	–	–
Amoxicillin/βLH	+++	–/+++	++	++	+++	++	~	–	+++	–	
Piperacillin/βLH	+++	–/+++	+	++	+++	+++	++	+	+++	–	
Cefazolin	+++	+++	–	~	–	+	–	–	–	–	
Cefuroxim	+++	+++	–	++	+++	+++	~	–	–	–	
Cefotaxim	+++	+	–	++	+++	+++	+++	–	–	–	
Cefepime	+++	+	–	++	+++	+++	+++	+++	–	–	
Aztreonam	–	–	–	+++	+++	+++	+++	+++	–	–	
Carbapeneme	+++	+++	–	+++	+++	+++	+++	++	+++	–	
Glykopeptide	+++	+++	+++	–	–	–	–	–	–	–	
Norfloxacin	~	+	–	+++	+++	++	++	–	–	–	+++
Ciprofloxacin	+	++	+	+++	+++	+++	+++	++	–	+	+++
Levofloxacin	+	++	+	+++	+++	+++	+++	+	+	+	+++
Moxifloxacin	++	+++	++	+++	+++	+++	+++	–	++	+++	+++
Aminoglykosid	+	++	–		+++	+++	+++	+++	–	–	
Makrolide	+++	++	–	++	~	–	–	–	~	+++	+++
Clindamycin	+++	+++	–	–	–	–	–	–	++	–	
Tetrazykline	++	–	–	+	+	–	–	–	–	+++	+++
Metronidazol	–	–	–	–	–	–	–	–	+++	–	

Strept = Streptokokken; Pneum = Pneumokokken; Chlamy = Chlamydien; Mykop = Mykoplasmen; Spiro = Spirochäten; Borr = Borrelien
Aktivität: +++ sehr gut; ++ gut; + mittel; ~ Wirksamkeit unsicher

57

- Im verkästen/nekrotischen Gewebe (z.B. Tuberkulom) liegen ebenfalls ungünstige Permeationsverhältnisse vor; darüber hinaus teilen sich die Keime darin noch langsamer und wachsen unter anaeroben Bedingungen, wo z.B. Aminoglykoside nicht wirken (▶ Abschn. 57.6).
- Sie entwickeln sehr rasch Resistenzen (▶ Abschn. 57.1.3).

Bei Mykobakterien ist deshalb eine Kombinationstherapie (mindestens 2 Substanzen, initial 3–4) erforderlich, die über lange Zeit (Monate bis Jahre) durchgeführt werden muss. Die Langzeittherapie birgt Probleme der Compliance, die auch eine Herausforderung für die ärztliche Betreuung der Patienten ist. Die mangelnde Compliance begünstigt das Auftreten resistenter Keime.

57.12.2 Mittel der 1. und 2. Wahl für die Therapie der Tuberkulose

Mittel der 1. Wahl

Die Strategie besteht in einer kurzen Behandlungsdauer, in der die Compliance gesichert wird (**DOTS:** directly observed treatment, short course). Sie beruht auf folgenden Prinzipien:

- Erregernachweis: Die Empfindlichkeit der Keime muss geprüft und die empirisch begonnene Therapie entsprechend angepasst werden.
- **Initialphase:** Die Standardkombination ist **Isoniazid (INH), Rifampicin, Ethambutol** und **Pyrazinamid.** Alternativ steht Amikacin/Streptomycin zur Verfügung, wenn eine Unverträglichkeit besteht. Diese Therapie wird 2–3 Monate durchgeführt. Die Gesamtdosis wird am besten 1-mal pro Tag, z.B. Früh unter Aufsicht eingenommen. Aminoglykoside müssen i.m. oder i.v. appliziert werden. Bei Kindern kann auf Ethambutol verzichtet werden.
- **Stabilisierungsphase:** Wenn die Erkrankung rückläufig und die Keimausscheidung (Sputum, Harn) negativ ist, wird die Behandlung für weitere 4 Monate mit **Isoniazid** und **Rifampicin** fortgesetzt werden.

Rifampicin (▶ Abschn. 57.8) und die Aminoglykoside Streptomycin und Amikacin sind im ▶ Abschn. 57.6 bereits erörtert. Hier werden nur ihre Vorteile/Nachteile im Rahmen der Tuberkulosetherapie hervorgehoben:

- Amikacin/Streptomycin ist vor allem in der Initialphase der Therapie sinnvoll, weil das Gewebe noch nicht verkäst ist und die Keime aerob wachsen. Dies ist eine Voraussetzung für das Eindringen der Aminoglykoside. Aminoglykoside haben den Vorteil, dass sie im Gegensatz zu Isoniazid, Rifampicin und Pyrazinamid nicht hepatotoxisch sind. Der Nachteil ist das Risiko der Nephro- und Ototoxizität.

- Rifampicin ist hochaktiv gegen die meisten Mykobakterien und gut verträglich, es ist aber ein sehr starker Enzyminduktor. Das kann bei der Therapie von multimorbiden Patienten (z.B. AIDS) ein Nachteil sein, weshalb Rifampicin in dieser Situation durch Rifabutin ersetzt wird. Außerdem weist Rifampicin eine rasche Resistenzentwicklung auf und kann daher nie als Monotherapie verabreicht werden.
- Isoniazid, Pyrazinamid und Ethambutol: siehe ▶ Abschn. 57.14 und 57.15

Mittel der 2. Wahl

Bei resistenten Mykobakterien stehen Mittel der 2. Wahl zu Verfügung:

- **Dapson,** ursprünglich ein Lepramittel, siehe ▶ Abschn. 57.7.3. **Moxifloxacin,** dessen Wirksamkeit bereits in klinischen Phase-II-Studien dokumentiert ist und **Linezolid** sowie weitere Aminoglykoside wie **Kanamycin** und **Capreomycin.**
- **Prothionamid,** das eine ähnliche Wirkung und ein nahezu identes Spektrum an unerwünschten Wirkungen wie Isoniazid hat, aber schlechter verträglich ist.
- **Terizidon,** aus dem in vivo das aktive D-Cycloserin freigesetzt wird. Als Analogon zu D-Alanin hemmt D-Cycloserin die Zellwandsynthese. Als partieller NMDA-Agonist löst es aber schwere neurotoxische Störungen (Krämpfe, Tremor, psychotische Reaktionen) aus.
- **PAS (para-Aminosalizylsäure):** Wirkt nur bakteriostatisch und muss in sehr hohen Dosen (10–15 g/d) verabreicht werden. PAS führt häufig zu massiver Übelkeit und Bauchschmerzen.

Behandlung atypischer Mykobakteriosen

Zur Behandlung werden eingesetzt bei:

- Mycobacterium avium (und ähnliche): Clarithromycin/Azithromycin, Ethambutol, Rifabutin
- Mycobacterium kansasii: Isoniazid/Clarithromycin, Ethambutol, Rifabutin
- Mycobacterium fortuitum: Doxycyclin und Amikacin
- Mycobacterium marinum (Schwimmbadgranulom): Rifampicin und Ethambutol

Behandlung der Lepra

Je nach Abwehrlage nimmt die Krankheit einen unterschiedlichen Verlauf. Dieser reicht von einer Situation mit wenigen Keimen (pauzibazillär) und einigen wenigen gut abgegrenzten Schwellungen (tuberkuloide Lepra) bis zur Erkrankung mit multiplen, diffusen, schlecht abgegrenzten Schwellungen und massiver Infiltration der Nervenscheiden (lepromatöse Lepra). Dazwischen liegen intermediäre Formen (Borderline, indeterminiert).

- Lepromatöse Lepra (hohe Zahl an Mykobakterien, schlechte Abwehrlage), Borderline lepromatöse Lepra, Border-

line Lepra: Dapson (▶ Abschn. 57.7.3), Rifampicin, Clofazimin; (Glucocorticoide gegen Leprareaktion Typ 1/akute Verschlechterung der Symptome bei Therapiebeginn bei Borderline Lepra; Thalidomid gegen Typ 2 Leprareaktion/Verschlechterung bei lepromatöser Lepra – cave Teratogenität)
- Tuberkuloide Lepra (pauzibazilläre Erkrankung), indeterminierte Lepra: Dapson und Rifampicin

57.12.3 Isoniazid (INH)

Isoniazid, das Isonicotinsäurehydrazid ist auch 60 Jahre nach seiner Einführung in die Therapie das Mittel der Wahl für die Therapie der Tuberkulose (◘ Abb. 57.25).

Wirkungsmechanismus. Isoniazid wird in den Mykobakterien durch die Katalase-Peroxidase (KatG) zu einem Radikal umgesetzt und inaktiviert die Reduktase, die die ungesättigten Fettsäuren (Enoyle) reduziert (◘ Abb. 57.26). Diese werden für die Herstellung der Mycolsäure gebraucht. Außerdem hemmt Isoniazid die Katalase. Isoniazid wirkt auf ruhende Keime bakteriostatisch. Wenn Mykobakterien rasch proliferieren, ist es hingegen tuberkulozid.

Wirkungsspektrum und Resistenzen. Mycolsäure kommt nur bei Mykobakterien vor. Die Wirkung von Isoniazid ist auf Mycobacterium tuberculosis (und bovis) beschränkt. Bei den atypischen Mykobakterien sind einige Stämme von Mycobacterium kansasii empfindlich.

Resistenzen werden durch Mutationen erworben. Resistenzen entwickeln sich unter Monotherapie schnell. Primär resistente Mykobakterien sind in Mitteleuropa selten. Meist sind diese nicht nur gegen Isoniazid resistent, sondern auch gegen Rifampicin.

Pharmakokinetik. Isoniazid wird gut resorbiert, präzise Daten zur oralen Bioverfügbarkeit fehlen. Die Plasmaproteinbindung ist vernachlässigbar gering, das Verteilungsvolumen beträgt ca. 0,6 l/kg. Isoniazid verteilt sich in alle Gewebe und Flüssigkeiten (inkl. Zerebrospinalflüssigkeit) und dringt auch gut in verkästes Gewebe ein. Isoniazid wird durch die N-Acetyltransferase II metabolisiert. Phänotypisch gibt es in der Bevölkerung 50% Schnell-Acetylierer und 50% Langsam-Acetylierer. (▶ Kap. 2.1.4 und ◘ Abb. 2.20). Die Halbwertszeit schwankt daher zwischen 0,5 und 5 Stunden.

Wechselwirkungen. Antazida und andere Aluminium-haltigen Salze beeinträchtigen die Resorption. Isoniazid hemmt die Hydroxylierung von Phenytoin und begünstigt damit die Toxizität, die Dosis von Phenytoin muss deshalb reduziert werden.

Unerwünschte Wirkungen. Hautausschlag tritt bei 2% der Patienten auf und passageres Fieber bei 1%. Andere Überempfindlichkeitsreaktionen sind deutlich seltener. Bei Langsam-Acetylieren kann ein Arzneimittel-induzierter Lupus

Nicotinamid

Isoniazid (p.o., i.v.)

Pyrazinamid (p.o.)

Isoniazid   **Pyridoxal (Vitamin B6)**

H_2O

[Kondensationsprodukt]

◻ **Abb. 57.25 Formelbilder für Nicotinamid, Isoniazid und Pyrazinamid.** Isoniazid kann mit der Aldehydgruppe von Pyridoxal (Vitamin B_6) zur Schiff'schen Base reagieren. Dabei wird Vitamin B_6 verbraucht und Pyridoxalphosphat-abhängige Enzyme damit gehemmt, insbesondere Glutamat-Decarboxylase (GAD)

KatG: Katalase-Peroxidase;
InhA: NADH-abhängige Enoyl-CoA-Acyl-Carrier Protein-Reduktase
pncA: Pyrazinamidase;
FASI: Fettsäuresynthase I (fatty acid synthase I)

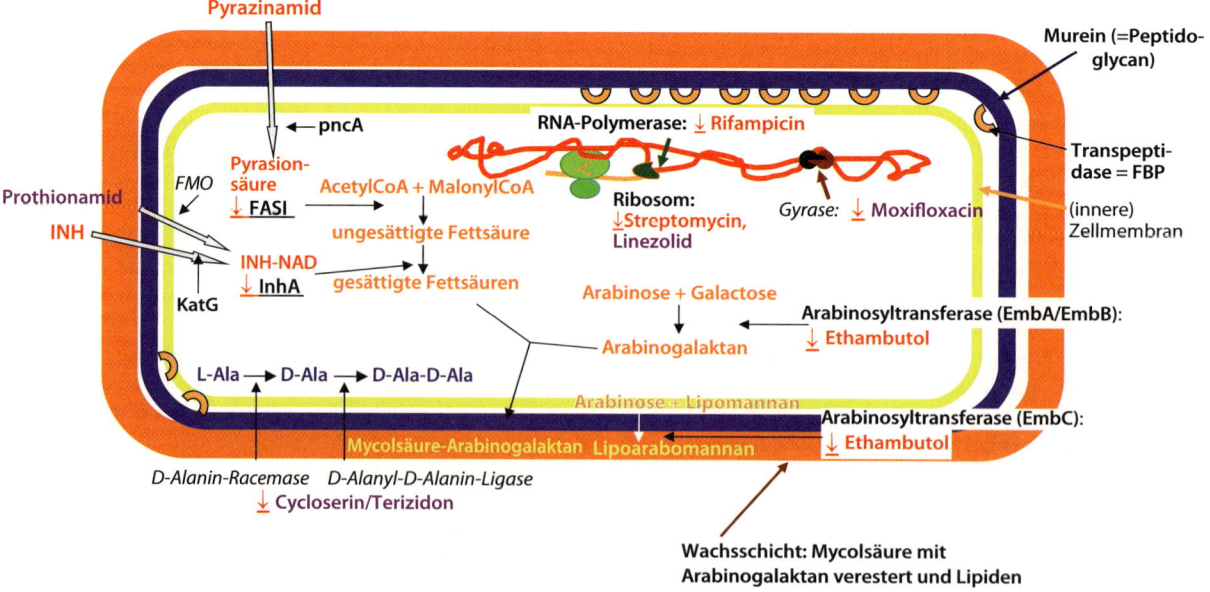

◻ **Abb. 57.26 Schematische Darstellung der Angriffspunkte von Antituberkulostatika**

erythematodes auftreten. Hepatotoxizität tritt bei weniger als 1% auf; ältere Patienten sind gefährdeter. Patienten müssen auf das Warnsymptom Subikterus/Ikterus hingewiesen werden. Bestehende (virale oder alkoholische) Hepatitis prädisponiert zur Toxizität und erfordert eine vorsichtige Dosierung/engmaschige Kontrolle. Unter Isoniazid kann es auch zu Krampfanfällen und psychotischen Reaktionen kommen.

Wechselwirkungen. Isoniazid inaktiviert Pyridoxal (die Co-Enzymform von Vitamin B_6), die Konzentration an GABA, Dopamin und Serotonin sinken. Wenn Vitamin B_6 nicht substituiert wird, kann sich eine Polyneuropathie entwickeln.

Kontraindikationen. Kontraindikationen für Isoniazid sind Epilepsie und Schizophrenie.

Klinische Anwendung. Isoniazid ist Mittel der Wahl für die Therapie der Tuberkulose. **Dosierung:**
- Beginn mit 2–5 mg/kg/d
- unter Kontrolle der Transaminasen Steigerung auf 5–10 mg/kg/d in 1 oder 2 Einzeldosen; die Maximaldosis sollte 300 mg/d nicht überschreiten

57.12.4 Pyrazinamid (PZA)

Pyrazinamid ist das Pyrazinanalogon von Nicotinamid (◘ Abb. 57.25).

Wirkungsmechanismus. Pyrazinamid wird zur Pyrasionsäure deamidiert und hemmt die Fettsäuresynthese (◘ Abb. 57.26). Pyrazinamid ist bakterizid.

Wirkungsspektrum und Resistenzen. Pyrazinamid wirkt nur bei Mycobacterium tuberculosis (hominis); die meisten Stämme von Mycobacterium bovis sind resistent. Ebenfalls unempfindlich sind alle atypischen Mykobakterien. Erworbene Resistenzen, die rasch unter Monotherapie erscheinen, sind Mutation.

Pharmakokinetik. Pyrazinamid wird gut resorbiert, verteilt sich gut und permeiert in alle Gewebe und in die Zerebrospinalflüssigkeit. Präzise quantitative Angaben zur oralen Bioverfügbarkeit und Verteilungsvolumen fehlen. Die Halbwertszeit beträgt ca. 10 Stunden. Pyrazinamid wird in der Leber CYP-abhängig oxidativ zur Pyrasionsäure deamidiert. Diese kann durch die Xanthinoxidase zur 5-Hydroxypyrasionsäure hydroxyliert werden. Pyrasionsäure und 5-Hydroxypyrasionsäure werden glomerulär filtriert und tubulär sezerniert. Tubulär gelangen sie über basolaterale organische Anionentransporter in die Tubuluszelle. Luminal verlassen sie die Zelle im Antiport mit Harnsäure durch den Harnsäuretransporter (UraT1). Daher steigern sie die Rückresorption von Harnsäure und können Gichtanfälle auslösen.

Unerwünschte Wirkungen. Pyrazinamid ist das Tuberkulostatikum mit dem höchsten hepatotoxischen Potenzial.

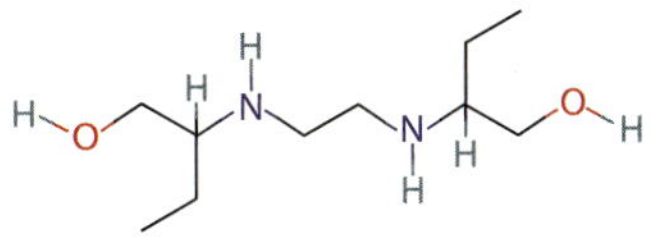

Ethambutol (p.o., i.v.)

◘ **Abb. 57.27** Formelbild von Ethambutol

Pyrazinamid löst einen **Anstieg der Harnsäure** aus, was zu Gichtanfällen führen kann. Eine Kontrolle des Uratspiegels ist daher notwendig. Relativ häufig kommt es zur **Photosensibilisierung.** Außerdem können noch banale unerwünschte Wirkungen auftreten wie Kopfschmerzen, Übelkeit, Appetitlosigkeit.

Kontraindikationen. Ein bestehender Leberschaden ist eine Kontraindikation.

Klinische Anwendung. Pyrazinamid wird als Tuberkulostatikum verwendet. **Dosierung:**
- Kinder bis 14 Jahre: 30 mg/kg/d (maximale Tagesdosis 1,5 g)
- Jugendliche/Erwachsene: 20–30 mg/kg/d (Minimaldosis 1,5 g; Maximaldosis 2,5 g) in einer Einzeldosis

57.12.5 Ethambutol (EMB)

Wirkungsmechanismus. Ethambutol (◘ Abb. 57.27) hemmt die Arabinosyl-Transferase, die Arabinose an Galaktose koppelt und damit die Polysaccharidkomponente in der Zellwand synthetisiert, an der die Mycolsäure gekoppelt wird. Zusätzlich wird auch diejenige Arabinosyltransferase gehemmt, die das polymere Lipoarabinomannan in der Zellwand synthetisiert (◘ Abb. 57.25). Ethambutol wirkt bakteriostatisch.

Wirkungsspektrum und Resistenzen. Empfindlich sind Mycobacterium tuberculosis, M. kansasii und viele Mykobakterien, die zum Mycobacterium-avis-Komplex gezählt werden. Mycobacterium fortuitum ist resistent. Resistenzen gegen Ethambutol entwickeln nur sich langsam.

Pharmakokinetik. Die orale Bioverfügbarkeit liegt bei ca. 80%. Die Elimination ist biphasisch. Die Halbwertszeit der raschen Komponente beträgt 3–4 Stunden, diejenige der langsamen Komponente 10 Stunden. Der unverändert renal ausgeschiedene Anteil liegt bei etwa 50–70%. Der Rest wird in der Leber über Alkoholdehydrogenasen und Aldehyddehydrogenasen zur Dicarbonsäure oxidiert. Dieser Metabolit scheint ähnlich wie Pyrasionsäure die Rückresorption von Harnsäure aus dem Tubuluslumen zu steigern, indem er im Gegentransport zur Harnsäure die Tubuluszelle apikal verlässt. Bei der Hälfte der Patienten kommt es unter Ethambutol zu einem Anstieg der Harnsäure im Serum. Dies führt aber nur selten zu Gichtanfällen.

Unerwünschte Wirkungen. Ethambutol wird gut vertragen. Abgesehen von banalen unerwünschten Wirkungen (Kopfschmerz, Übelkeit, Erbrechen) ist die wichtigste unerwünschte Wirkung die meist retrobulbäre Neuritis nervi optici. Diese äußert sich zunächst in einer Abnahme der Sehschärfe und in einem Verlust des Rot-Grün-Sehens und kann in einen völligen Sehverlust übergehen. Dieser ist in der Regel reversibel und dosisabhängig. Wenn die Dosis bei 15 mg/kg/d liegt, ist er selten (<1%).

> ⟩ Der Visus und das Farbsehen muss vor (Rot-Grün-Schwäche ist bei Männern häufig) und während der Therapie laufend kontrolliert werden.

Die Harnsäurespiegel können steigen. Diese müssen daher kontrolliert werden, vor allem wenn eine Kombination mit Pyrazinamid durchgeführt wird.

Klinische Anwendung. In Kombination mit anderen Tuberkulostatika ist Ethambutol ein Mittel der 1. Wahl für die Therapie der Tuberkulose. Ethambutol eignet sich auch für atypische Mykobakterien (außer Mycobacterium fortuitum).

Dosierung: 15–25 mg/kg/d:

- bei Kindern unter 5 Jahren wird Ethambutol nicht verwendet
- Kinder von 6–12 Jahren erhalten 10–15 mg/kg/d in einer Einzeldosis

Weiterführende Literatur

Barger A, Fuhst C, Wiedemann B (2003) Pharmacological indices in antibiotic therapy. J Antimicrob Chemother 52:893-898

Conde MB, Efron A, Loredo C, De Souza GR, Graça NP, Cezar MC, Ram M, Chaudhary MA, Bishai WR, Kritski AL, Chaisson RE (2009) Moxifloxacin versus ethambutol in the initial treatment of tuberculosis: a double-blind, randomised, controlled phase II trial. Lancet 373:1183-1189

Dorman SE, Johnson JL, Goldberg S, Muzanye G, Padayatchi N, Bozeman L, Heilig CM, Bernardo J, Choudhri S, Grosset JH, Guy E, Guyadeen P, Leus MC, Maltas G, Menzies D, Nuermberger EL, Villarino M, Vernon A, Chaisson RE; Tuberculosis Trials Consortium (2009) Substitution of moxifloxacin for isoniazid during intensive phase treatment of pulmonary tuberculosis. Am J Respir Crit Care Med 180:273-280

Makino Y, Sugiura T, Ito T, Sugiyama N, Koyama N (2007) Carnitine-associated encephalopathy caused by long-term treatment with an antibiotic containing pivalic acid. Pediatrics 120:e739-741

Mouton JW, Touzw DJ, Horrevorts AM, Vinks AA (2000) Comparative pharmacokinetics of the carbapenems: clinical implications. Clin Pharmacokinet 39:185-201

Muthaiyan A, Silverman JA, Jayaswal RK, Wilkinson BJ (2008) Transcriptional profiling reveals that daptomycin induces the Staphylococcus aureus cell wall stress stimulon and genes responsive to membrane depolarization. Antimicrob Agents Chemother 52:980-990

Pardillo FE, Burgos J, Fajardo TT, Dela Cruz E, Abalos RM, Paredes RM, Andaya CE, Gelber RH (2008) Powerful bactericidal activity of moxifloxacin in human leprosy. Antimicrob Agents Chemother. 52:3113-3117

Antivirale Pharmaka

M. Freissmuth

Einleitung

Viren haben keinen eigenen Stoffwechsel. Sie müssen in Wirtszellen eindringen und die zelluläre Maschinerie für die Replikation der eigenen genetischen Information (virale DNA oder RNA), die Synthese der viralen Proteine und die Assemblierung und den Export des infektiösen Viruspartikels nutzen. Die selektive pharmakologische Hemmung der viralen Vermehrung ist daher ein Problem, dennoch sind mittlerweile einige Angriffspunkte erkannt worden, die bei einzelnen Viren eine spezifische Intervention erlauben.

58.1   Einleitung

> **Lernziele**
>
> **Virustatika**
> - Wirkung gegen spezifische Viren
> - Angriffspunkte

Viren sind hervorragend an ihre Wirtszellen adaptiert. Im Laufe der Evolution haben sie die Wege perfektioniert mit einem Minimum an Erbinformation optimal die zellbiologischen Prozesse für ihren Zweck auszunutzen, d.h. in die Zelle einzudringen, den Zellkern und die Replikationsmaschinerie zu erreichen und unter Nutzung des sekretorischen Weges die Zelle wieder zu verlassen.

Virustatika mit gezielten Wirkstoffkombinationen gibt es heute gegen folgende Viren:
- Herpes-CMV-Gruppe
- Hepatitis B-Virus
- Influenza-Viren
- Hepatitis C-Virus
- HI-Viren

Die einzelnen Schritte der Virusvermehrung sind in ◙ Abb. 58.1 schematisch dargestellt, allerdings ist nicht jeder Schritt für jedes Virus gleich:
- HI-Viren binden an Zelloberflächenrezeptoren (CD4 und CCR5), werden aber nicht endozytotisch aufgenommen, sondern induzieren die Fusion zwischen Lipidhülle des Virus und Zellmembran an der Zelloberfläche (Schritt 2 in ◙ Abb. 58.1).
- Pockenviren brauchen nicht in den Zellkern zu gelangen, weil die ihre eigene mRNA-Polymerase mitbringen. Ihr Replikationszyklus läuft daher im Zytoplasma ab (Schritt 4 und 5 in ◙ Abb. 58.1). Viren, die keine Lipidhülle haben (z.B. Adenoviren), assemblieren im Nukleus (Schritt 8 in ◙ Abb. 58.1): Die Virionen (infektiöse reife Viruspartikel) werden durch Zelllyse freigesetzt. Es gibt **kein** »Budding« (Schritt 9 in ◙ Abb. 58.1). Viren, die eine Lipidhülle haben, werden im ER assembliert (Herpesviren, in ◙ Abb. 58.1 nicht dargestellt) oder an der Plasmamembran (Influenzaviren, Schritt 9 in ◙ Abb. 58.1). Manche Viren (z.B. Herpesviren) bringen ihre eigene DNA-Polymerase mit. Diese brauchen daher nicht die »frühen« Proteine (early antigens), die durch Bindung an Ribosomen die Kontrolle des Zellzyklus aufheben und die Expression der S-Phasen-spezifischen Proteine ermöglichen (z.B. Thymidylatkinase, Untereinheiten der DNA-Polymerase etc.). Retroviren integrieren ihre DNA in das Wirtsgenom.

Im Schema der ◙ Abb. 58.1 lassen sich auch diejenigen Schritte erkennen, deren Hemmung derzeit als pharmakotherapeutisches Prinzip genutzt wird. Die **Angriffspunkte von Virustatika** sind:
- Hemmung der Bindung an Zelloberflächenrezeptoren
- Hemmung des Uncoating, d.h. der Freisetzung der Virusnukleinsäure in der Zelle
- Hemmung der Replikation (durch Kettenabbruch)
- Hemmung der ribosomalen Proteinsynthese bzw. deren Prozessierung durch Hemmung der HIV-Protease
- Hemmung im sekretorischen Weg durch Blockade des Influenza-M2-Protonenkanals
- Hemmung der Abschnürung von der Zelloberfläche (Budding) durch Neuraminidasehemmer

> Alle antiviralen Pharmaka wirken nur virustatisch.

Es ist nicht möglich, ein Virus abzutöten, sondern kann es nur durch ein Desinfektionsmittel denaturieren. Für die Elimination eines Virus ist das Immunsystem zuständig, das die Viren neutralisieren und die infizierten Zellen eliminieren muss. Wenn das Immunsystem dazu nicht in der Lage ist, besteht eine persistierende Infektion. Die Virusproduktion muss durch eine Dauertherapie supprimiert werden. Darüber hinaus kann auch bei schlechter Abwehrlage ein Antikörper exogen zugeführt werden. Der humanisierte monoklonale Antikörper Palivizumab ist für die Prophylaxe der Infektion mit dem Respiratory-Syncytial-Virus (RSV) bei Frühgeborenen zugelassen. Daneben existieren Gammaglobuline (aus Hyperimmunseren) gegen Zytomegalievirus (CMV), Hepatitis A und B, Masern, Mumps, Tollwut etc.

58.2   Virustatika gegen Herpesviren

> **Lernziele**
>
> - **α-Herpesviren:** Herpes-simplex-Virus-1 (oral), -2 (genital), Varicella-Zoster-Virus (Herpesvirus-3)
>   - **Virustatika:** Aciclovir/Valaciclovir; Penciclovir/Famciclovir; Brivudin
>   - **Topische Therapie:** Idoxuridin, Trifluridin
> - **β-Herpesviren:** Zytomegalievirus (CMV)
>   - **Virustatika:** Ganciclovir/Valganciclovir; Cidofovir; Foscarnet

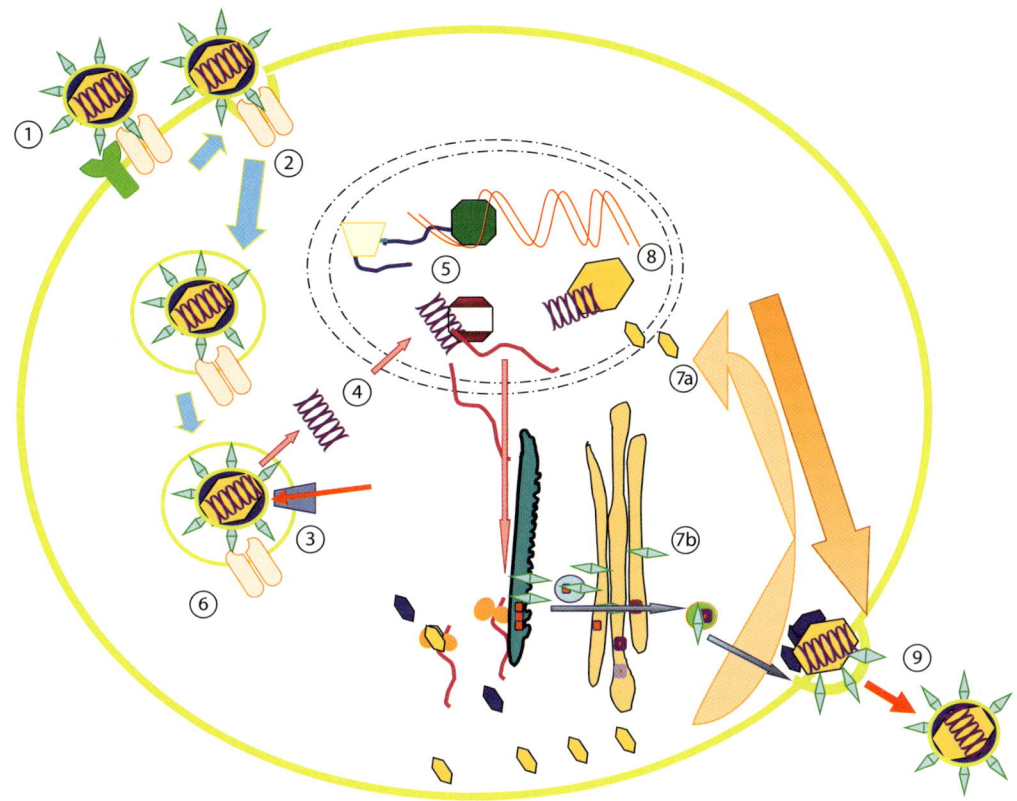

① Virusbindung
② Virusendozytose
③ Uncoating
④ nukleäre Translokation der viralen DNA/RNA
⑤ Transkription und Replikation
⑥ ribosomale Synthese viraler Proteine und deren Prozessierung

⑦a nukleärer Import von Kapsid-Proteinen
⑦b Reifung/Transport viraler Oberflächenproteine im sekretorischen Weg
⑧ Aufnahme der viralen DNA/RNA in das Kapsid
⑨ Assemblierung des Virions/Abschnürung von der Zelloberfläche (Budding)

◘ Abb. 58.1 Schematische Darstellung der Virusvermehrung.
1: Viren binden spezifisch an Oberflächenmoleküle (ihre Rezeptoren und Co-Rezeptoren). **2:** Sie werden in der Regel durch Clathrin-vermittelte Endozytose aufgenommen. **3:** Im Endosom initiieren sie Veränderungen, die die Freisetzung der viralen DNA/RNA aus dem Kapsid und aus dem Endosom ermöglichen (z.B. im Fall von Influenza-Viren durch Insertion eines Ionenkanals, des M2-Proteins). **4:** Die virale DNA/RNA wird (fast immer) in den Zellkern transloziert und **5:** dort entweder von zellulären oder viralen Polymerasen transkribiert und repliziert. **6:** Die viralen mRNAs gelangen zum Ribosom: Frühe Gene dienen vor allem der Reprogrammierung der Zelle und der Regulation des geordneten Ablaufs der Translation. Späte Gene sind strukturelle Gene des Virus (Kapsidproteine). **7a:** Die Kapsidproteine werden in den Kern importiert und assemblieren **8:** um die replizierte virale DNA/RNA zum Nukleokapsid, das aus dem Kern exportiert wird. **7b:** Proteine der äußeren Hülle des Virus werden als Membranproteine synthetisiert, d.h. sie werden ins endoplasmatische Retikulum (ER) inseriert und gelangen vom Golgi über sekretorische Vesikel an die Plasmamembran. Dort ermöglichen sie **9:** die Assemblierung des vollständigen infektiösen Virions, das von der Zelloberfläche abgeschnürt wird (Budding). Derzeit pharmakotherapeutisch genutzte Angriffspunkte sind im Text erläutert

58.2.1 Aciclovir und Valciclovir

Wirkungsmechanismus, Wirkungsspektrum und Resistenz.
Die pharmakotherapeutische Strategie beruht auf der Hemmung der Nukleinsäuresynthese. Aciclovir ist ein Guanosin-Analogon (◘ Abb. 58.2). Valaciclovir ist der Valinester von Aciclovir. Die Veresterung steigert die Bioverfügbarkeit (s. unten). Aciclovir wird in viral infizierten Zellen durch die virale Thymidinkinase von Herpes-simplex- und Varicella-Zoster-Viren zum Monophosphat phosphoryliert (◘ Abb. 58.3). Die virale Thymidinkinase hat eine 200-fach höhere Affinität als das menschliche Enzym. Zelluläre Kinasen phosphorylieren es zum Aciclovir-Triphosphat (◘ Abb. 58.3), das die virale DNA-Polymerase hemmt. Zusätzlich inkorporiert die DNA-Polymerase Aciclovir-Triphosphat unter Abspaltung von Pyrophosphat statt deoxy-GTP in den DNA-Strang. Weil keine 3'-OH-Gruppe zur Verfügung steht, kommt es zum Kettenabbruch (◘ Abb. 58.4). Die DNA wird nicht mehr repliziert, die

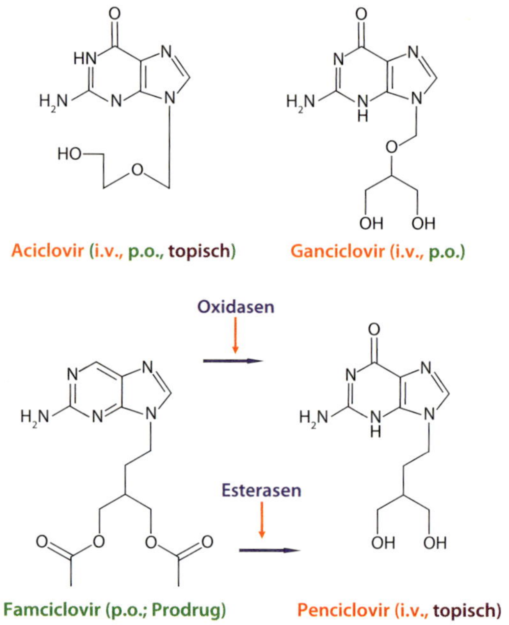

Aciclovir (i.v., p.o., topisch)   Ganciclovir (i.v., p.o.)

Oxidasen

Esterasen

Famciclovir (p.o.; Prodrug)   Penciclovir (i.v., topisch)

■ **Abb. 58.2 Strukturformeln für Aciclovir, Ganciclovir, Famciclovir und Penciclovir.** Famciclovir ist ein Prodrug, das nach oraler Gabe durch Esterasen (unter Abspaltung von 2 Molekülen Essigsäure) und Oxidation in Penciclovir überführt wird

virale DNA-Polymerase bleibt auf dem Strang hängen (Sackgassenhemmung: »dead-end inhibition«).

Aciclovir hemmt primär die Vermehrung von Herpes-simplex-Virus-1 (HSV1) gefolgt von HSV2. Zytomegalievirus (CMV) und andere Herpes-Viren werden nur bei sehr hoher Dosierung gehemmt. Die geringere Empfindlichkeit von Va-

ricella-Zoster-Virus (VZV) lässt sich daran ablesen, dass für die Therapie eines Zoster eine deutlich höhere Dosis gebraucht wird als für einen Herpes genitalis (s. unten). Resistenzen entstehen meist durch Änderung der Thymidinkinase (seltener der DNA-Polymerase), die Aciclovir nicht mehr bindet. Erworbene Resistenzen sind bei chronischer Suppressionstherapie häufig (bis zu 15%).

Pharmakokinetik. Die orale Bioverfügbarkeit von Aciclovir ist niedrig (10–20%), bei Valaciclovir ist sie auf ca. 50–70% erhöht. Valaciclovir wird durch Peptidtransporter der Darmschleimhaut aufgenommen und rasch im Rahmen seines First-Pass-Metabolismus vollständig in Aciclovir umgewandelt. Die Proteinbindung von Aciclovir ist vernachlässigbar (<20%). Das Verteilungsvolumen liegt bei 0,7 l/kg, in der Zerebrospinalflüssigkeit erreicht es etwa 50% der Plasmakonzentration. Aciclovir wird überwiegend (>80%) unverändert renal ausgeschieden. Die Halbwertszeit liegt zwischen 2 und 6 Stunden, bei Anurie ist die Halbwertszeit auf 22 Stunden verlängert.

Unerwünschte Wirkungen. Aciclovir wird gut vertragen. Unerwünschte Wirkungen betreffen am häufigsten den Gastrointestinaltrakt mit Übelkeit, Erbrechen, Durchfall und die Niere. Aciclovir kann im Harn ausfallen. Eine ausreichende Volumenzufuhr/Hydrierung ist entscheidend, um die (reversible) Nephrotoxizität zu verhindern. Seltener sind unerwünschte Wirkungen auf das ZNS mit Somnolenz, Lethargie, Verwirrtheit/Agitation und Halluzinationen.

Aciclovir kann lokal reizend wirken, d.h. ein Brennen beim Auftragen auf die Genitalschleimhaut oder bei intravenöser Gabe an der Injektionsstelle auslösen. Die Infusion muss daher langsam über 1 Stunde erfolgen.

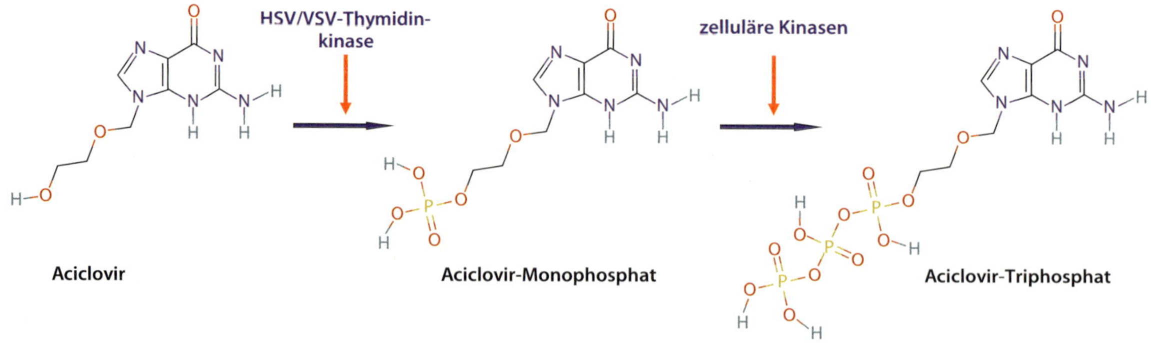

HSV/VSV-Thymidinkinase

zelluläre Kinasen

Aciclovir   Aciclovir-Monophosphat   Aciclovir-Triphosphat

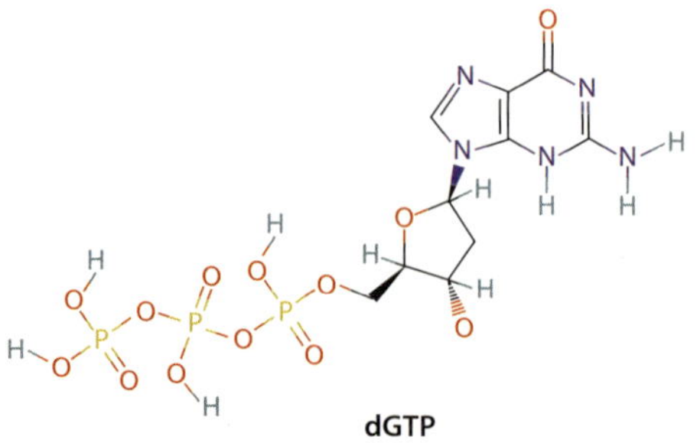

dGTP

■ **Abb. 58.3 Phosphorylierung von Aciclovir zum Triphosphat durch die Herpes-simplex- oder Varicella-Zoster-Virus-Thymidinkinase zum Monophosphat und weitere Phosphorylierung durch zelluläre Kinasen zum Triphosphat.** Zum Vergleich ist die Struktur von dGTP gezeigt. Weil die 3'OH-Gruppe fehlt (rot bei dGTP), führt die Inkorporation von Aciclovir-Monophosphat in die DNA-Kette zum Kettenabbruch (s. ■ Abb. 58.4)

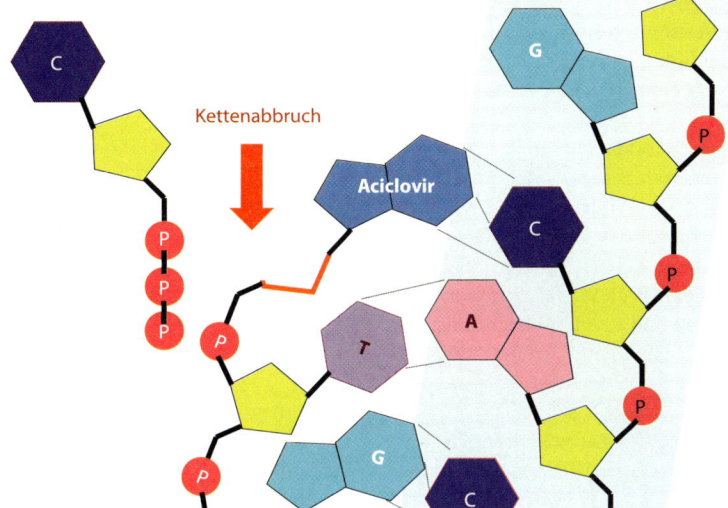

Abb. 58.4 Inkorporation von Aciclovir in den DNA-Strang führt zum Kettenabbuch und damit zum Replikationsstopp. DNA-Polymerasen können Aciclovir-Triphosphat verwerten und unter Abspaltung von Pyrophosphat in den neu zu synthetisierenden DNA-Strang einbauen, wobei Aciclovir als Guanin-Analogon mit Cytosin die Basenpaarung eingeht. Weil die 3' OH-Gruppe fehlt, kann das nächste hereinkommende Trinukleotid (in diesem Fall deoxy-GTP) nicht mehr mit dem wachsenden DNA-Strang verknüpft werden. Es kommt zum Kettenabbruch. Dieser Mechanismus ist für alle therapeutisch eingesetzten Nukleosid- und Nukleotidanaloga ident, denen die 3'-OH-Gruppe fehlt. Der als Vorlage dienende DNA-Strang (template strand) ist hellblau unterlegt. A = Adenin, C = Cytosin, G = Guanin, T = Thymin

Klinische Anwendung. Aciclovir und Valciclovir sind für die Prophylaxe und Therapie von Infektionen mit HSV und VZV zu gelassen; Valciclovir auch für die Prophylaxe der CMV-Infektion bei immunsupprimierten Patienten. Für die Therapie des Herpes zoster ist der frühzeitige Beginn entscheidend. Die therapeutischen Ziele sind die Verhinderung der postherpetischen Neuralgie und Verkürzung des Erkrankungsverlaufs.

Bei rezidivierenden Herpes genitalis kann eine Suppressionstherapie sinnvoll sein. Eine HSV-Prophylaxe ist im Rahmen der Knochenmarktransplantation oder bei anderen Formen der (iatrogenen) Immunsuppression sinnvoll.

Aciclovir und Valciclovir

Dosierung bei oraler Therapie:
- Infektion mit Herpes simplex genitalis bei Erwachsenen:
  - Aciclovir: 1 g/d in 5 Einzeldosen
  - Valciclovir: 1 g/d in 2 Einzeldosen
- Infektion mit Herpes simplex bei Kindern <2Jahre:
  - Aciclovir: 0,5 g/d
- Infektion mit Herpes simplex bei Kindern <2Jahre:
  - Aciclovir: 1 g/d in 5 Einzeldosen
- rezidivierender Herpes simplex zur Unterdrückung des Rezidivs:
  - Aciclovir: 0,8 g/d in 4 Einzeldosen
  - Valciclovir: 0,5 g/d 1-mal pro Tag

▼

- HSV-Prophylaxe bei Immunsupprimierten:
  - Aciclovir: 0,8 g/d in 4 Einzeldosen; Kinder <2 Jahre 0,4 g/d
- Herpes zoster/Varicella Zoster:
  - Aciclovir: Kinder <2 Jahre 0,8 g/d; 2–6 Jahre: 1,6 g/d; >6 Jahre 3,2 g/d; Erwachsene 4 g/d in 4 Einzeldosen
  - Valciclovir (nur bei Erwachsenen zugelassen): 3 g/d in 3 Einzeldosen
- Prophylaxe der CMV-Infektion bei Immunsupprimierten: Valciclovir 8 g/d in 4 Einzeldosen

Dosierung bei intravenöser Gabe:
- HSV-Enzephalitis, HSV-Pneumonie, systemische Infektion bei Neugeborenen:
  - Aciclovir: 45–60 mg/kg/d in 3 Einzeldosen über 21 Tage

58.2.2 Penciclovir und Famciclovir

Wirkungsmechanismus, Wirkungsspektrum und Resistenz. Penciclovir ist ein azyklisches Guanosinanalogon. Famciclovir ist das oral bioverfügbare Prodrug (◘ Abb. 58.2). Penciclovir wird wie Aciclovir durch die virale Thymidinkinase phosphoryliert und danach zum Triphosphat konvertiert. Penciclovir-Triphosphate hemmt die virale DNA-Polymerase weniger potent als Aciclovir-Triphosphat, akkumuliert aber zu höheren

Spiegeln und persistiert länger in den Zellen. Penciclovir erfasst HSV und VZV. Erworbene Resistenzen sind wie bei Aciclovir durch Mutationen der Thymidinkinase (und selten der DNA-Polymerase) bedingt. Es besteht Kreuzresistenz zu Aciclovir.

Pharmakokinetik. Penciclovir ist oral nicht bioverfügbar – es wird daher topisch (»Fieberblasencreme«) oder intravenös angewandt. Wird Famciclovir als Prodrug oral zugeführt, liegt die systemische Bioverfügbarkeit von Penciclovir bei 65–80%. Das Verteilungsvolumen beträgt 1,3 l/kg. Penciclovir wird überwiegend unverändert (90%) renal eliminiert. Die Halbwertzeit liegt bei 2 Stunden und steigt bei Niereninsuffizienz auf 10 Stunden (→ Dosisanpassung/Verlängerung des Dosierungsintervalls).

Unerwünschte Wirkungen. Famciclovir und Penciclovir werden gut vertragen. Die unerwünschten Wirkungen entsprechen denen von Aciclovir.

Klinische Anwendung. Famciclovir und Penciclovir sind für die Prophylaxe und Therapie von Infektionen mit HSV und VZV zu gelassen.

2'-Deoxy-Thymidin   **Brivudin (p.o.)**

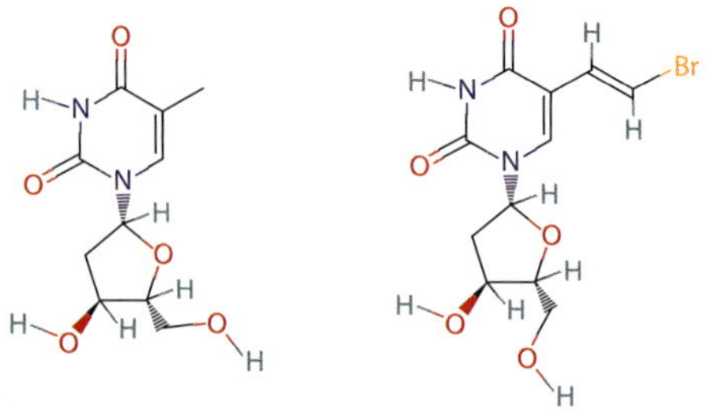

Abb. 58.5 Vergleich der Struktur von 2'-deoxy-Thymidin mit Brivudin

---

> **Famciclovir und Penciclovir**
>
> **Dosierungen bei oraler Therapie:**
> - Infektionen mit Herpes simplex genitalis (Erwachsene):
>   – Famciclovir: 0,75 g/d in 3 Einzeldosen
> - rezidivierender Herpes simplex genitalis zur Unterdrückung des Rezidivs:
>   – Famciclovir: 0,25 g/d in 2 Einzeldosen
> - HSV-Prophylaxe bei Immunsupprimierten:
>   – Famciclovir: 1 g/d in 2 Einzeldosen
>   – Herpes zoster/Varicella Zoster:
>   – Famciclovir: 1,5 g/d in 3 Einzeldosen
>
> **Dosierung bei intravenöser Gabe:**
> - bei mukokutanen Infektionen mit HSV bei Immunsupprimierten
>   – Penciclovir 10–15 mg/kg/d in 3 Einzeldosen

58.2.3 Brivudin

Wirkungsmechanismus und Wirkungsspektrum. Brivudin ist ein 2'-deoxy-Uridin mit einer Bromvinyl-(Bromoethenyl-)Seitenkette (Abb. 58.5). Brivudin wird wie Aciclovir durch die virale Thymidinkinase phosphoryliert und dann zum Triphosphat konvertiert. In dieser Form hemmt es die virale DNA-Polymerase. Brivudin erzeugt keinen Kettenabbruch. Brivudin erfasst HSV1, VZV und weniger gut HSV2. Therapeutisch wird aufgrund der Studienlage nur die Wirkung gegen VZV genutzt.

Pharmakokinetik. Brivudin wird gut resorbiert unterliegt aber einer ausgeprägten präsystemischen Elimination. Die

orale Bioverfügbarkeit liegt daher nur bei 30%. Brivudin ist zu >95% an Plasmaproteine gebunden, hat eine Verteilungsvolumen von etwa 1 l/kg und eine Halbwertzeit von 16 Stunden. Sowohl im Rahmen des First-Pass-Metabolismus in der Leber als auch im anschließenden Metabolismus im gesamten Organismus entsteht durch Zuckerabspaltung Bromoethenyl-Uracil. Dieses ist nicht antiviral wirksam, hemmt aber die Dihydropyrimidindehydrogenase (s. Wechselwirkungen). Die Ausscheidung des Metaboliten erfolgt überwiegend renal. Weil die Spaltung von Brivudin im gesamten Organismus passiert, ist eine Dosisanpassung weder bei Niereninsuffizienz noch bei eingeschränkter Leberfunktion notwendig.

Wechselwirkung. Die Hemmung der Dihydropyrimidindehydrogenase durch Bromoethenyl-Uracil (Bromvinyluracil) ist bei Patienten sehr gefährlich, die eine Therapie mit 5-Fluoruracil oder dessen Prodrugs (Capecitabin, Tegafur; ► Kap. 61) oder Flucytosin (s. ► Kap. 59) erhalten. Die Toxizität von 5-Fluoruracil wird durch Hemmung der Dihydropyrimidindehydrogenase drastisch gesteigert. Die Kombination von Brivudin mit 5-Fluoruracil hat zu Tosdesfällen geführt. Nach einer Therapie mit Brivudin dauert es fast 3 Wochen, bis die Hemmung der Dihydropyrimidindehydrogenase nicht mehr nachweisbar ist. Daher muss ein Intervall von 4 Wochen zwischen einer Gabe von Brivudin und der anschließenden Gabe von 5-Fluoruracil eingehalten werden.

Unerwünschte Wirkungen. Häufig tritt Übelkeit auf. Alle anderen unerwünschten Wirkungen (Kopfschmerz, Schwindel, Schlaflosigkeit; Hautausschläge, Blutbildveränderungen) sind selten (<1%).

Klinische Anwendung. Behandlung des Herpes zoster bei immunkompetenten Erwachsenen (s. auch Aciclovir). **Dosierung:** 125 mg/d 1-mal pro Tag.

58.2.4 Ganciclovir und Valganciclovir

Wirkungsmechanismus, Wirkungsspektrum und Resistenz. Ganciclovir (Abb. 58.2) unterscheidet sich von Aciclovir nur durch eine zusätzliche Methanolgruppe in der Seitenkette bzw. von Penciclovir durch die fehlende Ätherbrücke. Valganciclovir ist das Prodrug (Valylester von Ganciclovir). Ganciclovir hemmt hoch potent die Vermehrung von CMV, wirkt aber auch gegen alle anderen Herpesviren inklusive HSV und VZV. Ganciclovir wird durch die HSV- oder VZV-Thymidinkinase bzw. die multifunktionelle UL97-Kinase von CMV zum Monophosphat phosphoryliert. Ganciclovir-Diphosphate und Triphosphate werden durch zelluläre Kinasen gebildet (s. Aciclovir und ◻ Abb. 58.3). Ganciclovir-Triphosphat hemmt die virale DNA-Polymerase. Ganciclovir-Triphosphat akkumuliert intrazellulär zu höheren Konzentrationen als Aciclovir-Triphosphat und persistiert intrazellulär über 24 Stunden. Dies erklärt, dass Ganciclovir nur einmal pro Tag verabreicht werden muss. **Resistenzen** sind vor allem auf Mutationen zurückzuführen. Bei HSV besteht eine Kreuzresistenz zwischen Aciclovir und Ganciclovir.

Pharmakokinetik. Die orale Bioverfügbarkeit von Ganciclovir ist gering (<10%). Das Prodrug Valganciclovir führt zur oralen Bioverfügbarkeit von 60% bzw. bei Einnahme mit der Nahrung von ca. 80%. Die Plasmaproteinbindung von Ganciclovir ist vernachlässigbar, das Verteilungsvolumen beträgt 1,1 l/kg. Die Halbwertszeit im Plasma liegt bei 2–4 Stunden. Die Ausscheidung erfolgt überwiegend (>90%) in unveränderter Form renal. Die Halbwertszeit steigt mit sinkender Kreatinin-Clearance auf Werte von 30–40 Stunden.

Unerwünschte Wirkungen. Die therapeutische Breite von Ganciclovir ist gering. Bei 30% der Patienten muss die Therapie wegen der Myelo- und/oder Neurotoxizität abgebrochen werden:

- **Myelosuppression:** Die Proliferation von Knochenmarkzellen wird im selben Konzentrationsbereich gehemmt wie die Vermehrung von CMV. Die Knochenmarksuppression ist deshalb dosislimitierend. Sie setzt meist nach 1 Woche ein und ist in der Regel reversibel.
- **Neurotoxizität:** Kopfschmerzen, Schlaflosigkeit Geschmacksstörungen treten bei bis zu 15% der Patienten auf, seltener sind Krampfanfälle und periphere Neuropathien. Außerdem können auch Depressionen, Angstzustände, Verwirrtheit und Denkstörungen häufig auftreten.

Gastrointestinale unerwünschte Wirkungen sind häufig Übelkeit und Brechreiz, sehr häufig auch Durchfall.

❯ Ganciclovir gilt als teratogen.

Klinische Anwendung. Therapie und Prophylaxe einer lebensbedrohlichen oder augenlichtbedrohlichen CMV-Infektion bei Immunsupprimierten sowie die Prophylaxe der CMV-Infektion bei Transplantierten. **Dosierung:**

- intravenös: 10 mg/kg/d in 2 Einzeldosen über eine **langsame intravenöse Infusion** wegen basischen pH, s. Aciclovir).
- oral: Valganciclovir 1,8 g/d in 2 Einzeldosen für 3 Wochen; ab 3 Wochen 0,9 g/d in 1 Einzeldosis
- zur Prophylaxe bei Transplantation: 0,9 g/d 1-mal pro Tag bis 100 Tage nach Transplantation

◻ **Abb. 58.6 Vergleich der Struktur von 2'-deoxy-Cytidin-Monophosphat mit Cidofovir.** Bei Cidofovir hängt die Phosphorsäure an einem C-Atom (grauer Kreis), wodurch die Substanz sehr stabil wird und lange in Zellen persistiert

58.2.5 Cidofovir

Wirkungsmechanismus. Cidofovir (◻ Abb. 58.6) ist ein Nukleotidanalogon des Cytidin-Monophosphats. Weil Cidofovir schon phosphoryliert ist, bedarf es keiner viralen Thymidinkinase oder UL97-Kinase, um antivirale Aktivität zu entfalten. Daher wirkt Cidofovir auch bei Aciclovir-/Penciclovir-/Ganciclovir-Resistenz. Cidofovir wird langsam in Zellen aufgenommen. Der Transportmechanismus ist nicht genau bekannt, er wird der Endozytose aus der flüssigen Phase (fluid phase endocytosis) zugerechnet. Nierenepithelzellen nehmen Cidofovir in großen Mengen durch den organischen Aniontransporter-1 auf (OAT1, SLC22A6, s. ▶ Kap. 2.1.5 und ◻ Abb. 2.28). Dies erklärt die Nephrotoxizität von Cidofovir und den Umstand, dass diese durch Hemmung von OAT1 mit Probenecid abgeschwächt werden kann (s. unten). Intrazellulär wird das entsprechende Triphosphat (Cidofovir-Diphosphat) durch endogene Kinasen gebildet und hemmt die viralen DNA-Polymerasen mit deutlich höherer Affinität (1–2 Zehnerpotenzen) als zelluläre DNA-Polymerasen. Cidofovir wird auch mit Phosphocholin verestert und persistiert in dieser Form über >7 Tage in Zellen. Dieser Ester ist möglicherweise ein Reservoir für das antivirale Cidofovir-Diphosphat und erklärt die Beobachtung, dass eine Dosierung im 1- bis 2-wöchigen Intervall ausreicht.

Wirkungsspektrum und Resistenz. Cidofovir erfasst Herpes-, Papova-, Pocken- und Adenoviren. Therapeutisch wird nur die Hemmung von CMV genutzt. Klinische Studien liegen auch für die lokale Therapie von Condylomata accuminata vor. **Resistenzen** gegen Cidofovir sind auf Mutationen der viralen DNA-Polymerase zurückzuführen. Die mutierte Polymerase ist dann auch resistent gegen Ganciclovir. Gegen Foscarnet (▶ Abschn. 58.2.6) besteht keine Kreuzresistenz.

Pharmakokinetik. Cidofovir wird oral nicht resorbiert und muss daher intravenös infundiert werden. Die Proteinbindung ist vernachlässigbar(≤10%), das Verteilungsvolumen

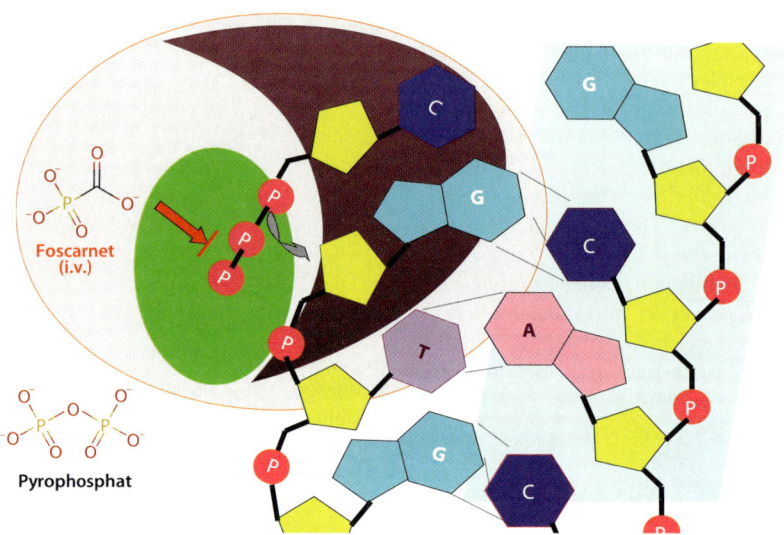

◻ Abb. 58.7 Schematische Darstellung des Wirkungsmechanismus von Foscarnet. Foscarnet (Phoshonoformiat) ist ein Analogon von Pyrophyosphat. Es bindet an die DNA-Polymerase innerhalb ihrer Palm-Domäne (grauer Kreis mit violetter Basenbindungsstelle und grüner Pyrophosphatbindungsstelle). Die DNA-Polymerase würde hier unter Elimination des Pyrophosphat den Phosphodiester (grauer Pfeil) zwischen dem Guanin auf dem zu synthetisierenden DNA-Strang und dem Cytidin-Triphosphat (in der Palmdomäne) knüpfen. Wenn Foscarnet die Pyrophosphat-Bindungsstelle besetzt, kann diese Reaktion nicht laufen. Die DNA-Replikation ist gehemmt. Der DNA-Strang der als Vorlage dient (template strand) ist blau unterlegt. A = Adenin, C = Cytidin, G = Guanin, T = Thymin

liegt bei 0,4 l/kg. Cidofovir gelangt in keinem nennenswerten Ausmaß in die Zerebrospinalflüssigkeit. Cidofovir wird unverändert renal ausgeschieden, die Halbwertszeit der Elimination beträgt 2–3 Stunden. Bei Nierenversagen steigt die Halbwertszeit bis auf 30–35 Stunden. Wegen der Nierentoxizität ist eine Gabe von Cidofovir bei eingeschränkter Nierenfunktion (Kreatinin-Clearance ≤55 ml/min) aber kontraindiziert. Tubulusepithelzellen reichern Cidofovir durch OAT1 an. Daher erfolgt die Therapie mit Probenecid (oral: 2 g 2 Stunden vor und je 1 g nach 2 und 8 Stunden).

Unerwünschte Wirkungen. Cidofovir ist schlecht verträglich. Abgesehen von den üblichen unspezifischen Symptomen (Übelkeit, Hautausschläge) ist die wichtigste unerwünschte Wirkung die **Nephrotoxizität.** Diese wird durch Administration von Probenecid (s, oben) und Volumenzufuhr (1 l = 0,9% NaCl-Lösung vor der Infusion von Cidofovir) hintangehalten. Dennoch entwickeln mehr als 40% der Patienten eine Proteinurie, und 15% einen Anstieg der Serumkreatininkonzentration. Häufig (10–20% der Patienten) kommt es auch zur **Neutropenie.** Die Patienten müssen regelmäßig augenärztlich untersucht werden. Es kann sich eine Uveitis/Iridozyklitis sowie eine Akkomotationslähmung entwickeln.

Wechselwirkungen. Die gleichzeitige Gabe von anderen nephrotoxischen Substanzen ist kontraindiziert (Aminoglykoside, Amphotericin B, Foscarnet, Ciclosporin, Cisplatin). Ein Intervall von 7 Tagen sollte zwischen der letzten Gabe von Cidofovir und deren Applikation eingehalten werden. Probenecid verhindert die Ausscheidung vieler Säuren (β-Lactam-Antibiotika, nichtsteroidale Antiphlogistika).

Klinische Anwendung. CMV-Retinitis bei Patienten mit AIDS eingesetzt, die auf Ganciclovir und Foscarnet nicht ansprechen. **Dosierung:** intravenöse Infusion von 5 mg/kg 1-mal pro Woche; nach 14 Tagen 1-mal alle 2 Wochen 5 mg/kg.

58.2.6 Foscarnet

Wirkungsmechanismus, Wirkungsspektrum und Resistenz. Foscarnet ist ein Pyrophosphatanalogon und besetzt die Pyrophosphatbindungsstelle in viralen DNA-Polymerasen, insbesondere der DNA-Polymerasen von Herpesviren, von Hepatitis-B-Viren und der reversen Transkriptase von HIV (◻ Abb. 58.7). DNA-Polymerasen von Säugetierzellen werden bei einer 10- bis 100-fach höheren Konzentration ebenfalls gehemmt. Foscarnet wird in die Zellen unter anderem auch durch Natrium/Phosphat-Transporter aufgenommen; andere Mechanismen spielen auch eine Rolle, sind aber nicht definiert. Foscarnet hemmt aber auch den Natrium-Phosphat-Transport in der Niere. Die **Resistenz** gegen Foscarnet ist auf Mutationen in der viralen DNA-Polymerase zurückzuführen.

Pharmakokinetik. Die orale Bioverfügbarkeit von Foscarnet liegt nur bei 10–20%. Es wird daher intravenös appliziert. Die Proteinbindung ist vernachlässigbar (<20%), das Verteilungsvolumen liegt etwas unter dem Gesamtkörperwasser (0,4–0,6 l/kg). Foscarnet erreicht im Auge (hintere Augenkammer) dieselben und in der Zerebrospinalflüssigkeit etwas niedrigere Konzentrationen (ca. 60%) als im Plasma. Die Ausscheidung erfolgt renal in unveränderter Form. Die dominante Halbwertszeit im Plasma beträgt 2–4 Stunden; es gibt aber

Sialinsäure

🔲 **Abb. 58.8 Formelbilder für Virustatika gegen Influenza: Poren-blocker Amantadin und die Neuraminidasehemmer Oseltamivir und Zanamivir.** Oseltamivir ist ein Prodrug, der Ethylester (roter Kreis) wird abgespalten. Es entsteht die Carbonsäure, die das aktive Prinzip darstellt. Sialinsäure (N-Acetyl-Neuraminsäure) ist zum Vergleich dargestellt

auch eine späte Phase mit einer Halbwertzeit von mehreren Tagen, was vermutlich auf einen verzögerten Rückstrom aus dem Knochen zurückzuführen ist, wo Foscarnet akkumuliert. Die Ausscheidung ist von der Nierenfunktion abhängig. Die Dosis muss entsprechend der Kreatinin-Clearance angepasst werden.

Unerwünschte Wirkungen. Im Vordergrund steht die **Nephrotoxizität.** Infusion von 0,9% NaCl (1 l) schützt vor der Nephrotoxizität und verhindert die Auskristallisation von Foscarnet. In jedem Fall muss die Nierenfunktion und die Serumelektrolyte engmaschig kontrolliert werden, weil Hypokaliämie, Hypokalzämie, Hypomagnesiämie und Änderungen der Phosphatspiegel häufig vorkommen. Die **Chelierung von Calcium** bewirkt eine Hypokalzämie, Symptome sind Parästhesien, Pfötchenstellung der Hände, Risus sardonicus, Tetanie. Außerdem treten Kopfschmerzen auf sowie Leukopenien und Thrombopenien.

Im Urin sind hohe Konzentrationen von Foscarnet vorhanden, das lokal reizend wirkt und zu ulzerierenden Nekrosen führen kann. Deshalb ist eine sorgfältige Hygiene nach jeder Miktion wichtig.

Klinische Anwendung. CMV-Retinitis/andere CMV-Infektionen und (mukokutane) Aciclovir-resistente HSV-Infektion bei immunsupprimierten Patenten.

Dosierung von Foscarnet
- **CMV-Infektionen:** intravenös 180 mg/kg/d in 2 Einzeldosen über 2–3 Wochen gefolgt von einer Erhaltungsdosis (90–120 mg/kg/d 1-mal pro Tag)
- **HSV-Infektionen:** 1200 mg/kg/d in 3 Einzeldosen 7–10 Tage

---

58.3 Virustatika gegen Influenzaviren

Lernziele
- Amantadin
- Neuraminidasehemmer: Oseltamivir und Zanamivir

58.3.1 Amantadin

Wirkungsmechanismus und Wirkungsspektrum. Amantadin (🔲 Abb. 58.8) hemmt das M2-Protein von Influenza-A-Viren. Dieser H^+-selektive Ionenkanal befindet sich in der äußeren Lipidhülle von Influenzaviren und erzeugt einen H^+-Einstrom aus dem Endosom in die virale Hülle. Die Azidifizierung des Virusinneren ist Voraussetzung für die Dissoziation des Virus, weil durch die Ansäuerung das Kapsid zerfällt (Uncoating). Amantadin blockiert die Pore und verhindert damit die Freisetzung des Virus aus dem Endosom. Das M2-Protein spielt auch eine Rolle in der Assemblierung des Virions: Es wird im ER synthetisiert und reift entlang des sekretorischen Wegs (Schritte 6 und 7b in 🔲 Abb. 58.1). Im Golgi verhindert das M2 als Protonenkanal die Azidifizierung der Vesikel, die zu einer Inaktivierung des Hämagglutinins führen würde. Daher hemmt Amantadin auch die Reifung von Virionen. Die Wirkung ist auf das Influenza-A-Virus beschränkt. Nicht alle Influenza-A-Stämme sind empfindlich, z.B. H5N1 (»Vogelgrippe«) oder H1NI1v (»Schweinegrippe«). Amantadin hemmt auch NMDA-Rezeptoren und wird deshalb auch als Antiparkinsonmittel eingesetzt (▶ Kap. 34).

Pharmakokinetik. Amantadin wird gut resorbiert (orale Bioverfügbarkeit >90%), zirkuliert zu 60–70% an Plasmaprotein gebunden, verteilt sich gut (Verteilungsvolumen ca. 4 l/kg) und kommt auch im Nasen- und Bronchialsekret in Konzentrationen vor, die der Plasmakonzentration annähernd entsprechen. Amantadin wird überwiegend (90%) unverändert renal mit einer Halbwertszeit von 7–23 Stunden ausgeschieden. Bei eingeschränkter Kreatinin-Clearance (Anstieg der Halbwertszeit bis auf 70 Stunden) müssen die Dosierungsintervalle verlängert bzw. die Dosis reduziert werden.

Wechselwirkungen. Amantadin löst Effekte aus, die einer muskarinischen Blockade entsprechen und verstärkt daher die antimuskarinische Wirkung von trizyklischen Antidepressiva, Neuroleptika, H_1-Antihistaminika etc. Amantadin kann auch zur Verlängerung des QT-Intervalls führen. Kombinationen mit Klasse-I- und Klasse-III-Antiarrhythmika, Neuroleptika, Makroliden etc. bedürfen einer Überwachung.

Unerwünschte Wirkungen. Amantadin ist gut verträglich. Dosislimitierende unerwünschte Wirkungen betreffen vor allem das ZNS: Unruhe, Abnahme der Konzentration, Schlafstörungen; bei hohen Dosen Halluzinationen, Delirien und generalisierte Krämpfe. Ältere Patienten sind empfindlicher; sie sollten nur die Hälfte der Dosis erhalten. Durch die antimuskarinische Wirkung treten Mundtrockenheit, Bauchschmerzen und Obstipation auf. Selten sind Hautreaktionen wie Ekzeme oder eine Photosensibilisierung zu beobachten.

Klinische Anwendung. Amantadin kann zur Behandlung und Prophylaxe der Influenza-A verwendet werden. **Dosierung:** 200 mg/d in 1–2 Dosen (ältere Patienten sind empfindlicher und sollten nur die Hälfte der Dosis erhalten).

58.3.2 Neuraminidasehemmer Oseltamivir und Zanamivir

Wirkungsmechanismus, Wirkungsspektrum und Resistenz. Oseltamivir ist ein Prodrug, das oral zugeführt werden kann und durch Esterhydrolyse die aktive Säure liefert (◘ Abb. 58.8). Zanamivir ist eine Säure und wird inhalatorisch zugeführt (◘ Abb. 58.8). Beide Substanzen hemmen die Neuraminidase von Influenzaviren. Sialinsäure (Neuraminsäure) ist eine endständige Zuckergruppe von komplex glykosilierten Glykoproteinen. Die viralen Hämagglutinen binden an Sialinsäure und ermöglichen damit die Anheftung der Viren bei der Invasion. Bei der Freisetzung der Influenzaviren ist diese Interaktion hinderlich, weil die Viren an der Zellmembran und aneinander kleben. Daher produzieren Influenzaviren eine Neuraminidase, die die endständigen Sialinsäuren (N-Acetyl-Neuraminsäure) abspalten. Oseltamivir und Zanamivir stehen strukturell der Sialinsäure sehr nahe (◘ Abb. 58.4) und hemmen die Neuraminidase. Infektiöse Influenzaviren können nicht mehr freigesetzt werden. Oseltamivir und Zanamivir hemmen die Neuraminidasen von Influenza A und B und erfassen damit die humanpathogenen Viren. Resistente Viren haben Mutationen in der Neuraminidase, sind meist aber weniger infektiös und virulent.

Pharmakokinetik. **Oseltamivir** wird rasch resorbiert und hat eine orale Bioverfügbarkeit von 80%. Das Verteilungsvolumen liegt bei ca. 0,3 l/kg, und die Halbwertszeit beträgt 6–10 Stunden. Oseltamivir wird unverändert durch glomeruläre Filtration und tubuläre Sekretion ausgeschieden. **Zanamivir** wird bei oraler Gabe kaum resorbiert (<5%) und deshalb inhalatorisch zugeführt. Die Plasmahalbwertszeit liegt bei 2–5 Stunden.

Unerwünschte Wirkungen. Oseltamivir wird gut vertragen. Nebenwirkungen sind meist banaler Natur (Übelkeit und evtl. Erbrechen). Zanamivir kann bei Inhalation zu Hustenanfällen führen, insbesondere bei bestehendem Asthma bronchiale.

Klinische Anwendung. Behandlung und Prävention der Infektionen mit Influenza-A- und -B-Viren. Die Behandlung ist umso effektiver je früher sie begonnen wird.

Dosierung von Oseltamivir und Zanamivir

Oseltamivir
— Therapie:
 – Kinder: bis 15 kg 60 mg/d; 15–23 kg 90 mg/d; 23–40 kg 120 mg/d; ab 40 kg
 – Erwachsene: 150/mg/d in 2 Einzeldosen über 5 Tage
— **Prophylaxe:** halbe Dosierung (1-mal/Tag)

Zanamivir
— **Therapie:** Erwachsene und Kinder >5 Jahre 20 mg/Tag in 2 Einzeldosen
— **Prophylaxe:** halbe Dosierung (1-mal/Tag)

58.4 Mittel zur Behandlung der Hepatitis C

Lernziele
— Ribavirin und
— Interferon-α

58.4.1 Ribavirin

Wirkungsmechanismus, Wirkungsspektrum und Resistenz. Ribavirin ist ein Carboxamidotriazol, das an eine Ribose gekoppelt ist und damit an eine unvollständige Purinbase erinnert (◘ Abb. 58.9). Ribavirin hat mehrere Angriffspunkte; es ist nicht klar welche für die antivirale Wirkung entscheidend sind. Ribavirin wird über Nukleosidtransporter aufgenommen und intrazellulär durch endogene Kinasen zum Triphosphat phosphoryliert. Dieses wird von der viralen Polymerase (durch das NS5B-Gen des Hepatitis C-Virus codiert) verwertet und in die virale (m)RNA eingebaut. Weil die Hälfte des Purinrings fehlt, ist eine korrekte Paarung mit tRNA bzw. bei der Replikation der viralen RNA nicht möglich. Dadurch wird das Virus in einem Ausmaß mutiert, dass es defekt wird

Ribavirin (p.o.)

⬛ **Abb. 58.9 Strukturformel für Ribavirin**

(letale Mutagenese). Ribavirin hemmt auch die Bildung der Guanin-reichen Cap-Struktur am 5'-Ende von viralen mRNAs (z.B. bei Influenza Viren). Dieser Mechanismus ist aber für die Hemmung des Hepatitis C-Virus irrelevant, weil dieses keine Cap-Struktur bildet, sondern seine »non-coding regions« zum Einfädeln der viralen mRNA am Ribosom nutzt. Ribavirinmonophosphat hemmt auch die IMP-Dehydrogenase. Dieses Enzym spielt eine Schlüsselrolle bei der Rezirkulation von Purinen (purine salvage) und der Kontrolle der Purin-de novo-Synthese. Es wird durch Immunsuppressiva (Mycophenolsäure, s. ▶ Kap. 25,) und zytotoxische Purinanaloga (6-Mercaptopurin etc., s. ▶ Kap. 61) gehemmt. Die Zellen verarmen an GTP. Noch unklar ist, welche Bedeutung das für die Hemmung der Virusvermehrung hat.

Jedenfalls erklärt dieser Effekt eine Abnahme der Lymphozytenreaktivität unter Ribavirin. Ribavirin hemmt die Replikation vieler Viren (z.B. Influenza-Viren, RSV, Adenoviren, Masernvirus, Lassavirus). Zugelassen ist es nur für die Therapie der Hepatitis C und in den USA zusätzlich für die Therapie des Respiratory-Syncytial-Virus (RSV). Nur ein Teil der Hepatitis-Viren werden von Ribavirin erfasst. Erworbene **Resistenzen** sind bei Hepatitis C zum Teil auf Mutationen der viralen RNA-Polymerase zurückzuführen.

Pharmakokinetik. Ribavirin wird über Nucleosid-Transporter im Darm aufgenommen. Seine orale Bioverfügbarkeit liegt bei 50%. Die Plasmaproteinbindung ist vernachlässigbar. Das Verteilungsvolumen liegt bei 10 l/kg. Die Kinetik ist komplex, weil Ribavirin von Zellen aufgenommen wird. Erythrozyten akkumulieren Ribavirin und setzen es langsam frei. Im Gleichgewicht steigt die Plasmahalbwertszeit daher auf 10–14 Tage. Ribavirin wird in der Leber metabolisiert und renal eliminiert.

Unerwünschte Wirkungen. Dosislimitierend sind die Anämie (20%), die auf Hämolyse und Knochenmarksuppression zurückzuführen ist, und die Neutropenie. Häufig sind Lymphknotenschwellungen und Thrombozytopenie. Da Ribavirin immer zusammen mit Interferon-α angewandt wird, sind ein Teil der Nebenwirkungen auf Interferon-α zurückzuführen. Die Schilddrüsenfunktion muss überwacht werden, weil sehr häufig eine Hypothyreose auftritt (manchmal auch eine Hyperthyreose) (▶ Abschn. 58.4.2). Häufige Nebenwirkungen sind neben Schilddrüsenfunktionsstörungen Kopfschmerz,

Schwindel, Somnolenz, Tremor; Übelkeit, Erbrechen, Durchfall; Haarausfall, Hautausschläge; Gliederschmerzen. Ribavirin unterdrückt die Spermatogenese und kann zu Hodenschmerzen führen. Ribavirin ist ein etabliertes Teratogen, kontrazeptive Maßnahmen sollten bis 4 Monate nach der Therapie durchgeführt werden.

Klinische Anwendung. Ribavirin muss mit pegyliertem Interferon-α2a verabreicht werden. Es gibt 6 Genotypen des Hepatitis C-Virus; Genotyp 1 ist in Mitteleuropa der häufigste (gefolgt von Genotyp 3). Nicht alle Hepatitis-C-Viren sprechen auf die Therapie gleich gut an, die Gesamtansprechraten liegen bei 50–80%:

- Genotyp 2 und 3 sprechen am besten an: Therapiedauer von 24 Wochen
- Genotyp 1 und 4 (und 6?): Therapiedauer 48 Wochen
- bei einer Co-Infektion mit HIV: Therapiedauer unabhängig vom Genotyp 48 Wochen

Dosierung:

- Kinder 15 mg/kg/d
- Erwachsene 800–1200 mg/d in 2 Einzeldosen

58.4.2 Interferon-α

Interferone sind ursprünglich als antivirales Prinzip entdeckt worden. Der Zellkulturüberstand (konditioniertes Medium) einer viral infizierten Zellkultur wurde einer anderen Zellkultur zugesetzt, bevor diese mit dem Virus inkubiert wurde. Das konditioniert Medium schützte die zweite Zellkultur vor der Virusinfektion. Es enthielt eine Substanz, die mit der Virusinfektion interferierte, daher der Name Interferone (IFN). Interferone hemmen auch Proliferation vieler Zellen, verstärken die Expression von MHC-Komplexen und modulieren die Funktion von Lymphozyten und Makrophagen durch Änderung der Expression von Oberflächenmolekülen. Von den 3 Interferon-Gruppen (IFN-α, IFN-β und IFN-γ) werden α-Interferone therapeutisch als antivirales Prinzip genutzt.

Wirkungsmechanismus und Wirkungsspektrum. Die antivirale Wirkung von Interferon-α kommt über mehrere Effekte zustande. Die verstärkte Expression von MHC-Klasse-I-Molekülen verstärkt die immunologische Überwachung durch zytotoxische T Zellen. Interferon-α induziert über den JAK/STAT-Signalweg (▶ Kap. 22) die Produktion von etwa 25 Proteinen, die die Virusproduktion unterdrücken. Dazu gehört zum Beispiel die Induktion einer Proteinkinase, die durch Doppelstrang-RNA aktiviert wird. Diese unterdrückt die ribosomale Proteinsynthese durch Phosphorylierung des eukaryontischen Initationsfaktors 2 (eIF2). Eine latente RNase (RNAse L) wird auch aktiviert, die Einzelstrang und Doppelstrang virale RNA spaltet. Interferone induzieren auch Proteine, die die Glykosilierung von viralen Hüllproteinen verhindern (Schritt 7b in ⬛ Abb. 58.1). Im evolutionären Wettlauf haben Viren Gegenmechanismen entwickelt, mit denen sie die Effekte von Interferonen unterdrücken. CMV kann den Export von MHC I Molekülen aus dem ER an die Zelloberfläche unterdrücken. Hepatitis C verhindert die Aktivierung der Interferon-induzierten RNA-abhängigen Proteinkinase etc. Interferone hemmen in vitro die Vermehrung zahlreicher Viren. Therapeutisch gesichert ist durch klinische Studien nur die Anwendung von Interferon-α2b (mit oder ohne Pegylierung) bei Hepatitis C und B.

Pharmakokinetik. Die Bioverfügbarkeit nach subkutaner Gabe liegt bei 80% und die Plasmahalbwertszeit beträgt ca. 6 Stunden. Der Effekt hält länger an, weil Protein induziert worden sind (s. oben). Wenn man Makrophagen aus dem Blut isoliert, lässt sich nachweisen, dass Surrogatmarker für die antivirale Antwort über eine Woche aktiviert sind.

Interferon-α2a wird mit Polyethylenglykol modifiziert, das die Resorption verzögert und dadurch die Halbwertszeit verlängert. Damit hält die Wirkdauer länger an. Zur Verfügung stehen Peginterferon-α2a (Halbwertszeit ca. 50 Stunden) und Peginterferon-α2b (Halbwertszeit 80 Stunden).

Unerwünschte Wirkungen. Die Injektion von Interferon erzeugt häufig grippeähnliche Symptome: Fieber, Frösteln, Glieder- und Kopfschmerzen, Übelkeit. Das Fieber fällt innerhalb von 6–12 Stunden. Es kann auch durch Vorbehandlung mit einem COX-Hemmer (Paracetamol, Acetylsalicylsäure, Ibuprofen) beseitigt werden. Dosislimitierend ist die Neutropenie und Thrombopenie.

Bei länger dauernder Therapie kann es zu Depressionen und Angstzuständen mit suizidaler Ideation kommen; dies ist auch nach Absetzten der Therapie möglich. Eine entsprechende Überwachung der/Hilfestellung für die Patienten ist ebenso notwendig wie eine gründliche anamnestische Exploration (bestehende psychiatrische Erkrankung/Neigung zur Depression?) und eine rechtzeitige Intervention. Daneben können auch Zustände von Verwirrtheit und Verhaltensstörungen auftreten. Autoimmunerkrankungen können auftreten, insbesondere Thyreoiditis (mit Hyper- oder Hypothyreose).

Klinische Anwendung. Interferone werden bei einer Infektion mit Hepatitis C (als Monotherapie oder in Kombination mit Ribavirin) und bei Hepatitis B eingesetzt. Die Therapiedauer richtet sich nach der Viruslast.

Dosierung von Interferon-α
- **Pegyliertes Interferon-α2a/-α2b:**
  - Hepatitis-C-Virus: 4,5 Mio. IE 3-mal/Woche für bis zu 12 Monaten (s. auch Ribavirin)
  - Hepatitis-B-Virus: 2,5–5 Mio. IE/m² Körperoberfläche 3-mal/Woche für bis zu 4–6 Monaten.
- **Pegintron-α2a:**
  - Hepatitis-B- und -C-Virus: 180 μg/Woche
- **Pegintron-α2b:** nur für Hepatitis C zugelassen:
  - 1,5 μg/kg/Woche mit Ribavirin
  - in Monotherapie 0,5–1 μg/kg/Woche, 1-mal wöchentlich

58.5 Antivirale Substanzen zur Therapie von Hepatitis B

Lernziele
- Nukleotid-Analoga: Adefovir und Tenofovir
- Nukleosid-Analoga: Entecavir, Lamivudin und Telbivudin

58.5.1 Replikationsmechanismus und Auswahl der antiviralen Substanzen

Hepatitis-B-Viren hat einen besonderen Replikationsmechanismus: Die sehr kleine virale DNA wird zwar in den Kern transloziert und dient als Vorlage für die Produktion der mRNA, die Replikation der DNA erfolgt aber im Cytosol unter Verwendung der mRNA, die in das naszierende Kapsid aufgenommen wird, dort als Vorlage dient und von der viruseigenen Polymerase (die reverse Transkriptase und RNase H-Aktivität hat) in DNA umgeschrieben und dann zerstört wird. Die reverse Transkriptase kann daher von Nukleosiden und Nukleotiden ebenso gehemmt werden wie die reverse Transkriptase von HI-Viren (▶ Kap. 58.6).

Tenofovir und Entecavir gelten derzeit als Mittel erster Wahl, weil sich eine Resistenz bei diesen Substanzen in der derzeit verwendeten Dosierung nur langsam einstellt. Die Alternative ist, die Therapie mit Interferonen (s. oben) zu beginnen. Für Interferone spricht der Umstand, dass auf Grund der multiplen Angriffspunkte Viren schwer Resistenz erwerben können. Gegen Interferone sprechen die schlechtere Verträglichkeit, die subkutane Administration und die relativ geringe Effizienz in der Unterdrückung der viralen Zahl von Kopien. Interferone sind bei bestehenden Autoimmunerkrankungen und bei bestehenden psychiatrisch relevanten Erkrankungen kontraindiziert. Bei Lamivudin und Telbivudin entwickeln sich Resistenzen rasch. Sie werden daher nicht mehr als Mittel erster Wahl eingestuft. Sie stehen als Kombinationspartner (für Tenofovir und Entecavir) bzw. als Rescue-Medikation beim Auftreten resistenter Viren (»viral breakthrough«) zur Verfügung. Die Kombination von Lamivudin mit Interferonen hat keine Verbesserung der Langzeit-Ansprechrate gebracht, aber zur Zunahme der Toxizität geführt, daher wird sie nicht empfohlen. Für andere Kombinationen mit Interferonen ist die Datenlage nicht ausreichend.

Das Ziel der Therapie ist es, die Anzahl der infektiösen Virionen – mittels Polymerase-Kettenreaktion (PCR) bestimmt – unter die Nachweisbarkeitsgrenze (<300 Kopien/ml) bzw. das Oberflächenantigen (HB$_S$-Antigen) im Plasma zu senken und den Leberzellzerfall zu hemmen (Normalisierung der GPT/ALT). Diese Parameter korrelieren mit einer Besserung der histologischen Veränderungen. In diesem Zusammenhang muss betont werden, dass die Viruslast am Anfang bei 10 Mio. Kopien/ml liegen kann. Im Laufe der Entwicklung der Erkrankung akkumuliert das Virus Mutationen und entwickelt sich von einem HBe-Antigen-posi-

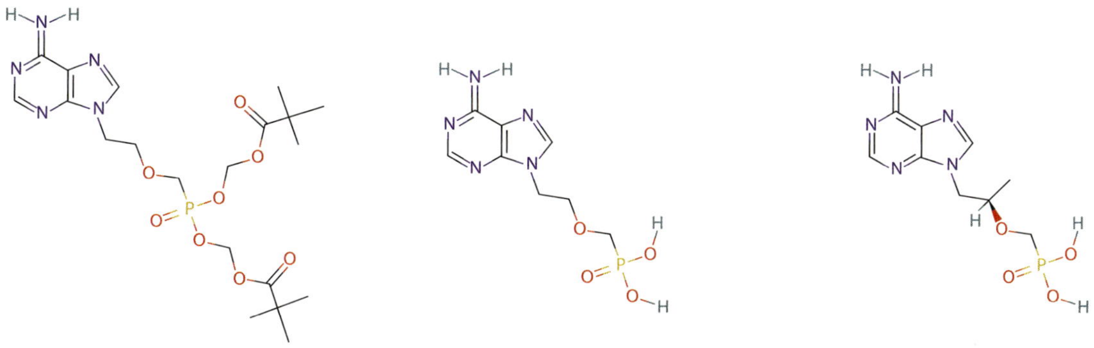

Adefovir Disoproxil (p.o.)   **Adefovir**   **Tenofovir (p.o. als Disoproxil gegeben)**

◘ Abb. 58.10 Strukturformeln der Nukleotidanaloga Adefovir und Tenofovir

tiven zu einem HBe-Antigen-negativen Virion (Präcore-Mutationen). Bei einer HBe-Antigen-positiven Form ist die Bildung von Antikörpern gegen HBe ein prognostisch günstiges Zeichen.

58.5.2 Nukleotidanaloga: Adefovir und Tenofovir

Wirkungsmechanismus und Resistenz. Adefovir und Tenofovir sind azyklische Nukleotidanaloga (◘ Abb. 58.10). Tenofovir ist das R-Isomer von Adefovir. Beide Substanzen werden als Ester oral zugeführt. Der Ester wird nach Resorption rasch gespalten. Es ist nicht klar, ob Hepatozyten den Ester oder die freigesetzten Anionen aufnehmen. Hepatozyten sind reich mit organischen Anionentransportern ausgestattet (▶ Kap. 2.1.5 und ◘ Abb. 2.29), sodass die auch die Adefovir und Tenofovir gut aufgenommen werden. Intrazellulär werden sie zu Triphosphaten (= Adefovir-/Tenofovir-Diphosphat) phosphoryliert. Beide Substanzen hemmen die virale Polymerase mit einer Affinität, die 1–2 Zehnerpotenzen über derjenigen für die zellulären Polymerasen liegen. Außerdem lösen sie einen Kettenabbruch aus. Intrazellulär persistieren Adefovir-Diphosphat bzw. Tenofovir-Triphosphat im Mittel mit einer Halbwertszeit von 14 Stunden. In vitro werden viele Viren gehemmt (inkl. HI-Viren). In vivo ist der Nachweis der Wirksamkeit in Phase III-Studien bei Adefovir nur für Hepatitis B durchgeführt; Tenofovir ist auch für die Behandlung von AIDS zugelassen. **Resistenzen** treten unter Langzeittherapie relativ langsam und selten auf. Sie sind auf Mutationen der Hepatitis-B-Polymerase zurückzuführen.

Pharmakokinetik. Die Bioverfügbarkeit der jeweiligen Ester liegt bei 60% für 20 mg Adefovir und 30% für 245 mg Tenofovir. Die Proteinbindung ist vernachlässigbar (>1%), das Verteilungsvolumen liegt für Adefovir bei 0,4 l/kg und für Tenofovir bei 0,8 l/kg. Beide Substanzen werden überwiegend unverändert renal eliminiert. Die Halbwertszeit der Elimination liegt für Adefovir bei 5–10 Stunden und für Tenofovir bei 12–18 Stunden.

Unerwünschte Wirkungen. Adefovir und Tenofovir werden relativ gut vertragen. Beide Substanzen über die Niere ausgeschieden (basolateral über OAT1 aufgenommen, luminal über MRP4 luminal sezerniert, s. ▶ Kap. 2.1.5 und ◘ Abb. 2.28). Es besteht daher das Risiko einer Nierenschädigung (Kreatininanstieg, Proteinurie, renale Acidose etc.). Daher muss die Nierenfunktion regelmäßig kontrolliert werden. Adefovir-/Tenofovir-Diphosphat hemmen wahrscheinlich die Parathormon-induzierte cAMP-Akkumulation im proximalen Tubulus. Dies begünstigt das Auftreten einer Osteomalazie (Mangel an aktivem Vitamin D_3).

Am Anfang der Therapie kann es zur Exazerbation der Erkrankung kommen (Anstieg der Leberenzyme um das 10-fache), ebenso nach Absetzen der Therapie bzw. nach Therapieabbruch.

Häufig treten Kopfschmerzen, Bauchschmerzen und allgemeines Schwächegefühl auf.

Klinische Anwendung. Adefovir-Dipivoxil ist für die Therapie der chronischen Hepatitis B zugelassen. Die Therapiedauer (≥1 Jahr) richtet sich nach dem Abfall des HB_s (surface antigens), der Ausbildung von Antikörpern gegen HB_e und dem Abfall der Viruskopien unter der Nachweisbarkeitsgrenze. **Dosierung:** 10 mg/d in einer Einzeldosis.

Tenofovir-Dipivoxil ist für die Therapie von Infektionen mit Hepatitis-B-Viren (Monotherapie) und HI-Viren (Kombinationstherapie, s. ▶ Abschn. 58.6) zugelassen. **Dosierung:** 245 mg/d in einmal/Tag.

58.5.3 Nukleosidanaloga: Entecavir, Lamivudin und Telbivudin

Wirkungsmechanismus, Wirkungsspektrum und Resistenz. Entecavir ist ein Guanosinanalogon, in dem der Zucker durch einen Cyclopentylring ersetzt ist, Lamivudin ist ein Cytosinanalogon, in dem der Ribosering einen Schwefel enthält; Telbivudin ist L-Thymidin (◘ Abb. 58.11). Alle 3 Analoga werden nach zellulärer Aufnahme zu Triphosphaten konvertiert. Die zelluläre Halbwertszeit der Triphosphate liegt bei 15–20 Stunden.

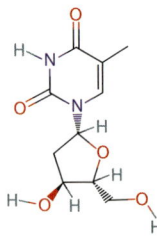

○ **Abb. 58.11 Strukturformeln für die Nukleosidanaloga Entecavir, Lamivudin und Telbivudin (L-Thymidin)**

Erntecavir (p.o.)   Lamivudin (p.o.)   Telbivudin (p.o.)   L-Thymidin

Entecavir-Triphosphat hemmt die Polymerase von Hepatitis-B-Viren (HBV-Polymerase) mit extrem hoher (nanomolarer) Affinität. Die Hemmkonstanten für zelluläre DNA-Polymerasen liegen um ≥4 Zehnerpotenzen höher (Dosierung deshalb in mg). **Lamivudin-Triphosphat** hemmt die reverse Transkriptase der HI-Viren und die HBV-Polymerase. Lamivudin erzeugt einen Kettenabbruch. Die Wirkung von **Telbivudin-Triphosphat** ist auf HBV-Polymerase beschränkt.

Unter Lamivudin kommt es rasch zur Entwicklung einer Resistenz durch Mutation der HBV-Polymerase. Es besteht eine Kreuzresistenz mit Telbivudin und eine partielle Kreuzresistenz mit Entecavir. Die Empfindlichkeit gegen Adefovir und Tenofovir bleibt erhalten.

Pharmakokinetik. Entecavir wird rasch resorbiert, die orale Bioverfügbarkeit wird auf 70% geschätzt, die Proteinbindung ist niedrig (13%). Die globale Halbwertszeit der Elimination liegt bei 24 Stunden. Die Elimination ist aber biphasisch mit einer sehr langsamen terminalen Elimination von ca. 130–150 Stunden. Entecavir wird überwiegend unverändert renal eliminiert.

Die orale Bioverfügbarkeit von **Lamivudin** ist hoch (85%), die Plasmaproteinbindung liegt bei 30%, das Verteilungsvolumen bei 1,3 l/kg. Die Halbwertszeit der Elimination beträgt ungefähr 9 Stunden, wobei der überwiegende Teil unverändert im Harn ausgeschieden wird.

Angaben zur oralen Bioverfügbarkeit von **Telbivudin** liegen nicht vor. Es ist nicht an Plasmaproteine gebunden und verteilt sich im ganzen Organismus. Das Verteilungsvolumen wird auf 8 l/kg geschätzt. Die globale Halbwertszeit liegt bei 15 Stunden, die Elimination ist biphasisch mit einer langen terminalen Halbwertszeit (42 Stunden). Die Ausscheidung erfolgt über die Niere überwiegend in unveränderter Form. Die renale Clearance entspricht der glomerulären Filtrationsrate.

Da alle 3 Substanzen vorwiegend renal eliminiert werden, muss die Dosis der Kreatinin-Clearance angepasst werden.

Wechselwirkung. Trimethoprim (Pneumocystis jiroveci bei AIDS) verzögert die Ausscheidung von Lamivudin (vermutlich durch Konkurrenz um organische Kationentransporter). Der Plasmaspiegel liegt ca. 1,5-mal höher.

Unerwünschte Wirkungen. Die Nukleosidanaloga werden gut vertragen. Abgesehen von häufig (1–10%) banalen Symptomen (Kopfschmerz, Müdigkeit, Schwindel, Übelkeit etc.), können folgende unerwünschte Wirkungen auftreten:

- Am Beginn der Therapie kann es zu Exazerbationen (Transaminasenanstieg) kommen.
- Telbivudin kann eine Myopathie (Kreatinkinase überwachen!) erzeugen, die bis zur Rhabdomyolyse fortschreiten kann. Bei einer Kombination mit Statinen, Ciclosporin und Fibraten ist daher besondere Vorsicht geboten.
- Unter Therapie mit Nukleosid- und Nukleotidanaloga kann eine Laktatazidose (ohne Hypoxie) auftreten. Frauen haben ein höheres Risiko. Übergewicht ist ein weiterer Risikofaktor. Übelkeit, Erbrechen und Bauchschmerzen (durch die Leberschwellung) können auf eine Laktatazidose hinweisen. Die Patienten müssen auf die Symptome hingewiesen und engmaschig kontrolliert werden.

Klinische Anwendung. Entecavir ist für die Therapie von Hepatitis B zugelassen. **Dosierung:** 0,5 mg/d, bei Lamivudin-Resistenz 1 mg/d 1-mal pro Tag

Lamivudin ist für die Therapie von HIV und HBV bei Erwachsenen und Kindern zugelassen. **Dosierung:**

- HBV: Kinder 3 mg/kg/d (maximal 100 mg/d); Erwachsene 100 mg/d in einer Einzeldosis
- HIV: Kinder 8 mg/kg/d (maximal 300 mg/d) Erwachsene 300 mg/d in 1–2 Einzeldosen

Telbivudin ist für die Therapie von Hepatitis B zugelassen. **Dosierung:** 600 mg/d.

58.6 Antivirale Substanzen für die Therapie von HIV

> ⌐ **Lernziele**
>
> **Angriffspunkte bei HIV**
> **Mittel**
> - Hemmer der Co-Rezeptor-Bindung
> - Nukleosidische und nichtnukleosidische reverse Transkriptasehemmer
> - HIV-Proteasehemmer
> - Fusionshemmer
> - Integrasehemmer

Am linken Rand: **58**

Humane Immundefizienzviren (HIV-1 in Europa prävalent, HIV-2 in Westafrika) sind Lentiviren, d.h. eine besondere Art von Retroviren, deren DNA-Kopie auch in ruhenden Zellen in den Zellkern gelangen und genomisch integriert werden kann. Der Replikationszyklus von HI-Viren ist in ◘ Abb. 58.12 dargestellt. Der einzige pharmakotherapeutisch relevante Unterschied zwischen HIV-1 und HIV-2 ist die Unwirksamkeit der nichtnukleosidische Hemmer der reversen Transkriptase (NNRTI) bei HIV 2.

58.6.1 Angriffspunkte bei HI-Viren

Initial dringen HI-Viren primär in Makrophagen (CD4+ und CCR5-positiv) ein. Sie vermehren sich in diesen und gelangen mit den Makrophagen in alle Organe (inklusive das Gehirn, wo sie auch Mikroglia infizieren). Der T-Zellbefall ist in dieser Zeit relativ gering und kann durch die Produktion neuer T-Zellen aufgefangen werden. Mit der Zeit ändert sich der Tropismus des Virus: Das Glykoprotein-120 (GP120) kann auch vermehrt an den Chemokinrezeptor CXCR4 binden. Dies ermöglicht dem Virus progressiv mehr und mehr CD4+-T-Zellen zu befallen und sich in dieser Nische einzunisten. Initial wird der Verlust an T-Zellen, der sich durch die Toxizität des Virus, hier vor allem durch das vom nef-Gen codierten Protein, und durch die Immunantwort ergibt, durch die Proliferation der T-Zellen kompensiert. Es vergehen im Mittel 8 Jahre bis die Zahl an CD4+-T-Zellen auf 200–300/µl (von 1000/µl) gefallen ist und sich klinische Symptome zeigen (opportunistische Infektion = AIDS-Syndrom der erworbenen Immundefizienz). Das therapeutische Ziel ist es, die opportunistischen Infektionen zu verhindern, weil diese die Patienten töten. Im Spätstadium kann eine Demenz auftreten, weil HI-Viren auch Neurone befallen. Auch diese wird durch die Therapie verhindert. Als verlässlicher Marker/Prädiktor für einen Therapieerfolg gilt, dass die Viruslast (von bis zu 10^9 Virionen/ml Plasma) unter die Nachweisbarkeitsgrenze (Polymerase-Kettenreaktion: 50 Kopien/ml) gesenkt und die Zahl der CD4+-T-Zellen möglichst hoch gehalten wird.

Bei der DNA-Synthese können DNA-Polymerasen Nukleotide falsch einbauen. Diese werden aber prompt entfernt, weil die DNA-Polymerasen schlecht gepaarte Basen erkennen und mit ihrer Exonukleaseaktivität entfernen (Korrekturlese- oder Proofreading-Aktivität). Die HIV-reverse Transkriptase hat keine Proofreading-Aktivität, daher werden häufig falsche Basen eingebaut. Mit anderen Worten: Das Virus mutiert sehr rasch. Deshalb können HI-Viren leicht Resistenzen gegen Hemmstoffe erwerben. Nach dem Erkennen dieser Zusammenhänge wurde eine Kombinationstherapie aus 3–4 Substanzen initiiert: HAART (highly active antiretroviral therapy).

Derzeit pharmakotherapeutisch genutzte Angriffspunkte bei HIV:

- Hemmung der Bindung an den Co-Rezeptor (Schritt 2 in ◘ Abb. 58.12): CCR5 – **Maraviroc**
- Hemmung der Fusion durch Bindung an GP41 (Schritt 3): **Enfuvirtid**
- Hemmung der reversen Transkriptase (Schritte 5a und 5b in ◘ Abb. 58.12) durch:
  - Nukleoside: Zidovudin (AZT), Lamivudin (3CT), Didanosin, Stavudin, Abacavir, Emtricitabin
  - Nukleotide: Tenofovir
  - nichtnukleosidische Inhibitoren: Nevirapin, Efavirenz, (Delavirdin in USA)
- Hemmung der HIV-Protease (Schritt 10 in ◘ Abb. 58.12): Saquinavir, Ritonavir, Indinavir, Nefilnavir; Lopinavir, Amprenavir, Fosemprenavir, Atazanavir, Tipranavir, Darunavir

Erste Wahl ist derzeit auf Grund der Evidenzlage (2011):

- Emtricitabin und Tenofovir (Alternative: Abacavir + Lamivudin; Tenofovir + Lamivudin)
- Darunavir, Atazanvir, Lopinavir (längste Erfahrung), Alternative: Fosempranivir, Saquinavir
- Efavirenz, Nevirapin
- Raltegravir

Mögliche Kombinationen für die Initialtherapie:

- 2 Nukleoside/Nukleotide + 1 nichtnukleosidischer Inhibitor
- 2 Nukleoside/Nukleotide + 1 Proteaseinhibitor
- 2 Nukleoside/Nukleotide + Integrase-Inhibitor

Bei Therapieversagen (Wiederanstieg der viralen RNA-Kopien bei nachgewiesener Therapie-Adhärenz), müssen die Kombinationen in den Folgetherapien umgestellt werden.

Derzeit wird die Therapie begonnen, wenn:
- symptomatische Immundefizienz besteht (AIDS = opportunistische Infektionen)
- die Zahl der CD4+ T-Zellen <350/µl abgesunken ist (auch wenn keine Infektionen bestehen)
- die Viruslast >100.000 Kopien/ml liegt (auch wenn keine Infektionen bestehen)
- die Zahl der CD4+-T-Zellen <500/µl und eine Schwangerschaft oder eine Hepatitis B/C oder >100.000 Viren/ml Plasma vorliegen oder der Patient über 50 Jahre alt ist (auch wenn keine Infektionen bestehen)

Wenn die Viruslast unter 100,00 Kopien/ml und die CD4+ T-Zellen über 500/µl liegen (und keine weiteren Risikofaktoren vorliegen), sollte mit der Therapie abgewartet werden.

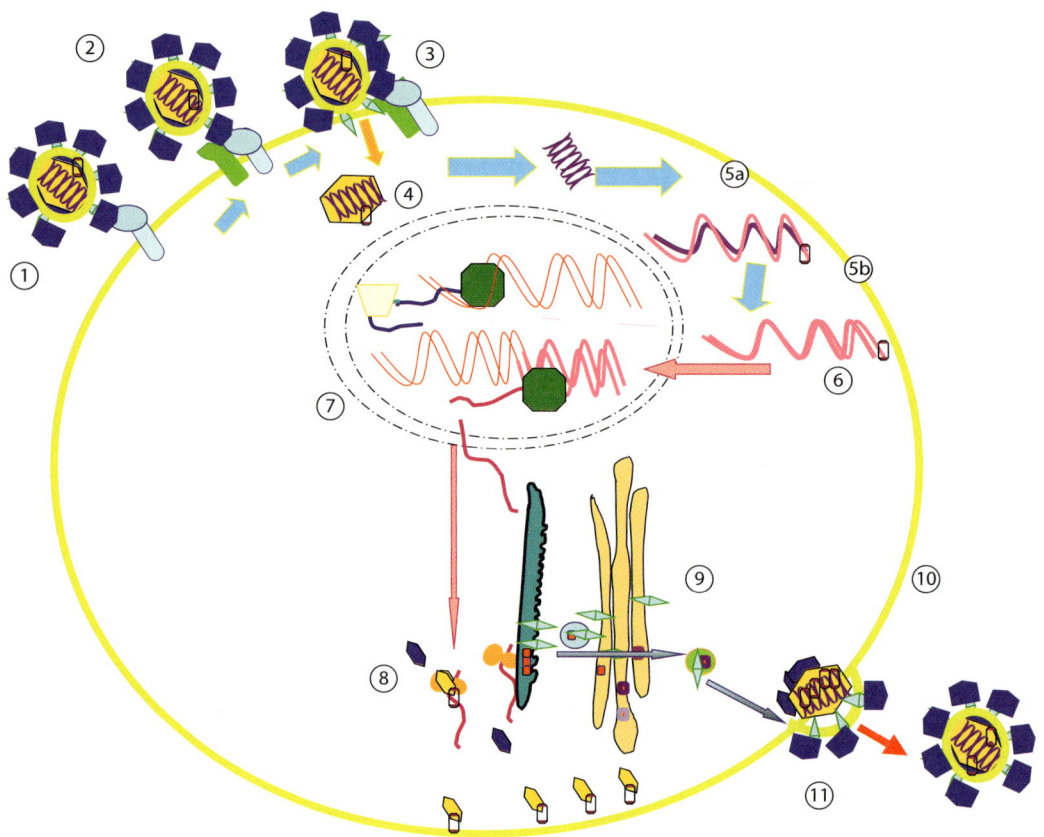

① Virusbindung: GP120 dockt an CD4

② Rekrutierung des Co-Rezeptors CCR5 (durch GP120)

③ Fusion durch GP41 helikale Regionen-/
   Aufnahme des Nukleokapids

④ uncoating

⑤a reverse Transkrition der RNA in cDNA durch RT

⑤b RNAse H & Zweitstrang-Synthese der RT

⑥ nukleäre Translokation der viralen DNA Dopplestränge
   und genomische Intergration durch Integrase

⑦ Synthese viraler mRNA durch endogene mRNA-Polymerase

⑧ ribosomale Synthese viraler Proteine
   und deren Prozessierung

⑨ Reifung/Transportviraler Oberfächenproteine
   (env GP160) im sekretorischen Weg

⑩ Assemblierung des Virions/Abschnürung von der
   Zelloberfläche (Budding)

⑪ Prozessierung der Polyproteine durch HIV-Protease:
   Reifung zum infektiösen Virion

◻ **Abb. 58.12 Schematische Darstellung der Vermehrung des HIV-Virus. 1:** Das HI-Virus bindet mit dem Glykoprotein 120 (GP120) an CD4. GP120 wird vom env-(envelope-)Gen codiert, das resultierende GP160 wird zu GP120 und GP41 prozessiert. **2:** Diese Bindung induziert eine Konformationsänderung in GP120, die eine Bindung an den Co-Rezeptor ermöglicht. Am Anfang der Infektion ist das der Chemokinrezeptor CCR5, primär auf Makrophagen, bei fortgeschrittenen Infektionen der Chemokinrezeptor CXCR4 auf T-Helferzellen. **3:** Diese Bindung exponiert die helikalen HR1 (heptad repeat-1) und HR2 von GP41, die eine Fusion der Virushülle (= Membran von der Zelle, in der das Virus produziert wurde) mit der Membran der Wirtszelle ermöglichen. Damit kann das Nukleokapsid in die Zelle gelangen und **4:** die virale RNA freigesetzt werden (uncoating). **5a:** Die virale Einzelstrang-RNA dient als Vorlage für die Synthese der cDNA (komplementäre DNA) durch die reverse Transkriptase (RT).

5b: Nach der Synthese der cDNA verdaut die virale RNAse H den RNA-Strang. Die RT synthetisiert mit ihrer DNA-Polymeraseaktivität den zweiten Strang. **6:** Die Doppelstrang-DNA wird in den Zellkern aufgenommen und durch die Integrase genomisch integriert. **7:** Die mRNA-Polymerase der Wirtszelle synthetisiert die viralen mRNAs, die **8:** die ribosomale Synthese viraler Proteine (einige als Polyproteine) steuern. **9:** Das Transmembranprotein (= Produkt des env-Gens) wird im ER synthetisiert und reift im sekretorischen Weg. **10:** An der Zelloberfläche Assemblierung von Virionen, die in die virale RNA aufgenommen werden. Diese knospen von der Membran (budding). **11:** Damit das freigesetzte Virion infektiös ist, muss das vom Gag-Pol codierte Polyprotein durch die HIV-Protease gespalten werden. Derzeit pharmakotherapeutisch genützte Angriffspunkte sind im Text erläutert

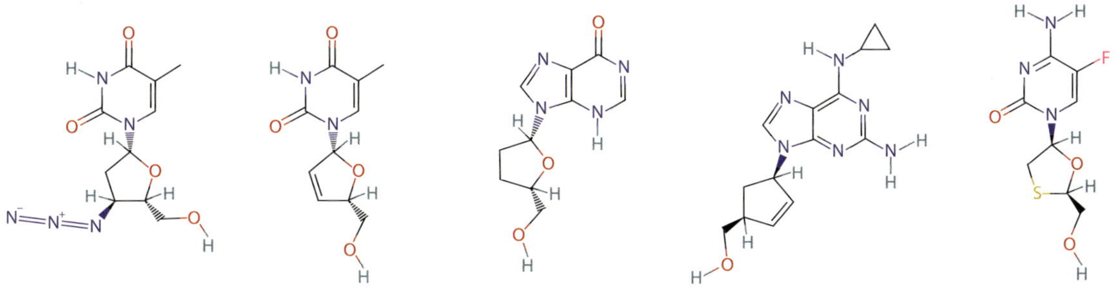

Abb. 58.13 Strukturformeln für die Thymidinanaloga Zidovudin und Stavudin, das Adenosinanalogon Didanosin, Abacavir, ein Cycloproplaminoderivat von Guanosin, und das Cytosinanalogon Emtricitabin

■■■ Postexpositionsprophylaxe und maternale Transmission
Bei ungeschütztem Sexualverkehr mit einer HIV-positiven Person bzw. bei einer Verletzung mit einer kontaminierten Nadel, einem chirurgischem Besteck etc. besteht ein Infektionsrisiko, das aus epidemiologischen Studien unterschiedlich hoch eingeschätzt wird (bei Sex: 1:100 für anal; 1:1000 vaginal; Nadelstich: 1:300). Das individuelle Risiko hängt von vielen weiteren Faktoren ab, insbesondere von der Viruslast der HIV-positiven Person und dem Ausmaß deren Vorbehandlung. Als Postexpositionsprophylaxe wird eine 4-wöchige Behandlung mit einer HAART-Kombination (nicht mit Abacavir wegen Überempfindlichkeitsreaktionen, s. unten) empfohlen. Im Idealfall sollte die Kombination Substanzen enthalten, mit der die HIV-positive Person nicht behandelt worden ist.

Bei Kontakt von intakter Haut mit HIV-kontaminiertem Blut, Körperflüssigkeiten (Urin, Speichel, Schweiß) besteht kein Infektionsrisiko.

Das Risiko einer materno-fetalen Übertragung (von HIV1) beträgt 40%. Die Transmissionsrate kann auf 1–2% gesenkt werden. Das Risiko der Transmission nimmt mit fortschreitender Schwangerschaft zu. Während der Geburt besteht ebenfalls ein hohes Risiko. Dieser Umstand ist das Argument für eine elektive Sectio (Kaiserschnitt). Je nach Status der Mutter (CD4+-T-Zellen, Viruslast, Komorbidität, Vorbehandlung) wird die Therapie in den ersten 13 Wochen ausgelassen und danach (oder ab der 32. Woche) zur Prophylaxe der Transmission aufgenommen. Mittel der Wahl ist derzeit Zidovudin, Lamivudin und Lopinavir (+ Ritonavir). Zu vermeiden ist Efavirenz (teratogen). Die einmalige Gabe von Nevirapin kurz vor der Geburt senkt das Transmissionsrisiko auf ca. 15% und ist daher nicht mehr eine Maßnahme erster Wahl.

Ein **primäres Therapieversagen** liegt dann vor, wenn die Viruslast innerhalb von 4 Wochen nicht um mindestens zwei Zehnerpotenzen sinkt. Wenn man eine mangelnde Compliance ausschließen kann, ist sie ist auf eine Infektion mit einem resistenten Virus zurückzuführen. **Erworbene Resistenz** (sekundäres Therapieversagen) liegt dann vor, wenn unter laufender Therapie die Viruslast wieder ansteigt. Die Bedeutung der Adhärenz muss den Patienten eindringlich klar gemacht werden: Wenn die vorgeschriebenen Dosen zu ≥95% über einen 6-monatigen Zeitraum eingenommen werden, dann wird ein Therapieversagen bei ca. jeder fünften Person beobachtet. Wenn die Adhärenz schlecht ist, d.h. <95% der vorgeschriebenen Dosen eingenommen wurde, stellt sich ein Therapieversagen bei mehr als der Hälfte der Behandelten ein.

58.6.2 Nukleosidische und nukleotidische reverse Transkriptasehemmer

Zidovudin (Azidothymidin: AZT) war die erste Substanz, die in der Therapie verwendet wurde. Die Formelbilder für Zidovudin (AZT), Stavudin, Didanosin, Abacavir und Emtricitabin sind in ■ Abb. 58.13 gezeigt. Tenofovir und Lamivudin sind bereits in ▶ Abschn. 58.5.1 und 58.5.2 beschrieben worden.

Wirkungsmechanismus und Resistenz. Der Wirkungsmechanismus ist die Hemmung der reversen Transkriptase und der Kettenabbruch. **Resistenzen** treten durch Mutationen der reversen Transkriptase auf. Die Resistenzen betreffen die einzelnen Nukleoside und Tenofovir unterschiedlich. Tenofovir ist mit einer Ausnahme (K65R, Lysin65 zu Arginin) bei allen Mutationen wirksam, bei denen Nukleoside versagen.

Pharmakokinetik. **Zidovudin** hat eine orale Bioverfügbarkeit von 65% (die durch Einnahme einer fettreichen Mahlzeit um ein Viertel herabgesetzt wird), eine geringe Proteinbindung (20–30%), ein Verteilungsvolumen von 1,4 l/kg und eine Halbwertszeit von 1 Stunde. Es wird durch Glucuronidierung eliminiert. Die intrazelluläre Halbwertszeit des Zidovudin-Triphosphats ist relativ kurz (4 Stunden).

Stavudin hat eine orale Bioverfügbarkeit von 80%, eine vernachlässigbare Proteinbindung (<5%), ein Verteilungsvolumen von 0,6 l/kg und eine Halbwertszeitkonzentration von 1,4 Stunden. Unverändert werden 50% der Dosis renal ausgeschieden, eine Dosisanpassung ist daher bei eingeschränkter Nierenfunktion (Halbierung bei Kreatininclearance <50 ml/min; Vierteln bei <25 ml/min) notwendig. Die intrazelluläre Halbwertszeit-Konzentration des Stavudin-Triphosphats ist relativ kurz (4 Stunden).

Didanosin hat eine orale Bioverfügbarkeit von 42% (die durch Einnahme mit der Nahrung halbiert wird), eine vernachlässigbare Proteinbindung (<5%), ein Verteilungsvolumen von 0,7 l/kg und eine Halbwertszeit von 1 Stunde. Der Metabolismus erfolgt durch die Xanthinoxidase (Oxidation zur Harnsäure); 30% der Dosis wird unverändert renal ausgeschieden. Die intrazelluläre Halbwertszeitkonzentration des Didanosin-Triphosphats ist lang (24 Stunden).

Abacavir hat eine orale Bioverfügbarkeit von 90%, eine Proteinbindung von 50%, ein Verteilungsvolumen von 0,8 l/kg und eine Halbwertszeit von 1,5 Stunden. Der Metabolismus erfolgt durch die Alkoholdehydrogenase, gefolgt von Konjugation an Glucuronsäure. Nur 2% der Dosis werden unverändert renal ausgeschieden. Die intrazelluläre Halbwertszeitkonzentration des Abacavir-Triphosphats ist lang (21 Stunden).

Emtricitabin hat eine orale Bioverfügbarkeit von >90%, eine vernachlässigbare Proteinbindung (<5%), ein Verteilungsvolumen von 1,4 l/kg und eine Halbwertszeit von 10 Stunden. 85% der Dosis werden unverändert renal ausgeschieden. Eine Dosisanpassung ist daher bei eingeschränkter Nierenfunktion notwendig (Halbierung der Dosis/Verdoppelung des Dosierungsintervalls bei Kreatininclearance <50 ml/min; Dritteln bei <30 ml/min, Vierteln bei <15 ml/min). Die intrazelluläre Halbwertszeit Konzentration des Abacavir-Triphosphats ist lang (39 Stunden).

Unerwünschte Wirkungen. Emtricitabin und Lamivudin werden gut vertragen. Die Verträglichkeit der anderen Substanzen ist mäßig. Häufig werden Übelkeit, Brechreiz, Erbrechen und Durchfall beobachtet (Compliance!). Bei den einzelnen Substanzen unterschiedlich häufige unerwünschte Wirkungen sind Kopfschmerzen und Schlaflosigkeit. Bei allen Vertretern kann selten eine Laktatazidose mit Leberschwellung auftreten sowie eine Hepatotoxizität. (Transaminasenkontrolle, Hinweis auf Subikterus als Warnsymptom). Die Laktatazidose wird auf eine mitochondriale Toxizität (durch Hemmung der mitochondrialen DNA-Polymerase-γ) zurückgeführt. Das höchste Risiko liegt bei Stavudin und Didanosin vor. Im Rahmen der HIV-Therapie tritt eine Lipodystrophie auf, die aber vor allem auf die Proteaseinhibition zurückzuführen ist (s. unten). Ebenfalls selten ist die Myopathie, die vor allem bei Zidovudin vorkommt und zum Therapieabbruch zwingt. Bei Stavudin und Didanosin besteht ein hohes Risiko für die Auslösung einer peripheren Neuropathie (20%, Frühsymptome sind Kribbeln, Ameisenlaufen) und einer Pankreatitis (1–10%, Übelkeit, Erbrechen, starke Bauchschmerzen; bei Verdacht Bestimmung von Amylase und Lipase).

Zidovudin löst eine ausgeprägte Myelosuppression aus, daher ist Vorsicht bei der Kombination mit anderen myelosuppressiv wirksamen Pharmaka geboten (z.B. Ganciclovir, Trimethoprim). Zunächst tritt eine makrozytäre Anämie auf. Die Neutropenie folgt mit einer Latenz (6 Wochen nach Therapiebeginn).

Bei Abacavir treten häufig (5%) innerhalb der ersten 4 Wochen zum Teil lebensbedrohliche Überempfindlichkeitsreaktionen auf. Symptome sind Fieber, Exanthem, Übelkeit, Erbrechen, Durchfall, Lymphknotenschwellung und Multiorganversagen.

Dosierung von Zidovudin, Didanosin, Abacavir und Emtricitabin

Zidovudin:
- Neugeborene 6 (i.v.) bis 8 (oral) mg/kg/d in 4 Einzeldosen
- Kinder (4–9 kg) 24 mg/kg/d; Kinder (9–30 kg) 18 mg/kg/d
- Kinder >30 kg und Erwachsene 500–600 mg/d in 2 Einzeldosen
- Stavudin: Kinder ab 3 Monaten bis 30 kg: 2 mg/kg/d; Kinder ab 30 kg bis 60 kg: 60 mg/d, Kinder >60 kg: 80 mg/d in 2 Einzeldosen

Didanosin:
- Kinder (ab 6 Jahre): 180 (+ Zidovudin) bis 240 mg/m^2
- Erwachsene <60 kg 250 mg/d; >60 kg 400 mg/d in 1 oder 2 Einzeldosen

Abacavir:
- Kinder (14–21 kg) 300mg/d und (21–30 kg) 450 mg/d in 2 Einzeldosen
- Erwachsene <600 mg/d in 1 oder 2 Einzeldosen

Emtricitabin:
- ab 33 kg 200 mg/d 1-mal pro Tag

58.6.3 Nichtnukleosidische reverse Transkriptaseinhibitoren (NNRTI)

Wirkungsmechanismus und Resistenz. **Nevirapin** und **Efavirenz** (◘ Abb. 58.14) binden an eine allosterische (hydrophobe) Bindungsstelle der reversen Transkriptase und hemmen damit die Katalyse. Diese Bindungsstelle liegt nur bei der reversen Transkriptase von HIV-1 vor. HIV-2 ist unempfindlich. Außerdem genügt die Änderung einer einzigen Aminosäure in der allosterischen Bindungstasche, um eine ausgeprägte Resistenz gegen alle Vertreter dieser Gruppe zu erhalten. Bei Monotherapie treten rasch Resistenzen auf. Eine Monotherapie ist deshalb nicht sinnvoll. In einer Kombinationstherapie sind sie aber sehr effektiv.

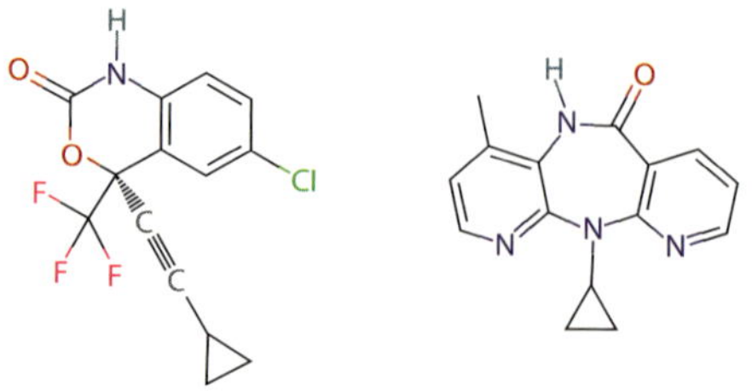

Efavirenz (p.o.)   Nevirapin (p.o.)

◘ **Abb. 58.14** Strukturformeln für die nichtnukleosidischen reversen Transkriptaseinhibitoren Efavirenz und Nevirapin

Pharmakokinetik. Nevirapin hat eine orale Bioverfügbarkeit von ≥90%, eine Proteinbindung von 60%, ein geschätztes Verteilungsvolumen von 1,2 l/kg und eine initiale Halbwertszeit von 45 Stunden. Durch Autoinduktion sinkt sie auf 25–35 Stunden. Nevirapin wird durch CYP3A4 und CYP2B6 metabolisiert. Die absolute Bioverfügbarkeit von **Efavirenz** ist nicht bekannt. Die Resorption läuft langsam und wird durch (fettreiche) Nahrung etwas (1,2-fach) gesteigert. Die Plasmaproteinbindung ist sehr hoch (99%). Die Konzentration in der Zerebrospinalflüssigkeit liegt bei 1/100 derjenigen im Plasma; sie reicht aber aus, um Nebenwirkungen zu erzeugen. Die Halbwertszeit der Elimination beträgt initial ca. 60 Stunden und sinkt im Gleichgewicht auf ca. 50 Stunden. Efavirenz wird praktisch vollständig metabolisiert und vor allem über CYP2B6 metabolisiert.

Wechselwirkungen. Nevirapin ist ein Induktor von CYP3A4; unter anderem muss daran gedacht werden, dass die hormonale Kontrazeption nicht sicher funktioniert. Bei Patienten, die an einem Substitutionsprogramm teilnehmen ist zu beachten, dass Halbwertszeit von Methadon verkürzt wird (Nevirapin > Efavirenz); das kann gelegentlich zu Entzugserscheinungen führen. Rifampicin verkürzt die Halbwertszeit von Efavirenz und Nevirapin. Die Konzentration der meisten HIV-Proteasehemmer (Indinavir, Saquinavir, Lopinavir, Atazanavir) werden durch Nevirapin und Efavirenz gesenkt. Klinisch relevant ist der sehr deutliche Abfall von Atazanavir.

Unerwünschte Wirkungen. Nevirapin und Efavirenz werden gut vertragen: Abgesehen von Kopfschmerz, Übelkeit, Fieber, Schläfrigkeit führen Nevirapin (15%) und Efavirenz (25%) sehr häufig zu einem Hautausschlag. (meist juckend, makulopapulös); in der Regel ist Absetzen nicht erforderlich: Nur bei einem sehr kleinem Teil der Patienten (1:300) tritt ein Beteiligung innerer Organe und Fieber auf (Stevens-Johnson Syndrom). Unter **Nevirapin** sind Transaminasenanstiege sehr häufig, die aber sehr selten klinisch symptomatisch werden. **Efavirenz** ist neurotoxisch, jeder zweite Patient ist schwindlig, reizbar (dysphorisch), hat Schlafstörungen mit sehr lebhaften Träumen. Innerhalb des ersten Monats nehmen diese Effekte ab. Halluzinationen, depressive und manische Episoden kommen selten vor.

Efavirenz ist ein etabliertes Teratogen (Neuralrohrdefekte bei Primaten) und sollte daher nicht in der Schwangerschaft verabreicht werden. Bei Frauen im gebärfähigen Alter muss vor Therapiebeginn eine Schwangerschaft ausgeschlossen werden, während der Therapie ist eine effektive Kontrazeption erforderlich.

Klinische Anwendung

> **Dosierung von Nevirapin und Efavirenz**
> **Nevirapin:**
> - Kinder (ab 6 Jahre): 150 mg/m² 1-mal pro Tag, ab 3. Woche 300 mg/m² in 2 Einzeldosen
> - Erwachsene 200 mg/d einmal pro Tag, ab 3. Woche 400 mg/d in 2 Einzeldosen
> - Efavirenz:
> - Kinder (ab 13 kg) 200–400 mg/d
> - Erwachsene 600 mg/d 1-mal pro Tag

58.6.4 HIV-Proteasehemmer

Wirkungsmechanismus und Resistenz. HI-Viren synthetisieren eine langes Polyprotein, das Produkt der Gag-Pol-mRNA: (gag = gruppen-spezifische Antigene = Matrix- und Kapsidproteine; Pol = Polymerase: die Protease selbst, reverse Transkriptase, RNAse H und Integrase). Dieses Polyprotein wird von der HIV-Protease gespalten. Wird dieses Polyprotein nicht gespalten, ist das Virion nicht infektiös.

Die HIV-Protease spaltet die Bindung zwischen Phenylalanin und Prolin. Die HIV-Protease-Hemmer haben daher eine Peptid-ähnliche Struktur (Ausnahme Tipranavir) und sind reich an aromatischen Ringen (◘ Abb. 58.15). Sie besetzen kompetitiv die Substratbindungsstelle der HIV-Protease. Weil die humanen Enzyme eine andere Spezifität der Schnittselle haben, werden sie durch HIV-Proteasehemmer nicht blockiert. **Resistenzen** entwickeln sich deutlich langsamer als unter nichtnukleosidischen Inhibitoren (NNTRI). Im Gegensatz zu NNRTI reicht eine einzige Punktmutation nicht aus, um die Sensitivität aufzuheben, sondern die Affinität sinkt mit einer Mutation nur etwas ab, sodass mehrere Mutationen in der Bindungsstelle akkumulieren müssen bevor eine ausgeprägte Resistenz manifest wird. Weil die Strukturen der Proteasehemmer ausreichend divergent sind, gibt es nur partielle Kreuzresistenzen. Die neueren Proteasehemmer wie Darunavir und Tipranavir wirken auch dann noch, wenn andere wirkungslos geworden sind.

Pharmakokinetik. HIV-Proteasehemmer haben viele Gemeinsamkeiten: Sie sind alle hydrophob, so dass sie gut resorbiert werden müssen. Fosamprenivir nimmt Sonderstellung ein: Es ist ein Prodrug, nämlich der Phosphatester von Amprenavir. Der Phosphatester dient dazu, die Wasserlöslichkeit zu erhöhen. Er wird im Darm hydrolysiert. Die **orale Bioverfügbarkeit** (fast) aller wird durch den **First-Pass-Metabolismus** begrenzt. Alle Proteaseinhibitoren werden in relativ hohem Ausmaß an Plasmaproteine gebunden. Alle HIV-Proteasehemmer werden **hepatisch durch CYP3A4 metabolisiert.**

»**Boostern**«: Bis auf Indinavir (dessen Bioverfügbarkeit bei 60% liegt) und Nelfinavir (dessen Bioverfügbarkeit bis zu 80% erreichen kann und das primär über CYP2C19 abgebaut wird), werden alle anderen HIV-Proteasehemmer mit einer niedrigen Dosis von Ritonavir (100–200 mg/d) gemeinsam

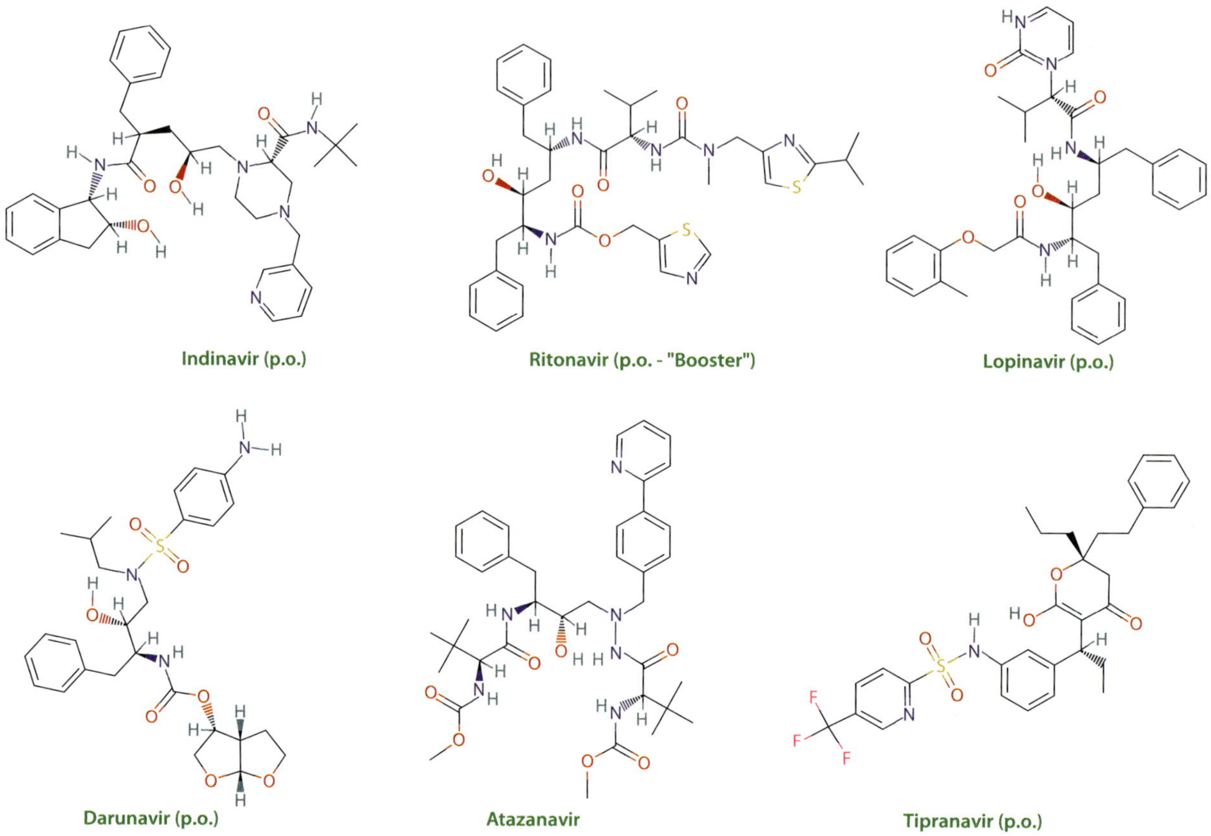

Abb. 58.15 Strukturformeln ausgewählter HIV-Proteasehemmer: Indinavir, Ritonavir, Lopinavir, Darunavir, Atazanavir, Tipranavir

verabreicht. Ritonavir hat eine gute orale Bioverfügbarkeit (60%) und hemmt sehr potent CYP3A4. Damit steigt die orale Bioverfügbarkeit (und in geringerem Maß die Halbwertszeit) des co-administrierten zweiten Proteaseinhibitors deutlich.

Wechselwirkungen. Alle HIV-Proteasehemmer blockieren CYP3A4 in wechselndem Ausmaß. Besonders ausgeprägt ist der Effekt bei Ritonavir, schwächer bei Saquinavir, alle anderen liegen dazwischen. Sie geben damit Anlass zu Arzneimittelinteraktionen. Dies ist deshalb wichtig, weil

- HIV-Proteasehemmer ein metabolisches Syndrom mit Anstieg der Serumlipide auslösen,
- Therapien mit Azol-Antimykotika wegen opportunistischer Pilzinfekte oft notwendig werden und
- ein Bedarf an Makrolidantibiotika bestehen kann.

Eine Therapie mit lipidsenkenden Statinen wird durch die Gefahr der Interaktion erschwert. Die Kombination mit CYP-Induktoren (z.B. Rifampicin) beschleunigt die Elimination aller HIV-Proteasehemmer.

Unerwünschte Wirkungen. Die Proteaseinhibitoren werden gut vertragen. Abgesehen von banalen Beschwerden wie Übelkeit, Erbrechen und Durchfall sind folgende unerwünschte Wirkungen von Bedeutung:

- **Störung des Lipidstoffwechsels:** Das Risiko atherosklerotischer Folgeerkrankungen (Herzinfarkt, Schlaganfall) ist deutlich erhöht.
- **Hyperlipidämie** mit Fettumverteilung: **Stammfettsucht** bei gleichzeitigem **Verlust des Fettes an den Extremitäten (periphere Lipodystrophie)** ohne erhöhte Cortisolspiegel. Der zugrundeliegende Mechanismus ist unbekannt.
- **Transaminasenanstieg:** Tritt häufig auf, eine ausgeprägte hepatische Toxizität ist hingegen selten; eine Kontrolle der Leberfunktion ist notwendig. Unter Tipranavir ist das Risiko einer Hepatotoxizität erhöht. Indinavir und Atazanavir erzeugen häufig eine unkonjugierte Hyperbilirubinämie (durch Hemmung von UGT1A1, s. ► Kap. 2.1.4) ohne Transaminasenerhöhung. Diese ist nur differenzialdiagnostisch wichtig und kein Ausdruck einer Toxizität.
- **Hautausschläge** können auftreten, besonders unter Amprenavir (29%)/Fosamprenavir (19%). Das Risiko ist auch höher bei Tipranavir und Darunavir (■ Abb. 58.15), die ebenso wie Amprenavir eine Sulfonamidstruktur haben.
- **Geschmackstörungen** können bei Ritonavir und Indinavir vorkommen.
- **Nephrolithiasis:** Indinavir kann in den Nierentubuli und den ableitenden Harnwegen ausfallen, weil es zu einem relativ hohen Anteil (10%) unverändert renal ausgeschieden wird, aber schlecht löslich ist (ca. 3% der Patienten);

zur Vermeidung reichliche Flüssigkeitszufuhr (2 Liter pro Tag).

- **Verlängerung des QT-Intervalls** durch Saquinavir, deshalb keine Kombination mit Substanzen, die das QT-Intervall verlängern.

Dosierung von Indinavir, Nelfinavir, Saquinavir/ Ritonavir, Lopinavir/Ritonavir, Darunavir/Ritonavir und Atazanavir/Ritonar

- **Indinavir:**
  - Kinder: 1,5 g/m²/d
  - Erwachsene: 2,4 g/d in 3 Einzeldosen
  - **Nelfinavir:**
  - Kinder ab 3 Jahre: 100 mg/kg/d in 2–3 Einzeldosen
  - Erwachsene/Jugendliche über 13 Jahre: 2,5 g/d in 2–3 Einzeldosen
- **Saquinavir/Ritonavir:**
  - 2 g/0,2 g in 2 Einzeldosen
- **Lopinavir/Ritonavir:**
  - Kinder ab 2 Jahre: 460/115 bis 800/200 mg/m²/d
  - Erwachsene/Kinder über 40 kg: 800/200 mg/d in 2 Einzeldosen
- **Fosamprenivir/Ritonavir:**
  - 1,4/0,2 g/d in 2 Einzeldosen
- **Darunavir/Ritonavir:**
  - Kinder ab 6 Jahre (20–30 kg): 0,75/0,2 g/d
  - Kinder (30–40 kg): 0,9/0,2 g/d
  - Kinder ab 40 kg/Erwachsene: 1,2/0,2 g/d in 2 Einzeldosen
- **Atazanavir/Ritonar:**
  - 0,3 g/0,1g/d in 1 Einzeldosis

58.6.5 Fusionshemmer: Enfuvirtid

Wirkungsmechanismus und Resistenz. Enfuvirtid ist ein langes Peptid mit 36 Aminosäuren und aus GP41 von HIV1 abgeleitet. Ursprünglich wurde das Peptid als Anti-HIV1-Impfstoff getestet. Es wurde beobachtet, dass das Peptid mit einer hohen Potenz das Eindringen des Virus in Zellen verhindert. Das Peptid bindet an die erste Heptad-repeat von GP41, verhindert die Ausbildung des Helix-Bündels (6-helix bundle), mit dem GP41 die Membranfusion initiiert. Damit verhindert Enfuvirtid die Fusion der viralen Hülle mit der Zellmembran (Schritt 3 in ▣ Abb. 58.12). **Resistenzen** gegen Enfuvirtid treten durch Mutationen in der HR1-(Heptad-repeat-1-)Region auf. Eine Punktmutation reicht aus um die Affinität um mehr als 100-fach zu senken.

Pharmakokinetik. Enfuvirtid wird subkutan appliziert (Bioverfügbarkeit 84%). Es ist sehr stark an Plasmaproteine gebunden (98%). Das Verteilungsvolumen ist klein (ca. 0,08 l/kg). Die Halbwertszeit beträgt ca. 4 Stunden.

Unerwünschte Wirkungen. Enfuvirtid wird gut vertragen. Limitierend ist die An der Injektionsstelle treten oft Entzün-

dung auf. Daneben kommen Übelkeit und Kopfschmerzen vor.

Klinische Anwendung. Enfuvirtid ist für eine Second-Line-Therapie zugelassen, d.h. für die Therapie nach Versagen der Standardkombinationen (nachgewiesene HIV-1-Replikation). Die Therapie muss als Kombinationstherapie durchgeführt werden.

Dosierung von Enfuvirtid

- Kinder ab 6 Jahre: 4 mg/kg/d
- Erwachsene: 180 mg/d s.c. in 2 Einzeldosen

58.6.6 Hemmer des Eindringens: Co-Rezeptor-Antagonist Maraviroc

Wirkungsmechanismus und Resistenz. Maraviroc blockiert den Chemokinrezeptor CCR5 und GP120 kann nicht an seinen Co-Rezeptor binden (Schritt 2 in ▣ Abb. 58.12). Nanomolare Konzentrationen reichen aus, um CCR5-trope Viren zu unterdrücken. Eine natürliche Resistenz liegt dann vor, wenn der Patient bereits eine hohe Viruslast mit CXCR4-tropen Viren hat. Daher muss vor Einleitung der Therapie eine Sensitivitätstestung durchgeführt und das Vorliegen CXCR4-troper Viren ausgeschlossen werden. Der Test ist nicht billig. Das Virus kann eine Resistenz erwerben, indem die variable Region von GP120 durch Mutationen so verändert wird, dass es auch an den Maraviroc-besetzten Rezeptor bindet. Die zweite Möglichkeit ist, GP120 in Richtung CYCR4-Tropismus zu mutieren. Dies wäre ungünstig, weil sich das Virus dann rascher in der CD4+-T-Zellpopulation ausbreitet. Maraviroc ist noch zu kurz im Einsatz um die Risiken dieses Szenarios realistisch abzuschätzen.

Pharmakokinetik. Die Bioverfügbarkeit von Maraviroc liegt (nahrungsunabhängig) bei 23–33%, die Plasmaproteinbindung bei 75%, das Verteilungsvolumen bei 3 l/kg, die Eliminationshalbwertszeit bei 13 Stunden. Maraviroc wird über CYP3A4 metabolisiert (oxidativ desalkyliert), ca. 10% erscheinen unverändert im Harn. Maraviroc selbst hemmt weder den Abbau anderer Substanzen durch CYPs noch induziert es diesen. Maraviroc ist ein Substrat für P-Glykoprotein/ABCB1; die klinische Implikation dieser Eigenschaft ist derzeit unklar.

Wechselwirkungen. Eine Dosisanpassung von Maraviroc ist bei Induktoren (Rifampicin, Efavirenz) notwendig – hier wird die Dosis von 600 mg/d auf 1200 mg/d erhöht. Eine Senkung der Dosis ist bei CYP3A4-Inhibitoren notwendig (Azol-Antimykotika; alle HIV-Ritonavir geboosterten HIV-Proteaseinhibitoren bis auf Tipranavir und Fosamprenivir). Hier muss die Dosis halbiert werden (300 mg/d). Mit nukleosidischen/nukleotidischen HIV-reverse Transkriptase-Hemmern gibt es keine Interaktionen. Dies gilt auch für Sulfamethoxazol/Trimethoprim.

Unerwünschte Wirkungen. Maraviroc wird gut vertragen. Wie bei allen anderen Arzneimitteln gegen HIV ist es schwierig, die unerwünschten Wirkungen spezifisch Maraviroc zuzuordnen. Bauchschmerzen, Durchfall, Hautausschläge mit Juckreiz, Transaminasenanstieg, Fieber und Gliederschmerzen kommen unter Maraviroc gehäuft vor. Die Frage ist nicht geklärt, ob unter Maraviroc eine erhöhte Neigung zu Pilzinfektionen besteht.

Klinische Anwendung. Maraviroc ist derzeit nur als Second-Line-Therapie zugelasen, d.h. für die Behandlung einer HIV-Infektion bei bereits vorbehandelten erwachsenen Patienten zugelassen, bei denen ausschließlich CCR5-trope HIV-1 nachgewiesen wurden. Die Therapie muss immer in Kombination mit anderen antiretroviralen Pharmaka durchgeführt werden. **Dosierung:** 300–1200mg/d in 2 Einzeldosen (in Abhängigkeit von der Co-Medikation). Bei Niereninsuffizienz und einer Therapie mit CYP3A4-Hemmern muss die Dosis reduziert und das Dosisintervall verändert werden (s. Nomogramme des Herstellers).

58.6.7 Integrase-Hemmer: Raltegravir

Wirkungsmechanismus und Resistenz. Raltegravir hemmt die HIV-Integrase, jenes Enzym, das dafür sorgt, dass die virale cDNA stabil in das Wirtszellgenom integriert wird (Schritt 6 in ◻ Abb. 58.12). Dieser Schritt ist im Replikationszyklus obligatorisch, weil ohne genomische Integration dieser DNA (= des Provirus) keine Replikation des Virus möglich ist. Nur das Provirus kann als Vorlage für die Produktion der viralen Proteine und der viralen RNA dienen. Die Integrase bindet im Zytoplasma an die LTR (long terminal repeats), die die virale Doppelstrang-DNA an beiden Enden flankiert. Sie prozessiert dort jeweils 3'-Ende durch Abspaltung eines Dinukleotids und transloziert als Präintegrationskomplex mit der DNA (und anderen viralen und zellulären Proteinen) in den Kern. Dort inseriert sie den Strang durch eine Transesterifikation in die genomische DNA. Dieser Strangtransfer wird durch Raltegravir gehemmt. **Resistenzen** gegen Raltegravir werden durch Mutationen der Integrase erworben. Meist werden sequenziell einen Mutation nach der anderen erworben, die die Affinität für Raltegravir jeweils um ca. eine Zehnerpotenz senken.

Pharmakokinetik. Raltegravir wird rasch und nahrungsunabhängig resorbiert. Die absolute Bioverfügbarkeit liegt bei 30%, das Verteilungsvolumen bei 6–7 l/kg. Die Plasmaproteinbindung beträgt etwa 80% und die terminale Halbwertszeit liegt bei 9 Stunden. Raltegravir wird durch die UDP-Glukuronosyl-Tansferase UGT1A1 glukuronidiert und präferenziell biliär eliminiert. Eine Dosisanpassung ist weder bei (moderater) Niereninsuffizienz noch eingeschränkter Leberfunktion notwendig.

Wechselwirkungen. Rifampicin induziert auch UGT1A1 und beschleunigt die Elimination von Raltegravir, die AUC nimmt um 40% ab. Wahrscheinlich sollte die Dosis verdoppelt werden (nichtevidenzbasierte Einschätzung). Die gleichzeitige Gabe von Atazanavir erhöht – durch Hemmung von UGT1A1 – die Raltegravir-Konzentrationen; dies ist klinisch unbedeutend (weil die unerwünschten Wirkungen nicht zunahmen).

Unerwünschte Wirkungen. Raltegravir wird gut vertragen, Therapieabbrüche sind selten. Die häufigsten unerwünschten Wirkungen sind Diarrhö, Übelkeit, Kopfschmerzen und Fieber.

Klinische Anwendung. Raltegravir ist ebenfalls (wie Enfuvirtid und Maraviroc) nur zur Second-Line-Therapie zugelassen, nämlich für die Therapie von HIV-infizierten Erwachsenen, bei denen es unter antiretroviraler Therapie zum Therapieversagen (nachgewiesener HIV-1-Replikation) kommt. Die Therapie mit Raltegravir darf nur als Kombinationstherapie erfolgen. **Dosierung:** 800 mg/d in 2 Einzeldosen.

Weiterführende Literatur

Brown KC, Paul S, Kashuba AD (2009) Drug interactions with new and investigational antiretrovirals. Clin Pharmacokinet 48: 211-241

EASL Clinical Practice Guidelines (2009) Management of chronic hepatitis B. J Hepatol 50: 227-242

Fransen S, Gupta S, Danovich R, Hazuda D, Miller M, Witmer M, Petropoulos CJ, Huang W (2009) Loss of raltegravir susceptibility by human immunodeficiency virus type 1 is conferred via multiple nonoverlapping genetic pathways. J Virol 83: 11440-11446

Hütter G, Nowak D, Mossner M, Ganepola S, Müssig A, Allers K, Schneider T, Hofmann J, Kücherer C, Blau O, Blau IW, Hofmann WK, Thiel E (2009) Long-term control of HIV by CCR5 Delta32/Delta32 stem-cell transplantation N Engl J Med 360: 692-698

Manosuthi W, Sungkanuparph S, Tantanathip P, Lueangniyomkul A, Mankatitham W, Prasithsirskul W, Burapatarawong S, Thongyen S, Likanonsakul S, Thawornwa U, Prommool V, Ruxrungtham K; N2R Study Team (2009) A randomized trial comparing plasma drug concentrations and efficacies between 2 nonnucleoside reverse-transcriptase inhibitor-based regimens in HIV-infected patients receiving rifampicin: the N2R Study. Clin Infect Dis 48: 1752-1759

58

Antimykotika

M. Freissmuth

Einleitung

Pilze leben saprophytär auf der Haut und auf manchen Schleimhäuten. Sie geben Anlass zu Infektionen, die von banalen, aber lästigen lokalen Dermatomykosen bis zu lebensbedrohlichen systemischen Mykosen bzw. Organmykosen reichen. Die wesentlichen Angriffspunkte der Polyen-Antibiotika sind das Ergosterol der Pilzmembran, die Hemmung der Ergosterolsynthese durch Azol-Antimykotika und Allylamine, die Hemmung der Zellwandsynthese durch Echinocandine und die Hemmung der Nucleinsäuresynthese durch Flucytosin. Antimykotika erfassen humanpathogene Pilze unterschiedlich und erreichen die Infektionsorte nicht in gleichem Ausmaß. Daher sind Wirkungsspektrum, Pharmakokinetik und Verträglichkeit entscheidend für die Auswahl eines Antimykotikums.

Lernziele

- **Gruppen von Antimykotika, die für die systemische und die lokale Therapie zur Verfügung stehen**
  - Polyen-Antibiotika (Amphotericin B)
  - Azol-Antimykotika
    - Imidazole und Triazole (Clotrmazol)
    - Allylamine (Terinafin, Naftifin)
  - Echinocandine
  - Flucytosin
- **Angriffspunkt und Wirkmechanismus**
  - Bindung an Ergosterol
  - Hemmung der Ergosterolzellwandsynthese
  - Hemmung der Nucleinsäuresynthese
- **Wirkung:**
  - fungizid oder
  - fungistatisch
- **Nebenwirkungen und Resistenzmechanismen**
  - Grenzen der Wirksamkeit

59.1 Einleitung

Im Gegensatz zu Bakterien sind Pilze Eukaryonten. Pilze haben dieselben Organellen wie tierische Zellen. Der Zellstoffwechsel von Pilzen unterscheidet sich nur wenig von tierischen Zellen. Die Unterschiede werden als Angriffspunkte von Pharmaka genutzt (◘ Abb. 59.1). Pilze enthalten Ergosterol in ihrer Zellmembran. Das Ergosterol ersetzt in tierischen Zellen das vorhandene Cholesterin. **Polyen-Antibiotika** (Amphotericin B) binden an Ergosterol und führen zur Porenbildung in der Lipidmembran. **Azole** und **Allylamine** hemmen die Ergosterolsynthese im endoplasmatischen Retikulum. **Flucytosin** wird spezifisch durch einen Transporter (Cytosinpermease) in mache Pilze aufgenommen, zu 5-Fluoruracil desaminiert und hemmt die Thymidylatsynthase, damit steht kein Deoxy-TTP für die DNA-Synthese zur Verfügung.

59.2 Polyen-Antibiotika

Das Polyen-Antibiotika **Amphotericin B** ist ein makrozyklischer Ester (Makrolid) mit Heptaen-Struktur (◘ Abb. 59.2). Amphotericin ist instabil, der Ester kann hydrolysiert werden. Die konjugierten Doppelbindungen machen Polyene lichtempfindlich. Zur lokalen Anwendung stehen die Polyene Nystatin und Natamycin zur Verfügung. Amphotericin B ist bei physiologischem pH wasserunlöslich. Es kann als gemischte Mizelle mit Deoxycholsäure administriert werden. Salze können die Mizellengröße ändern, deshalb darf die Infusionslösung nicht mit anderen Lösungen gemischt werden. Die Alternative ist die Formulierung mit Lipidvesikeln (liposomales Amphotericin B) bzw. als kolloidaler Komplex mit Cholesterinsulfat oder Phosphatidylcholin. Diese ist zwar weniger nephrotoxisch, aber auch viel teurer.

59

◘ **Abb. 59.1** Schematische Darstellung der Angriffspunkte von Antimykotika

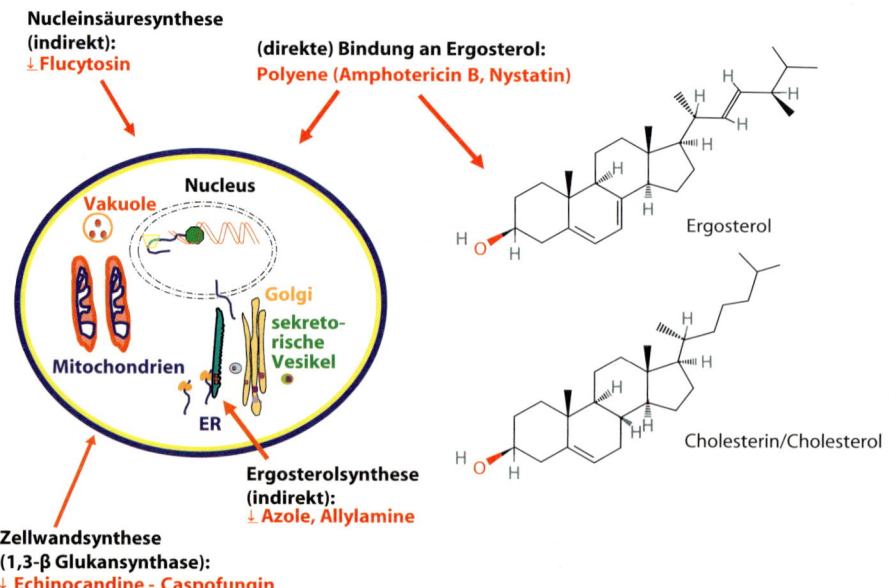

Nucleinsäuresynthese (indirekt): ↓ Flucytosin

(direkte) Bindung an Ergosterol: Polyene (Amphotericin B, Nystatin)

Vakuole · Nucleus · Golgi · sekretorische Vesikel · Mitochondrien · ER

Ergosterol

Cholesterin/Cholesterol

Ergosterolsynthese (indirekt): ↓ Azole, Allylamine

Zellwandsynthese (1,3-β Glukansynthase): ↓ Echinocandine - Caspofungin

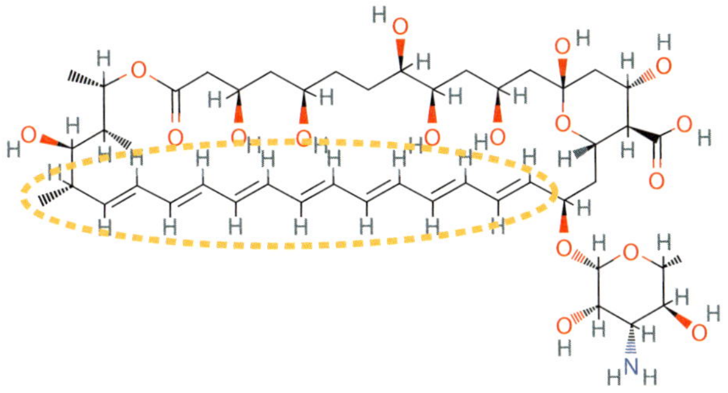

Abb. 59.2 Strukturformel von Amphotericin B. Die konjugierten Doppelbindungen (mit unterbrochener Linie markiert) erklären die Lichtempfindlichkeit

Wirkungsmechanismus und Wirkungstyp. Amphotericin B lagert sich in die Lipidmembran ein und bildet Poren. In Abwesenheit von Ergosterol sind diese Poren klein. In der Pilzmembran bildet Amphotericin B mit Ergosterol Aggregate, die zur Erweiterung der Pore führen. Amphotericin B hat eine geringere Affinität zu Cholesterin, sodass daraus eine (nicht absolute) Selektivität für die Zellmembran der Pilze resultiert. Amphotericin B wirkt fungizid.

Wirkungsspektrum und Resistenz. Amphotericin B wirkt gegen alle humanpathogenen Pilze. Aufgrund seiner schlechten Verträglichkeit, ist es aber nicht immer Mittel der ersten Wahl. Dermatophyten sind weniger empfindlich als die Erreger von subkutanen und Organmykosen. Eine Resistenz von praktischer Relevanz kommt nicht vor. Ohne Ergosterol können die Pilze ihre Membran bei 37 °C nicht ausreichend stabilisieren; sie wäre zu flüssig. Amphotericin B hat auch eine Aktivität gegen Protozoen (Leischmanien, Naegleria).

Pharmakokinetik. Die orale Bioverfügbarkeit von Amphotericin B ist vernachlässigbar; das gilt auch für die topische Applikation. Nach intravenöser Zufuhr wird Amphotericin B zunächst vor allem an Plasmalipoproteine gebunden. Amphotericin B dringt langsam ins Gewebe ein (Plasmahalbwertszeit 18 h) und wird dort an die Zellmembranen gebunden. Nur ein geringer Teil (<5%) einer zugeführten Dosis wird über die Niere ausgeschieden. Die Halbwertszeit für die terminale Phase der Elimination liegt bei ca. 15 Tagen. Amphotericin B dringt nicht ins Gehirn ein. Es muss bei Meningitis intrathekal administriert werden (mit einem Glucocorticoid).

Unerwünschte Wirkungen. Amphotericin B ist sehr toxisch:
- Nach intravenöser Gabe kann es zu Fieber, Schüttelfrost, ziehenden Rückenschmerzen sowie Bauch- und Brustschmerzen kommen. (Verhinderung durch die Gabe von Glucocorticoiden.)
- Verschlechterung der Nierenfunktion mit Anstieg des Serumkreatinins und Abfall des Serumkaliums. Ursache ist wahrscheinlich eine renale Vasokonstriktion, Abschwächung durch Infusion einer Kochsalzlösung (1 Liter). Die

Nephrotoxizität wird durch gleichzeitige Gabe von anderen nephrotoxischen Pharmaka (Aminoglykoside, Glykopeptide, Ciclosporin, Cisplatin, Flucytosin) verstärkt. Amphotericin B ist daher bei drohendem Nierenversagen kontraindiziert. Die Kaliumkonzentration im Plasma sinkt bei 20–30% der Patienten unter länger dauernder Therapie mit Amphotericin B auf gefährlich niedrige Werte (≤2,5 mM). Der Nierenschaden ist in der Regel reversibel, solange die kumulative Dosis 5 g (beim Erwachsenen) nicht überschreitet. Die verschiedenen Lipid-formulierten Varianten von Amphotericin B sind wesentlich weniger nephrotoxisch.
- Auslösung einer Anämie (normochrom und normozytär), die vermutlich auch auf den Nierenschaden zurückzuführen ist (Erythropoetinabfall).
- Neurotoxische Wirkung vor allem bei intrathekaler Administration; Symptome sind Parästhesien, Lähmungen, Tinnitus, Krampfanfälle.
- Transaminasenanstieg (selten) mit Auftreten eines Ikterus.

Klinische Anwendung. Amphotericin B wird bei allen lebensbedrohlichen Pilzinfektionen eingesetzt. Durch die Verfügbarkeit hochwirksamer Azole (Voriconazol) ist die Bedeutung von Amphotericin B zurückgegangen. Für Zygomyzeten (Mucor) ist aber Amphotericin B nach wie vor das einzige Mittel.

Liposomales Amphotericin B ist auch für die empirische Behandlung des neutropenischen Fiebers (Vermutungsdiagnose ohne gesicherten Pilznachweis/kein Ansprechen auf antibakterielle Therapie) indiziert.

Dosierung:
- initiale Testdosis: 0,1 mg/kg (Beobachtung über 30 min); Steigerung auf 0,3 mg/kg/d
- intrathekal: Testdosis 0,05–0,1 mg; danach 0,5 mg alle 2 Tage (Zusatz von 10 mg Cortisol)
- Lipid-formuliertes Amphotericin B:
  - liposomales Cholesterolsulfat: Testdosis 1 mg/kg; Steigerung auf 3 mg/kg/d
  - Posphatidylcholin/Phosphatidylglycerin-Komplex: Testdosis 1 mg i.v.; dann 5 mg/kg/d

59.3 Azol-Antimykotika

59.3.1 Imidazole und Triazole

Azol-Antimykotika werden chemisch in 2 Gruppen eingeteilt: Imidazole und Triazole (**Abb. 59.3**). Die Imidazole (Clotrimazol, Ketoconazol, Esoconazol, Miconazol etc.) sind nur noch für die topische Anwendung zugelassen. Imidazole sind weniger selektiv als Triazole, sie hemmen daher zum Beispiel auch die CYP-abhängige Synthese von Steroidhormonen im menschlichen Organismus. Sie haben auch weniger günstige pharmakokinetische Eigenschaften. Für die systemische Therapie werden Triazole (Fluconazol, Itraconazol, Voriconazol, Posaconazol) verwendet.

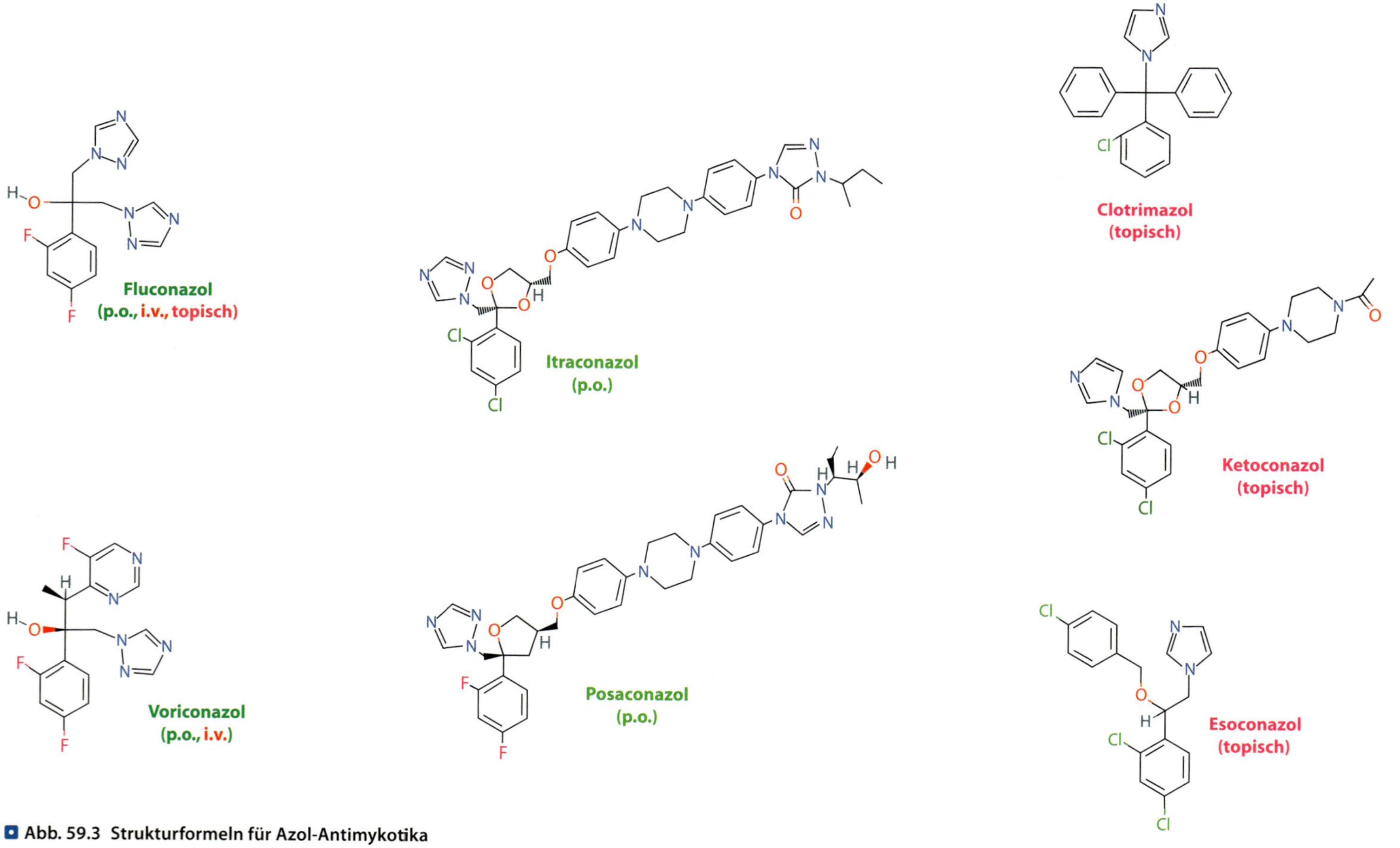

59

Clotrimazol (topisch)

Ketoconazol (topisch)

Esoconazol (topisch)

Itraconazol (p.o.)

Posaconazol (p.o.)

Fluconazol (p.o., i.v., topisch)

Voriconazol (p.o., i.v.)

◻ Abb. 59.3 **Strukturformeln für Azol-Antimykotika**

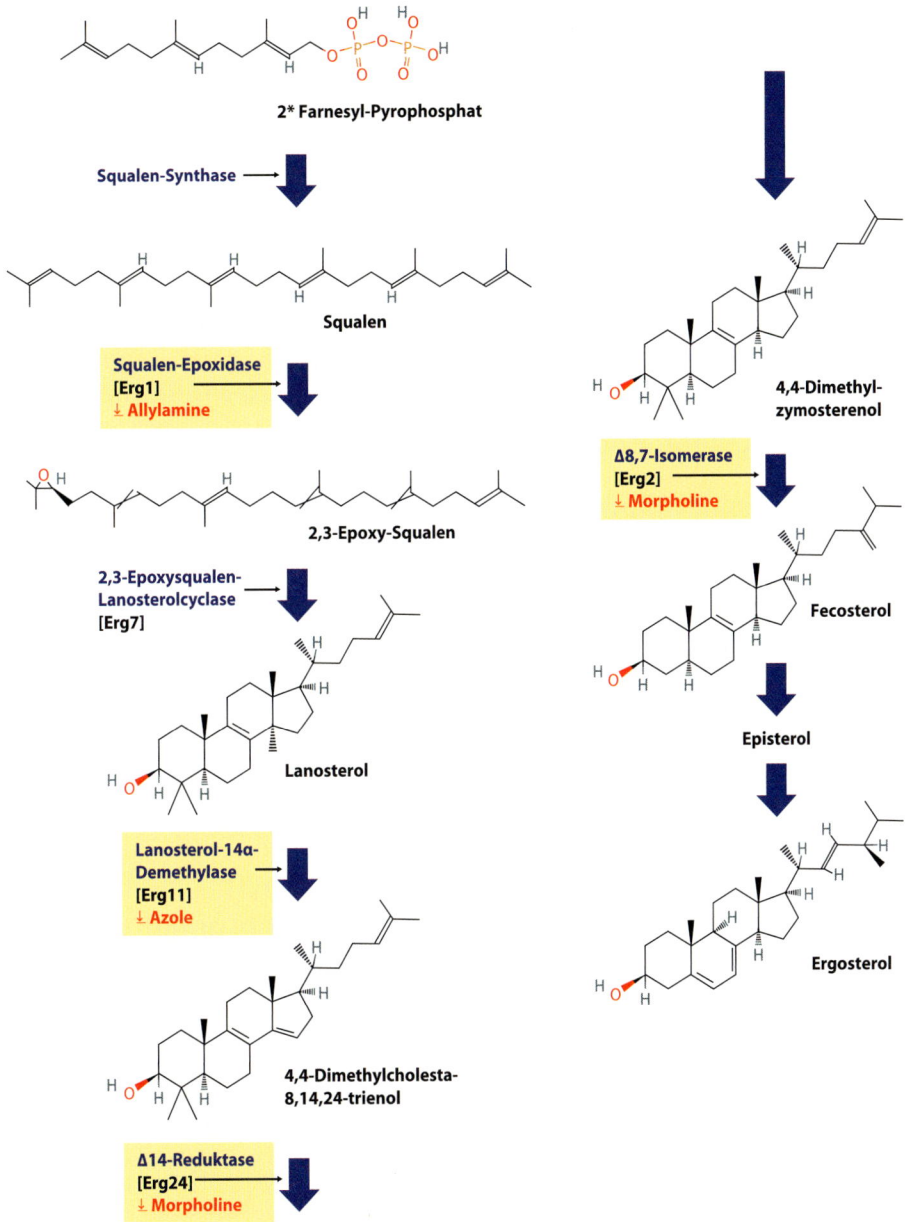

Abb. 59.4 Angriffspunke von Antimykotika in der Ergosterolbiosynthese

Wirkungsmechanismus und Wirkungstyp. Azol-Antimyko-tika hemmen die Ergosterolsynthese auf der Stufe der Lano-sterol-14-α-Demethylase (■ Abb. 59.4). Azole binden an das Häm-Eisen und blockieren damit die Katalyse. Azole wirken fungistatisch und gegen manche Pilze fungizid.

Wirkungsspektrum und Resistenz. Azole wirken gegen fast alle Candida-Spezies, Cryptococcus neoformans, Blastomy-ces dermatitidis, Histoplasma capsulatum, Coccidioides im-mitis und Dermatophyten. Aspergillus-Spezies, Fusarien, und Sporothrix schenckii sind weniger empfindlich. Erworbene **Resistenzen** werden durch Mutationen in Erg11, dem Gen,

das die Lanosterol-Demethylase codiert, und durch die Über-expression von ABC-Transportern vermittelt.

Pharmakokinetik. Fluconazol ist gut wasserlöslich und kann daher auch intravenöse appliziert werden. Fluconazol wird oral nahezu vollständig resorbiert, ist in hohem Ausmaß an Plasmaproteine gebunden (90%) und hat ein Verteilungsvolu-men von 0,6 l/kg. Die Halbwertszeit liegt bei 25–35 Stunden. Die Konzentration in der Zerebrospinalflüssigkeit ist ähnlich hoch wie im Plasma. Fluconazol wird überwiegend unverän-dert renal (70–80%) ausgeschieden. Bei Niereninsuffizienz ist eine Verlängerung des Dosierungsintervalls notwendig.

Itraconazol steht nur für die orale Gabe zur Verfügung, die Bioverfügbarkeit liegt bei 50–60% und wird durch Nahrung gesteigert. Itraconazol wird in der Leber durch CYP3A4 zum aktiven Hydroxy-Itraconazol metabolisiert. Beide Substanzen sind sehr stark an Plasmaproteine gebunden (>99%). Das Verteilungsvolumen liegt bei 14 l/kg; allerdings wird die Zerebrospinalflüssigkeit nicht erreicht. Die Halbwertszeit liegt bei 20–30 Stunden, die des Metaboliten bei 30–40 Stunden. Die renale Ausscheidung spielt keine Rolle.

Voriconazol wird fast vollständig resorbiert, die orale Bioverfügbarkeit beträgt >95%, die durch Nahrungsaufnahme gesenkt wird. Die Plasmaproteinbindung liegt bei 60% und das Verteilungsvolumen bei 4,6 l/kg. Voriconazol kann auch intravenös mit einem Lösungsvermittler (auf Cyclodextrinbasis) verabreicht werden. Voriconazol dringt ins Gehirn ein und erreicht dort Spiegel, die in derselben Größenordnung wie im Plasma vorliegen. Voriconazol wird vollständig hepatisch vor allem durch CYP2C19, und zu einem geringeren Grad durch CYP3A4 und CYP2C9 metabolisiert (nur <2% unverändert renal ausgeschieden). Die Halbwertszeit liegt bei niedrigen therapeutischen Dosen bei 5–7 Stunden. Bei Dosierung ≥600 mg/d nimmt die Halbwertszeit durch progressive Sättigung der metabolisierenden Enzyme zu. Bei Patienten mit eingeschränkter Leberfunktion (Child-Pugh A und B) muss die Dosis halbiert werden. Bei schweren Leberfunktionsstörungen besteht eine relative Kontraindikation.

Posaconazol wird langsam und unvollständig resorbiert. Die Resorption kann auch zusätzlich verbessert werden, wenn die Dosis auf 2–4 Einzeldosen verteilt wird. Posaconazol ist extensiv an Plasmaprotein gebunden (98%), das Verteilungsvolumen liegt bei 25 l/kg, die Halbwertszeit der Elimination bei 35 (20–65) Stunden. Posaconazol wird als P-Glykoproteinsubstrat primär über den Stuhl eliminiert. Ungefähr ein Viertel des zugeführten Posaconazol wird glucuronidiert, das Glucuronid wird überwiegend biliär eliminiert. Posaconazol ist kein CYP-Substrat, aber dennoch ein CYP3A4-Inhibitor.

Wechselwirkungen. Die wichtigste Wechselwirkung ist die Hemmung des hepatischen Metabolismus anderer Substanzen durch CYP2- und CYP3-Isoformen: Itraconazol und Posaconazol hemmen vor allem den Metabolismus von Substanzen, die über CYP3A4, Fluconazol von solchen, die über CYP2C9 und CYP3A4 und Voriconazol diejenigen, die über CYP2C9, CYP3A4 und CYP2C19 metabolisiert werden. Von Bedeutung sind vor allem Statine, Immunsuppressiva (Ciclosporin, Tacrolimus, Sirolimus, ▶ Kap. 25), Antiepileptika (Phenytoin, ▶ Kap. 33), orale Antikoagulanzien (Phenprocoumon, Rivaroxaban, Dabigatran, s. ▶ Kap. 41) und Spindelgifte (Vincaalkaloide, Docetaxel, ▶ Kap. 61).

Als Enzyminduktoren wirkende Substanzen wie Rifampicin und Carbamazepin können den Spiegel von Itraconazol und Voriconazol senken, Enzymhemmer dagegen erhöhen, z.B. Erythromycin, Clarithromycin oder HIV-Protease-Hemmer wie Ritonavir, Indinavir, aber auch Protonenpumpenhemmer wie Omeprazol etc.

Voriconazol und Posaconazol können zur Verlängerung des QT-Intervalls führen; eine Kombination mit Substanzen, die diesen Effekt ebenfalls auslösen, erhöht das Arrhythmierisiko (▶ Kap. 39).

Unerwünschte Wirkungen. **Fluconazol** und **Itraconazol** sind gut verträglich. Abgesehen von banalen Beschwerden (Kopfschmerz, Schwindel, Übelkeit, Bauchschmerz etc.) ist die wichtigste unerwünschte Wirkung die Hepatotoxizität: Transaminasenanstiege sind häufig, eine gefährliche Hepatotoxizität ist selten (<0,1%). Bei 1–2% der Patienten kann ein Hautausschlag mit Juckreiz auftreten. Unter **Voriconazol** und **Posaconazol** sind Hautauschläge häufiger (5%). Hepatotoxizität tritt bei Voriconazol sehr häufig auf, gelegentlich auch unter Posaconazol. Außerdem werden passagere Visuseinschränkungen (verschwommenes Sehen, Farbsehstörungen) beobachtet, die nur kurzfristig bestehen und nach der Einnahme meist innerhalb von wenigen Stunden verschwinden.

Das **teratogene Potenzial** von Fluconazol, Itraconazol und Voriconazol wird als hoch eingestuft.

Klinische Anwendung. **Itraconazol** ist das Mittel der ersten Wahl bei allen systemischen Mykosen ohne ZNS-Beteiligung sowie für die Behandlung von Mykosen der Haut und Schleimhäute, von Onychomykosen, da es sich in den Nägeln anreichert, sowie als Reservemittel zur Therapie des Soor, wenn eine Resistenz gegen Fluconazol besteht. **Dosierung:** 200–600 mg/d in 2–3 Einzeldosen (trotz langer Halbwertszeit!); Kinder (bei vitaler Indikation): 5 mg/kg/d.

Fluconazol ist das Mittel der Wahl bei oralen/ösophagealen Candidamykosen und vulvovaginalen Candidiasis, Meningitis mit Cryptococcus neoformans (und Coccidioides immitis). Bei Aspergillosen ist Fluconazol unwirksam. **Dosierung:** 100–200 bis 400 (800) mg/d in einer Einzeldosis; Kinder 3–6 mg/kg/d in 1 Einzeldosis.

Voriconazol ist das Mittel der Wahl bei Aspergillosen (inkl. Hirnabszess) und Fusariosen. Voriconazol ist für gravierende Pilzinfektionen reserviert. **Dosierung: intravenös:** Erwachsene Tag 1: 12 mg/kg/d/ab Tag 2: 8 mg/kg/d), Kinder (2–12 Jahre) 14 mg/kg/d in 2 Einzeldosen; **oral:** Erwachsene Tag 1: 800 mg/d, Tag: 2 400 mg/d; Kinder 200 mg/d in 2 Einzeldosen.

Posaconazol ist zur Prophylaxe invasiver Pilzinfektionen bei Patienten (>13 Jahre) zugelassen, die sich einer Knochenmarktransplantation unterziehen bzw. bei denen eine längere Neutropenie (durch zytotoxische Chemotherapie bei Leukämie) zu erwarten ist. Therapeutisch ist Posaconazol indiziert bei therapieresistenter Fusariose, Chromoblastomykose oder Unverträglichkeit von Itraconazol.

59.3.2 Allylamine

Wirkungsmechanismus und Wirkungstyp. Naftifin und Terbinafin (◻ Abb. 59.5) hemmen die Squalenepoxidase (◻ Abb. 59.4). Sie wirken fungistatisch bis fungizid. Naftifin wird nur topisch angewandt. Terbinafin kann peroral und topisch verabreicht werden.

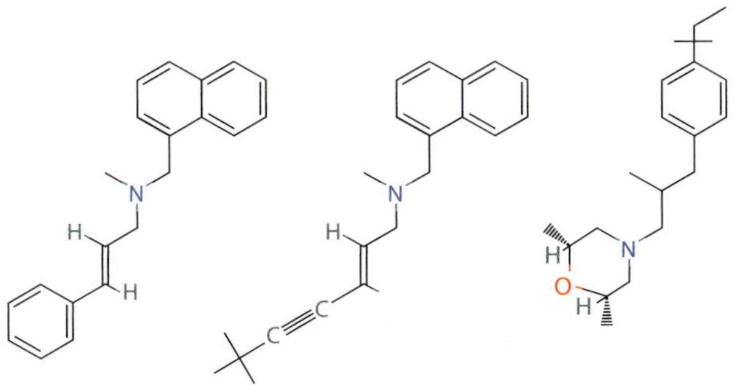

Abb. 59.5 Strukturformeln für die Allylamine Naftifin und Terbinafin und das Morpholino-Derivat Amololfin

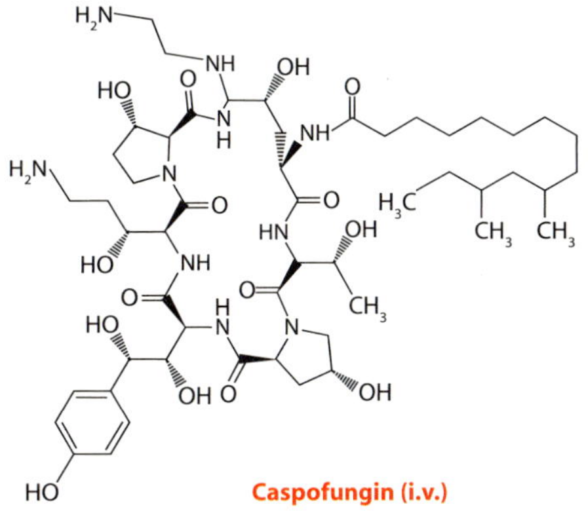

Abb. 59.6 Strukturformel von Caspofungin

Wirkungsspektrum und Resistenz. Terbinafin erfasst Dermatophyten (wie Trichophyton mentagrophytes, T. rubrum, T. verrucosum, T. violaceum), Microsporum-Arten, Pityrosporum orbiculare (Malassezia furfur) und Candida spp. **Resistenzen** kommen bei Candida und Dermatophyten vor.

Pharmakokinetik. Terbinafin unterliegt einem hohen First-Pass-Effekt und hat deshalb eine orale Bioverfügbarkeit von 40%. Terbinafin ist zu 99% an Plasmaproteine gebunden. Mit einer Verteilungshalbwertszeit strömt Terbinafin ins Gewebe aus (Verteilungsvolumen >30 l/kg) und reichert sich im Stratum corneum der Haut, in den Haaren und den Nägeln an. Die Halbwertszeit der Elimination ist 17 Stunden, Terbinafin wird in der Leber durch verschiedene CYP-Isoformen extensiv metabolisiert. Die Metaboliten werden renal ausgeschieden. Bei eingeschränkter Leberfunktion und Nierenfunktion sollte die Dosis halbiert werden. Die terminale Elimination liegt bei 200–400 Stunden, weil Terbinafin aus dem Gewebe zurückdiffundiert.

Wechselwirkungen. Beschleunigung des Metabolismus durch Induktoren (Rifampicin, Carbamazepin, Johanniskraut), Verzögerung durch Hemmer wie z.B. Cimetidin.

Unerwünschte Wirkungen. Terbinafin ist sehr gut verträglich. Banale Nebenwirkungen sind Bauch-, Kopf- und Gliederschmerzen. Hautausschläge mit Juckreiz können vorkommen. Die Transaminasen steigen häufig an, eine klinisch relevante Hepatotoxizität ist aber selten.

Klinische Anwendung. Kutane Mykosen am Fuß und Körper (Therapiedauer 2 Wochen), am Unterschenkel und Kopf (Therapiedauer 4 Wochen) sowie Onychomykosen (Therapiedauer 3 Monate).

> Dosierung:
> – Kinder ab 2 Jahre <20 kg: 62,5 mg/d; 20–40 kg 125 mg
> – Kinder >40 kg und Erwachsene: 250 mg/d in 1 Einzeldosis

59.4 Echinocandine

Echinocandine sind zyklische Hexapeptide mit einer lipophilen Seitenkette. Das erste war **Caspofungin** (Abb. 59.6). Es wird durch chemische Modifikation einer natürlich vorkommenden Substanz (Pneumocandin B_0) hergestellt, ein Stoffwechselprodukt des Pilzes Glarea lozoyensis. Mittlerweile gibt es zwei weitere Vertreter: Anidulafungin und Micafungin.

Wirkungsmechanismus und Wirkungstyp. Echinocandine hemmen die Synthese von $\beta(1,3)$-D-Glucan, das für die Stabilität der Pilzwand essenziell ist. Der Wirkungstyp ist fungizid gegen Candida spp. und fungistatisch gegen Aspergillus spp.

Wirkungsspektrum und Resistenz. Caspofungin wirkt gegen verschiedene Candida- und Aspergillus-Spezies. Erworbene **Resistenzen** sind bei Candida albicans beobachtet worden und betreffen Mutationen der Gene für $\beta(1,3)$D-Glucansynthase.

Pharmakokinetik. Echinocandine werden nicht resorbiert, sondern müssen intravenös zugeführt werden. Sie sind extensiv an Protein gebunden. Die Halbwertszeiten der dominanten Phase der Elimination liegen für Caspofungin bei 9–11 Stunden. Caspofungin wird hepatisch acetyliert und Micafungin desulfatiert. Im Urin werden keine nennenswerten Mengen an aktiver Substanz ausgeschieden.

Wechselwirkungen. Cyclosporin steigert die AUC von Caspofungin, Tacrolimus und Rifampicin senkt sie.

Unerwünschte Wirkungen. Caspofungin und die anderen Echinocandine werden gut vertragen. Abgesehen von Übelkeit, Kopfschmerz und Bauchschmerzen können folgende Symptome auftreten:
– Venenentzündungen an der Injektionsstelle
– Juckreiz, Schwellungen/Urtikaria (evtl. durch Histaminfreisetzung); nicht bei Anidulafungin
– Fieber und Schüttelfrost bei 5–7% der Patienten (seltener bei Anidulafungin

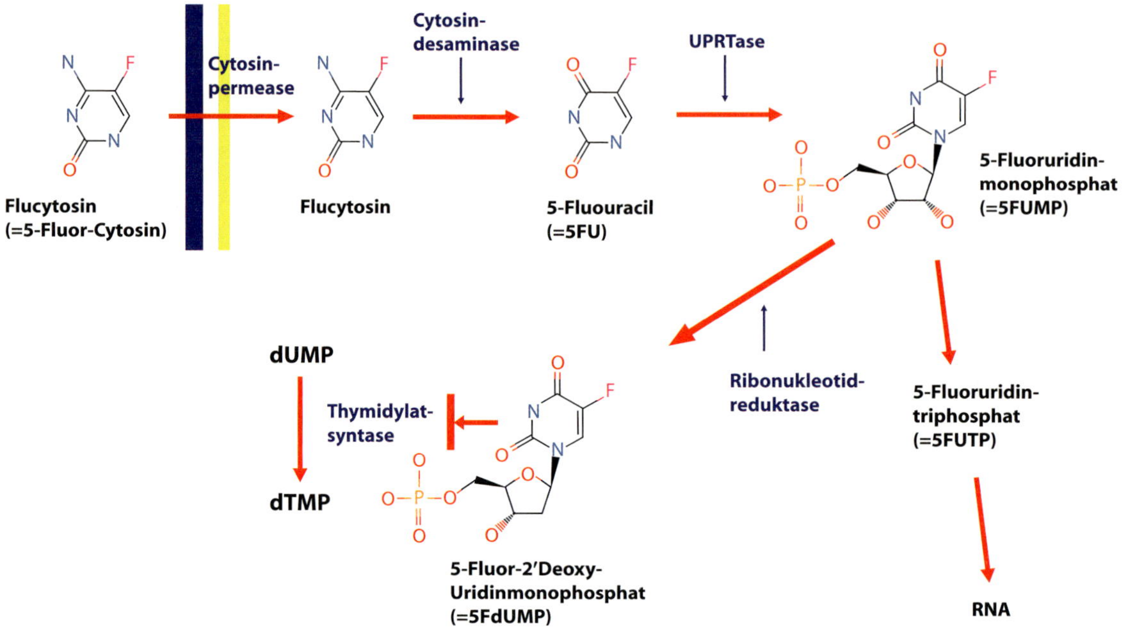

Abb. 59.7 Wirkungsmechanismus von Flucytosin

- Anstieg der Leberenzyme (Micafungin > Caspofungin > Anidulafungin)
- Durchfall

Klinische Anwendung. Caspofungin ist zugelassen für
- invasive Aspergillose, die auf Voriconazol und Amphotericin B nicht anspricht,
- ösophageale Candidiasis (bei Fluconazol-Versagen) und für die invasive Candidiasis und
- zur Behandlung von fiebernden neutropenischen Patienten, bei denen ein begründeter Verdacht für eine Pilzinfektion (Candida, Aspergillus) besteht.

Dosierung: Kurzinfusion (über 1 Stunde) von 70 mg/d am Tag 1 und 50 mg/d an Folgetagen in 1 Einzeldosis.

59.5 Flucytosin

Wirkungsmechanismus und Wirkungstyp. Flucytosin (5-Fluorcytosin) (▸ Abb. 59.7) wird von empfindlichen Pilzen über eine Transporter aufgenommen (Cytosinpermease) und zu 5-Fluorouracil durch die Cytosindesaminase desaminiert. Die weitere Wirkung entspricht derjenigen wie in tierischen Zellen: Fluorouracil wird zu 5-Fluorouracil-Ribosemonophosphat und in weiterer Folge zum entsprechenden 5-Fluorouracil-2'Deoxy-Ribosemonophosphate (5-FdUMP) umgewandelt. Diese hemmt die Thymidylatsynthase, sodass kein Deoxy-TTP für die DNA-Synthese zur Verfügung steht. 5FU kann auch in RNA inkorporiert werden.

Wirkungsspektrum und Resistenz. Flucytosin erfasst in klinisch erreichbaren Konzentrationen Cryptococcus neoformans, Candida spp. und die Erreger der Chromoblastomykose (Fonsacaea spp., Cladosporium carrionii, Phialophora verrucosa). Primäre Resistenzen sind selten, aber unter der Therapie kann sich eine beachtliche Resistenz entwickeln.

Pharmakokinetik. Flucytosin wird oral rasch und gut resorbiert (Bioverfügbarkeit 90%; Verteilungsvolumen = ca. 0,8 l/kg) und dringt auch gut in die Zerebrospinalflüssigkeit ein. Flucytosin wird zum überwiegenden Teil (80%) unverändert renal ausgeschieden. Die Halbwertszeit liegt bei 3–6 Stunden und ist bei Niereninsuffizienz enorm verlängert (bis zu 200 Stunden). Daher muss die Dosierung streng nach Kreatinin-Clearance erfolgen. Flucytosin wird wegen der Gefahr, dass durch Darmbakterien zu Fluorouracil metabolisiert wird, intravenös zugeführt.

Wechselwirkungen. Cytarabin (Cytosinarabinosid) hebt die Wirkung von Flucytosin auf.

Unerwünschte Wirkungen. Flucytosin ist selbst sehr gut verträglich. Wenn Flucytosin zu Fluorouracil umgewandelt wird, zirkuliert ein effektives Zytostatikum (▸ Kap. 61). Diese Umwandlung wird durch hohe Dosen (>200 mg/kg/d) begünstigt. Ebenso wird bei hohen Dosen Flucytosin auch vermehrt biliär ausgeschieden, gelangt in den Dickdarm und wird von den Bakterien zu 5FU metabolisiert. Begünstigend ist auch eine herabgesetzte Nierenfunktion. Wenn viel Flucytosin zu 5FU umgesetzt worden ist, kommt es zu Durchfällen, Leuko- und Thrombopenie, Übelkeit, Erbrechen und Erhöhung der Transaminasen (Ausdruck der Hepatotoxizität).

Klinische Anwendung. Flucytosin ist zur Therapie der generalisierten Candidiasis, der Kryptokokkose und der Chromoblastomykose zugelassen. Meist wird es in Kombination mit Amphotericin B verwendet. **Dosierung:** 150–200 mg/kg/d in 4 Einzeldosen. Bei Niereninsuffizienz Dosisanpassung durch Verlängerung des Intervalls in Abhängigkeit von der Kreatininclearance nach Normogramm des Herstellers.

Weiterführende Literatur

Kuse ER, Chetchotisakd P, da Cunha CA, Ruhnke M, Barrios C, Raghunadharao D, Sekhon JS, Freire A, Ramasubramanian V, Demeyer I, Nucci M, Leelarasamee A, Jacobs F, Decruyenaere J, Pittet D, Ullmann AJ, Ostrosky-Zeichner L, Lortholary O, Koblinger S, Diekmann-Berndt H, Cornely OA; Micafungin Invasive Candidiasis Working Group (2007) Micafungin versus liposomal amphotericin B for candidaemia and invasive candidosis: a phase III randomised double-blind trial. Lancet 369: 1519-1527.

Reboli AC, Rotstein C, Pappas PG, Chapman SW, Kett DH, Kumar D, Betts R, Wible M, Goldstein BP, Schranz J, Krause DS, Walsh TJ; Anidulafungin Study Group. (2007) Anidulafungin versus fluconazole for invasive candidiasis. N Engl J Med 356:2472-2482

Antiprotozoenmittel und Anthelminthika

M. Freissmuth

Einleitung

Protozoen und Würmer (Helminthen) spielen in den gemäßigten Breiten nur eine untergeordnete Rolle. Protozoen, die in Mitteleuropa vorkommen, werden durch antibakterielle Chemotherapeutika und Pilzmittel erfasst. Die weltweit wichtigste Protozoenerkrankung ist die Malaria. Sie kann bei Fernreisen erworben werden. Andere tropische Protozoenerkrankungen, z.B. durch Leishmanien und Trypanosomen hervorgerufen, treten aufgrund militärischer und humanitärer Einsätze vermehrt auch in Europa auf. Wurminfestationen rufen vor allem in den Tropen gravierende, chronische Erkrankungen hervor, die unbehandelt die Lebenserwartung deutlich verkürzen. In unseren Breiten sind sie von untergeordneter Bedeutung.

60.1 Protozoenerkrankungen

> **Lernziele**
>
> **Protozoenerkrankungen**
> - Malaria
>   - Entwicklungszykluspathogener Malariaplasmodien
>   - Angriffspunkte von Malariamitteln
>   - Malariaprophylaxe
>   - Malariatherapie
>   - Malariamittel
> - Leishmaniasen
> - Trypanosomenerkrankungen

Die bedeutendsten Protozoenerkrankungen kommen in den tropischen und subtropischen Ländern vor: Malaria, Leishmaniose und Trypanosomiosis. In Mitteleuropa beschränken sich Protozoenerkrankungen auf Erkrankungen, die hervorgerufen werden durch Trichomonas vaginalis (Trichomoniasis), Toxoplasma gondii (Toxoplasmose) und Giardia lamblia (Lambliasis oder Lamblienruhr). Tropische Protozoenerkrankungen werden durch Insekten übertragen. Der Mensch ist hier ein obligater Wirt im parasitären Lebenszyklus. (◘ Tab. 60.1).

60.1.1 Malaria

An Malaria erkranken eine halbe Milliarde Menschen jährlich, von denen ca. 2 Millionen/Jahr sterben. Diese Zahlen zeigen die Dimensionen des Problems. Malaria ist deshalb so schwierig zu kontrollieren, weil die Plasmodien unter dem Selektionsdruck der Therapie Resistenzen entwickeln und unter dem Selektionsdruck des menschlichen Immunsystems laufend ihre Oberflächenproteine so variieren, dass die Immunität nur partiell ist. Versuche, einen Impfstoff zu entwickeln, waren daher bisher nicht erfolgreich.

Entwicklungszyklus pathogener Malariaplasmodien

Die 4 Plasmodien, die Malaria verursachen, sind in ◘ Tab. 60.1 angeführt. Durch den Stich einer **weiblichen Anopheles-Mücke** werden **Sporozoiten.** übertragen. Diese dringen in **Leberzellen** ein, wo sie sich zu **Gewebeschizonten** entwickeln. Diese **präerythrozytäre Phase** ist asymptomatisch und entspricht der **Inkubationszeit** (5–23 Tage und mehr je nach Plasmodiumspezies). Am Ende der präerythrozytären Phase platzen die befallenen Leberzellen und setzen die Plasmodien, die **Merozoiten,** in großer Zahl frei. Diese befallen die Erythrozyten und entwickeln sich zu Blutschizonten.

Ein Teil der Merozoiten entwickeln sich im Erythrozyten zu weiblichen **Makrogametozyten** und männlichen **Mikrogametoyzten**. Wenn diese in den Darm der Anophelesmücke gelangen, entwickelt der Mikrogametozyt eine Geißel (Exflagellation) und vereinigt sich mit dem weiblichen Makrogametozyten zur Zygote, die in das Darmepithel der Mücke dringt und sich zu einer **Oozyste** entwickelt. Diese setzt die **Sporozoiten** frei, die die Speicheldrüse der Mücke besiedeln. Damit schließt sich der Kreis.

Angriffspunkte von Malariamitteln

Aufgrund des Lebenszyklus der Plasmodien gibt es kein Medikament, das in allen Stadien wirkt. Die Malariamittel werden daher nach dem Stadium eingeteilt, in dem sie wirken. Erfasst werden:
- **Gewebeschizonten** von Pyrimethamin (± Sulfadoxin), Proguanil/Atovaquon, Primaquin
- **Blutschizonten** von Chloroquin, Mefloquin, Proguanil/Atovaquon, Artemether/Lumefantrin, Pyrimethamin (± Sulfadoxin), Chinin, Doxycyclin
- **Gametozyten** von Primaquin, Artemether/Lumefantrin
- **Oozysten** (eine Vorstufe der Sporozoiten) von Pyrimethamin und Proguanil

Pyrimethamin und **Proguanil** (Folsäureantagonisten) hemmen die rasche Proliferation, weil sie ungeachtet des Stadiums die DNA-Synthese begrenzen. Daher wirken sie dort, wo eine rasche Teilung passiert, d.h. auf Merozoiten aus Leber und Erythrozyten sowie auf Sporozoiten aus Oozysten. **Primaquin** und **Atovaquon** hemmen die mitochondriale Atmung der Plasmodien an unterschiedlichen Stellen und haben daher ein eigenes Wirkprofil.

Für die **Prophylaxe** würde ein selektives Abtöten der eingedrungenen Sporozoiten ausreichen. Da das nicht möglich ist, kann nur eine **Suppressionsprophylaxe** erfolgen, die die Ausbildung der Gewebe- und/oder Blutschizonten verhindert. Hierbei ist zu beachten, dass die Prophylaxe auch **nach Rückkehr** aus dem Malariagebiet weitergeführt werden muss. Die Länge dieser Prophylaxe nach Rückkehr richtet sich danach, ob die verwendeten Pharmaka auch die Gewebeschizonten erfassen und der daraus resultierenden Inkubationszeit. Bei gewebeschizontoziden Mitteln wie z.B. Atovaquon/Proguanil reicht 1 Woche. Werden nur die Blutschizonten supprimiert (z.B. mit Doxyzklin oder Mefloquin), muss diese noch 4 Wochen nach Rückkehr fortgeführt werden. Die Aus-

Tab. 60.1 Protozoenerkrankungen

Erreger	Übertragungsweg und geographische Lokalisation	Erkrankung	Therapie
Trichomonas vaginalis (Geißeltierchen/Flagellat)	Sex/Mitteleuropa	**Trichomoniasis:** Frauen Aminkolpitis; Männer meist asymptomatisch, gelegentlich Urethritis/Prostatitis	Metronidazol (▶ Kap. 57)
Toxoplosma gondii (Sporozoen)	rohes Fleisch, Katzenfäzes/ Mitteleuropa	**Toxoplasmose:** meist asymptomatisch; selten generalisierte Lymphknotenschwellung, Fieber; kongenital: Hydrozephalus, Mikrozephallus, Blindheit; AIDS: Enzephalitis	Sulfadiazin + Pyrimethamin (▶ Kap. 57) Schwangerschaft: Spiramycin (▶ Kap. 57) AIDS: Clindamycin + Pyrimetham
Entamöba histolytica (Amöbe)	fäkooral (Mensch = einziges Reservoir)	intestinale Amöbiasis: Durchfall mit Himbeergelee-artigen Auflagerungen Leberabszess	Metronidazol (▶ Kap. 57) + Paromomycin
Giardia lamblia (Flagellat)	kontaminiertes Wasser(Reservoir Wildtiere z.B. Bisamratte); ungewaschenes Gemüse; fäkooral; bestimmte Sexualpraktiken/ Mitteleuropa	wässriger Durchfall mit Meteorismus und Bauchschmerzen (backpacker‹s diarrhoea)	Metronidazol (▶ Kap. 57)
Plasmodium malariae Plasmodium vivax Plasmodium ovale Plasmodium falciparum (Sporozoen)	Anopheles-Mücken (60 Arten)/ Tropen	Malaria quartana Malaria tertiana Malaria tertiana Malaria tropica	Artemether/Lumefantrin, Atovaquone/Proguanil, Doxycyclin, Mefloquin, Chloroquin, Primaquin, Chinin, Pyrimethamin, Sulfadoxin
Leishmania donovani (Flagellat)	Phlebotomus-Sandmücke/ Afrika, Indien, Lateinamerika, Mitelmeer	viszerale Leishmaniase	1 × Amphotericin B i.v. + Miltefosin (14 d) Amphotericin B Stibogluconat
Leishmania tropica Leihmania ethiopica (Flagellat)	Phlebotomus-Sandmücke/ Afrika, Vorderer Orient/Asien (inkl. Zentralasien), Mittelmeer	kutane Leishmaniase »Aleppobeule« (Ulcus an Einstichstelle)	Miltefosin, Stibogluconat, Amphotericin B Wärmeapplikation (da Leishmania tropica nur in kühlerer Haut reproduzieren kann)
Trypanosoma brucei gambiense (Tbg) Trypanosoma brucei rhodesiense(Tbr) (Flagellat)	Tstetse-Fliege Glossina palpalis (W) Glossina morsitans (O) Tbg: West-/Zentralafrika Tbr: Ostafrika	Schlafkrankheit	Frühstadium Tbg: Nifurtimox und Eflornithin (Difluormethylornithin), Pentamidin Tbr: Suramin Spätstadium: Melarsoprol

wahl der Mittel und die Art der Prophylaxe richten sich nach der epidemiologischen Situation. Aktuelle Informationen sind im Internet (http://www.dtg.org/malaria.html) abrufbar.

Malariaprophylaxe

Für die **prophylaktische Einnahme** eignen sich primär **Atovaquon/Proguanil, Doxycyclin** und **Mefloquin.** Diese Reihenfolge entspricht auch der allgemeinen Verträglichkeit (individuelle Unterschiede sind möglich). Chloroquin wäre geeignet, wird aber derzeit nicht empfohlen.

Für die **Standby-/Notfalltherapie** eignen sich **Atovaquon/Proguanil, Artemether/Lumefantrin, Mefloquin,** und **Chloroquin.**

Therapie einer bestehenden Malaria

Für die Therapie einer bestehenden Malaria ist die Aktivität gegen Blutschizonten wichtig. Bei der Malaria tertiana (P. vivax und P. ovale) kann eine Eradikationstherapie mit Primaquin notwendig werden, um die Hypnozoiten zu eliminieren. Diese können Anlass zu einem **Relaps** nach Monaten bis Jahren geben.

60

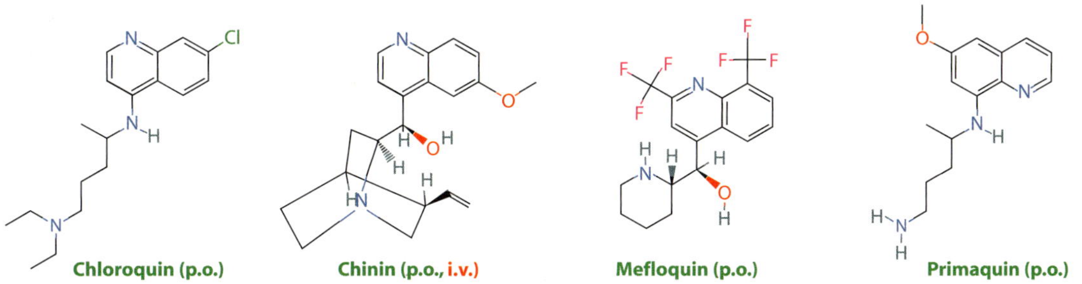

Abb. 60.1 Strukturformeln für die Antimalariamittel mit Quinolinstruktur

Aus **epidemiologischer Sicht** sind Substanzen interessant, die die Infektionskette unterbrechen, weil sie die Gametogonie oder die Sporogonie unterdrücken, z.B. Primaquin, Artemether/Lumefantrin und die Folsäureantagonisten Pyrimethamin und Proguanil. Sie können dazu beitragen, die Malaria zu eradizieren.

60.1.2 Malariamittel

Chinin, Chloroquin, Mefloquin

Wirkungsmechanismus und Resistenzen. Blutschizonten dringen in die Erythrozyten ein. Die Proteinkonzentration ist in den Erythrozyten hoch, und dementsprechend besteht ein hoher onkotischer Druck. Daher muss der Trophozoit Hämoglobin abbauen, um wachsen zu können. Bei der raschen Aufnahme und Proteolyse von Hämoglobin werden große Mengen an Häm frei. Häm ist nicht ganz harmlos, weil es Sauerstoffradikale erzeugen kann. Daher wird es von den Plasmodien zu Hämozoin, einem unlöslichen eisenhaltigen Pigment polymerisiert. Chloroquin (█ Abb. 60.1) ist ein schwache Base und wird in der sauren Vakuole der Plasmodien angereichert, bindet an das Häm und verhindert die Polymerisation. Die Toxizität von Häm oder des Häm-Chloroquin-Komplexes ist schizontozid. Der Wirkungsmechanismus von Chinin, Mefloquin (█ Abb. 60.1) und Lumefantrin (█ Abb. 60.4) ist analog. Resistenzen gegen Chloroquin sind bei Plasmodium falciparum weit verbreitet, gelegentlich kommen sie auch bei Plasmodium vivax vor.

Pharmakokinetik. Chloroquin (█ Abb. 60.1) wird gut resorbiert (80% orale Bioverfügbarkeit), ist zu ca. 55% an Plasmaproteine gebunden und verteilt sich langsam aus dem zentralen Kompartiment in ein sehr großes Verteilungsvolumen (130–260 l/kg). Wegen des langsamen Ausströmens kann eine intravenöse Gabe zu einer hohen initialen Konzentration führen und daher gefährlich sein. Bei oraler Administration kann die Sättigungsdosis auf einmal gegeben werden. Chloroquin hat eine initiale Halbwertszeit von 10–24 Tagen, die bei Dauertherapie auf 30–60 Tage steigt. Chloroquin wird zur Hälfte hepatisch (durch CYPs) metabolisiert und zur Hälfte unverändert über die Niere ausgeschieden. Chloroquin hemmt CYP2D6, daher keine Kombination mit Mefloquin. **Chinin** (█ Abb. 60.1) hat eine orale Bioverfügbarkeit von 75%,

die Proteinbindung liegt bei 90%, das Verteilungsvolumen bei 1–1,7 l/kg und die Halbwertszeit bei 11–18 Stunden. Chinin wird primär hepatisch durch CYP3A4 metabolisiert. Chinin ist en Hemmer des P-Glykoproteins/ABCB1 und kann die Ausscheidung von Digoxin erheblich verzögern. **Mefloquin** (█ Abb. 60.1) wird gut, aber langsam oral resorbiert (die orale Bioverfügbarkeit ist nicht direkt bestimmt und wird auf 85% geschätzt), ist zu 98% an Plasmaproteine gebunden, hat ein Verteilungsvolumen von 19 l/kg und wird mit einer terminalen Halbwertszeit von 20 Tagen eliminiert.

Unerwünschte Wirkungen. Chloroquin wird in niedrigen Dosen gut vertragen; es eignet sich daher auch für die Prophylaxe. Bei oraler Gabe kann es zu Bauchschmerzen, Kopfschmerzen (manchmal sehr heftig, mit Benommenheit und Verwirrtheit) und unscharfem Sehen kommen. Bei Dauermedikation treten Hornhauttrübungen und eine Retinadegeneration (Retinitis pigmentosa) auf. Eine regelmäßige Visuskontrolle ist bei Dauertherapie unumgänglich. Bei Dauertherapie/Prophylaxe treten neben den Kopfschmerzen auch gehäuft Hautausschläge mit Juckreiz (bei schwarzer Hautfarbe häufiger), Haarverfärbungen und QT-Verlängerungen auf. Hämatologische Reaktionen (Agranulozytose, Thrombopenie) sind selten. **Kontraindikationen** sind Glucose-6-Phosphat-Dehydrogenasemangel, bestehende Augenerkrankungen mit Retinopathien, Myasthenia gravis, Porphyrie, Psoriasis (Verstärkung der Hautausschläge) und unbehandelte Epilepsie (Chloroquin senkt die Krampfschwelle).

Chinin löst Cinchonismus, Blutdruckabfall und Hypoglykämie aus. Cinchonismus ist durch (heftiges) Ohrensausen, Hochtonschwerhörigkeit mit Drehschwindel, Übelkeit und Erbrechen, Sehstörungen (Farbsehen, Doppelbinder, Skotome) und Kopfschmerzen charakterisiert. Die Hypoglykämie ist durch Insulinfreisetzung bedingt, weil Chinin den ATP-abhängigen Kaliumkanal in der B-Zelle des Pankreas (Kir6.2/SUR1, ▶ Kap. 54) blockiert. Die Hypoglykämie kann lebensbedrohlich sein; sie ist auch deshalb so gefährlich, weil bei Malaria tropica per se eine Hypoglykämie bestehen kann. Durchfall ist durch Blockade von Ionenkanälen im Darm bedingt. Rhythmusstörungen und QT-Verlängerung sind möglich (Chinidin ist im Übrigen auch gegen Malaria wirksam, aber toxischer als Chinin). Kontrollen von EKG, Blutdruck und Blutzucker sind während der Therapie notwendig. Chinin kann bei Glucose-6-Phosphat-Dehydrogenase-Mangel eine Hämolyse auslösen.

Mefloquin ist relativ gut verträglich. Eine therapeutische Dosis kann Erbrechen auslösen. Bei Erbrechen muss die Dosis innerhalb der ersten Stunde wieder zugeführt werden. Die wichtigste unerwünschte Wirkung sind Kopfschmerzen. Es können Krampfanfälle und/oder psychotische Reaktionen auftreten. Mefloquin ist bei Patienten mit Epilepsie oder Psychosen in der Anamnese kontraindiziert.

Klinische Anwendung. **Chloroquin** ist das Mittel der Wahl bei Malaria, wenn keine Resistenz vorliegt:

- Prophylaxe: 300 mg (Kinder 2,5 mg/kg) 1-mal pro Woche 1–2 Wochen vor der Reise und bis 4 Wochen nach Rückkehr aus dem Malariagebiet
- Malariatherapie (inkl. Standby): Gesamtdosis 25 mg/kg auf 3 Tag verteilt, z.B. Tag 1: 2×600 mg, Tag 2 und 3 je 300 mg

Mefloquin ist für die Prophylaxe und Therapie der Malaria, die durch Chloroquin-resistente Plasmodium-falciparum-Stämme ausgelöst wird:

- Prophylaxe: 250 mg (Kinder 5 mg/kg) 1-mal pro Woche 1–2 Wochen vor der Reise und bis 4 Wochen nach Rückkehr aus dem Malariagebiet
- Therapie: 750 mg (Kinder 15 mg/kg), 6–12 Stunden später 500 mg (Kinder 10 mg/kg)

Chinin ist für die Therapie einer Malaria durch multiresistente Plasmodien reserviert:

- Therapie: 1,8 g/d (Kinder 10 mg/kg) in 3 Einzeldosen (= 8 Stundenintervall) über 7 Tage gemeinsam mit 0,2 g/d Doxycyclin in 2 Einzeldosen

Wenn die Patienten die orale Therapie nicht einnehmen können, kann Chinin intravenös appliziert werden (WHO-Schema):

- initiale Sättigungsdosis (entfällt, wenn innerhalb der letzten 24 Stunden Chinin, Mefloquin oder Halofantrin administriert wurde): intravenöse Infusion von 20 mg/kg (maximal 1,4 g) über 4 Stunden unter EKG Kontrolle
- nach 8 Stunden Erhaltungsdosis: Dauerinfusion 10 mg/kg (maximal 0,7g) über 4 Stunden (alle 8 Stunden)

Primaquin

Primaquin ist ein 8-Aminochinolin (Abb. 60.1). Es wirkt auf die Merozoiten in der Leber und auf Gametozyten, aber nicht auf die Blutschizonten. Sein Vorzug liegt darin, dass es die Hypnozoiten eliminieren kann. Es ist für die Therapie der akuten Malaria ungeeignet, ebenso für die Prophylaxe (kurze Halbwertszeit). Der Wirkungsmechanismus ist nicht bekannt. Der Angriffspunkt von Primaquin liegt in den Mitochondrien der Plasmodien.

Primaquin wird nach oraler Gabe gut resorbiert, sein Verteilungsvolumen liegt bei 4–5 l/kg. Die Halbwertszeit liegt im Mittel bei 5–6 Stunden. Primaquin wird sehr rasch hepatisch über CYPs metabolisiert; die renale Clearance ist vernachläs-

sigbar. Primaquin ist selbst kein Mehthämoglobinbildner. Die verschiedenen beteiligten CYPs (CYP2E1, CYP2B6, CYP1A2, CYP2D6, CYP3A4) liefern oxidative Metaboliten, die als Methämoglobinbildner wirken (s. ► Kap. 64). Die Rolle des Glucose-6-Phosphat-Dehydrogenase-Mangels als Ursache für die Arzneimittel-induzierte Methämoglobinbildung wurde mit Primaquin entdeckt (► Kap. 5.1.6).

Primaquin wird gut vertragen und ruft gelegentlich Bauchschmerzen (Einnahme zu den Mahlzeiten) hervor. Bei höheren Dosen (≥60 mg) erzeugt es eine Methämoglobinämie; Personen, die einen Glucose-6-Phosphat-Dehydrogenasemangel haben, sind besonders gefährdet. Auch bei diesen variiert das Ausmaß der Empfindlichkeit (weil es mehrere hundert genetische Varianten gibt). Glucose-6-Phosphatdehydrogenasemangel stellt a priori eine Kontraindikation dar (bei manchen genetischen Varianten ist sie relativ). Indikation ist die Beseitigung der Hypnozoiten bei Malaria tertiana (Plasmodium vivax/ovale). Bei bis zu 25% der Betroffenen kann ein solcher Hypnozoiten-vermittelter Relaps auftreten. **Dosierung:** 30 mg/d (Kinder 0,6 mg/d) für 14 Tage nach initialer Chloroquintherapie. Keine Behandlung bei Schwangeren (suppressive Therapie mit Choloroquin bis zur Geburt).

Atovaquon

Atovaquon ist ein Hydroxynaphthochinon, das als Ubiquinon-Analog wirkt. Es bindet an die Ubiquinolbindungsstelle des Cytochrom-bc1-Komplexes von Plasmodien. Diese Enzym katalysiert den Elektronentransfer von Ubiquinol auf Cytochrom c, produziert dabei zweiwertiges Cytochrom C (Ferrocytochrom c), Ubiquinon und 2 Protonen (Abb. 60.2) Diese Protonen werden dabei über die Membran transloziert. Atovaquon bindet mit nanomolarer Affinität an diesen Kom-

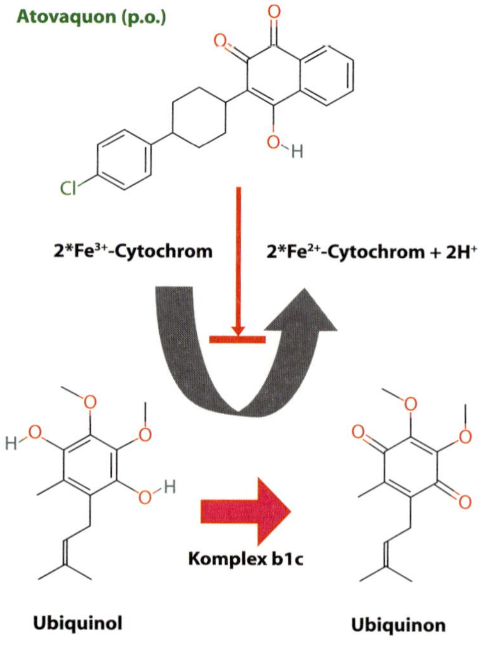

Atovaquon (p.o.)

$2*Fe^{3+}$-Cytochrom $2*Fe^{2+}$-Cytochrom + $2H^+$

Komplex b1c

Ubiquinol   **Ubiquinon**

 Abb. 60.2 Wirkungsmechanismus von Atovaquon

plex bei Plasmodien (und Babesien), Toxoplasma gondii und Pneumocystis jiroveci. Dadurch brechen der Elektronentransport und der Protonengradient zusammen, die vom Protonengradienten getriebene ATP-Synthese sistiert. Nanomolare Konzentrationen reichen auch aus um Plasmodien zu töten. Resistenzen treten rasch auf und betreffen das Gen für das mitochondriale Cytochrom B. Die Mutationen sind in der Ubiquinolbindungsstelle lokalisiert. Analoge Mutationen treten auch bei Toxoplasma gondii und Pneumocystis jiroveci auf. Die rasche Resistenzentwicklung kann durch Kombination mit Proguanil verzögert werden.

Atovaquon wird oral variabel resorbiert (mittlere Bioverfügbarkeit 23% mit Nahrung; mit fettreicher Nahrung ca. 2–3-facher Anstieg). Die Plasmaproteinbindung ist >99%, das Verteilungsvolumen 9 l/kg, die Halbwertszeit 2–3 Tage beim Erwachsenen, 1–2 Tage bei Kindern. Atovaquon unterliegt einem enterohepatischen Kreislauf und wird überwiegend (>95%) unverändert biliär ausgeschieden. Atovaquon ist gut verträglich. Bauchschmerzen, Kopfschmerzen, Erbrechen und Durchfall können auftreten. Bei Erbrechen innerhalb der ersten Stunde sollte die Applikation wiederholt werden. Gelegentlich gibt es einen transienten Transaminasenanstieg.

Dosierung (immer in Kombination mit Proguanil):
- Prophylaxe: (ab >40 kg) 2 Tage vor Abreise bis 7 Tage nach Rückkehr 250 mg/d Atovaquon und 100 mg/d Proguanil bis 7 Tage nach Rückkehr
- Therapie: 1 g/d Atovaquon und 400 mg/d Proguanil über 3 Tage; Kinder (bis 40 kg) 25 mg/kg/d Atovaquone und 10 mg/kg/d Proguanil

Proguanil und Pyrimethamin

Im Gegensatz zum Menschen haben Plasmodien ein Enzym, das sowohl eine Dihydrofolatreduktase-Domäne als auch eine Thymidylatsynthase-Domäne enthält. Proguanil wird im Organismus zu Cycloguanil umgesetzt (■ Abb. 60.3); dieses hemmt die bifunktionale Dihydrofolatreduktase-Thymidylatsynthase von Plasmodien. Pyrimethamin-Resistenzen sind weit verbreitet, da die Kombination aus Sulfadoxin und Pyrimethamin über Jahrzehnte verwendet wurde. Proguanil eignet es sich gut für die Kombination mit Atovaquon.

Proguanil wird langsam aber vollständig resorbiert, es ist zu 75% an Plasmaproteine gebunden, sein Verteilungsvolumen ist 20–40 l/kg, die Halbwertszeit liegt bei 12–15 Stunden.

Proguanil wird über CYP3A4 und CYP2C9 metabolisiert, dabei entsteht Cycloguanil und ein inaktiver Metabolit. Proguanil ist sehr gut verträglich. Abgesehen von gelegentlicher Übelkeit, Erbrechen und Durchfall können selten passager eine Mikrohämaturie sowie epitheliale Zylinder im Harnsediment auftreten. **Dosierung** siehe Atovaquon.

Pyrimethamin wird ebenfalls langsam aber vollständig resorbiert, es ist zu 80–90% an Plasmaproteine gebunden, sein Verteilungsvolumen beträgt 2,3 l/kg, die Halbwertszeit liegt bei 4 Tagen. Es wird hepatisch metabolisiert und renal eliminiert. Pyrimethamin ist ebenfalls sehr gut verträglich. Es erzeugt gelegentlich Hautausschläge und bei hoher Dosierung eine makrozytäre (Folsäuremangel-)Anämie. Pyrimethamin ist in hohen Dosen teratogen. **Dosierung:** 0,5–1,0 mg/kg/d (s. auch ▶ Kap. 57).

Artemether und Lumefantrin

Artemether (■ Abb. 60.4) ist ein semisynthetisches Derivat des Artemisins (aus Artemisia annua, einjähriger Beifuß). Die Pflanze ist in China als Grundlage für einen fiebersenkenden Tee seit langem bekannt. Nach Reindarstellung und Kristallisation des Artemisins wurde Artemether (der Methyl-Äther von Artemisin) und Artesunat (der wasserlösliche Hemisuccinat-Ester von Dehydroartemisin) als wirksamere bzw. pharmakokinetisch günstigere Derivate hergestellt.

Artemisinderivate töten Blutschizonten rasch mit hoher Potenz und wirken auch gametozid; sie wirken nicht auf das Leberstadium. Es gibt keine Kreuzresistenzen mit anderen Substanzen. Allein können sie nicht angewandt werden, weil sie häufig zur Rekrudeszenz führen. Resistenzen sind bereits beobachtet worden. Die Resistenzmechanismen sind nicht bekannt. Der Wirkungsmechanismus von Artemisinderivaten ist unklar. Für die Wirkung ist die Endoperoxid-Funktion entscheidend (■ Abb. 60.4). Lumefantrin (■ Abb. 60.4) hemmt wie Chloroquin die Hämpolymerisation.

Die **orale Bioverfügbarkeit** von **Artemether** wird auf 30% geschätzt und wird durch fettreiche Nahrung verdoppelt. Die Plasmaproteinbindung von Artemether (und intravenös appliziertes Artesunat) werden rasch durch CYP3A4 zu Dihydroartemisin (das selbst auch wirksam ist) umgesetzt. Die Plasmaproteinbindung von Artemether liegt bei >90% die von Dihydroartemisin bei 50–70%. Dihdroartemisin wird als Glucuronid mit einer Halbwertszeit von 2 Stunden ausge-

Arthemether (p.o.)

Arthesunat (i.v.)

Lumefantrin (p.o.)

☐ **Abb. 60.4 Strukturformeln für Arthemether, Artesunat und Lumefantrin.** Das für die Wirkung notwendige Endoperoxid ist mit einem grünen Oval markiert

schieden. **Lumefantrin** wird auch nahrungsabhängig resorbiert. Bei fetter Nahrung ist die resorbierte Menge um mehr als das 10-fache höher als auf nüchternen Magen. Es hat eine Proteinbindung von 99% und wird durch CYP3A4 in das N-Desbutylderivate umgesetzt, das aktiver ist als Lumefantrin selbst. Die Halbwertszeit beträgt 2–4 Tage.

Die Verträglichkeit von Artemisinen ist sehr gut. Beobachtet werden Symptome (die besonders der Malaria zugerechnet werden können) wie Übelkeit, Erbrechen, Schwindel. Lumefantrin kann zur Verlängerung des QT-Intervalls führen. Artemisine sind im Tierversuch teratogen.

Die Kombination von Artemether und Lumefantrin ist für die Therapie der unkomplizierten Malaria tropica durch Plasmodium falciparum bei Personen >12 Jahre (>35 kg) zugelassen. **Dosierung:** Erstdosis 80 mg Artmether/480 mg Lumefantrin; Wiederholung nach 8, 24, 36, 48 und 60 Stunden.

Doxycyclin

Doxycyclin (und andere Tetrazykline sowie Clindamycin) sind schizontozid. Sie wirken relativ langsam und ihre Wirkung reicht per se nicht für die Therapie aus. Doxycyclin kann

aber mit Chinin kombiniert werden. Für die Reiseprophylaxe reicht die schizontozide Wirkung aus. **Dosierung:** 100 mg/d. Beginn 1 Tag vor Reisebeginn, bis 4 Wochen nach Rückkehr; nicht bei Kindern unter 8 Jahren und Schwangeren. Hinweis auf mögliche Fototoxizität.

60.1.3 Leishmaniosen

Leishmaniosen werden von Leishmanien, verursacht, die von Sandmücken übertragen werden (☐ Tab. 60.1). Zur Therapie stehen neben den bisher verwendeten bewährten Antimonpräparaten auch neuere Pharmaka wie Miltefosin zur Verfügung. Weiterhin werden, Stibogluconat und Amphotericin B eingesetzt.

Miltefosin ist ein Phosphocholinderivat, das ursprünglich für die Krebstherapie entwickelt wurde. Nach der Entdeckung der Wirkung auf Leishmanien, wurde die klinische Entwicklung für die Therapie der viszeralen Leishmaniase in Indien (Bihar) vorangetrieben, weil dort Resistenzen gegen Stibogluconat weit verbreitet sind.

Stibogluconat ist eine 5-wertige Antimonverbindung (Antimon = Stibium); diese wird in die Leishmanien aufgenommen und zur 3-wertigen Verbindung reduziert, die einen oxidativen Stress erzeugt. Stibogluconat wird oral nicht resorbiert und daher i.v. oder i.m. appliziert.

Amphotericin B ist gegen Leishmaniase wirksam, der Wirkungsmechanismus ist die Bindung an Ergosterol (▶ Kap. 58).

60.1.4 Trypanosomenerkrankungen

Trypanosomenerkrankungen sind die nur in Afrika vorkommende Schlafkrankheit, die durch die Tsetsefliege übertragen wird, und die nur in Süd- und Mittelamerika vorkommende Chagas-Erkrankung (☐ Tab. 60.1).

Schlafkrankheit

Die Erkrankung verläuft in mehreren Stadien (☐ Tab. 60.1). Zur Behandlung stehen folgende Pharmaka zur Verfügung: Elfornithin, Pentamidin, Suramin und Melarsoprol.

Elfornithin wirkt trypanostatisch, indem es die elongierten, beweglichen, teilungsfähigen trypanomastigote Form als runde amastigote Form arretiert. Trypanosoma brucei rhodesiense ist hingegen wenig empfindlich. Elfornithin muss intravenös appliziert werden. Die häufigen unerwünschten Wirkungen sind Erbrechen und Durchfall, Knochenmarksuppression und Haarausfall. Elfornithin ist teratogen. **Dosierung:** 400 mg/kg i.v. in 2–4 Einzeldosen in Kombination mit 15 mg/kg/d Nifurtimox in 3 Einzeldosen.

Pentamidin erfasst Trypanosoma brucei gambiense, aber nicht Trypanasoma brucie rhodesiene oder cruzi), Leishmania spp. und einige Pilze. Pentamidin muss intravenös oder intramuskulär appliziert werden. Pentamidin gelangt nicht über die Blut-Hirn-Schranke und ist daher im zerebralen Stadium der Schlafkrankheit wirkungslos. **Dosierung:** 4 mg/kg/d i.v. 1-mal/Tag für 7 Tage.

60

Suramin ist ein polysulfatierter Aromat, der sich vom Farbstoff Trypanblau ableitet und schon seit 1921 der therapeutische Standard für die Behandlung des hämatolymphatischen Stadiums der Schlafkrankheit ist. Suramin muss intravenös appliziert werden. Die häufigsten unerwünschten Wirkungen sind die Einschränkung der Nierenfunktion mit Albuminurie und die verzögert einsetzende Neurotoxizität (periphere Neuropathie mit Parästhesien). Suramin wird derzeit primär für die Behandlung der ostafrikanischen Schlafkrankheit verwendet. **Dosierung:** 1 g/d langsam i.v.; Kinder 20 mg/kg/d; 4 Dosen in der ersten Woche gefolgt von 2 Dosen im Abstand von je einer Woche.

Melarsoprol ist 1948 als der letzte Vertreter in die Therapie eingeführt worden und nach wie vor die einzige Substanz, die im zerebralen Stadium der ostafrikanischen Schlafkrankheit wirkt. Melarsoprol wird intravenös verabreicht. Die Verträglichkeit von Melarsoprolol ist schlecht, daher wird es nur für das zerebrale Stadium verwendet, obwohl es auch die Trypanosomen im hämatolymphoiden Stadium erfasst. Weitere toxische Reaktionen sind ein Nierenschaden mit Albuminurie und eine periphere Neuropathie. **Dosierung:** 2,2 mg/kg/d über 10 Tage.

Chagas-Erkrankung

Die Chagas-Krankheit (◘ Tab. 60.1) ist im süd- und mittelamerikanischen Raum verbreitet. Die Krankheit durchläuft verschiedene Stadien: Schwellung an der Eintrittsstelle der Erreger, eine akute Phase, ein freies Intervall ohne Symptome und die chronische Phase. Betroffen sind dann verschiedene innere Organe wie Herz, Magen-Darm-Trakt oder das Nervensystem. Pharmaka zur Behandlung der Chagas-Errankung sind **Nifurtimox** und **Benznidazol,** sie wirken analog zu Metronidazol (▶ Kap. 57.8). Nifurtimox und Benznidazol sind im Frühstadium der Chagas-Erkrankung wirksam und eliminieren bei einem großen Teil der Betroffenen die (amastigo-

ten) Parasiten im Gewebe. Sie verhindern damit die Erkrankungen des Spätstadiums. Gegen die Organmanifestationen des Spätstadiums sind sie deutlich weniger wirksam.

Klinische Studien zeigen, dass **Itraconazol** (6 mg/kg/d über 4 Monate) und **Allopurinol** (8,5 mg/kg/d über 2 Monate) bei ca. der Hälfte der Patienten mit chronischer Chagas-Erkrankung zur Eradikation der Parasiten und zur Verbesserung der kardialen Symptomatik führen.

60.2 Anthelminthika

Lernziele

Anthelminthika gegen parasitäre Würmer (Helminthen):
▬ Zestoden (Bandwürmer)
▬ Trematoden (Saugwürmer)
▬ Nematoden

Gefährliche Wurminfestationen spielen in Mitteleuropa eine untergeordnete Rolle. Sie sind dort ein Problem, wo aufgrund schlechter hygienischer Verhältnisse der Zyklus zwischen Zwischenwirt und Endwirt gewährleistet wird. Naturnahe Anbaumethoden (Düngung der Wiesen und Felder mit menschlichen Fäzes) tragen zur Aufrechterhaltung des Zyklus bei. In Mitteleuropa ist der Fuchsbandwurm gefährlich, weil er eine Erkrankung mit malignem Verlauf auslösen kann. Würmer werden in **Zestoden, Nematoden** (Fadenwürmer) und **Trematoden** (Saugwürmer) eingeteilt (◘ Tab. 60.2).

Für die Therapie von intestinalen Bandwurminfestationen (Mensch = Endwirt) steht **Praziquantel,** ein Pyrazin-Isochinolin (◘ Abb. 60.5) zur Verfügung. Für die Therapie des

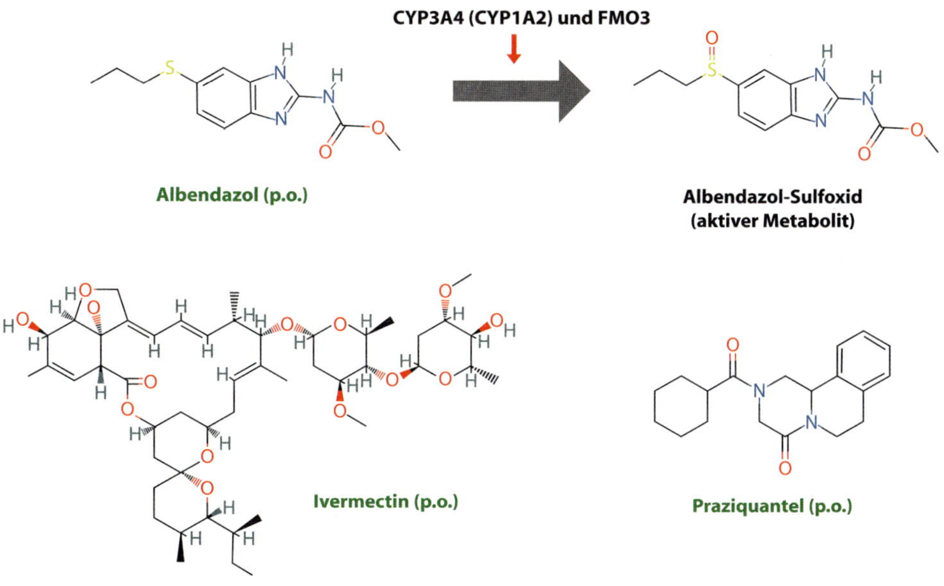

CYP3A4 (CYP1A2) und FMO3

Albendazol (p.o.)   **Albendazol-Sulfoxid (aktiver Metabolit)**

Ivermectin (p.o.)   **Praziquantel (p.o.)**

◘ **Abb. 60.5 Strukturformeln für die Anthelminthika Albendazol, Ivermectin und das Pratziquantel**

◻ Tab. 60.2 Wirkstoffe gegen parasitäre Würmer

Wurmart	Verbreitung	Erkrankung/Symptome	Behandlung	Dosierung
Zestoden (Bandwürmer)				
Taenia solium saginatta Rinderbandwurm	weltweit	Mensch = Endwirt: Taeniasis/Bauchschmerzen	Praziquantel	1×10 mg/kg
Taenia solium Schweinebandwurm	weltweit	Mensch = Endwirt: Bauchschmerzen Mensch = Fehlwirt: Zystizerkose (Larven im Gehirn: Epilepsie, Menigitis; Hydrozephalus	Praziquantel Albendazol	1×10 mg/kg 800 mg/d in 2 Einzeldosen über 8–28 Tage
Diphyllobotrium latum (Fischbandwurm)	weltweit (Süßwasser)	Bauchschmerzen, selten Vitamin-B_{12}-Mangel	Praziquantel	1×10 mg/kg
Echinokokkus granulosus (Hundebandwurm)	weltweit	Mensch = Fehlwirt: hydratide Leber-/Lungenzysten	Albendazol chirurgische Resektion	800mg/d in 2 ED über 3–6 Monate
Echinokokkus mulitlocularis (Fuchsbandwurm)	nördliche Hemisphäre	(Mensch = Fehlwirt) multilokular aggressiv einwachsende Leberzysten; Metastasierung in Lunge und Gehirn	chirurgische Resektion Albendazol	800mg/d in 2 Einzeldosen über ≥2 Jahre/ Prophylaxe: lebenslang
Trematoden (Saugwürmer)				
Schistosoma-Arten (z.B. Schistosoma haematobium oder Schistosoma mansoni)	Afrika, vorderer Orient, Ostasien	Bilharziose (in Gefäßen der Harnblase, Ureter); intestinale Schistomiasis (in mesenterial Gefäßen)	Praziquantel	40–60 mg/kg in 1–3 Einzeldosen
Intestinale Nematoden				
Ascaris lumbricoides (Spulwurm)	weltweit	Larven: eosinophiles Lungeninfiltrat; adult: Bauchschmerzen; intestinale Perforation/Obstruktion; Gallengangobstruktion	Albendazol	1×400mg
Enterobius (Oxyuris) vermicularis (Madenwurm)	weltweit	analer Juckreiz, Bauchschmerzen (selten Vulvovaginitis durch Migration)	Albendazol	1×400 mg, Wiederholung nach 2 Wochen
Trichuris trichiura (Peitschenwurm)	weltweit	Bauchschmerzen, blutiger Durchfall	Albendazol	1×400 mg
Nematoden im Gewebe				
Trichinella spiralis (Trichine)	weltweit	Trichinose (zystische Larven in Muskulatur; Gehirn und Herz)	Albendazol	800 mg/d über 14 Tage (+ Glucocorticoide)
Toxocara canis/cati (Hunde-/Katzenspulwurm)	weltweit	Mensch = Fehlwirt: eosinophile Granulome in Leber, Niere Lunge, Herz, Gehirn	Albendazol	800 mg/d über 3 Tage

Befalls mit Nematoden und derjenigen Zestodenerkrankungen, wo der Mensch ein Fehlwirt ist, ist **Albendazol** das Mittel der Wahl. Albendazol ist ein Benzimidazol (◻ Abb. 60.5). Bei manchen Nematoden ist auch **Ivermectin** überlegen. Ivermectin ist ein makrozyklisches Lakton-Antibiotikum, das als semisynthetisches Derivat von Avermectin (Streptomyces avermectinius) gewonnen wird (◻ Abb. 60.5). Ivermectin eignet sich auch als Alternative zur topischen Therapie mit Permethrin (einem Pyrethroid) für die Behandlung von Scabies (Krätzmilbe) und Läusen (Körperlaus = Pediculus humanus; Kopflaus = Pediculus capitis; Filzlaus = Phthirus pubis).

Weiterführende Literatur

Andrade AL, Martelli CM, Oliveira RM, Silva SA, Aires AI, Soussumi LM, Covas DT, Silva LS, Andrade JG, Travassos LR, Almeida IC (2004) Short report: benznidazole efficacy among Trypanosoma cruzi-infected adolescents after a six-year follow-up. Am J Trop Med Hyg 71:594-597

Burri C, Brun R (2003) Eflornithine for the treatment of human African trypanosomiasis. Parasitol Res 90 Supp 1:S49-52

Cardi D, Pozza A, Arnou B, Marchal E, Clausen JD, Andersen JP, Krishna S, Moller JV, le Maire M, Jaxel C (2010) Purified E255L mutant SERCA1a and purified PFATP6 are sensitive to SERCA-type inhibitors but insensitive to artemisinins. J Biol Chem 2010 Jun 8. [Epub ahead of print]

Dondorp AM, Nosten F, Yi P, Das D, Phyo AP, Tarning J, Lwin KM, Ariey F, Hanpithakpong W, Lee SJ, Ringwald P, Silamut K, Imwong M, Chotivanich K, Lim P, Herdman T, An SS, Yeung S, Singhasivanon P, Day NP, Lindegardh N, Socheat D, White NJ (2009) Artemisinin resistance in Plasmodium falciparum malaria. N Engl J Med 361:455-467

Dorlo TP, van Thiel PP, Huitema AD, Keizer RJ, de Vries HJ, Beijnen JH, de Vries PJ (2008) Pharmacokinetics of miltefosine in Old World cutaneous leishmaniasis patients. Antimicrob Agents Chemother 52(8):2855-2860

Moore EM, Lockwood DN (2010) Treatment of visceral leishmaniasis. J Glob Infect Dis 2:151-158

Priotto G, Kasparian S, Mutombo W, Ngouama D, Ghorashian S, Arnold U, Ghabri S, Baudin E, Buard V, Kazadi-Kyanza S, Ilunga M, Mutangala W, Pohlig G, Schmid C, Karunakara U, Torreele E, Kande V (2009) Nifurtimox-eflornithine combination therapy for second-stage African Trypanosoma brucei gambiense trypanosomiasis: a multicentre, randomised, phase III, non-inferiority trial. Lancet 374(9683):56-64

Singh UK, Prasad R, Mishra OP, Jayswal BP (2006) Miltefosine in children with visceral leishmaniasis: a prospective, multicentric, cross-sectional study. Indian J Pediatr 73:1077-1080

Sundar S, Rai M, Chakravarty J, Agarwal D, Agrawal N, Vaillant M, Olliaro P, Murray HW (2008) New treatment approach in Indian visceral leishmaniasis: single-dose liposomal amphotericin B followed by short-course oral miltefosine. Clin Infect Dis.47:1000-1007

Supali T, Djuardi Y, Pfarr KM, Wibowo H, Taylor MJ, Hoerauf A, Houwing-Duistermaat JJ, Yazdanbakhsh M, Sartono E (2008)Doxycycline treatment of Brugia malayi-infected persons reduces microfilaremia and adverse reactions after diethylcarbamazine and albendazole treatment. Clin Infect Dis 46:1385-1393

Wolstenholme AJ, Rogers AT (2005) Glutamate-gated chloride channels and the mode of action of the avermectin/milbemycin anthelmintics. Parasitology 131(Suppl.):S85-S95

Antineoplastika

Chemotherapie
von Tumorerkrankungen

M. Freissmuth

Tumorerkrankungen sind häufig. Durch die Fortschritte in Diagnostik und Therapie nehmen mittlerweile viele Krebserkrankungen einen chronischen Verlauf und die Prognose ist besser als bei vielen anderen Erkrankungen wie z.B. einer chronischen Herzinsuffizienz oder einer Suchterkrankung mit Heroinabusus. Patienten, die mit einer zytotoxischen Chemotherapie behandelt werden, sind zusätzlich auch bei Ärzten anderer Disziplinen in Behandlung. Diese müssen erkennen können, welche Symptome auch aus der zytotoxischen Therapie resultieren. Deshalb sind die Kenntnisse über die Chemotherapie von Tumoren besonders wichtig, um die Patienten kompetent beraten und versorgen zu können.

61.1 Therapeutische Zielsetzungen der Chemotherapie

Lernziele

Chemotherapie
- Grundlagen der therapeutischen Zielsetzung
- Prozess der malignen Entartung
- Therapeutische Ziele
- Kombinationstherapie und Therapieschemata
- Fortschritte in der Therapie
- Angriffspunkte der Chemotherapie bei Tumoren

In Mitteleuropa erkranken 30–40% der Menschen an einem malignen Tumor, etwa 25–30% sterben daran. Diese Zahlen unterstreichen die Bedeutung der Krebserkrankungen. Für die Therapie stehen verschiedene Modalitäten zur Verfügung wie die chirurgische Entfernung des Tumors, die Bestrahlung und die zytotoxische Chemotherapie. Charakteristisch für eine gute Versorgung von Patienten ist ein multimodaler (interdisziplinärer) Ansatz, in dem die optimale Therapie geplant wird. Eine wesentliche Voraussetzung für eine solche Versorgung ist das ärztliche Umfeld, in dem eine adäquate Beratung stattfindet. Viele Tumorerkrankungen sind heute heilbar bzw. gut behandelbar, wenn eine entsprechende Diagnostik, insbesondere eine präzise Erhebung der Dignität (histologisches, zytogenetisches und molekularbiologisches Grading) und des Stadiums (Staging, lokale Tumorausbreitung, Lymphknoten- und Fernmetastasen) sowie eine davon gesteuerte sinnvolle Therapie stattfinden. Präventive Maßnahmen sind die Vermeidung von Rauchen (dazu gehört nicht nur der Konsum von Tabak sondern auch von Cannabis) und die Elimination von Karzinogenen aus dem Arbeitsprozess. Hingegen gibt es keine Evidenz für häufig propagierte esoterische Vorstellungen (Stärkung des Immunsystems durch die richtige innere Haltung, Beeinflussung von Erdstrahlen etc.) und die sogenannte richtige Ernährung, die je nach Modeströmung über die Jahre erstaunlich variieren kann. Die Diagnose »Krebs« wird von praktisch allen Patienten als einschneidende existenzielle Bedrohung wahrgenom-

men. Ärztliche Kompetenz äußert sich darin, dass man die Betroffenen beraten kann: Patienten müssen unter anderem davor geschützt werden, dass sie sich in kostspielige Abenteuer stürzen, mit denen (alternative) Wunderheiler ihre Angst ausnutzen. Pflanzliche Säfte etc. sind vertretbar, wenn sie nicht mit der Pharmakokinetik der Therapie interferieren.

■ ■ ■ **Dubiose Geschäftspraktiken mit Wundermitteln gegen Krebs**
Ein instruktives Beispiel ist die Geschichte von »Ukrain«. Ukrain sollte das Reaktionsprodukt von Thiotepa (einem Zytostatikum) mit Alkaloiden aus dem Schöllkraut (Chelidonium majus) sein. Es wurde als Wundermittel gegen Krebs propagiert und als solches patentiert. Mehr als 20 Jahre lang wurde es als nicht zugelassene Alternative an Krebskranke verkauft. Die nicht erteilte Zulassung wurde gegenüber der Öffentlichkeit mit einer Verschwörung der Behörden gemeinsam mit der Pharmalobby und Ähnlichem erklärt. Verschwiegen wurde, dass es keine korrekt durchgeführten (präklinischen und klinischen) Studien gab und dass die Dokumentation der pharmazeutischen Qualität nicht den Standards entsprach. Vor einigen Jahren wies eine Arbeitsgruppe in Tübingen nach, dass das behauptete Kondensationsprodukt Ukrain gar nicht existiert. Das aktive Prinzip sind die (bekannten) Schöllkrautalkaloide (Chelidonin etc.).

Dieses Kapitel stellt die pharmakologischen Grundlagen der zytotoxischen Chemotherapie dar. Für die konkrete Anwendung (z.B. Zusammenstellen von Chemotherapiezyklen, Zweitlinien-Therapien bei Progredienz etc.) wird auf onkologische Standardwerke und weiterführende Literatur verwiesen.

61.1.1 Prozess der malignen Entartung

Die maligne Entartung ist ein Prozess aus vielen Schritten. Forschungen, die im den 1950er Jahren begannen, kulminierten in der 1971 von Knudson formulierten Two-Hit-Hypothese. Diese postulierte, dass mindestens 2 Veränderungen notwendig sind, um Tumorwachstum auszulösen. Eine onkogene Mutation alleine reicht nicht aus, um Zellen maligne zu transformieren. Tatsächlich müssen mehrere Veränderungen akkumulieren, bis ein bösartiger Tumor sich klinisch manifestieren kann:

- Damit eine Zelle zur Krebszelle wird und autonom wächst, muss sie zunächst Mutationen akkumulieren, die ihr erlauben den Zellzyklus (◻ Abb. 61.1) zu durchlaufen, d.h. sie braucht Mutationen, die einen Wachstumstimulus setzen, z.B. einen Wachstumsfaktor autokrin zu sezernieren (z.B. PDGF), einen konstitutiv aktiven Wachstumsfaktor-Rezeptor (z.B. EGF-Rezeptor) oder ein konstitutiv aktives Signalmolekül (z.B. ein mutiertes RAS-Protein) zu exprimieren (▶ Kap. 23). Hier reicht die Mutation eines Allels aus, weil die ständige Anwesenheit eines aktivierten Proteins automatisch einen dominanten Effekt hat.
- Zusätzlich müssen noch Deletionen oder inaktivierende Mutation bei Tumorsuppressor-Genen auftreten. Beispiele für häufig mutierte/deletierte Tumor-Suppressoren sind p53 (Hüter des Genoms) und das Retinoblastom-Protein pRb (Hüter des Zellzyklus, ◻ Abb. 61.1). Hier muss es zum Verlust/Mutation beider Allele kommen.

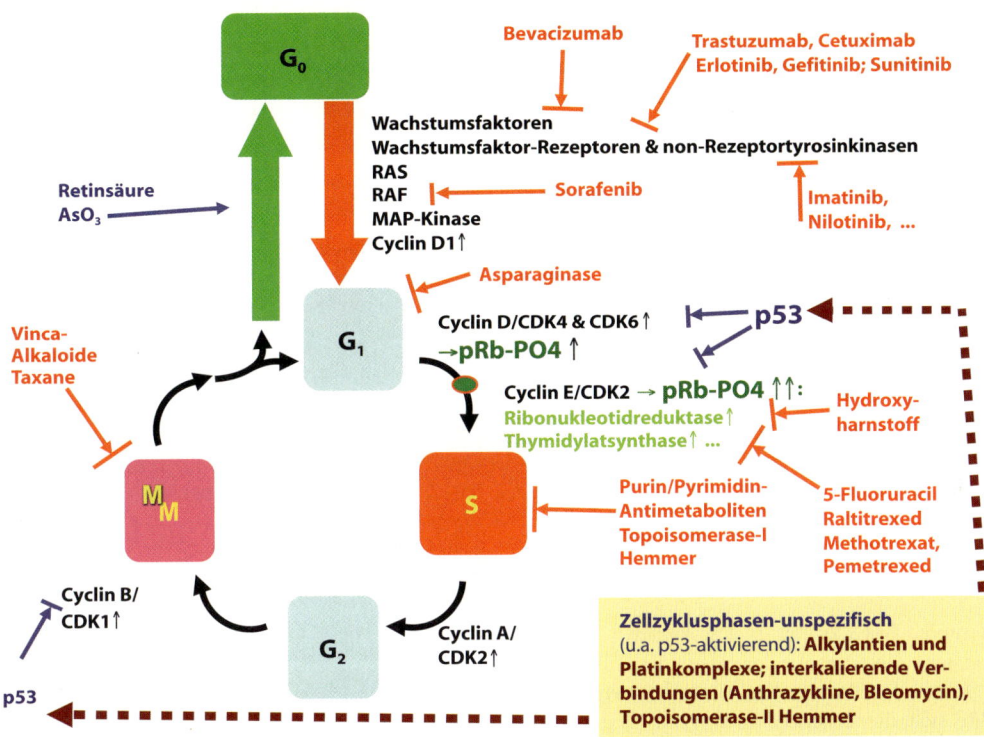

Abb. 61.1 Schematische Darstellung des Zellzyklus und der Angriffspunkte von Pharmaka, die in der Chemotherapie von Tumoren verwendet werden

— Aus diesen beiden »Hits« resultiert ein dereguliertes Wachstum und eine Neigung weitere Mutationen zu akkumulieren. Im Verlauf der malignen Transformation müssen die Zellen noch zusätzliche Fähigkeiten erlangen:

— Bei soliden Tumoren müssen die Zellen die Gefäßneubildung (Angiogenese) auslösen. Der Tumor kann nur dann eine gewisse Dicke (ca. 7 Zelllagen) überschreiten, wenn neue Gefäße einsprossen, daher müssen die Zellen angiogenetische Faktoren (z.B. VEGF) bilden können, die das Aussprossen der Endothelzellen stimulieren (▶ Kap. 23).

— Die Zellen müssen invasiv wachsen. Dazu müssen epitheliale Tumorzellen z.B. die Basalmembran durchbrechen. Das erfordert die Expression von proteolytischen Enzymen, wie Matrix-Metalloproteasen und/oder die Expression des Urokinase/Plasminogen-Aktivator Rezeptors (uPAR = CD87). Urokinase wird an uPAR gebunden und aktiviert lokal Plasminogen zu Plasmin (▶ Kap. 42). Die Matrix-Metalloproteasen und/oder Plasmin verdauen die extrazelluläre Matrix und ermöglichen damit das Vorwachsen der Zellen.

— Zumindest ein Teil der Krebszellen muss unsterblich werden: Mit jeder Zellteilung werden die Chromosomenenden (Telomere) verkürzt, sodass die Zellen sich nicht unendlich teilen können. Dieses Problem beseitigen die Tumorzellen, indem sie die das Enzym Telomerase reexprimieren. Die Telomerase ist eine (humane) reverse Transkriptase, die an das jeweilige 3'Ende der Chromosomen bindet, und mit Hilfe einer im Enzym gebundenen RNA-Vorlage die chromosomale DNA wieder verlängert.

— Das Immunsystem überwacht ständig die Oberfläche (fast) aller Zellen in Organismus. Daher müssen Tumorzellen Mechanismen der Immunevasion und Immunsuppression entwickeln.

Die Ausbildung eines Tumors ist ein Paradebeispiel für eine darwinistische Evolution (Variation und Selektion der Nachkommen führt zu deren optimale Anpassung an die ökologische Nische): Die Tumorzellen sind genetisch instabil und teilen sich rasch. Der Organismus (und die zytotoxische Chemotherapie) üben einen Selektionsdruck aus. Diejenigen Zellen, die sich durch Mutationen einen Wachstumsvorteil verschaffen, erfahren eine positive Selektion und setzen sich durch. Man kann diesen Vorgang auch als Produkt eines »intelligent design« auffassen. Wenn man daran sterben muss, wirkt diese Bezeichnung ein wenig zynisch.

61.1.2 Therapeutische Ziele

Die **therapeutische Breite** von zytotoxischen Chemotherapeutika ist **sehr schmal**; eine Abwägung von Risiko und Nutzen ist daher sehr wichtig. Wenn die Indikation zu einer zytotoxischen Chemotherapie gestellt werden soll, muss man sich im Klaren sein, welches Ziel erreicht werden soll bzw. erreicht werden kann (▶ Abb. 61.2).

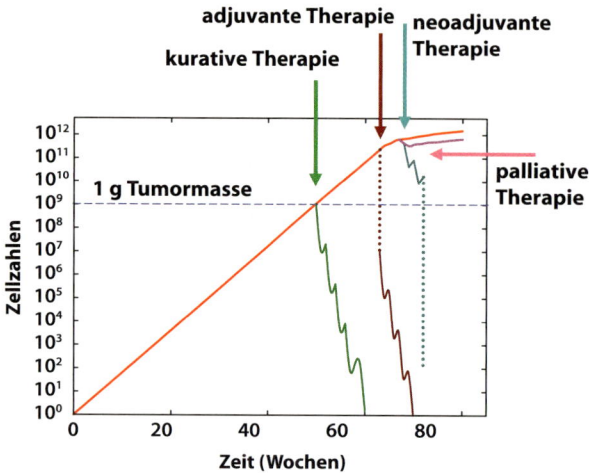

■ **Abb. 61.2** Schematische Darstellung des Tumorwachstums und der unterschiedlichen therapeutischer Strategien und Zielsetzungen

■ **Tab. 61.1** ECOG-(eastern conference oncology group)Skala zur Bewertung des Leistungsstatus von Patienten

Grad	Leistungsstatus
1	uneingeschränkt aktiv; nimmt alle Aktivitäten so war, wie vor Eintritt der Erkrankung
2	ambulant; bei starker physischer Belastung eingeschränkt; in der Lage leichte Arbeit (leichte Hausarbeit, Büroarbeit) zu erledigen
3	zur Selbstversorgung in der Lage aber arbeitsunfähig; mehr als 50% des Wachzustandes ambulant (nicht bettlägerig/im Rollstuhl)
4	vollkommen eingeschränkt; keine selbstständige Versorgung möglich; nur bettlägerig bzw. sitzend an Rollstuhl gebunden
5	tot

Dieser Leistungsstatus wird auch als Zubrod-(nach dem amerikanischen Onkologen Gordon Zubrod) oder WHO-Score bezeichnet. Für Kinder wird der Lansky Score verwendet, der auf kindliche Aktivitäten (vor allem verschieden Formen des Spielens) zugeschnitten ist. Dieser Score dient auch dazu die Lebensqualität zu erfassen. Der Grad 5 ist logischer Weise für therapeutische Entscheidungen entbehrlich, er ermöglicht den quantitativen Vergleich in Outcome-Studien (Studien, in denen Ergebnisse therapeutischer Interventionen quantifiziert und verglichen werden)

Kurative Therapie. Der Idealfall ist eine kurative Therapie. Das therapeutische Ziel ist es die Lebenszeit des Patienten zu verlängern, indem die Tumorzellen eliminiert werden. Im Idealfall sollte sich die Lebenserwartung an diejenige der Nichterkrankten angleichen. Eine kurative Therapie setzt aber einen entsprechenden guten Allgemeinzustand des Patienten voraus und die entsprechenden Organreserven. Salopp formuliert kann festgehalten werden, dass man niemandem, der nicht aufrecht gehend in ein Spital gehen kann, eine kurative Chemotherapie anbieten sollte. Wie in der Folge ersichtlich sein wird, muss das Herz des Patienten während der Chemotherapie mit großen Infusionsvolumina fertig werden, eine intakte Nieren- und Leberfunktion ist entscheidend, um die zugeführten Substanzen zu metabolisieren, mit wiederholten Chemotherapiezyklen nimmt die Knochenmarkreserve ab. Einige Substanzen sind für bestimmte Organe spezifisch toxisch:

- Eine eingeschränkte Lungenfunktion ist eine Kontraindikation für die Behandlung mit Bleomycin, weil es eine Lungenfibrose auslösen kann.
- Anthracycline können eine Kardiomyopathie erzeugen.
- Cisplatin ist für Personen, deren Erwerb von ihren akustischen Fähigkeiten abhängen (Musik, Tontechnik etc.) suboptimal, weil es zu einem Hochtonschaden führen kann etc.

Formalisiert wird die Einschätzung des Patienten durch die ECOG-Kriterien (■ Tab. 61.1).

Palliative Therapie. Die therapeutischen Ziele einer palliativen Therapie sind die Linderung tumorbedingter Symptome und eine begrenzte Lebenszeitverlängerung. Auch wenn es intuitiv schwer vorstellbar ist, werden manche Symptome (z.B. Schmerzen, Tumor-assoziiertes Fieber) effektiver durch eine Chemotherapie oder durch Bestrahlung gelindert als durch andere Maßnahmen.

Adjuvante Therapie. Bei einer adjuvanten Therapie besteht die Therapie primär in der chirurgischen Entfernung des Tumors. In der Nachbehandlung erfolgt eine zytostatische Chemotherapie, weil durch korrekt durchgeführte klinische Studien nachgewiesen ist, dass diese bei bestimmten Tumoren wie z.B. dem Mammakarzinom die Relapsraten senkt.

Neoadjuvante Therapie. Bei einer neoadjuvanten Therapie wird der Tumor zuerst durch Chemotherapie verkleinert, bevor eine chirurgische Resektion möglich ist.

Chemoprophylaxe. Für einen einzigen Tumor, das Mammakarzinom, wurde der Nachweis erbracht, dass eine Chemoprophylaxe gerechtfertigt sein kann. Bei Patientinnen, die ein sehr hohes Risiko haben an einem Brustkrebs zu erkranken, ist die prophylaktische Gabe von Tamoxifen von Vorteil.

61.1.3 Kombinationstherapie und Therapieschemata

Die meisten Tumoren werden mit einer **Kombination** von zytotoxischen Substanzen behandelt, die in fixen Schemata (mit blumigen Abkürzungen wie FOLFIRI, CHOP etc.) administriert werden. Vorteile einer Kombinationstherapie sind:

- In einer Kombinationstherapie können die unerwünschten Wirkungen auf unterschiedliche Organe verteilt werden. Fast alle zytotoxischen Substanzen schädigen das Knochenmark: Beliebt sind daher Kombinationspartner, die eine relativ geringe Myelosuppression auslösen (z.B. Vincristin, Cisplatin, Bleomycin).
- Die Kombinationstherapie reduziert das Risiko einer Resistenzentwicklung (▶ Kap. 57 und 58).
- Kombinationen können synergistisch wirken (z.B. 5-Fluorouracil + Folinsäure = Leucovorin oder 5-Fluorouracil + Methotrexat; Paclitaxel und Trastuzumab).

Da ein klinisch manifester Tumor aus einem Selektionsprozess einhergeht, ist jeder Krebs theoretisch eine individuelle Erkrankung. Es ist daher vielen Außenstehenden (inkl. Patienten und Angehörigen) nicht verständlich, weshalb die Therapie nicht stärker individualisiert wird. Wie bereits erwähnt wurde, ist die **therapeutische Breite** von **zytotoxischen Chemotherapeutika sehr schmal.** Man muss sich daher sicher sein, dass man mit einer Chemotherapie auch tatsächlich einem Patienten mehr nützt als schadet. Diesen Beweis kann man nur in kontrollierten klinischen Studien erbringen.

Chemotherapieschemata schreiben – vor allem in der Induktionsphase – eine **zyklische Verabreichung** der Substanzen vor. Es hat sich empirisch gezeigt und lässt sich auch theoretisch begründen, dass es sinnvoller ist, mit hoher Dosisintensität gegen den Tumor vorzugehen, um einen möglichst hohen Teil der Tumorzellen zu töten. Naturgemäß werden damit auch die rasch proliferierenden Gewebe massiv gehemmt: Es kommt zu einer Suppression des Knochenmarks, zu Durchfällen wegen der Hemmung der Proliferation der Kolonmukosa und in wechselndem Ausmaß zu einer oralen Mukositis. Im Intervall zwischen 2 Zyklen sollten sich diese rasch proliferierenden Gewebe wieder erholen. Die Tumorzellen werden ebenfalls wieder nachwachsen, allerdings werden im nächsten Zyklus bei gleicher Dosisintensität anteilsmäßig gleich viele Zellen eliminiert (**constant fractional killing**). Das Ziel ist, durch sukzessive Zyklen die Tumorzellen zu eliminieren. Die quantitativen Verhältnisse sind in ▯ Abb. 61.2 illustriert. Ein Tumor kann in der Regel frühestens diagnostiziert werden, wenn er eine Dimension von 1 ml hat. Diese Masse an Gewebe (ca. 1 g) entspricht ca. 1 Milliarde Zellen. Wenn es gelingt, 99% der Zellen mit einem Chemotherapiezyklus zu töten (was eine unrealistisch optimistische Einschätzung ist), sind noch immer 10 Millionen Zellen im Körper. Daher muss die Therapie wiederholt werden. Wenn sich die Zellen im Intervall verdoppeln und dann wieder zu 99% eliminiert werden, verbleiben noch 200.000 Zellen im Körper. Es ist aus dieser Betrachtung auch offensichtlich, dass eine Chemotherapie nicht dann abgebrochen wird, wenn kein Tumor mehr nachweisbar ist, sondern wenn das gewählte (und empirisch bewiesene) Schema es vorschreibt bzw. wenn der Behandelte durch die Therapie in hohem Ausmaß gefährdet wird (z.B. verzögerte Erholung des Knochenmarks) oder wenn der Behandelte es nach sachgemäßer Aufklärung so wünscht.

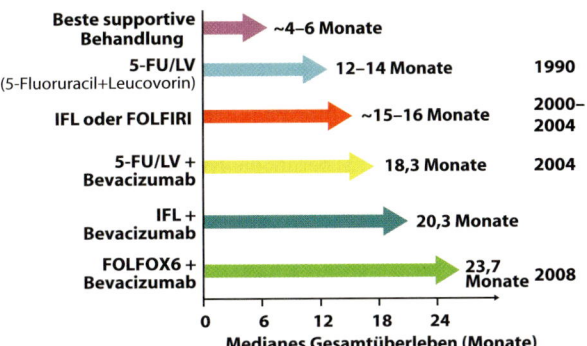

▯ **Abb. 61.3 Therapeutischer Fortschritt:** In den letzten Jahrzehnten hat das mediane Überleben ab dem Zeitpunkt der Diagnose sich beim metastasierten kolorektalen Karzinom fast verdoppelt. Die Daten beruhen auf kontrollierten Studien. FOLFIRI: Folinsäure, Fluorouracil, Irinotecan (Fluorouracil als 48-h-Infusion); IFL = Irinotecn, 5-Fluorouracil und Leucovorin, 5-Fluorouracil als Bolusinjektion; FOLFOX6 = Bolus und Infusion von 5-Fluorouracil und Leucovorin mit Oxaliplatin

61.1.4 Fortschritte in der Therapie

Wenn Patienten mit der existenziell bedrohenden Diagnose »Krebserkrankung« konfrontiert sind, dann besteht bei ihnen der verständliche Wunsch nach einem therapeutischen Wunder. Diese übertriebenen Erwartungen werden unter anderem auch in einer unseligen Allianz aus journalistisch verkürzter Darstellung und wissenschaftlicher Eitelkeit erzeugt, weil sogenannte wissenschaftliche Durchbrüche gern als revolutionäre Innovationen der Krebstherapie dargestellt werden. Tatsächlich gibt es bei empirischer Untersuchung des therapeutischen Fortschritts keine Hinweise für Wundersubstanzen. Der therapeutische Fortschritt ist bei seriöser wissenschaftlicher Vorgangsweise langsam aber beständig. Das lässt sich über Betrachtung langer Zeiträume leicht verfolgen, z.B. betrug beim Mammakarzinom 1970 die mediane Lebenserwartung ab dem Zeitpunkt der Diagnose weniger als 2 Jahre. Vierzig Jahre später ist die mediane Lebenserwartung ab Zeitpunkt der Diagnose auf derzeit mehr als 10 Jahre gestiegen. Beim Brustkrebs kann argumentiert werden, dass der therapeutische Fortschritt auch auf die Verbesserung der bildgebenden Diagnostik und der chirurgischen Technik zurückzuführen ist, sodass mehr Tumoren in früheren Stadien entfernt werden. Allerdings lässt sich auch dann ein therapeutischer Fortschritt erkennen, wenn kürzere Intervalle und ein weit fortgeschrittenes Tumorstadium betrachtet werden, wo die Chemotherapie der entscheidende Faktor ist. Dies ist in ▯ Abb. 61.3 für die Therapie des metastasierten Dickdarmkrebses (kolorektales Karzinom) gezeigt.

61.1.5 Angriffspunkte der Chemotherapie bei Tumoren

Die klassischen **zytotoxischen Substanzen** greifen in der Nukleinsäuresynthese ein oder modifizieren die DNA durch

Quervernetzung der Stränge oder durch Induktion von DNA-Strangbrüchen (◘ Abb. 60.2). Diese Substanzen werden traditionell – aber nicht ganz korrekt – als **Zytostatika** im engeren Sinne bezeichnet. Sie sind in den 1940er Jahren in die Therapie eingeführt worden.

Seit mehr als 60 Jahren beruht die Therapie von Hormon-abhängigen Tumoren (Brustkrebs, Endometriumkarzinom; Prostatakarzinom) auf dem Einsatz von **Hormone** bzw. **Hormonantagonisten.** Rezenter ist der Einsatz von Zytokinen, die wachstumshemmend wirken und die Immunantwort modulieren können. Diese werden als **»Biological Response Modifiers«** bezeichnet. Ihre Bedeutung ist deutlich geringer als die Erwartungen, die vor 20 Jahren in sie gesetzt wurden.

Aufgrund der Erkenntnisse über die molekularen Vorgänge der Karzinogenese werden in den letzten Jahrzehnten vermehrt Substanzen in die Therapie eingeführt, die gezielt in die Signalkaskade **(Signalinterzeptoren)** eingreifen, die Wachstumsfaktor-Rezeptoren mit dem Zellkern verbinden (◘ Abb. 60.2 und ◘ Abb. 23.2a) oder die gezielt die »Achillesferse« bestimmter Tumorzelltypen ausnutzen, z.B. Hemmung des Proteasoms durch Bortezomib induziert Apoptose in Myelomzellen.

Die Möglichkeit einer gezielten Therapie (targeted therapy) durch Signalinterzeptoren erzeugt die Erwartungshaltung, dass die klassischen zytotoxischen Substanzen entbehrlich werden. Tatsächlich ist dies nicht der Fall. Zytotoxische Substanzen (Zytostatika) sind nach wie vor die Säule der Therapie und der goldene Standard für die meisten Tumorarten. Mit wenigen Ausnahmen werden Signalinterzeptoren in Kombination mit zytotoxischen Therapieschemata verwendet.

61.2   Mittel zur Tumorbehandlung

Lernziele

Einteilung der Substanzen nach dem Angriffspunkt
Alkylierende Verbindungen und andere Quervernetzer
- Derivate des Stickstoff-Lost
- Nitrosoharnstoffverbindungen
- Triazene und Triazine
- Platinkomplexverbindungen

Antimetabolite
- Folsäureantagonisten
- Pyrimidinanaloga
- Purinanaloga

Spindelgifte – Tubulinhemmer
- Vinca-Alkaloide: Vincristin, Vinblastin, Vindesin, Vinorelbin
- Taxane: Docetaxel, Paclitaxel
- Estramustin
▼

Interkalierende Verbindungen
- Actinomycin D (Dactinomycin)
- Anthracycline und Anthrachinone: Daunorubicin, Doxorubicin, Epirubicin, Idarubicin und Mitoxantron
- Bleomycin

Topoisomerasehemmer
- Topoisomerase-I-Hemmer
- Topoisomerase-II-Hemmer

Nicht klassifizierbare zytotoxische Wirkstoffe
- Hydroxyharnstoff
- Enzym Asparaginase
- Bortezomib (Proteasominhibitor)
- Anagrelid
- Thalidomid, Lenalidomid
- Miltefosin
- Arsentrioxid

Hormonale Therapie
- Hemmung der Glucocorticoidsynthese

Zytokine – Biological Response Modifiers
- Interferon-α
- Interleukin-2
- TNFα

Signalinterzeptoren
- Monoklonale Antikörper
- Kinaseinhibitoren

Der Wirkungsmechanismus und die Pharmakokinetik der einzelnen Substanzklassen werden zuerst besprochen. Die **Dosierungen** werden als **»typische Dosierungen«** angegeben, damit man den Dosisbereich und die Potenz der einzelnen Pharmaka einschätzen kann. In den **jeweiligen Schemata** kann eine **andere Dosis** vorgeschrieben sein. Weil bei vielen Substanzklassen Resistenzmechanismen gleich sind und sich die unerwünschten Wirkungen nur graduell unterscheiden, werden sie gemeinsam besprochen.

61.2.1 Alkylierende Verbindungen und andere Quervernetzer

Die erste in die Therapie eingeführte alkylierende Verbindung war Mechlorethamin. Dieses war als Giftgas unter den Namen Stickstoff-Lost (der Name leitet sich von den Initialen der Chemiker Lommel und Steinkopf ab), Senfgas (engl. nitrogen mustard, wegen seines Geruchs) Gelbkreuz oder Yperit (erster Ort, wo es verwendet wurde) im ersten Weltkrieg eingesetzt worden. Mechlorethamin ist extrem reaktiv und erzeugt bei Kontakt mit Haut, Schleimhaut etc. sofort Nekrosen mit Blasenbildung und heftigen Schmerzen. Weil in der Folge im Rahmen von Tierexperimenten festgestellt wurde, dass die

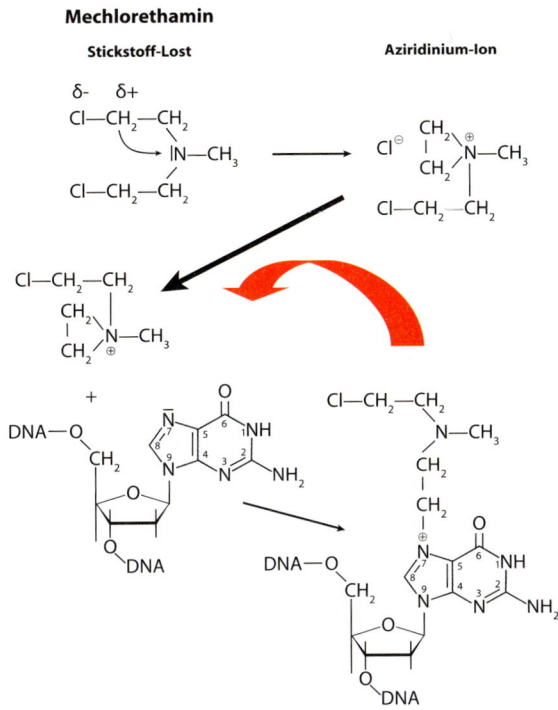

Mechlorethamin

Stickstoff-Lost   **Aziridinium-Ion**

☐ **Abb. 61.4 DNA-Alkylierung durch Stickstoff-Lost/Mechlorethamin**

intravenöse Gabe von Mechlorethamin Mäuse von einem Lymphosarkom (malignen Lymphom) heilen konnte, initiierten Alfred Gilman, Louis Goodman und Thomas Dougherty 1942 klinische Studien mit Mechlorethamin beim malignen Lymphom. Diese Studien waren aus mehreren Gründen ein Meilenstein:

- Es wurde das erste Mal gezeigt, dass rasch proliferierende Tumoren, die bis zu diesem Zeitpunkt innerhalb kurzer Zeit zum Tod führten, in eine Remission gebracht werden konnten.
- Die Studien waren gut geplant und setzten einen neuen Standard auf dem Weg zu den modernen kontrollierten klinischen Studien.

Mechlorethamin ist heute verlassen und durch leichter zu handhabende weniger reaktive Verbindungen ersetzt worden.

Dennoch ist es lohnend den Reaktionsmechanismus zu betrachten (☐ Abb. 61.4). Dieser ist für alle bifunktionellen alkylierenden Verbindungen analog.

Derivate des Stickstoff-Lost

Alle Derivate des Mechlorethamin haben 2 oder mehr Chlorethylgruppen, die an einem Stickstoff hängen (☐ Abb. 61.4). Bei Thiotepa ist der Aziridin-Ring in dreifacher Ausführung bereits vorhanden. Der gemeinsame Wirkungsmechanismus bei diesen Verbindungen ist die Alkylierung vor allem der Purin- und weniger der Pyrimidinbasen in der DNA. Bei Busulfan können die randständigen Methylsulfonsäure-Gruppen durch einen nukleophilen Angriff eines Stickstoffs freigesetzt werden. Durch die symmetrische Substitution ist Busulfan

ebenfalls bifunktionell. Bi- und trifunktionelle Reagenzien erzeugen eine Quervernetzung, weil ein zweimaliger Einbau möglich ist. Dieser Einbau kann am selben DNA-Strang (intrastrand) als auch zwischen den beiden Strängen passieren (interstrand). Die effizienteste Form der Quervernetzung ist der Einbau zwischen den beiden DNA-Strängen (interstrand), weil das die Reparaturmöglichkeiten deutlich einschränkt. Um die DNA zu reparieren, muss Platz geschaffen werden. Die DNA-Stränge können aber nicht auseinanderweichen, wenn sie kovalent »interstrand« quervernetzt sind. »Interstrand« quervernetzte DNA-Stränge behindern auch die DNA-Replikation und Transkription. Quervernetzende Verbindungen sollten unabhängig vom Zellzyklus wirken (weil die DNA immer da ist). Tatsächlich sind aber Zellen, die den Zellzyklus durchlaufen wesentlich empfindlicher. Das lässt sich durch folgende Überlegung erklären: Die DNA ist zugänglicher, wenn sie aktiv abgelesen wird. Wenn viel Transkription und Replikation stattfindet, liegen große Teile der DNA frei. In ruhenden (G_0) Zellen, wird nur ein kleiner Teil der DNA abgelesen, der Rest ist an Histonen aufgewickelt und wesentlich weniger zugänglich.

A priori ist die Modifikation der DNA für die Zelle nicht letal. Durch den DNA-Schaden kommt es zur Aktivierung einer konzertierten Antwort (DNA-damage response), in der p53 eine prominente Rolle spielt. Die Zellen unterliegen einem Zellzyklusarrest. Wenn der DNA-Schaden nicht beseitigt werden kann, gehen sie in den programmierten Zelltod, die Apoptose (☐ Abb. 61.6)

Cyclophosphamid, Ifosfamid und Trofosfamid

Pharmakokinetik und Indikationen. Cyclophosphamid kann oral zugeführt werden. Die Bioverfügbarkeit liegt bei 75%. Die Halbwertszeit beträgt bei Erwachsenen ca. 7 Stunden und bei Kindern ca. 4 Stunden. Es besteht eine große Variabilität und die Halbwertszeit hängt auch von der Dosis ab. Da Cyclophosphamid durch den Metabolismus sowohl aktiviert als auch inaktiviert wird (zu Ketocyclophosphamid und Carboxyphosphamid) muss die Dosierung bei eingeschränkter Nierenfunktion nicht angepasst werden. Cyclophosphamid muss erst metabolisch aktiviert werden. Dies geschieht in der Leber durch CYP2B6 (☐ Abb. 61.7). Die Betrachtung des Metabolismus zeigt, dass detaillierte mechanistische Untersuchungen für Patienten nützlich sind: CYP2B6 hydroxyliert Cyclophosphamid zum 4-Hydroxyphosphamid, das im tautomeren Gleichgewicht mit Aldophosphamid steht. In dieser Form wird Aldophosphamid auch zum Tumor gebracht. Durch Abspaltung von Acrolein entsteht das aktive Prinzip, der Phosphorsäureamid-Lost. Das abgespaltene Acrolein erscheint rasch in der Harnblase und erzeugt dort eine sehr schmerzhafte hämorrhagische Zystitis. Acrolein reagiert mit SH-Gruppen, was aber durch gleichzeitige Gabe von Mesna (Mercaptoethansulfonat als Natriumsalz) verhindert werden kann. Mesna hat eine Halbwertszeit von 1 Stunde; es wird ausschließlich renal eliminiert. Seine Bioverfügbarkeit liegt bei 50%. Die Dosierung von Mesna orientiert sich an der Dosis von Cyclophosphamid (Ifosfamid, Trofosfamid). Bei intravenöser Dauerinfusion (Ifosfamid) wird Mesna in einem Ver-

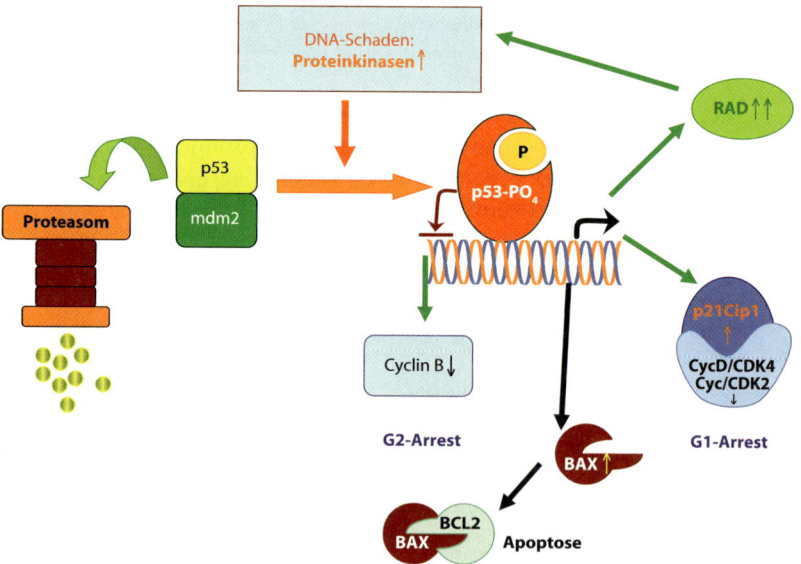

Cyclophosphamid   Ifosfamid   Trofosfamid   Melphalan   Chlorambucil   Thiotepa

Carmustin   Lomustin   Busulfan   Mitomycin C

◻ **Abb. 61.5 Formelbilder für Alkylanzien**

◻ **Abb. 61.6 Schematische Darstellung der p53-induzierten Apoptose, die nach DNA-Schaden ausgelöst wird.** Unter basalen Bedingungen wird p53 durch seinen negativen Regulator MDM2 gebunden. MDM2 (dessen Bildung durch p53 selbst induziert wird) ubiquitiniert p53, sodass es durch das Proteasom zerstört wird. DNA-Schaden (z.B. durch Alkylantien, durch Strangbrüche nach Topisomerase-Aktivierung, durch Bestrahlung, Radikalbildung durch interkalierende Substanzen etc.) aktiviert mehrere Proteinkinasen. Diese phosporylieren p53 an seinem N-Terminus. Diese Phosphorylierungen stabilisieren p53, begünstigen die Freisetzung aus der Bindung an MDM2 und aktivieren die transkriptionelle Aktivität von p53. Viele Gene werden durch p53 reguliert. Hier ist die Darstellung auf die konzentrierte Antwort beschränkt, die (i) zunächst zu einem Zellzyklusarrest führt: durch Hemmung der Bildung von Zyklin B bleiben die Zellen am G2/M Übergang stehen. Durch Induktion von p21cip1 (CIP1 = CDK-inhibiting/interating protein-1) werden die CDK's (Zyklinabhängige Kinasen CDK2, CDK4 und CDK6, s. auch ◻ Abb. 64.1.) in der G1-Phase gehemmt. Die Zellen bleiben in der G1-Phase stehen. Gleichzeitig aktiviert p53 die Transkription von Genen der DNA-Reparatur (»RAD-Gene« = radiation damage). Wenn der DNA-Schaden beseitigt ist, sinken die Aktivitäten der Proteinkinasen, die Phosphorylierung von p53 nimmt ab, es bildet sich wieder ein Komplex mit MDM2, und die erhöhten p53-Spiegel werden durch proteasomalen Abbau beseitigt. Wenn der DNA-Schaden nicht repariert werden kann, bleibt p53 weiterhin aktiv, es akkumulieren proaptotische Proteine wie BAX, die mit antiapoptotischen Proteinen wie BCL-2 einen Komplex bilden: Die mitochondriale Transitionspore geht auf, Cytochrom C wird freigesetzt und die Apoptose in Gang gesetzt

61

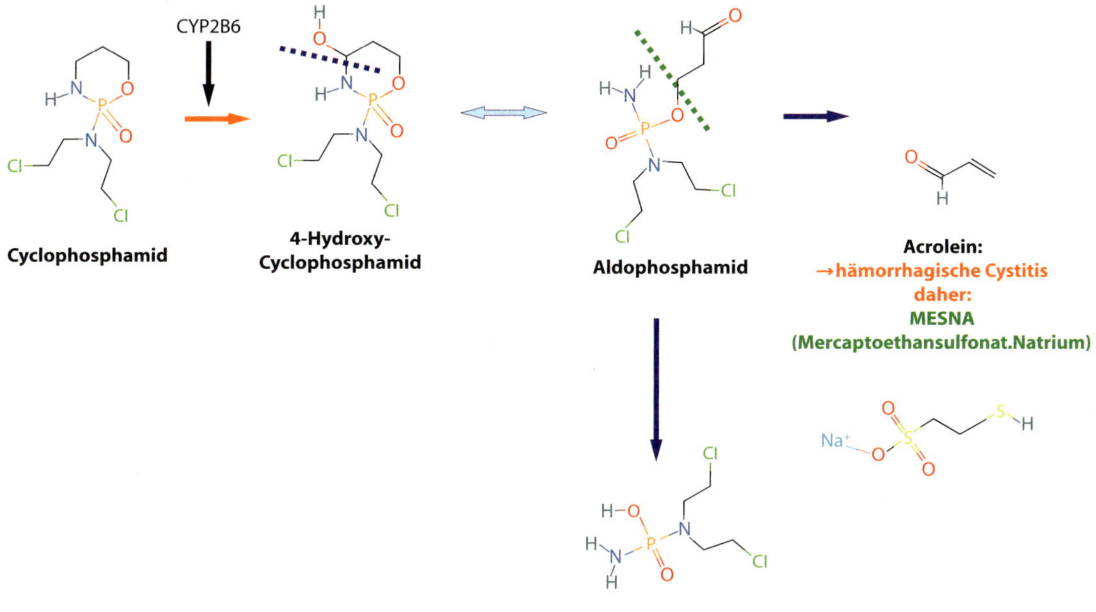

Abb. 61.7 Metabolische Aktivierung von Cyclophosphamid

hältnis 1:5 administriert (Mesna-Dosis = 20% der Ifosfamid-Dosis). Bei einer Bolusgabe von Cyclophosphamid wird Mesna jeweils in einer Dosierung appliziert, die 40% bei oraler bzw. 20% bei intravenöser Gabe der Dosis von Cyclophosphamid (Ifosfamid, Trofosfamid) entspricht, und wie folgt verabreicht wird: 2 Stunden vor sowie 2 und 6 Stunden nach der Gabe des Alkylans.

Cyclophosphamid ist eine der Säulen der zytotoxischen Chemotherapie. Die Liste der Indikationen ist dementsprechend lang, sie umfasst:

- Remissionsinduktion und Konsolidierungstherapie bei:
  - akuter lymphatischer Leukämie
  - Morbus Hodgkin und Non-Hodgkin-Lymphom (Kombination mit Doxorubicin, Vincristin und Prednison: CHOP-Protokoll)
  - chronisch-lymphatischer Leukämie (CLL) nach Versagen der Standardtherapie (Chlorambucil/Prednison)
- Remissionsinduktion bei Plasmozytom (auch in Kombination mit Prednison)
- adjuvante/palliative Therapie des:
  - Mammakarzinoms
  - fortgeschrittenen Ovarialkarzinoms
  - kleinzelligen Bronchialkarzinoms
  - Ewing-Sarkoms, Neuroblastoms
  - Rhabdomyosarkoms bei Kindern
  - Osteosarkoms
- Konditionierung vor allogener Knochenmarktransplantation und zur Immunsuppression.

Typische Dosierungen sind (je nach Schema) 0,6–1 g/m^2

Ifosfamid wird oral gut resorbiert. Derzeit stehen aber nur intravenöse Galeniken zur Verfügung. Ifosfamid wird präferenziell über CYP3A4 aktiviert (zum 4-Hydroxy-Ifosfa-

mid, analog zu Cyclophosphamid, ■ Abb. 61.7). Die Reaktion verläuft langsamer als bei Cyclophosphamid, sodass Ifosfamid typischerweise ca. 3-mal höher dosiert werden muss, um äquieffektiv zu Cyclophosphamid zu sein und eine relativ große Menge an Chloracetaldehyd freigesetzt werden kann. Dieses ist wahrscheinlich der Grund, warum unter Ifosfamid Nebenwirkungen auf das ZNS wie Sedierung, Benommenheit, Verwirrtheit und Halluzinationen (Chloracetaldehyd ist ein organisches Lösungsmittel) auftreten können. Der unterschiedliche Metabolismus von Ifosfamid und Cyclophosphamid erklärt auch, dass nur eine partielle Kreuzresistenz besteht: Tumoren, die Cyclophosphamid-resistent sind, können noch auf Ifosfamid ansprechen.

Ifosfamid hat bei der Hochdosistherapie (>3,5 g/m^2) eine Halbwertszeit von ca. 15 Stunden. Bei niedrigeren Dosen liegt die Halbwertszeit eher im Bereich von 4–8 Stunden.

Ifosfamid wird vor allem für die Therapie von Weichteilsarkomen eingesetzt, darüber hinaus bei Hodentumoren, Bronchial-, Ovarial-, Mamma-, Pankreas-, Nierenzell- und Endometriumkarzinomen sowie malignen Lymphomen.

Typische Dosierungen sind (je nach Schema) 1,2–2,4 g/m^2 Körperoberfläche an 5 aufeinanderfolgenden Tagen bzw. 5 g/m^2 bis max. 8 g/m^2 als Einzeldosis.

Trofosfamid wird ebenfalls oral gut resorbiert. Es steht derzeit primär als orale Galenik zur Verfügung. Es liefert nach Metabolismus (Halbwertszeit ca. 1 Stunde) sowohl Ifosfamid als auch Cyclophosphamid, wobei Ifosfamid überwiegt.

Trofosfamid ist zur Erhaltungstherapie zugelassen bei lymphoretikulären Tumoren und Hämoblastosen, chronisch-lymphatischer und myeloischer Leukämie, Non-Hodgkin-Lymphomen, Plasmozytom, Ovarial-, Mamma-, kleinzelligem Bronchialkarzinom, Seminom.

Typische Dosierung: 100–200 mg

Melphalan und Chlorambucil und Busulfan

Diese Substanzen zeichnen sich dadurch aus, dass sie vor allem einen starken Effekt auf hämatopoetische Neoplasien ausüben.

Pharmakokinetik und Indikationen. Melphalan ist ein modifiziertes Phenylalanin, die Resorption ist variabel, d.h. die Bioverfügbarkeit liegt im Mittel zwischen 50 und 60% mit großer Streuung. Dies hängt unter anderem damit zusammen, dass Nahrungsaminosäuren um die Aufnahme konkurrieren. Die Halbwertszeit von Melphalan ist kurz: ca. 1 Stunde).

Melphalan wird in der Erhaltungstherapie des multiplen Myeloms (mit Prednisolon angewandt). Weitere Indikationen sind Remissionsinduktion und Erhaltungstherapie bei Polycythaemia vera, palliative Therapie bei fortgeschrittenem Adenokarzinom des Ovars bzw. fortgeschrittenes Mammakarzinom und Polycythaemia vera.

Typische Dosierung: 0,15 mg/kg/d über 4–5 Tage (alle 6 Wochen)

Chlorambucil ist (in Kombination mit Prednisolon) eine der Standardtherapien für die Behandlung der chronisch-lymphatischen Leukämie. Weitere zugelassene Indikationen sind Morbus Hodgkin, Non-Hodgkin-Lymphom und Morbus Waldenström sowie fortgeschrittenes Adenokarzinom des Ovars.

Die orale Bioverfügbarkeit von Chlorambucil unterliegt starken interindividuellen Schwankungen. Die Halbwertszeit beträt 1,5 Stunden. Es wird in der Leber durch β-Oxidation der Butylseitenkette zum aktiven Metaboliten Phenylessigsäure-Lost umgewandelt, das eine etwas längere Halbwertszeit (1,8 Stunden) hat und durch spontanen Zerfall in DNA und Proteine eingebaut oder eliminiert wird. Chlorambucil kann in der Erhaltungsdosis über Jahre zugeführt werden, ohne eine sehr ausgeprägte Suppression des Knochenmarks auszulösen.

Typische Dosierung: 0,2 mg/kg/d

Busulfan war die Säule der Therapie der Chronisch Myeloischen Leukämie (CML). Heute ist es hier weitgehend durch Imatinib ersetzt. Weitere Indikationen sind Polycythaemia vera, Myelofibrose und essentielle Thrombozytose (nach Anagrelid und Hydroxyharnstoff). Der Effekt von Busulfan auf die Knochenmarkstammzellen ist sehr ausgeprägt und langanhaltend. Wie die langanhaltende Wirkung zustande kommt ist nicht bekannt. Die langanhaltende Suppression des Knochenmarks durch Busulfan wird auch zur Ablation des Knochenmarks (bei Vorbereitung auf Knochenmarktransplantation) genutzt. Sehr empfindlich sind auch die Spermatogonien. Nach Busulfantherapie darf ein Mann 6 Monate lang kein Kind zeugen.

Die orale Bioverfügbarkeit von Busulfan liegt bei 70–80% (mit großen intraindividuellen Schwankungen). Busulfan dringt gut in die Zerebrospinalflüssigkeit ein, seine Konzentration liegt dort ca. 30% über der Plasmakonzentration. Es ist daher nicht überraschend, dass Busulfan eine Neurotoxizität auslösen kann. Bei Hochdosistherapie (im Rahmen der Konditionierung für eine Knochenmarktransplantation) kann Busulfan auch Krampfanfälle auslösen. Busulfan wird voll-

ständig durch Metabolismus eliminiert ($Q_0 = 1,0$); die Metaboliten sind inaktiv. Die Halbwertszeit liegt bei 2–3 Stunden.

Typische Dosierung: 2–6 (bis 12) mg/d

Thiotepa

Pharmakokinetik und Indikation. Thiotepa ist bei alkalischem pH stabil, in saurem pH zerfällt es rasch. Thiotepa wird primär intravenös und lokal angewandt (inklusive Instillationen in Körperhöhlen und Harnblase bzw. direkte Injektion in oberflächliche Tumoren). Thiotepa hat eine Halbwertszeit 1–2 Stunden und wird rasch zu TEPA (Tri-Ethylenphosphamid) oxidiert, das eine variable Halbwertszeit (3–24 Stunden) hat.

Thiotepa ist schon vor mehr als 50 Jahren in die Therapie eingeführt worden. Die damaligen Standards können nicht mit den heutigen verglichen werden, sodass eine Beurteilung, welche Indikationen tatsächlich gesichert sind, schwierig ist. Am ehesten ist dies die palliative Gabe bei oberflächlichen papillären Harnblasenkarzinomen (präferierte Alternative Mitomycin C) und zur Kontrolle von Pleura- und Peritonealeffusionen, die durch eine Pleura- oder Peritonealkarzinose bedingt sind. Seit 2007 ist Thiotepa als Orphan Drug für die konditionierende Behandlung (Ablation des Knochenmarks) vor Knochenmarktransplantation designiert.

Typische Dosis: 300 mg/m^2 Körperoberfläche

Mitomycin C

Mitomycin C ist ein Naturstoff (ein Antibiotikum aus Streptomyces caespitosus). Es trägt wie Thiotepa einen Azidinring, der nach reduktiver Aktivierung eine Quervernetzung der DNA ermöglicht. Die Inkorporation erfolgt spezifisch in Guaninbasen, die im Sequenzkontext 5'CpG3' stehen.

Pharmakokinetik und Indikation. Mitomycin wird intravenös oder lokal instilliert. Seine Plasmahalbwertszeit ist sehr kurz (<30 min). Es wird extensiv hepatisch metabolisiert. Mitomycin ist für palliative Therapie solider Tumoren (kolorektal, Lunge, Cervix uteri, Mamma, Kopf- und Halsbereich) und der chronisch myeloischen Leukämie zugelassen. Seine Domäne ist aber vor allem die lokale Therapie des Blasenkarzinoms (intravesikale Instillation). Daneben wird es auch intraoperativ bei der Glaukomtherapie appliziert.

Typische Dosierung: In Kombinationstherapie 10–20 mg/m^2 als intravenöse Kurzinfusion (in 6–9-wöchigen Intervallen). Intravesikal 20–40 mg/Behandlung

Nitrosoharnstoff-Derivate
Carmustin und Lomustin

Nitrosoharnstoffe zeichnen sich durch eine hohe Lipophilie aus und erreichen dadurch auch Tumorzellen (Primärtumoren und Metastasen) im Gehirn. Sie enthalten die Chlorethylseitenkette des Stickstoff-Losts. Carmustin wird deshalb trivial auch als BCNU (Bis-Chloroethyl-Nitroso-Urea) bezeichnet, Lomustin als CCNU (Chlorethyl-Cyclohexyl-Nitroso-Urea). Die reaktivere Gruppe ist die Nitrosoharnstoffgruppe. Diese zerfällt spontan und liefert ein Chlorethyl-Diazonium-Ion, das mit OH-Gruppen von DNA-Basen reagieren kann (roter Pfeil in ▫ Abb. 61.5). In einem zweiten wesentlich langsameren Schritt wird die Chlorethylgruppe aktiviert, sodass eine Quervernetzung mit einem Stickstoff entsteht (blauer Pfeil in ▫ Abb. 61.5).

Pharmakokinetik und Indikationen. Carmustin wird intravenös appliziert, es dringt gut ins Gehirn ein (50% der Plasmaspiegel) und hat eine kurze Halbwertszeit von 20–30 Minuten.

Die primäre Domäne von Carmustin sind Hirntumoren (Gliome, Glioblastome), ist aber auch als Reservemittel (second/third line) bei (Hodkin- und Non-Hodgkin-)Lymphomen, Tumoren des Gastrointestinaltraktes und malignem Melanom zugelassen.

Typische Dosierung: 100 mg/m^2 am Tag 1 und 2 (nächste Therapie in 6 Wochen)

Lomustin kann oral appliziert werden. Es wird rasch und vollständig resorbiert und im Rahmen seines First-pass-Metabolismus in der Leber vollständig zu den aktiven Metaboliten (cis- und trans-)4-Hydroxylomustin umgesetzt. Die Metaboliten haben eine Halbwertszeit von 2 Stunden. In der Zerebrospinalflüssigkeit werden ca. 15–30% der Plasmakonzentration erreicht.

Lomustin ist für die palliative Behandlung von Hirntumoren, Hirnmetastasen, Morbus Hodgkin, Bronchialkarzinomen (metastasierend und/oder inoperabel), dem malignen Melanom, Nierenkarzinomen und gastrointestinalen Tumoren zugelassen.

Typische Dosierung: 100–130 mg/m^2 als orale Einmalgabe alle 6–8 Wochen (Gesamtdosis 1 g/m^2)

Triazene und Triazine

Triazene und Triazine sind primär monofunktionell alkylierende Substanzen, z.B. Dacarbazin, Temozolmid und Procarbazin. **Dacarbazine** und **Temozolomid** sind Triazene. **Procarbazin** ist ein Methylhydrazin (▫ Abb. 61.8). Diese Substanzen sind nicht bifunktionell sondern liefern nach (spontaner oder enzymatischer Aktivierung) eine reaktive Methylgruppe, die die DNA (RNA und Proteine) methyliert. Die DNA-Methylierung kann einerseits Apoptose auslösen, andererseits ist sie auch mutagen. Procarbazin war ursprünglich im Standardprotokoll der Lymphomtherapie (COPP, Cyclophosphamid, Vincristin = Oncovin, Procarbazin und Prednisolon). Wegen der hohen Rate an Sekundärtumoren ist es durch Doxorubicin ersetzt worden.

Pharmakokinetik und Indikationen. Dacarbazin (DTIC) wird in der Leber bzw. im Tumor durch CYP1A1 und CYP1A2 zum aktiven Prinzip MTIC demethyliert (▫ Abb. 61.8). Dieses liefert spontan ein Methyl-Diazonium-Ion, das die DNA methyliert. Die terminale Halbwertszeit der Elimination liegt bei 3 Stunden. Das Reaktionsprodukt AICA (5-Aminoimidazol-4-Carboxamid) ist eine Vorstufe in der De-novo-Purin-Synthese (▫ Abb. 61.11) und ist dementsprechend harmlos.

Dacarbazin ist das Mittel der Wahl zur Therapie des (metastasierten) malignen Melanoms. Als Reservemittel (Second Line) wird es auch in Kombinationstherapie bei Hodgkin-Lymphomen (zusammen mit Doxorubicin und Adriblastin, Bleomycin und Vinblastin = ABVD-Schema) und bei Weichteilsarkomen (mit Doxorubicin) appliziert.

Typische Dosierung: Malignes Melanom 200–250 mg/m^2/d über 5 Tage in 3-wöchigen Intervallen.

▫ **Abb. 61.8** Dacarbazin, Temozolomid und Procarbazin liefern spontan (grüne) Pfeile) bzw. durch CYP-vermittelten Metabolismus (rote Pfeile) die methylierenden Abbauprodukte Methyldiazonium (Dacarbazin und Temozolomid) und Diazomethan (Procarbazin)

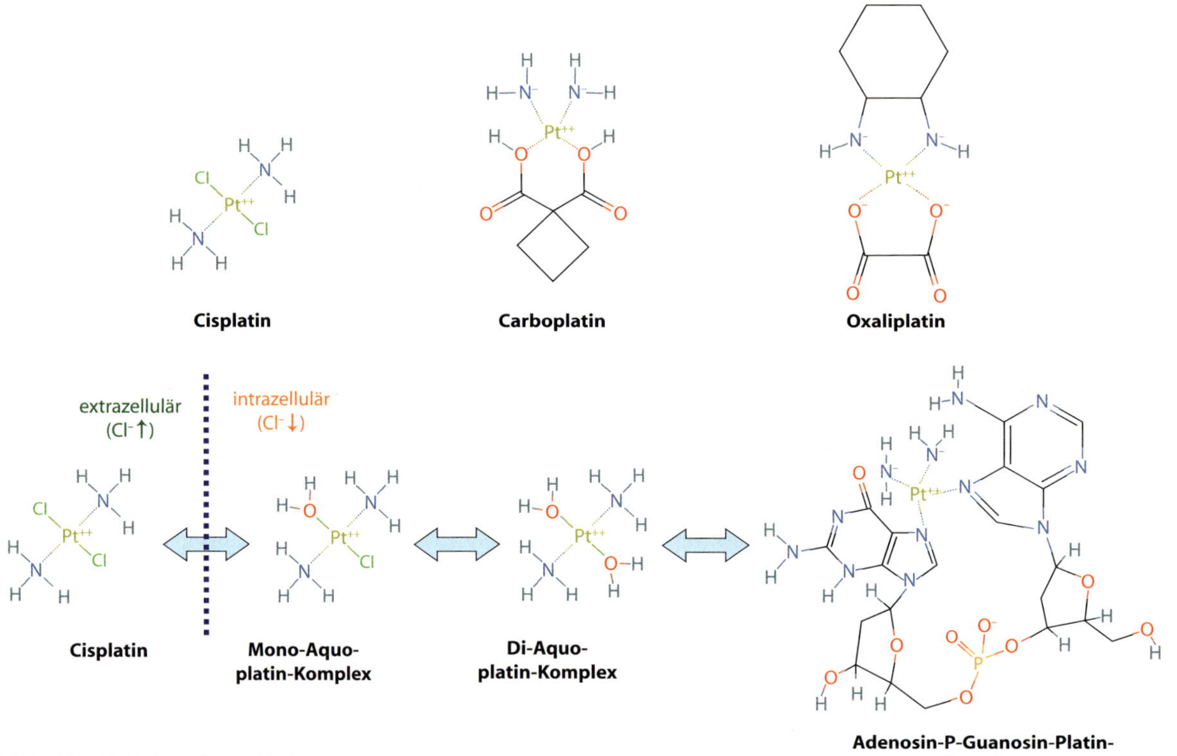

Abb. 61.9 Platinkomplexverbindungen

Temozolomid hat eine orale Bioverfügbarkeit von 100% liefert nach spontaner Umlagerung zu MITC das Methyl-Diazonium-Ion (Abb. 61.8). Die Plasmahalbwertszeit von Temozolomid und MTIC liegen bei ca. 2 Stunden. In der Zerebrospinalflüssigkeit erreicht Temozolomid Werte die bei 30% der Plasmakonzentration liegen.

Temozolomid ist für die Therapie von Gliomen (Glioblastoma multiforme, anaplastisches Astroyztom) in Kombination mit Radiotherapie bzw. als palliative Therapie zugelassen.

Die **typische Dosierung** liegt bei 75 mg/m^2 über 42 Tage, gefolgt von 6 Zyklen (5 Tage 150 mg/m^2; 23 Tage Pause; Steigerung auf 200 mg/m^2 ab 2. Zyklus)

Procarbazin wird vollständig resorbiert und wird in der Leber zu einer Reihe von Azoverbindungen oxidiert. Unter anderem entstehen Methyl-Azoxy-Procarbazin (Abb. 61.8) und eine Reihe weiterer reaktiver Verbindungen. Methyl-Azoxy-Procarbazin liefert wahrscheinlich das Methylierungsreagens Diazomethan. Procarbazin hemmt darüber hinaus die Proteinsynthese und führt zu DNA-Strangbrüchen. Procarbazin kann auch die Monoaminooxidasen (MAO) hemmen. Das muss eventuell bei einer antidepressiven Therapie berücksichtigt werden (Gefahr des Serotoninsyndroms, ▶ Kap. 31). Procarbazin hat eine kurze Halbwertszeit von 10 Minuten, die Halbwertszeit der Azoverbindungen liegt bei 3 Stunden.

Der Einsatz von Procarbazin ist – wie bereits erwähnt – sehr zurückgegangen; es ist noch für die Therapie von (Hodgkin- und Non-Hodgkin-)Lymphomen zugelassen.

Typische Dosierung: im Kombinationsschema 100 mg/m^2/d über 14 Tage

Platinkomplexverbindungen

Die zytostatische Wirkung von **Platinkomplexverbindungen** (sprachlich ungenau auch als **Platinsalze** bezeichnet) wurde 1965 in Versuchen entdeckt, in denen Barnett Rosenberg und seine Mitarbeiter den Effekt von elektrischem Strom auf das Wachstum von Bakterien prüften. Eine Hemmwirkung wurde nur beobachtet, wenn der Strom über Platindrähte in das Kulturmedium floss. Das aktive Prinzip wurde isoliert und als Platinkomplexverbindung identifiziert. Cisplatin, Carboplatin, Oxaliplatin (Abb. 61.9) sind die derzeit in der Therapie verwendeten Verbindungen. Der Wirkungsmechanismus ist in Abb. 61.9 für Cisplatin dargestellt. Entscheidend ist, dass ein Di-Aquo-Platinintermediat entsteht. Bei Carboplatin und Oxaliplatin geschieht dies durch hydrolytische Abspaltung der bidentaten Liganden Cyclobutanodi**carbo**xylat (Carboplatin) bzw. **Oxal**at (Oxaliplatin). Diese Abspaltung läuft langsamer als der Ersatz von Chlorid durch Wasser bei Cisplatin. Oxaliplatin unterscheidet sich von Cisplatin und Carboplatin auch dadurch, dass die Ammoniakgruppen im Komplex durch (das bidentate) Diaminocyclohexan ersetzt sind. An der DNA bilden sich quervernetzende Platinkomplexe (meist »intrastrand«,5'ApG3', Abb. 61.9, selten »interstrand«). Tumoren, die gegen Cisplatin und Carboplatin resistent sind, können Oxaliplatin empfindlich sein. Der Grund für diesen Unterschied ist nicht bekannt. Im Platinkomplex ist die DNA verbogen, sie kann nicht abgelesen werden bzw. sie wird falsch abgelesen. Daher sind Platinkomplexverbindungen auch mutagen. Der Zelltod wird durch analoge Mechanismen ausgelöst, wie bei alkylierenden Quervernetzern.

Pharmakokinetik und Indikationen. Platinkomplexverbindungen werden intravenös verabreicht. **Cisplatin** hat eine multiphasische Kinetik: Initial fällt die Konzentration rasch mit einer Halbwertszeit von 25–50 Minuten ab. Die zweite Komponente hat eine Halbwertszeit von 60–80 Stunden. Im Blut zirkuliert Platin meist kovalent an Proteine gebunden. Im Gewebe ist Platin noch nach Monaten nachzuweisen. Cisplatin wird in der Niere angereichert, weil es basolateral über OCT2 aufgenommen wird, apikal aber nur schlecht über MATE-2K die Zelle verlässt (multidrug and toxin extrusion-type transporter-2 kidney; ◘ Abb. 2.27 und ► Kap. 2.5). Um die Entstehung des **toxischen Di-Aquo-Platin-Komplexes in der Niere** zu verhindern, wird eine hoher Durchtritt von Chloridionen durch das Tubulusepithel und eine damit verbundene **Chlorurese** erzeugt. Dem Patienten wird eine physiologische NaCl-Lösung oder eine analoge Elektrolytlösung (Richtwert 200 ml/h über 8–12 Stunden, wenn Harnfluss <100 ml/Stunde forcierte Diurese mit Mannit) infundiert. Die Nephrotoxizität kann auch durch **Amifostin** herabgesetzt werden. Dieses Thiophosphat-Analogon wirkt »zytoprotektiv« indem es durch die alkalische Phosphatase gespalten wird und intrazellulär als freies Thiol mit Platin reagiert.

Cisplatin ist für die kurative und palliative Therapie zahlreicher Tumoren zugelassen, nämlich von Hodentumoren, kleinzelligen und nichtkleinzelligen Bronchial-, Ovarial-, Endometrium, Prostata-, Blasen- und Plattenepithelkarzinomen, Lymphomen, Melanomen sowie neoadjuvant und adjuvant bei Karzinomen im Kopf- und Halsbereich und Osteosarkomen.

Typische Dosierung: 20 mg/m^2/d über 5 Tage oder einmalig 100 mg/m^2 alle 4 Wochen

Carboplatin ist weniger reaktiv als Cisplatin, es zirkuliert daher auch in einem deutlich geringeren Ausmaß kovalent an Plasmaproteine gebunden. Carboplatin (und das daraus freigesetzte Platin) wird mit einer Halbwertszeit von 1,5–2 Stunden initial renal eliminiert. Die zweite Phase der Elimination beträgt 6 Stunden für freies Platin und 24–40 Stunden für Carboplatin. Carboplatin wird nicht im renalen Tubulus angereichert (weil es auch ein gutes Substrat für MATE2-K ist, ◘ Abb. 2.27). Carboplatin ist auch deutlich weniger neurotoxisch, ototoxisch und emetogen als Cisplatin. Dafür ist es deutlich stärker myelosuppressiv. Carboplatin hat denselben Indikationsbereich wie Cisplatin.

Typische Dosierung: 400 mg/m^2 alle 4 Wochen

Oxaliplatin zerfällt nichtenzymatisch nach intravenöser Injektion rasch. Die entstehenden Platinverbindungen werden multiphasisch renal eliminiert. Auf einen ersten raschen Abfall der Plasmakonzentration (Halbwertzeit 0,5 h) folgt eine zweite Phase der Elimination mit einer Halbwertszeit von 17 Stunden. Die dritte Phase ist sehr variabel, die Halbwertszeit beträgt ca. 17 Tage. Der überwiegende Teil des nachgewiesenen Platins ist nicht mehr im Komplex.

Oxaliplatin ist in Kombination mit 5-Fluorouracil (5-FU) und Folinsäure (Leucovorin) zugelassen zur **adjuvanten Behandlung** eines kolorektalen Karzinoms des Stadiums III/Dukes C nach vollständiger Entfernung des primären Tumors und zur **palliativen Behandlung** des metastasierenden kolorektalen Karzinoms. Die Schemata werden als FOLFOX4 oder FOLFOX6 (Unterschied = Dosis von 5-FU) bezeichnet (◘ Abb. 61.3).

Typische Dosierung: 85–100 mg/m^2/d alle 14 Tage (12 Zyklen)

61.2.2 Antimetabolite

Der erste Antimetabolit war Methotrexat, der 1948 von Sidney Farber in die Therapie der Leukämie eingeführt wurde. In den 1940er und 1950er Jahren hatte man sich an die Vorstellung gewöhnt, dass man Lymphome und Leukämien mit Chemotherapie in eine Remission bringen konnte. Solide Tumoren galten aber als unbehandelbar. Das änderte sich, als 1963 der Nachweis erbracht wurde, dass Methotrexat beim metastasierten Chorionkarzinom eine Remission induzieren konnte.

In der Gruppe der Antimetaboliten werden alle jene zytotoxischen Substanzen zusammengefasst, deren Wirkung auf die Hemmung der DNA- oder RNA-Synthese zurückgeführt wird, weil die Pharmaka die De-novo-Synthese von Nukleotiden unterdrücken oder diese als falsche Nukleotide in die DNA eingebaut werden. Ein Einbau in die RNA ist auch möglich, dieser kann Effekte auf das Spleißen haben. Die meisten Antimetabolite wirken präferenziell in der S-Phase (◘ Abb. 61.1).

Folsäureantagonisten
Methotrexat, Raltitrexed, Pemetrexed

Methotrexat unterscheidet sich von Folsäure nur durch eine Methylgruppe am N^{10} und eine Aminogruppe (statt einer Ketogruppe bzw. Enolgruppe) am ersten Ring. Bei **Raltitrexed** und **Pemetrexed** sind die strukturellen Unterschiede größer (◘ Abb. 61.10). Leucovorin (Folinsäure, Folinat) ist eine vollständige reduzierte, am N^5 mit einem Formylrest beladene Version der Folsäure. Die bakterielle Synthese der Folsäure ist in ► Kap. 60.7 (◘ Abb. 60.18) dargestellt. Folsäure spielt eine zentrale Rolle bei der Übertragung von C1-Bruchstücken (► Kap. 42.2.1). Methotrexat, Raltitrexed und Pemetrexed werden ebenso wie Leucovorin durch den Transporter für reduziertes Folat in Zellen aufgenommen (RFT/RFC, ► Kap. 42.2.2). Pemetrexed kann auch sehr effizient über den Protonen-gekoppelten Folat-Transporter aufgenommen werden (PCFT, ► Kap. 42.2.2). Intrazellulär werden sie mit mehreren Glutamate-Resten konjugiert (polyglutamyliert).

Im Zusammenhang mit der Synthese von Purinen und Pyrimidinen sind 4 Reaktionen relevant:

- **1:** Die Reduktion von Dihydrofolsäure zur Tetrahydrofolsäure erfolgt durch die Dihydrofolatreduktase (diese kann dann wieder beladen werden zu Formyl-, Methylen-Tetrahydrofolsäure, ◘ Abb. 42.6b). Die Dihydrofolatreduktase (DHFR) wird durch Methotrexat mit picomolarer

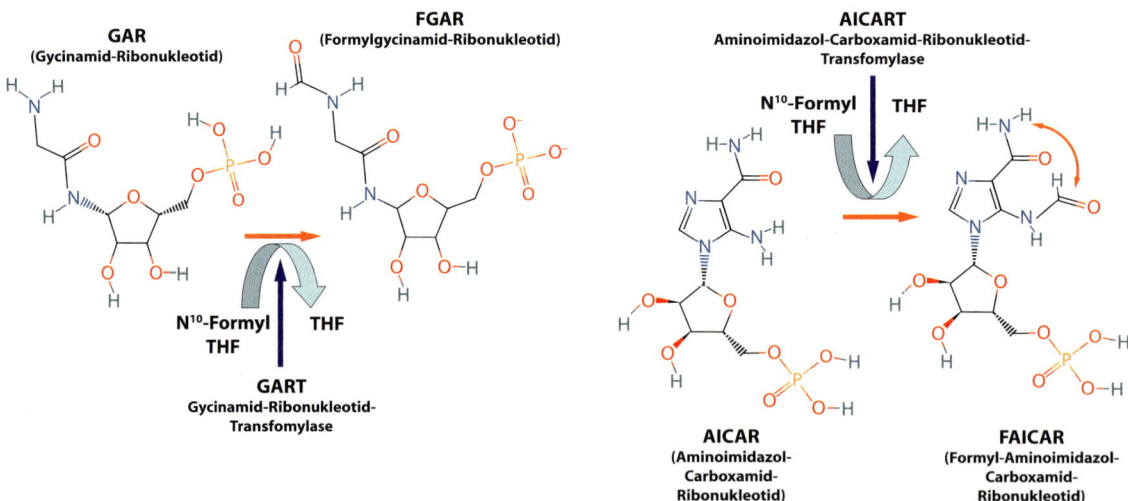

Folsäure

Folinsäure = Leucovorin

Methotrexat (MTX)   **Raltitrexed**   **Pemetrexed**

◻ Abb. 61.10 Formelbilder für Folsäure, Folinsäure, Methotrexat, Raltitrexed und Pemetrexed

GAR
(Gycinamid-Ribonukleotid)

FGAR
(Formylglycinamid-Ribonukleotid)

AICART
Aminoimidazol-Carboxamid-Ribonukleotid-Transfomylase

N^{10}-Formyl THF   THF

N^{10}-Formyl THF   THF

GART
Gycinamid-Ribonukleotid-Transfomylase

AICAR
(Aminoimidazol-Carboxamid-Ribonukleotid)

FAICAR
(Formyl-Aminoimidazol-Carboxamid-Ribonukleotid)

61

◻ Abb. 61.11 Zwei Schritte in der Purin-de-novo-Synthese, für die N10-Tetrahydrofolsäure gebraucht wird, und die daher durch Methotrexat- und Pemetrexed-Polyglutamat gehemmt werden

Affinität gehemmt. Pemetrexed hemmt diese Reaktion ebenfalls, sie ist aber wahrscheinlich für seine klinische Wirkung unerheblich. Raltitrexed ist hingegen **kein** Dihydrofolatreduktase-Hemmer.

– **2 und 3:** Zwei Schritte in der Purin-de-novo-Synthese, nämlich die Glycinamid-Ribonukleotid-Transformylase (GART) und die 5-Aminoimidazol-4-Carboxamid-Ribonukleotid-Transformylase (AICART) (◻ Abb. 61.11). Diese Reaktionen werden von polyglutamyliertem Methotre-

xat und vor allem von polyglutamoyliertem Pemetrexed gehemmt, aber **nicht** von Raltitrexed.

– **4:** Umwandlung von d(eoxy)UMP zu dTMP durch die Thymidylatsynthase (◻ Abb. 42.6a). Auch diese Reaktion wird von Methotrexat- und Pemetrexed-Polyglutamat gehemmt. **Raltitrexed** hemmt diese Reaktion **selektiv.**

Aus dieser Betrachtung ergibt sich daher, dass Raltitrexed ein anderes Spektrum an Indikationen haben muss als Methotrexat. Raltitrexed hat den Vorteil, dass es deutlich weniger Mukositis auslöst (Nekrose der Mundschleimhaut) als Methotrexat. Pemetrexed hat den Vorteil, dass es auch dann noch in Zellen aufgenommen wird, wenn die Tumorzellen im Rahmen der Resistenzentwicklung den reduzierten Folat-Transporter (RFT/RFC) nicht mehr exprimieren.

In der Hochdosistherapie werden sehr große Mengen an Methotrexat injiziert, sodass Konzentrationen bis 1 mM erreicht werden. Das Ziel ist, dass die Tumorzellen, von denen sich ein großer Teil im Zellzyklus befindet, Methotrexat aufnehmen. Bei diesen Konzentrationen dringt Methotrexat auch durch Diffusion in die Zellen ein. Dieses Methotrexat wird polyglutamyliert und in den Tumorzellen gefangen. Bei der Hochdosistherapie wird ein **Leukovorin-Rescue** durchgeführt: Zeitlich versetzt, je nach Protokoll unterschiedlich, aber Beginn meist 24 Stunden nach Methotrexatgabe, wird Folinsäure appliziert, z.B. 5 mg/m² alle 6 Stunden – 10 Dosen oder bis der Methotrexatspiegel im Plasma unter 0,1 μM gefallen ist. Folinsäure soll die gesunden Zellen retten. Zwei Effekte tragen dazu bei:

- In den gesunden Zellen ist noch nicht so viel polyglutamyliertes Methotrexat vorhanden und die Hemmung der Dihydrofolatredukatse noch nicht so ausgeprägt. In den Tumorzellen dagegen liegt bereits so viel polyglutamyliertes Methotrexat vor, dass nicht nur die Dihydrofolatredukatse, sondern auch die anderen Enzyme (Thymidylatsynthase, GAR- und AICAR-Transformylase) gehemmt sind. Folinsäure kann daher nicht als Co-Faktor in der Thymidin- und De-novo-Purinsynthese dienen.
- Folinsäure verhindert auch in den gesunden Zellen die weitere Aufnahme von Methotrexat durch den Transporter für reduzierte Folate (RFT/RFC). Tatsächlich kann Folinsäure die durch Methotrexat ausgelöste Mukositis und Knochenmarkdepression verhindern. Die Selektivität für das normale Gewebe ist aber gering. Wenn zu viel Leucovorin gegeben wird, nimmt auch die Wirkung von Methotrexat auf das Tumorgewebe ab.

Pharmakokinetik und Indikationen. Methotrexat hat bei niedrigen Dosen (<50 mg) eine orale Bioverfügbarkeit von ca. 60%. In diesem Dosisbereich ist die Halbwertszeit bei 3–10 Stunden. Die Ausscheidung erfolgt renal. Höhere Dosen werden daher intravenös appliziert. Das Verteilungsvolumen liegt bei 0,76 l/kg, die Penetration in das Gehirn ist aber nicht ausreichend. Bei der Hochdosistherapie wird eine mehrphasige Kinetik beobachtet: Nach einem raschen initialen Abfall (Verteilungskinetik, $t_{1/2}$ ca. 1 h) setzt eine erste Phase der Elimination ($t_{1/2}$ 3–4 h) ein, gefolgt von einer langsamen Phase ($t_{1/2}$ im Mittel 1 Tag bei hoher Variabilität 7–70 h). Die Ausscheidung erfolgt renal. Eine Überwachung der Nierenfunktion und eine entsprechende Dosisanpassung sind daher essenziell. Pharmaka, die die Nierendurchblutung herabsetzen wie z.B. nichtsteroidale Antirheumatika, oder die um die tubuläre Sekretion konkurrieren, wie NSAR, β-Laktame und Sulfonamide, können die Halbwertszeit verlängern und die Toxizität erhöhen. Methotrexat präzipiert im sauren Harn. Bei Hochdosistherapie müssen Patienten angewiesen werden

3 l/Tag zu trinken. Außerdem muss der pH-Wert des Harns alkalisch sein (>7), d.h. er muss durch pH-Streifen überprüft werden, sinkt der pH-Wert <7 ab, ist die Zufuhr von $NaHCO_3$ erforderlich.

Methotrexat ist eine der Säulen der Tumortherapie und bei einer langen Liste zugelassen, z.B. kindliche akute lymphatische Leukämie, intrathekale Applikation auch bei ALL im Erwachsenenalter, Chorionkarzinom, kleinzelliges Bronchialkarzinom, Hodentumor, Magen-, Ovarial-, Endometrium- und Blasentumoren, Plattenepithelkarzinom des Kopf-Hals-Bereichs, Non-Hodgkin-Lymphome sowie Osteosarkome. Niedrig dosiertes Methotrexat ist auch der goldene Standard in der Therapie der rheumatoiden Arthritis (▶ Kap. 25).

Typische Dosierungen:
- konventionelle Dosierung: 50–150 mg/m² alle 2–3 Wochen (kein Leucovorin-Rescue)
- mittel bis hoch dosiert: 0,2–1 (bis 10) g/m² (Leucovorin-Rescue notwendig)
- niedrig dosiert: 10–25 mg/Woche als Basistherapie bei rheumatoider Arthritis und schwerer Psoriasis

Pemetrexed wird intravenös administriert, es ist zu 80% an Plasmaproteine gebunden, hat ein relativ kleines Verteilungsvolumen (ca. 0,2 l/kg) und wird zum überwiegenden Teil unverändert renal ausgeschieden ($t_{1/2}$ 3–4 h).

Pemetrexed ist derzeit für die (palliative) Therapie des (inoperablen) Pleuramesothelioms (in Kombination mit Cisplatin) und des nichtkleinzelligen Bronchialkarzinoms zugelassen. Für weitere Indikationen (z.B. Mammakarzinom, solide Tumoren bei Kindern) laufen derzeit klinische Studien.

Typische Dosierung: 500 mg/m² (Wiederholung in 3 Wochen).

Raltitrexed wird ebenfalls nur intravenös verabreicht. Es hat ein großes Verteilungsvolumen (ca. 8 l/kg) und wird biphasisch eliminiert. Die erste Phase hat eine Halbwertszeit von ca. 2 Stunden, die zweite von 200 Stunden. Erhebliche Mengen von polyglutamyliertem Raltitrexed werden im Gewebe retiniert. Die Ausscheidung hängt von der Nierenfunktion ab.

Raltitrexed ist für die palliative Therapie des kolorektalen Karzinoms zugelassen.

Typische Dosierung: 3 mg/m² (Wiederholung in 3 Wochen).

Pyrimidinanaloga
5-Fluorouracil (Capecitabin, Tegafur)

Für Uracil ist ein separater Natrium-abhängiger Transporter (SLC23a4) entdeckt worden, der auch 5-Fluorouracil (▫ Abb. 61.12) transportiert. Intrazellulär wird 5-Fluorouracil zunächst durch die Uracil-Phosphoribosyl-Transferase (UPRTase) zum 5-Fluor-Uridinmonophosphat (5-FUMP) und diese durch die Ribonukleotidreduktase zum entsprechenden 2'Deoxy-Derivat (5FdUMP) konvertiert. Dieses ist die Wirkform. Daneben können 5-FUMP und 5FdUMP auch in Triphosphate konvertiert und in DNA und RNA eingebaut werden. Wenn 5-FUMP in die RNA eingebaut wird, kann es mit dem RNA-Spleißen interferieren. Es ist nicht klar, wie viel diese

5-Fluorouracil   **Tegafur**   **Capecitabin**

Cytarabin (Ara-C)   **Azacitidin**   **Gemcitabin**

⊡ Abb. 61.12 Formelbilder für die Pyrimidinanaloga 5-Fluorouracil, seine beiden Prodrugs Tegafur und Capecitabin sowie für Cytarabin, Azacitidin und Gemcitabin

5-Fluor-2′Deoxy-Uridinmonophosphat (= 5FdUMP)   **2′Deoxy-Thymidin-monophosphat**

⊡ Abb. 61.13 Vergleich der Struktur von 5-Fluor-2′Deoxy-Uridin-monophosphat (5FdUMP) und 2′Deoxy-Thymidin

Effekte zur antiproliferativen Wirkung beitragen. Der wesentliche Effekt ist die Hemmung der Thymidylatsynthase durch 5FdUMP.

Wenn man die Formelbilder von 5FdUMP und dTMP vergleicht, ist der Mechanismus nachvollziehbar (⊡ Abb. 61.13): Die Thymidylatsynthase muss von N^5,N^{10}-Methylentetrahydrofolsäure eine Methylgruppe auf dUMP übertragen, um dTMP zu synthetisieren (s. ⊡ Abb. 42.6a). Fluor ist sehr klein, sodass 5FdUMP genauso gut in die Bindungstasche des Enzyms passt wie das natürliche Substrat dUMP. Die Bindung zwischen Kohlenstoff und Fluor ist aber sehr stabil. Die Thymidylatsynthase, die normalerweise das H-Atom von dUMP entfernen würde, bevor sie die Methylgruppe addiert, kann daher in ihrer Reaktion nicht voranschreiten. Es kommt zur »dead end inhibition« (am ehesten mit »Sackgassenhemmung« übersetzbar). Es ist auch nachvollziehbar, dass die Thymidylatsynthase zwei Bindungstaschen hat, eine für das Substrat (dUMP bzw. 5FdUMP) und eine für das Co-Substrat, die N^5,N^{10}-Methylentetrahydrofolsäure (im polyglutamylierter Form). Diese zweite Bindungstasche kann auch durch Folsäureanaloga (Raltitrexed, Methotrexat, Pemetrexed) besetzt werden. Aus kinetischen Gründen sind Enzyme evolutionär so optimiert, dass die Bindung des Substrats und das Co-Substrat einander wechselseitig verstärken (damit die enzymatische Reaktion effizient nach vorn läuft). Das gilt auch für 5FdUMP und N^5,N^{10}-Methylentetrahydrofolsäure oder dessen Analoga. Daher wird die **Effektivität von 5-FU** (und die

Toxizität) durch **Methotrexat und Raltitrexed gesteigert.** Zu beachten ist, dass dies aber auch für **Leucovorin** gilt.

❯ Leucovorin antagonisiert die Wirkung von Methotrexat (Pemetrexed und Raltitrexed), aber es wirkt synergistisch mit 5-Fluorouracil.

Pharmakokinetik und Indikationen. Die orale Bioverfügbarkeit von **5-Fluorouracil** ist sehr variabel (0–80%). Es unterliegt einem im therapeutischen Bereich sättigbaren First-Pass-Metabolismus durch die Dihydropyrimidin-Dehydrogenase (▸ Kap. 2.2.2). 5-Fluorouracil wird daher intravenös als Bolusinjektion bzw. Bolusinjektion mit Dauerinfusion (Oxaliplatin enthaltende FOLFOX-Schemata) verabreicht. Es hat eine sehr kurze initiale Halbwertszeit (10–20 min), die auch durch die Aufnahme in die vor allem rasch proliferierenden Gewebe bedingt ist. Die zweite Phase der Elimination ist deutlich langsamer ($t_{1/2}$ 20 h). Nur ein sehr geringer Teil wird unverändert renal ausgeschieden. 5-Fluorouracil dringt ins ZNS (Konzentration in der Zerebrospinalflüssigkeit = 50% der Plasmakonzentration) und erzeugt dort auch Nebenwirkungen (meist zerebelläre Ataxie und Tremor).

Die Dihydropyrimidindehydrogenase zeigt auch einen Polymorphismus, die homozygote Defizienz ist sehr selten (<1:1000, s. ▸ Kap. 5.1.6, ⊡ Tab. 5.1), macht die Betroffenen aber sehr empfindlich für die Toxizität von 5-Fluorouracil.

Oral bioverfügbar sind **2 Prodrugs** von 5-Fluorouracil: Capecitabin und Tegafur (⊡ Abb. 61.12). **Capecitabin** wird in mehreren Schritten (Abspaltung der Seitenkette durch die Carboxyesterase zu 5-Fluor-Deoxycytidin, Desaminierung zu 5-Fluor-Deoxyuridin – $t_{1/2}$ ca. 1 Stunde; Entfernung des Zuckers durch die Thymidinphosphorylase) zu 5-Fluorouracil umgesetzt. **Tegafur** ist ein Furan-substituiertes 5-Fluorouracil (⊡ Abb. 61.12). Der Furan-Ring wird nach Resorption in der Leber oxidiert (durch CYP2A6) und durch Hydrolyse gespalten. Tegafur ist mit einem 2,2-fachen Überschuss an Uracil fix kombiniert (um die Pyrimidindehydrogenase zu hemmen).

5-Fluorouracil ist eine der Säulen der Therapie epithelialer Tumoren und unter anderem für die Therapie des kolorektalen Karzinoms, Mamma-, Magen-, Ovarial-, Endometrium-, Blasen-, Pankreas- und Plattenepithelkarzinom des Kopf-Hals-Bereichs sowie das maligne Hepatom zugelassen.

Typische Dosierung: 600 mg/m^2

Capecitabin ist für die adjuvante Therapie nach Operation eines Kolonkarzinoms (Dukes C) zugelassen, mit Platinkomplexen beim fortgeschrittenen Magenkarzinom (First Line) und mit Docetaxel beim fortgeschrittenen Mammakarzinom (nach Versagen eines Taxan/Anthracyclin-basierten Schemas).

Typische Dosierung:

- Capecitabin: 2–2,5 g/m^2/d über 14 Tage (+ 7 Tage Pause)
- Tegafur + Leucovorin: metastasiertes kolorektales Karzinom: 300 mg/m^2/d in 3 Einzeldosen (+ 90 mg Leucovorin) über 28 Tage (+ 7 Tage Pause)

Cytarabin, Azacitidin und Gemcitabin

Die Cytidin-Analoga **Cytarabin**, **Azacitidin** und **Gemcitabin** (◘ Abb. 61.12) sind Nukleoside und werden durch Transporter (vor allem ENT1, equilibrierende Nucleosidtransporter-1/SLC29A1, daneben noch ENT2-4/SLC29A2-4) aufgenommen. Intrazellulär werden sie durch die Desoxycytidin-Kinase zu den entsprechenden Monophosphaten phosphoryliert und in weiterer Folge zu ihrer Wirkform, den jeweiligen Triphosphaten konvertiert. Der Wirkmechanismus ist für alle 3 Substanzen nicht im Detail geklärt.

Cytarabin trägt statt der Ribose eine Arabinose, daher befindet sich an der Stelle 2' im Zucker eine OH-Gruppe, die in die »falsche« Richtung zeigt (Stellung α, in der Darstellung in ◘ Abb. 61.12 steht sie über der Ringebene). Die DNA-Polymerase, die nur 2'-Deoxyribonukleotide verwerten kann, ist für diese OH-Gruppe der Arabinose blind und baut sie in die DNA ein. Die DNA kann aus sterischen Gründen nicht so gut gepackt werden. Dadurch kommt es auch zur Hemmung der DNA-Polymerase. Die freien DNA-Enden erzeugen das Signal zur Apoptose.

Azacitidin hat ein zusätzlichen Stickstoff im Pyrimidinring (◘ Abb. 61.12). An dieser Stelle kann normalerweise die Base Cytosin methyliert werden. Diese Methylierung führt zur Stilllegung von Genen (gene silencing) und damit zur epigenetischen Informationsübertragung. Wenn Azacitidin in die DNA inkorporiert wird, hemmt es die DNA-Methyltransferase (Die DNA-Methyltransferase bleibt an dieser Stelle hängen, »dead end inhibition« analog zu 5-FU und Thymidylatsynthase). Die Änderung der DNA-Methylierung ermöglicht die Reexpression von Genen und ändert das Differenzierungsmuster. Das erklärt, weshalb Azacitidin bei Myelodysplasie wirksam ist. Azacitidin kann auch in die DNA inkorporiert werden. Die Folgen dieser Inkorporation sind derzeit nicht bekannt. Myeloische leukämische Zellen werden durch Azacitidin auch in Apoptose getrieben, die Mechanismen sind nicht gekannt. Das Analogon Decitabin (2'-Deoxyribose statt Ribose) wirkt ähnlich, ist aber (noch) nicht zugelassen.

Gemcitabin trägt 2 Fluoratome an der 2'-Position der Ribose. Nach Einbau in die DNA können nur ein oder wenige weitere Nukleotide inkorporiert werden. Es kommt zur Hemmung der DNA-Polymerase (siehe Cytarabin). Im Unterschied zu Cytarabin wirkt Gemcitabin auch bei Zellen, die nicht proliferieren. Wahrscheinlich spielt die Hemmung der DNA-Reparatur durch DNA-Polymerase-ε eine Rolle. Zusätzlich hemmt Gemcitabin (in seiner phosphorylierten Form) die Ribonukleotid-Reduktase (RNR).

Pharmakokinetik und Indikationen. **Cytarabin** wird wegen eines sehr hohen First-Pass-Metabolismus (80% bereits in der Darmwand desaminiert) intravenös appliziert. Die Plasmakonzentration sinkt mit einer Halbwertszeit von 2–2,5 Stunden (durch Desaminierung zu Uracilarabinosid). In der Zerebrospinalflüssigkeit liegen die Werte bei 40% der Plasmakonzentration. Bei intrathekaler Applikation persistiert Cytarabin länger als im Plasma, weil die Cytidin-Desaminase-Aktivität im ZNS niedrig ist. Weil Cytarabin die Zellen nur töten kann, wenn diese in der S-Phase waren, wird es durch kontinuierliche intravenöse Applikation über 7 Tage appliziert.

Cytarabin ist die Standardtherapie für akute Leukämien, d.h. die akute myeloische Leukämie (Induktion) und die akute lymphatische Leukämie (Konsolidierung nach Induktion mit Cyclophosphamid, Vincristin, Doxorubicin, Prednisolon, L-Asparaginase) sowie für die chronisch-myeloische Leukämie im Blastenschub.

Typische Dosierung: Cytarabin 100 mg/m^2/d über 7 Tage infundiert (+ Daunorubicin 45–60 mg/m^2/d Tag 1 bis 3); bei Promyelozytenleukämie mit All-trans-Retinsäure; bei AML-Relaps Kombination mit Cladribin etc. Bei Hochdosis-Schemata 4–6 g/m^2/d in 2 Infusionen (2–3 Stunden) an 2 bis 6 aufeinanderfolgenden Tagen.

Azacitidin unterliegt einem ausgedehnten hepatischen First-Pass-Metabolismus und wird daher subkutan verabreicht (absolute Bioverfügbarkeit ca. 90%). Sein Verteilungsvolumen liegt bei etwa 1 l/kg. Es ist nicht bekannt, ob Azacitidin ins ZNS eindringt. Azacitidin wird hepatisch rasch metabolisiert (zu Azauracil nach hydrolytischer Abspaltung der Ribose und Desaminierung). Die Halbwertzeit liegt bei ca. 45 Minuten.

Azacitidin ist für die Behandlung myelodysplastischer Syndrome (mit refraktärer Anämie oder mit refraktärer Anämie mit Ringsideroblasten), myelodysplastisch-myeloproliferative Syndrome (chronisch-myelomonozytäre Leukämie und akute myeloischer Leukämie) zugelassen.

Typische Dosierung: 75 mg/m^2/d über 7 Tage + 21 Tage Pause (6 Zyklen)

Gemcitabin ist ebenfalls ein Substrat für die Cytidindesaminase (zum inaktiven 2'-Desoxy-Difluoruridine) und wird daher nur intravenös appliziert. Die Plasmahalbwertszeit liegt bei 0,5–1,5 Stunden. Intrazellulär persistiert das Gemcitabin-Triphosphat mit einer Halbwertszeit von bis zu 12 Stunden.

Gemcitabin ist zugelassen für die Therapie des fortgeschrittenen nichtkleinzelligen Bronchialkarzinoms (in Kombination mit Cisplatin), des fortgeschrittenen rezidivierenden Brustkrebses (in Kombination mit Paclitaxel), beim fortgeschrittenen Blasenkrebs (mit Cisplatin), beim Ovarialkarzinom (in Kombination mit Carboplatin, »Second Line« statt Carboplatin/Paclitaxel) und beim Pankreaskarzinom.

Typische Dosierung: 1–1,25 g/m^2 am Tag 1, 8 (und 15), Wiederholung am Tag 21 (oder 28)

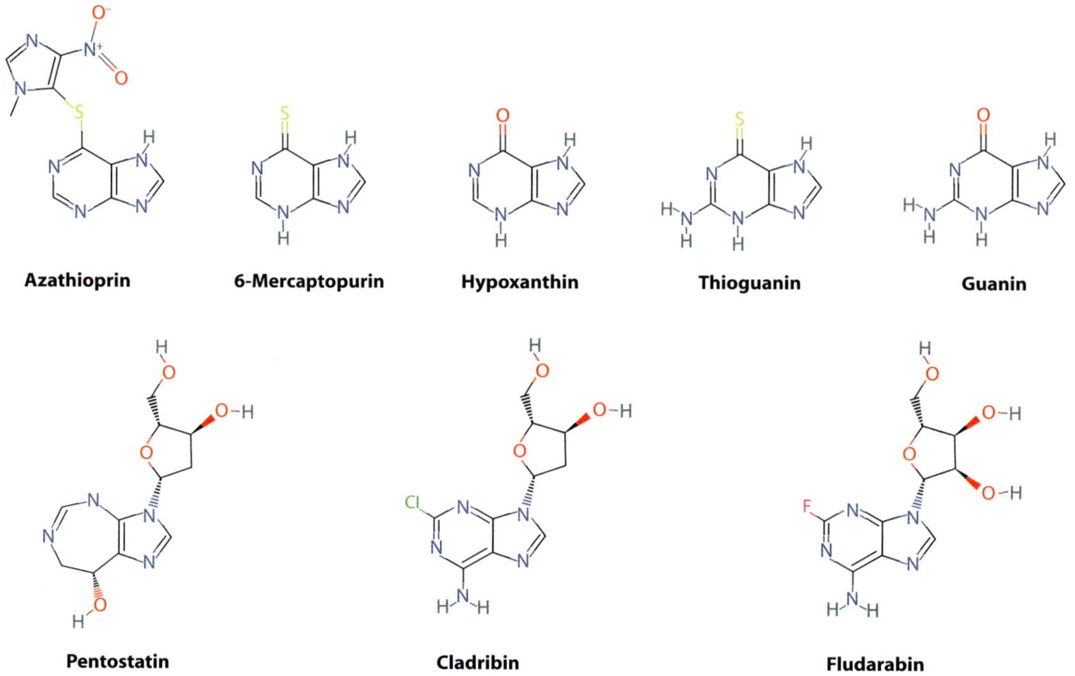

■ Abb. 61.14 Formelbilder für die Nukleobasen-Analoga 6-Mercaptopurin und Thioguanin und die Nukleosid-Analoga Pentostatin, Cladribin und Fludarabin

Purinanaloga
6-Mercaptopurin und Thioguanin

6-Mercaptopurine und 6-Thioguanine sind die Analoga von Hypoxanthin und Guanin (■ Abb. 61.14). Sie werden über mehrere Transporter (einen nicht genauer definierten Purin-selektiven Nucleobasen-Transporter in Zellen, den konzentrativen Nucleosid-Transporter 3: CNT3 und ENT2) aufgenommen und dort durch die Hypoxanthin-Guanin-Phosphoribosyl-Transferase (HGPRT) in 6-Thioinosin-5'-Monophosphat (T-IMP) bzw. in 6-Thioguanosin-5'-Monophosphat (T-GMP) konvertiert. Guanylat-Kinase (die die Reaktion GMP +ATP → GDP + ADP katalysiert) kann aber die Thio-Analoga nur schlecht verwerten, sodass T-IMP oder T-GMP intrazellulär ansteigen. Diese hemmen

- die IMP-Dehydrogenase, die eine Schlüsselstellung einnimmt, weil sie IMP aus dem De-novo-Pathway erhält (■ Abb. 61.15); sie verwertet auch IMP, das aus dem Purin-Salvage-Pathway kommt (Hypoxanthin durch die HGPRT),
- den ersten Schritt der Purin-de-novo-Synthese, nämlich die Konversion von Phosphoribosylpyrophosphat in Phosphoribosylamin und
- T-IMP hemmt die AMP-Synthese.

Darüber hinaus entstehen auch d(eoxy)T-ITP und d(eoxy)T-GTP, die in die DNA eingebaut werden. Die Thiogruppe ist ein gutes Methylierungssubstrat, das eine Fehlpaarung mit Cytosin erzeugt. Der Korrekturversuch durch den »mismatch repair« kann aber nicht funktionieren, da es keine Base gibt, die sich mit Methyl-TGMP korrekt paaren kann. Dies erzeugt

durch genotoxischen Stress induzierte Apoptose oder Mutationen. Im Gegensatz zu Methotrexat oder 5-Fluorouracil sind Thiopurine mutagen. Bei der Therapie mit Mercaptopurin sind auch Sekundärtumoren beobachtet worden. Mercaptopurin hat einen ausgesprochen starken Effekt auf die Spermatogenese.

Pharmakokinetik und Indikationen. 6-Mercaptopurin hat eine variable Bioverfügbarkeit aufgrund des First-Pass-Metabolismus durch die hepatische Xanthinoxidase (10–50%). Nach intravenöser Gabe ist die Halbwertszeit kurz (ca. 1 h). Der Abbau erfolgt durch die Xanthinoxidase und die Thiopurin-S-Methyltransferase. Die Thiopurin-S-Methyltransferase wird durch polymorphe Allele codiert. **Azathioprin** (s. ■ Abb. 61.14) ist das Prodrug von 6-Mercaptopurin. Es wird rasch ($t_{1/2}$ ~10 min) durch verschiedene Glutathiontransferasen (GST A1-1, A2-2 und M1-1), die in der Leber aber auch in Lymphozyten exprimiert sind, zu 6-Mercaptopurin metabolisiert. Azathioprin wird nur als Immunsuppressivum verwendet (▶ Kap. 25). **Allopurinol** hemmt den Abbau von 6-Mercaptopurin und Azathioprin. Wenn die gemeinsame Anwendung notwendig wird, muss die Mercaptopurin-Dosis auf ≤25% reduziert werden.

Thioguanin hat eine variable orale Bioverfügbarkeit (im Mittel 30%) und eine längere Halbwertszeit (biphasische Elimination mit $t_{1/2}$ von 3 und 7 Stunden). Die Elimination erfolgt ebenfalls durch S-Methylierung. Der wesentliche Unterschied zu 6-Mercaptopurin ist der Umstand, dass es durch die Guanase deamidiert und inaktiviert wird. Der weitere Metabolismus erfolgt zwar auch durch die Xanthinoxidase, die

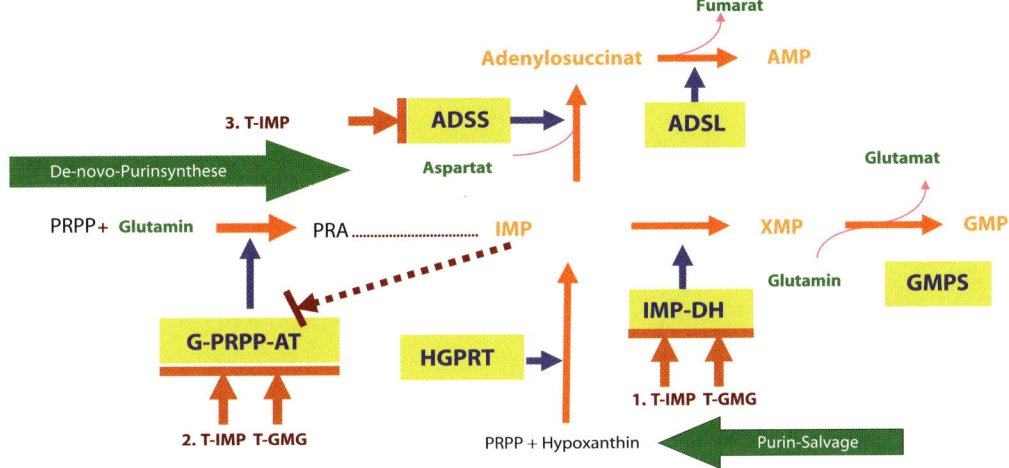

◘ Abb. 61.15 Schematische Überblick zur zentralen Rolle von IMP (Inosin-Monophosphat) in der Koordination der Purin-de-novo-Synthese, Purin-Salvage-Pathway und die Angriffspunkte von 6-Mercaptopurin und Thioguanin. Die Purin de novo Synthese beginnt mit der Synthese von Phosphoribosylamin (PRA): Die Aminogruppe von Glutamin wird durch die Glutamin-Phosphoribosylpyrophosphat-Amidotransferase (G-PRPP-AT) auf Phosphoribosylpyrophosphat (PRPP) übertragen (und das Pyrophosphat abgespalten). Über mehrere Schritte (s. auch ◘ Abb. 61.11) entsteht IMP. Dieses kann durch die Adenylosuccinat-Synth(et)ase (ADSS) mit Asparat zu Adenylosuccinat gekoppelt werden, aus dem die Adenylosuccinat-Lyase (ADSL) AMP freisetzt. IMP kann auch durch die IMP-Dehydrogenase (IMP-DH) zu Xanthosin-Monophosphat (XMP) oxidiert werden. Die GMP-Synth(et)ase (GMPS = eine Glutamin-Amidotransferase) überträgt die endständige NH2-Gruppe von Gluta-

min auf XMP und erzeugt damit GMP. Das aus dem Purinabbau entstehende Hypoxanthin kann über die HGPRT (Hypoxanthin-Guanin-Phosphoribosyltransferase) wieder zu IMP konvertiert werden und damit für den Intermediärstoffwechsel gerettet werden (»salvage pathway«). Wenn die IMP und GMP hoch sind, erzeugen sie eine feedback-Hemmung auf den ersten Schritt der de-novon-Synthese (durch unterbrochenen Pfeil symbolisiert). Das aus 6-Mercaptopurin entstehende Thio-IMP (T-IMP) und das aus dem Thioguanin entstehende Thio-GMP (T-GMP) hemmen die (1) IMP-Dehydrogenase. Sie binden auch an die (2) Glutamin-Phosphoribosylpyrophosphat-Amidotransferase (G-PRPP-AT) und ahmen dort die Feedback-Hemmung durch IMP oder GMP nach. (3) T-IMP bindet als IMP-Analogon an Adenylosuccinat-Synthase (ADSS) kann aber nicht als Substrat verwertet werden, sodass die AMP Produktion gehemmt wird

Gabe von Allopurinol ist aber unerheblich, weil der erste inaktivierende Schritt unabhängig von der Xanthinoxidase ist.

Mercaptopurin Thioguanin sind zur Therapie akuter Leukämien (lymphatisch und myeloisch) und chronisch myeloischer Leukämien zugelassen.

Typische Dosierung: 50–200 mg/m^2/d in 2 Einzeldosen über 5–20 Tage.

Pentostatin

Pentostatin (2'-Deoxycoformycin) ist ein Antibiotikum, das als Analogon des chemischen Übergangszustandes (transition state analogue) in der Desaminierungsreaktion wirkt, die durch die Adenosindesaminase katalysiert wird. Pentostatin hemmt daher die Adenosindesaminase mit sehr hoher Affinität. Der angeborene Mangel an Adenosindesaminase führt zum schweren kombinierten Immundefekt (SCID), weil deoxy-Adenosin und S-Adenosylhomocystein (und möglicherweise andere Metaboliten) akkumulieren. Diese sind vor allem für T-Zellen aber auch für unreife B-Zellen toxisch. Pentostatin kann auch in die DNA inkorporiert werden, wo es Strangbrüche auslöst.

Pharmakokinetik und Indikation. Pentostatin wird intravenös administriert. Die Halbwertszeit liegt bei etwa 6 Stunden, 90% wird unverändert renal ausgeschieden (Dosisanpassung

bei eingeschränkter Nierenfunktion). Pentostatin ist für die Therapie der Haarzellleukämie zugelassen.

Typische Dosierung: 4 mg/m^2 in 14-tägigem Abstand

Cladribin

Cladribin (2-Chlorodeoxyadenosin, ◘ Abb. 61.14) wird nach intrazellulärer Aufnahme durch die Desoxycytidin-Kinase zu Cladribin-Monophosphat und in weiterer Folge Cladribin-Triphosphat phosphoryliert. In dieser Form kann es in DNA eingebaut werden. DNA-Strangbrüche akkumulieren in Cladribin-behandelten Zellen, wahrscheinlich weil die DNA-Reparatur gehemmt wird. Die Mechanismen sind unklar. Die Besonderheit an Cladribin ist der Umstand, dass Zellen nicht proliferieren müssen, um durch Cladribin getötet zu werden. Cladribin aktiviert den mitochondrialen (Cytochrom-c-abhängigen) Weg der Apoptose, auch hier sind die Mechanismen unklar. Cladribin hemmt auch die Ribonukleotid-Reduktase.

Pharmakokinetik und Indikationen. Cladribin ist oral bioverfügbar (50%), wird aber nur intravenös als Dauerinfusion (7 Tage bei Haarzellleukämie) bzw. als Kurzinfusion (chronisch-lymphatische Leukämie) angewandt. Der Metabolismus ist nicht gut charakterisiert. Die Halbwertszeit liegt bei 7 Stunden. In der Zerebrospinalflüssigkeit werden 25% der Plasmakonzentrationen erreicht.

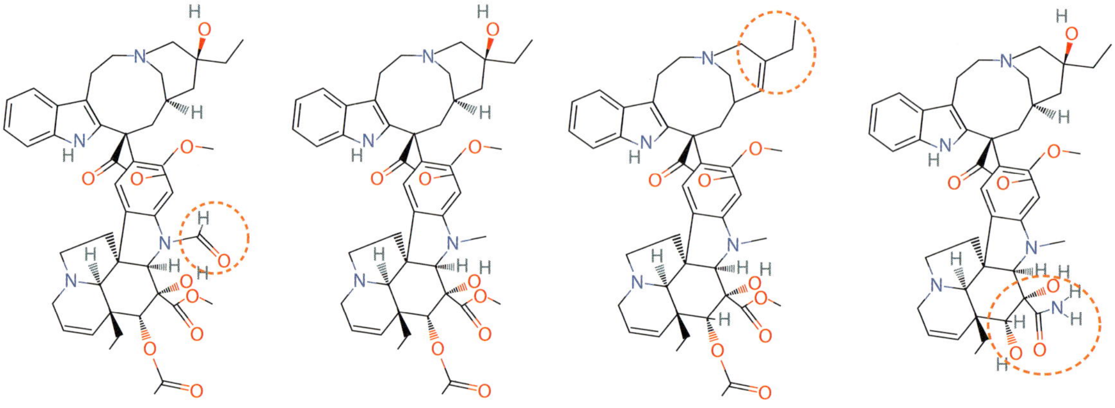

Abb. 61.16 Formelbilder für die Vinca-Alkaloide Vincristin, Vinblastin, Vinorelbin und Vindesin

Cladribin ist derzeit für die Therapie der Haarzellleukämie und der chronisch-lymphatischen Leukämie (CLL) zu gelassen. In Russland ist es auch für die Therapie der multiplen Sklerose zugelassen. Weitere Anwendungen sind Histiozytose, Mycosis fungoides und andere kutane T-Zell-Lymphome.

Typische Dosierung:

- Haarzellleukämie: 0,09 mg/kg/d über 7 Tage als Dauerinfusion (nur ein Zyklus)
- CLL: 0,12 mg/kg/d als 2-stündige Infusion über 5 Tage (Wiederholung alle 28 Tage; 6 Zyklen)

Fludarabin (Fludarabinphosphat)

Fludarabin wird als Fludarabinphosphat (2-Fluor-Adenin-Arabinosyl-Monophosphat) intravenös zugeführt (bessere Löslichkeit) und rasch extrazellulär durch die 5'-Nucleotidase zu Fludarabin dephosphoryliert, das über Nucleosid-Transporter in Zellen aufgenommen wird. Fludarabin hat eine Arabinose statt einer Ribose und ist durch die Fluorsubstitution kein Substrat für die Adenosindesaminase (Abb. 61.14). Intrazellulär wird Fludarabin durch die Desoxycytidin-Kinase rephosphoryliert und danach zum Triphosphat konvertiert. Sein Wirkungsmechanismus ist eine Kombination der Wirkung von Cytarabin und Cladribin: Nach Einbau in die DNA führt es zum Kettenabbruch (► Cytarabin). Zusätzlich löst es ebenso wie Cladribin eine Apoptose auch bei nichtproliferierenden Zellen aus. Daher ist es auch bei CLL wirksam, wo die Zellen überwiegend in G0- und nur ein verschwinden kleiner Teil in S-Phase sind.

Pharmakokinetik und Indikation. Fludarabinphosphat muss intravenös zugeführt werden. Das freigesetzte Fludarabin strömt mit initialen Verteilungshalbwertszeiten von 5 Minuten und 1–2 Stunden in die Zellen. Die Halbwertszeit der Elimination liegt bei 20 Stunden; die Ausscheidung erfolgt renal (ca. 50% unverändert, Dosisanpassung bei Nierenfunktionsstörung). Das intrazellulär akkumulierende Fludarabin-Triphosphat hat eine Halbwertszeit von ca. 20 Stunden.

Fludarabinphosphat ist für die Behandlung des fortgeschrittenen CLL zugelassen.

Typische Dosierung: 25 mg/m²/d als 30-minütige Kurzinfusion über 5 Tage; Wiederholung alle 28 Tage; 6 Zyklen)

61.2.3 Spindelgifte (Tubulinhemmer)

Vinca-Alkaloide (Vincristin, Vinblastin, Vindesin, Vinorelbin)

Vincristin und Vinblastin wurden aus dem Madagaskar-Immergrün isoliert. Die Pflanze wird jetzt als Catharanthus roseus klassifiziert, der frühere Name war Vinca rosea. Daher wird die Substanzgruppe als Vinca-Alkaloide bezeichnet. Die strukturellen Unterschiede zwischen den einzelnen Vertretern sind gering (Abb. 61.16). Dennoch unterscheiden sie sich in ihrem Wirkprofil.

Zahlreiche pflanzliche Gifte, z.B. Colchicin und Taxane binden an Tubulin. Tubulinkabel bestehen aus α- und β-Tubulin, die einem GTP-abhängigen Zyklus aus Polymerisation und Depolymerisation unterliegen (Abb. 61.17). Vinca-Alkaloide binden an β-Tubulin und unterdrücken die Tubulinpolymerisation (Abb. 61.17). Es kommt zu einem Metaphasen-Arrest in der Mitose, weil die Chromosomen durch die Mitosespindel nicht zurückgezogen werden können. Wenn die Zellen länger in einer Phase des Zellzyklus verharren, wird Apoptose ausgelöst. Das trifft auch für Vinca-Alkaloide zu. Durch die Hemmung der Tubulinpolymerisation wird auch der axoplasmatische Transport gehemmt: Kinesin-Motormoleküle können die Vesikel nicht mehr zur Synapse transportieren. Es ist nachvollziehbar, dass dieser Effekt die längsten Neurone am ehesten trifft. Daher beginnt die Neuropathie typischerweise an den Händen und Füßen (handschuh- und sockenförmig) und zunächst mit sensorischen Symptomen (Ameisenlaufen, Kribbeln). Besonders neurotoxisch ist Vincristin, das auch eine ausgesprochen starke motorische Neuropathie auslösen kann. Die Patienten brauchen einen Stock, um sich beim Gehen aufzustützen. Die Neuropathie kann

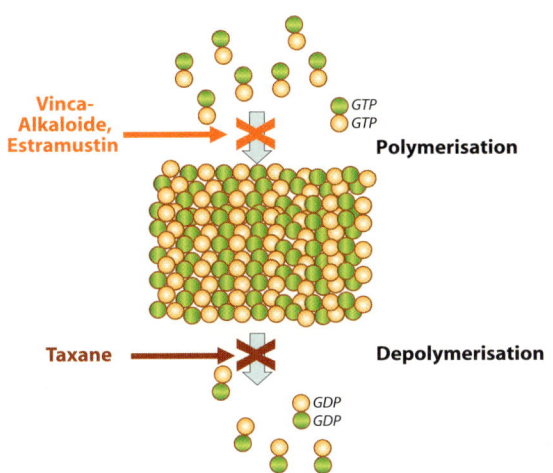

Paclitaxel   **Docetaxel**

■ **Abb. 61.18 Formelbilder für die Taxane Paclitaxel und Docetaxel, die sich durch die Substitution des Stickstoffs unterscheiden**

auch das autonome Nervensystem betreffen (Leitsymptom: Obstipation). **Vincristin** hat aber den Vorteil, dass es **wenig myelosuppressiv** ist, während **Vinblastin** ausgesprochen **stark myelosuppressiv** wirkt. Worauf diese Unterschiede zurückzuführen sind, ist nicht bekannt.

Pharmakokinetik und Indikationen. Vincristin, Vinblastin und **Vindesin** werden sehr variabel resorbiert und nur parenteral angewandt. **Vinorelbin** hat eine orale Bioverfügbarkeit von 40%. Es steht auch in Kapseln zur Verfügung. Nach intravenöser Injektion erfolgt ein rascher Ausstrom (biphasischer Abfall, $t_{1/2}$ ca. 5 min und 1 h) ins Gewebe (Verteilungsvolumen 10–20 l/kg). Die Elimination erfolgt primär durch hepatischen Metabolismus und biliäre Sekretion (Dosisanpassung bei Leberinsuffizienz). Die terminale Halbwertszeit von Vincristin, Vinblastin und Vindesin liegt bei 20–25 Stunden, von Vinorelbin bei 28–44 Stunden.

Vincristin ist ein Standardkombinationspartner (wegen seiner geringen Myelosuppression), insbesondere bei Lymphomen, akuten lymphatischen Leukämien, Neuroblastomen, Rhabdomyosarkom, Ewing-Sarkom, Wilms-Tumor, Osteosarkom, malignes Melanom, kleinzelliges Bronchialkarzinom und Plattenepithelkarzinome.

Typische Dosierung: 1–2 mg/m² 1-mal/Woche (bei Kombination 12–24 Stunden vor Asparaginase)

Vinblastin ist in der palliativen Therapie zugelassen für fortgeschrittene Hodgkin- und Non-Hodgkin-Lymphome, Histiozytome, Hodentumoren, Chorion- und Mammakarzinome

Typische Dosierung: 3–7 mg/m² 1-mal/Woche (Steigerung wöchentlich bis 11 mg/m² in der 5. Woche)

Vindesin ist für folgende Behandlungen zugelassen: akute lymphatische Leukämie, Blastenschub bei chronischer myeloischer Leukämie, malignes Melanom, nicht- und kleinzelliges Bronchialkarzinom, Mammakarzinom, Plattenepithelkarzinome des Ösophagus

Typische Dosierung: 4 mg/m² 1-mal/Woche (Wiederholung alle 7–10 Tage)

Vinorelbin ist für die Therapie des nichtkleinzelligen Bronchialkarzinoms, des fortgeschrittenen Mamma- und des hormonrefraktären Prostatakarzinoms zugelassen.

Typische Dosierung: intravenös: 25–30 mg/m² Tag 1 und 5 alle 3 Wochen; oral: 60 mg/m²/Woche

Taxane (Paclitaxel, Docetaxel)

Paclitaxel wurde ursprünglich als Taxol aus der Rinde der pazifischen Eibe (Taxus brevifolia) isoliert. Docetaxel ist ein semisynthetisches Derivat (■ Abb. 61.18). Paclitaxel wird mittlerweile auch semisynthetisch aus einer Vorstufe, die in den Blättern anderer Eiben vorkommt, hergestellt (sonst wäre die sehr langsam wachsende pazifische Eibe schon ausgerottet). Taxane binden ebenfalls an β-Tubulin, allerdings an einer anderen Stelle als Vinca-Alkaloide. Taxane hemmen die Tubulindepolymerisation (■ Abb. 61.17). Der Effekt ist derselbe wie bei Vinca-Alkaloiden, nämlich ein Metaphasen-Arrest in der Mitose, gefolgt von Apoptose. Die Neurotoxizität ist ebenfalls vorhersehbar, sie ist präferenziell sensorisch.

Pharmakokinetik und Indikationen. Paclitaxel wird intravenös verabreicht. Der Abfall der Plasmakonzentration ist biphasisch. Im therapeutischen Bereich ist die Eliminationskinetik nicht linear; d.h. AUC und Halbwertszeit steigen mit steigenden Dosen überproportional (▶ Kap. 2.2.2). Die mittlere Halbwertszeit ist daher sehr variabel und liegt zwischen 3 und 53 Stunden. Paclitaxel wird primär hepatisch, vor allem durch CYP2C8 (weniger durch CYP3A4) abgebaut.

Aufgrund seiner geringen Wasserlöslichkeit, muss Paclitaxel mit einem Lösungsvermittler (50% Ethanol, 50% poly-

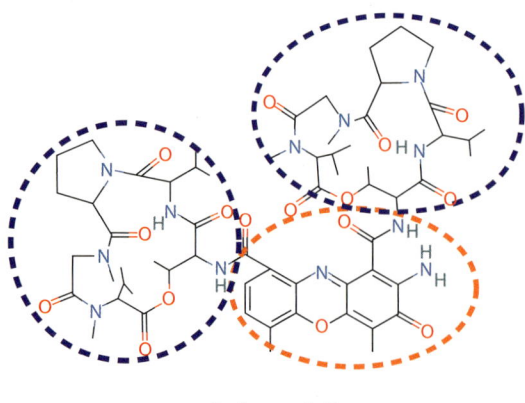

Abb. 61.19 Formelbild für Estramustin

ethoxyliertes Rizinusöl) appliziert werden. Paclitaxel selbst und/oder der Lösungsvermittler können eine massive (z.T. lebensgefährliche) Überempfindlichkeitsreaktion auslösen. Daher müssen alle Patienten mit einem Glucocorticoid (z.B. 20 mg Dexamethason), einem H1-Antihistaminikum (z.B. Diphenhydramin, 50 mg) und einem H_2-Blocker (z.B. 50 mg Ranitidin) vorbehandelt werden. Die Alkoholmenge muss unter anderem berücksichtigt werden, wenn gleichzeitig Metronidazol, Cefoperazon oder andere Stoffe appliziert werden, die ein Antabus-Syndrom auslösen.

Paclitaxel ist das Mittel der ersten Wahl beim fortgeschrittenen Ovarialkarzinom (mit Cisplatin), Mammakarzinom (mit Doxorubicin oder Trastuzumab) und dem nichtkleinzelligen Bronchialkarzinom (mit Carboplatin). Adjuvant ist es indiziert beim lymphknotenpositiven Mammakarzinom nach Anthracyclin/Cyclophosphamid-Therapie.

Typische Dosierung: 135–175 (bis 220) mg/m² in einer 3-stündigen Infusion; alle 3 Wochen

Docetaxel hat gegenüber Paclitaxel 2 Vorteile, die möglicherweise auf die bessere Löslichkeit zurückzuführen sind:
- Es besteht im therapeutischen Bereich Dosislinearität.
- Überempfindlichkeitsreaktionen kommen nicht in diesem Ausmaß vor, sodass nur eine Vorbehandlung mit Dexamethason notwendig ist.

Docetaxel wird intravenös appliziert. Nach seiner initialen Verteilungskinetik, wird es mit einer Halbwertszeit von 10–12 Stunden eliminiert. Der Metabolismus erfolgt in der Leber über CYP3A4.

Docetaxel ist zugelassen für die adjuvante Therapie des lymphknotenpositiven Mammakarzinoms (mit Doxorubicin und Cyclophosphamid), für die palliative Therapie des fortgeschrittenen Mammakarzinoms, das hormonrefraktäre Prostatakarzinom, das nichtkleinzellige Bronchuskarzinom (mit Cisplatin) und für das Magenkarzinom (mit 5-Fluorouracil und Cisplatin).

Typische Dosierung: 75 mg/m² in einer 1-stündigen Infusion alle 3 Wochen

Estramustin

Estramustin ist Estradiol (Östradiol), das mit einem Carbaminsäurederivate von Stickstoff-Lost verestert ist (Abb. 61.20). Die Synthese war von der Vorstellung geprägt, dass die Östradiol-Komponente der Verbindung die Alkylan-Komponente in Östrogen-responsiven Geweben zur DNA schleppen würde, um eine spezifische Wirkung auszulösen. Tatsächlich wirkt Estramustin aber primär als Hemmer der Tubulinpolymerisation (durch Bindung an β-Tubulin, Abb. 61.17). Daneben ist Estramustin auch als Östrogen wirksam. Abgesehen von der Myelosuppression, bestimmt die östrogene Aktivität auch sein Spektrum an unerwünschten Wirkungen (Gynäkomastie, Impotenz, Thrombose, Flüssigkeitsretention).

Pharmakokinetik und Indikation. Estramustin wird als Estramustinphosphat administriert. Es wird rasch durch die alkalische Phosphatase dephosphoryliert und ist oral zu 75% bioverfügbar. Zehn Prozent der zugeführten Menge wird durch Esterase hydrolysiert und liefert Estradiol, das die hypophysäre Sekretion von Gonadotropinen unterdrückt. Estramustin (Halbwertszeit 10–20 Stunden) wird in der Leber zum (akti-

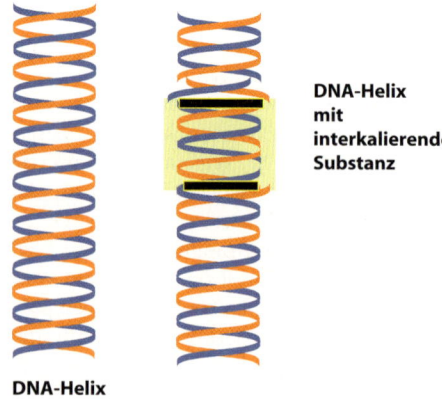

Abb. 61.20 Formelbild für Actinomycin D und schematische Darstellung der DNA-Interkalation. Das planare Phenoxazon-Ringsystem (mit dem roten Ring markiert) interkaliert zwischen den Basen. Die zyklischen (symmetrischen) Pentapeptide (mit blauen Ringen markiert) binden in der minor groove der DNA. Der Effekt einer Interkalation ist schematisch am Helix-Modell gezeigt. Durch die

Interkalation (schwarze Balken) kommt es zu einer lokalen Entwindung der Helix. Diese Entwindung kann – je nach Substanz – sehr variable im Ausmaß sein und eher die Transkription oder die Replikation hemmen. Sie kann auch ein Signal für die Aktivierung von Topisomerasen sein. Bei Actinomycin D steht die Hemmung der RNA-Polymerasen im Vordergrund

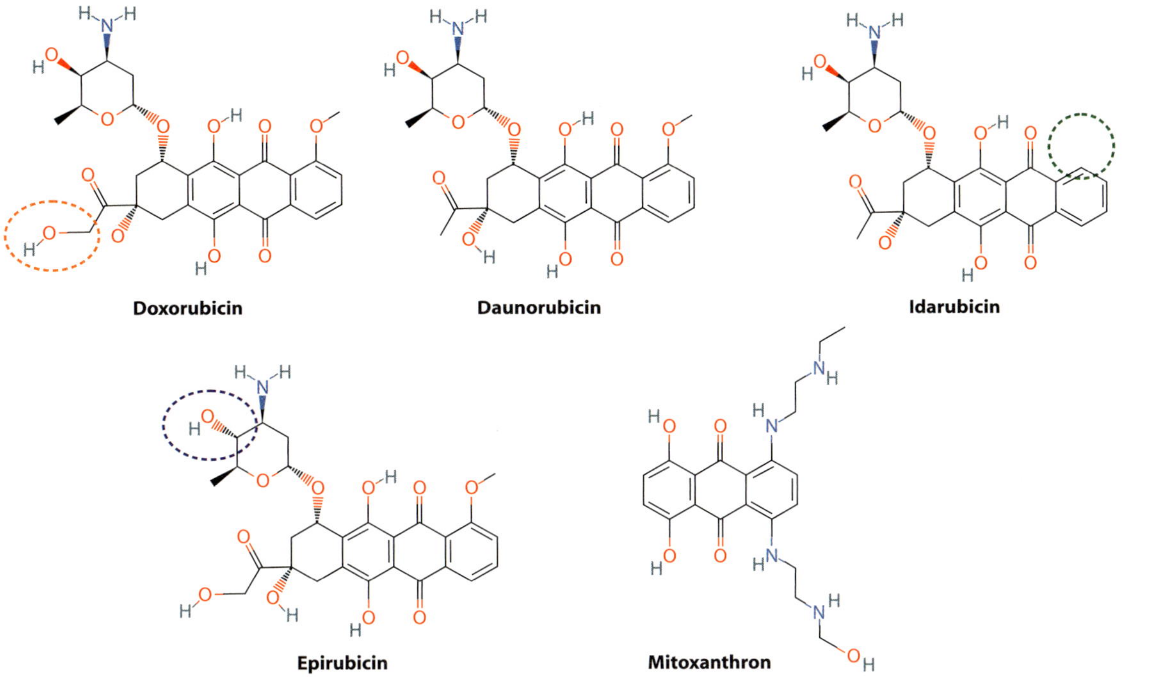

Abb. 61.21 Formelbilder für die Anthracycline Doxorubicin, Daunorubicin, Idarubicin, Epirubicin, und das Anthracendion Mitoxantron

ven) 17-Keto-Analogon Estromustin oxidiert; dieses akkumuliert (Halbwertszeit 80 Stunden).

Estramustin ist für die palliative Therapie des fortgeschrittenen Protstatakarzinoms (inkl. hormonrefraktär) zugelassen.

Typische Dosierung: 300–400 mg/d parenteral oder 840 mg/d oral (in 3 Einzeldosen)

61.2.4 Interkalierende Verbindungen

Actinomycin D (Dactinomycin)

Actinomycin D ist ein Antibiotikum (von Streptomyces parvulus gebildet). Es wirkt als interkalierende Verbindung, wobei der planare Phenoxazon-Ring sich zwischen Guanin und Cytosinbasen (5'GpC3') schieben kann (◘ Abb. 61.21). Die Bindung von Actinomycin D hemmt vor allem die Transkription der DNA durch die RNA-Polymerasen. Actinomycin D erzeugt auch DNA-Strangbrüche, entweder durch Radikalbildung oder durch einen Effekt auf die Topoisomerasen. In niedrigen Konzentrationen werden Topoisomerase I und II aktiviert, in hohen Topoisomerase II gehemmt.

Pharmakokinetik und Indikationen. Actinomycin D wird intravenös injiziert. Die Verteilung erfolgt mit einer Halbwertszeit von 2 Stunden und die (renale und biliäre) Elimination mit einer Halbwertszeit von 36 Stunden. Actinomycin D wird kaum metabolisiert. Es ist ein gutes P-Glykoprotein-Substrat und dringt daher nicht ins ZNS ein.

Actinomycin D ist für die Therapie kindlicher Sarkome (Ewing-Sarkom, Wilms-Tumor, Ewing-Sarkom mit Cyclophosphamid und Vincristin) und des Chorionkarzinoms (mit Methotrexat) zugelassen.

Typische Dosierung: 10–15 µg/kg/d, Tag 1–5. Wiederholung nach 2–4 Wochen

Anthracycline und Anthrachinone (Daunorubicin, Doxorubicin, Epirubicin, Idarubicin und Mitoxantron)

Die Anthracycline Daunorubicin und Doxorubicin sind Antibiotika (aus Streptomyces peucetius). Epirubicin und Idarubicin sind semisynthetische Analoga, die sich chemisch kaum unterscheiden (◘ Abb. 61.22). Dennoch ist ihr klinisches Wirkprofil unterschiedlich. Mitoxantron ist ein synthetisch hergestelltes trizyklisches Anthrachinon (Anthracendion)

Anthracycline und Mitoxantron interkalieren als planare Moleküle – ähnlich wie Actinomycin D – zwischen den DNA-Basen (◘ Abb. 61.21). Das löst mehrere Effekte aus:
- Sie hemmen damit die Replikation.
- Sie bilden einen ternären Komplex mit DNA und Topoisomerase II. In diesem Zustand kann Topoisomerase II zwar den DNA-Strang öffnen, ihn aber nicht mehr religieren (◘ Abb. 61.24). Die Folge sind DNA-Strangbrüche. Diese lösen Apoptose aus (◘ Abb. 61.6).
- Das Redoxpotenzial der Chinongruppe ermöglicht die Generierung von freien Radikalen, vor allem in Anwesenheit von freiem Eisen, was zur Oxidation von Basen in der DNA führen kann.

Die Bildung freier Radikaler wird auch mit der spezifischen unerwünschten Wirkung von Anthracyclinen in Zusammenhang gebracht: **Anthracycline** erzeugen eine **kumulative Kardiomyopathie,** d.h. bis zu einer Gesamtlebensdosis von 250 mg/m^2 Doxorubicin ist das Risiko klein (<1 %), ab 300 mg/m^2 erhöht es sich auf 1–2% und steigt ab 550 mg/m^2 exponentiell an (>20%). Die kumulative Grenzdosis für Daunorubicin liegt bei 550 mg/m^2, für Epirubicin bei 700–900 mg/m^2; für Idarubicin und Mitoxantron sind sie nicht definiert. Die kumulative Kardiomyopathie ist eine dilatative Kardiomyopathie, die mit Atemnot, Schwäche und Ödemen einhergeht. Der Mechanismus ist unbekannt, aber die Bildung von Radikalen im Herzmuskel soll daran beteiligt sein. Der **Eisenchelator Dexrazoxan** wirkt tatsächlich **vorbeugend** (zytoprotektiv). Vor allem bei Kindern wurde Doxorubicin (empfohlene kumulative Grenzdosis 300 mg/m^2) und Epirubicin mit Dexrazoxan verwendet, um zu verhindern, dass die schwer behandelbare Kardiomyopathie auftritt. Allerdings zeigen rezent ausgewertete Daten, dass die Gabe von Dexrazoxan die Wahrscheinlichkeit verdreifacht, dass Kinder mit ALL im Anschluss an die Chemotherapie ein Sekundärmalignom erleiden (Inzidenz 4,2% vs. 1,3% innerhalb von 10 Jahren). Das wird auf den Umstand zurückgeführt, dass Dexrazoxan auch ein Topoisomerase-II-Hemmer ist.

Neben der kumulativen Kardiotoxizität gibt es auch eine akute Form, in der Arrhythmien auftreten. Im Vollbild besteht ein Myokarditis-Perikarditis-Syndrom mit Perikarderguss (Niedervoltage in allen EKG-Ableitungen, Atemnot und Arrhythmien).

Pharmakokinetik und Indikationen. **Doxorubicin, Daunorubicin, Idarubicin, Epirubicin** und **Mitoxantron** werden intravenös appliziert. Der Abfall der Plasmakonzentration ist bi- oder triphasisch; die initiale Phase (Halbwertszeiten ca. 12–45 Minuten) entsprechen der Aufnahme ins Gewebe. Die terminale Halbwertszeit der Elimination betragen für Doxorubicin ca. 30 Stunden, für Daunorubicin 55 Stunden, für Idarubicin 11–25 Stunden, für Epirubicin 24–52 Stunden und für Mitoxantron 5–18 Tage. Alle Anthracycline werden in unterschiedlichem Ausmaß zu Alkoholen (-rubicinol) reduziert, die noch aktiv sind. Die Ausscheidung der Anthracycline erfolgt primär über die Galle, von Mitoxantron über den Urin und die Galle. Von Doxo- und Daunorubicin gibt es auch liposomale Formulierungen (PEGyliert und nicht-PEGyliert). Diese haben eine längere Halbwertszeit (55–75 h) und sind für die Therapie des Kaposi-Sarkoms vorgesehen.

Doxorubicin ist nach wie vor eine der wichtigsten zytotoxischen Substanzen. Es ist zugelassen für akute Leukämien (lymphatisch, myeloisch), Lymphome (Hodgkin/Non-Hodgkin), Mamma-, Ovarial-, Bronchial-, Blasen-, Schilddrüsenkarzinome, Neuroblastom, Ewing-Sarkom, Wilms-Tumor, Weichteil- und Osteosarkom.

Typische Dosierung: 60–90 mg/m^2/Zyklus (verteilt auf Tag 1–3 oder Tag 1 und 8); Wiederholung nach 3–4 Wochen.

Daunorubicin ist für die Therapie der akuten lymphatischen Leukämie und akuten myeloischen Leukämie zugelassen.

Typische Dosierung: 20 mg/m^2 (Tag 1–3) bis 120 mg/m^2 (1-mal/ 1–2 Wochen) in Kombination mit Cytarabin

Idarubicin ist die Alternative zu Daunorubicin bei akuter nichtlymphozytärer Leukämie.

Typische Dosierung: 8 mg/m^2 (Tag 1–5) oder 12 mg/m^2 (Tag 1–3) in Kombination mit Cytarabin

Epirubicin ist zugelassen für die Behandlung des (frühen und fortgeschrittenen) Mamma-, Ovarial-, (klein/nichtkleinzelligen) Bronchial-, Magen- und des hormonrefraktären Prostatakarzinoms, des kolorektalen Karzinoms und von Weichteilsarkomen. Für das Blasenkarzinom kann Epirubicin intravesikal instilliert werden (alternativ zu Mitomycin C).

Typische Dosierung: 120 mg/m^2/Zyklus (verteilt auf Tag 1–3 oder Tag 1); Wiederholung nach 3–4 Wochen

Mitoxantron ist zugelassen für die Therapie der akuten myeloischen Leukämie (Blastenschub bei chronisch myeloischer Leukämie), von Lymphomen (Hodgkin/Non-Hodgkin), Mamma- und Ovarialkarzinomen, malignen Hepatomen, hormonrefraktären Prostatakarzinomen und multipler Sklerose (sekundär progredient bzw. progressiv schubförmig).

Typische Dosierung: 2–4 (bis 12) mg/m^2/ (an Tag 1–3); Wiederholung nach 3–4 Wochen

Bleomycin

Bleomycin ist ein Glykopeptid-Antibiotikum (bzw. ein Gemisch von Antibiotika, die sich durch eine Aminosäure unterscheiden) aus Streptomyces verticillus. Bleomycine haben eine Seitenkette mit 2 Thiazolringen, die an die DNA bindet (❑ Abb. 61.22). Sie binden Kupfer oder Eisen.

Bleomycin funktioniert in diesem Komplex als eine Oxydase, die Sauerstoffradikale generiert und DNA-Strangbrüche durch Oxidation der Deoxyribose im Zucker-Phosphatrückgrat der DNA erzeugt (❑ Abb. 61.22).

Pharmakokinetik und Indikationen. Bleomycin wird oral nicht resorbiert und muss daher intravenös (oder intramuskulär) injiziert werden. Bleomycin verteilt sich mit einer Halbwertszeit von 20–30 Minuten ins Gewebe (Anreicherung in der Haut, Lunge und im lymphatischen Gewebe) und wird mit einer terminalen Halbwertszeit von 2–4 Stunden sowohl renal (>50%) als auch durch Hydrolasen eliminiert. Haut und Lunge haben nur geringe Hydrolaseaktivität. Dies ist wahrscheinlich auch der Grund, weshalb sich dort die Toxizität (Lungenfibrose; Erythem, Hyperpigmentierung, Hyperkeratose, Ulzeration) von Bleomycin manifestiert.

Bleomycin ist ein beliebter Kombinationspartner, weil es
- kaum myelosuppressiv wirkt und
- gut gegen epitheliale Tumoren wirkt.

Die Lungenfibrose ist aber gefährlich (bei 5–10% der Patienten). Die zugelassenen Indikationen sind Plattenepithelkarzinome (Kopf- und Halsbereich, Larynx, Ösophagus, Haut, Cervix uteri, Vulva, Penis), Lymphome, Hodentumore und die Instillation in Körperhöhlen und Hohlorgane (maligne Ergüsse, Lokaltherapie des Blasenkarzinoms).

Typische Dosierung: 10–15 IE/m^2/d Tag 1–4 (bis 7), Wiederholung nach 3–4 Wochen. Die Gesamtlebensdosis darf nicht >400 IE sein (15 IE = 1 mg)

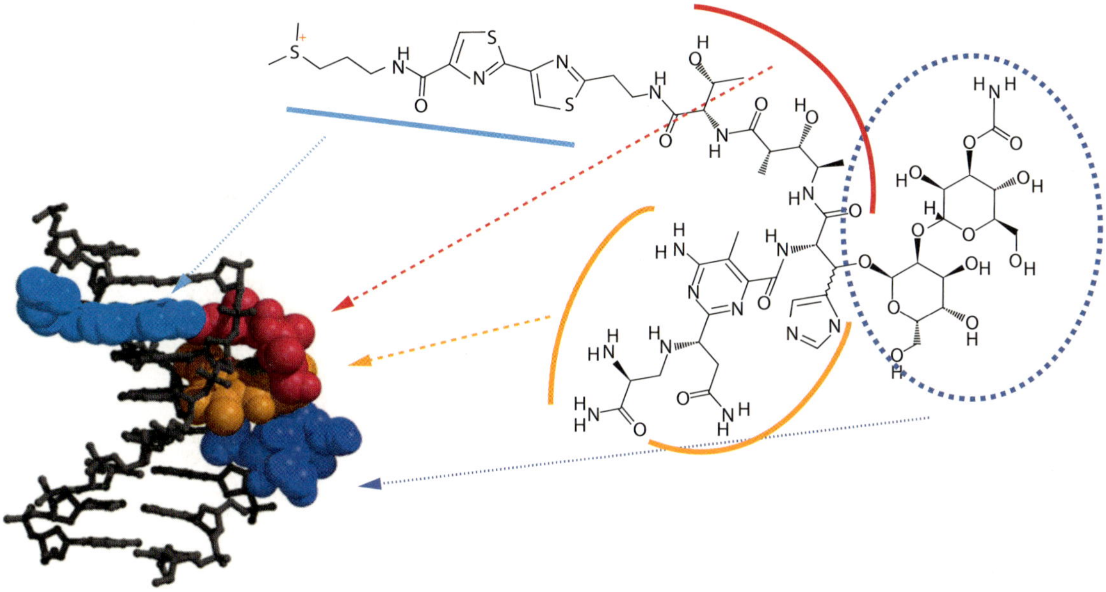

Abb. 61.22 Formelbild von Bleomycin A2 und Strukturmodell eines Komplexes aus Bleomycin und DNA. Die DNA-interkalierende Domäne ist die lineare Kette mit den zwei planaren Thiazol-Ringen (mit blauem Strich markiert, bzw. blau im Kalottenmodell), darauf folgt ein Tripeptid-Linker (roter Strich, bzw. rot im Kalottenmodell), an dem die Metall-bindende Domäne mit dem zentralen Pyrimidin-ring, an dem ein Propionamid mit 3-Aminoalaninamid-Seitenkette hängt (mit gelbem Strich markiert bzw. gelb im Kalottenmodell). Die Stickstoffe bilden die Koordinationssphäre für Metallionen (Fe2+,

Cu2+). Gegen diese Metall-bindende Domäne sind in der Kristall-struktur die Zucker (lila im Kalottenmodell, mit lila Kreis im Formel-bild markiert) gepackt. Im Modell der Kristallstruktur ist die DNA-Kette grau (als *ball*-and-*stick* Modell, Atome als Kugeln, Bindungen als Stäbe) dargestellt. Im Kristall ist die Metallbindungsstelle aus technischen Gründen mit Kobalt (grüne Kalotte, Position mit grü-nem Pfeil markiert). Man erkennt, die Bi-Thiazolkette sich parallel zwischen die Basen schiebt, und dass das Metallion (grün) nahe am Zucker-Phophat-Rückgrat der DNA ist

61.2.5 Topoisomerasehemmer

Topoisomerasen entlasten die positive Hyperspiralisierung, die bei der Öffnung des DNA-Doppelstrangs im Rahmen der Replikation, Transkription oder der DNA-Reparatur entsteht. Es gibt 2 Klassen:

- Topoisomerase I öffnet nur einen Stang und bildet mit diesem Strang ein kovalent am katalytischen Tyrosin ge-bundenes Intermediat. Diese Reaktion erlaubt die Ent-lastung einer Torsion des DNA-Doppelstrangs. Wenn die Spannung nachlässt, schließt die Topoisomerase den Strang mit ihrer DNA-Ligase-Aktivität unter ATP-Ver-brauch wieder.
- Topoisomerase II öffnet beide Stränge und erlaubt das Durchgleiten eines zweiten Strangs durch die Lücke (s. Abb. 60.21). Danach schließt sie ebenfalls die Lücke wieder mit ihrer ATP-abhängigen Ligase-Aktivität. Die Hemmer der Topoisomerase I und II hemmen die Endo-nuclease-Aktivität (DNA-Spaltung) nicht, d.h. der »clea-vable complex« wird ausgebildet. Sie verhindern die ATP-abhängige Ligation. Das führt zu Strangbrüchen. Aller-dings sind die Strangbrüche bei Topoisomerase-I-Hem-mung auf die DNA-Replikation angewiesen (Abb. 61.23). Daher sind Topoisomerase I-Hemmer auch S-Phasen-spezifisch (s. Abb. 61.1).

Topoisomerase-I-Hemmer (Irinotecan, Topotecan)

Irinotecan und Topotecan leiten sich von Camptothecin ab, einem Naturstoff aus der Rinde des chinesischen Baumes Campotheca accuminata. Irinotecan ist das wasserlösliche Prodrug von SN38 (Abb. 61.24).

Pharmakokinetik und Indikationen. Topotecan hat eine orale Bioverfügbarkeit von 30–40%. Es ist sowohl für die orale als auch intravenöse Applikation zugelassen. Topote-can hat eine kurze Halbwertszeit (ca. 4 h) und wird durch Hydrolyse des Lactonrings inaktiviert und renal ausgeschie-den (Dosisanpassung bei eingeschränkter Nierenfunktion). Topotecan (aber nicht SN38) ist ein Substrat für P-Glyko-protein.

Topotecan ist zugelassen für die Therapie des metastasier-ten Ovarial- und kleinzelligen Bronchialkarzinom sowie des rezidivierten Karzinoms der Cervix uteri (in Kombination mit Cisplatin). Die orale Formulierung ist für die palliative Monotherapie des kleinzelligen Bronchialkarzinoms.

Typische Dosierung: 0,75–1,5 mg/m^2/d (oral 2,3 mg/m^2/d) Tag 1–5; Wiederholung nach 3 Wochen

Irinotecan hat eine orale Bioverfügbarkeit von <10% und wird daher nur intravenös zugeführt. Es wird in der Leber durch die Carboxylesterase-1 zum aktiven Metaboliten SN38

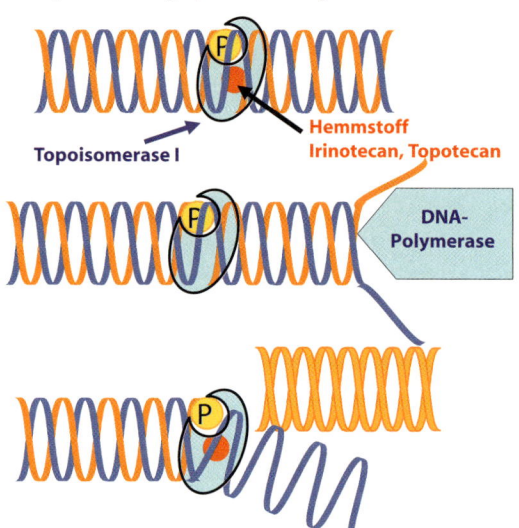

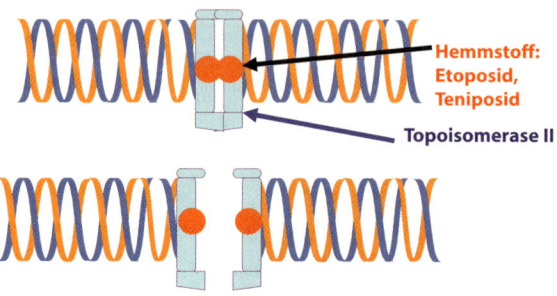

Topoisomerase-I-Hemmung
= Strangbruch durch
Replikation des gespaltenen Strangs

Topoisomerase I

Hemmstoff
Irinotecan, Topotecan

DNA-
Polymerase

Topoisomerase-II-Hemmung
= Strangbruch durch
Auseinanderweichen der Stränge

Hemmstoff:
Etoposid,
Teniposid

Topoisomerase II

◘ **Abb. 61.23 Unterschiedliche Auswirkung einer Hemmung der Topoisomerase I oder Topoisomerase II.** Topisomerase I bildet einen cleavable complex, in dem sie mit dem 3'-Phosphat (als P symbolisiert) verestert ist. Sie spaltet nur einen Strang. Die Bindung eines Hemmstoffs verhindert die Ligation der DNA. Wenn die Replikationsgabel die beiden Stränge auseinanderweichen lässt, kann die DNA-Polymerase den Strang nur bis zur Bruchstelle komplettieren. Es wird daher S-Phasen abhängig ein DNA-Strangbruch erzeugt. Topsomerase II spaltet beide Stränge. Ein Hemmstoff, der die Ligation unterdrückt erzeugt einen Strangbruch, weil der cleavable complex irgendwann einmal zerfällt (auf der DAN lasten Zugkräfte und Scherkräfte)

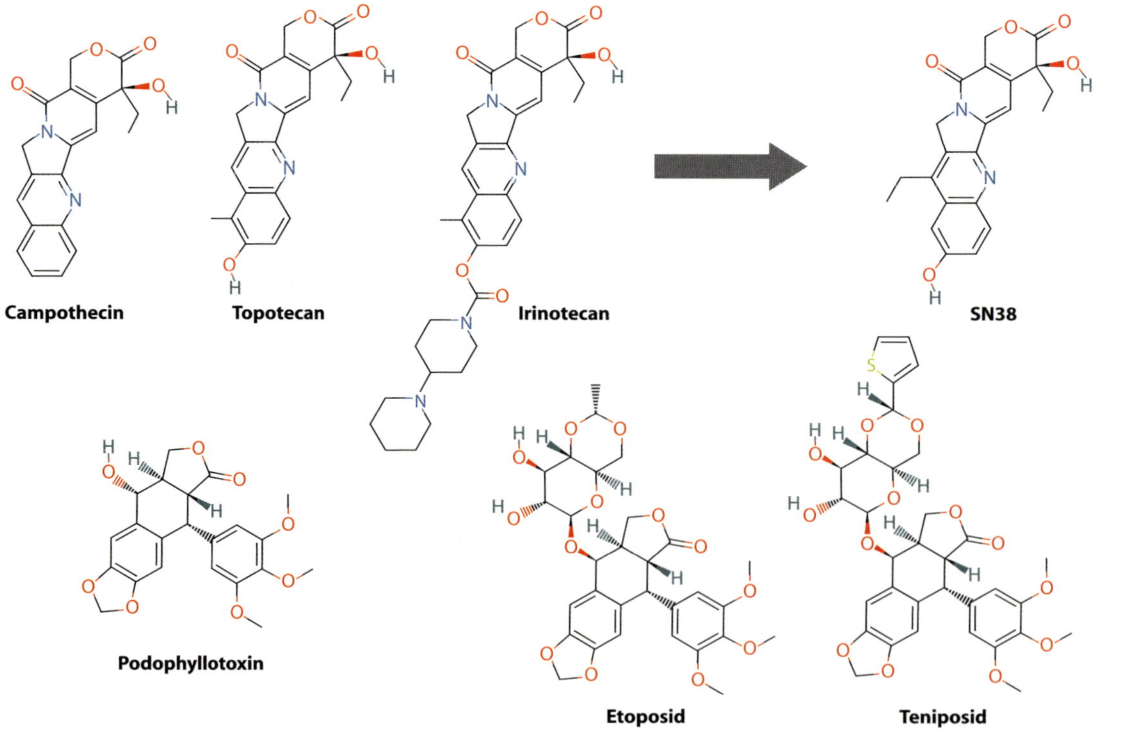

Campothecin   **Topotecan**   **Irinotecan**   **SN38**

Podophyllotoxin

Etoposid   **Teniposid**

◘ **Abb. 61.24 Formelbilder für Topoisomerase-Hemmer.** Irinotecan ist ein wasserlösliches Prodrug, aus dem SN38 durch die Carboxylesterase-2 freigesetzt wird (durch Pfeil markiert)

(◘ Abb. 61.24) umgewandelt. Da im Mittel nur 4% umgewandelt wird, liegt die Dosis von Irinotecan viel höher als diejenige von Topotecan. Die terminale Halbwertszeit von Irinotecan und SN38 beträgt ca. 14 Stunden. Die längere Halbwertszeit im Vergleich zu Topotecan ist unter anderem darauf zurückzuführen, dass SN38 zu >90% an Plasmaproteine gebunden ist (Topotecan <10%). Irinotecan (durch CYP3A4) und SN38 (durch UGT1A1) werden hepatisch metabolisiert. Glucuronidiertes SN38 wird primär biliär ausgeschieden und unterliegt einem enterohepatischen Kreislauf. Die Abspaltung des Glucuronids im Dickdarm regeneriert das zytotoxisch wirksame SN38 und erzeugt Durchfälle (◘ Abb. 2.16). Der Mangel an UGT1A1 ist häufig (15%, Gilbert-Meulengraacht-Syndrom, s. ▶ Kap. 2.1.4 und ◘ Tab. 5.1) und erhöht die Toxizität von Irinotecan (◘ Abb. 2.16).

Irinotecan ist für die Therapie des fortgeschrittenen kolorektalen Karzinoms zugelassen (in Kombination mit 5-Fluoruracil und Leucovorin: FOLFIRI, IFL (◘ Abb. 61.3) oder – wenn EGF-Rezeptor/ErbB1-positiv – in Kombination mit Cetuximab).

Typische Dosierung: 180 mg/m² alle 2 Wochen (Kombination) oder 350 mg/m² alle 3 Wochen

Topoisomerase-II-Hemmer (Etoposid, Teniposid)

Podophyllotoxin stammt aus einem nordamerikanischen Kraut (Podophyllum peltatum = schildförmiges Fußblatt oder auch Maiapfel). Es ist ein Tubulingift. Die Derivate Etoposid und Teniposid (◘ Abb. 61.24) sind aber Topisomerase-II-Hemmer und haben keinen Effekt auf Tubulin. Sie bilden (wie Anthracycline und Mitoxantron) einen ternären Komplex mit der Topisomerase II, wenn diese im Cleavable-Complex an die DNA gebunden ist, und verhindern die Ligation der DNA (◘ Abb. 61.23). Die Strangbrüche prädisponieren zum raschen Auftreten von Sekundärtumoren (akute nichtlymphatische Leukämien mit typischer chromosomalen Translokation 11q23 innerhalb von 2–3 Jahren).

Pharmakokinetik und Indikationen. Die orale Bioverfügbarkeit von **Etoposid** liegt bei ca. 55%, sie ist aber variabel. Die terminale Halbwertszeit der Elimination liegt zwischen 4 und 11 Stunden. Etoposid ist ein gutes P-Glykoprotein-(ABCB1-)Substrat und wird (zu gleichen Teilen) unverändert renal und biliär ausgeschieden (Dosisanpassung bei eingeschränkter Nierenfunktion und Hyperbilirubinämie). Nur ein kleiner Teil wird metabolisiert.

Etoposid ist zugelassen für die Therapie von Bronchialkarzinomen, Lymphomen (Hodgkin/Non-Hodgkin), akute myeloische Leukämie, Hodentumoren, Chorionkarzinom.

Typische Dosierung: 50–100 mg/m²/d Tag 1–5; Wiederholung nach 3 Wochen (oral doppelte Dosierung)

Teniposid ist oral kaum bioverfügbar und steht daher nur für die intravenöse Gabe zur Verfügung. Es wird biphasisch eliminiert (Halbwertszeit 10–40 h) und extensiv hepatische metabolisiert. Enzyminduktoren verkürzen die Halbwertszeit.

Teniposid ist zugelassen für die Therapie von Lymphomen (Hodgkin/Non-Hodgkin), akute myeloische Leukämien, Hirntumoren, Blasenkarzinomen und kindlichen soliden Tumoren (Neuroblastome etc.).

Typische Dosierung: 100 mg/m²/d an Tag 1–3 (40–60 mg/m²/d an Tag 1–5); Wiederholung nach 2–3 Wochen

61.2.6 Nicht klassifizierbare zytotoxische Wirkstoffe

Hydroxyharnstoff (Ribonukleotidreduktase-Hemmer)

Hydroxyharnstoff (Hydroxycarbamid, Hydroxyurea, ◘ Abb. 61.25) hemmt die Ribonukleotid-Reduktase, verhindert dadurch die Bereitstellung von deoxy-Nukleotiden und arretiert die Zellen am G1/S-Übergang. In dieser Phase sind die Zellen auch besonders für Bestrahlung vulnerabel (weil die entknäuelte DNA leicht für Radikale zugänglich ist). Hydroxyharn-

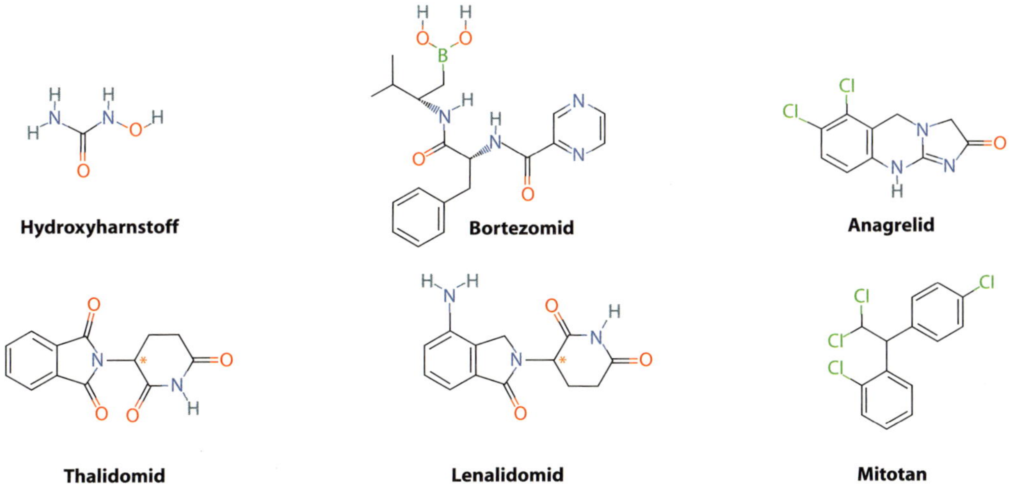

◘ Abb. 61.25 Formelbilder für Hydroxyharnstoff, Bortezomib, Anagrelid, Thalidomid, Lenalidomid und Mitotan

stoff erzeugt auch eine Re-Expression von fetalem Hämoglobin und ist daher für die Therapie der Sichelzellenanämie zugelassen. Der Mechanismus ist nicht klar.

Pharmakokinetik und Indikationen. Hydroxyharnstoff wird sehr gut resorbiert (orale Bioverfügbarkeit 80–100%). Die Plasmahalbwertszeit liegt bei 4 Stunden. Bis zu 50% werden hepatisch zu nicht bekannten Metaboliten umgesetzt. Die Ausscheidung der Metaboliten und der restlichen Menge von Hydroxyharnstoff erfolgt renal.

Hydroxyharnstoff ist zugelassen für die Therapie der chronisch-myeloischen Leukämie (hier weitgehend durch Imatinib verdrängt). Es wird auch angewandt bei der Behandlung der Polycythaemia vera und von Plattenepithelkarzinomen in Kombination mit Bestrahlung, der essentiellen Thrombozytose (Alternative zu Anagrelid) und der Sichelzellenanämie (in USA zugelassen, da bei der afroamerikanischen Bevölkerung häufig).

Typische Dosierung: 20–30 mg/kg/d (bei Dosen >1g/Tag in 2 Einzeldosen).

Enzym Asparaginase

L-Asparaginase deamidiert Asparagin zu Aspartat und Glutamin zu Glutamat. Die Entdeckung ihrer zytotoxischen Wirkung geht auf die Beobachtung aus dem Jahr 1953 zurück, dass Meerschweinchenserum Lymphome bei Mäusen in Remission bringt. Als aktives Prinzip dieses Tierversuchs wurde die Asparaginase entdeckt. Beim Menschen sind Tumorzellen der akuten lymphatischen Leukämie, manche Lymphomzellen und leukämische Mastzellen auf die Aufnahme von Asparagin angewiesen. Die Depletion von Asparagin arretiert die Zellen während der G1-Phase (◘ Abb. 61.1). Der Mangel an Glutamin trägt möglicherweise auch dazu bei, weil die Zellen ohne Glutamin Purine nicht de novo synthetisieren können und die GMP-Salvage nicht funktioniert (◘ Abb. 61.15). Der G1-Block schwächt die Wirkung von Methotrexat ab, daher muss Methotrexat vor L-Asparaginase appliziert werden.

Pharmakokinetik und Indikationen. L-Asparaginase kann aus Escherichia coli stammen oder aus Erwinia chrysanthemi (einem gramnegativen Stäbchen). Antikörper gegen ein Enzym neutralisieren in der Regel nicht das andere. L-Asparaginase aus E. coli hat eine Halbwertszeit von 14–24 Stunden. Das Erwinia-Enzym wird bei Personen verwendet, die eine Immunantwort auf das E.-coli-Enzym ausgebildet haben. Es hat eine kürzer Halbwertszeit von 10–16 Stunden. Pegaspargase ist die PEGylierte Version des E.-Coli-Enzyms (PEG: Polyethylenglykol). Seine Halbwertszeit liegt bei 6 Tagen; es ist auch weniger immunogen als das native Enzym.

Typische Dosierung: 6000–10,000 IE i.v. jeden 3. Tag über 3–4 Wochen; Pegaspargase 2500 IE/m² 1-malpro Woche i.m.

Unerwünschte Wirkungen. Asparaginase hat keine für zytotoxische Substanzen typischen Nebenwirkungen, aber

- löst aus nachvollziehbaren Gründen sehr häufig eine Überempfindlichkeitsreaktion aus (Fieber, Hautausschläge, Bronchospasmus),

- beeinträchtigt die Leberfunktion (durch den Mangel an Aspartat nimmt die Proteinsynthese ab) und löst Gerinnungsstörungen aus, weil Gerinnungsfaktoren fallen (meist sind es Thrombosen durch Abfall von Protein C und Protein S und Antithrombin; manchmal kommt es aber auch zu Hirnmassenblutungen, die auf den Fibrinogenabfall zurückgeführt werden),

- kann eine akute Pankreatitis auslösen, der Mechanismus ist unbekannt.

Bortezomib (Proteasominhibitor)

Das Proteasom ist ein großer Komplex aus vielen Proteinen, der aus einem trichterförmigen Eingangsring und einem zentralen Rohr besteht (◘ Abb. 61.6). Polyubiquinierte Proteine werden vom äußeren Ring erkannt, das Protein wird in den zentralen Hohlraum aufgenommen, wo es entfaltet und proteolysiert wird. Die Protease spaltet wie Chymotrypsin am meisten nach aromatischen oder hydrophoben Aminosäuren. Bortezomib (◘ Abb. 61.25) ahmt als Pseudosubstrat diese Struktur nach und hemmt das Proteasom. Die Hemmung des Proteasoms hemmt viele Signalkaskaden (z.B. NF-κB, ► Kap. 22) und verlängert unter anderem die Lebensdauer von p53 und p21Cip1 (◘ Abb. 61.6). In der derzeit zugelassenen Indikation (multiples Myelom) spielt auch der Umstand eine Rolle, dass die (malignen) Plasmazellen große Mengen an Immunglobulin in ihrem endoplasmatischen Retikulum (ER) synthetisieren. Ein Teil des fehlgefalteten Proteins wird gewöhnlich aus dem ER entfernt und durch das Proteasom degradiert. Wenn dies nicht gewährleistet wird, tritt ER-Stress auf und löst eine ER-Stress-Antwort aus. Diese hat zwei Schenkel: Induktion von Genen zur Korrektur des ER-Stress, wenn die Korrektur nicht funktioniert, Auslösung von Apoptose.

Pharmakokinetik und Indikation. Bortezomib wird intravenös zugeführt. Nach initialer Verteilung ($t_{1/2}$ <10 min) wird Bortezomib durch hepatischen Metabolismus mit einer Halbwertszeit von 5–15 Stunden – wahrscheinlich durch CYP3A4 und CYP2C19 – inaktiviert und eliminiert. Die Proteasomhemmung hält länger an ($t_{1/2}$ ca. 24 h).

Bortezomib ist derzeit als Second-Line-Therapie des multiplen Myeloms zugelassen.

Typische Dosierung: 1,3 mg/m² i.v. am Tag 1, 4, 8, und 11 alle 3 Wochen

Anagrelid

Anagrelid (◘ Abb. 61.25) wurde ursprünglich als cAMP-Phosphodiesterasehemmer entwickelt. Im Rahmen der klinischen Entwicklung wurde beobachtet, dass Anagrelid einen Abfall der Thrombozyten auslöst. In weiterer Folge wurde es daher für die Behandlung der essentiellen/myeloproliferativen Thrombozythämie entwickelt. Der molekulare Wirkungsmechanismus ist unbekannt. Anagrelide hemmt die Differenzierung von Megakaryozyten im Knochenmark.

Pharmakokinetik und Indikation. Die orale Bioverfügbarkeit wird auf 70% geschätzt, die Halbwertszeit ist kurz (2 h).

61

Anagrelid wird extensiv metabolisiert; einer der Metaboliten ist möglicherweise das aktive Prinzip.

Anagrelid ist für die Behandlung der essentiellen Thrombozythämie zuglassen.

Typische Dosierung: 0,5 mg/d, wöchentliche Steigerung um 0,5 mg/d bis therapeutisches Ziel erreicht ist (Tagesmaximaldosis = 5 mg/d)

Unerwünschte Wirkungen. Anagrelid hat keine für zytotoxische Substanzen typischen Nebenwirkungen, die typische Nebenwirkung sind Kopfschmerzen, Herzklopfen und Durchfall (Effekte, die sich auf den cAMP-Anstieg in den jeweiligen Geweben zurückführen lassen).

Thalidomid, Lenalidomid

Thalidomid (◘ Abb. 61.25) ist unter dem Handelsnamen Contergan und wegen des damit verbundenen teratogenen Effekts (Dysmelie-Syndrom: Fehlanlage der langen Röhrenknochen) seit Ende der 1950er Jahre bekannt geworden. In den 1990er Jahren wurde seine Wirkung bei der Lepra erkannt (► Kap. 60). Nach Erkennen seines Potenzials als immunmodulatorische und antiangiogenetische Substanz wurden auch Derivate synthetisiert: Lenalidomid ist ein zugelassenes Analog, das aus dieser Suche resultierte (◘ Abb. 61.25). Für diese Effekte ist der molekulare Wirkungsmechanismus von Thalidomid und Lenalidomid nicht bekannt. Der Angriffspunkt für den teratogenen Effekt ist vor kurzem identifiziert worden: Cereblon ist eine E3-Ligase, die die Expression von FGF8 (► Kap. 23) und damit das Aussprossen der Gliedmaßenknospe reguliert. Es ist unwahrscheinlich, dass dieser Effekt irgendeine Rolle bei der Kontrolle der Proliferation von Myelomzellen spielt. Thalidomid löst in Myelomzellen bzw. in der Interaktion zwischen Tumorzellen und Stroma mehrere Effekte aus:

- Es unterdrückt die Aktivierung von NF-κB und damit die Expression NF-κB-regulierter antiapoptotischer Proteine (z.B. BCL-2, cIAP-2 = cellular inhibitor of apoptosis-2).
- Hemmung der Produktion von Zytokinen (z.B. Interleukin-6) und damit der Expression von Adhäsionsmolekülen (mit denen Tumorzellen und Stroma interagieren).
- Hemmung der Angiogenese.
- Erhöhte Aktivität von NK Zellen. Die Hemmung hoher NF-κB-Aktivität durch Thalidomid sollte mit Glucocorticoiden synergistisch wirken; das wird auch tatsächlich beobachtet.

Pharmakokinetik und Indikation. Thalidomid wird langsam resorbiert. Die orale Bioverfügbarkeit ist aber nicht genau bestimmt. Thalidomid hat Verteilungsvolumen (geschätzt 1,2 l/kg), ist nicht an Plasmaproteine gebunden und zerfällt spontan durch Hydrolyse (das R-Enantiomer zerfällt schneller als das S-Enantiomer). Die mittlere Halbwertszeit beträgt 5–7 Stunden.

Thalidomid ist für die Therapie des multiplen Myeloms in Kombination mit Melphalan und Prednisolon bei über 65-jährigen Patienten zugelassen.

Typische Dosierung: 200 mg/d in 1 Einzeldosis (12 Zyklen a 6 Wochen)

Lenalidomid wird schnell resorbiert hat eine orale Bioverfügbarkeit von 70%, wird wenig an Plasmaproteine gebunden (<30%) und hat ein Verteilungsvolumen von ca. 1,2 l/kg. Lenalidomid wird überwiegend (70%) unverändert renal ausgeschieden (Clearance 300 ml/min). Die Dosis muss bei eingeschränkter Nierenfunktion angepasst werden. Die Halbwertszeit der Elimination liegt zwischen 3 Stunden (erste Dosis) und 8 Stunden (Mehrfachdosierung).

Lenalidomid ist in Kombination mit Dexamethason zur Behandlung von Patienten mit multiplem Myelom zugelassen, die wenigstens eine vorangegangene medikamentöse Therapie erhalten haben.

Typische Dosierung: 25 mg/d oral in einer Einzeldosis an Tag 1–21, 7 Tage Pause, danach nächster Zyklus

Unerwünschte Wirkungen und Vorsichtsmaßnahmen. Thalidomid hat keine für zytotoxische Substanzen typischen Nebenwirkungen. Die auftretende typische Nebenwirkung ist die Sedation und Obstipation. Die Dosis-limitierende Nebenwirkung ist eine sensorische Neuropathie (erhöhtes Risiko bei vorangegangener Gabe von Bortezomib und Vinca-Alkaloiden).

Die Dosis-limitierenden Nebenwirkungen von **Lenalidomid** sind venöse Thromboembolien (tiefe Venenthrombose, Lungenembolie) und Neutropenie.

Frauen im gebärfähigen Alter und Männer müssen unter der Therapie eine Kontrazeption durchführen. Bei Frauen muss eine Schwangerschaft vor Therapiebeginn ausgeschlossen werden. Die Kontrazeption sollte 4 Wochen vor der Therapie beginnen und 4 Wochen danach erst aufhören. Bei Männern sollte sie bis 1 Woche nach Therapieende fortgesetzt werden.

Miltefosin

Miltefosin (◘ Abb. 60.1) ist ein Phospholipid-Derivat, das auch für die Therapie der Leishmaniasen verwendet wird (► Kap. 60.2.1). Es ist als 6%ige Lösung für die topische (palliative) Therapie von Hautmetastasen bei Mammakarzinom zugelassen.

Typische Dosierung: 2 Tropfen/10 cm^2 Haut, 2-mal täglich aufgetragen (1 Tropfen = 1,5 mg)

Arsentrioxid

Arsentrioxid (As_2O_3) ist Arsenik, das Parademordgift (► Kap. 69). Dem Arsentrioxid wurden in verschiedenen Kulturkreisen medizinische Wirkungen zugeschrieben. Bei chronischer Gabe, die auch zur Vergiftung führen kann, induziert Arsenik morphologische Veränderungen im Knochenmark. Diese Beobachtungen waren der Ausgangspunkt für die Prüfung der Wirkung bei akuten myeloischen Leukämien, insbesondere der akuten Promyelozytenleukämie (APL). In niedrigen Konzentrationen erzeugt Arsentrioxid eine Differenzierung von APL-Zellen, in hohen Konzentrationen eine Apoptose.

Mittlerweile ist geklärt, wie Arsentrioxid die Differenzierung induziert: Bei der APL (10% der adulten akuten nichtlymphatischen Leukämien) ist das entscheidende Onkogen ein Fusionsprotein aus dem Retinsäure-Rezeptor RAR-α und dem Transkriptionsfaktor PML durch eine chromosomale Translokation (t:15,17; Chromosom 15 erhält das endständige Fragment von Chromosom 17; PML ist auf 15q24, das Gen für RAR-α auf 17q21). RARα ist normalerweise in Abwesenheit von Retinsäure ein transkriptioneller Regressor. In Gegenwart von Retinsäure bildet RAR-α ein Heterodimer mir RXR (dem Rezeptorfür 9-cis-Retinsäure) und aktiviert das Differenzierungsprogramm. Das Fusionsprotein PML-RARα hat eine niedrige Affinität für Retinsäure und blockiert die Differenzierung (weil es unter anderem auch nicht mit RXR heterodimerisieren kann). As_2O_3 bindet an ein Zystein im Zinkfinger von PML und PML-RARα, induziert damit die Bindung von Oligomeren, die von UBC9 (einer SUMOyl-Transferase) erkannt werden. Die SUMOylierung (SUMO = small ubiquitin-like modifier) führt zum Abbau von PML. Damit hat As_2O_3 einen ähnlichen Effekt wie All-trans-Retinsäure (s. ► Kap. 55.2).

Die **typische Dosierung** von As_2O_3 ist 0,15 mg/kg/d (ca. 10 mg) als intravenöse Infusion administriert; Dauer 60 Tage, Konsolidierungszyklus nach 3-wöchiger Pause. Die Dosis liegt deutlich unter der akut toxischen Dosis. Symptome einer milden chronischen Arsenvergiftung können auftreten, insbesondere Müdigkeit, Transaminasenanstieg, Sensibilitätsstörungen. Es kommt häufig zur Verlängerung des QT-Intervalls, weil die Expression von HERG (human ether-a-gogo-related channel, die Pore des verzögerten Gleichrichters: »delayed rectifier« Kaliumkanals) an der Oberfläche von Herzmuskelzellen herabgesetzt wird.

61.2.7 Hormonale Therapie

Einige Tumoren sind hormonabhängig, zum Beispiel:
- **Mammakarzinom:** hormonale Behandlungsmöglichkeiten sind:
  - SERM's (selektive Östrogen-Rezeptor-Modulatoren)
  - prämenopausal mit GNRH-Agonisten
  - postmenopausal mit Aromatase-Hemmern
  - Second-Line mit dem SERD (selektiver Östrogen-Rezeptor-Down-Regulator: Fulvestrant)
- **Prostatakarzinom:** hormonale Behandlung mit GnRH-Agonisten, dem GnRH-Antagonisten Degarelix und den Androgenantagonisten Flutamid, Bicalutamid und
- **Endometriumkarzinom,** das mit Gestagenen (allein oder alternierend mi Tamoxifen) behandelt werden kann
- **Ovarialkarzinom:** Therapie mit Tamoxifen (sehr untergeordnete Rolle)

Außerdem sind Lymphome Glucocorticoid-empfindlich, weil Glucocorticoide unreife Lymphozyten in die Apoptose treiben.

Akute Promyelozytenleukämiezellen sind empfindlich für All-trans-Retinsäure (Tretinoin), weil diese sowohl an das pathogenetisch relevante Fusionsprotein RAR-α/PML als auch an den RAR-α bindet, der mit RXR heterodimerisiert. Damit wird einerseits das Fusionsprotein RAR-α/PML von

der DNA verdrängt und andererseits die Degradation von RAR-α/PML beschleunigt (► Arsentrioxid).

Die weite Beschreibung erfolgt unter den jeweiligen Kapiteln:
- Glucocorticoide: Lymphome, lymphatische Leukämien (► Kap. 51)
- GnRH-Agonisten: Goserelin, Histrelin, Leuprolid (► Kap. 50.2.3)
- GnRH-Antagonisten: Degarelix (► Kap. 50.2.3)
- Selektive Östrogen-Rezeptor-Modulatoren (SERM): Tamoxifen, Raloxifen, Toremifen (► Kap. 52.2.3)
- Östrogen-Rezeptor-Antagonisten (SERD: selektive Östrogen-Rezeptor-Down-Regulatoren): Fulvestrant (► Kap. 52.2.4)
- Aromatase-Hemmer: Anastrozol, Letrozol, Formestan, Exemestan (► Kap. 52.2.5)
- Gestagene: Medroxyprogesteron-Acetat; Megestrol (► Kap. 2.3)
- Androgen-Antagonisten: Bicalutamid, Flutamid (► Kap. 52.4.3)
- All-trans-Retinsäure (ATRA) bei akuter Promyleozyten-Leukämie (► Kap. 55.1.3 und 55.2)

Hemmung der Glucocorticoid-Synthese: Mitotan (o,p'-DDD)

Mitotan (◘ Abb. 61.25) ist ortho,para-Dichlor-Diphenyl-Dichlorethan, es steht chemisch dem Insektizid DDT (p,Dichlor-Diphenyl-Trichlorethan) nahe. Seine Wirkung wurde im Rahmen toxikologischer Prüfung an Hunden entdeckt, bei denen es die Funktion der Nebennierenrinde unterdrückte. Es ist nicht bekannt, weshalb Mitotan selektiv die Zellen der Nebennierenrinde schädigt. Seine Verabreichung führt zum raschen Abfall der Nebennierenrindenhormone, präferenziell der Glucocorticoide.

Pharmakokinetik und Indikation. Die orale Bioverfügbarkeit liegt bei 40% und wird durch Nahrung gesteigert. Mitotan wird an Albumin, HDL und VLDL gebunden transportiert und reichert sich im Fettgewebe sehr stark an. Seine terminale Halbwertszeit im Plasma liegt zwischen 18 und 159 Tagen. Der Hauptmetabolit ist o,p-DDD (ortho,para-Dichlor-Diphenyl-Dichloracetat).

Klinische Anwendung. Mitotan ist für die palliative Behandlung des inoperablen Nebennierenrindenkarzinoms vorgesehen. Bei Unverträglichkeit wird das Ketoconazol als Alternative vorgeschlagen (das Imidazol Ketoconazol wird als Antimykotikum nur noch lokal eingesetzt, weil es die Steroidsynthese hemmt, ► Kap. 60.3.1).

Typische Dosierung: 2–3 g/d, über 2–3 Monate, Dosisreduktion auf 1–2g/d bei Erreichen der Gesamtdosis von 200 g

Keine Kombination mit Spironolacton, das die Wirkung von Mitotan aufheben soll (ein publizierter Fallbericht, Mechanismus unbekannt).

Die überwiegende Zahl der Patienten erleidet einen Appetitverlust und Übelkeit, bei 40% treten ZNS-Symptome auf wie Verwirrung, Desorientiertheit (plus Aggression), Schläfrigkeit, Parästhesien, Dysarthrie (s. auch DDT-Intoxikation, ▶ Kap. 71). Zwischen 5 und 25% der Patienten bekommen Hautauschläge.

61.2.8 Zytokine – Biological Response Modifiers

Interferon-α

Die Pharmakologischen Eigenschaften von Interferon-α sind in ▶ Kap. 62.4.2 beschrieben.

Interferon-α2b ist zugelassen für die Therapie der Haarzellleukämie, der chronisch-myeloischen Leukämie, des multiplen Myeloms (Erhaltungstherapie nach Induktion), follikuläre Lymphome (bei großer Tumormasse in Kombination mit Induktionstherapie mit CHOP oder ähnlichen Schemata, siehe Cyclophosphamid), das metastasierte Karzinoid und als adjuvante Therapie bei Melanom mit Lymphknotenbefall nach operativer Entfernung.

Interferon-α2a ist für dieselben Indikationen (Ausnahme Karzinoid, dafür Nierenzellkarzinom) zugelassen.

Typische Dosierungen: 2–5 Mio. IE/m^2 jeden 2. Tag; Melanom 20 Mio. IE/m^2/d 5 Tage/Woche über 4 Wochen, danach Erhaltungstherapie 10 Mio. IE/m^2/d jeden 2. Tag

Interleukin-2 (IL2)

Interleukin-2 (IL-2) ist ein Peptid mit 133 Aminosäuren, das T-Zellen aktiviert (daher ursprünglich als T-Zell-Wachstumsfaktor identifiziert). Wenn T-Zellen in vitro mit IL-2 inkubiert werden, nimmt ihre zytolytische Aktivität (»Killer-Aktivität«) sehr stark zu. Analoges gilt auch für NK-Zellen (natural killer cells). B-Zellen werden ebenfalls aktiviert. Die Wirkung gegen Tumoren wird auf die Aktivierung von T-Zellen zurückgeführt. Rekombinant hergestelltes Interleukin-2 (▶ Kap. 8) hat den internationalen Freinamen **Aldesleukin**. Daneben existieren auch PEGylierte Varianten (Pegaldesleukin) bzw. das Fusionsprotein Tucotuzumab-Celmoleukin. Diese Varianten sind (noch) nicht zugelassen.

Pharmakokinetik und Indikation. IL-2 muss subkutan oder als Infusion zugeführt werden. Die Halbwertszeit ist kurz (biphasischer Abfall mit $t_{1/2}$ von 13 und 85 min); die proteolytische Inaktivierung erfolgt hauptsächlich in der Niere. Die subkutane Bioverfügbarkeit ist mit 35–47% gering und in Anbetracht der sehr hohen Toxizität zu variabel. Daher wird Aldesleukin intravenösen infundiert.

Derzeit ist Aldesleukin für die Therapie des metastasierten Nierenzellkarzinoms zugelassen.

Typische Dosierung: Induktion: 18 Mio. Einheiten/m^2/24 h als Dauerinfusion über 5 Tage; Wiederholung nach 2–6 Tagen Pause; Erhaltungsdosis: 3,6 Mio. Einheiten/m^2/24 h als Dauerinfusion über 5 Tage; Wiederholung alle 4 Wochen (4 Zyklen)

Interleukin-2 löst einen **Zytokinsturm** aus: Die stimulierten Zellen setzen zahlreich Zytokine frei. Es kann zu einem tödlich verlaufenden »capillary leak syndrome« (Extravasation von Flüssigkeit in sämtlichen Organen, Blutdruckabfall,

Multiorganversagen) kommen und dass Autoimmunphänomene auftreten. Unter anderem werden von den stimulierten Zellen auch Interferone freigesetzt, die gleichzeitige Gabe von Interferon-α ist daher gefährlich. Die gleichzeitige Gabe einer zytotoxischen Chemotherapie kann ein Tumorlyse-Syndrom auslösen und ist daher verboten. Die Gabe von Glucocorticoiden kann den Zytokinsturm abmildern, hebt aber die Wirkung gegen den Tumor auf.

> ❯ Interleukin-2 ist ein Beispiel dafür, dass physiologische Substanzen nicht »sanft« und »natürlich« wirken, sondern extrem wirksam und giftig sind. Patienten dürfen nur in gutem Allgemeinzustand damit behandelt werden.

Tumor-Nekrose-Faktor α (TNFα)

Die Eigenschaften von TNFα sind unter ▶ Kap. 22.1.3 beschrieben. Rekombinant hergestelltes TNFα (▶ Kap. 8) hat den internationalen Freinamen **Tasonermin**. Es ist für die palliative Behandlung von Weichteilsarkomen der Extremitäten (in Kombination mit Melphalan) zugelassen. Die Administration erfolgt durch isolierte Perfusion der betroffenen Extremität: In Vollnarkose wird die zuführende Arterie und Vene kanüliert und die proximal liegenden Gefäße darüber abgeklemmt. Über einen Zeitraum von 90 Minuten wird TNFα/Tasonermin durch das Gefäßgebiet perfundiert. Das venöse Blut wird extrakorporal oxygeniert und zurückgeführt. Wenn mehr als 10% der zugeführten Menge von TNFα/Tasonermin systemisch verfügbar werden, kommt es zu massiven Nebenwirkungen (Fieber, Erbrechen, Hepatotoxizität, Arrhythmien, Blutdruckabfall).

Typische Dosierung: 3 mg (obere Extremität) bis 4 mg (untere Extremität)

61.2.9 Signalinterzeptoren

Die Bezeichnung Signalinterzeptoren hat sich für Substanzen eingebürgert, die die Weiterleitung von Wachstumssignalen hemmen. Das Konzept ist bereits in ▶ Kap. 23 (❏ Abb. 23.2) erläutert. Entlang der Signalkaskade sind viele Angriffspunkte möglich:

Ein monoklonaler Antikörper kann

- gegen einen Wachstumsfaktor gerichtet sein (Bevacizumab das VEGF, den Vascular-endothelial Growth Factor bindet),
- gegen einen Wachstumsfaktor-Rezeptor oder ein Oberflächenmolekül gerichtet sein und die Weiterleitung des Signals blockieren oder die Down-Regulation des Rezeptors bewirken (Cetuximab und Panitumab gegen ErbB1; Trastuzumab gegen ErbB2; Rituximab und Ofatumumab gegen CD20),
- die Tyrosin-Kinase-Domäne des Wachstumsfaktor-Rezeptors besetzen (Erlotinib und Gefitinib ErbB1; Lapatinib ErbB1 und ErbB2; Sunitinib und Pazopanib),
- eine nachgeschaltete Kinase blockieren (Sorafenib hemmt die RAF-Kinase),
- die pathogenetisch relevante Kinase hemmen (Imatinib, Dasatinib und Nilotinib hemmen BCR-ABL).

Wie jede Einteilung und Klassifikation ist diese auch arbiträr. Tretinoin (ATRA) und Arsentrioxid (Arsenik) könnten ebenso hier als Signaltransduktionstherapie klassifiziert werden. Wenn der Wirkungsmechanismus von Thalidomid oder Anagrelid bekannt wird, könnte diese auch als Signalinterzeptoren klassifiziert werden. Für manche monoklonale Antikörper ist der molekulare Wirkungsmechanismus nicht genau bekannt bzw. ist es nicht eindeutig gesichert, dass sie als Signalinterzeptoren wirken, nämlich Rituximab, Ofatumumab und Alemtuzumab. Dennoch werden sie aus Gründen der Übersichtlichkeit hier angeführt.

Monoklonale Antikörper

Monoklonale Antikörper sind konzeptionell die Zauberkugel, mit der man einen Tumor treffen sollte. Wenn ein Tumor ein Oberflächenmolekül überexprimiert, müsste es ein Leichtes sein ihn sehr spezifisch zu treffen. Die Methode zur Erzeugung monoklonaler Antikörper wurde durch Cesar Milstein und Georges Köhler in den 1970er Jahren ausgearbeitet. Tatsächlich dauerte es aber noch weitere 25 Jahre, bis der erste monoklonale Antikörper in die Tumortherapie eingeführt wurde (nämlich Trastuzumab). Es ergeben sich nämlich mehrere Probleme, die mit der Anwendung von monoklonalen Antikörpern verbunden sind:

1. **Immunogenität:** Murine Antikörper sind antigen, induzieren die Bildung neutralisierender Antikörper. damit geht die Wirkung verloren. Die Lösung dieses Problems ist die Chimärisierung und Humanisierung der Antikörper bzw. die Produktion humaner Antikörper. Dies ist in ▶ Kap. 8.2 beschrieben (◻ Abb. 8.2). Es muss betont werden, dass auch Antikörper gegen humanisierte bzw. humane rekombinante Antikörper gebildet werden können (▶ Kap. 8.2). Dies spielt jedoch in der Tumortherapie bisher keine Rolle.

2. **Pharmakokinetik/Effektorfunktionen:** Für eine lange Halbwertszeit muss der Antikörper einen humanen Fc-Teil tragen, damit er durch den neonatalen Fc-Rezeptor (F_cR_n, ▶ Kap. 8.2) erkannt wird. Analoges gilt für die Rekrutierung von Effektor-Funktionen (Komplementaktivierung und $F_{c\gamma}R$, ▶ Kap. 8.2). Dieses Problem ist durch Chimärisierung, Humanisierung etc. beseitigt.

3. **Angriffspunkt des Antikörpers und antigenetische Vielfalt der Tumoren:** Das ausgewählte Antigen muss ein Leitantigen des Tumors sein, d.h. es muss auf allen Tumorzellen exprimiert sein, weil sonst die Wirkung rasch verloren geht und es sofort zur Selektion kommt.

4. **Angriffspunkt des Antikörpers und Abgabe löslicher Domänen (shedding):** Das Leitantigen muss auf der Zelloberfläche exprimiert sein. Viele Oberflächenproteine werden durch Matrix-Metalloproteasen gespalten und ins extrazelluläre Milieu abgegeben (shedding). Wenn dies mit der Zielstruktur des Antikörpers passiert, ist das sehr ungünstig. Die lösliche Domäne zirkuliert im Plasma bzw. liegt im Interstitium vor und besetzt den Antikörper, bevor er die Tumorzelle erreicht. Durch diese Abpufferung wird der Antikörper wirkungslos.

5. **Penetration bei soliden Tumoren:** Antikörper haben im zentralen Kompartiment (dem intravasalen Raum) eine hohe Konzentration, im extrazellulären Raum ist die Konzentration deutlich niedriger. Solide Tumoren, werden daher schlechter erreicht als hämatologische Neoplasien.

6. **Nebenwirkungen:** Auch bei sehr hoher Spezifität erzeugen manche monoklonale Antiköroper erstaunlich hohe Raten an zum Teil gravierenden Nebenwirkungen.

Monoklonale Antikörper können über 3 Wirkmechanismen Tumorzellen hemmen oder töten:

– Blockade von Wachstumsfaktoren und Wachstumsfaktor-Rezeptoren/Downregulation von Rezeptoren/Modifikation von Signalen: Bevacizumab; Cetuximab, Panitumumab; Trastuzumab; Rituximab und Ofatumumab

– Vermittlung zytotoxischer Antworten: Das Immunsystem des Wirtes erkennt den humanisierten Fc-Teil und tötet die Tumorzellen durch ADCC (antibody-dependent cellular cytotoxicity) und CDC (complement-dependent cytotoxicity: Rituximab, Ofatumumab; Alemtuzumab)

– Kopplung an Toxine oder Radionuklide, z.B. Gemtuzumab-Ozogamicin (dieses war nur in den USA für die Therapie der akuten myeloischen Leukämie zugelassen und wurde 2010 vom Markt genommen)

Monoklonale Antikörper haben alle annähernd **vergleichbare pharmakokinetische Eigenschaften**, wenn sie eine humane schwere Kette von IgG1 haben, nämlich eine mittlere Halbwertszeit von 20–30 Tagen. Unterschiede bestehen in der Löslichkeit. Dies erklärt, weshalb manche subkutan appliziert werden können, andere intravenös als Bolus (gut löslich, hoch konzentriert) oder als intravenöse Infusion (schlecht löslich) appliziert werden müssen (s. auch ▶ Kap. 8.2).

Alle monoklonalen Antikörper können während der Infusion zu anaphylaktoiden Reaktionen führen, z.B. Fieber, Atemnot, Stridor, Blutdruckabfall, Herzklopfen. Das Risiko ist unterschiedlich hoch (ausgeprägt bei Antikörpern gegen Lymphoyztenproteine, nämlich Rituximab, Ofatumumab und Alemtuzumab).

Bevacizumab

Bevacizumab ist ein humanisierter monoklonaler Antikörper gegen VEGF. Bevacizumab hemmt daher die Aktivierung von VEGF-Rezeptoren. Für die Tumorangiogenese sind das vor allem VEGFR-1 (Flt-1 = fms-like tyrosine kinase) und VEGFR-2 (KDR/Flk-1) (▶ Kap. 23.2).

Unerwünschte Wirkungen. Die Infusion von Bevacizumab wird gut vertragen. Unter der Therapie mit Bevacizumab können sich Nebenwirkungen entwickeln, die engmaschige Untersuchungen, ausreichende Information der Behandelten und entsprechende weitere Behandlungen notwendig machen:

– Hypertonie (bei bis zu 30%)

– Proteinurie (ca. 25%)

– Neutropenie mit Infektionen (1–10%)

– Wundheilungsstörungen

61

- intestinale Perforationen (ca. 1–2%)
- Blutungen und thromboembolische Ereignisse: von Nasenbluten (häufig) bis zu Hirnmassenblutungen (selten); das Risiko für Thrombosen wird verdoppelt (von 2 auf 4%)
- Herzinsuffizienz (ca. 2%)
- reversible posteriore Leukoenzephalopathie: ein seltenes Syndrom, das durch Kopfschmerzen, Verwirrtheit und Bewusstseinstrübung, Krampfanfälle, Gesichtsfeldeinschränkung bis zur Blindheit und Hypertonie charakterisiert ist; in der Computertomographie bzw. Kernspinresonanz (NMR) sieht man ein subkortikales Ödem im okzipitalen und parietalen Lappen

Mechanistisch lassen sich viele dieser Effekte wahrscheinlich darauf zurückführen, dass eine Hemmung von VEGF auch die Physiologie des Endothels stört. Experimentell wird beobachtet, dass in allen Organen, die ein fenestriertes Endothel haben, die Zahl der Kapillaren zurückgeht und die Fenestrierung morphologisch verändert ist. Der Effekt ist reversibel. In der Niere sezernieren die Podozyten VEGF, um die Kapillarzellen zu instruieren. Das ist für die Aufrechterhaltung des glomerulären Filters wichtig. Diese Beobachtungen erklären die Hypertonie, die Neigung zu intestinalen Perforationen und die Proteinurie. Die Blutgerinnungsstörungen ergeben sich einerseits aus der Fragilität der Kapillaren (Blutungen) und der Abnahme der Expression antiaggregatorischer Oberflächenmoleküle und Signalmoleküle bzw. der Zunahme proaggregatorischer Moleküle. In Gegenwart von VEGF ist z.B. die Produktion von (antiaggregatorischem) Prostazyklin und NO erhöht. Die Abwesenheit von VEGF begünstigt die endotheliale Apoptose mit Expression von proaggregatorischen Phospholipiden (Phosphatidylserin) und Endothel-denudierten Oberflächen.

Bevacizumab ist derzeit zugelassen für die Therapie des metastasierten kolorektalen Karzinoms (in Kombination mit einer 5-Fluorouracil-basierten Therapie, ◘ Abb. 61.3), des metastasierten Mammakarzinoms (in Kombination mit Paclitaxel-basiertem Schema), des nichtkleinzelligen Bronchialkarzinoms (in Kombination mit auf Platinverbindungen basiertem Schema), des metastasierten Nierenzellkarzinoms (in Kombination mit Interferon-α2a).

Typische Dosierung: 2,5–5 mg/kg/Woche über 90 Minuten infundiert

Trastuzumab

Trastuzumab ist ein humanisierter Antikörper, der gegen ErbB2 gerichtet ist. ErbB2 gehört zur Familie der EGF-Rezeptoren. Nach heutigem Verständnis hat ErbB2 keinen physiologischen Liganden, seine Funktion besteht darin, als heteromerer Partner das Signal zu verlängern, das durch ErbB1, ErbB3 und ErbB4 ausgelöst wird, weil es auch die Rezirkulation der Rezeptoren an die Zelloberfläche (Recycling) begünstigt (▶ Kap. 23). ErbB2 ist bei ca. 30% der Mammakarzinome exprimiert. Diese haben eine schlechte Prognose und sind meist auch Östrogen-Rezeptor negativ.

Trastuzumab führt zur Down-Regulation von ErbB2; die genauen Schritte sind unbekannt. Der Synergismus mit Taxan kann aber auch zellbiologisch nachvollzogen werden, weil die Reinsertion von internalisierten Rezeptoren in die Zellmembran Tubulin-abhängig ist. Trastuzumab kann auch ADCC auslösen. ErbB2 ist auch in anderen Tumoren überexprimiert. Es ist daher damit zu rechnen, dass es in absehbarer Zeit für weitere Indikationen zugelassen werden kann.

ErbB2 ist in der Embryonal- und Fetalphase für die Entwicklung von Herz und Gehirn wichtig. Im adulten Herzen kommt sehr wenig ErbB2 vor, dennoch ist ErbB2 auch für die Aufrechterhaltung der Herzmuskelfunktion beim Erwachsenen wichtig. Die **wichtigste unerwünschte Wirkung** ist eine **Herzinsuffizienz,** die NYHA-Stadium IV erreichen kann (▶ Kap. 36). Eine Kombination mit Anthracyclinen ist daher gefährlich.

Trastuzumab ist für die **Therapie des ErbB2-positiven metastasierten Mammakarzinoms** als Monotherapie zugelassen (nach vorangegangener Chemotherapie), in Kombination mit Taxanen oder in Kombination mit Aromatase-Hemmern.

Typische Dosierung: 2mg/kg/Woche oder 6 mg/kg alle 3 Wochen als intravenöse Infusion über 90 Minuten

Cetuximab und Panitumab

Cetuximab ist ein chimärischer monoklonaler Antikörper gegen ErbB1 (EGF-Rezeptor). Panitumab ist der entsprechende humane monoklonale Antikörper. ErbB1 ist bei ca. 70% der kolorektalen Karzinome exprimiert. Cetuximab und Panitumab hemmen den EGF-Rezeptor. Es ist derzeit unklar, ob ADCC eine Rolle spielt. Eine Überexpression und pathogenetische Rolle kommt auch bei vielen anderen Tumoren vor (Mamma-, Bronchial-, Blasen-, Prostatakarzinome etc.). Die Wirksamkeit von Cetuximab in diesen Indikationen kann aber nicht vorausgesetzt werden. Eine Studie bei Patienten mit Bronchialkarzinomen ergab zum Beispiel ernüchternde Ergebnisse: mediane Verlängerung des Überlebens durch Cetuximab <1 Monat, sodass die Europäische Arzneimittelbehörde (EMEA/EMA) die Zulassung für diese Indikation nicht gewährte.

Unerwünschte Wirkungen. Unter **Cetuximab** und **Panitumab** treten **sehr häufig akneiforme Läsionen** (seltener schuppende, trockene juckende Haut) auf. Ebenfalls häufig ist ein Transaminasenanstieg. Unabhängig von der Infusion kann unter wiederholter Gabe von Cetuximab bei 25% **Atemnot** auftreten. Das Auftreten einer progressiven Lungenerkrankung wird möglicherweise begünstigt, der Mechanismus und der Kausalzusammenhang sind unklar. Ungefähr 5% der Patienten bekommen eine Konjunktivitis (durch trockene Augen).

Klinische Anwendung. Cetuximab ist derzeit zugelassen für die Therapie des EGRF-positiven metastasierten kolorektalen Karzinoms in Kombination mit Irinotecan (Second-Line nach Versagen einer Chemotherapie) und von lokal fortgeschrittenen Plattenepithelkarzinomen des Kopf-Hals-Bereichs in Kombination mit einer Strahlenbehandlung.

Typische Dosierung: Erstdosis 400 mg/m^2, danach 250 mg/m^2/Woche als intravenöse Infusion über 2 Stunden

Panitumab ist für die für die Second-Line-Therapie eines EGRF-positiven metastasierten kolorektalen Karzinoms (ohne K-RAS Mutation) zugelassen.

Typische Dosierung: 6 mg/kg/Woche als intravenöse Infusion über 1–1,5 Stunden

Rituximab und Ofatumumab

Rituximab ist ein chimärischer monoklonaler Antikörper gegen CD20. Ofatumumab ist ein humaner monoklonaler Antikörper, der ein anderes Epitop von CD20 bindet. CD20 ist ein Oberflächenmolekül mit 4 transmembran verlaufenden Segmenten, das auf allen B-Zellen vorhanden ist (vom Prä–B-Zell-Stadium bis zur terminalen Differenzierung). CD20 reguliert den Calciumeinstrom in B-Zellen. Eine Besetzung von CD20 durch Rituximab hemmt die Signalübertragung durch den B-Zell-Rezeptor (BCR). Es ist unklar, inwieweit dieser Effekt für die therapeutische Wirkung im Rahmen der Tumortherapie relevant ist. Nachvollziehbar ist hingegen, dass dieser Effekt zur immunsuppressiven Wirkung (z.B. rheumatoide Arthritis, Unterdrückung der Transplantatabstoßung) beiträgt.

Unerwünschte Wirkungen. Bei der Infusion von **Rituximab** haben die Hälfte der Patienten Fieber sowie mehr oder weniger zusätzliche Symptome. Bei Patienten mit großer Tumormasse kann Rituximab ein Zytokin-Freisetzungssyndrom mit Fieber, Bronchospasmus, Urtikaria, Angioödem, Blutdruckabfall auslösen. Bei länger dauernder Therapie kommt es zu Hautausschlägen und Infektionen. Der Effekt von Impfungen ist abgeschwächt. Unter Ofatumumab ist das Spektrum an unerwünschten Wirkungen ähnlich. Eine Prämedikation mit Paracetamol und/oder Glucocorticoiden kann sinnvoll sein.

Klinische Anwendung. Rituximab ist zugelassen für die Therapie von (CD20-positiven) B-Zell-Lymphomen (follikuläres Lymphom Second-Line nach Chemotherapie, großzelliges B-Zell-Lymphom in Kombination mit CHOP) und als Second-Line-Therapie für die rheumatoide Arthritis (in Kombination mit Methotrexat nach Versagen von TNF-Inhibitoren). Weitere Indikationen sind in klinischer Prüfung (z.B. Transplantatabstoßung).

Typische Dosierung: 375 mg/m^2/Woche bei Monotherapie über 4 Wochen bzw. 375 mg/m^2 pro Zyklus (alle 1–3 Monate); bei Kombinationstherapie mit CHOP langsame (100 mg/h) intravenöse Infusion

Ofatumumab ist zur Second-Line-Behandlung der chronischen lymphatischen Leukämie (CLL) (nach Versagen von Fludarabin und Alemtuzumab). Geprüft wird auch die Indikation multiple Sklerose.

Typische (eskalierende) Dosierung: 300 mg bei der ersten Dosis, dann 2 g/Woche über 7 Wochen, danach 2 g alle 4 Wochen (insgesamt 12 Dosen)

Alemtuzumab

Alemtuzumab ist ein humanisierter monoklonaler Antikörper gegen CD52, das ein Glykolipid-verankertes Oberflächenprotein ist, d.h. es hat keine Transmembrandomäne.

Seine Funktion ist unbekannt, es wird angenommen, dass es eine costimulatorische Rolle bei der Induktion regulatorischer T-Zellen hat. CD52 kommt auf Neutrophilen, B- und T-Zellen vor. Alemtuzumab löst wahrscheinlich den Zelltod durch ADCC und CDC aus. Durch die Depletion an Lymphozyten und Neutrophilen sind Patienten durch opportunistische Infektionen gefährdet, inklusive der Reaktivierung einer CMV-Infektion. Während der Infusion sind Unverträglichkeitsreaktionen häufig, ähnlich wie bei Rituximab und Ofatumumab, aber im Schweregrad meist weniger ausgeprägt.

Alemtuzumab ist für die Third-Line-Therapie der chronisch-lymphatischen Leukämie zugelassen (nach Alkylanzien und nach Fludarabin).

Typische (eskalierende) Dosierung: 3 mg Tag 1, 10 mg Tag 2, 30 mg Tag 3; danach jeden 2. Tag 30 mg über 12 Wochen

Kinaseinhibitoren

Kinasen haben eine konservierte Struktur und einen konservierten katalytischen Mechanismus (◘ Abb. 61.26). Intuitiv ist es nicht leicht verständlich, dass ein so konserviertes Element wie die ATP-Bindungsstelle eine hohe Spezifität ermöglicht. Das ist aber der Fall. Die Betrachtung von ◘ Abb. 61.26a lässt erkennen, warum eine Spezifität möglich ist. Inhibitoren binden zwar in der ATP-Bindungsstelle, ihre Position unterscheidet sich aber deutlich von derjenigen des ATP. Daher können sie auch mit Aminosäuren interagieren, die für die ATP-Bindung irrelevant sind und daher mit hoher Selektivität nur an eine oder wenige Kinasen binden. Dieser Umstand erklärt aber auch, dass es relativ leicht ist, der Hemmung durch die Inhibitoren zu entgehen: Aus der Darstellung in ◘ Abb. 61.26a lassen sich Positionen identifizieren, die bei Mutation der ATP-Bindung nicht beeinflussen, aber zum Verlust der Inhibitorbindung führen. Diese Mutationen werden auch tatsächlich beobachtet. Sie führen zum Wirkungsverlust. Ursprünglich war es das Ziel, möglichst selektive Inhibitoren zu finden (z.B. Erlotinib und Gefitinib für ErbB1). Weil aber offensichtlich ist, dass mehrere Kinasen in einer Tumorzelle das Wachstum stimulieren können, ist die Entwicklung von Inhibitoren bevorzugt worden, die mehrere Kinasen hemmen (Sorafenib, Sunitinib, Pazopanib). Diese Strategie hat auch den Vorteil, dass weniger Resistenzen auftreten, weil mehrere Kinasen in derselben Zelle mutiert werden müssen, um der Wirkung des Inhibitors zu entgehen.

Erlotinib und Gefitinib (ErbB1)

Erlotinib und Gefitinib (◘ Abb. 61.27) binden an die ATP-Bindungsstelle des EGF-Rezeptors ErbB1 und verhindern damit die Signalübertragung (◘ Abb. 23.2a). Gefitinib hat eine höhere Affinität zu einer mutierten Form von ErbB1, die bei ca. 15% der nichtkleinzelligen Bronchialkarzinome vorkommt.

Die unerwünschten Wirkungen sind denen unter Cetuximab ähnlich (inkl. interstitielle Lungenerkrankung). Das Auftreten eines akneiformen Hautausschlags ist bei Erlotinib mit einem therapeutischen Erfolg korreliert. Bei Patienten, die keine Akne innerhalb von 4–8 Wochen bekommen, ist ein

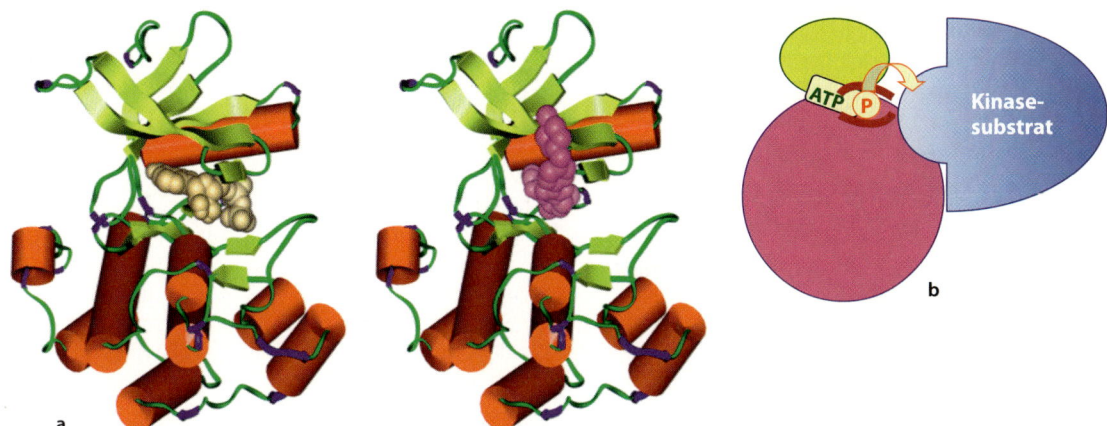

Abb. 61.26a, b Schematische Darstellung der Struktur der Kinasedomäne der ABL-Kinase in der ATP-beladenen Form (a) und mit Imatinib in der Bindungstasche (b)

Absetzen der Therapie in Erwägung zu ziehen. Anders als bei Cetuximab (intravenöse Gabe), bekommen 50% der Patienten unter Erlotinib und Gefitinib einen Durchfall.

Pharmakokinetik und Indikationen. **Erlotinib** hat eine orale Bioverfügbarkeit von 60%, die durch Nahrung erhöht wird, weshalb die Einnahme mit Abstand zu Mahlzeiten erfolgen sollte, weil sonst eine große Variabilität in Exposition entsteht. Das Verteilungsvolumen liegt bei 3 l/kg. Erlotinib wird durch einen hepatischen Metabolismus eliminiert (>90% als Metaboliten biliär ausgeschieden). Die beteiligten Enzyme sind CYP3A4 und zu einem geringeren Anteil CYP1A2. Die Metaboliten sind zum Teil aktiv und werden erst durch Konjugation inaktiviert. Bei Rauchern (von Tabak) sind AUC und C_{max} herabgesetzt (wahrscheinlich durch Induktion von CYP1A2). Raucher sollten daher darüber informiert werden, dass das weitere Rauchen den Therapieerfolg gefährdet. CYP3A4-Induktoren (Rifampicin, Hypericin/Johanneskraut) senken die AUC, CYP3A4-Inhibitoren (Azol-Antimykotika) erhöhen sie.

Erlotinib ist zugelassen als Second-Line-Therapie, d.h. nach Versagen einer Chemotherapie des nichtkleinzelligen Bronchialkarzinoms und in Kombination mit Gemcitabin für die Therapie des metastasierten Pankreaskarzinoms.

Typische Dosierung: 100–150 mg/d in einer Einzeldosis

Gefitinib hat eine nahrungsunabhängige orale Bioverfügbarkeit von 60%, ein Verteilungsvolumen von 20 l/kg und eine Halbwertszeit von 40 Stunden. Gefitinib wird hepatisch über CYP3A4 und CYP2D6 metabolisiert und biliär eliminiert. Der Polymorphismus in CYP2D6 beeinflusst die AUC und daher die Exposition des Behandelten deutlich. Enzyminduktoren und Hemmer haben den vorhersehbaren Effekt.

Gefitinib ist zugelassen für die First-Line-Therapie des inoperablen (lokal fortgeschrittenen oder metastasierten) nichtkleinzelligen Bronchialkarzinoms, bei dem Mutationen der EGF-Rezeptor-Tyrosinkinase nachgewiesen sind (häufig in Asien, bei uns nur bei 10–15%). Hier ist Gefitinib der Standardtherapie (Carboplatin + Paclitaxel) deutlich überlegen. Die Therapie setzt daher den (molekularbiologischen) Nach-

weis der Punktmutationen aus dem Biopsiematerial voraus (▶ Kap. 5.1.7).

Typische Dosierung: 250 mg/d in einer Einzeldosis

Lapatinib

Lapatinib hemmt ErbB1 und ErbB2. Die Nebenwirkungen lassen sich daher als eine Kombination der ErB2-Hemmung (Herzinsuffizienz) und ErbB1-Hemmung (Durchfall, Akne, Transaminasenerhöhung, interstitielle Lungenerkrankung etc.) ableiten. 5-Fluorouracil erzeugt häufig ein Erythrodysästhesie-Syndrom (Hand-Fuß-Syndrom, brennende Rötung palmar und plantar). Lapatinib wird mit Capecitabin (Prodrug von 5-Fuorouracil) verabreicht. In dieser Kombination tritt ein Erythrodysästhesie-Syndrom sehr häufig (≥50%) auf.

Pharmakokinetik und Indikation. Die orale Bioverfügbarkeit von Lapatinib liegt (nahrungsabhängig) zwischen 50 und 100%, das Verteilungsvolumen ist nicht bekannt. Lapatinib wird hepatisch primär über CYP3A4 metabolisiert und biliär eliminiert. Die Halbwertszeit wird auf 24 Stunden geschätzt. Enzyminduktoren beschleunigen die Elimination, Inhibitoren setzen sie herab (▶ Erlotinib und Gefitinib).

Lapatinib ist in Kombination mit Capecitabin als Second-Line-Therapie (d.h. nach Versagen von Trasuzumab) bei fortgeschrittenem oder metastasiertem Brustkrebs mit Überexpression von ErbB2 (HER2) zugelassen.

Typische Dosierung: 1,25 g/d in 1 Einzeldosis (mit 2 g/m² Capecitabin an Tag 1–14; 7 Tage Pause für Capecitabin; danach neuer Zyklus)

Imatinib, Dasatinib, Nilotinib

Imatinib bindet an die Tyrosinkinase ABL (in mutierter onkogener Form im Abelson-Virus entdeckt, daher der Name). ABL hat keine Transmembrandomäne, das Protein ist eine lösliche Tyrosinkinase (d.h. non-receptor-tyrosine kinase). Bei der überwiegenden Zahl der chronisch myeloischen Leukämien (>95%) liegt eine Translokation t(9;22) vor, wo das distale Ende des langen Arms von Chromosom 9 auf den lan-

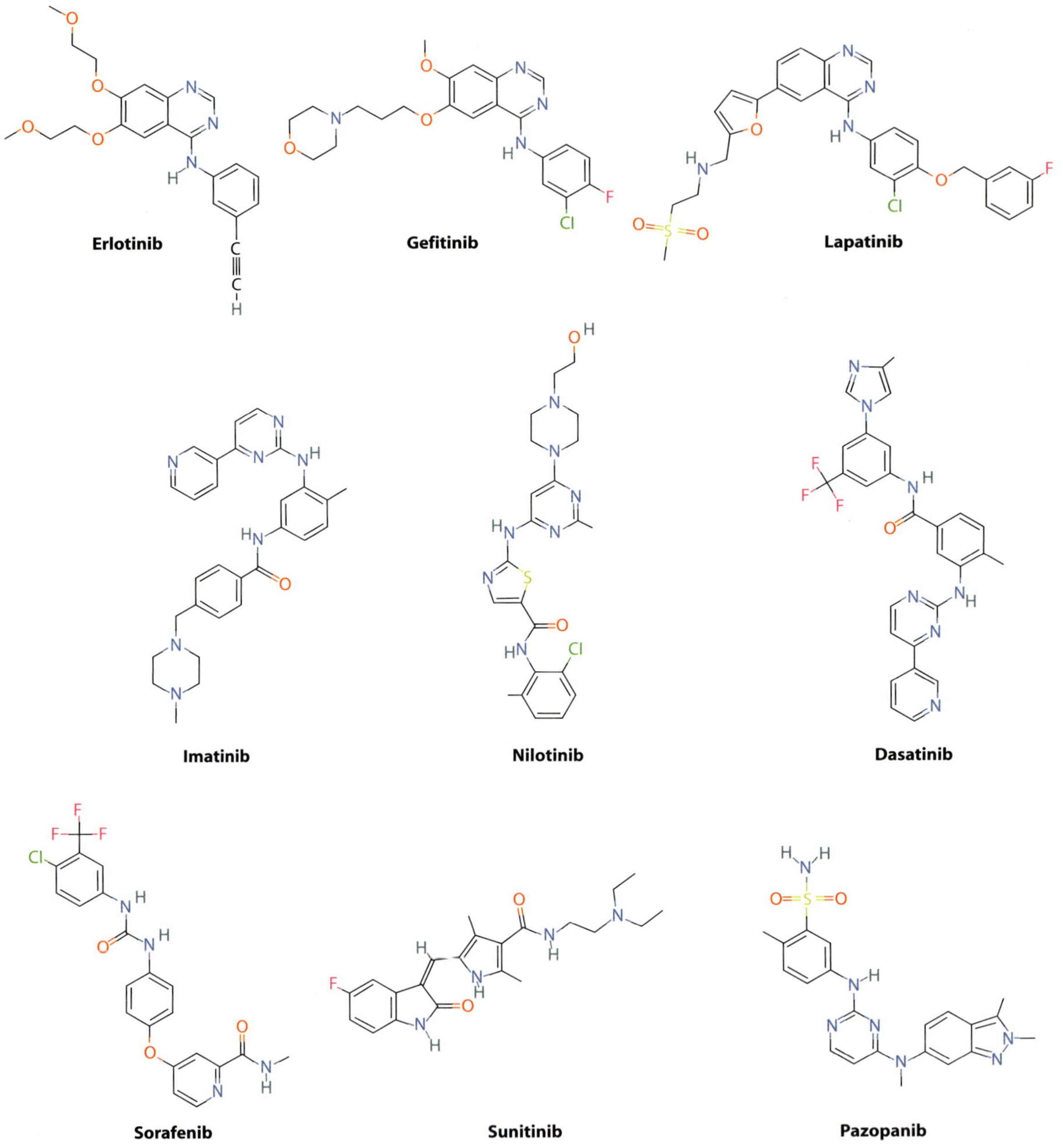

Abb. 61.27 Formelbilder von Erlotinib, Gefitinib, Lapatinib, Imatinib, Nilotinib, Dasatinib, Sorafenib, Sunitinib, Pazopanib

gen Arm von Chromosom 22 fusioniert ist (»Philadelphia-Chromosom«). Dadurch entsteht ein Fusionsprotein BCR-ABL. BCR ist das Protein, an dessen Genlocus die Translokation stattfindet, so dass es den nichtssagenden Namen BCR (**b**reakpoint **c**luster **r**egion) trägt. Seine physiologische Funktion ist nicht bekannt. Im Fusionsprotein ist BCR am Aminoterminus und verhindert die Autoinhibition von der ABL-Kinase, sodass diese permanent aktiv (»konstitutiv aktiv«) ist. Das treibt das Wachstum der myeloischen Zellen. Bei ca. 25% von Erwachsenen und 6% Kindern mit akuter lymphatischer Leukämie wird auch ein BCR-ABL Fusionsprotein exprimiert.

Imatinib ist aber auch bei anderen Indikationen wirksam: Imatinib hemmt PDGF-Rezeptoren (-α und -β) und c-KIT, den Rezeptor für Stem-Cell-Factor (CD117; ► Kap. 23.1):
- 1) Mutationen im c-kit-Gen finden sich bei der überwiegenden Zahl (>80%) der gastrointestinalen Stromatumoren (GIST). Diese seltenen Tumoren (≤3% der gastrointestinalen Malignome) gehen von den interstitiellen Cajal-Zellen aus, die als Schrittmacher der glatten Muskulatur des Darms fungieren. Die Tumoren haben daher ein sarkomähnliches Erscheinungsbild. Bei vielen gastrointestinalen Stromatumoren ohne c-Kit Mutationen fin-

den sich Mutationen im Gen für den PDGF-Rezeptor-α (5%). Die Mutationen lösen in den jeweiligen Rezeptoren eine konstitutive Aktivität aus (d.h. sie sind in Abwesenheit des Agonisten aktiv. Imatinib hemmt sowohl c-KIT als auch PDGF-Rezeptor-α und ist daher wirksam. Bei Imatinibresistenz bietet sich Sunitinib an (s. unten). Bei Mastozytose liegt auch häufig eine aktivierende Mutation in c-KIT vor (Aspartat816 zu Valin). Diese Mutation bindet Imatinib nicht. Daher ist eine Therapie mit Imatinib sinnlos.

- 2) Eine Aktivierung des PDGF-Rezeptors-α erfolgt auch durch eine intrachromosomale Deletion (im langen Arm des Chromosoms 4). Das Gen für FIP1L1 (Factor interacting with PAP-like-1; PAP = Poly-A-Polymerase) wird an das Gen des PDGF-Rezeptors-α fusioniert. Das erzeugt ebenfalls einen konstitutiv aktiven Rezeptor. Dieses Fusionsprotein kommt beim Hypereosinophilie-Syndrom (HES), das als chronische Eosinophilenleukämie reklassifiziert (CEL) wird (daher HES/CEL). Diese Erkrankung kann durch Imatinib behandelt werden.
- 3) Beim Dermatofibrosarcoma protuberans (DFSP) liegt eine Translokation zwischen den Chromosomen 17 und 22 vor, sodass Platelet-derived Growth Factor-B (PDGFB) massiv überexprimiert wird, weil es unter die Kontrolle des Kollagen 1A1-Promoters gelangt.
- 4) Bei myelodysplastischen/myeloproliferativen Syndromen kommen Translokationen (t5;12) vor, bei denen der PDGF-Rezeptor-β auf Chromosom 5 auf einen Transkriptionsfaktor (Tel) auf Chromosom 12 fusioniert ist. Der Rezeptor ist ebenfalls konstitutiv aktiv.

Imatinib hat die Therapie der CML revolutioniert, weil es zu lang anhaltenden Remissionen führt. Allerdings kommt es zwangsläufig zum Auswachsen resistenter Zellen, die in den meisten Fällen eine Mutation tragen, die die Bindung von Imatinib an BCR-ABL verhindert (s. ◘ Abb. 61.26). Um die Resistenzen zu überwinden wurden **Dasatinib** und **Nilotinib** (◘ Abb. 61.27) entwickelt. Dasatinib und Nilotinib wirken bei 32 der 33 bekannten Mutationen (nicht bei Threonin[315] zu Isoleucin). Dasatinib hemmt auch andere Kinasen (nämlich c-KIT, Ephrin-(EPH)-Rezeptor-Kinasen, PDGF-Rezeptoren und die löslichen Kinasen der SRC-Familie). Analoges gilt für Nilotinib (c-Kit, CSF-1-Rezeptor/CD115, PDGF-Rezeptoren, DDR-Kinasen/CD167, ▶ Kap. 23.1).

Unerwünschte Wirkungen. Imatinib, Dasatinib und Nilotinib haben ein ähnliches Spektrum an Nebenwirkungen. Häufig treten Übelkeit, Erbrechen, Muskelschmerzen, Muskelkrämpfe und Schlaflosigkeit auf. Diese sind lästig, zwingen aber in der Regel nicht zum Therapieabbruch. Dosislimitierend ist die Knochenmarksuppression (Panzytopenie durch Hemmung von c-KIT): Die ausgeprägte Neutropenie führt zu Infektionen, die Thrombopenie zu Blutungen. Häufig kommen auch Ödeme (Beine, orbital) und Pleuraergüsse sowie Transaminasenanstiege vor. Bei 25% der Patienten treten Hautausschläge auf, die zum Teil gravierend (<1%) sein können. Herzinsuffizienz und Nierenversagen sind ebenfalls beobachtet

worden (<1%). Dasatinib und Nilotinib können das QT-Intervall verlängern.

Pharmakokinetik und Indikationen. **Imatinib** hat eine hohe orale Bioverfügbarkeit (>95%), das Verteilungsvolumen liegt bei 5 l/kg, die Halbwertszeit der Elimination liegt bei 18 Stunden; Imatinib wir hepatisch über CYP3A4 metabolisiert und biliär eliminiert. Der aktive Metabolit (N-Desmethyl-Imatinib) hat eine Halbwertszeit von 40 Stunden. Imatinib konkurriert um den Abbau mit anderen CYP3A4 Substraten (Statine) bzw. der Abbau wird durch Azole gehemmt und durch Induktoren beschleunigt. CYP2D6, CYP2C9 und CYP2C19 werden ebenfalls gehemmt.

Imatinib ist zur Behandlung zugelassen:
- als Monotherapie bei der Philadelphia-Chromosom-positiven chronisch-myeloischen Leukämie
- in Kombination mit einer Standardchemotherapie bei der Philadelphia-Chromosom-positiven akuten lymphatischen Leukämie
- des Hypereosinophilie-Syndroms/chronische eosinophile Leukämie (HES/CEL), bei atypischen myelodysplastischen/myeloproliferativen Erkrankungen (MDS/MPD) mit PDGF-Rezeptor-α- oder -β-Mutation oder einem FIP1L1-PDGFR-α-Fusionsprotein
- von unresezierbaren und/oder metastasierten malignen gastrointestinalen Stromatumoren (GIST) bzw. adjuvant nach Resektion des GIST
- beim unresezierbaren/metastasiertem Dermatofibrosarcoma protuberans (DFSP)

Typische Dosierung: 100 mg/d (HES/CEL) bis 400–600 mg/d in 1 Einzeldosis (800 mg/d in 2 Dosen)

Dasatinib wird nach oraler Anwendung rasch und nahrungsunabhängig resorbiert, die orale Bioverfügbarkeit ist nicht bekannt. Das Verteilungsvolumen wird auf 30–40 l/kg geschätzt. Die Halbwertszeit liegt bei 5–6 Stunden, der Metabolismus erfolgt über CYP3A4 und FMO3 mit biliärer Ausscheidung.

Dasatinib ist für die Therapie der CML nach Versagen einer Imatinib-Therapie zugelassen.

Typische Dosierung: 140 mg/d oral in 2 Einzeldosen

Die absolute Bioverfügbarkeit von **Nilotinib** wird auf 30% geschätzt. Nahrungseinnahme verdoppelt die Resorption. das Verteilungsvolumen liegt bei 2–3 l/kg. Nilotinib wird durch hepatischen Metabolismus über CYP3A4 und biliäre Sekretion eliminiert, die Halbwertszeit liegt bei 17 Stunden. Nilotinib ist ein Substrat von P-Glykoprotein/ABCB1. Dies und der Metabolismus über CYP3A4 geben Anlass zu Interaktionen (Azole, Clarithromycin, Ritonavir und HIV-Proteasehemmer; Rifampicin, Carbamazepin, Erlotinib, Gefitinib, Imatinib und Dasatinib)

Nilotinib ist für die Therapie der CML nach Versagen einer Imatinib-Therapie zugelassen.

Typische Dosierung: 800 mg/d in 2 Einzeldosen (2 Stunden vor oder 1 Stunde nach einer Mahlzeit)

Sorafenib

Sorafenib ist ein multimodaler Kinasehemmer, es hemmt RAF-Kinasen sowie den VEGF-Rezeptor-2 und den PDGF-Rezeptor-β.

Die häufigste unerwünschte Wirkung ist ein Hand-Fuß-Syndrom, daneben Durchfall, akneiformer Hautausschlag und juckende trockene Haut, Hypertonie und Blutungen.

Pharmakokinetik und Indikationen. Die orale Bioverfügbarkeit von Sorafenib ist nicht bekannt, die Resorption wird durch fettreiche Nahrung um 30% herabgesetzt. Sorafenib wird hepatisch über CYP3A4 metabolisiert und als Glucuronid vor allem biliär ausgeschieden. Die Halbwertszeit liegt bei 48 Stunden.

Sorafenib ist für die Therapie von hepatozellulären Karzinomen und von Nierenzellkarzinomen (Second-Line nach IL-2 und Interferon-α2a) zugelassen.

Typische Dosierung: 800 mg/d in 2 Einzeldosen (leichte Mahlzeit oder 2 Stunden vor oder 1 Stunde nach einer fettreichen Mahlzeit)

Sunitinib

Sunitinib hemmt unter anderem die VEGF-Rezeptoren-1–3, RET, c-Kit, die PDGF-Rezeptoren und den CSF1-Rezeptor/CD115 (▶ Kap. 23.1).

Die häufigsten unerwünschten Wirkungen sind Durchfall, Übelkeit, Erbrechen, Appetitverlust und Stomatitis. Veränderungen des Geschmackssinns (Dysgeusie) treten bei 20% der Behandelten auf, ebenso häufig Verfärbungen der Haut, ein Hand-Fuß-Syndrom und Hautauschläge. Die wichtigsten, schweren unerwünschten Wirkungen – die dosislimitierend sein können –, sind Thromboembolien (1% Lungenembolie durch VEGF-Antagonismus, s. Bevacizumab), Thrombozytopenie, Neutropenie (durch Hemmung von c-KIT und CSF1-Rezeptor) und Hypertonie. Unter Sunitinib kann es auch häufig (25%) zu einer Hypothyreose kommen. Der Mechanismus ist unklar. Eine Hemmung der thyreoidalen Peroxidase wird postuliert.

Pharmakokinetik und Indikationen. Die orale Bioverfügbarkeit von Sunitinib ist nicht bekannt, die Resorption ist nahrungsunabhängig. Sunitinib hat ein großes Verteilungsvolumen (30 l/kg) und wird hepatisch über CYP3A4 metabolisiert, es entsteht ein aktiver Metabolit (Desethyl-Sunitinib). Die weiteren Metaboliten werden vor allem biliär ausgeschieden. Die Halbwertszeit von Sunitinib liegt bei 40–60 Stunden, die von Desethyl-Sunitinib bei ca. 100 Stunden. Die Interaktionen durch CYP3A4-Hemmer und -induktoren sind vorhersehbar (▶ Erlotinib, Dasatinib).

Sunitinib ist zugelassen für die Therapie von gastrointestinalen Stromatumoren (GIST, nach Imatinib-Versagen) und Nierenzellkarzinomen.

Typische Dosierung: 50 mg/d in 1 Einzeldosis über 4 Wochen, danach 2 Wochen Pause

Pazopanib

Pazopanib hemmt VEGF-Rezetoren-1–3, PDGF-Rezeptoren und c-KIT. Pazopanib ist erst 2010 zugelassen worden. Erfahrungen mit den Nebenwirkungen sind daher begrenzt, sie ähneln zum Teil denen von Sunitinib: häufig Durchfälle, Blutdrucksteigerungen, Übelkeit, Anorexie und Erbrechen, Dysgeusie, farbliche Veränderungen der Haare. Gravierende Nebenwirkungen waren Schlaganfälle und ausgeprägte Hepatotoxizität (Therapieabbruch bei Transaminasen >8-fach über der Norm).

Pharmakokinetik und Indikation. Die orale Bioverfügbarkeit und das Verteilungsvolumen von Pazopanib sind nicht bekannt, die Resorption wird durch Nahrung verdoppelt (zeitlicher Abstand notwendig, um Variationen zu vermeiden). Pazopanib wird hepatisch vor allem über CYP3A4 (und möglicherweise zu einem geringen Teil über CYP1A2 und CYP2C8) metabolisiert und biliär ausgeschieden. Interaktionen durch CYP3A4-Hemmer/-Induktoren sind ausgeprägt. Pazopanib ist auch ein Substrat für P-Glykoprotein/ABCB1. Die Halbwertszeit der Elimination liegt bei 31 Stunden. Bei eingeschränkter Leberfunktion muss die Dosis reduziert werden (cave Hepatotoxizität). Pazopanib hemmt UGT1A1 und kann bei Patienten mit Gilbert-Meulengraacht-Syndrom (▶ Tab. 5.1) die Hyperbilirubinämie verstärken.

Pazopanib ist für die (First-Line-)Therapie bei fortgeschrittenem Nierenzellkarzinom und auch nach Zytokin-Vorbehandlung (IL-2, Interferon-α2a) zugelassen.

61.3   Nebenwirkungen einer zytotoxischen Therapie

> **Lernziele**
>
> **Frühreaktionen**
> - Übelkeit und Erbrechen
> - Fieber, Schüttelfrost und anaphylaktoide Reaktionen
>
> **Spätreaktionen**
> - Knochenmarkdepressionen
> - Schleimhautatrophie
> - Haarausfall
> - Reproduktion (Hemmung und Schädigung)
> - Sekundärtumoren
>
> **Organtoxizität**

Bei der Betreuung von Patienten, die eine zytotoxische Chemotherapie bekommen sollen, ist eine adäquate Information wichtig, insbesondere die unerwünschten Wirkungen. Diese lassen einteilen in **Früh-** und **Spätreaktionen** und die **organspezifische Toxizität**.

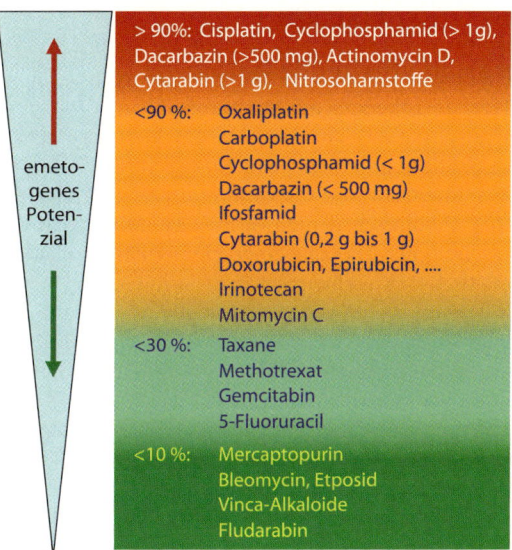

> **> 90%:** Cisplatin, Cyclophosphamid (> 1g), Dacarbazin (>500 mg), Actinomycin D, Cytarabin (>1 g), Nitrosoharnstoffe
>
> **<90 %:** Oxaliplatin
> Carboplatin
> Cyclophosphamid (< 1g)
> Dacarbazin (< 500 mg)
> Ifosfamid
> Cytarabin (0,2 g bis 1 g)
> Doxorubicin, Epirubicin, ...
> Irinotecan
> Mitomycin C
>
> **<30 %:** Taxane
> Methotrexat
> Gemcitabin
> 5-Fluoruracil
>
> **<10 %:** Mercaptopurin
> Bleomycin, Etoposid
> Vinca-Alkaloide
> Fludarabin

emetogenes Potenzial

Abb. 61.28 Unterschiedliches emetogenes Potenzial zytotoxischer Chemotherapeutika

61.3.1 Frühreaktionen

Als Frühreaktionen werden diejenigen Effekte bezeichnet, die unmittelbar unter der Therapie bzw. bis zum nächsten Tag auftreten: Erbrechen, Fieber, anaphylaktoide Reaktionen.

Übelkeit und Erbrechen

Übelkeit und Erbrechen treten in unterschiedlichem Ausmaß auf (Abb. 61.28). Sehr emetogen ist zum Beispiel Cisplatin. Es erbricht (fast) jeder Patient. Bleomycin, Etoposid, Vinca-Alkaloide, 6-Mercaptopurin lösen hingegen seltener Erbrechen aus (<10%).

Das Erbrechen hat oft 2 Komponenten, eine frühe Phase (am Tag der Therapie) und eine späte Phase (Erbrechen an den nächsten Tagen). Die frühe Phase lässt sich gut durch $5HT_3$-Rezeptor-Antagonisten (z.B. Ondansetron, Granisetron, Tropisetron, ▶ Kap. 14), das späte Erbrechen durch Gabe von Glucocorticoiden und Aprepitant (eine Substanz-P/Neurokinin-1 Rezeptor-Antagonist) verhindern. Eine gute antiemetische Therapie ist deshalb wichtig, weil sich sonst ein konditionierter Reflex einstellt.

Fieber, Schüttelfrost und anaphylaktoide Reaktionen

Es ist nachvollziehbar, das die Injektion von Interferon-α2a, Interleukin-2 (oder TNF-α) Fieber erzeugen. Analoges gilt für die Antikörper, die gegen Lymphozytenoberflächenproteine gerichtet sind (z.B. Alemtuzumab, Rituximab, Ofatumumab). Zahlreiche zytotoxische Substanzen können auch Zytokine freisetzen und damit einen Anstieg der Körpertemperatur bzw. eine anaphylaktoide Reaktion auslösen. Dazu gehören z.B. Bleomycin, Dacarbazin und Etoposid, bei denen in der Regel nur die Körpertemperatur steigt. Bei Bleomycin kann die anaphylaktoide Reaktion bei Patienten mit Lymphomen

besonders ausgeprägt sein und mit einem lebensgefährlichen Blutdruckabfall einhergehen, sodass in dieser Situation das Spritzen eine Testdosis (1–2 IE) empfohlen wird. Taxane lösen eine ausgeprägte anaphylaktoide Reaktion aus, die bei Paclitaxel die Vorbehandlung mit Glucocorticoiden sowie H1- und H2-Antagonist notwendig macht.

Anaphylaktische Reaktionen sind bei wiederholter Applikation von Asparaginase zu erwarten sowie bei monoklonalen Antikörpern möglich.

61.3.2 Spätreaktionen

Als Spätreaktionen treten neben einer Proliferationshemmung ein Zellzerfall und Sekundärtumoren auf. Die Proliferationshemmung betrifft die rasch wachsenden Gewebe, das sind das blutbildende Knochenmark, die Schleimhäute des Dickdarms, die Mund-, Anal- und Rektalschleimhaut, die Spermatogonien und die Haare.

Knochenmarkdepression

Fast alle zytotoxischen Chemotherapeutika lösen eine Knochenmarkdepression aus, das gilt auch für alle Kinasehemmer, die c-Kit hemmen (z.B. Imatinib, Dasatinib, Nilotinib, Sunitinib, Pazopanib). Besonders gefährlich ist die Neutropenie, die mit einem hohen Infektionsrisiko einhergeht und die Thrombopenie, bei der ein Blutungsrisiko besteht. In der Regel setzt die Neutropenie vor der Thrombopenie ein, die Anämie bildet sich erst mit Verzögerung aus, weil die Lebensdauer der Neutrophilen am kürzesten und die der Erythrozyten am längsten ist.

Interessant sind in diesem Zusammenhang:

- Zytotoxische Chemotherapeutika, die nur eine **geringe Knochenmarkdepression** auslösen und für Kombinationsschemata zugelassen sind, nämlich Bleomycin, Vincristin (**nicht** Vinblastin und die anderen Vinca-Alkaloide), Cisplatin (**nicht** Carboplatin und Oxaliplatin) und Dacarbazin.

- Der **unterschiedliche Nadir** (Tiefpunkt): Bei den meisten zytotoxischen Chemotherapeutika ist der Nadir der Leukozytenzahl zwischen Tag 8 und 12 nach Therapie erreicht. Bei adäquater Knochenmarkreserve werden um den Tag 15–21 wieder die ursprünglichen Zahlen an Leukozyten im peripheren Blut gemessen. Dies gilt nicht für Busulfan, Nitrosoharnstoffe und Mitomycin C. Diese können zum Teil verzögert einsetzende, lang anhaltende Knochenmarksuppression (Nadir nach >40 Tagen, Erholung erst nach >60 bis 100 Tagen) auslösen. Bei 6-Mercaptopurin setzt die Knochenmarksuppression ebenfalls langsam ein, sie ist aber rasch reversibel. Das **Ausmaß der Knochenmarkerholung** bestimmt, ob der Patient im **nächsten Zyklus** die volle Dosis bekommen kann, ob die Dosis halbiert werden muss oder der Zyklus verschoben werden soll.

- **Hämatopoetische Wachstumsfaktoren** wie Erythropoetin (▶ Kap. 42.3) und Filgrastim (▶ Kap. 42.4). Bei thrombopenischer Blutung muss ein Thrombozytenkonzentrat zugeführt werden. Die Anämie begünstigt das Auftreten eines chronischen Erschöpfungszustandes (Chronic-Fatigue-Syndrom). Daher wäre die Gabe von Erythropoetin sinnvoll. Allerdings kann Erythropoetin das Tumorwachstum fördern (wahrscheinlich durch illegitime Rezeptorexpression, ▶ Kap. 42.4). Die Gabe von Filgrastim (rekombinantem G-CSF) ermöglicht eine rasche Erholung der Neutrophilenzahl im peripheren Blut nach Hochdosis-Protokollen. Allerdings muss man sich auch hier vor Augen halten, dass diese Therapie möglicherweise das Auftreten von Zweittumoren begünstigt.

Schleimhautatrophie und Diarrhö

Bevor eine Chemotherapie begonnen wird, muss der Mund und der Rachen der Patienten zum Ausschluss von Infektionsquellen (z.B. eitrige Zahntaschen) untersucht werden. Das Auftreten einer Mukositis ist besonders bei Antimetaboliten ausgeprägt, z.B. löst Methotrexat regelmäßig eine starke Mukositis der Mundschleimhaut aus. Einen gewissen Schutz kann die Gabe von Leucovorin vermitteln. Unter Methotrexat können auch eine Mukositis der Analschleimhaut bzw. vulvovaginale Geschwüre auftreten. Die Darmschleimhaut wird besonders durch 5-Fluorouracil und Irinotecan gefährdet. Es treten außerdem profuse Durchfälle auf.

Für die Therapie der Mukositis (rascheres Abheilen) ist Palifermin (FGF-7) zugelassen (▶ Kap. 23.3).

Haarausfall

Der Haarausfall beginnt nach 2–4 Wochen; er ist in der Regel reversibel. Ausgeprägt ist die Alopezie bei Anthracyclinen, Taxanen, Vinca-Alkaloiden, Ifosfamid und Etoposid. Für Frauen lässt sich rechtzeitig eine Perücke planen, deren Kosten in der Regel von den Krankenkassen übernommen wird.

Reproduktion

Die Spermatogenese wird durch die zytotoxische Chemotherapie gehemmt. Die Hemmung kann irreversibel sein. Es empfiehlt sich daher bei Männern vor der Therapie Sperma einzufrieren. Unter zytotoxischer Chemotherapie kommt es zwar in der Regel zur Ovulationshemmung, eine Kontrazeption ist jedoch dringend anzuraten, weil die zytotoxische Chemotherapie teratogen wirkt.

Sekundärtumoren

Nach zytotoxischer Therapie können Zweittumoren auftreten. Das höchste Risiko tragen Procarbazin, die Nitrosoharnstoffe und die Topoisomerase-II-Hemmer Etoposid sowie Teniposid. Bei anderen Alkylanzien ist die Latenz länger und das Risiko niedriger. Sekundärtumoren sind häufig myelodysplastische Syndrome und myeloische Leukämien. Es kommen aber auch Lymphome, Sarkome und andere solide Tumoren vor.

61.3.3 Organtoxizität

Niere und ableitende Harnwege

Bei Hochdosistherapie mit **Methotrexat** kann dieses im sauren Harn ausfallen, daher muss der pH-Wert des Harns alkalisch gehalten und ausreichend Flüssigkeit (3 l/d) zugeführt werden. Die Gabe von **Cisplatin** erfordert eine Chlorurese, um den Tubulusschaden zu verhindern. **Mitomycin C** kann bei systemischer Therapie einen glomerulären Schaden mit hämolytisch-urämischem Syndrom auslösen.

Vincristin und **Vinblastin** können ein Syndrom der unverhältnismäßigen ADH-Sekretion auslösen (SIADH-S: syndrome of inappropriate ADH-secretion). Durch die Freisetzung von Vasopressin/ADH aus der Neurohypophyse kommt es zur hypotonen Hyperhydratation, deren Leitsymptom das Hirnödem mit den Symptomen Benommenheit, Übelkeit, langsamer Puls ist (Labor: Hyponatriämie).

Cyclophosphamid, Ifosfamid und **Trofosfamid** erzeugen eine hämorrhagische Zystitis, daher Begleittherapie mit MESNA.

Herz

Anthracycline (Doxo-, Daunorubicin, Epirubicin, Idarubicin; selten Mitoxantron) lösen eine kumulative Kardiotoxizität mit dilatativer Kardiomyopathie und ein akutes Syndrom (Perikarderguss, Arrhthmien) aus.

Eine Herzinsuffizienz wird auch unter **Trastuzumab, Bevacizumab, Lapatinib, Sorafenib, Sunitinib** und den anderen Kinase-Inhibitoren beobachtet.

Unter Hochdosistherapie mit **Cyclophosphamid** oder Ifosfamid kann es zur Myokarditis kommen.

Lunge

Bleomycin kann eine Lungenfibrose auslösen; dies erfolgt durch Freisetzung von TGF-β (▶ Kap. 23.4). Das gilt auch für **Busulfan** (selten unter Melphalan, Chlorambucil und Mitomycin C), **Carmustin,** das vor allem bei Kindern eine verzögert einsetzende Pulmonalfibrose induzieren kann, und **Rituximab.**

Methotrexat löst eine reversible Pneumonitis aus. Pulmonale Infiltrate werden unter **Bortezomib, Cetuximab** und den niedermolekularen Kinasehemmern beobachtet. Diese lösen auch häufig Pulmonalergüsse aus.

Leber

Transaminasenanstiege werden häufig beobachtet. Eine spezifische Hepatotoxizität (Häufung unter Therapie) gilt für **Methotrexat,** vor allem bei chronischer niedrig dosierter Gabe – Leberfibrose, Procarbazin, Mercaptopurin, Asparaginase, Pazopanib, Cytarabin und Carmustin als nachgewiesen.

Unter Hochdosistherapie mit Alkylanzien (Cyclophosphamid, Ifosfamid, Thiotepa, Busulfan, Melphalan, Carmustin) und Carboplatin kann es zur Thrombose der Lebervenen kommen (VOD = veno-occlusive disease).

61

Nervensystem

Vincristin und andere **Vinca-Alkaloide** lösen eine **periphere und autonome Neuropathie** aus. Bei **Taxanen** dominiert die **sensorische Neuropathie**, eine Neuropathie ist auch bei **Bortezomib** häufig. Bei **Cisplatin, Carboplatin** und vor allem **Oxaliplatin** (dosislimitierend) kann eine periphere **Neuropathie** (sensorisch betont) auftreten. **Cisplatin** erzeugt auch einen **Hochtonschaden. 5-Fluorouracil** kann eine **zerebelläre Ataxie** auslösen. Unter **Procarbazin** können Depressionen und Psychosen auftreten. Nach der Chemotherapie können die intellektuelle Leistung, das Gedächtnis, das Konzentrationsvermögen und die sprachlichen Leistungen abnehmen. Der Mechanismus ist unklar.

Haut

Hyperpigmentierungen und eventuell eine **juckende Dermatitis** finden sich vor allem nach Busulfan, 5-Fluorouracil, Procarbazin und Cytarabin. Dactinomycin löst ebenfalls eine **Dermatitis** aus, die durch Bestrahlung verstärkt wird. Unter Bleomycin werden gehäuft **juckende Erytheme, Hyperpigmentierung, Bläschen** und **Ulzera** beobachtet. EGF-Rezeptor-Inhibitoren lösen einen **Akne-ähnlichen Hautausschlag** aus. 5-Fluorouracil, Pemetrexed, Lapatinib, Sorafenib können ein Hand-Fuß-Syndrom (Erythrodysästhesie-Syndrom) verursachen.

61.4   Resistenzmechanismen

Das erstaunliche an einer zytotoxischen Chemotherapie ist der Umstand, dass sie in vielen Fällen versagt bzw. das Ergebnis sehr variabel ist. Mechanismen, die dazu beitragen, sind:

- **Pharmakokinetische Gründe:** Das Chemotherapeutikum erreicht die Tumorzellen nicht. Ein Beispiel ist der Relaps der akuten lymphatischen Leukämie aus Zellen, die jenseits der Blut-Hirn-Schranke liegen. Methotrexat wird deshalb heute intrathekal appliziert bzw. eine Bestrahlung des Kopfes durchgeführt. Ein anderes Beispiel ist die fehlende Aktivierung von Ifosfamid oder Cyclophosphamid durch die entsprechenden CYPs.
- **Zellkinetische Gründe:** Der therapeutische Erfolg ist nach wie vor eng mit dem Anteil an Zellen verknüpft, die den Zellzyklus durchlaufen. Wenn der Anteil an ruhenden G0-Zellen hoch ist, ist die therapeutische Antwort meistens geringer.
- **Verlust responsiver Elemente im Zellzyklus bzw. Überexpression antiapoptotischer Proteine:** Die zytotoxische Chemotherapie löst in der Regel den Zelltod durch Aktivierung apoptotischer Mechanismen aus. Wenn proapoptotische Gene mutiert werden oder ihre Expression verloren geht, kann der Zelltod nicht ausgelöst werden. Das Paradebeispiel ist der Verlust bzw. die inaktivierenden Mutationen von p53, wo nach DNA-Schaden keine oder nur eine stark herabgesetzte Apoptoseinduktion beobachtet wird (◘ Abb. 61.6). Ebenso können Tumorzellen antiapoptotisches Proteine überexprimieren, wie z.B. BCL-2, das die Apoptose verhindert, weil ein proapopto-

tisches Signal den Schwellenwert nicht erreicht, um die Wirkung von BCL-2 aufzuheben (s. ◘ Abb. 61.6).
- **Herabgesetzte Aufnahme:** Methotrexat muss über den Transporter für reduziertes Folat (RFT/RFC) aufgenommen werden. Unter Selektionsdruck können Zellen expandieren, die diesen Transporter nicht mehr exprimieren, sondern nur noch den Protonen-gekoppelten Folat-Transporter.
- **Erhöhte Ausscheidung aus der Zelle:** Das MDR-1-Gen, das P-Glykoprotein/ABCB1 codiert, kann massiv amplifiziert sein. Dieser ABC-Transporter pumpt viele zytotoxische Substanzen aus der Zelle, z.B. Vinca-Alkaloide, Epipodophyllotoxine, Anthracycline, Dactinomycin. Analoge Mechanismen gelten für andere ABC-Transporter, z.B. MRP4 (ABCC4) und MRP5 (ABCC5), die Nukleotide (Gemcitabin-Monophosphat, Thio-IMP) und Methotrexat entfernen können.
- **Fehlende metabolische Aktivierung/beschleunigter Abbau:** Cytarabin und andere Pyrimidinbasen müssen mit der Deoxycytidinkinase zum Ribonukleotid-Monophosphat phosphoryliert werden. Eine verringerte Expression des Enzyms schützt vor der Toxizität von Cytarabin, Gemcitabin etc. Cytarabin kann auch durch Überexpression der Cytidindesaminase rascher in der Zelle inaktiviert werden.
- **Mutation/Amplifikation des Zielenzyms:** Das erste Beispiel, das beobachtet wurde, war die massive Amplifikation der DHFR (Dihydrofolatreduktase). Es fanden sich auf Minichromosomen bis zu 1000 Kopien des DHFR-Gens. Wenn statt 10 Moleküle der DHFR in einer Zelle 10.000 sind, reicht auch eine Konzentration von Methotrexat nicht aus, die zur Hemmung von 99,9% führt (das ist eine Konzentration, die ca. 1000-fach über der K_D liegt). Es sind noch immer 10 aktive Enzyme in der Zelle. Die Alternative ist eine Mutation, die die Bindung von Methotrexat verhindert. Eine Amplifikation und/oder Mutation findet sich auch bei er Thymidylatsynthase, die damit der Hemmung durch 5-Fluorouracil entkommt. Bei BCR-ABL gibt es 32 Mutationen, die zu einem Verlust der Imatinib-Bindung führen.
- **Hormonale Therapie:** Bei hormonabhängigen Tumoren sind die Zellen nicht (mehr) auf eine hormonale Kastrationstherapie (durch SERM's, Androgenrezeptorantagonisten, GNRH-Agonisten/Antagonisten, Aromatase-Hemmung) empfindlich, wenn die Estrogen- oder Androgen-Rezeptoren nicht (mehr) exprimiert werden.
- **Amplifikation des DNA-Repairs:** Zellen werden gegen alkylierende Verbindungen und interkalierende Antibiotika auch dadurch resistent, weil sie die verschiedenen Enzyme der DNA-Reparatur überexprimieren.

Weiterführende Literatur

Galea MH, Blamey RW, Elston CE, Ellis IO (1992) The Nottingham Prognostic Index in primary breast cancer. Breast Cancer Research & Treatment 22:207-219

O'Neil BH, Goldberg RM (2008) Innovations in chemotherapy for metastatic colorectal cancer: an update of recent clinical trials. Oncologist 13:1074-1083

Ito T, Ando H, Suzuki T, Ogura T, Hotta K, Imamura Y, Yamaguchi Y, Handa H (2010) Identification of a primary target of thalidomide teratogenicity. Science 327:1345-1350

Yamamoto S, Inoue K, Murata T, Kamigaso S, Yasujima T, Maeda JY, Yoshida Y, Ohta KY, Yuasa H (2010) Identification and functional characterization of the first nucleobase transporter in mammals: implication in the species difference in the intestinal absorption mechanism of nucleobases and their analogs between higher primates and other mammals. J Biol Chem 285:6522-6531

Zhao R, Qiu A, Tsai E, Jansen M, Akabas MH, Goldman ID (2008) The proton-coupled folate transporter: impact on pemetrexed transport and on antifolates activities compared with the reduced folate carrier. Mol Pharmacol 74:854-862

Zhang XW, Yan XJ, Zhou ZR, Yang FF, Wu ZY, Sun HB, Liang WX, Song AX, Lallemand-Breitenbach V, Jeanne M, Zhang QY, Yang HY, Huang QH, Zhou GB, Tong JH, Zhang Y, Wu JH, Hu HY, de Thé H, Chen SJ, Chen Z (2010) Arsenic trioxide controls the fate of the PML-RARalpha oncoprotein by directly binding PML. Science 328:240-243

Kheirallah S, Caron P, Gross E, Quillet-Mary A, Bertrand-Michel J, Fournié JJ, Laurent G, Bezombes C (2010) Rituximab inhibits B-cell receptor signaling. Blood 115:985-994

Toxikologie

Allgemeine Toxikologie

M. Freissmuth

Einleitung

Die medizinische Toxikologie beschäftigt sich mit der schädlichen Wirkung von Fremdstoffen auf den Menschen. Das Forschungsfeld kann auf Pflanzen, Tiere etc. in der Umwelt ausgedehnt werden (Ökotoxikologie). Die Toxikologie verfolgt zwei Ziele: Intoxikationen zu behandeln und Intoxikationen zu verhindern. Das Erkennen und Behandeln von akuten Intoxikationen ist Aufgabe der klinischen Toxikologie. Die forensische Toxikologie sichert mit den Methoden der Gerichtsmedizin und der analytischen Chemie die Diagnose ab und leistet durch ihren Beitrag zur Verbrechensbekämpfung Prävention im juristischen Sinn. Die regulatorische Toxikologie verwendet die Einsichten aus der deskriptiven und mechanistischen Betrachtung von toxischen Wirkungen, um gesetzliche Grenzwerte festzulegen, die Intoxikationen verhindern, insbesondere durch Nahrungsmittel (Lebensmitteltoxikologie), Arzneimittel (Arzneimitteltoxikologie) und industrielle und gewerbliche Chemikalien (Gewerbetoxikologie). Dies ist nur möglich, wenn das Risiko vernünfig abgeschätzt werden kann. Von besonderem Interesse sind irreversible toxische Veränderungen wie ein chemisch induzierter Krebs. In diesem Kapitel wird ein Überblick über die Behandlung der akuten Vergiftung gegeben sowie die Probleme der Risikoabschätzung am Beispiel der Kanzerogenese beschrieben.

62.1   Einleitung

> **Lernziele**
>
> **Begriffserklärungen**
> - Gift
> - Klassifizierung: Toxikodynamik und Toxikokinetik
> - Akute Vergiftung
> - Chronische Vergiftung

Gifte faszinieren, und Giftmorde beflügeln die Phantasie. Intuitiv werden sie in die Nähe des perfekten Mordes gerückt. Homizidale Vergiftungen (Giftmorde) sind allerdings heute deutlich seltener als früher. Bei näherer Betrachtung ist es nämlich gar nicht so leicht, jemanden zu vergiften. Das ideale Gift ist geruchlos, geschmacklos und farblos. Es wirkt in kleinen Dosen (damit man es leicht und unauffällig einbringen kann) und verlässlich, aber mit einer Latenzphase von einigen Stunden. Die Sofortwirkung ist ungünstig, weil sich der Kreis der Verdächtigen einschränkt bzw. weil sich beim Vorkoster Symptome einstellen. Ein Gift, das alle diese Kriterien erfüllt und daher über Jahrhunderte das ideale Gift war, ist Arsen (▶ Kap. 71). Seit es sich durch die Marsh'sche Probe nachweisen lässt (Einführung im 19. Jahrhundert), ist sein Gebrauch aber zurückgegangen.

Wie in ▶ Kap. 1 ausgeführt, hat Paracelsus schon vor mehr als einem halben Jahrtausend erkannt, dass prinzipiell jeder Stoff giftig sein kann. Auch wenn der Spruch: »Die Dosis macht das Gift.«, allgemein bekannt ist, ist es für Laien schwer nachvollziehbar, dass man sich z.B. sogar mit Wasser vergiften kann. Tatsächlich wurde die rasche Zufuhr von Wasser zumindest seit dem Mittelalter als Foltermethode verwendet.

 Stoffe werden nur dann als Gifte oder Schadstoffe klassifiziert, wenn der Umgang mit ihnen oder ihre Aufnahme mit einem hohen Risiko einer Schädigung des menschlichen Körpers bzw. von Tieren oder Ökosystemen verbunden ist.

Gifte werden wie Pharmaka charakterisiert:
- **Toxikodynamik:** Beschreibt die Wirkungen des Giftstoffes auf unterschiedlichen Ebenen, z.B. molekular, zellulär oder ganzer Organismus
- **Toxikokinetik:** Verfolgt das Schicksal des Giftstoffs im Organismus (▶ Kap. 1)

Die öffentliche Wahrnehmung über Gifte ist verzerrt. Das hat mehrere Gründe. Es beginnt damit, dass das Wort Vergiftung im Deutschen zwei Bedeutungen hat, nämlich den Akt der Giftbeibringung und das daraus resultierende Krankheitsbild. Man kann diese Ambiguität auch daran erkennen, dass eine Arzneimittelvergiftung meist dann nur als solche aufgefasst und statistisch erfasst wird, wenn die Beibringung nicht im Zusammenhang mit der Therapie stand bzw. in der Absicht erfolgte, sich selbst oder jemanden anderen zu vergiften. Krankenhauseinweisungen wegen unerwünschter Arzneimittelwirkungen sind in den Industrienationen sehr häufig, nämlich 3–6% aller Krankenhauseinweisungen. Auch akute Todesfälle, die im Rahmen von Drogenkonsum auftreten (z.B. goldener Schuss bei Heroin oder ein epileptischer Anfall bei Crack etc.) sind Vergiftungen. Sie werden aber meist in separaten Statistiken erfasst. Bei chronischen Vergiftungen ist die Situation noch schwieriger zu überblicken. Ein Bronchialkarzinom wird in der Regel nicht als das Produkt einer chronischen Vergiftung mit Tabakrauch betrachtet.

In dieser Gemengelage, in der es wenig brauchbare Zahlen gibt, blüht die unsachliche Diskussion und es gedeihen Gruppenegoismus und Verschwörungstheorien. Vermeidbare Gifte (Tabak) werden von verschiedenen Lobbys oft banalisiert. Proponenten des freien Konsums von Cannabis-Zigaretten blenden gern die kanzerogenen Teerstoffe im Rauch dieser angeblich so gesunden Droge aus. Doping im Sport ist auch eine Form der chronischen Vergiftung, die nachweislich wiederholt zu Todesfällen, Kardiomyopathien etc. führt. Andere Lobbys bevorzugen den hysterischen Diskurs, um das Bild von der drohenden permanenten Vergiftung durch die zahlreichen chemischen Stoffe in unserer Umwelt zu projizieren. Die durch die Medien geschürte Aufregung oszilliert zwischen Dioxin, Pestizidrückständen im importierten Obst und Gemüse (die inkriminierte Produkte sind fast immer Produkte aus dem Ausland), Amalgam in den Zahnplomben, Feinstaub und der Gefahr, die von Nahrung mit genetisch modifizierter Nahrung ausgeht. Das ganzheitliche Bild, das alle diese Gefahren in eine erfundene Erkrankung destilliert, ist die sogenannte Chemikalienüberempfindlichkeit (**multiple chemical sensitivity**), bei der unspezifische Symptome (chronische Erschöpfung, Kopfschmerz, andere Befindlichkeitsstörungen) als Resultat der Aufnahme kleiner Giftmengen betrachtet werden. Tatsächlich muss festgehalten werden, dass chronische Intoxikationen in Europa früher viel häufiger waren als heute, weil z.B. die Belastung unserer Nahrung mit Giftstoffen aus Pilzen drastisch abgenommen hat. Hepatozelluläre Karzinome sind zum Beispiel in Ostafrika häufig (wegen des Befalls mit Schimmelpilzen, die Aflatoxine produzieren) und nicht in Europa. Diese Betrachtung sollte nicht den Eindruck erwecken, dass eine Senkung von Schadstoffen nicht erstrebenswert wäre. Wünschenswert wäre es aber, wenn beschränkte Ressourcen unaufgeregt darauf fokussiert werden, diejenigen Giftquellen zu eliminieren, die tatsächlich eine nachweisbare Gefahr darstellen. Dazu gehören zum Beispiel viele Kohlenmonoxidquellen, die regelmäßig zu Todesfällen führen, und der präzisere Umgang mit Arzneimitteln, da Einnahme- oder Dosierungsfehler nachweislich häufig zu Vergiftungen und Krankenhauseinweisungen führen.

Akute Vergiftungen sind typischerweise die Folge einer einmaligen Giftaufnahme, die nach einer kurzen Latenz (Stunden bis Tage) zu bedrohlichen Situation führen. Diese können einen tödlichen Ausgang nehmen oder zu einer raschen **Restitutio ad integrum** führt. Die Giftzufuhr ist in der Regel peroral (80%). Inhalatorische Vergiftungen (15%) und perkutane Vergiftungen (5%) sind deutlich seltener. Die Injektion von Giften in homizidaler Absicht ist eher selten (medizinisches Umfeld > Geheimdienste, ▶ Kap. 1).

Chronische Vergiftungen sind Vergiftungen, wo die Symptome schleichend beginnen. In der Regel erfolgt die Exposition über lange Zeit, das Gift akkumuliert im Organismus, bis es Schwellenwerte erreicht, um die einzelnen Symptome auszulösen. Allerdings ist eine chronische Intoxikation auch möglich, wenn ein Giftstoff in hoher Dosierung zugeführt wird, der dann lange im Organismus persistiert. Für einige Gifte gilt, dass eine kurze Einwirkungsdauer mit einer hohen Giftstoffmenge denselben Effekt auslöst wie eine lange Einwirkungsdauer bei niedriger Konzentration. Dies lässt sich auch mathematisch formulieren als **Haber'sche Regel**: $C \cdot t = k$.

Das Produkt aus Konzentration (C) und Dauer (t) ergibt einen konstanten (k) biologischen Effekt.

Die Haber'sche Regel gilt für **Summationsgifte.** Klassische Summationsgifte sind Kanzerogene. Die Haber'sche Regel gilt aber auch für **Kumulationsgifte.** Das sind Gifte, die eine sehr lange Halbwertszeit im Körper haben, weil sie in einem Depot akkumulieren. Dazu gehören z.B. Quecksilber, Blei, Cadmium und Dioxin. Die Haber'sche Regel ist natürlich nur eine Daumenregel und der mathematische Zusammenhang ist nicht so streng, dass diese Beziehung immer gilt. Zunächst gibt es auch bei Kumulationsgiften und Summationsgiften einen Schwellenwert, unter dem kein Effekt auftritt, weil z.B. die Reparaturmechanismen ausreichen, um den DNA-Schaden wieder zu beseitigen bzw. weil das Schwermetall durch Bindung an Speicherproteine wie Metallothionin unschädlich gemacht wird. Bei kurz wirksamen Giften, die rasch wieder ausgeschieden werden und keine permanenten Defekt setzen, den **Konzentrationsgiften,** ist die Haber'sche Regel unbrauchbar, denn sie trifft nicht zu. Das gilt für die meisten Gifte, die akute Vergiftungen auslösen.

Ökotoxikologisch sind nur solche Gifte relevant, die **3 Kriterien** erfüllen. Sie müssen:

- auf Lebewesen giftig wirken
- chemisch stabil sein
- sich in Lebewesen anreichern

Die chemische Stabilität führt dazu, dass die Substanzen weder in der Umwelt (z.B. durch die UV-Strahlung: Photooxidation) noch in Organismen durch Enzyme metabolisiert werden können. Chemische Stabilität alleine reicht allerdings nicht aus (Gold oder Granit sind auch chemisch stabil). Die chemische Stabilität und Anreicherung in Organismen führt dazu, dass sich die Giftstoffe in der Nahrungskette anreichern. Es ist zwar politisch korrekt von einem »food web« – Nahrungsnetzwerk – zu sprechen, weil dann keinem Tier eine privilegierte Position zugewiesen wird. Für die toxikologische Betrachtung ist das aber unbrauchbar, wie sich anhand von 2 Beispielen illustrieren lässt:

- Alkyl-Quecksilberverbindungen wurden früher als Saatbeizmittel verwendet. Die Zugvögel fraßen das Saatgut auf ihrem Weg in den Norden und akkumulierten die organischen Quecksilberverbindungen in ihrem Körper. Eine besonders hohe Konzentration wurde aber im Gewebe der Raubvögel in Skandinavien gemessen, die diese Zugvögel fraßen und damit am Ende der Nahrungskette standen. Dementsprechend ging ihre Population stärker zurück (Für einen Raubvogel ist Ataxie ungünstig, ▶ Kap. 69).
- Starke Anreicherungen ergaben sich in aquatischen Nahrungsketten, weil diese so lang sind. Berühmt sind die Untersuchungen in Flussmündungsgebieten des Long Island Sound, wo die Konzentration von DDT im Wasser bei 3×10^{-6} ppm (parts per million), im Plankton bei 0,04 ppm, in Elritzen 0,5 ppm, in großen Fischen bei 2 ppm und im Gewebe von Fischadlern bei 25 ppm lag. Je nachdem welche Spezies man betrachtet wurde DDT entlang der Nahrungskette um den Faktor von ca. 1 Million (große Fische, als menschlich Nahrung relevant) oder 10 Millionen (Seeadler) angereichert.

62.2   Akute Intoxikation

> **Lernziele**
> - Häufigkeit akuter Vergiftungen
> - Diagnostische Fragestellungen
> - Therapeutische Prinzipien
> - Primäre und sekundäre Detoxifikation
> - Spezifische Antidote und Komplexbildner

62.2.1 Häufigkeit akuter Vergiftungen

Vergiftungen sind häufige Ursachen für akute (potentiell lebensbedrohliche) Situationen. Wenn man Patienten betrachtet, die im komatösen Zustand (bewusstlos) in einem Spital (typischerweise in der Notfallaufnahme) aufgenommen werden, liegt im mitteleuropäischen Raum bei ca. 30% eine Vergiftung vor. Die **Vergiftungsursachen** bei akuten Intoxikationen sind häufig:

- Pharmaka (inkl. Drogen) (>50%): Dies umfasst vor allem die Analgetika Acetylsalicylsäure und Paracetamol, weil diese leicht verfügbar sind (rezeptfreie Abgabe); Schlafmittel; Antidepressiva, »mood stabilizer«/Stimmungsstabilisatoren« (z.B. Carbamazepin, Valproinsäure, Lithium) und Neuroleptika/Antipsychotika, weil die vorliegenden psychiatrischen Grunderkrankungen zum Suizid prädisponieren
- CO (>20%)
- Alkohol
- Haushaltschemikalien

Andere Ursachen sind selten, nämlich landwirtschaftliche (Pestizide) und gewerbliche Chemikalien, Pilze, Pflanzen, Tiere.

62.2.2 Diagnostische Fragestellungen

Es ist notwendig, den **Vergiftungshergang** zu rekonstruieren um das Ausmaß und die voraussichtliche Gefährlichkeit der Vergiftung abzuschätzen. Man kann sich dabei an einer abgewandelte Version der »7 Fragen des Kriminalisten« orientieren: Wer, was, wo, womit/wie, warum, wann, wie viel? (Im Original lauten sie: Quis, quid, ubi, quibus auxiliis, cur, quomodo, quando – in der Medizin interessiert aber auch die Frage »wie viel«, die in der Kriminalistik nicht so gestellt wird). In der allgemeinen Aufregung ist es notwendig, gezielt folgende **Fragen zu stellen,** auch schon bei telefonischen Auskünften:

- **Was bzw. Womit?** Bei Intoxikationen ist nicht nur die gezielt Anamnese (inkl. Fremdanamnese) durchzuführen, sondern auch Material für die nachträgliche (gerichtsmedizinisch-chemische) Untersuchung zu gewinnen. Dieses Material wird als Asservat bezeichnet. **Asservat** inkludiert **Erbrochenes, das Material aus der Magenspülung, Stuhl, Urin, Tablettenreste, Medikamentenpackungen.** Gerade nach diesen muss man suchen bzw. die Angehörigen danach fragen, weil sie diese oft mitbringen oder dem Personal des Rettungs-/Notarztwagens mitgehen. Auf das Material wird aber bei der Übergabe des Patienten vergessen. Unbedingt notwendig ist die Sicherung eines Asservats bei schweren Vergiftungen oder beim Verdacht auf eine kriminelle Handlung zur Bestätigung der klinischen Diagnose durch den Giftnachweis.
- **Wann?** Viele Vergiftungen haben eine ausgesprochen lange Latenzphase, z.B. bis zu mehr als 24 Stunden, bevor der Leberschaden nach Vergiftung mit Paracetamol, Knollenblätterpilzen und anderen »Lebergiften« klinisch und laborchemisch fassbar wird.
- **Wie viel?** Typischerweise werden Angabe mit Trivialmaßen gemacht, aus denen die Menge geschätzt werden muss (◻ Tab. 62.1)

◻ **Tab. 62.1** Trivialmaße und Mengenschätzung

Trivialmaß	Volumen/Menge
1 Tropfen	- **wässrige Lösung:** ca. 0,05 ml = 50 µl (20 Tropfen = 1 ml) - **alkoholisch Lösung, Seifenlösung:** weniger (Tropfen kleiner, weil geringere Oberflächenspannung)
1 Kaffee-/Teelöffel	ca. 2–5 ml
1 Kinderlöffel	ca. 10 ml
1 Esslöffel	15–20 ml
1 Tasse	100–150 ml
1 (Wasser-)Glas	200 ml
1 Schluck	0,2–1 ml/kg Körpergewicht

- **Warum?** Vergiftungen können wie folgt eingeteilt werden:
  - **Akzidentell:** Typisch sind Verwechslung durch Aufbewahrung von Flüssigkeiten in falschen Behältern, z.B. Nitroverdünnung etc. in Bierflaschen.
  - **Suizidal:** Beim Verdacht auf Suizid lässt sich durch anamnestisches befragen des Betroffenen und/oder der Angehörigen nach typischen Verhaltensauffälligkeiten suchen (präsuizidales Syndrom: situative Einengung, Ausweglosigkeit etc.). Alle Patienten, die ein Suizid versucht haben, müssen adäquat psychiatrisch versorgt werden. Gefährlich und tragisch ist die Sequenz: Der Patient übersteht die Vergiftung, die nicht als Suizidversuch erkannt wird. Es erfolgt keine psychiatrische Therapie und er unternimmt einen zweiten Versuch (der dann meist »erfolgreich« ist).
  - **Homizidal:** Viele typische Mordgifte, z.B. Kaliumcyanid (KCN, Zyankali) oder Blausäure (HCN) sind so leicht erhältlich. Wichtig ist der Umstand, dass potentiell tauglichen Giften (Arzneimitteln; Rodentiziden = Rattengift) eine Warnfarbe zugesetzt wird. Zugänglich sind z.B. Rodentizide (Ratten-/Mäusegift, rote Körner), die Cumarine als Vitamin-K-Antagonisten enthalten. Diese erschwert die Beimengung ins Essen etc. Bei Vergiftungen mit Metallsalzen (z.B. Chromat, Kupfersalze) kann das Erbrochene verfärbt sein. Allerdings sollte man als Alternative in Erwägung ziehen, dass das Erbrochene durch eine Warnfarbe (rot, grün, blau) verfärbt ist und die Farbe nicht als Hinweis für eine Vergiftung mit Chromat, Kupfer etc. werten.

Bei **Kindern** wird das **Ausmaß der Giftaufnahme** meist überschätzt, daher ist die Rekonstruktion wichtig. Dank der Aufklärung und Kindersicherung bei Arzneimittelpackungen sind Vergiftungen mit Pharmaka bei Kindern zurückgegangen, dennoch sind sie nach wie vor eine häufige Todesursache bei Kleinkindern. **Kleinere Kinder** (1–3 Jahre, die die Wohnung erkunden) vergiften sich meist mit **Haushaltschemika-**

◘ Abb. 62.1 Entscheidungsalgorithmus bei Verdacht auf eine akute Intoxikation

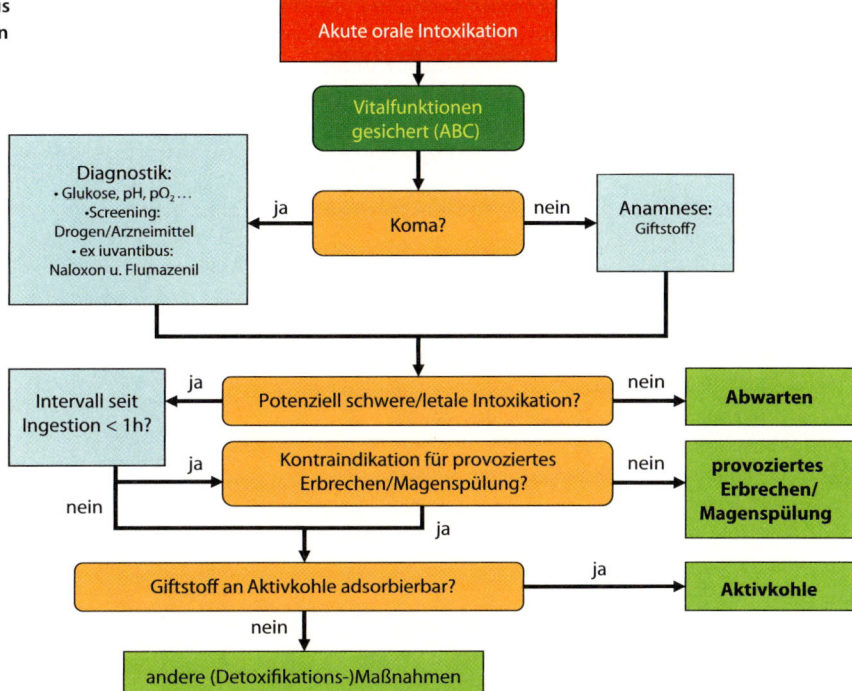

lien, **größere Kinder** (>3 Jahre, die bereits Erwachsene nachahmen) mit **Arzneimitteln.** Bei **Jugendlichen** dominieren **Drogen, Drogenersatzstoffe** und **Alkohol.**

62.2.3 Therapeutische Prinzipien

Das Ziel der Anamnese und klinischen Untersuchung ist die Abschätzung des Schweregrades der Vergiftung, um die weitere Vorgangsweise festzulegen (◘ Tab. 62.2).

Die **Soforttherapie bei einer akuten Vergiftung** stützt sich auf:

- Aufrechterhaltung der Vitalfunktionen
- Maßnahmen zur Verhütung weiterer Resorption (primäre Detoxifikation)
- Maßnahmen zur Beschleunigung der Giftelimination (sekundäre Detoxifikation)
- Antidot-Therapie
- allgemeine Intensivtherapie

Ein Vorschlag für eine strukturierte Vorgangweise ist im diagnostisch-therapeutischen Algorithmus von ◘ Abb. 62.1 gezeigt.

Zur **Aufrechterhaltung der Vitalfunktionen** empfiehlt es sich nach dem (erweiterten) ABC(D)-Schema vorzugehen:

- **A: Atemwege frei?** Atmet der Patient? Wie hoch ist die Atemfrequenz? Welcher Atemtyp liegt vor? Sind die Lippen/Schleimhäute blau (Sauerstoffsättigung mit Pulsoxymetrie)? Hat sie/er aspiriert (= entfernen, absaugen)? Sind die Atemwege frei (Überstrecken des Kopfes, Vorziehen des Unterkiefers- Esmarch-Handgriff); stabile Seitenlage. Bei **Krämpfen** Applikation von Diazepam 10 mg langsam i.v. – wenn kein venöser Zugang möglich auch i. m.; maximal 2-mal wiederholen (30 mg insgesamt innerhalb einer Stunde); bei Kindern 2 mg/10 kg
- **B: Beatmung:** Mund-zu-Mund, Ambobeutel oder maschinell. Liegt ein Gift vor, das zu einem toxischen Lungenödem führen kann → prophylaktische Glucocorticoidadministration (► Kap. 63)

◘ Tab. 62.2 Klassifikation der Vergiftungen nach ihrem Schweregrad

Grad	Bewertung der Symptomatik	Prognose	Weiteres Procedere
1	**leichte Vergiftung:** milde, selbstlimitierende Symptome	vorübergehend	abwarten, Beobachtung
2	**mittelschwere Vergiftung:** ausgeprägte Symptome	keine Lebensgefahr	primäre/sekundäre Detoxifikation
3	**schwere Vergiftung:** lebensbedrohliche Symptome	es besteht Lebensgefahr	Intensivmedizin
4	**tödliche Vergiftung**		

- **C: Zirkulation:** Hat der Patient einen tastbaren Puls? Wie hoch ist der Blutdruck? Gibt es im EKG Hinweise auf kurzes PQ-Intervall (Atropin, trizyklische Antidepressiva, [typische] Neuroleptika/Antipsychotika), Verbreiterung des QRS-Komplexes und langes QT-Intervall (trizyklische Antidepressiva, Neuroleptika/Antipsychotika, Carbamazepin).
  Bei **Kreislaufstillstand** steht die (mechanische) Reanimation im Vordergrund (»Herzmassage«, Beatmung). Adrenalin kann appliziert werden (der Nachweis, dass die Verabreichung von Adrenalin das Ergebnis verbessert, ist nicht erbracht). Die **Suprarenin®-Ampulle** enthält 1 mg Adrenalin in 1 ml. Diese Menge darf **nicht im Bolus intravenös** appliziert werden, sondern dient ausschließlich zur s.c. Injektion; die i.m. Gabe ist schmerzhaft).

> Ist bei einem kardiozirkulatorischem Stillstand und kontinuierlicher Reanimation eine intravenöse Gabe notwendig, muss die Ampulle 1:10 in 0,9% NaCl-Lösung verdünnt werden (1 ml Adrenalin/Suprarenin® + 9 ml Kochsalzlösung).

- Die Plasmahalbwertszeit von Adrenalin beträgt 3 Minuten, deshalb ist eine wiederholte Injektion von Adrenalin in kurzen Abständen möglich. Wird kein intravenöser Zugang gefunden, kann diese Menge intraossär appliziert werden oder endotracheal, allerdings in 2- bis 3-facher Dosierung (d.h. 2–3 ml = 2–3 mg Adrenalin in 10 ml NaCl-Lösung). Bei Kindern liegt die Dosierung bei 0,1 mg Adrenalin/10 kg (= 1 ml der 1:10 Verdünnung/ 10 kg).

> Am wichtigsten ist die Erhaltung der Vitalfunktionen, d.h. von Atmung und Kreislauf. Solange dies nicht gesichert werden kann (personeller Aufwand), sind weitere Maßnahmen nicht sinnvoll.

- **D: Diagnostik** (**D**raw blood; Schnell**d**iagnostik für Gifte im Urin) gefolgt von **D**etoxifikation (s. unten): Einen Überblick über die Situation bieten folgende Parameter im Blut: Glukose, BUN (blood – urea –nitrogen: Blut – Harnstoff – Stickstoff), Kreatinin, Natrium, Chlorid, Calcium; Blutgasanalyse: pO_2, pCO_2, pH; Lactat, Anionenlücke; Methämoglobin (MetHb), Carboxyhämoglobin (HbCO).

Die **Bewusstseinslage** und Orientierung muss zur Einschätzung des Vergiftungsverlaufs beurteilt werden: Somnolenz (schläfrig, weckbar, normale Reaktion), Sopor (schläfrig, durch starke Schmerzreize weckbar, inadäquate Reaktion); Koma (auch durch starke Schmerzreize nicht weckbar). Agitiertheit mit oder ohne Halluzinationen ist typisch bei Alkoholen, organischen Lösungsmitteln, muskarinischer Rezeptor-Blockade (Atropin, trizyklische Antidepressiva, Neuroleptika), den klassischen Halluzinogenen (LSD, Psilocybin, Meskalin etc.), Amphetamin (Metamphetamin, Cocain), MDMA/Ecstasy.

Diagnostische Hinweise liefert auch die physikalische Krankenuntersuchung, z.B. Leitsymptome wie die »kirschrote Hautfarbe« (nicht immer) bei CO-Vergiftung, oder »Alkoholgeruch« (eigentlich Ketonkörpergeruch) bei Ethanol (außer Wodka; Differenzialdiagnose diabetisches Koma), der Knoblauchgeruch in der Atemluft bei Arsenintoxikation (durch AsH_3: Arsin) oder Vergiftung mit Alkylphosphaten (Phosphin, Tellurium).

Charakteristische Symptomenkonstellationen werden als **Toxidrome** bezeichnet (◘ Tab. 62.3).

■ ■ ■ Acetylsalicylsäure-Vergiftung – eine häufige Vergiftung
Leichte Vergiftung – Stadium 1: respiratorische Alkalose – normale Körpertemperatur
Ab einer als Einzeldosis eingenommenen Menge von 6 g bzw. ca. 100 mg/kg muss mit einer Vergiftung gerechnet werden. Abgesehen von Ohrensausen und Schwindel (wahrscheinlich aufgrund von Durchblutungsstörungen im Innenohr) besteht durch die lokale Reizwirkung im Magen Übelkeit, Brechreiz und eventuell blutiges Erbrechen. Ein Effekt auf die Chemorezeptoren in der Area postrema trägt wahrscheinlich zur Übelkeit und zum Brechreiz/Erbrechen bei. Die Modellvorstellungen zur Pathophysiologie der Vergiftung sind wie folgt: Acetylsalicylsäure entkoppelt die oxidative Phosphorylierung in den Mitochondrien. In niedrigen Dosierungen sind vor allem die Chemorezeptoren im Glomus caroticum dafür empfindlich. Diese registrieren bereits einen geringen ATP-Abfall, der mit einer leichten Entkopplung der oxidativen Phosphorylierung einhergeht, deuten diesen als Sauerstoffmangel und stimulieren das Atemzentrum. Daneben wird auch eine zentrale Atemstimulation beobachtet, die möglicherweise durch einen analogen Mechanismus ausgelöst wird. Diese Atemstimulation führt zur **respiratorischen Alkalose**.

Schwere Vergiftung – Stadium 2: metabolische und respiratorische Azidose – Hyperthermie
Wenn die Salicylatkonzentration weiter steigt, schreitet die Hemmung der oxidativen Phosphorylierung weiter fort, in allen Körperzellen wird zu wenig ATP gebildet, die chemisch Energie, die nicht in die ATP-Synthese investiert werden kann, wird als Wärme frei. Der Abfall des intrazellulären ATP führt dann auch zu einer Hemmung der medullären Atemzentren. In diesem Zustand besteht daher **Hyperthermie**, eine **metabolische** und in der Folge eine kombinierte **metabolische und respiratorische Azidose**. Durch den Wasserverlust kann eine **Hypernatriämie** bestehen. In diesem Stadium kann die Vergiftung einen letalen Verlauf nehmen. Tödliche Intoxikationen erfordern bei sonst gesunden Erwachsenen die Einnahme von >13 g (bis 30 g).

Die Pharmakokinetik von Salicylsäure ist in toxischen Dosen nichtlinear (► Kap. 2.2): Die Halbwertszeit, die in therapeutische Dosen bei 2–4 Stunden liegt, kann auf 30 und mehr Stunden steigen.

Die Messung der Körpertemperatur, eine arteriellen Blutgasanalyse, ein Überblick über Elektrolyte und die Nierenfunktion sind notwendig, um die weitere Vorgangsweise festzulegen. Die Therapie der Wahl ist Aktivkohle, bei Alkalose und normaler Körpertemperatur eine Volumenzufuhr (Wasserverlust durch Hyperventilation), bei Azidose Zufuhr von Natriumbicarbonat bzw. die Dialyse zur Korrektur der Entgleisung des Säure-Basen- und Elektrolythaushalts.

Diagnostische Hinweise können auch aus der prompten Wirkung von **Antidoten** gewonnen werden. Diese Diagnose **ex juvantibus** ist **nur bei 2 Substanzen** vertretbar: **Flumazenil**, das die Wirkung von Benzodiazepinen und Benzodiazepinähnlichen Agonisten am $GABA_A$-Rezeptor antagonisiert

62

Tab. 62.3 Beispiele für Toxidrome

Toxidrom	Blut-druck	Herz-frequenz	Tempe-ratur	Pupille	Schweiß	Darmmotorik	Beispiele
Anticholinerg (anti-muskarinisch) »heiß und trocken«	↑↓	↑	↑	weit	↓↓	↓↓ (Windstille)	Atropin (Tollkirsche, Stechapfel); H1-Antihistaminika; Antidepressiva (TCA); Antipsychotika
Cholinerg »Killer B‹s«: Broncho-spasmen (bronchiale Hypersekretion führt oft zum Tod)	↑↓→	(↑)↓	→	eng	↑↑	↑↑	Alkylphosphate, Muskarin-haltige Pilze, z.B. Risspilze (Inocybe spp.), Trichterlinge (Cliocybe spp.)
Opioid **Atemlähmung**	↓	↓	↓	eng*	→	↓↓	Morphin, Heroin, Fentanyl, Methadon
Sympathomimetisch »heiß und feucht« verwirrt, psychisch auffällig	↑	↑	↑	weit	↑↑	↑	(Met)Amphetamin, Ecstasy, Cocain
Sedativ-hypnotisch »zerebral und kardio-pulmonal reduziert« **Atemlähmung**	↓	↓	↓	→	→	↓	Benzodiazepine, (Meprobamat, Barbiturate etc.), Alkohol, GHB (γ-Hydroxybuttersäure)

* Ausnahme: Pethidin

(▶ Kap. 29), und **Naloxon,** einem (μ-selektiven) Antagonisten an Opoid-Rezeptoren, ▶ Kap. 28). Beide Substanzen entfalten beim Gesunden praktisch keine Wirkungen, heben aber das Koma und die Atemdepression durch Benzodiazepine bzw. Opioide auf. Die **Injektion** der beiden Substanzen erfolgt **fraktioniert.** Bei **Flumazenil** wird typischerweise in Dosierungen von 0,3 mg alle 60 Sekunden bis zu einer **Gesamtdosis von 2 mg** zugeführt. Wenn sich keine Besserung einstellt, ist die Atemdepression nicht allein auf Benzodiazepine/Benzo-diazepin-ähnliche Agonisten zurückzuführen. **Naloxon** wird intravenös in Dosen von 1 mg bis zu einer **Gesamtdosis von 10 mg** titriert. Die sofortige Injektion großer Mengen ist nicht sinnvoll, weil ein perakutes Entzugssyndrom ausgelöst werden kann. Das Ziel ist, es die Atemfrequenz zu erhöhen, die Zyanose zu beseitigen und die Sauerstoffsättigung zu verbessern.

Für toxikologisch wichtige Substanzgruppen gibt es Schnelltests, die die Giftstoffe bzw. ihre Metaboliten im Harn nachweisen (z.B. »Multiscreen« von verschiedenen Herstellern). Diese Tests beruhen auf gruppenspezifischen Immunoassays für Amphetamin, Barbiturate, Benzodiazepine, Cocain, Methadon, Methamphetamin, Opioide, Phencyclidin/PCP, Ketamin, Tetrahydrocannabinol und trizyklische Antidepressiva. Sie erlauben es, einen Verdacht zu bestätigen. Eine Sicherung der Diagnose sollte durch den chemisch-analytischen Nachweis der Substanz erfolgen (■ Abb. 62.2).

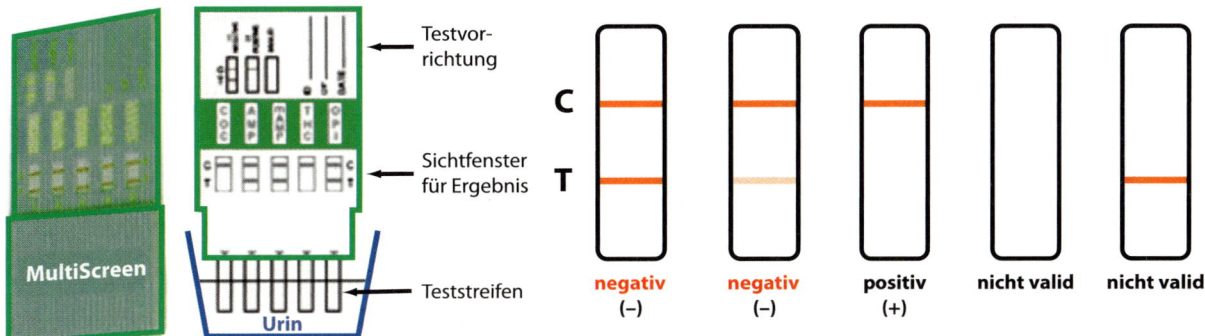

Abb. 62.2 Beispiel für einen Schnelltest, der die Anwesenheit mehrerer Giftstoffe im Urin nachweisen kann

62.2.4 Primäre Detoxifikation

Die primäre Detoxifikation umfasst die Maßnahmen zur Verhinderung der weiteren Resorption. Dazu gehören:

- Magenentleerung durch provoziertes Erbrechen und Magenspülung
- Entgiftung durch Resorptionshemmung
- Darmentleerung mit Laxanzien
- Verdünnungstherapie

Magenentleerung durch provoziertes Erbrechen

Provoziertes Erbrechen ist indiziert, wenn

- die Gifteinnahme nicht lange (<1 h) zurückliegt und
- eine potenziell lebensgefährliche Dosis aufgenommen wurde.

Keinesfalls ist es sinnvoll, bei Verdacht auf eine Intoxikation routinemäßig Erbrechen auszulösen. Es gibt derzeit **keinen** Hinweis, dass provoziertes Erbrechen der Anwendung von Aktivkohle überlegen ist.

Oft erbricht der Patient aber nach der oralen Einnahme eines Giftes und das kann die Problematik verschärfen, zum Beispiel:

- Aspiration von Schaum bei Seifenlösungen
- Aspiration von organischen Lösungsmitteln, die auf Grund ihrer niedrigen Oberflächenspannung besonders gut auch über den Larynx in die Trachea rinnen
- Wiederverätzung bei Säuren und Lösungen von Metallsalzen
- weitere Verseifung des Gewebes bei Aufnahme von Laugen

Die **Voraussetzung** für induziertes Erbrechen sind:

- ansprechbarer Patient
- flüssigkeitsgefüllter Magen für produktives Erbrechen (daher vorher lauwarmes Wasser trinken lassen)

Die **Vorteile** des induzierten Erbrechens sind:

- Sofortmaßnahme, die auch von Laien vorgenommen werden kann (cave Kontraindikationen, s. unten)
- Erbrechen entleert nicht nur den Magen, sondern auch den Zwölffingerdarm
- auch größere Brocken wie Pflanzenteile, Tablettenklumpen oder Minibatterien werden entfernt, die im Magenschlauch nicht erscheinen können

Die **Kontraindikationen** für induziertes Erbrechen sind:

- Bewusstseinseintrübung oder Bewusstlosigkeit
- Kreislaufversagen (Schock)
- Krämpfe
- Vergiftungen mit besonderer Aspirationsgefahr (Schaum, organische Lösungsmittel), ätzende Substanzen

Erbrechen lässt sich durch Reizung der Rachenhinterwand auslösen. Das kann auch von Laien ausgeführt werden. Der Nachteil liegt darin, dass es eine relativ unverlässliche Methode ist. Als Alternative kann **Ipecacuanha-Sirup** verwendet

werden. Bei entsprechender Dosierung erzeugt der Sirup bei 90% der Betroffenen in 20–30 Minuten Erbrechen. Ipecacuanha hat 3 **Nachteile:**

- Eine relativ lange Latenzzeit bis das Erbrechen eintritt. Das hängt mit der langsamen Resorption der beiden wirksamen Alkaloide Emetin und Cephalin und deren verzögertem Anfluten im Brechzentrum zusammen.
- Emetin kann auch kardiotoxisch wirken (durch Hemmung u.a. von Na^+-Kanälen im Herzen, im EKG erkennbar an einer QRS-Verbreiterung und einer Verlängerung des QT-Intervalls; T-Wellen invertiert).
- Bei Überdosierung kommt es zu Lethargie und fortgesetztem Erbrechen. Ipecacuanha-Sirup ist bei Kindern unter 9 Monaten kontraindiziert. **Dosierungen:**
  - bis 1,5 Jahren: 30 mg
  - bis 5 Jahre: 45 mg
  - ab 6 Jahren: 90 mg

Ipecacuanha Sirup war früher frei verkäuflich. Da es auch missbräuchlich bei Essstörungen (Bulimie) verwendet wurde und sein chronischer Missbrauch zu Kardiomyopathien geführt hat, ist es nicht mehr als Hustenmittel frei erhältlich.

■■■ **Substanzen für induziertes Erbrechen, die heute als obsolet gelten:**
Apomorphin: 0,1 mg/kg (+ 0,1 mg/kg Norfenefrin) i.m. Nach 3–5 Minuten setzt bei 80–90% der Patienten Erbrechen ein.
- **Vorteil:** Es wirkt rasch und zuverlässig, auch bei Kindern ab 2 Jahren.
- **Nachteile:**
  - Blutdruckabfall und Tachykardie durch Vasodilatation (daher Zugabe des α-Rezeptoragonisten Norfenefrin)
  - unstillbares Erbrechen (minutenlanges Erbrechen; gehemmt durch Opiatantagonisten Naloxon oder D_1/D_2-Rezeptorantagonisten Haloperidol)

Gabe warmer Kochsalzlösung (1–2 Gläser mit 1–2 Esslöffel Salz)
- **Nachteil:** Gefahr der Kochsalzintoxikation (Hyperpyrexie, Hyperventilation, Alkalose, Blutdruckanstieg, Krämpfe); wenn Kochsalz zugeführt wurde und kein Erbrechen einsetzt, dann ist auf jeden Fall sehr bald eine Magenspülung notwendig.

Cave: Bei Kindern ist Kochsalz in jedem Fall kontraindiziert.

Magenentleerung durch Magenspülung

Eine Magenspülung ist indiziert, wenn

- eine potenziell lebensbedrohliche Vergiftung vorliegt,
- der Zeitpunkt der Gifteinnahme nicht lange zurückliegt (<1 Stunden) oder
- die Resorption nicht abgeschlossen ist, z.B. bei den klassischen (trizyklischen) Antidepressiva und Neuroleptika/Antipsychotika. Diese blockieren die muskarinischen Acetylcholinrezeptoren und es kommt rasch zur Darmatonie und Abnahme der Sekretion (◻ Tab. 62.2). Auch viele Stunden nach der Einnahme finden sich unaufgelöste Tablettenklumpen im Magen; außerdem sinkt die Darmdurchblutung bei einem Koma.

Der Stellenwert der Magenentleerung wird überbewertet. In kontrollierten klinischen Studien ist die **Magenentleerung** in der Regel **nicht** der **Instillation von Aktivkohle überlegen,** weil meist nur ein kleiner Teil der im Magen vorhandenen Giftmenge entfernt wird.

Entgiftung durch Resorptionshemmung

Zur Entgiftung durch Resorptionshemmung werden Aktivkohle und Cholestyramin verwendet.

Aktivkohle (Carbo medicinalis)

> Die Gabe von Aktivkohle ist die wichtigste Maßnahme zur primären Detoxifikation.

Aktivkohle ist ein amorpher Kohlenstoff mit großer Oberfläche; an der Toxine gebunden werden. Weil die Bindung reversibel ist, sollte die Aktivkohle im Überschuss über dem Gift gegeben werden.

Aktivkohle
Indikation: praktisch alle Vergiftungen
Ausnahmen: Säuren, Laugen, Schwermetalle, Äthanol, Methanol, Benzin und andere organische Lösungsmittel
Dosierung: 30–50 g (Kinder 15–25 g) in Wasser suspendiert, meist in **Kombination** mit einem **Laxans** (Abführmittel, bei wiederholter Gabe zwingend): Na_2SO_4 (Glaubersalz) 20 g, das sind 2 gehäufte Esslöffel, bei Kindern ½ bis 1 Esslöffel
Cave: Kontraindikation gegen Laxanziengabe (s. unten)

Cholestyramin

Cholestyramin ist ein in Wasser unlöslicher Anionenaustauscher, der Gallensäuren (▶ Kap. 44) und manche lipophile Pharmaka/Gifte bindet. Cholestyramin bindet orale Antikoagulanzien (Vitamin-K-Antagonisten), Digitalisglykoside (Digoxin, Digitoxin). **Dosierung:** 12–16 g

Darmentleerung mit Laxanzien

Maßnahme, die vor allem bei der Aufnahme von Gegenständen (Minibatterien) indiziert ist. Es existiert allerdings keine gesicherte Information darüber, dass Laxanzien tatsächlich die Prognose bei akuten oralen Vergiftungen beeinflussen. **Dosierung:** 10–20 g Glaubersalz (Na_2SO_4); bei Kindern 0,5 g/kg

Kontraindikation gegen Laxanziengabe:
- fehlende Darmgeräusche
- intestinale Obstruktion, Perforation (Vergiftung mit ätzenden Substanzen!)
- Elektrolytverschiebungen
- Volumenmangel
- Blutdruckabfall

Verdünnungstherapie

Bei Verätzung mit Säuren bzw. Verseifungen mit Lauge ist die wichtigste Maßnahme die ausgiebige Zufuhr von Wasser (2–3 l),

um die Säure oder Lauge zu verdünnen. Milch kann auch verwendet werden, deren Pufferwirkung wird aber überschätzt. Dies gilt analog für die Dekontamination der Haut bzw. der Augen bei Kontakt mit Giftstoffen.

■■■ **Mittel zur primären Detoxifikation mit geringer praktischer Relevanz**
Dimethylpolysiloxan (Mittel zur Entschäumung)
Dimethylpolysiloxan (DMPS, ein Silikonöl) findet Anwendung bei **Einnahme von Detergenzien** bei Aspirationsgefahr. Im Allgemeinen sind diese unbedeutend, weil Haushaltsseifen, Shampoos, Geschirrspülmittel etc. nicht sehr gefährlich sind, die Betroffene meistens sofort erbrechen.

Mittel zur Bildung unlöslicher Salze
Calcium bzw. Milch oder eine Kreideaufschwemmung bildet mit Fluorid unlösliche Komplexe und kann daher bei einer **Fluoridintoxikation** verwendet werden. Tabletten zur Kariesprophylaxe enthalten zwar Fluorid, eine Fluoridintoxikation ist aber erst bei beim Konsum sehr vieler Tabletten zu erwarten und kommt praktisch nicht vor.

Berliner Blau
Berliner Blau ist kolloidales Eisen(III)-hexacyanoferrat(II): Es wirkt als Kationenaustauscher, der nicht resorbiert wird und Thallium im Darm bindet. Thallium wurde früher als Rattengift verwendet. Die **Thallium-Vergiftung** kommt in Mitteleuropa praktisch nicht vor, als Antidot kann Antidotum Thallii-Heyl® eingesetzt werden (Dosierung: 3 g/d)

Fuller-Erde und Bentonit
Fuller-Erde (Fuller's earth) und Bentonit sind kolloidale wasserhaltige Aluminiumsilikate. Sie wurden als Antidot bei Bipyridiniumvergiftung (Paraquat, Diquat = Herbizide) vorgeschlagen. Diese Vergiftung kommt in Mitteleuropa fast nie vor. Wenn es passiert, ist Fuller-Erde nicht bei der Hand. Aktivkohle ist im kontrollierten Tierexperiment ebenso effektiv Dosierung: 500 ml 7%iges Bentonit oder (30%iges Fuller's earth

Paraffinum subliquidum
Paraffinum subliquidum wurde früher zur Resorptionsminderung von lipidlöslichen Stoffen, z.B. Benzin, Benzol, Petroleum, die sich in die Paraffinphase verteilen, in Kombination mit salinischem Laxans angewandt. Es gibt keine gesicherten Beweise für die klinische Wirksamkeit. Bei Aspiration ist es gefährlich für die Lunge. Unwirksam bei halogenierten Kohlenwasserstoffen wie z.B. Dichlorethan, Trichlorethylen). Dosierung: 200 ml (Kinder 3–5 ml/kg)

62.2.5 Sekundäre Detoxifikation

Als sekundäre Detoxifikation dienen folgende Maßnahmen zur Beschleunigung der Giftelimination:
- Unterbrechung des enterohepatischen Kreislaufs/forcierte Diarrhö
- forcierte Diurese (weitgehend obsolet)
- Hämodialyse (und Hämofiltration)
- Hämoperfusion
- Austauschtransfusion/Plasmapherese
- forcierte Abatmung (in der Praxis unbedeutend)

Unterbrechung des enterohepatischen Kreislaufes – forcierte Diarrhö

Durch wiederholte Verabreichung von Aktivkohle (4–6×50 g/d), Cholestyramin (oder Berliner Blau) kann der biliär sezernierte Teil adsorbiert werden. Die Aktivkohle muss unter anderem deshalb wiederholt appliziert werden, weil die Gallensekretion kontinuierlich erfolgt. Laxanzien müssen ebenfalls appliziert werden (forcierte Diarrhö), weil Tierkohle obstipierend wirkt. Ein mechanischer oder paralytischer Ileus muss ausgeschlossen sein (cave Kontraindikationen für Laxanziengabe).

Forcierte Diurese

Das Ziel der forcierten Diurese ist die Steigerung des Harnflusses auf 0,5–1,0 l/h mit Furosemid (30 mg/h) oder eines anderen Schleifendiuretikums und darauf abgestimmten Elektrolytlösungen (z.B. NaCl 90 mmol/l; KCl 30 mmol/l) und bei Bedarf Alkalisierung (HCO_3^- statt Cl^-; z.B. Acetylsalicylsäure, Phenobarbital) oder Ansäuerung des Harnes mit NH_4Cl (z.B. Amphetamin). Durch Schleifendiuretika kann der Harnfluss auf ca. 20% der glomerulären Filtrationsrate gesteigert werden und die tubuläre Reabsorption von glomerulär filtrierten und tubulär sezernierten Substanzen verringert werden. Dem steht die Gefahr einer Überwässerung und einer Entgleisung des Elektrolyt- und Säure-Basen-Haushalts gegenüber.

> Eine forcierte Diurese als Eliminationsverfahren ist nur in sehr wenigen Situationen und nur unter einigen Voraussetzungen tatsächlich indiziert.

Die **erste Voraussetzung** für eine forcierte Diurese ist, dass man eine Vorstellung über die **Natur des Giftes** hat. Es muss überwiegend **im Plasma frei vorliegen** (d.h. nicht an Protein gebunden) und primär renal eliminiert werden. Eine **gesicherte Indikation** ist die forcierte Diurese mit Alkalisierung des Harns für die **Salicylsäurevergiftung** und für die eher seltenen Vergiftungen mit Phenobarbital oder Lithium. Die **zweite Voraussetzung** ist das **Fehlen von Kontraindikationen** für die forcierte Diurese, das sind:

- Herzinsuffizienz
- peripheres Kreislaufversagen
- Niereninsuffizienz (>2 mg/100 ml Serumkreatinin)
- Hirnödem (und andere manifeste Ödeme)

Die forcierte Diurese sollte abgebrochen werden, wenn keine Diurese (Furosemid 50 mg/h) eintritt, bzw. Hinweise für Lungen- und/oder Hirnödem auftreten. Die **Effizienz** der forcierten Diurese ist **geringer als** die der **Hämodialyse und Hämoperfusion**.

Hämodialyse

Bei der Hämodialyse wird Patientenblut durch Kapillaren gepumpt, die aufgrund der Porengröße den Durchtritt niedermolekularer Substanzen erlauben. Das Patientenblut wird gegen eine Elektrolytlösung dialysiert, die auf der anderen Seite der semipermeablen Membran vorbeiströmt. Da Blut mit einer unphysiologischen Oberfläche in Kontakt kommt,

muss die Blutgerinnung durch Gabe von Heparin gehemmt werden. Daher besteht Blutungsgefahr. Da auch die körpereigenen vasopressorischen Hormone entfernt werden und dem Patienten Volumen und Elektrolyte durch die Dialyse entzogen werden, kann es zum Blutdruckabfall und Muskelkrämpfen kommen. Bei der Akutdialyse benötigt man einen zentralvenösen Zugang.

Da eine Hämodialyse für den Patienten nicht ohne Risiko ist, kommt diese Methode nur bei einer schweren Vergiftung in Betracht. Außerdem muss das Gift identifiziert worden ist und er muss **dialysabel** sein, d.h. es darf **keine hohe Proteinbindung** und **kein hohes Verteilungsvolumen** haben, was zu einem niedrigen Plasmaspiegel und hohem Gewebespiegel führt (z.B. Digoxin, trizyklische Antidepressiva).

Hämodialyse als Detoxifikationsmaßnahme

Indikationen:

- schwere Vergiftung: lebensbedrohliche Vergiftung (letaler Blutspiegel des Giftes)
- Vergiftung, bei der ein bleibender Schaden als Folge absehbar ist

Typische dialysierbare Giftstoffe sind:

- Methanol* – V_D = 0,6 l/kg (und andere Alkohole)
- Salicylate* (Acetylsalicylsäure, Salicylsäure) – V_D = 0,2 l/kg (im therapeutischen Bereich 90% Proteinbindung, bei Intoxikationen 50%)
- Lithium – V_D = 0,6–0,9 l/kg
- Ethylenglykol* (Frostschutzmittel) V_D = 0,6 l/kg
- Metformin* – V_D = 0,5 l/kg
- Valproinsäure – V_D = 0,2 l/kg (im therapeutischen Bereich 90% Proteinbindung, bei Intoxikationen niedriger)

* Der Vorteil der Hämodialyse liegt auch und vor allem darin, dass die bei diesen Vergiftungen bestehende Azidose rasch korrigiert werden kann. Daher ist eine Hämodialyse z.B. bei einer Salicylat-Vergiftung sinnvoller als eine Hämoperfusion. Darüber hinaus werden Salicylate auch nicht gut an das Trägermaterial der Hämoperfusionspatronen gebunden (s. unten).

Bei vielen Intoxikationen tritt ein Nierenversagen auf (direkte toxische Wirkung des Giftes, Folge des Kreislaufschocks etc.). Dann muss dialysiert werden bzw. andere Verfahren der intermittierenden kontinuierlichen renalen Ersatztherapie (intermittent/continuous renal replacement therapy IRRT/CRRT) eingesetzt werden, auch wenn das Gift selbst nicht dialysabel ist. Dazu gehören verschiedene Verfahren der Hämofiltration (arteriovenöse Hämofiltration, venovenöse Hämofiltration) bzw. der Kombination mit Dialyse (Hämofiltration). Es gibt aber bisher keinen Nachweis, dass ein Hämofiltrationsverfahren sich für die Therapie von Intoxikationen eignet.

Hämoperfusion

Das Blut wird über eine Patrone gepumpt (Fluss: 100–200 ml/min). Die Patronen sind mit einem Trägermaterial befüllt. Das Trägermaterial ist durch ein Polymer beschichtet, das es vom Blut trennt; kleine Moleküle gelangen durch das Polymer und werden an das Trägermaterial adsorbiert. Heute wird eine beschichtete Aktivkohle verwendet. Heparinisierung ist notwendig um die plasmatische Gerinnung zu hemmen (▶ Kap. 42). Hämoperfusion kann auch mit der Hämodialyse kombiniert werden. Die Hämoperfusion hat eine Reihe von Komplikationen, insbesondere Thrombozytenabfall (um 30%; daher Kontraindikation bei <50,000 Thrombozyten/µl), Schleimhautblutungen, Blutdruckabfall, Septikämie, Adsorption bereits verabreichter Medikamente.

Limitierend sind die hohe Proteinbindung eines Giftstoffs, ein großes Verteilungsvolumen (hohe Gewebsspiegel/niedrige Blutspiegel), und der Umstand, dass die Effizienz (das Ausmaß der Extraktion) bei längerer Dauer abnimmt (durch die Fibrinablagerung steigt der Druck im System).

Die Effizienz der Hämoperfusion ist zweifelhaft bei Substanzen mit Verteilungsvolumina >3 l/kg (z.B. trizyklische Antidepressiva: Imipramin V_D = 20 l/kg; Amitriptylin: V_D = 15 L/kg).

Indikationen für die Hämoperfusion:
- schwere Vergiftung z.B. mit Theophyllin (V_D ~0,5 l/kg), Carbamazepin (V_D ~1,5 l/kg), Paracetamol (V_D ~1 l/kg)
- weitere Beispiele: Vergiftungen mit Paraquat, Digoxin;, Insektiziden (Alkylphosphate), Amanita phalloides (Knollenblätterpilz), Schlafmitteln (Hypnotika/Sedativa)

In vielen Fällen ist der tatsächliche Nutzen der Hämoperfusion nicht adäquat dokumentiert. Der Umstand, dass die Dialysemembranen in den letzten Jahren verbessert worden sind, einen hohen Fluss und auch die effiziente Permeation höher molekulare Substanzen ermöglichen, hat dazu geführt, dass der **Einsatz der Hämoperfusion stark rückläufig** ist.

Austauschtransfusion und Plasmapherese

Das Prinzip der **Austauschtransfusion** besteht darin, das von einem venösen Zugang Blut des Patienten entnommen wird und (meist) über einen zweiten Zugang Donorerythrozyten und Donorplasma zurück infundiert wird. Die Austauschtransfusion wird angewendet
- bei lebensbedrohlichen Vergiftungen, wo eine forcierte Elimination nicht möglich ist (z.B. hohe Proteinbindung) oder
- wenn die Erythrozyten selbst das Ziel des Giftes sind, z.B. massiver Hämolyse durch Arsin (Arsenwasserstoff) oder massive Vergiftung mit Methämoglobinbildnern.

Bei der **Plasmapherese** werden Plasma und korpuskulare Bestandteile (Erythrozyten, Plättchen und Leukozyten) durch Zentrifugation oder großporige Membranen voneinander getrennt. Die korpuskularen Bestandteile werden gemeinsam mit einem Plasmaersatz oder Fremdplasma reinfundiert. Die Plasmapherese kann bei einer lebensbedrohlichen Intoxikation indiziert sein, wenn eine Hämoperfusion nicht möglich ist.

Forcierte Abatmung

Flüchtige Gifte werden über die Lunge eliminiert (▶ Kap. 28). Bei Intoxikation mit flüchtigen Lösungsmitteln (z.B. Halogenkohlenwasserstoffen wie Tetrachlorkohlenstoff, Dichlormethan, Chloroform, Trichlorethylen) ist die forcierte Abatmung das Mittel der Wahl. Das Atemminutenvolumen wird auf das 2–3-mal des Ruheatemminutenvolumens unter Zusatz von 8% CO_2 eingestellt (Dauer bis zu 60 h). Das normale Atemminutenvolumen beträgt in Ruhe 6–8 l/min, das auf 25 l/min erhöht werden sollte. Diese Intoxikationen sind sehr selten geworden, daher spielt dieses Verfahren kaum eine Rolle in der Praxis.

62.2.6 Therapie mit spezifischen Antidoten

Die Vorstellung, dass es für jedes Gift auch ein Gegengift gibt, ist verlockend. In vielen Fällen ist aber deren Einsatz nicht zielführend, weil das Antidot selbst nicht harmlos ist. Das lässt sich an einem historischen Beispiel illustrieren: Früher, d.h. bis in die 1950er/1960er Jahre wurden Vergiftungen durch Barbiturate (damals die prädominanten Schlafmittel) und andere Schlafmitteln behandelt, indem man dem Patienten Analeptika (z.B. Pentetrazol) zur Atemstimulation verabreichte. Pentetrazol stimuliert zwar das Atemzentrum, es löst aber auch leicht generalisierte Krampfanfälle aus, die wieder mit Barbituraten behandelt werden müssen.

Antidote können:
- Rezeptoren besetzen und damit die Wirkung des Giftstoffs aufheben: Flumazenil am GABA$_A$-Rezeptor und Naloxon am µ-Opiatrezeptor; Atropin an muskarinischen Rezeptoren bei der Vergiftung mit Alkylphosphaten und Carbamaten
- Enzyme hemmen (Fomepizol die Alkoholdehydrogenase; Physostigmin die Acetylcholinesterase)
- Enzyme von einer Hemmung befreien (Obidoxim die Acetylcholinesterase nach Alkylphosphaten; Vitamin K die Vitamin-K-Epoxidreduktase von der Cumarin-induzierten Hemmung)
- das Co-Substrat nachliefern (Acetylcystein bei Paracetamol; Folsäure bei Methanolvergiftung)
- das Redoxpotenzial puffern und die Giftwirkung am Hämoglobin bei Methämoglobinbildnern (▶ Kap. 64; Methylenblau = Methylthioninium und Toluidinblau = Tolonium bei Methämoglobin) aufheben bzw. bei Cyanid durch Erzeugung relativ großer Mengen Methämoglobins (4-Dimethylaminophenol) die Giftwirkung am mitochondrialen Cytochrom c aufheben
- mit dem Gift spezifische Komplexe bilden (Berliner Blau mit Thallium, s oben; Hydroxocobalamin mit Cyanid; DMPS, Penicillamin, Deferoxamin mit verschiedenen Metallen, ▶ Kap. 69)

Das **ideale Antidot** ruft selbst keine Wirkung und daher auch keine unerwünschten Wirkungen hervor.

Antidote

Ideale spezifische Antidote

- **Flumazenil** bei Intoxikationen mit Benzodiazepinen und Benzodiazepinagonisten (◘ Tab. 62.3 und ► Kap. 29)
- **Naloxon** bei Intoxikation mit Opioiden (◘ Tab. 62.3 und ► Kap. 27)
- **Hydroxycobalamin**, bei einer Cyanid-Intoxikation (► Kap. 63)
- **Acetylcystein** bei der Paracetamol-Vergiftung (► Kap. 2.1.4)

Relativ gut verträgliche spezifische Antidote

Das sind die Komplexbildner:

- **Deferoxamin** bei der Eisenintoxikation (► Kap. 42 und ► Kap. 69)
- **Dimercaptopropansulfonat** bei Intoxikation mit Blei, Arsen, Quecksilber und manchen Chromsalzen (► Kap. 69)
- **Calcium-Natrium-EDTA** oder **Calcium-Trinatrium-Pentetat** bei Intoxikationen mit Blei (Plutonium, Americium und anderen radioaktiven Metallen, ► Kap. 69)
- **D-Penicillamin** bei Intoxikation mit Kupfer (Blei, Quecksilber, ► Kap. 69)
- **Fomepizol** und **Ethanol** (Hemmer der Alkoholdehydrogenase) bei der Intoxikation mit Ethylenglykol bzw. Methanol (► Kap. 65); Fomepizol ist in den USA für die Behandlung der Ethylenglykol- und der Methanolvergiftung zugelassen, in Europa nur für die Therapie der Ethylenglykol-Vergiftung
- **Atropin** bei der Alkylphosphat-Intoxikation (► Kap. 72)
- **Methylenblau** und **Toluidinblau** bei der akuten Intoxikation mit Methämoglobinbildnern

Schlecht verträgliche Antidote

Eher gefährlich sind:

- **Obidoxim** und **Pralidoxim** bei der Alkylphosphat-Intoxikation (► Kap. 72)
- **Dimethylaminophenol** bei der Cyanid-Vergiftung
- **Physostigmin** bei der Intoxikation mit trizyklischen Antidepressiva; Physostigmin wird derzeit als entbehrlich bis obsolet eingestuft

62.3 Toxikologisches Prüfprogramm und Risikoabschätzung

Lernziele

Risikoabschätzung
- NOEL, ADI
- VSD, MTD

Grenzwerte
- AGW, BGW, MAK, TRK

62.3.1 Risikoabschätzung

In unserer Umwelt sind wir mit vielen tausenden unterschiedlichen chemischen Substanzen konfrontiert, die alle potenziell toxisch sind. Zur Abschätzung des **tatsächliche Risikos** sind 2 Informationen erforderlich:

- **Quantitative und qualitative Informationen zur Toxizität:** akute, subakute und chronische Toxizität (welche Symptome, welche Organsysteme, über welche Mechanismen, welche Dosis-Wirkungs-Beziehungen?)
- **Information zur Exposition:** Dauer und Intensität sowie Aufnahmeweg

Das experimentell-toxikologische Prüfprogramm ist für die Arzneimittelentwicklung am besten ausgearbeitet (► Kap. 6.1.2). Daher ist dieses Prüfprogramm sowohl im Hinblick auf seine hierarchische Organisation als auch hinsichtlich der Dokumentationsqualität das Vorbild für die toxikologische Charakterisierung von Chemikalien. Diese ist auch gesetzlich vorgeschrieben und durch die EU-Verträge international harmonisiert (s. auch konsolidierte EU-Direktive: http://ec.europa.eu/environment/chemicals/dansub/home_en.htm). Die toxikologische Bewertung unterscheidet sich aber von der Arzneimittelentwicklung dadurch, dass nicht nur Tierversuche sondern auch **Daten aus epidemiologischen Studien** in die Bewertung einfließen können.

NOAEL (no observed adverse effect level) und ADI (accepted daily intake)

Wenn ein Gift konzentrationsabhängig und reversibel wird (»Konzentrationsgift«, ► Abschn. 62.1), gilt die Dosis-Wirkungs-Beziehung und das Massenwirkungsgesetz (► Kap. 3.1). Daher gibt es eine Konzentration bzw. Dosis, die unter dem Schwellenwert liegt, d.h. wo kein Effekt auftritt. Das ist auch beruhigend, denn sonst käme es ständig zu Vergiftungen durch homöopathische Effekte, wenn wir Wasser trinken. Dieser Schwellenwert, bei dem auch bei langdauernder (bis zu lebenslanger Gabe) kein negativer Effekt beobachten wird, lässt sich tierexperimentell bestimmen und wird als »no observed adverse effect level« (NOAEL) bezeichnet (manchmal auch nur als NOEL: no observed effect level). Gegebenenfalls kann der NOAEL durch epidemiologische Daten abgesichert werden. In der Regel werden diejenigen Daten aus dem Tierversuch verwendet, die bei der empfindlichsten Spezies gewonnen wurden. Weil bei der Extrapolation der Daten naturgemäß Unsicherheiten bestehen, wird für die Umrechnung der Daten auf den Menschen in der Regel ein **Sicherheitsfaktor von 10** verwendet. Weil in der humanen Population auch besonders empfindliche Individuen (z.B. Kranke, Kinder, Schwangere, Menschen mit genetischer Variabilität) exponiert werden können, wird in der Regel ein **weiterer Sicherheitsfaktor von 10** eingerechnet. Dieser Wert wird als »**accepted daily intake« (ADI = erlaubte Tagesdosis)** definiert.

> ❯ ADI ist derjenige Wert, der auch bei lebenslanger täglicher Einnahme nach derzeitigem Kenntnisstand keine Gesundheitsgefährdung darstellt.

Ursprünglich wurde dieses Konzept 1961 vom Europarat festgelegt, mittlerweile werden diese Richtwerte von der WHO ermittelt. Es muss betont werden, dass viele Gifte in unserer Umwelt immer vorhanden sind und ihre tägliche Aufnahme daher unvermeidbar ist, wie zum Beispiel Quecksilber, Blei, Dioxin oder Kohlenmonoxid.

Virtually safe dose (VSD) und maximal tolerierte Dosis (MTD)

Wenn ein Gift als Summationsgift wirkt, d.h. einen potenziell irreversiblen Schaden setzt, ist es nicht möglich eine ADI zu definieren. Das Paradebeispiel ist die chemische Karzinogenese (► Abschn. 62.4). Hier wird ein akzeptables Risiko in Kauf genommen. Dieses akzeptable Risiko wird durch lineare Extrapolation entweder aus Tierversuchen oder aus epidemiologischen Daten errechnet. Ein instruktives Beispiel ist Benzol, wo die epidemiologische Situation gut bekannt ist: Eine chronische **Benzolexposition** führt zu akuten myeloischen Leukämien und myelodysplastischen Syndromen. Wenn man aus den vorhandenen Daten (Inzidenz in belasteten Berufsgruppen wie Erdölarbeiter) linear herunterrechnet ergibt sich bei einer lebenslangen Exposition mit einer Konzentration von 0,17 µg/m^3, 1,7 µg/m^3 oder 17 µg/m^3 eine, zehn oder hundert zusätzliche Leukämien/Million Personen (◘ Abb. 62.4). Nach der Air Quality Directive 2000/69/EC der Europäischen Kommission sollte der Grenzwert von 1,5 ppb (Part per Billion, entspricht 5 µg pro m^3 Luft, Mittelwert über das Jahr gerechnet) mit 1. Januar 2010 erreicht werden. Es darf bezweifelt werden, dass in vielen europäischen Städten, in denen viel Autoverkehr und wenig Wind herrschen, diese Werte erreicht werden. Es ist offensichtlich, dass selbst bei Einhaltung dieser Grenzwerte die »**virtually safe dose**« (**VSD**; am ehesten mit **so gut wie sichere Dosis** zu übersetzen) nicht erreicht wird. Die »virtually safe dose« wäre erreicht, wenn nur mit einem zusätzlichen Krebsfall/1 Million Personen gerechnet werden kann. Es ist aus diesem Beispiel offensichtlich, dass die maximal tolerierte Dosis sich auch am Stand der Technik bzw. sich an der Realität orientieren muss.

62.3.2 Grenzwerte

Zu unterscheiden sind:
- Arbeitsplatzgrenzwerte (AGW)
- biologische Grenzwerte (BGW)
- maximale Arbeitsplatzkonzentration (MAK)
- technische Richtkonzentration (TRK)

Seit 1.1. 2005 gelten in Deutschland **Arbeitsplatzgrenzwerte (AGW)**. Das sind die Grenzwerte für die durchschnittliche Konzentration eines Stoffes (als Gas, Dampf oder Schwebstoff) in der Luft am Arbeitsplatz, bei dessen Einhaltung eine akute oder chronische Schädigung der Gesundheit der Beschäftigten nicht zu erwarten ist; bezogen auf eine täglich 8-stündige Exposition an 5 Tagen in der Woche während der Lebensarbeitszeit (unter der Annahme eine 40-jährigen Ex-

position). Die Arbeitsplatzgrenzwerte werden in mg/m^3 oder in ml/m^3 angegeben.

Arbeitsplatzgrenzwerte ersetzen in Deutschland die früher verwendeten **MAK-Werte (Maximale Arbeitsplatz-Konzentration)** und **TRK-Werte (Technische Richtkonzentration)**, die in Österreich und der Schweiz nach wie vor verwendet werden. Die Definition des MAK-Wertes ist identisch mit derjenigen des Arbeitsplatzgrenzwertes.

Der **TRK-Wert** ist der in einem bestimmten Beurteilungszeitraum gemessene Mittelwert einer Konzentration eines gefährlichen Arbeitsstoffes (als Gas, Dampf oder Schwebstoff in der Luft), die nach dem Stand der Technik erreicht werden kann und die als Anhalt für die zu treffenden Schutzmaßnahmen und die messtechnische Überwachung am Arbeitsplatz heranzuziehen ist. TRK-Werte werden nur für solche gefährlichen Arbeitsstoffe (z.B. karzinogene Arbeitsstoffe) festgesetzt, für die nach dem jeweiligen Stand der Wissenschaft keine toxikologisch-arbeitsmedizinisch begründeten MAK-Werte aufgestellt werden können.

Das Ziel gesetzlicher Maßnahmen liegt nicht darin Namen auszutauschen, sondern die Konzepte dem Stand der Technik und der Wissenschaft anzupassen. Daher trägt die Gefahrenstoffverordnung dem Umstand Rechnung, dass die tatsächliche Exposition auch vermehrt durch **humanes Biomonitoring** erfasst werden kann, indem man im Blut oder im Harn die Menge oder die Konzentration der Schadstoffe oder ihrer Metaboliten misst und überprüft, ob diese über dem jeweiligen **biologischen Grenzwert (BGW)** liegt. Dieser ersetzt den **BAT (biologischer Arbeitsstoff-Toleranzwert)**.

62.4 Chemische Kanzerogene – ein Beispiel für Probleme bei der Risikoabschätzung

> **Lernziele**
> - Grundlagen der Krebsentstehung
> - Risikoeinschätzung

62.4.1 Grundlagen der Krebsentstehung

Krebserkrankungen sind nach den Erkrankungen des Herz-Kreislauf-Systems in Industrieländern die zweithäufigste Todesursache. In der öffentlichen Wahrnehmung sind sie aber mehr gefürchtet. Dementsprechend besteht ein großes Interesse an Substanzen, die krebserregend sind und deren Risiken.

Vereinfacht kann für die Krebsentstehung zusammengefasst werden: **Ohne Mutation kein Krebs.** Mutation ist hier jede Änderung der DNA-Sequenz: Punktmutation, Insertion, Deletion, Genamplifikation, Chromosomenaberrationen, aber nicht jede Mutation führt zu Krebs und nicht jede krebserregende Substanz muss Mutationen auslösen. Für das Verständnis ist es notwendig, zwischen **Initiation** und **Promotion** zu unterscheiden. Ein instruktives Beispiel liefert der mehr als

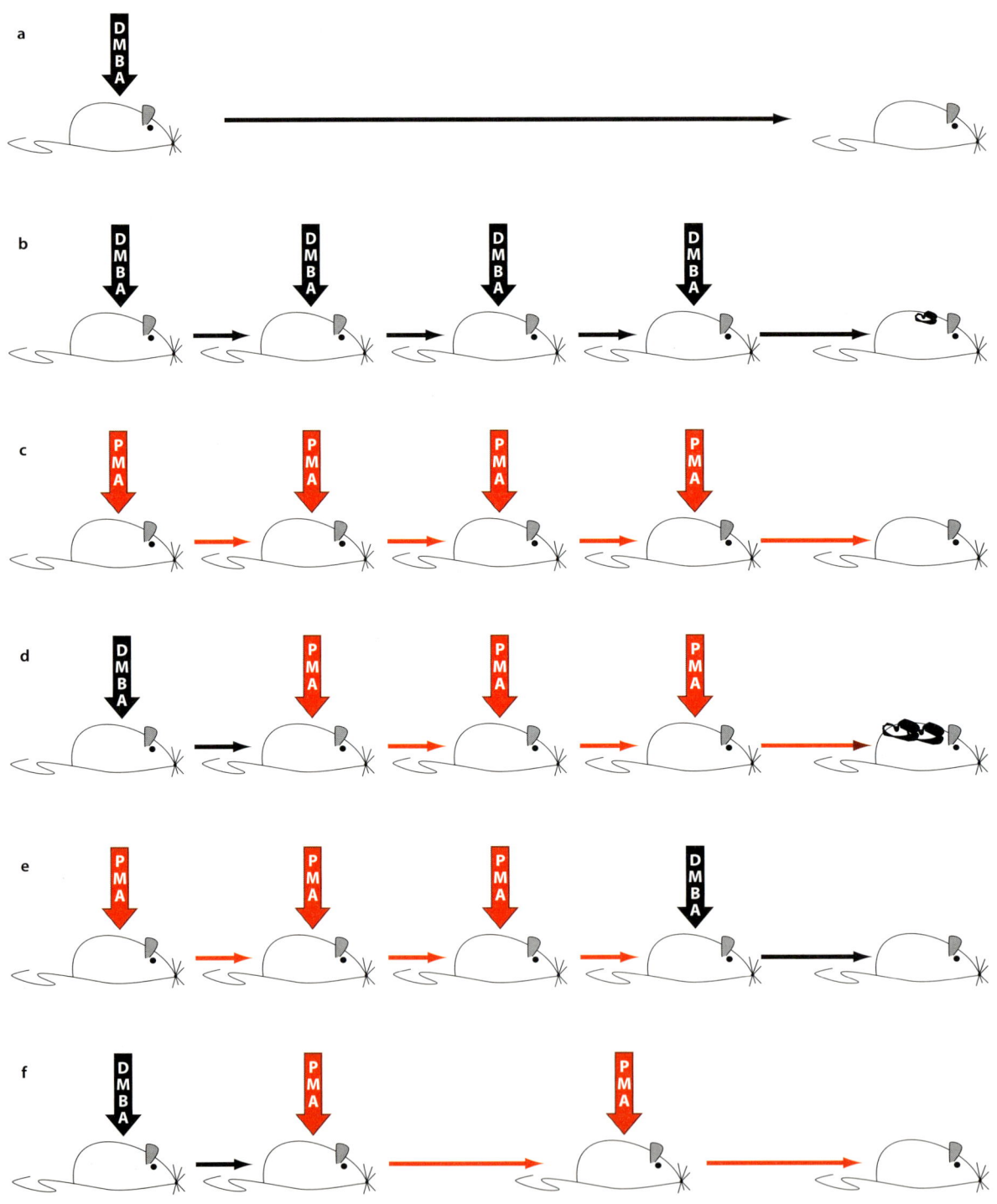

62

🔲 **Abb. 62.3a–f Initiations-Promotionsprotokoll zur Induktion eines Hautkrebses bei der Maus durch Pinseln mit Teerstoffen.** **a** Die einmalige Applikation von Dimethylbenzanthracen führt nicht zur Tumorentstehung. **b** Wenn nur Dimethylbenzanthracen aufgebracht wird, wird ein Tumor nur bei wiederholter Applikation beobachtet. **c** Die alleinige Administration von Phorbolestern führt nicht zur Tumorentstehung, gleichgültig, ob sie einmal oder wiederholt durchgeführt wird. **d** Wenn zunächst einmal Dimethylbenzanthra- cen und danach wiederholt Phorbolester aufgetragen werden, treten Tumoren auf. **e** Wenn die Reihenfolge umgedreht wird (also zuerst wiederholt Phorbolester und dann einmal Dimethylbenzan- thrazen), wird kein Tumor beobachtet. **f** Ebenso wird kein Tumor be- obachtet, wenn das Intervall zwischen den einzelnen Phorbolester- gaben zu groß ist. Dimethylbenzanthracen = DMBA: schwarze Pfeile; Crotonöl mit dem Phorbolester Phorbol Myristate Acetate = PMA: rote Pfeile

60 Jahre alte Versuch, bei dem die Haut von Mäusen mit Teerstoffen (Dimethylbenzanthracen) und Crotonöl aus den Samen eines Wolfsmilchgewächses gepinselt wurde. Diese Substanzen enthalten Phorbolester, die viele Proteinkinase-C-Isoformen stimulieren (◘ Abb. 62.3). Es ist offensichtlich, dass Dimethylbenzanthracen nur dann einen Tumor auslöst, wenn es wiederholt appliziert wird ◘ Abb. 62.3b), während der Phorbolester selbst keinen Tumor auslöst (◘ Abb. 62.3c) und nur dann wirkt wenn er nach dem Dimethylbenzanthracen (◘ Abb. 62.3d) und das Intervall zwischen den Applikationen nicht zu groß ist (◘ Abb. 62.3f).

Wie können wir diesen Versuch interpretieren? Dimethylbenzanthracen setzt den DNA-Schaden, d.h., die Mutation. Es reicht allein aus, um Tumoren auszulösen, weil es ein **komplettes Kanzerogen** ist. Offensichtlich existieren aber Dosen, die unterschwellig sind, weil die Reparaturmechanismen (DNA-Repair; immunologische Überwachung) ausreichen, um Krebszellen zu beseitigen. Die Phorbolester sind allein unwirksam, sie setzen keinen DNA-Schaden. Wenn Dimethylbenzanthracen den initialen DNA-Schaden setzen konnte, d.h. als **Initiator** wirken konnte, wird die Tumorentstehung durch Phorbolester gefördert, sie wirken als **Promotoren.** In diesem konkreten Fall setzen die Phorbolester einen Wachstumsstimulus, der damit die Vermehrung der mutierten Zellen und damit die Expansion des Tumors (und die Akkumulation weiterer Mutationen) begünstigt.

Dieses klassische **Initiations-Promotions-Protokoll** lässt sich in vielen Varianten finden, z.B. chronischer Wachstumsreiz begünstigt die Tumorentstehung. Es gibt zahlreiche **Substanzen,** die beim **Menschen promovierende Eigenschaften** haben, weil sie die **Proliferation** von Zellen **begünstigen,** dazu gehören z.B. **Östrogene** und **Xenoöstrogene** (synthetische oder pflanzliche Fremdstoffe, die eine östrogene Wirkung haben). Sehr viele Substanzen sind Xenoöstrogene, weil Östrogenrezeptor-α (und bis zu einem gewissen Grad Östrogenrezeptor-β) erstaunlich viele verschiedene Strukturen in der Bindungstasche tolerieren, u.a. das Herbizid Atrazin, einen Metaboliten des Insektizids DDT oder Genistein (ein Flavonoid aus der Sojabohne). Es darf nicht übersehen werden, dass nicht alle Promotoren nur deshalb wirken, weil sie das Wachstum stimulieren.

Andere **Mechanismen der Promotion sind:**

- Substanzen, die die **Apoptose** (den programmierten Zelltod) oder die **immunologische Überwachung unterdrücken,** wirken auch promovierend. Tatsächlich führt chronische Suppression des Immunsystems durch Ciclosporin A oder andere Immunsuppressiva (Tacrolimus, Pimecrolimus etc.) zur erhöhten Inzidenz von Lymphomen.
- Substanzen, die **Enzyme der Biotransformation induzieren,** können ebenfalls **promovierend wirken.** Tatsächlich sind viele Mutagene selbst chemisch ausgesprochen reaktionsträge, d.h. sie können selbst nicht mit der DNA reagieren. Sie werden aber von Enzymen der Zelle in reaktionsfreudige Intermediate umgesetzt und diese reagieren mit der DNA (ultimate Kanzerogene). Die enzymatische Herstellung einer reaktionsfreudigen Substanz wird als Giftung (Biotoxifikation) bezeichnet. Bei der Giftung

spielen die Cytochrom-P-450-abhängigen Monooxygenasen die zentrale Rolle. Wenn daher im Rahmen der Enzyminduktion mehr Enzyme der Biotransformation synthetisiert werden, können auch vermehrt ultimate Kanzerogene produziert werden (► Kap. 2.1.4). Unterschiede in Giftung und Inaktivierungsmechanismen erklären zum Teil große Speziesunterschiede in Empfindlichkeit und Organtropismus, d.h. in welchen Organen Tumoren auftreten. Dioxin (TCDD = 2,3,7,8-Tetrachlordibenzo-p-dioxin) und analogen Verbindungen (polychlorierte oder polybromierte Dibenzodioxine und Dibenzofurane etc.) sind sehr potente Tumorpromotoren, weil sie unter anderem als Enzyminduktoren wirken.

Chemische Kanzerogene als Initiatoren

Polyzyklische aromatische Kohlenwasserstoffe

Vorkommen: Bei unvollständiger Verbrennung von organischem Material bzw. bei der Erhitzung (Pyrolyse = erhitzende Zersetzung, z.B. Braten in Öl) von Fett, Aminosäuren und Kohlehydraten – daher im Zigarettenrauch, Autoabgasen, geräucherten Nahrungsmittel, gebratenem Essen, Ruß

Vertreter: Benzo[a]pyren, Benzanthracen, Dimethylbenzanthracen, Methylcholanthren

Wirkungsweise: Alle Substanzen sind chemisch extrem träge. Sie müssen durch Cytochrom-P-450-abhängige Monooxygenasen (CYP) zu den ultimaten Kanzerogenen umgesetzt werden, die mit Purin- und Pyrimidinbasen reagieren und Addukte bilden.

Aromatische Amine

Vorkommen: Grundstoffe in der Farbenindustrie (chemische Industrie)

Vertreter: Das klassische Beispiel ist β-Naphtylamin (Blasenkrebs bei Anilinarbeitern; technisches Anilin ist mit β-Naphtylamin und anderen kanzerogenen aromatischen Aminen verunreinigt). Heterozyklische aromatische Amine kommen auch im gebratenen Fleisch und Fisch vor.

Wirkungsweise: Durch oxidative Giftung Umsetzung zu ultimaten Kanzerogenen (Nitreniumion)

Nitrosamine

Vorkommen: Im Tabakrauch und in vielen (gepökelten) Nahrungsmitteln

Wirkungsweise: Nitrit reagiert mit sekundären Aminen zu Nitrosaminen; das findet auch im Magen statt. Nitrat, das über die Düngung ins Grundwasser (Brunnenwasser) gelangt wird durch Bakterien zu Nitrit reduziert. Dieses reagiert im sauren pH gut mit sekundären Nahrungsaminen. Durch CYP-abhängige Giftung zu ultimaten Kanzerogenen werden sie mutagen, weil sie die DNA methylieren. Ähnliche Reaktionen auch durch Naturstoffe wie z.B. Cycasin (aus Palmfarnen), das Methyldiazonium liefert.

▼

Alkylierende Verbindungen

Industrielle Zwischenprodukte für chemische Synthese (Zytostatika, ▶ Kap. 61), bedürfen (meistens) keiner Giftung, sondern reagieren direkt mit Basen in der DNA.

Metalle

Vertreter: Epidemiologisch ist ein kanzerogener Effekt beim Menschen gesichert für Nickel, Chrom, Arsen (Beryllium, Cadmium)

Wirkungsweise: Als zugrundeliegender Mechanismus wird angenommen, dass Metall-katalysierte Bildung freier Sauerstoffradikale zu DNA-Strangbrüchen führen. Daneben ist aber auch nachgewiesen, dass Metallionen oder Metalloxidionen mit Signalkaskaden interferieren, die das Zellwachstum stimulieren (z.B. wird die Deaktivierung der Mitogen-aktivierten Proteinkinase durch Chromationen und Arsenoxide verhindert). Wahrscheinlich trägt bei einigen Metallen ein Partikeleffekt zur karzinogenen Wirkung bei (s. unten).

Alkene (Olefine)

Vertreter: Beim Menschen ist Vinylchlorid als Karzinogen gesichert.

Wirkungsweise: Über eine CYP-vermittelt wird Vinylchlorid zum Epoxid gegiftet, das DNA-Addukte bildet; chronische Vinylchlorid-Exposition führt zu Hämangiosarkomen in der Leber.

Naturstoffe

Vertreter: Zahlreiche Naturstoffe wirken karzinogen, z.B.

- Aflatoxin: wird von Schimmelpilzen gebildet; durch CYP1A1 zum Epoxid gegiftet löst es beim Menschen ein hepatozelluläres Karzinom aus
- Aristolochiasäure: Kommt in der Pflanzenfamilie der Aristolochiaceae (z.B. Wurzeln der Osterluzei) vor, früher in homöopathischen Arzneien (auch in traditionellen chinesischen Arzneimitteln); erzeugt Urothelkarzinom im Nierenbecken
- Safrol: ein Geschmacksstoff, der in Spuren in vielen Gewürzen vorkommt etc.

Partikeleffekte

Der Mechanismus ist unklar. Beim Menschen gesichert sind:

- **Asbest** (faserförmige Calcium-Aluminium-Silikat): Bei Exposition kommt es nach langer Latenz (bis ≥50 Jahren) zu Pleuramesotheliomen (Lungenfibrosen); Faserlänge (>5 µm) und Durchmesser (3 µm) entscheidend für den karzinogenen Effekt
- **Holzstaub:** bei beruflicher Exposition Krebs im Nasen-Rachen-Raum

62.4.2 Risikoeinschätzung

Aus medizinischer Sicht ist es wichtig, das tatsächliche Risiko für den Menschen abzuschätzen und für entsprechende Vorsichtsmaßnahmen (Minimierung der Exposition, gesetzliches Verbot etc.) zu sorgen.

Wo liegen die Probleme bei der Risikoeinschätzung?

- Theoretisch betrachtet hat ein komplettes Kanzerogen keinen Schwellenwert, jede Mutation kann potenziell zur Krebsentstehung führen. Es ist aber offensichtlich, dass es unterschwellige Dosen und modifizierende Faktoren gibt:
  - Die einmalige Pinselung mit Dimethylbenzanthracen löst keinen Tumor aus (◨ Abb. 62.3).
  - Die meisten von uns haben einen Sonnenbrand gehabt, wodurch ein massiver DNA-Schaden durch das UV-Licht gesetzt worden ist, erkennbar daran, dass sich die Haut innerhalb kurzer Zeit aufgrund der durch p53-induzierte Apoptose von Zellen, in denen der DNA-Schaden nicht repariert werden konnte, geschält hat. Die meisten von uns werden nicht an einem Hautkrebs erkranken.
  - Zahlreiche Nahrungsmittel (Gemüse, Obst) enthalten Naturstoffe, die potenzielle Kanzerogene sind, weil sie im Ames-Test mutagen sind. Wir wissen aber aus epidemiologischen Untersuchungen, dass der Konsum von Obst und Gemüse eher einer Krebsentstehung entgegenwirkt.
- Es ist schwierig, die unterschwelligen Dosen festzulegen. Im Gegensatz zu häufig in der Öffentlichkeit propagierten Meinungen lässt sich die karzinogene Wirkung einer Substanz noch am ehesten im Tierversuch beurteilen und nicht durch alleinige Betrachtung von Daten aus Zellkultur etc. In diesem Zusammenhang müssen aber vor allem folgende Einschränkungen berücksichtigt werden:
  - **Metabolismus/Giftung:** Viele Kanzerogene sind selbst chemisch relativ träge. Das ultimate Kanzerogen entsteht erst durch enzymatische Giftung im Organismus. Die ausgewählten Versuchstiere müssen daher die fragliche Substanz ähnlich metabolisieren wie der Mensch. Das ist in vielen Fällen nicht klar.
  - Die **Versuchstiere** müssen über mehrere Monate mit relativ hohen Dosen behandelt werden, d.h. bis zur MTD, die Dosis, die die Versuchstiere ohne offensichtliche Vergiftungszeichen vertragen. Es ist sonst aus statistischen Gründen gar nicht möglich, die Inzidenz von Tumoren zu beurteilen. Auch Versuchstiere erkranken spontan an Krebs und gutartigen Tumoren. Diese Spontanerkrankungen bilden den Hintergrund, über den der Effekt der Prüfsubstanz herausragen muss. Wenn nicht unsinnig viele Versuchstiere verwendet werden sollen, müssen daher große Substanzmengen verwendet werden.

Das Problem im Hinblick auf die Sicherheit beim Menschen liegt in der Extrapolation in den niedrigen Bereich. Traditionell geht man davon aus, dass komplette Kanzerogene Summationsgifte sind. Jede gesetzte Mutation hat theoretisch dasselbe Risiko, einen Tumor auszulösen. Daher kann man linear extrapolieren. Bei hoher Dosierung (10 mg/kg/d) haben z.B. 10% der Versuchstiere einen Tumor. Typsicherweise werden Sicherheitsbereiche so gewählt, dass man das Risiko für den Menschen auf 1 in 1 Million (zusätzliche Krebsinzidenz) limitiert. Wenn man also in diesem Rechenbeispiel beim Menschen das Risiko auf 1 in 1 Million limitieren wollte, ergäbe sich bei linearer Extrapolation eine tolerierbare Menge von 0,1 µg/kg/d.

Tatsächliche könnte die Dosis-Wirkungs-Beziehung aber anders aussehen:

- Bei hoher Dosierung könnte bereits ein gewisser Sättigungseffekt auftreten, sodass bei niedriger Dosierung das Risiko höher liegt (◻ Abb. 62.4).
- Bei niedriger Dosierung tritt überhaupt kein Effekt auf, weil die Substanz unterhalb eines Schwellenwertes kein kanzerogenes Potenzial hat.
- Wenn nur hohe Dosen (MTD) verwendet werden, können Mechanismen der Toxizität zur Tumorentstehung in Gang gesetzt werden, die bei niedrigen Dosen überhaupt nicht auftreten (z.B. wiederholter Zelluntergang mit Reparation durch Proliferation). Dies führt zur Fehleinschätzung des Krebsrisikos (z.B. löste bei Ratten die chronische Gabe sehr hoher Dosen des Süßstoffes Saccharin Blasentumoren aus, weil aufgrund der großen Menge von Saccharin die Saccharinkristalle im Harn in der Blase ausfielen, diese bewirkten einen chronischen Reiz, der das Auftreten von Blasentumoren begünstigte).

Ob eine Substanz beim Menschen kanzerogen wirken kann, lässt sich meist erst aus der Abwägung aller Daten (In-vitro-Experimente, Tierexperimente) beurteilen. Der tatsächliche Nachweis einer krebsauslösenden Wirkung beruht aber auf epidemiologischen Untersuchungen. Diese sind sehr wichtig, weil sie Risiken erfassen, die oft nicht geprüft würden (z.B. die kanzerogene Wirkung von Metallen). Naturgemäß sind dann aber bereits Menschen an Krebs erkrankt und gestorben (◻ Abb. 62.4).

Bei der Beurteilung neuer chemischer Substanzen und insbesondere – aus medizinischer Sicht – bei der Beurteilung von Arzneimitteln ist daher ein robuster Schnelltest wichtig, mit dem das mutagene Potenzial der Substanz geprüft werden kann – heute wird u.a. der Ames-Test (benannt nach Bruce Ames) dazu verwendet.

Die Mutagenitätsprüfung im Ames-Test (◻ Abb. 62.5) beruht auf folgendem Prinzip: Es wird ein Stamm von Salmonella typhi murium verwendet, der aufgrund einer Mutation im His-Operon (die bakterielle Histidinsynthese kontrollierende Gene) nicht in der Lage ist, in Abwesenheit der Aminosäure Histidin zu wachsen. In der Bakteriensuspension schwimmen Milliarden Keime. Daher sind ausreichend viele Bakterien vorhanden, dass jede Base im gesamten Genom dieses Stammes von Salmonella typhi murium statistisch betrachtet mehrmals mutiert werden kann. Wenn eine Mutation zufällig das His-Operon trifft, kommt es zur Reversion. Die Bakterien können in Abwesenheit von Histidin wachsen

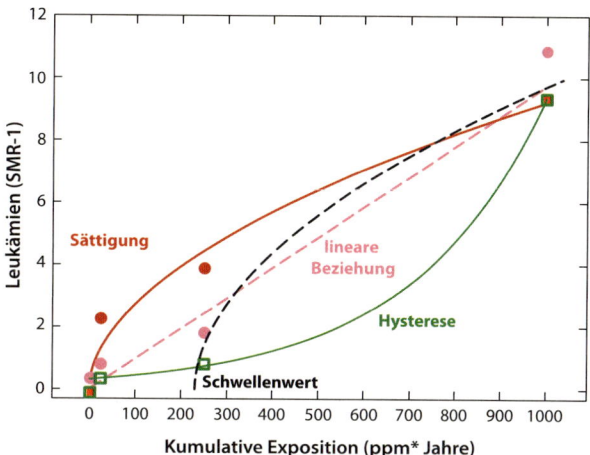

◻ **Abb. 62.4 Abschätzung des Risikos, an einer Leukämie nach Benzolexposition zu sterben.** Die Daten beruhen auf der Statistik über Todesfälle durch Leukämien bei Benzol-exponierten Arbeitern und Schätzungen über deren Benzolexposition. Die beobachteten Todesfälle wurden durch den Erwartungswert dividiert (SMR = standardized mortality ratio: standardisiertes Mortalitätsverhältnis) und 1 abgezogen. Damit errechnet sich ein Wert von 0, wenn die Exposition zu keinem zusätzlichen Leukämiefall führt. Die roten Symbole und die daran angepasste rote Kurve zeigen ein rasch ansteigendes Leukämierisiko bei niedriger Exposition und ein gewissen Sättigungseffekt bei hoher Exposition. Die rosa Symbole sind am ehesten mit einem linearen Modell vereinbar; die gestrichelte rosa Linie Zeit die Korrelationsgerade. Die Daten, die durch die offenen grünen Symbole dargestellt sind, sind mit einem Modell vereinbar, indem es zunächst nur einen geringen Effekt gibt und erst nach höheren Expositionen, das Risiko deutlich zunimmt (»Hysterese«). Man kann die Daten auch dahingehend interpretieren, dass diejenigen Daten, bei der es zu keiner signifikanten Zunahme des Risikos kommt, nicht in die Berechnung einbezogen sind. Dann besteht ein Schwellenwert (bei ca. 230 ppm Jahr), ab dem erst mit einem Leukämierisiko zur rechnen ist (schwarz unterbrochene Kurve). Die Unsicherheiten entstehen auch deshalb, weil es nicht leicht ist, die tatsächliche Exposition nachträglich auszurechnen und weil die Annahmen zur erwarteten Leukämieinzidenz/-prävalenz variieren. In Anbetracht dieser Unsicherheiten ist es nachvollziehbar, dass dem linearen Modell in der Regel der Vorzug gegeben wird (Die Daten für die Berechnung sind aus Paxton (1997) Environmental Helath Perspectives 104 (Suppl. 6):1431-1436 entnommen)

(◻ Abb. 62.5). Der Test lässt sich modifizieren, indem die Testsubstanz und die Bakterien in Gegenwart eines Homogenates von Leberzellen inkubiert werden, um auch die enzymatische Giftung zum ultimaten Kanzerogen zu ermöglichen.

Der Ames-Test hat den Nachteil, dass er nur mutagene Substanzen, d.h. Initiatoren, aber keine Promotoren erfasst. Dioxin erzeugt z.B. im Ames-Test kein positives Resultat. Neben dem Ames-Test gibt es auch zahlreiche weitere Tests, die von den Behörden als valide Mutagenitätstests akzeptiert werden (z.B. Mikronukleus-Test). Auch diese Tests erfassen nur das mutagene/genotoxische Potenzial.

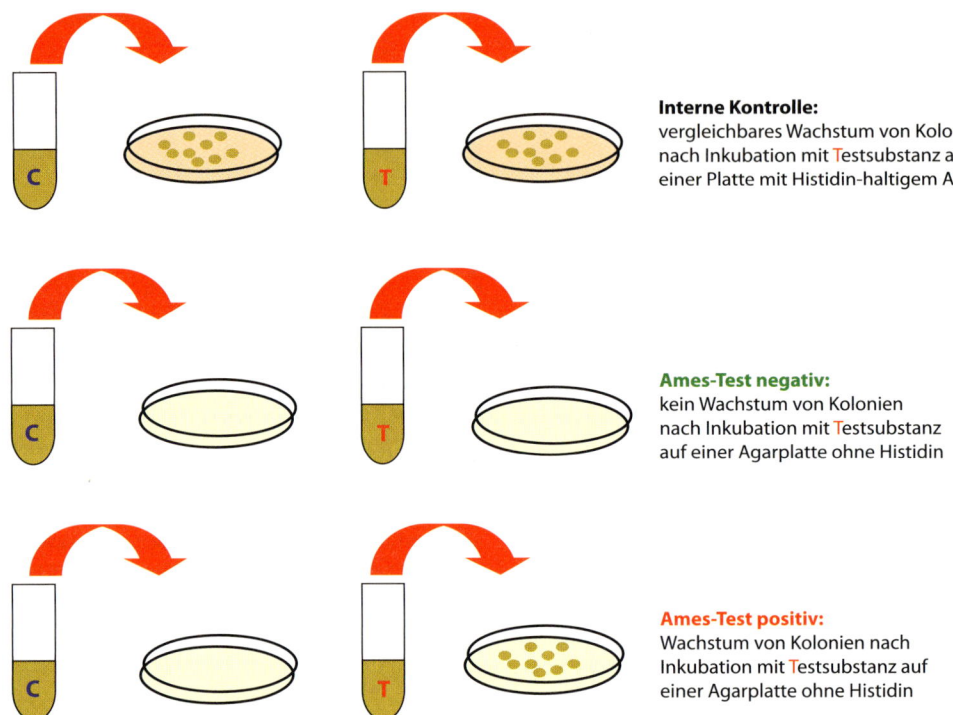

Interne Kontrolle:
vergleichbares Wachstum von Kolonien nach Inkubation mit Testsubstanz auf einer Platte mit Histidin-haltigem Agar

Ames-Test negativ:
kein Wachstum von Kolonien nach Inkubation mit Testsubstanz auf einer Agarplatte ohne Histidin

Ames-Test positiv:
Wachstum von Kolonien nach Inkubation mit Testsubstanz auf einer Agarplatte ohne Histidin

◘ Abb. 62.5 **Prinzip der Mutagenitätsprüfung mit dem Ames-Test**

Weiterführende Literatur

American Academy of Clinical Toxicology; European Association of Poison Centres and Clinical Toxicologists (1997) Position statement: Gastric lavage. J Toxicol Clin Toxicol 35:711–719

American Academy of Clinical Toxicology; European Association of Poisons Centres and Clinical Toxicologists (1999) Position statement and practice guidelines on the use of multi-dose activated charcoal in the treatment of acute poisoning. J Toxicol Clin Toxicol 37:731–751

American Academy of Clinical Toxicology; European Association of Poisons Centres and Clinical Toxicologists (2004) Position paper: Ipecac syrup. J Toxicol Clin Toxicol 42:133–143

Bateman DN (2005) Tricyclic antidepressant poisoning: central nervous system effects and management. Toxicol Rev 24:181-186

Frascogna N (2007) Physostigmine: is there a role for this antidote in pediatric poisonings? Curr Opin Pediatr 19:201-205

Holubek WJ, Hoffman RS, Goldfarb DS, Nelson LS (2008) Use of hemodialysis and hemoperfusion in poisoned patients. Kidney Int 74:1327-1334

Pond SM, Lewis-Driver DJ, Williams GM, Green AC, Stevenson NW. (1995) Gastric emptying in acute overdose: a prospective randomised controlled trial. Med J Aust 163:345-349

Thanacoody RH (2009) Extracorporeal elimination in acute valproic acid poisoning. Clin Toxicol 47: 609-616

62

Toxische Gase

M. Freissmuth

❯❯ ❯ Einleitung

Viele Substanzen sind als Gase, Dämpfe und Aerosole giftig. Dazu gehören u.a. Metalldämpfe (z.B. Quecksilber), Kampfgase (z.B. Sarin), narkotisch wirksame Gase und Dämpfe (organische Lösungsmittel, Propan, Butan) oder Metalloid-Hydride (Arsin, ASH_3; Phosphin, PH_3). Im vorliegenden Kapitel werden giftige Gase im engeren Sinn besprochen. Das sind Reizgase, die sich im Flüssigkeitsfilm der Atemwege lösen und damit eine chemische Entzündung setzen (vom Tränen der Augen bis zum toxischen Lungenödem), Gase, die als systemische Atemgifte wirken, weil sie den Sauerstofftransport durch das Hämoglobin (CO) oder die zelluläre Verwertung des O_2 durch die Mitochondrien unterdrücken und Stickgase, die in ausreichender Konzentration durch Senkung des Sauerstoffpartialdrucks zur Hypoxie führen. Eine Sonderstellung nimmt Kohlendioxid (CO_2) ein, weil es auch eine narkotische Wirkung hat. In vielen Fällen finden Vergiftungen durch Gasgemische statt, akut als Rauchgasvergiftung bzw. subakut/chronisch durch SO_2- und stickoxidreichen Wintersmog oder ozonreichen Sommersmog.

63.1   Vergiftung durch Reizgase

┌─ Lernziele ─

Reizgase
- Tränengase (Chloracetophenon, 2-Chlorbenzyliden-malonsäuredinitril)
- Capsaicin (Pfefferspray)
- NH_3, HCl, Cl_2, SO_2, O_3, Cl_2CO
- CdO (Cadmiumoxid)

Subakute Vergiftung (Smog)

63.1.1 Mechanismus und Symptomatik

Alle Reizgase verursachen eine chemische Entzündung. Die zugrundeliegenden Mechanismen sind unterschiedlich: Einige Substanzen denaturieren Proteine bzw. modifizieren diese (Säuren wie Cl_2/HCl, CdO), andere lösen sich in Membranen und führen zur Lipidperoxidation (z.B. Ozon und nitrose Gase). Capsaicin, der wirksame Inhaltsstoff des »Pfeffersprays«, setzt eine neurogene Entzündung. In Abhängigkeit ihrer Wasserlöslichkeit wird der Schaden an unterschiedlichen Stellen mit unterschiedlicher Geschwindigkeit ausgelöst (❑ Tab. 63.1). Dementsprechend äußern sich die **Symptome** mit **unterschiedlicher Geschwindigkeit** und **Lokalisation** (❑ Tab. 63.1): **Wasserlösliche Substanzen** lösen sich bereits in der **Tränenflüssigkeit** und bewirken eine heftige Reizung der Augen (Lakrimatoren). Diese Substanzen werden auch als Tränengas eingesetzt. Die Reizwirkung in den Augen hat eine **Warnwirkung.** Exponierte Personen verlassen die Zone mit hoher Konzentration und sind damit vor weiteren Folgen geschützt. Die massive Tränensekretion erinnert daran, dass bei **jeder**

chemischen Inflammation auch eine **neurogene Komponente** der Inflammation aktiviert wird: Das gereizte Konjunktivalepithel setzt Mediatoren frei, die die freien Nervenendigungen depolarisieren und damit zur vagalen Aktivierung der Tränensekretion führen. Dieser Mechanismus funktioniert auch analog in den unteren Atemwegen.

Wenn die Substanzen **tiefer** eindringen können, lösen sie zunächst eine Entzündung im **Larynx** – bis zum **Glottisödem**, in der **Trachea** und dann in den **Bronchien** aus. Wenn stark hydrophile und mäßig hydrophile Verbindungen in hohen Konzentrationen eingeatmet werden, lösen sie oft einen heftigen Schmerz in der Brust aus, der von den Betroffenen als reißend beschrieben wird.

Hydrophobe Substanzen lösen sich schlecht in der wässrigen Schleimschicht der oberen und mittleren Atemwege, daher sie erreichen die Zellmembran mit einer zeitlichen Verzögerung und eine ausgeprägte Warnwirkung fehlt. Die Giftstoffe werden mit den Atemzügen über längere Zeit in die Lunge transportiert, dringen in die Alveolen ein und erreichen auch das Kapillarendothel. Sowohl Kapillarendothel als auch die Typ-I-Alveolarepithelzellen werden geschädigt. Nach unserem heutigen Verständnis ist vor allem das Kapillarendothel vulnerabel. Aufgrund des chemischen Reizes, der durch die Proteindenaturierung oder Lipidperoxidation ausgelöst wird, kommt es zur Expression und Freisetzung von Zytokinen und anderen Mediatoren. Diese induzieren unter anderem eine Permeabilitätssteigerung im Kapillarendothel, sodass ein interstitielles Lungenödem einsetzt (❑ Abb. 63.1). Dieses interstitielle Lungenödem ist auskultatorisch nicht fassbar, eventuell wird ein verschärftes Atemgeräusch gehört. Im Thoraxröntgen wird eine symmetrische, schmetterlingsförmige prähiläre Verschattung sichtbar. Die interstitielle Flüssigkeit wird über die Lymphgefäße abtransportiert. Wenn diese gefüllt sind, wird die Lymphstauung radiologisch als Kerley-B-Linien in den peripheren Lungenfeldern sichtbar.

Das interstitielle Lungenödem verlängert die Diffusionsstrecke für Sauerstoff und Kohlendioxid. Weil Sauerstoff schlechter über Zellmembranen permeiert als CO_2, fällt zunächst der arterielle pO_2. Die Hypoxämie führt zur Atemnot auch bei geringer Belastung. Wenn das Ödem fortschreitet ist außerdem die Diffusion von CO_2 beeinträchtigt. Der venöse und arterielle pCO_2 nimmt zu und verschärft das Gefühl der Atemnot. Die Atmung wird gesteigert. Der dadurch erhöhte inspiratorische Sog verstärkt den bereits bestehenden Druckgradienten zwischen Alveole und der im Interstitium gestauten Flüssigkeit. Es kommt zum interalveolären Ödem (❑ Abb. 63.1), das sich als feuchte Rasselgeräusche auskultieren lässt. Im Lungenröntgen wird eine diffuse, schmetterlingsförmige Verschattung sichtbar. Bei den Betroffenen tritt dann auch Zyanose, Unruhe und (Todes-)Angst auf. Schmerzen können ebenfalls bestehen. Terminal kommt es zur Schaumbildung, der exspiratorisch hochsteigt, in der Atemluft erscheint und blutig tingiert sein kann (Zusammenbruch der Barrieren, Eindringen von Erythrozyten in die Alveole).

Lipophile Substanzen lösen leicht ein Lungenödem aus. Es muss aber betont werden, dass auch sehr hydrophile Reiz-

63

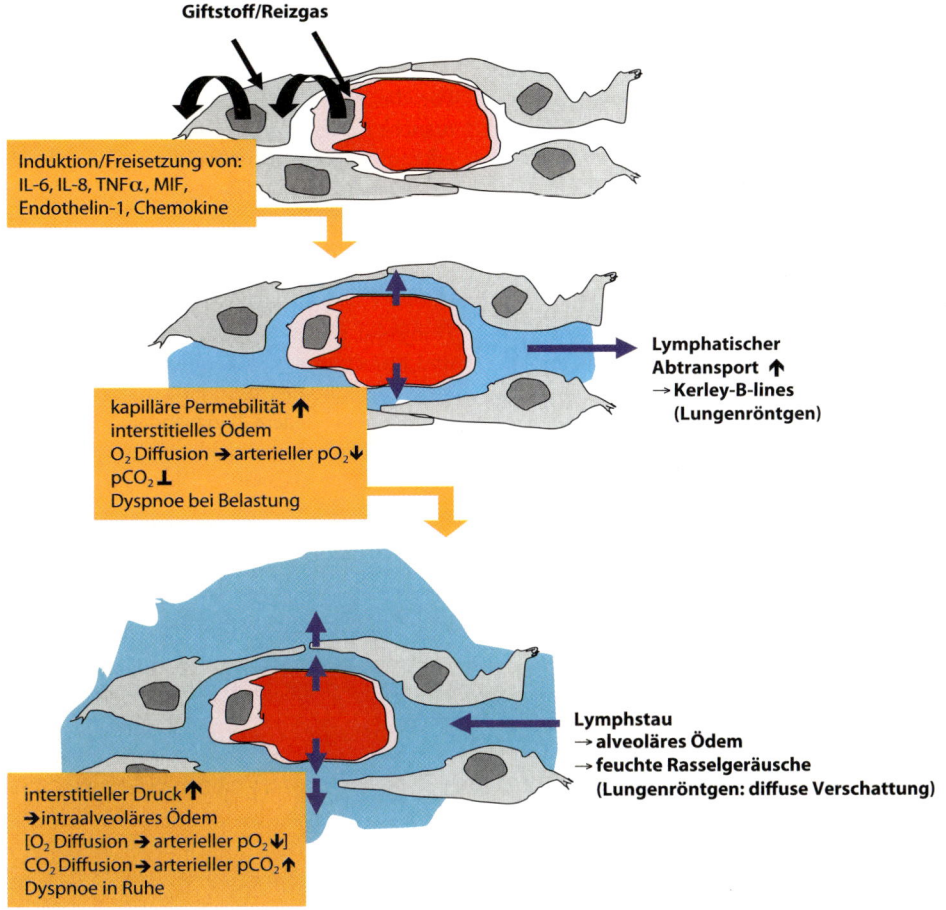

Giftstoff/Reizgas

Induktion/Freisetzung von:
IL-6, IL-8, TNFα, MIF,
Endothelin-1, Chemokine

kapilläre Permebilität ↑
interstitielles Ödem
O₂ Diffusion → arterieller pO₂↓
pCO₂ ⊥
Dyspnoe bei Belastung

**Lymphatischer
Abtransport ↑
→Kerley-B-lines
(Lungenröntgen)**

interstitieller Druck ↑
→intraalveoläres Ödem
[O₂ Diffusion → arterieller pO₂↓]
CO₂ Diffusion → arterieller pCO₂↑
Dyspnoe in Ruhe

**Lymphstau
→alveoläres Ödem
→feuchte Rasselgeräusche
(Lungenröntgen: diffuse Verschattung)**

Abb. 63.1 Schematische Darstellung der pathophysiologischen Vorgänge beim toxischen Lungenödem

Tab. 63.1 Beispiele für Reizgase

Giftstoff	Wasser-löslichkeit	Primärer Angriffspunkt	Symptome
Chloracetophenon, CS-Gas = 2-Chlor-benzylidenmalonsäuredinitril (Tränengas) Capsaicin (Pfefferspray) Methylthioisocyanat (CH₃N=C=S) HCl (Salzsäure) NH₃ (Ammoniak) Formaldehyd (H2C=O) F₂ (Fluor)	hoch*	Augen	Tränenfluss, Konjunktivitis, Korneaschaden/-trübung (→ Erblindung, Katastrophe von Bhopal 1984)
		Nase	Rhinitis
		Larynx	Glottisödem, Heiserkeit
		Trachea	Hustenreiz, (reißende) Schmerzen unter dem Brustbein
Isothiocyanate, Isocyanate SO₂ (Schwefeldioxid → H₂SO₃) Cl₂ (Chlorgas → HCl)	mittel	Bronchien Bronchiolen	reißende Schmerzen, Husten, Bronchospasmus Hypersekretion bakterielle Superinfektion
NOx (nitrose Gase) O₃ (Ozon) Cl₂CO (=Phosgen) CdO (Cadmiumoxid)**	niedrig		toxisches Lungenödem; bakterielle Superinfektion; Bronchiolitis obliterans

* Je höher die Wasserlöslichkeit desto höher die Reizwirkung in Nase und Auge (»Lacrimatoren«); diese schützt vor weiterer Exposition und senkt daher die Wahrscheinlichkeit einer weiteren Exporitioon, die zu Schäden an tiefer liegenden Organen führen
** Cadmiumoxid ist eigentlich ein Aerosol (mit sehr kleinen Partikeln)

gase bei längerer Exposition und entsprechender Konzentration (▶ Haber'sche Regel, Kap. 61.1) in die unteren Atemwege eindringen und ebenso ein toxisches Lungenödem auslösen können. Daher ist z.B. die Anwendung von Tränengas in geschlossenen Räumen lebensgefährlich, wenn die Menschen nicht flüchten können.

63.1.2 Diagnostik und Therapie

Die Induktion und Expression der Zytokine und Chemokine (◘ Abb. 63.1) und das resultierende interstitielle Ödem brauchen eine gewisse Zeit. Daher besteht eine **Latenzphase**. Diese dauert je nach Substanz, Substanzkonzentration und Einwirkungsdauer **mehrere Stunden bis Tage.** Personen, die an einem toxischen Lungenödem erkranken werden, suchen in der Regel nur dann ärztliche Hilfe, wenn sie über ihr Risiko Bescheid wissen (z.B. Feuerwehrleute, die Rauchgas ausgesetzt waren) oder wenn initiale Symptome bestanden, z.B. reißender Schmerz in der Brust etc. (◘ Tab. 63.1). Anamnestisch muss daher rekonstruiert werden,

- welche riskante Tätigkeit in den letzten Stunden bis Tagen durchgeführt wurde,
- welches potenzielle Gift dafür in Frage kam,

- ob andere Personen auch exponiert waren (diese müssen einberufen werden).

Für die Anamnese ist es daher nützlich zu wissen, dass manche Reizgase an der Farbe und/oder an ihrem Geruch erkannt werden: Nitrose Gase sind z.B. braun und riechen stechend, Phosgen riecht nach faulem Heu, Cadmiumoxid ist rot (◘ Tab. 63.2).

In der Latenzphase und auch schon bei Verdacht auf Exposition ist das Mittel der Wahl die Verabreichung von inhalativen Glucocorticoiden (z.B. Budesonid, Beclomethason, Flunisolid, ▶ Kap. 49). Glucocorticoide hemmen die Synthese und Freisetzung proinflammatorischer Mediatoren und verhindern damit die Ausbildung des Ödems (◘ Abb. 63.1).

Bei bestehendem Lungenödem ist die Prognose schlecht (>40% der Patienten versterben). Zur Behandlung wird die intravenöse Gabe hochdosierter Glucocorticoide (100 mg Prednisolon), gegen die Unruhe, Todesangst und Schmerzen Morphin (5–10 mg i.v.), alternativ Benzodiazepine (10 mg Diazepam i.v.), zur Senkung des Drucks im Lungenkreislauf Nitroglycerin (0,1–0,2 µg/kg/min i.v.) und zur Reduktion des Volumens ein Schleifendiuretikum (z.B. 40 mg Furosemid i.v.) empfohlen. Bei Abfall der Sauerstoffsättigung kann eine extrakorporale Membranoxygenierung (ECMO) notwendig werden.

◘ Tab. 63.2 Quelle für Reizgase

Reizgas	Merkmal	Entstehung/Vorkommen
Ozon (O_3)	stechend scharfer Geruch	- entsteht beim Wolfram-Inertgas-Schweißen - bei UV-Licht: photochemische Reaktionen im Sommersmog (Luftverschmutzung)
Phosgen	farblos, Geruch nach faulem Heu	entsteht beim Kontakt von chlorierten Halogenkohlenwasserstoffen (Chloroform etc.) mit offener Flamme und heißen Metalloberflächen (entfetten/reinigen → Schweißen) – Verwendung in der chemischen Industrie und Labors (chemische Synthesen)
Nitrose-Gase – NOx (giftig = NO_2)	gelbbraunes/rotbraunes Gas mit stechendem Geruch	- beim Schweißen im Lichtbogen/mit Acetylen-Schweißgerät (Luftstickstoff umgesetzt) - bei der Behandlung von Metallen mit konzentrierter Salpetersäure (z.B. Messingreinigung, Kupferstechen, Scheideanstalten) - beim Kontakt von Holz, Zellulose, Stoff mit konzentrierter Salpetersäure - bei der Herstellung von Sprengstoffen (Nitroverbindungen) und Zelluloid - beim Sprengen – auch CO, HCN freigesetzt
Schwefeldioxid (SO_2)	farblos, stechender Geruch	- Einsatz bei der Herstellung von Zellulose - zur Herstellung von Schwefelsäure - Entstehung bei Verbrennung schwefelhaltiger Brennstoffe (Heizöl, Kohle)
Formaldehyd	farblos, stechender Geruch	- Ausgangsstoff für chemische (industrielle) Synthese (in Klebstoffen, Pressspanplatten etc. → Quelle für Innenraumkontamination) - Fixierungsmittel für Histologie etc.
Chlorgas (Cl_2)	hellgrüne Farbe, stechender Geruch	- chemische Industrie - Müllverbrennung (Reaktion zu Salzsäure/HCl und unterchloriger Säure/HClO in der wässrigen Phase der Schleimhäute)
Isothiocyanate	stechender Geruch, heftiger Augen/Tränenreiz	chemische Industrie: Synthese von Klebstoffen, Polyurethanschaum, Waschmittel

63

63.1.3 Subakute Intoxikationen (Smog)

Reizgase lösen auch bei längerer Exposition weit unterhalb der Konzentration, die ein akutes toxisches Lungenödem erzeugen, Effekte aus. **Smog** wurde ursprünglich für die Kombination aus Rauch und Nebel (smoke and fog) geprägt, die typisch für London in den Wintermonaten der 1950er Jahren waren. Durch die Verbrennung von Kohle (oder Erdöl) entstanden große Mengen an Schwefeldioxid. Dieser **Wintersmog (»London-Smog«)** führte zum dramatischen Anstieg der Sterblichkeit (auf das bis zu 2,5-fache). Die Problematik des Wintersmogs ist durch die Reduktion des Schwefelgehalts im Heizöl entschärft worden. Nach wie vor besteht aber in vielen europäischen Städten mit Inversionswetterlage im Winter ein SO_2-Problem. Der AGW/MAK-Wert liegt bei 1,3 mg/m^3 (= 0,5 ppm). Der Abstand zur Konzentration, die subakute toxische Effekte auslösen kann, ist gering. Bei empfindlichen und normalen Individuen ist bereits bei 2,5 mg/m^3 bzw. 12,5 mg/m^3 mit einer Bronchokonstriktion zu rechnen. In diesem Bereich kommt es auch zur Zunahme der Puls- und Atemfrequenz. Akut tritt hingegen eine Reizung der Atemwege erst ab 50 mg/m^3 auf. Die subakuten Effekte reichen jedoch aus, um zur deutlichen Zunahme der Sterblichkeit vor allem bei alten Menschen zu führen.

Der Wintersmog hat eine reduzierende Komponente (SO_2 kann zu SO_3 oxidiert werden). Im Gegensatz dazu ist der **Sommersmog** oxidierend. Bei ausreichender Sonneneinstrahlung (»Los-Angeles-Smog«) entsteht in Gegenwart von Nitrose Gasen aus Auto- und Industrieabgasen Ozon (O_3). **Ozon** führt schon bei sehr geringen Konzentrationen (0,2 ppm = 400 µg/m^3) zur Zunahme des **Atemwegwiderstands.** Der Zielwert, der von der Directive 2008/50/EC der Europäischen Kommission festgelegt wird, geht davon aus, dass ein 8-Stundenmittelwert von 120 µg/m^3 an nicht mehr als 25 Tagen/Jahr über 3 Jahre gerechnet überschritten werden darf. Die Informationsstufe ist bei Überschreiten von 180 µg/m^3 im 1-Stundenmittelwert erreicht, die Warnstufe bei Überschreiten von 240 µg/m^3 im 1-Stundenmittelwert. Sommersmog führt auch zu einer Exzessmortalität. Der Effekt ist aber geringer als derjenige von Wintersmog. Das hängt möglicherweise damit zusammen, dass O_3 sehr kurzlebig ist.

63.2 Systemische Atemgifte

- **Lernziele**
  - Kohlenmonoxid
  - Blausäure
  - Schwefelwasserstoff
  - Phosphin
  - Arsin

63.2.1 Kohlenmonoxid

Die Kohlenmonoxidvergiftung ist eine der häufigsten akzidentellen Vergiftungen, die durch präventive Maßnahmen zwar rückläufig ist, aber häufig unerkannt bleibt, weil die klinischen Symptome oft nicht charakteristisch sind.

Eigenschaften und Quellen. Kohlenmonoxid ist ein farb-, geruch- und geschmackloses Gas, das nicht reizend wirkt, geringgradig leichter als Luft (0,967) ist und gut diffundiert. Das hohe Diffusionsvermögen erklärt, dass bei CO-Vergiftungen z.B. auch Personen in Nachbarwohnungen betroffen sein können. Kohlenmonoxid entsteht bei unvollständiger Verbrennung von Kohlenstoff und kohlenstoffhaltigen Verbindungen; es verbrennt mit blauer Flamme zu CO_2.

Der überwiegende Teil (ca. 90%) des CO in der Atmosphäre ist natürlichen Ursprungs, in der Regel sind aber nur die anthropogenen Quellen für die Vergiftungen relevant (◘ Tab. 63.3).

Die **gefährdeten Berufsgruppen** sind daher z.B. Hochofenarbeiter, Heizer, Schmiede, Feuerwehrleute, Bergleute/Arbeiter bei Tunnelbauten, Automechaniker. Die Vergiftungen sind meist akzidentell oder suizidal (Auspuffgase ins Auto einleiten, bzw. Automotor in geschlossener Garage laufen lassen), Morde mit Kohlenmonoxid sind hingegen selten. Die größte Gefahr geht von schlecht installierten Öfen, Durchlauferhitzern, Thermen etc. aus. Unter anderem sind auch Vergiftungen dadurch ausgelöst worden, dass Tauben in den Kaminschacht fielen und diesen verlegten.

Wirkungsmechanismus. CO hat eine hohe Affinität zu 2-wertigem Häm-Eisen. Die Affinität ist 200- bis 300-mal höher (der genaue Wert hängt vom pH, Gehalt an Diphosphoglycerat, pCO_2 etc. ab). Wenn man zum leichteren Rechnen davon ausgeht, dass die Affinität 210-mal höher ist, lässt sich nachvollziehen, dass bei 21% O_2 in der Atmosphäre 0,1% CO ge-

◘ **Tab. 63.3** Entstehung und Quellen von Kohlenmonoxid

Ursprung	Quellen
Anthropogen AGW/MAK (30 ppm = 0,003%)	- Schwelbrände, schlecht ziehende Öfen/Durchlauferhitzer - Autoverkehr: Auspuffgase (Katalysator: senkt CO von ca. 50 g auf 1,8 g/km) - Zigarettenrauch - Hochofengas (Gichtgas): ca. 30% CO-Gehalt - Wassergas (Kohle = vergast zu C mit Wasserdampf: $C + H_2O \rightarrow CO + H2$) - Explosionsgase (Explosion = unvollständige Verbrennung) - Bergwerke: Grubengas
Natürlich (0,1 ppm)	- Methanoxidation - Waldbrände - Mikroorganismen in Ozeanen

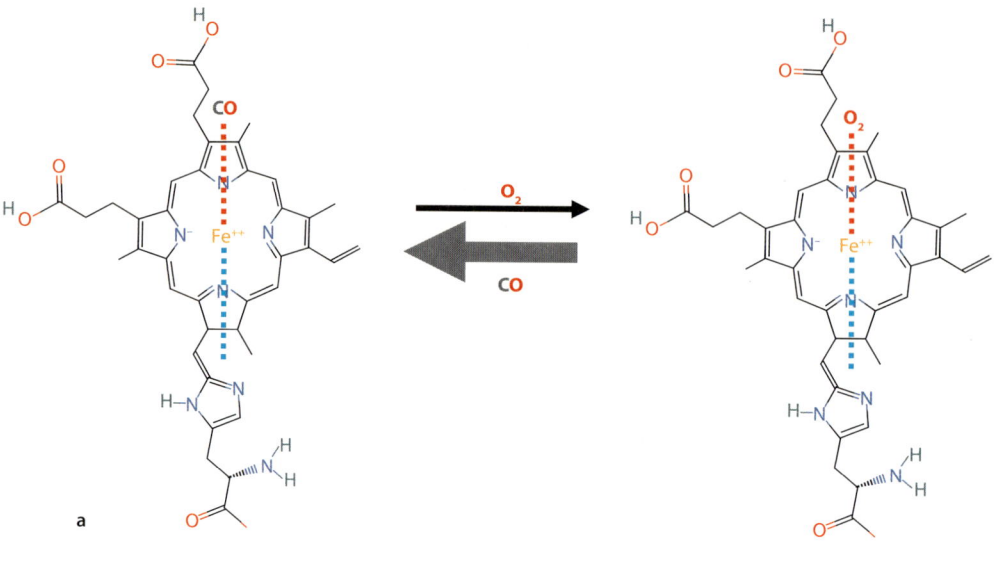

a

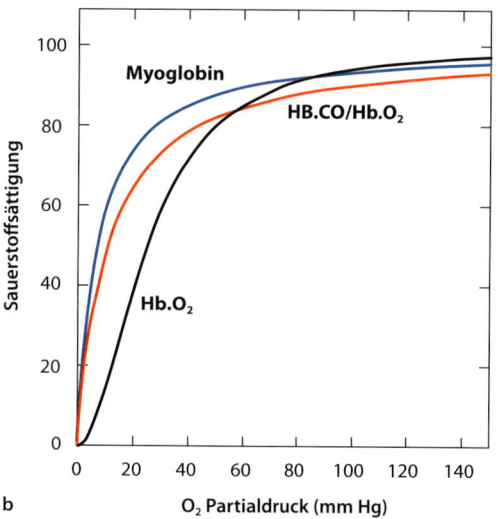

b

Abb. 63.2a, b Kohlenmonoxid (CO) besetzt die Sauerstoff-(O₂-)Bindungsstelle im Hämoglobin mit deutlich (200- bis 300-facher) höherer Affinität als O₂ (a) und beeinträchtigt die Kooperativität der Bindung (b)

nügen, um die Hälfte des Hämoglobins zu HbCO zu konvertieren (bei Annahme einer 300-fach höheren Affinität ergibt sich 0,07% CO).

Die Bildung von HbCO schränkt die O_2-Transportkapazität des Blutes ein (Abb. 63.2). Zusätzlich hebt die Besetzung der O_2-Bindungstelle mit CO die Kooperativität der Bindungsstellen im Tetramer auf. Der verbleibende Sauerstoff wird schwerer abgegeben (Abb. 63.2b). Das HbCO/HbO2-besetzte Tetramer ist daher ein schlechter Sauerstofflieferant, und das verschärft die Gewebehypoxie. Dies erklärt, weshalb auch bei Besetzung von 50% der Hämoglobins bei einer normalen Hb-Konzentration von 15 g/100 ml mit CO bereits eine lebensgefährliche Vergiftung vorliegt, während eine gravierende Anämie mit 7,5 g/100 ml Hämoglobin toleriert wird.

CO blockiert auch andere Häm-haltige Proteine, die zweiwertiges Eisen enthalten (z.B. Myoglobin). Diese sind für den Vergiftungsverlauf irrelevant. Es sei auch daran erinnert, dass die Bezeichnung »Cytochrom P450« sich von der charakteristischen Absorptionsbande bei der Wellenlänge von 450 nm ableitet, die beobachtet wird, wenn die Enzyme mit CO blockiert werden.

Vergiftungsbild. Unter einem HbCO-Anteil von 10% sind die Effekte gering. Sie lassen sich bei Gesunden nur unter körperlicher Belastung oder bei Aufgaben nachweisen, die eine hohe Leistungsfähigkeit des Gehirns benötigen.

> **Faktoren, die die Toxizität bestimmen**
> — CO-Konzentration/Expositionsdauer (Abb. 63.3)
> — Atemminutenvolumen (Abb. 63.3)
> — O_2-Bedarf:
>   – körperliche Arbeit
>   – Grundumsatz: Hyperthyreose, Fieber, Kinder
> — O_2-Versorgung der Gewebe: Durchblutungsstörungen führen in Organen zu Nekrosen
> — Hämoglobinbestand: Anämien erhöhen die Toxizität

Akute leichte Vergiftung, Initialstadium einer schweren Vergiftung. Bei einer **akuten leichten Vergiftung bzw. dem Initialstadium einer schweren Vergiftung** treten ein leichter bis pochender Kopfschmerz an Stirn und/oder Schläfe (HbCO ca. 10%), Übelkeit und Erbrechen, Ohrensausen, Flimmern vor den Augen, Tachykardie, Dyspnoe bei Bewegung (HbCO ca. 20%) und eventuell ein Rauschzustand mit manischem Charakter (HbCO ca. 30%) auf. Das Vergiftungsbild ist also nicht charakteristisch. Bei unklaren Zustandsbildern, die mehrere Leute in derselben Wohnung bzw. im selben Lokal (Raum etc.) aufweisen, sollte an eine CO-Vergiftung als mögliche Ursache gedacht werden. Die individuelle Empfindlichkeit ist

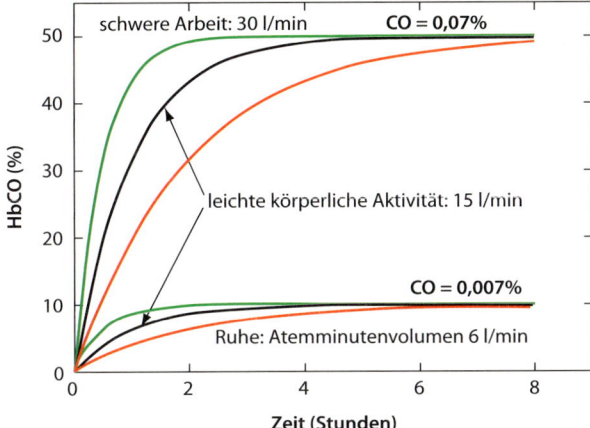

Abb. 63.3 Die Geschwindigkeit, mit der das Gleichgewicht erreicht wird, hängt vom Atemminutenvolumen ab, das Äquilibrium dagegen von der CO-Konzentration in der Umgebungsluft

sehr variabel, weil Grundumsatz, Hämoglobinbestand, Körpertemperatur, Durchblutungssituation etc. die Vulnerabilität bestimmen. Bekannt ist, dass Bergleute früher mit einem Kanarienvogel unter Tag fuhren, um sich vor der Gefahr von CO (»giftiges Wetter«) im Bergwerk zu schützen. Der Kanarienvogel ist für CO deutlich empfindlicher, weil er eine relativ große Körperoberfläche und damit einen höheren Grundumsatz und außerdem eine höhere Körpertemperatur hat.

Schwere Vergiftung. Wenn die CO-Konzentration über 1% liegt, kommt es rasch zu einer schweren Vergiftung. Beim Verbleiben in dieser Atmosphäre tritt innerhalb von wenigen Minuten eine tödliche Hypoxie mit einem massiven Hirnödem und der charakteristischen kirschroten Hautfarbe auf (■ Abb. 63.4).

Subakute Vergiftung. Bei längerer Exposition (2–10 h) in CO-Atmosphäre, die nicht akut zum Tod führt (0,05–0,2%), kommt es zur subakuten Vergiftung. Die Hypoxie führt zum **progredienten Kreislaufversagen** (Blutdruckabfall durch

Azidose) mit Tachykardie, später zur Linksherzinsuffizienz und zum Lungenödem. Im EKG sind möglicherweise Rhythmusstörungen und/oder die Zeichen der Endokardhypoxie (ST-Senkung), unspezifische Repolarisationsstörungen (T-Abflachung bzw. -Inversion) oder ST-Hebung als Infarktzeichen vorhanden.

Die **Bewusstseinslage** kann von einer Bewusstseinstrübung bis zur tiefen Bewusstlosigkeit reichen. Es können gesteigerte Dehnungsreflexe und pathologische Reflexe auftreten (Babinski), die Pupillenreaktion ist meist erhalten. Die Hypoxie im Gehirn kann in der Folge zu hypoxischen Krämpfen und zur Dezerebrationsstarre führen. Die **Atmung** ist initial normal, anfangs besteht in Ruhe keine Atemnot. Bei Azidose ist die Atmung gesteigert, bei zerebraler Hypoxie tritt terminal Schnappatmung auf. Die **Haut** ist meist nicht mehr eindeutig kirschrot, weil durch den Kreislaufschock die Blässe und Zyanose diesen Farbeindruck überlagern. Bei längerer Exposition kommt es zu Erythem- und Blasenbildung an Händen und Füßen. Die Skelettmuskulatur kann untergehen. Die Rhabdomyolyse mit **Myoglobinurie** erhöht die Gefahr eines akuten **Nierenversagens,** das auch aufgrund des Kreislaufversagens auftreten kann.

Die **Komplikationen** einer Kohlenmonoxidvergiftung betreffen daher einerseits die typischen **Schockkomplikationen,** nämlich **Anurie, Schocklunge** (und andere Schockorgane). Andererseits kann die überstandene Vergiftung mit **neurologischen Spätfolgen** (15–40% der Betroffenen) assoziiert sein:

- bei Nekrosen im Bereich der Basalganglien ein **Parkinsonismus**
- bei Ausfall im Bereich des Cortex: Amnesie und Merkfähigkeitsstörungen, **Demenz** bis zum **apallischen Syndrom**
- bei Kleinhirnläsionen: **Ataxie** und Schwindel
- bei fokalen Ausfällen: **fokale Epilepsie**
- mit **kardiovaskulären Folgen** durch die Herzmuskelnekrose

Diagnostik. In der Blutgasanalyse findet sich eine Laktatazidose (pH ↓, Lactat ↑, HCO3⁻ ↓ = Azidose mit großer Anionenlücke; pCO_2 zuerst normal, später ↑); die HbO$_2$-Sättigung

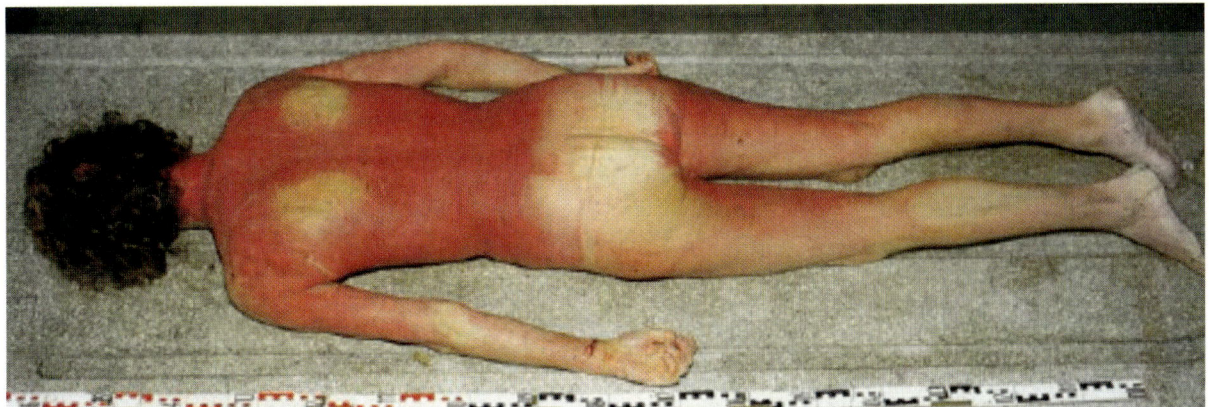

Abb. 63.4 Massive Kohlenmonoxidvergiftung, die rasch zum Tod geführt hat

wird fälschlich als normal angegeben, weil das Spektrum von HbO_2 und HBCO sehr ähnlich sind. Der Nachweis erfolgt spektrophotometrisch im Hämolysat, wobei verschiedene Methoden angewandt werden, z.B. wird das Blut in Wasser lysiert, das Hämolysat wird geteilt, ein Teil wird mit einem Oxidationsmittel zu Methämoglobin oxidiert oder mit einem Reduktionsmittel zu Hb reduziert; HbCO ist gegen beide Reaktionen resistent und bleibt bestehen, sein Anteil kann photometrisch durch Vergleich der beiden Proben bestimmt werden.

Weiterhin können durch den Stress eine Hyperglykämie und eine neutrophile Leukozytose entstehen; dies ist nur differenzialdiagnostisch für die Interpretation der Befunde relevant. Der Gewebeuntergang führt zum Anstieg der Lactat-Dehydrogenase (LDH), Kreatinkinase und der Glutamat-Oxalat-Transaminase (GOT).

Therapie. Als **Sofortmaßnahme** ist der Patient in eine CO-freie Atmosphäre zu bringen. Da die Bindung reversibel ist und Sauerstoff CO aus der Bindung verdrängt, ist die **Zufuhr** von möglichst viel **Sauerstoff** sinnvoll. Insufflation von reinem Sauerstoff, Sauerstoff mit Carbogen (95% O_2 + 5% CO_2 als Atemstimulus; hier besteht allerdings die Gefahr, dass die Azidose durch das eingeatmete CO_2 verstärkt wird) oder maschinelle Hyperventilation. Die Dissoziation von HbCO ist langsam – bei Atmung gegen Luft beträgt die Halbwertszeit der Dissoziation 320 Minuten. Bei Zufuhr von reinem Sauerstoff ist sie auf 80 Minuten verkürzt. Bei hyperbarer Beatmung in einer Druckkammer ist bei 3 Bar ausreichend viel Sauerstoff im Blut physikalisch gelöst (ca. 4%), um alle Organe zu versorgen.

Die weitere Therapie orientiert sich an der Azidose, der Therapie des bestehenden Kreislaufversagens und des eventuell bestehenden Hirnödems.

63.2.2 Blausäure (HCN) und Cyanid (CN⁻)

Eigenschaften und Quellen. Wenn Berliner Blau mit starken Säuren versetzt wird, entweicht ein Gas. Dieses wurde daher Blausäure (HCN) bzw. Cyanwasserstoff genannt (▶ Kap. 61). Cyanid ist vom griechischen κυανεος (schwarzblau) abgeleitet. Im Gegensatz zu Berliner Blau ist Blausäure farblos, sie hat einen charakteristischen Geruch (ähnlich wie Marzipan), der aber nur von ca. der Hälfte der Bevölkerung wahrgenommen wird (genetische Variation). HCN ist eine sehr schwache Säure (pKa = 9,2), die leicht flüchtig ist (Siedepunkt 25,7 °C) und durch stärkere Säuren ausgetrieben wird.

HCN wird als universelles Entwesungsmittel verwendet, da es fast jede Form von tierischem Leben tötet. Bei der Entwesung von Räumen besteht vor allem in der kalten Jahreszeit die Gefahr, dass HCN auch nach dem Lüften noch an Matratzen, Zement etc. adsorbiert ist und beim Erwärmen der Räume freigesetzt wird. Blausäure ist auch als Lösungsmittel für Metalle. Blausäure bildet mit (Alkali-)Metallen Salze (Cyanide). Blausäure bzw. Cyanide werden in der Metallurgie verwendet, z.B. Galvanisieren mit Nickel oder beim Vergolden,

aber auch im Bergbau zur Gewinnung von Gold. Blausäure fällt bei vielen Verbrennungsvorgängen an, z.B. bei Wolle, Seide, Polurethan (▶ Abschn. 63.3.2).

Über 2500 Pflanzen produzieren glykosidisch verknüpfte Cyanide, um sich vor Pflanzenfressern zu schützen. Am bekanntesten ist Amygdalin, das z.B. in Mandel-, Pfirsich-, Aprikosen und Marillenkernen vorkommt (Gehalt ca. 0,2% CN⁻). Die Wildform der Mandel (»Bittermandel«) ist giftig, die domestizierte Form hat eine Mutation im Amygdalin-Syntheseweg. Die giftige Wirkung von Amygdalin ist schon lange bekannt: Im antiken Ägypten bestand die Todesstrafe für Priester in einem wässrigen Extrakt aus Pfirsichkernen. Es kommen auch immer wieder Vergiftungen mit Marillenkernen vor. Dazu trägt auch der Umstand bei, dass Amygdalin immer wieder als alternatives Krebsmittel und sogar als Vitamin B_{17} propagiert wird. Die Vorstellung geht davon aus, dass Krebszellen mehr β-Glukosidase exprimieren, die CN⁻ aus dem Amygdalin freisetzt, sodass sich eine selektive Wirkung auf Krebszellen ergibt. In den 1980er Jahren wurde auch eine klinische Studie durchgeführt, um dies zu prüfen. Tatsächlich fand sich kein Hinweis auf eine Wirksamkeit, sondern nur Zeichen der Cyanidtoxizität. Dennoch wird Amygdalin (Laetril) weiterhin als sogenannte Alternativmedizin propagiert und vermarktet.

Andere Vergiftungsquellen sind Nitrile, z.B. Acrylnitril (ein Syntheseausgangsstoff) oder Acetonitril (ein Lösungsmittel), die akzidentell auch über die Haut resorbiert werden können, dabei wird CN⁻ durch den Metabolismus freigesetzt. Die Giftwirkung setzt dabei verzögert ein. Früher wurde Natrium-Nitroprussid als Blutdrucksenker verwendet. Bei längerer Infusion muss Natriumthiosulfat (NaS_2O_3, 125 mg/d) zur Prophylaxe einer CN⁻-Intoxikation coadministriert werden.

Wirkungsmechanismus. Cyanid bindet mit hoher Affinität an dreiwertiges Eisen und blockiert damit den Valenzwechsel im Cytochrom C und in der Cytochrom-C-Oxidase (Komplex IV) in den Mitochondrien. Damit bricht der Elektronenfluss zusammen, der für die Aktivierung des Sauerstoffs notwendig ist. Die aerobe Energiegewinnung (durch die in den Mitochondrien katalysierte Knallgasreaktion: $4 H + O_2 = 2 H_2O$) sistiert, ATP kann nicht mehr aerob synthetisiert werden (◘ Abb. 63.5).

Die letale Dosis wird beim Menschen auf ca. 0,6–1,5 mg/kg HCN geschätzt. Der AGW (MAK-Wert) liegt bei 1,9 ml/m³. Konzentrationen von 500 ml/min sind nur wenige Minuten mit dem Leben vereinbar. HCN-Gas ist als Gas (Zyklon B) im nationalsozialistischen Massenmord in großem Maßstab eingesetzt worden. Die Salze wie KCN (Zyankali) eignen sich hervorragend als Mordgift. Weil HCN eine sehr schwache Säure ist, wird im Magen sofort aus KCN HCN, das in dieser undissoziierten Form über alle Membranen permeieren kann. Da der pKa-Wert bei 9,2 liegt, ist auch bei pH 7,4 im Blut der überwiegende Teil (>98%) die undissoziierte HCN, die rasch in den gut durchbluteten Organen die Mitochondrien erreicht und die ATP-Synthese blockiert. Die Aussicht des raschen Todes wurde unter anderem auch von einigen nationalsozia-

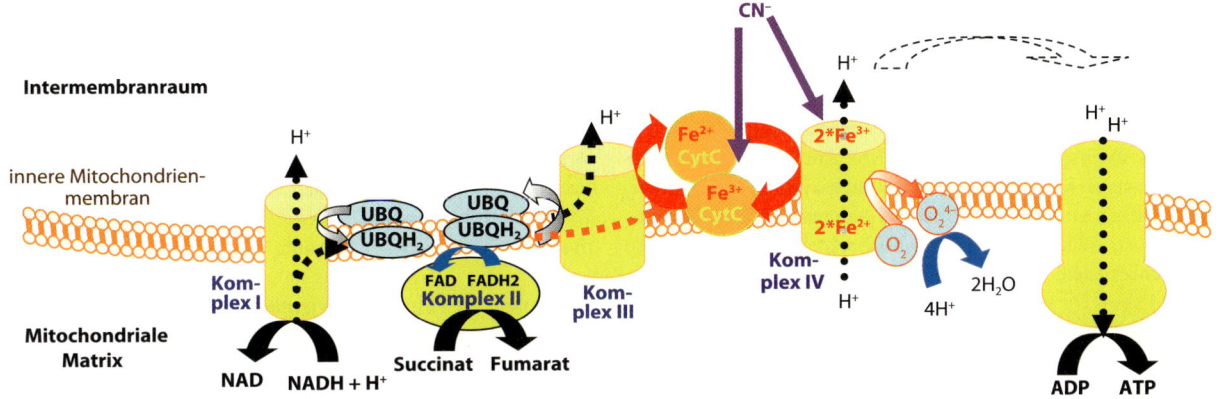

Abb. 63.5 Angriffspunkt von Cyanid (CN-) in der mitochondrialen Atmungskette

listischen Verbrechern (z.B. Herman Göring) geschätzt, die Kaliumcyanid als Selbstmordgift nahmen.

Toxikokinetik. Cyanid wird durch das Enzym Rhodanese (Thiosulfat: Cyanid-Schwefeltransferase) abgebaut. Dieses mitochondriale Enzym generiert unter Thiosulfatverbrauch Rhodanid (Thiocyanat): $S_2O_3^{2-} + CN^- \rightarrow SO_3^{2-} + SCN^-$). Die Rhodanese arbeitet relativ schnell (0,1–1,0 mg/kg/h). Eine letale toxische Dosis von Cyanid ist innerhalb eines Intervalls von 1 Stunde bis zu einem halben Tag umgesetzt. Zufuhr von Natriumthiosulfat beschleunigt die Reaktion.

Vergiftungsbild. Am Anfang kann ein leichter Rachenreiz und ein bitterer brennender Geschmack gespürt werden. Bei subletalen Dosen werden Dosis-abhängig die Symptome des Sauerstoffmangels beobachtet (► Co-Vergiftung, Abschn. 63.2.1): Übelkeit, Brechreiz, Kopfschmerz, Angst, Konfusion, Schwindel, Zittrigkeit, Bewusstseinstrübung (präterminal Krämpfe, Opisthotonus).

Bei einer massiven Vergiftung tritt sehr rasch eine initiale Hyperpnoe auf. Die Zellen des Glomus caroticum registrieren die sofortige Blockade der Atmungskette und den daraus resultierenden raschen ATP-Abfall. Die Depolarisation der Zellen führt zu einer massiven Stimulation des Atemzentrums. Die Inspiration kann so stark sein, dass ein inspiratorischer Schrei (»cri cyanique«: Cyanidschrei) zu hören ist. Der Vergiftete verliert sehr rasch das Bewusstsein, die Haut bleibt rosig (da O_2 nicht konsumiert wird), das Herz schlägt noch während bereits Atemlähmung besteht.

Diagnostik. Die Laborbefunde entsprechen denjenigen, die bei massiver Lactat-Acidose zu erwarten sind (► CO-Vergiftung, Abschn. 63.2.1)

Therapie. Die **optimale Therapie** ist die Zufuhr von **Hydroxycobalamin** (5 g in 200 ml i.v.). Es entsteht Cyanocobalamin (die stabile Form von Vitamin B_{12}, ► Kap. 42.2). Abgesehen von einer Rotfärbung der Haut, die bis zu 30 Tagen bestehen kann, und des Urins sind keine nennenswerten unerwünschten Wirkungen zu erwarten. Der stolze Preis (ca. 1500 Euro)

hat zu Diskussionen über die Kosten der Bevorratung und der Kosteneffizienz geführt.

Die **Alternative** ist die Induktion einer Methämoglobinämie durch Injektion von **Dimethylaminophenol** (DMAP, 3 mg/kg i.v.). Bei dieser Dosis wird eine transiente Methämoglobinämie von ca. 30% induziert. Mehr als 75% des Eisens ist im Hämoglobin (ca. 3 g) vorhanden, daher liegt bei einer Methämoglobinämie von 30% ein gewaltiger Überschuss an dreiwertigem Eisen im Blut vor, sodass CN^- vom Cytochrom C bzw. von der Cytochromoxidase dissoziiert wird und an Methämoglobin bindet. In den USA wird statt Dimethylaminophenol Natriumnitrit (300 mg = 10 ml einer 3% $NaNO_2$ Lösung) eingesetzt und als Sofortmaßnahme Amylnitrit (inhalatorisch) verwendet. Diese Therapie ist durchaus problematisch, weil es zu einer (weiteren) Gefäßdilatation kommen kann und damit der Kreislaufkollaps gefördert wird.

In jedem Fall kann Natriumthiosulfat ($Na_2S_2O_3$, unterschiedliche Dosierungsschemata: 1–2 g bzw. bis 12,5 g intravenös) verabreicht werden, um die Umwandlung zu Rhodanid zu beschleunigen. Natriumthiosulfat wird gut vertragen.

63.2.3 Schwefelwasserstoff

Eigenschaften und Quelle. Schwefelwasserstoff (H_2S) ist schwerer als Luft. Es sammelt sich daher als Fäulnisgas in Jauchengruben, Abwassersystemen, Bergwerken etc. an. Schwefelwasserstoff wird auch in der chemischen Industrie verwendet.

Der typische Geruch von H_2S nach faulen Eiern wird in einem Bereich wahrgenommen, wo H_2S nicht giftig ist. Bei höheren Konzentrationen (>0,005%) kommt es rasch zur Desensitivierung. Wegen des Geruchverlustes gibt es auch keine Warnwirkung. Bei Konzentrationen von 0,1–0,2% ist H_2S innerhalb von Minuten tödlich.

Vergiftungsbild. Die akute Vergiftung mit Schwefelwasserstoff ähnelt der Cyanidvergiftung. Der genaue Angriffspunkt in der Atmungskette ist nicht bekannt. Das akute Vergiftungsbild wird auch von der rasch einsetzenden Atemlähmung und dem Bewusstseinsverlust dominiert.

Bei länger dauernder Exposition mit Konzentrationen, die nicht akut zum Tod führen, ist H_2S ein Reizgas, das zur Bronchitis und zum Lungenödem führen kann. Bei chronischer Exposition mit niedrigen Konzentrationen führt H_2S zur schweren Keratokonjunktivitis, die zu einer Hornhauttrübung führt. Dies wurde früher bei Arbeitern in der Kunstfaserindustrie als Spinnerkeratitis beobachtet. Gleichzeitig kann eine chronische Bronchitis mit Reizhusten bestehen.

Basilisken

Die Geschichte vom Basilisken ist möglicherweise auf H_2S-Intoxikationen zurückzuführen: Dieses Fabelwesen (zur Hälfte Hahn, zur Hälfte Kröte) saß in vielen mittelalterlichen Städten am Boden des Brunnens. Wer es erblickte, musste sterben. Es ist unwahrscheinlich, dass dieses Wesen tatsächlich existierte. Eher wahrscheinlich ist, dass Latrinen und Senkgruben nicht ausreichend vom Brunnen getrennt waren, sodass H_2S in den Brunnenschacht gelangte. Der Basilisk war das Produkt der daraus resultierenden hypoxischen Halluzination. Viele Leute, die diesen toxischen H_2S-Konzentrationen ausgesetzt waren, starben in der Folge.

Therapie. Die Therapie der akuten Intoxikation besteht in der Entfernung aus der Atmosphäre und der Zufuhr von Sauerstoff. Die Gabe von Natriumnitrit (▶ Cyanidvergiftung, Abschn. 63.2.2) wurde vorgeschlagen, weil Methämoglobin auch das Sulfidion bindet. Ein Nachweis fehlt, dass diese Maßnahme den Verlauf der Vergiftung günstig beeinflusst.

63.2.4 Phosphin (PH_3)

Eigenschaften und Quelle. Aluminium- und Zinkphosphid werden als Rodentizide verwendet. Bei Kontakt mit Mineralsäuren wird gasförmiges Phosphin (PH_3) frei. Das geschieht auch im Magen (HCl) der Nager bzw. des Menschen beim akzidentellen oder suizidalen Verschlucken. Phosphin ist geruchlos, die Kontamination mit Diphosphin (P_2H_4) erzeugt einen knoblauchartigen Geruch. Phosphin blockiert die mitochondriale Atmung und wirkt daher ähnlich wie Cyanid. Wenn Phosphin als Gas inhaliert wird (weil z.B. Zinkphosphid irrtümlich mit einer Säure überschütte wurde), erzeugt es ein toxisches Lungenödem.

Therapie. Es gibt keine spezifische Behandlung.

63.2.5 Arsin (AsH_3)

Eigenschaften und Quelle. Arsin (Arsenwasserstoff, AsH_3) ist ein Gas, das in der chemischen Synthese und heute vor allem in der Halbleiterindustrie verwendet wird. Arsin ist geruchlos, wird aber rasch oxidiert und die Oxidationsprodukte riechen nach Knoblauch. Arsin ist sehr toxisch, eine Konzentration von 30 mg/m³ ist bei einer Expositionsdauer von einer halben Stunde letal. Arsin wurde auch als Giftgas im ersten Weltkrieg eingesetzt.

Vergiftungsbild. Die Inhalation von Arsin führt mit einer Latenz von mehreren Stunden zu heftigen Kopfschmerzen, Übelkeit und Schwindel. In der Folge tritt eine massive Hämolyse mit Hämoglobinurie auf.

Therapie. Die Therapie orientiert sich an der Hämolyse (Austauschtransfusion).

63.3 Stickgase

Lernziele
- Sonderfall Kohlendioxid
- Rauchgasvergiftung (Vergiftung mit Gasgemischen)

63.3.1 Kohlendioxid

Jedes Gas kann als Stickgas wirken, wenn es in einem geschlossenen Raum in großen Mengen freigesetzt wird und dadurch die Konzentration von Sauerstoff im Raum herabsetzt. Ein **Sonderfall** ist **Kohlendioxid** (CO_2).

Eigenschaften und Quelle. Kohlendioxid ist ein Gas, das schwerer als Luft ist und sich in Gärkellern, Jauchegruben, Silos, Schiffsräumen, Kohlegruben etc. anreichert. Gefährlich ist CO_2 ab einer Konzentration von 8–10%. Das ist auch die Konzentration, bei der eine Kerze erlischt. Im Weinkeller ist eine reine Intoxikation mit CO_2 zu erwarten, sonst liegt meist eine Mischintoxikation mit anderen Gasen wie CO, NH_3 oder SH_2 vor.

Vergiftungsbild. Die Konzentration von CO_2 in der Alveolarluft liegt bei ca. 3%. Das Vergiftungsbild bei der reinen **Kohlendioxidvergiftung** ist zunächst ab einer Konzentration von 5% durch Hyperventilation, Schwindel und Ohrensausen geprägt. Wenn die Konzentration über 10% liegt, tritt das Gefühl der Atemnot auf und sehr rasch setzt Bewusstlosigkeit ein (»CO_2-Narkose«), deren Mechanismus unbekannt ist. Ab einer Konzentration von >20% ist mit einem sehr raschen Eintritt des Todes durch Atemlähmung zu rechnen.

Therapie. Die Therapie besteht darin, die Vergifteten möglichst rasch aus der Atmosphäre zu entfernen und mit Sauerstoff zu versorgen/zu beatmen. Bei der CO_2-Vergiftung herrscht eine (sehr) hohe Konzentration des Gases vor (in manchen Gärkellern bis zu 50%). Die Wirkung setzt sehr rasch ein. Gefährlich sind daher serielle Vergiftungen, wo eine Person nach der anderen »hinuntersteigt«, um den Verunglückten zu helfen und dort bewusstlos liegen bleibt. Für die

◘ Tab. 63.4 Entstehungsprodukte bei einem Brand

Material	Freigesetzte Gase
Bei jedem Brandgut	CO
Wolle, Seide, Polyacryl-Kunst-fasern, Klebstoff	HCN (Blausäure), NH_3 (Ammoniak)
Polyvinylchlorid (PVC)	HCl (Salzsäure)
Zellulose, Papier	Formaldehyd
Nitrozellulose, Polyamide	NOx (Nitrose Gase)
Natur- und Kunstfasern	SO_2 (Schwefeldioxid)
Polyurethanschaum	Isocyanate
Teflon	HF (Fluorwasserstoff)
Chlorierte Kohlenwasserstoffe*	Phosgen

* nur bei Industriebrand relevant, kein typisches Haushaltsgut

Hilfeleistung werden 2 Personen benötigt: eine Person muss draußen bleiben, und die zweite steigt angeseilt hinab.

63.3.2 Rauchgasvergiftung

Vergiftungen mit Rauch- oder Brandgasen kommen häufig vor. Rauch ist ein Aerosol, ein Gemisch aus Partikeln und Brandgasen. Die Brandgase sind je nach Brandgut unterschiedlich (◘ Tab. 63.4).

Ein Teil dieser Gase sind Reizgase (► Abschn. 63.1), daher besteht die Gefahr eines toxischen Lungenödems. Vor einigen dieser Gase kann man sich schützen, indem Mund und Nase mit einem nassen Handtuch bedeckt wird (Tuch um das Gesicht wickeln). Gase wie HCl, SO_2, Isothiocyanate oder Formaldehyd werden sich in der wässrigen Phase des Handtuchs lösen. Das nasse Handtuch bietet jedoch keinen Schutz bei CO und HCN. Das sind auch die beiden wichtigsten Gase, die das unmittelbare Schicksal von Brandgasopfern bestimmen.

Weiterführende Literatur

Adhikari N, Burns KE, Meade MO (2004) Pharmacologic therapies for adults with acute lung injury and acute respiratory distress syndrome. Cochrane Database Syst Rev. 2004 Oct 18;(4):CD004477

Daldal H, Beder B, Serin S, Sungurtekin H (2010) Hydrogen sulfide toxicity in a thermal spring: a fatal outcome. Clin Toxicol (Phila) 48:755-756

Proudfoot AT. Aluminium and zinc phosphide poisoning. (2009) Clin Toxicol (Phila) 47:89-100

Tang BM, Craig JC, Eslick GD, Seppelt I, McLean AS (2009) Use of corticosteroids in acute lung injury and acute respiratory distress syndrome: a systematic review and meta-analysis. Crit Care Med 37:1594-1603

Methämoglobinbildner

M. Freissmuth

Einleitung

Hämoglobin kann Sauerstoff nur transportieren, wenn das Eisen in der zweiwertigen (Ferro-)Form vorliegt. Sauerstoff ist ein hervorragendes Oxidationsmittel, daher ist das Hämoglobin gefährdet, weil das zweiwertige Eisen leicht in die dreiwertige (Ferri-)Form überführt werden kann. Es entsteht Methämoglobin (Hämiglobin). Die Erythrozyten enthalten deshalb ein Redox-Puffersystem, das die Reduktionsäquivalente für die Methämoglobinreduktase liefert. Eine erhöhte Konzentration von Methämoglobin (Met-Hb) im Blut führt zur Methämoglobinämie, akut kommt es zur Gewebehypoxie und chronisch zur hämolytischen Anämie (Blausucht).

64.1 Einleitung

Lernziele

- Reduktionsäquivalente für die Methämoglobinreduktase
- Typen von Methämoglobinbildern
- Symptome und Therapie der Methämoglobinämie

Die **Reduktionsäquivalente für die Methämoglobinreduktase,** die erythrozytäre Cytochrom-B5-Reduktase-3 (CyB5R3 = Diaphorase I) entstammen

- als NADH + H$^+$ aus der Glykolyse und
- als NAPDPH + H$^+$ aus dem Pentosephosphat-Shunt, durch Umwandlung von Glucose-6-Phosphat zum 6-Phospho-Gluconolakton durch die Glucose-6-Phosphat-Dehydrogenase (■ Abb. 64.1) und vom 6-Phospho-gluconat zur Ribulose-5-Phosphat durch die Gluconolakton-Dehydrogenase. NADPH + H$^+$ wird gebraucht, um die reduzierte Form von Glutathion zu regenerieren (■ Abb. 64.1).

Dementsprechend sind durch Methämoglobinbildner Personen besonders gefährdet, wenn sie eine niedrige Aktivität an Met-Hämoglobin-Reduktase haben (z.B. Säuglinge) oder wenn niedrige Spiegel an NADPH + H+ vorliegen (genetische Varianten der Glucose-6-Phosphat-Dehydrogenase, ► Kap. 5.1.6).

Typen von Methämoglobin-Bildnern:
- direkte Oxidationsmittel: Natriumperchlorat (NaClO$_4$), Natriumhypochlorit (NaClO, Bleichwasser, Bleichlauge, »Eau de Javel« = eigentlich KClO), Wasserstoffperoxid (H$_2$O$_2$)
- gekoppelte Oxidation: Nitrite (z.B. NaNO$_2$) zu Nitraten (NaNO$_3$)
- aromatische Amino- und Nitroverbindungen

Die **Symptomatik** der **akuten Methämoglobinämie** ähnelt der Kohlenmonoxidvergiftung (■ Tab. 64.1 und ► Kap. 63.1), ein Unterschied besteht jedoch in der Hautverfärbung: Bei einer Methämoglobinämie ist diese bläulich-grau. Methämoglobin ist schokoladebraun, ab einem Methämoglobingehalt

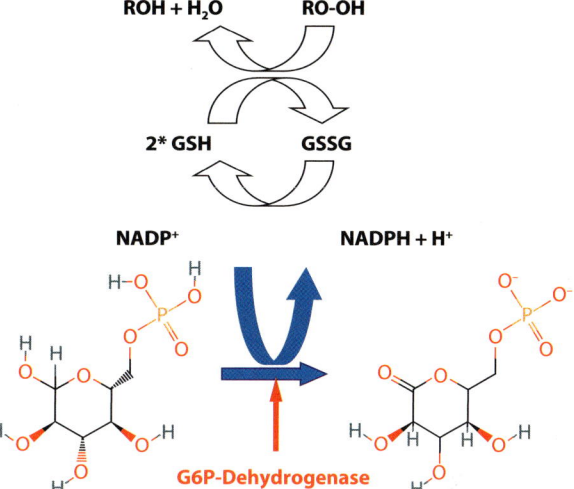

■ **Abb. 64.1 Die Glucose-6-Phosphat-Dehydrogenase (G6P-Dehydrogenase) liefert Reduktionsäquivalente zur Regeneration des erythrozytären Redox-Puffers**

■ **Tab. 64.1** Symptome der Methämoglobinämie in Abhängigkeit vom Methämoglobinanteil

Gehalt an MethHb (in %)	Symptome
1	Normalbereich
1–10	meist symptomlos, Zyanose der Schleimhäute für den Geübten erkennbar
10–20	Zyanose, Kopfschmerzen, Benommenheit, Atemnot unter Belastung
20–45	zusätzlich: Übelkeit, Atemnot, Herzfrequenzanstieg/Palpitationen
45–70	schwere Zyanose, Erbrechen, Verwirrtheit, Bewusstlosigkeit, Blutdruckabfall, peripheres Kreislaufversagen
>70	Tod

von 15% ist es für den Geübten bereits im Blut erkennbar, ab 30% erkennt es jeder. Zusätzlich besteht die Gefahr der Hämolyse und daraus resultierend des akuten Nierenversagens. Bei **chronischer Methämoglobinämie** besteht eine Hyperbilirubinämie, die zumindest die Skleren verfärbt.

Unabhängig von der Genese besteht die Therapie einer Methämoglobinämie in:
- Gabe von Sauerstoff
- Gabe von Redoxfarbstoffen: 1–2 mg/kg Methylenblau (Methylthioniumchlorid) oder 2–4 mg/kg Toluidinblau (Tolonumchlorid) i.v. Diese Redoxfarbstoffe sind im oxidierten Zustand blau, im reduzierten Zustand farblos (■ Abb. 64.2). In Abwesenheit anderer Methämoglobin-

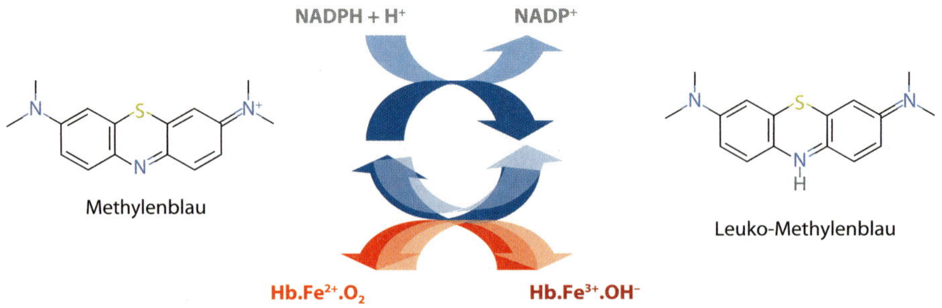

NADPH + H⁺   NADP⁺

Methylenblau   Leuko-Methylenblau

Hb.Fe²⁺.O₂   Hb.Fe³⁺.OH⁻

□ Abb. 64.2 Reduktion von Methämoglobin durch Methylenblau

bildner oxidieren sie selbst Hämoglobin und erzeugen eine Methämoglobinämie. In Gegenwart großer Mengen von Methämoglobin reduzieren sie dieses bzw. wirken der weiteren Oxidation entgegen. Bei lang wirkenden Methämoglobinbildnern (Napthalin, ▸ Dapson und Kap. 60.7.3) müssen sie wiederholt injiziert werden. Bei Glucose-6-Phosphat-Dehydrogenase-Mangel kann die Gabe von Redoxfarbstoffen gefährlich sein (s. unten).

– Austauschtransfusion bei massiver Hämolyse

64.2   Direkte Oxidationsmittel

Direkte Oxidationsmittel setzen reaktiven Sauerstoff frei; sie sind typischerweise Bleichmittel, die als Reinigungsmittel, in der chemischen Industrie etc. eingesetzt werden. Vergiftungen mit diesen Substanzen sind selten. Bei oraler Ingestion kommt es zu Verätzungen (direkte Ätzwirkungen auf die Schleimhaut) bzw. bei alkalischen Lösungen (Bleichlauge mit Natrium-Hypochlorit) zur Verseifung. Die resorptive Vergiftung führt zur rasch einsetzenden Methämoglobinbildung mit Hämolyse.

Wird für die Therapie der Hyperthyreose Perchlorat eingesetzt wird (▸ Kap. 51), ist eine Methämoglobinämie nicht zu erwarten, da die dafür eingesetzten Dosen zu niedrig sind.

64.3   Gekoppelte Oxidation von Nitriten zu Nitraten

Natriumnitrit (NaNO₂) ist Pökelsalz. Früher gaben Verwechslungen Anlass zu (Massen-)Vergiftungen. Heute wird kaum mehr gepökelt, daher ist diese Art der Vergiftung heute selten geworden. Die Dosen, die bei letal verlaufenden Vergiftungen von Menschen rekonstruiert worden sind, lagen im Bereich von 1–30 g. Heute sind die wichtigsten Quellen von Nitriten Brunnenwasser in landwirtschaftlichen Gebieten und einige Gemüsesorten. Für das Pflanzenwachstum ist Stickstoff limitierend. Daher enthalten Düngemittel Nitrate. Diese gelangen in das Grundwasser und damit in die Hausbrunnen. Der Grenzwert liegt bei 50 mg/l. Eine Intoxikation ist beim Erwachsenen bei der Zufuhr von 0,5 g Nitrat zu erwarten. Das entspricht 10 Liter Wasser. Manche Gemüsesorten akkumu-

lieren Nitrat (Spinat, Zucchini, Salat, Radieschen). Diese sind beim Erwachsenen jedoch kein Grund für eine Vergiftung, weil sie nicht in solchen Mengen konsumiert werden wie Wasser. Besonders empfindlich für die Nitrit-/Nitratvergiftung sind Säuglinge, weil sie noch geringe Niveaus von Methämoglobinreduktase exprimieren. Intoxikationen sind bereits bei Werten über 100 mg/l im Brunnenwasser beobachtet worden oder bei stark Nitrat-gedüngtem Spinat oder Zucchini.

Durch Bakterien kann Nitrat zu Nitrit reduziert werden. Das geschieht entweder bei der Zubereitung von Speisen (z.B. Gemüse) oder im Gastrointestinaltrakt. Nach Resorption reagiert Nitrit (NO₂⁻) im wässrigen Milieu (H₂O) mit Hb.Fe²⁺. O₂: Sowohl das Nitrit als auch HbO₂ werden oxidiert (gekoppelte Oxidation), es entsteht Nitrat NO₃⁻, Hb.Fe³⁺.OH und OH⁻. Die Methämoglobinämie setzt rasch ein. Das Maximum wird meist innerhalb einer Stunde erreicht. Innerhalb von einigen Stunden ist sie aber überstanden, weil bis zu 10% des Methämoglobins pro Stunde wieder zu Hämoglobin reduziert werden. Das Problem ist die Gefahr der Hämolyse. Erythrozyten sind im rasch strömenden Blut einem hohen mechanischen Stress ausgesetzt. Sie werden durch ein submembranäres Netzwerk von Proteinen mechanisch stabilisiert (z.B. Spectrin). Wenn Methämoglobin in großen Mengen generiert wird, aggregiert es und bildet auch Aggregate mit diesen Proteinen, die die Erythrozyten stabilisieren. Es kommt zur Hämolyse. Diese kann nur mit einer Austauschtransfusion behandelt werden. Die Hämoglobinurie kann zu einem akuten Nierenversagen führen.

Nitrite führen auch zum Blutdruckabfall, weil sie als Donatoren für NO (Stickstoffmonoxid, ▸ Kap. 20) dienen. Der Blutdruckabfall verschärft die Gewebehypoxie. Der Nitritgehalt einer zubereiteten Nahrung lässt sich mit Blut leicht prüfen: Wenn der Nitritgehalt über 0,2% (200 mg/l) liegt, verfärbt sich der zugesetzte Blutstropfen innerhalb von wenigen Sekunden braun.

64.4   Aromatische Amino- und Nitroverbindungen

Anilin, bizyklische Arylamine und Nitrobenzol sind Ausgangsstoffe für die Synthese von Farben, Klebstoffen, Pharmaka, Pestiziden, Sprengstoff (Trinitrotoluol: TNT) und Schuh-

64

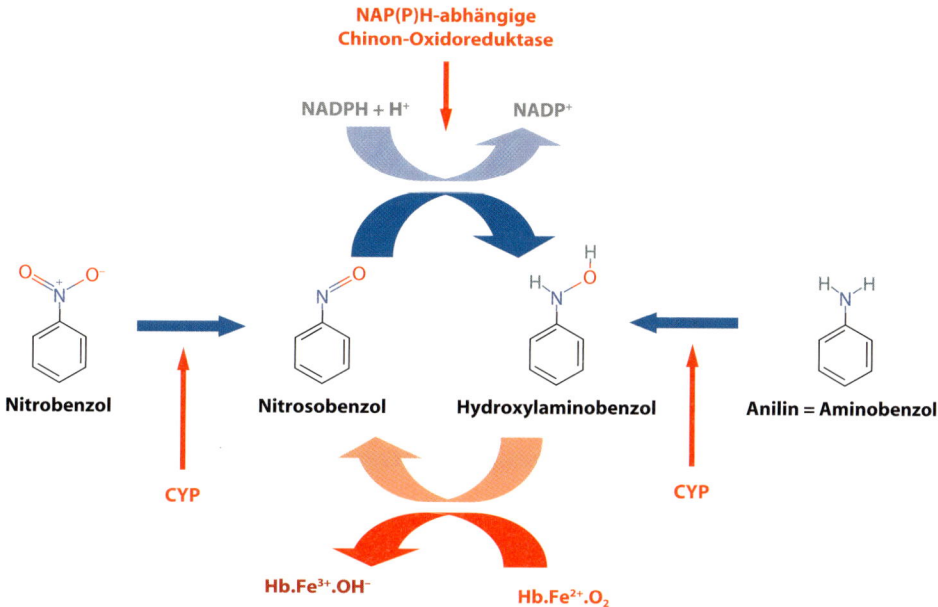

Abb. 64.3 Methämoglobin-Bildung durch Anilin (Aminobenzol) und Nitrobenzol

pasta. Anilin, eine ölige Flüssigkeit, ist das Ausgangsprodukt in der organischen Synthese. Technisches Anilin ist mit β-Naptylamin verunreinigt, das kanzerogen wirkt (▶ Kap. 61.3). Nitrobenzol ist ebenfalls eine ölige Flüssigkeit mit einem charakteristischen Geruch (»falsches Bittermandelöl«). Andere Aminobenzol-Derivate sind ähnlich giftig wie Anilin.

64.4.1 Akute Vergiftung

Anilin und Nitrobenzol

Wirkungsmechanismus. Aromatische Amino- und Nitroverbindungen müssen erst gegiftet werden. Der Mechanismus ist in ▣ Abb. 64.3 für Anilin und Nitrobenzol gezeigt. Weil es lange dauert bis ausreichend viel des jeweiligen Amins zum Hydroxylamin oxidiert bzw. der Nitroverbindung zum Nitroso-Derivat reduziert ist, setzt die Vergiftung langsam ein. Weil ein Molekül des jeweiligen aromatischen Amins oder der jeweiligen Nitroverbindung im Reaktionszyklus viele Moleküle Hämoglobin umsetzen kann, nimmt die Vergiftung einen protrahierten Verlauf. Die aromatischen Amine sind meist stärkere Methämoglobinbildner als die entsprechende Nitroverbindung, weil in der Regel nur ein Teil der Nitroverbindung durch CYPs reduktiv zur Nitrosoverbindung umgesetzt werden kann (▶ Kap. 2.1.4 und ▣ Abb. 64.3).

Vergiftungsbild. Die Vergiftungssymptome sind einerseits durch das Ausmaß der Methämoglobinämie dominiert (▣ Tab. 64.1). Der Gipfel der Methämoglobinämie wird nach 4–6 Stunden erreicht. Andererseits können manche Verbindungen zusätzliche Effekte auslösen, weil sie lipophil sind und daher Vergiftungszeichen auslösen, wie sie typisch für organische Lösungsmittel sind (▶ Kap. 66). Anilin erzeugt zum Bei-

spiel zusätzlich akut euphorisierende ZNS-Symptome (»Anilinpips«). Bei Inhalation hoher Konzentrationen kommt es zur bronchialen Reizung, bei oraler Ingestion zur Verätzung durch Delipidierung (Erbrechen, blutiger Durchfall). Eine Aufnahme über die Haut ist auch möglich. Die akute letale Dosis von Anilin wird beim Menschen auf 50–500 mg/kg geschätzt.

Naphthalin

Ein weiterer typischer Methämoglobinbildner ist Naphthalin (Dibenzol). Naphthalin selbst ist vollkommen unbeteiligt. Der Metabolit 1,4-Naphthol kann zum Naphthochinon umgesetzt werden und das erzeugt eine Methämoglobinämie. Der Verlauf der Vergiftung entspricht derjenigen mit Anilin. Die Symptome der Methämoglobinämie setzten sehr verzögert ein (bis zu 24–48 Stunden nach Ingestion) und persistieren über mehrere Tage. Naphthalin wird in Mottenkugeln verwendet und ist vor allem für Kinder gefährlich. Die letale Dosis liegt bei 2 g. Personen mit einem Glucose-6-Phosphatdehydrogenase-Defekt sind wesentlich empfindlicher (▶ Abschn. 64.4.2).

64.4.2 Chronische Vergiftung bei Glucose-6-Phosphat-Dehydrogenasemangel

Bei chronischer Exposition von aromatischen Amino- und Nitroverbindungen entwickelt sich eine chronische Methämoglobinämie mit unspezifischen Schwächesymptome (Müdigkeit, Schwindel, Appetitlosigkeit) und erhöhten Methämoglobinspiegeln. Das aggregierte Methämoglobin lässt sich als Heinz-Innenkörper nachweisen (▣ Abb. 64.4). Im Labor bestehen eine Hyperbilirubinämie und ein Haptoglobinabfall.

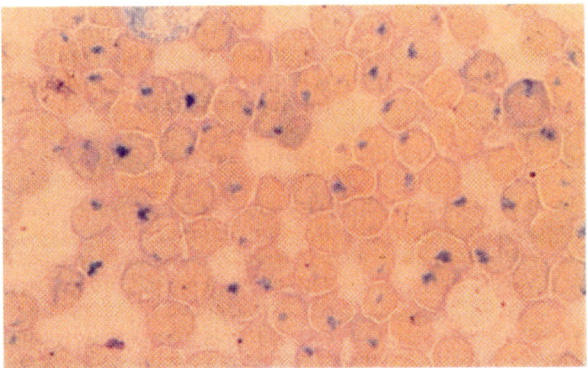

Abb. 64.4 Präzipitation von Methämoglobin als Heinz-Innenkörper bei chronischer Methämoglobinämie

Weiterführende Literatur

Bradberry SM (2003) Occupational methaemoglobinaemia. Mechanisms of production, features, diagnosis and management including the use of methylene blue. Toxicol Rev 22:13-27

El-Husseini A, Azarov N (2010) Is threshold for treatment of methemoglobinemia the same for all? A case report and literature review. Am J Emerg Med 28:748.e5-748.e10

Savino F, Maccario S, Guidi C, Castagno E, Farinasso D, Cresi F, Silvestro L, Mussa GC (2006) Methemoglobinemia caused by the ingestion of courgette soup given in order to resolve constipation in two formula-fed infants. Ann Nutr Metab 50:368-371

Etwa 400 Millionen Menschen haben einen mehr oder minder stark ausgeprägten Defekt in der Glucose-6-Phosphat-Dehydrogenase. Die 140 Varianten der Allele, die defekte Enzyme codieren, haben sich wahrscheinlich deshalb durchgesetzt, weil sie eine gewisse Schutzwirkung bei Malaria bieten (▶ Kap. 5.1.6). Das Gen ist X-chromosomal codiert, daher haben Männer in allen Erythrozyten denselben Defekt. Bei Frauen ist es aufgrund der frühembryonalen X-chromosomalen Inaktivierung ungefähr die Hälfte der Erythrozyten. Personen, die eine Defizienz in der Glucose-6-Phosphat-Dehydrogenase haben, sind für Methämoglobinbildner mehr empfänglich. Das umfasst eine lange Liste von Arzneimitteln. Da es viele verschieden Varianten des Enzyms gibt, die unterschiedliche Niveaus von residualer Aktivität haben, sind nicht alle Pharmaka für alle Betroffenen gleich gefährlich. Deshalb gibt es eine unterschiedliche Wahrscheinlichkeit, mit der ein Arzneistoff tatsächlich eine Methämoglobinämie auslösen kann. Ein hohes Risiko als Methämoglobin-Bildner zu wirken, haben antibakterielle Sulfonamide (Sulfamethoxazol, Sulfametrol, Sulfadiazin), Dapson, Chloroquin und Chinin. Methämoglobinämien sind auch unter Paracetamol und Acetylsalicylsäure beobachtet worden. Der Kausalzusammenhang ist aber nicht immer klar, weil auch Nahrungsinhaltsstoffe bei diesen Personen eine Methämoglobinämie erzeugen können.

Die Gabe von Redoxfarbstoffen wie Methylenblau kann bei Glucose-6-Phosphat-Dehydrogenasemangel gefährlich sein (▶ Abb. 64.2) und ist daher zu vermeiden, wenn das Ausmaß der Restaktivität unklar ist. In jedem Fall sollte unter Therapie laufend das Niveau an Methämoglobin und Hämoglobin verfolgt werden, um sicherzustellen, dass die Gabe von Methylblau nicht zur Verschlechterung der Situation führt.

64

Alkohole

S. Böhm

❯❯ Einleitung

In diesem Kapitel werden die toxikologischen Charakteristika der Alkohole anhand von Methanol und Ethanol, sowie die Therapie der Intoxikation besprochen. Als Vertreter höherer Alkohole werden Isopropanol und Ethylenglykol erwähnt.

Lernziele
- Methanol
- Ethanol
- Höhere aliphatische Alkohole
  - Isopropanol (2-Propanol)
  - Ethylenglykol

65.1 Einleitung

Aliphatische Alkohole (Alkanole) sind Hydroxyderivate der aliphatischen Kohlenwasserstoffe (Alkane). Diese bilden auch eine homologe Reihe mit den folgenden ersten 4 Gliedern:
- Methanol (Methylalkohol): CH_3-OH
- Ethanol (Ethylalkohol): CH_3-CH_2-OH
- 1-Propanol (Propylalkohol): CH_3-CH_2-CH_2-OH
- 1-Butanol (Butylalkohol): CH_3-CH_2-CH_2-CH_2-OH

Der Substitutionsgrad des Kohlenstoffatoms, an welchem sich die OH-Gruppe befindet, determiniert die Einteilung in primäre (2 Wasserstoffatome), sekundäre (1 Wasserstoffatom) und tertiäre (kein Wasserstoffatom) Alkohole. Die Anzahl der OH-Gruppen in den Molekülen bestimmt die Einteilung in Alkanole, -diole (z.B. Ethylenglykol) oder Polyole.

Alle aliphatischen Alkohole wirken **sedativ-narkotisch**, wobei diese Wirkung entsprechend der Meyer-Overton Hypothese mit deren **Lipophilie** und damit mit der Kettenlänge korreliert (▶ Kap. 28). Mit der Kettenlänge nimmt auch die akute Toxizität zu, die u.a. auf der Interaktion der Alkohole mit der **Lipidphase zellulärer Membranen** beruht, woraus z.B. eine zytolytische Wirkung resultiert. Daneben gibt es noch spezifische Angriffspunkte für Alkohole (z.B. Ethanol), und es können die (sozusagen aktiven) **Metaboliten** der Alkohole die Toxizität determinieren (z.B. Methanol und Isopropanol).

65.2 Methanol

Exposition. Synthetisch hergestellt findet sich Methanol u.a. in Lacken, Extraktions- und Lösungsmitteln, sowie eventuell als Verunreinigung in Ethanolzubereitungen. Zur Vergiftung kommt es zumeist irrtümlich durch Verschlucken entsprechender Lösungen oder durch den Genuss alkoholischer Getränke, die Methanol enthalten.

Toxikokinetik. Methanol wird nach oraler Aufnahme wegen geringerer Lipidlöslichkeit langsamer als Ethanol, aber vollständig resorbiert und verteilt sich im Körperwasser. Der Me-

tabolismus verläuft analog zu dem des Ethanol (▶ Kap. 65.3) über Formaldehyd zu Ameisensäure (◻ Abb. 65.1). Die Halbwertszeit des Methanol beträgt konzentrationsabhängig 3–30 Stunden, die des Formaldehyd eine Minute. Sowohl die renale Elimination, als auch die Oxidation der Ameisensäure verläuft langsam (Halbwertszeit über 24 h), sodass diese akkumuliert (Azidose!). In Abhängigkeit von der zugeführten Menge werden bis zu 60% des Methanol unverändert abgeatmet.

Akute Intoxikation. Methanol selbst verursacht ähnliche zentrale Wirkungen wie Ethanol, aber mit geringerer Wirkstärke, d.h. es sind größere Mengen erforderlich um vergleichbare zentral dämpfende Effekte zu erzielen. Infolge des langsamen Abbaus von Methanol ergibt sich ein protrahierter Rauschzustand (1–2 Tage nach Methanolaufnahme; **narkotische Phase**), der langsam von der metabolischen Azidose abgelöst wird (2–4 Tage nach Methanolaufnahme; Blut pH <7,0). Während dieser **azidotischen Phase** tritt eine zunächst reversible Sehstörung (2–4 Tage nach Methanolaufnahme; Retinaödem) ein. Bei schwerer Intoxikation folgt danach (ab dem 5. Tag) eine irreversible Sehstörung (toxische Optikusneuropathie).

Therapie bei Intoxikation. Da sowohl die Sehstörungen, als auch die Azidose auf die Ameisensäure zurückzuführen sind, richtet sich die Therapie auf die Verhinderung des Auftretens der Ameisensäure und der Azidose:
- **Verabreichung von Ethanol:** Ethanol hat eine höhere Affinität zur Alkoholdehydrogenase, verdrängt Methanol, verhindert dadurch dessen Metabolisierung zu Ameisensäure, und Methanol wird abgeatmet. Ethanol kann entweder per Infusion oder mittels eines alkoholischen Getränks (hochprozentig!) peroral zugeführt werden; die zu erzielenden Blutkonzentrationen liegen bei 1‰.
- **Kompensation der Azidose** mittels Pufferlösungen mit Bicarbonat ($NaHCO_3$) oder Trometamol (THAM: Trishydroxymethylaminomethan). Dies muss unter Überwachung des Blut-pH über mehrere Tage durchgeführt werden.
- **Hämodialyse** (▶ Kap. 62) zur Elimination der Ameisensäure, aber auch des Methanol.

▪▪▪ **Korrektur einer Azidose**
Der physiologische pH Wert im Blut liegt bei 7,4 ± 0,05. Eine Abweichung davon kann mittels des **Basenüberschusses** (Base Excess) berechnet werden. Der Base Excess beschreibt die Menge an Pufferbase oder -säure, die einer Blutprobe zugeführt werden muss, um einen pH-Wert von 7,4 zu erreichen Eine gängige Berechnungsmethode ist die des

Standard-Base-Excess (SBE) = $0{,}9287 \times [HCO_3^- - 24.4 + 14{,}83 \times (pH - 7{,}4)]$

Negative Werte geben eine Azidose an, positive Werte eine Alkalose.

Die zuzuführende Menge an Bicarbonat oder THAM berechnet sich dann so:
- $NaHCO_3$ [mmol] = SBE × 0,2 × Körpergewicht [kg]
- THAM = [mmol] = SBE × 0,3 × Körpergewicht [kg]

65.3   Ethanol

Exposition. Alkoholische Getränke sind weltweit verfügbar. Der jährliche Konsum pro Kopf in Deutschland und Österreich liegt im Bereich von 11–15 l Ethanol. Gewonnen wird Ethanol durch die Vergärung von Sacchariden, die bei bestimmten Alkoholkonzentrationen endet. Getränke mit höheren Ethanolanteilen werden durch Destillation hergestellt.

Toxikokinetik. Ethanol wird nach oraler Aufnahme nahezu komplett resorbiert und zwar zu 20% im Magen, der Rest im Dünndarm. Die Resorptionsgeschwindigkeit hängt vom Mageninhalt ab: ≤2 Stunden bei leerem Magen, ≤6 Stunden bei gefülltem Magen (je fettreicher die Mahlzeit, umso stärker die Verzögerung). Ethanol verteilt sich frei im Körperwasser und zeigt ein Verteilungsvolumen von 0,6 (Frauen) bis 0,7 l/kg Körpergewicht (Männer). Die Elimination des Ethanols verläuft nach einer Kinetik nullter Ordnung, da die metabolisierenden Enzyme gesättigt sind; es werden ca. 1,5‰ Blutalkohol pro Stunde eliminiert.

Die Elimination erfolgt zu <10% unverändert renal oder pulmonal. Der Hauptteil wird über die Alkoholdehydrogenase (◘ Abb. 65.1) verstoffwechselt (nur bei sehr hohen Alkoholspiegeln trägt CYP2 E1 zum Abbau bei).

Akute Intoxikation. Die Symptome der akuten Ethanolwirkung sind in ▶ Kap. 32 beschrieben.

Chronische Intoxikation. Nach länger dauernder Zufuhr größerer Ethanolmengen zeigen sich toxische Wirkungen in einer beträchtlichen Zahl von Geweben/Organen (◘ Tab. 69.1); diese Effekte sind oftmals irreversibel.

Therapie der Intoxikation. Die Therapie der Alkoholkrankheit und des Alkoholentzugs sind in ▶ Kap. 32 beschrieben; hier wird nur die Therapie der Intoxikation besprochen.

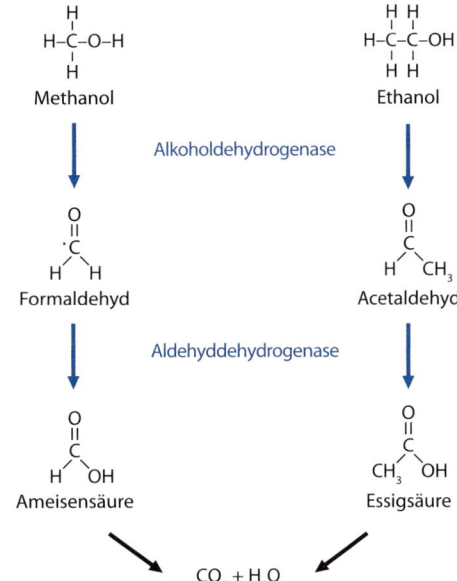

◘ **Abb. 65.1 Metabolismus von Methanol und Ethanol**

Akute Intoxikation. Ärztliche Versorgung ist nur in Fällen schwerer Intoxikation erforderlich; im Zentrum steht die drohende Atemlähmung, sodass die Vitalfunktionen unbedingt überwacht werden müssen. Bedacht werden sollte die entstehende Hypoglykämie, die beträchtliche Ausmaße erreichen kann (Blutzuckerkontrolle!), sodass die Infusion von Glukoselösungen ratsam ist. Bei starker Erregung können sedativ wirksame Substanzen verabreicht werden, aber nur solche, die selbst die Atmung nicht beeinträchtigen (z.B. Antipsychotika, aber keine Benzodiazepine). Als ultima ratio kann Ethanol mittels Hämodialyse eliminiert werden.

Chronische Intoxikation. Die Schäden durch chronischen Alkoholkonsum bedürfen jeweils organspezifischer Therapien, wobei die Chancen auf signifikante Besserung aber gering sind.

65.4   Höhere aliphatische Alkohole

Mit zunehmender Kettenlänge steigt sowohl die narkotische Wirkung aliphatischer Alkohole, als auch die akute Toxizität (Abnahme der LD_{50}). Die toxikologischen Charakteristika sind mit jenen anderer organischer Lösungsmittel (▶ Kap. 66) vergleichbar. Als Beispiel sei hier **Isopropanol** erwähnt, das als **Desinfektionsmittel,** aber auch in Kosmetika, Reinigungs- und Enteisungsmitteln oftmals zum Einsatz kommt.

Isopropanol (2-Propanol)

Isopropanol wird innerhalb von 2 Stunden komplett aus dem Gastrointestinaltrakt resorbiert, die Plasmahalbwertszeit liegt bei 3–6 Stunden. Es wird über Alkoholdehydrogenase zu Aceton umgewandelt (◘ Abb. 65.2); die Affinität zum Enzym ist ca. 10-fach niedriger als jene des Ethanols. Die Halbwerts-

◘ **Tab. 65.1** Organschäden als Folge chronischer Ethanolzufuhr

Organ	Erkrankung
Leber	Fettleber, Hepatitis, Leberzirrhose, Tumore
Zentrales Nervensystem	Wernicke-Enzephalopathie, Korsakow-Psychose
Peripheres Nervensystem	Polyneuropathien
Herz	Kardiomyopathie
Kopf/Hals	Tumore
Gefäßsystem	Hypertonie
Reproduktionssystem	verminderte Fertilität, Alkoholembryopathie

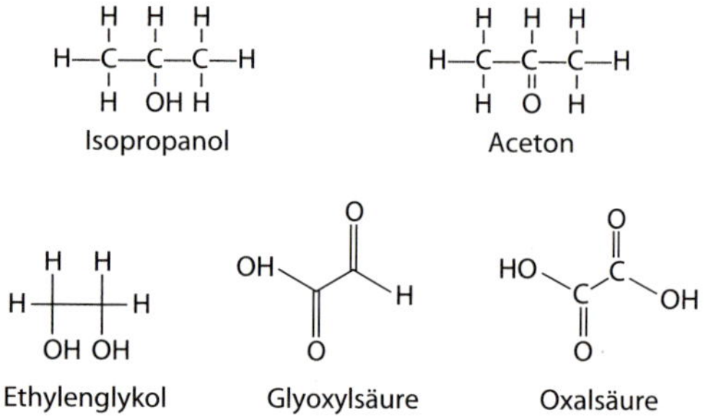

Abb. 65.2 Chemische Strukturen von Isopropanol, Aceton, Ethylenglykol, Glyoxylsäure und Oxalsäure

zeit des Aceton liegt bei 22 Stunden, sodass bei chronischer Isopropanolzufuhr **Aceton** kumuliert. Isopropanol selbst und Aceton werden zu beträchtlichen Teilen abgeatmet und in geringerem Ausmaß mit Urin und Fäzes ausgeschieden.

Intoxikation. Die **Symptome** einer **akuten Intoxikation** sind:

- alkoholische Vergiftungszeichen in Richtung Narkose (Isopropanol ist deutlich potenter als Ethanol)
- Gastritis
- Hypothermie
- Atemdepression
- Hypotension, Schock, Kreislaufstillstand

Ab ungefähr 0,5 l kann die Aufnahme letal sein.

Die **Symptome** einer **chronischen Intoxikation** sind:

- Irritation im Respirationstrakt (bei Inhalation)
- hämatologische Veränderungen
- Degeneration von Leber und Milz

Therapie bei Intoxikation. Therapeutisch steht die Aufrechterhaltung der Vitalfunktionen im Vordergrund.

Ethylenglykol

Exposition. Ethylenglykol (= Monoethylenglykol) entspricht Ethan-1,2-diol und ist der einfachste zweiwertige Alkohol; es wird oftmals einfacher als Glykol bezeichnet. Der Begriff Glykole bezeichnet aber 1,2-Diole, die vom Ethylenglykol abgeleitet sind. Ethylenglykol wird in Kühlflüssigkeiten, Frostschutzmitteln und zur Polyestererzeugung verwendet.

Toxikokinetik. Ethylenglykol wird mit einer Plasmahalbwertszeit von 4 Stunden zu **Glykolaldehyd** umgewandelt, woraus dann Oxalsäure entsteht. Dadurch kommt es auch nach Ethylenglykolaufnahme zur metabolischen Azidose. Außerdem fällt **Oxalsäure** mit Ca^{2+}-Ionen zum schwerlöslichen Ca^{2+}-Oxalat aus, welches Nierentubuli versperren kann und zum Nierenversagen führt. Zur **Schädigung der Niere** trägt auch die entstehende Glyoxylsäure bei (alle entsprechenden Strukturen sind in ◘ Abb. 65.2 gezeigt).

Akute Intoxikation. Ethylenglykol kann durch Inhalation oder über die Haut aufgenommen werden; es wirkt reizend auf Haut und Schleimhäute in Augen und Atemwegen. Nach inhalativer Aufnahme kommt es zu Kopfschmerzen, Schwindel und Husten. Nach oraler Aufnahme zeigen sich folgende Symptome:

- Übelkeit, Erbrechen
- abdominellen Schmerzen
- Apathie, Bewusstseinsstörungen
- Bewusstlosigkeit

Ab 100 ml kann die orale Aufnahme von Ethylenglykol letal sein.

■■■ Diethylenglykol (Glykol)
Diethylenglykol hat auch unter der einfacheren Bezeichnung Glykol Bekanntheit erlangt, da es im Jahr 1985 von mehreren Weinbauern in Österreich dem Wein zugesetzt wurde, um dessen Geschmack süßer und intensiver werden zu lassen. Dieser »Weinskandal« erreichte auch Deutschland, da dort Wein aus Österreich mit dem Eigenbau verschnitten wurde. Diethylenglykol ist deutlich weniger toxisch als Monoethylenglykol, verursacht aber in entsprechenden Mengen ähnliche Symptomatik. Die Konsequenz des Weinskandals war die Einführung des weltweit strengsten Weingesetzes in Österreich.

Therapie bei Intoxikation. Zur Therapie der akuten Ethylenglykolintoxikation steht **Fomepizol** zur Verfügung. Dieses hemmt die Alkoholdehydrogenase und verlängert die Halbwertszeit des Ethylenglykol auf das Vierfache. Somit wird das Entstehen der toxischen Metaboliten weitgehend verhindert.

Weiterführende Literatur

Oh MS, Carroll HJ (1977) The anion gap. N Engl J Med 297: 814–817
Brent J (2001) Current management of ethylene glycol poisoning. Drugs 61: 979–988

Organische Lösungsmittel

S. Böhm

⟩ ⟩ Einleitung

In diesem Kapitel werden die toxikologischen Charakteristika verschiedener Lösungsmittel besprochen. Diese finden weit verbreiteten Einsatz, wirken infolge ausgeprägter Lipophilie akut narkotisch, und verursachen chronische toxische Schäden über entstehende Metaboliten. Die hier behandelten Vertreter sind in drei Gruppen unterteilt: aromatische Kohlenwasserstoffe, aliphatische Kohlenwasserstoffe und halogenierte aliphatische Kohlenwasserstoffe.

Lernziele

Toxikologie von Kohlenwasserstoffen
- **aromatische** (Toluol, Xylol)
- **aliphatische** (flüssige Alkane = Benzine; n-Hexan)
- **halogenierte aliphatische** (Dichlormethan, Trichlormethan, Tetrachlormethan, Trichlorethen, Tetrachlorethen, 1,1,1- bzw. 1,1,2-Trichlorethan und Fluorchlorkohlenwasserstoffe [FCKW])

66.1   Einleitung

Alle organischen Lösungsmittel lösen beispielsweise Fette, Wachse, Öle, Lacke, Farben, Klebstoffe, Kunststoffe, aber auch pflanzliche Inhaltsstoffe ohne dabei mit den gelösten Stoffen eine Reaktion einzugehen. Einsatzgebiete von Lösungsmitteln sind daher Reinigung bzw. Extraktion. Voraussetzungen dafür sind:
- ausgeprägte Lipophilie
- geringe chemische Reaktivität
- hoher Dampfdruck

Infolge dieser Eigenschaften kommen für die Lösungsmittel **3 Wege der Aufnahme** in Frage:
- Inhalation
- Ingestion
- dermale Resorption

Infolge der hohen Lipophilie steht bei schweren systemischen Vergiftungen wie bei den Alkoholen (▶ Kap. 65) die **narkotische Wirkung** im Vordergrund. Bei lokaler Einwirkung organischer Lösungsmittel auf der **Haut** kommt es zur **Entfettung**, an **Schleimhäuten** zu **Reizungen**. Bei chronischer Exposition treten **organspezifische Wirkungen** in den Vordergrund, wobei diese zwischen den einzelnen Lösungsmitteln unterschiedlich sind und primär **durch Metaboliten** der Lösungsmittel verursacht werden.

Die **Therapie der akuten Vergiftungen** mit Lösungsmitteln **nach oraler Aufnahme** ist für alle Vertreter gleich und beruht auf der Verhinderung der Resorption. Hierbei muss aber wegen der **Gefahr der Aspiration** (z.B. Benzinpneumonie) auf induziertes Erbrechen und Magenspülung verzichtet werden. Die Verabreichung von **Paraffinum subliquidum** (5 ml/kg Körpergewicht), welches nicht resorbiert wird, kann durch Bindung die Resorption anderer Lösungsmittel redu-

 zieren; die gleichzeitige Gabe von **Glaubersalz** kann die Darmpassage beschleunigen und die Wahrscheinlichkeit der Resorption weiter senken. Öle, Fette und Milch sollten vermieden werden, da diese die Resorption erleichtern. Sympathomimetika (z.B. Adrenalin) sind kontraindiziert, da Lösungsmittel (ähnlich den Inhalationsnarkotika, ▶ Kap. 28) den Organismus hierfür sensibilisieren können. Nach Inhalation bzw. chronischer Intoxikation kommen lediglich symptomatische Maßnahmen infrage; spezifische Antidote gibt es nicht.

66.2   Aromatische Kohlenwasserstoffe

Als Vertreter der aromatischen Kohlenwasserstoffe werden hier die monozyklischen Verbindungen **Benzol, Toluol** und **Xylol** besprochen, wobei die Toxizität in dieser Reihenfolge deutlich abnimmt. Aus diesem Grund ist der Einsatz von Benzol heute weitgehend verboten. Xylol, Toluol, sowie andere Alkylbenzole werden heute weit verbreitet als Benzolersatz angewandt.

66.2.1 Benzol

Exposition. Kraftstoff für Ottomotoren enthält auch heute noch 2–5% Benzol, sodass 80–90% der Benzolexposition auf den Kraftfahrzeugverkehr zurückzuführen sind. Die Luft in verkehrsreichen Gebieten enthält bis zu 30 mg Benzol/m³. Der Mensch nimmt pro Tag ca. 250 mg Benzol auf; eine zusätzliche Belastung stellen **Zigaretten** dar, die bis zu 500 mg Benzol freisetzen.

Toxikokinetik. Der wichtigste Aufnahmeweg ist der pulmonale; bei Inhalation wird Benzol zu ca. 50% aus der Inspirationsluft resorbiert. Benzol wird nach oraler Aufnahme rasch und vollständig resorbiert, ebenso bei Anwendung an der Haut. Die Verteilung im Körper ist von der Lipophilie bestimmt: nach chronischer Exposition ist die Konzentration im Fettgewebe ca. 10-fach höher als im Blut.

Die Elimination erfolgt auf 2 Wegen (jeweils zu ca. 50%):
- **Abatmung** in unveränderter Form infolge des hohen Dampfdrucks.
- **Metabolisierung:** Über CYP2E1 entsteht hauptsächlich ein kurzlebiges Epoxid, das dann in Phenol, Catechol, Hydrochinon und Benzochinon umgewandelt wird (◫ Abb. 66.1). Alternativ entsteht über Konjugation Phenylmercaptursäure, die renal ausgeschieden wird.

Die Eliminationshalbwertszeiten betragen bei Benzol zwischen 0,5 und 1,5 Stunden, bei Phenol ca. 1 Stunde und bei Catechol und Hydrochinon sind diese deutlich länger.

Akute Intoxikation. Eine akute Vergiftung, meist durch Inhalation, zeigt sich an folgender Symptomatik:
- Rausch (ähnlich Alkohol)
- Schwindel, Benommenheit

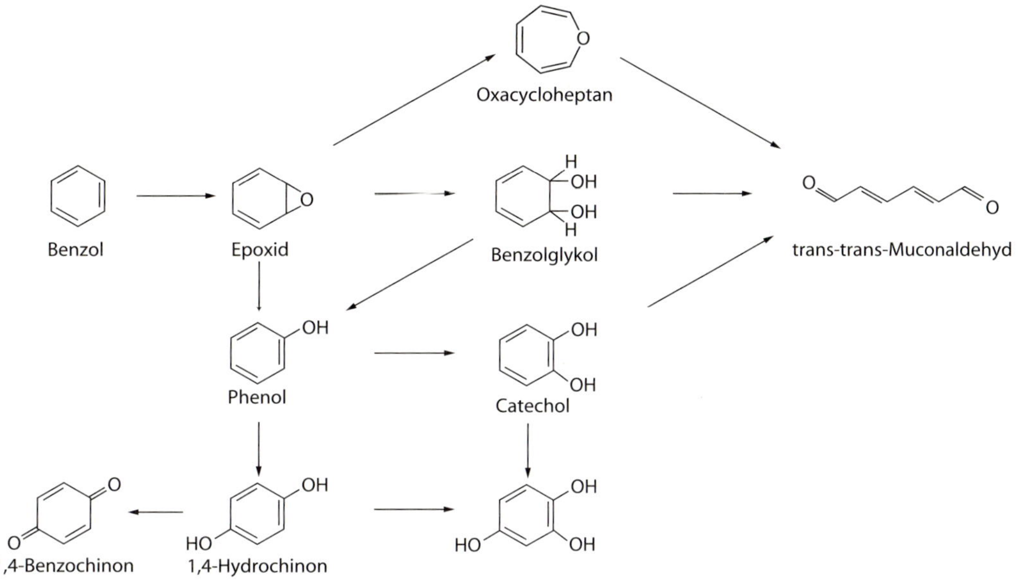

Abb. 66.1 Metabolismus des Benzols

- Euphorie (Suchtgefahr)
- Kopfschmerzen
- Übelkeit mit Erbrechen
- Krämpfe
- Bewusstlosigkeit
- Herzrhythmusstörungen
- Pupillenstarre
- Lähmungserscheinungen
- Tod durch Atemlähmung oder Kreislaufversagen

Die letale Dosis liegt bei 10–30 mg Benzol.

Chronische Intoxikation. Nach chronischer Exposition ist Benzol ein **Blutgift** mit Effekten im erythro-, leuko- und thrombopoetischen System. Für diese Effekte werden die Metaboliten (■ Abb. 66.1) und nicht Benzol selbst verantwortlich gemacht. Es kommt zur **Anämie, Leuko-** und **Thrombozytopenie** sowie letztendlich zu **Leukämien.** Infolge mutagener und kanzerogener Wirkungen können Tumore auch in anderen Geweben entstehen. Wie lange der Organismus gegenüber Benzol exponiert werden muss, um solche Effekte zu ermöglichen, ist nicht geklärt. Eine Schwellenkonzentration, unterhalb der keinerlei Toxizität auftritt, ist nicht definiert.

66.2.2 Toluol

Exposition. Die wesentliche Bedeutung von Toluol liegt im Benzolersatz; es kommt in Farben und Klebstoffen, sowie in Kraftstoffen vor.

Toxikokinetik. Der wichtigste Aufnahmeweg ist auch bei Toluol die Inhalation. Toluol wird zu ca. 50% aus der Inspira-

tionsluft resorbiert. Es wird außerdem nach oraler Aufnahme sowie über die Haut resorbiert, aber diese Aufnahmewege sind von untergeordneter Bedeutung. Die Verteilung im Körper ist ähnlich der des Benzols. Ungefähr 20% des aufgenommenen Toluols werden abgeatmet, der Rest wird metabolisiert. Nach Konjugation erfolgt die Ausscheidung hauptsächlich renal.

Akute Intoxikation. Eine akute Vergiftung ergibt vor allem zentralnervöse Symptomatik, sowie Zeichen der Reizung von Schleimhäuten:

- Müdigkeit, Erschöpfung
- Schwindel, Benommenheit
- Rausch (ähnlich Alkohol)
- euphorisierende Wirkung (Suchtgefahr)
- Kopfschmerzen
- Rachen- und Augenreizung
- Schlaflosigkeit
- Tod durch Atemlähmung

Chronische Intoxikation. Nach chronischer Exposition infolge von »Schnüffeln« finden sich uncharakteristische Symptome von Seiten des Zentralnervensystems wie Kopfschmerzen, Tremor, motorische Schwäche und Schwindel. Für Toluol fanden sich keinerlei direkte Hinweise auf Mutagenität oder Kanzerogenität.

■■■ Lösungsmittelschnüffeln

Die Inhalation von Lösungsmitteln kann einen rauschähnlichen Zustand mit euphorisierender Komponente hervorrufen; das akute Bild ähnelt der Akutwirkung von Ethanol. Zu den in dieser Art missbräuchlich verwendeten Lösungsmitteln zählen aromatische, aliphatische und halogenierte Kohlenwasserstoffe. Relativ weit verbreitet ist dieser Missbrauch in Form des Klebstoffschnüffelns.

▼

Insbesondere durch die euphorisierende Wirkung entsteht eine **psychische Abhängigkeit.** Es gibt aber auch Zeichen einer physischen Abhängigkeit, insbesondere das Auftreten einer ausgeprägten **Toleranz.** Bei akuter Überdosierung kann der Tod infolge von Atemlähmung und/oder Herz-Kreislauf-Versagen eintreten. Nach chronischem Missbrauch können neben **zentralen Störungen** (wie Schwindel, motorische Störungen, Konzentrationsdefizite, Persönlichkeitsveränderung, Depression) auch Zeichen einer **peripheren Neuropathie** auftreten.

66.2.3 Xylol

Xylol kommt als Gemisch der drei Isomere (ortho-, meta- und para-Xylol) beispielsweise in Farben und Klebstoffen vor. Es wird überwiegend inhalativ aufgenommen, wird aber auch gastrointestinal und dermal sehr gut resorbiert. Die Verteilung im Organismus ähnelt jener des Toluols. Xylol wird hauptsächlich in der Leber metabolisiert und nach Konjugation renal eliminiert, daneben wird unverändertes Xylol abgeatmet. Die akute Vergiftung ist durch Müdigkeit, Schwindel, Benommenheit, Rauschzustand, Konzentrationsschwäche und Kopfschmerzen gekennzeichnet. Mögliche Zeichen einer chronischen Vergiftung sind zentralnervöse Symptome ähnlich jenen durch Toluol.

66.3   Aliphatische Kohlenwasserstoffe

Benzine sind Gemische flüssiger Alkane (= aliphatische Kohlenwasserstoffe), die als Treibstoffe sowie als Lösungs- und Reinigungsmittel eingesetzt werden; deren toxikologischen Merkmale werden hier beschrieben. Wegen seiner ausgeprägten Toxizität wird n-Hexan separat besprochen.

66.3.1 Alkane

Exposition. Gesättigte aliphatische Kohlenwasserstoffe (Alkane) fallen bei der Verarbeitung des Erdöls an. Methan, Ethan, Propan und n-Butan sind flüchtig, n-Pentan bis n-Heptadecan sind flüssig, alle höheren Alkane fest. Flüssige Vertreter liegen als Gemische in verschiedenen Formen von **Benzinen** vor, die vor allem als Treibstoffe, aber auch als Lösungsmittel (z.B. Testbenzin oder Terpentinersatz) dienen. Akute Vergiftungen ergeben sich meist durch versehentliches Trinken benzinhaltiger Reinigungsmittel oder durch Einatmen von Benzindämpfen.

Toxikokinetik. Bei Kettenlängen bis zu 12 C-Atomen werden Alkane relativ gut resorbiert, bei steigender Anzahl immer schlechter, und **ab 16 C-Atomen gibt es keine nennenswerte Resorption** mehr. Flüssiges Paraffin wird daher sogar als Laxans und zur Detoxifikation bei Ingestion von Lösungsmitteln verwendet. Wie die zyklischen Kohlenwasserstoffe werden Alkane vor allem in fettreichen Geweben verteilt, je nach Dampfdruck kann ein Teil unverändert abgeatmet werden. Der Rest wird metabolisiert und danach vorwiegend renal eliminiert.

Akute Intoxikation. Für Lösungsmittel typisch stehen die **zentralnervösen Wirkungen** im Vordergrund der akuten Vergiftungssymptomatik:

- Rauschzustand
- Exzitation
- tonisch-klonische Krämpfe
- Brechreiz nach oraler Aufnahme
- Benzinpneumonie (nach Aspiration bei Erbrechen)
- Lungenödem (nach Inhalation größerer Mengen)
- evtl. Nierenschäden

Chronische Intoxikation. Auch Benzingemische werden missbräuchlich »geschnüffelt«. Bei chronischer Zufuhr können sich die Langzeitfolgen des Lösungsmittelschnüffelns ergeben.

66.3.2 n-Hexan

Exposition. Unter den Alkanen hat n-Hexan die größte toxische Wirkung, die wiederum auf einem Metaboliten beruht. Es wird häufig als Lösungs- und Extraktionsmittel, aber auch in Klebstoffen (z.B. Styroporkleber) eingesetzt. Auch Hexan wird missbräuchlich zum »Schnüffeln« verwendet.

Toxikokinetik. Hexan wird in der Leber zu primären bzw. sekundären Alkoholen hydroxyliert. Während 1-Hexanol nach Transformation zu Hexansäure durch β-Oxidation verstoffwechselt wird, entsteht aus 2-Hexanol das toxische **2,5-Hexandion** (Abb. 66.2).

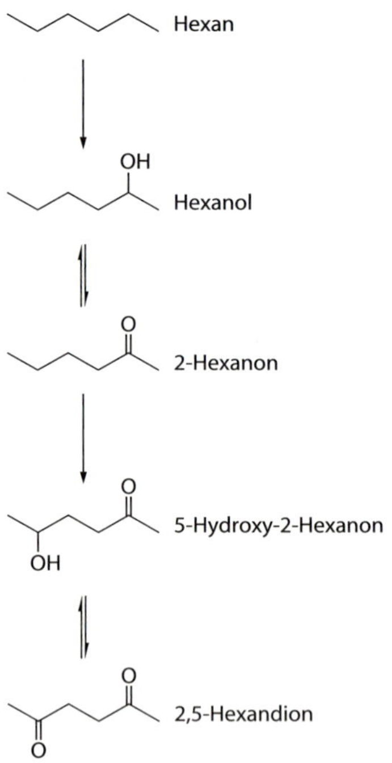

Abb. 66.2 Metabolisierung von n-Hexan zu 2,5-Hexandion

Chronische Intoxikation. 2,5-Hexandion reagiert mit den freien Aminogruppen in Lysinresten, wodurch es letztendlich zur **Proteinvernetzung** kommen kann. In Nervenzellen führt die Vernetzung von Neurofilamenten zur Degeneration der Fortsätze, sodass die Nervenleitung beeinträchtigt ist. Es finden sich daher nach längerer Exposition Symptome **peripherer Neuropathien** (Parästhesien und Schwäche) in den Extremitäten, welche sich nach längerer Expositionsvermeidung zurückbilden können.

66.4 Halogenierte aliphatische Kohlenwasserstoffe

Halogenierte aliphatische Kohlenwasserstoffe sind durch starke narkotische Wirkung charakterisiert. Außerdem führt deren Metabolisierung zu reaktiven Intermediärprodukten, die die chronische Toxizität determinieren. Hier werden folgende Vertreter einzeln behandelt: Dichlormethan, Trichlormethan, Tetrachlormethan, Trichlorethen, Tetrachlorethen, 1,1,1- bzw. 1,1,2-Trichlorethan und Fluorchlorkohlenwasserstoffe (FCKW).

Durch den Einbau von Halogenen (zumeist Chlorid und Fluorid) nimmt die Lipophilie der Alkane zu, es sinkt aber deren Brennbarkeit, sodass sie häufig als Lösungsmittel eingesetzt werden. Mit der Lipophilie steigt auch die **narkotisierende** Wirkung, sodass einige halogenierte Alkane auch als Narkosemittel (z.B. Di- und Trichlormethan) Anwendung fanden. Die Metabolisierung der halogenierten Kohlenwasserstoffe, zumeist über CYP2E1, führt typischerweise zu biologisch aktiven Zwischenprodukten, welche zur chronischen Toxizität beitragen.

Die halogenierten aliphatischen Kohlenwasserstoffe werden aufgrund des hohen Dampfdrucks zumeist pulmonal aufgenommen, und deren Verteilung im Organismus erfolgt ähnlich zu jener der Inhalationsnarkotika.

66.4.1 Dichlormethan

Dichlormethan (Methylenchlorid) wurde wegen der ausgeprägten Flüchtigkeit und der starken narkotischen Wirkung früher auch für Narkosen eingesetzt. Die **Metabolisierung** verläuft einerseits oxidativ in Richtung **Kohlenmonoxid,** sodass Vergiftungserscheinungen von dieser Seite auftreten (▶ Kap. 63). Ist nach Aufnahme größerer Mengen dieser Abbauweg gesättigt, so kommt es vermehrt zur Konjugation zu **Chlormethylgluthathion,** welches die für Dichlormethan beschriebenen **mutagenen** und **kanzerogenen** Wirkungen vermitteln soll.

66.4.2 Trichlormethan

Trichlormethan (Choroform) wurde für die ersten in der Medizingeschichte dokumentierten Narkosen eingesetzt. Von Nachteil war hierbei die geringe therapeutische Breite infolge der ausgeprägten depressiven Wirkungen auf Herz und Atmung, sowie die **Nephro- und Hepatotoxizität.** An der **Leber** bewirkt Chloroform eine **fettige Degeneration,** die durch das entstehende Carbonylchlorid (Phosgen) vermittelt wird. Außerdem wirkt Chloroform terato- und kanzerogen.

66.4.3 Tetrachlormethan

Tetrachlormethan (Tetrachlorkohlenstoff) wird hepatisch metabolisiert, wobei ein **Trichlormethylradikal** entsteht, das durch Interaktion mit ungesättigten Fettsäuren zur **Lipidperoxidation** und Zerfall dieser Fettsäuren führt. Dies trägt zur ausgeprägten **Hepato- und Nephrotoxizität** bei.

66.4.4 Trichlorethen

Trichlorethen (**Trichlorethylen,** Chlorylen, Trilene, TRI) ist ein in Gewerbe und Industrie weit verbreitetes Lösungsmittel. Der größte Anteil von Trichlorethen wird hepatisch metabolisiert, wobei Trichloracetaldehyd entsteht und daraus **Trichlorethanol,** das stark narkotisch wirkt. Weiterhin entsteht **Trichloressigsäure,** die für die **Lebertoxizität** von Trichlorethen verantwortlich ist. Weitere toxische Metaboliten sind **Dichloressigsäure, Oxalsäure, Glyoxylsäure und N-(Hydroxyacetyl)-aminoethanol.** Weitere Metaboliten bewirken Nephrotoxizität mit der möglichen Entstehung von Nierenzelltumoren. In Gegenwart von Alkalien entsteht **Dichloracetylen,** das neurotoxische Effekte insbesondere an **Hirnnerven** verursachen kann und kanzerogen wirkt.

66.4.5 Tetrachlorethen

Tetrachlorethen (**Tertachlorethylen, Perchlorethylen**) wird ähnlich metabolisiert wie Trichlorethen; es entstehen auch Trichloressigsäure und nephrotoxische Metaboliten. Es wirkt stärker narkotisch als Chloroform, und nach langer Exposition kann es zu organischen Psychosyndromen mit Persönlichkeitsveränderungen kommen. Außerdem können sich Tumore in Leber und Niere entwickeln.

66.4.6 1,1,1-Trichlorethan und 1,1,2-Trichlorethan

Diese beiden halogenierten Kohlenwasserstoffe wirken ein wenig schwächer narkotisch als Chloroform, unterscheiden sich aber toxikologisch deutlich voneinander:

- 1,1,1-Trichlorethan wird zu 98% unverändert abgeatmet.
- 1,1,2-Trichlorethan wird zu **ca. 80% metabolisiert,** u.a. zu **Chloressigsäure,** die **hepato- und nephrotoxisch** ist.

66.4.7 Fluorchlorkohlenwasserstoffe

Fluorchlorkohlenwasserstoffe (FCKW) werden vorwiegend als Treibgase oder Kühlmittel eingesetzt. Sie sind wesentlich weniger toxisch als die zuvor genannten halogenierten aliphatischen Kohlenwasserstoffen, da sie weitgehend chemisch träge sind. Das bedingt aber auch ihre Persistenz in der Umwelt, und wegen der resultierenden Ozondepletion wurde deren Anwendung stark eingeschränkt.

Polyhalogenierte polyzyklische Kohlenwasserstoffe

S. Böhm

67

Die hier besprochenen polyhalogenierten polyzyklischen Kohlenwasserstoffe sind polychlorierte Dibenzodioxine (PCDD) und polychlorierte Dibenzofurane (PCDF) bzw. polychlorierte (und polybromierte) Biphenyle (PCB), welche alle in biologischen Systemen akkumulieren. Bekanntheit erlangten diese eher mindergiftigen Stoffe durch Unfälle wie z.B. 1976 in Seveso, wo bei der Synthese des Herbizids 2,4,5-Trichlorphenoxyessigsäure TCDD freigesetzt wurde oder 1968 in Japan, wo Reisöl mit PCB kontaminiert wurde (Reisölkrankheit = Yusho).

Lernziele
- polychlorierte Dibenzodioxine (PCDD)
- polychlorierte Dibenzofurane (PCDF)
- polychlorierte (und polybromierte) Biphenyle (PCB)

Der Begriff polyhalogenierter polyzyklischer Kohlenwasserstoffe umfasst zahlreiche Gifte – wie beispielsweise DDT oder chlorierte Cyclodiene –, die als Pestizide Einsatz finden. Diese werden im Kapitel (► Kap. 68) besprochen.

67.1 Polychlorierte Dibenzodioxine und polychlorierte Dibenzofurane

Polychlorierte Dibenzodioxine (kurz Dioxine) und polychlorierte Dibenzofurane umfassen über 200 verschiedene Einzelverbindungen (◘ Abb. 67.1) mit unterschiedlicher Toxizität. Diese Substanzen sind deshalb von toxikologischem Interesse, da sie in der Umwelt hohe Persistenz zeigen und im menschlichen Organismus nur sehr langsam eliminiert werden, sodass sie akkumulieren.

Exposition. Hauptquellen für PCDD und PCDF sind die **metallverarbeitende Industrie, KFZ, Verkehr** und jegliche

polychlorierte Dibenzodioxine

polychlorierte Dibenzofurane

polychlorierte Biphenyle

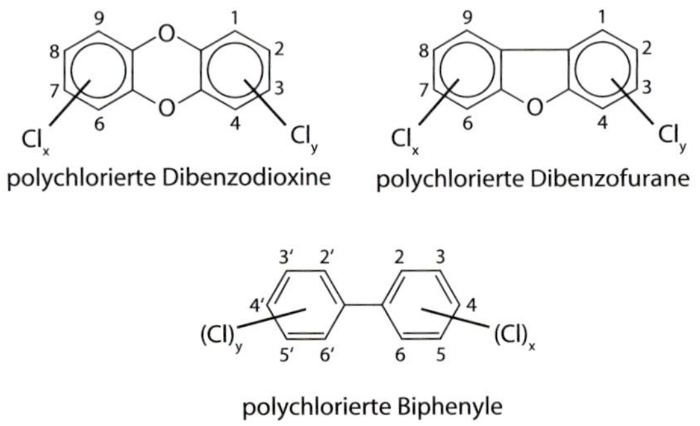

◘ Abb. 67.1 Die Abbildung zeigt die chemischen Grundgerüste der polychlorierten Dibenzodioxine (PCDD), der polychlorierten Dibenzofurane (PCDF), sowie der polychlorierten Biphenyle (PCB). Nahezu alle der mit Ziffern markierten Positionen können mit Chloridionen (bzw. Bromidionen) substituiert sein. Die variable Zahl an Chlorierungen in den beiden Ringen wird durch (Cl)x bzw. (Cl)y dargestellt

Verbrennungsprozesse. Höchste chemische Stabilität weisen die an den Positionen 2, 3, 7 und 8 chlorierten Vertreter auf, welche besonders gut in der Umwelt akkumulieren und im menschlichen Organismus nur sehr langsam metabolisiert werden. Die Halbwertszeit in der Umwelt liegt bei ca. 10 Jahren. 2,3,7,8-Tetrachlordibenzodioxin (TCDD) wird z.B. im Boden, aber nicht im Wasser gefunden und reichert sich in Eiern, Milchprodukten und Fleisch an. Die daraus resultierende menschliche Aufnahme mit der Nahrung beträgt ca. 2 pg/kg Körpergewicht pro Tag.

Toxikokinetik. Die **Resorption** nach Ingestion liegt bei **50–90%** und nimmt mit zunehmender Chlorierung ab. Im Blut sind PCDD und PCDF an Lipoproteine gebunden, sie **akkumulieren in der Leber, in der Haut, im Fettgewebe** und in der Muttermilch, aber nicht in Feten. Die Halbwertszeit von TCDD im menschlichen Organismus liegt im Bereich von 5–10 Jahren. Die Elimination erfolgt hauptsächlich über die Faeces.

Akute Intoxikation. Die toxischen Wirkungen von PCDD und PCDF werden über **Arylhydrocarbon-(Ah-)Rezeptoren** vermittelt. Diese steuern die Expression zahlreicher Gene. PCDD und PCDF wirken deshalb als starke Enzyminduktoren (► Kap. 2), die nicht nur den Metabolismus und die Wirkungen von vielen Arzneimitteln verändern, sondern auch z.B. von Steroidhormonen. Die toxische Wirkung zeigt zwischen einzelnen Spezies große Variabilität (die letale Dosis beträgt z.B. 1 µg/kg Körpergewicht bei Meerschweinchen und über 1 mg/kg bei Hamstern); der Mensch ist relativ unempfindlich.

Die **Zeichen einer akuten Intoxikation** treten meist erst mit einiger Zeitverzögerung (transkriptionelle Aktivität des Ah-Rezeptors) auf:
- Übelkeit, Erbrechen
- Reizung der oberen Luftwege
- Gewichtsverlust (nach großer Mengen durch subakut einsetzende Stoffwechselentgleisung; dies kann auch Todesursache sein)
- Thymusatrophie und Immunsuppression
- Chlorakne und Hyperpigmentierung
- Leberschädigung (Enzyminduktion)
- Porphyrien (Induktion der δ-Aminolävulinsäure-Synthetase)
- Polyneuropathien

Chronische Intoxikation. Die Daten zur chronischen Toxizität von PCDD und PCDF sind nicht gut abgesichert. Es finden sich **Störungen** im **Porphyrinstoffwechsel,** im **Fettstoffwechsel** sowie im **Glukosehaushalt.** Es gibt Hinweise auf ein gesteigertes **Krebsrisiko,** Mutagenität konnte nicht nachgewiesen werden.

67.2 Polychlorierte Biphenyle

Polychlorierte Biphenyle (PCB) umfassen ebenfalls über 200 verschiedene Vertreter mit unterschiedlicher Toxizität (◨ Abb. 67.1). Diese Substanzen akkumulieren ebenfalls in Umwelt, Nahrungskette und menschlichem Fettgewebe, sind aber nur eher schwach toxisch wirksam.

Exposition. PCB sind durch öligen Charakter und hohe chemische und thermische Stabilität gekennzeichnet. Sie werden industriell als Schmiermittel, Hydraulik- und Kühlflüssigkeiten, Weichmacher und in Feuerlöschmitteln eingesetzt. Infolge der Stabilität akkumulieren auch PCB in der Umwelt und reichern sich in der Nahrungskette an. Die menschliche Aufnahme erfolgt überwiegend durch fettreiche Nahrung und liegt im Bereich von 2 µg pro Tag.

Toxikokinetik. Die intestinale **Resorption** liegt bei **75–95%;** sie nimmt mit steigendem Chlorierungsgrad ab. Im Organismus gelangen PCB in fettreiche Gewebe, wo sie **akkumulieren.** Die Halbwertszeiten der einzelnen Vertreter im menschlichen Organismus sind sehr unterschiedlich und betragen zwischen 2 und 10 Jahre.

Akute Intoxikation. Die toxischen Wirkungen von PCB werden einerseits wiederum über den **Ah-Rezeptor** vermittelt, daher ist die Symptomatik ähnlich jener von PCDD und PCDF. Andererseits sollen PCB auch direkt Östrogenrezeptoren aktivieren. Zwischen einzelnen Spezies variiert die Sensitivität auch gegenüber PCB stark, die letale Dosis beginnt bei ca. 1 mg/kg. Der Mensch ist wiederum relativ unempfindlich.

Die **Zeichen** einer **akuten Intoxikation** treten verzögert auf:

- Schwindel, Erbrechen
- Chlorakne
- Hyperpigmentierung
- Nervenschäden
- Leberschädigung (Enzyminduktion)
- Immunsuppression

Chronische Intoxikation. Daten zur chronischen Intoxikation mit PCB stammen u.a. aus Japan, wo 1968 mit PCB und PCDF kontaminiertes Reisöl (Yusho = Reisölkrankheit) in Umlauf kam. Es wurde ein »**fetales PCB-Syndrom**« mit unterschiedlichen Hautstörungen beschrieben, daneben fanden sich vermehrt **Totgeburten,** Krebsfälle und Hinweise auf **Störungen im Immunsystem.** Es gibt Hinweise auf **Kanzerogenität,** aber keine auf Mutagenität.

Pestizide

S. Böhm

Einleitung

Die in diesem Kapitel besprochenen Pestizide (Biozide) sind Insektizide, Herbizide, Fungizide und Rodentizide. Während Insektizide als Nervengifte an spezifischen Angriffspunkten ihre Wirkung entfalten, wirken Herbizide und Fungizide zumeist durch Entkopplung der oxidativen Phosphorylierung. Die meisten Rodentizide sind Gerinnungshemmer aus der Gruppe der Cumarine.

Lernziele

- **Insektizide:**
    - chlorierte zyklische Kohlenwasserstoffe: DDT, Hexachlorcyclohexan (HCH), Cyclodiene (Aldrin, Dieldrin)
    - Cholinesterase-Hemmer: organische Phosphorsäureester (Parathion, Malathion, Bromovos, Dichlorovos) und Carbamate (Carbaryl, Propoxur)
    - Pyrethroide (Permethrin, Fenvalerat, Fluvalinat)
- **Herbiziden und Fungizide:**
    - Dinitrophenole
    - Bispyridinium-Derivate (Paraquat, Diquat)
    - Pentachlorphenol
    - Chlorphenoxycarbonsäuren (2,4-Dichlorphenoxyessigsäure; 2,4,5-Trichlorphenoxyessigsäure)
- **Rodentizide:**
    - Cumarine

68.1 Einleitung

Pestizide sind **Biozide,** also Gifte, die zur Bekämpfung schädlicher Lebewesen (Tiere oder Pflanzen) eingesetzt werden. In Abhängigkeit von den Lebewesen, gegen die die Vertreter gerichtet sind, unterscheidet man zwischen:

- Insektiziden (gegen Insekten)
- Herbiziden (gegen Pflanzen, z.B. Unkräuter)
- Fungiziden (gegen Pilze)
- Rodentiziden (gegen Nagetiere)
- Akariziden (gegen Milben)
- Nematiziden (gegen Würmer)
- Molluskizide (gegen Weichtiere, z.B. Schnecken)

Einerseits stellen verschiedene Schädlinge eine Gefahr für die Ernte dar, andererseits sind durch Insekten übertragene Erkrankungen (z.B. Malaria) weltweit immer noch eine der größten Bedrohungen für den Menschen. Daher erscheint der Einsatz von Pestiziden gerechtfertigt. Um die dadurch entstehende Gefährdung gering zu halten, sollten Pestizide **selektiv** auf einzelne Arten von Lebewesen wirken. Dies gelingt umso eher, je weiter die Biologie der Lebewesen von jener des Menschen entfernt ist. Daher sind Rodentizide im Allgemeinen toxischer als z.B. Herbizide. Hier werden im Detail Insektizide, Herbizide und Fungizide besprochen, Rodentizide nur am Rande erwähnt.

Eine Gefahr für Menschen durch Pestizide ergibt sich:

- beim **Mischen** und **Abfüllen** konzentrierter Lösungen (meist durch Hautkontakt, seltener durch Inhalation eines entstehenden Aerosols)
- beim **Aufbringen** verdünnter Lösungen (auch Hautkontakt oder Inhalation)
- beim **Pflücken** und **Handhabung** behandelter Produkte (nur Restmengen)
- durch **Ingestion** behandelter Produkte (z.B. durch Anwendung an reifen Früchten, zu häufiges Applizieren, oder frühzeitiges Abernten)

Vergiftungen erfolgen daher **gewerblichen** oder **akzidentell** im privaten Bereich, aber mindestens ebenso häufig auch in **suizidaler** Absicht; etwa 8% verlaufen letal.

Ein Gefährdung stellen Pestizide nicht nur wegen der akuten Toxizität für den Menschen dar, sondern auch für Fauna und Flora wegen der **Persistenz** in der Umwelt; daher können Pestizide auch nach Persistenz unterteilt werden:

- **hoch persistent:** Organochlorverbindungen (z.B. DDT; Cyclodiene; HCH, Lindan) und kationische Herbizide (z.B. Paraquat, Diquat)
- **mäßig persistent:** Triazine (z.B. Atrazin), Phenylharnstoffherbizide (Monuron), substituierte Dinitroaniline (allerdings relativ ungiftig)
- **nicht persistent:** organische Phosphorsäureester, Chlorphenoxyessigsäure, synthetische Pyrethroide

68.2 Insektizide

Alle Insektizide sind Nervengifte mit allerdings unterschiedlichen Grundstrukturen und molekularen Angriffspunkten. Man unterscheidet anhand der Strukturen:

- chlorierte zyklische Kohlenwasserstoffe: DDT, Hexachlorcyclohexan (HCH), Cyclodiene (Aldrin, Dieldrin)
- Cholinesterase-Hemmer: organische Phosphorsäureester (Parathion, Malathion, Bromovos, Dichlorovos) und Carbamate (Carbaryl, Propoxur)
- Pyrethroide (Permethrin, Fenvalerat, Fluvalinat)

Die molekularen Angriffspunkte sind:

- spannungsaktivierte Na^+-Kanäle (DDT, Pyrethroide)
- ionotrope GABA-Rezeptoren (Cyclodiene, Hexachlorcyclohexan)
- Cholinesterasen (organische Phosphorsäureester und Carbamate)
- nikotinische Acetylcholinrezeptoren (neuere Insektizide, z.B. Imidacloprid)

68.2.1 Chlorierte zyklische Kohlenwasserstoffe

Die wichtigsten Vertreter sind (◘ Abb. 68.1):

- Dichlordiphenyltrichlorethan (DDT)
- chlorierte Cyclodiene (z.B. Aldrin; Endrin; Chlordecon, Mirex)

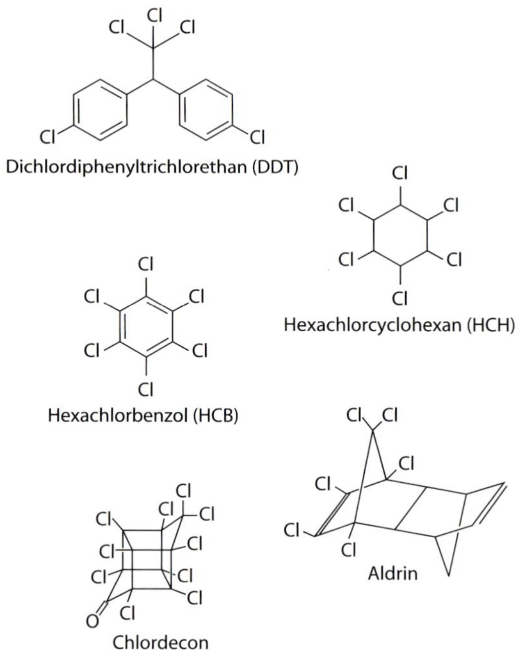

68

Abb. 68.1 Chemische Strukturen typischer chlorierter zyklischer Kohlenwasserstoffe

- Hexachlorcyclohexan (HCH)
- Hexachlorbenzol (wirkt fungizid)
- Pentachlorphenol (wirkt fungizid)

Dichlordiphenyltrichlorethan (DDT)

DDT ist ein **Gemisch** und besteht hauptsächlich aus 4,4'-Dichlorphenyltrichlorethan (4,4'-DDT), daneben ist 2,4'-Dichlorphenyltrichlorethan (2,4'-DDT) und 4,4'-Dichlorphenyldichlorethan (4,4'-DDD) enthalten. DDT wird seit 1940 als Insektizid verwendet, z.B. zur **Malariabekämpfung** und in der **Landwirtschaft.** Bis 1970 gelangten ca. 2 Millionen Tonnen DDT in die Umwelt, wo es mit einer Halbwertszeit von >10 Jahren abgebaut wird. In den letzten Jahren wird die Verwendung stark eingeschränkt und der Gehalt in der Umwelt sinkt kontinuierlich.

DDT wird **enteral** besonders mit fettreicher Nahrung **resorbiert,** akkumuliert im Fettgewebe und wird mit einer **Halbwertszeit** von **ca. 1 Jahr** eliminiert. DDT wird hepatisch in mehrere Metaboliten umgewandelt, von welchen 4,4'-Dichlorphenylessigsäure (4,4'-DDA) eine kurze Eliminationshalbwertszeit aufweist, der Nachweis im Urin ist ein Hinweis auf rezente DDT-Aufnahme.

DDT besitzt für Insekten hohe, für Säugetiere niedrige akute Toxizität. Die orale Letaldosis beim Menschen beträgt 10–30 g.

> DDT behindert das Schließen spannungsaktivierter Na$^+$-Kanäle, dadurch kommt es zunächst zu Übererregbarkeit und danach zur Hemmung neuronaler Aktivität.

Außerdem zeigt 2,4'-DDT Wirkungen an Östrogenrezeptoren.

Intoxikation. Symptomatik der akuten Intoxikation:
- Zungentaubheit
- Parästhesien an Rumpf und Extremitäten
- Tremor
- Unruhe, Reizbarkeit
- Schwindel
- Krampfanfälle
- Lähmungen

Symptomatik einer **chronischen Intoxikation:**
- Leberschäden
- Enzyminduktion
- evtl. Störung der Spermatogenese und Reproduktionsstörung

DDT ist weder mutagen noch kanzerogen.

Therapie bei Intoxikation. Mit Paraffinöl p.o. kann die Resorption reduziert und die Elimination beschleunigt werden.

Chlorierte Cyclodiene

Hierzu zählen **Aldrin, Dieldrin, Chlordan, Heptachlor, Chlordecon und Mirex,** die zur Bekämpfung von z.B. Ameisen, Heuschrecken oder Termiten eingesetzt werden. Cyclodiene werden **dermal** ebenso gut resorbiert wie **oral.** Die akute Toxizität ist höher als bei DDT, die letale Dosis liegt im Bereich von 1 g und beruht auf der **Hemmung der GABAergen Neurotransmission** durch Blockade von GABA$_A$-Rezeptoren.

> Cyclodiene sind mutagen und kanzerogen.

Intoxikation. Symptomatik der **akuten Intoxikation:**
- Krampfanfälle
- evtl. Kopfschmerzen
- evtl. Übelkeit

Therapie bei Intoxikation. Mit Paraffinöl bzw. Cholestyramin peroral kann die Resorption reduziert werden. Gegen die Krämpfe werden Benzodiazepine verabreicht.

Hexachlorcyclohexan (HCH, Lindan)

Von Hexachlorcyclohexan (HCH) gibt es 8 Isomere, von welchen nur γ-Hexachlorcyclohexan (Lindan®) insektizide Wirkung aufweist. Es wird **gegen Kopfläuse, Filzläuse und Krätzmilben** eingesetzt.

Intoxikation. Die akute Toxizität ist ähnlich jener der Cyclodiene, der wesentliche Mechanismus ist ebenfalls die Blockade von **GABA$_A$-Rezeptoren.**

Symptomatik der akuten Intoxikation:
- Kopfschmerzen
- Übelkeit und Erbrechen
- Koliken
- Schwindel

- Tremor
- gesteigerte Atmung
- Krampfanfälle
- Lähmungen

HCH ist nicht mutagen, aber kanzerogen.

Therapie bei Intoxikation. Therapeutisches Vorgehen wie bei Cyclodien-Intoxikation.

Hexachlorbenzol

Hexachlorbenzol (HCB) wirkt **fungizid** und wurde als Saatbeizmittel verwendet. Es ist in der Umwelt hoch persistent mit einer Halbwertszeit von >5 Jahren.

Intoxikation. Die akute Toxizität ist gering (letale Dosis ca. 100 g). Eine epidemische Vergiftung in der Türkei zwischen 1955 und 1959 brachte Hinweise auf Symptome einer **chronischen Intoxikation:**

- Porphyria cutanea tarda (Blasenbildung, Epidermolyse, pigmentierte Narben, Hypertrichose, Hyperpigmentierung, Photosensibilität, Alopezie)
- Hepatomegalie
- Struma

Weitere Symptome zeigten sich besonders bei **Kindern:**

- Fieber
- Erbrechen
- Durchfall
- destruktive Arthritis
- Wachstumsretardation
- hohe Säuglingsletalität (durch HCB in der Muttermilch)

68.2.2 Cholinesterase-Hemmer

Im Unterschied zu den chlorierten zyklischen Kohlenwasserstoffen sind diese Insektizide biologisch gut abbaubar (also nicht persistent), zeigen aber **hohe akute Toxizität.** Man unterscheidet 2 Gruppen:

- Phosphorsäure- und Thiophosphorsäureester
- Carbaminsäureester

Vertreter beider Gruppen hemmen Cholinesterasen, wobei aber ein wesentlicher Unterschied besteht:

> ❯ Die Enzymhemmung durch Phosphorsäureester ist tendenziell irreversibel, jene durch Carbamate ist langsam reversibel.

Außerdem wirken Phosphorsäureester auf das zentrale Nervensystem, Carbamate aber nicht.

Phosphorsäure- und Thiophosphorsäureester

Es gibt ca. 200 verschiedene Phosphorsäureester in unzähligen Produkten. Die Toxizität der Wirkstoffe variiert stark (letale Dosis des Parathion ca 100 mg, diejenige des Malathion ca 100 g). Die Strukturen einiger Vertreter sind in ◘ Abb. 68.2

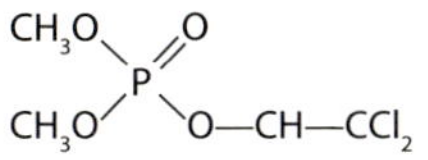

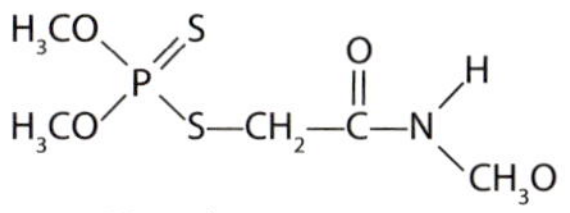

◘ **Abb. 68.2 Chemische Strukturen typischer Phosphor- bzw. Thiophosphorsäureester**

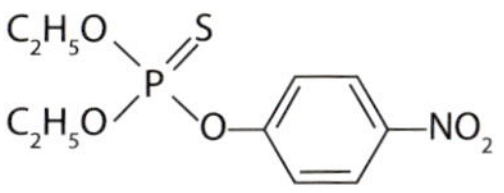

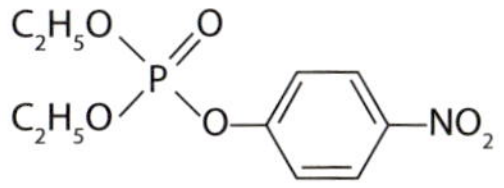

dargestellt. Die Toxizität korreliert mit der **Hemmung der Acetylcholinesterase:** Die Phosphorsäureester reagieren mit der Hydroxygruppe eines Serinrests im esteratischen Zentrum des Enzyms wie ein Acetylcholinmolekül, es entsteht ein **Phosphorsäure-Acetylcholinesterase-Komplex** (◘ Abb. 68.3). Dieser Komplex ist zunächst instabil und reaktiviert sich spontan. Alternativ können **Oxime** den Komplex reaktivieren indem sie den Phosphorsäureester binden (◘ Abb. 68.3). Kommt es jedoch vor Reaktivierung zur Abspaltung eines weiteren Substituenten vom Phosphorsäureester, so entsteht ein stabiler Komplex und das Enzym ist irreversibel gehemmt. Es kann auch durch Oxime nicht mehr reaktiviert werden. Dieser Prozess wird »**Alterung des Enzymkomplexes**« bezeichnet. In Abhängigkeit vom Phosphorsäureester kann diese Alterung Stunden oder auch Tage dauern.

Meist werden Thiophosphatverbindungen eingesetzt, die zu aktiveren Cholinesterasehemmern metabolisiert werden (z.B. Parathion durch Oxidation zu Paraoxon; ◘ Abb. 68.2). Sie werden oft speziesspezifisch metabolisiert, z.B. Malathion zu Malathionsäure im Warmblüter, und die Metaboliten werden dann rasch eliminiert. Die Phosphorsäureester werden oral, inhalativ und dermal gut resorbiert und danach gleichmäßig im Organismus verteilt. Die Esterbindungen werden durch Esterasen gespalten, weitere Metabolisierung erfolgt hepatisch. Der größte Teil wird innerhalb von 48 Stunden primär renal ausgeschieden.

Akute Intoxikation. Symptomatik einer akuten Vergiftung:

- **durch Stimulation muskarinischer Rezeptoren:** Drüsensekretion, Bronchokonstriktion, Miosis, Koliken, Diarrhö, Emesis, Tränenfluss, Pollakisurie, Bradykardie, Blutdruckabfall
- **durch Stimulation nikotinischer Rezeptoren an vegetativen Ganglien und in der Muskulatur:** Tachykardie, Blutdruckschwankungen, Muskelfaszikulationen, Muskelschwäche, Myoklonien
- **im zentralen Nervensystem:** Unruhe, emotionale Labilität, Lethargie, Ataxie, Verwirrtheit, Schwäche, Zyanose, Koma
- Todesfolge durch Asphyxie oder Arrhythmien auch noch einige Tage nach akuter Intoxikation möglich

68

A

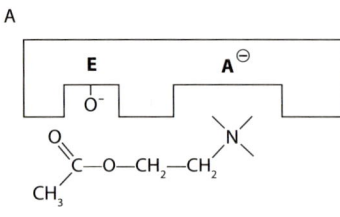

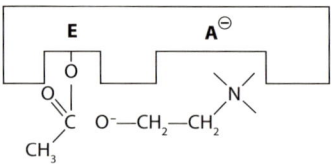

B

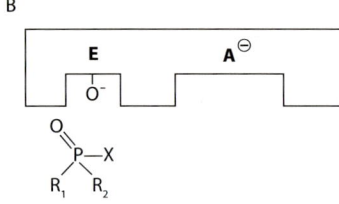

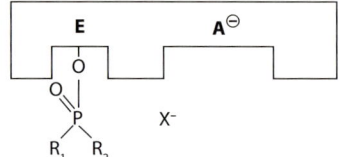

C

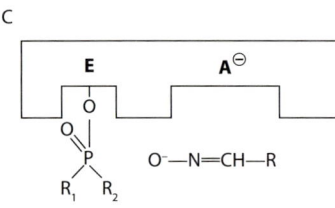

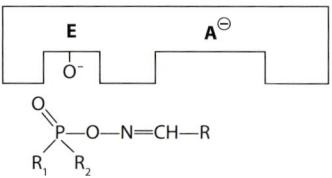

■ **Abb. 68.3a–c Reaktionen der Acetylcholinesterase mit Acetyl-cholin bzw. Phosphorsäureestern.** Das Enzym besitzt ein esterati-sches (E) und ein anionisches (A) Zentrum mit negativer Ladung. **a** Acetylcholin bindet mit der Aminogruppe am anionischen Zentrum und der Essigsäurerest wird durch das esteratische Zentrum vom Aminrest abgespalten. Die Bindung des Acetats ist labil und das En-zym wird spontan wieder reaktiviert. **b** Binden Phosphorsäureester am esteratischen Zentrum, so wird der Substituent X abgespalten und das Enzym wird phosphoryliert. Der entstandene Phosphor-säure-Acetylcholinesterase-Komplex ist labil und das Enzym kann langsam wieder reaktiviert werden. Wird vom Phosphorsäurerest ein weiterer Substituent (R) abgespalten, so wird der Phosphorsäure-Acetylcholinesterase-Komplex stabil und kann nicht mehr reaktiviert werden (Alterung des Enzymkomplexes). **c** Oxime werden über das anionische Zentrum an die Acetylcholinesterase angelagert und können den Phosphorsäurerest vom Enzym abspalten, sodass dieses wieder reaktiviert ist

Die einzelnen Vertreter wirken unterschiedlich auf Acetyl-cholinesterasen bzw. auf unspezifische Cholinesterasen. In Erythrozyten lässt sich die Hemmung der Acetylcholinesterа-sen nachweisen (bei schwerer Vergiftung >80% Hemmung), im Serum die Serumcholinesterasen.

Chronische Intoxikation. Symptome einer chronischen Ver-giftung:

- 24–96 Stunden nach der akuten Symptomatik: Muskelpa-rese in den Bereichen von Hirnnerven, proximalen Glied-maßen sowie Atemmuskulatur
- evtl. psychoorganische, kognitive und neuromuskuläre Erscheinungen nach gewerblichem Umgang oder nach akuten Vergiftungen: Antriebsstörung, Kopfschmerzen, Potenz- und Libidostörungen, Alkohol-, Nikotin- und Medikamentenintoleranz; die Kausalität ist nicht geklärt
- »Späte Neurotoxizität« (OPIDN: organophosphate-indu-ced delayed neurotoxicity) 1–4 Wochen nach Intoxikation – auch ohne vorausgegangene akute Vergiftungssymp-tome: Parästhesien, Muskelschwäche, Ataxie. Diese Sym-ptomatik ist meist nach mehreren Monaten reversibel.

Therapie bei Intoxikation. Einsatz von Aktivkohle, eventuell Magenspülung (mit Gift beschmutzte Kleidung entfernen); Atropinsulfat (2–5 mg i.v.), Dosierung entsprechend der Symptomatik (Mydriasis ist aber ein unzuverlässiges Zei-chen); Oximtherapie zur Enzymregeneration (■ Abb. 68.3), z.B. Pralidoxim oder Obidoxim. Nach Alterung der Enzym-blockade sind Oxime unwirksam.

Carbamate

Typische Vertreter sind Carbaryl, Propoxur (herbizid) und Carbendazim (fungizid). Der wichtigste Unterschied zu den Phosphorsäureestern besteht in der raschen und vollstän-digen **Reversibilität der Cholinesterase-Hemmung** bzw. der **Symptomatik.**

Zur **Therapie** wird ebenfalls **Atropin** entsprechend der Symptomatik eingesetzt.

❯ Oxime sind kontraindiziert.

68.2.3 Pyrethroide

Pyrethrum ist ein Gemisch von Estern der Chrysanthemum- und Pyrethrinsäure (z.B. Pyrethrin I und II); es enthält auch das allergisierende Sesquiterpenlacton Pyrethrosin. Neben dem natürlich vorkommenden Chrysanthemenextrakt gibt es zahlreiche synthetische Vertreter, z.B. Permethrin, Cypermethrin, Fenvalerat, Fluvalinat. Alle Vertreter sind in Warmblütern kaum toxisch und wirken spezifisch an fliegenden Insekten; sie verzögern das Schließen spannungsaktivierter Na^+-Kanäle und verlängern so die Depolarisation nach Aktionspotenzialen.

Pyrethroide werden oral und dermal resorbiert, können im Fett akkumulieren (Halbwertszeit bis zu 30 Tage), werden sonst aber relativ schnell, meist innerhalb von 24 Stunden eliminiert.

Akute Intoxikation. Eine akute Vergiftung zeigt folgende Symptomatik:
- Kontaktdermatitis, allergische Reaktionen (bei natürlichen Pyrethroiden)
- lokal: Juckreiz, Brennen, »Nadelstiche«
- milde Neurotoxizität: Parästhesien, Taubheit, verschwindet nach 12–18 Stunden
- Rhinitis und Hustenreiz (insbesondere bei Sensibilisierten)
- Übelkeit, Erbrechen (nach Ingestion)

> ❯ Bei schwerer Vergiftung Schwindel, Kopfschmerz, Tremor, Bewusstseinsstörung, Krampfanfälle; eventuell Tod durch Atemlähmung.

Therapie bei Intoxikation. Die Therapie der Vergiftung ist symptomatisch, eventuell Magenspülung.

68.3 Herbizide und Fungizide

Die bedeutendsten Herbizide und Fungizide sind:
- Dinitrophenole
- Bispyridinium-Derivate (Paraquat, Diquat)
- Pentachlorphenol
- Chlorphenoxycarbonsäuren (2,4-Dichlorphenoxyessigsäure; 2,4,5-Trichlorphenoxyessigsäure)

Deren akute Toxizität ist gering, ein gemeinsames Toxizitätsprinzip ist die Entkopplung der oxidativen Phosphorylierung.

68.3.1 Dinitrophenole

Dinitrophenol und Dinitrokresol wurden ursprünglich als Insektizide eingesetzt und werden heute als Herbi- bzw. Fungizide zur Unkrautvernichtung oder zum Holzschutz verwendet. Eine Gefährdung ergibt sich beim Ausbringen der Substanzen (in Form von Staub oder Tröpfchen).

> ❯ Die Aufnahme von wenigen Gramm Dinitrokresol kann tödlich sein.

Intoxikation. Die **akute Vergiftungssymptomatik** umfasst:
- Hyperpyrexie
- metabolische Azidose
- Tachykardie
- Dyspnoe
- Blutdruckabfall
- Myokardschäden
- Leber- und Nierenschäden
- Katarakt

Nach **chronischer Vergiftung** treten folgende Symptome auf:
- Abgeschlagenheit
- Wärmegefühl
- Gewichtsverlust (ehemals Einsatz als Abmagerungsmittel)
- Neuritiden
- Methämoglobinämie

68.3.2 Bispyridinium-Derivate

Die wichtigsten Vertreter sind die Kontaktherbizide Paraquat und Diquat, die beide die Photosynthese hemmen.

Paraquat

Paraquat wird oral und dermal nur beschränkt aufgenommen, sehr wohl aber inhalativ. Unabhängig vom Aufnahmeweg akkumuliert es in der **Lunge,** wo es in Epithelzellen verbleibt und zu Sauerstoffradikalen führt. Die Beeinträchtigung der Lungenfunktion zeigt sich erst nach mehreren Tagen: Zunächst entsteht ein Alveolarödem, danach entwickeln sich eine bindegewebige Organisation, die in **Fibrosierung** und Schrumpfung der Lunge übergeht. Der Tod durch Ersticken kann nach Aufnahme von 1 g, aber oft erst nach mehreren Wochen eintreten.

Intoxikation. Symptome nach Ingestion sind:
- Nekrose der Mundschleimhaut
- schwere Gastroenteritis
- blutige Stühle
- Tenesmen
- Nieren-, Leberschäden,
- Hämorrhagien

Nach Hautkontakt entstehen schmerzlose vesikuläre Läsionen mit nachfolgenden Ulzerationen.

Therapie bei Intoxikation. Aktivkohle und Magenspülung zur primären Detoxifikation.

Diquat

Im Gegensatz zu Paraquat akkumuliert Diquat nicht in der Lunge und verursacht dort auch keine Schäden; die größten Mengen finden sich in Leber und Niere. Die Resorption und akute Toxizität ist deutlich geringer als bei Paraquat. Die für den Menschen tödlichen Mengen liegen bei ca. 20 g.

68

68.3.3 Pentachlorphenol

Pentachlorphenol (PCP) wird wegen seiner fungiziden Wirkung zum Holzschutz eingesetzt. Aufgenommen wird es inhalativ, dermal und oral. Durch große Mengen (tödliche Dosis >1 g) kommt es zur Entkopplung der oxidativen Phosphorylierung (▶ Abschn. 68.3.1).

Intoxikation. Symptome einer akuten Vergiftung mit PCP sind Hyperthermie, Schweißausbruch, Gewichtsverlust, Belastungsdyspnoe und Tachykardie.

Zeichen einer **chronischen Intoxikation** sind Ekzeme, Gewichtsverlust, Hepato- und Neurotoxizität. Ursache kann eventuell das Atmen von Raumluft in mit PCP-imprägnierten Hölzern ausgestatteten Räumen sein; die Kausalität ist aber nicht gesichert.

68.3.4 Chlorphenoxycarbonsäuren

2,4-Dichlorphenoxyessigsäure und 2,4,5-Trichlorphenoxyessigsäure hemmen die Wirkung des pflanzlichen Wachstumshormons Auxin und damit das Pflanzenwachstum.

Intoxikation. Nach Ingestion oder Hautkontakt zeigen sich am Menschen unspezifische akute Vergiftungssymptome (Kopfschmerz, Übelkeit, Durchfall), die längere Zeit andauern können.

> ❯ Nach hohen Dosen treten Bewusstseinstrübung, Muskelzucken, Hyperventilation, Blutdruckabfall, Tachykardie, Schweißausbruch, Temperaturanstieg und Azidose als Folge einer Entkopplung der oxidativen Phosphorylierung auf.

Als Spätfolge können periphere Neuropathien und Starre von Stamm- und Extremitätenmuskulatur entstehen. Die akute Toxizität ist gering, tödliche Dosen liegen deutlich über 10 g. Infolge subakuter oder chronischer Vergiftungen fanden sich Fälle von Chlorakne, welche vermutlich auf Kontaminationen mit polychlorierten Biphenylen zurückzuführen waren.

68.4   Rodentizide

Die am weitesten verbreiteten Rodentizide sind Gerinnungshemmer aus der Klasse der Cumarine. Da diese Vitamin-K-Antagonisten sind, steht dieses Vitamin als Antidot zur Verfügung. Daneben werden Phosphide und eventuell noch Thalliumsalze als Rodentizide eingesetzt.

Die **Vitamin-K-Antagonisten** (z.B. Bromadiolon, Brodifacoum, Difenacoum, Difethialon) verhindern die Synthese funktionstüchtiger Blutgerinnungsfaktoren II, VII, IX und X sowie von Protein C und Protein S (▶ Kap. 41).

Zu den Phosphiden zählen **Aluminiumphosphid, Calciumphosphid** und **Zinkphosphid**. Diese Rodentizide bilden mit Feuchtigkeit Phosphorwasserstoff; sie können verwendet werden um Nager in ihren unterirdischen Gängen »zu vergasen«.

Intoxikation. Nach oraler Aufnahme treten Symptome im Magen-Darm-Trakt wie Erbrechen und schmerzhafte Durchfälle auf. Danach kommt es zur Leberschädigung mit Blutungen und Ikterus.

Therapie bei Intoxikation. Der toxische Effekt der Cumarinderivate tritt nach Ingestion mit einiger Verzögerung ein und kann durch Detoxifikation mit Aktivkohle und durch die Gabe von **Vitamin K als Antidot** verhindert werden. Nagetiere sind wesentlich empfindlicher als Menschen; einmaliges Verschlucken von Tierködern kann symptomlos bleiben. Werden größere Mengen aufgenommen, so müssen die funktionslosen Gerinnungsfaktoren substituiert werden.

Weiterführende Literatur

Raymond-Delpech V, Matsuda K, Sattelle BM, Rauh JJ, Sattelle DB (2005) Ion channels: molecular targets of neuroactive insecticides. Invert Neurosci 5: 119-133

Duke SO (1990) Overview of herbicide mechanisms of action. Environ Health Perspect 87: 263-271

Metalle

S. Offermanns

69

❯❯ ❯ Einleitung

Verschiedene Metalle wie Quecksilber, Arsen oder Gold wurden früher zu therapeutischen Zwecken eingesetzt. Heute spielt nur noch die Substitutionstherapie mit Eisen bei Eisenmangelerkrankungen eine nennenswerte Rolle. Viele Metalle, darunter auch lebenswichtige wie Kupfer oder Eisen, können bei Übersteigen bestimmter Konzentrationen im Körper toxisch sein. In den meisten Fällen basieren die toxischen Effekte auf der Fähigkeit von Metallionen, Komplexe mit Proteinen zu bilden. Dabei reagieren sie insbesondere mit funktionellen Gruppen, zum Beispiel Sulfhydrylgruppen. In einigen Fällen verdrängen sie andere Metalle aus Metall-bindenden Proteinen. Die Bedeutung von Metallintoxikationen ist bei uns rückläufig, da es durch verbesserte Kenntnisse und Analysemethoden in den letzten Jahrzehnten zu einer wirkungsvolleren Prävention gekommen ist.

Lernziele

Metalle:
- Blei
- Quecksilber
  - Metallisches Quecksilber und Quecksilbersalze
  - Organisches Quecksilber
- Arsen
- Cadmium

Chelatbildner als Antidota bei Metallvergiftung:
- Dimercaptopropansulfonsäure (DMPS)
- Natriumcalciumedetat
- Deferoxamin
- D-Penicillamin

69.1   Blei

Die umfangreiche gewerbliche Nutzung von Blei und Bleiverbindungen führte in der Vergangenheit nicht selten zu chronischen oder akuten Bleivergiftungen. Das Verbot von Bleifarben, bleihaltigen Wasserrohren sowie von Bleialkylen als Antiklopfmittel in Kraftstoffen hat dazu geführt, dass die Belastung der Bevölkerung in den letzten Jahrzehnten stark rückläufig ist. Die Belastung mit Blei erfolgt heutzutage durch Nahrungsmittel, Trinkwasser aus bleihaltigen Leitungen oder durch die Aufnahme bleihaltiger Stäube, wobei insbesondere Kinder wegen ihrer höheren Resorptionsrate für Blei gefährdet sind. Seltenere Quellen einer erhöhten Aufnahme stellen zum Beispiel Töpferwaren meist exotischer Länder mit bleihaltiger Glasur dar, aus denen saure Speisen relevante Bleimengen freisetzen können.

Wirkmechanismus. Intoxikationen mit Blei manifestieren sich vor allen Dingen am **erythrozytären System,** der **glatten Muskulatur,** dem **Nervensystem** sowie den **Nieren.** Am besten untersucht ist die **Hemmung der Hämoglobin-Synthese** durch Blei, wobei insbesondere das Enzym **δ-Aminolävulinsäuredehydratase (δ-ALAD),** ein Schlüsselenzym der Por-

phyrin-Synthese, durch Blei gehemmt wird. δ–ALAD ist ein zinkhaltiges Enzym, in dem Zink durch Blei verdrängt werden kann, was einen Funktionsverlust des Enzyms zur Folge hat. Andere toxische Wirkungen werden auf die Ähnlichkeit von Blei und Calcium zurückgeführt, die dazu führt, dass verschiedene Calcium-abhängige Prozesse durch Blei beeinflusst werden.

Pharmakokinetik. Nach **oraler Aufnahme** wird Blei **schlecht resorbiert,** wobei Kinder eine deutlich höhere (bis zu 50%) Resorptionsquote zeigen. Blei kann in Form von Bleisalzen und Bleioxiden **über die Lunge zu 50–80%** resorbiert werden. Der überwiegende Teil des im Blut zirkulierenden Bleis wird an Erythrozyten gebunden, die **Plasmahalbwertszeit beträgt 20 Tage,** die Elimination erfolgt durch renale Ausscheidung. Ein nicht unerheblicher Teil der aufgenommenen Bleimenge kann im Knochen in Form von schwerlöslichem Bleiphosphat für Jahre und Jahrzehnte (Halbwertszeit 25 Jahre) gebunden werden.

Intoxikation. Bei der eher seltenen **akuten Bleiintoxikation** stehen **Koliken** sowie **neurologische Störungen** im Vordergrund.

Die **chronische Bleivergiftung** nimmt typischerweise einen schleichenden Verlauf und äußert sich durch eine **Anämie,** leicht gelbliche Verfärbung von Haut und Bindehaut sowie durch **Störungen des motorischen Nervensystems** (z.B. Lähmung des N. radialis; Fallhand). Bei Kindern mit chronischer Bleiintoxikation fallen Lernstörungen als Ausdruck zentralnervöser toxischer Effekte auf.

Organische Bleiverbindungen. Die Vergiftung mit Bleitetraethyl, das hochlipophil ist und zum Beispiel Flugzeugtreibstoffen zugesetzt wird, besitzt ein völlig anderes Vergiftungsbild als das mit anorganischen Bleiverbindungen. Die Intoxikation kann auch über die Haut erfolgen. Eine **psychoorganische Symptomatik** mit Bewegungsstörungen, Erregungszuständen, Krämpfen, Delir und Lähmungen steht hier im Vordergrund.

Therapie bei Intoxikation. Die akute Vergiftung wird präferenziell mit **Na$_2$-Ca-Edetat** behandelt. Bei der Behandlung der chronischen Vergiftung kommt **DMPS** zur Anwendung.

Bei Vergiftung mit organischen Bleiverbindungen (z.B. Bleitetraethyl) sind Chelatbildner wirkungslos.

69.2   Quecksilber

Bei einer Vergiftung mit Quecksilber muss zwischen
- Vergiftungen durch metallisches Quecksilber und Quecksilbersalze sowie
- Vergiftungen mit organischen Quecksilberverbindungen

unterschieden werden, da jeweils unterschiedliche Vergiftungsbilder auftreten.

69.2.1 Metallisches Quecksilber und Quecksilbersalze

Quecksilber zeichnet sich durch einen sehr hohen Dampfdruck aus, sodass auch kleine Mengen metallischen Quecksilbers in der Lage sind, bei geringem Luftaustausch zu potenziell toxischen Konzentrationen in der Luft zu führen. Dabei sind insbesondere Menschen gefährdet, die in Räumen arbeiten, in denen metallisches Quecksilber unverschlossen vorkommt.

Die Bedeutung von Amalgamfüllungen als mögliche Quelle von Quecksilbervergiftungen wird immer wieder diskutiert. Umfangreiche Untersuchungen haben ergeben, dass das im Amalgam enthaltene metallische Quecksilber bei Menschen mit vielen Amalgamfüllungen in der Tat in messbaren Mengen freigesetzt werden kann, wobei insbesondere die inhalative Aufnahme von Bedeutung ist. Allerdings ist die täglich aus Amalgamfüllungen freigesetzte Menge verschwindend gering und liegt deutlich unter den zulässigen Höchstwerten. Ein unvertretbares gesundheitliches Risiko liegt also für Patienten mit Amalgamfüllungen nicht vor, dennoch wird vor umfangreichen Amalgamfüllungen während der Schwangerschaft, bei schweren Nierenfunktionsstörungen sowie bei Kleinkindern gewarnt. Ein nennenswertes Risiko besteht wohl höchstens für den behandelnden Zahnarzt bzw. für das Fachpersonal bei regelmäßigem unsachgemäßem Umgang mit Amalgam.

Wirkmechanismus. Quecksilberionen reagieren sehr leicht mit Sulfhydrylgruppen von Proteinen und können dadurch zu Störungen der Funktionen diverser Proteine führen.

Pharmakokinetik. Die Resorption von metallischem Quecksilber aus dem Magen-Darm-Trakt ist gering, während Quecksilberdampf über die Lungen gut resorbiert wird. Metallisches Quecksilber wird im Körper zu Hg^{2+} oxidiert, das dann wiederum reduziert werden kann. Quecksilber reichert sich im Gehirn, den Nieren sowie der Leber an. Die Ausscheidung erfolgt mit einer Halbwertszeit von 4–12 Wochen renal sowie enteral.

Intoxikation. Die eher seltene **akute Quecksilbervergiftung** zeichnet sich durch **rasche Initialsymptome** je nach Aufnahmeart und -verbindung aus. Nach inhalativer Vergiftung kommt es zu **Verätzungen der Atemwege** mit einer Lungenentzündung, während die orale Aufnahme von Hg^{2+} zu **Verätzungen in Mund, Rachen und Speiseröhre** führt. Oft werden diese akuten Symptome von einer starken **Gastroenteritis,** die über Stunden anhalten kann, von **Koliken** sowie **Erbrechen** begleitet. Die starken Eiweiß- und Elektrolytverluste können lebensbedrohlich sein. Kurz darauf entwickelt sich typischerweise eine **schwere Nierenschädigung,** die mit einer Polyurie beginnt, und schließlich in eine Anurie mit Urämie übergeht. Nach wenigen Tagen kommt es darüber hinaus zu einer **Colitis** sowie **Stomatitis.**

Während bei der akuten und subakuten Quecksilbervergiftung Symptome des Magen-Darm-Trakts und der Nieren im Vordergrund stehen, zeichnet sich die **chronische Quecksilbervergiftung** vor allem durch **Störungen im Bereich des zentralen Nervensystems** aus. Dabei zeigen sich motorische Störungen, Schlaflosigkeit, Angstgefühl, Sprachstörungen und diverse andere psychische Symptome.

Therapie bei Vergiftung. Das **Antidot** der Wahl ist **DMPS.** Zusätzlich werden je nach im Vordergrund stehenden Symptomen Analgetika, Spasmolytika oder Glucocorticoide (bei Colitis) eingesetzt. Ein Nierenversagen wird durch Hämodialyse behandelt.

69.2.2 Organische Quecksilberverbindungen

Die Aufnahme organischer Quecksilberverbindungen stellt den wesentlichen Teil der Quecksilberbelastung der Bevölkerung dar. Hauptquelle ist das in Fischen und Schalentieren enthaltene **Methylquecksilber.** Methylquecksilber wird natürlicherweise von Mikroorganismen des Meeres durch Methylierung von Hg^{2+} gebildet und von Fischen und anderen Meerestieren aufgenommen. Die natürliche Bildung und Aufnahme kann durch zusätzliche Verunreinigung des Meerwassers durch Quecksilber gesteigert werden (z.B. die Minamata-Krankheit in Japan in den 1950er Jahren).

Wirkmechanismus. Aus Methylquecksilber wird im Körper Hg^{2+} freigesetzt, das eine hohe Affinität zur Sulfhydrylgruppen von Proteinen besitzt.

Pharmakokinetik. Organische Quecksilberverbindungen werden nach **oraler Gabe** nahezu **vollständig aufgenommen** und nach Konjugation an Glutathion oder Cystein im Organismus verteilt. Nach Aufnahme in das zentrale Nervensystem wird aus den Methylquecksilber-Konjugaten Hg^{2+} freigesetzt, das sich dann **im zentralen Nervensystem anreichert.**

Intoxikation. Eine Vergiftung mit organischen Quecksilberverbindungen ist primär durch Symptome im Bereich des zentralen Nervensystems gekennzeichnet.

Bei einer **akuten Vergiftung** kommt es zu **diversen psychischen und neurologischen Symptomen** bis hin zu Krämpfen und Lähmungszuständen.

Im Verlaufe einer **chronischen Intoxikation** entwickelt sich eine **Enzephalopathie,** die der bei chronischer Intoxikation mit metallischem Quecksilber ähnelt. Besonders gefährdet sind Feten, bei denen es zu schwersten irreversiblen, das ganze Gehirn umfassenden Schädigungen kommen kann. Bei Erwachsenen treten Lähmungserscheinungen in Beinen und Händen (◘ Abb. 69.1), Seh- und Hörstörungen, sensorische Störungen sowie psychische Veränderungen auf.

Therapie bei Intoxikation. Bei Vergiftung mit Methylquecksilber wird eine Kombination aus **DMPS** sowie **Hämodialyse in Anwesenheit von Cystein** empfohlen.

69

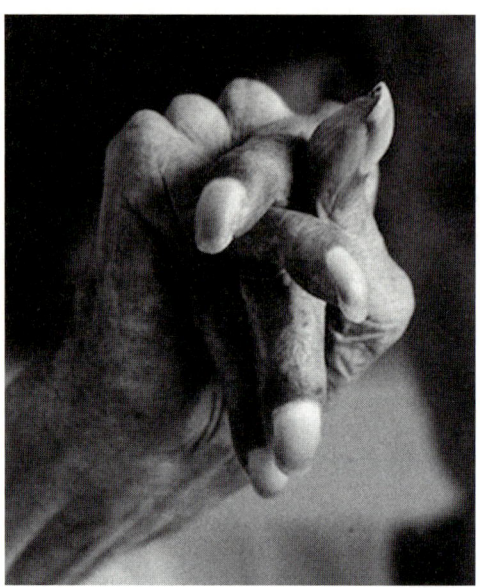

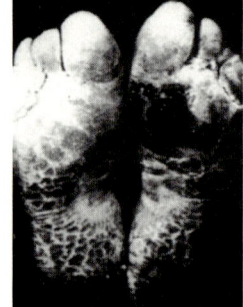
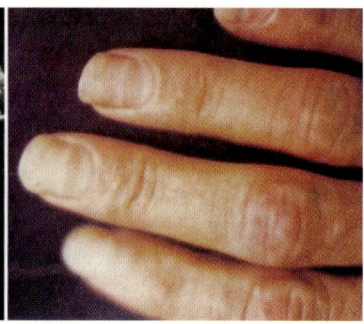

Abb. 69.2 Zeichen einer systemischen Arsen-Intoxikation mit schwersten Hyperkeratosen (links) sowie transversal verlaufenden Streifen im Bereich der Fingernägel (sog. Mees-Nagelbänder (rechts)

Abb. 69.1 An Minamata-Erkrankung (chronische Methylquecksilberintoxikation) leidender Fischer mit versteiften Abnormalitäten im Bereich der Hände

69.3 Arsen

Arsenverbindungen spielten in der Vergangenheit eine therapeutische Rolle in der Medizin. Das bekannteste Beispiel ist das von Paul Ehrlich entwickelte Salvarsan, das jahrzehntelang als Mittel zur Behandlung der Syphilis eingesetzt wurde. Arsenik (As_2O_3) war über Jahrhunderte aufgrund seiner Geruchs- und Geschmackslosigkeit ein beliebtes Mordgift. Bei der Verarbeitung von arsenhaltigen Erzen und Metallen können chronische Arsenvergiftungen auftreten. In Bangladesch und benachbarten Teilen Indiens sind viele Menschen auf grund des hohen Arsengehaltes des Trinkwassers durch eine chronische Arsenvergiftung bedroht.

Wirkmechanismus. Arsen interagiert besonders mit Sulfhydrylgruppen von Proteinen. Außerdem wird eine Hemmung des Zellzyklus beschrieben.

Pharmakokinetik. Arsenverbindungen werden **nach oraler Gabe rasch resorbiert** und auch über die Haut in nennenswerten Mengen aufgenommen. Die Ausscheidung erfolgt renal mit einer Halbwertszeit von 1 bis 6 Wochen. Arsen lagert sich in der Keratinschicht der Haut ein und kann noch lange nach einer Intoxikation in den Haaren nachgewiesen werden.

Intoxikation. Die eher seltene **akute Vergiftung** durch zum Beispiel As_2O_3 (letale Dosis 100 mg) führt innerhalb von Stunden zur **schweren Kapillarschädigung** mit Ödemen, Übelkeit und Erbrechen, gefolgt von einer sehr schweren **Gastroenteritis** mit ausgeprägten Durchfällen und schwersten Elektrolyt- und Wasserverlusten, die zu einem tödlichen Schock führen können. Begleitet wird die Gastroenteritis

durch eine **schwere Nierenschädigung** mit Oligurie und Anurie.

Das Bild der **chronischen Vergiftung** ist vielgestaltig. Es finden sich Symptome in verschiedenen Organsystemen. Die **Schädigung von Kapillaren im Bereich der Schleimhäute** führt zur Diarrhö und zum vermehrten Sekretfluss in den Atem- und Speisewegen. Typische Wirkungen an der Haut sind eine **Hyperkeratose** mit **Hyperpigmentierung** und **Veränderungen der Nägel** (■ Abb. 69.2). Gelegentlich kommen **Schädigungen von Leber** und **Knochenmark** vor. Meistens besteht ein **allgemeines Schwächegefühl** mit Apathie, seltener finden sich **Polyneuropathien**. Mit einer Latenz von 10–20 Jahren kann die chronische Arsenvergiftung **krebserzeugend** sein. Bronchialkarzinome werden nach inhalativer Aufnahme beobachtet, während nach oraler chronischer Aufnahme Tumoren der Haut sowie der Niere und der ableitenden Harnwege beobachtet werden.

Therapie bei Intoxikation. Mittel der Wahl bei der akuten und chronischen Arsenvergiftung ist **DMPS.** Die bei der akuten Vergiftung auftretenden schweren Wasser- und Elektrolytverluste müssen symptomatisch behandelt werden.

69.4 Cadmium

Cadmium findet Verwendung in der metallverarbeitenden Industrie sowie in Farbstoffen. Große Mengen von Cadmium kommen in Phosphatdünger und Klärschlamm vor. Die Cadmiumaufnahme erfolgt im Wesentlichen über die Nahrung, bei Rauchern auch über den Tabakrauch. Die auf diesem Wege aufgenommenen Cadmiummengen stellen in der Regel keine Intoxikationsgefahr dar. Selten werden Intoxikationen, z.B. in der metallverarbeitenden Industrie beobachtet.

Wirkmechanismus. Verschiedene Wechselwirkungen können mit Proteinen auftreten.

Pharmakokinetik. Nach inhalativer Aufnahme werden bis zu 50% resorbiert, nach oraler Gabe liegt die Cadmiumaufnahme bei etwa 5%. Ein Großteil des aufgenommenen Cadmiums wird **in der Niere oder in der Leber als Metallothionein-Komplex gespeichert**. Die Ausscheidung des nicht gespeicherten Cadmiums erfolgt überwiegend renal. Aufgrund der Komplexbildung kommt es zur Kumulation.

Intoxikation. Akute Vergiftungen treten insbesondere nach Inhalation von Cadmiumoxid, zum Beispiel beim Schweißen von cadmiumhaltigen Legierungen, auf. Typischerweise kommt es binnen weniger Stunden zu **Reizerscheinungen im Bereich der Atemwege und der Lunge** sowie mit einer Latenz von 1–2 Tagen zur Ausbildung eines **toxischen Lungenödems**. Bei akuten oralen Cadmiumintoxikationen stehen **Erbrechen und Durchfall** im Vordergrund der Symptomatik.

Bei einer **chronischen Intoxikation** mit Cadmium, wie sie zum Beispiel in Japan durch lokale Umweltverschmutzung (Itai-Itai-Krankheit) hervorgerufen worden ist, kommt es zu **Nierenfunktionsstörungen** mit Proteinurie, **allgemeiner Schwäche** sowie **Knochendefekten** durch Störungen des Ca^{2+}-Stoffwechsels. Außerdem werden **Störungen des Riechepithels sowie der Schleimhäute der Atemwege** beobachtet. Bei Frauen führt die chronische Cadmiumintoxikation zu **östrogenartigen Effekten**.

Therapie bei Intoxikation. Eine effektive Therapie der Cadmiumvergiftung ist bisher nicht bekannt. Es stehen symptomatische Maßnahme sowie eine Verringerung der Cadmiumaufnahme im Vordergrund. Die Gabe von Chelatoren wird wegen der dadurch ausgelösten Verstärkung der Nierenbelastung nicht empfohlen.

69.5 Weitere Metalle

Verschiedene andere Metalle sind potenziell toxisch. Da Intoxikationen mit diesen Metallen extrem selten vorkommen, werden sie mit ihrer Therapie kurz zusammengefasst in ◻ Tab. 69.1 dargestellt.

69.6 Chelatbildner als Antidota bei Metallvergiftung

Mit den Chelatbildnern stehen für die Vergiftungen mit den meisten Metallen recht spezifische Antidota zur Verfügung. Es handelt sich bei den Chelatbildnern um organische Verbindungen, die in der Lage sind, feste Komplexe mit Metallen einzugehen und dadurch Metalle mit hoher Affinität zu binden. Die entstehenden Chelate sollten selbst ungiftig und gut, vorzugsweise über die Niere, ausscheidbar sein. In der Regel existiert keine absolute Spezifität des Chelatbildners für bestimmte Metalle. Allerdings liegen deutliche Unterschiede in der Affinität von Chelatbildnern für verschiedene Metalle vor. Die maximal einsetzbare Dosis eines Chelatbildners ist dadurch begrenzt, dass der Chelatbildner selbst toxisch wirken kann, indem er körpereigene Metalle wie Ca^{2+} bindet. Besonders bei einer langfristigen Anwendung zur Behandlung chronischer Intoxikationen muss die Einhaltung der jeweiligen Höchstdosis berücksichtigt und auf das Auftreten möglicher unerwünschter Wirkungen geachtet werden.

69.6.1 Dimercaptopropansulfonsäure (DMPS)

Das Natriumsalz der DMPS ist das am weitesten verbreitete eingesetzte Antidot bei Metallvergiftungen. Es besitzt 2 Sulfhydrylgruppen, die mit verschiedenen Metallen stabile Komplexe bilden (◻ Abb. 69.3). Der entstehende Komplex kann dann über die Niere ausgeschieden werden.

Pharmakokinetik. DMPS ist gut wasserlöslich und kann daher sowohl oral als aus intravenös eingesetzt werden. Die Bioverfügbarkeit nach oraler Gabe beträgt etwa 45%. Die Elimination von DMPS erfolgt zu 90% durch renale Ausscheidung. Die Plasmahalbwertszeit beträgt etwa 10 Stunden.

Unerwünschte Wirkungen. Unter der Therapie mit DMPS kann es zu allergischen Hautreaktionen, Fieber, selten zu Erhöhungen der Transaminasen kommen. Nach rascher intra-

◻ **Tab. 69.1** Weitere potenziell toxische Metalle

Metall	Vergiftungsbild/betroffene Organe	Therapie
Chrom	Schädigung diverser Schleimhäute	DMPS
Thallium	gastrointestinale Störungen, Polyneuropathie, psychische Störungen, Blutdruckanstieg, Haarausfall, Enzephalopathie	Berliner Blau – Eisen(III)hexacyanoferrat(II/III)
Aluminium	Obstipation, Osteopathie, Dialyseenzephalopathie	Deferoxamin
Kupfer	Lethargie, Erbrechen, Ikterus, gastrointestinale Störungen; Morbus Wilson	D-Penicillamin
Zinn	zentralnervöse Störungen	symptomatisch
Nickel	Dermatitis, Schleimhautschäden, Asthma, Lungenschäden	Calciumcyclamat, Natrium-Diethyldithiocarbamat

venöser Injektion treten gelegentlich Übelkeit und Blutdruck-abfall auf.

Klinische Anwendung. Antidot zur Behandlung von Vergiftungen mit Quecksilber und Quecksilberverbindungen, Blei, Arsen, Chrom und anderen Metallen.

Dosierung:
- **akute Vergiftungen:** 1200–2400 mg pro Tag oral (100 mg Einzeldosen alle 1–2 Stunden), bis ausreichende Entgiftung erreicht ist
- **chronische Vergiftungen:** 3×100 mg pro Tag oral

69.6.2 Natriumcalciumedetat (Na$_2$-Ca-Edetat)

Edetat bindet mit hoher Affinität Ca^{2+} und würde nach i.v. Gabe zu einer gefährlichen Senkung der Ca^{2+}-Konzentration im Organismus führen. Dies wird vermieden durch die Gabe eines Na$_2$-Ca-Komplexes (◘ Abb. 69.3), aus dem dann Calcium gegen die zu eliminierenden Metalle ausgetauscht wird.

Pharmakokinetik. Da Na$_2$-Ca-Edetat nach oraler Gabe kaum resorbiert wird, erfolgt die Gabe i.v. Die Verteilung erfolgt extrazellulär, sodass intrazelluläre Metalle nicht erreicht werden. Die Plasmahalbwertszeit beträgt 1 Stunde, das Metallchelat von Edetat wird renal ausgeschieden.

Unerwünschte Wirkungen. Selten kommt es zu Kopfschmerzen, Fieber sowie Irritationen an der Applikationsstelle. Bei Gabe sehr hoher Dosen können tubuläre Nierenschäden auftreten. Eine Kontrolle der Nierenfunktion sollte daher immer erfolgen.

Klinische Anwendung. Antidot bei Vergiftung mit Blei und anderen Metallen. **Dosierung bei akuten Vergiftungen:** i.v. Gabe von 10–20 mg/kg pro Tag in 200 ml 5%iger Glucoselösung über 2 Stunden an 3 aufeinanderfolgenden Tagen. Eventuell Wiederholung der Behandlung nach 3-tägiger Pause.

Bei schweren Vergiftungen kann die Behandlung bis zu 10-mal wiederholt werden.

69.6.3 Deferoxamin

Deferoxamin ist eine Substanz, die aus Pilzen der Gruppe Actinomyces gewonnen wird und sich durch eine sehr hohe Affinität für Fe^{3+} auszeichnet (◘ Abb. 69.3). Die Affinität für andere Metalle ist deutlich geringer.

Unerwünschte Wirkungen. Deferoxamin wird in der Regel gut vertragen. Es kann gelegentlich zu Magen-Darm-Reizungen, Fieber, Schmerzen an der Injektionsstelle, Urtikaria oder Exanthemen kommen. Häufig kommt es zu einer rötlich-braunen Verfärbung des Urins durch den ausgeschiedenen Komplex.

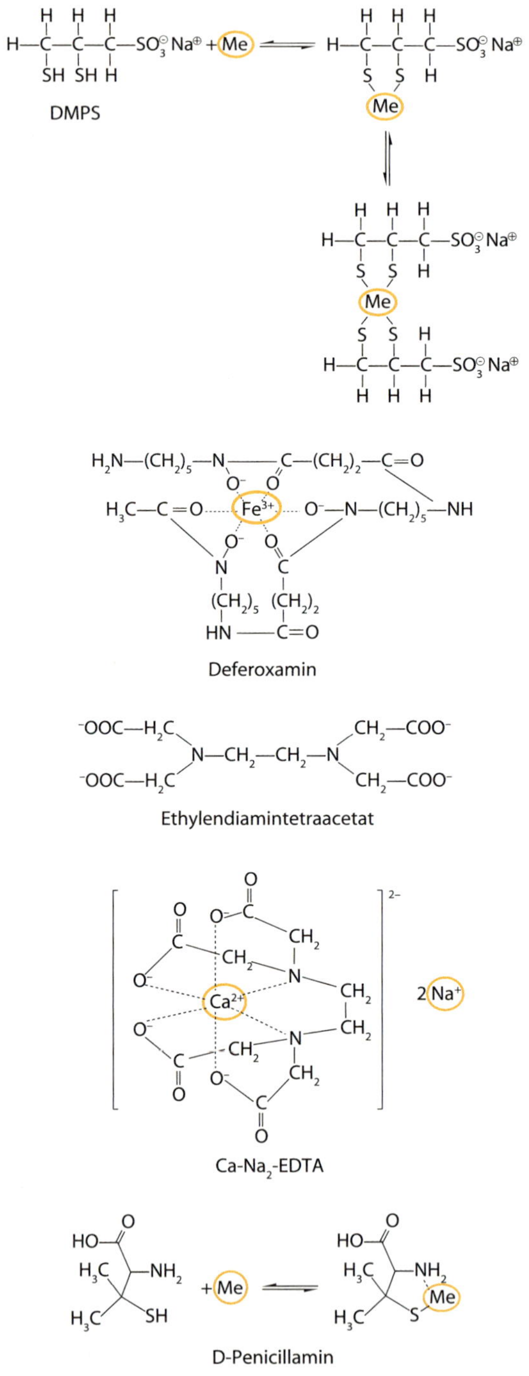

◘ **Abb. 69.3 Struktur verschiedener als Antidota bei Metallvergiftungen eingesetzter Chelatbildner**

Klinische Anwendung. Antidot bei Intoxikation mit Eisen sowie zur Behandlung der Hämochromatose.

Dosierung:
- Eisenvergiftung: 5–10 g oral sowie parallel 1–2 g i.m.
- Hämochromatose: 0,5–1 g pro Tag i.v. oder i.m.

69.6.4 D-Penicillamin

Bei D-Penicillamin handelt es sich um eine nicht natürlich vorkommende Aminosäure, die verschiedene Metalle binden kann (◘ Abb. 69.3). Die Ausscheidung erfolgt renal.

Unerwünschte Wirkungen. Bei der Gabe von D-Penicillamin kann es zu gastrointestinalen Beschwerden, Exanthemen, seltener zu Haarausfall kommen. Sehr selten sind ernsthafte Nebenwirkungen wie Agranulozytose sowie Nierenschädigungen. Blutbild und Nierenfunktionen sollten während der Therapie kontrolliert werden.

Klinische Anwendung. Mittel der ersten Wahl bei der Behandlung von Morbus Wilson, Zystinurie sowie Intoxikationen mit Kupfer. **Dosierung:** 0,9–1,8 g pro Tag oral in mehreren Dosen.

Tiergifte

S. Offermanns

Einleitung

Für den Menschen gefährliche Gifte werden von verschiedensten Tierspezies gebildet und dienen diesen zur Verteidigung sowie zum Erlegen von Beute. Schlangengifte besitzen dabei weltweit die größte Bedeutung, gefolgt von Skorpiongiften sowie den Giften diverser Insekten, Spinnen und Meerestiere. In Mitteleuropa werden Vergiftungen durch Tiere am häufigsten durch Bienen- und Wespengift verursacht. Durch vermehrte Reisetätigkeit und Haltung ortsfremder Tierspezies kommt es jedoch zunehmend zu Intoxikationen durch Gifte exotischer Tiere. Den tierischen Giften ist gemeinsam, dass es sich in der Regel um ein Gemisch verschiedener toxischer Substanzen handelt, die sich zum Teil in ihrer Wirkung gegenseitig verstärken. Antidota im klassischen Sinne stehen daher meist nicht zur Verfügung. Für die Behandlung von Intoxikationen durch Gifttiere können in einigen Fällen jedoch spezifische Antiseren verwendet werden, ansonsten erfolgt eine symptomatische Behandlung.

70.1 Schlangengifte

Schätzungen gehen davon aus, dass es weltweit jährlich zu etwa 1 Mio. Vergiftungen durch Schlangenbisse kommt, von denen etwa 5% tödlich enden. Die meisten dieser Fälle ereignen sich in Südasien, Südostasien sowie in Afrika. In Mitteleuropa sind Intoxikationen mit Schlangengiften hingegen sehr selten und beruhen am ehesten auf Bissen eingeführter, in Terrarien gehaltener Giftschlangen. Die einzigen einheimischen Giftschlangen, Kreuzottern und Aspisvipern, verursachen nur sehr vereinzelt Vergiftungen.

Es gibt 4 Familien von Giftschlangen:

- **Giftnattern** (Elapidae), zu denen zum Beispiel die Mambas, Kobras oder einige Seeschlangen gehören
- **Vipern** (Viperidae), die in mehrere Unterfamilien unterteilt werden, u.a. die echten Vipern, wie zum Beispiel die in Mitteleuropa vorkommenden Kreuzottern (◻ Abb. 70.1) und Aspisvipern, oder die Grubenottern, zu denen u.a. die Klapperschlangen gehören
- **Erdvipern** (Atractaspididae)
- **Nattern** (Colubridae), von denen allerdings nur wenige Formen für den Menschen giftig sind

70.1.1 Wirkungen von Schlangengiften

Die Zusammensetzung der Schlangengifte ist äußerst variabel. In der Regel handelt es sich um ein Gemisch von toxischen Peptiden, Proteinen und Enzymen. Es können typische Intoxikationsbilder, die meist kombiniert auftreten, beobachtet werden.

Gewebenekrosen mit Ödem und Hämorrhagie

Typischerweise kommt es bei Bissen von Giftschlangen im Bereich der Bissstelle zu ausgeprägten lokalen Effekten bis hin zu schwersten Gewebenekrosen, die insbesondere bei Intoxikationen mit Giften verschiedener Vipern besonders stark

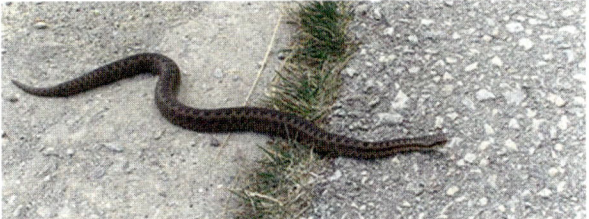

◻ **Abb. 70.1 Beispiel Giftschlange: junge Kreuzotter**

ausgeprägt sind. Die Gewebenekrosen werden durch die Wirkung verschiedener **Proteasen** im Zusammenspiel mit **Phospholipasen A$_2$** verursacht. Bei vielen Schlangenbissen reichen die Gewebezerstörungen bis in die Skelettmuskulatur, die von einer Gruppe besonders myotoxischer Phospholipasen A$_2$ angegriffen wird. Infolge der teilweise massiven Ödembildung sowie der Flüssigkeits- und Elektrolytverluste kann es sekundär zu Blutdruckabfällen bis hin zur Schocksymptomatik kommen.

Neurotoxische Effekte

Die Gifte der meisten Giftnattern aber auch einiger Vipern wie der Klapperschlange enthalten spezifische neurotoxische Peptide. Viele dieser Neurotoxine wirken als kompetitive Antagonisten am nikotinischen Acetylcholin-Rezeptor (z.B. **α-Cobratoxin** oder **α-Bungarotoxin**). Andere, wie die **Dendrotoxine,** blockieren spannungsabhängige K$^+$-Kanäle oder bauen den Transmitter Acetylcholin ab. Einige neurotoxische Phospholipasen A$_2$ (z.B. **Taipoxin, Crotoxin** oder **Notexin**) führen zur Zerstörung präsynaptischer Nervenendungen.

Blutgerinnungsstörungen

Insbesondere Gifte von Vipern sind in der Lage, die Blutgerinnung auszulösen und dadurch zu einer Verbrauchskoagulopathie zu führen. Die dafür verantwortlichen toxischen Faktoren und Enzyme greifen in vielfältiger Weise in das Gerinnungssystem ein und führen zur direkten Bildung von Thrombin, Faktor Xa oder zur direkten Bildung von Fibrin aus Fibrinogen.

70.1.2 Behandlung von Schlangenbissen

Die wichtigsten Maßnahmen im Rahmen der Erstbehandlung bestehen in einer **Beruhigung** des Patienten, der **Ruhigstellung** des betroffenen Körperteils sowie der möglichst **raschen ärztlichen Behandlung.** Wenn möglich, sollte die Schlangenspezies identifiziert werden.

 Manipulationen an der Bissstelle sowie Abbinden der betroffenen Extremitäten sind zu unterlassen.

Besteht der begründete Verdacht auf das Vorliegen einer Intoxikation durch eine Giftschlange, so sollte ein entsprechendes **Antiserum** verabreicht werden. Da Antiseren selbst zu Komplikationen wie anaphylaktischen Reaktionen führen können,

70

sollte die Verabreichung unter ärztlicher Aufsicht erfolgen, ansonsten erfolgt eine **symptomatische Behandlung.**

70.2   Bienen- und Wespengifte

Bienen und Wespen gehören zur Ordnung der Hautflügler (Hymenoptera) und sind in Mitteleuropa die wichtigsten Gifttiere. Stiche von Bienen und vor allem von Wespen sind die häufigste Ursache für anaphylaktische Reaktionen bei Erwachsenen. Die lokalen Effekte eines Bienen- oder Wespenstichs sind in der Regel ungefährlich. Aufgrund der Widerhaken am Bienenstachel verliert die Biene nach dem Stich den Stachel zusammen mit dem Giftsack, aus dem insgesamt etwa 100 Mikrogramm Gift freigesetzt werden können. Der Stachel von Wespen besitzt keine Widerhaken, sodass Wespen mehrfach stechen können, wobei vergleichsweise geringe Giftmengen appliziert werden.

70.2.1 Wirkungen von Bienen- und Wespengiften

Das Gift von Bienen und Wespen stellt eine komplexe Mischung aus Peptiden, Enzymen und niedermolekularen Wirkstoffen wie zum Beispiel **Histamin** dar. Das mengenmäßig bedeutsame amphiphile Peptid **Melittin** verursacht durch Einlagerung in Lipidmembranen Zell- und Gefäßschädigungen sowie eine Degranulation von Mastzellen. Verschiedene Enzyme wie **Hyaluronidasen** sowie verschiedene **Phospholipasen** sind ebenfalls an der Auslösung der typischen lokalen Symptome eines Bienen- oder Wespenstichs beteiligt. Die wesentliche Gefahr eines Bienen- oder Wespenstiches besteht in **der Auslösung einer anaphylaktischen Reaktion,** die bis zum tödlich verlaufenden anaphylaktischen Schock führen kann.

70.2.2 Behandlung

Bei schmerzhaften lokalen Symptomen sind häufig **kühlende Maßnahmen** lindernd. Eine drohende anaphylaktische Reaktion muss durch Gabe von **Adrenalin, Antihistaminika** und **Glucocorticoiden** behandelt werden. Gefährdeten Patienten ist zu empfehlen, ein **Notfallbesteck** zur Verabreichung von Adrenalin mit sich zu führen. Bei schwer allergischen Patienten ist eine **Desensibilisierungsbehandlung** zu erwägen.

70.3   Skorpiongifte

Skorpione besitzen am Ende ihres Körpers einen Stachel, mit dem sie das in 2 paarigen Drüsen gebildete Skorpiongift injizieren können. Nur ein kleiner Teil der weltweit vorkommenden Skorpionarten (vor allem in Mittel- und Südamerika, Nordafrika und Indien) kann für den Menschen lebensbedrohlich sein. Das Skorpiongift enthält eine Mischung neuro-

toxischer Polypeptide, die überwiegend durch Beeinflussung von Ionenkanälen ihre Wirkung ausüben und zum Erbrechen, zur Tachykardie, Hypertonie und zu Herz-Rhythmus-Störungen führen. In Ländern mit häufigem Auftreten von Skorpiongiftintoxikationen stehen spezifische Antiseren zur Verfügung, ansonsten ist die Therapie symptomatisch und konzentriert sich in der Regel auf die Behandlung schwerer kardiovaskulärer Störungen.

70.4   Nesselgifte

Als Nesselgifte im engeren Sinne werden Toxine aus den Nesselzellen der Nesseltiere (Cnidaria) bezeichnet. Zu den Nesseltieren gehören u.a. **Quallen, Polypen** und **Seeanemonen.** Gemeinsam ist diesen Meerestieren das Vorkommen von sog. **Nesselkapseln** (Nematozysten). Nesselkapseln enthalten einen spiralig aufgewickelten Nesselfaden, der nach Berührung explosionsartig ausgestoßen wird und dadurch ein sehr wirksames Toxingemisch in das Opfer injiziert. Dieses Prinzip dient den Nesseltieren sowohl zum Fangen von Beute als auch zur Verteidigung.

70.4.1 Wirkungen von Nesselgiften

Das Nesselgift besteht aus einer Mischung von Proteinen, die **zytolytisch** und **neurotoxisch** wirken. Intoxikationen kommen typischerweise durch Kontakt mit Quallen wie der portugiesischen Galeere, der Feuerqualle oder der besonders giftigen Würfelqualle vor. In der Regel stehen lokale Symptome wie Schmerzen und zum Teil schwere entzündliche Hautreaktionen im Vordergrund (◘ Abb. 70.2); allergische Reaktionen können auftreten. Besonders toxische Quallen wie die unter anderem in Australien vorkommenden Würfelquallen können sehr schwere Herz-Kreislauf-Reaktionen mit teilweise tödlichem Ausgang hervorrufen.

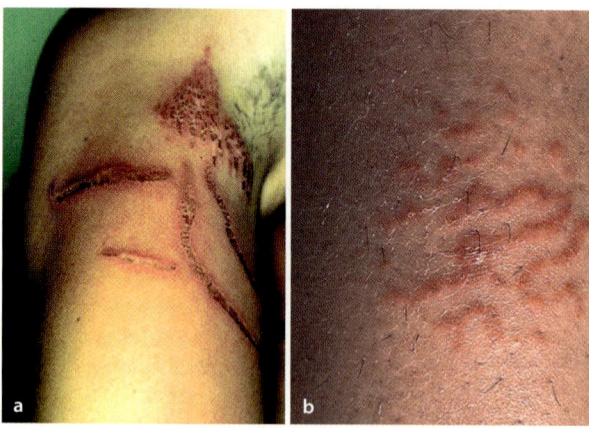

◘ Abb. 70.2a, b Hautreaktion nach Kontakt mit dem Nesselgift von Quallen

70.4.2 Behandlung

Um noch auf der Haut vorhandene Nematozysten zu inaktivieren, empfiehlt sich das **Einreiben mit 5%iger Essigsäure** oder zumindest das **mechanische Entfernen**. Die Therapie ist ansonsten **symptomatisch**. Bei Vergiftungen durch die Würfelqualle stehen Antiseren zur Verfügung.

70.5   Fisch- und Muschelgifte

Vergiftungen durch Muscheln und Fische ereignen sich typischerweise nach dem Verzehr von Muschel- oder Fischgerichten.

70.5.1 Muschelgifte

Muschelvergiftungen werden meist durch Gifte hervorgerufen, die von giftigen Algen gebildet worden sind und von Muscheln aufgenommen wurden. Die Algentoxine reichern sich dabei in den Muscheln an. Je nach vorherrschendem Toxintyp stellt sich die Symptomatik einer Muschelvergiftung unterschiedlich dar. Gastrointestinale Symptome wie Diarrhö treten durch Vergiftungen mit dem Protein-Phosphatase-Hemmer **Okadasäure** auf. Parästhesien und Lähmungen werden z.B. durch **Saxitoxin** hervorgerufen, das spannungsabhängige Na^+-Kanäle blockiert. Neurotoxische Effekte werden durch **Domosäure,** die auf Glutamatrezeptoren wirkt, oder durch **Ciguatoxin**, das Na^+-Kanäle öffnet, ausgelöst.

Die Behandlung von Muschelvergiftungen erfolgt rein symptomatisch. Antidota existieren nicht.

70.5.2 Fischgifte

Auch Fischvergiftungen können durch Algentoxine, die über die Nahrungskette in Fische gelangt sind, verursacht werden. Neben **Ciguatoxin** kann z.B. **Maitotoxin**, das spannungsabhängige Ca^{2+}-Kanäle aktiviert, zu Vergiftungen führen. Eine weitere häufige Ursache für Fischvergiftung besteht in der **bakteriellen oder viralen Überbesiedlung** von fischhaltigen Lebensmitteln. Folgen sind meist blande verlaufende Magen- und Darmbeschwerden.

Auch das in Kugelfischen (Fugu) vorkommende **Tetrodotoxin** wird nicht von den Fischen selbst gebildet, sondern von Bakterien in der Haut des Fisches produziert. Tetrodotoxin blockiert sehr selektiv den spannungsabhängigen Na^+-Kanal. Das Fleisch des Kugelfisches gilt in Japan als Delikatesse und darf nur von speziell ausgebildeten Köchen zubereitet werden. Der maßvolle Verzehr führt zu leichten Vergiftungssymptomen wie Parästhesien im Mundbereich. Bei zu hohen Dosen können Übelkeit, Muskelkrämpfe, Atembeschwerden bis hin zu tödlichen Atemlähmungen auftreten. Die Behandlung ist symptomatisch.

Weiterführende Literatur

Bodio M, Junghanss T (2009) Accidents with venomous and poisonous animals in Central Europe. Ther Umsch 65(5): 349-355

Chippaux JP (2008) Estimating the Global Burden of Snakebite Can Help to Improve Management. PLoS Med 5(11): 1538-1539,1593-1604

Przybilla B, Ruëff F (2009) Hymenoptera venom allergy. JDDG 8: 114-129

Schaper A, Ebbecke M, Rosenbusch J, Desel H (2002) Fischvergiftung. Deutsches Ärzteblatt 99(17): A1151-1158

Suput D (2009) In vivo effects of cnidarian toxins and venoms. Toxicon 54: 1190-1200

Warrel DA (2010) Snake bite. Lancet 275: 77-88

Pflanzen- und Pilzgifte

S. Offermanns

Einleitung

Pflanzen und Pilze produzieren häufig toxische Substanzen, um sich gegen Fressfeinde zu schützen. Einige dieser Gifte werden von Menschen in niedrigen Dosen als Heil- oder Rauschmittel verwendet. Intoxikationen mit Pflanzengiften sind bei Erwachsenen relativ selten, gehören jedoch zu den häufigsten Vergiftungen bei Kindern. Pilzvergiftungen sind hingegen häufiger bei Erwachsenen und beruhen in der Regel auf Verwechslung von giftigen und essbaren Pilzspezies.

┌─ **Lernziele** ─────────────────────

Pflanzengifte: Aconitin, Aristolochiasäure, Atropin, Cicutoxin, Colchicin, Coniin, Cytisin, Euphorbol, Paclitaxel, Protoanemonin, Ricin, Hyoscyamin, Scopolamin, Solanin, Spartein, Strychnin, Veratrumalkaloide

Pilzgifte
▬ Pilzvergiftungen mit kurzer Latenz (15 Minuten bis 3 Stunden)
  – Gastrointestinales Pilzsyndrom
  – Pantherina-Typ
  – Muskarin-Typ
▼

▬ Pilzvergiftungen mit langer Latenz (6–24 Stunden)
  – Psilocybin-Typ
  – Gyromitra-Typ
  – Phalloides-Typ

71.1 Pflanzengifte

Sehr viele Pflanzen sind giftig, wobei lebensbedrohliche Vergiftungen durch Pflanzen verhältnismäßig selten vorkommen. Die dosisabhängige Toxizität von pflanzlichen Giften zeigt sich auch an vielen in der Klinik eingesetzten Pharmaka, die aus Pflanzen gewonnen werden, wie zum Beispiel Digitalisglykosiden, Colchicin, Taxol oder Atropin. In zu hohen Dosen gegeben können diese pflanzlichen Pharmaka lebensbedrohliche Effekte auslösen und damit als Gifte wirken. Im Folgenden sind wichtige Pflanzengifte in alphabetischer Reihenfolge mit ihrem Vorkommen, ihren Wirkungen und den Behandlungsmöglichkeiten aufgeführt.

▫ Tab. 71.1 Pflanzengifte (Auswahl)

Pflanzengift	Vorkommen	Wirkmechanismus	Vergiftungsbild	Behandlung
Aconitin	Blauer Eisenhut (*Aconitum napellus*)	Aktivierung und Öffnung spannungsabhängiger Na^+-Kanäle	zunächst gesteigerte Erregbarkeit, später Lähmungen, Parästhesien, Taubheitsgefühl, Übelkeit, Erbrechen, Diarrhö, Schmerzen, Herzrhythmusstörungen, Atemlähmung; tödliche Dosis: 3–6 mg	Magenspülung, symptomatische Behandlung
Aristolochiasäure	Pfeifenblumen (*Aristolochia*), Haselwurz (*Asarum*), Osterluzei (*Aristolochia clematitis*)	Umwandlung in einen aktiven Metaboliten, der Addukte mit der DNA bilden kann	Nierenschädigungen (»Balkan-Nephropathie«), kanzerogen	–
Atropin (Racemat aus [S]- und [R]-Hyoscyamin; siehe dort)	wie [S]-Hyoscyamin	wie [S]-Hyoscyamin	wie [S]-Hyoscyamin	wie [S]-Hyoscyamin
Cicutoxin	Wasserschierling (*Cicuta virosa*)	Blockade von $GABA_A$-Rezeptoren, Beeinflussung von K^+-Kanälen	Brennen im Mundbereich, Mydriasis, Übelkeit, Erbrechen, Krampfanfälle, Atemlähmung	Magenspülung, Benzodiazepine, Barbiturate
Colchicin	Herbstzeitlose (*Colchicum autumnale*)	Hemmung der Bildung von Mikrotubuli durch Bindung an Tubulin, Hemmung der Zellteilung	Erbrechen, Durchfall, abdominale Schmerzen, Knochenmarksuppression, Leberinsuffizienz, Multiorganversagen	Magenspülung, Gabe von Aktivkohle, symptomatische Maßnahmen
Coniin	Gefleckter Schierling (*Conium maculatum*)	Aktivierung nikotinischer Acetylcholin-Rezeptoren	Übelkeit, Erbrechen, Brennen im Mund, Krämpfe, Lähmungen; tödliche Dosis: 500 mg	Magenspülung, Gabe von Aktivkohle, symptomatische Behandlung

▼

◻ Tab. 71.1 (Fortsetzung)

Pflanzengift	Vorkommen	Wirkmechanismus	Vergiftungsbild	Behandlung
Cytisin	Goldregen (*Laburnum anagyroides*)	Aktivierung nikotinischer Acetylcholin-Rezeptoren	Übelkeit, Erbrechen, Tachykardie, Halluzinationen, Atemlähmung	Magenspülung, Gabe von Aktivkohle, symptomatische Maßnahmen
Euphorbol	Wolfsmilchgewächse (*Euphorbiaceae*)	Aktivierung der Proteinkinase C	Reizung von Haut und Schleimhäuten bei oraler Aufnahme: Diarrhö, Herzrhythmusstörungen, Lähmungen	Magenspülung, Gabe von Aktivkohle, symptomatische Maßnahmen
Paclitaxel	Eibe (*Taxus brevifolia*)	unphysiologische Bildung von Mikrotubuli durch Stimulation der Polymerisation nach Bindung an β-Tubulin	Diarrhö, Schwindel, Arrhythmien, Kreislauf- und Atemlähmung	Magenspülung, Gabe von Aktivkohle, symptomatische Maßnahmen
Protoanemonin	verschiedene Hahnenfußgewächse (*Ranunculus*), Küchenschelle (*Pulsatilla*), Anemone (*Anemone*), Waldrebe (*Clematis*)	Reaktion mit SH-Gruppen von Proteinen	starke Haut- und Schleimhautreizung (»Wiesendermatitis«), nach oraler Aufnahme: Gastritis, Nephritis, Koma, Krämpfe, Atemlähmung	Magenspülung, Gabe von Aktivkohle, symptomatische Maßnahmen
Ricin	Wunderbaum (*Ricinus communis*)	Hemmung der Proteinbiosynthese durch Abspaltung eines Adeninrestes von der 28S-ribosomalen RNA	Hochpotent! Übelkeit, Diarrhö, Magen-Darmnekrosen, massive Blutungen, Leber-Nierenschädigung. Tödliche Dosis: 5 µg/kg	Magenspülung, Gabe von Aktivkohle, symptomatische Maßnahmen
[S]-Hyoscyamin (aktives Enantiomer)	Tollkirsche (*Atropa belladonna*); Weißer Stechapfel (*Datura stramonium*); Engelstrompete (*Datura suaveolens*); Bilsenkraut (*Hyoscyamus niger*); Alraune (*Mandragora officinarum*)	kompetitiver Antagonist an muskarinischen Acetylcholin-Rezeptoren	Mundtrockenheit, Mydriasis, Sehstörungen, Tachykardie, Schluckbeschwerden, Sprechstörungen, Erregungszustände, Halluzinationen, Bewusstseinseintrübung, Koma, Atemlähmung	Magenspülung, Physostigmin, ggf. Benzodiazepine
Scopolamin	wie [S]-Hyoscyamin	wie [S]-Hyoscyamin	wie [S]-Hyoscyamin, wobei eher zentral dämpfende Wirkungen im Vordergrund stehen	wie [S]-Hyoscyamin
Solanin	Kartoffel (*Solanum tuberosum*), in den reifen Knollen nur geringe Mengen	Hemmung von Cholinesterasen	Übelkeit, Diarrhö, Schwindel, Fieber, Krämpfe, Atemlähmung, über 400 mg können tödlich sein	Magenspülung, Gabe von Aktivkohle, symptomatische Maßnahmen
Spartein	Besenginster (*Sarothamnus scoparius*), Samen der Lupine (*Lupinus polyphyllus*)	Hemmung von spannungsabhängigen Na⁺-Kanälen, Aktivierung peripherer nikotinischer Acetylcholin-Rezeptoren	Müdigkeit, Schwindel, Kopfschmerzen, Mydriasis, Bradykardie, Herzstillstand, Atemlähmung	Magenspülung, Gabe von Aktivkohle, bei Herzrhythmusstörungen antiarrhythmische Maßnahmen
Strychnin	Brechnussbaum (*Strychnos nux-vomica*)	Blockade von Glyzin-Rezeptoren	Steifheit, Hyperreflexie, Muskelspasmen, Tetanus, Atemlähmung; tödliche Dosis: 100-300 mg	Benzodiazepine, periphere Muskelrelaxanzien
Veratrum-Alkaloide	Weißer Germer (*Veratrum album*)	Aktivierung von spannungsabhängigen Na⁺-Kanälen	Schmerzen, vermehrter Tränenfluss, Taubheitsgefühl, Erbrechen, Durchfälle, Arrhythmien, Atemstörungen	Magenspülung, symptomatische Behandlung

71.2 Pilzgifte

Meist durch Verwechslung von Giftpilzen mit Speisepilzen kommt es immer wieder zu Intoxikationen durch Pilze. In Mitteleuropa machen Pilzvergiftungen etwa 1–3% aller Intoxikationen aus. Davon werden die meisten Vergiftungen durch den Knollenblätterpilz verursacht, der zu tödlich endenden Intoxikationen führen kann.

Eine Einteilung der Pilzvergiftungen kann sinnvollerweise nach ihrer Symptomatik erfolgen. Dabei wird unterschieden zwischen Pilzvergiftungen mit kurzer Latenz (15 Minuten bis 3 Stunden; Gastronestinales Pilzsyndrom, Pantherina-Syndrom, Muscarin-Syndrom) und solchen mit langer Latenz (6–24 Stunden; Psilocybin-Typ, Gyromitra-Typ, Phalloides-Syndrom) sowie nach der vorherrschenden Symptomatik.

71.2.1 Gastrointestinales Pilzsyndrom

Pilzvergiftungen mit vorwiegend gastrointestinaler Symptomatik und einer relativ kurzen Vergiftungslatenz von 15 Minuten bis 3 Stunden können durch eine Fülle von Pilzen ausgelöst werden. Darunter: **Satanspilz** (*Boletus satanas*), **Schönfuß-Röhrling** (*boletus calopus*), **Karbol-Egerling** (*Agaricus xanthoderma*), **Riesen-Rötling** (*Entoloma sinuatum*), **Milchlinge** (*Lactarius*) oder der **Tiger-Ritterling** (*Tricholoma tigrinum*).

In den meisten Fällen ist das auslösende Pilzgift nicht näher identifiziert.

Typischerweise kommt es binnen 15 Minuten und 3 Stunden zu Erbrechen und Durchfall, eventuell mit sekundären Symptomen aufgrund von Flüssigkeits- und Elektrolytverlusten.

Behandelt wird wie bei unspezifischer Gastroenteritis, eventuell mit Flüssigkeits- und Elektrolytersatz.

71.2.2 Pilzvergiftung mit Pantherina-Syndrom

Diese durch zentralnervöse Symptome bis hin zu Rauschzuständen und Halluzination gekennzeichneten Vergiftungen werden typischerweise durch verschiedene Arten von **Fliegenpilzen** und **Panther-Pilzen** (*Amanita*) verursacht.

Die wesentlichen in Fliegen- und Panther-Pilzen vorkommenden Toxine sind **Ibotensäure** und das aus Ibotensäure entstehende **Muscimol**. Das stärker wirksame Muscimol wirkt agonistisch an GABA-Rezeptoren.

Typischerweise kommt es binnen 15 und 30 Minuten nach Verzehr zu Magen-Darm-Beschwerden, Mydriasis, Tachykardie, Schwindel und Gleichgewichtsstörungen. Parallel dazu entwickeln sich rauschähnliche Zustände mit Synästhesien oder Halluzinationen. Diese werden häufig gefolgt von einer Sedation, die in einen tiefen Schlaf mündet. Bei starker Intoxikation besteht die Gefahr von Koma und Krämpfen.

Gegenmaßnahmen sind Magenspülung, Gabe von Aktivkohle sowie eine symptomatische Behandlung.

71.2.3 Pilzvergiftungen mit Muskarin-Syndrom

Dieses durch cholinerge Effekte ausgezeichnete Pilzvergiftungssyndrom wird typischerweise durch Pilze aus der Gruppe der **Risspilze** (*Inocybe*) sowie der **Trichterlinge** (*Clitocybe*) ausgelöst.

Das bei der Vergiftung mit Risspilzen und Trichterlingen wichtigste Toxin ist **Muskarin**, das agonistisch an muskarinergen Acetylcholin-Rezeptoren wirkt.

Symptome treten üblicherweise nach 15–30 Minuten auf und zeichnen sich durch starke **cholinerge Effekte** wie Übelkeit, Erbrechen, Schweißausbrüche, Miosis, Hypersekretion (Tränenfluss, Speichelfluss, Bronchialsekret), Asthmaanfälle, Blutdruckabfall und Bradykardie aus. Zentralnervöse Symptome treten nicht auf, da Muskarin nicht die Blut-Hirn-Schranke passieren kann.

Eine effiziente Therapie besteht in der Behandlung mit dem Antidot **Atropin,** ansonsten erfolgt eine symptomatische Behandlung.

71.2.4 Pilzvergiftung von Psilocybin-Typ

Pilzvergiftungen vom Psilocybin-Typ, die sich vor allen Dingen durch optische und akustische Halluzinationen auszeichnen, werden durch eine Gruppe von Pilzen ausgelöst, die auch als »magic mushrooms« bezeichnet werden, und zu denen der **Kahlkopf** (*Psilocybe*), der **Düngerling** (*Panaeolus*), das **Samthäubchen** (*Conocybe*) oder der **Täuschling** (*Stropharia*) gehören.

Das Vergiftungsbild wird im Wesentlichen durch **Psilocybin** sowie das daraus durch Phosphorylierung entstehende **Psilocin** ausgelöst. Psilocybin ist ein Agonist an 5-HT_{2A}- und 5-HT_{1A}-Serotonin-Rezeptoren. Nach der Intoxikation kommt es innerhalb von etwa 30 Minuten zu Benommenheit, Mydriasis, Taubheitsgefühl, optischen sowie akustischen Halluzinationen, Euphorie oder Angstzuständen. Selten kann es auch zu Panikattacken, Bewusstlosigkeit und Blutdruckabfall kommen.

Eine Behandlung ist meist nicht nötig; die Symptome klingen innerhalb mehrerer Stunden ab. Bei schweren Angst- und Panikzuständen können Tranquillanzien verabreicht werden.

71.2.5 Pilzvergiftungen vom Gyromitra-Typ

Verantwortlich für diesen Intoxikationstyp ist der Verzehr von **Frühjahrslorchel** (*Gyromitra esculenta*). Das verantwortliche Pilzgift **Gyromitrin** wird nach oraler Aufnahme in die toxischen Hydrazin-Derivate metabolisiert, die durch Methylierung sowohl DNA als auch Proteine modifizieren können.

Typischerweise kommt es zunächst mit einer Latenz von 6–24 Stunden nach der Pilzmahlzeit zu gastrointestinalen Beschwerden mit heftigem Erbrechen und Durchfällen. Daraufhin schließt sich eine Phase mit Zeichen der Leber- und Nierenintoxikation bis hin zu völligem Organausfall sowie zentralen Symptomen mit Bewusstseinsverlust und eventuell Krampfanfällen an.

Die Behandlung besteht in Magenspülung, Gabe von Aktivkohle, gegebenenfalls Korrektur von Wasser- und Elektrolytstörungen sowie der intravenösen Gabe von Vitamin B_6 (Pyridoxin). Außerdem sind häufig symptomatische Maßnahmen zusätzlich erforderlich.

71.2.6 Vergiftungen mit Phalloides-Syndrom

Pilzvergiftungen mit Phalloides-Syndrom werden typischerweise durch **Knollenblätterpilze** (*Amanita*) verursacht. Unter diesen sehr gefährlichen Giftpilzen ist der **Grüne Knollenblätterpilz** (*Amanita phalloides*) der wichtigste. Auch **Häuptlinge** (*Galerina)* sowie **Giftschirmlinge** (*Lepiota*) können Vergiftungen vom Phalloides-Typ auslösen.

Verursacht wird das Phalloides-Syndrom durch die in den Knollenblätterpilzen und verwandten Pilzen enthaltenen **Amanitine.** Dabei handelt es sich um zyklische Octapeptide, von denen α-Amanitin und β-Amanitin die wichtigsten sind. Amanitine hemmen die RNA-Polymerase II. Besonders stoffwechselaktive Gewebe wie die Darmschleimhaut und die Leberzellen werden besonders stark geschädigt. Auch die Tubuluszellen der Niere, die Amanitine aus dem Primärharn wieder aufnehmen, werden stark geschädigt.

In Mitteleuropa beruhen die meisten aller schweren und tödlich verlaufenden Pilzvergiftungen auf der Intoxikation mit Knollenblätterpilzen. Mit einer Latenz von 6–24 Stunden kommt es zunächst zu gastrointestinalen Beschwerden mit Erbrechen und massiver Diarrhö. Daran schließt sich eine symptomarme Phase an, in der man jedoch bereits laborchemisch eine Leberschädigung nachweisen kann. Nach 2–3 Tagen stellen sich zunehmend Symptome einer Leber- und Nierenschädigung mit Krämpfen, Ikterus, Blutungen, Coma hepaticum und Oligurie ein. Die Letalität beträgt etwa 5% bei Erwachsenen und etwa 50% bei Kindern.

Bei jedem Verdacht auf Vergiftung mit Knollenblätterpilzen ist eine sofortige Notfallbehandlung und Notfalldiagnostik angezeigt. Magenspülung, Gabe von Aktivkohle und Abführmitteln sowie die Testung auf α-Amanitin in Mageninhalt, Urin oder Blut sind die ersten zu ergreifenden Maßnahmen. Als Antidot steht **Silibinin** zur Verfügung, das die Aufnahme von Amanitin in die Leberzellen verhindert. Steht kein Silibinin zur Verfügung, kann alternativ auch Penicillin G eingesetzt werden. Bei schweren Vergiftungen muss man an die Notwendigkeit einer Lebertransplantation denken und entsprechende Maßnahmen in die Wege leiten.

Literatur

Grollmann AP, Shibutani S, Moriya M, Miller F, Wu L, Moll U, Suzuki N, Fernandes A, Rosenquist T, Medverec Z, Jakovina K, Brdar B, Slade N, Tursky RJ, Goodenough AK, Rieger R, Vukelić M, Jelavocić B (2007) Aristolochic acid and the etiology of endemic (Balkan) nephropathy. PNAS 104, 12129-12134

Poppenga RH (2010) Poisonous plants. EXS 100, 123-175

Riethmüller J, Tomaske M, Bosk A, Gerhardt E, Amon O, Niethammer D (2004) Therapie der häufigsten Pilzvergiftungen. Monatsschrift Kinderheilkunde 152, 892-901

Rietjens IMCM, Martena MJ, Boersma MG, Spiegelenberg W, Alink GM (2005) Molecular mechanisms of toxicity of important foodborne phytotoxins. Mol Nutr Food Res 49: 131-158

Tabakrauch

S. Offermanns

›› › Einleitung

Die wohl mit Abstand häufigste Intoxikation, der Menschen in den meisten Ländern ausgesetzt sind, erfolgt durch das Rauchen der getrockneten und fermentierten Blätter der Tabakpflanze Nicotiana. Dabei spielt insbesondere das Rauchen in Form von Zigaretten, weniger in Form von Zigarren oder Pfeifen, eine enorme gesundheitspolitische Rolle. Ungefähr ein Drittel der erwachsenen Bevölkerung in den europäischen Ländern raucht regelmäßig Zigarette. Das Zigarettenrauchen führt nachweislich zu einer erheblichen Reduktion der Lebenserwartung. Dafür sind im Wesentlichen drei Folgen des Tabakrauchens verantwortlich: Ein mit dem Zigarettenrauchen einhergehendes erhöhtes Risiko an Herz-Kreislauf-Erkrankungen zu sterben, ein erhöhtes Auftreten von Tumoren, insbesondere von Bronchialtumoren sowie das sehr häufige Auftreten von chronisch obstruktiven Lungenerkrankungen bei langjährigen Zigarettenrauchern. Da die Intoxikation durch Tabakrauchen vermeidbar ist, kann die langfristige Strategie zur Reduktion der erheblichen Schädigung durch Zigarettenrauchen nur in einer Vermeidung dieser Unsitte liegen.

72.1   Inhaltsstoffe des Tabakrauchs

Lernziele

Inhaltsstoffe:
- Nikotin
- Kohlenmonoxid
- Reizgase
- Kanzerogene Substanzen

Die **Tabakpflanze** aus der Gruppe der Nachtschattengewächse wurde bereits kurze Zeit nach der Entdeckung Amerikas in Europa eingeführt und durch den Gesandten des französischen Hofes in Lissabon, Jean Nicot (1530–1604) zunächst als Heilmittel, das geschnupft oder aufgegossen wurde, in Europa eingeführt. Während das Tabakrauchen in Form von Zigarren oder mittels Pfeifen kurz darauf in verschiedenen Ländern in Mode kam, ist das inhalative Rauchen von Tabak in Form von Zigaretten in Europa erst seit Mitte des 19. Jahrhunderts bekannt. Erst in der ersten Hälfte des 20. Jahrhunderts entwickelte sich das Zigarettenrauchen zu einem weltweiten Massenphänomen.

Zur **Herstellung von Tabak** werden die Blätter der Tabakpflanze *Nicotiana tabacum* getrocknet und einem Fermentierungsprozess unterworfen. Währenddessen entwickeln sich Aromastoffe, und der Gehalt der Blätter an Proteinen nimmt ab. Der Geschmack des Tabaks wird zudem durch die Behandlung mit Zuckerstoffen, Gewürzen und anderen Substanzen veredelt. Das im Rahmen der Tabakherstellung sich einstellende Verhältnis von Kohlenhydraten zu Proteinen hat einen Einfluss auf den pH-Wert des Tabakrauchs. Der **für Zigarren bestimmte Tabak** wird aus Blättern gewonnen, die im nicht ganz reifen Zustand geerntet werden. Dies hat zur Folge, dass während der Trocknung und Fermentation die im

Blatt enthaltenen Kohlenhydrate weitgehend abgebaut werden, sodass im Rauch vornehmlich basische Proteinspaltprodukte vorliegen. Der Rauch von Zigarren hat daher meistens einen pH-Wert von 8,0–8,6. Die aus deutlich reifer geernteten Blättern hergestellten **Orient- und Virginia-Tabake,** die für die **Herstellung von Zigaretten** verwendet werden, enthalten hingegen noch deutliche Mengen an Kohlenhydraten, aus denen beim Rauchen saure Schwelprodukte z.B. solche der Zellulose freigesetzt werden, die zum eher sauren Zigarettenrauch führen. Dies hat sowohl Einfluss auf die Inhalierbarkeit als auch auf die Resorption von Nikotin (s.u.).

Der Tabakrauch stellt ein Gemisch aus festen und gasförmigen Stoffen dar. Es können weit über 1000 Substanzen im Tabakrauch identifiziert werden. Für die toxikologische Betrachtung des Tabakrauches sind das Nikotin, Kohlenmonoxid, verschiedene Reizgase sowie eine Fülle kanzerogener Substanzen von Bedeutung.

72.1.1 Nikotin

Nikotin ist das Hauptalkaloid der Tabakpflanze und spielt eine wesentliche Rolle bei der suchtauslösenden Wirkung des Tabakrauchens.

Wirkmechanismen. Nikotin ist ein starkes Nervengift, das als Agonist an den neuronalen nikotinischen Acetylcholin-Rezeptoren wirkt (▶ Kap. 26 und 32). Als letale Dosis gelten 50 mg. Die im Rahmen des Tabakrauchens üblicherweise aufgenommenen Mengen führen zur Aktivierung vegetativer Ganglien sowie des Nierenmarks. Infolge dessen kommt es zu einer Fülle **vegetativer Symptome** sowie zur Freisetzung von Adrenalin. Nikotin hat darüber hinaus **zentral erregende Wirkungen,** die entscheidend zum **Suchtpotenzial** des Zigarettenrauchens beitragen. Als wesentlicher Mediator der Nikotinabhängigkeit gilt der zentralnervöse $\alpha_4\beta_2$-Rezeptor-Subtyp.

Pharmakokinetik. Die Aufnahmequote von Nikotin ist abhängig von der Art des Tabakrauchens sowie der Tabakzubereitung. Eine partielle Aufnahme von Nikotin kann auch bei einfachem Paffen von Pfeifen oder Zigarrenrauch über die Schleimhaut von Mund und Nase erfolgen. Dies wird ermöglicht durch die Lipophilie des in Zigarren und Pfeifentabak vorliegenden basischen Nikotins. Obwohl der Zigarettentabak eher sauer ist und Nikotin dadurch in der weniger lipophilen protonierten Form vorliegt, wird **nahezu das gesamte Nikotin nach Inhalation aus Zigarettenrauch über die Alveolen der Lunge resorbiert.** Durch Umgehung der Leber kommt es nach inhalativer Aufnahme von Nikotin zu einem recht schnellen Anstieg der Nikotinkonzentration im systemischen Blut sowie im Gehirn (◨ Abb. 72.1). Die **Plasmahalbwertszeit von Nikotin** beträgt **1–2 Stunden.** 10% des Nikotins werden unverändert über die Nieren ausgeschieden. Der Rest wird überwiegend **durch CYP2A6 zu Cotinin metabolisiert,** das dann mit deutlich längerer Plasmahalbwertszeit teils ausgeschieden, teils weiter metabolisiert wird.

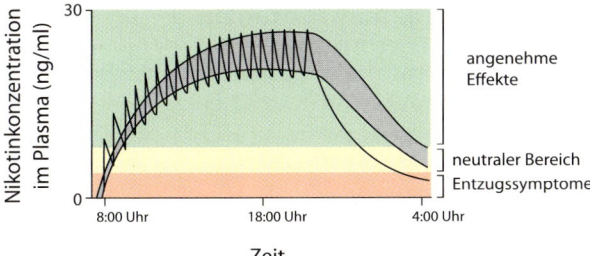

Abb. 72.1 Nikotin-Plasma-Konzentrationsverlauf über einen Tag bei einem mittelstarken Zigarettenraucher. Mit dem Rauchen der ersten Zigarette am Morgen kommt es zum raschen Anstieg der Plasmakonzentration von Nikotin. Mit dem Abfall der Nikotinplasmakonzentration sowie mit einer Toleranzentwicklung entsteht ein erneutes Verlangen nach Zigarettenkonsum. Nachfolgende Zigaretten führen zu weiteren transienten Anstiegen der Spiegel, wobei sich die durchschnittliche Plasmakonzentration von Nikotin kaum noch weiter erhöht. Durch die Rauchabstinenz während der Nachtruhe kommt es zur Abnahme der Toleranz, sodass bereits die erste Zigarette am Morgen, die aufgrund von Entzugssymptomen geraucht wird, zu einer erwünschten Linderung führt

72.1.2 Kohlenmonoxid

Der inhalierte Zigarettenrauch enthält bis zu 3% Kohlenmonoxid, das bei starken Rauchern bis zu 10% des Hämoglobins blockieren kann. Bei Patienten mit Lungen- oder Herz-Kreislauf-Erkrankungen sowie bei Aufenthalt in großer Höhe kann dies von Bedeutung sein.

72.1.3 Reizgase

Tabakrauch enthält verschiedene Aldehyde, die zu einer chronischen Reizung der Atemwege führen. Bei alkalischen Tabaken kommt der hohe Ammoniakanteil zusätzlich als Reizstoff zum Tragen.

72.1.4 Kanzerogene Substanzen

Der Tabakrauch enthält eine Fülle kanzerogener Stoffe, die vornehmlich in den partikulären Anteilen des Rauchs (Teer) enthalten sind. Zu diesen bekannten Kanzerogenen gehören **polyzyklische aromatische Kohlenwasserstoffe** wie **Benzpyren**, verschiedene **aromatische Amine** sowie verschiedene teils tabakspezifische **Nitrosamine**. Zu den im Tabakrauch identifizierten gasförmigen kanzerogenen Substanzen gehören **Azetaldehyd, Formaldehyd, Benzol** oder **Butadien.** Schließlich finden sich im Zigarettenrauch verschiedene kanzerogene Metalle wie **Cadmium, Chrom** oder **Nickel.**

72.2 Folgen der chronischen Intoxikation mit Tabakrauch

Lernziele

Chronische Intoxikation mit Tabakrauch
Folgen:
- Herz-Kreislauf-Erkrankungen
- Chronisch-obstruktive Lungenerkrankung (COPD)
- Tumorerkrankungen

Tabakrauch in der Schwangerschaft
Passivrauchen

Eine Fülle epidemiologischer Untersuchungen zeigt eindeutig, dass regelmäßiges Zigarettenrauchen mit erheblichen Langzeitschädigungen sowie einer deutlich reduzierten Lebenserwartung einhergeht. Zu den wichtigsten Langzeitfolgen gehört ein erhöhtes Risiko für das Auftreten von **Herz-Kreislauf-Erkrankungen** sowie für **chronisch obstruktive Lungenerkrankungen.** Außerdem stellt chronisches Zigarettenrauchen einen der wesentlichen Faktoren für das Auftreten verschiedener **Tumoren** (Respirationstrakt, aber auch Harnblase, Pankreas und Niere) dar. Das Risiko steigt mit der Dauer und Intensität des Zigarettenrauchens. Nach Einstellen des Zigarettenrauchens sinkt das Risiko in Abhängigkeit der Dauer der Rauchentwöhnung.

72.2.1 Herz-Kreislauf-Erkrankungen

Zigarettenrauchen stellt einen der wesentlichen Risikofaktoren für das Auftreten von Herz-Kreislauf-Erkrankungen wie koronare Herzkrankheit, Myokardinfarkt, Schlaganfall, periphere Gefäßerkrankungen oder Aortenaneurysmata dar. Die Erhöhung des Mortalitätsrisikos bei Zigarettenrauchern aufgrund kardiovaskulärer Erkrankungen liegt allerdings unter der relativen Erhöhung des Mortalitätsrisikos aufgrund verschiedener Krebserkrankungen sowie chronisch obstruktiver Lungenerkrankungen.

Zusammen mit anderen Risikofaktoren führt das Zigarettenrauchen zur verstärkten Progression der Atherosklerose. Welche Inhaltsstoffe des Zigarettenrauchs dafür verantwortlich sind, ist noch unklar.

72.2.2 Chronisch-obstruktive Lungenerkrankung (COPD)

Zigarettenrauchen ist mit Abstand der wichtigste Risikofaktor für das Auftreten einer chronisch-obstruktiven Lungenerkrankung (▶ Kap. 44). Die meisten Fälle der chronisch-obstruktiven Lungenerkrankung beruhen auf chronischem Zigarettenrauchen. Die ständige Zufuhr von Reizgasen und Teerpartikeln führt zu einer chronischen Bronchitis, die schließlich in eine chronisch-obstruktive Lungenerkrankung mit einem Lungenemphysem und hoher Letalität übergeht.

72.2.3 Tumorerkrankungen

Die chronische Zufuhr von Kanzerogenen mit Zigarettenrauch führt zum deutlich erhöhten Auftreten verschiedener Tumortypen. Besonders ausgeprägt ist die Risikoerhöhung für Tumore des Respirationstraktes sowie des Ösophagus. Mengenmäßig im Vordergrund stehen die **Bronchialkarzinome,** deren Auftreten mit einer Latenz von 20 Jahren sehr deutlich mit den Rauchgewohnheiten in der Gesellschaft korreliert. Bei chronischen Zigarettenrauchern finden sich des Weiteren mit deutlich erhöhter Inzidenz und Mortalität **Tumore der Mundhöhle,** des **Pharynx, Larynx sowie Ösophagus.** Bei chronischen Pfeifen- und Zigarrenrauchern ist das Tumorrisiko deutlich geringer; es kommt jedoch auch zum erhöhten Auftreten von Tumoren im Bereich der Lippen sowie der Mundhöhle.

Die Resorption von Kanzerogenen des Zigarettenrauchs führt auch in Organen, die dem Tabakrauch nicht direkt ausgesetzt sind, zur erhöhten Inzidenz von Tumoren. Nachweisbar ist dies für **Tumore der Harnblase,** des **Pankreas** sowie der **Niere.** Das vermehrte Auftreten von Harnblasentumoren beruht möglicherweise auf dem Vorkommen kanzerogener aromatischer Amine im Tabakrauch.

72.2.4 Tabakrauch in der Schwangerschaft

Zigarettenrauchen in der Schwangerschaft ist verbunden mit dem erhöhten Auftreten von **Frühgeburten** sowie mit einer **erhöhten perinatalen Sterblichkeit.** Die Geburtsgewichte von Kindern rauchender Schwangerer sind im Durchschnitt geringer, und die körperliche und geistige Entwicklung ist im Vergleich zu Nichtrauchern reduziert.

72.2.5 Passivrauchen

Da auch der ausgeatmete Tabakrauch, sowie der zwischen den Inhalationsphasen freiwerdende Zigarettenrauch Schadstoffe enthält, ist es nicht verwunderlich, dass auch das passive Rauchen Gesundheitsrisiken besitzt. Diese sind natürlich von der Dauer und Intensität der Exposition abhängig. Studien zeigten, dass langjährige Passivraucher ebenfalls ein erhöhtes Risiko für Bronchialkarzinome besitzen. Kinder von Zigaretten rauchenden Eltern zeigen ein erhöhtes Auftreten von respiratorischen Erkrankungen wie Bronchitis oder Asthma.

72.3   Abhängigkeitspotenzial und Entwöhnung

> **Lernziele**
> **Abhängigkeit und Entwöhnung**
> ▬ Abhängigkeitspotenzial
> ▬ Behandlung
> – Nikotinersatztherapie
> – Vareniclin
> – Bupropion

72.3.1 Abhängigkeitspotenzial

Das Zigarettenrauchen geht nach einer gewissen Zeit mit einer nicht unerheblichen Abhängigkeit einher, die vornehmlich auf der Wirkung von Nikotin beruht. Die **psychische Abhängigkeit** überwiegt dabei in den meisten Fällen die **physische Abhängigkeit.** Der Aktivierung zentraler nikotinischer Acetylcholin-Rezeptoren vom $\alpha_4\beta_2$-Subtyp wird eine wesentliche Rolle bei der Auslösung einer psychischen Abhängigkeit zugeschrieben.

Neben dieser pharmakologischen Abhängigkeitsbildung führen verschiedene psychologische und soziale Phänomene zu einer starken Gewohnheitsbildung. So führt über **assoziative Lernprozesse** das Vorhandensein bestimmter positiver Stimuli (z.B. andere Raucher oder Rauchutensilien), negativer Stimuli (z.B. Angst oder Unruhe) sowie bestimmter Situationen (z.B. das Beenden einer Mahlzeit oder eine Arbeitspause) dazu, dass die Abhängigkeit vom Zigarettenrauchen verstärkt wird.

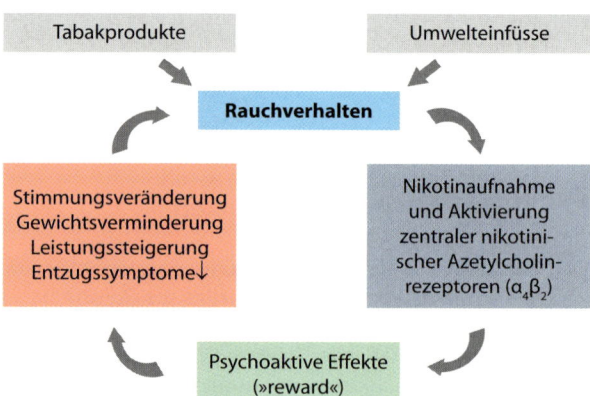

◻ Abb. 72.2 Mechanismen der Herausbildung von Nikotinabhängigkeit. Nikotin bewirkt über die Aktivierung zentraler nikotinischer Acetylcholin-Rezeptoren verschiedene psychoaktive Effekte sowie eine Aktivierung des »Reward-Systems« (▶ Kap. 32). Das Rauchverhalten wird durch pharmakologische Effekte wie das Auftreten angenehmer Empfindungen sowie das Lindern von Entzugssymptomen nach Nikotinaufnahme beeinflusst. Hinzu kommen Umweltfaktoren, die durch assoziative Lernprozesse das Rauchverhalten positiv beeinflussen

Aufgrund der Anpassung des Körpers an die Intoxikationen im Rahmen des chronischen Zigarettenrauchens kommt es bei Abstinenz zu einer Reihe von **Entzugssymptomen.** Dazu gehören negative Empfindungen wie eine **erhöhte Irritabilität, Frustrationen, Angstgefühle, Missstimmungen** bis hin zu **depressiver Verstimmung, Rastlosigkeit, Konzentrationsschwäche, Schlaflosigkeit** sowie **vermehrtem Appetit.** Auch **Obstipationen** sowie eine **Verringerung der Herzschlagfrequenz** können auftreten. Diese Entzugssymptomatik nach chronischem Zigarettenrauchen erreicht ein Maximum während der ersten Woche einer Abstinenz und bildet sich dann in den meisten Fällen über mehrere Wochen zurück. Das Ausmaß der Entzugssymptomatik sowie deren Dauer zeigen deutliche interindividuelle Unterschiede. Aufgrund des appetitzügelnden Effektes des Zigarettenrauchens wird in vielen Fällen nach Entzug eine **Gewichtszunahme** über mehrere Monate beobachtet.

72.3.2 Behandlung

Die Entwöhnung eines chronischen Zigarettenrauchers erfolgt wohl in den meisten Fällen durch eigene Willensanstrengung. Die sehr hohe Rückfallquote (>80%) zeigt jedoch, dass dies nicht allen Abhängigen ohne Weiteres gelingt. Von ärztlicher Seite kann die Entwöhnung vom Zigarettenrauchen unterstützt werden. Objektive Aufklärung über Gefahren des Rauchens spielt eine wichtige Rolle, gegebenenfalls können auch psychotherapeutische Verfahren zur Anwendung kommen. Nicht unumstritten ist der Einsatz von Pharmaka zur Unterstützung einer Entwöhnung vom Zigarettenrauchen. Bei hartnäckigen Fällen und ausreichender Motivation kann jedoch auch daran im Sinne einer unterstützenden Maßnahme gedacht werden.

> Die Erfolgsquote einer pharmakologisch unterstützten Entwöhnungstherapie ist jedoch mit maximal 20% gering.

Zum Einsatz kommen eine Nikotinersatztherapie, Vareniclin oder die Gabe des Antidepressivums Bupropion.

Nikotinersatztherapie

Hierunter fallen die **Dauerzufuhr von Nikotin** in Form von Nikotinkaugummi, Nikotinpflaster oder Nikotinspray. Die jeweilige Dosis richtet sich nach dem individuellen Bedarf und sollte im Extremfall nicht höher als 4 mg pro Stunde liegen. Das Rauchen sollte während der Gabe komplett aufgegeben werden, und die Nikotindosis sollte in Abständen von wenigen Wochen schrittweise reduziert werden.

Vareniclin

Alternativ zur Gabe von Nikotin kann auch **Vareniclin** gegeben werden. Hierbei handelt es sich um einen synthetischen partiellen Agonisten am neuronalen nikotinischen Acetylcholin-Rezeptor-Subtypen α4β2, der von dem pflanzlichen Rezeptoragonisten Cytisin (▶ Kap. 71) abgeleitet ist. Man nimmt an, dass durch den Agonismus dieser Substanz die

◼ Abb. 72.3 **Struktur von Vareniclin, Cytisin und Nikotin**

Entzugssymptome verringert werden, während gleichzeitig die abhängigkeitsfördernden Effekte durch den partiellen Agonismus und die Rezeptor-Subtypspezifität reduziert sind. Vareniclin wird in der Regel in einer Dosis von 0,5–1 mg ein- bis zweimal täglich verabreicht. Unter der Gabe von Vareniclin kann es zum Auftreten von Übelkeit, Erbrechen, Schlafstörungen sowie psychischen Veränderungen kommen. Der Einsatz von Nikotinersatzverfahren ist während der Schwangerschaft und Stillzeit kontraindiziert.

Bupropion

Der selektive Dopamin- und Noradrenalin-Wiederaufnahmehemmer **Bupropion** wurde ursprünglich als Antidepressivum entwickelt. Die Substanz ist für die unterstützende Therapie im Rahmen eines Entzugs vom Zigarettenrauchen zugelassen. Die Behandlung beginnt üblicherweise mit 2×150 mg am Tag und wird dann über Wochen und Monate ausgeschlichen. Typische unerwünschte Wirkungen sind Mundtrockenheit und Schlaflosigkeit.

Weiterführende Literatur

Benowitz NL (2010) Nicotine addiction. N Engl J Med 362(24): 2295-2303

Changeux JP (2010) Nicotine addiction and nicotinic receptors: lessons from genetically modified mice. Nat Rev Neurosci 11(6): 389-401

Hatsukami DK, Stead LF, Gupta PC (2008) Tobacco addiction. Lancet 371(9629): 2027-2038

Hukkanen J, Jacob P, 3rd, Benowitz NL (2005) Metabolism and disposition kinetics of nicotine. Pharmacol Rev 57(1): 79-115

Polosa R, Benowitz NL (2011) Treatment of nicotine addiction: present therapeutic options and pipeline developments. Trends Pharmacol Sci 32: 281-289

Wonnacott S, Sidhpura N, Balfour DJ (2005) Nicotine: from molecular mechanisms to behaviour. Curr Opin Pharmacol 5(1): 53-59

Bakterielle Gifte

S. Offermanns

⟩ ⟩ Einleitung

Viele Bakterien bilden Gifte, die für den Menschen toxisch sein können. Man unterscheidet hierbei zwischen Endo- und Exotoxinen. Endotoxine sind überwiegend Bestandteile der bakteriellen Zellwände, wie zum Beispiel Lipopolysaccharide (LPS). Sie führen durch Aktivierung von Toll-like-Rezeptoren (TLR) zur Aktivierung von verschiedenen Immunzellen und lösen dadurch Entzündungsreaktionen aus, die bei überschießender Reaktion zu schwerwiegenden Krankheitszuständen bis hin zum septischen Schock führen können. Bei bakteriellen Exotoxinen handelt es sich hingegen um Proteine, die meist von Plasmiden kodiert werden und zur Ausübung ihrer schädigenden Wirkungen von den Bakterien freigesetzt werden. Unter der großen Vielfalt bakterieller Exotoxine sind einige porenbildende Toxine sowie Toxine aus der Gruppe der ADP-Ribosyltransferasen, Glykosidasen sowie der neurotoxischen Proteasen für den Menschen von besonderer Bedeutung.

Lernziele

Exotoxine von Bakterien
- Porenbildende Toxine
- ADP-Ribosyltransferasen
- Neurotoxische Proteasen

73.1   Porenbildende Toxine

Typischer Vertreter ist das von Streptokokken gebildete **Streptolysin O** oder das von *Staphylococcus aureus* gebildete **α-Toxin.** Diese Toxine binden spezifisch an Bestandteile der Plasmamembranen von eurkaryonten Zellen wie zum Beispiel Erythrozyten und bilden in der Membran eine Pore, durch die dann niedermolekulare Substanzen in die Zelle gelangen oder die Zelle verlassen können. Aufgrund des Verbleibs höhermolekularer Proteine in der Zelle kommt es zur osmotisch bedingten Zellschwellung und Zelllyse.

73.2   ADP-Ribosyltransferasen

ADP-Ribosyltransferasen sind in der Lage, aus NAD einen ADP-Riboserest auf Proteine zu übertragen und dadurch deren Funktion zu beeinflussen.

Das Haupttoxin von *Vibrio cholerae*, **Choleratoxin,** transferiert ADP-Ribose auf die α-Unterheinheit des G-Proteins G_s, das stimulatorisch die Adenylylcyclase reguliert. Die ADP-Ribosylierung von $G\alpha_s$ führt zur konstitutiven Aktivierung des Enzyms und damit zur ungezügelten Bildung von cAMP durch die Adenylylcyclase. In den Zellen der Darmschleimhaut kommt es dadurch zu einer starken sekretorischen Diarrhö, dem Kardinalsymptom der Choleraerkrankung.

Ähnlich wie das Choleratoxin führt das **Pertussistoxin,** das von *Bordetella pertussis*, dem Erreger des Keuchhustens produziert wird, zur ADP-Ribosylierung von G-Protein α-Untereinheiten. Dabei sind G-Proteine der G_i/G_o-Familie betroffen, wobei die ADP-Ribosylierung in diesem Falle eine Entkopplung des die G-Proteine aktivierenden Rezeptors bewirkt. Dadurch kommt es zur verminderten Aktivierung von Immunzellen durch Chemokine und chemotaktische Substanzen, was wiederum der Infektion mit dem Keuchhustenerreger weiter Vorschub leistet.

Das Toxin des Diphtherieerregers *Corynebacterium diphtheriae*, **Diphtherietoxin,** führt zur ADP-Ribosylierung des Elongationsfaktors 2, der die Translokationen der mRNA am Ribosom im Rahmen der Proteinbiosynthese steuert. Nach Modifikation durch das Diphtherietoxin kommt es daher zur Hemmung der Proteinbiosynthese und zum Absterben der durch das Toxin geschädigten Zellen.

73.3   Glykosidasen

Der Erreger der bakteriellen Ruhr, *Shigella dysenteriae*, sowie verschiedene Stämme von *Escherichia coli* produzieren Toxine, wie das **Shiga-Toxin** oder **Shiga-ähnliche Toxine,** die nach Aufnahme in die Zelle als N-Glykosidasen wirken und einen Adeninrest der 28S-rRNA des Ribosoms abspaltet. Die Folge davon ist eine Hemmung der Proteinbiosynthese und bei Wirkung im Darm eine massive Enteritis. Interessanterweise ist der Wirkmechanismus des Pflanzengiftes Ricin (► Kap. 71) identisch.

73.4   Neurotoxische Proteasen

Zu diesen Toxinen gehört das **Tetanus-Toxin** von *Clostridium tetani* sowie verschiedene **Botulinum-Toxine** von *Clostridium botulinum*. Diese sehr potenten Toxine sind in der Lage, nach Aufnahme in Nervenzellen durch ihre proteolytische Aktivität spezifisch Komponenten des synaptischen Exozytose-Apparates zu spalten, und dadurch die synaptische Neurotransmitterfreisetzung zu hemmen. Da Tetanus-Toxin vornehmlich auf inhibitorische Interneurone im Rückenmark wirkt, kommt es zu einer Dauerkontraktion und zu Dauerkrämpfen. Botulinum-Toxine hemmen präferenziell die Freisetzung von Acetylcholin an den neuromuskulären Endplatten und führen daher zu Skelettmuskellähmungen. Gegen beide Toxine existieren Immunseren (Antitoxine). Die skelettmuskellähmende Wirkung von Botulinum-Toxin wird therapeutisch und in zunehmendem Ausmaße auch kosmetisch ausgenutzt. Nach Injektion sehr geringer Dosen in Muskeln bleibt die Wirkung lokal und besteht in einer nach einigen Tagen einsetzenden und mehrere Monate anhaltenden Lähmung.

Weiterführende Literatur

Aktories K, Barbieri JT (2005). Bacterial cytotoxins: targeting eukaryotic switches. Nat Rev Microbiol 3(5): 397-410

Bhakdi S, Bayley H, Valeva A, Walev I, Walker B, Kehoe M, Palmer M (1996) Staphylococcal alpha-toxin, streptolysin-O, and Escherichia coli hemolysin: prototypes of pore-forming bacterial cytolysins. Arch Microbiol 165: 73-79

Deng Q, Barbieri JT (2008). Molecular Mechanisms of the Cytotoxicity of ADP-Ribosylating Toxins. Annu Rev Microbiol 62: 271-288

Humeau Y, Soussau F, Grant NJ, Poulain B (2000). How Botulinum and tetanus neurotoxins block neurotransmitter release. Biochemie 82: 427-46

Johannes L, Römer W (2010) Shiga toxins – from cell biology to biomedical applications. Nat Rev Microbiol 8: 105-116

Stichwortverzeichnis

A

1,25-Dihydroxy-Cholecalciferol
(▶ Calcitriol) 588
11β-Hydroxy-Steroid-Dehydro-
genase Typ 2 (11β-HSD Typ 2)
539
11-cis-Retinal 598
13-cis-Retinsäure (▶ Isotretinoin)
599
25-Hydroxy-Cholecalciferol
(▶ Calcidiol) 588
5-HT$_4$-Rezeptoren 507
5α-Dehydrotestosteron 550
5α-Reduktase 550
7-Dehydrocholesterin 587
8-Chlorotheophyllinat 510
9-cis-Retinsäure (auch Alit-
retinoin) 598
Abacavir 696
Abarelix 529
Abatmung, forcierte 777
ABCD-Schema 771
Abciximab 419, 420
ABC-Transporter 11, 26, 27
Abführmittel ▶ Laxanzien
Abführmittel, salinisches 514
Abhängigkeit 55
– Definition 296
Abhängigkeitssyndrom 296
Abstoßungsreaktion 193, 194
– akute 198
– Unterdrückung 195
Acamprosat 300
Acarbose 613, 614, 620
Acebutolol 219
Aceclofenac 180
ACE-Hemmer 50, 343, 347–350
– arterielle Hypertonie 370,
371
– Herzinsuffizienz 355, 356
– Indikationen 349
– Interaktionen 179, 339, 348,
349
– Kontraindikationen 349
– Myokardinfarkt 433
– Pharmakokinetik 347, 348
– unerwünschte Wirkungen
348
– Wirkprinzip 347
Acetylcholin 204, 205
– Abbau 115
– Alzheimer-Demenz 327
– Freisetzung 113
– Inaktivierung 103
– Synthese 113
– Wirkungen 113, 221
Acetylcholinesterase 115, 328
Acetylcholinrezeptoren
– muskarinische 114
– nikotinische 52, 114, 328
– – muskuläre nikotinische
257

Acetyl-Coenzym 113
Acetylcystein 484
β-Acetyldigoxin 336
Acetylsalicylsäure 417, 418
– akutes Koronarsyndrom 431
– Indikationen 417
– Interaktionen 179
– Myokardinfarkt 433
– Pharmakokinetik 183
– Schwangerschaft 77
– Spannungskopfschmerz 244
– unerwünschte Wirkungen
417
– Vergiftung 772
– Wirkprinzip 417
– Wirkungsmechanismus 145
Aciclovir 681–683
Acitretin 599, 600
ACL/TAM-Rezeptoren 166
Aconitin 833
ACTH 154, 526, 527, 530
Actinomycin D 745
Acyl-CoA-Cholesterin-Acyl-
Transferase 2 (ACAT-2) 457
Acylureidopenicilline 645, 647
Adalimumab 160, 182, 184
Adapalen 599, 600
Adefovir 691
Adenosin 343
– Angriffsort 381
– Wirkungen 386
Adenoviren, Gentherapie
83–85
ADH ▶ Vasopressin
Adipositas 624–627
ADP-Rezeptor-Antagonisten
418, 419
ADP-Ribosyltransferasen 843
Adrenalin
– Funktion 108
– Gefäßtonus 392
– Inaktivierung 103
– Interaktionen 209
– Pharmakokinetik 209
– Vasokonstriktion 207
– Vorkommen 108
– Wirkungen 208, 210
adrenocorticotropes Hormon
▶ ACTH
adrenogenitales Syndrom 536
Adrenozeptoren 111, 205, 212
β$_2$-Adrenozeptor-Agonisten
478, 479
– kurzwirksame 487
– langwirksame 486, 487
β-Adrenozeptor-Antagonisten
215, 386
– arterielle Hypertonie 370
– unerwünschte Wirkungen
476
β-Adrenozeptor-Blocker 344
advanced glycosylation endproducts 608

Aerosol 12
Afferenz, viszerale 205
Aflatoxin 782
ω-Agatoxin Iva 397
AGE 608
Agonisten 43, 44
– endogene 43
– inverse 44
– partielle 44, 46
Agouti-related protein 624
AgRP 624
Ajmalin 381
Akathisie 278
Akne 599, 601
Akromegalie 530, 579
Akt 606
Aktionspotenziale, kardiale
376
Aktivkohle 775
Akute-Phase-Proteine 174
Albendazol 717, 718
Albtraum 251
Alcuronium 258
Aldehyd-Dehydrogenase 17
– mitochondriale 395
Aldesleukin 752
Aldosteron 361, 536
– Freisetzung 345
– Synthese 344
Aldosteron-Rezeptor-Antago-
nisten 352, 353, 357, 368
Aldrin 815
Alemtuzumab 756, 757
Alendronat 594
Aleppobeule 712
Alfacalcidol 591
Alfentanil 233, 234
Alfuzosin 216
Aliskiren 346
Alitretinoin 599, 600
Alkane 808
Alkene 782
Alkoholabhängigkeit 299–301
Alkohol-Dehydrogenase 17
Alkohole 801–804
– aliphatische 802
– Entzugssymptomatik 300
– Metabolite 802
Alkoholintoxikation 300
Alkylanzien 728–735
Alkylphosphatvergiftung 773
Allantoin 629
allergische Reaktion, Typ I 133,
177
allergische Reaktion, Typ II 177
allergische Reaktion, Typ III 177
allergische Reaktion, Typ IV 177
Alles-oder-Nichts-Verfahren 42
Allodynie 229
Allopurinol 631, 632, 635, 717,
740, 741
all-trans-Retinal 598
all-trans-Retinsäure 598–600

– Indikationen 751, 752
Allylamine 706, 707
Almotriptan 243
Alprazolam 268
Alprostadil 145
Alteplase 429, 433
Alternativverfahren 42, 45
Altinsulin 615
Aluminiumhydroxid 495
Aluminiumphosphid 820
Aluminiumvergiftung 825
Alzheimer-Demenz 327
Amalgamfüllung 823
α-Amanitin 836
β-Amanitin 836
Amanitine 836
Amantadin 322, 687, 688
Ambrisentan 404
Ambroxol 484
Ames-Test 783
Amidhydrolase 17
Amidinopenicilline 647
Amifostin 735
Amikacin 655
Amilorid 365, 367
γ-Aminobuttersäure ▶ GABA
Amine
– aromatische 781, 839
– biogene 17, 108
Aminoglutethimid 538
Aminoglykosidantibiotika
655–657
– Indikationen 657
– Interaktionen 365
– Pharmakokinetik 657
– unerwünschte Wirkungen
657
– Wirkungsmechanismus 655
– Wirkungsspektrum 656
δ-Aminolävulinsäuredehydratase
(δ-ALAD) 822
Aminopenicilline 645, 647
Aminosalicylate 518, 519
5-Aminosalicylsäure 518
Aminosäuretransporter, vesiku-
lärer inhibitorischer 117
Aminoverbindungen, aroma-
tische 798, 799
Amiodaron
– Angriffsort 381
– Hyperthyreose 584
– Indikationen 385
– Pharmakokinetik 384
– unerwünschte Wirkungen
384
– Wirkungen 384
Amitriptylin 239
– Dosierung 292
– Schmerztherapie 244
– Schwangerschaft 79
– Wirkmechanismus 286
Amlodipin 399, 400
Amöbiasis 672, 712

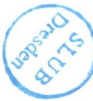

M

Printing and Binding: Stürtz GmbH, Würzburg